血管医学

《Braunwald 心脏病学》姊妹卷

Vascular Medicine

A Companion to Braunwald's Heart Disease

（第 2 版）

Braunwald 心脏病学姊妹卷

《临床心律失常与电生理学》

——《Braunwald 心脏病学》姊妹卷（第 2 版）

《预防心脏病学》

——《Braunwald 心脏病学》姊妹篇

《机械循环支持》

——《Braunwald 心脏病学》姊妹卷

《心力衰竭》

——《Braunwald 心脏病学》姊妹卷（第 2 版）

《临床血脂学》

——《Braunwald 心脏病学》姊妹卷（第 2 版）

《瓣膜性心脏病》

——《Braunwald 心脏病学》姊妹卷（第 3 版）

《急性冠状动脉综合征》

——《Braunwald 心脏病学》姊妹卷（第 2 版）

血管医学

《Braunwald 心脏病学》姊妹卷

Vascular Medicine

A Companion to Braunwald's Heart Disease

（第 2 版）

原　著　Mark A. Creager
Joshua A. Beckman
Joseph Loscalzo
主　译　王宏宇

北京大学医学出版社

有血管生成，且大血管管腔存在缺陷，导致胚胎在E9.5期死于心包积液和心血管衰竭[52]。同缺氧条件下依赖FGF通路可形成*果蝇*三级气管分支一样[36]，低氧可通过缺氧诱导因子-1α（HIF-1α）诱导VEGFR2的表达，使得血管内皮细胞向该部位产生分支[53]。VEGFR1通过隔离VEGF-A的方式对VEGF信号通路起负性调节作用。VEGF-A对VEGFR1的亲和力高于VEGFR2，且VEGFR1的激酶结构域的突变也不会影响这种特性[46]。

在血管分支形成过程中，其他通路如FGF、Notch等虽不如VEGF通路研究的透彻，但现有的研究已证明其作用也非常重要。例如，利用转基因技术使心肌表达FGF可以增加冠状动脉分支的数量和血流量；使视网膜色素上皮细胞表达负性调控FGF的FGFR1可显著减少视网膜血管分支的数量和密度[32]。此外，鼠类同源的sprouty被证实在小鼠胚胎培养过程中可抑制小血管*出芽*生长产生分支[54]。在前面章节讨论了Notch信号通路在内皮顶端细胞和柄细胞发育中起到的作用；随后探讨了神经系统中领头细胞的作用；最后，分支结构的成熟及固定很大程度上受到内皮分支结构周围细胞的调节，通过各种信号通路实现这一调节作用。在多种信号通路中，有2个信号通路即血管生成素-Tie和PDGF配体受体通路作用最为重要，它们都是酪氨酸激酶受体通路。

血管的管腔化

新形成的血管起始端并没有管腔的结构，随着血管发育成熟，管腔的形成对于血管实现运输功能至关重要。之前认为成血管细胞最初通过迁移和聚集成为实心管的，再通过由柱内部向外移动形成管腔这一机制现已成为争议。大约100年前，研究人员首次提出胚胎的血管管腔化是细胞内液融合的过程，涉及空泡形成[55]。70年后，Folkman和Haudenschild首次找到可长期培养内皮细胞的方法，证实用肿瘤培养基培养牛或人的内皮细胞可形成有管腔结构（详见其文[56]）。在相似的体外研究中，单个细胞形成$CDC42^+$胞饮液泡并融合，经过纵向延长，吸收邻近内皮细胞的液泡，逐步形成管腔并延长[56-58]。随后一项使用高分辨率双光子慢速拍摄显微镜进行观察的研究表明，斑马鱼ISVs的管腔形成也是通过类似的形成机制[59]。

然而，最近的一些研究认为这种细胞内液泡融合模型存在疑问，并转而支持细胞外的生成机制[60]。一项研究认为[61]，不同于先前的机制，斑马鱼ISV的内皮细胞并没有连续地沿纵轴排列。相反地，内皮细胞是互相重叠在一起的[30-31]。在ISV的一段上通常有多个细胞相互交叉排列。如果管腔由单个细胞的细胞内作用形成，则管道应该是“无缝的”（如*果蝇*气道的末端[62]），且只有在细胞近端和末端交界处才有细胞连接点。然而，在受精30 h后的斑马鱼胚胎中，连接蛋白zona occludens1（ZO-1）和VE-钙黏蛋白常共表达于ISV纵轴向的双内侧条带上。这表明在ISV区域内皮细胞“线性”排列并互相重叠[61]。因此，管腔形成是细胞外的，即管腔形成是在相邻细胞之间而不是发生在单个细胞的胞质内。

此外，最近的研究显示，内皮细胞的极化是管腔形成的必要条件，且Par3复合物和VE-钙黏蛋白在确定内皮细胞极性中发挥关键作用[63]。内皮细胞特异性敲除β_1-整联蛋白会下调Par3水平，导致内皮多层出现立方形的内皮细胞及异常形态的闭塞无腔血管[63]。VE-钙黏蛋白是一种内皮细胞特异性的跨膜细胞黏附分子，促进邻近同型的内皮细胞相互作用。VE-钙黏蛋白广泛分布于顶上[60]。缺失*VE-钙黏蛋白*$^{(-/-)}$会引起小鼠胚胎的死亡，胚胎血管发育停滞于早期且无管腔化进程[60,64-65]。在正常极化过程中，连接点在顶端细胞膜的外侧区形成，伴随着VE-钙黏蛋白和ZO-1向该区域的聚集[60]。这是顶端的细胞聚集去黏合分子如高度糖基化的podocalyxin/gp135所需的必须的条件。已证实podocalyxin/gp135可通过细胞间的斥力作用帮助管腔形成。除了可锚定相邻的内皮细胞，VE钙黏蛋白还可通过β-连环蛋白、斑珠蛋白、α-连环蛋白与细胞骨架F-肌动蛋白相作用[60]。

尽管内皮细胞极性的形成是关键的步骤，但还不足以诱导管腔的形成。在*VEGF-A*$^{(+/-)}$小鼠观察到，背主动脉尽管发生极化，但这些血管未形成管腔[65]。VEGF-A通过激活Rho相关的蛋白激酶（ROCKs），可诱导非肌肉肌球蛋白Ⅱ轻链磷酸化，从而招募更多的非肌肉肌球蛋白向顶端细胞膜的聚集[65]。顶端表面的肌动球蛋白复合物被认为在拉动周围邻近细胞的顶膜过程中发挥主要的作用，并生成细胞外管腔[63]。

另一个在内皮细胞索管腔化中发挥作用的因素是内皮细胞间连接点形成和溶解的动态平衡。Egfl7是一种内皮细胞衍生的分泌性蛋白，可促进内皮细胞运动，是导管形成过程必需的因子[66]。敲除*Egfl7*的斑马鱼，其成血管细胞溶解连接点的能力受损，细胞无法相互分离，阻碍了管状结构的形成[66]。有趣的是，最近的一项研究表明，迁移的成血管细胞如果在细胞间连接过多会影响这些细胞在内皮层缺少的斑马鱼中的迁移速度 [5]。

神经元与血管

血管和神经元发育模式的相似性不仅仅是各自传感器细胞生物学上的特性（如根尖细胞、生长锥）。在很多器官中，血管网和神经网的发育平行开展（图 1-2）[67]。在一份具有里程碑意义的研究文件里，Mukouyama 等通过对小鼠四肢血管和神经发育的研究，发现皮肤动脉（除了静脉）与周围神经几乎平行 [68]。在大多组织的血管床发育中，小鼠四肢的脉管系统最初包含一个内皮细胞丛，在周围神经发育长入前就已出现。随后，神经元侵入生长并出现血管丛重构，最终形成较大的血管。大多数神经伴行血管表达动脉标志物如 ephrinB2、Neuropilin1（Nrp1）和（或）Connexin40（CX40）[68]。Semaphorin 分子是轴突导向因子家族中重要一员，小鼠丢失 *Semaphorin3A*（*Sema3A*）将表现出周围神经杂乱无章的生长。有趣的是，在 *Sema3A* [(-/-)] 小鼠中，与杂乱无章的周围神经伴行的是小直径血管，表达 Nrp1 和 CX40[68]。相比之下，无 *Neurogenin1/Neurogenin2* 复合物纯合子，在四肢皮肤上基本没有周围神经或相关的 Schwann 细胞，且直径小的血管上动脉标志物的表达显著减少 [68]。最后，为了特别说明 Schwann 细胞的作用，作者通过研究 *erbB3*（一种轴突导向的信号的共同受体）突变无表达的纯合子小鼠 [68]，发现这些 *erbB3* [(-/-)] 小鼠缺乏周围 Schwann 细胞，并且同无 *Sema3A* 小鼠一样轴突生长模式紊乱。然而，与无 *Sema3A* 小鼠相反，*erbB3* [(-/-)] 小鼠的无序周围神经肢体皮肤都发现了动脉标志物的表达和血管组织的结合的显著减少。此外，从*野生型*小鼠肢体皮肤分离并培养的 Schwann 细胞表达 VEGF，在 VEGFR2 存在的培养环境下，可诱导未分化的内皮细胞表达 ephrinB2[68]。综合上述，小鼠肢体皮肤为神经细胞和（或）神经相关组织（如 Schwann 细胞如何调节动脉网络的分化和结构的形成）提供了一个例子。

另一个值得注意的潜在机制是血管和神经网络发育的*相互指导性*，且这些结构的形成受第三方结构的调节。例如在肺的发育中，一些呼吸道就与动脉和神经紧密地伴行（未发表的结果）。证据充分表明，通过它们多方短期（细胞或基质结合性）或长期（扩散性）吸引或排斥的相互作用 [67]，神经发育的调节得以完成。现有研究表明，轴突导向因子家族 4 个成员（netrins、semaphorins、ephrins、slits）和其受体也在

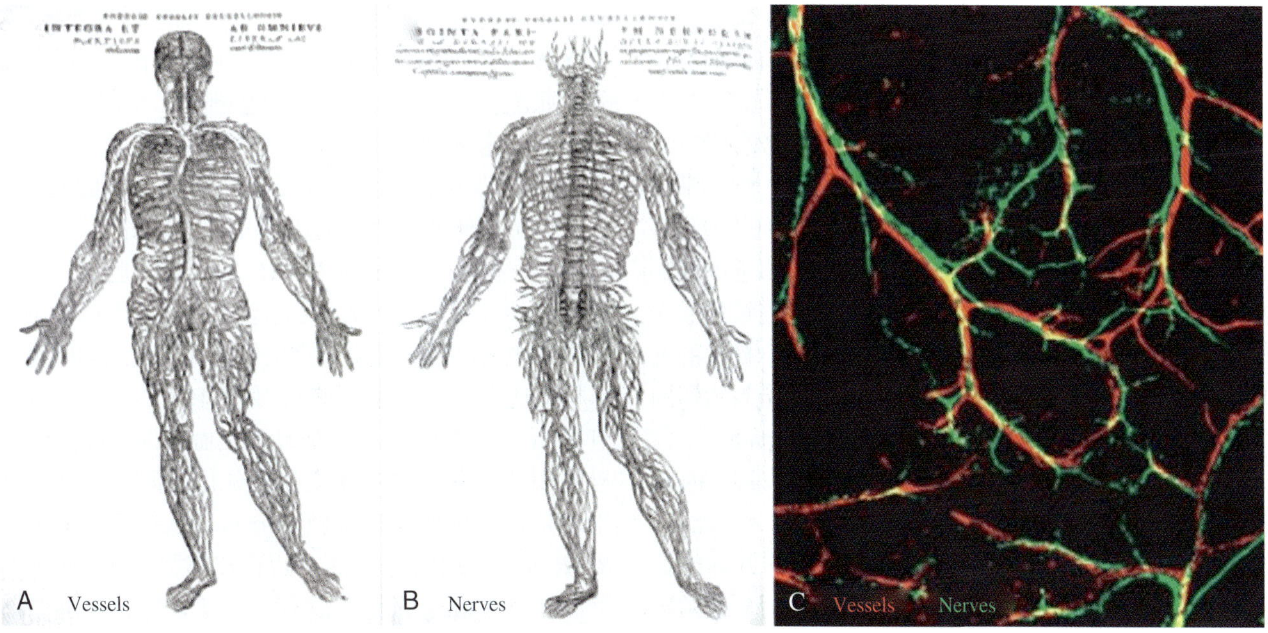

图 1-2 神经与血管的平行发育模式。A、B，显示脉管系统与神经网络具有高度相似的结构。**C**，小鼠四肢皮肤血管（红色）与神经（绿色）相互伴行的走势（*Redrawn with permission Carmeliet P，Tessier-Lavigne M：Common mechanisms of nerve and blood vessel wiring.Nature 436：193-200，2005；and Mukouyama YS，Shin D，Britsch S，et al：Sensory nerves determine the pattern of arterial differentiation and blood vessel branching in the skin.Cell 109：693-705，2002.*）

血管构型中发挥关键作用[67,69]。神经和血管系统都表达 Nrps 和 Eph 受体，而 Robo4，UNC5B，PlexinD1 的表达主要局限在血管[69]。因此以上证据表明在一些组织中，神经和血管通过第三方组织介导的共同作用来共同发育。

血管诱导的非血管组织的发育

除了神经系统形成的模式和神经血管之间相互的指导作用以外，从发育脉管细胞中释放的信号也可调节神经和其他非血管组织的发育。对 GDNF 配体家族成员 artemin（ARTN）、GDNF 家族受体（GFR）α3/ret 受体复合物的研究发现，血管在交感神经发育过程中发挥关键作用[70-71]。使用 *tau-lacZ* 基因"插入" *ARTN* 或 *GFRα3* 部位，X-gal 和抗 -lacZ 的免疫组化染色显示 ARTN 在血管平滑肌细胞中表达，GFRα3 的表达贯穿整个交感神经系统[71]。不表达 *ARTN* 的小鼠其交感神经母细胞迁移能力受损且相应组织神经支配不良，导致上眼睑下垂[71]。由于血管可通过释放生长促进因子或抑制因子间接地影响相邻非血管组织的发育，故在无血流条件下对血管组织和（或）血管派生信号作用的评价显得非常重要[71]。培养的大鼠血管平滑肌细胞和交感神经节细胞分别表达 ARTN 和 GFRα3，将股动脉与交感神经节在有 ARTN 的培养环境下共同培养可促进神经细胞轴突的生长[70]。此外，小鼠胚胎培养时将 ARTN 包被颗粒置于交感神经干附近，可发现轴突的生长有向该异位 ARTN 源明显的趋向性[71]。

脉管系统除了在诱导神经系统发育中发挥作用，在胚胎发生的塑形过程中也发挥重要作用，包括来源于内胚层的器官。例如，在内胚层上皮出现肝细胞并增殖不久后，这些最初形成的肝芽会侵入邻近的横隔间充质。在侵入前，未形成管道结构的不连续的成血管细胞在早期上皮层和间质层之间构成一个松散的网络[72]。Matsumoto 等认为，这种原始的网络与初期的肝细胞可相互作用，"早于血管形成和功能形成"[72]。*VEGFR-2* $^{(-/-)}$ 胚胎缺乏内皮细胞[50]，其早期肝内胚层的细胞不能充分增殖及侵入横膈间充质[72]。此外，从无 *VEGFR-2* 的小鼠或从含有内皮细胞抑制剂的培养条件下分离的肝芽中发现，内皮细胞可明显地诱导肝细胞增殖[72]。同样，背主动脉在背侧胰芽的发育中也发挥重要作用。在共培养实验中，背主动脉组织可诱导背侧内胚层表达胰腺转录因子（一种激素如胰岛素）[73-75]。通过去除爪蟾胚胎中的动脉前体或使小鼠不表达 *VEGFR-2*，分别会导致背侧胰芽无法形成及胰岛素缺失[74-75]。除可直接影响胰的形态发生，主动脉内皮细胞还可通过延长周围间充质细胞的存活来间接促进背侧胰芽的发育，因为间充质细胞可向背侧胰芽传达发育信号[76]。此外，通过对一名主动脉狭窄合并背侧胰腺发育不全患者的研究也证实了两者在临床上的关联。

淋巴管的发育

作为对静脉的补充，淋巴系统可运输淋巴液（包括血浆渗出液、大分子物质、细胞），将从细胞间隙产生的淋巴液通过锁骨下静脉回流到心脏。毛细淋巴管具有高度通透的结构特性：由单层不连续的淋巴管内皮细胞（LECs）构成，且没有基底膜和壁细胞。淋巴液先通过毛细淋巴管进入预收集管，随后进入集合淋巴管（具有活瓣），连续跨过上皮细胞连接处、基底膜和平滑肌细胞。而后汇集进入右淋巴主干或胸导管，分别汇入右或左锁骨下静脉。

100 多年前，女科学家 Florence Sabin 提出了"离心模型"，即淋巴囊起源于静脉，由淋巴囊发育分化成淋巴管[78-79]。现今通过组织标记、谱系研究已获得支持 Sabin 模型的有力证据[1]。同源异型框转录因子 Sox18（性别决定区域 Y、框 18）是一种分子开关，可使得静脉内皮细胞分化成为淋巴内皮细胞[80]。*SOX18* 基因突变是人类疾病稀毛症 - 淋巴水肿 - 毛细管扩张综合征中淋巴管畸形的基础[81]。Sox18 可诱导多种淋巴管标志物的表达，包括同源基因 *Prox1*[80]，是淋巴组织形态发生的必需因子[1]。淋巴管的发育始于主静脉外侧部表达 *Sox18* 的内皮细胞，之后又表达 *Prox1*，这些表达 $Sox18^+/Prox1^+$ 的内皮细胞随后开始向侧面出芽生长并形成淋巴囊[1,80]。次级淋巴管则从淋巴囊中离心性向外周出芽生长，并通过结构的完善重构形成最终毛细淋巴管网。使用转基因技术转入带有荧光的 *Tie2 基因*，发现 *Tie2* 在血液内皮细胞中特异性表达，淋巴内皮细胞和未分化的间充质细胞则不表达，使用谱系追踪技术分析转入的 *Tie2-Cre* 和 *R26R lacZ* cre 基因标记的淋巴内皮细胞，进一步证明了淋巴管起源于静脉[82]。有趣的是，静脉中淋巴前体身份的出现至关重要，内皮细胞缺失 *COUP-TFII* 会使静脉动脉化，并抑制主静脉内皮细胞分化成为淋巴内皮细胞[82-83]。

血管中膜：平滑肌细胞和细胞外基质

细胞内和细胞外基质

在大中型血管中，内膜向外的一层即为中膜，由血管平滑肌细胞和细胞外基质如弹性蛋白和胶原蛋白组成。平滑肌细胞动态收缩和舒张的特性使得血管具有维持血压和血流等多种生理活动的功能。胶原蛋白和弹性蛋白分别使血管壁具有一定的强度和弹性。例如心脏收缩泵血时，动脉壁被拉伸，管腔增大以增加容积；心脏舒张时，由于动脉管壁的弹性回缩，可继续维持血压。毛细血管壁远薄于较大的血管，形成了血管腔隙，又能使物质的交换便利。毛细血管壁细胞由周细胞组成而非平滑肌细胞。周细胞、血管平滑肌细胞和细胞外基质在许多血管疾病中都扮演着重要的角色。但对这些成分的研究远不如对内皮细胞的研究数量多。

虽然血管平滑肌细胞和周细胞（表 1-1）之间存在差异，但一般来说这些差异因分布的连续性，缺乏严格的区分[84]。周细胞一般嵌入毛细血管内皮的基底膜，几乎处于内膜的位置，而平滑肌细胞则位于基底膜之外的基质中。血管平滑肌细胞环形分布，而周细胞排列没有规则的方向。周细胞由于与内皮细胞相互接触而被认为在细胞间通讯、微血管构造、吞噬作用中发挥重要作用。血管平滑肌细胞在调节血管紧张力中具有重要作用。这些细胞的分子标志物相互重叠，但通常使用周细胞的标志物，如血小板衍生生长因子 β 受体（PDGFR-β）、神经胶质 2（NG2）、G 蛋白信号肽 5 调节因子（RGS5）。血管平滑肌细胞的标志物包括 α- 平滑肌肌动蛋白（αSMA）和平滑肌肌球蛋白重链（SMMHC）。

表1-1 血管壁细胞：周细胞和血管平滑肌细胞*

特征	周细胞	血管平滑肌细胞
管腔的大小	较小	较大
处于血管壁上的位置	靠近内皮细胞基膜	中膜
在管壁上的排列方向	无规则排列	环状
“功能”	细胞间通信 微血管结构 吞噬作用（在中枢神经系统）	血管紧张度
“典型”标志物	PDGFR-β、NG2、RGS5	αSMA，SMMHC

* 周细胞与平滑肌细胞之间的区别比较，通常来说，这些血管壁细胞缺乏明确的区别，并且被认为呈连续性分布[62]，具体细节见文章。BM，基底膜；CNS，中枢神经系统；NG2，神经胶质 2；PDGFR-β，血小板衍生生长因子 β 受体；RGS5，G 蛋白信号肽 5 调节因子；αSMA，α- 平滑肌肌动蛋白；SMMHC，平滑肌肌球蛋白重链；VSMC，血管平滑肌细胞

血管平滑肌细胞起源

血管平滑肌细胞的起源多样，甚至在同一血管的特定区域起源也不同（图 1-3[3]）。有趣的是，来源不同的平滑肌细胞之间的界限明确，很少出现混合的情况。主动脉肺动脉间隔、主动脉弓、颅血管的平滑肌细胞来源于外胚层的神经嵴细胞，降主动脉平滑肌细胞来源于中胚层[3]。使用 hoxB6-cre 来标记来源于侧板中胚层（LPM）的细胞，Wasteson 等认为这些细胞是降主动脉内皮细胞的来源，且 LPM 来源的平滑肌细胞和降主动脉腹侧壁在 E9.5 期左右短暂地出现了约 1 天时间[85]。随后，可表明细胞来源于轴旁中胚层前体节及体节的标志物 Meox1-cre 证实该部位来源于 LPM 的平滑肌细胞被替换[85]。因此，成年人降主动脉、内皮细胞和平滑肌细胞可分别来源于中胚层的不同 部位，即 LPM 和前体节 / 体节中胚层。更重要的是，另一项调查中，使用克隆分析表明，预先显示出动脉平滑肌细胞与起源于轴旁中胚层的骨骼肌细胞有共同的谱系[86]。在分析中，用一个 nlaacZ 报告序列（包含 lacZ 编码序列复本，可产生缩短的非活动状态的 β- 半乳糖苷酶）定向插入 α- 心脏肌动蛋白位点[86]。nlaacZ 报告序列需要一种非常罕见的基因内重组事件，具有遗传性和随机性，以便产生一个具有功能性的 lacZ 基因[86]。X-gal 染色结果显示，只有 2% 的 *nlaacZ* 胚胎在背主动脉存在标记的细胞，其中 2/3 的体节源性肌节存在伴随标记[86]。最终，Topouzis 和 Majesky 认为平滑肌群体的谱系来源具有重要的功能性意义[87]。在转化生长因子（TGF）-β 刺激后，E14 期外胚层来源的鸡胚主动脉弓平滑肌细胞脱氧核糖核酸（DNA）合成增加，而中胚层来源的腹主动脉平滑肌细胞的生长却被抑制[87]。

冠状动脉平滑肌细胞是动脉粥样硬化心脏病的关键效应细胞，对其起源于前心外膜的研究很多[88]。前心外膜是一个短暂存在的组织，在小鼠原始膈出现心包后，于 E9.5 期形成于心包的表面，通过一系列精密的过程，促使心外膜细胞作为一层间皮膜迁移覆盖在心肌表面。心肌细胞产生的信号可诱导上皮细胞 - 间充质转变（EMT），其中一些心外膜细胞失去细胞间的黏附并长入心肌。此外，使用染料的谱系标

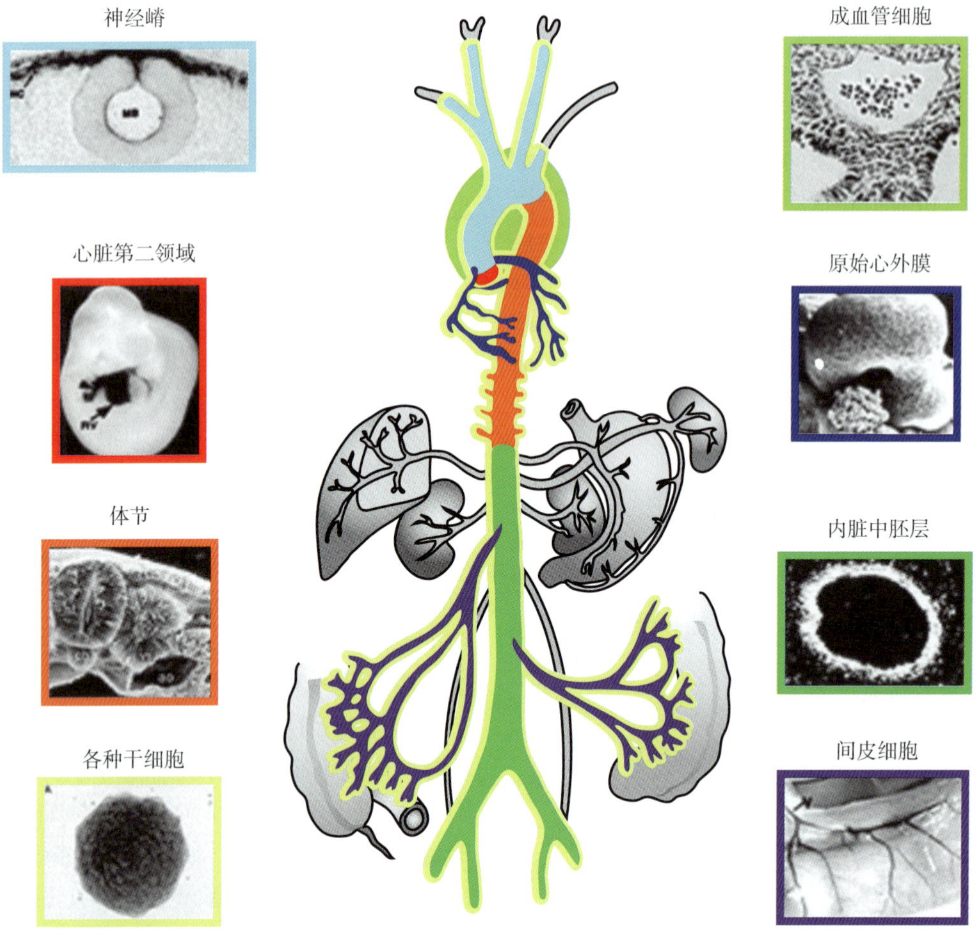

表 1-3 平滑肌细胞的发育起源。方框的不同颜色表明了平滑肌细胞的不同来源。黄色表示平滑肌细胞的额外来源：不同的血管干细胞。只能大概图示不同谱系平滑肌细胞的分布情况，因为并不清楚了解其生长过程中会出现的转化（Redrawn with permission Majesky MW：Developmental basis of vascular smooth muscle diversity.Arterioscler Thromb Vasc Biol 27：1248-1258，2007.）

记、病毒载体及最近使用 Wilms tumor1（Wt1）-cre 标记的遗传方法说明，前心外膜和心外膜是冠状动脉平滑肌细胞的谱系来源 [88-89]。

与冠状动脉的研究结果类似，其他器官的间皮组织可能是血管平滑肌细胞更为普遍的来源。例如，Wilm 等发现，肠发育中只有浆膜间皮细胞表达 Wt1 蛋白，利用含有 Wt1-CRE 的酵母菌人工合成染色体（YAC）转基因来标记细胞，表明肠道和肠系膜大部分血管的平滑肌细胞均来自于间皮组织 [90]。使用同样的标记方法和 CRE 报告基因研究肺血管，结果显示肺间皮组织可能是 1/3 表达 αSMA 的肺血管的来源 [91]。

近来，肺动脉平滑肌细胞的病原学说受到争议。Morimoto 等报道，具有相同标记的 Wt1-cre YAC 转基因和 R26R-YFP cre 报道基因的胚胎，只有极少的肺血管平滑肌细胞含有 YFP^{+}[92]。此外，利用 Tie1-cre 报道基因，研究者认为大部分的近端肺动脉平滑肌细胞来源于内皮细胞 [92]。先前认为内皮细胞转化为平滑肌细胞存在于发育和病理过程中 [8-9,93]。例如，来源于胚胎干细胞表达 $Flk1^{+}$ 的细胞具有分化成内皮细胞或壁细胞的潜能 [9]。然而，我们最近的研究结果表明，VE-cadherin-cre[94] 和 mTo-mato/mGFP 报道 [95] 基因显示出内皮细胞并不是 E18.5 期肺动脉平滑肌细胞的主要来源。进一步的实验表明这些细胞主要来自于局部间充质 [96]。

平滑肌细胞的分化

任何组织形态特征（如血管平滑肌）的一个关键组成部分是它在形态学和分子学上的定义，它是鉴定分化后组成组织的不同细胞类型（如血管平滑肌细胞）的标准。将成为血管平滑肌细胞之前的早期未分化细胞具有发达的内质网和高尔基体、一个常染色体核，缺乏丝状细胞质。与此相反，成熟的血管平滑肌细胞具有一个异染色体核、肌丝及少量的合成细胞器[97]。除了这些形态的变化，分化的平滑肌细胞特征性表达收缩性蛋白和细胞骨架蛋白[97]。如αSMA是平滑肌细胞含量较多的蛋白质，占总蛋白量的40%[2]。αSMA是平滑肌细胞的早期标志物，但无特异性，在骨骼肌细胞及其他类型细胞中也有表达，在发育的心肌细胞中也会短暂表达[2,98]。肌动蛋白和原肌球蛋白结合蛋白 transgelin（也被称为 SM22α），是另一个平滑肌细胞的早期标志物，在其他类型肌细胞的发育过程中也有表达，在成熟平滑肌细胞上更具特异性[98]。稍晚于 αSMA 和 SM22α 的出现，2 种亚型 SMMHC 的表达仅限于平滑肌细胞系[99]。smoothelin 是另一种细胞骨架蛋白，也是由平滑肌细胞特异性表达，但直到已发育成可收缩组织的阶段才表达[100]。

对血管平滑肌细胞的研究相当不易，因为在发育过程中，甚至是成熟的血管平滑肌细胞都会因环境的不同而表达各种不同的标志物[2]。在血管发育的早期阶段，平滑肌细胞增殖迅速，向远处迁移并合成大量的细胞外基质。相比之下，多数成熟的血管平滑肌细胞处于静止期，仅合成收缩蛋白且产生细胞外基质。然而，即使在已终末分化的血管平滑肌细胞，这两种状态之间的区别并不是完全固定。因此，在许多血管疾病中，成熟的血管平滑肌细胞去分化暗示着细胞外基质的增多，这一过程称为*表型转化*[2]。

在不同的表型下，通过对相应基因表达程序的触发，实现细胞在收缩型和一个相反的去分化的、合成的、增生的表型的转换[101]。几乎所有平滑肌细胞，其收缩蛋白基因和细胞骨架基因的表达调控由广泛存在的转录因子——血清反应因子（SRF）介导。血清反应因子结合的 10 个碱基对的 DNA 共有序列 CC（A/T）$_6$GG，被称为 *CArG 盒*，该序列被发现存在于所有平滑肌细胞基因的调控序列中。事实上，对于平滑肌细胞大多数基因，至少有 2 个 CArG 盒[101]。CArG 盒序列还在 23 个碱基对的早期生长反应基因的血清反应增强子中被发现，如 c-fos proto-oncogene。由于 SRF *广泛存在*，*顺式*调控元件 CArG 又存在于生长型和分化型表达的基因中，故对特定时期特定细胞内不同基因表达的控制顺序显得尤其重要。

对平滑肌细胞收缩蛋白和骨架基因表达的调控是通过心肌转录辅激活物和三元复合物因子对 SRF 的竞争实现的[102]。心肌素是平滑肌细胞分化的主要调控者，非肌细胞表达心肌素足以启动向平滑肌细胞分化的程序[103]。此外，无心肌素的小鼠胚胎，会因缺乏血管平滑肌细胞的分化而死于妊娠中期[104]。制约心肌素这一作用的是三元复合物因子 Elk-1，通过与心肌素竞争结合 SRF 共同位点，阻止诱导细胞向平滑肌细胞分化的基因表达[102]。

血管平滑肌细胞层的形成模式

虽然对平滑肌细胞分化调控的分子学机制研究很多，但对血管平滑肌层形态发育的研究相对较少[97]。因此，学术界对 SMC 和（或）前体细胞如何招募至血管壁了解不多。关于新生 EC 管周围这些细胞的研究，以及血管壁内或附近血管平滑肌前体分化模式的研究相对较少，有限的相关研究大多集中于大动脉发育过程中 αSMA 表达和组织学研究。在发育的早期，有 2 条平行的背主动脉，随后融合成单一的降主动脉。早期的内皮管道周围分散着一些未分化的间充质细胞，随着大动脉的成熟，逐渐从头侧向尾侧表达 αSMA[105-106]。在降主动脉一个横截面内，初始间充质细胞的位置巩固且 αSMA 的表达依赖于头侧至尾侧的位置：这些过程最初发生在大动脉的背侧，在腹侧更远端则先出现。40 年前发表的研究表明，在小鸡的主动脉中，外层发育成熟最开始是通过早期的平滑肌细胞的延伸、压缩和弹性结缔组织的累积[107-108]。相反，在啮齿类或鹌鹑的主动脉中，细胞会很快向内皮细胞层靠近，最先表达平滑肌细胞标志物并巩固，随后再形成平滑肌细胞[105,106,109,110]。

最近，我们通过对小鼠肺动脉形态细致的研究，发现通过连续诱导和层层聚集，血管的中膜和外膜具有从内向外的放射样结构[96]。内层经过持续 3 天左右的一系列形态学和分子学的转变，形成了一个相对成熟的平滑肌层。在第一层发生这一过程后，下一层再继续类似的过程。最终，这一过程与形成外层的过程相遇，产生一个相对“未分化”的外膜细胞层。

这种由内向外的放射状结构可能涉及一种内皮衍生信号的传递，涉及一个或多个潜在的机制。例如，在形态发生素的梯度模型[111]，内皮释放的信号通过基质和外膜向外弥散，由于浓度梯度的不同，会诱导处于不同浓度区域的细胞发生相应的反应，如在形态上的变化、基因表达和（或）增殖。此外，通过一种传递性的机制[112]，一个短距离或能诱导邻近细胞可以与内皮细胞膜结合的信号，可以反而通过分泌形态发生素或诱导邻近细胞等传播信号（类似于“救火时排成长龙以传水救火”）。近期研究发现其中由平滑肌细胞 Notch 配体 Jagged1 介导的信号传递与动脉导

zebrafish arteries, *Nature* 445(7129):781–784, 2007.
32. Horowitz A, Simons M: Branching morphogenesis, *Circ Res* 103(8):784–795, 2008.
33. Affolter M, Caussinus E: Tracheal branching morphogenesis in *Drosophila*: new insights into cell behaviour and organ architecture, *Development* 135(12):2055–2064, 2008.
34. Metzger RJ, Krasnow MA: Genetic control of branching morphogenesis, *Science* 284(5420):1635–1639, 1999.
35. Sutherland D, Samakovlis C, Krasnow MA: Branchless encodes a *Drosophila* FGF homolog that controls tracheal cell migration and the pattern of branching, *Cell* 87(6):1091–1101, 1996.
36. Jarecki J, Johnson E, Krasnow MA: Oxygen regulation of airway branching in *Drosophila* is mediated by branchless FGF, *Cell* 99(2):211–220, 1999.
37. Hacohen N, Kramer S, Sutherland D, et al: Sprouty encodes a novel antagonist of FGF signaling that patterns apical branching of the *Drosophila* airways, *Cell* 92(2):253–263, 1998.
38. Mason JM, Morrison DJ, Basson MA, et al: Sprouty proteins: multifaceted negative-feedback regulators of receptor tyrosine kinase signaling, *Trends Cell Biol* 16(1):45–54, 2006.
39. Cardoso WV, Lu J: Regulation of early lung morphogenesis: questions, facts and controversies, *Development* 133(9):1611–1624, 2006.
40. Metzger RJ, Klein OD, Martin GR, et al: The branching programme of mouse lung development, *Nature* 453(7196):745–750, 2008.
41. Min H, Danilenko DM, Scully SA, et al: Fgf-10 is required for both limb and lung development and exhibits striking functional similarity to *Drosophila* branchless, *Genes Dev* 12(20):3156–3161, 1998.
42. De Moerlooze L, Spencer-Dene B, Revest JM, et al: An important role for the IIIb isoform of fibroblast growth factor receptor 2 (FGFR2) in mesenchymal-epithelial signalling during mouse organogenesis, *Development* 127(3):483–492, 2000.
43. Costantini F, Kopan R: Patterning a complex organ: branching morphogenesis and nephron segmentation in kidney development, *Dev Cell* 18(5):698–712, 2010.
44. Dressler GR: Advances in early kidney specification, development and patterning, *Development* 136(23):3863–3874, 2009.
45. Skinner MA, Safford SD, Reeves JG, et al: Renal aplasia in humans is associated with RET mutations, *Am J Hum Genet* 82(2):344–351, 2008.
46. Olsson AK, Dimberg A, Kreuger J, et al: VEGF receptor signalling in control of vascular function, *Nat Rev Mol Cell Biol* 7(5):359–371, 2006.
47. Carmeliet P, Ferreira V, Breier G, et al: Abnormal blood vessel development and lethality in embryos lacking a single VEGF allele, *Nature* 380(6573):435–439, 1996.
48. Ferrara N, Carver-Moore K, Chen H, et al: Heterozygous embryonic lethality induced by targeted inactivation of the VEGF gene, *Nature* 380(6573):439–442, 1996.
49. Breier G, Albrecht U, Sterrer S, et al: Expression of vascular endothelial growth factor during embryonic angiogenesis and endothelial cell differentiation, *Development* 114(2):521–532, 1992.
50. Shalaby F, Rossant J, Yamaguchi TP, et al: Failure of blood-island formation and vasculogenesis in Flk-1-deficient mice, *Nature* 376(6535):62–66, 1995.
51. Fong GH, Rossant J, Gertsenstein M, et al: Role of the Flt-1 receptor tyrosine kinase in regulating the assembly of vascular endothelium, *Nature* 376(6535):66–70, 1995.
52. Dumont DJ, Jussila L, Taipale J, et al: Cardiovascular failure in mouse embryos deficient in VEGF receptor-3, *Science* 282(5390):946–949, 1998.
53. Coulon C, Georgiadou M, Roncal C, et al: From vessel sprouting to normalization: role of the prolyl hydroxylase domain protein/hypoxia-inducible factor oxygen-sensing machinery, *Arterioscler Thromb Vasc Biol* 30(12):2331–2336, 2010.
54. Lee SH, Schloss DJ, Jarvis L, et al: Inhibition of angiogenesis by a mouse sprouty protein, *J Biol Chem* 276(6):4128–4133, 2001.
55. Downs KM: Florence Sabin and the mechanism of blood vessel lumenization during vasculogenesis, *Microcirculation* 10(1):5–25, 2003.
56. Folkman J, Haudenschild C: Angiogenesis by capillary endothelial cells in culture, *Trans Ophthalmol Soc U K* 100(3):346–353, 1980.
57. Davis GE, Bayless KJ: An integrin and Rho GTPase-dependent pinocytic vacuole mechanism controls capillary lumen formation in collagen and fibrin matrices, *Microcirculation* 10(1):27–44, 2003.
58. Bayless KJ, Davis GE: The Cdc42 and Rac1 GTPases are required for capillary lumen formation in three-dimensional extracellular matrices, *J Cell Sci* 115(Pt 6):1123–1136, 2002.
59. Kamei M, Saunders WB, Bayless KJ, et al: Endothelial tubes assemble from intracellular vacuoles in vivo, *Nature* 442(7101):453–456, 2006.
60. Zeeb M, Strilic B, Lammert E: Resolving cell-cell junctions: lumen formation in blood vessels, *Curr Opin Cell Biol* 22(5):626–632, 2010.
61. Blum Y, Belting HG, Ellertsdottir E, et al: Complex cell rearrangements during intersegmental vessel sprouting and vessel fusion in the zebrafish embryo, *Dev Biol* 316(2):312–322, 2008.
62. Lubarsky B, Krasnow MA: Tube morphogenesis: making and shaping biological tubes, *Cell* 112(1):19–28, 2003.
63. Zovein AC, Luque A, Turlo KA, et al: Beta1 integrin establishes endothelial cell polarity and arteriolar lumen formation via a Par3-dependent mechanism, *Dev Cell* 18(1):39–51, 2010.
64. Carmeliet P, Lampugnani MG, Moons L, et al: Targeted deficiency or cytosolic truncation of the VE-cadherin gene in mice impairs VEGF-mediated endothelial survival and angiogenesis, *Cell* 98(2):147–157, 1999.
65. Strilic B, Kucera T, Eglinger J, et al: The molecular basis of vascular lumen formation in the developing mouse aorta, *Dev Cell* 17(4):505–515, 2009.
66. Parker LH, Schmidt M, Jin SW, et al: The endothelial-cell-derived secreted factor Egfl7 regulates vascular tube formation, *Nature* 428(6984):754–758, 2004.
67. Carmeliet P, Tessier-Lavigne M: Common mechanisms of nerve and blood vessel wiring, *Nature* 436(7048):193–200, 2005.
68. Mukouyama YS, Shin D, Britsch S, et al: Sensory nerves determine the pattern of arterial differentiation and blood vessel branching in the skin, *Cell* 109(6):693–705, 2002.
69. Adams RH, Eichmann A: Axon guidance molecules in vascular patterning, *Cold Spring Harb Perspect Biol* 2(5):a001875, 2010.
70. Damon DH, Teriele JA, Marko SB: Vascular-derived artemin: a determinant of vascular sympathetic innervation? *Am J Physiol Heart Circ Physiol* 293(1):H266–H273, 2007.
71. Honma Y, Araki T, Gianino S, et al: Artemin is a vascular-derived neurotropic factor for developing sympathetic neurons, *Neuron* 35(2):267–282, 2002.
72. Matsumoto K, Yoshitomi H, Rossant J, et al: Liver organogenesis promoted by endothelial cells prior to vascular function, *Science* 294(5542):559–563, 2001.
73. Eberhard D, Kragl M, Lammert E: "Giving and taking": endothelial and beta-cells in the islets of Langerhans, *Trends Endocrinol Metab* 21(8):457–463, 2010.
74. Lammert E, Cleaver O, Melton D: Induction of pancreatic differentiation by signals from blood vessels, *Science* 294(5542):564–567, 2001.
75. Yoshitomi H, Zaret KS: Endothelial cell interactions initiate dorsal pancreas development by selectively inducing the transcription factor Ptf1a, *Development* 131(4):807–817, 2004.
76. Jacquemin P, Yoshitomi H, Kashima Y, et al: An endothelial-mesenchymal relay pathway regulates early phases of pancreas development, *Dev Biol* 290(1):189–199, 2006.
77. Kapa S, Gleeson FC, Vege SS: Dorsal pancreas agenesis and polysplenia/heterotaxy syndrome: a novel association with aortic coarctation and a review of the literature, *JOP* 8(4):433–437, 2007.
78. Sabin FR: On the origin of the lymphatic system from the veins and the development of the lymph hearts and thoracic duct in the pig, *Am J Anat* 1:367–391, 1902.
79. Sabin FR: The lymphatic system in human embryos, with a consideration of the morphology of the system as a whole, *Am J Anat* 9:43–91, 1909.
80. Francois M, Caprini A, Hosking B, et al: Sox18 induces development of the lymphatic vasculature in mice, *Nature* 456(7222):643–647, 2008.
81. Irrthum A, Devriendt K, Chitayat D, et al: Mutations in the transcription factor gene SOX18 underlie recessive and dominant forms of hypotrichosis-lymphedema-telangiectasia, *Am J Hum Genet* 72(6):1470–1478, 2003.
82. Srinivasan RS, Dillard ME, Lagutin OV, et al: Lineage tracing demonstrates the venous origin of the mammalian lymphatic vasculature, *Genes Dev* 21(19):2422–2432, 2007.
83. You LR, Lin FJ, Lee CT, et al: Suppression of Notch signalling by the COUP-TFII transcription factor regulates vein identity, *Nature* 435(7038):98–104, 2005.
84. Armulik A, Abramsson A, Betsholtz C: Endothelial/pericyte interactions, *Circ Res* 97(6):512–523, 2005.
85. Wasteson P, Johansson BR, Jukkola T, et al: Developmental origin of smooth muscle cells in the descending aorta in mice, *Development* 135(10):1823–1832, 2008.
86. Esner M, Meilhac SM, Relaix F, et al: Smooth muscle of the dorsal aorta shares a common clonal origin with skeletal muscle of the myotome, *Development* 133(4):737–749, 2006.
87. Topouzis S, Majesky MW: Smooth muscle lineage diversity in the chick embryo. Two types of aortic smooth muscle cell differ in growth and receptor-mediated transcriptional responses to transforming growth factor-beta, *Dev Biol* 178(2):430–445, 1996.
88. Majesky MW: Development of coronary vessels, *Curr Top Dev Biol* 62:225–259, 2004.
89. Zhou B, Ma Q, Rajagopal S, et al: Epicardial progenitors contribute to the cardiomyocyte lineage in the developing heart, *Nature* 454(7200):109–113, 2008.
90. Wilm B, Ipenberg A, Hastie ND, et al: The serosal mesothelium is a major source of smooth muscle cells of the gut vasculature, *Development* 132(23):5317–5328, 2005.
91. Que J, Wilm B, Hasegawa H, et al: Mesothelium contributes to vascular smooth muscle and mesenchyme during lung development, *Proc Natl Acad Sci U S A* 105(43):16626–16630, 2008.
92. Morimoto M, Liu Z, Cheng HT, et al: Canonical Notch signaling in the developing lung is required for determination of arterial smooth muscle cells and selection of Clara versus ciliated cell fate, *J Cell Sci* 123(Pt 2):213–224, 2010.
93. Arciniegas E, Frid MG, Douglas IS, et al: Perspectives on endothelial-to-mesenchymal transition: potential contribution to vascular remodeling in chronic pulmonary hypertension, *Am J Physiol Lung Cell Mol Physiol* 293(1):L1–L8, 2007.
94. Alva JA, Zovein AC, Monvoisin A, et al: VE-cadherin-Cre-recombinase transgenic mouse: a tool for lineage analysis and gene deletion in endothelial cells, *Dev Dyn* 235(3):759–767, 2006.
95. Muzumdar MD, Tasic B, Miyamichi K, et al: A global double-fluorescent Cre reporter mouse, *Genesis* 45(9):593–605, 2007.
96. Greif DM, Hum JN, An AC, et al: Radial construction of the arterial wall. Manuscript in preparation.
97. Hungerford JE, Little CD: Developmental biology of the vascular smooth muscle cell: building a multilayered vessel wall, *J Vasc Res* 36(1):2–27, 1999.
98. Li L, Miano JM, Cserjesi P, et al: SM22 alpha, a marker of adult smooth muscle, is expressed in multiple myogenic lineages during embryogenesis, *Circ Res* 78(2):188–195, 1996.
99. Miano JM, Cserjesi P, Ligon KL, et al: Smooth muscle myosin heavy chain exclusively marks the smooth muscle lineage during mouse embryogenesis, *Circ Res* 75(5):803–812, 1994.
100. van der Loop FT, Schaart G, Timmer ED, et al: Smoothelin, a novel cytoskeletal protein specific for smooth muscle cells, *J Cell Biol* 134(2):401–411, 1996.
101. Miano JM: Serum response factor: toggling between disparate programs of gene expression, *J Mol Cell Cardiol* 35(6):577–593, 2003.
102. Wang Z, Wang DZ, Hockemeyer D, et al: Myocardin and ternary complex factors compete for SRF to control smooth muscle gene expression, *Nature* 428(6979):185–189, 2004.
103. Wang Z, Wang DZ, Pipes GC, et al: Myocardin is a master regulator of smooth muscle gene expression, *Proc Natl Acad Sci U S A* 100(12):7129–7134, 2003.
104. Li S, Wang DZ, Wang Z, et al: The serum response factor coactivator myocardin is required for vascular smooth muscle development, *Proc Natl Acad Sci U S A* 100(16):9366–9370, 2003.
105. de Ruiter MC, Poelmann RE, van Iperen L, et al: The early development of the tunica media in the vascular system of rat embryos, *Anat Embryol (Berl)* 181(4):341–349, 1990.
106. Hungerford JE, Owens GK, Argraves WS, et al: Development of the aortic vessel wall as defined by vascular smooth muscle and extracellular matrix markers, *Dev Biol* 178(2):375–392, 1996.
107. el-Maghraby AA, Gardner DL: Development of connective-tissue components of small arteries in the chick embryo, *J Pathol* 108(4):281–291, 1972.
108. Kadar A, Gardner DL, Bush V: The relation between the fine structure of smooth-muscle cells and elastogenesis in the chick-embryo aorta, *J Pathol* 104(4):253–260, 1971.
109. Nakamura H: Electron microscopic study of the prenatal development of the thoracic aorta in the rat, *Am J Anat* 181(4):406–418, 1988.
110. Takahashi Y, Imanaka T, Takano T: Spatial and temporal pattern of smooth muscle cell differentiation during development of the vascular system in the mouse embryo, *Anat*

Embryol (Berl) 194(5):515–526, 1996.
111. Turing AM: The chemical basis of morphogenesis, *Philos Trans R Soc Lond B Biol Sci* 237(641):37–72, 1952.
112. Reilly KM, Melton DA: Short-range signaling by candidate morphogens of the TGF beta family and evidence for a relay mechanism of induction, *Cell* 86(5):743–754, 1996.
113. Feng X, Krebs LT, Gridley T: Patent ductus arteriosus in mice with smooth muscle-specific Jag1 deletion, *Development* 137:4191–4199, 2010.
114. Gaengel K, Genove G, Armulik A, et al: Endothelial-mural cell signaling in vascular development and angiogenesis, *Arterioscler Thromb Vasc Biol* 29(5):630–638, 2009.
115. Hellstrom M, Kalen M, Lindahl P, et al: Role of PDGF-β and PDGFR-beta in recruitment of vascular smooth muscle cells and pericytes during embryonic blood vessel formation in the mouse, *Development* 126(14):3047–3055, 1999.
116. Leveen P, Pekny M, Gebre-Medhin S, et al: Mice deficient for PDGF B show renal, cardiovascular, and hematological abnormalities, *Genes Dev* 8(16):1875–1887, 1994.
117. Lindahl P, Johansson BR, Leveen P, et al: Pericyte loss and microaneurysm formation in PDGF-B-deficient mice, *Science* 277(5323):242–245, 1997.
118. Soriano P: Abnormal kidney development and hematological disorders in PDGF beta-receptor mutant mice, *Genes Dev* 8(16):1888–1896, 1994.
119. Hirschi KK, Rohovsky SA, D'Amore PA: PDGF, TGF-beta, and heterotypic cell-cell interactions mediate endothelial cell-induced recruitment of 10T1/2 cells and their differentiation to a smooth muscle fate, *J Cell Biol* 141(3):805–814, 1998.
120. Gridley T: Notch signaling in vascular development and physiology, *Development* 134(15):2709–2718, 2007.
121. High FA, Lu MM, Pear WS, et al: Endothelial expression of the Notch ligand Jagged1 is required for vascular smooth muscle development, *Proc Natl Acad Sci U S A* 105(6):1955–1959, 2008.
122. Domenga V, Fardoux P, Lacombe P, et al: Notch3 is required for arterial identity and maturation of vascular smooth muscle cells, *Genes Dev* 18(22):2730–2735, 2004.
123. Wang T, Baron M, Trump D: An overview of Notch3 function in vascular smooth muscle cells, *Prog Biophys Mol Biol* 96(1–3):499–509, 2008.
124. Joutel A, Corpechot C, Ducros A, et al: Notch3 mutations in CADASIL, a hereditary adult-onset condition causing stroke and dementia, *Nature* 383(6602):707–710, 1996.
125. McLean SE, Mecham BH, Kelleher CM, et al: Extracellular matrix gene expression in the developing mouse aorta, *Adv Dev Biol* 15:81–128, 2005.
126. Kelleher CM, McLean SE, Mecham RP: Vascular extracellular matrix and aortic development, *Curr Top Dev Biol* 62:153–188, 2004.
127. Parks WC, Pierce RA, Lee KA, et al: Elastin, *Adv Mol Cell Biol* 6:133–181, 1993.
128. Faury G, Pezet M, Knutsen RH, et al: Developmental adaptation of the mouse cardiovascular system to elastin haploinsufficiency, *J Clin Invest* 112(9):1419–1428, 2003.
129. Li DY, Faury G, Taylor DG, et al: Novel arterial pathology in mice and humans hemizygous for elastin, *J Clin Invest* 102(10):1783–1787, 1998.
130. Wagenseil JE, Nerurkar NL, Knutsen RH, et al: Effects of elastin haploinsufficiency on the mechanical behavior of mouse arteries, *Am J Physiol Heart Circ Physiol* 289(3):H1209–H1217, 2005.
131. Li DY, Brooke B, Davis EC, et al: Elastin is an essential determinant of arterial morphogenesis, *Nature* 393(6682):276–280, 1998.
132. Karnik SK, Brooke BS, Bayes-Genis A, et al: A critical role for elastin signaling in vascular morphogenesis and disease, *Development* 130(2):411–423, 2003.
133. Ramirez F, Dietz HC: Marfan syndrome: from molecular pathogenesis to clinical treatment, *Curr Opin Genet Dev* 17(3):252–258, 2007.
134. Dettman RW, Denetclaw W, Ordahl CP, et al: Common epicardial origin of coronary vascular smooth muscle, perivascular fibroblasts, and intermyocardial fibroblasts in the avian heart, *Dev Biol* 193(2):169–181, 1998.
135. Hu Y, Zhang Z, Torsney E, et al: Abundant progenitor cells in the adventitia contribute to atherosclerosis of vein grafts in ApoE-deficient mice, *J Clin Invest* 113(9):1258–1265, 2004.
136. Sartore S, Chiavegato A, Faggin E, et al: Contribution of adventitial fibroblasts to neointima formation and vascular remodeling: from innocent bystander to active participant, *Circ Res* 89(12):1111–1121, 2001.
137. Zengin E, Chalajour F, Gehling UM, et al: Vascular wall resident progenitor cells: a source for postnatal vasculogenesis, *Development* 133(8):1543–1551, 2006.
138. Passman JN, Dong XR, Wu SP, et al: A sonic hedgehog signaling domain in the arterial adventitia supports resident Sca1⁺ smooth muscle progenitor cells, *Proc Natl Acad Sci U S A* 105(27):9349–9354, 2008.

第2章　内　皮

Jane A.Leopold

1839年，德国生理学家 Theodor Schwann 在观察从组织分离出的毛细血管壁时首次描述其为“很薄，但能清楚地感觉到的薄膜”[1-2]。形成该薄膜的单细胞层之后被称为*内皮*；而“*内皮*”这一术语直到1865年瑞士解剖学家 Wilhelm His 在其文章中介绍“身体内的膜和腔”才出现[2-3]。由于其解剖学定位，内皮最初被认为是一种循环的血液、细胞及大分子被动的容器。目前认为内皮是一种动态的细胞结构，其生物学和功能上的性质已超越了原来生理解剖学的范围。总的来说，内皮是由接近 10^{13} 个细胞构成，表面积 7 m^2，重达 1.0 ~ 1.8kg，占人体体重的 1.4%[4-5]。内皮作为单细胞层存在于动脉、静脉、毛细血管和淋巴系统中，并且位于血液或淋巴液和血管壁的接口处。

我们对内皮在血管功能方面所起的作用已有了认识和理解，在过去的半个世纪以来，这些认识一直有所改变，并且以后也会有所改变。作为一种与血流直接接触并且表面布满网眼的细胞结构，内皮细胞有着抗血栓形成、半渗透屏障，以及影响炎症细胞和免疫细胞相互作用的功能。针对血液的流动和产生的压力，内皮细胞传导这些血液动力并合成与释放作用于血管本身的物质，这些物质能够调节血管状态及代偿血管壁重塑的信号转导。本章节将重点介绍内皮的生物学特性，去详细了解自我平衡的功能如何变化，会产生能够导致血管健康或病变的相应反应。

框 2-1　内皮细胞的稳态功能

维持抗血栓形成的表面
调节止血
半透膜屏障的功能
调整液体、蛋白和细胞的跨内皮转运
调节血管状态
调节炎症和白细胞运输
参与血管修复和重塑
感受并进行血流动力学传导

内皮细胞的稳态功能

内皮细胞表现出相当大的区域异质性，可通过血管网中动脉、静脉的不同分布以及其下组织不同的特异性代谢作用和功能要求反映[5-7]。尽管有这种异质性，但所有内皮细胞（EC）基本的稳态性质是相同的，当然，其中一些功能在不同的血管床上重要性也不尽相同（框 2-1）[7]。

维持抗血栓形成表面及调节止血作用

最初研究者认为内皮是一种区别于循环血液的细胞结构[4]。内皮细胞管腔表面本身就暴露于血流中的细胞和蛋白质中，它们具有促血栓形成、促凝血活性的作用，必要时还有止血作用。正常的内皮细胞能够通过合成并分泌某些因子而保持血液良好的流动性，这些因子具有限制凝血级联活性、抑制血小板聚集及促进纤维蛋白溶解（纤溶）的作用[8]。这些因子包括细胞表面相关抗凝因子血栓调节蛋白、蛋白质C、组织因子途径抑制物（TFPI）和硫酸乙酰肝素蛋白多糖（HSPG），以上因子均有限制内皮细胞管腔表面凝固的作用[8-10]。例如，通过与血栓调节蛋白、Ca^{2+} 和内皮细胞上的蛋白质C受体结合，凝血酶介导的蛋白质C激活过程可加速 10^4 倍。活化蛋白质C（APC）能够使蛋白质S循环，蛋白质S也是通过内皮细胞合成与释放而使Ⅴa和Ⅷa因子蛋白水解而失活的蛋白质[8,11]。组织因子通道抑制剂是一种 Kunitz 型蛋白抑制物，它能够与Ⅶa抑制因子结合，约80%的组织因子通道抑制剂通过糖基磷脂酰肌醇锚与内皮细胞结合，并与组织因子形成一种四价络合物——Ⅶa因子，以减少其促凝血活性[12-13]。内皮细胞（EC）多糖蛋白质复合物硫酸乙酰肝素蛋白多糖有抗凝血的作用，可通过催化循环中的丝氨酸蛋白酶抑制物抗凝血酶Ⅲ转化为Ⅹa因子、Ⅸa因子及凝血酶[8]。如此，这些抗凝血因子对内皮细胞管腔表面发生的凝血级联的活性及传播起到限制作用，同时也维持了血管的开放。

内皮细胞还能合成并分泌组织型纤溶酶原激活物（tPA）和细胞表面腺苷二磷酸酶（ecto-ADPase）CD39，两者分别能够促进纤维蛋白溶解和抑制血小板激活。组织型纤溶酶原激活物持续不断地合成并释放到血液中，但只有tPA与纤维蛋白结合，它才能在 15 min 内通过肝从体内清除[8]。与纤维蛋白结合加速了 tPA 的酰胺水解活性，这种作用是通过提高纤溶酶原激活物的催化效率及纤溶酶的生成而实现的。CD39/NTPDase 可水解二磷酸腺苷（ADP）、前列环素（PGI_2）和一氧化氮（NO），而对以上物质的水解作用能够抑制内皮管腔表面的血小板活化过程[4,8,15]。如此一来，这些因子便能够使内皮表面维持有纤溶酶的和抗血栓形成的环境。

相较之下，在血管受到急性损伤的时候，内皮细胞通过调控组织因子和血管性假血友病因子（vWF）的合成与释放，开始启动一项快速的、适度的止血反应。组织因子是一种多结构域的跨膜糖蛋白（GP），与循环因子Ⅶa 形成复合物，激活凝血级联反应以及凝血酶的形成[16]。组织因子由活化的血管平滑肌细胞（VSMCs）、成纤维细胞以及内皮细胞（ECs）表达。组织因子通过磷脂酰丝氨酸暴露、解二聚、减少 TFPI 的暴露或翻译后修饰（包括 Cys186 和 Cys209 间二硫键的形成）来获得生物学活性[17-19]。二硫键对组织因子凝血活性非常重要，内皮细胞（EC）表面的蛋白质二硫键异构酶能够使二硫键减少。

内皮还能够合成并贮存 vWF，vWF 是一种大聚合物 GP，能对损伤做出迅速反应。前肽和 vWF 多聚体共同存在于内皮细胞特有的一种小体即 Weibel-Palade 体中。内皮损伤时，vWF 多聚体一旦释放，便形成能够在受损部位保留血小板的细长状。Weibel-Palade 体含有血小板选择蛋白、血管紧张素 2、骨保护素、回旋蛋白 CD63/Lamp3，以及细胞因子，据报道以上物质的存在是偶然间发现的[20]。vWF 的贮存池可以快速移动到内皮表面，然后与暴露的胶原蛋白结合并参与初级血小板止血栓子的形成。内皮可以通过调整 vWF 大小、活性进一步调节这个反应过程，即产生 ADAMTS13 作用（即一种与 13 号基序Ⅰ型血小板反应蛋白结合的解整联蛋白和金属蛋白酶）[21]。这种蛋白酶切割酪氨酸 1605- 蛋氨酸 1606 段的 vWF，产生较小的聚合物，并降低血小板血栓形成的倾向[21]。如此，内皮用因子的区域分离来调控其抗血栓和促血栓形成的功能，维持血液的流动性，同时还保持血管损伤时的止血反应。

半透膜屏障和跨内皮转运通道

内皮单细胞层具有尺寸选择性半透膜屏障，内皮单细胞层作为尺寸选择性半透膜屏障，对自由的双向运输的水分子、大分子、血流中和血管壁或组织内循环或固有的细胞具有限制作用。渗透功能部分取决于内皮单层细胞的排列，以及液体、分子和细胞跨内皮转运通道的激活。这种转运发生于涉及小囊泡形成、运输和胞吞转运作用的细胞间转运通道或松弛的内皮间连接和细胞旁途径（图 2-1）[22]。通过细胞旁途径横穿内皮的分子对直径 3 nm 以下的分子具有限制性[23]，然而那些较大直径的分子能够通过小囊泡中的细胞转运。尽管水分子通过内皮细胞的水通道跨膜蛋白扩散，但这些通道的水导力和细胞渗透性是有限的[24]。

内皮单细胞层的显著的宏观结构异质性反映了下层的组织对功能和代谢要求，也影响了渗透功能。内皮细胞以连续或不连续的方式排列，连续排列的内皮细胞包括无孔及有孔的[4-6]。

连续性无孔的内皮细胞可形成一道高度排斥屏障，发现于心脏、肺、皮肤、结缔组织、肌肉、视网膜、脊髓、大脑及肠系膜的动静脉中[4-6]。相反，连续性有孔内皮细胞位于能够参与过滤或跨内皮转运需求高的器官中，包括肾小球、升直小血管、肾的肾小管周围毛细血管、内分泌及外分泌腺、肠绒毛，以及大脑脉络丛[4-6]。这些内皮细胞（ECs）具有窗孔或跨膜毛孔，直径 50 ～ 80 nm，在大多数细胞孔中有一个 5 ～ 6 mm 的无膜结构的隔膜[4-6,22]。这些窗孔的分布可在内皮细胞中被极化，隔膜还可提高屏障的尺寸选择性[4-6]。

非连续性内皮细胞发现于骨髓、脾及肝窦中。这种类型的内皮单细胞层值得注意的是它的大直径孔（100 ～ 200 nm），这些孔缺乏隔膜、间隙，基底膜也没有组织基础，它们可允许水、溶质和细胞运输的跨细胞流动[4-6]。

跨细胞和细胞旁途径是 2 个不同的路线：血浆蛋白、溶质和流体穿越内皮单层。白蛋白、脂质及激素由以受体介导为机制的跨细胞途径横跨内皮[22,25-26]。细胞旁途径依赖于黏着、紧密的缝隙连接的结构完整性，允许流体和溶质透过内皮细胞，但对大分子通道有限制性[2-22,256]。虽然过去认为这些途径的功能具有独立性，但现在认为它们是相互联系的，并且在基础条件下一起调节通透性。

白蛋白和与白蛋白结合的大分子的跨细胞转运由白蛋白与以下物质结合后启动：gp60、清蛋白激活蛋白、位于细胞表面的瓶型小窝上的一种 60-kDa 白蛋白结合蛋白[27-28]。这些小窝是富含胆固醇和鞘脂的结构，包含有陷窝蛋白 -1。一旦被激活，gp60 与陷窝蛋白 -1 相互作用，随后小窝颈部压缩并出现细胞表

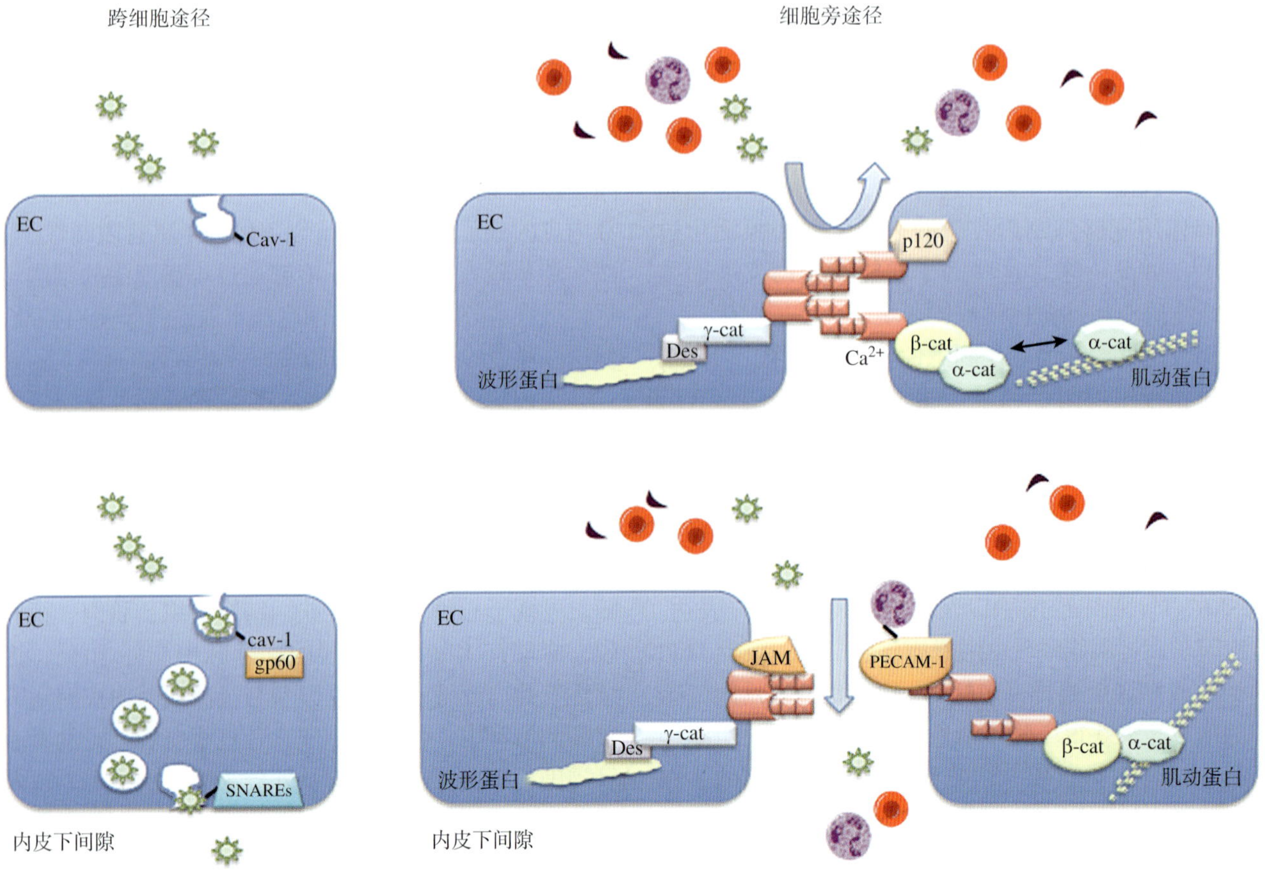

图 2-1 跨内皮转运机制。内皮细胞是一种半透膜，有利于溶质、大分子核细胞机制通过内皮细胞。一旦陷窝蛋白 -1（cav-1）与 gp60 相互作用，从细胞表面分离的陷窝蛋白形成囊泡运输媒介物至内皮细胞表面，通过跨细胞途径（*左*）或细胞旁途径（*右*）进行跨内皮转运。跨细胞途径允许白蛋白和其他大分子用细胞膜小窝作为转运机制。在这里，囊泡融合可溶性 *N*- 乙基马来酰胺亚胺敏感因子附着受体（SNAREs）并释放它们的产物至内皮下间隙。相比之下，细胞旁途径依赖内皮细胞之间黏附点的完整性。相邻内皮细胞间的血管内皮细胞（VE）- 钙黏蛋白分子构成一道屏障，即 β- 连环蛋白（β-cat）、α- 连环蛋白（α-cat）和 γ- 连环蛋白（γ-cat）。某些介质促进肌动蛋白细胞骨架重新排列，导致 VE- 钙黏蛋白分子和溶质与蛋白通道分离，这样能够增加其通透性。位于附着点上的血小板 - 内皮细胞黏附分子 -1（PECAM-1）和连接黏附分子（JAM）也可以允许白细胞通过附着点（*From Komarova Y，Malik AB：Regulation of endothelial permeability via paracellular and transcellular transport pathways.Annu Rev Physiol 72：463-493，2010.*）

面裂变[29-30]。这些反应导致一个直径约 20 nm 的囊泡形成，并发生囊泡的胞转作用。小窝容量多达细胞容量的 15% ~ 20%，因此它们能够通过这一机制使大量的流体穿过细胞[29-30]。一旦囊泡与细胞膜分离，它们就能通过胞吞转运作用运输至管腔膜，在那里它们停靠并融合在浆膜上，通过与囊泡相关及膜相关的目标可溶性 *N*- 乙基马来酰胺亚胺敏感因子附着受体（SNAREs）间的相互作用而实现[31]。一旦停靠，囊泡即释放其物质至组织间隙。囊泡可以独自或成簇地横穿细胞，形成跨细胞的直径约 80 ~ 200 nm 的通道样结构[5-6]。虽然囊泡的跨细胞运输是细胞转运白蛋白的主要机制，但现在认为这条途径并不是渗透功能必不可少的，因为有细胞旁途径的代偿能力。

内皮间的连接包括黏附、紧密和缝隙连接，只有前两者能够调节通透性且包含细胞旁途径[32]。黏附连接通常对白蛋白等大分子有通透性，这是内皮屏障功能和渗透功能的决定性因素。相比之下，紧密连接的表达对血脑屏障或血视网膜屏障有限制作用，可限制或阻止小分子的通道（< 1 kDa）和一些无机离子[22]。缝隙连接是由连接蛋白构成的，连接蛋白在相邻细胞间形成通道，增强细胞与细胞间的沟通并促进水、小分子和离子的运输[22]。

黏附连接由血管内皮（VE）- 钙黏蛋白和连环蛋白构成，对维持内皮屏障功能的完整性有重要作用。血管内皮钙黏蛋白是一种糖蛋白（GP），由 5 个细胞外（基因）重复段、跨膜段和胞质尾组成。外部域介导表达于相邻细胞间血管内皮 - 钙黏蛋白分子间的钙依赖性黏附 [25,26,33]。胞质尾与 β- 连环蛋白、盘状球蛋白（γ- 连环蛋白）及 p120 连环蛋白相互作用，控制黏附连接点上 VE- 钙黏蛋白和肌动蛋白细胞骨架的形成。肌动蛋白结合蛋白 α- 辅肌动蛋白、膜联蛋白 2、形成蛋白 -1 及 eplin 蛋白后使相互作用更加稳定。其他位于黏附连接的蛋白可连接黏附分子（JAMs）和血小板 - 内皮细胞黏附分子 -1（PECAM-1）[22]。

内皮可通过黏附连接的重塑或与肌动蛋白细胞骨架相互作用的机制来增加或降低其通透性 [25-26,34]。这些过程可快速、短暂或持续进行，并且是可逆的。最常见的是，增加内皮通透性及通过磷酸化降低黏附连接稳定性及血管内皮 - 钙黏蛋白内化的介质的数量，还可通过激活 RhoA 和重排肌动蛋白细胞骨架使血管内皮 - 钙黏蛋白分子与黏附连接分离，而形成细胞间隙 [22]。为了抵消这些影响，血浆或间隙中存在其他衰减通透性的介质。成纤维生长因子（FGF）通过稳定血管内皮 - 钙黏蛋白 - 糖蛋白 120- 连环蛋白的相互作用，从而稳定血管内皮 - 钙黏蛋白。鞘氨醇 -1- 磷酸，因磷脂及鞘磷脂膜的破坏产生或激活的血小板释放，也具有稳定黏附连接的作用。此效应产生依赖于 Rac1/Rap1/Cdc42 信号的激活以及肌动蛋白细胞骨架的重组，使血管内皮 - 钙黏蛋白再循环至细胞表面，并使黏附连接重新集合。细胞因子血管形成素 -1 通过抑制血管内皮 - 钙黏蛋白的内吞作用稳定黏附连接 [22,25-26,35-36]。

内皮的紧密连接在需要不透膜屏障的专门血管床中占有主导地位。这些紧密连接由特异性紧密连接蛋白 occludin、claudins（3/5），及 JAM-A 构成 [22,33,36,37]。occludin 和 claudins 是一类膜蛋白，含有 4 个跨膜和 2 个细胞外环域。这些蛋白的细胞外环域与邻近细胞相似域结合，密封细胞间裂缝并防止渗透。occludin、claudins 和 JAM-A 通过 α- 连环蛋白及闭锁小带蛋白（ZO-1，ZO-2）与肌动蛋白细胞骨架相嵌 [22]。ZO 蛋白还具有鸟苷酰激酶或支架蛋白的作用，并用 PDZ 和 SH3- 结合域吸引其他信号分子。紧密连接和肌动蛋白细胞骨架间的连接通过肌动蛋白交联蛋白质即血影蛋白、细丝蛋白或者小带蛋白与 AF-6 的附属蛋白使其更加稳定 [22,36]。通过这种方式，不同的连接形式之间保持稳定或密封性，以限制或组织流体和分子的跨内皮转运。

血管状态的调节

从 Furchgott 和 Zawadski 早期开创性的研究开始，人们越来越认识到内皮能够通过内皮源性因子维持血管收缩和舒张平衡调节来调节血管状态（图 2-2）[38-39]。内皮可产生气态和肽类的血管扩张剂包括 NO、硫化氢、前列环素 2 和内皮衍生超极化因子（EDHF）。这些物质对血管紧张性的舒张效应被血管收缩剂所抵消，血管收缩剂由内皮合成或加工，包括血栓素 A_2（TxA_2）——花生四烯酸的代谢产物、内皮缩血管肽 -1（ET-1）和血管紧张素Ⅱ（Ang-Ⅱ）。这些血管收缩剂或血管扩张剂维持不同血管床的紧张性，重要性也是相对不同的，NO 是大弹性血管的主要扩血管物质，在微循环中 NO 外机制却起着更大的作用。

一氧化氮是由 3 个结构相似的一氧化氮合酶（NOS）同工酶合成：识别于内皮中（eNOS 或 NOS3）的组成酶、发现于平滑肌细胞（SMCs）的神经细胞（nNOS 或 NOS1）或诱导酶（iNOS 或 NOS2）、中性粒细胞和暴露于内毒素或炎症细胞因子中的巨噬细胞 [40-42]。一氧化氮通过 5 个电子氧化的反应产生，反应过程包括 L- 精氨酸形成 L- 瓜氨酸和化学计量的一氧化氮，需要氧分子和 NADPH 作为协同底物，而且需要黄素腺嘌呤二核苷酸、黄素单核苷酸、血红素和四氢生物蝶呤作为辅助因子 [43-45]。在内皮中，eNOS 的表达由多种刺激物上调，包括转化生长因子（TGF）-β1、溶血磷脂胆碱、过氧化氢、肿瘤坏死因子（TNF）-α、氧化低密度脂蛋白（LDL）胆固醇、层流剪应力和缺氧，转录后及翻译后修饰可影响其活性，包括磷酸化、乙酰化、棕榈酰化和肉豆蔻酸化，以及小窝定位 [45]。NO 一旦产生便扩散到平滑肌细胞（SMCs）中并与鸟苷酸环化酶的血红素铁反应，增加环鸟苷酸（cGMP）水平，并促进血管扩张 [42]，还可与含 SH 分子和蛋白（例如过氧化亚硝酸盐，N_2O_2）反应生成 S- 亚硝基硫醇，一个稳定的 NO 生物利用库，具有识别抗血小板和扩张血管的作用 [46-48]。在有氧条件下，NO 可被氧化成亚硝酸盐和硝酸盐——NO 代谢终产物；亚硝酸盐可舒张血管，其在肺和脑的循环中起主要作用 [48-49]。除扩张血管和抗血小板作用外，NO 还有其他旁分泌作用，包括调

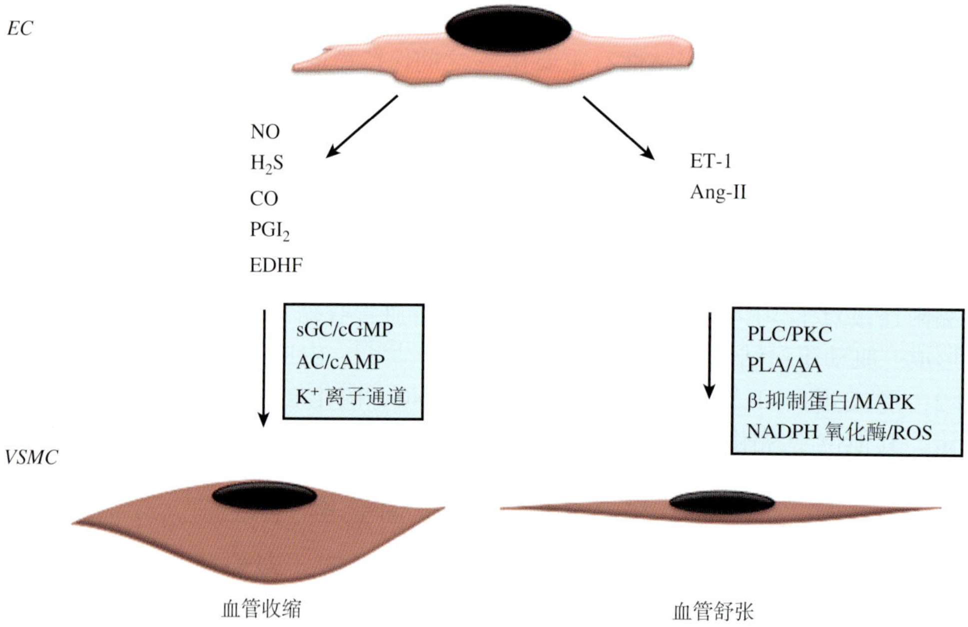

图 2-2 内皮源性血管活性因子。内皮细胞通过合成或参与血管活性肽激活来调节血管紧张性，血管活性肽促进血管平滑肌细胞（VSMC）血管舒张或松弛。血管舒张剂气体一氧化氮（NO）和一氧化碳（CO）激活可溶性鸟苷酸环化酶（SGC）增加环鸟苷酸（cGMP）水平，尽管 NO 比 CO 对 SGC 有更强的亲和力。硫化氢（H_2S），与血管源性超极化因子（EDHF）相似，可激活钾通道。前列环素（PGI2）激活腺苷酸（AC）增加环腺苷酸（cAMP）水平，通过横纹肌纤维内质网钙离子 ATP 酶影响钙离子操纵。内皮细胞还能合成血管收缩肽内皮素 -1（ET-1），代谢血管紧张素Ⅰ（Ang-Ⅰ）转化为血管紧张素Ⅱ（Ang-Ⅱ）。这些血管收缩肽激活磷脂酶 C（PLC）和蛋白激酶 C（PKC）的信号转导，磷脂酶 A（PLA）和花生四烯酸（AA）的代谢，通过 β-抑制蛋白 -cSrc 信号转导途径激活促丝裂原活化的蛋白激酶（MAPK），或增加 NADPH 氧化酶活性和活性氧类（ROS）水平

节血管平滑肌细胞（VSMC）增殖和迁移，以及吸附和活化白细胞的作用[15]。

内皮细胞产生的硫化氢气体也有扩张血管的作用。硫化氢是可透过膜，并作为半胱氨酸或高半胱氨酸代谢的副产品，此代谢通路为硫代谢 / 胱硫醚 -β- 合酶和胱硫醚 -γ- 裂解酶通路或半胱氨酸的异化作用——通过半胱氨酸转氨酶和 3- 巯基丙酮酸硫基转移酶分解代谢。硫化氢介导的血管舒张的结果是激活 K_{ATP} 和产生瞬时受体通道电流[50-52]。

前列环素是一类环加氧酶（COX）和花生四烯酸在内皮内代谢所产生的类花生酸。它通过腺苷酸环化酶 / 环腺苷酸（cAMP）信号转导途径促进血管扩张。前列环素还能通过减少胞质内 Ca^{2+} 的可用性诱导平滑肌松弛，通过一个环腺苷酸 - 过氧化物酶体增殖物激活受体（PPAR）-γ 介导的机制减少血管平滑肌细胞（VSMC）增殖，并通过减少白介素 -1（IL-1）和白介素 -6（IL-6）抑制炎症[53]。重要的是，PGI_2 可以通过降低 TxA_2 水平起到显著的抗血小板作用，抑制了血小板的聚集。由于 COX-1（组成型表达）和 COX-2（诱导）有助于基础 PGI_2 的生成，任意形式的选择性药理性抑制作用都可降低 PGI_2 水平，增加血小板聚集，并使血管舒张功能受损[54]。

没有一个单一的分子被确定为血管扩张剂即*内皮衍生超极化因子*，且扩血管的效应归因于内皮衍生超极化因子可能代表了几个有共同机制因子的复合作用。内皮衍生超极化因子在微循环中是一个重要的血管扩张剂，通过开放 K^+ 通道允许 K^+ 外流、超极化及松弛血管平滑肌起作用。其他内皮衍生超极化因子（EDHFs）包括 11，12 环氧二十碳烯酸和过氧化氢[39,55-58]。

为了与内皮衍生的血管舒张剂效应平衡，内皮细胞也合成血管收缩剂 ET-1 以及使 Ang Ⅰ代谢为 Ang Ⅱ。内皮素 -1，一种 21 个氨基酸组成的肽，最初是由失活的 ET-1 前体蛋白在内皮素转化酶的作用下激活所产生的形式[59-60]。内皮素 -1 结合 G 蛋白偶联受体（GPCRs）ET_A 和 ET_B：内皮细胞表达 ET_B，然而平滑肌细胞（SMCs）可表达以上 2 种受体。尽管 ET_B 激活后可以增加 NO 生成，但 SMC 中 ET_A 和

ET_B 的激活可使血管收缩的主导作用延长 [61]。

没有证据表明 ET-1 是内皮组织内贮存后早期立即释放的，这说明在缺氧、TGF-β 和剪切应力的急性刺激下，通过转录机制增加 ET-1 的生成；然而 ET-1 和内皮素转换酶存在于 Weibel-Palade 体中 [62]。内皮细胞还表达血管紧张素转化酶（ACE），因此可调节 Ang-Ⅰ 转化为血管收缩肽 Ang-Ⅱ 的过程 [63]。Ang-Ⅱ 刺激 Ang-Ⅰ 受体引起血管收缩、SMC 肥大和增殖。某种程度上，它是通过激活 NADPH 氧化酶增加活性氧类（ROS）生成 [64-66]。血管状态因此也决定于刺激条件下内皮中血管收缩和血管舒张物质生成或加工的平衡，每种作用于血管的介质在不同的血管床都有独特的重要作用。

调节炎症反应和免疫刺激

内皮细胞监测外源性病原体的血液循环并通过表达 Toll 样受体（TLRs）2，3，4 参与免疫监控 [67-69]。TLRs 识别病原体相关的分子模式，该模式存在于细菌细胞壁蛋白或血液中病毒的脱氧核糖核酸（DNA）及核糖核酸（RNA）。TLRs 一旦被激活，就可通过激活核因子（NF）-κB 和趋化因子的生成引发炎症反应，趋化因子可促进白细胞的跨内皮迁移，白细胞有化学引诱和有丝分裂效应，并可增加内皮细胞的氧化应激和细胞凋亡 [67-68]。

休眠的内皮细胞通过有抗炎特性的细胞因子和细胞保护抗氧化酶（限制氧化应激）的表达来维持其抗炎表型。内皮细胞合成 TGF-β1，它抑制促炎性细胞因子单核细胞趋化蛋白 -1（MCP-1）和 IL-8、TNF-α 受体的表达，抑制 NF-κB 介导的促炎性信号，还能抑制白细胞黏附至内皮细胞的管腔表面 [70-71]。内皮细胞还可表达多种抗氧化酶包括过氧化氢酶、超氧化物歧化酶、谷胱甘肽过氧化物酶 -1、过氧化物氧化还原酶和葡萄糖 -6- 磷酸脱氢酶 [48]。通过这些抗氧化物酶的作用，ROS 减少且氧化还原环境保持稳定。这种稳态的氧化还原调节还可限制 ROS 刺激转录因子的激活，如 NF-κB、活化蛋白 -1、特异性蛋白 -1 和过氧化物酶体增殖物激活受体（PPAR）[48]。内皮细胞的炎症型通过其他循环或旁分泌因子也会受到影响，这些因子具有抗氧化或抗炎特性，例如高密度脂蛋白（HDL）胆固醇、IL-4、IL-10、IL-13 和 IL-1 受体拮抗剂 [5-6,72-73]。

内皮细胞能够装配一个快速的炎症反应，其中涉及了化学引诱细胞因子的作用，以及其相关的受体能够促进白细胞和内皮细胞间的相互作用。内皮细胞表达细胞管腔表面的趋化因子受体 CXCR4、CCR2 和 CCR8[74]。这些受体结合并运输趋化因子至细胞的相反侧，产生炎症细胞的归巢的趋化因子梯度。硫酸乙酰肝素（HS）——内皮细胞外的多糖 - 蛋白质复合物，可作为趋化因子的呈递者，对某些趋化因子的作用是必要的，如 CXCL8，CCL2，CCL4 和 CCL5[75-76]。

内皮细胞也表达了 Duffy 抗原受体趋化因子（DARC），参与跨细胞趋化因子作用。Duffy 抗原受体趋化因子是一个沉默的趋化因子受体家族成员，与 G 蛋白偶联受体（GPCRs）具有很高的同源性，能够结合广谱炎症 CC 和 CXC 趋化因子，包括 MCP-1，IL-8 和 CCL5，还能够上调正常 T 细胞活化、表达和分泌，但不激活 G 蛋白信号转导 [77-79]。暴露于趋化因子会激活细胞信号通路，促进内皮细胞 - 白细胞相互作用，然而白细胞的归巢是直接由细胞表面黏附分子所介导的。

内皮细胞表达类似于细胞表面黏附分子的选择素和免疫球蛋白（Ig），可调节内皮细胞 - 白细胞相互作用。P- 选择素和 E- 选择素是凝集素样的跨膜糖蛋白（GPs）。这些选择素通过 Ca^{2+} 依赖性使其 N- 末端 C 型凝集素样域与白细胞中唾液酸化 -Lewis X 帽结构配体结合。P- 选择素贮存于 Weibel-Palade 体中，对凝血酶、组胺、补体活化、ROS 和炎症细胞因子应答后，P- 选择素能够快速动员到细胞表面。P- 选择素数分钟内就可在细胞表面表达 [80,82]。相比之下，E- 选择素表达须*重新*合成蛋白质。E- 选择素表达于细胞表面，但也可以于细胞表面的蛋白水解性破裂后，在具有生物活性的血清中发现它们 [5,81-82]。这些选择素结合白细胞配体 P- 选择素糖蛋白配体 -1（PSGL-1）、E- 选择素配体 -1 和 CD44，每种配体都似乎有一个独特的功能：PSGL-1 在白细胞的开始被拘束时与内皮有密切关联，E- 选择素配体 -1 将瞬时的初始拘束变慢变稳定，CD44 控制滚动速度 [81-82]。

在内皮细胞表达的免疫球蛋白（Ig）样细胞表面黏附分子有细胞间黏附分子（ICAM）-1、ICAM-2、血管细胞黏附分子（VCAM）-1 和血小板内皮细胞黏附分子（PECAM）-1。细胞间黏附分子 -1 在内皮细胞内是低水平表达，但它的表达可由 TNF-α 或 IL-1 上调数倍。细胞间黏附分子 -1 以二聚体存在时是有活性的，并且能够结合巨噬细胞黏附配体 -1 或粒细胞上的淋巴细胞功能相关抗原 -1，以促进黏附分子跨内皮迁移 [82-83]。ICAM-1 簇刺激内皮细胞骨架重排以在内皮表面形成杯状结构，并可重塑黏附连接复合物，以增强粒细胞跨内皮迁移[82,84-85]。相比之下，细胞间黏附分子-2通过内皮细胞在组成上高水平表达，但其表达通过炎症细胞因子下调；然而ICAM-2被认为在细胞因子刺激的嗜酸粒细胞和树突细胞迁移过程中起着作用[86-87]。血管细胞黏附分子-1也可由炎症细胞因子上调表达，结合粒细胞的极晚期抗原-4，并激活Rac-1，以增加NADPH氧化酶活性和ROS的生成[82]。PECAM-1在黏附连接中表达丰富，并参加内皮和粒细胞PECAM-1同种之间的相互作用。这种相互作用刺激EC膜段在粒细胞周围的靶向运输，为跨内皮迁移做好准备，这种作用还可典型地发生在1～2 μm的完整的内皮连接中[82]。至于粒细胞迁移是细胞旁途径还是跨细胞途径，这似乎取决于内皮连接间的相对紧密程度。

血管修复与重塑

血管壁在外界条件下很难增殖或重塑，除了生理过程相关的修复和重塑外，如伤口愈合或月经周期。当内皮单细胞层受到生化或生物力学损伤导致EC死亡和剥蚀时，损伤的内皮细胞接触抑制，刺激正常休眠的相邻内皮细胞并使其增殖。如果损伤是有限的，局部的内皮细胞增殖将盖住受伤部位。然而，如果损伤面积较大，循环的血细胞将聚集，辅助定植的内皮细胞增殖，并重建血管的完整性[88]。

参与血管修复表达细胞表面蛋白的循环血细胞被认为具有内皮细胞特异性，后来被称为内皮祖细胞（EPCs）。这些细胞可以在*体外*培养扩增至表型相似的成熟内皮细胞，当在*体内*时能促进缺血部位的血管修复和再生。目前认识到这些假定的内皮祖细胞（EPCs）可能不是真正的内皮起源细胞，但它代表了一组混合细胞，包括造血干细胞（粒细胞或单核细胞谱系）、可用但不增殖的循环内皮细胞，以及可用且可增殖细胞的内皮集落形成细胞，它们出现于*体外*培养的第14天[88-90]。这些细胞定植于骨髓和后天形成的器官与血管壁的特异位置中。人们认为在血管内，它们位于内皮下基质或动脉外膜的基因区[91]。

假定的内皮祖细胞最初被认为是通过插入和促进血管壁结构，从而促进血管修复，但最近证据支持其旁分泌的作用。一旦这些细胞聚集到损伤部位，它们分泌的生长和促血管生成因子能够促进和支持血管内皮增殖。事实上，我们知道这些细胞可分泌高水平血管内皮生长因子（VEGF）、肝细胞生长因子（HGF）、粒细胞集落刺激因子和粒细胞-巨噬细胞集落刺激因子[88-89]。这些细胞还能给及时占位在内皮损伤处，并为内皮细胞提供处所，直到内皮单细胞层增殖完成[89]。

血流动力学的力转导

内皮细胞受血流动力转导效应的影响，如静水压力、循环拉伸和流体剪切应力，这是血压和在血管中搏动的血流的结果（图2-3）。在血管树中，有一个梯度的动脉压力与血管直径成正比，变动范围在主动脉中为100～120 mmHg，微循环中为0～30 mmHg，它还可调节其他血流动力学的力[92]。内皮细胞将这些力通过离子通道、整合、G蛋白偶联受体（GPCRs），以及细胞骨架的变形或移位，机械性传导至细胞的反应中[92-93]。

内皮单细胞层暴露于血管树中不同水平的剪切应力，与血管半径成反比，静脉为1～6 dyn/cm^2，动脉为10～70 dyn/cm^2[93]。生理剪切应力促进内皮细胞表型休眠，与流动方向对齐，这是由于层流剪切对NO释放的影响。增加剪切应力刺激代偿EC和SMC肥大以扩张血管，因此使剪切应力返回基础水平。相反，减少剪切应力可以以一种内皮依赖性的方式使血管腔变狭窄[93]。在弯曲或分岔的血管内流动的特点是流动逆转、低流速和导致剪切应力梯度的流动分离。在这里，ECs获得一个多边形形状缩小的细胞，细胞支架与流动方向对齐[5-7]。这种被扰乱的流动在这些敏感的位置容易引起内皮功能障碍[6-7,93]。

循环应力是血管壁周围的变形，与扩张和每个心动周期舒张相关[92]。在周围环境条件下，循环应力在主动脉中1 Hz平均大约为2%，但是当紧张时可增加30%以上[94-95]。在内皮单细胞层中，个别细胞可典型排列，从而与拉伸轴垂直。然而，当应力水平增加至病理生理水平，即失去了垂直方向，应力纤维与拉伸方向平行[96-97]。循环应力水平增加内皮细胞基质金属蛋白酶（MMPs），并诱导细胞外基质（ECM）、VE-钙黏附蛋白和黏附连接的重塑[98]。

除了物理力量强加于它们外，内皮细胞能够产生牵引力和施加力以对抗细胞外环境。这些牵引力由以下物质所介导：应力纤维、肌动蛋白-肌球蛋白相互作用和其他锚细胞黏着斑蛋白。这些自我产生的力对细胞形状的稳定性十分重要，通过给细胞连接施加力来调节内皮通透性和连通性，还可通过创造以张力为基础的指引途径（即内皮细胞在一定距离能够互相感知），促进内皮网的形成[92,99-102]。

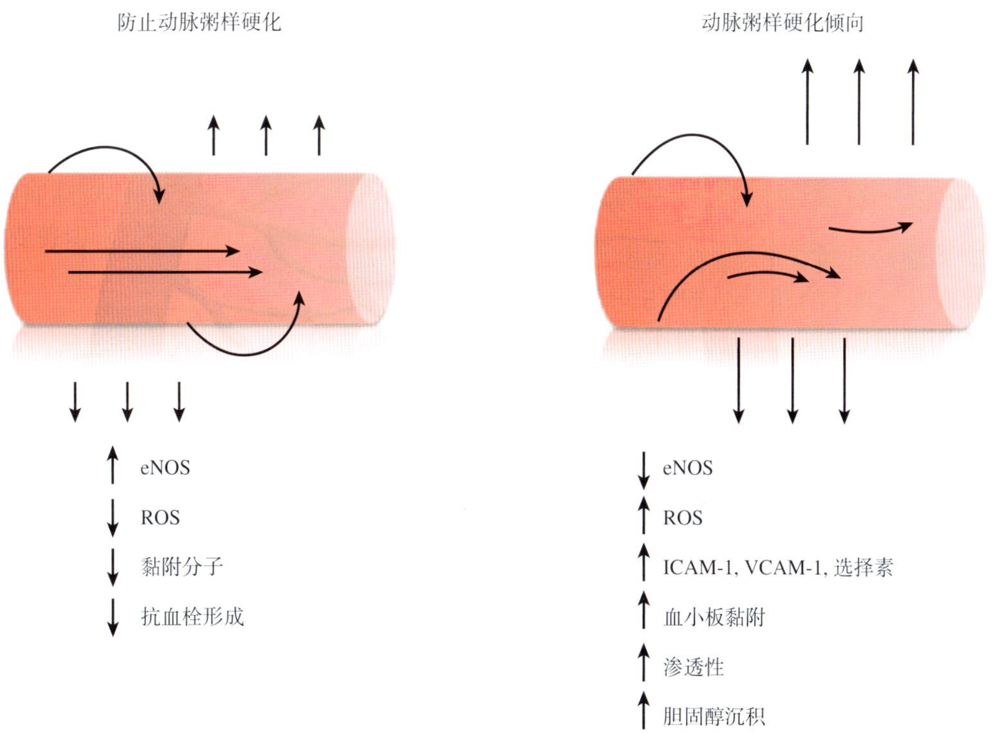

图 2-3 血流动力学的力量对内皮功能的影响。内皮受血流动力学力量的影响，如剪切应力、循环应力和脉冲压力的影响。在周围环境中，这些力一般有动脉粥样硬化保护作用，增加一氧化氮合酶（eNOs）表达，以生成一氧化氮（NO）、减少活性氧类（ROS）和氧化应激，降低促炎症反应黏附分子表达，并维持抗血栓表面。这些力增加或波动会减少流体剪切应力，增加循环应力，增加脉冲压力导致 eNOs 表达下降，增加 ROS 水平，上调促炎症反应和促血栓形成介质，引起胆固醇氧化和沉积，诱发动脉粥样硬化。ICAM-1，细胞间黏附分子 -1；VCAM-1，血管细胞黏附分子 -1

内皮的异质性

在血管树中，内皮细胞间有显著的区域异质性，这是由于进化方向、细胞结构以及周围环境因素的不同所造成的[5,6,103]。这种异质性的存在给予相应血管床和组织特异性的功能。由于这些差异，正常成年人内皮细胞的稳态性也都存在异质性（图 2-4）。例如，内皮细胞有半透膜的功能，可调节流体、蛋白质和大分子运输。在基础条件下，这主要发生在毛细血管，尽管是以不同的速率通过血管床。然而，当受到组胺、5- 羟色胺、缓激肽或血管内皮生长因子的刺激时，毛细血管后微静脉的内皮细胞会做出相应的反应：通过黏附连接的收缩及内皮细胞间缝隙的形成或增加跨内皮胞吞作用来增加其通透性。毛细血管后微静脉激动剂受体表达增加可支持这一现象[5-7,104,106]。

白细胞的跨内皮迁移发生于皮肤、肠系膜和肌肉的毛细血管后微静脉中，而在肺和肝中，大部分毛细血管有这种功能。在淋巴结，高内皮小静脉有这种功能[106]。激活的内皮细胞主要局限于毛细血管后微静脉中并表达 E- 选择素来介导此种功能[107]。贮存于 Weibel-Palade 体中的 P- 选择素也在毛细血管后微静脉内皮细胞中优先表达，且在肺和肠系膜中表达水平最高[108]。相比之下，ICAM-1 和 VCAM-1 在整个血管系统均可表达，对脂多糖或细胞因子的诱导做出快速反应。尽管白细胞和内皮细胞间的相互作用通常发生在毛细血管后微静脉，但也可发生于小动脉、毛细血管和大静脉中[5-7]。

内皮细胞主要通过抗凝和抗血小板因子表达来调节止血功能，这两种因子不均匀地分布在整个脉管系统中。例如，动脉系统中内皮细胞表达血栓调节蛋白、tPA 和内皮细胞蛋白质 C 受体；毛细血管表达血栓调节蛋白和 TFPI；静脉系统表达血栓调节蛋白、内皮细胞蛋白质 C 受体和 vWF[5-7,109]。内皮细胞也调节血管状态，在阻力小动脉中通过释放定点血管活性分子来调节血管状态。血管内皮细胞是 NO（由 eNOs 产生）的主要来源，而且动脉系统中 eNOS 的异性的途径，将相同的标记基因表达特别的 VSMCs 特征[8,10]。另一个问题是，在对内、外信号做出反应时，VSMCs 是如何改变这些基因（和分子途径）的表达，导致不同的表型具有鲜明的不同功能。VSMC 的表型可以粗略地分为 3 种类型——收缩 / 分化型、合成 / 去分化型和炎症型。

收缩型、分化型血管平滑肌细胞

收缩或分化型 VSMCs 的特征在于以一组收缩蛋白、收缩调节蛋白、收缩激动受体和信号蛋白负责收缩和维持血管状态[3,11-12]。在所有表达于收缩型的 VSMC“标志”蛋白中（图 3-1），最具识别力的标志是平滑肌肌球蛋白重链（SMMHC），协同 α 平滑肌肌动蛋白（αSMA）、smoothelin、SM-22α，h1-钙调蛋白和 h- 钙调蛋白结合蛋白[2]。除了表达这些与收缩功能相关的蛋白，收缩型 VSMCs 显示出特定水平的 ECM 成分（增加的胶原蛋白 Ⅰ 和Ⅳ）和基质修饰酶 [减少的基质金属蛋白酶和增加的基质金属蛋白酶组织抑制物（TIMPs）]。收缩型 VSMCs 更具特征性的是培养时细长的纺锤体形状，增生率低和表达 α1β1、α7β1 整联蛋白和肌营养糖蛋白复合物（DGPC）[3,13]。

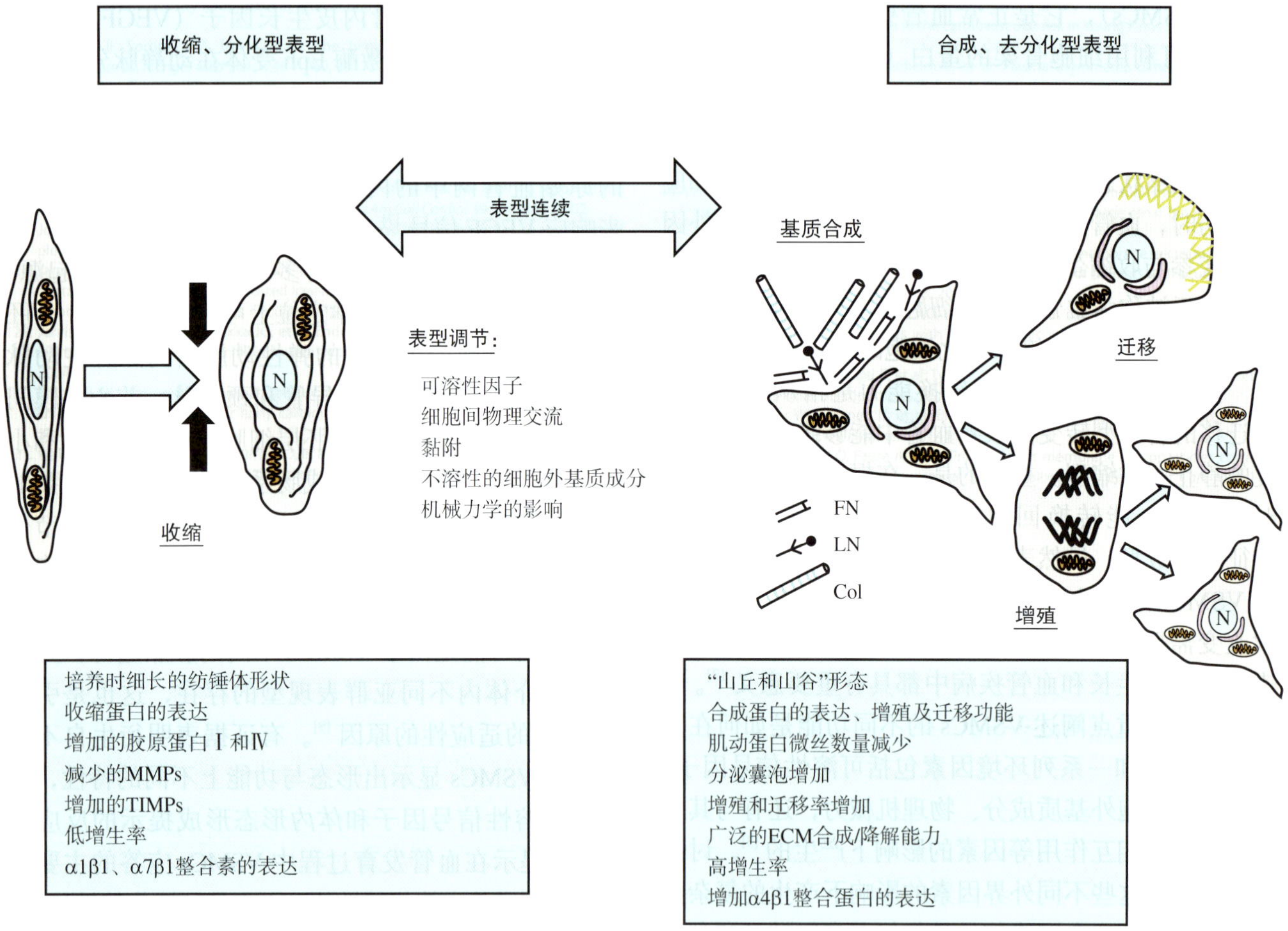

图 3-1 VSMC 表型特征的总结，收缩、分化型表型（左图）与合成、去分化型表型（右图）之间的表型连续区，和某些调节这种连续区的环境信号。Col，胶原蛋白；ECM，细胞外基质；FN，纤连蛋白；LN，层粘连蛋白；MMPs，基质金属蛋白酶；TIMPs，基质金属蛋白酶组织抑制物（*Adapted from Beamish JA，He P，Kottke-Marchant K，et al：Molecular regulation of contractile smooth muscle cell phenotype：implications for vascular tissue engineering.Tissue Eng Part B Rev 16：467-491，2010；Moiseeva EP：Adhesion receptors of vascular smooth muscle cells and their functions.Cardiovasc Res 52：372-386，2001；Rensen SS，Doevendans PA，van Eys GJ：Regula tion and characteristics of vascular smooth muscle cell phenotypic diversity.Neth Heart J 15：100-108，2007；and Raines EW，Bornfeldt KE：Integrin α7β1 COMPels smooth muscle cells to maintain their quiescence.Circ Res 106：427-429，2010.*）

合成型、去分化型血管平滑肌细胞

合成型或去分化型 VSMCs 减少了 VSMC 收缩蛋白相关基因的表达（如 SMMHC），同时增加了骨桥蛋白、Ⅰ-钙调蛋白结合蛋白、非肌性肌球蛋白重链 B、波形蛋白、原肌球蛋白 4 和细胞视网膜结合蛋白（CRBP-1）（图 3-1）。“阳性”标记基因，如非肌性肌球蛋白重链（NM-B MHC）、特定表达于胚胎或表型修饰的 VSMCs 的胚胎 SMMHC（SMemb），是与血管损伤相关的去分化型 VSMCs 所特有的[2]。合成型 VSMCs 的其他特征包括肌动蛋白微丝数量减少、分泌囊泡增加、增殖和迁移率增加、ECM 合成/降解能力增强、细胞的大小和培养时“山丘和山谷”的形态增加、增生率升高，以及 α4β1 整合蛋白的表达的增加。

炎症型血管平滑肌细胞

除了收缩型与合成型之间的表型连续区，VSMCs 也能表达炎症型的表型标记，对动脉粥样硬化过程中内皮细胞诱导下募集的单核细胞、巨噬细胞做出反应[14]。各种刺激，包括由这些炎症型细胞分泌的细胞因子在 ECM 成分中有改变，氧化型低密度脂蛋白（oxLDL）和 VSMC 与单核/巨噬细胞相互作用，诱导 VSMCs 中炎症性细胞因子、血管细胞黏附分子（VCAM-1）和转录因子（NFκB）的表达，导致炎性细胞募集进入血管壁。

VSMCs 的每一种类型对微环境中的化学、结构、机械信号有不同的反应。这些信号不仅引起表型调节，而且引起特异的细胞内信号事件，这些事件控制 VSMCs 在特定环境下的功能反应。

表型调节的上游调节因子

生长诱导因子

可溶性因子包括生长因子、激素和活性氧类（ROS），作为 VSMCs 收缩型向合成型表型转换的上游调节因子，引起大部分来自同等的、在收缩反应中起重要作用的 VSMC 标记基因的活化/抑制（图 3-2）[2,3,15,16]。最重要的几种生长诱导因子包括血小板源性生长因子（PDGF）、内皮生长因子（EGF）、胰岛素样生长因子（IGF）和碱性成纤维细胞生长因子（bFGF）。生长因子与膜表面受体酪氨酸激酶（RTKs）相结合，触发连续的下游信号通路，这个信号通路由活化的带有衔接信号蛋白 Grb2/Shc/Sos 的

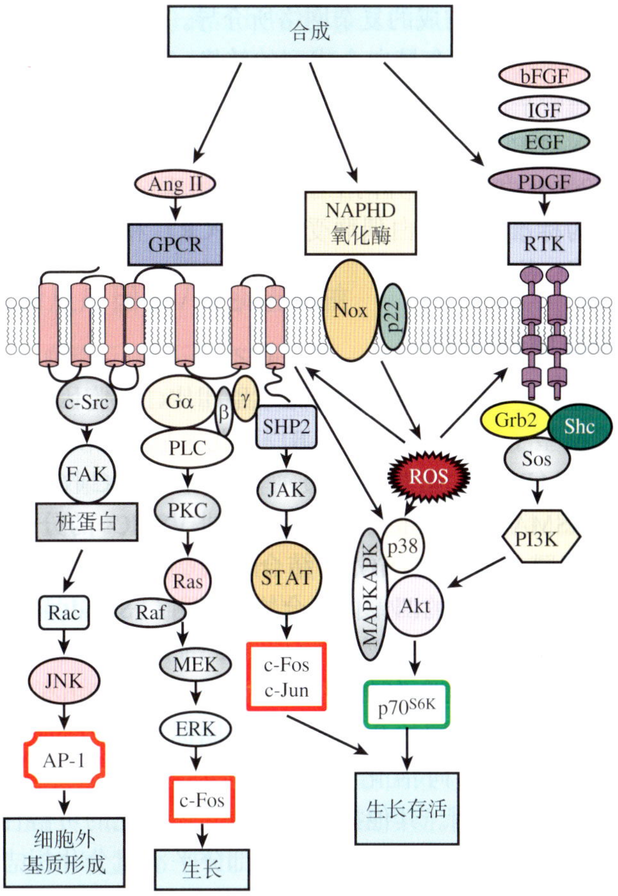

图 3-2　多种可溶性细胞外因子、它们的受体、它们相互影响的信号通路和负责合成/去分化型 VSMC 表型表达的各种转录因子的总结，以生长/存活途径和 ECM 形成为特征。细节在文中概述（*Adapted from Owens GK，Kumar MS，Wamhoff BR：Molecular regulation of vascular smooth muscle cell differentiation in development and disease.Physiol Rev 84：767-801，2004；Berk BC：Vascular smooth muscle growth：autocrine growth mechanisms.Physiol Rev 81：999-1030，2001；Griendling K，Harrison D，Alexander R：Biology of the vessel wall.In Fuster V，Walsh R，O'Rourke R，Poole-Wilson P，editors：Hurst's the heart.12th ed.New York，2008，McGraw-Hill，pp135-154；Mehta PK，Griendling KK：Angiotensin II cell signaling：physiological and pathological effects in the cardiovascular system.Am J Physiol Cell Physiol 292：C82-C97，2007；and Hilenski L，Griendling K，Alexander R：Angiotensin AT1 receptors.In Re R，DiPette D，Schiffrin E，Sowers J，editors.Molecular mechanisms in hypertension.London，2006，Taylor and Francis，pp25-40.*）

RTKs、激动的细胞内激酶［包括磷脂酰肌醇-3-激酶（PI3K）］、促丝裂原活化的蛋白激酶（MAPKs，包括胞外信号调节激酶、ERK1/2、p38MAPK 和 c-jun NH2 末端激酶、JNK）、Akt、MAPKAPK2 和 $P70^{S6}$ 激

血管平滑肌细胞多样性的转录后调控：非编码微 RNAs

VSMCs 上游信号和下游转录途径与大量微小核糖核酸（miRNAs）有密切联系，这些 miRNAs 是生长、产生功能和疾病时调节蛋白活性的“变阻器”和“开关”[44]。miRNAs 是小的非编码 RNAs（长度为 20 ~ 25 个核苷酸），与调节蛋白的 miRNA 诱导的沉默复合物（miRISC）相联系，这些调节蛋白包括 Argonaute 家族蛋白、与 Argonaute 家族相互合作的 GW182 家族蛋白、真核生物起始因子（eIFs）、多聚腺苷酸结合复合物、脱帽酶 / 催化剂和脱腺苷酸酶，从而引起目标基因的转录后沉默[45]。这些多样的成分被组装在一个多步骤的过程，并与翻译工具相互作用来抑制翻译的起始，通过脱腺苷化标记 mRNAs 降解，并使目标 mRNAs 隔离在细胞质 P 小体[44]。关于 miRNA 诱导基因沉默的多种机械模型已被提出，这为翻译抑制的分子机制、脱腺苷化和 mRNA 衰退提供了见解，但是这些翻译事件的动力学和顺序，以及它们是偶联的还是独立的问题仍然存在[45]。一项最近统一的关于 miRNA 调节基因抑制的模型试图调和目前矛盾的数据。它提出，募集 Argonaute 和关联的 GW182 蛋白到 miRNA，引起复合蛋白结合到 mRNA 5'- 末端 -7- 甲基鸟嘌呤帽结构，以此阻止翻译的起始，也可能通过 mRNA 脱腺苷化阻止翻译起始。继 miRNA 介导脱腺苷化后，mRNA 通过招募脱帽蛋白被降解[46]。在这个模型中，翻译起始的抑制与随后快速的 mRNA 降解相偶联。一般来说 miRNA 是基因表达的负性调节者，在人类疾病控制的基因表达中可能与转录因子同样重要[47]，因此深入了解这类非编码 RNAs 的功能，对评估它们作为治疗靶标的潜在价值十分重要[45]。

心血管特异的 miR-143 和 miR-145 是血管壁最丰富的、高度保守的 miRNA[48]，它们是根据胚胎发育时的多能前体，规划 VSMC 发展方向和在成年人表型调节中重排 VSMCs 的主要参与者（图 3-5）[44,49]。miR-143 和 miR-145 有不同的序列，但是簇集在一起并转录成双顺反子单元。miR-143/145 基因序列的上游是保守的 SRF 结合的 CArG 盒位点，提示 miR-143/145 受到 SRF 和心肌蛋白的控制[49-50]。这些 miRNA 通过靶向作用于转录因子 / 共激活物 / 共阻遏物网络，协同反馈调节 SRF 的活性。这个网络包括 miR-145 诱导的 KLF4 抑制（KLF4 是增殖的正性调节者和心肌蛋白阻遏物）、miR-143 诱导的 Elk-1 抑制（Elk-1 是一种心肌蛋白竞争剂和增生的正性调节者）和 miR-145 诱导的心肌蛋白兴奋（心肌蛋白是分化的正性调节者，miR-145 与通常的 miRNA 的抑制角色相反）。因此 miR-145 对 VSMC 分化是充分和必要的，miR-143/miR-145 群作为一个整体的信号节点在促进分化的同时抑制增生[49]。尽管 miR-143/145 基因缺失的小鼠早期生长没有明显的异常，在损伤或应激诱导的血管重塑时，成熟小鼠的 VSMCs 显示出结构和表型上的差异。来自 miR-143/145 基因敲除小鼠动脉的超微结构分析显示，具有收缩型的中层 VSMCs 数目减少，合成型的 VSMCs 数目增加[51]。这些结果表明，miR-143 和 miR-145 将细胞骨架结构、肌动蛋白动力调整至分化型（图 3-5）[50]。重要的是，合成型 VSMCs 增加的 miR-143/145 基因敲除小鼠，股动脉在没有高脂血症和炎症的情况下产生自发的新生内膜损害，支持了表型改变的 VSMCs 在损伤形成的发病机制中的作用[51]。

miR-143 和 miR-145 在 VSMCs 的收缩型和对损伤的反应中扮演了重要角色[52]，而 miR-221 和 miR-222 是 VSMC 增生的调节者，虽然主要通过影响生长相关的信号通路，而不是通过控制 VSMC 的表型。由 X 染色体上的一个基因簇所编码的 miR-221 和 miR-222，在 VSMCs 的新生内膜损害和 PDGF-BB 刺激下培养的 VSMCs 增殖时被上调[53]。大鼠颈动脉的体内实验研究显示，$p27^{KIP1}$ 和 $p57^{KIP2}$ 这两种 CDKIs，具有 miR-221 和 miR-222 的结合位点，是 miR-221 和 miR-222 的基因靶点[53]。因此，miR-221 和 miR-222 是促进增生的，因为它们抑制了 $p27^{KIP1}$ 和 $p57^{KIP2}$ 这两种 CDKIs。此外，PDGF 经由 miR-221 的诱导，通过 c-kit 诱导的心肌蛋白的抑制，从而抑制 VSMC 分化[54]。

血管平滑肌细胞多样性的翻译后调控：实验胚胎学

“表观遗传现象”通过化学修饰标记染色质区域，即 DNA 自身启动子 CpG 序列的甲基化，或者通过翻译后添加甲基、乙酰基、磷酰基、泛素基团，或 sumo 基团的组蛋白共价修饰引起转录的表达或抑制，从而控制基因的表达[55]。在 VSMCs，多级表观遗传调控存在于引起健康细胞分化或去分化程序的基因表达，也存在于血管疾病时失调基因的表达。VSMCs 的这些表观遗传改变包括 DNA 和组蛋白的甲基化，

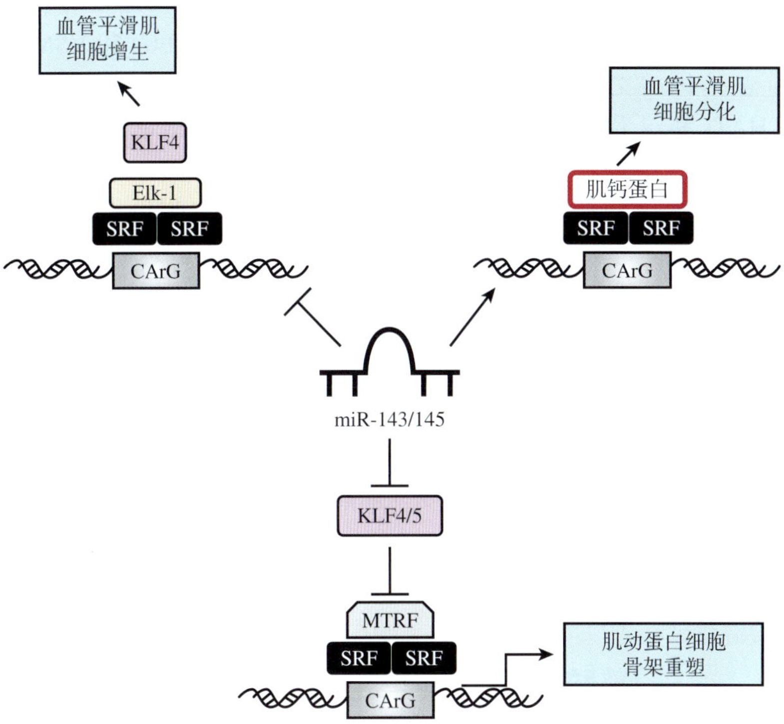

图 3-5 心血管特异的微 RNA（microRNAs）miR-143 和 miR-145 调节血管平滑肌细胞表型的模式图。这些 miRNAs 作为信号节点通过调节共激活物和共阻遏物来调节血清反应因子（SRF）依赖的转录，从而控制 VSMC 的增生或分化。miR-145 通过抑制 KLF4 抑制增生，并通过刺激心肌蛋白促进分化；miR-143 通过抑制 Elk-1 抑制增生；miR-143/145 也通过抑制 KLF4/5 和调节（包括 MTRF/SRF 的肌动蛋白动力活性）控制肌动蛋白 / 细胞骨架的重塑（*Adapted from Liu N，Olson EN：MicroRNA regulatory networks in cardiovascular development.Dev Cell 18：510-525，2010；Cordes KR，Sheehy NT，White MP，et al：MiR-145 and miR-143 regulate smooth muscle cell fate and plasticity.Nature 460：705-710，2009；and Xin M，Small EM，Sutherland LB，et al.MicroRNAs miR-143 and miR-145 modulate cytoskeletal dynamics and responsiveness of smooth muscle cells to injury.Genes Dev 23：2166-2178，2009.*）

以及组蛋白的乙酰化 / 去乙酰化。组蛋白的甲基化，受组蛋白甲基转移酶（HMTs）的催化，在甲基化的组蛋白和染色质之间引起一个紧密的、稳定的并能传递到子代细胞的表观遗传修饰，这样提供了“表观遗传记忆”，即通过控制 SRF 进入 VSMC 特异的标记基因定义细胞的谱系和身份[55]。乙酰化作用受到 HATs 和 HDACs 的控制，前者通过使染色质结构失稳定变成“开放的”，转录活性构象促进基因转录；后者引起染色质凝集变成“关闭的”，转录沉默构象从而限制访问 DNA。组蛋白的乙酰化 / 去乙酰化作用在应对动态的环境变化时以快速的“开 / 关”方式调节转录，并将细胞基因组与新的外部信号联系起来[55]。

在 VSMCs，SRF 与存在于 SMC 标志基因启动子上的 CArG 盒结合，根据染色质结构的改变，包括组蛋白的甲基化和乙酰化作用，促进 VSMC 的分化型。在一项 VSMC 表型表观遗传调节的模型中[56]，SRF 与 VSMC 标记基因启动子上 CArG 盒的结合被 PDGF-BB 暴露或血管损伤等条件阻碍。这些条件促进 KLF4 诱导的心肌蛋白的抑制，以及 KLF4 诱导的 HDACs 的招募反应，导致“关闭的”去乙酰化染色质和 VSMC 标志基因的转录抑制。与此相反，组蛋白的甲基化不受 PDGF-BB 的影响，可以作为 SRF 依赖的转录抑制中 VSMC 识别的永久“记忆”，一旦抑制信号终止，能通过招募心肌蛋白 /SRF 复合物或 HATs 到 VSMC 标记基因使其重新表达，使分化程序再活化。缺乏 KLF4 活化时，SRF/ 心肌蛋白能结合到 HAT CArG 盒上的诱导的乙酰化的“开放的”染色质，激活 VSMC 标志基因的转录，以此促进 VSMC 的分化。此外，心肌蛋白通过与 p300 联系，诱导 VSMC 标志基因上靠近与 SRF 结合的启动子区域的组蛋白乙酰化。p300 是一个普遍存在的转录辅激活物，其本质具有 HAT 活性，协同活化 VSMC 标志基因的表达。这种肌源性的程序被结合了Ⅱ类 HDACs 的心肌蛋白所对抗和抑制，Ⅱ类 HDACs 能强烈抑制 αSMA、SM22α、SMMLCK 和 SMMHC 等标志基因的表达。HATs 和 HDACs 对 SRF/ 心肌蛋白的作用相反，分别活化或抑制 VSMC 的分化，在应对环境的动态变化时以快速、可逆的方式调节转录[55]。

大多数情况，转录调节者在经典的信号转导途径和表观遗传程序中都扮演了重要角色[57]。例如，Smad 蛋白将 TGF-β 信号从细胞膜传递到细胞核，从而介导基因的转录和 VSMC 的分化。Smad 诱导的招募共阻遏物或共激活物到 TGF-β 应答基因的平衡与 HDAC 或 HAT（p300）的活化相关，后者改变组蛋白的乙酰化。转化生长因子 β 通过招募 HATs、Smad3、SRF 和心肌蛋白，诱导 VSMC 标志基因 SM22 启动子上的组蛋白高度乙酰化，证明 HATs 和 HDACs 在 TGF-β 激活的 VSMC 分化中的作用 [58]。

推荐一个关于储存在 VSMCs 组蛋白密码的代谢记忆的例子，该例子在组蛋白 H3 甲基化的失调中被发现，后者是一个常常与 2 型糖尿病转录抑制相关的表观遗传标记 [59]。来自 2 型糖尿病 db/db 小鼠的 VSMCs、炎性基因启动子上的 H3K9me3（H3 赖氨酸 -9 三甲基）及 HMT 水平都降低。抑制的组蛋白标记的缺失，导致炎症基因表达增加，这种情况持续存在于*体外*培养的 db/db 小鼠，提示了代谢记忆的持久性。糖尿病患者血糖正常之后持续存在“代谢记忆”和血管并发症，这个结果提示 VSMCs 组蛋白编码的失调是糖尿病患者增加的、持久的炎症反应的潜在机制 [60]。

细胞－细胞和细胞－基质相互作用的影响

许多不同的 VSMC 的功能受细胞 - 细胞和细胞 - 基质黏附受体的影响，这些受体在表型调节和应对损伤或疾病时发生改变。细胞 - 细胞黏附受体包括钙黏着糖蛋白类和间隙连接的连接蛋白类。细胞 - 基质相互作用依赖于整联蛋白、黏结蛋白聚糖和 α- 肌养蛋白聚糖的共同作用 [11]。

细胞 - 细胞黏附分子：钙黏蛋白和间隙连接的连接蛋白

VSMCs 包埋进入新生血管的内皮细胞层以后，*血管稳定*也被称为*成熟* [61]，受到鞘氨醇 1- 磷酸盐（S1P）受体 S1P1 的调节，后者是内皮细胞上的一个 GPCR。S1P1 激活内皮细胞上的细胞 - 细胞黏附分子 N- 钙黏着蛋白，并诱导血管稳定所需的 ECs 和 VSMCs 之间的直接基于 N- 钙黏着蛋白的连接点的形成 [61]。为了维持血管壁内 VSMC 的静止，钙黏着蛋白介导的 VSMCs 之间细胞 - 细胞黏附类型连接点可能通过抑制 Wnt 信号通路中 β- 连环蛋白的转录活性来抑制 VSMC 增生，β- 连环蛋白能与钙黏着蛋白细胞内区域相互作用 [62]。抑制 VSMCs 的 β- 连环蛋白或钙黏着蛋白节点的稳定性，可能对治疗血管疾病或损伤有帮助。

在脉管系统的细胞之间直接细胞间连接的另一种类型是间隙连接 [63]。间隙连接，由 ECs 和 VSMCs 之间、VSMCs 之间的连接蛋白形成，是允许细胞间代谢产物、小信号分子和离子转运的通道 [63-65]。在 4 种表达于 VSMCs 的连接蛋白中（Cx37、Cx40、Cx43 和 Cx45），Cx45 只被发现存在于 VSMCs，Cx43 是含量最多的，且对协调增生与迁移很重要 [63]。VSMCs 之间的同型间隙连接协调膜电位和细胞内 Ca^{2+} 的改变、ECs 和 VSMCs 之间的在肌内皮连接点的异型接触，通过 EC 介导的 VSMC 超极化来控制血管壁状态。值得注意的是，在血管疾病例如高血压、动脉粥样硬化，或再狭窄 [64] 和糖尿病 [63] 时，血管连接蛋白的表达和活性是可改变的。

细胞 - 基质黏附分子：整联蛋白和多配体聚糖

整联蛋白

跨膜整联蛋白受体由 α 亚基和 β 亚基共同构成，各自与它特异结合的配体和特征性信号相结合。整联蛋白将 ECM 与 VSMCs 内的肌动蛋白细胞骨架连接起来。β1 亚基是*体内*和*体外* VSMCs 的主要 β 亚基；体内 VSMCs 表达的主要 α 整联蛋白亚基是 α1、α3 和 α5[11]。整联蛋白 α1β1 参与损伤后胶原蛋白的重塑，整联蛋白 α5β1 结合到纤连蛋白（FN），并影响 FN 的聚合作用。

不同 VSMC 整联蛋白的活化引起特定表型程序的表达。β1 的表达有助于维护 VSMC 的收缩型，然而整联蛋白 α2β1、α5β1、α7β1 和 αvβ3 参与合成型的 SMC 的迁移 [11]。血管损伤之后通过阻断 αvβ3，新生内膜形成减少，但是损伤血管的细胞凋亡增加，可能促进斑块破裂。此外，通过结合 α7β1 整联蛋白到 COMP（软骨低聚物基质蛋白，一种大分子 ECM 蛋白）上 [66]。这样，新生内膜的形成被阻止，VSMC 的收缩型得以保持。

多配体聚糖辅助受体

多配体聚糖是四跨膜硫酸乙酰肝素蛋白聚糖（HSPGs）家族的成员，该家族由与（GAGs）共价偶联的核心蛋白组成 [67-68]。多配体聚糖作为与生长因子或黏附分子受体共同的受体，调节细胞外信号转移，穿过细胞表面到细胞骨架和细胞质中介物，从而引起种种细胞内信号级联的活化。4 种多配体聚糖都表达于动脉，VSMC 上的多配体聚糖与 ECM 蛋白、细胞黏附分子、肝素 - 结合生长因子 [如成纤维细胞生长因子（FGF）和 EGF]、脂蛋白、脂蛋白脂肪酶和凝血级联系统中的成分结合 [11]。血管损伤之后，为响应于 PDGF-BB 和 FGF2，多配体聚糖 -1 抑制 VSMC 的生长 [69]。多配体聚糖 -4 通过担当 bFGF 信号的介质和成纤维细胞生长因子受体 -1（FGFR-1）的辅因子，涉及凝血酶诱导的 VSMC 的迁移和增生，提示多配体聚糖 -4 是损伤以后的早期应答基因，而多配体聚糖 -1 在增生和迁移期是活跃的 [68]。

不可溶的细胞外基质成分

VSMCs 最重要的功能之一是分泌、组织和维持精细的细胞外基质结构，一个根据不同血管床的生物力学应激改变的“扩展的细胞骨架”。大弹性动脉（如胸主动脉、颈总动脉、肾动脉）的特征是具有多重同心弹性薄板，能将心脏驱动的搏动压力平衡地分布到血管壁各处。承受较小压力的较小肌性动脉（如冠状动脉、脑动脉、肠系膜动脉）只含有 2 层弹性板。VSMCs 精心合成和组织的 ECM 被认为是它们分化型的一个主要部分 [70]，因为 ECM 成分影响生长 / 分化因子调节的同一途径（图 3-3）。在获得收缩性质时，VSMCs 获得的改变反过来受处于基质和基因表达“相互作用”中的 ECM 的维护。除了为伸缩性血管提供一个结构上有弹性的支架，ECM 通过结合细胞表面的基质受体调节基因的表达，并通过作为生长因子的储藏库（如 PDGF 和 FGF），调节细胞的功能 [71]。

细胞外基质成分分为纤维形成分子（某些胶原蛋白和弹性蛋白）、非纤维形成或原纤维间分子（蛋白聚糖类和糖蛋白类）和母细胞蛋白 [凝血酶敏感蛋白 -1 和 -2、富含半胱氨酸的酸性分泌蛋白（SPARC/骨结合素）、生腱蛋白 -C 和骨桥蛋白]，以此调节细胞 - 基质相互作用和组织修复 [72]。最近的综述中能找到一列 ECM 分子和由 ECM 改变引起的疾病（第 4 章）[72]。

基底细胞膜

在未受损的血管，血管平滑肌细胞被主要由Ⅳ型胶原蛋白和层粘连蛋白构成的基底细胞膜包围 [11]。*层粘连蛋白*是基底细胞膜模块化糖蛋白，既和细胞相互作用又和细胞外基质相互作用，从而影响增生、迁移和分化 [70]。来自培养的 VSMCs 的证据启示，层粘连蛋白通过某项机制诱导收缩型蛋白的表达，并减轻对有丝分裂原如 PDGF 的增生反应，连接基底细胞膜到 VSMC 收缩性组织的层粘连蛋白受体 α7β1 参与这项机制 [3]。

纤连蛋白

纤连蛋白先于胶原蛋白出现在发育的组织，有证据表明 FN 在 ECM 组装中有组织角色的作用，是基质装配、组织和稳定的一个“演奏指挥家”[73-74]。纤连蛋白结合 α5β1 诱导整联蛋白结合 FN 群集，引起肌动蛋白聚合作用活化，肌动蛋白 - 肌球蛋白相互作用和产生贯穿激酶级联的信号。因此 FN 调节 VSMCs 变为合成型 [12]。

胶原蛋白

应对不同形式的胶原蛋白或不同亚型的胶原蛋白，VSMCs 表型调节不同，表明来自 ECM 物理和化学环境的提示的重要性，这些信号调节正常和疾病状态下 VSMC 的生理 [75]。培养于纤维状Ⅰ型胶原蛋白和单体型Ⅰ型胶原蛋白的细胞，对生长因子如 PDGF-BB 的反应，显示出十分不同的基因表达谱和迁移性质 [12]。纤维状Ⅰ型胶原蛋白促进收缩型，然而在损伤血管退化的基质（“动脉粥样硬化的基质”）中发现的单体型Ⅰ型胶原蛋白刺激增生 [76]，减少收缩型基因的表达，并增加 VCAM-1 表达，促进 VSMC 炎症型表型 [75]。根据与不同的胶原蛋白亚型接触，血管平滑肌细胞同样显示出不同的表型谱：Ⅳ型胶原蛋白，围绕 VSMCs 的基底细胞膜（“保护性”基质）的一种成分，通过调节 SRF 共激活物心肌蛋白的表达，介导 SRF 到 αSMA 和 SMMHC 启动子上 CArG 盒的招募反应，促进收缩蛋白的表达 [75]。

弹性蛋白和弹性蛋白相关的蛋白

弹性纤维由弹性蛋白原、原纤蛋白 -1 和原纤蛋白 -2 构成，并以紧密调节的、分层次的方式组装和存放 [77-78]。它们不仅提供血管壁独特的弹力性质，而且影响 VSMCs 的表型，通过黏附直接地和通过 TGF-β 信号间接地调节迁移 [77]、存活和分化 [78]。弹性蛋白保持 VSMCs 静止的收缩型，通过包括 RhoGTP 酶类及它们的效应蛋白的信号转导通路，专门调节肌动蛋白聚合和组织化 [79]。机械损伤或炎症导致不可溶的弹性蛋白局部损伤变为溶解的弹性蛋白衍生的肽段，诱导 VSMC 去分化和迁移。在新生内膜形成时发现，弹性蛋白衍生的肽段能活化细胞周期蛋白/细胞周期蛋白依赖激酶，促进细胞周期发展和细胞增生。

原纤蛋白

原纤蛋白是巨大的富含半胱氨酸的糖蛋白，发挥双重角色：①提供组织稳定性和弹性；②分离ECM里的TGF-β和BMP复合物，限制它们的生物利用度，在重塑和修复时提供空间和时间的生长因子信号[80-81]。原纤蛋白-1基因突变被发现存在于马方综合征，后者是一种伴随缺陷大动脉弹性纤维紊乱和过量TGF-β信号的遗传性疾病[78]。

FIBULINS

fibulins是弹性纤维相关蛋白[78]。来自fibulin-5缺失小鼠的血管平滑肌细胞表现出增强的增生和迁移能力，提示fibulin-5在VSMC对有丝分裂刺激物的反应中扮演抑制角色[82]。特异消除血管平滑肌细胞的fibulin-4基因，导致升主动脉巨大动脉瘤的形成，并下调SMC特异的收缩蛋白和用于SMC分化的转录因子。因此，fibulin-4在弹性纤维形成和SMC分化中可以起到双重作用，因而能保护*体内*主动脉血管壁防止动脉瘤形成，也可以维持VSMC分化的ECM环境。fibulin-2和fibulin-5双重基因敲除小鼠的血管显示出紊乱的内部弹性层，在颈总动脉结扎诱导的损伤后无法重塑血管[83]，这在fibulin-2或fibulin-5单基因敲除小鼠中未观察到。这些资料提示，fibulin-2和fibulin-5协同合作来形成内部弹性层和保护血管完整性。

EMILINS

EMILINs（弹性微纤维接口位点蛋白）为TGF信号的细胞外负性调节因子[84]。EMILIN缺失小鼠（*Emilin1*$^{-/-}$）显示出抑制细胞增生的现象，血管变小，弹性纤维改变[85]，周围血管阻力增加引起高血压[84]。这些资料提示，EMILIN在弹性纤维起源、VSMC形态的维持和血压控制中的重要作用。

糖胺聚糖、蛋白聚糖和细胞基质蛋白

在血管ECM的糖胺聚糖，包括肝素和相关的硫酸乙酰肝素，抑制VSMC迁移和增生。肝素还通过诱导收缩标志的表达来维持分化型[3]。蛋白承受GAG链，即蛋白聚糖[86]，诱导联合蛋白聚糖跨膜HSPG和基底膜聚糖HSPG在基质组装时与FN相互作用[74]。不同蛋白聚糖对VSMCs具有不同的作用：HSPG基底膜聚糖通过隔离FGF-2，抑制VSMC增生和内膜变厚[12,69]，然而多功能蛋白聚糖是一种硫酸软骨素蛋白聚糖，能促进VSMC增生[87]。作用于血管的因子如内皮素-1和血管紧张素Ⅱ，通过作用于GPCRs，刺激蛋白聚糖核心蛋白上GAG链的延伸[88]。这些延长的GAG链显示与低密度脂蛋白（LDL）的结合增强，为致动脉粥样硬化的脂质保留在血管壁提供了机制。最后，细胞基质蛋白（如血小板应答蛋白、生腱蛋白、SPARC），被认为是“抗吸附蛋白”，对VSMC迁移和黏附有影响[70]。CCN（富含半胱氨酸蛋白，Cyr61/CCN1）是一个分泌型细胞基质蛋白家族，通过与多种细胞表面蛋白和黏附受体相互作用，包括Notch受体和整联蛋白，介导细胞对环境刺激的反应[89]。CCN1，在受损动脉的VSMCs细胞中表达上调，通过CCN1/α6β1整合蛋白相互作用刺激VSMC增生[99]。降低损伤模型中CCN1的表达可以抑制新生内膜增生。相反，CCN3蛋白以不依赖TGF-β的方式通过增加CDKI p21、抑制VSMC增生，部分通过Notch信号来抑制新生内膜增厚[91]。在VSMCs，促进增生的CCN1/α6β1整联蛋白信号和抗增生的CCN3/Notch信号的相反作用，为减少新生内膜增生提供了治疗靶标[91]。

基质金属蛋白酶和基质金属蛋白酶的组织抑制因子

基质金属蛋白酶是一种含锌酶，它和纤溶酶原激活系统的细胞外蛋白酶一同诱导VSMC细胞-基质重塑和细胞-细胞相互作用[92-94]，并释放ECM结合的生长因子、细胞因子和蛋白酶解的ECM片段（又称“基质因子”），在ECM内具有细胞因子样性质。在血管组织中发现的MMP家族成员[95]，包括间质胶原酶、基底膜明胶酶、溶基质蛋白酶、基质溶解因子和细胞膜类型（MT）-MMPs和金属弹性蛋白酶（第4章）。在血管壁，前-MMP-2、MMP-14和TIMP-1和TIMP-2的产量是固定的[96]，而其他MMPs能被炎性细胞因子[白介素（IL）-1、IL-4和肿瘤坏死因子-α（TNF-α）]、血流动力学、血管损伤和ROS所诱导[93]。此外，MMPs能与生长因子如PDGF和FGF-2发挥协同作用。

基质金属蛋白酶诱导基底膜成分——层粘连蛋白、聚合的Ⅳ型胶原蛋白和HSPGs的重塑，促进

VSMC 的迁移表型。另外，MMP 裂解和非基质底物的脱落——特别是黏连的连接处钙黏着蛋白——发挥去除细胞移动的物理约束的作用[93]。而且，ECM 重塑使得整联蛋白信号从细胞表面传导到黏着斑，调节细胞周期成分细胞周期蛋白 D1 和 p21/p27 CDKIs[96]。

血管重塑的过程中，MMP 的活动受到若干水平的紧密调节：转录水平、前体的活化与特异的 ECM 成分相互作用，还受 TIMPs 的抑制。在 VSMC 的迁移、损伤之后，新生内膜形成时，MMP 活性的调节很明显，动脉粥样硬化、动脉瘤形成、高血压和冠状动脉再狭窄时血小板有去稳定作用[95]。在动脉粥样硬化中，MMPs 有可能促进斑块不稳定，在高胆固醇血症模型的老化斑块中也是同样，或通过增加 VSMC 迁移 / 增生来稳定斑块。上调 VSMC 的 MMPs 可能促使动脉瘤形成。

机械效应

关于 VSMC 的表型受机械环境调节的数据表明，直接作用在 VSMCs 的连续循环的机械压力可能通过旁分泌释放的 TGF-β1，增加胶原蛋白和纤连蛋白的合成，引起预示 VSMC 合成型的 ECM 重塑的增加[12]。相反，一些研究显示机械压力也能刺激收缩基因的表达[3]。虽然 MAPK 信号通路在应激起始后被诱导，但这种诱导机制还不清楚。离子通道和酪氨酸激酶的活化和旁分泌的可溶性介质（如 AngⅡ、PDGF 和 IGF）的释放，假定在其中发挥作用[3]。

机械信号在刺激细胞周期进展中发挥作用。整联蛋白结扎诱导肌动蛋白微丝聚合和组织化，也产生细胞内机械紧张压力，这种压力促进细胞周期的进展[97]。另外，ECM 的“刚度”或顺应性，能够通过整合蛋白依赖的信号通路，支配细胞的功能（包括整合蛋白信号的典型中介子 FAK、Rho 因子家族的 GTP 酶 Rac 和细胞周期蛋白 D1[98]）。

表型特异的血管平滑肌细胞的功能

收缩

分化型 VSMCs 的主要功能是维持血管张力。这是一个需要大量能量消耗的主动过程，尤其在阻力小动脉。许多激素和肽类物质调节 VSMC 收缩，包括儿茶酚胺类、血管紧张素Ⅱ和内皮素 -1。收缩可以是时相性的，只持续几分钟，或是强直的，这根据刺激物而定。

几乎在所有情况下，用收缩剂刺激 VSMC 都会引起特异性 GPCR 的活化（图 3-6）。即刻的反应是磷脂酶 C（PLC）的活化，PLC 可分裂膜磷脂酰肌醇 -4，5- 二磷酸（PIP_2），从而释放肌醇 -1，4，5- 三磷酸（IP_3）和二酯酰甘油（DAG）。IP_3 转而结合到存在于肌浆网（SR）的受体（一种通道）上，使受体产生一种开放的构象，将 Ca^{2+} 转移到细胞质。同时，受体活化通过改变泵的活性例如 Na^+/K^+- 腺苷三磷酸（Na^+/K^+-ATP 酶）和通道（包括 Ca^{2+} 通道、敏感的 K^+ 通道、TRP 通道）使质膜去极化[99]。膜去极化导致电压依赖的 L- 型 Ca^{2+} 通道的活化、Ca^{2+} 内流，细胞质 Ca^{2+} 的上升更持久但是比较不稳定。此外，Ca^{2+} 入口通过这些通道使 SR 上的兰尼碱受体活化，进一步增加 Ca^{2+} 释放到细胞质。

增加的细胞质内钙离子以 4 个 Ca^{2+} ：1 个钙调蛋白分子（CaM）的比例与钙调蛋白结合。钙调蛋白于是经历构象改变，结合并活化肌球蛋白轻链激酶（MLCK），后者是负责调节 20-kD 磷酸化作用的，在丝氨酸 19 位点的肌球蛋白轻链（LC20）。活化的 LC20 促进肌动蛋白介导的肌球蛋白腺苷三磷酸（ATPase）活性，和肌球蛋白与肌动蛋白循环的相互作用[100]，引起肌肉收缩。即使当钙减少，收缩仍然维持，这提示 LC20 可能通过抑制肌球蛋白磷酸酶，对钙敏感（见随后的讨论）[101]。

由于血管收缩剂引起的细胞内钙增加，它主要负责收缩器官的活化，因此基本机制在于限制 Ca^{2+} 进入和从胞质溶胶中清除 Ca^{2+}。兰尼碱受体簇集在一起，释放钙离子放电，这反过来刺激 Ca^{2+} 活化的大量导电性 K 通道（BK 通道）引起超极化，并限制 L- 型 Ca^{2+} 通道的活性[102]。此外，肌质网的 Ca^{2+}-ATP 酶（SERCA）介导 Ca^{2+} 再摄取到 SR，并发挥最大作用将 Ca^{2+} 赶出细胞，因为重新吸收的 SR 上的 Ca^{2+} 被直接释放到质膜，质膜 Ca^{2+}-ATP 酶将 Ca^{2+} 逐出细胞。重要的是，SERCA 被 CaM 激酶Ⅱ介导的磷酸化作用所抑制[103]。

近来，ROS 和活性氮化物（RNS）作为有效的收缩信号调节因子出现[104]。尤其是，高浓度的 ROS 氧化 SERCA，从而抑制它的活性。过氧化氢外部用于增加 IP_3 受体介导的 Ca^{2+} 释放进入细胞质，同时通过收缩激动剂致敏 IP_3 受体转化为 IP_3，来活化 NADPH 氧化酶。兰尼碱受体也是对氧化还原反应敏感的。将它们巯基亚硝基化以激活它们，暴露于内源浓度的

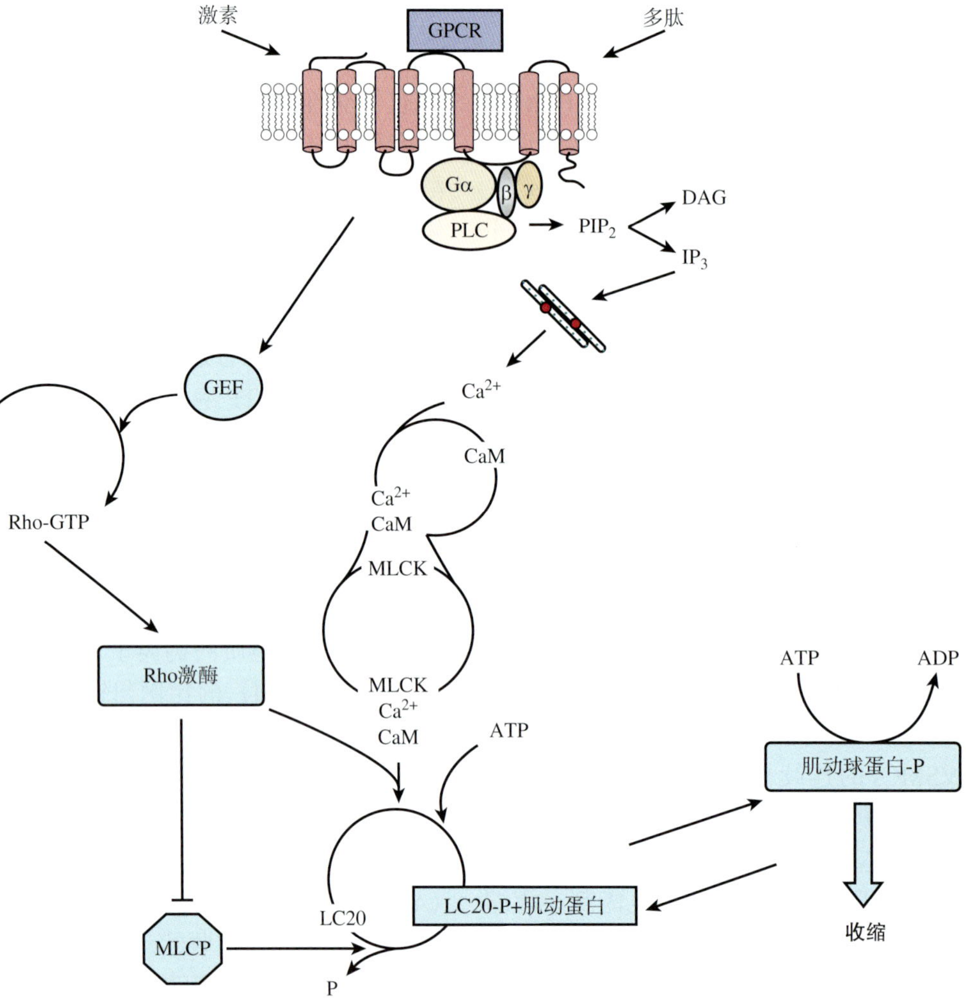

图 3-6 血管平滑肌细胞（VSMC）的收缩级联模式。收缩激动剂与G蛋白偶联受体（GPCRs）结合激活磷脂酶C（PLC）以及随后的PLC介导的磷脂酰肌醇-4，5-二磷酸（PIP_2）的水解，释放肌醇-1，4，5-三磷酸（IP_3）和二酯酰甘油（DAG），引起 Ca^{2+} 的动员增加。Ca^{2+} 与钙调蛋白（CaM）结合并激活肌球蛋白轻链激酶（MLCK）-诱导肌球蛋白轻链（MLC）的磷酸化，MLCK与肌动蛋白一起引发收缩。此外鸟嘌呤核苷酸交换因子（GEF）激活Rho因子，引起Rho激酶兴奋进而抑制肌球蛋白轻链磷酸酶（MLCP），结果导致收缩增强。ADP，腺苷二磷酸；ATP，腺苷三磷酸；GTP，鸟苷三磷酸 *(Adapted from Griendling K，Harrison D，Alexander R：Biology of the vessel wall.In Fuster V，Walsh R，O'Rourke R，Poole-Wilson P，editors. Hurst' s the heart.12th ed.New York，2008，McGraw-Hill，pp135-154.)*

ROS和RNS，能保护这些受体在 Ca^{2+} 浓度高时免受CaM的抑制。过氧化氢和过氧化物都能够刺激 Ca^{2+} 通过L-型或T-型 Ca^{2+} 通道（包括TRP通道）进入细胞，但是，NO作用的巯基亚硝基化对此是抑制的。如此，总的来说，ROS和RNS抑制 Ca^{2+} 泵，并刺激 Ca^{2+} 进入和释放，引起细胞内 Ca^{2+} 浓度增加。

肌球蛋白轻链磷酸酶（MLCP）也是血管收缩的一个重要调节因子。它是一个复合受体酶，由一个调节肌球蛋白结合的亚基（MYPT1）、一个催化亚基（PP1c）和一个20-kD蛋白（M20）构成。MLCP的活性主要受Rho激酶介导的MYPT1第695位点的Thr的磷酸化作用的调节，或是直接地或是通过Rho激酶激活ZIP激酶[101]。肌球蛋白轻链磷酸酶的活性也能被CPI-17（PKC-增强的17 kD PP1抑制蛋白）所抑制。当受PKC磷酸化时，CPI-17充当假底物与PP1c结合，与LC20竞争磷酸化作用。如上所述，抑制MLCP活性可以通过诱导收缩器官的 Ca^{2+} 的敏感性加强收缩[105]。

Rho激酶也已成为收缩级联的一个重要部分[106]。除加强收缩的作用之外，如在AngⅡ的反应中，它也是舒张的主要调节因子。它的激活剂，小分子量GTP酶RhoA是NO的靶标，NO通过激活蛋白激酶

G（PKG）使 Rho 失活，这样间接抑制 Rho 激酶，增加 MLCP 的活性进而抑制收缩。

值得注意的是，旁分泌因子例如邻近的 ECs 分泌的 NO 阐明了血管舒张的主要机制。剪切应力和激素如乙酰胆碱或缓激肽刺激 ECs 分泌 NO，后者转而引起 VSMC 舒张 [3,107-108]。一氧化氮可能通过许多途径诱导平滑肌的舒张，其中最重要的途径依赖于它释放环鸟苷酸（cGMP）的能力。一氧化氮可以直接（通过半胱氨酸残基巯基亚硝基化）或间接（通过 PKG）激活 BK 通道 [109]，以此在细胞膜超极化的同时减少 Ca^{2+} 通过 L- 型 Ca^{2+} 通道的流入。另外，PKG 磷酸化 IP_3 受体相关的 PKG-I 底物（IRAG），这抑制 IP_3 受体释放 Ca^{2+}。一氧化氮还通过 SERCA 谷胱甘肽化增加 Ca^{2+} 的摄取，并降低收缩蛋白 Ca^{2+} 的敏感性。这条途径在糖尿病动物模型是扰乱的，在这条通路中 NADPH 氧化酶 4 不可逆地氧化 SERCA 产生高浓度的 ROS，致使它对 NO 不敏感 [110]。除了调节 Ca^{2+} 浓度，NO 介导的 PKG 的活化能够使 PP1c 和（或）MYPT1 磷酸化，从而阻止血管收缩介导的 MLCP 的抑制。

内皮细胞分泌的其他舒张因子包括过氧化氢、前列腺素和环氧花生四烯酸（EETs）。除此之外，血管周围的外膜脂肪细胞（PVAs）也显示出影响收缩性的分泌因子 [111]。这些细胞因子，统称为*脂肪因子*，既有血管活性，又是促炎和抗炎的，包括细胞因子 TNF-α、IL-6、炎症趋化因子 [IL-8 和单核细胞趋化蛋白（MCP-1）]，和激素（瘦素、抵抗素和脂连蛋白）[111,112]。

增殖

血管平滑肌细胞在早期血管发育和损伤反应修复机制中很重要。然而过度的 VSMC 增生促使病理发生，不仅在血管增生性疾病例如动脉粥样硬化中出现，而且，讽刺的是，它可以作为干预手段的结果用于治疗那些闭塞性动脉粥样硬化疾病以及它们的并发症，包括血管成形术后再狭窄、静脉旁路移植失败和移植失败的 [113]。

血管平滑肌细胞的增殖受到无数可溶性和不可溶性因子的调节，这些因子激活各种细胞内信号通路，例如 MAPK 或 Janus 激酶 / 信号传感器、酪氨酸磷酸化和丝裂原活化的蛋白 [114-115]。不管最初的增殖性刺激是什么，这些信号转导途径最终都集中到细胞周期上（图 3-7）[116]。细胞周期的 4 个不同阶段是：①间歇期 1（G1 期），DNA 复制所需的要素在此期组合；② DNA 复制期或 S 期；③间歇期 2（G2 期），为有丝分裂做准备；④有丝分裂期或 M 期。细胞周期的限制点存在于 G1/S 和 G2/M 的过渡。细胞周期阶段的有序进展受周期蛋白依赖激酶（CDKs）及其调控的细胞周期蛋白亚基的调节。周期蛋白 D/E 和 CDK2、CDK4、CDK5 控制 G1 期，周期蛋白 A 和 CDK2 与 DNA 聚合酶辅因子增殖细胞核抗原（PCNA）一起控制 S 期，周期蛋白 A/B 和 CDK1 控制 M 期。周期蛋白依赖激酶如 $p27^{KIP1}$ 和 $p21^{CIP1}$ 与周期蛋白 -CDK 复合物结合并抑制其活性（图 3-7）。这些酶的活性取决于 CDKs 的磷酸化水平、周期蛋白的表达水平，以及周期蛋白 -CDK 复合物的核迁移。其中一个调节蛋白是生存蛋白，它与 CDK4/$p16^{INK4a}$ 复合物竞争性地相互作用，形成 CDK4/ 生存蛋白复合物，如此诱导 CDK2/ 细胞周期蛋白 E 活化、细胞周期进展，进入 S 期 [117]。反向激活 CDKs 和 CDKIs 的转录因子也介导细胞周期的进展。众所周知，p53、GAX 和 GATA-6 诱导 $p21^{CIP1}$ 的表达，导致细胞周期停滞在 G1 期，E2F 转录因子控制 G1/S 转换，E2F 受 *rb* 肿瘤抑制基因的产物——视网膜母细胞瘤蛋白 Rb 的调节。Rb 通过与 E2F 转录因子结合致使转录因子失效，对细胞周期发挥负性调节作用。在 G1 期早期，当 Rb/E2F 复合物被 CDKs 磷酸化，复合物就发生裂解，脱离的 E2F 用于 S 期 DNA 合成所需基因的活化 [116]。值得注意的是，HDAC 抑制剂曲古抑菌素 A 通过诱导细胞周期抑制剂 $p21^{CIP1}$ 和抑制 Rb 蛋白磷酸化，阻止增殖，导致随后的细胞周期阻滞在 G1/S 期 [117]。

除了细胞周期调节蛋白，端粒酶活性对 VSMC 增生也是必需的。端粒酶是染色体末端非编码 DNA 的 TTAGGG 重复序列，盖住染色体两端并稳定染色体以防降解、重组或融合 [118]。伴随端粒 DNA 的蛋白复合物，包括端粒酶，在具有高度增生潜能的细胞中合成新的端粒 DNA。端粒酶包括一种 RNA 成分和 2 种蛋白质成分，其中一种蛋白是端粒酶逆转录酶（TERT），TERT 是催化成分，并且是端粒酶活性的限制因子。当端粒酶表达低下，端粒随着每一次有丝分裂周期逐渐缩短，导致染色体缩短和不稳定、复制性衰老和生长停滞。在 VSMCs，TERT 的翻译后磷酸化作用与端粒酶活化、增殖相关的端粒酶的表达和活动水平相联系 [118]。重要的是，端粒酶活化和端粒维护与动物以及人类血管损伤和疾病时过度的 VSMC 增殖相关 [118]。端粒酶活性的破坏会减低这种

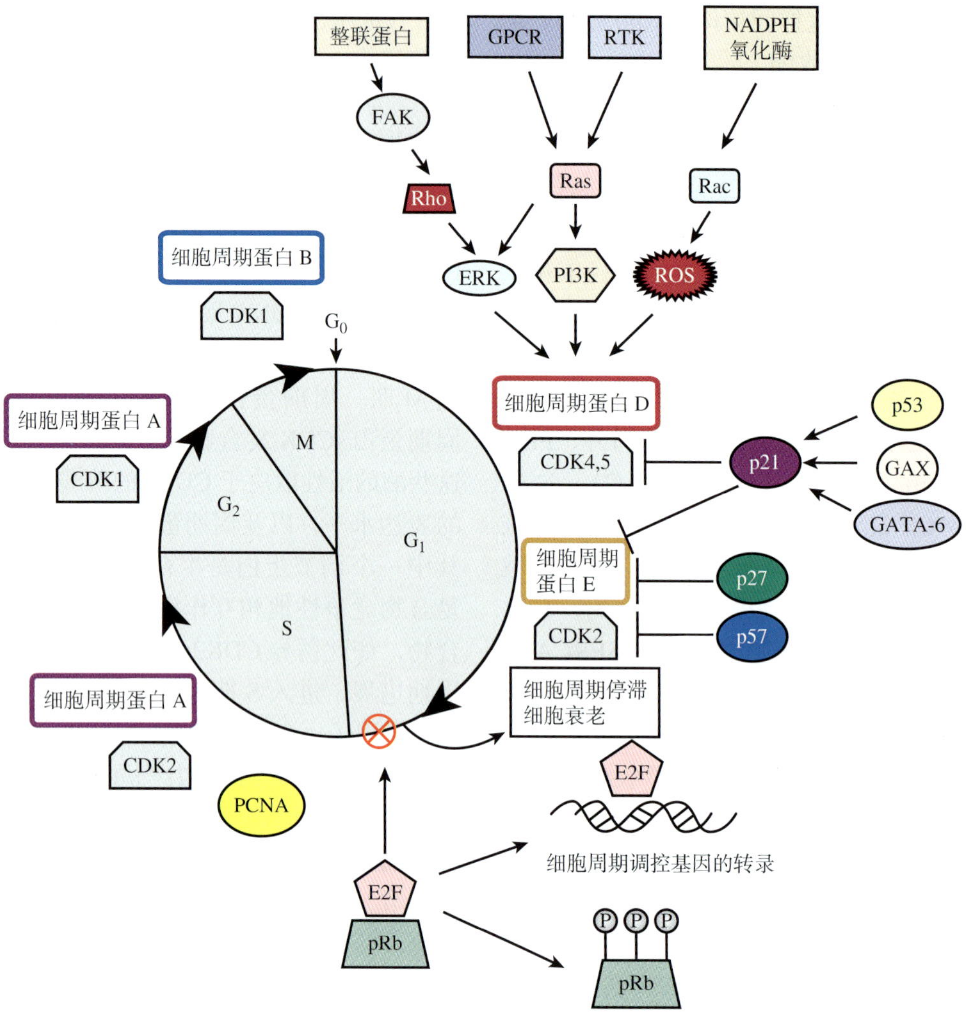

图 3-7 血管平滑肌细胞（VSMCs）细胞周期调节的模式。丝裂原激活生长因子受体酪氨酸激酶（RTKs）、G 蛋白偶联受体（GPCRs），NADPH 氧化酶和整联蛋白进而刺激胞外信号调节激酶（ERK）、磷脂酰肌醇 -3- 激酶（PI3K），以及 Rho/Rac 途径，这些信号通路最终集中到细胞周期元件，尤其是细胞周期蛋白 D，从而调节增殖。周期蛋白调节亚基和周期蛋白依赖激酶（CDKs）催化亚基形成细胞周期 4 个阶段时相专一的全酶：G1 期，脱氧核糖核酸（DNA）复制或 S 期、G2 期、有丝分裂或 M 期。内源性的细胞周期蛋白依赖激酶抑制剂（CDKIs），包括 p21、p27、p57，使 cyclin/CDKs 失活，因此阻止细胞周期进展，从而抑制细胞增殖。其他细胞周期调节因子包括肿瘤抑制基因 p53 以及刺激 CDKI $p21^{CIP1}$ 的转录因子 GAX 和 GATA-6，它们引起细胞周期停滞。增殖细胞核抗原（PCNA）与 cyclin/CDKs 协同作用在 G1 期和 S 期转换。高度磷酸化的视网膜母细胞瘤蛋白（pRb）释放延伸因子 2F（E2F），允许细胞周期进展通过 G1 期限制点，并使 DNA 合成所需基因得以表达。p53 或 Rb 途径的活化导致细胞周期停滞和细胞衰老（*Adapted from Fuster JJ，Fernandez P，Gonzalez-Navarro H，et al：Control of cell proliferation in atherosclerosis：insights from animal models and human studies.Cardiovasc Res 86：254-264，2010；and Dzau VJ，Braun-Dullaeus RC，Sedding DG：Vascular proliferation and atherosclerosis：new perspectives and therapeutic strategies.Nat Med 8：1249-1256，2002.*）

增生反应。

VSMC 的生长由细胞暴露于促生长信号发起。经典的生长因子激活 RTKs，是直接或通过 GPCR- 介导的转录激活[116-117]。在 VSMCs 中，与 RTKs 结合的生长因子包括 PDGF、bFGF、IGF-1、TGF-β、EGF 和缺氧诱导因子（HIF），激活 GPCRs 的有丝分裂原（包括 Ang Ⅱ[15]、内皮素或氧化的 LDL 等激素）。这些受体的活化刺激由 Ras、$p70^{S6K}$、Rac/NADPH/ROS、PI3K/Akt、MEK/ERK 或 MAPKK/p38MAPK 介导的后续信号级联，最终诱导细胞周期蛋白 D1 表达[115]。Src 同源性 2- 包含蛋白酪氨酸磷酸酶 2（SHP2）是非受体酪氨酸磷酸酶家族的一个成员，在应答生长因子、激素和细胞因子时脱去目标蛋白酪氨酸残基上的磷酸[119]。VSMCs 中，SHP2 是 IGF1- 和 LPA 诱导的 MAPK 信号通路的正性介质。SHP2 对 EGF 和 Ang Ⅱ诱导的 Akt 信号起负面效应，提示 SHP2 在调节细胞周期进展、生长和迁移中的作用。

生长因子信号途径的一个重要的整合点是 mTOR（哺乳动物西罗莫司的靶标），它可以调节蛋白合成、细胞周期进展和增殖[117]。哺乳动物西罗莫司靶标是一种通过效应物 $p70^{S6K}$ 和 eIF4E 调节翻译起始的蛋白激酶，引起细胞分裂所需蛋白的合成。西罗莫司，一种免疫抑制的大环内酯类抗生素，抑制 mTOR 下游的信号级联，通过减少蛋白合成引起细胞周期停滞[116]。在 VSMCs，西罗莫司抑制 mTOR/$p70^{S6K}$ 信号轴，通过调节收缩蛋白的转录促进 VSMC 分化型、收缩型，诱导抗增殖的 CDKIs $p21^{CIP}$ 和 $p27^{KIP}$ 表达，从而阻止细胞周期进展[117]。介入心脏病学中，使用西罗莫司涂层的冠状动脉支架对降低血管成形术后再狭窄率非常有效[120]。

Ca^{2+}、Mg^{2+} 和 K^+ 等离子通道也被生长因子激活并介导增殖。短时间内增加 Ca^{2+} 的浓度，连同随后的 Ca^{2+} 结合到它的细胞内受体 CaM，在增殖中是普遍需要的[121]。G1 到 S 期转换中，Ca^{2+} 敏感性的机制包括 CaM 依赖 Ca^{2+} 结合到细胞周期蛋白 E，以及活化 CDK2 促进 G1/S 期转换和促进 VSMC 增殖[122-123]。Mg^{2+} 浓度提高增加细胞周期蛋白 D1 和 CDK4 的表达，并通过 ERK1/2 依赖的、p38 MAPK 不依赖的途径降低 $p21^{CIP}$ 和 $p27^{KIP}$ 的活性[124]。VSMC 的 K^+ 通道表达谱和活性的改变与细胞周期进展相关，提示这些离子通道作为 VSMC 细胞分裂的“内部计时器”[125]。生长因子诱导从细胞内储存 Ca^{2+} 的细胞器释放 Ca^{2+}，Ca^{2+} 活化并上调媒介 - 电导 Ca^{2+}- 活化的 K^+（IK_{Ca}）型 K^+ 通道，此通道是增殖型 VSMCs 主要的 Ca^{2+} 敏感型 K^+ 通道[126]。此外，电压 - 门控 K^+ 通道 $K_V1.3$[127] 和 $K_V3.4$[128] 在增殖性 VSMCs 是上调的。在啮齿动物[129]中，阻断 Ca^{2+} 活化的 K^+ 通道和电压门控 K^+ 通道能抑制增生，减弱血管疾病 / 损伤引起的重塑。

来自不溶性 ECM 活化的整联蛋白信号和来自可溶性生长因子有丝分裂原信号聚集后，共同调节上游的细胞质信号网，介导 G1 期周期蛋白 D1、周期蛋白 E，以及相关的 CDK4/6 和 CDK2 的表达，G1 期是细胞周期中最受细胞外刺激影响的阶段[130]。此外，联合 RTK/ 整联蛋白复杂的信号网络通过抑制 $p21^{CIP1}$ 和 $p27^{KIP1}$ 影响 G1 期调节，导致 Rb 蛋白磷酸化，并诱导 E2F 依赖的基因表达。于是细胞周期进入不依赖外部刺激的自发阶段（S 期、G2 期和 M 期）。

如前所述，Notch 蛋白也是 VSMC 增生的重要调节者[22]。Notch4/HRT 诱导的对 $p27^{KIP1}$ 的抑制、Notch3/HRT1 诱导的对 $p21^{CIP1}$ 的抑制，以及上调抗凋亡途径的 Akt 信号，是抗细胞凋亡的途径，促进 VSMC 增殖。而且，Notch1 在介导血管损伤之后的新生内膜的形成和重塑中至关重要。

过氧化物酶体增殖物激活受体（PPARs），一种在脂质代谢和葡萄糖代谢中具有调节作用的核激素受体，通过靶向作用于细胞周期进展、细胞衰老和细胞凋亡的基因，在 VSMCs 动脉粥样硬化和血管成形术后再狭窄时，有助于抑制增殖和新生内膜形成[131]。PPARα 激活后通过诱导 $p16^{INK4a}$ 表达（一种 CDKI）抑制 G1 到 S 期的进展，从而抑制 Rb 蛋白磷酸化[132]。这种抗增生作用通过抑制 E2F 在 TERT 启动子上的结合位点[133]，由抑制端粒酶活性介导。另一个 PPAR 同工型，PPARγ，通过抑制 $p27^{KIP1}$ 的降解，同样阻止细胞周期 G1 到 S 期的转换，结果抑制 pRb 的磷酸化同时抑制 E2F 控制的负责 DNA 复制的基因[131]。与 PPARα 相似，PPARγ 也抑制 VSMCs 的端粒酶活性，它是通过抑制早期应答基因 Ets-1 依赖的 TERT 启动子的转录激活[131]。临床上用于治疗 2 型糖尿病的噻唑烷二酮（TZD），是 PPARγ 的激动剂，在小鼠疾病模型能减少 VSMC 增殖，并能预防动脉粥样硬化[131]。

环腺苷 -3’，5’ - 磷酸（cAMP） 和 cGMP 是众多信号转导途径中的第二信使[134]。在 VSMCs，cAMP 既是促有丝分裂信号途径的拮抗剂（通过抑制 MAPK、PI3 激酶和 mTOR 信号轴），又是致细胞周期进展的拮抗剂（通过下调周期蛋白或上调 CDKI $p27^{KIP1}$）。另外一个抗增殖作用产生于下调由抑制 FAK 磷酸化和黏附分子依赖的信号介导的 S 期激酶相关蛋白 -2（Skp2）。Skp2 是一个泛素连接酶亚基，靶向作用于 $p27^{KIP1}$，使其蛋白酶体降解，从而促进 VSMC 增殖[135]。

最近比较受青睐的控制 VSMC 生长的途径涉及 miRNAs。大鼠颈动脉球囊损伤模型首次记录了这些可能涉及的分子，与受控动脉相比，在这个模型中，若干 miRNAs（包括 miR-21）被上调[136]。细胞培养模型显示 miR-21 是 VSMCs 促进增殖和抗凋亡的调节因子，其靶基因是人第 10 号染色体上缺失的磷酸酶与张力蛋白同源的基因（PTEN）、程序性细胞死亡因子4（PDCD4）和Bcl-2。miR-21对PTEN和Bcl-2的作用相反：miR-21的过表达下调了PTEN而上调了Bcl-2。PTEN通过PI3K和Akt信号途径调节VSMCs，而Bcl-2通过AP-1介导它下游的信号。

最后，细胞-细胞连接点，正如上面所说的钙黏蛋白和间隙连接的连接蛋白，以及细胞-基质联系都能大大影响VSMC的增殖[115]。通常，定居的VSMCs被1型聚合胶原纤维包围，并通过$\alpha2\beta1$整联蛋白与之结合，VSMCs停滞在细胞周期的G1期并未对促有丝分裂的刺激产生反应，表现出低增生指数。在这种静止状态，细胞周期调节蛋白受到调控从而抑制G1/S期的转换：细胞周期蛋白E和CDK2的磷酸化被抑制，同时CDKIs被上调，并抑制细胞周期蛋白E/CDK2的活性。此外，促有丝分裂的有效刺激物同时也是$p27^{KIP1}$的调节因子——$p70^{S6K}$是被抑制的。相反，在单体胶原蛋白基质中的VSMCs会响应生长因子信号，这导致周期蛋白E相关的激酶活性增加以及细胞增殖。VSMCs对结构上不同的1型胶原蛋白的不同反应体现在细胞周期蛋白的差异性调节和对促分裂刺激的不同反应上。因此，干扰或降解胶原蛋白基质，正如在血管损伤的单体的胶原蛋白位点发现的，能引起VSMC增殖变化、对丝裂原产生反应和形成新生内膜[76]。

迁移

平滑肌的迁移是损伤修复的基本要素，但是不受抑制的迁移和增殖能引起新生内膜增厚和动脉粥样硬化斑块的生长。许多促迁移和抗迁移的分子调节VSMC的迁移，包括肽类生长因子、ECM成分和细胞因子[137]。迁移的广度也受到物理因素如剪切应力、拉伸和基质刚度的影响。PDGF-BB、bFGF和S1P是血管系统中最有效的促迁移刺激物。这些生长因子发起的信号级联与被同基质交互作用的整联蛋白受体活化的信号相配合介导迁移反应。包围迁移细胞的基质一定会被MMPs降解，从而进入一条细胞能突出的途径。重要的促迁移基质成分包括胶原蛋白Ⅰ和Ⅳ、骨桥蛋白和层粘连蛋白。由于随着稳定的黏着斑的形成、TIMPs和肝素的活化，基质的交互作用也可以是抗迁移的。

当一个细胞开始迁移，一些协同事件必定以循环的方式发生（图3-8）[138]。调节迁移的信号机制主要在成纤维细胞中研究，但近来很多被证实存在于VSMCs。迁移需要专门的在细胞前方或后方的信号域，当遇到迁移刺激物时，细胞感知这种梯度并建立极性。质膜以片状伪足的形式扩展移动的方向，这个过程受刚好在突出的细胞膜之下的肌动蛋白细胞的骨架重组的控制。新的局灶复合物经由细胞骨架重塑和整联蛋白与基质的相互作用，在板状伪足上形成。在肌球蛋白Ⅱ磷酸化和衔接作用的驱动下，细胞体开始回缩，细胞后部的黏着斑变得分离，导致细胞“尾部”的回缩。最终，黏附受体通过胞吞作用和囊泡转运再生。因此，成功的迁移依赖于许多分子合适的时间与空间活性，大部分分子与细胞支架成分相关。

在迁移细胞中，受PDGF活化的信号肽机制大部分已知或已被推断[137]。当PDGF-BB结合到PDGFRs，受体自身磷酸化产生以下物质的结合位点，动员钙离子的磷脂酶Cγ、形成细胞膜靶向脂质PIP_2的PI3K，以及激活MAPKs的Ras。在前缘新的肌动蛋白微丝的成核作用由以下3种作用发起：成核促进因子verprolin-同源蛋白（WAVE）和Wiskott-Aldrich综合征蛋白（WASP）与肌动蛋白相关蛋白ARP2/3的结合、肌动蛋白结合的冠蛋白的磷酸化、大部分受PIP_2调节的肌动蛋白帽蛋白的解离。新肌动蛋白微丝的延长受形成蛋白（mDia1和mDia2）的促进，该蛋白与肌动蛋白抑制蛋白协同作用于肌动蛋白微丝的正极。mDNA蛋白主要通过小G蛋白RhoA和cdc42诱导的构象改变而调节。抑制蛋白增加G-肌动蛋白单体的核苷酸交换，以此增强肌动蛋白的聚合作用。现存的肌动蛋白微丝断裂是凝溶胶蛋白和丝切蛋白活化的结果，后两者限制纤维丝长度并引发现有纤维的更新。Rac可能通过激活p21-活化的激酶（PAK）介导的肌动蛋白结合蛋白的磷酸化调节片状伪足的肌动蛋白重组。这些复杂的协调的事件的结果是，在检测到迁移刺激物的方向上片状伪足突出（图3-8）。

一旦片状伪足突出发生，细胞就必须与基质创建新的联系，同时废除不再需要的联系。这些新生的局部联系提供了细胞体最后收缩的牵引力和细胞向前的推进力[137]。关于VSMCs的黏着斑成分知道的很少，但是黏着斑的信号受整联蛋白与基质相互作用，整联蛋白聚类一系列蛋白酪氨酸激酶包括整联蛋白连接激酶（ILK）、FAK和Src的激活，以及与皮质F-肌动蛋白细胞骨架的相互作用的协调。黏着斑成分（包括FAK和桩蛋白）的磷酸化，在VSMC迁移时发生，正如黏着斑蛋白被膜型金属蛋白酶更新一样。黏着斑

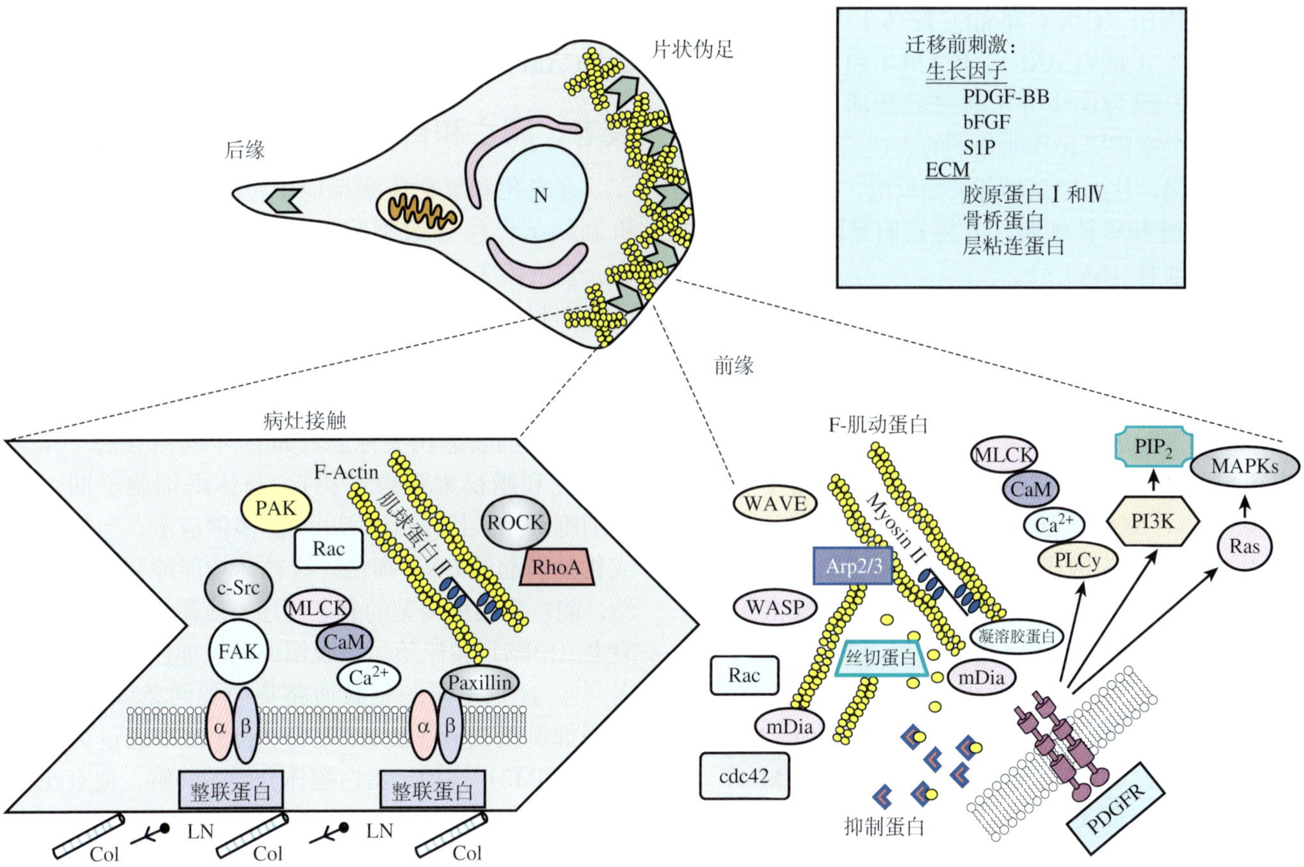

图 3-8　引起前沿和迁移血管平滑肌细胞（VSMCs）局部接触点的肌动蛋白细胞骨架重塑的信号分子和效应分子的总结。为响应促迁移的刺激物，多级细胞内信号途径活化（细节在正文给出），细胞延伸片状伪足，形成新的局部接触点，即动态的肌动蛋白翻转的区域。肌动蛋白动力的协调依赖于多种肌动蛋白结合蛋白和相关蛋白，用于肌动蛋白纤维成核和延伸 [肌动蛋白相关蛋白（Arp2/3）、WAVE、威斯科特 - 奥尔德里奇综合征蛋白（WASP）、mDNA、肌动蛋白抑制蛋白]、用于肌动蛋白微丝解聚的蛋白（丝切蛋白）、用于纤维加帽和切割的蛋白（凝溶胶蛋白）。重塑事件受小 G- 蛋白 Rho、Rac 和 cdc42 以及 Rho 活化的蛋白激酶（ROCK）的调节。肌球蛋白Ⅱ被 Ca^{2+}/ 钙调蛋白（CaM）/ 肌球蛋白轻链激酶（MLCK）和 p21 活化的激酶（PAK）激活，产生施加于基质的牵引力，使细胞前移。反过来，基质成分通过基质 - 整联蛋白结合诱导的黏着斑成分如桩蛋白、黏着斑激酶（FAK）和 c-Src 的磷酸化作用产生可拉伸的力量，引起肌动球蛋白和动力蛋白质相互作用，从而使细胞前移 *(Adapted from Gerthoffer WT：Mechanisms of vascular smooth muscle cell migration.Circ Res 100：607-621，2007.)*

更新的调节也与微管网络密切相关。

在细胞迁移过程中终末的主要事件是细胞体收缩。与分化型细胞收缩相似，细胞体收缩以钙离子介导 MLCK 的活化和基质相互作用后 MLC 的磷酸化为开端。RhoA 和 Rho 激酶也可能在收缩过程中发挥作用，因为药理学抑制 Rho 激酶阻止 VSMCs 的迁移[139]。当前的学说表明，肌球蛋白Ⅱ产生牵引力施加于基质，基质反过来调节肌球蛋白Ⅱ的活性[137]。

完全了解 VSMC 迁移的潜在机制还有待研究，但是识别预防再狭窄和斑块形成的新靶标的潜力是显而易见的。

炎症

如前所述，VSMCs 能呈现炎症型，这最初是在动脉粥样硬化损伤内发现的。这些细胞在血管壁中层中发现，表达既是分化型又是炎症型标记的基因（如 VCAM-1），表现出活化的 NF-κB 信号通路[140]。这种炎症型发展的主要刺激物之一是氧化的 LDL，但是，被扰乱的血流激活的 ECs 通过分泌促炎性细胞因子也促进 VSMC 的炎症变化[14]。

氧化的 LDL 以及其他细胞因子（如 IL-1β 和 TNF-α）刺激 VSMC 表达 MCP-1、TNF-α 等趋化因子和趋化因子（C-X-C motif）配体 1（CXCL1），以及黏附分子（如 VCAM-1、ICAM-1 和 MCP-1）的受体 CCR-2。因为这些分子大多数激活 NF-κB，暴露于其中一个常常引起其他分子的表达，导致正反馈信号机制传递，从而加强局部炎症反应。最终的结果是招募 T 细胞和单核细胞，并将它们黏附到到血管壁的平滑肌细胞（SMCs）。

和其他类型细胞一样，VSMC 中促炎性基因的表达，主要是通过应激活化蛋白激酶 p38MAPK 转录后，调节炎症基因表达和调节促炎性转录因子（如 NF-κB 和 STAT1/3）转录的结果。这两个途径都受 ROS 的活化，由于巨噬细胞浸润和细胞因子直接刺激 VSMCs，ROS 已被证明在斑块的炎症区域是增加的。刺激细胞因子受体使 p38MAPK 激活，后者通过 MAPKAPK-2 介导的腺苷酸、尿苷酸富集元件（AREs）结合蛋白，如锌指蛋白 36（TTP）的磷酸化控制促炎蛋白浓度，以此促进 TNF-αmRNA 的稳定性[141]。许多其他炎性基因的 mRNAs，包括 MCP-1、IL-1β、IL-8、细胞间黏附分子 1（ICAM-1）和 VCAM-1 也含有 AREs。须注意的是，ARE 结合蛋白既能稳定 mRNA 又能使 mRNA 失稳定：HuR 保护包含 ARE 的转录产物使其免受降解，但 AUF1 使它的靶标不稳定。p38MAPK 通过激活 MAPK 信号集成激酶 -1（Mnk-1）来调控翻译，从而调节炎性蛋白的表达。Mnk-1 使翻译起始因子 eIF-4E 磷酸化并增强它与 mRNA 帽结构的亲和力[142]。促炎性基因表达的转录调控主要是激活 NF-κB 通路的结果。p65-p50 异质二聚体是常见的反式激活因子，它与 NF-κB 结合位点结合，从而增加促炎性基因的转录。STATs 调控的基因表达是典型的酪氨酸激酶受体 JAK 活化以及随后 STAT 分子磷酸化，磷酸化的 STAT 移入细胞核的结果。

另一个促使 VSMC 炎症型维持的主要环境因素是细胞生存的基质环境。在动脉粥样硬化斑块中，VSMCs 开始分泌胶原蛋白Ⅰ和胶原蛋白Ⅲ，但由于 NF-κB 激活，也表达使胶原纤维降解成单体的 MMP-1、MMP-3 和 MMP-9，以此促进炎症型，VCAM-1 表达的增加也证明了这一点[75]。相似的反应也见于骨桥蛋白，在动脉粥样硬化中它也是增加的[143]。这些基质蛋白对 VSMCs 的作用由与特异性的整联蛋白结合所介导，最可能的整联蛋白是 α5β1 或 αvβ3[14]。与基质中的透明质酸结合的非整联蛋白基质受体 CD44，也与转换到炎症型有关，正如它刺激 VCAM-1 表达的能力所显示的[144]。

衰老、凋亡和自噬

在老化和氧化应激反应中，DNA 修复或抗氧化机制缺陷已经导致细胞器 / 蛋白质 /DNA 细胞的损伤。它依赖 2 个进程来避免复制，以及将损伤传递到子代细胞：永久阻滞细胞周期（细胞衰老）或程序性的细胞死亡 [包括细胞凋亡（自杀）或自噬（自食）][145]。

衰老的细胞永久停滞在细胞周期 G1 期，并表现出特异的衰老相关标志（如 β- 半乳糖苷酶、异染色质灶和脂褐素颗粒蓄积）。与休眠细胞不同，衰老细胞对生长因子无反应[146]。多种应激，包括射线或化学引起的 DNA 损伤、线粒体功能障碍和氧化应激，能产生两种类型的衰老程序：应激诱导的早熟性衰老（SIPS）和伴随端粒脱帽或缩短加速的复制性衰老[147]。这些不同的刺激通路集中到两条效应途径：肿瘤抑制蛋白 p53 和 Rb 途径；p53 常常通过鼠双微体（MDM2）作用于蛋白酶体介导的降解。促有丝分裂应激或 DNA 损伤抑制 MDM2 活化，引起 p53 介导的 CDKI p21 活化，于是细胞周期停滞[145]。在第二条途径中，应激或损伤激活 Rb，活化的 Rb 结合并抑制 E2F，后者是细胞周期进展中 G1 期 /S 期转换所需的转录因子（图 3-7）。这两条衰老途径在 p53 水平表现出交叉调控，并能重叠死亡途径。衰老的细胞释放出降解的蛋白酶、生长因子和炎性细胞因子，这些物质作用于邻近细胞。

VSMCs 中，由 ROS 引起的 DNA 损伤（如超氧化物、过氧化氢、羟基自由基）激起快速的（几天内）SIPS。在动脉粥样硬化斑块的所有累及层，ROS 的浓度是增加的，尤其在斑块本身[147]。衰老的 VSMCs 已被鉴定存在于受损伤的动脉和动脉粥样硬化斑块内膜[148]。

衰老 VSMCs 的许多改变使人想起老化相关的血管疾病，这些疾病在血管病理过程中涉及细胞衰老[148]。因此，关于如何衰老的模型有助于理解血管疾病的形成。致动脉粥样硬化的刺激物，如 Ang Ⅱ，最初刺激增殖，接着丝裂原诱导 SIPS 或通过端粒脱帽导致复制性衰老。衰老的 VSMCs 释放炎性细胞因子 / 趋化因子，导致 ECM 降解。减少的细胞结构和增强的炎症反应促使斑块不稳定[148]。

衰老的 VSMCs 也与血管钙化有关。衰老 VSMCs

显示成骨细胞基因 [如碱性磷酸酶（ALP）、1 型胶原蛋白和 RUNX-2] 表达增强，而抗钙化因子基质 Gla 蛋白（MGP）的表达下调 [149]。

细胞凋亡，即在完整的细胞质膜内受控制的活化蛋白酶和水解酶，以便邻近细胞不受影响，免疫反应也不被触发 [150]，是增生性血管疾病和介入治疗（如血管成形术 / 动脉支架、静脉旁路移植术）之后血管重塑的重要机制 [151]。丝裂原如凝血酶或 PDGF 能诱导动脉粥样硬化斑块内 VSMCs 的部分片段增殖 [152]。增生受到死亡诱导的 VSMC 凋亡的抗衡，后者由斑块内免疫细胞产生的一系列炎症介质、细胞因子、氧化脂质和自由基所触发。这些炎症介质激活半胱天冬酶、外源性死亡受体途径 [例如 Fas/CD95 TRAIL（TNF 相关的凋亡诱导配体）] 的成分，和（或）在 Bcl 家族成员的控制下引起 VSMCs 内源性线粒体损伤 [153]。

促分裂、细胞凋亡和生存信号之间的相互作用产生多种病变特征，并确定是否有一个将要破裂的易碎的纤维帽、富含脂质的坏死核或纤维化和钙化核 [152]。动脉粥样硬化斑块内高百分比的凋亡 VSMCs 是斑块破裂的主要原因之一，这是由于中膜的细胞结构减少和纤维帽变薄。此外，凋亡 VSMCs 的吞噬清除率减少会导致 VSMCs 坏死，VSMC 凋亡水平低下会加重高脂血症，诱导有活力的 VSMC 释放 IL-6 和 MCP-1，从而引起慢性炎症 [154]。凋亡的 VSMCs 还产生凝血酶，促进血液凝固 [152]。

血管平滑肌细胞凋亡也伴随其他的损害特征包括炎症、钙化、血栓形成和动脉瘤 [156]。在体内，VSMC 凋亡引起细胞因子和 MCP-1 释放，招募巨噬细胞。血管钙化伴随无机磷酸盐诱导的 VSMC 凋亡，以及后续 VSMC 衍生的作为钙化灶的基质小泡 [156]。他汀类药物修复 Gas6 介导的存活途径，并通过阻止细胞凋亡抑制 VSMC 钙化。

除细胞凋亡之外，自噬细胞通过这个生存过程降解它的自身成分，如损害的细胞器、长寿的异常蛋白质或聚集的蛋白质 [145]，有助于动脉粥样硬化斑块的病理过程。对老化斑块纤维帽中 VSMCs 的超微结构分析揭示了细胞处于自体吞噬降解的特征 [157]。因为自噬是一个存活机制，并不是死亡途径，所以纤维帽中 VSMC 自噬可能有助于斑块稳定，免受氧化应激 [157]。如果氧化应激损伤溶酶体膜，溶酶体 / 自噬空泡融合被破坏，细胞凋亡随之发生。

干细胞 / 祖细胞

干细胞分化为各种细胞类型的能力，引起关于利用多能胚胎干细胞作为 VSMCs 的来源，用于以细胞为基础的再生治疗和损伤 / 疾病修复中的组织工程的研究。关于骨髓中固定的成体干细胞和（或）循环血液、血管壁或其他周围组织中单能谱系的 VSMC 祖细胞，在动脉粥样硬化斑块新生内膜发展中的作用的研究同样在进展中 [158-161]。

在*体外*多能胚胎干细胞（ESCs）形成类胚体，后者含有由内源性 TGF-β 诱导的收缩性 SMCs 的孤立区域 [162]。由于未分化的 ESCs 具有形成畸胎瘤的潜能，隔离分化细胞纯种群的能力对在组织工程学中应用 ESCs 十分重要。另一种使组织再生的方法是改编体细胞使之类似 ESCs。体细胞通过添加明确的因子如 Sox2、Oct4、KLF4 和 c-myc，能被诱导形成多能干细胞（iPS）[163]。

多能的脂肪来源的间充质干细胞（MSCs）是血管组织工程中 VSMC 来源的候补，因为这些 MSCs 容易从人类脂肪抽吸中获得，培养时容易扩张，并能在含有 TGF-β 和 BMP-4 的培养介质中分化为收缩型 VSMC 样细胞 [164]。

关于新生内膜 VSMCs 起源的最初推测提出，损伤诱导的生长因子和 ECM 蛋白酶解引起 VSMC 从静止的收缩型转换到合成型，导致一些克隆和寡克隆 VSMCs 增殖，并从潜在的中膜下迁移到内膜，因此血管重塑导致斑块形成和管腔阻塞。随后的证据表明，循环的骨髓衍生的 SMC 祖细胞可能有助于正常血管损伤修复和血管损伤时新生内膜的形成 [2,158]。然而，在损伤和疾病反应时内膜 VSMCs 的起源来自血液中骨髓衍生的祖细胞是有争议的 [165-166]。在移植骨髓细胞到致死剂量辐射的、同时有丝损伤的小鼠的长期研究中，最初在多数的新生内膜中发现的骨髓衍生细胞，并不是稳定存在的。少数在 16 周后剩余的细胞不表现明确的 VSMC 标记蛋白、钙调理蛋白和 SMMHC。此外，管壁动脉外膜层作为管壁衍生 MSCs 和 VSMC 祖细胞的利基 [161]，包括固有的干细胞抗原 -1（Sca-1）阳性细胞，在外膜中通过 Shh 信号和心肌蛋白转录辅阻遏物维护，该细胞有能力分化为 VSMCs[167]。这群在动脉外膜的 Sca1+ 祖细胞能促进损伤 / 疾病时血管壁的重塑。一种盛行的假说是新生内膜 VSMCs 起源于损伤的中膜，也起源于外膜局部固有的祖细胞 [166]。

VSMC 表型可塑性的本质，以标志基因的不同基因表达模式和不同功能为例，使骨髓定居的和来自循环干 / 祖细胞的 VSMCs 的定义和识别复杂化[168]。在转化心血管疾病的临床治疗中安全有效地使用再生 VSMCs 可能对能分化为 VSMCs 的细胞进行鉴别、生产和隔离的进一步方法学研究有帮助。

结论

VSMCs 多变的性质，不仅是它生长和成熟过程中正常血管壁收缩和合成功能的基础，也是损伤和疾病反应时血管重塑的基础。正如本章所证明的，来自动物模型、临床试验和基础细胞生物实验研究的新进展，增强了我们对调节和控制 VSMC 可塑性的内在遗传密码和外在环境因素的理解。将来的艰巨任务包括怎样将这些理解转化为临床有效的心血管疾病的药理学干预，以及实用的组织工程血管结构用于替换疾病 / 损伤血管的生产。

参考文献

1. Wagenseil JE, Mecham RP: Vascular extracellular matrix and arterial mechanics, *Physiol Rev* 89(3):957–989, 2009.
2. Owens GK, Kumar MS, Wamhoff BR: Molecular regulation of vascular smooth muscle cell differentiation in development and disease, *Physiol Rev* 84(3):767–801, 2004.
3. Beamish JA, He P, Kottke-Marchant K, et al: Molecular regulation of contractile smooth muscle cell phenotype: implications for vascular tissue engineering, *Tissue Eng Part B Rev* 16(5):467–491, 2010.
4. Herbert SP, Huisken J, Kim TN, et al: Arterial-venous segregation by selective cell sprouting: an alternative mode of blood vessel formation, *Science* 326(5950):294–298, 2009.
5. Swift MR, Weinstein BM: Arterial-venous specification during development, *Circ Res* 104(5):576–588, 2009.
6. Anderson LM, Gibbons GH: Notch: a mastermind of vascular morphogenesis, *J Clin Invest* 117(2):299–302, 2007.
7. Jain RK: Molecular regulation of vessel maturation, *Nat Med* 9(6):685–693, 2003.
8. Majesky MW: Developmental basis of vascular smooth muscle diversity, *Arterioscler Thromb Vasc Biol* 27(6):1248–1258, 2007.
9. Hao H, Gabbiani G, Bochaton-Piallat M-L: Arterial smooth muscle cell heterogeneity: implications for atherosclerosis and restenosis development, *Arterioscler Thromb Vasc Biol* 23(9):1510–1520, 2003.
10. Larsson E, McLean SE, Mecham RP, et al: Do two mutually exclusive gene modules define the phenotypic diversity of mammalian smooth muscle? *Mol Genet Genomics* 280(2): 127–137, 2008.
11. Moiseeva EP: Adhesion receptors of vascular smooth muscle cells and their functions, *Cardiovasc Res* 52(3):372–386, 2001.
12. Rensen SS, Doevendans PA, van Eys GJ: Regulation and characteristics of vascular smooth muscle cell phenotypic diversity, *Neth Heart J* 15(3):100–108, 2007.
13. Rzucidlo EM: Signaling pathways regulating vascular smooth muscle cell differentiation, *Vascular* 17(Suppl 1):S15–S20, 2009.
14. Orr AW, Hastings NE, Blackman BR, et al: Complex regulation and function of the inflammatory smooth muscle cell phenotype in atherosclerosis, *J Vasc Res* 47(2):168–180, 2010.
15. Berk BC: Vascular smooth muscle growth: autocrine growth mechanisms, *Physiol Rev* 81(3):999–1030, 2001.
16. Griendling K, Harrison D, Alexander R: Biology of the vessel wall. In Fuster V, Walsh R, O'Rourke R and Poole-Wilson P, editors: *Hurst's the heart*, ed 12, New York, 2008, McGraw Hill, pp 135–154.
17. Garrido AM, Griendling KK: NADPH oxidases and angiotensin II receptor signaling, *Mol Cell Endocrinol* 302(2):148–158, 2009.
18. Pardali E, Goumans M-J, ten Dijke P: Signaling by members of the TGF-β family in vascular morphogenesis and disease, *Trends Cell Biol* 20(9):556–567, 2010.
19. Mehta PK, Griendling KK: Angiotensin II cell signaling: physiological and pathological effects in the cardiovascular system, *Am J Physiol Cell Physiol* 292(1):C82–C97, 2007.
20. Yoshida T, Owens GK: Molecular determinants of vascular smooth muscle cell diversity, *Circ Res* 96(3):280–291, 2005.
21. High FA, Zhang M, Proweller A, et al: An essential role for Notch in neural crest during cardiovascular development and smooth muscle differentiation, *J Clin Invest* 117(2): 353–363, 2007.
22. Gridley T: Notch signaling in the vasculature, *Curr Top Dev Biol* 92:277–309, 2010.
23. Tang Y, Urs S, Liaw L: Hairy-related transcription factors inhibit Notch-induced smooth muscle α-actin expression by interfering with Notch intracellular domain/CBF-1 complex interaction with the CBF-1-binding site, *Circ Res* 102(6):661–668, 2008.
24. Tang Y, Urs S, Boucher J, et al: Notch and transforming growth factor-beta (TGFβ) signaling pathways cooperatively regulate vascular smooth muscle cell differentiation, *J Biol Chem* 285(23):17556–17563, 2010.
25. Morrow D, Cullen JP, Liu W, et al: Sonic hedgehog induces Notch target gene expression in vascular smooth muscle cells via VEGF-A, *Arterioscler Thromb Vasc Biol* 29(7):1112–1118, 2009.
26. Jin S, Hansson EM, Tikka S, et al: Notch signaling regulates platelet-derived growth factor receptor-β expression in vascular smooth muscle cells, *Circ Res* 102(12):1483–1491, 2008.
27. Wang D-Z, Olson EN: Control of smooth muscle development by the myocardin family of transcriptional coactivators, *Curr Opin Genet Dev* 14(5):558–566, 2004.
28. Miano JM, Long X, Fujiwara K: Serum response factor: master regulator of the actin cytoskeleton and contractile apparatus, *Am J Physiol Cell Physiol* 292(1):C70–C81, 2007.
29. Parmacek MS: Myocardin-related transcription factors: critical coactivators regulating cardiovascular development and adaptation, *Circ Res* 100(5):633–644, 2007.
30. Pipes GC, Creemers EE, Olson EN: The myocardin family of transcriptional coactivators: versatile regulators of cell growth, migration, and myogenesis, *Genes Dev* 20(12):1545–1556, 2006.
31. Davis CA, Haberland M, Arnold MA, et al: PRISM/PRDM6, a transcriptional repressor that promotes the proliferative gene program in smooth muscle cells, *Mol Cell Biol* 26(7):2626–2636, 2006.
32. Haldar SM, Ibrahim OA, Jain MK: Kruppel-like factors (KLFs) in muscle biology, *J Mol Cell Cardiol* 43(1):1–10, 2007.
33. Zheng B, Han M, Wen JK: Role of Krüppel-like factor 4 in phenotypic switching and proliferation of vascular smooth muscle cells, *IUBMB Life* 62(2):132–139, 2010.
34. Miano JM: Deck of CArGs, *Circ Res* 103(1):13–15, 2008.
35. Olson EN, Nordheim A: Linking actin dynamics and gene transcription to drive cellular motile functions, *Nat Rev Mol Cell Biol* 11(5):353–365, 2010.
36. Liu N, Olson EN: Coactivator control of cardiovascular growth and remodeling, *Curr Opin Cell Biol* 18(6):715–722, 2006.
37. Posern G, Treisman R: Actin' together: serum response factor, its cofactors and the link to signal transduction, *Trends Cell Biol* 16(11):588–596, 2006.
38. Parmacek MS: Myocardin: dominant driver of the smooth muscle cell contractile phenotype, *Arterioscler Thromb Vasc Biol* 28(8):1416–1417, 2008.
39. Dong J-T, Chen C: Essential role of KLF5 transcription factor in cell proliferation and differentiation and its implications for human diseases, *Cell Mol Life Sci* 66(16):2691–2706, 2009.
40. Kawai-Kowase K, Owens GK: Multiple repressor pathways contribute to phenotypic switching of vascular smooth muscle cells, *Am J Physiol Cell Physiol* 292(1):C59–C69, 2007.
41. Liu Y: Wen J-K, Dong L-H, et al: Kruppel-like factor (KLF) 5 mediates cyclin D1 expression and cell proliferation via interaction with c-Jun in Ang II-induced VSMCs, *Acta Pharmacol Sin* 31(1):10–18, 2009.
42. Suzuki T, Sawaki D, Aizawa K, et al: Kruppel-like factor 5 shows proliferation-specific roles in vascular remodeling, direct stimulation of cell growth, and inhibition of apoptosis, *J Biol Chem* 284(14):9549–9557, 2009.
43. Nagai R, Suzuki T, Aizawa K, et al: Significance of the transcription factor KLF5 in cardiovascular remodeling, *J Thromb Haemost* 3(8):1569–1576, 2005.
44. Liu N, Olson EN: MicroRNA regulatory networks in cardiovascular development, *Dev Cell* 18(4):510–525, 2010.
45. Eulalio A, Huntzinger E, Izaurralde E: Getting to the root of miRNA-mediated gene silencing, *Cell* 132(1):9–14, 2008.
46. Djuranovic S, Nahvi A, Green R: A parsimonious model for gene regulation by miRNAs, *Science* 331(6017):550–553, 2011.
47. Bartel DP: MicroRNAs: target recognition and regulatory functions, *Cell* 136(2):215–233, 2009.
48. Cheng Y, Liu X, Yang J, et al: MicroRNA-145, a novel smooth muscle cell phenotypic marker and modulator, controls vascular neointimal lesion formation, *Circ Res* 105(2):158–166, 2009.
49. Cordes KR, Sheehy NT, White MP, et al: miR-145 and miR-143 regulate smooth muscle cell fate and plasticity, *Nature* 460(7256):705–710, 2009.
50. Xin M, Small EM, Sutherland LB, et al: MicroRNAs miR-143 and miR-145 modulate cytoskeletal dynamics and responsiveness of smooth muscle cells to injury, *Genes Dev* 23(18):2166–2178, 2009.
51. Boettger T, Beetz N, Kostin S, et al: Acquisition of the contractile phenotype by murine arterial smooth muscle cells depends on the Mir143/145 gene cluster, *J Clin Invest* 119(9):2634–2647, 2009.
52. Song Z, Li G: Role of specific microRNAs in regulation of vascular smooth muscle cell differentiation and the response to injury, *J Cardiovasc Transl Res* 3(3):246–250, 2010.
53. Liu X, Cheng Y, Zhang S, et al: A necessary role of miR-221 and miR-222 in vascular smooth muscle cell proliferation and neointimal hyperplasia, *Circ Res* 104(4):476–487, 2009.
54. Davis BN, Hilyard AC, Nguyen PH, et al: Induction of microRNA-221 by platelet-derived growth factor signaling is critical for modulation of vascular smooth muscle phenotype, *J Biol Chem* 284(6):3728–3738, 2009.
55. McDonald OG, Owens GK: Programming smooth muscle plasticity with chromatin dynamics, *Circ Res* 100(10):1428–1441, 2007.
56. McDonald OG, Wamhoff BR, Hoofnagle MH, et al: Control of SRF binding to CArG box chromatin regulates smooth muscle gene expression *in vivo*, *J Clin Invest* 116(1):36–48, 2006.
57. Mohammad HP, Baylin SB: Linking cell signaling and the epigenetic machinery, *Nat Biotech* 28(10):1033–1038, 2010.
58. Qiu P, Ritchie RP, Gong XQ, et al: Dynamic changes in chromatin acetylation and the expression of histone acetyltransferases and histone deacetylases regulate the SM22α transcription in response to Smad3-mediated $TGF\beta_1$ signaling, *Biochem Biophys Res Commun* 348(2):351–358, 2006.

59. Villeneuve LM, Reddy MA, Lanting LL, et al: Epigenetic histone H3 lysine 9 methylation in metabolic memory and inflammatory phenotype of vascular smooth muscle cells in diabetes, *Proc Natl Acad Sci U S A* 105(26):9047–9052, 2008.
60. Ceriello A, Ihnat MA, Thorpe JE: The "metabolic memory": is more than just tight glucose control necessary to prevent diabetic complications? *J Clin Endocrinol Metab* 94(2): 410–415, 2009.
61. Paik JH, Skoura A, Chae SS, et al: Sphingosine 1-phosphate receptor regulation of N-cadherin mediates vascular stabilization, *Genes Dev* 18(19):2392–2403, 2004.
62. George SJ, Dwivedi A: MMPs, cadherins, and cell proliferation, *Trends Cardiovasc Med* 14(3):100–105, 2004.
63. Figueroa XF, Duling BR: Gap junctions in the control of vascular function, *Antioxid Redox Signal* 11(2):251–266, 2009.
64. Brisset AC, Isakson BE, Kwak BR: Connexins in vascular physiology and pathology, *Antioxid Redox Signal* 11(2):267–282, 2009.
65. Johnstone S, Isakson B, Locke D: Biological and biophysical properties of vascular connexin channels, *Int Rev Cell Mol Biol* 278:69–118, 2009.
66. Wang L, Zheng J, Du Y, et al: Cartilage oligomeric matrix protein maintains the contractile phenotype of vascular smooth muscle cells by interacting with α7β1 integrin, *Circ Res* 106(3):514–525, 2010.
67. Tkachenko E, Rhodes JM, Simons M: Syndecans: new kids on the signaling block, *Circ Res* 96(5):488–500, 2005.
68. Alexopoulou AN, Multhaupt HAB, Couchman JR: Syndecans in wound healing, inflammation and vascular biology, *Int J Biochem Cell Biol* 39(3):505–528, 2007.
69. Fukai N, Kenagy RD, Chen L, et al: Syndecan-1: an inhibitor of arterial smooth muscle cell growth and intimal hyperplasia, *Arterioscler Thromb Vasc Biol* 29(9):1356–1362, 2009.
70. Kelleher CM, McLean SE, Mecham RP: Vascular extracellular matrix and aortic development, *Curr Top Dev Biol* 62:153–188, 2004.
71. Hynes RO: The extracellular matrix: not just pretty fibrils, *Science* 326(5957):1216–1219, 2009.
72. Järveläinen H, Sainio A, Koulu M, et al: Extracellular matrix molecules: potential targets in pharmacotherapy, *Pharmacol Rev* 61(2):198–223, 2009.
73. Mao Y, Schwarzbauer JE: Fibronectin fibrillogenesis, a cell-mediated matrix assembly process, *Matrix Biol* 24(6):389–399, 2005.
74. Singh P, Carraher C, Schwarzbauer JE: Assembly of fibronectin extracellular matrix, *Annu Rev Cell Dev Biol* 26:397–419, 2010.
75. Orr AW, Lee MY, Lemmon JA, et al: Molecular mechanisms of collagen isotype-specific modulation of smooth muscle cell phenotype, *Arterioscler Thromb Vasc Biol* 29(2):225–231, 2009.
76. Koyama H, Raines EW, Bornfeldt KE, et al: Fibrillar collagen inhibits arterial smooth muscle proliferation through regulation of Cdk2 inhibitors, *Cell* 87(6):1069–1078, 1996.
77. Kielty CM, Sherratt MJ, Shuttleworth CA: Elastic fibres, *J Cell Sci* 115(14):2817–2828, 2002.
78. Kielty CM: Elastic fibres in health and disease, *Expert Rev Mol Med* 8(19):1–23, 2006.
79. Karnik SK, Brooke BS, Bayes-Genis A, et al: A critical role for elastin signaling in vascular morphogenesis and disease, *Development* 130(2):411–423, 2003.
80. Ramirez F, Rifkin DB: Extracellular microfibrils: contextual platforms for TGFβ and BMP signaling, *Curr Opin Cell Biol* 21(5):616–622, 2009.
81. Ramirez F, Sakai L: Biogenesis and function of fibrillin assemblies, *Cell Tissue Res* 339(1): 71–82, 2010.
82. Yanagisawa H, Davis EC: Unraveling the mechanism of elastic fiber assembly: the roles of short fibulins, *Int J Biochem Cell Biol* 42(7):1084–1093, 2010.
83. Chapman SL, Sicot F-X, Davis EC, et al: Fibulin-2 and fibulin-5 cooperatively function to form the internal elastic lamina and protect from vascular injury, *Arterioscler Thromb Vasc Biol* 30(1):68–74, 2010.
84. Zacchigna L, Vecchione C, Notte A, et al: Emilin1 links TGF-β maturation to blood pressure homeostasis, *Cell* 124(5):929–942, 2006.
85. Zanetti M, Braghetta P, Sabatelli P, et al: EMILIN-1 deficiency induces elastogenesis and vascular cell defects, *Mol Cell Biol* 24(2):638–650, 2004.
86. Couchman JR: Transmembrane signaling proteoglycans, *Annu Rev Cell Dev Biol* 26:89–114, 2010.
87. Wight TN: Arterial remodeling in vascular disease: a key role for hyaluronan and versican, *Front Biosci* 13:4933–4937, 2008.
88. Ballinger ML, Ivey ME, Osman N, et al: Endothelin-1 activates ETA receptors on human vascular smooth muscle cells to yield proteoglycans with increased binding to LDL, *Atherosclerosis* 205(2):451–457, 2009.
89. Chen C-C, Lau LF: Functions and mechanisms of action of CCN matricellular proteins, *Int J Biochem Cell Biol* 41(4):771–783, 2009.
90. Matsumae H, Yoshida Y, Ono K, et al: CCN1 knockdown suppresses neointimal hyperplasia in a rat artery balloon injury model, *Arterioscler Thromb Vasc Biol* 28(6):1077–1083, 2008.
91. Shimoyama T, Hiraoka S, Takemoto M, et al: CCN3 inhibits neointimal hyperplasia through modulation of smooth muscle cell growth and migration, *Arterioscler Thromb Vasc Biol* 30(4):675–682, 2010.
92. Newby AC: Dual role of matrix metalloproteinases (matrixins) in intimal thickening and atherosclerotic plaque rupture, *Physiol Rev* 85(1):1–31, 2005.
93. Newby AC: Matrix metalloproteinases regulate migration, proliferation, and death of vascular smooth muscle cells by degrading matrix and non-matrix substrates, *Cardiovasc Res* 69(3):614–624, 2006.
94. Nagase H, Visse R, Murphy G: Structure and function of matrix metalloproteinases and TIMPs, *Cardiovasc Res* 69(3):562–573, 2006.
95. Raffetto JD, Khalil RA: Matrix metalloproteinases and their inhibitors in vascular remodeling and vascular disease, *Biochem Pharmacol* 75(2):346–359, 2008.
96. Newby AC: Metalloproteinases and vulnerable atherosclerotic plaques, *Trends Cardiovasc Med* 17(8):253–258, 2007.
97. Assoian RK, Klein EA: Growth control by intracellular tension and extracellular stiffness, *Trends Cell Biol* 18(7):347–352, 2008.
98. Klein EA, Yin L, Kothapalli D, et al: Cell-cycle control by physiological matrix elasticity and *in vivo* tissue stiffening, *Curr Biol* 19(18):1511–1518, 2009.
99. Watanabe H, Murakami M, Ohba T, et al: TRP channel and cardiovascular disease, *Pharmacol Ther* 118(3):337–351, 2008.
100. Akata T: Cellular and molecular mechanisms regulating vascular tone. Part 1: basic mechanisms controlling cytosolic Ca^{2+} concentration and the Ca^{2+}-dependent regulation of vascular tone, *J Anesth* 21(2):220–231, 2007.
101. Kim HR, Appel S, Vetterkind S, et al: Smooth muscle signalling pathways in health and disease, *J Cell Mol Med* 12(6A):2165–2180, 2008.
102. Essin K, Gollasch M: Role of ryanodine receptor subtypes in initiation and formation of calcium sparks in arterial smooth muscle: comparison with striated muscle, *J Biomed Biotechnol* 2009.
103. Sathish V, Thompson MA, Bailey JP, et al: Effect of proinflammatory cytokines on regulation of sarcoplasmic reticulum Ca^{2+} reuptake in human airway smooth muscle, *Am J Physiol Lung Cell Mol Physiol* 297(1):L26–L34, 2009.
104. Trebak M, Ginnan R, Singer HA, et al: Interplay between calcium and reactive oxygen/nitrogen species: an essential paradigm for vascular smooth muscle signaling, *Antioxid Redox Signal* 12(5):657–674, 2010.
105. Berk B: Vascular smooth muscle. In Creager M, Dzau V, Loscalzo J, editors: *Vascular medicine: a companion to Braunwald's heart disease*, ed 1, Philadelphia, 2006, Saunders-Elsevier, pp 17–30.
106. Hilgers RHP, Webb RC: Molecular aspects of arterial smooth muscle contraction: focus on Rho, *Exp Biol Med* 230(11):829–835, 2005.
107. Masaki T: Historical review: endothelin, *Trends Pharmacol Sci* 25(4):219–224, 2004.
108. Tsutsui M, Shimokawa H, Otsuji Y, et al: Pathophysiological relevance of NO signaling in the cardiovascular system: novel insight from mice lacking all NO synthases, *Pharmacol Ther* 128(3):499–508, 2010.
109. Gao Y, Yang Y, Guan Q, et al: IL-1beta modulate the Ca(2+)-activated big-conductance K channels (BK) via reactive oxygen species in cultured rat aorta smooth muscle cells, *Mol Cell Biochem* 338(1–2):59–68, 2010.
110. Tong X, Hou X, Jourd'heuil D, et al: Upregulation of Nox4 by TGFβ1 oxidizes SERCA and inhibits NO in arterial smooth muscle of the prediabetic Zucker rat, *Circ Res* 107(8):975–983, 2010.
111. Rajsheker S, Manka D, Blomkalns AL, et al: Crosstalk between perivascular adipose tissue and blood vessels, *Curr Opin Pharmacol* 10(2):191–196, 2010.
112. Zhang H, Cui J, Zhang C: Emerging role of adipokines as mediators in atherosclerosis, *World J Cardiol* 2(11):370–376, 2010.
113. Fuster JJ, Fernandez P, Gonzalez-Navarro H, et al: Control of cell proliferation in atherosclerosis: insights from animal models and human studies, *Cardiovasc Res* 86(2):254–264, 2010.
114. Griendling KK, Ushio-Fukai M, Lassegue B, et al: Angiotensin II signaling in vascular smooth muscle: new concepts, *Hypertension* 29(1):366–370, 1997.
115. Schwartz MA, Assoian RK: Integrins and cell proliferation: regulation of cyclin-dependent kinases via cytoplasmic signaling pathways, *J Cell Sci* 114(14):2553–2560, 2001.
116. Dzau VJ, Braun-Dullaeus RC, Sedding DG: Vascular proliferation and atherosclerosis: new perspectives and therapeutic strategies, *Nat Med* 8(11):1249–1256, 2002.
117. Marsboom G, Archer SL: Pathways of proliferation: new targets to inhibit the growth of vascular smooth muscle cells, *Circ Res* 103(10):1047–1049, 2008.
118. Fuster JJ, Andres V: Telomere biology and cardiovascular disease, *Circ Res* 99(11):1167–1180, 2006.
119. Kandadi MR, Stratton MS, Ren J: The role of Src homology 2 containing protein tyrosine phosphatase 2 in vascular smooth muscle cell migration and proliferation, *Acta Pharmacol Sin* 31(10):1277–1283, 2010.
120. Abizaid A: Sirolimus-eluting coronary stents: a review, *Vasc Health Risk Manag* 3(2):191–201, 2007.
121. Kahl CR, Means AR: Regulation of cell cycle progression by calcium/calmodulin-dependent pathways, *Endocr Rev* 24(6):719–736, 2003.
122. Koledova VV, Khalil RA: Ca^{2+}, calmodulin, and cyclins in vascular smooth muscle cell cycle, *Circ Res* 98(10):1240–1243, 2006.
123. Choi J, Husain M: Calmodulin-mediated cell cycle regulation: new mechanisms for old observations, *Cell Cycle* 5(19):2183–2186, 2006.
124. Touyz RM, Yao G: Modulation of vascular smooth muscle cell growth by magnesium—role of mitogen—activated protein kinases, *J Cell Physiol* 197(3):326–335, 2003.
125. Burg ED, Remillard CV, Yuan JXJ: Potassium channels in the regulation of pulmonary artery smooth muscle cell proliferation and apoptosis: pharmacotherapeutic implications, *Br J Pharmacol* 153(S1):S99–S111, 2008.
126. Neylon CB: Potassium channels and vascular proliferation, *Vasc Pharmacol* 38(1):35–41, 2002.
127. Cidad P, Moreno-Dominguez A, Novensa L, et al: Characterization of ion channels involved in the proliferative response of femoral artery smooth muscle cells, *Arterioscler Thromb Vasc Biol* 30(6):1203–1211, 2010.
128. Miguel-Velado E, Perez-Carretero FD, Colinas O, et al: Cell cycle-dependent expression of Kv3.4 channels modulates proliferation of human uterine artery smooth muscle cells, *Cardiovasc Res* 86(3):383–391, 2010.
129. Jackson WF: KV1.3: a new therapeutic target to control vascular smooth muscle cell proliferation, *Arterioscler Thromb Vasc Biol* 30(6):1073–1074, 2010.
130. Assoian RK, Schwartz MA: Coordinate signaling by integrins and receptor tyrosine kinases in the regulation of G1 phase cell-cycle progression, *Curr Opin Genet Dev* 11(1):48–53, 2001.
131. Gizard F, Bruemmer D: Transcriptional control of vascular smooth muscle cell proliferation by peroxisome proliferator-activated receptor-gamma: therapeutic implications for cardiovascular diseases, *PPAR Res* 2008.
132. Gizard F, Amant C, Barbier O, et al: PPARα inhibits vascular smooth muscle cell proliferation underlying intimal hyperplasia by inducing the tumor suppressor p16INK4a, *J Clin Invest* 115(11):3228–3238, 2005.
133. Gizard F, Nomiyama T, Zhao Y, et al: The PPARα/p16INK4a pathway inhibits vascular smooth muscle cell proliferation by repressing cell cycle-dependent telomerase activation, *Circ Res* 103(10):1155–1163, 2008.
134. Koyama H, Bornfeldt KE, Fukumoto S, et al: Molecular pathways of cyclic nucleotide-induced inhibition of arterial smooth muscle cell proliferation, *J Cell Physiol* 186(1):1–10, 2001.
135. Wu Y-J, Sala-Newby GB, Shu K-T, et al: S-phase kinase-associated protein-2 (Skp2) promotes vascular smooth muscle cell proliferation and neointima formation in vivo, *J Vasc Surg* 50(5):1135–1142, 2009.
136. Cheng Y, Zhang C: MicroRNA-21 in cardiovascular disease, *J Cardiovasc Trans l Res*

3(3):251–255, 2010.
137. Gerthoffer WT: Mechanisms of vascular smooth muscle cell migration, *Circ Res* 100(5):607–621, 2007.
138. San Martín A, Griendling KK: Redox control of vascular smooth muscle migration, *Antioxid Redox Signal* 12(5):625–640, 2010.
139. Seasholtz TM, Majumdar M, Kaplan DD, et al: Rho and Rho kinase mediate thrombin-stimulated vascular smooth muscle cell DNA synthesis and migration, *Circ Res* 84(10):1186–1193, 1999.
140. Landry DB, Couper LL, Bryant SR, et al: Activation of the NF-kappa B and I kappa B system in smooth muscle cells after rat arterial injury. Induction of vascular cell adhesion molecule-1 and monocyte chemoattractant protein-1, *Am J Pathol* 151(4):1085–1095, 1997.
141. Sun L, Stoecklin G, Van Way S, et al: Tristetraprolin (TTP)-14–3-3 complex formation protects TTP from dephosphorylation by protein phosphatase 2a and stabilizes tumor necrosis factor-alpha mRNA, *J Biol Chem* 282(6):3766–3777, 2007.
142. Pyronnet S: Phosphorylation of the cap-binding protein eIF4E by the MAPK-activated protein kinase Mnk1, *Biochem Pharmacol* 60(8):1237–1243, 2000.
143. Yin BL, Hao H, Wang YY, et al: Downregulating osteopontin reduces angiotensin II-induced inflammatory activation in vascular smooth muscle cells, *Inflamm Res* 58(2):67–73, 2009.
144. Cuff CA, Kothapalli D, Azonobi I, et al: The adhesion receptor CD44 promotes atherosclerosis by mediating inflammatory cell recruitment and vascular cell activation, *J Clin Invest* 108(7):1031–1040, 2001.
145. Vicencio JM, Galluzzi L, Tajeddine N, et al: Senescence, apoptosis or autophagy? When a damaged cell must decide its path–a mini-review, *Gerontology* 54(2):92–99, 2008.
146. Campisi J, d'Adda di Fagagna F: Cellular senescence: when bad things happen to good cells, *Nat Rev Mol Cell Biol* 8(9):729–740, 2007.
147. Gorenne I, Kavurma M, Scott S, et al: Vascular smooth muscle cell senescence in atherosclerosis, *Cardiovasc Res* 72(1):9–17, 2006.
148. Minamino T, Miyauchi H, Yoshida T, et al: Vascular cell senescence and vascular aging, *J Mol Cell Cardiol* 36(2):175–183, 2004.
149. Burton DG, Matsubara H, Ikeda K: Pathophysiology of vascular calcification: pivotal role of cellular senescence in vascular smooth muscle cells, *Exp Gerontol* 45(11):819–824, 2010.
150. Taylor RC, Cullen SP, Martin SJ: Apoptosis: controlled demolition at the cellular level, *Nat Rev Mol Cell Biol* 9(3):231–241, 2008.
151. Muto A, Fitzgerald TN, Pimiento JM, et al: Smooth muscle cell signal transduction: implications of vascular biology for vascular surgeons, *J Vasc Surg* 45(6 Suppl 1):A15–A24, 2007.
152. Geng Y-J, Libby P: Progression of atheroma: a struggle between death and procreation, *Arterioscler Thromb Vasc Biol* 22(9):1370–1380, 2002.
153. Gupta S, Kass GE, Szegezdi E, et al: The mitochondrial death pathway: a promising therapeutic target in diseases, *J Cell Mol Med* 13(6):1004–1033, 2009.
154. Clarke MCH, Talib S, Figg NL, et al: Vascular smooth muscle cell apoptosis induces interleukin-1-directed inflammation: effects of hyperlipidemia-mediated inhibition of phagocytosis, *Circ Res* 106(2):363–372, 2010.
155. Clarke M, Bennett M: Defining the role of vascular smooth muscle cell apoptosis in atherosclerosis, *Cell Cycle* 5(20):2329–2331, 2006.
156. Son BK, Akishita M, Iijima K, et al: Mechanism of pi-induced vascular calcification, *J Atheroscler Thromb* 15(2):63–68, 2008.
157. Martinet W, De Meyer GR: Autophagy in atherosclerosis, *Curr Atheroscler Rep* 10(3): 216–223, 2008.
158. Hirschi KK, Majesky MW: Smooth muscle stem cells, *Anat Rec Part A: Disc Mol Cell Evo Biol* 276A(1):22–33, 2004.
159. Margariti A, Zeng L, Xu Q: Stem cells, vascular smooth muscle cells and atherosclerosis, *Histol Histopathol* 21(9):979–985, 2006.
160. Orlandi A, Bennett M: Progenitor cell-derived smooth muscle cells in vascular disease, *Biochem Pharmacol* 79(12):1706–1713, 2010.
161. Ergün S, Tilki D, Klein D: Vascular wall as a reservoir for different types of stem and progenitor cells, *Antioxid Redox Signal* 2011 Jan 7.
162. Sinha S, Wamhoff BR, Hoofnagle MH, et al: Assessment of contractility of purified smooth muscle cells derived from embryonic stem cells, *Stem Cells* 24(7):1678–1688, 2006.
163. Nandan MO, Yang VW: The role of Kruppel-like factors in the reprogramming of somatic cells to induced pluripotent stem cells, *Histol Histopathol* 24(10):1343–1355, 2009.
164. Wang C, Yin S, Cen L, et al: Differentiation of adipose-derived stem cells into contractile smooth muscle cells induced by transforming growth factor-beta1 and bone morphogenetic protein-4, *Tissue Eng Part A* 16(4):1201–1213, 2010.
165. Daniel J-M, Bielenberg W, Stieger P, et al: Time-course analysis on the differentiation of bone marrow-derived progenitor cells into smooth muscle cells during neointima formation, *Arterioscler Thromb Vasc Biol* 30(10):1890–1896, 2010.
166. Hoglund VJ, Dong XR, Majesky MW: Neointima formation: a local affair, *Arterioscler Thromb Vasc Biol* 30(10):1877–1879, 2010.
167. Passman JN, Dong XR, Wu SP, et al: A sonic hedgehog signaling domain in the arterial adventitia supports resident Sca1+ smooth muscle progenitor cells, *Proc Natl Acad Sci U S A* 105(27):9349–9354, 2008.
168. Dotsenko O: Stem/Progenitor cells, atherosclerosis and cardiovascular regeneration, *Open Cardiovasc Med J* 4:97–104, 2010.
169. Raines EW, Bornfeldt KE: Integrin $\alpha 7\beta 1$ COMPels smooth muscle cells to maintain their quiescence, *Circ Res* 106(3):427–429, 2010.
170. Hilenski L, Griendling K, Alexander R: Angiotensin AT1 receptors. In Re R, DiPette D, Schiffrin E, Sowers J, editors: *Molecular mechanisms in hypertension*, London, 2006, Taylor and Francis, pp 25–40.

第 4 章　内皮下结缔组织

Rajendra Raghow

各种血管和它们的结缔组织

血管系统由一个大规模的网络管状通道构成，通过血液循环，输送营养和氧气到组织；血管也可作为白细胞进行免疫监视和迅速移动到损伤和炎症位置的管道。血管内皮细胞和其细胞外基质（ECM），由于其位于血液循环及深部组织之间，已经形成具有独特的结构和功能特性，以确保最佳的组织内稳态平衡。当面对巨大的机械负荷时，在血管壁的弹性纤维和承载张力细胞外基质网络可以保持其组织的完整性。然而，在没有任何明显泄漏的情况下，血管壁组织允许白细胞通过。在很久之间，我们就认识到了血管细胞外基质的机械功能。近年来，令人信服的数据表明组成细胞外基质的分子提供信号给内皮细胞（EC）和血管平滑肌细胞（VSMC），来调节它们的增殖、分化和死亡。此外，细胞外基质可以隔离一些生长因子和细胞因子，从而调节它们在空间上和时间上的行为，来调节血管组织的不同的生理和病理反应。

从开放到封闭的循环系统的进化能够清楚地反映在血管的结构上[1-2]。在身体里，血管的尺寸和解剖学结构随它们的位置和功能而变化。直接从心脏输送血液的大血管在心动周期中能够存储和释放大量的能量。其结果是，大动脉的血管壁都比较厚，也更有弹性，以允许它们膨胀和收缩，来响应心脏的收缩期和舒张期周期。如果没有这样的弹性，从心脏排出的血液产生的一股强烈的压力会抑制其排空，同时心脏充盈时血管中的压力会降得很低。大型动脉的弹性使它们能够存储部分的每搏输出量，并在心脏舒张时释放舒张量。因此，正是大血管的独特结构，使从心脏流出血液是连续的、平滑的、高效的。

小动脉都比较僵硬。平滑肌细胞的收缩活动有利于调节小动脉的血流量，根据一个位置上血液流动的速率，平滑肌细胞控制血管腔的大小。毛细血管只由一层内皮细胞与底层的基底膜组成。这种薄壁结构的毛细血管允许迅速交换水、营养物，以及血液和间质液体之间的代谢产物。毛细血管通过很低的压力将血液输送到静脉系统中。因此，静脉和小静脉壁更薄，ECM 更少，相对于动脉的管腔较大。它们也有少得多的 SMCs，且管腔内有静脉瓣，以防止由于静水压力使血液逆流。

大动脉壁有已知的 3 层结构。动脉管腔表面包含一层通过缝隙连接的多边形 ECs。这层细胞存在于基底膜，而又是通过被称为内弹性膜的有孔的弹性纤维网支持。这层壁称为*内膜*。中间层，称为*中膜*，占血管壁的大部分，含有少量的弹性纤维，但有大量的血管平滑肌细胞，其长轴垂直于管腔轴[3]。中膜的血管平滑肌细胞合成了决定血管细胞外基质的机械性能的主要成分。在弹性纤维邻近的连续的鞘处，细胞外包含可变的弹性纤维混合物。外弹性膜分为血管壁的中层和外膜层。最外层的血管壁、*外膜*，主要由胶原蛋白丰富的 ECM 和营养血管，以及供应养分和氧气到动脉壁外部的血管网络组成。虽然外膜有独特的解剖学结构且胶原蛋白含量高，有助于防止动脉在非常高的压力下破裂，但是外膜对血管炎症高度敏感。

小动脉壁中等大小。内膜作为内侧层比较薄。小动脉外膜通常包含了更密集的沿血管轴纵向排列的胶原纤维。小动脉有更简单的壁，它们的内皮层被血管平滑肌包绕，它们的外膜与那些较大的动脉相比，更小也更柔韧[1,3]。毛细血管毗邻的小动脉含有少量的平滑肌细胞，这些平滑肌细胞可以控制血流的流量。基底膜紧贴内衬扁平内皮细胞的动脉和静脉毛细血管壁；不连续的鞘周细胞和纤维网，主要由Ⅲ型胶原蛋白构成，连接基底膜。静脉壁还包含来自Ⅲ型胶原蛋白的胶原纤维的网状网络，以及较少数量的Ⅰ型胶原纤维。

血管形态和细胞外基质

2 个不同的过程，血管生成和血管新生，参与脊椎动物的血管形成。血管新生是血管从头开始形成，主要发生在胚胎发育。相反，血管生成是从已经存在的血管长出，存在整个生命过程中。早期胚胎发生时期，在缺乏血液流动情况下，血管内皮细胞开始血管新生过程，生成毛细血管网。在发育中的胎儿，当血液循环开始后，原始毛细管网络转换为动脉和静脉，形成了功能齐全的封闭循环系统。为了某些明显的原因，近年来，血管生成和血管新生的机制已经得到密切关注。虽然血管生成和血管新生通过内皮细胞、造血细胞和血管平滑肌细胞的相互作用协调结合，但是参与这些过程的详细分子机制是不同的。

前面的概述，强调突出血管树的不同分支的结构和表型的多样性。因此，这并不奇怪，血管细胞外基质取决于其在脉管系统中的位置而显示类似的复杂性[2-5]。这说明，所有血管细胞外基质是由纤维和非纤维物质组成。血管结缔组织的纤维组分主要是胶原蛋白，多种蛋白和蛋白聚糖（PGs）补充其他部分。下面是一个关于具体主要大分子特征的血管的细胞外基质的结构和功能特性的概述。细胞外基质大分子的单独种类的更详细的讨论，读者须查阅专业的综述和批判评论，其中有一些被引用在章节中。

胶原蛋白

已确定的 28 个基因不同类型的胶原蛋白，43 个独特的 α 链在脊椎动物中被识别（表 4-1）。绝大多数的这些胶原蛋白存在于人类[6-9]。基于域组织和其他结构特点（图 4-1），胶原蛋白可以分为：①Ⅰ、Ⅱ、Ⅲ、Ⅴ、Ⅺ、XXⅣ和XXⅦ型胶原蛋白所代表的纤维形成胶原蛋白；②断续三股螺旋的原纤维缔合胶原（FACIT）如Ⅸ、Ⅻ、XⅣ、XⅥ、XⅨ、XX、XXⅠ、XXⅡ和XXⅥ型胶原蛋白；③能够形成六角形网络的胶原蛋白（如Ⅷ、Ⅹ）；④Ⅳ型胶原蛋白代表的基底膜胶原蛋白；⑤组装成串珠纤维的胶原蛋白（如Ⅵ）；⑥锚定原纤维形成胶原蛋白（如Ⅶ）；⑦跨细胞膜，XⅢ、XⅦ、XXⅢ和XXⅤ型胶原蛋白；⑧具有独特的结构域组织的胶原蛋白，如XⅤ和XⅧ型胶原蛋白。

我们应该注意到，蛋白的命名（如胶原蛋白）以及它们的分类有点武断，因为总是由超过一种类型的胶原蛋白组成胶原纤维。例如，Ⅰ型胶原蛋白纤维含有少量Ⅲ、Ⅴ、Ⅻ型胶原蛋白；同样，Ⅱ型胶原蛋白纤维含有大量的Ⅸ及Ⅺ型胶原蛋白。更引人注目的是，Ⅴ和Ⅸ型胶原蛋白形成混合纤维。已经发现的胶原蛋白有广泛的非三螺旋区域和部分含有三螺旋区域的蛋白，如 C1q、脂联蛋白、乙酰胆碱酯酶、外异蛋白（图 4-1），进一步挑战真正的胶原蛋白的定义，以及应该如何对它们进行分类。虽然在脉管系统中发现几种类型的胶原蛋白，但是Ⅰ和Ⅲ型胶原蛋白是血管壁的主要组分[6-7,9]。Ⅱ和Ⅹ型胶原蛋白不在我们的讨论范围，因为它们与血管内皮细胞外基质不相关。

纤维胶原类

胶原分子是纤维胶原类的基本单元，具有非对称的棒状结构，它是由 3 个称为 *α 链*的多肽链组成的。由于 Gly-X-Y 重复单元和它们的立体化学结构，每个 α 链形成了一个小的螺旋（图 4-2）。3 条 α 链围绕一个共同的轴，以形成右手三螺旋。在某些胶原分子中，3 个 α 链是相同的，而在其他胶原分子中，2 个或 3 个不一样的 α 链形成三螺旋分子。在血管中，Ⅰ型和Ⅲ型胶原蛋白是最丰富的胶原蛋白，并且共同组成横纹肌纤维。除了XXⅤ型和XXⅦ型，纤维胶原类形成一个大约 300 nm 的不间断的三螺旋区域。Ⅰ型胶原蛋白 α 链含有 338 个 Gly-X-Y 重复单元，Ⅲ型 α 链有 341 个这样的结构。同时在每个 α 链以 NH_2 和 COOH 端结尾的是约 15 ～ 20 个无螺旋序列的氨基酸残基短片段，简称为*端肽*。

由于它们类似，Ⅰ型和Ⅲ型胶原蛋白在这里一起讨论。Ⅰ型胶原分子是由 2 个相同的 α 链——α1（Ⅰ），和 1 个不同的 α 链——α2（Ⅰ）组成的异质三聚体，具有链结构 $[\alpha1(\text{I})]_2\alpha2(\text{I})$]。Ⅲ型胶原蛋白分子由 3 个相同的 α 链形成、具有链结构 $[\alpha\text{I}(\text{III})]_3$。α 链的螺旋结构域包含 3 个序列重复的 $[\text{Gly-X-Y}]_n$，其中，X 和 Y 可以是任何氨基酸，但最常见的是脯氨酸或羟脯氨酸。在 Y 位置的氨基酸残基几乎总是羟基化的（4- 羟基脯氨酸）。氨基酸的结构使其出现一个左手螺旋的 α 链，从而使 α 链在相邻链之间形成有一个有氨基酸残基的右手超螺旋。甘氨酸（没有大的侧链）作为第三个氨基酸的存在是至关重要的，因为它会占据三螺旋内的中心位置。任何其他氨基酸换掉 Gly-X-Y 的甘氨酸都会导致三螺旋的中断。

羟脯氨酸残基通过分子间氢键作用使胶原蛋白的三螺旋结构更加稳定。并且，胶原蛋白分子的尺寸为 1.5 nm × 300 nm，它是一个长的圆柱形杆。在生理条件的离子强度、pH 值和温度下，胶原分子可以自发聚集成横纹肌纤维。胶原蛋白分子横向聚合形成纤维；其中每个相邻行的分子沿其长轴间隔为 68 nm。此外，在同一行中，一个分子结束和下一个开始之间的间隙约为 40 nm（图 4-1 和图 4-2）。每个 α 链以 NH_2 和 COOH 端结尾的短的非螺旋端肽存在于纤维的间隙或孔区，有利于调节胶原蛋白交联的酶的结合。

表4-1 胶原分子类型、α链成分，以及它们的基因*

类型	α-链	基因	# 氨基酸	组织分布
Ⅰ	α1（Ⅰ）	COL1AI	1 464	大部分结缔组织，特别是骨骼、肌腱、韧带
	α2（Ⅰ）	COL1A2	1 366	
Ⅱ	α1（Ⅱ）	COL2A1	1 487	软骨、玻璃体、角膜
Ⅲ	α1（Ⅲ）	COL3A1	1 466	组织中的Ⅰ型胶原蛋白，骨骼和肌腱除外
Ⅳ	α1（Ⅳ）	OL4A1	1 669	基底膜
	α2（Ⅳ）	COL4A2	1 712	
	α3（Ⅳ）	COL4A3	1 670	
	α4（Ⅳ）	COL4A4	1 690	
	α5（Ⅳ）	COL4A5	1 685	
	α6（Ⅳ）	COL4A6	1 691	
Ⅴ	α1（Ⅴ）	COL5A1	1 838	组织中Ⅰ型胶原蛋白
	α2（Ⅴ）	COL5A2	1 499	
	α3（Ⅴ）	COL5A3	1 745	
Ⅵ	α1（Ⅵ）	COL6A1	1 028	大多数结缔组织
	α2（Ⅵ）	COL6A2	1 019	
	α3（Ⅵ）	COL6A3	3 177	
	α4（Ⅵ）	COL6A4	2 611	
Ⅶ	α1（Ⅶ）	COL7A1	2 944	锚定原纤维
Ⅷ	α1（Ⅷ）	COL8A1	744	许多组织
	α2（Ⅷ）	COL8A2	703	
Ⅸ	α1（Ⅸ）	COL9A1	921	组织中Ⅱ型胶原蛋白
	α2（Ⅸ）	COL9A2	869	
	α3（Ⅸ）	COL9A3		
Ⅹ	α1（Ⅹ）	COL10A1	680	肥厚性软骨
Ⅺ	α1（Ⅺ）	COL11A1	1 806	组织中Ⅱ型胶原蛋白
	α2（Ⅺ）	COL11A2	1 736	
	α3（Ⅺ）	COL11A3	1 806	
Ⅻ	α1（Ⅻ）	COL12A1	3 063	组织中Ⅰ型胶原蛋白
XIII	α1（XIII）	COL13A1	717	许多组织
XIV	α1（XIV）	COL14A1	1 796	组织中Ⅰ型胶原蛋白
XV	α1（XV）	COL15A1	1 388	许多在基底膜区的组织
XVI	α1（XVI）	COL16A1	1 604	许多组织
XVII	α1（XVII）	COL17A1	1 497	皮肤半桥粒
XVIII	α1（XVIII）	COL18A1	1 516	许多在基底膜区的组织
XIX	α1（XIX）	COL19A1	1 142	许多在基底膜区的组织
XX				
XXI	α1（XXI）	COL21A1	957	胎儿组织和血管
XXII	α1（XXII）	COL22A1	1 626	肌腱连接处的基底膜
XXIII	α1（XXIII）	COL23A1	540	肺、肾、脑、肿瘤细胞
XXIV	α1（XXIV）	COL24A1	1 714	
XXV	α1（XXV）	COL25A1	654	淀粉样蛋白斑
XXVI	α1（XXVI）	COL26A1	439	睾丸和卵巢
XXVII	α1（XXVII）	COL27A1	1 630	许多组织的早期发展阶段
XXVIII	α1（XXVIII）	COL28A1	1 125	背根神经节

*Adapted from Myllyharju J，Kivirikko KI：Collagens，modifying enzymes and their mutations from humans，flies and worms.Trend s Genet 20：33-43，2004；and Gordon MK，Hahn RK：Collagens.Cell Tissue Res 339：247-257，2010.

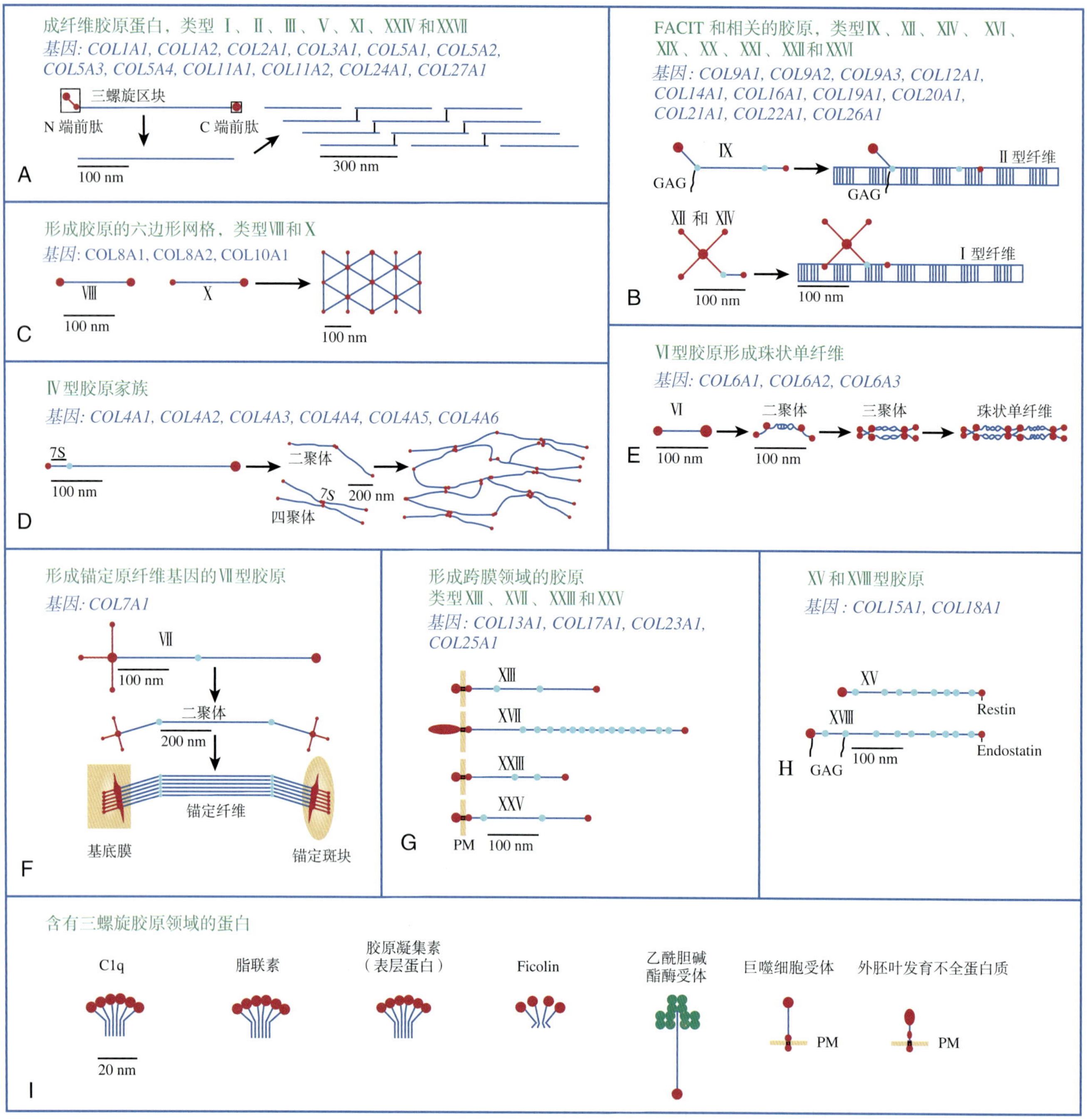

图 4-1 脊椎动物胶原蛋白超家族分类。根据他们的主要结构、区域组成，形成超分子组装能力，目前已知所有的胶原蛋白可分为 9 个家族。这些包括 (A) 纤维性胶原蛋白；(B) 断续三螺旋的原纤维缔合胶原 (FACIT collagens)，位于胶原纤维的表面上，结构上与胶原蛋白相关；(C) 能够形成六角形网络的胶原蛋白；(D) 位于基底膜的Ⅳ型胶原蛋白的家族；(E) 形成串珠状细丝的Ⅵ型胶原蛋白；(F) 形成基底膜锚固细丝的胶原蛋白；(G) 具有跨膜结构域的胶原蛋白；(H) XV 和XVIII胶原蛋白家族。超分子组织中的胶原蛋白 (G) 和 (H) 是未知的。在 27 种胶原蛋白中发现了多肽链，每个包括 3 条链，由 42 个独立的基因 (蓝色的) 编码。大量的蛋白质具有胶原区域，但不认为 (I) 是真正的胶原蛋白。N- 和 C- 端这些蛋白质非胶原域以深粉红色表示，非胶原域中断胶原蛋白的三螺旋以浅蓝色表示。乙酰胆碱酯酶的催化结构域 (以绿色显示) 和尾域由不同的外显子编码。GAG，糖胺聚糖 (*Adapted from Myllyharju J，Kivirikko KI：Collagens，modifying enzymes and their mutations in humans，flies and worms. Trends Genet 20：33-43，2004.*)

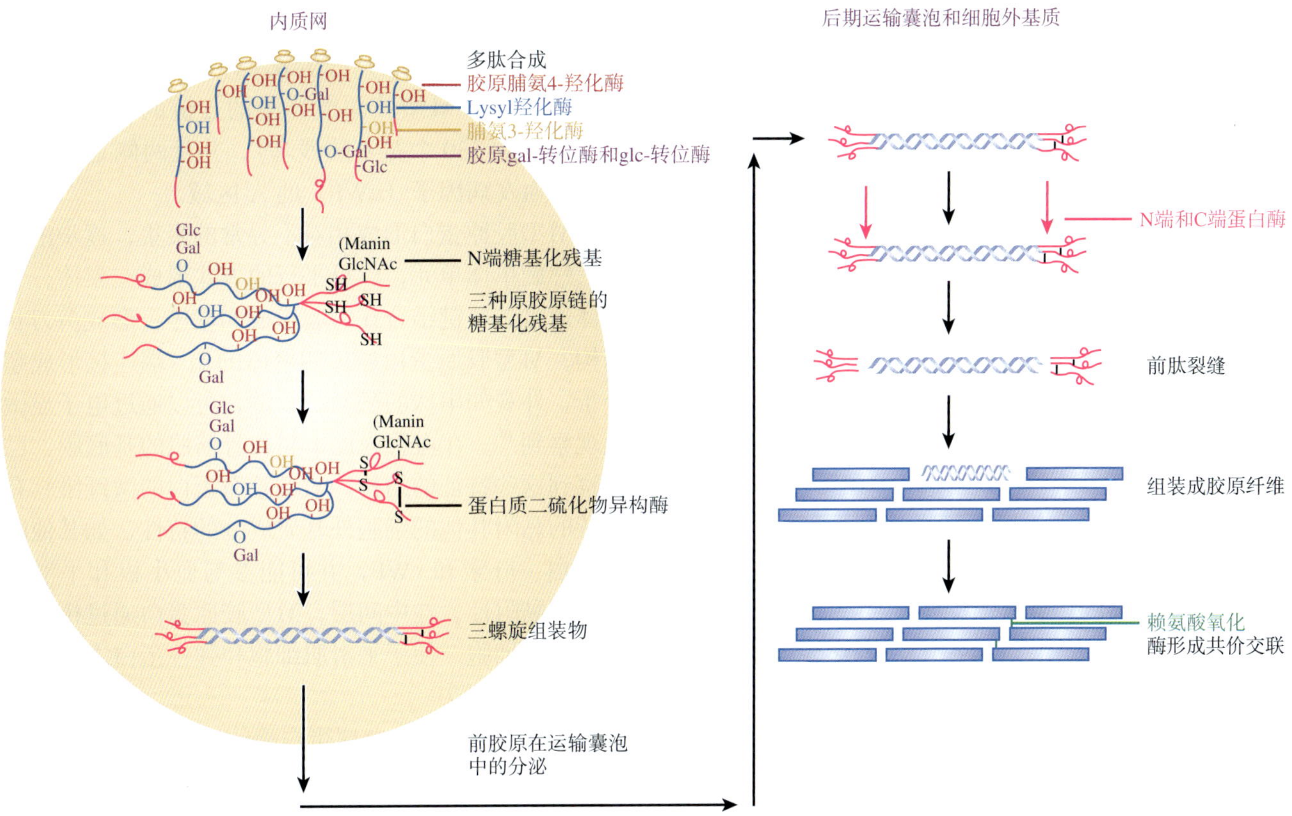

图 4-2 概述胶原蛋白的合成中所涉及的主要步骤。 α- 多肽链在膜结合的核糖体合成的，并分泌到内质网（ER）的内腔中。胶原蛋白的生物合成中的主要步骤是：(i) 信号肽切割（未示出），(ⅱ) 特定的脯氨酸和赖氨酸残基的羟基化，(ⅲ) C- 肽的某些天冬酰胺残基糖基化，(iv) 形成分子内和分子间二硫键。3 条 α- 链的 C 前肽相互交错，再和每条 α 链的 100 脯氨酸残基被羟基化为 4- 羟基脯氨酸后，核的三螺旋结构在 C 端区域组装形成。三螺旋形成以拉链状的方式朝向 N- 末端。前胶原分子从 ER 被运送到高尔基体，在那里它们开始横向关联，通过分泌囊泡离开细胞。接着是 N 和 C 前肽裂解，胶原分子自发组成纤维并形成交联 *(Adapted from Myllyharju J，Kivirikko KI：Collagens，modifying enzymes and their mutations in humans，flies and worms.Trends Genet 20：33-43，2004.)*

胶原蛋白网架结构

如图 4-1 所示，Ⅳ型（α1-α6 链）、Ⅵ型（α1-α5 链）、Ⅷ型（α1-α2 链）和Ⅹ型胶原蛋白已知可在基底膜 ECM 形成网络。Ⅳ型胶原蛋白的超分子组织和功能特点是广泛性的。Ⅳ型胶原蛋白的 6 种不同的 α 多肽链每一个都有进化保守基因编码。当Ⅳ型胶原蛋白的氨基和羧基前肽分子沉积在基底膜时，可作为基底膜的组成部分。结果，单个分子并排对齐，而不是呈四分之一错开，如Ⅰ型网状结构、Ⅱ和Ⅲ型胶原蛋白与Ⅳ型胶原蛋白 α 链形成由端至端连接的赖氨酸衍生的交错连接和链间二硫键结合使其稳定（图 4-3）。与 α3（Ⅳ）1、α4（Ⅳ）、α5（Ⅳ）和 α6（Ⅵ）的连接相比，胶原链与自身的连接更密切；α3、α4、α5 共享彼此高度的同源性序列。α1（Ⅳ）、α2（Ⅳ）的胶原蛋白链的氨基末端的区域分别为 143 和 167 个氨基酸；其他 4 个 α 链的 NH_2 末端小得多（大小不等，包含 13 ~ 19 个氨基酸）。从理论上讲，所有 6 种Ⅳ型胶原蛋白的 α 链可随机结合，生成 56 个独特的三螺旋的排列。然而，在血管的基底膜中，最常见三螺旋的组合物为 $[\alpha1(\text{Ⅳ})1]_2\alpha2(\text{Ⅳ})$。$[\alpha3(\text{Ⅳ})1]_2\alpha4(\text{Ⅳ})$ 和 $[\alpha5(\text{Ⅳ})1]_2\alpha6(\text{Ⅳ})$，也存在于基底膜中[9-10]。

Ⅳ型胶原基因的组织是不寻常的。该 COLA4A1 和 COLA4A2 基因是成对地头对头在相同的染色体上，并在相反方向上被转录。COLA3A4 和 COLA4A4、COLA4A5 和 COLA4A6 基因也是类似的，每一对位于不同的染色体上。Ⅳ型胶原蛋白的基因非常大，如

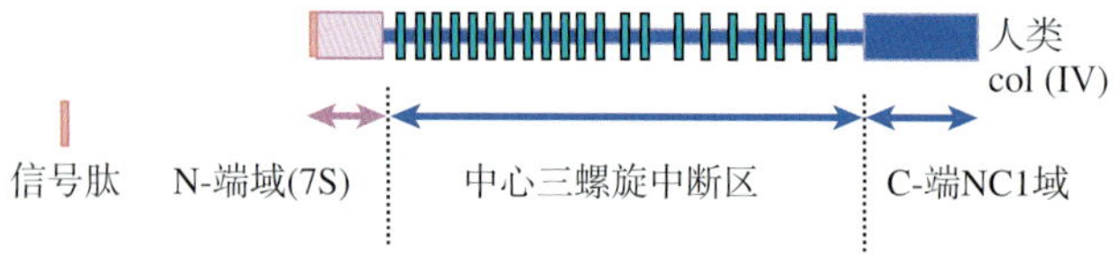

区链	N-端7S域	中心区	C-端NC1域	中断
α1	143 aa	1271 aa	228 aa	21
α2	157	1303	227	26
α3	13	1398	231	26
α4	26	1396	230	25
α5	15	1416	228	23
α6	29	1407	227	25

A

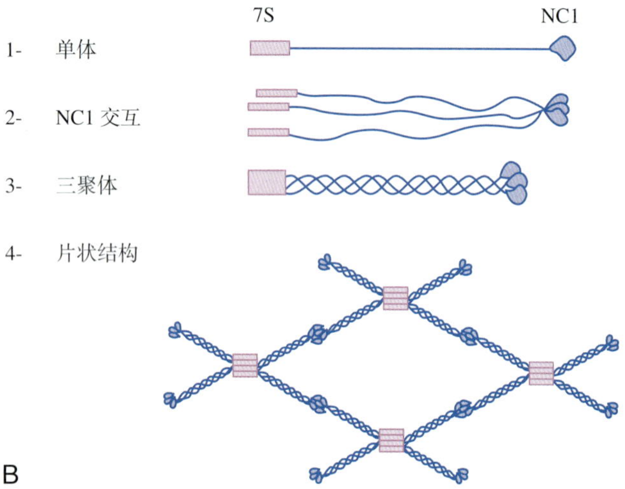

B

图 4-3 **A**，人Ⅳ型胶原蛋白 α 链的线性结构。6 个不同的基因编码Ⅳ型胶原蛋白 α 链。每个多肽是由 3 个不同的域组成：一个富含半胱氨酸的 N- 端 7S 结构域，具有多个小的中断（盒）的中央的三螺旋结构域、一个球状的 C- 端非胶原蛋白的 NCI 域。NCI 和中部三螺旋域是同等大小的，而 α3、α4、α5、α6 的 7 S 域比 α1 和 α2 短。序列同源性的基础上，Ⅳ型胶原蛋白 α 链可以分为 2 组：α1 样（α1，α2，α5）和 α2 样（α2，α4，α6）。**B**，Ⅳ型胶原蛋白 α 链组装。三聚体组装依赖 NCI 域的联合，然后形成三螺旋结构和 7 S 域蛛形结构。2 个三聚体通过它们的 NCI 域以头 - 头的方式相互作用，形成片状结构。几个三聚体也沿三螺旋域组成边缘部分，加厚其结构（*Adapted from Company of Biologists Ltd.，Ortega N，Werb Z：New functional roles for noncollagenous domains of basement membrane collagens.J Cell Sci 115：4201，2002.*）

超过 100 kb 大小的 COLA4A1 和 COLA4A5 基因。

Ⅵ型胶原蛋白，另一个网络形成的分子，在小鼠由 6 个不同的 α 链组成，在人类由 5 个 α 链组成；推定编码 α4（Ⅵ）胶原蛋白链的基因在人类中是不起作用的。由特定的基因编码不同的 α 链的异质三聚体，形成Ⅵ型胶原蛋白的基本单位。选择性剪接信使核糖核酸（mRNA）产生 α2（Ⅵ）和 α3（Ⅵ）链额外变异体。Ⅵ型胶原微纤维的 α 链的 Gly-X-Y 域相当短（约 330 个氨基酸残基），并且两侧是一些血管性假血友病因子（vWF）的 A 区域。

Ⅵ型胶原蛋白形成相对不寻常的聚集，逐步组装成三螺旋单体单元，以反平行的方式形成二聚体。二聚体通过二硫键结合在一起形成四聚体，形成剪刀状结构。Ⅵ型胶原蛋白通过四聚体的端 - 端连接形成超分子，外观如串珠的微丝状长链，可以通过电子显微镜观察到[9]。在血管内皮下膜和骨骼肌的基底膜，已观察到这些特征的结构。Ⅵ型胶原蛋白的微纤维具有独特的黏附其他的细胞外基质成分的特性，如其他胶原蛋白、肝素和 vWF，并可能参与血小板和平滑肌细胞的黏附性。在中间层，Ⅵ型胶原蛋白通过桥接弹性纤维和细胞，便于平滑肌细胞和弹性蛋白之间的相互作用[11]。

图 4-4 所示（见金属蛋白酶的讨论），Ⅷ和Ⅹ型胶原蛋白具有一种独特的形成六角形的网络胶原蛋白的亚族。这些相对短的胶原蛋白，在其氨基和羧基末端含有非胶原域，被统称为胶原蛋白的多三丛状蛋白家族。Ⅷ型胶原蛋白的表达在许多组织中，尤其是在内皮细胞，而Ⅹ型在软骨和骨骼发育中与肥大软骨细胞有关。迄今为止的证据表明Ⅷ型胶原蛋白的 2 条 α 链，由 COL8A1 和 COL8A2 编码，形成 α1（Ⅷ）和 α2（Ⅷ）同质三聚体（图 4-5）。在体内（如角膜后弹力层）和在体外纯化的蛋白质中都已观察到Ⅷ型胶原蛋白的六角形聚集体。学者认为根据Ⅷ型胶原蛋白是能够推断高分子聚集体的其他形式的，尽管六角形晶格在内膜下的内皮细胞外基质中还未被观察到[9]。

三螺旋不连续的纤维相关性胶原蛋白

正如它的名字所暗示的，FACIT 胶原蛋白（Ⅸ、Ⅻ、ⅩⅣ、ⅩⅥ、ⅩⅨ、ⅩⅩ、ⅩⅪ、ⅩⅫ和ⅩⅩⅥ）本身不形成纤维，而是与其他纤维形成胶原蛋白相作用[9]。Ⅸ型胶原蛋白，在此组中的原型，交叉连接到软骨中的Ⅱ型胶原蛋白纤维的表面上（图 4-1）；Ⅻ型和ⅩⅣ型胶原蛋白被发现在软骨和非软骨组织中，它们涉及控制胶原蛋白纤维的直径（图 4-1）。其他 FACIT 样的胶原蛋白（如ⅩⅥ、ⅩⅨ和ⅩⅫ型）定位在专门的基底膜。例如，ⅩⅥ型胶原蛋白与表皮基底膜附近的原纤蛋白 1 有关。ⅩⅪ和ⅩⅫ型胶原蛋白结构彼此密切相关，并涉及在肌腱连接处的基底膜的超

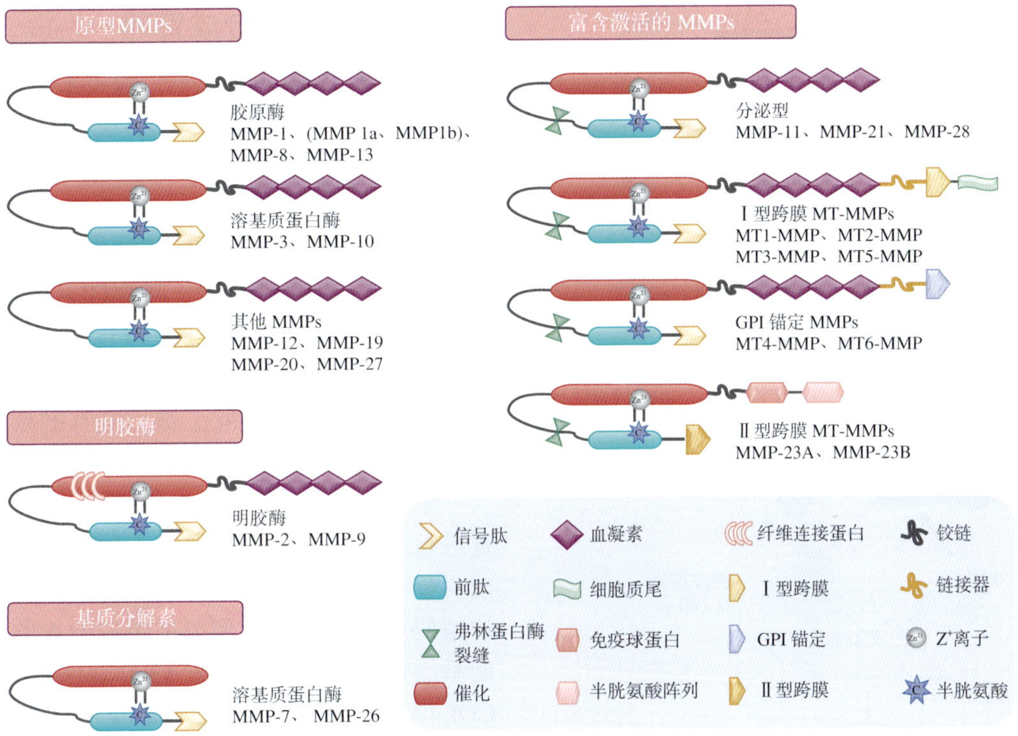

图 4-4 基质金属蛋白酶（MMPs）的域结构。MMPs 是多域的酶，有一个蛋白域、酶域、锌结合域和血红素 / 玻连蛋白（VN）样域（除 MMP-7 和 MMP-26）。此外，膜型基质金属蛋白酶含有膜锚定，有一些膜型（MT）的基质金属蛋白酶还拥有胞质域和羧基末端。明胶酶含有 3 个纤连蛋白（FN）样重复片段的明胶结合域。特别是，MMP-9 还包含一个丝氨酸 - 苏氨酸和 O- 糖基化域。N- 糖基化位点，在大多数基质金属蛋白酶中是保守的，用带 Y 的符号表示。部分前肽，其中包含螯合半胱氨酸和部分带有 3 个组氨酸的锌结合域，用编码氨基酸的单字母来表示（*Adapted from Hu J，et al：Matrix metalloproteinase inhibitors as therapy for inflammatory and vascular disease.Nat Rev Drug Discov 6：480-498，2007.*）

分子的形成[12-13]。作为皮肤基底膜的一个关键组成部分，VII型胶原蛋白锚定原纤维形成正常人体皮肤在真皮和表皮的结构连续体。在*体外*，VII型胶原蛋白的 vWF-A 样区域与 I 型胶原蛋白纤维结合[14]。

具有独特结构的小胶原蛋白的类型

如图 4-1 所示，跨膜胶原蛋白（XIII、XVII、XXIII、XXV 型）含有胞质域、跨膜疏水区和胞外三螺旋结构域与非胶原域穿插，这些胶原蛋白也可能以可溶形式存在。XVII型胶原蛋白是这个组的独特成员，在基底膜可与层粘连蛋白结合在角质细胞基底表面表达。与该组的其他三名成员相比，XVII型有一个相当大的胞内结构域，其功能仍未知。XIII、XXIII、XXV 型胶原蛋白在一级结构是相似的，但其表达的模式是独特的。在阿尔茨海默病患者的大脑老年斑中存在丰富的XXV 型胶原蛋白[9,12-13,15]。在肺部发现全部长度的 XXIII 型胶原蛋白的高表达，而它的流出在脑中被富集，表明 XXIII 型胶原蛋白流出存在组织特异性。

XV 和XVIII型胶原蛋白在几个方面与 EC 生物高度相关[16-17]。全部长度的 XV 和XVIII型胶原蛋白是基底膜成分，其三螺旋域具有高度的同源性。XV 和XVIII型胶原蛋白初步确定为分别含有硫酸软骨素和硫酸乙酰肝素（HS）侧链的 PG 核心蛋白。XV 和XVIII型胶原蛋白的 COOH 端结构域可以被切割产生具有生物活性的肽，分别为内皮细胞抑制素和网状内皮系统刺激素，这些肽抑制内皮细胞的迁移，从而有力地阻止血管生成。在体外，重组型XV 型胶原蛋白结合纤连蛋白（FN），层粘连蛋白和玻连蛋白（VN），而不是纤维胶原蛋白、纤维相关胶原蛋白或饰胶蛋白聚糖[18]。

最后，XXVI 和 XXVIII 型胶原蛋白是新发现的结构和组织特异性的分布方面有独特性的胶原蛋白。XXVI 型的三螺旋结构域是相当小的，只有 146 个有

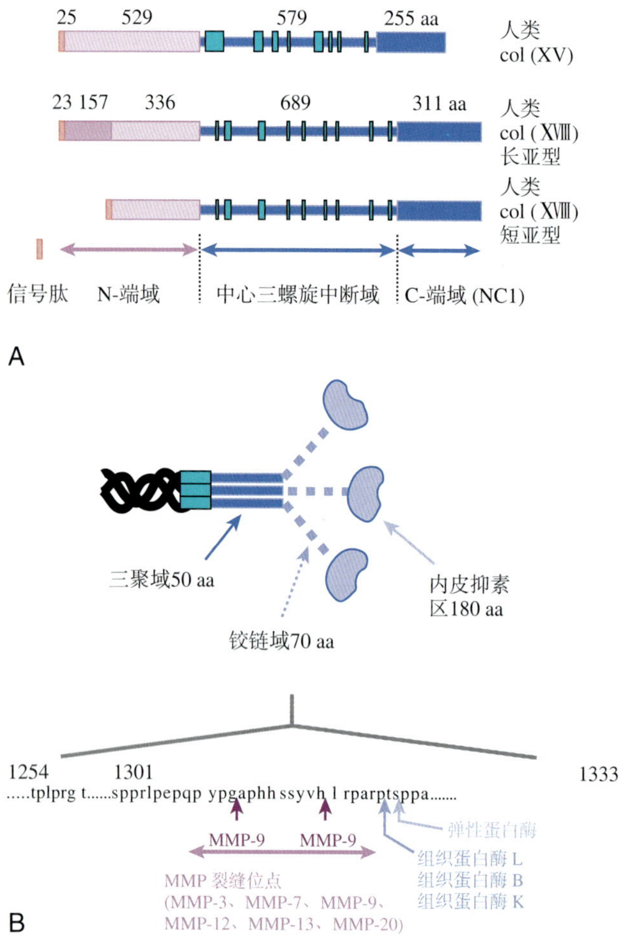

图 4-5 **A**，人体 XV 和 X Ⅷ型胶原蛋白的 α1 链的线性结构。XV 及 X Ⅷ型胶原蛋白的 α1 链结构具有同源性；在中央三螺旋区和其中长段不连续的结构域基础上，它们包括不连续多三螺旋体蛋白质家族。它们还有一个特点，是有很长的含血小板应答蛋白序列基序的非胶原蛋白的 N- 端域，以及有 2 个剪接变异体的人体 X Ⅷ型胶原蛋白和长的、非胶原蛋白的球状 C- 端域或 NCI 域。**B**，人类 NCI（XⅧ）和蛋白酶裂缝位点的功能性子域。NCI 域包含 3 个功能不同的子域，这些域组成包括参与三聚反应的 N- 端的非共价键、包含多个对不同的蛋白酶敏感位点的铰链区，以及覆盖 20 kD 片段的抗血管生成和抗血管出芽的内皮抑素的球状结构域（*Adapted from Company of Biologists Ltd.，Ortega N，Werb Z：New functional roles for non-collagenous domains of basement collagens.J Cell Sci 115：4201，2002.*）

Gly-XY 重复。XXⅥ型胶原蛋白的表达主要发生在睾丸和卵巢。血管性假血友病因子 -A 域的 XXⅧ型胶原的三螺旋结构侧面，XXⅧ型几乎只在周围神经中表达 [19-20]。

胶原蛋白的生物合成管理

胶原蛋白链在分泌之前，除疏水前导序列胶原蛋白链以前 α 链的形式合成，前 α 链被分泌到细胞外间隙（图 4-2）。前 α1（Ⅰ）链包含 NH_2 肽（N 肽）和一个羧基前肽（C 肽）。N 肽包括 139 个残基的序列，该序列之前的 17 个残基的序列是非螺旋端肽。后面是由 1 014 个氨基酸长度的 Gly-X-Y 的螺旋序列依次连接到一个 26 个残基长度的羧基前肽和 262 个残基长度的非螺旋的 C 肽。前 α2（Ⅰ）和前 α1（Ⅲ）链域组织是相似的，除了数个氨基酸残基的微小变化 [6-7,21]。

学者对编码胶原蛋白进行的基因组织和染色体位置进行了研究。在人类中，43 条不同的 α 链的基因至少分布在 15 条染色体上。不像大多数的胶原蛋白的编码基因，编码Ⅳ型胶原蛋白的 6 条同源的 α 链的基因以头对头方向位于 13 号染色体（COL4A1 和 COL4A2）、2 号染色体（COL4A3 和 COL4A4）、X 染色体上（COL4A5 和 COL4A6）。有趣的是，这些成对的Ⅳ型胶原蛋白的启动子有重叠，这表明基因对有协同调控。但是，调控的确切分子机制，仍然不完全清楚 [6-7,9,21-22]。

前胶原蛋白的生物合成中涉及的分子事件，从 mRNA 的转录和剪接到在细胞质中的运输和翻译，和其他大多数由真核细胞合成的蛋白质几乎一样。为每条前 α2（Ⅰ）链对应合成的两条前 α1（Ⅰ）链的协调合成过程似乎都受到了转录和 mRNA 翻转水平的调节。大多数产生Ⅰ型胶原蛋白的细胞也产生不足量的Ⅲ型胶原蛋白，这取决于对特定的组织类型，它的年龄、生理和病理情况。

学者对许多胶原蛋白的生物合成控的分子机制在不同程度上进行了研究，研究在生理和病理环境下进行。基因编码的Ⅰ型胶原蛋白的 α 链的调控已被广泛研究，并简要总结。产生纤维丝（COL1A1、COL1A2、COL3A1）和基底膜（如 COL4A1-6）胶原基因的转录调控，涉及基因组和表观基因的脱氧核糖核酸（DNA）甲基化和组蛋白翻译后修饰机制。虽然胶原蛋白的基因主要是在转录水平上调控，一些报告表明，它们在一定条件下也发挥转录后调控。

COLA1 和 COLA2 基因的顺式作用元件模块化地存在于转录起始位点（TSP）的任一侧上。根据它们特定的基因以及它们的转录和转录后调控的试验，调控元件在基因组 DNA 上的分布有 100 ~ 150 kb 的距离。胶原蛋白基因的组织特异性和可诱导的活性涉及启动子和增强子之间顺式作用模式间复杂的相互作用。COLA1 和 COLA2 基因的启动子包含位于 TSP 上游的 25 ～ 35 bp 的 TATA 盒。TSP 周围和 COLA1 基因的第 1 个内含子已被证明存在一定数量的增强子和阻遏物顺式作用元件。对胶原蛋白基因起关键作用的 CAAT 结合因子、Sp1、SP3、AP1、核因子（NF）-κB 和 SMADs 已被报道；一些方向依赖性增强子样元件也有记录[23-24]。

内皮下 ECM 中的纤维胶原类和非纤维胶原类受许多细胞因子和生长因子调节，已报道胶原蛋白基因的表达对细胞因子 [如转化生长因子（TGF-β），肿瘤坏死因子（TNF）-α，白细胞介素（LC）]、糖皮质激素、雌激素、雄激素和类视黄酸有响应。内在和外在的调节因子引发的信号级联明显影响与基本型和诱导型转录因子结合的顺式作用元件。从这些研究新出现的主题是通过各种顺式和反式作用因子相互作用来招募选择性转录共激活物和应对特定刺激的共阻遏物[23-24]。但是，在生理和炎症条件下，确定组合的相互作用的确切机制尚未阐明。

翻译后，准备好的前胶原蛋白 α 链从内质网（ER）被护送至高尔基体。据报道，热休克蛋白 47（Hsp47）有胶原蛋白特异性伴侣的功能；因此，推测 Hsp47 可为新合成的前胶原蛋白链达到适当成熟所需要提供的质量控制机制。为了说明 Hsp47 在*体内*的作用，Nagai 和协同者通过同源重组灭活了 Hsp47 基因[25]。在交媾后发育的 11.5 天前、突变的胚胎在子宫内死亡，这是成熟的 I 型胶原蛋白在其组织中的水平明显减少导致的。

正如图 4-2 所示，纤维和非纤维胶原类也经历一些正常成熟过程的翻译后修饰，包括信号肽的蛋白水解作用、关键的脯氨酸和赖氨酸残基的羟基化、糖基化，以及形成链间和链内二硫桥[6-7,21]。因此，最佳的胶原蛋白的生物合成和装配取决于许多关键酶。这些包括 3 种羟化酶、2 种胶原蛋白特异性糖基转移酶、2 种裂解 NH_2- 和 COOH- 末端的独特的蛋白酶，以及交联形成所需的胶原蛋白特异性氧化酶。前胶原分子的翻译后加工也需要一个肽基脯氨酸顺反异构酶和蛋白质二硫键异构酶（PDI）。

维生素 C 依赖性 4- 脯氨酰羟化酶，是位于内质网上的 $\alpha_2\beta_2$ 四聚体，在胶原蛋白的合成中起着核心作用，因为 4- 脯氨酸羟化后会形成交叉连接。在人类中，有 3 种已知的 4- 脯氨酰羟化酶的同功酶，每个具有不同的 α 亚基，但都含有 PDI 作为它们的 β 亚基。赖氨酰羟化酶使赖氨酸的羟基化反应进行，也使用与脯氨酰羟化酶相同的辅因子，但只与位于 Gly-X-Y 三联体 Y 位置的赖氨酸残基反应。有 3 种已知的人类赖氨酰羟化酶同工酶。羟化后的前胶原蛋白可导致分泌减少和快速降解。赖氨酸羟化酶缺乏症的症状有骨骼畸形、组织脆弱，血管畸形[6-7,21]。

部分胶原蛋白进行糖基化；在准备好的前胶原蛋白的生物合成过程中，半乳糖和葡萄糖残基连接到一些羟赖氨酸残基上。UDP 半乳糖酶是羟赖氨酸半乳糖基转移酶，添加半乳糖残基到羟赖氨酸羟基基团。UDP 葡萄糖半乳糖基是羟赖氨基葡萄糖基转移酶，将葡萄糖残基转移到与羟赖氨酸连接的半乳糖上。两种酶依序进行，以便首先添加半乳糖，葡萄糖只添加到半乳糖。糖基化发生在新生肽链的合成期间，形成三螺旋之前。α1（Ⅰ）、α2（Ⅰ）、α1（Ⅲ）的 7 个羟赖氨酸残基只有 2 个含有二糖；而在其他胶原蛋白中，羟赖氨酸残基大部分糖基化。一些羟赖氨酸残基的糖基化赋予交联稳定性。

前胶原蛋白组装成三螺旋分子是通过 COOH- 末端前肽的指导，还需要链间二硫键的形成（图 4-2）。跨物种的纤维类胶原前肽有很高的结构稳定性。其三螺旋组装成后，前胶原分子分泌到细胞外。然而，一旦被分泌，特定的 N 和 C 肽酶将除去 NH_2 和 COOH- 末端前肽，得到胶原蛋白分子。将新合成的胶原蛋白上的 NH_2 和 COOH 前肽移除的两种蛋白酶，每一种有 3 种同工酶。特定的 C 肽酶、tolloid 家族的成员，通过反馈的机制也裂解了一些其他的细胞外基质蛋白和前肽片段，这可以抑制前胶原蛋白合成[26-27]。

细胞外胶原蛋白成熟

胶原纤维的形成过程中，赖氨酰氧化酶催化 NH_2 或 COOH 末端端肽中的特定赖氨酸或羟赖氨酸残基，使其脱氨氧化，分别得到醛赖氨酸和羟赖氨醛[28]。这些位于原纤维孔带的活性醛，可以自由地与相邻链上的赖氨酸 ε- 氨基或羟赖氨酸残基的反应形成席夫碱、席夫碱经过葡糖胺重排反应，形成酮亚胺。随着时间的推移，两个酮亚胺结构凝结形成三价的交联，4- 羟基吡啶。所有 3 种类型的交联可能在不同的原纤维共存。

可见的胶原蛋白中的第二种类型的交联来源于在相邻链上的醛赖氨酸或羟赖氨醛的两个醛的缩合。形成的醛醇缩合物含有游离的醛，与其他赖氨酸或组氨

酸的 ε- 氨基反应，从而有可能连接 3 个或 4 个胶原蛋白链[29]。一旦醛赖氨酸或羟赖氨醛的醛形成，随后稳定氧化酶和醛醇缩合反应自发地进行。因此，纤维胶原类分子间和分子内交联后，形成具有抗张强度很强的不溶性的大分子聚集体。

胶原蛋白的更新

在成年期，完整的组织中的胶原蛋白代谢更新是非常低的。与此相反，在组织重塑过程中，胶原蛋白有非常迅速的破坏和合成。在原始的纤维状态中，胶原蛋白对蛋白酶的作用无反应，但其螺旋结构一旦被打乱，就很容易被一些蛋白酶降解。FACITs，如Ⅸ、Ⅻ、ⅩⅣ型胶原蛋白和其他含非胶原域的（如Ⅵ型胶原蛋白）对蛋白酶更敏感。切割部分非螺旋结构片段后，胶原蛋白的三螺旋域在 37℃变性，变得易受非特异性蛋白酶的影响。此外，一类特定的蛋白酶——基质金属蛋白酶（MMPs），在*体内*和*体外*降解胶原蛋白（见后面的讨论）。例如，MMPs 切割原生的Ⅰ型胶原蛋白分子之间的三螺旋内的区域，也在氨基酸残基 775 和 776 之间，由此产生的胶原蛋白片段在体温和 pH 值的作用下自发变性，对许多其他的蛋白酶的作用特别敏感。

金属蛋白酶类

MMPs 的结构和功能多样性与胶原蛋白超家族的有竞争作用。MMPs 属于锌依赖性肽链内切酶的一个大家族，家族中的第一个成员在近一个半世纪前被发现。迄今为止，23 种不同的基质金属蛋白酶已报道存在于人体组织中。根据这些酶在细胞的定位，可以将它们大致地细分为分泌和膜结合基质金属蛋白酶。然而，它们的组织结构和底物特异性的更详细的分析表明，基质金属蛋白酶可以更好地分类为胶原酶、明胶、溶基质蛋白酶、基质溶解因子、膜型基质金属蛋白酶[30-33]。

原型 MMP 的架构有 3 个子域：蛋白域、催化结构域和血液结合素样 C- 结构域。它们通过一个短的连接区域连接催化结构域（图 4-5）。基质金属蛋白酶的催化结构域包含一个 Zn^{2+} 结合的氨基酸序列基序和底物特异位点。原型 MMP 作为前酶原被合成后，通过蛋白域的半胱氨酸（位于蛋白域的半胱氨酸开关区域）和催化结构域的 Zn^{2+} 离子之间的相互作用[32]，MMP 保持潜在的构造。只有当这种相互作用被打乱，蛋白域的蛋白质水解或半胱氨酸的化学修饰可以激活 MMP。在*体内*，一些细胞内和细胞外蛋白酶，包括其他的基质金属蛋白酶，可以特异性地降解蛋白域，激活基质金属蛋白酶。

尽管在*体外*研究中已经发现了许多各种基质金属蛋白酶的底物（表 4-2），确切识别它们在*体内*的靶点仍然难以实现。在*体内*与内皮细胞的 ECM 相关的一些大分子是潜在 MMPs 的靶点。例如，MMP-1（胶原酶 1）容易降解Ⅰ、Ⅱ、Ⅲ型胶原蛋白，而 MMP-8（胶原酶 2）消化Ⅰ、Ⅲ、Ⅳ、Ⅴ、Ⅶ、Ⅹ和Ⅺ型胶原蛋白。同样，MMP-2（明胶酶 A）降解Ⅰ、Ⅲ、Ⅳ、Ⅴ、Ⅶ、Ⅹ和Ⅺ型胶原蛋白，而明胶酶 B（MMP-9）可优先降解Ⅳ、Ⅴ、Ⅺ、ⅩⅣ型胶原蛋白。MMP-13（胶原酶 3）也能降解多见于内皮下 ECM（Ⅰ、Ⅲ、Ⅵ、Ⅸ、ⅩⅣ）的胶原蛋白。溶基质蛋白酶 -1（MMP-3），溶基质蛋白酶 -2（MMP-10）容易降解许多胶原蛋白的和非胶原蛋白的 ECM 成分，而基质溶解酶 -3（MMP-11）不能降解已知的胶原蛋白，但很容易分解的层粘连蛋白。基质金属蛋白酶也能够消化 ECM 的其他成分，如一些 FN 和弹性蛋白，和各种其他细胞和细胞外基质相关的分子（表 4-2）。一些 MMP 可能调节高度调控的 ECM 结合的 pro-TGF-β 和 pro-IL-1 的加工。

已开展了大量的研究来阐明在生理和病理条件下，调控组织基质金属蛋白酶的分子机制[32]。从这些研究中都出现两个主要的机械论主题，解释各种 MMPs 的精确的特异性。首先，各种 pro-MMPs 和其高度的 TIMPs 的合成和定位受自分泌和旁分泌因子调节。因此，细胞因子（如 IL-1 和 TNF-α）和一些其他的循环因子在转录和转录后水平上调节各种基质金属蛋白酶的表达。

第二类型基质金属蛋白酶的调控作用是通过其功能域的独特的组织进行的。正如上文所说，蛋白质域在维持 MMPs 处于潜在的状态起着至关重要的作用，在一些生理和病理刺激下可被改变。同样，存在 3 个富含半胱氨酸的重复序列，类似见于 FN（见后面的讨论）、明胶酶 A 和明胶酶 B，决定了它们的弹性蛋白和胶原蛋白的亲和力。基质金属蛋白酶的区域组织，可以让它们受 TIMPs 调控，这些抑制剂以 1∶1 的化学配比可逆性地结合 MMPs，抑制酶的活性[34]。基质金属蛋白酶组织抑制剂，由 4 个同源蛋白（TIMP1-4）代表，优先抑制各种 MMPs[35-36]。例如，尽管 TIMP3 有力地抑制 MMP-9，TIMP2 和 TIMP3 抑

表4-2 血管和非血管组织代表性的基质金属蛋白酶家族成员*

基质金属蛋白酶	其他名称	MOL. WT. KDa 全酶	活性形式	组织分布/病情	胶原蛋白底物	其他底物
血管						
胶原酶 MMP-1	胶原酶-1	55	45	成纤维细胞、间质、胶原酶	Ⅰ、Ⅱ、Ⅲ、Ⅶ、Ⅷ、Ⅹ	聚集蛋白聚糖、明胶、MMP-2、MMP-9
MMP-8	胶原酶-2	75	58	中性粒细胞、多形核白细胞胶原酶	Ⅰ、Ⅱ、Ⅲ、Ⅴ、Ⅶ、Ⅷ、Ⅹ	聚集蛋白聚糖、弹性蛋白、FN、层粘连蛋白、明胶
MMP-13	胶原酶-3	60	48	SMC，静脉曲张、先兆子痫、乳腺癌	Ⅰ、Ⅱ、Ⅲ、Ⅳ	聚集蛋白聚糖、明胶
明胶酶						
MMP-2	明胶酶-A	72	66	主动脉瘤、静脉曲张	Ⅰ、Ⅱ、Ⅲ、Ⅳ、Ⅴ、Ⅶ、Ⅹ、Ⅺ	聚集蛋白聚糖、弹性蛋白、FN、明胶、层粘连蛋白、PG、MMP-9、MMP-13
MMP-9	明胶酶-B	92	86	主动脉瘤、静脉曲张	Ⅳ、Ⅴ、Ⅶ、Ⅹ、XIV	聚集蛋白聚糖、弹性蛋白、明胶、FN
溶基质蛋白酶						
MMP-3	溶基质蛋白酶-1	57	45	SMC、滑膜成纤维细胞、CAD、HTN、肿瘤侵袭	Ⅱ、Ⅲ、Ⅳ、ⅠⅩ、Ⅹ、Ⅺ	聚集蛋白聚糖、弹性蛋白、FN、明胶、层粘连蛋白、PG、MMP-7、MMP-8、MMP-13
MMP-10	溶基质蛋白酶-2	57	44	子宫，先兆子痫、关节炎、动脉粥样硬化，肿瘤细胞	Ⅲ、Ⅳ、Ⅴ	聚集蛋白聚糖、弹性蛋白、FN、明胶、层粘连蛋白、MMP-1、MMP-8
基质溶解因子						
MMP-7	基质溶解因子-1	28	19	子宫	Ⅳ、Ⅹ	聚集蛋白聚糖、弹性蛋白、FN、明胶、层粘连蛋白、PG、MMP-1、MMP-2、MMP-9
膜型基质金属蛋白酶						
MMP-14	MT1-MMP	66	56	人类成纤维细胞、SMC、血管平滑肌细胞，子宫，血管生成	Ⅰ、Ⅱ、Ⅲ	聚集蛋白聚糖、弹性蛋白、FN、明胶、层粘连蛋白、MMP-2、MMP-13
MMP-15	MT2-MMP	72	50	成纤维细胞、白细胞，先兆子痫、癌症（乳腺癌、前列腺癌、结肠癌）	Ⅰ	FN、明胶、层粘连蛋白、MMP-2
MMP-16	MT3-MMP	64	52	白细胞，血管生成，人类癌症	Ⅰ	MMP-2
MMP-24	MT5-MMP	57	53	白细胞，脑肿瘤、星形细胞瘤/胶质母细胞瘤	未确定	纤维蛋白、明胶

续表

基质金属蛋白酶	其他名称	全酶	活性形式	组织分布/病情	胶原底物	其他底物
		MOL. WT. KDa				
其他基质金属蛋白酶						
MMP-11	溶基质蛋白酶 -3	51	44	子宫，血管生成、肝癌	不能切割	聚集蛋白聚糖、层粘连蛋白、FN
MMP-12	金属弹性蛋白酶	54	45 和 22	巨噬细胞	Ⅳ	弹性蛋白、FN、明胶、层粘连蛋白 α1- 抗胰蛋白酶
MMP-21	XMMP	62	49	人胎盘		
非血管						
MMP-18	非洲蟾蜍胶原酶 -4	70	53	非洲蟾蜍（两栖动物）	Ⅰ	明胶
MMP-26	基质溶解因子 -2	28	19	人类子宫内膜肿瘤	Ⅳ	明胶、FN
MMP-17	MT4-MMP	57	53	特定的小脑、乳腺癌	未确定	纤维蛋白，明胶
MMP-25	MT6-MMP、白细胞溶素	34	28	白细胞，多形性星形细胞瘤、胶质母细胞瘤	Ⅳ	明胶、FN、层粘连蛋白、纤维蛋白
MMP-19	RASI-1	54	45	肝	Ⅳ	FN、蛋白多糖、COMP、层粘连蛋白、明胶
MMP-20	釉质溶解素	54	22	牙齿釉质	Ⅴ	FN、聚集蛋白多糖、COMP、层粘连蛋白、明胶
MMP-22	CMMP	51		鸡成纤维细胞	未知	明胶
MMP-23	半胱氨酸 MMP	28	19	生殖组织	未知	未知
MMP-28	上皮水解素	56	45	皮肤角质	未知	未知

CAD，冠状动脉疾病；CMMP，鸡金属蛋白酶；COMP，软骨寡聚基质蛋白；FN，纤连蛋白；HTN，高血压；MMP，基质金属蛋白酶；MT，膜型；PG，蛋白聚糖；PMNL，中性粒细胞；RASI-1，类风湿关节炎 -1；SMC，平滑肌细胞；VSMC，血管平滑肌细胞。

*Adapted from Raffetto JD，Khalil RA：Matrix metalloproteinases and their inhibitors in muscular remodeling and vascular disease.Biochem Pharmacol 75：346-359，2008.

制膜型 1（MT1）-MMP。与此相反，TIMP1 是一个功能非常差的 MT-3-MMP 抑制剂，但是 MMP-3 的强效抑制剂[34]。

在胚胎发育的血管形成过程中，各种 MMPs 及 TIMPs 的协调作用调控了关键事件；同样，也在成年人血管受伤和血管再生反应的血管新生和血管生成的过程中起关键作用（表 4-3）。从现存的血管中形成新生血管，依赖于丰富内皮下的 ECM 更新。此过程使血管相关的细胞迁移，释放隐藏在 ECM 中的血管生成因子和暴露在完整的结缔组织纤维和非纤维成分中发现的隐藏的细胞调控域。因此，MMPs 和 TIMPs 之间的重要平衡对新形成的血管的成熟和它结构的完整性的维护至关重要。这些过程在胚胎发育过程中发挥了关键作用；形成实体瘤和获得侵袭性，转移性表型亦非常依赖于新生血管的出现[37]。MMP-2 与整联蛋白 $\alpha_v\beta_3$ 结合，促进血管生成和肿瘤生长[38]。相反，

表4-3 基质更新对血管病变的影响*

	类型	影响
动脉瘤	MMP-3$^{-/-}$/ApoE$^{-/-}$	↓动脉瘤
	MMP-9$^{-/-}$	↓动脉瘤
	MMP-12$^{-/-}$	↔动脉瘤
	广域 MMP 抑制剂 LDLR$^{-/-}$	↓动脉瘤
	TIMP-1$^{-/-}$/ApoE$^{-/-}$	↑动脉瘤
	TIMP-1 ↑ 鼠	↓动脉瘤
新生内膜形成	MMP-9 ↑ 鼠	↑ SMC 迁徙↓基质含量↑管腔直径
	广域 MMP 抑制剂	↓早期↔后期新生内膜形成
	LDLR$^{-/-}$ 多西环素，MMP 抑制鼠	↓新生内膜形成
	TIMP-1 ↑ 人体静脉	↓新生内膜形成
	TIMP-2 ↑ 人体静脉	↓新生内膜形成
	TIMP-3 ↑ 人和猪静脉	↓新生内膜形成
	MMP-9$^{-/-}$，小鼠颈动脉结扎	↓内膜增生↑胶原蛋白的含量
重塑	MMP-12 ↑	↓管腔直径
	MMP 抑制猪	↓缩窄重塑
动脉粥样硬化	MMP-1 ↑ /ApoE$^{-/-}$	↓斑块大小↓胶原蛋白的含量
	MMP-3$^{-/-}$/ApoE$^{-/-}$	↑斑块大小↑胶原蛋白的含量
	MMP-3 ↓人，启动子多态性	↑斑块进展
	MMP-9 ↑人，启动子多态性	↑三支血管疾病
	MMP-9 ↑人，启动子多态性	↔冠状动脉狭窄
	关于 MMP 抑制剂 LDL$^{-/-}$	↔斑块大小
	TIMP-$^{-/-}$/ApoE$^{-/-}$	↓斑块大小↑脂质核心含量
	TIMP-1$^{-/-}$/ApoE$^{-/-}$	↔斑块大小，中层破裂，微动脉瘤
	TIMP-1 ↑ /ApoE$^{-/-}$	↓斑块面积↑胶原蛋白的含量
	TGF-β 抑制 ApoE$^{-/-}$	↑易损斑块，斑块内出血

MMP，基质金属蛋白酶；Apo，载脂蛋白；LDLR，低密度脂蛋白受体；TIMP，基质金属蛋白酶组织抑制因子；SMC，平滑肌细胞；TGF，转化生长因子；+/+，转基因过度表达的小鼠；-/-，基因敲除或纯合子缺失的小鼠；↑，上调或增加；↓，下调或减少。

*Adapted from Heeneman S，Cleutjens JP，Faber BC，et al：The dynamic extracellular matrix：intervention strategies during heart failure and atherosclerosis.J Pathol 2003：516，2003.

跨膜 MMP、MT1-MMP 裂解整联蛋白 $\alpha_v\beta_3$，增强了其含有精氨酸 - 甘氨酸 - 天冬氨酸（RGD）序列的配体的亲和力。

弹性蛋白

血管具有高度的弹性，内皮下的弹性纤维的复原力分别负责心舒期和心缩期的周期性血管变形和被动反冲。弹性纤维包括周围包裹着微纤维的聚合弹性蛋白原不溶性的核心。

如图 4-6 所示人类弹性蛋白原的模块化组织的示意图。弹性蛋白原的一级结构包括亲水性和疏水性的区域；这些根据它们的氨基酸序列的组成，可以进一步被分成子域（图 4-6）。弹性纤维的机械性能与橡胶类似（如果施加在单位横截面积的单位力没有产生不可逆的变化，其伸长程度很高）。

弹性纤维的组织已经通过电子显微镜、生化和遗传方法研究，最近几年已经收集了一些重要的观点[3]。弹性蛋白是弹性纤维的主要成分，并有可能达到大动脉干质量的 50%[39]。该弹性纤维在妊娠中期开始形成，通过弹性蛋白以及成熟交联的弹性蛋白的可溶性前体沉积于原纤蛋白丰富的微纤维的模板上。晚期胎儿和产后发育过程中产生弹性蛋白的交联弹性纤维通常会持续一生。

在电子显微镜下，弹性蛋白具有无定形外观，微纤维显示为 10 ~ 15 nm 直径的细丝。弹性纤维的形成是一个循序渐进的过程，其中包括形成一个支架的微纤维，促进弹性蛋白原单体的沉积（图 4-7），然后通过广泛的交联形成功能性聚合物[3,40-41]。原弹性蛋白是弹性蛋白的水溶性单体，在自然界是非极性和不溶性蛋白质之一。虽然弹性蛋白的甘氨酸和脯氨酸含量与胶原纤维类似，但是弹性蛋白不包含羟脯氨酸或羟赖氨酸，含有非常少量的极性氨基酸。因为大量获得原弹性蛋白的技术难题，阐明弹性蛋白分子组织已经很难。因此，科学家们主要依赖于在细菌中产生的水解可溶性弹性蛋白和重组原弹性蛋白片段的结构。

如图 4-6 所示，人的原弹性蛋白是被编码为一个 72 kD 的多肽，其特征是有一系列串联重复序列。原弹性蛋白氨基酸序列分为丰富的疏水区，在通常会出现疏水区的非极性氨基酸（甘氨酸、缬氨酸、脯氨酸）中；这些序列与富含赖氨酸和丙氨酸的亲水区交替。在体外，交联前，弹性蛋白进行有序排列的自聚集称为凝聚（在单位球面排列和浓缩蛋白）。原弹性蛋白结合到细胞表面的糖胺聚糖和 $\alpha_v\beta_3$ 整联蛋白[42]。虽然原弹性蛋白与原纤蛋白及其相关分子的相互作用顺序很难确定，弹性纤维集合体的启动的过程被认为是在细胞表面上[43-44]。这是由弹性蛋白原的个别的疏水区的特异性的相互作用引起，因为它有一个内在的组织成为聚合物结构的能力[39]。

在体内，通过赖氨酰氧化酶进行凝集之前，弹性蛋白原可能与微纤维进行相互作用，与赖氨酸氧化酶交联[40-41,45]。弹性蛋白的可溶性前体在正常组织中的提取物都未被发现。这为成熟的迅速形成提供了一

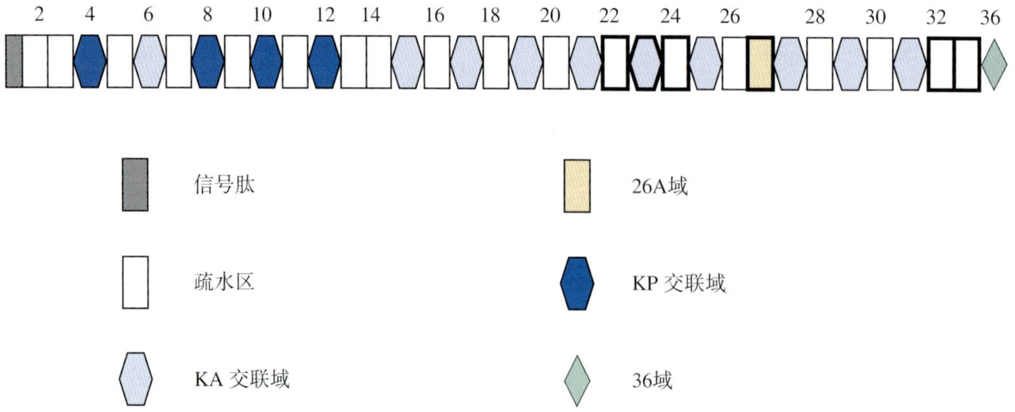

图 4-6 人类弹性蛋白原组织域，包含所有可能的外显子。弹性蛋白原的 NH2- 末端包含信号肽，外显子 36 的编码序列是高度保守的两个半胱氨酸残基和 RKRK 形成的 COOH- 末端。亲水交联域进一步分为 KP- 和 KA- 丰富的区域。选择性剪接是一个弹性蛋白原生物合成的标志；至少有 11 个人类蛋白原剪接变异型有此特点，这是因为对结构域 22、23、24、26A、32、33 的剪切进行了调节 *（以粗体显示）*

个线索——高度交联的弹性纤维和合成率较低的原弹性蛋白。在实验条件下，如铜缺乏或由β-L-谷氨酰丙腈引起的山黧豆中毒，从而抑制赖氨酰氧化酶的活性，因此抑制交联的形成，从主动脉可以提取72 kD的可溶的原弹性蛋白。与胶原蛋白一样，新合成的原弹性蛋白在其组装成弹性纤维之前经历翻译后修饰；事实上，同样的赖氨酰氧化酶会与胶原蛋白和弹性蛋白都产生反应[46]。然而，与胶原蛋白相反，弹性蛋白交联的双键还原自发地进行，且参与弹性蛋白交联的赖氨酸的数量比胶原蛋白大得多（图4-7）。赖氨酸残基的氧化脱氨作用和随后的缩合反应，创造了特别的弹性蛋白中的交联。弹性蛋白的所有交联键源于赖氨酸残基通过醛赖氨酸形成（图4-8）。但是，确切的分子反应形成锁链素仍有待发现。弹性蛋白交联频繁发生，不仅在肽链之间，也存在于相同的多肽链，生产多肽内的链接。交联过程是高效的，但目前还不清楚在单体中交联位点如何排列。

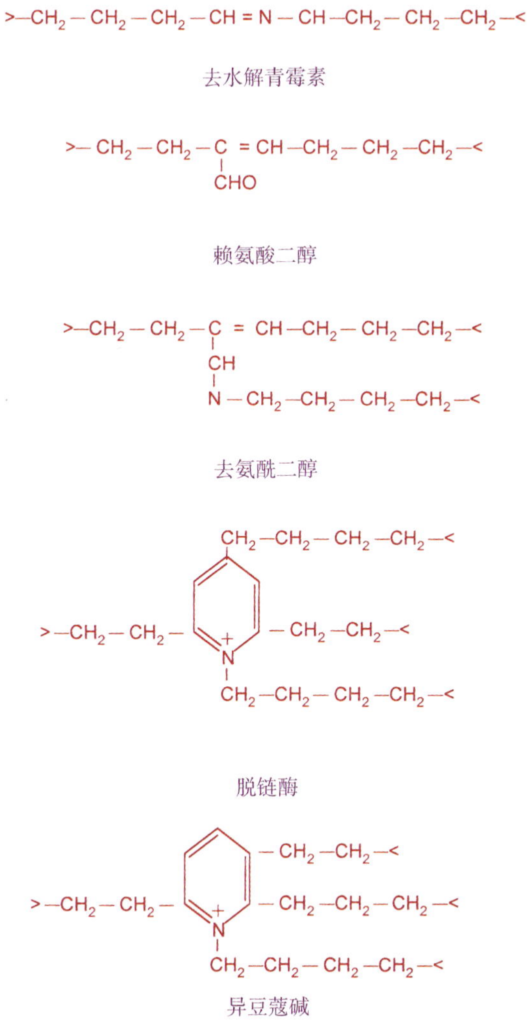

图4-7 弹性蛋白的交联的结构。锁链素和异锁链素代表赖氨酸衍生的交联的最终产物

原弹性蛋白基因的基因组结构表明，功能不同的交联和疏水区域的原弹性蛋白可能由不同的外显子编码。含有丰富的丙氨酸和赖氨酸的短片段聚集明显分隔交联的区域。这些氨基酸群集在原弹性蛋白的α-螺旋结构，其中每个以酪氨酸开始，其次是丙氨酸－丙氨酸－赖氨酸或丙氨酸－丙氨酸－丙氨酸－赖氨酸－酪氨酸。在人类中，选择性剪接可能会产生几个不同的弹性蛋白原多肽（图4-6）。空间填充原子模型表明由2个或3个丙氨酰残基分隔赖氨酸在α-螺旋构象的螺旋线同一侧上突出。因此，该序列赖氨酸－丙氨酸－丙氨酸－赖氨酸可以形成脱氢赖氨酸，而赖氨酸－丙氨酸－丙氨酸－丙氨酸－赖氨酸序列可容纳羟醛缩合或形成脱氢赖氨硫正亮氨酸。缩合的2个链内交联键可能会导致锁链素链间形成交联。由6～8 kD的大的疏水性片段，将丙氨酸和赖氨酸丰富的交联的片段分开。疏水性片段存在重复的五肽（Pro-Gly-Val-Gly-Val）。胶原样序列（GLY-VAL-PRO-GLY）发生的频率很高，这可以解释有限的弹性蛋白原对于细菌胶原酶的易感性（Pro-Gly-X-Y）。脯氨酰羟化酶Gly-X-Pro-Gly序列是公认的参与胶原蛋白的交联（见前面的讨论）。

弹性蛋白代谢和血管稳态

在沉积之后，弹性蛋白原产品惊人地减少；弹性蛋白在正常人体中的半衰期估计为数年。在受伤的情况下，弹性蛋白的生产可以迅速启动。一些生长因子和细胞因子诱导原弹性蛋白合成。在这些条件下，一个非常具体的名为*弹性蛋白酶*的蛋白酶组负责弹性蛋白的重塑。弹性蛋白纤维的含量可能会因为基质金属蛋白酶下降一些，特别是在生理条件下，MMP-2、-3、-9和-12作为静止酶存在，但在血管壁损伤后激活[47]。中性粒细胞或巨噬细胞的基质金属蛋白酶被认为可以降解在发炎组织中发现的弹性蛋白丰富的ECM。循环弹性蛋白酶的抑制剂的遗传性缺陷，与一种渐进的弹性蛋白丰富的肺泡壁破坏过程，导致过早的肺气肿。此外，弹性蛋白酶灌注进入动物肺部的实验与α1-蛋白酶抑制剂缺乏的患者中所看到的肺破坏类似。

弹性蛋白基因破坏的小鼠为弹性蛋白的功能提

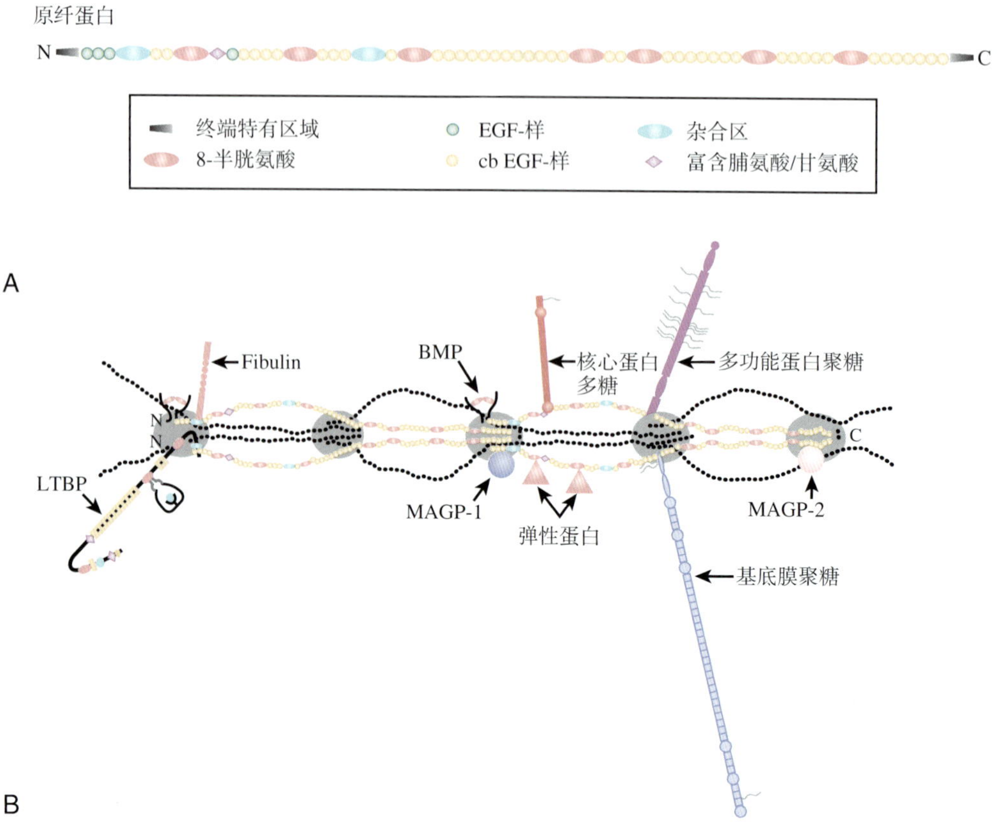

图 4-8 A，原纤蛋白组织域。所有这三个原纤蛋白有类似的模块化组织，彼此具有很强的同源性。原纤蛋白 -1 有一个富含脯氨酸的区域，而原纤蛋白 -2 有一个富含甘氨酸的序列，与此相反，原纤蛋白 -3 具有富含脯氨酸和甘氨酸的区域。此区域位于第 1 个 8- 半胱氨酸模块和第 4 个表皮生长因子（EGF）样结构域之间。B，结合到原纤蛋白的不同配体组装微纤维的示意图。在各种假定的配体结合位点是基于体外观察；与原纤蛋白关联的各种分子在生理和病理刺激下，最有可能动态调节。BMP，骨形态发生蛋白；LTBP，潜在转化生长因子 β 结合蛋白；MAGP，微纤维相关糖蛋白（*Adapted from Ramirez F，Sakai LY：Biogenesis and function of fibrillin assemblies.Cell Tissue Res 339：71-82，2010.*）

供了重要的见解。杂合子（elastin$^{+/-}$ 小鼠）小鼠的动脉顺应性下降，有高血压。弹性蛋白缺失的纯合子的小鼠早逝，由于平滑肌细胞（SMCs）增殖失控造成的动脉梗阻引起 [39,48]。闭塞性血管疾病和血管的弹性纤维组织变动之间存在的直接联系已被证实 [49]。弹性蛋白基因的突变都与主动脉瓣上狭窄（SVAS）和综合征（WBS），血流动力学压力和失去弹性为特点的儿科疾病有关 [49]。此外，由人类突变蛋白的异常降解或转基因小鼠的弹性蛋白消融导致的弹性蛋白的单倍剂量不足内膜增生和动脉增厚 [40,45,50-52]。显然，血管平滑肌、弹力蛋白的初级生产者，产生更多的细胞层，以弥补弹性蛋白单倍剂量不足的患者和转基因小鼠在血管发展中的血管失去弹性和生物力学支持。

在*体外*，SVAS 患者、WBS 患者，和弹性蛋白$^{-/-}$小鼠的血管平滑肌细胞显示增殖率、趋化迁移率的增加和弹性蛋白合成率的降低 [50-52]。外源性重组蛋白原的补充和 α- 弹性蛋白导致这些培养物逆转其表型。弹力蛋白丰富的 ECM 作为血管平滑肌细胞的自分泌调节器；Karnik 等 [53] 在猪冠状动脉损伤再狭窄模型植入弹性蛋白涂层支架，发现内膜厚度和动脉狭窄显著降低。尽管特异性受体调节的弹力血管平滑肌细胞之间的相互作用的身份和血管重塑的信号机制仍不清楚 [54]，但恢复受损动脉的弹性能够减少阻塞的病理 [55-56]。基质金属蛋白酶抑制剂能够防止血管损伤后弹力纤维的降解和改善新生内膜增厚 [47]。

原纤蛋白和其他微纤维相关的蛋白

原纤蛋白，微纤维的主要成分，是在组织中形成松散的填充束的大的糖蛋白。原纤蛋白超家族也包括在结构上相关的潜在的 TGF-β 结合蛋白（LTBP1、

2、3 及 4）和 fibulin[40,45,57]。原纤蛋白被 3 个同源蛋白代表：原纤蛋白 -1、原纤蛋白 -2、原纤蛋白 -3，这三个原胶原纤维均为大约 350 kD 的糖蛋白类，并且模块组织类似（图 4-9）。在 LTBPs 中，由 46/47 的表皮生长因子（EGF）样结构域（42/43 是钙离子结合类型；cbEGF）穿插了 7 个包含 8- 半胱氨酸的 TGF-β 的结合模块。此外，原纤蛋白包括由 TB/8Cys、cb-EGF 样序列和 NH_2- 和 COOH- 末端与 LTBs 和纤蛋白各自片段的同源性序列组成的两个混合区域。弹性纤维结构的多样性（例如，动脉壁中的同心环 vs. 眼睛韧带中将晶状体锁定在睫状体上的平行束）可能反映了不同部位不同原纤蛋白的选择性应用。重要的是，原纤蛋白 -3 的功能还有待确定，因为下面的叙述是限制原纤蛋白 -1 和原纤蛋白 -2 的。

原纤蛋白纵横交错地组成了微纤维。微纤维内原纤蛋白精细的分子结构和它的弹性调节机制还不完全清楚。在转基因鼠研究中证实了原纤蛋白发展的作用。因此，原纤蛋白 -1 缺失的小鼠显示频繁的夹层动脉瘤，在出生后不久死亡[58-59]。这和原纤蛋白 2 的小鼠相反，该小鼠结构和功能正常。然而，原纤蛋白 -1 和原纤蛋白 -2 单倍剂量不足的小鼠引出变异的表型，虽然多数在子宫内死亡。这些研究表明：原纤蛋白 -1 和原纤蛋白 -2 在血管系统的发育中承担了一些独特的、承前启后的、智力的和机械的作用。4 个已知的 LTBPs 原纤蛋白 -1 和原纤蛋白 -2 的多个 EGF 重复域和它们相关的配体（如串珠蛋白聚糖、弹性蛋白、纤蛋白）都机械地参与这些多功能蛋白的发育活动[40,45,57]。

原纤蛋白丰富的微纤维通过调节 TGF-βs 和骨形态生成蛋白（BMPs）的储存、释放、响应不同刺激的活化在细胞外调控发挥了至关重要的作用[3,40,41,45,49,57]。显然，LTBP1、3，和 4 引出功能上的冗余，将潜在的 TGF-β 的目标引向富含蛋白的微纤维。LTBP2 不结合 TGF-β，但在损伤的动脉高表达。如发现原纤蛋白 -1，证明原纤蛋白在 TGF-β 信号转导中发挥了直接的作用，基因敲除的小鼠出生时有肺损伤和肺气肿，但没有明显的炎症迹象。这些动物的详细分析显示：在肺发育中，异常的 TGF-β（Smad2/3）信号负责观察到肺型[58-59]。最近，原纤蛋白 -1 突变在二尖瓣脱垂和主动脉瘤发展中的作用已经被报道。

微纤维相关的糖蛋白 MAGP-1 和 MAGP-2 被认为能够传递结构的完整性给微纤维[60-61]。主动脉 MAGP-1 的表达谱类似于原纤蛋白 -2。此外，前列腺素（如二聚糖、饰胶蛋白聚糖、多能蛋白聚糖）也和微原纤维相关，能促进它们融入到周围的细胞外基质[3,40-41,45,49,57]。

fibulin 代表一个 cbEGF 样域的细胞外基质蛋白家族和一个独特的 COOH- 末端模块[57]。从 fibulin-1 原型发现以来，7 个 fibulin 已经被证实。各种 fibulin 独特的分布表明：不同类型的弹性纤维组织的分布可以是组织特异的。根据其长度和区域组织，纤蛋白可以分为 2 组。短纤蛋白（纤蛋白 -3、-4、-5 和 -7）是胚源性的，包含串联的重复序列 cbEGF。各种纤维蛋白如何修改内皮细胞细胞外基质（ECM）已经在*体外*和在转基因小鼠内开始研究。鉴于 fibulin-1 位于弹性核心，原纤蛋白 -2 和 -4 被发现位于弹性核心中央和微纤维覆盖物之间的表面。fibulin-1 基因敲除的小鼠脉管系统功能异常，死于自发性出血。缺乏功能性纤蛋白 -4 基因的小鼠出生时也有严重的血管缺陷。

前面微纤维的描述基于下述概念：弹性纤维和与它相关的细胞外基质（ECM）是整合细胞外和细胞内机械信号的分子，信号重点影响 TGF-β 和 BMP，作用于组织稳态。因此，不同的原纤蛋白相关分子的组件参与转换环境输入对内皮的生理、病理反应从力学上讲是可能的。然而，在胚胎发生和成人时期，分子间的作用调节推定的细胞外输入和它们调控脉管系统重塑的时间和空间上的一致反应，仍有待解释[62]。

纤连蛋白

纤连蛋白是最有特色的血管细胞外基质分子之一[63-64]。FN 进化的出现与脉管系统和脊椎动物的 EC 的出现相关联[65]。跨物种的 FN 基因有高度的种间同源性和组织的域保守性[65-66]。纤连蛋白动态地与许多大分子一起促进细胞的黏附和扩散，促进白细胞趋向受伤的组织，便于非免疫调理作用和细胞吞噬。一些具有生物活性的模块 FN 通常是隐蔽的，只有在特殊情况下才会出现。FN 和生长因子 / 细胞因子介导的信号调节组织修复和再生，并涉及癌细胞的不贴壁生长。纤连蛋白在胚胎的细胞外基质中尤其丰富，它在血管和非血管组织的表型分化中起了关键作用。一个功能性 FN 基因肯定会帮助心血管系统的发育。

纤连蛋白结构

在血浆中，FN 处于可溶解状态，由肝合成和分泌，在细胞外基质中转化为不溶解的大分子复合物。

可溶性的 FN 由两个分子量（220 ~ 255 kD）相似或相同的二硫化物单体组成。如图 4-10 所示，每个 FN 单体是由重复的 *Ⅰ*、*Ⅱ*、*Ⅲ 型*模块镶嵌构成的，它们的长度分别为 40、60、90 个氨基酸[67-68]。15 ~ 17 个Ⅲ型（取决于选择性剪接）重复序列位于分子中间，代表 90% 的 FN 单体。另外，有 12 个Ⅰ型和 2 个Ⅱ型重复序列位于 FN 单体。Ⅲ型重复序列折叠成几乎相同的形状，尽管只有 20 ~ 40 个氨基酸序列相同（图 4-9）。FN 的惊人的重复肽序列的模块化组织体现在其基因的组织中。FN 基因由 47 个外显子跨越近 100 kb 的人类基因组组成，并且生成多种选择性剪接的 mRNA[69-72]。一个单一的基因产生大约 20 种 FN 蛋白，可能是在生理和病理情况下优先组合的。纤连蛋白单体包含或缺乏额外的 A 域（EDA）或 B 域（EDB），这对它的生物学功能来说是重要的[68]。血浆纤连蛋白（水溶性）缺乏 EDA 和 EDB；相反，组装到 ECM 的 FN 包含有或无 EDA 和 EDB 的几种混合物（图 4-10）。

纤连蛋白的功能域

纤连蛋白是由一系列专门模块组成的一种多功能分子。纤连蛋白水解产生大量的与特定配体绑定的片段[67-68]。纤连蛋白 NH_2- 末端的 70 kD 的片段大多数绑定到许多 ECM 配体，包括胶原蛋白、明胶、纤维蛋白和肝素。70 kD 的纤连蛋白还可以通过所谓的微生物表面分子识别黏合剂基质分子（MSCRAMM）结合一些革兰氏阳性菌（如*金黄色葡萄球菌*、*链球菌*、*肺炎球菌*）。因此，锚定在细胞壁的磷脂壁酸、M 蛋白和其他一些细菌黏附蛋白绑定在纤连蛋白上，加强细菌的调理和吞噬[73]。革兰氏阴性菌不绑定到纤连蛋白。

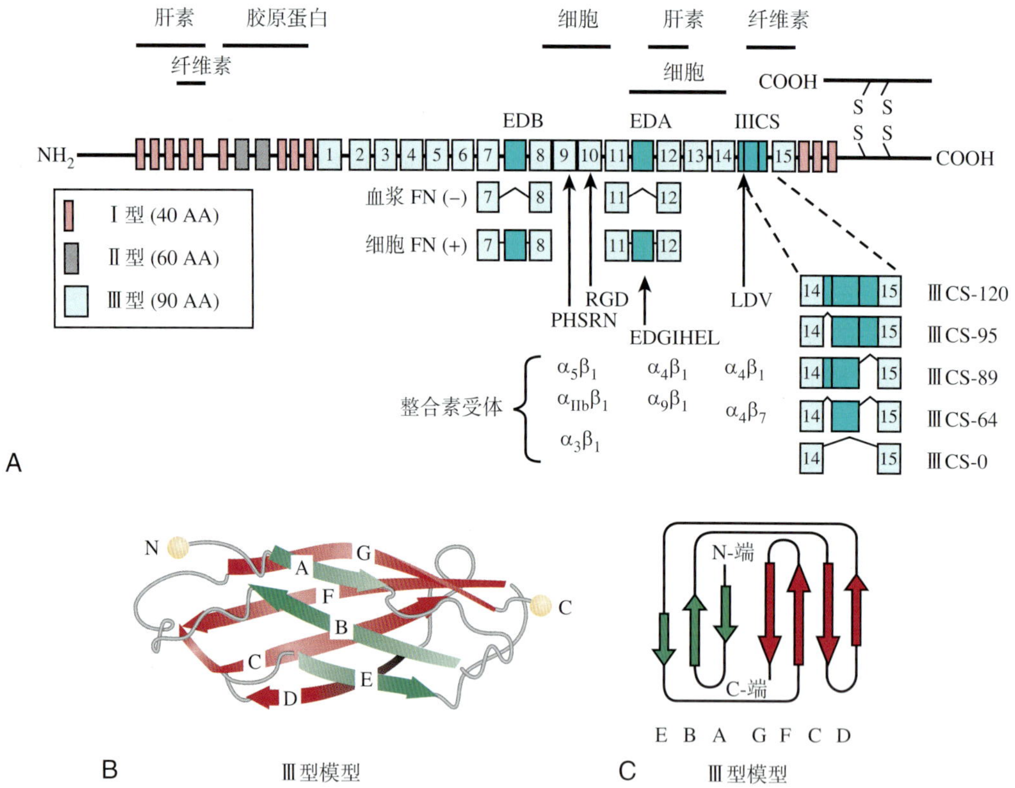

图 4-9 纤连蛋白的一级结构和它的模块化组织。图示代表含有许多序列模块的纤连蛋白二聚体。A，显示不同类型的同源域（12 个Ⅰ型，2 个Ⅱ型，15 个Ⅲ型）。Ⅲ型同源域不包括额外的 EDA 和 EDB 域。Ⅰ、Ⅱ、Ⅲ型域分别由 40、60 和 90 个氨基酸组成。组成型表达（RGD）、选择性剪接（LDV）、协同作用（PHSRN）和 EDA（EDGIHEL）细胞结合位点与整联蛋白受体一起指向到它们结合的位置。EDA 和 EDB 剪接在所有物种中是相似的，然而Ⅲ CS 结构域剪接是种属特异性的（人类有 5 个变种，啮齿类有 3 个变种，鸟类有 2 个变种）。Ⅲ型同源域是由 7 个反向平行的 β 链组成的。B 和 C 分别展示了Ⅲ型模块空间的和平面的构象（*Adapted from White ES，Baralle FE，Muro AF：New insights into form and function of fibronectin splice variants.J Pathol 216：1-14，2008.*）

胶原蛋白结合域

纤连蛋白胶原蛋白结合域包括 6 ~ 9 个Ⅰ型重复序列和 1 ~ 2 个Ⅱ型重复序列。包含胶原样结构的补体 C1q 的第 1 组分也绑定至纤连蛋白上[76]。变性胶原蛋白（明胶）对纤连蛋白有更大的亲和力[76]。一些纤连蛋白的结合位点存在于胶原的 α 链，包括定向地被 MMP-1 和 MMP-2 切割的氨基酸序列上Ⅰ型胶原蛋白的一个高亲和力位点。已有假设纤维蛋白的明胶结合域能促进循环血浆中变性胶原蛋白的清除。然而，由于三螺旋结构域在体温下可以部分展开，三螺旋的分散能促进纤连蛋白绑定到天然的胶原蛋白，并调节其与其他分子的相互作用[31,33]。

细胞结合域

纤连蛋白通过特定的异二聚体受体*整联蛋白素*，结合到细胞表面，启动细胞内信号转导[68,77-78]。尽管纤连蛋白可绑定到许多整联蛋白上（如 $\alpha_4\beta_1$、$\alpha_5\beta_1$、$\alpha_v\beta_3$、$\alpha_v\beta_1$），大多数纤连蛋白在血管发育中的功能是通过 α5β1 整联蛋白调节的[67]。转基因小鼠的研究已经证明，α5 整联蛋白的特定消除在血管形成中引起最严重的缺陷。α5β1 整联蛋白基因敲除的血管表型与纤连蛋白基因敲除小鼠极为相似，这一观察进一步突出显示了 $\alpha_5\beta_1$ 整联蛋白和纤连蛋白之间的机械关系[79,81]。在 RGD 位置，位于第 10 位的Ⅲ型纤连蛋白重复序列绑定到 $\alpha_5\beta_1$ 整联蛋白，这种相互作用是细胞内信号传递导致的。纤连蛋白选择性的剪接变异体绑定到其他整联蛋白。例如，EDA 片段绑定到 $\alpha_4\beta_1$ 整联蛋白，而位于Ⅲ CS 的肽片段绑定至 $\alpha_5\beta_1$ 和 $\alpha_4\beta_7$ 整联蛋白。

基于许多*体外*实验，纤连蛋白的子域，尤其是 EDA 和 EDB 域，已经被认为有许多功能，包括细胞黏附、有丝分裂信号转导、二聚体形成、基质组装，并调控细胞因子依赖基质金属蛋白酶的分泌[68,77-78]。然而，这些研究必须谨慎解释、需要*体内实验*佐证。小鼠被设计成没有 EDA 或 EDB 码外显子正常发展的 FN 表达，这一观察强调了上述观点。相反，EDA 和 EDB 两个外显子的消除导致了严重的心血管异常和过早死亡[82-83]。

纤连蛋白整合到 ECM 是细胞介导的血管新生必经的过程。可溶性纤连蛋白 NH_2- 端域绑定到细胞表面，并且被转换成二硫化物连接聚合物。纤连蛋白的聚合发生在许多细胞的特定表面，包括平滑肌细胞、成纤维细胞，它们是由整联蛋白协调的[84]。由于整联蛋白 $\alpha_5\beta_1$、$\alpha_{IIb}\beta_3$ 或 $\alpha_v\beta_3$ 能够聚合纤连蛋白，并将它整合到更大的细胞外聚集体，不同的整合出现功能上的冗余[64]。

肝素结合域

纤连蛋白肝素结合域位于 NH_2- 末端，与纤维蛋白的结合位点重叠（见后面的讨论）。几个多聚阴离子分子（如肝素、硫酸肝素、右旋糖酐硫酸盐、DNA）绑定到纤连蛋白，这种绑定是特异的，因为其他的多聚阴离子分子 [如硫酸软骨素、硫酸皮肤素（DS）] 不能绑定。这些大分子中的一些通过合作的方式绑定到纤连蛋白。例如，硫酸乙酰肝素或透明质酸能增强纤连蛋白和明胶之间的关联。同样，只有在肝素存在的情况下，纤连蛋白导致Ⅰ型或Ⅲ型胶原蛋白沉积。在*体内*，这种不同配体协同结合至纤连蛋白的不同模块可能促进它结合到组织选择性的 ECM[68]。

纤维蛋白结合域和凝血

高度组织的血管结构和它们的细胞基础被持续的高血压、动脉粥样硬化和其他的血管病理扰乱。在这些公认的损伤部位，血栓形成总是被血小板启动。纤连蛋白参与血液凝固和血栓形成[85-87]。人类的纤连蛋白单体在它的 NH_2- 末端含有纤维蛋白结合域，纤连蛋白复合体和纤维素是通过 XⅢa 因子交联的。发现于血小板上的整联蛋白 $\alpha_{IIb}\beta_3$ 被纤维蛋白和纤连蛋白识别。在静态条件下，纤连蛋白在血小板上绑定 $\alpha_{IIb}\beta_3$、$\alpha_v\beta_3$、$\alpha_5\beta_1$ 整联蛋白，在*体外*，血小板糖蛋白Ⅰb 也绑定在纤连蛋白上。各种类型的纤连蛋白（如血浆、细胞、基底膜、在血小板内存储纤连蛋白的 α 颗粒）与血小板和 ECM 大分子的已知的相互作用表明，纤连蛋白可能通过直接和间接的机制参与血栓形成[85-87]。

在损伤组织的重构和再生的初始阶段，血凝块对恢复血管的完整性和重建临时的 ECM 均有功能[88]。临时 ECM 聚集在一个血凝块，此处生长促进因子富集，促进成纤维细胞的表型转变为成肌纤维细胞，随后沉积成一个更长久的 ECM，基本是由成肌纤维细胞下沉形成的。因此，获得最佳的伤口愈合和修复依赖于 ECM 连续的成熟。有些类似于 ECM 细胞的相互作用被认为是发生在动脉粥样硬化病灶，其中血管平滑肌细胞获得增殖和高度合成型表型，与成肌纤维细胞相似。包含 EDA 域和 EDB 域的纤连蛋白增加的表达通常与血管平滑肌细胞的表型转换和成纤维细胞转化为成肌纤维细胞有关。有趣的是，特异性识别 EDA 域的整联蛋白 $\alpha_9\beta_1$ 和 $\alpha_4\beta_3$ 存在于内皮细胞，而不存在于血小板表面。

层粘连蛋白

层粘连蛋白属于一个古老的聚合成十字结构的糖蛋白家族，形成所有血管基底膜的结构支架。每个层粘连蛋白的三聚体由 1 条 α、1 条 β 和 1 条 γ 层粘连蛋白链组成。单条多肽链通过一个长的卷曲螺旋接合，以产生有 1 个长臂和 3 个断臂的分子[89-91]。水螅的基底膜包含原始的层粘连蛋白样蛋白质，在*秀丽隐杆线虫*和*果蝇*至少有 4 个基因编码的层粘连蛋白。如图 4-10 所示，在哺乳动物中，层粘连蛋白有 5 条不同的 α 链、3 条 β 链、3 条 γ 链，它们分别由 LAMA1-5、LAMB1-3、LAMC1-3 基因编码[92-93]。因此，产生大于 45 个不同的层粘连蛋白三聚体理论上是可行的，截至今日，至少 18 个哺乳动物层粘连蛋白的不同的亚型被描述[90]。另外的层粘连蛋白亚型也有可能被发现。

三聚体形成的过程不是随机的，很可能有组织和细胞特异性。根据最新通过的一项系统命名法，层粘连蛋白亚型根据它们的链的成分被命名[89]。例如，LM-111 由 α1、β1 和 γ1 链组成；而层粘连蛋白 511 由 α5、β1 和 γ1 链组成。一种类型的链可能被纳入超过一种的层粘连蛋白亚型中。例如，层粘连蛋白 -411、层粘连蛋白 -421 和层粘连蛋白 -423 都包括 α4 链。

不同的层粘连蛋白的 α 链表现出组织特异性表达，并在体内独特的位置参与形成不同的基底膜[94-96]。层粘连蛋白 -111（$\alpha_1\beta_1\gamma_1$），含量最丰富和研究最透彻的层粘连蛋白，在胚胎发育期间高表达。层粘连蛋白 -322（$\alpha_3\beta_3\gamma_2$）和层粘连蛋白 -311（$\alpha_3\beta_1\gamma_1$）最先在皮肤上皮分化层的基底膜被发现。血管内皮细胞的基底膜富含包括 α_4 或 α_5 链的层粘连蛋白[97]。许多血管的基底膜包括层粘连蛋白 -411（$\alpha_4\beta_1\gamma_1$）和层粘连蛋白 -421（$\alpha_4\beta_2\gamma_1$）。层粘连蛋白 α_5 链在毛细血管内皮细胞和包含层粘连蛋白 -511 和层粘连蛋白 -512 基底膜小静脉上表达。

层粘连蛋白有一个共同的结构，由一串联的球状域和杆状域折叠成十字形，如层粘连蛋白 -111 所示（图 4-11）。所有层粘连蛋白链的氨基末端包含球

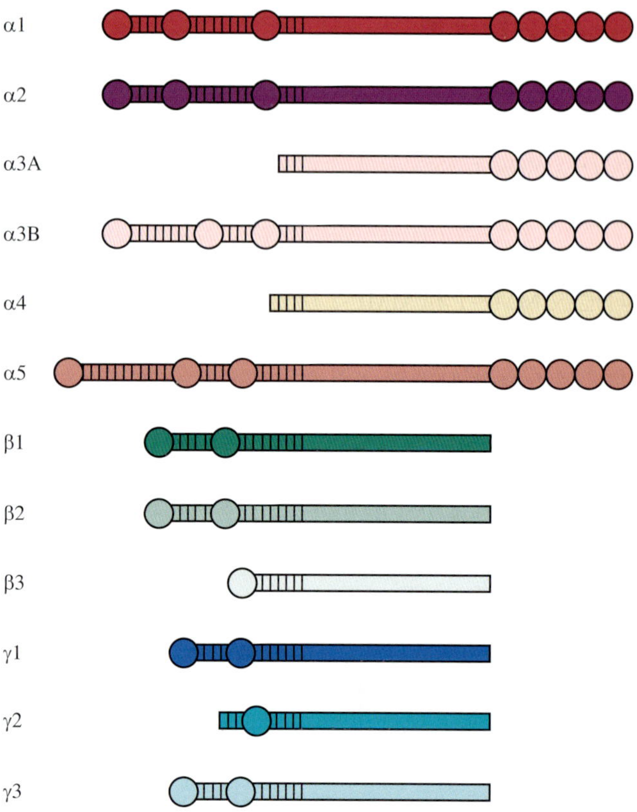

图 4-10 不同的层粘连蛋白亚单位上的结构基序。层粘连蛋白的 α、β 和 γ 链包含球状和杆状基序的串联排列。N- 末端和内部短臂的球状分子是由椭圆形表示的。杆状的表皮生长因子（EGF）重复体以垂直的矩形显示（*Adapted from Durbeej M：Laminins.Cell Tissue Res 339：259-268，2010.*）

状域（LG），被层粘连蛋白 EGF（Lea、LEb、LEc）样基序分开。α 链也包含 2 个额外的球状域，分别为 *L4a* 和 *L4b*。同样，β 链和 γ 链分别含有独特的 LF 和 L4 域。交叉轴是由 1 个 α 链、一个 β 链和 1 个 γ 层粘连蛋白链形成的卷曲螺旋（图 4-11）。层粘连蛋白 α 链的 5 个 LG 域附着在该交叉的基部。层粘连蛋白的聚合和渗入超分子基底膜支架是一种细胞表面受体介导的过程，表明层粘连蛋白超分子组装的情况。

如图 4-11 所示，层粘连蛋白的各个域具有独特的功能特性，包括促进折叠，通过硫酸化的碳水化合物结合到细胞表面，或与特殊的整联蛋白和 α 肌营养不良蛋白聚糖结合[90-91]。因此，存在于 α1、α2、α3B、α5、β1、β2、β3、γ1 和 γ3 链的层粘连蛋白域，是层粘连蛋白自我合成三聚体，继而聚合成一个与额外的 ECM 分子结合的大网络所必需的。至少 8 个独特的整联蛋白（α1β1、α2β2、α3β1、α6β1、α6β4、α7β1、α9β1、αvβ3）和 4 种不同类型的多配体蛋白

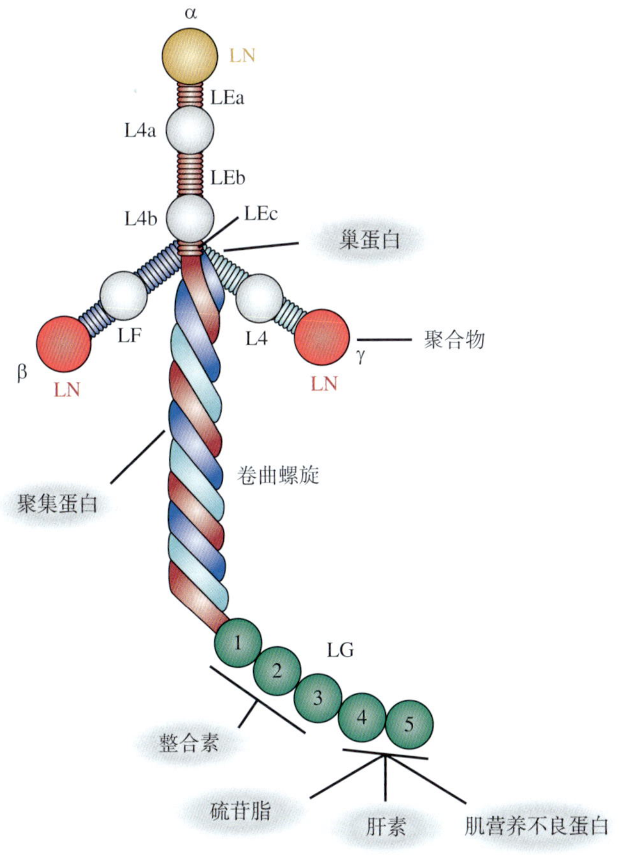

图 4-11　层粘连蛋白典型的十字形状；层粘连蛋白的 α，β 和 γ 链分别用红、蓝和青色显示。由于截短的 α3、α4 和 γ2 链的合并分别形成了棒形和 Y 形的层粘连蛋白。N- 末端的球状域被层粘连蛋白表皮生长因子（EGF）样重复序列（Lea、LEb 和 LEc）所分离。层粘连蛋白 N- 末端结构域（LN），对层粘连蛋白的自我组装和网络形成是重要的，存在于所有的链中。α 链包含 L4a 和 L4b 球状域，β 和 γ 链分别包含 LF 和 L4 结构域。α 链的 C 端形成 5 个球形 LG 结构域，编号为 1-5。涉及层粘连蛋白 -111 的超分子组装和它的整联蛋白结合模块的各种分子的结合位点被标记（*Adapted from Agtmael TV，Bruckner-Tuderman L：Basement membranes and human disease.Cell Tissue Res 339：167-188，2010.*）

聚糖类结合到层粘连蛋白[90-91]。同样，Lutheran 血型糖蛋白和含 α5 链的层粘连蛋白结合，而巢蛋白 -1 和 -2 结合到层粘连蛋白 γ1 和 γ3 链的一个特定区域中。最后 HSPG 突触蛋白聚糖结合到层粘连蛋白卷曲螺旋域的中央部分（图 4-11）。

完整的层粘连蛋白被许多蛋白酶水解（如弗林蛋白酶、MT1-MMP、MMP-2、BMP1、纤溶酶）。受控的蛋白质水解可能专一地水解层粘连蛋白，释放它的功能域以及发现仍然隐藏在完整的分子内的潜在功能域。完整的层粘连蛋白或它的蛋白水解片段能够调节黏附、迁移和多种类型的表型分化，从而影响不同的生理和病理事件[98-99]。层粘连蛋白的这些活动是通过它们结合到触发细胞内信号通路的细胞表面受体的能力介导的（见后面的讨论）。

层粘连蛋白亚型的生物学功能在*体外*和转基因小鼠体内研究被推导出，转基因小鼠的一个特定层粘连蛋白链的 1 个或 2 个等位基因突变或被删除。先天性缺乏层粘连蛋白 -111 和层粘连蛋白 -511 会导致小鼠胚胎死亡[96,100]。包含有不正常的 α4 或 γ1 基因的小鼠的肾、胎盘、脑、肺、四肢均有缺陷[90]。人类 LAMB2 基因的许多突变和一种常染色体隐性遗传病 Pierson 综合征有关，其特征是眼睛和肾功能缺陷[101]。小鼠 LAMB2 基因缺失导致了肾和眼睛功能缺陷，这证明是 Pierson 综合征[102]。更重要的是转基因小鼠的突变表型可以被层粘连蛋白 β2 链的外源性表达所补救。

层粘连蛋白是基底膜结构和功能的重要决定因素，因此对血管树的最佳功能是必需的[91,101]。除了有助于血管的形成，层粘连蛋白的功能还包括：①维持成熟的血管结构和功能的稳定性；②调节血管壁的屏障功能；③作为内皮细胞转移剪切应力的载体。在胚胎发育期，聚合层粘连蛋白的细胞连接支架使基底膜有核化，获得结构成熟、配体多样性和功能复杂性，将其他 ECM 分子（如Ⅳ型胶原蛋白、PGs）引入层粘连蛋白支架[96]。

层粘连蛋白促进血管壁的屏障作用，它直接或间接地调节带电荷的大分子、白细胞、肿瘤细胞通过内皮下基底膜的运动[90,91,101,103]。层粘连蛋白 -411 被证明能促进 T 细胞的溢出，然而它通过血管壁的移行受层粘连蛋白 -511 的限制。同样地，原发肿瘤的生长和转移在 α4 小鼠体内被加速，这引起缺陷的血管生成（如新生血管的不规则生长、血管扩张）。结合到 EC 特异性整联蛋白（α6β1 和 α3β1）的 α4 链介导的信号通路在血管生成中起着关键作用。因此，重要的是，在生理和病理条件下，完好的层粘连蛋白和它的亚碎片与血管形成都是相关的。α4 层粘连蛋白的 -COOH 末端 LG4-LG5 域抑制 EC 的迁移和血管在*体外*的出芽。α4 缺陷的小鼠出生后血管广泛缺失[104]。内皮层粘连蛋白的表达被炎症细胞因子诱导，可以促进白细胞和肿瘤细胞的移行。

排列在血细胞表面的内皮细胞理想地定植，作为剪切应力的能量感受器，传递这个信息到血管壁的其他间隔。一个层粘连蛋白网络，除了提供结构支架，还通过整联蛋白，将基底膜连接到细胞表面。剪切力的传感和传递是通过下腔 ECs 形成的黏着斑介导的。连接的 ECM 聚合整联蛋白形成黏着斑，它的胞质尾区与细胞骨架相连接。增强的剪切应力促进黏着斑的形成，它活化了特殊的信号激酶如黏着斑激酶（FAK），它传递细胞内信号介导基因表达所需要的细胞外应激所对应的细胞内反应（见后面的讨论）。

蛋白聚糖

内皮下 ECM 的纤维间基质的无定形物质主要是由 PGs 形成的。除透明质酸（HA）外，PGs 包含被共价连接的二糖单位糖胺聚糖（CAG）链取代的蛋白核心，第一个糖始终是氨基糖（如 N- 乙酰葡糖胺、N- 乙酰基半乳糖胺），第二个糖通常是糖醛酸（如葡萄糖醛酸、艾杜糖醛酸）的二糖单元。透明质酸形成一个极长的多糖链（最多含 25 000 非硫化的二糖单元）；它存在于大多数结缔组织，但对关节软骨，达到最佳功能是关键的。

葡糖胺聚糖是带负电荷的直链聚糖，可分为：①硫酸化的 GAGS，如软骨素 -4 和 -6 硫酸盐（CS）、DS、HS、肝素，硫酸角质素（KS）；②非硫酸化的 GAGS，代表物是透明质酸[105-107]。一个 GAG 重复的二糖单元其中的一个糖总是葡糖胺或半乳糖胺，而另一个可以是一种葡糖醛或 L- 艾杜糖醛酸。KS 在己糖醛酸的位置含有一个半乳糖。通常己糖胺除在 HS 外，其余的都是 *N*- 乙酰化的，在 HS 中它可以是 N- 硫酸化的。图 4-12 显示了 GAGs 的重复结构单元。

连接 CS 和 HA 的糖醛酸连接是 β1，3，由于 L- 艾杜糖醛酸的存在，DA 中类似的连接是 α1，3。在 3 个 GAGs 之间的连接是 β1，4。KS 的二糖单位是 β- 半乳糖基（1，4）-*N*- 乙酰葡糖胺，它是由 β1，3 葡糖胺键聚合的。HS 的结构含有由 D- 氨基葡萄糖和 D- 葡萄糖醛酸、D- 葡糖胺和 L- 艾杜糖醛酸组成的双糖单位。HS 中糖醛基连接是 α1，4 而不是 β1，3，并且氨基己糖苷酶连接是 α1，4 而不是 β1，4。氨基葡萄糖残基是部分 *N*- 硫酸化的，部分是 O- 硫酸化的。硫酸乙酰肝素与抗凝血肝素结构上是相关的，实际上它比 HS 有更高的硫酸盐含量。GAG 链重量在几千到几百万道尔顿之间。所有氨基己糖残基用乙酰基或硫酸组取代 *N*。另外，在二糖单元的 1 个或 2 个糖上，大多数 GAGs 有酯 O- 硫酸[105-108]。

前列腺素超家族大约由 30 个成员组成，可以细分为 3 类：模块的 PG、小的富含亮氨酸的前列腺素（SLRPs）和细胞表面的 PG。模块化的 PG 可以进一步被细分为透凝蛋白聚糖和非 HA 结合的 PG（表 4-4 和图 4-13）。许多最近的综述可能对不同类别的前列腺素有更广泛的结构和功能描述[105-109]。下面是一个主要的前列腺素的简单轮廓，并强调它们在内皮下的 ECM 的功能。

模块化的蛋白聚糖

模块化的 PGs 组成了一个高度糖基化的 PGs 异质群组，特点是一个三重的结构形成了它的核心蛋白。此组又被进一步分为 2 个亚科，以 HA 与外源凝集素结合的 PGs 和透凝蛋白聚糖与非 HA 结合的 PGs 为代表。

透明质酸和凝集素结合的蛋白聚糖

4 个不同的 PGs——多能蛋白聚糖、聚集蛋白聚糖、神经蛋白聚糖和短蛋白聚糖——构成了 PGs 的

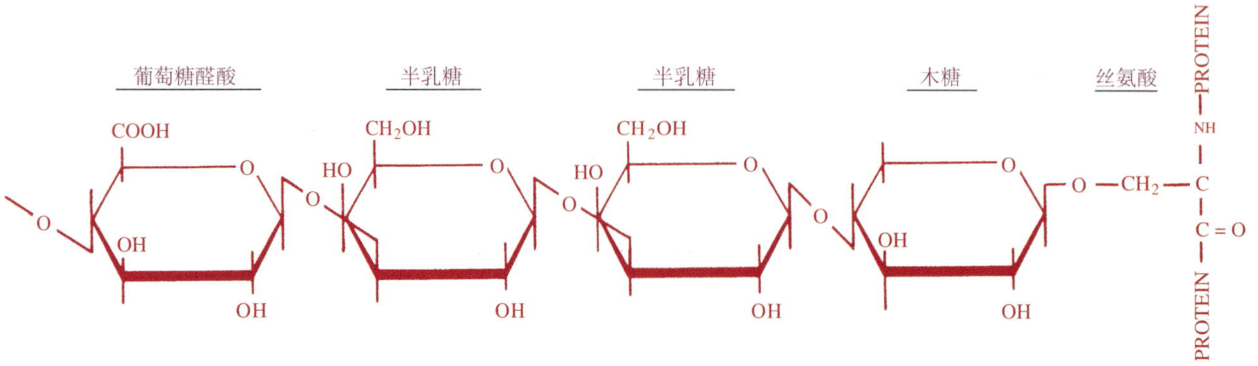

图 4-12　糖胺聚糖类（GAG）和蛋白核心之间的寡糖连接 *(Adapted from Silber JE: Structure and metabolism of proteoglycans and glycosaminoglycans.J Invest Dermatol 79: 31, 1982.Copyright by Williams&Wilkins.)*

表4-4 主要蛋白聚糖的一般特征*

蛋白多糖	基因	染色体	蛋白核心（KD）	糖胺聚糖类型（链的数量）
BM 类型				
串珠蛋白聚糖	HSPG2	1p36	400 ~ 467	HS/CS（3）
突触蛋白聚糖	AGRN	1p32-pter	250	HS（3）
基底膜结合蛋白聚糖			138	CS（3）
透凝蛋白聚糖				
多能蛋白聚糖	CSPG2	5q13.2	265 ~ 370	CS/DS（10 ~ 30）
聚集蛋白聚糖	AGC1	15q26	~ 220	CS（~ 100）
神经蛋白聚糖	NCAN		~ 136	CS（3 ~ 7）
短蛋白聚糖	BCAN	1q25 ~ q31	~ 100	CS（1 ~ 3）
SLRPs				
饰胶蛋白聚糖	DCN	12q23	40	DS/CS（1）
双糖链蛋白聚糖	BGN	X128	40	DS/CS（2）
纤调蛋白聚糖	FMOD	1q32	42	KS（2 ~ 3）
光蛋白聚糖	LIM	12q21.3 ~ 22	38	KS（3 ~ 4）
角蛋白聚糖			38	KS（3 ~ 5）
PRELP	PRELP	1q32	44	KS（2 ~ 3）
骨黏附蛋白聚糖	ESPG3		42	KS
Epiphycan	OG	12q21	35	皮肤素 / 软骨素
骨甘蛋白聚糖			35	KS

*BM，基底膜；GAG，糖胺聚糖；SLRP，小富含亮氨酸的蛋白聚糖；PRELP，因子 / 富含精氨酸的亮氨酸蛋白质。Adapted from Iozzo RV：Matrix proteoglycans：from molecular design to cellular function.Annu Rev Biochem 67：609，1998.

透凝蛋白聚糖家族[105-109]。其核心蛋白的三重组织由 NH_2- 和 COOH- 末端区域被一个附加 GAG 的特殊的中间区域分隔开。这些 PGs 的氨基末端区结合到 HA，它们的羧基末端含有外源凝集素样结构域，称为透凝蛋白聚糖（表 4-4）。透凝蛋白聚糖的中间区域包含数量可变的 GAG 链，从短蛋白聚糖到软蛋白聚糖中的大约 100 个。多能蛋白聚糖，最大的透凝蛋白聚糖家族成员，可被认为是一个原型（图 4-14 和表 4-4）[109-110]。多能蛋白聚糖类和其他透凝蛋白聚糖被认为在细胞表面与包含处源凝集素的蛋白连接，HA 在细胞间隙。多功能蛋白聚糖含有具有免疫球蛋白（Ig）样基序，并且在氨基末端有 2 个串联的 HA 结合域；EGF 样结构域和外源凝集素样基序位于多能蛋白聚糖的羧基端附近。4 种选择性剪接的多功能蛋白聚糖同 I 型蛋白质（V0、V1、V2 和 V3），在不同的组织优先表达。多能蛋白聚糖结合到许多细胞相关和 ECM 分子，其中包括 I 型胶原蛋白、生腱蛋白、fibulin、原纤蛋白 -1、FN、选择素、趋化因子、CD-44、整联蛋白 β1、表皮生长因子和 Toll 样受体[109-113]。

聚集蛋白聚糖通常包含约 100 个 CS 丰富的和 30 个 KS 丰富的 GAGs，它们共价连接到一个大约 220 kD 的核心蛋白上（表 4-4）。作为软骨 ECM 最丰富的成分，聚集蛋白聚糖存在于带有连接蛋白和 HA 的巨大聚集物之中，并占有相当大的流体力学体积（$2 \times 10^{-12} cm^3$），可能会相当于细菌[108]。多能蛋白聚糖和聚糖蛋白聚糖这两个外源凝集素模块能与在糖蛋白类中发现的简单糖类相互作用；这种结合是钙离子依赖的[114]。发育有缺陷的软骨和缩短的四肢在聚糖蛋白聚糖基因突变的小鼠、鸡和人类表现出来[115-116]。

神经蛋白聚糖和短蛋白聚糖，透凝蛋白聚糖特有的核心蛋白的三重组织，是中枢神经系统中最丰富的此类 PG[117]。短蛋白聚糖作为一个分泌的全长分子以

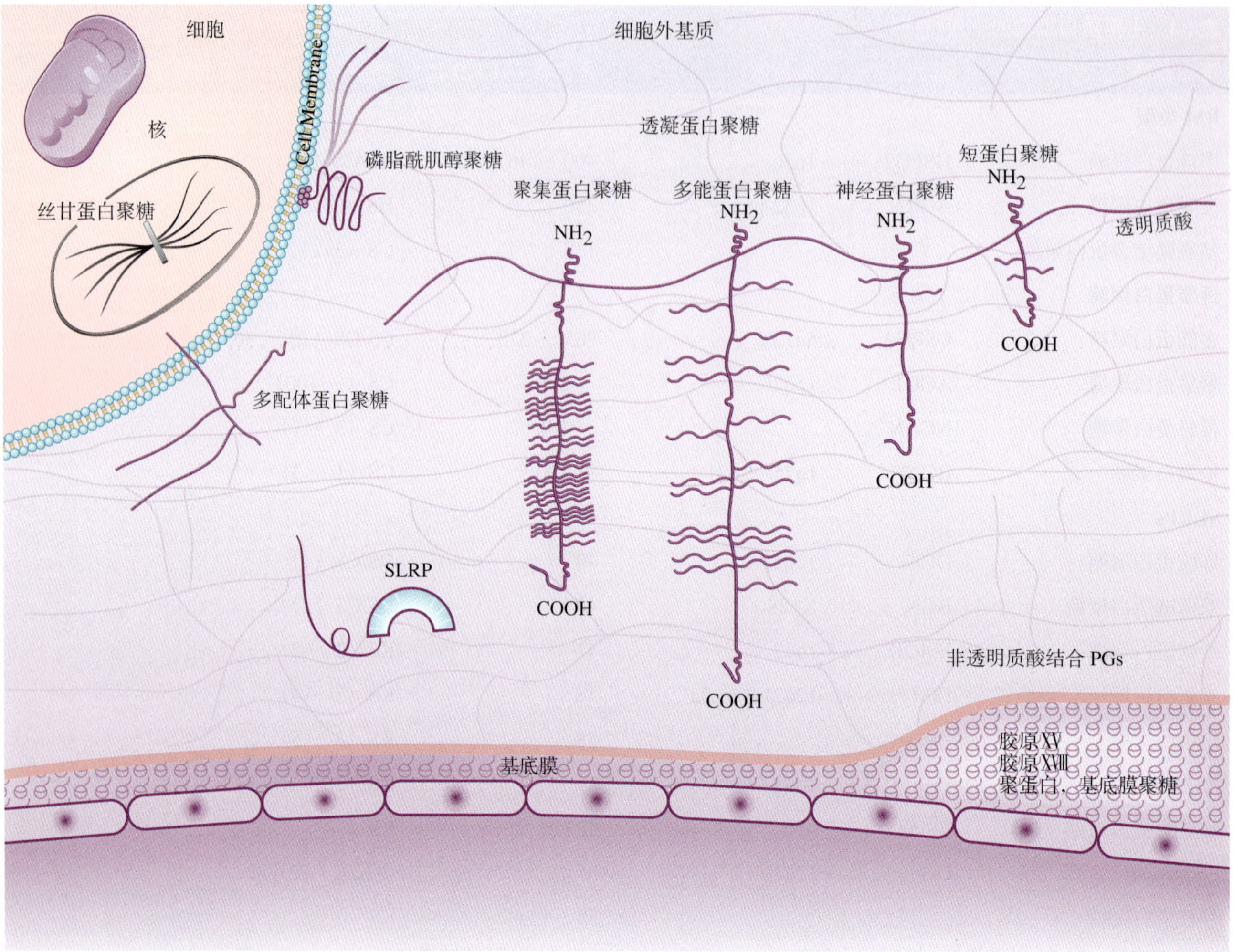

图 4-13 基于细胞的定位和结合的主要蛋白聚糖（PGs）的分类和示意图。不同种类的蛋白聚糖包括细胞外基质中的那些小的富含亮氨酸的 PG（SLRPs）（核心蛋白聚糖）和模块化的 PG。模块化的 PG 被分为透明质酸结合物、透凝蛋白聚糖（如聚集蛋白聚糖、多能蛋白聚糖）和基底膜的非透凝蛋白聚糖（如串珠蛋白聚糖、突触蛋白聚糖）。第三组细胞表面的 PG 包括主要的跨膜黏结蛋白聚糖类（如黏结蛋白聚糖 -4）和 GPI 锚定的磷脂酰肌醇蛋白聚糖。丝甘蛋白聚糖是一个细胞内的 PG，存在于造血细胞和内皮细胞（*From Schaefer L，Schaefer RM：Proteoglycans：from structural compounds to signaling molecules.Cell Tissue Res 339：237-246，2010.*）

缺少 COOH- 末端结构域的被截断的形式在大脑中合成。短蛋白聚糖的简短形式通过一个 GPI 锚连接在质膜上。神经蛋白聚糖和短蛋白聚糖促进发育中的神经细胞神经元的附着和突起。短蛋白聚糖激活 EGF 受体（EGFR）的信号，导致了细胞黏附分子的增强表达，如 FN。极具侵略性的中央神经系统肿瘤可加速短蛋白聚糖的合成和蛋白水解，这样可促进肿瘤新陈代谢。

非透明质酸结合（基底膜）蛋白聚糖

串珠蛋白聚糖、突触聚集蛋白和基底膜结合蛋白聚糖通常出现在血管和哺乳动物组织中的上皮细胞基底膜[97,109]。然而串珠蛋白蛋白聚糖和突触聚集蛋白的 3 个 GAG 链和由基本的 HS 和 CS 组成，3 个基底膜结合蛋白聚糖的 GAG 链只包含 CS。人类串珠蛋白蛋白多糖的核心蛋白大约 470 kD 大小，并包含 5 个确定的域（I-V），是镶嵌在其他蛋白中的序列。因此，串珠蛋白聚糖的 I 域是有 3 个丝氨酸 - 甘氨酸 - 天冬酰胺结合体组成，共价连接到 HS 侧链和 SEA 模块（含有精子蛋白、肠激酶和突触蛋白聚糖同源序列）。Ⅱ域包含 4 个低密度脂蛋白（LDL）受体 A 级重复序列，位于 LgG 样基序的旁边。3 个层粘连蛋白球状域Ⅳ穿插着9个层粘连蛋白EGF样基序，由基底膜聚糖域Ⅲ组成。域Ⅳ包含21个IgG样基序，与神经细胞黏附分子（N-CAM）同源。最后，域Ⅴ包含3个层粘连蛋白G基序，被2套EGF样重复序列分隔开。串珠蛋白聚糖85 kD的COOH-末端片段命名为*血管生成抑制剂*，是一种强效的抗血管生成的分子[97,109,118]。

突触蛋白聚糖是肾小球和神经肌肉连接的突触基底膜的一个主要PG。尽管突触蛋白聚糖有4个域结构，带有3个HS丰富的GAG链，类似于串珠蛋白聚糖。串珠蛋白聚糖和突触蛋白聚糖在结构上有很大的差异。突触蛋白聚糖的氨基末端连接到层粘连蛋白-111，且为新合成的突触蛋白聚糖的分泌所必需。突触蛋白聚糖是必不可少的神经肌肉突触的乙酰胆碱受体聚集，促进突触在神经肌肉连接处的发展。尽管最初在Reichert膜上被分离出来，CS丰富的基底膜结合蛋白聚糖存在于各种各样的基底膜上。

除了构成基底膜结构完整性外，因为能和许多的大分子如基底膜蛋白聚糖相互作用，如串珠蛋白聚糖，PGs还能调节细胞的行为[97,109-110,118]。尽管串珠蛋白聚糖嵌于内皮下基底膜，它结合到成纤维细胞生长因子-2（FGF-2）、血管内皮细胞生长因子（VEGF）、血小板衍生生长因子（PDGF）、一些细胞表面分子和细胞外基质蛋白。串珠蛋白聚糖的硫酸类肝素GAG与FGF-2联合，在血管壁内充当它的储存器。在主动脉形态发生中，串珠蛋白聚糖的表达和小鼠的平滑肌细胞增殖呈负相关。串珠蛋白多糖与$\alpha_1\beta_2$整联蛋白相互作用，它是一种能结合到纤维胶原类的整联蛋白。串珠蛋白聚糖和胶原纤维的动态相互作用可能导致整联蛋白介导的动脉粥样硬化、血管生成和致癌作用。串珠蛋白聚糖调节内皮细胞和转化细胞的运动，并促进转移[119]。串珠蛋白聚糖缺失的小鼠在子宫内或出生后不久即死亡。

亮氨酸丰富的小蛋白聚糖

PG家族的9个已知的成员的特点是中间有亮氨酸丰富的区域和DS/KS CAG链[120]。基于它们的初级结构和演化关系，SLRPs可以进一步分为3个子类（表4-4）。SLRP家族的成员有不同的功能[121]，包括调控生长因子可及性（如TGF-β）和控制胶原蛋白原纤维形成[119]。在*体外*，饰胶蛋白聚糖、纤调蛋白聚糖或光蛋白聚糖的存在减缓了胶原蛋白原纤维形成[122-125]。在肌腱的发育过程中，饰胶蛋白聚糖的数量和胶原蛋白纤维生长率之间的倒数关系已经被证实[126]。在饰胶蛋白聚糖基因敲除的小鼠中，异常胶原蛋白原纤维的形成和皮肤拉伸强度的降低为饰胶蛋白聚糖在适当的胶原蛋白原纤维形成中的功能提供支持[122]。

饰胶蛋白聚糖，SLRP的一个原型，组织上有4个可识别的结构域。饰胶蛋白聚糖的核心蛋白与TGF-β1、-2和-3有很高的亲和力[109]。由于TGF-β/饰胶蛋白聚糖复合体不能传递细胞内信号，饰胶蛋白聚糖被认为能促进不活跃的TGF-βs在特定的组织区域内沉积。这种相互作用的干扰和TGF-βs的激活可能在响应炎症反应时发生。饰胶蛋白聚糖本身已经被证明可以调控细胞的增殖，异位表达的核心蛋白聚糖能有效地抑制癌细胞的生长。饰胶蛋白聚糖与表皮生长因子以1 ∶ 1的比例直接相互作用[127]，这种相互作用使表皮生长因子受体和其下游的信号失活。血管内皮细胞形成索之前，先在血管生成过程中在体外合成饰胶蛋白聚糖，而增殖的内皮细胞显示二聚糖合成的增强，这两个结构类似的SLRP，在调节EC表型上的作用相反。

细胞表面蛋白聚糖

细胞表面PG的两个主要类型是跨膜黏结蛋白聚糖和GPI连接PG，代表是磷脂酰肌醇蛋白聚糖[109,128,129]。黏结蛋白聚糖亚家族有4个成员。黏结蛋白聚糖-4分布广泛，但黏结蛋白聚糖-1、-2、-3有更严格的组织或发育特异性表达[128-130]。例如，黏结蛋白聚糖-1在发育中的胚胎高表达，黏结蛋白聚糖-3主要在神经组织中含量丰富。黏结蛋白聚糖涉及多个信号通路，调节细胞的增殖、黏附、运动和分化。细胞表面HS丰富的黏结蛋白聚糖作为FGF和EGF共同的受体，能促进它们的结合和信号转导。黏结蛋白聚糖-1被基质金属蛋白酶分裂，黏结蛋白聚糖-1可溶性的细胞外结构域在*体外*促进肿瘤的生长和侵袭[121,131-132]。EGF和FGF外源性地治疗微血管内皮细胞，导致黏结蛋白聚糖-2的脱落，这反过来又影响内皮细胞的行为[133]。

GPI连接细胞表面PG亚家族包括6个成员——磷脂酰肌醇蛋白聚糖和一个短蛋白聚糖的剪接变异体，它缺乏COOH-末端外源性凝集素结合位点和EGF基序。大多数组织表达磷脂酰肌醇蛋白聚糖-1，磷脂酰肌醇蛋白聚糖-3、-4、-5仅在中枢神经系统表达。相反，磷脂酰肌醇蛋白聚糖-2在胚胎中丰富地表达，磷脂酰肌醇蛋白聚糖-6主要在心脏、肾和小肠被发现。磷脂酰肌醇蛋白聚糖-3，通过竞争刺猬（Hh）的受体，抑制它的信号转导，在神经母细胞瘤和肾母细胞瘤中过表达。磷脂酰肌醇蛋白聚糖调控许多其他的形态发生素和生长因子的结合和信号转导，包括 Wnts、slit、FGFs、胰岛素样生长因子（IGF）和骨形态发生蛋白（BMP）。磷脂酰肌醇蛋白聚糖关于细胞的增殖和分化的调控行为是环境依赖的[129,134,135]。

蛋白聚糖的生物合成

所有前列腺素的生物合成涉及相似的步骤，限速步骤是核心蛋白的翻译[119,136-137]。核心蛋白合成之后，随即与 GAG 链共价修饰，开始与木糖连接到一个特定的丝氨酸上。蛋白聚糖的合成发生在后期 ER 和高尔基体中，在蛋白核心中带有木糖残基的高尔基体连接到丝氨酸的 OH 集团[138]。半乳糖基转移酶连接木糖和半乳糖。第二个半乳糖由不同的半乳糖转移酶转移，其次是 UDP 葡萄糖醛酸转移酶转移第一个葡萄糖醛酸。GAG 链的延长通过氨基己糖和糖醛酸残基的交替性转移实现。因此，UDP 衍生物 *N*-乙酰葡糖胺和葡萄糖醛酸是 HA、肝素和 HS 的前体；而 *N*-乙酰半乳糖胺和葡萄糖醛酸是 CS 和 DS 的前体。不管哪条链被合成，除第一个糖外，其余的由相同的乙酰基氨基己糖转移酶和葡萄糖醛酸转移酶延伸。各条链分别被途径特异的差向异构化和硫酸反应修改，产生艾杜糖醛酸和硫酸[107,127]。

非特异性的磺基转移酶从 3-磷酸核糖腺苷 5-磷酸核糖硫酸转移一个磷酸集团到 GAG 适当的位点上。因为没有部分硫酸化发生，GAG 被认为可能成为连接到颗粒结合的磺基转移酶和糖基转移酶，在释放前被完全硫酸化。N-硫酸化对肝素和 HS 是独特的，其他所有的前列腺素包含一个 O 连接的硫酸基团。*N*-硫酸盐连接的合成通过 *N*-乙酰葡萄糖胺的附属物 GAG 链脱乙酰化，用硫酸盐取代乙酰基团。肝素、HS 和 DS 的艾杜糖醛酸形成在葡萄糖醛酸通过差向异构作用合成多糖后发生。蛋白聚糖大小的种族差异很大，主要反映 GAG 链的长度。

蛋白聚糖的降解

与胶原蛋白和弹性蛋白相比，前列腺素更新速率更快，在年幼的动物中 2～10 天更新一次[97,109,110,119]。前列腺素的降解包括基质金属蛋白酶水解核心蛋白、糖链的断裂和糖脱硫酸。因实验性静脉注射木瓜蛋白酶引起软骨基质的巨大损失，显示出蛋白核心对前列腺素结构完整的重要性。成纤维细胞、巨噬细胞和中性粒细胞在中性 pH 的条件下能产生许多降解前列腺素的酶。糖链的降解主要发生在溶酶体。也许最具有特征的 GAG 降解酶是睾丸透明质酸酶，它降解 HA、CS 和 DS 到寡糖。别的糖苷酶对于寡糖降解为单糖是必需的。溶酶体包含葡萄糖醛酸酶和 *N*-氨基已糖苷酶，它们可分别除去终端的葡萄糖醛酸和氨基已糖残基。溶酶体也包含 β-木糖苷酶、β-半乳糖苷酶、α-艾杜糖醛酸酶，它们能够完全断裂。溶酶体硫酸酯酶负责除去硫酸基的寡糖。各种 GAG 降解酶活性的遗传缺陷引起粘多糖病，其特征是一个或另一个类型的 GAGs 分解代谢障碍[97,109-110,119]。

内皮下细胞外基质作为细胞外信号的调控

ECM 的核心作用是在人的一生中赋予血管经历反复的伸展和回缩的张力，这一作用已经被证实了一个世纪。然而，近几年来，我们也发现，ECM 除了给血管壁提供支持作用外，也对血管壁细胞有许多作用。因此，EC 周细胞和血管平滑肌细胞动态地检测它们物理的（如剪切应力）和生化微环境，并且以此为依据调节细胞的行为[139,141]。大量的实验观察表明，细胞外基质是细胞和它的微环境之间相互交流的一个关键组成部分[142]。

血管细胞积极地合成和塑造它们的细胞外基质形成独特的外形，以确保它具有最佳的刚度和变形能力。内皮下细胞外基质的分子组成反过来调节它的黏合、极性、运动、生存、血管细胞的增殖和分化。纤维的和非纤维的细胞外基质与许多细胞相关的或细胞外的分子相互作用，改变内皮细胞、血管平滑肌细胞、血小板的信号组成部分[139,143,144]。

细胞外基质功能的多样性源于它的分子组成的结构复杂性，它有繁多的特异的皱褶的区域，其中一些独特地并列在血管分叉的基底膜上。内皮下细胞外基质，除了通过整合蛋白形成了能够双向细胞内信号转导的黏合支架，还可作为生长因子的存储器[78,145]。正常的上皮细胞、内皮细胞和血管平滑肌细胞依赖于贴壁的存活和生长，取决于它们和细胞外基质黏着的相互作用[78,145]。当失去黏着作用时，细胞获得了不依赖于贴壁生长的潜能，这是癌细胞转化和转移的一个标志[146]。因此，作为高度组织的固相信号诱导剂，细胞外基质分子在血管微环境下可以集成众多的信号，来调控它们的发展、成熟和动态平衡。以下是对依据动态的细胞和细胞外基质之间双向信号机制的简要总结。

细胞外基质 - 整联蛋白的双向信号

血管细胞外基质内每个发现的分子识别许多以整联蛋白为主的细胞表面蛋白，整联蛋白是一个异二聚体跨膜受体超家族（图 4-14）。整联蛋白是由 18 个个体的 α 和 8 个独特的 β 链选择性配对组成的。具有不同配体选择性、细胞特异性表达、信号转导特性的 24 个整联蛋白受体已经在哺乳动物内描述 [147-148]。整联蛋白 α 亚单位的胞外片段包含 1 个 β 螺旋区域，1 个 I 区域和 3 个免疫球蛋白样区域。整联蛋白 β 亚单位的胞外域也有一个模块化的组织、2 个串联的 L 结构域、1 个免疫球蛋白杂交基序、1 个 PSI 结构域和 4 个 EGF 样区域。整联蛋白特异性地结合到几个细胞外基质分子、它们的亚片段和二价阳离子上。对于脉管系统，内皮细胞表达整联蛋白，它特异地结合到胶原蛋白（$\alpha_1\beta_1$、$\alpha_2\beta_1$、$\alpha_{10}\beta_1$、$\alpha_{11}\beta_1$）、FN（$\alpha_4\beta_1$ 和 $\alpha_4\beta_1$）、层粘连蛋白（$\alpha_3\beta_1$、$\alpha_6\beta_1$、$\alpha_6\beta_4$）。根据许多*体内*和*体外*的观察，至少 8 个整联蛋白（$\alpha_1 1_7$、$\alpha_2\beta_1$、$\alpha_3\beta_1$、$\alpha_4\beta_1$、$\alpha_5\beta_1$、$\alpha_6\beta_1$、$\alpha_v\beta_3$、$\alpha_v\beta_5$）与血管发生有关 [149-150]。与此相反，白细胞在其表面表达许多独特的整联蛋白，包括 $\alpha_4\beta_7$、$\alpha_L\beta_2$、$\alpha_M\beta_2$ 整联蛋白。我们应该注意到整联蛋白配体的选择不是绝对的，例如 $\alpha_v\beta_3$，能够结合到几个 RGD 序列，包括蛋白质和肽 [147-148]。下面的讨论总结了许多观察，得到了一个事实，整联蛋白位于细胞外微环境、细胞骨架力学的一个独特的交叉处，细胞内信号网络不管是在健康还是疾病状态下都能改变血管壁的行为（图 4-14）。

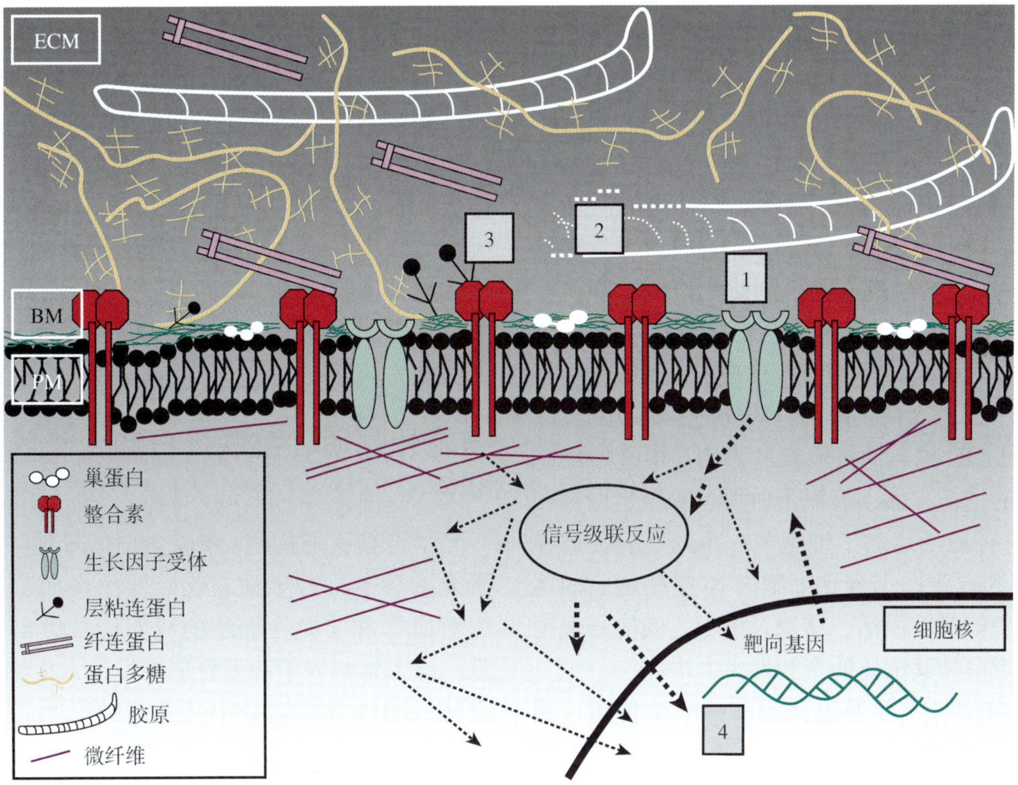

图 4-14 显示细胞外基质的各种组成部分，其细胞表面受体和主要的细胞内信号分子。药物疗法的步骤包括：①通过阻断特定的生长因子（如转化生长因子 -β、它们的受体分子或细胞内的信号转导阻断细胞外基质合成；②通过干扰酶的重构 [如基质金属蛋白酶（MMPs)、ADAMTS、组织蛋白酶）和（或）抑制剂 [基质金属蛋白酶组织抑制剂（TIMPs）] 阻止细胞外基质的降解；③干扰细胞外基质信号途径（如通过整联蛋白）或者通过阻断细胞外基质和整联蛋白相互作用，或者随后的信号转导级联；④影响特殊的细胞外基质分子的转录（如通过 siRNA）。请注意细胞质中紫色的小杆，标记为微纤维，实际上是肌动蛋白细胞骨架，通过细胞外基质密切地参与细胞内信号。BM，基底膜；PM，质膜（*Adapted from Jarvelainnen H，Sainio A，Koulu M，et al：Extracellular matrix molecules：potential targets in pharmacotherapy.Pharmacol Rev 61：198-223，2009.*）

在跨膜受体中整联蛋白是罕见的蛋白质，能在两个方向上传递信号 [147-148,151]。细胞外基质配体整联蛋白诱导的细胞内改变指的是*由外向内的信号*。相反，当细胞内的生化改变触发了细胞骨架的重组，*由内向外的信号*发生，这改变了整联蛋白胞外结构域的形状和它与配体的亲和力。细胞外基质配体整联蛋白作为焦点状聚集，依次演变成黏着斑、纤维样的粘连，最终形成超分子三维黏附。许多的整联蛋白聚集成黏着斑，导致个别亲和力弱的整联蛋白作用到亲和力和活动性强的黏着单元上。

整联蛋白的聚集和活化引起细胞许多独特的生化和物理的改变，被统称为由*外向内的信号转导* [143-144,152]。由于整联蛋白本身缺乏催化活性，它们间接通过许多辅助蛋白发信号，这些辅助蛋白集合多蛋白平台来募集真正的信号催化剂进入黏着斑。双向信号复合体的组装依赖于许多整联蛋白结合蛋白（如踝蛋白）、衔接分子（如黏着斑蛋白、桩蛋白）和信号酶 [如 FAK、RhoA 蛋白激酶（ROCK）、肌球蛋白磷酸酶] 之间的相互作用。据估计，“整联蛋白黏结剂”包含 150 多个独特的蛋白质，募集独特的结合器集合和信号分子到黏着斑可能在不同的生理和病理条件下是不同的 [153-154]。

整联蛋白由内向外的信号被他们自身的激活所证实，尤其在白细胞表面，整联蛋白通常以无活性的受体形式存在 [143-144,152]。这种机制使免疫细胞和血小板在血管内循环，免疫细胞不会对血管产生不良黏附，血小板不会引起过早的血栓形成。T 细胞、中性粒细胞和血小板通过整联蛋白依赖的途径活化（即 T 细胞受体被 MHC 加载的抗原肽的占用、中性粒细胞表面选择素的结扎、血小板糖蛋白Ⅳ和胶原蛋白的相互作用）。这种激活启动了细胞内一系列反应，这导致了 kindlin 和踝蛋白结合到细胞内 β- 整联蛋白的尾链，使其构象依赖性激活。结果，由于它的信号强度增加，整联蛋白和其配体的亲和性大大增加。

整联蛋白信号主要通过激酶和磷酸酶传播，通过动态的磷酸化和脱磷酸化，改变其基底的蛋白质 - 蛋白质相互作用和在黏着斑中信号酶的催化作用 [143-144,152,155]。在这个过程中涉及的酶主要包括酪氨酸激酶、FAK、蛋白激酶 C（PKC；丝氨酸 / 苏氨酸激酶）、脂质激酶（PI3 激酶）、蛋白酪氨酸磷酸酶受体 α（PTPα）。整联蛋白的活化立即引起特殊基底的酪氨酸磷酸化，包括整联蛋白 β 链尾。同时，脂质第二信使、磷脂酰肌醇 -4，5- 二磷酸和磷脂酰肌醇 3，4，5 三磷酸细胞内浓度骤升，细胞骨架重组。

如图 4-15，整联蛋白和细胞骨架特征性的病理连接通过整联蛋白结合蛋白发起和维护，也结合到肌动蛋白（如踝蛋白和细丝蛋白）和其他蛋白质间接调节细胞骨架的结构（如桩蛋白、FAK、kindlin）。此外，整联蛋白细胞骨架连接和信号传播非常依赖于肌动蛋白结合蛋白（如黏着斑蛋白）和几个信号接合器（如 RhoA、Rac1、cdc42）。许多生化和生理分析显示踝蛋白、黏着斑蛋白、α- 辅肌动蛋白和整联蛋白连接激酶（ILK）对黏着斑的双向信号是不可缺少的 [143-144,152,155]。

整联蛋白的活化引起一系列的生化和生理反应，能被分为 3 个阶段。首先，高亲和力的配体整联蛋白联合导致了磷脂酰肌醇 -3 激酶（PI3K）的迅速活化和随之而来的几种蛋白质的磷酸化。信号的第二阶段，注意前半小时，GTP 酶的 Rho 家族发生活化对细胞骨架的重新构建是至关重要的。信号的最后阶段——执行多个小时——在核内结束，基因表达的程序重排通过转录因子和激活因子共同执行。

脉管系统中不同的位置的黏着斑的独特的分子组成可能影响到信号的强度和质量 [77-78,154]。记录在各种细胞内的信号转导级联的惊人的多样性也与标准的和替代的信号通路的串扰有关（图 4-15）。最后，生长因子微环境（见后面讨论）很大地影响控制附件、极性和血管细胞定向运动的机制。这些信号的畸形导致了细胞附加、极化和迁移，以及它们的生长因子独立增殖能力的巨大变化。

细胞外基质、整联蛋白和生长因子信号三联体

尽管细胞外基质 - 整联蛋白信号轴一直是大多数研究的重点，近年来它已经浮出水面，内皮结缔组织对血管和非血管细胞的双向信号做出了额外的贡献。许多生长因子和发育形态发生素在细胞外基质纤维状或非纤维状组分中是隐藏的 [78,145-146]。大概，这些细胞外基质结合的因子在应对发育线索或组织损伤和炎症时，以高度调控的形式被释放。此外，一些细胞外基质分子作为生长因子的共同受体，如 FGF 和 VEGF，两者结合到肝素和前列腺素的 HS 链，这些对于最佳的配体呈现和信号转导是必需的。蛋白聚糖以多种形式调节 TGF-β 信号途径。TGF-β 结合到细胞外基质的核心蛋白多糖，并在此状态下不能绑定到它的细胞表面受体。此外，TGF-β 结合到它的信号

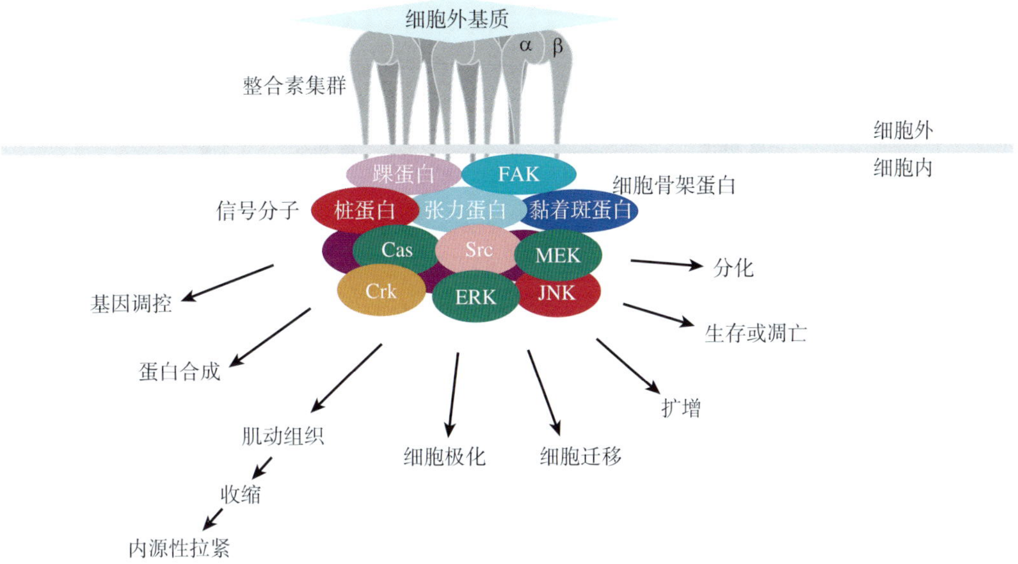

图 4-15　细胞 - 细胞外基质黏附和下游信号通路的通用模型。细胞 - 细胞外基质粘连包括成簇的整联蛋白募集胞质蛋白（如踝蛋白、桩蛋白、黏着斑蛋白）和激酶 [黏着斑激酶（FAK）、Src 和 c-jun NH_2- 末端激酶（JNK）]，它与别的细胞表面受体相互合作（生长因子受体，图 4-16）控制不同的细胞进程、功能和表型。这些相互作用的细节在文本中详细介绍。ERK，细胞外信号调节激酶；MEK，丝裂原细胞外信号调节激酶（*From Berrier AL，Yamada KM：Cell-matrix adhesion.J Cell Physiol 213：565-573，2007.*）

受体依赖于一个质膜结合前列腺素（β- 聚糖）和细胞表面糖蛋白内皮联蛋白，这两者作为共同受体。最后，某些生长因子可以独立地激活许多整联蛋白信号（FAK、Src、PI3-K、MAPK）的下游效应器；IGF-1 和 PDGF 细胞外基质整联蛋白信号的协同调节可以证明（图 4-16）。

在模型有机体早期的发育期和细胞系期，整联蛋白的辅调节作用和生长因子信号已经被表皮生长因子、肝细胞生长因子（HGF）、IGF-1 和 PDGF 所记录 [156-162]。由此可见，BMP 的同系物 DPP，一个三分子的相互作用，其细胞表面受体和Ⅳ型胶原蛋白对涉及*果蝇*背腹轴形态发生的信号的最佳接替起关键作用。已报道，肝细胞生长因子和 2 个其他的蛋白质有相似的机械的相互作用。显然，纤连蛋白或 VN 绑定 HGF 形成了一个三分子复合体，包含（FN 或 VN）-HGF、c-Met（HGF 受体）和 $\alpha_3\beta_4$ 整联蛋白。这些相互作用的功能作用是通过显示 c-Met 不依赖配体的激活被证实，HGF 在上皮细胞的生长和侵入作用中扮演了关键角色。最后，据报道，酪氨酸激酶跨膜糖蛋白 EGFR 唤起的下游信号是整联蛋白补充的。因此，EGFR 显示与 $\alpha_v\beta_3$、$\alpha_2\beta_1$、$\alpha_6\beta_4$ 整联蛋白在侧面共聚。

像一些优秀的出版物综述的那样 [78,144]，生长因子和整联蛋白之间的串扰涉及许多机制（图 4-16）。首先，它涉及整联蛋白集中信号接合器的能力，靠近生长因子受体以提高它们的信号间细胞传递能力。串扰的另外的机制可能依靠整联蛋白的侧面聚集，一个进程假定改变细胞表面的生长因子受体的位置和（或）浓度。观察到 $\alpha_1\beta_2$ 整联蛋白和 EGFRs 在细胞 - 细胞接触支撑这一机制。此外，整联蛋白介导的黏附相互作用可能会改变一些受体内化和降解的速率（如 PDGFR）。相反地，整联蛋白的活化可以导致一些生长因子加强表达；因此，表明了 VEGF 和 IGF-2 增加的生化合成分别通过 $\alpha_6\beta_4$ 和 $\alpha_1\beta_{1A}$ 整联蛋白的活动发生。这些观察和许多其他的概念是一致的，整联蛋白和生长因子之间的串扰与细胞行为和表型是高度相关的。然而，这两个过程对双向信号的相对贡献仍存在争议。同样地，整联蛋白和生长因子信号途径之间的层次关系仍然是有区别的 [78,143,145]。

血管细胞外基质和血小板的相互作用

循环中的血小板作为血管完整性的哨兵，在正常情况下没有贴附到细胞壁。然而，血管壁损伤之后，血小板迅速附着在内皮下膜和新内膜（经过反复损伤形成血管壁）的细胞外基质，并且在损伤部位聚集。

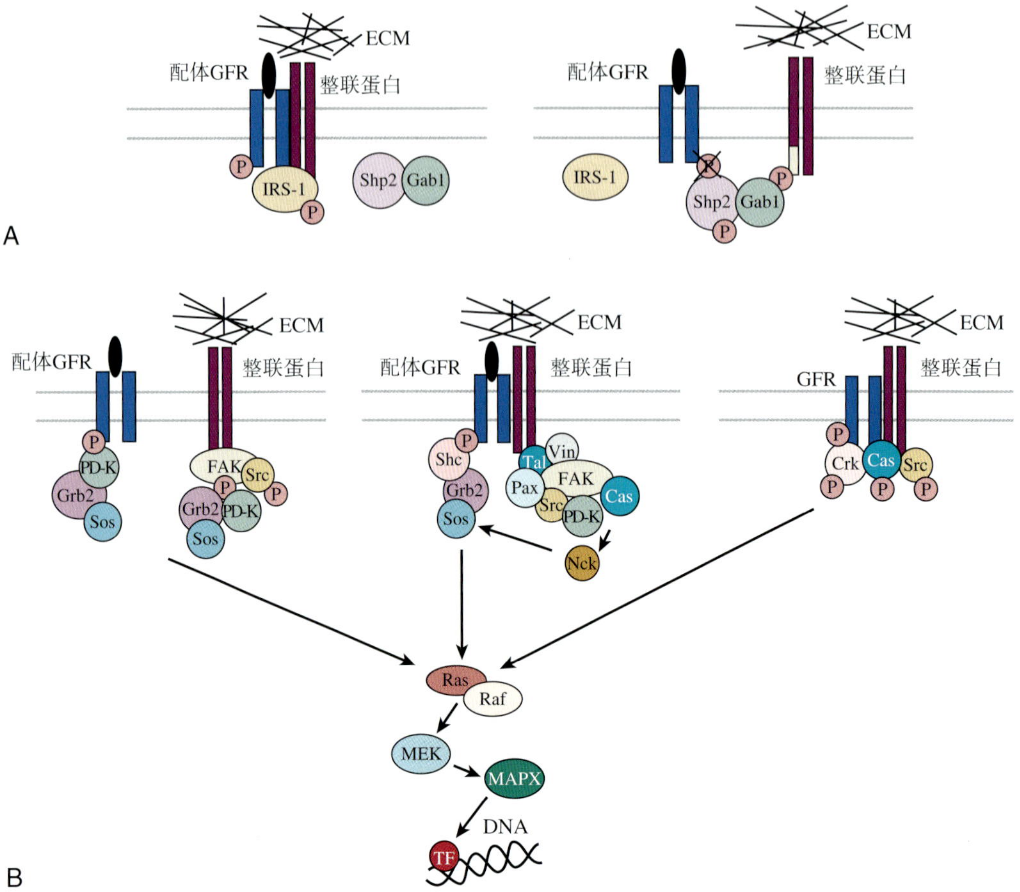

图 4-16　通过整联蛋白调节生长因子受体（GFR）信号。整联蛋白可能控制 GFR 活动的几种基质已经被提出。A，最可能的机制是整联蛋白控制涉及募集特殊的连接物（Shp2 和 Gab1）到质膜（*左*）的 GFR 活动。整联蛋白被认为募集连接物到质膜，并且将它们集中在 GFRs（*右*），从而加强他们的信号。B，其次提出的机制是整联蛋白，与 GFRs 的上端紧密相连，改变这些受体的亚细胞定位。因此，黏着斑上整联蛋白和 GFRs 的聚集可能会改变下游信号级联的质量和（或）强度，最终改变基因表达。有令人信服的数据表明，GFRs 和整联蛋白之间的关联可能促进细胞外基质配体整联蛋白和 GFRs 之间的串扰。DNA，脱氧核糖核酸；FAK，黏着斑激酶；MAPK，促丝裂原活化的蛋白激酶；MEK，丝裂原细胞外信号调节激酶；TF，转录因子（*Adapted from Alam N，Goel HL，Zarif MJ，et al：The integrin-growth factor receptor duet.J Cell Physiol 213：649-653，2007.*）

内皮下细胞外基质与血小板之间的黏着作用和血栓形成已被广泛研究[86,163-165]。内皮下细胞外基质结合和活化血小板是被血流动力学压力、血管组织的成分、组织病变的深度和广度调节的。

Ⅰ、Ⅲ、Ⅳ、Ⅴ和Ⅵ型纤维胶原类广泛地分布在血管细胞外基质中，在受伤的血管中是血栓形成的关键发起者[7,9,166]。当血小板通过 vWF 黏附到暴露的内皮下时，止血级联开始，vWF 是通过 ECs 合成的一个大的糖蛋白[86-87]。vWF 既作为一个可溶性的分子在血浆中循环，也在血小板 α 颗粒中储存。内皮或血浆 vWF，可形成复合受体聚合物，绑定到胶原蛋白。高血流动力学压力被认为可以引起多聚体 vWF 的局部解螺旋，进一步促进它们结合到血小板 GPIbα 和胶原蛋白上[167-168]。胶原蛋白与 $\alpha_2\beta_1$ 整联蛋白和糖蛋白Ⅵ（GP Ⅵ）额外的相互作用调节血小板结合至血管细胞外基质。尽管大量的观察发现，胶原蛋白在血栓形成中起着关键作用，个体的胶原纤维类对这个过程的相对贡献是高度背景依赖的[86-87,169]。在相对高的和中等的血流动力学应力下，血小板被Ⅰ～Ⅴ型胶原蛋白激活并黏附于其上，这一观察支持上述观点。相反，Ⅴ～Ⅷ胶原蛋白在低得多的应力下黏附并激活血小板，Ⅴ型胶原蛋白在静态条件下黏附于血小板上。

多年来，许多血小板相关的蛋白质被称为候选胶原蛋白受体[170-178]。然而，一篇谨慎的综述支持其中的一些观点反映了许多不同的试验模型（在*体内*

与*体外*）的结果变化，而另一些结果可能源于缺乏技术或不严谨的解释[87,166,169]。从历史上看，在血小板上搜索胶原蛋白受体开始于使用纯化的Ⅰ和Ⅲ型胶原蛋白或溴化氢（CB）碎片来测试它们结合或活化血小板能力的研究。这些研究发现，纯化的天然Ⅰ/Ⅲ型胶原蛋白和它们的一些 CB 片段与血小板整联蛋白 $\alpha_2\beta_1$ 相互作用[179-181]。最近，已经对一系列跨越人体Ⅰ和Ⅲ型胶原蛋白的重叠的三螺旋肽的结合和激活血小板能力系统地进行了测试。这些巧妙的研究已经阐释了与血小板表面受体和 vWF 相互作用的Ⅰ和Ⅲ型胶原蛋白的离散序列基序。基于这些分析，我们推测Ⅰ型胶原蛋白包含 4 个具有不同亲和力的 $\alpha_2\beta_1$ 整联蛋白结合位点。显然，相似的基序在Ⅲ型胶原纤维中也是保守的。高亲和力的Ⅰ型胶原蛋白三螺旋肽和 $\alpha_2\beta_1$ 整联蛋白之间的分子关系已经被精确阐述。这些和相关的研究表明，纤维胶原类与 $\alpha_{\mathrm{IIIb}}\beta_3$ 有间接的相互作用。最后，定义良好的三螺旋胶原蛋白肽的使用导致了特异性结合到血小板表面 GPVI 和 vWF 的Ⅰ和Ⅲ型胶原蛋白氨基酸序列基序的发现[86-87,180]。

胶原蛋白 - 血小板是怎样相互作用最终使血栓形成的已经被详细调查[86-87,180]。在高剪切应力下，第一步必须是 $\alpha_2\beta_1$ 整联蛋白和 vWF 通过胶原蛋白共同参与。血小板蛋白质 GPVI 和 GPIV（CD36）加强了与胶原蛋白的初始接触。糖蛋白Ⅵ有一个模块化组织，它是由 2 个免疫球蛋白结构域和 O 连接的糖基化的杆、1 个膜内结构域和 1 个细胞内尾组成。在血小板，GPVI 存在与 FcRγ 链相关，1 个跨膜蛋白包含 1 个免疫受体酪氨酸激活基序（ITAM）。血小板与胶原蛋白的相互作用触发了 FcRγ 链的磷酸化和产生模仿与 T 细胞活化相关的信号级联的信号。细胞内的信号主要是钙离子驱动的，也发生在回应别的血小板活化刺激后［（如凝血酶、二磷酸腺苷（ADP）］。CD36 在血栓形成中的作用在某种程度上是值得商榷的，根据观察，近 5% 的血小板上缺少功能性的 CD36 蛋白质的日本人没有明显的止血并发症。

血小板也附着到细胞外基质别的成分上，特别是 FN 和层粘连蛋白，两者均为内皮下结缔组织细胞外基质必不可少的成分[86-87,182-183]。由于 1978 年 Hynes 等最先的报告支持 FN 在血小板黏着中的作用，许多明显冲突的数据使这个问题更加混乱[86-87,182-183]。毋庸置疑，血小板黏着在 FN，血小板具有 2 个结合到 FN 的整联蛋白受体（即 $\alpha_5\beta_1$、$\alpha_{\mathrm{IIb}}\beta_3$）。血浆中 FN 的消耗降低了血小板在纤维基质或内皮下形成血栓的能力，如果 FN 恢复，血小板间的相互聚集或激活也恢复。NH_2- 末端 70 kD 的 FN 片段可以混入血块并交联到纤维蛋白。进一步支持 FN 在血栓形成中起积极作用的是许多基因敲除小鼠的表型。因此，$FN^{-/-}$ 小鼠被证实引出有缺陷的血栓形成。同样，缺乏纤维蛋白原和 vWF 的小鼠引起的血栓形成最初在血管损伤部位被 FN 和其他的蛋白质驱动。然而，有人指出，FN-血小板之间的相互作用显然太弱，无法承受正常的剪切应力。基于这些观察断定，FN 在纤维蛋白原和 vWF 存在的血栓形成中扮演了一个互补角色[184-185]。

FN 在血小板活化作用的矛盾的观察可能在一个模型中协调，表明血小板最后的反应可能依赖于它们与内皮细胞外基质分子不同集合的最初相遇。众所周知，血小板可以从可溶性的 FN 集合成一个 FN 纤维网络。然而，当血小板与 vWF 黏着时，它们沉积 FN 的能力被抑制。在这些条件下，血小板的聚集和活化主要通过纤维蛋白原 -$\alpha_{\mathrm{IIb}}\beta_3$ 整联蛋白相互作用所驱动。相反，如果纤维蛋白或胶原蛋白启动血小板黏附，它们获得了更大的能力来转换血浆 FN 到超分子 FN，超分子 FN 被混合入血栓。接下来，血小板通过纤维蛋白原或组装的 FN 形成的聚集和成簇可能被一种相互排斥的方式调节[86-87]。

在损伤的血管壁，血小板暴露于各种形式的层粘连蛋白；因此，层粘连蛋白 -411 和层粘连蛋白 -511 不仅存在于血管的细胞外基质，也存在于包含层粘连蛋白 -522 的血小板。层粘连蛋白结合在血小板，并且可能在它们的黏附和活化中起作用。尽管层粘连蛋白结合受体存在于血小板表面，层粘连蛋白介导的黏附在血栓形成中的相对作用仍然有待更精确地描述。类似于 FN- 血小板相互作用更细致入微的调节（纤维蛋白原、vWF 和 VN 之间的相互作用负向调控 FN 的组装），层粘连蛋白和纤维蛋白、胶原蛋白之间的相互作用也会引出对 FN 的相反作用。因此，血小板遇见内皮细胞后的结局是高度环境依赖的结论是合理的[186-187]。

最后，我们应该注意到内皮下的非纤维成分可能以多种形式影响血小板的功能。例如，肝素结合到丝氨酸蛋白酶抑制剂（SERPINS）、抗凝血酶Ⅲ、肝素辅因子Ⅱ，从而加速凝血酶 - 抗凝血酶复合物的形成。凝血酶在凝血途径中是一个关键的丝氨酸蛋白酶，它在自身的生物合成中通过激活Ⅴ和Ⅷ因子发挥正反馈作用。GAG 抑制凝血酶在调节血液凝固中是一个关键机制[188-191]。血小板在 α 颗粒含有血小板因子 4（PF4），它被储存在软骨素 -4- 硫酸 PG 复合物中。当释放时，PF4 有能力中和肝素和乙酰肝素的抗凝作用。PG-PF4 复合物被高离子强度的条件和糖胺聚糖裂解。基于这些作用，可以想到任何存在于血管壁的包含 HS- 和 DS- 的前列腺素可以通过竞争地游离 PG-PF4 复合物，来控制 PF4 的局部沉积。

展望

简要地讨论内皮下结缔组织旨在强调它们在血管系统的发育模式、血管功能完整性的成熟和维护中发挥关键作用。胞外基质分子参与内皮细胞、周细胞和血管平滑肌细胞的黏附、运动、生长、分化的调节。细胞外基质功能的多样性基于它的成分构成的模块化组织所包含的组合的、独立折叠的和进化保守的序列。尽管纤维和非纤维蛋白质的一些结构域促进超分子组装成细胞外基质，另外一些结合到细胞黏附受体和生长因子，并调节细胞内信号转导途径。因此，通过充当固相的多价配体和生长因子的储蓄池，细胞外基质可以整合生理或病理刺激引起的许多复杂的信号转导途径。自然地，许多先天的和后天的血管疾病都可以直接或间接地与功能失调的细胞外基质分子有关。

与它们给血管传递机械完整性和拉伸强度的作用一致，编码胶原纤维类和弹性纤维相关蛋白质的基因隐性突变频谱已经被报道。因此，Ⅰ型和Ⅲ型胶原蛋白单倍剂量不足已经与动脉瘤和埃勒斯当洛综合征（EDS）Ⅳ型患者联系在一起。由于大血管的破裂，Ⅰ型胶原蛋白表达的消融引起妊娠 12 ~ 14 天的小鼠死亡。虽然Ⅰ型胶原基因的突变主要与成骨不全（OI）相关，许多 OI 患者主动脉夹层和主动脉破裂。最后，Biswas 等报道 COL8A2 基因的一个点突变（编码跨模Ⅷ型胶原蛋白）与角膜 2 个不同类型的内皮的营养不良联系在一起[192]。值得注意的是细胞外基质异常的更新由于基质金属蛋白酶或蛋白酶抑制剂的突变，也在转基因小鼠上产生了血管表型。缺乏 MMP-2 或 MMP-9 的小鼠对氯化钙诱导动脉瘤的形成有抵抗性。相反，TIMP-1 的断裂和一种 MMP-9 的抑制剂，导致小鼠更倾向生成动脉瘤。

小鼠基因敲除的研究已经很清楚地表明，FN 和它的受体整联蛋白在血管发育中起直接作用。FN 或者 $\alpha_5\beta_1$ 整联蛋白 α_5 亚单位的缺失导致血管新生缺陷，引起胚胎或产前死亡。同样，如果这些动物有 FN、$\alpha_4\beta_1$ 或 $\alpha_5\beta_1$ 整联蛋白表达单倍体剂量不足的话，成年大鼠血管生成的反应大大减弱。血管生成反应在表达缺少 EDA 和 EDB 模块截断的 FN 小鼠受损严重，从而证实了 FN 选择性剪接形式的一个关键作用（见前面的讨论）。

不同的层粘连蛋白 α 链的实验消融术已经在小鼠体内完成。与它们在许多组织基底膜形成中完整的作用和它们功能的明显重叠一致，一个特殊的层粘连蛋白单倍剂量不足引起不同的表型。因此，依赖于层粘连蛋白的类型，敲除可能导致小鼠胚胎死亡（如层粘连蛋白的 α3、β3 和 γ2 链）；或者，当这些动物长大时它们将发生肾、皮肤和神经肌肉并发症。缺乏 α3 或 β3 的小鼠层粘连蛋白链的皮肤起泡类似于人类的层粘连蛋白基因突变产生的交界型大疱性表皮松解症。最后，无法表达层粘连蛋白 -411、-421 或层粘连蛋白 -511 的小鼠未在子宫内死亡，但许多器官血管发育异常。

马方综合征患者的临床表现生动地说明细胞外基质分子突变引起复合物结构和信号缺陷。在这些患者中，原纤蛋白 -1 和 -2 的基因突变与进展的主动脉夹层、血管瘤、不正常增厚和心瓣膜的狭窄有关。有人指出，马方综合征患者的许多组织弹性纤维有明显的分解和分布混乱。在弹性组织中，炎细胞的聚集和 MMP-2、MMP-9 的确立屡见不鲜。马方综合征小鼠模型也佐证了这个发现，在这个模型上主动脉壁出现异常的弹性纤维与过多的细胞外基质、增强的基质金属蛋白酶表达。多年来，患者和小鼠模型上这些共同的病理发现可以由原纤蛋白减少引起细胞外基质结构性的缺失解释。一组研究小鼠模型马方综合征肺部病理的观察研究发现原纤蛋白 -1 不是一个结构性作用，而是肺形态形成中一个必不可少的信号转导步骤所必需的。这些调查阐明了原纤蛋白 -1 基因和 TGF-β 信号之间的重要联系。显然，原纤蛋白 -1 缺失的小鼠肺中 TGF-β 隔离不足导致了这一肺损伤因子的过度活跃。许多实验得出结论，TGF-β 信号在马方综合征多器官表现中起关键作用。

细胞外基质维护血管的完整性是人类健康和疾病的基础。因此，如果我们寻求异常血管细胞外基质引起的疾病的新的诊断和治疗方法，全面地了解内皮下细胞外基质的生物机制是必不可少的。面对内皮下细胞外基质引起信号转导途径的复杂性和冗余是一项艰巨的任务。为了完成这个目标，我们须进一步完善还原论者“1个基因/1种疾病”表型的方法，这种表型在过去已经非常成功。这些实验和分析的对抗性将使我们严格地评估基因网络的冗余，和机体为了应对特定基因单倍体剂量不足所产生的代偿性反应。最后，用基础与临床相结合的方法来实现这一目标是非常可取的。

参考文献

1. Burton AC: Relation of structure to function of the tissues of the wall of blood vessels, *Physiol Rev* 34(4):619–642, 1954.
2. Eble JA, Niland S: The extracellular matrix of blood vessels, *Curr Pharm Des* 15(12):1385–1400, 2009.
3. Wagenseil JE, Mecham RP: Vascular extracellular matrix and arterial mechanics, *Physiol Rev* 89(3):957–989, 2009.
4. Davis GE: The development of the vasculature and its extracellular matrix: a gradual process defined by sequential cellular and matrix remodeling events, *Am J Physiol Heart Circ Physiol* 299(2):H245–H247, 2010.
5. Davis GE, Senger DR: Endothelial extracellular matrix: biosynthesis, remodeling, and functions during vascular morphogenesis and neovessel stabilization, *Circ Res* 97(11):1093–1107, 2005.
6. Myllyharju J, Kivirikko KI: Collagens and collagen-related diseases, *Ann Med* 33(1):7–21, 2001.
7. Myllyharju J, Kivirikko KI: Collagens, modifying enzymes and their mutations in humans, flies and worms, *Trends Genet* 20(1):33–43, 2004.
8. Kadler KE, Baldock C, Bella J, et al: Collagens at a glance, *J Cell Sci* 120(Pt 12):1955–1958, 2007.
9. Gordon MK, Hahn RA: Collagens, *Cell Tissue Res* 339(1):247–257, 2010.
10. Khoshnoodi J, Pedchenko V, Hudson BG: Mammalian collagen IV, *Microsc Res Tech* 71(5):357–370, 2008.
11. Murakami M, Simons M: Regulation of vascular integrity, *J Mol Med* 87(6):571–582, 2009.
12. Koch M, Schulze J, Hansen U, et al: A novel marker of tissue junctions, collagen XXII, *J Biol Chem* 279(21):22514–22521, 2004.
13. Koch M, Veit G, Stricker S, et al: Expression of type XXIII collagen mRNA and protein, *J Biol Chem* 281(30):21546–21557, 2006.
14. Villone D, Fritsch A, Koch M, et al: Supramolecular interactions in the dermo-epidermal junction zone: anchoring fibril-collagen VII tightly binds to banded collagen fibrils, *J Biol Chem* 283(36):24506–24513, 2008.
15. Hashimoto T, Wakabayashi T, Watanabe A, et al: CLAC: a novel Alzheimer amyloid plaque component derived from a transmembrane precursor, CLAC-P/collagen type XXV, *EMBO J* 21(7):1524–1534, 2002.
16. Sasaki T, Larsson H, Tisi D, et al: Endostatins derived from collagens XV and XVIII differ in structural and binding properties, tissue distribution and anti-angiogenic activity, *J Mol Biol* 301(5):1179–1190, 2000.
17. Li D, Clark CC, Myers JC: Basement membrane zone type XV collagen is a disulfide-bonded chondroitin sulfate proteoglycan in human tissues and cultured cells, *J Biol Chem* 275(29):22339–22347, 2000.
18. Hurskainen M, Ruggiero F, Hagg P, et al: Recombinant human collagen XV regulates cell adhesion and migration, *J Biol Chem* 285(8):5258–5265.
19. Sato K, Yomogida K, Wada T, et al: Type XXVI collagen, a new member of the collagen family, is specifically expressed in the testis and ovary, *J Biol Chem* 277(40):37678–37684, 2002.
20. Grimal S, Puech S, Wagener R, et al: Collagen XXVIII is a distinctive component of the peripheral nervous system nodes of Ranvier and surrounds nonmyelinating glial cells, *Glia* 58(16):1977–1987.
21. Prockop DJ, Kivirikko KI: Collagens: molecular biology, diseases, and potentials for therapy, *Annu Rev Biochem* 64:403–434, 1995.
22. Plenz GA, Deng MC, Robenek H, et al: Vascular collagens: spotlight on the role of type VIII collagen in atherogenesis, *Atherosclerosis* 166(1):1–11, 2003.
23. Ghosh AK: Factors involved in the regulation of type I collagen gene expression: implication in fibrosis, *Exp Biol Med (Maywood)* 227(5):301–314, 2002.
24. Ghosh AK, Varga J: The transcriptional coactivator and acetyltransferase p300 in fibroblast biology and fibrosis, *J Cell Physiol* 213(3):663–671, 2007.
25. Nagai N, Hosokawa M, Itohara S, et al: Embryonic lethality of molecular chaperone hsp47 knockout mice is associated with defects in collagen biosynthesis, *J Cell Biol* 150(6):1499–1506, 2000.
26. Aycock RS, Raghow R, Stricklin GP, et al: Post-transcriptional inhibition of collagen and fibronectin synthesis by a synthetic homolog of a portion of the carboxyl-terminal propeptide of human type I collagen, *J Biol Chem* 261(30):14355–14360, 1986.
27. Bornstein P: Regulation of expression of the alpha 1 (I) collagen gene: a critical appraisal of the role of the first intron, *Matrix Biol* 15(1):3–10, 1996.
28. Fujii K, Tanzer ML, Cooke PH: Collagen fibrogenesis and the formation of complex cross-links, *J Mol Biol* 106(1):223–227, 1976.
29. Bernstein PH, Mechanic GL: A natural histidine-based imminium cross-link in collagen and its location, *J Biol Chem* 255(21):10414–10422, 1980.
30. Bourboulia D, Stetler-Stevenson WG: Matrix metalloproteinases (MMPs) and tissue inhibitors of metalloproteinases (TIMPs): positive and negative regulators in tumor cell adhesion, *Semin Cancer Biol* 20(3):161–168.
31. Kessenbrock K, Plaks V, Werb Z: Matrix metalloproteinases: regulators of the tumor microenvironment, *Cell* 141(1):52–67.
32. Fanjul-Fernandez M, Folgueras AR, Cabrera S, et al: Matrix metalloproteinases: evolution, gene regulation and functional analysis in mouse models, *Biochim Biophys Acta* 1803(1):3–19.
33. Raffetto JD, Khalil RA: Matrix metalloproteinases and their inhibitors in vascular remodeling and vascular disease, *Biochem Pharmacol* 75(2):346–359, 2008.
34. Brew K, Nagase H: The tissue inhibitors of metalloproteinases (TIMPs): an ancient family with structural and functional diversity, *Biochim Biophys Acta* 1803(1):55–71.
35. Sternlicht MD, Werb Z: How matrix metalloproteinases regulate cell behavior, *Annu Rev Cell Dev Biol* 17:463–516, 2001.
36. Woessner J, Nagase H: *matrix metalloproteinases and TIMPs*, New York, 2002, Oxford University Press.
37. Ruoslahti E: Specialization of tumour vasculature, *Nat Rev Cancer* 2(2):83–90, 2002.
38. Silletti S, Kessler T, Goldberg J, et al: Disruption of matrix metalloproteinase 2 binding to integrin alpha vbeta 3 by an organic molecule inhibits angiogenesis and tumor growth *in vivo*, *Proc Natl Acad Sci U S A* 98(1):119–124, 2001.
39. Wise SG, Weiss AS: Tropoelastin, *Int J Biochem Cell Biol* 41(3):494–497, 2009.
40. Ramirez F, Dietz HC: Fibrillin-rich microfibrils: structural determinants of morphogenetic and homeostatic events, *J Cell Physiol* 213(2):326–330, 2007.
41. Royce PM, Steinmann B, Kielty CM, et al: The collagen family: structure, assembly, and organization in the extracellular matrix, In Royce PM, Steinmann B, editors: *Connective tissue and its heritable disorders: molecular, genetic, and medical aspects*, ed 2, New York, 2002, Wiley & Sons, p 159.
42. Broekelmann TJ, Kozel BA, Ishibashi H, et al: Tropoelastin interacts with cell-surface glycosaminoglycans via its COOH-terminal domain, *J Biol Chem* 280(49):40939–40947, 2005.
43. Czirok A, Zach J, Kozel BA, et al: Elastic fiber macro-assembly is a hierarchical, cell motion-mediated process, *J Cell Physiol* 207(1):97–106, 2006.
44. Kozel BA, Rongish BJ, Czirok A, et al: Elastic fiber formation: a dynamic view of extracellular matrix assembly using timer reporters, *J Cell Physiol* 207(1):87–96, 2006.
45. Ramirez F, Sakai LY: Biogenesis and function of fibrillin assemblies, *Cell Tissue Res* 339(1):71–82, 2010.
46. Sato F, Wachi H, Ishida M, et al: Distinct steps of cross-linking, self-association, and maturation of tropoelastin are necessary for elastic fiber formation, *J Mol Biol* 369(3):841–851, 2007.
47. Galis ZS, Khatri JJ: Matrix metalloproteinases in vascular remodeling and atherogenesis: the good, the bad, and the ugly, *Circ Res* 90(3):251–262, 2002.
48. Pezet M, Jacob MP, Escoubet B, et al: Elastin haploinsufficiency induces alternative aging processes in the aorta, *Rejuvenation Res* 11(1):97–112, 2008.
49. Brooke BS, Bayes-Genis A, Li DY: New insights into elastin and vascular disease, *Trends Cardiovasc Med* 13(5):176–181, 2003.
50. Li DY, Brooke B, Davis EC, et al: Elastin is an essential determinant of arterial morphogenesis, *Nature* 393(6682):276–280, 1998.
51. Li DY, Faury G, Taylor DG, et al: Novel arterial pathology in mice and humans hemizygous for elastin, *J Clin Invest* 102(10):1783–1787, 1998.
52. Urban Z, Riazi S, Seidl TL, et al: Connection between elastin haploinsufficiency and increased cell proliferation in patients with supravalvular aortic stenosis and Williams-Beuren syndrome, *Am J Hum Genet* 71(1):30–44, 2002.
53. Karnik SK, Brooke BS, Bayes-Genis A, et al: A critical role for elastin signaling in vascular morphogenesis and disease, *Development* 130(2):411–423, 2003.
54. Raines EW: The extracellular matrix can regulate vascular cell migration, proliferation, and survival: relationships to vascular disease, *Int J Exp Pathol* 81(3):173–182, 2000.
55. Waugh JM, Li-Hawkins J, Yuksel E, et al: Therapeutic elastase inhibition by alpha-1-antitrypsin gene transfer limits neointima formation in normal rabbits, *J Vasc Interv Radiol* 12(10):1203–1209, 2001.
56. Zaidi SH, You XM, Ciura S, et al: Overexpression of the serine elastase inhibitor elafin protects transgenic mice from hypoxic pulmonary hypertension, *Circulation* 105(4):516–521, 2002.
57. Yanagisawa H, Davis EC: Unraveling the mechanism of elastic fiber assembly: the roles of short fibulins, *Int J Biochem Cell Biol* 42(7):1084–1093.
58. Arteaga-Solis E, Gayraud B, Lee SY, et al: Regulation of limb patterning by extracellular microfibrils, *J Cell Biol* 154(2):275–281, 2001.
59. Carta L, Smaldone S, Zilberberg L, et al: p38 MAPK is an early determinant of promiscuous Smad2/3 signaling in the aortas of fibrillin-1 (Fbn1)-null mice, *J Biol Chem* 284(9):5630–5636, 2009.
60. Trask BC, Trask TM, Broekelmann T, et al: The microfibrillar proteins MAGP-1 and fibrillin-1 form a ternary complex with the chondroitin sulfate proteoglycan decorin, *Mol Biol Cell* 11(5):1499–1507, 2000.
61. Trask TM, Trask BC, Ritty TM, et al: Interaction of tropoelastin with the amino-terminal domains of fibrillin-1 and fibrillin-2 suggests a role for the fibrillins in elastic fiber assembly, *J Biol Chem* 275(32):24400–24406, 2000.
62. Ramirez F, Dietz HC: Extracellular microfibrils in vertebrate development and disease processes, *J Biol Chem* 284(22):14677–14681, 2009.
63. Hynes RO: *Fibronectins*, New York, 1990, Springer.
64. Magnusson MK, Mosher DF: Fibronectin: structure, assembly, and cardiovascular implications, *Arterioscler Thromb Vasc Biol* 18(9):1363–1370, 1998.
65. Hynes RO, Zhao Q: The evolution of cell adhesion, *J Cell Biol* 150(2):F89–F96, 2000.
66. Whittaker CA, Bergeron KF, Whittle J, et al: The echinoderm adhesome, *Dev Biol* 300(1):252–266, 2006.
67. Pankov R, Yamada KM: Fibronectin at a glance, *J Cell Sci* 115(Pt 20):3861–3863, 2002.
68. White ES, Baralle FE, Muro AF: New insights into form and function of fibronectin splice variants, *J Pathol* 216(1):1–14, 2008.
69. Gutman A, Kornblihtt AR: Identification of a third region of cell-specific alternative splicing in human fibronectin mRNA, *Proc Natl Acad Sci U S A* 84(20):7179–7182, 1987.
70. Kornblihtt AR, Vibe-Pedersen K, Baralle FE: Human fibronectin: molecular cloning evidence for two mRNA species differing by an internal segment coding for a structural domain, *EMBO J* 3(1):221–226, 1984.
71. Schwarzbauer JE, Patel RS, Fonda D, et al: Multiple sites of alternative splicing of the rat fibronectin gene transcript, *EMBO J* 6(9):2573–2580, 1987.

72. Schwarzbauer JE, Tamkun JW, Lemischka IR, et al: Three different fibronectin mRNAs arise by alternative splicing within the coding region, *Cell* 35(2 Pt 1):421–431, 1983.
73. Bisno AL, Brito MO, Collins CM: Molecular basis of group A streptococcal virulence, *Lancet Infect Dis* 3(4):191–200, 2003.
74. Klebe RJ: Isolation of a collagen-dependent cell attachment factor, *Nature* 250(463):248–251, 1974.
75. Kleinman HK, Klebe RJ, Martin GR: Role of collagenous matrices in the adhesion and growth of cells, *J Cell Biol* 88(3):473–485, 1981.
76. Engvall E, Ruoslahti E, Miller EJ: Affinity of fibronectin to collagens of different genetic types and to fibrinogen, *J Exp Med* 147(6):1584–1595, 1978.
77. Hynes RO: Cell-matrix adhesion in vascular development, *J Thromb Haemost* 5(Suppl 1): 32–40, 2007.
78. Hynes RO: The extracellular matrix: not just pretty fibrils, *Science* 326(5957):1216–1219, 2009.
79. George EL, Georges-Labouesse EN, Patel-King RS, et al: Defects in mesoderm, neural tube and vascular development in mouse embryos lacking fibronectin, *Development* 119(4):1079–1091, 1993.
80. Astrof S, Kirby A, Lindblad-Toh K, et al: Heart development in fibronectin-null mice is governed by a genetic modifier on chromosome four, *Mech Dev* 124(7–8):551–558, 2007.
81. Francis SE, Goh KL, Hodivala-Dilke K, et al: Central roles of alpha5beta1 integrin and fibronectin in vascular development in mouse embryos and embryoid bodies, *Arterioscler Thromb Vasc Biol* 22(6):927–933, 2002.
82. Astrof S, Crowley D, Hynes RO: Multiple cardiovascular defects caused by the absence of alternatively spliced segments of fibronectin, *Dev Biol* 311(1):11–24, 2007.
83. Astrof S, Crowley D, George EL, et al: Direct test of potential roles of EIIIA and EIIIB alternatively spliced segments of fibronectin in physiological and tumor angiogenesis, *Mol Cell Biol* 24(19):8662–8670, 2004.
84. Wierzbicka-Patynowski I, Schwarzbauer JE: The ins and outs of fibronectin matrix assembly, *J Cell Sci* 116(Pt 16):3269–3276, 2003.
85. Cho J, Mosher DF: Role of fibronectin assembly in platelet thrombus formation, *J Thromb Haemost* 4(7):1461–1469, 2006.
86. Lowenberg EC, Meijers JC, Levi M: Platelet-vessel wall interaction in health and disease, *Neth J Med* 68(6):242–251, 2010.
87. Ruggeri ZM, Mendolicchio GL: Adhesion mechanisms in platelet function, *Circ Res* 100(12):1673–1685, 2007.
88. Raghow R: The role of extracellular matrix in postinflammatory wound healing and fibrosis, *FASEB J* 8(11):823–831, 1994.
89. Aumailley M, Bruckner-Tuderman L, Carter WG, et al: A simplified laminin nomenclature, *Matrix Biol* 24(5):326–332, 2005.
90. Durbeej M: Laminins, *Cell Tissue Res* 339(1):259–268, 2010.
91. Miner JH, Yurchenco PD: Laminin functions in tissue morphogenesis, *Annu Rev Cell Dev Biol* 20:255–284, 2004.
92. Aumailley M, Pesch M, Tunggal L, et al: Altered synthesis of laminin 1 and absence of basement membrane component deposition in (beta)1 integrin-deficient embryoid bodies, *J Cell Sci* 113(Pt 2):259–268, 2000.
93. Colognato H, Yurchenco PD: Form and function: the laminin family of heterotrimers, *Dev Dyn* 218(2):213–234, 2000.
94. Scheele S, Falk M, Franzen A, et al: Laminin alpha1 globular domains 4–5 induce fetal development but are not vital for embryonic basement membrane assembly, *Proc Natl Acad Sci U S A* 102(5):1502–1506, 2005.
95. Scheele S, Nystrom A, Durbeej M, et al: Laminin isoforms in development and disease, *J Mol Med* 85(8):825–836, 2007.
96. Tzu J, Marinkovich MP: Bridging structure with function: structural, regulatory, and developmental role of laminins, *Int J Biochem Cell Biol* 40(2):199–214, 2008.
97. Van Agtmael T, Bruckner-Tuderman L: Basement membranes and human disease, *Cell Tissue Res* 339(1):167–188, 2010.
98. Engbring JA, Kleinman HK: The basement membrane matrix in malignancy, *J Pathol* 200(4):465–470, 2003.
99. Kleinman HK, Koblinski J, Lee S, et al: Role of basement membrane in tumor growth and metastasis, *Surg Oncol Clin N Am* 10(2):329–338, ix, 2001.
100. Miner JH: Laminins and their roles in mammals, *Microsc Res Tech* 71(5):349–356, 2008.
101. Gubler MC: Inherited diseases of the glomerular basement membrane, *Nat Clin Pract Nephrol* 4(1):24–37, 2008.
102. Patton BL, Wang B, Tarumi YS, et al: A single point mutation in the LN domain of LAMA2 causes muscular dystrophy and peripheral amyelination, *J Cell Sci* 121(Pt 10):1593–1604, 2008.
103. Timpl R, Tisi D, Talts JF, et al: Structure and function of laminin LG modules, *Matrix Biol* 19(4):309–317, 2000.
104. Thyboll J, Kortesmaa J, Cao R, et al: Deletion of the laminin alpha4 chain leads to impaired microvessel maturation, *Mol Cell Biol* 22(4):1194–1202, 2002.
105. Esko JD, Lindahl U: Molecular diversity of heparan sulfate, *J Clin Invest* 108(2):169–173, 2001.
106. Gandhi NS, Mancera RL: The structure of glycosaminoglycans and their interactions with proteins, *Chem Biol Drug Des* 72(6):455–482, 2008.
107. Bulow HE, Hobert O: The molecular diversity of glycosaminoglycans shapes animal development, *Annu Rev Cell Dev Biol* 22:375–407, 2006.
108. Roughley PJ: The structure and function of cartilage proteoglycans, *Eur Cell Mater* 12: 92–101, 2006.
109. Schaefer L, Schaefer RM: Proteoglycans: from structural compounds to signaling molecules, *Cell Tissue Res* 339(1):237–246, 2010.
110. Theocharis AD, Skandalis SS, Tzanakakis GN, et al: Proteoglycans in health and disease: novel roles for proteoglycans in malignancy and their pharmacological targeting, *FEBS J* 277(19):3904–3923, 2010.
111. Wu YJ, La Pierre DP, Wu J, et al: The interaction of versican with its binding partners, *Cell Res* 15(7):483–494, 2005.
112. Kim S, Takahashi H, Lin WW, et al: Carcinoma-produced factors activate myeloid cells through TLR2 to stimulate metastasis, *Nature* 457(7225):102–106, 2009.
113. Iozzo RV, Zoeller JJ, Nystrom A: Basement membrane proteoglycans: modulators par excellence of cancer growth and angiogenesis, *Mol Cells* 27(5):503–513, 2009.
114. Drickamer K: A conserved disulphide bond in sialyltransferases, *Glycobiology* 3(1):2–3, 1993.
115. Li H, Schwartz NB, Vertel BM: cDNA cloning of chick cartilage chondroitin sulfate (aggrecan) core protein and identification of a stop codon in the aggrecan gene associated with the chondrodystrophy, nanomelia, *J Biol Chem* 268(31):23504–23511, 1993.
116. Watanabe H, Kimata K, Line S, et al: Mouse cartilage matrix deficiency (cmd) caused by a 7 bp deletion in the aggrecan gene, *Nat Genet* 7(2):154–157, 1994.
117. Kwok JC, Afshari F, Garcia-Alias G, et al: Proteoglycans in the central nervous system: plasticity, regeneration and their stimulation with chondroitinase ABC, *Restor Neurol Neurosci* 26(2–3):131–145, 2008.
118. Iozzo RV: Basement membrane proteoglycans: from cellar to ceiling, *Nat Rev Mol Cell Biol* 6(8):646–656, 2005.
119. Iozzo RV: Matrix proteoglycans: from molecular design to cellular function, *Annu Rev Biochem* 67:609–652, 1998.
120. Iozzo RV, Schaefer L: Proteoglycans in health and disease: novel regulatory signaling mechanisms evoked by the small leucine-rich proteoglycans, *FEBS J* 277(19):3864–3875, 2010.
121. Brule S, Charnaux N, Sutton A, et al: The shedding of syndecan-4 and syndecan-1 from HeLa cells and human primary macrophages is accelerated by SDF-1/CXCL12 and mediated by the matrix metalloproteinase-9, *Glycobiology* 16(6):488–501, 2006.
122. Danielson KG, Baribault H, Holmes DF, et al: Targeted disruption of decorin leads to abnormal collagen fibril morphology and skin fragility, *J Cell Biol* 136(3):729–743, 1997.
123. Hedbom E, Heinegard D: Binding of fibromodulin and decorin to separate sites on fibrillar collagens, *J Biol Chem* 268(36):27307–27312, 1993.
124. Nurminskaya MV, Birk DE: Differential expression of fibromodulin mRNA associated with tendon fibril growth: isolation and characterization of a chicken fibromodulin cDNA, *Biochem J* 317(Pt 3):785–789, 1996.
125. Vogel KG, Paulsson M, Heinegard D: Specific inhibition of type I and type II collagen fibrillogenesis by the small proteoglycan of tendon, *Biochem J* 223(3):587–597, 1984.
126. Birk DE, Nurminskaya MV, Zycband EI: Collagen fibrillogenesis *in situ*: fibril segments undergo post-depositional modifications resulting in linear and lateral growth during matrix development, *Dev Dyn* 202(3):229–243, 1995.
127. Goldoni S, Iozzo RV: Tumor microenvironment: modulation by decorin and related molecules harboring leucine-rich tandem motifs, *Int J Cancer* 123(11):2473–2479, 2008.
128. Heinegard D: Proteoglycans and more–from molecules to biology, *Int J Exp Pathol* 90(6):575–586, 2009.
129. Filmus J, Capurro M, Rast J: Glypicans, *Genome Biol* 9(5):224, 2008.
130. Alexopoulou AN, Multhaupt HA, Couchman JR: Syndecans in wound healing, inflammation and vascular biology, *Int J Biochem Cell Biol* 39(3):505–528, 2007.
131. Li Q, Park PW, Wilson CL, et al: Matrilysin shedding of syndecan-1 regulates chemokine mobilization and transepithelial efflux of neutrophils in acute lung injury, *Cell* 111(5):635–646, 2002.
132. Endo K, Takino T, Miyamori H, et al: Cleavage of syndecan-1 by membrane type matrix metalloproteinase-1 stimulates cell migration, *J Biol Chem* 278(42):40764–40770, 2003.
133 Manon-Jensen T, Itoh Y, Couchman JR: Proteoglycans in health and disease: the multiple roles of syndecan shedding, *FEBS J* 277(19):3876–3889.
134. Rodgers KD, San Antonio JD, Jacenko O: Heparan sulfate proteoglycans: a GAGgle of skeletal-hematopoietic regulators, *Dev Dyn* 237(10):2622–2642, 2008.
135. Beckett K, Franch-Marro X, Vincent JP: Glypican-mediated endocytosis of hedgehog has opposite effects in flies and mice, *Trends Cell Biol* 18(8):360–363, 2008.
136. Kjellen L, Lindahl U: Proteoglycans: structures and interactions, *Annu Rev Biochem* 60:443–475, 1991.
137. Lindahl U, Kusche-Gullberg M, Kjellen L: Regulated diversity of heparan sulfate, *J Biol Chem* 273(39):24979–24982, 1998.
138. Ruoslahti E: Structure and biology of proteoglycans, *Annu Rev Cell Biol* 4:229–255, 1988.
139. Geiger B, Spatz JP, Bershadsky AD: Environmental sensing through focal adhesions, *Nat Rev Mol Cell Biol* 10(1):21–33, 2009.
140. Lock JG, Wehrle-Haller B, Stromblad S: Cell-matrix adhesion complexes: master control machinery of cell migration, *Semin Cancer Biol* 18(1):65–76, 2008.
141. Delon I, Brown NH: Integrins and the actin cytoskeleton, *Curr Opin Cell Biol* 19(1):43–50, 2007.
142. Tilghman RW, Parsons JT: Focal adhesion kinase as a regulator of cell tension in the progression of cancer, *Semin Cancer Biol* 18(1):45–52, 2008.
143. Berrier AL, Yamada KM: Cell-matrix adhesion, *J Cell Physiol* 213(3):565–573, 2007.
144. Legate KR, Wickstrom SA, Fassler R: Genetic and cell biological analysis of integrin outside-in signaling, *Genes Dev* 23(4):397–418, 2009.
145. Alam N, Goel HL, Zarif MJ, et al: The integrin-growth factor receptor duet, *J Cell Physiol* 213(3):649–653, 2007.
146. Xu R, Boudreau A, Bissell MJ: Tissue architecture and function: dynamic reciprocity via extra- and intra-cellular matrices, *Cancer Metastasis Rev* 28(1–2):167–176, 2009.
147. Hynes RO: Integrins: bidirectional, allosteric signaling machines, *Cell* 110(6):673–687, 2002.
148. Humphries JD, Byron A, Humphries MJ: Integrin ligands at a glance, *J Cell Sci* 119(Pt 19): 3901–3903, 2006.
149. Astrof S, Hynes RO: Fibronectins in vascular morphogenesis, *Angiogenesis* 12(2):165–175, 2009.
150. Gui P, Chao JT, Wu X, et al: Coordinated regulation of vascular Ca^{2+} and K^{+} channels by integrin signaling, *Adv Exp Med Biol* 674:69–79, 2010.
151. Luo BH, Carman CV, Springer TA: Structural basis of integrin regulation and signaling, *Annu Rev Immunol* 25:619–647, 2007.
152. Jarvelainen H, Sainio A, Koulu M, et al: Extracellular matrix molecules: potential targets in pharmacotherapy, *Pharmacol Rev* 61(2):198–223, 2009.
153. Zaidel-Bar R, Itzkovitz S, Ma'ayan A, et al: Functional atlas of the integrin adhesome, *Nat Cell Biol* 9(8):858–867, 2007.
154. Lo SH: Focal adhesions: what's new inside, *Dev Biol* 294(2):280–291, 2006.
155. Li S, Guan JL, Chien S: Biochemistry and biomechanics of cell motility, *Annu Rev Biomed Eng* 7:105–150, 2005.
156. Goel HL, Breen M, Zhang J, et al: Beta1A integrin expression is required for type 1 insulin-like growth factor receptor mitogenic and transforming activities and localization to focal contacts, *Cancer Res* 65(15):6692–6700, 2005.
157. Goel HL, Moro L, King M, et al: Beta1 integrins modulate cell adhesion by regulating insulin-like growth factor-II levels in the microenvironment, *Cancer Res* 66(1):331–342, 2006.

158. Sridhar SC, Miranti CK: Tetraspanin KAI1/CD82 suppresses invasion by inhibiting integrin-dependent crosstalk with c-Met receptor and Src kinases, *Oncogene* 25(16):2367–2378, 2006.
159. Baron V, Schwartz M: Cell adhesion regulates ubiquitin-mediated degradation of the platelet-derived growth factor receptor beta, *J Biol Chem* 275(50):39318–39323, 2000.
160. Cabodi S, Moro L, Bergatto E, et al: Integrin regulation of epidermal growth factor (EGF) receptor and of EGF-dependent responses, *Biochem Soc Trans* 32(Pt3):438–442, 2004.
161. Bill HM, Knudsen B, Moores SL, et al: Epidermal growth factor receptor-dependent regulation of integrin-mediated signaling and cell cycle entry in epithelial cells, *Mol Cell Biol* 24(19):8586–8599, 2004.
162. Chen X, Abair TD, Ibanez MR, et al: Integrin alpha1beta1 controls reactive oxygen species synthesis by negatively regulating epidermal growth factor receptor-mediated Rac activation, *Mol Cell Biol* 27(9):3313–3326, 2007.
163. Hawiger: Adhesive interactions of blood cells and vascular wall in hemostasis and thrombosis, In Coleman R, Hirsch J, Marder V, et al, editors: *Hemostasis and thrombosis: basic principles and clinical practices*, ed 3, Philadelphia, 1994, JB Lippincott, pp 639–653.
164. Ruggeri ZM: Platelets in atherothrombosis, *Nat Med* 8(11):1227–1234, 2002.
165. Gawaz M, Langer H, May AE: Platelets in inflammation and atherogenesis, *J Clin Invest* 115(12):3378–3384, 2005.
166. Nieswandt B, Watson SP: Platelet-collagen interaction: is GPVI the central receptor? *Blood* 102(2):449–461, 2003.
167. Wagner DD: Cell biology of von Willebrand factor, *Annu Rev Cell Biol* 6:217–246, 1990.
168 McGrath RT, McRae E, Smith OP, et al: Platelet von Willebrand factor--structure, function and biological importance, *Br J Haematol* 148(6):834–843.
169. Farndale RW, Sixma JJ, Barnes MJ, et al: The role of collagen in thrombosis and hemostasis, *J Thromb Haemost* 2(4):561–573, 2004.
170. Asch AS, Liu I, Briccetti FM, et al: Analysis of CD36 binding domains: ligand specificity controlled by dephosphorylation of an ectodomain, *Science* 262(5138):1436–1440, 1993.
171. Chiang TM, Rinaldy A, Kang AH: Cloning, characterization, and functional studies of a nonintegrin platelet receptor for type I collagen, *J Clin Invest* 100(3):514–521, 1997.
172. Kato K, Kanaji T, Russell S, et al: The contribution of glycoprotein VI to stable platelet adhesion and thrombus formation illustrated by targeted gene deletion, *Blood* 102(5):1701–1707, 2003.
173. Kunicki TJ, Nugent DJ, Staats SJ, et al: The human fibroblast class II extracellular matrix receptor mediates platelet adhesion to collagen and is identical to the platelet glycoprotein Ia-IIa complex, *J Biol Chem* 263(10):4516–4519, 1988.
174. Moroi M, Jung SM, Okuma M, et al: A patient with platelets deficient in glycoprotein VI that lack both collagen-induced aggregation and adhesion, *J Clin Invest* 84(5):1440–1445, 1989.
175. Moroi M, Jung SM, Shinmyozu K, et al: Analysis of platelet adhesion to a collagen-coated surface under flow conditions: the involvement of glycoprotein VI in the platelet adhesion, *Blood* 88(6):2081–2092, 1996.
176. Nieswandt B, Brakebusch C, Bergmeier W, et al: Glycoprotein VI but not alpha2beta1 integrin is essential for platelet interaction with collagen, *EMBO J* 20(9):2120–2130, 2001.
177. Nieuwenhuis HK, Akkerman JW, Houdijk WP, et al: Human blood platelets showing no response to collagen fail to express surface glycoprotein Ia, *Nature* 318(6045):470–472, 1985.
178. Santoro SA: Identification of a 160,000 dalton platelet membrane protein that mediates the initial divalent cation-dependent adhesion of platelets to collagen, *Cell* 46(6): 913–920, 1986.
179. Smethurst PA, Onley DJ, Jarvis GE, et al: Structural basis for the platelet-collagen interaction: the smallest motif within collagen that recognizes and activates platelet glycoprotein VI contains two glycine-proline-hydroxyproline triplets, *J Biol Chem* 282(2):1296–1304, 2007.
180. Farndale RW, Lisman T, Bihan D, et al: Cell-collagen interactions: the use of peptide toolkits to investigate collagen-receptor interactions, *Biochem Soc Trans* 36(Pt 2):241–250, 2008.
181. Herr AB, Farndale RW: Structural insights into the interactions between platelet receptors and fibrillar collagen, *J Biol Chem* 284(30):19781–19785, 2009.
182. Gardner JM, Hynes RO: Interaction of fibronectin with its receptor on platelets, *Cell* 42(2):439–448, 1985.
183. Ni H, Yuen PS, Papalia JM, et al: Plasma fibronectin promotes thrombus growth and stability in injured arterioles, *Proc Natl Acad Sci U S A* 100(5):2415–2419, 2003.
184. Hynes RO: A reevaluation of integrins as regulators of angiogenesis, *Nat Med* 8(9): 918–921, 2002.
185. Ginsberg MH, Partridge A, Shattil SJ: Integrin regulation, *Curr Opin Cell Biol* 17(5): 509–516, 2005.
186 White-Adams TC, Berny MA, Patel IA, et al: Laminin promotes coagulation and thrombus formation in a factor XII-dependent manner, *J Thromb Haemost* 8(6):1295–1301.
187. Bennett JS, Berger BW, Billings PC: The structure and function of platelet integrins, *J Thromb Haemost* 7(Suppl 1):200–205, 2009.
188. Carrell RW, Huntington JA, Mushunje A, et al: The conformational basis of thrombosis, *Thromb Haemost* 86(1):14–22, 2001.
189. Casu B: Structural features and binding properties of chondroitin sulfates, dermatan sulfate, and heparan sulfate, *Semin Thromb Hemost* 17(Suppl 1):9–14, 1991.
190. Furie B, Furie BC: Molecular and cellular biology of blood coagulation, *N Engl J Med* 326(12):800–806, 1992.
191. Warkentin TE, Greinacher A: Heparin-induced thrombocytopenia and cardiac surgery, *Ann Thorac Surg* 76(2):638–648, 2003.
192. Biswas S, Munier FL, Yardley J, et al: Missense mutations in COL8A2, the gene encoding the alpha2 chain of type VIII collagen, cause two forms of corneal endothelial dystrophy, *Hum Mol Genet* 10(21):2415–2423, 2001.

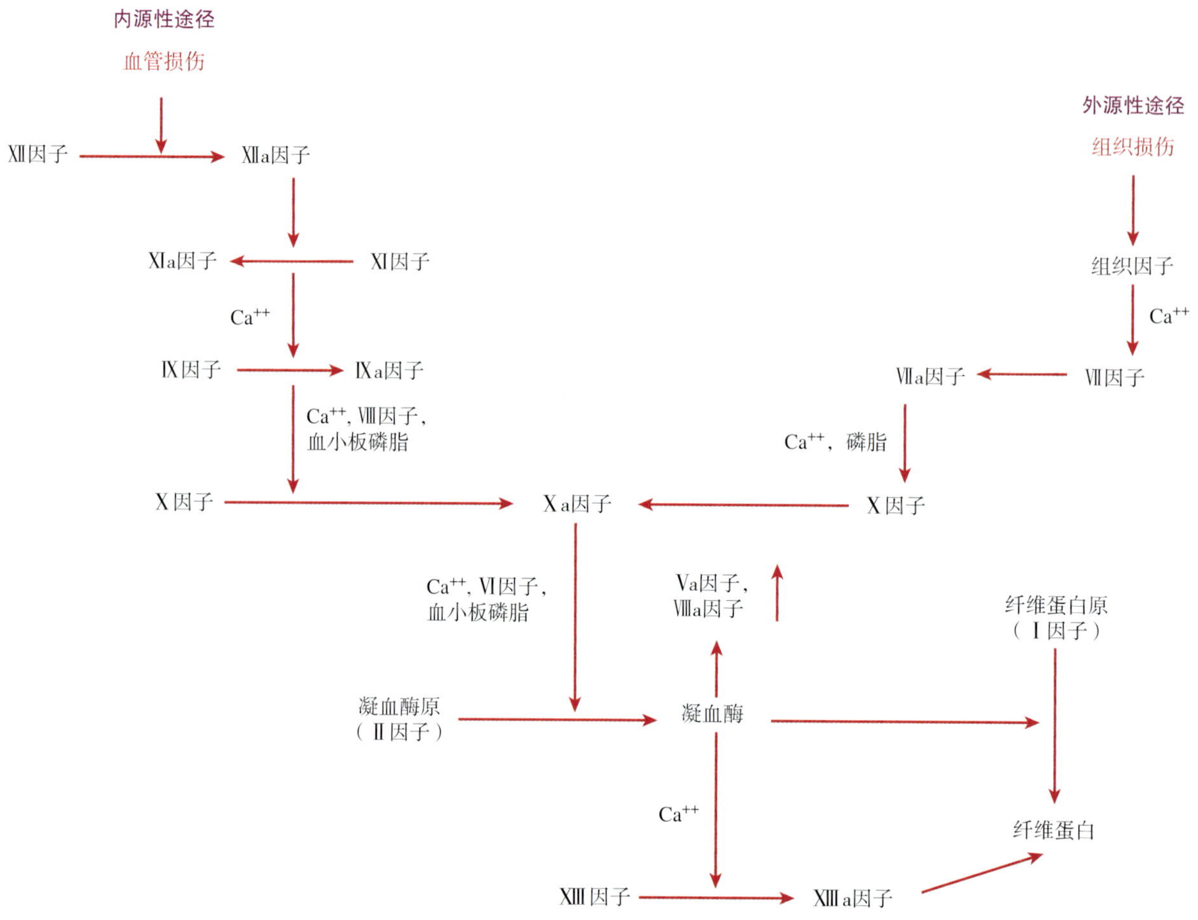

图 5-1　凝血级联

荷的表面接触，由激肽原促进激肽释放酶活化因子ⅫA 发生。激肽释放酶是前血管舒缓素被水解切割生成的，此反应是激活的因子Ⅻ在有高分子量激肽原（HMWK）存在下的反应。当激肽释放酶产生，它也裂解 HMWK 至缓激肽，其功能是作为炎症介质能够增强血管舒张和血管渗透性，从而扩大因子ⅫA 对炎症的作用，对血管状态和纤维蛋白溶解的调节[18]。活化的因子Ⅻ催化因子Ⅺ向活性酶的形式和凝血因子Ⅺa 的转化。当钙存在时，因子Ⅺa 的下一个功能是将因子Ⅸ转化为Ⅸa，它接着在膜的表面结合至因子Ⅷa，将因子Ⅹ转化为活性形式因子Ⅹa。因子Ⅹa 然后在膜表面上结合于Ⅴa，以产生凝血酶原酶，可以将凝血酶原向凝血酶转化。当凝血酶形成时，称为分子 *F1* 和 *F2* 的两个小凝血酶原片段被释放，并且可以作为血清凝血酶形成的标记[19]。内源性途径是通过活化部分凝血活酶时间（APTT）来监测，它依赖于异物（如玻璃或硅酸盐）激活因子Ⅻ来启动通路。内源性途径的最早状态的缺陷，涉及激肽释放酶原、HMWK 和因子Ⅻ，与有出血倾向无关联，并且因此不导致出血体质，即使是部分凝血活酶时间延长。据报道，一组患者有遗传性血管性水肿有因子Ⅻ突变，但这种疾病似乎与出血体质无关。一些初步的研究表明，因子Ⅻ多态性可能与血栓形成倾向增加有关，但是这并没有得到证实[20-21]。

当Ⅹa 因子生成凝血酶时，内源性与外源性途径已合并到共同通路。通过蛋白水解切割释放的凝血酶对纤维蛋白原生成纤维蛋白是必需的[22]。产生的纤维蛋白分子聚合位点暴露，使其更容易与纤维蛋白非共价结合。这种交联的过程使血小板被纤维蛋白网络包埋，通过因子 ⅩⅢ 的活动形成二级血栓[23]。此外，在交联的过程中还存在一个内在的自动调整机制，启动纤溶的结合位点被阻断，因此血凝块不会自毁。

凝血级联反应的血小板活化和上调需迅速、有效，以防止失血过多。然而如果凝血反应异常可导致血栓形成，因此体内还有很多其他的调节机制调节凝血活动，以避免此并发症。这些机制包括稀释进入血液循环的凝血因子和通过激活网状内皮系统去除凝血因子，以及独立于凝血级联反应的抗血栓形成的途径。缺乏生理性抗凝物质的患者常出现血栓，这些生理性的抗凝物质包括抗凝血酶、蛋白质 C 和 S 和组织因子途径抑制物（TFPI）。

抗凝血酶是一种丝氨酸蛋白酶抑制剂，其特异性结合因子Ⅸa、Xa 和凝血酶，从而灭活它们。抗凝血酶主要有 2 个结合位点维持其功能：精氨酸 393/ 丝氨酸 394，以及在该分子的氨基末端的与肝素反应的结合位点。后者可与内源性和外源性肝素结合，并使得抗凝血酶的构象变化，从而以更快的速度灭活凝血酶的活性。在 EC 表面的糖胺聚糖硫酸乙酰肝素（HS）调节抗凝血酶的活性，以增加其活性和功能生理学机制，使它们在生理上等同于肝素[24]。抗凝血酶缺乏症与遗传倾向性相关联，以静脉血栓形成为其特点，这将在第 10 章中讨论[25]。

活化的蛋白质 C（APC）和蛋白质 S 在防止血液过度凝固中起到重要作用。在凝血过程中，凝血酶结合于内皮细胞表面的血栓调节蛋白，通过构象变化激活蛋白质 C[26]。活化蛋白质 C 复合物与蛋白质 S 水解因子 Va 和Ⅷa，使它们失活并使抑制因子 Xa 和凝血酶原的激活。因子 Va 裂解由 APC 以顺序的方式发生在精氨酸 506、精氨酸 306 和精氨酸 679 位点，导致精氨酸 506 通过构象变化在其他位置暴露切割位点。506 位点的精氨酸突变为谷氨酰胺，产生凝血因子 V Leiden，它与血液高凝状态有关。

另一个重要的天然抗凝血剂为 TFPI，它作为一个多价蛋白酶抑制剂使因子 Xa 和Ⅸa 失活。组织因子途径抑制物也由内皮细胞产生，大多数定位于内皮表面，小部分存在于血液循环。但是在肝素的存在下，它可引起内皮细胞结合的 TFPI 释放，使血浆中 TFPI 浓度升高。

纤维蛋白溶解

纤维蛋白溶解的重要作用是溶解血块，防止血栓栓塞并止血。丝氨酸蛋白酶活动的机制在纤溶系统中起到重要的作用（图 5-2）。负责纤维蛋白溶解的主要因素为纤溶酶。过程是以无活性的纤溶酶原的转变为有活性的酶——纤溶酶开始的，在纤溶酶的作用下，纤维蛋白可被转变为可溶性的纤维蛋白降解产物。两个可以模拟此功能的分子包括组织型纤溶酶原激活物（tPA）和尿激酶型纤溶酶原激活物（uPA）。行使功能的基序是 *Kringle* 域，它存在于氨基末端，Kringle 域由 80 个氨基酸组成，因为双硫键，其具有独特的折叠片状结构的，可以特异性同源地结合纤溶酶原、纤维蛋白原和纤维蛋白，这三种分子的 Kringle 域是同源的。

这些 Kringle 域提供了血栓形成的许多成分的结合机制，包括纤维蛋白原和纤维蛋白。Kringle 域有与 tPA 和纤溶酶原共享的结构允许纤维蛋白原和纤维蛋白结合，协同促进血凝块形成。纤溶酶原是通过在精氨酸 560 位点的 tPA 和在亮氨酸 561 位点的 uPA 蛋白水解分裂，转化为纤溶酶[27]。然后产生的纤溶酶可以结合许多参与纤溶过程的蛋白质。其相关特征包括对纤维蛋白的高亲和力、裂解谷丙转氨酶和 YS-

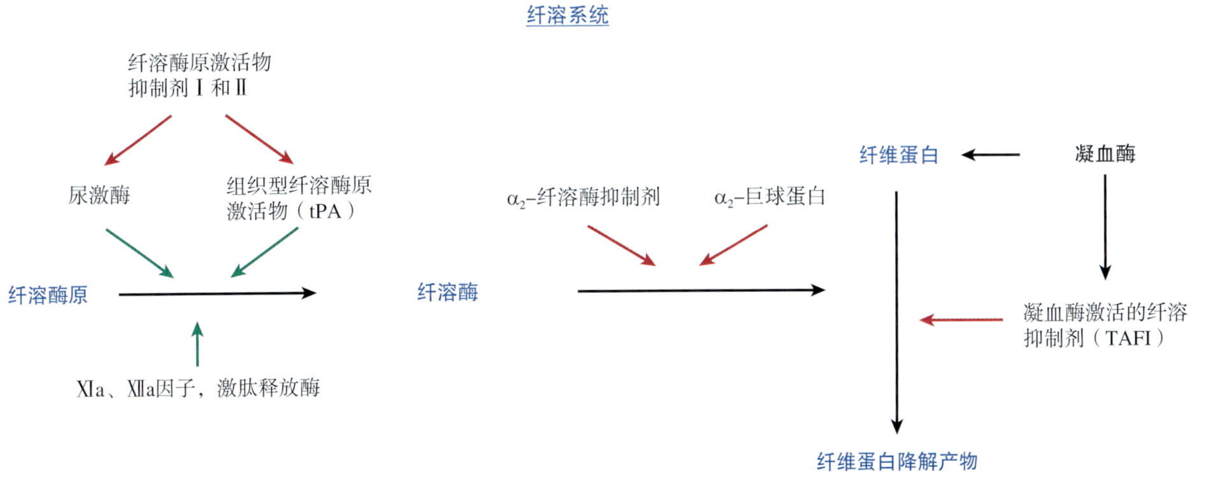

图 5-2　纤维蛋白溶解途径。抑制由红色箭头表示，刺激由绿色箭头表示

纤溶酶原的能力，激活Ⅻ因子的能力，以及灭活凝血级联中因子Ⅴ和因子Ⅷ的能力。纤溶酶将纤维蛋白分子裂解成不同长度的可溶性小肽，它们被称为纤维蛋白降解产物（FDP），其中最小的降解产物是 D- 二聚体，这是静脉血栓栓塞和弥散性血管内凝血（DIC）的标志物。

纤溶酶原途径是复杂和被高度调节的 [28]。参与其调节的主要蛋白质是纤维酶原激活物抑制剂（PAI）-1 和 PAI-2。激活物和抑制物由内皮细胞产生，调节纤维蛋白溶解。纤维蛋白溶解过程的激活由 PAI 控制，后者与 tPA 和 uPA 结合而使它们灭活，从而阻止纤溶酶的产生。

在正常止血中，为什么 tPA 比 uPA 更重要？证据是当受伤时，内皮细胞如何上调这个蛋白的产生。它能被许多物质刺激，包括凝血酶、5- 羟色胺、缓激肽、细胞因子和肾上腺素。这个结合保护 tPA 免受降解，并且使它的半衰期比预期的 4 min 更长。它在止血中的作用如此重要，以至于重组的 tPA（阿替普酶）以及它的插入 Kringle 域的衍生物（如瑞替普酶、奈替普酶）能够在急性血栓事件的患者中被用作溶血栓药（包括急性心梗患者）[29]。

这个过程中，其他的基本的纤溶酶原活化剂是 uPA，它以大分子量和小分子量的形式存在，这两者都能够通过裂解 Arg 560/ Val561 活化纤溶酶原。尿激酶在尿中以高浓度存在。然而，tPA 对于血管内纤维蛋白溶解是重要的，尿激酶在血管外间隔有重要作用。与 tPA 不同，uPA 没有黏着到纤维蛋白，因此并不参与通过纤维蛋白结合物插入到血凝块的纤溶酶原的活化 [30]。物如其名，uPA 由尿激酶衍生而来，它由一个叫做 *scuPA* 的单链前体分子组成，被纤溶酶或激肽释放酶水解成双链活化的 uPA，这才是有生物学活性的 uPA[31]。在血浆中，scuPA 并不活化纤溶酶原，但是在纤维蛋白存在的情况下，scuPA 诱导血块溶解。有趣的是，尿激酶的作用已经被扩大到支持肿瘤的侵袭和转移 [32-33]；uPA 在细胞外基质的降解中已经显示了重要作用，允许转移性细胞的迁移和侵袭。阻断这个通路作为控制转移的一个方法已成为令人感兴趣的靶向治疗。

链激酶不参与正常的止血，但是被用来治疗急性血栓形成。它是从 β- 溶血链球菌内分离出的，由于它不是一种酶，必须与纤溶酶原结合形成活化的分子，才具有裂解纤维蛋白溶酶原到纤溶酶的能力 [34]。作为一种外源性物质，它的治疗作用受限制，它能够被自身的免疫系统识别，产生抗链激酶抗体。

多种内源性物质能够快速地抑制溶解纤维蛋白的反应，包括 PAI-1、α_2- 纤溶酶抑制剂、α_2- 胰蛋白酶抑制剂以及 C1 抑制物。大多数抑制物通过丝氨酸蛋白酶抑制（serpin）发挥作用，因此影响凝血的许多方面。这些抑制因子中最重要的是 PAI-1，它被暴露于凝血酶后被内皮细胞和血小板表达。其他因子包括炎症介质如肿瘤坏死因子 α（TNF-α）、生长因子、脂类、胰岛素、血管紧张素Ⅱ（ANGII）和内毒素 [35]。最近，PAI-1 作为组织因子抑制物的作用已经被假定为在炎症条件下调节止血，如脓毒症和急性肺损伤 [36]。血小板释放 PAI-1 已经显示了它抑制早期血栓溶解的机制。缺乏 PAI-1 的患者当遇到创伤和外科手术时更容易出血。

调节纤维蛋白溶解的另一个重要机制是凝血酶活化的 TAFI，它不是丝氨酸蛋白酶抑制蛋白家族的成员。TAFI 能够裂解纤维蛋白羧基端的赖氨酸，从而损伤纤维蛋白溶酶原的黏着 [37]。TAFI 的活化依赖于凝血酶 - 血栓调节蛋白复合物，它能够用与凝血酶相同的方法加速抑制进程 [38]。最近证实，这个过程能够被活化的血小板分泌的血小板因子 4 抑制 [39]。一旦因子Ⅴ、Ⅷ、Ⅸ产生凝血酶的反馈机制受损，导致凝血酶 - 血栓调节蛋白复合物以及随后的 TAFI 活化减少，将会引起临床症状。在慢性肝病时，凝血因子分泌减少，为数不多的 TAFI 可能参与典型的低级别的纤维蛋白溶解 [40]。伴有 G20210A 凝血酶原基因突变的患者可能会出现与上述相反的情况，患者凝血酶产生增多，引起 TAFI 活化增加，并且通过抑制纤维蛋白溶解增加血栓形成倾向 [41]。

还有另外一个重要的机制最近显示了通过基质金属蛋白酶（MMPs）调节纤维蛋白溶解的过程。MMP（包括 MMP-3、-7、-9、-12）存在于内皮细胞，能够裂解 uPA 和纤溶酶原。MMP 下调细胞纤溶酶原的重要性仍未被阐明，但是它具有减少纤溶酶原活性的功能是清楚的。MMP-3 和 MMP-7 能够降解纤维蛋白原和交联的纤维蛋白；MMP-11 能够降解纤维蛋白原，但是不能够降解纤维蛋白。MMP 也能够调节许多纤维蛋白溶解抑制因子的活性，包括 α_2- 纤溶酶抑制剂和 PAI-1[42-43]。

总结

在本章，我们已经描述了凝血和纤维蛋白溶解复杂的通路，并且特地强调了止血的调节。未来我们的努力方向是理解这些过程的复杂特性和它们调节疾病的过程，包括炎症、恶性肿瘤、动脉与静脉血栓事件，为调节止血和血栓形成提供靶向治疗。

参考文献

1. Kunishima S, Kamiya T, Saito H: Genetic abnormalities of Bernard-Soulier syndrome, *Int J Hematol* 76(4):319–327, 2002.
2. Sadler JE: Von Willebrand disease type 1: a diagnosis in search of a disease, *Blood* 101(6):2089–2093, 2003.
3. Offermanns S: Activation of platelet function through G protein-coupled receptors, *Circ Res* 99(12):1293–1304, 2006.
4. Kulkarni S, Dopheide SM, Yap CL, et al: A revised model of platelet aggregation, *J Clin Invest* 105(6):783–791, 2000.
5. Bellucci S, Caen J: Molecular basis of Glanzmann's thrombasthenia and current strategies in treatment, *Blood Rev* 16(3):193–202, 2002.
6. Davi G, Patrono C: Platelet activation and atherothrombosis, *N Engl J Med* 357(24): 2482–2494, 2007.
7. Moncada S: Adventures in vascular biology: a tale of two mediators, *Philos Trans R Soc Lond B Biol Sci* 361(1469):735–759, 2006.
8. Mehta RS: Novel oral anticoagulants. Part II: direct thrombin inhibitors, *Expert Rev Hematol* 3(3):351–361, 2010.
9. Mann KG, Butenas S, Brummel K: The dynamics of thrombin formation, *Arterioscler Thromb Vasc Biol* 23(1):17–25, 2003.
10. Bajaj SP, Joist JH: New insights into how blood clots: implications for the use of APTT and PT as coagulation screening tests and in monitoring of anticoagulant therapy, *Semin Thromb Hemost* 25(4):407–418, 1999.
11. Mandal SK, Pendurthi UR, Rao LV: Cellular localization and trafficking of tissue factor, *Blood* 107(12):4746–4753, 2006.
12. Chen VM, Ahamed J, Versteeg HH, et al: Evidence for activation of tissue factor by an allosteric disulfide bond, *Biochemistry* 45(39):12020–12028, 2006.
13. Kothari H, Nayak RC, Rao LV, et al: Cystine 186-cystine 209 disulfide bond is not essential for the procoagulant activity of tissue factor or for its de-encryption, *Blood* 115(21):4273–4283, 2010.
14. Bach RR, Monroe D: What is wrong with the allosteric disulfide bond hypothesis? *Arterioscler Thromb Vasc Biol* 29(12):1997–1998, 2009.
15. Bogdanov VY, Balasubramanian V, Hathcock J, et al: Alternatively spliced human tissue factor: a circulating, soluble, thrombogenic protein, *Nat Med* 9(4):458–462, 2003.
16. Del Conde I, Shrimpton CN, Thiagarajan P, et al: Tissue-factor-bearing microvesicles arise from lipid rafts and fuse with activated platelets to initiate coagulation, *Blood* 106(5):1604–1611, 2005.
17. Panes O, Matus V, Saez CG, et al: Human platelets synthesize and express functional tissue factor, *Blood* 109(12):5242–5250, 2007.
18. Skidgel RA, Alhenc-Gelas F, Campbell WB: Prologue: kinins and related systems. New life for old discoveries, *Am J Physiol Heart Circ Physiol* 284(6):H1886–H1891, 2003.
19. Horan JT, Francis CW: Fibrin degradation products, fibrin monomer and soluble fibrin in disseminated intravascular coagulation, *Semin Thromb Hemost* 27(6):657–666, 2001.
20. Cochery-Nouvellon E, Mercier E, Lissalde-Lavigne G, et al: Homozygosity for the C46T polymorphism of the F12 gene is a risk factor for venous thrombosis during the first pregnancy, *J Thromb Haemost* 5(4):700–707, 2007.
21. Reuner KH, Jenetzky E, Aleu A, et al: Factor XII C46T gene polymorphism and the risk of cerebral venous thrombosis, *Neurology* 70(2):129–132, 2008.
22. Mosesson MW, Siebenlist KR, Meh DA: The structure and biological features of fibrinogen and fibrin, *Ann N Y Acad Sci* 936:11–30, 2001.
23. Ariens RA, Lai TS, Weisel JW, et al: Role of factor XIII in fibrin clot formation and effects of genetic polymorphisms, *Blood* 100(3):743–754, 2002.
24. Weitz JI: Heparan sulfate: antithrombotic or not? *J Clin Invest* 111(7):952–954, 2003.
25. Patnaik MM, Moll S: Inherited antithrombin deficiency: a review, *Haemophilia* 14(6):1229–1239, 2008.
26. Esmon CT: The protein C pathway, *Chest* 124(3 Suppl):26S–32S, 2003.
27. Miles LA, Castellino FJ, Gong Y: Critical role for conversion of glu-plasminogen to Lys-plasminogen for optimal stimulation of plasminogen activation on cell surfaces, *Trends Cardiovasc Med* 13(1):21–30, 2003.
28. Kolev K, Machovich R: Molecular and cellular modulation of fibrinolysis, *Thromb Haemost* 89(4):610–621, 2003.
29. Kunadian V, Gibson CM: Thrombolytics and myocardial infarction, *Cardiovasc Ther* doi: 10.1111/j.1755-5922.20a0.00239.x. [Epub ahead of print].
30. Rijken DC, Sakharov DV: Basic principles in thrombolysis: regulatory role of plasminogen, *Thromb Res* 103(Suppl 1):S41–S49, 2001.
31. Colman RW: Role of the light chain of high molecular weight kininogen in adhesion, cell-associated proteolysis and angiogenesis, *Biol Chem* 382(1):65–70, 2001.
32. Mekkawy AH, Morris DL, Pourgholami MH: Urokinase plasminogen activator system as a potential target for cancer therapy, *Future Oncol* 5(9):1487–1499, 2009.
33. Hildenbrand R, Allgayer H, Marx A, et al: Modulators of the urokinase-type plasminogen activation system for cancer, *Expert Opin Investig Drugs* 19(5):641–652, 2010.
34. Bell WR: Present-day thrombolytic therapy: therapeutic agents–pharmacokinetics and pharmacodynamics, *Rev Cardiovasc Med* 3(Suppl 2):S34–S44, 2002.
35. Kohler HP, Grant PJ: Plasminogen-activator inhibitor type 1 and coronary artery disease, *N Engl J Med* 342(24):1792–1801, 2000.
36. Sen P, Komissarov AA, Florova G, et al: Plasminogen activator inhibitor-1 inhibits factor VIIa bound to tissue factor, *J Thromb Haemost* 9:531–539, 2010.
37. Zhao L, Buckman B, Seto M, et al: Mutations in the substrate binding site of thrombin-activatable fibrinolysis inhibitor (TAFI) alter its substrate specificity, *J Biol Chem* 278(34):32359–32366, 2003.
38. Mosnier LO, Meijers JC, Bouma BN: Regulation of fibrinolysis in plasma by TAFI and protein C is dependent on the concentration of thrombomodulin, *Thromb Haemost* 85(1):5–11, 2001.
39. Mosnier LO: Platelet factor 4 inhibits thrombomodulin-dependent activation of thrombin-activatable fibrinolysis inhibitor (TAFI) by thrombin, *J Biol Chem* 286:502–510, 2010.
40. Van Thiel DH, George M, Fareed J: Low levels of thrombin activatable fibrinolysis inhibitor (TAFI) in patients with chronic liver disease, *Thromb Haemost* 85(4):667–670, 2001.
41. Colucci M, Binetti BM, Tripodi A, et al: Hyperprothrombinemia associated with prothrombin G20210A mutation inhibits plasma fibrinolysis through a TAFI-mediated mechanism, *Blood* 103(6):2157–2161, 2004.
42. Lijnen HR, Van Hoef B, Collen D: Inactivation of the serpin alpha(2)-antiplasmin by stromelysin-1, *Biochim Biophys Acta* 1547(2):206–213, 2001.
43. Lijnen HR, Arza B, Van Hoef B, et al: Inactivation of plasminogen activator inhibitor-1 by specific proteolysis with stromelysin-1 (MMP-3), *J Biol Chem* 275(48):37645–37650, 2000.

第 6 章　血管药理学

David G.Harrison，James M.Luther

传统上血管药理学主要着眼于调整血管舒缩运动的药物，这些药物通常被用于治疗如高血压、心肌缺血、血管痉挛、心源性休克，直立性低血压等疾病。在过去的 20 年中，已经研究了新的药物靶点，包括炎症反应、血管生成和血栓形成。在某些情况下，药物通过意想不到的远程效应影响这些目标。

激活血管平滑肌

在本章中讨论的许多药物可影响血管平滑肌细胞（VSMC）的收缩，而对收缩调节机制的理解对于理解药物的作用机制是必不可少的。类似于在其他平滑肌或骨骼肌观察到的，血管平滑肌的收缩机制包括肌丝滑动机制。这个话题以前已经深层讨论了 [1]，并在第 3 章中详细介绍了，因此在这只简要地讨论。如图 6-1 描述的经典范例，它增加了细胞内钙，使钙 - 钙调蛋白复合体形成。钙 -CaM 绑定并激活肌球蛋白轻链激酶（MLCK），其可以磷酸化肌球蛋白轻链（LC-20）。LC-20 的磷酸化增加肌球蛋白腺苷三磷酸腺苷酶（ATPase）的活性，产生了横桥运动与收缩。肌球蛋白轻链磷酸酶负向调节 LC-20 的去磷酸化作用。肌球蛋白轻链磷酸酶反过来受小 G- 蛋白 Rho 和 Rho 激酶的抑制，磷酸化肌球蛋白轻链磷酸酶上的一个称为*肌球蛋白绑定单元*（MBS）的亚单位，抑制磷酸酶活性和顺利收缩。肌球蛋白磷酸酶也受到 *CPI-17*（蛋白激酶 C——17kD 强抑制蛋白）的抑制，反过来它也通过 PKC 激活。因此，激活 PKC 可以间接降低肌凝蛋白磷酸酶活性，增加肌凝蛋白磷酸化，促进血管收缩。

一个重要的抗调节通路是一氧化氮（NO）的途径。一氧化氮调节可溶性鸟苷酸环化酶（sGC），可催化鸟嘌呤核苷（GTP）转化为环鸟苷酸（cGMP）。反过来，cGMP 作为 1 型蛋白激酶 G（PKG）唯一的底物，可磷酸化 MBS，增加其磷酸酶活性，促进血管舒张。蛋白激酶 G 也可磷酸化和抑制 Rho，进一步减少血管收缩，促进血管舒张。这些通道都是作用于血管的药物的目标，在这章会进行更深程度的讨论，如图 6-1 所示。

传统上，直径近似 25 μm 的前毛细管微动脉被认为可调节血液流动。虽然这在某些器官如肾是真实的，但在许多器官，血管阻力分布在更广泛的范围内。在冠脉循环中，至少一半的阻力存在于直径 100 ~ 300 μm 的血管，其余存在于小于 100 μm 血管和小静脉。有趣的是，许多血管活性因子影响这些不同大小的血管。举个例子，有机硝酸盐主要是影响较大的动脉和静脉，而对小动脉的影响很小。相比之下，腺苷有效地扩张阻力血管，但对大血管影响小。加压素可有效地抑制小动脉括约肌，引起内皮依赖性的传导动脉的舒张。这些差动效应导致各种药物和激素选择性地影响因素 [如静脉电容，大（传导性）血管直径和循环内的血流]。

现在明显的是许多药理不仅调节血管因子，还调节血管生长、重塑、炎症、血栓形成、血管修复，例如，前面所讨论的内皮细胞（ECs）的许多收缩通道的组成部分，包括肌动蛋白、肌球蛋白轻链、MLCK、Rho、Rho 激酶。这些调节内皮细胞的形成、迁移、细胞间接触和渗透。肌球蛋白轻链激酶激活可以控制 EC 钙通道、NO 的生成、内皮源性超极化因子（EDHF）的释放 [2]。Rho/Rho 激酶途径与其他 GTPases 协同调节内皮 NO 生成活性氧类（ROS）和基因表达 [3]。这些血管控制问题是最近的主要研究方向，并已经开发出新药物作用于这些目标。此外，这些途径似乎受不同的药理因子的影响。

药物动力学和药效学

在讨论具体的药理效应前，应该回顾基本的药理学概念。药物的吸收、分布、代谢和清除是药物动力学的主要概念，这些概念已在药理学文献中有详细介绍。某些疾病状态，如肾功能不全、肝功能不全或心力衰竭，可能对个体的药代动力学有重要的影响，对于特殊的药物本书将讨论其有关情况。*药效学*研究的是药物作用机制和生理效应。因为一些机制产生的持久效果超出了它们的循环清除率，半衰期短的药物比起它们清除率推测出的时长有更久的给药间隔期。例如，阿司匹林不可逆地灭活环氧合酶（COX），尽管

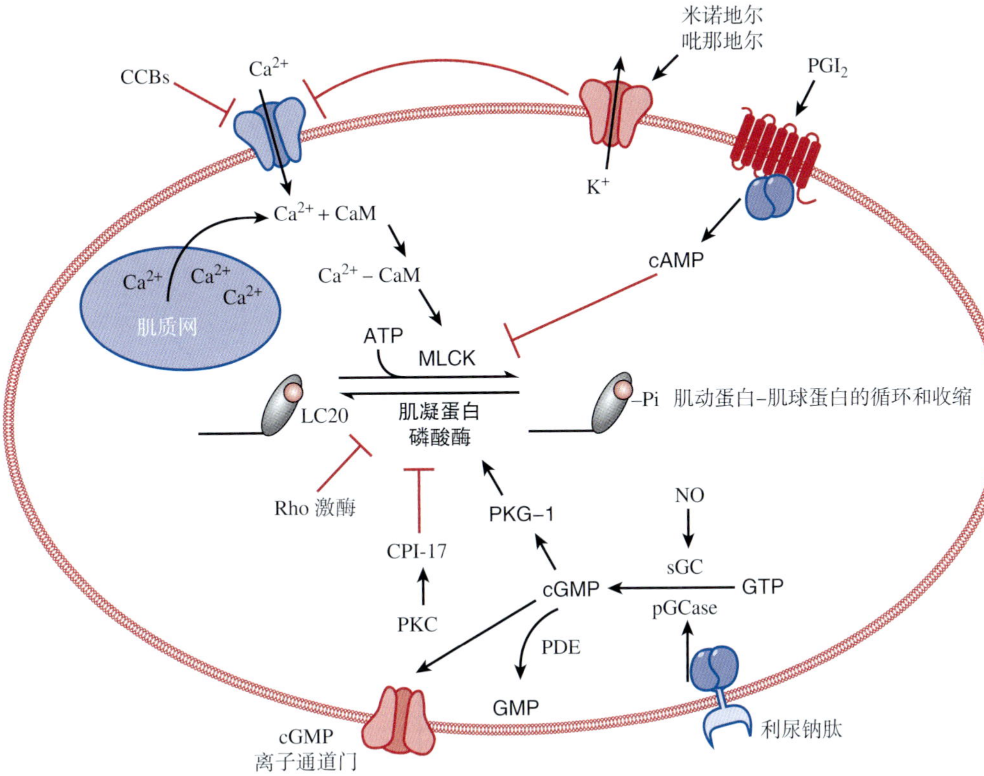

图 6-1　血管平滑肌收缩调节。ATP，腺苷三磷酸酶；CaM，钙调蛋白；cAMP，环腺苷酸；CCB，钙通道阻断药；cGMP，环鸟苷酸；CPI-17，蛋白激酶 C-17 kD 强抑制蛋白；GMP，鸟苷 - 磷酸；GTP，鸟苷三磷酸；MLCK，肌球蛋白轻链激酶；NO，一氧化氮；PDE，磷酸二酯酶；pGCase，鸟苷酸环化酶微粒子；PGI_2，前列环素；PKC，蛋白激酶 C；PKG-1，蛋白激酶 G1 型；sGC，可溶性鸟苷酸环化酶

循环中其清除率快，但可实现持久的血小板抑制作用。停药后利尿剂仍有持久的抗高血压作用，至少持续到一个新的钠平衡点之前。在停药后其他影响可能变得明显。例如，β 受体阻断药增加感受器的敏感性以及循环中儿茶酚胺，突然撤药会导致高血压反弹。因此，考虑药代动力学的性质和药效的影响对药物作用至关重要。

药物反应的本质有助于分类完全或部分激动剂、拮抗剂或反向激动剂（图 6-2A），可以深刻了解药物作用的机制。对于受体构象特异药物，纯拮抗剂同等地稳定活跃和静止的构象，而对基础活性无影响。反向激动剂优先稳定受体的非活性形式，激动剂稳定活性构象。

*药效*是指达到一个理想反应的摩尔浓度（如 50% 最大刺激或抑制，图 6-2B），而*效能*反映了相对于其他药物的药物的最大效应（图 6-2C）。药效引起的临床差异可通过增加剂量克服，而效能不应。

可在增加拮抗剂浓度时，通过对已知刺激物的反应来评估受体拮抗剂（图 6-3）。与受体可逆性结合的拮抗剂，可通过增加激动剂浓度来克服（图 6-3A）。与受体不可逆性结合的拮抗剂随着浓度的增加，会损害最大反应（图 6-3B）。大量的药物通过结合一个受体位点来变构效应方式，这明显不同于天然配体诱导的构象改变。变构调节剂可以通过绑定位点增加或减少受体激动剂反应，这与受体激动剂结合位点不同。一个变构拮抗剂的剂量 - 反应曲线与非竞争性拮抗剂类似。变构增强剂使激动剂曲线左移（图 6-3A），而竞争性拮抗剂使曲线右移。

影响一氧化氮 / 鸟苷酰基环化酶 / cGMP 依赖蛋白激酶途径的药物

NO 通路在调节血管反应性中起着非常重要的作用，但是，NO 仅代表复杂途径的一个步骤，这个途径受多种信号分子的影响。这个路径由图 6-1 右半部分显示，涉及鸟苷酰基环化酶、cGMP、cGMP 的

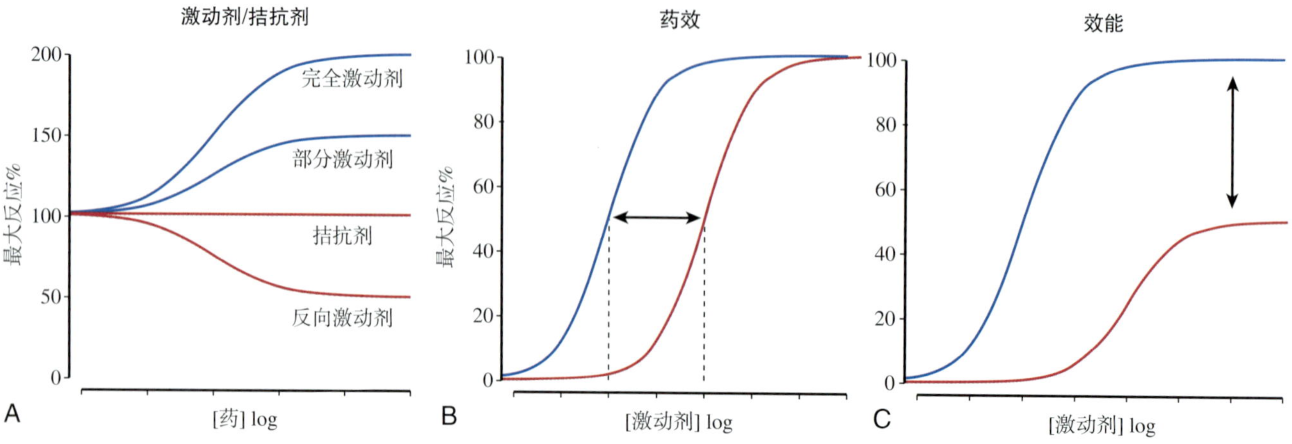

图 6-2　受体激动剂活性比较。A，构象特异的受体激动剂。B，通过 50× 最大药物反应的浓度来比较药效强度（EC_{50}）。C，通过观察到的最大反应比较药物效能

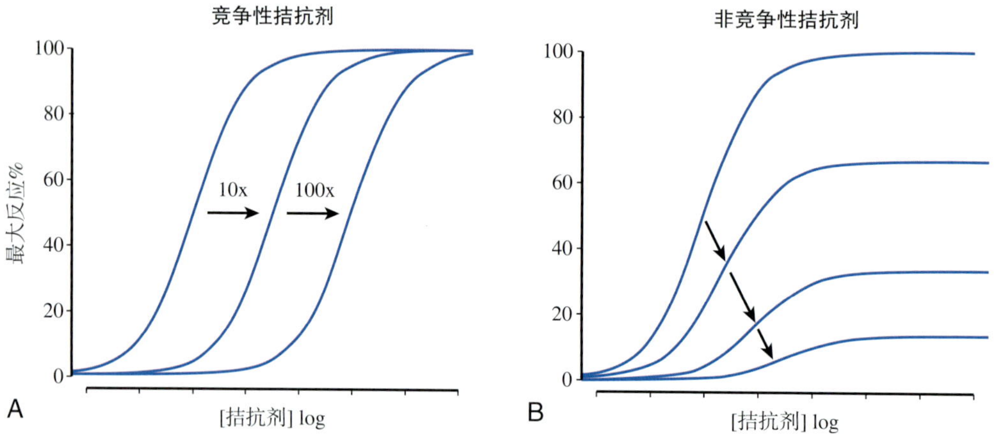

图 6-3　受体拮抗作用。A，通过增加竞争性拮抗剂的浓度，激动剂剂量 - 反应曲线右移，变构增强剂使曲线右移。B，非竞争性拮抗剂和变构拮抗剂右移激动剂反应曲线，以非线性形式削弱最大反应

结合靶点，这包括 cGMP 依赖的 PKG、受 cGMP 调控的离子通道，及磷酸二酯酶（PDEs）。鸟苷酰基环化酶 /cGMP 的途径是受各种不同因子的调节，包括 NO 和 NO 供体（硝基血管扩张剂）、激活鸟苷酰基环化酶的其他因子、调节 cGMP 降解的其他因子、直接激活 PKG 的因子。

内源性的 NO 由一氧化氮合酶（NOS）生成，在细胞和组织中产生，并发挥不同的信号作用，这取决于产生它们的细胞、组织[4]。实验研究表明，内皮产生的 NO 不仅介导血管扩张，也抑制黏附因子的表达，降低血小板黏附，抑制血管平滑肌生长和肥大，防止血管重构。

鸟苷酸环化酶使 GTP 转换为 cGMP。第一次发现这种酶的活性是在微粒或细胞膜碎片和可溶性或细胞质的细胞匀浆中发现的。在发现后不久，通过叠氮化钠、硝普钠、硝酸甘油，以血红素依赖的方式将可溶性酶激活。它后来被证实，NO 变构地结合了可修复的血红素基团，从而改变酶构象和激活酶。移除血红素基团可消除 NO 刺激酶活化的能力。十年后，研究发现微粒形式不仅被 NO 样混合物激活还被心房钠尿肽（ANP）激活，实际上微粒形式是利尿钠肽的受体。因此，尽管是通过激活不同的上游区酶类，NO 供体和钠尿钠肽分享下游区信号通路。

硝基血管扩张剂

硝基血管扩张剂通过释放 NO 或密切接触在细胞中被转化 NO 的分子产生生物效应。硝基血管扩张剂中被普遍采用的是有机硝酸盐和硝普钠。通常

通过比较硝普钠和硝酸甘油来讨论这些药物，见图6-4。明显地，在这些分子中最终以NO形式释放氧化态的氮，这个基本结构属性提供了对它们的药理学的了解。硝普钠需要一个电子还原来释放NO，在循环、间质和细胞中可通过多种还原剂，不需要酶就能完成。因此，当被静脉注射时，硝普钠开始释放NO至循环中，并有效地扩张血管。此外，鉴于NO半衰期短，一旦停止输液，由硝普钠引起的血管扩张是短期的。

从其结构看，硝普钠每个分子具有5个氰化物簇（在图6-4用红色显示），之前的研究已经表明，这些都能减少NO释放。氰化物自由基与血红蛋白（Hb）反应形成高铁血红蛋白，并且在肝中转换为硫酸氰盐。当这些代谢途径耗尽时，就会发生氰化物中毒，表现为中枢神经系统（CNS）功能障碍、低碱性代谢性酸中毒和血浆乳酸浓度的提升[5]。幸运的是，在短暂的时间内使用硝普钠，氰化物毒性是罕见的，但当输液速度超过2 μg/（kg・min）时这种情况更常见，当这种药物注射很长一段时期时中毒也常见。此外，当患者的肾衰竭或肝功能衰竭时，氰化物毒性的风险将增加，所以应避免对这些患者使用硝普钠。由于其迅速释放NO的能力，硝普钠会产生强有力的系统性扩血管作用，使它成为一种有效的抗高血压药。它仍然适用于严重的高血压患者，在某些情况下也适用于后负荷减少的严重心力衰竭患者；然而，现在更常用的是潜在毒性更少的药物。

与硝普钠对比，硝酸甘油和其他有机硝酸盐需要3个电子还原产生NO。在最近的几年，已经逐渐了解到，这在很大程度上依赖线粒体的乙醛脱氢酶2（ADH2）完成[6]。缺少这种酶的小鼠对硝酸甘油是

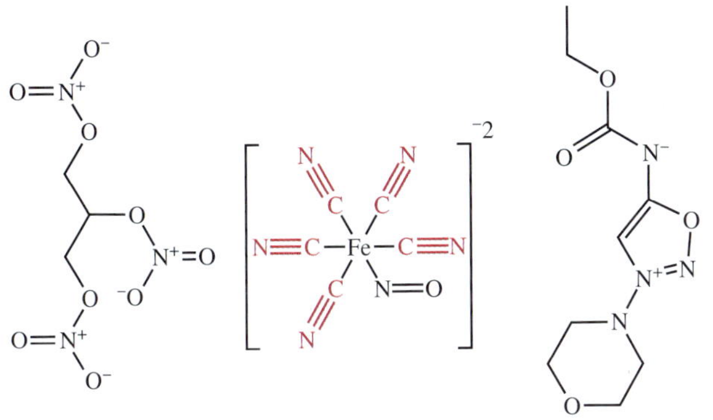

图6-4 硝基血管扩张剂。氮氧化合物（NO）供体的结构。红色标记为硝普钠氰化物配体（C ≡ N）

耐药的。值得注意的是，大约40%的东亚人有一个ADH2显性负突变，导致他们对乙醇过敏及对硝酸甘油的血管舒张反应有明显损伤[7]。

正如前面提到的，有机硝酸盐优先扩张大动脉和静脉，而对小动脉影响较少，尤其是在低剂量时[8]。这种反应曲线可能有利于缓解心绞痛，因为有效的小动脉扩张很容易引起冠状动脉窃血，反而加重心肌缺血。此外，静脉扩张会降低左心室（LV）灌注，减轻肺充血，并能改善局部心肌缺血区域的心内膜下心肌灌注。

传统上，有机硝酸盐已被广泛用来减轻或预防心肌缺血引起的相关胸痛。对于急性心绞痛，允许使用硝酸甘油舌下含服或口腔喷雾。为预防心绞痛，长效硝酸甘油制剂或相关有机硝酸盐（如单硝酸异山梨酯、二硝酸异山梨酯、季戊四醇四硝酸酯、经皮吸收的硝酸盐）已被普遍采用。硝酸甘油经常经静脉治疗急性冠脉综合征（ACS）。

实验研究表明，NO抑制血小板黏附、黏附分子表达和血管平滑肌的增殖和迁移。因此，可以预见，NO供体如硝酸甘油会减少动脉粥样硬化进展和减少潜在的冠状动脉疾病（CAD）和患者主要的心血管事件。尽管其用于缓解心肌缺血已近一个半世纪，但没有临床试验表明这些药物能降低缺血性心血管事件。GISSI-3和ISIS-4试验证明硝酸盐对心肌梗死（MI）有影响，但是没有显示明显改善的结果[9-10]。这些试验仅观察MI患者5周至6个月，因此对于长期使用硝酸盐是否对心肌缺血患者有益仍不清楚。鉴于NO对血管有许多公认的有益处，长期治疗可能对动脉粥样硬化、炎症、血运重建或斑块稳定有益。事实上，最近的一个GRACE注册分析（包括ACS患者），表明慢性硝酸盐使用者比非硝酸盐使用者更有可能存在非ST段抬高性MI（NSTEMI）[11]。因为使用硝酸盐并不是随机的，这些数据必须谨慎处理，这个结论来自一项回顾性分析。

除了作为抗心绞痛药物使用外，长效硝酸盐制剂通常结合肼屈嗪使用，现在常用于治疗充血性心力衰竭（CHF）。与治疗冠心病（CAD）不同，前瞻性随机试验表明长效硝酸盐提高了生存率，减少了住院率，提高心力衰竭患者的生活质量，尤其是在非洲裔美国人中[12]。对于其潜在有利影响的确切机制尚不清楚，然而，长效硝酸盐可协同肼屈嗪减少后负荷和前负荷。这些药物通过释放NO也可能提高肾血流动力学和促进利尿，并且有利于血管和心脏重塑。

长期使用有机硝酸盐的一个主要的限制是耐药性。经过 12 h 的控制，有机硝酸盐的血流动力学效应开始减弱，部分原因是由于血管外的适应，例如血流容量再分配和神经激素的激活。经过连续几天的硝酸盐治疗，血管对硝酸盐的直接反应消失，甚至连体外移植的动物或人类的血管也是如此。硝酸盐耐药的机制，特别是后一种形式的血管耐药性，仍然不确定，但已经归因于活性氧化物的形成、亚硝基化和鸟苷酰环化酶的氧化及 ADH2 活性的改变[13]。目前提出了大量的预防硝酸盐耐药性的理论，但临床上唯一易接受的是允许一个药物“假日”，也就是说，每天可停用硝酸盐类约 12 h。一般是采用单硝酸异山梨酯制剂实现此目标，通过大约使用药物 12 h 来增加血药浓度，之后血药浓度下降到接近检测不到的水平。实验研究表明，肼屈嗪通过减少氧化应激来避免硝酸盐耐药性[13]，这可能可以解释将肼屈嗪加入长效硝酸盐对治疗心力衰竭的好处。长效硝酸盐季戊四醇四硝酸酯在动物实验中似乎没有引起耐受性，但是这并没有在临床研究中证明。

静脉注射硝酸甘油也偶尔被用于处理高血压急症。这种情况往往联合血容量减少。由于硝酸甘油更倾向于扩张小静脉而不是小动脉，它有可能减少心输出量，也可能对冠状动脉、肾或脑灌注损害的患者产生不良反应[14]。低剂量的硝酸甘油结合其他药物可能对治疗高血压急症是有效的，特别是急性肺水肿患者，但其他药物也有用，甚至可能更有效。

除了与 sGC 反应，NO 能与血红素蛋白和分子反应。高级 NO 氧化物也可以与硫醇反应，导致亚硝基硫醇的形成[15]。其中这些反应的一个重要例子是可逆性的 NO 与细胞色素 C 反应，它调节线粒体呼吸和过氧化物产生[16]。并不确定这些反应在整个硝基血管扩张剂反应中如何重要。

与之前提到的化学过程相关的是无机硝酸盐（NO_3^-）及亚硝酸盐（NO_2^-）的反应，虽然这些是内生性产生 NO 的氧化产物，它们也来源于食物如绿色蔬菜。硝酸盐通过口腔和胃肠道内的细菌迅速转化为亚硝酸盐。反过来，可以通过不同的血红素蛋白包括脱氧血红蛋白来减少亚硝酸盐。研究表明亚硝酸盐和脱氧血红蛋白的反应可促进在循环中氧浓度低的组织中 NO 的形成和促进血管舒张，从而改善组织缺氧的情况[17]。因此，曾被认为是 NO 惰性代谢物的亚硝酸盐可能有生理意义和治疗效用[18]。

吗多明（图 6-4）也是 NO 供体，可用于治疗心绞痛，但临床上并不普遍采用。肝代谢吗多明释放 SIN-1，反过来分解等量的 NO 和过氧化物。这些物质彼此间能快速反应，产生强烈的氧化剂过氧硝酸盐。由于这种化学反应，SIN-1 氧化脂蛋白，损害 DNA 并消耗抗氧化剂。这种生成过氧硝酸盐的能力抑制了临床对吗多明和相关药物的使用，但 SIN-1 通常被用于实验中产生过氧亚硝酸盐。

实验上还有其他的药物作为 NO 供体。值得一提的是 S- 亚硝基硫醇（SNOs）和 NONO 复合体。S- 亚硝基硫醇可以通过硫醇与 NO 的高等氧化物反应形成或通过 NO 与硫自由基反应形成。有大量证据表明，SNOs 在*体内*形成，它们作为 NO 的储存器，黏附 NO 至蛋白质中硫醇，影响蛋白质的功能。例如，S- 亚硝基化的 Hb 可能与氧亲和力和传导力有关。亚硝基硫醇容易合成，依赖于硫醇主链，它具有不同的稳定性，如它们可以在几秒至几分钟的时间内瞬间释放 NO。亚硝基硫醇也可以接受异种溶解的解离，产生亚硝酰基阳离子（NO^+），作为亚硝基团形成不同的亚硝基化合物。NONO 复合体是可用的亲核 /NO 复合物，经常在实验中作为 NO 供体。它们仅释放 NO，并非常有用，因为它们多变的结构允许其在不同时期传递 NO。亚硝基硫醇及 NONO 复合体目前都不在临床上使用。

可溶性鸟苷酰基环化酶的特殊调节

可溶性鸟苷酰基环化酶包含一个血红素基因，这对于结合和激活 NO 是有用的。例如 1H-[1，2，4] 噁二唑 [4，3-a] 喹恶啉 -1（ODQ）、铁氰化物或亚甲基蓝可以通过氧化亚铁血红素使 sGC 失活。由于这种酶作用，ODQ 和亚甲基蓝被用作药理探针，来证明生物反应依赖鸟苷酸环化酶。在小静脉，通过氧化物或过氧化氢的血红素基因可能会改变 NO 依赖酶活性，因此削弱依赖内皮的血管舒张作用，此情况下内生 ROS 将增加。因此，除了 NO 的氧化失活，超氧化物和相关的氧化剂通过使 sGC 失活削弱 NO 功能。

已经开发了一些化合物可以不依赖 NO 就激活 sGC[19]，这些化合物，例如吡唑并吡啶类化合物 BAY 41-2272 和 YC-1，不依赖 NO 与血红素基因相互作用，或可以显著增强 NO 刺激酶活性。其他的，例如 BAY 58-2667 和 HMR-1766，在血红素依赖情况下的激活 sGC，甚至当血红素被氧化时，也可以刺激 cGMP 形成。因为这些因子并不依赖内生性 NO 生成，在 NO 产生受损的疾病中它们有超过 PDE 抑制剂的潜在优势（见后文讨论）。它们也可能忽略多种 NO 供体耐药性这个问题。这些药物扩张血管、降低血压、抑制血小板聚集，并已经证明在系统性高血压、肺性高血压（PH）和心力衰竭的实验模型中有治疗作用[19]。像 NO，在小鼠损伤模型中它们抑制新生内膜形成，因此在治疗或预防再狭窄和动脉粥样硬化时可能是有效的。它们还可治疗勃起功能障碍（ED）、肝纤维化和肾疾病。目前，这些药物正在进行临床试验，以检测它们治疗心力衰竭和 PH 患者的功效。

利尿钠肽

利尿钠肽，包括心房（ANP）、脑（BNP），C 型利钠肽（CNP），是内部含二硫键的 17 个氨基酸的环行结构，它是以激素原的形式分泌的。ANP 和 BNP 主要是心房和心室肌细胞产生的，CNP 是由血管内皮细胞、大脑和其他末梢组织产生的[20]。尿舒张肽，一个通过 ANP 激素原处理的相关肽，它是由肾远端管状细胞释放的[21]。A 型和 B 型利尿钠肽受体是同源二聚体，分布广泛，尤其在心血管系统和肾中[21]。细胞质尾包含一个鸟苷酰环化酶域，通过结合利尿钠肽而被激活[20]。C 型利尿钠肽受体也存在，有一个短的细胞质尾，而没有鸟苷酰基环化酶域，而且在从循环清除利尿钠肽中起重要作用。

如前所述，ANP 和 BNP 主要产生于心房肌细胞。在各种条件（如心力衰竭、心脏炎症、纤维化、缺氧），BNP 由心室肌细胞大量产生，导致一个高浓度的 BNP 循环。因此，BNP 和 pro-BNP 是常用的生物标志物，用于检测各种心脏疾病，尤其是诊断和治疗容量超负荷的状态[22]。

激活 A 型和 B 型利尿钠肽受体导致血管舒张和容量状态的可调节的利尿、利钠反应，因为这个原因，一种合成的 BNP（被称为*奈司立肽*）已经推向市场，用于失代偿性心力衰竭的治疗。类似硝基血管扩张剂，奈司立肽注射可降低肺毛细血管楔压（PCWP）、右心房压力和系统性血管阻力，改善呼吸困难的症状[23]。这个药物还降低循环中儿茶酚胺、醛固酮、血管紧张素（Ang）Ⅱ的水平，以及促进利尿。一项研究表明，奈司立肽比静脉注射硝酸甘油对治疗严重心力衰竭患者更有效[23]。早期 meta 分析表明奈司立肽治疗与在 30 天内的治疗后死亡率增加有关，原因不明[24]。然而，最近的 6 个随机临床试验的 meta 分析显示使用这种药物在 10 天、30 天、180 天的结果没有改变[25]。一个随机的超过 7 000 例对象的试验表明，奈司立肽治疗明显改善Ⅳ级心力衰竭患者的心功能，而没有长期结果的恶化[26]。最近的 7 143 例急性心力衰竭患者的大型研究显示，奈司立肽对减轻症状或在 30 天内提高结局没有任何益处[27]。

磷酸二酯酶抑制剂

图 6-1 显示，通过细胞的 PDE，cGMP 迅速被灭活成为 GMP。有 11 个不同特异性的 PDE 同工酶作为不同的环核苷酸。磷酸二酯酶 5、6 和 9 对 cGMP 有高度选择性，而 PDEs 3 和 10 是由环腺苷酸（cAMP）优先激活。磷酸二酯酶 1、2、11 有双重基质特异性[28]。在心血管系统中，主要的 PDEs 是 PDE1、2 和 5。PDEs 服从于大量的翻译后调控。举个例子，PDE1 是钙/钙调节蛋白依赖，cGMP 促进 cAMP 的 PDE2 失活，通过 cGMP 抑制了 cAMP 结合于 PDE3。

一些天然的 PDE 抑制剂，如咖啡因、茶碱、可可碱，存在于咖啡、巧克力和茶中，自古以来已经将它们作为兴奋剂使用[29]。这些是世界上分布最广泛的药物。像环腺苷酸（cAMP）和环鸟苷酸（cGMP），PDE 抑制剂通常包含一个与嘧啶和咪唑环相连的嘌呤结构。这些药物以不同的选择性，占据 cAMP 或 cGMP 的 PDE 结合位点，分别抑制各自的 PDE 同工酶[29]。目前非选择性 PDE 抑制剂的直接心血管效应包括 cGMP 和 cAMP 积累产生的血管舒张作用、cAMP 积累产生的增加心脏收缩作用、由 cAMP 和 cGMP 介导的改善心脏舒张作用。

在过去的 30 年里，各种各样的 PDE5 抑制剂，包括西地那非、他达拉非，伐地那非，已经开发并应用于临床（表 6-1）。实验研究表明 PDE5 抑制剂的血管扩张作用几乎全部依赖于内源性 NO 的释放，并且由 NOS 抑制剂保护，此条件下内源性 NO 产物受到损害[28]。这些药物还会影响心脏功能。PDE5 抑制剂敏锐地减少心脏收缩性和由实验性缺血引起的心肌细胞坏死和凋亡[30-31]。慢性 PDE5 抑制剂与西地那非可以防止由主动脉收缩引起的试验性心脏肥大[32]。

PDE5 抑制剂已被开发作为降压药，但由于它们有效地影响阴茎海绵体，因此得到上市的批准并已广泛用于治疗勃起功能障碍。这些药物也有很强的扩张肺循环能力。西地那非和他达拉非已通过美国食品药物监督管理局（FDA）批准，用于治疗肺动脉高压

表6-1 PDE5抑制剂

类别	药物（商品名）	$T_{1/2}$（小时）	剂量调整	剂量范围（总计毫克/天）	给药间隔时间（小时）
PDE5 抑制剂	西地那非（万艾可）	4	L、R	25 ~ 100	24
	他达拉非（犀利士）	17.5	L、R	2.5 ~ 20	24
	伐地那非（乐威壮）	4 ~ 5	L	10 ~ 20	24

L，肝功能衰竭；PDE5，5 型磷酸二酯酶；R，肾衰竭；$T_{1/2}$，半衰期。

（PAH）。通过平均肺动脉压（PAP）超过 25 mmHg 和肺毛细血管楔压（PCWP）低于 15 mmHg 的血流动力学参数定义，这个定义作为一个主要条件，在影响肺循环的各种疾病条件下发生（见 56、57 章）[33]。发现单剂量的西地那非可减少一级和二级 PH 患者的 PAP，并增强这些受试者吸入 NO 的效应 [34]。临床研究表明，长期服用 PDE5 抑制剂可降低 PAP 和减少右心室（RV）质量，及改善运动耐量和 PAH 患者的功能状态 [35]。最近的 SUPER-2 临床试验表明，与以往相比，西地那非可改善 PAH 患者的 3 年生存率 [36]。由于这些原因，PDE5 抑制剂现在被认为是治疗肺动脉高压的支柱。它们还被成功用于治疗一些患有新生儿持续性肺性高血压（PPHN）的新生儿 [37]。

5 型磷酸二酯酶抑制剂对心力衰竭的血流动力学和心脏功能有有益的影响。在各种心力衰竭的实验模型中，PDE 抑制剂可预防和逆转心脏肥大、减少重构、减少心肌纤维化 [38-39]。在最近的一项安慰剂对照的临床试验中，对于严重心力衰竭的患者，西地那非治疗 1 年可提高其心脏射血分数、改善舒张功能参数、减少左房大小，同时提高功能性容量和临床状态 [40]。本研究的目的并不是确定西地那非能否提高患者的生存率，但需要更大规模的研究和长期随访来判断 PDE5 抑制剂能否提供生存优势。然而，这些可以口服的药物，可避免遇到与硝基血管扩张剂耐药性相同的问题，对于治疗心室功能障碍是有希望的。

前列腺素和血栓素受体激动剂和拮抗剂

在哺乳动物的细胞，因细胞膜上的受体结合或机械刺激导致脂质释放是主要的信号事件。一类主要的脂质代谢产物是前列腺素类激素，其中包括前列腺素（PGs）和血栓素。导致这些脂质形成的这个途径在图 6-5 中说明。它们是由花生四烯酸形成，通过磷脂酶 A_2 的作用由膜磷脂释放。合成前列腺素类激素的最初步骤是花生四烯酸通过环氧合酶转换为前列腺素内过氧化物 H_2（PGH_2）。前列腺素 H_2 反过来是几类酶的底物，包括各种 PG 合酶和血栓素合酶（图 6-5），从而导致形成多个 PG 代谢物，包括 PGE_2、前列环素（PGI_2）、$PGF_{2\alpha}$、PGD_2、血栓素 A_2（TXA_2）。每种均含有几个 G 蛋白结合受体，它们广泛分布并调节无数生理和病理生理反应，包括炎症、血管运动状态、止血、肾功能和血压 [41-42]。各种前列腺素类的血管反应取决于异源三聚体 G 蛋白受体的类别。舒张血管的前列腺素类，包括 PGI_2 和 PGD_2，激活 G_s，导致细胞内 cAMP 的增加。收缩血管的前列腺素类，包括 TxA_2 和 PGF_{2a}，激活 G_q，这会增加细胞内的钙。PGE_2 有 G_s 和 G_q 受体，因此可以介导血管舒张和收缩。

环氧合酶有 2 种异型体：COX-1 和 COX-2。COX-1 在许多细胞是以既定的形式分布，并表达管家基因的功能，包括血管细胞。COX-2 通常被认为是一种诱导酶，在炎症时其水平增加，特别是当炎症细胞进入受累组织时 [42]。COX-2 在一些细胞也基本地表达，包括 ECs。COX-1 的首选底物是花生四烯酸，但 COX-2 也可以从内生的大麻素 2- 花生四烯甘油中生产独特的抗炎产物 [43]。COX-1 和 COX-2 在内皮中是通过剪切应力激活的 [44]。环氧化酶的下游产物高度依赖于细胞类型。在健康的血管，主要的花生四烯酸代谢物是 PGI_2，而血小板主要产生 TxA_2。然而，在各种常见的心血管疾病中，前列腺素类的血管产物可以转化为促炎性的、促凝血的、血管收缩的前列腺素类 [44]。举个例子，血管紧张素 Ⅱ 刺激 COX-2 的表达及血管平滑肌细胞内（VSMCs）PGE_2 的生成，并且在回应这种激素时，这个反应有助于 VSMC 增殖和迁移 [45]。在一些高血压、肥胖和衰老的试验模型中，内皮开始产生前列腺素类收缩因子包括 PGH_2、TxA_2、COX 活动的副产物 ROS[46]。

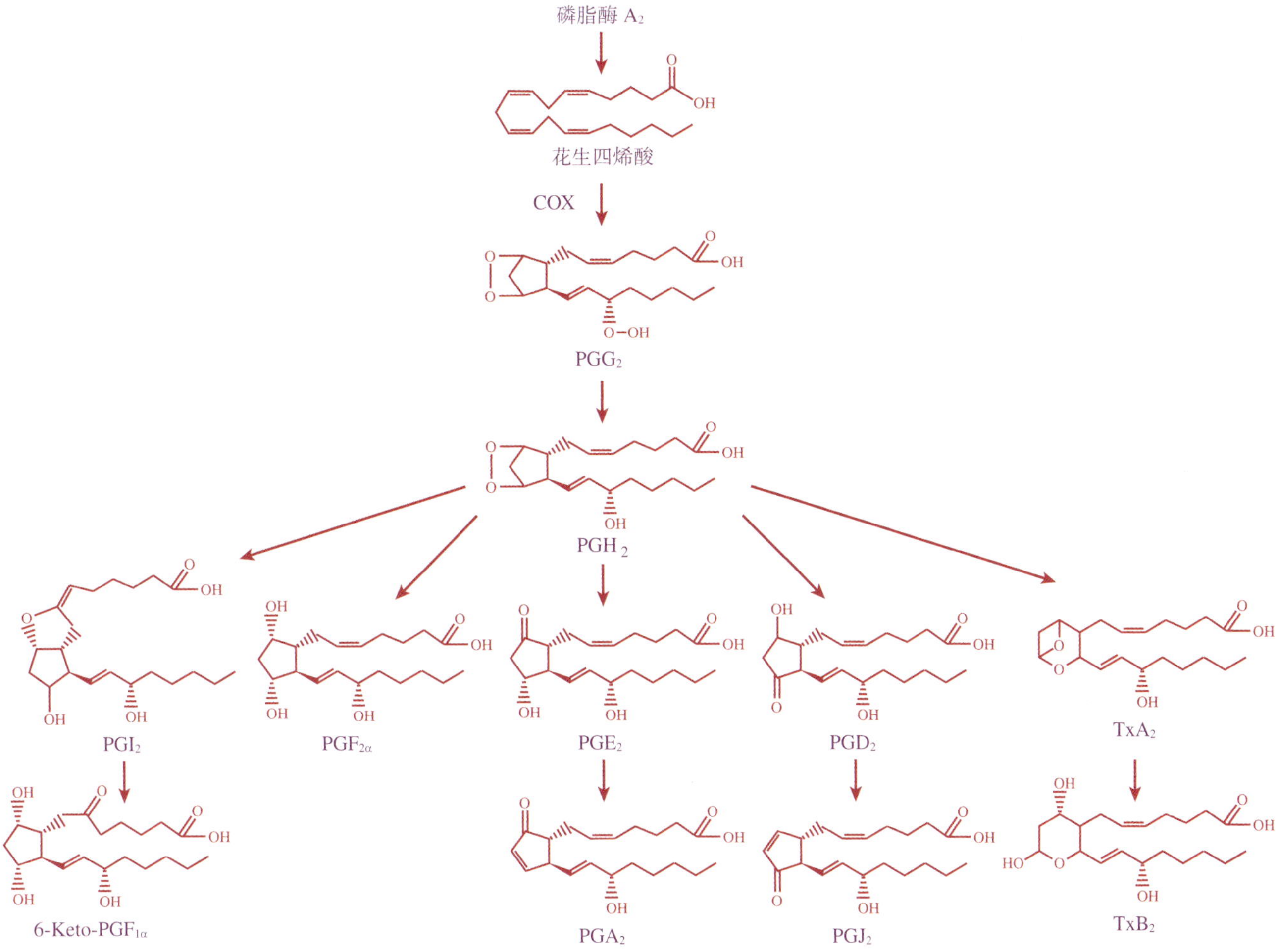

图 6-5　花生四烯酸代谢途径。COX，环氧合酶；PG，前列腺素；PGI_2，前列环素；Tx，血栓素

环氧合酶抑制剂

自古以来环氧合酶抑制剂已经被用于减轻疼痛和发热。在 18 和 19 世纪，水杨氨基酸是从柳树的树皮纯化的，并在 1897 年进一步改进为阿司匹林（ASA）。大量的非甾体抗炎药（NSAIDs）已经被发展使用，特别是用于抑制 COX 酶，同阿司匹林一样，是世界上最常用的药物。有针对性地抑制 COX-2 的药物随后被开发。这些药物的目的是减少胃肠道副作用，抑制 COX-2 引起的炎症反应，但如后所述，它们已经出现意外的不利效果，因此减少了它们的使用。

自 20 世纪 50 年代以来阿司匹林作为减少心血管事件的一种手段被广泛研究[47]。在 20 世纪 80 年代有众多大型临床实验支持阿司匹林可减少心肌梗死和脑卒中发生的理论。最近的一个大型 meta 分析表明，阿司匹林在冠状动脉事件、缺血性卒中和严重的血管事件的一级和二级预防中是有效的，并且观察到在二级预防可有最大的优势[48]。另一个最近的包含 90 000 例患者的 9 个试验的 meta 分析表明阿司匹林对非致命性心肌梗死的一级预防和全部的心血管事件是有效的，但是对卒中、心血管死亡率或全因死亡率并不是都有效[49]。引起人们兴趣的是，最近的几次 meta 分析表明，阿司匹林可能对糖尿病患者的一级预防事件无效[50-51]。

通常认为阿司匹林的有益作用是由于抗血小板效应和减少血栓形成的结果。然而，对于最近的不稳定冠脉综合征的患者，阿司匹林可以降低其 C 反应蛋白（CRP）的水平[52]。在动脉粥样硬化的实验模型中，阿司匹林能减少动脉粥样硬化、减少炎症反应、改善血管内皮功能[53-54]，表明它可能也有直接的血管效应。

虽然已经证明阿司匹林可有效地减少心血管事

件的发生，但没有临床试验显示其他环氧合酶抑制剂可表达类似的心血管益处，并且相矛盾的是，有重要的证据表明，这些药物是有害的。最让人震惊的例子是，COX-2 抑制剂罗非昔布已被撤出市场，因为它增加了血栓形成事件[55]。但是，其他 COX 抑制剂也可能增加心血管风险，这取决于 COX-2 及 COX-1 的相对选择性[56-57]。现在仍不确定其增加风险的确切机制，目前还不清楚为什么阿司匹林是有益的，尽管阿司匹林是通过不同的机制抑制了相同的酶。这些差异可能与血管 PGI_2 抑制有关，也许和肾 COX 有关，这反过来可以促进钠潴留和血压升高，以及恶化心血管结局。如前面所提到的，下游产物和其受体是大量的，因此这些药物在体内的作用是复杂的，也是很难预测的。然而，非甾体抗炎药除了阿司匹林应当少用于已知的心血管疾病患者，它们目前在防治心血管疾病事件中没有作用。

前列腺环素类似物作为治疗药物

鉴于 PGI 及其类似物的强有力的血管舒张作用，医学领域对它们的治疗使用产生了极大的兴趣。市场已开发了一些药物，最普遍采用的是依前列醇，它是一冷冻干燥的 PGI_2 合成制剂，PGI_2 类似物伊洛前列素、曲前列环素、贝前列素也经常使用。这些药物已经成为 PAH 主要的治疗方法。在 81 例患者的 12 周前瞻性随机选择依前列醇或常规治疗的试验后[58]，依前列醇被最初批准治疗肺动脉高压。那些接受依前列醇治疗的患者，其运动能力提高，PAP 下降。这与那些接受常规治疗的患者反应相反，常规组的运动时间减少，PAP 增加。接受依前列醇治疗的患者症状有较大的改善，在这个小组研究中最引人注目的是，有 8 例患者死亡，所有死亡者都在常规治疗组。第二项研究显示依前列醇改善运动持续时间，降低 PH 合并硬皮病患者的 PAP[59]。有趣的是，这些受试者显示出改善手指溃疡的趋势，这表明由药物引起的全身性血管舒张也可能是有益的。随后的长期随访研究已经证实连续静脉使用依前列醇治疗 PAH 是有益的。

依前列醇治疗的一个缺点是它要求慢性中心静脉导管放置，它有伴随感染的风险，部分原因可能与前列腺素类介导免疫抑制相关。该药物也常常要求增加药剂量来克服快速免疫反应，这是昂贵的[60]。由于其半衰期短，停止药物后不久会出现 PH 反弹，这可能会引起严重的后果。常见的副作用包括头痛，偶有甲状腺毒症、恶心、下颚疼痛、血小板减少（34%的患者）、面色潮红、皮疹、厌食、关节痛和肌痛。

提到的原因，PGI_2 类似物（例如伊洛前列素、曲前列环素、贝前列素）已经开发出来。这些有较长的半衰期，可以静脉注射、皮下注射、雾化，在某些情况下可以口服。众多的研究表明无论是单独治疗或结合内皮缩血管肽阻断药和 PDE5 抑制剂治疗合并肺动脉高压患者，都可改善运动耐量和生活质量。皮下或静脉形式的给药会在注射部位引起复杂的局部疼痛、硬结和炎症反应。吸入形式会避免这些并发症，但需要频繁的给药。尽管有局限性，但这些药物能改善血流动力学，提高运动耐量，提高生活质量。

尽管这些药物是有效的血管舒张药，对降低肺血管阻力（PVR）也有潜力，实际上仍不清楚它们是如何发挥疗效的。血流动力学研究表明，在吸入疗法后肺压力的下降很短暂并且不太可能持续受益。此外，这些患者的肺血管系统通常广泛闭塞，对血管扩张的潜在益处提出质疑。这些药物能增强右室能力，它们可能减少肺血管系统中纤维化和血栓形成。

对于如何使用这些药物，使用哪些药物，给药方案的最优化仍缺乏共识[48]。如在这一章其他地方所讨论的，这些药物通常用于结合 PDE5 抑制剂和内皮素 -1（ET-1）受体拮抗剂，而没有跨各种中心的一致性。

交感神经和副交感神经系统

血压突然改变可通过交感和副交感神经系统缓冲（图 6-6）。这个压力感受器反射反应有助于血压检测和中枢神经系统响应，并且此反应障碍产生深远的直立耐受不能和无法保持直立的姿势[61]。血压升高刺激颈动脉窦和主动脉弓的压力感受器，感受器将信号传输至中枢神经系统的孤束核，传输的信号抑制延髓头端腹外侧区（RVLM）的交感神经传出。交感传出神经节前的轴突延伸到交感神经节，乙酰胆碱作为主要的节后烟碱受体的神经递质。交感神经节后纤维延伸到效应器官如心脏和脉管系统，并释放去甲肾上腺素（NE），产生血管收缩和收缩性增强的作用。肾上腺髓质直接由神经节前的交感神经元支配，并释放去甲肾上腺素（NE）和肾上腺素进入循环。同时，通过心脏传导系统的神经支配反射性激活副交感神经系统，降低心率。因此，血压突然增加的净效应是抑制交感神经系统和激活副交感神经系统。

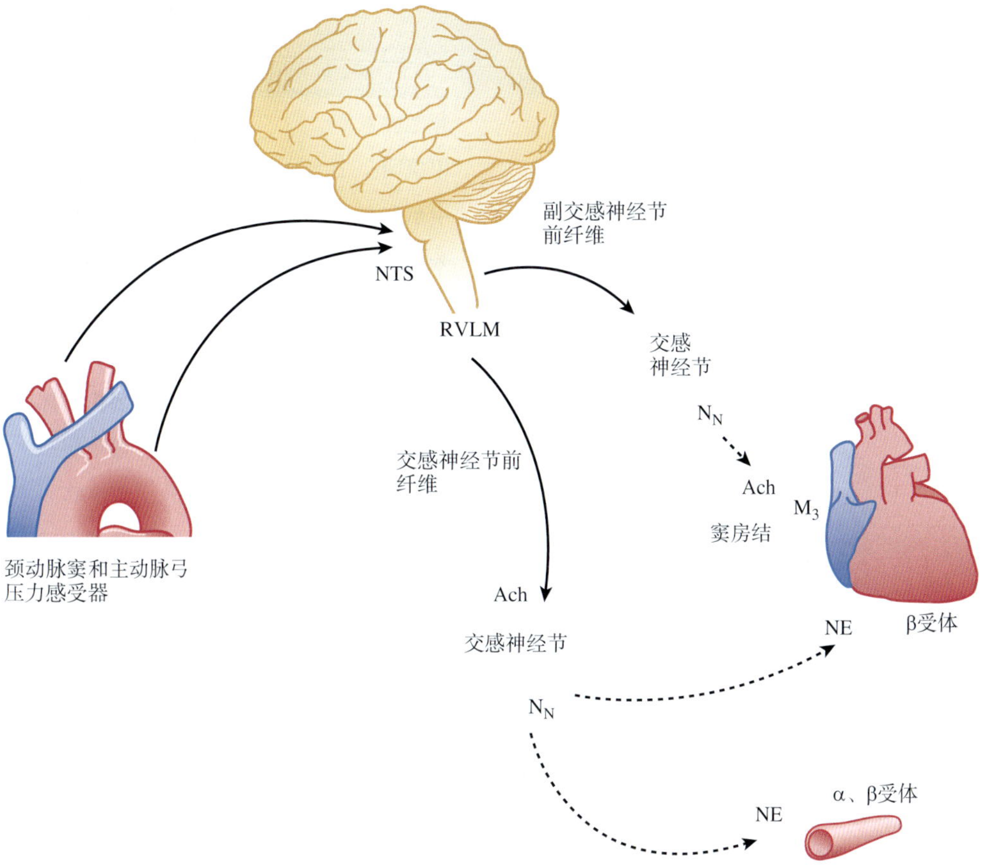

图 6-6 压力感受器和自主神经系统。Ach，乙酰胆碱；M_3：毒蕈碱样乙酰胆碱受体；NE，去甲肾上腺素；N_N，神经元烟碱样乙酰胆碱受体；NTS，孤束核；RVLM，延髓头端腹外侧区

血管副交感神经系统

副交感神经节后纤维释放乙酰胆碱、乙酰胆碱兴奋毒蕈碱和烟碱受体。大多数血管缺乏副交感神经支配，但是也有部分有交感神经支配（如冠状动脉），并且内源性乙酰胆碱在血管舒张上的生理学作用并不确定 [62]。脉管系统包含毒蕈碱受体和对外源性乙酰胆碱或类似物的调节的响应（如醋甲胆碱）。外源性乙酰胆碱通过对血管内皮的作用能扩张血管，但内皮细胞层若受损或被移除，则会产生血管收缩效应。这个发现证明内皮参与血管反应性的重要性，并最终发现了内皮衍生舒张因子（如 NO、PGI_2）[63]。心血管疾病患者表现出一个受损的乙酰胆碱的血管扩张反应（内皮功能障碍），但经常对血管扩张剂（如硝普钠）的直接反应正常。在冠状动脉和前臂脉管系统受损的血管反应预测了未来心血管事件 [64-65]，通过药物治疗、锻炼或风险因子的改变（如戒烟）来提高、改良内皮依赖反应 [66-68]。

乙酰胆碱受体（AchRs）通过其作用分类为蕈毒碱（M_1-M_5）或烟碱（nAchR）。毒蕈碱性受体是经典的 G 蛋白偶联受体（GPCRs），耦合到能抑制 cAMP 产生的 G_i。烟碱性乙酰胆碱受体是电压门控通道。血管 M_1、M_2、M_3 受体已被描述，它们通过内皮产生血管舒张作用，或通过血管平滑肌细胞产生血管收缩作用（表 6-2）[69]。乙酰胆碱是一种非选择性受体激动剂，尽管大量的临床实验药物已存在，却没有临床有效的亚型选择性药物。醋甲胆碱经常用于临床研究，因为它有较长的半衰期和较好的稳定性。阿托品是一个非选择性的毒蕈碱拮抗剂，主要通过作用于心脏 M_2 和 M_3 受体来增加心率。毒蕈碱性受体也位于突触后交感神经末端并抑制去甲肾上腺素能的释放。（神经）末梢区域的烟碱 AchRs（N_N）在自主神经节和肾上腺髓质输出交感神经冲动，刺激去甲肾上腺素和肾上腺素释放。曲美芬抑制 N_N，它是最早的有效的降压药之一，但由于它产生严重的自主神经损害和难以忍受的副作用，它已经不再被使用。

表6-2 血管肾上腺素和毒蕈碱受体活动

受体	组织	活动	激动剂	拮抗剂
α1	VSMC	血管收缩	肾上腺素 甲氧明 甲氧安福林 苯丙胺	酚苄明 酚妥拉明 妥拉唑林 α-受体阻断药 β-血管扩张剂
$α_{2A}$	交感神经末梢	NE 抑制作用	可乐定 α-甲基多巴 右旋美托咪啶 胍那苄 胍法辛 替扎尼定	酚妥拉明 妥拉唑林 酚苄明 育亨宾 萝芙木碱 哌嗪
$α_{2B}$	VSMC 胎盘脉管系统	血管收缩 胎盘血管生成	羟甲唑啉 依托咪酯	
$α_{2C}$	VSMC 肾上腺髓质	血管收缩 抑制 NE/E 释放	羟甲唑啉	
$β_1$	心脏传导系统 心肌细胞 冠状动脉 肾入球动脉	心率加快 心肌收缩力增强 血管扩张 刺激肾素释放	异丙肾上腺素 多巴酚丁胺	β-受体阻断药
$β_2$	VSMC	血管扩张	异丙肾上腺素 特布他林 利托君	β-受体阻断药
$β_3$	心肌细胞 血管内皮细胞	心肌收缩力下降 血管扩张		
M_1	血管内皮细胞	血管扩张 血管收缩 刺激 NE 释放	乙酰胆碱 毒蕈碱 醋甲胆碱 碳酰胆碱 槟榔碱 Mc-N-A-343	阿托品 哌仑西平 替仑西平
M_2	VSMC 交感神经 心脏传导系统	血管收缩 抑制 NE 释放 传导减慢	乙酰胆碱 毒蕈碱 醋甲胆碱 碳酰胆碱 槟榔碱 L-660，863	阿托品 AF-DX-116 AQ-RA 741 美索托明 BIBN 99

续表

受体	组织	活动	激动剂	拮抗剂
M_3	血管内皮细胞	血管扩张	乙酰胆碱	阿托品
	VSMC	血管收缩	毒蕈碱	4-DAMP
	心脏传导系统	传导减慢	醋甲胆碱	p-F-HHSID
			碳酰胆碱	HHSID
			槟榔碱	
M_4	交感神经	抑制 NE 释放	乙酰胆碱	阿托品
			毒蕈碱	
			醋甲胆碱	
			碳酰胆碱	
			槟榔碱	

EC，内皮细胞；NE，去甲肾上腺素；VSMC，血管平滑肌细胞。

肾上腺素能受体和受体激动剂的选择性

交感神经节后神经元完全刺激脉管系统并释放去甲肾上腺素（NE），而肾上腺髓质分泌肾上腺素和去甲肾上腺素。这些儿茶酚胺激活肾上腺素能受体，是经典的七次跨膜 G 蛋白偶联受体。它们进一步分为 α（$α_1$ 和 $α_2$）和 β 受体（$β_1$、$β_2$ 和 $β_3$）。虽然没有有效的亚型特定拮抗剂，α 受体亚型也已被确定（$α_{1A}$、$α_{1B}$、$α_{1D}$、$α_{2A}$、$α_{2B}$、$α_{2B}$、$α_{2C}$）。通过研究受体敲除模型[70-71]，它们的生理学作用已部分确定。一般来说，$α_1$ 耦合到 G_q（刺激磷脂酶 C/D/A_2），$α_2$ 耦合到 G_i（抑制腺苷酸环化酶），β 受体耦合到 G_s（刺激腺苷酸环化酶）。

肾上腺素能受体分布的组织主要是由受体激动剂反应决定，因为它们对肾上腺素和 NE 有相对非选择性（表 6-2）。血管平滑肌细胞（静脉、动脉和小动脉）完全由末端交感神经支配，具有肾上腺素受体（$α_1$、$α_2$ 和 $β_2$）。这些受体在脉管系统内有相对效应，如由 α 介导的血管收缩和 $β_2$ 介导的血管扩张，血管反应是由 $α_1$、$α_2$ 和 $β_2$ 受体的相对活性决定的。血管 $α_1$ 受体产生血管收缩，而突触前 $α_2$ 受体抑制 NE 的释放。心血管 $β_1$ 受体主要在心脏传导系统和心肌细胞内表达，而非在血管床。然而，血管 $β_1$ 受体调节冠状动脉内血管舒张，刺激肾小球旁细胞肾素分泌[72]。$β_3$ 受体主要是在脂肪细胞上表达，并刺激脂解作用。通过心肌细胞的 $β_1$ 受体、$β_3$ 受体能抵消肾上腺素能的刺激作用，并有利于通过血管内皮 ECs 控制血管扩张。

儿茶酚胺代谢的药理阻断作用

儿茶酚胺代谢是一个治疗药物的重要目标。儿茶酚胺局部是在交感神经元内由酪氨酸代谢为多巴胺的过程中产生（图 6-7）。多巴胺是通过囊泡单胺转运蛋白浓缩至囊泡。一旦在囊泡内，多巴胺转化为 NE。然后分泌左旋去甲肾上腺素和激活肾上腺素能受体，产生正反馈和负反馈作用，或者是通过去甲肾上腺素转运蛋白（NET）运输回细胞。去甲肾上腺素转运蛋白和类似物运输其他神经递质如肾上腺素、多巴胺和 5- 羟色胺。去甲肾上腺素重吸收进入细胞后是通过单胺氧化酶类（MAO-A 和 MAO-B）代谢，或扩散至循环后通过邻苯二酚 -O- 甲基转移酶（COMT）代谢。

影响这一途径的药物临床上用于治疗高血压、抑郁和运动障碍。利舍平抑制囊泡内多巴胺 /NE 的运输和消耗神经末端的 NE。胍乙啶是一种抗高血压药，被囊泡接收，取代 NE，减少长期治疗期间 NE 的释放。许多草药、非处方药或违禁的药物通过刺激 NE 释放发挥作用（如安非他命、伪麻黄碱），活化肾上腺素能受体（去甲肾上腺素），或通过复杂机制发挥作用（麻黄碱）。可卡因和三环类抗抑郁药物抑制 NE 重吸收进入细胞，并可能暂时性地增加细胞对 NE 的再摄取，产生高血压。抗抑郁药如选择性 5- 羟色胺再摄取抑制剂（SSRIs）的作用机制相似，也可以非选择性地抑制去甲肾上腺素转运蛋白（NET）。西布曲明是一个非选择性 5- 羟色胺再摄取 /NET 抑

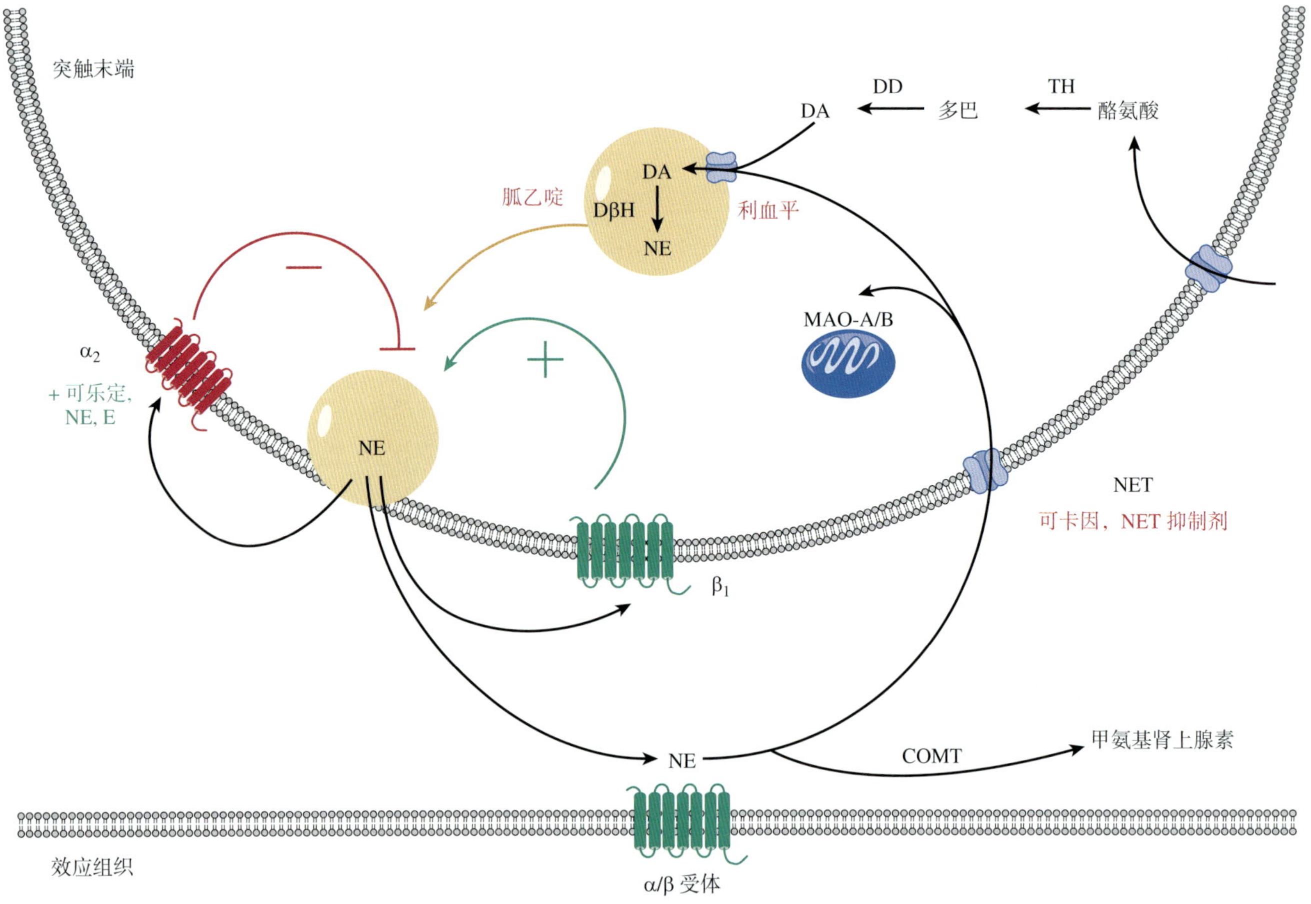

图 6-7 NE 的释放和重吸收。NE 由交感神经末梢释放并通过血管 α 和 β 受体发送信号。NE 有正反馈和负反馈调节。NE 通过 NE 转运蛋白很快运输回神经末梢，以颗粒形式再循环或通过单胺氧化酶（MAO）代谢。代谢途径或受体信号通路可在通路中的多个途径中断。COMT，儿茶酚 -O- 甲基转移酶；DA，多巴胺；DβH，多巴胺 -β- 羟化酶；DD，多巴胺脱羧酶；E，肾上腺素；TH，酪氨酸羟化酶

制剂，之前曾用于抑制食欲，但因为增加了心血管事件的风险，它已经退出市场。单胺氧化酶抑制剂（MAOIs）偶尔用于治疗抑郁，在摄取含有酪胺的食物时，它可引起明显的血压升高，此时能够促进 NO 的释放。儿茶酚 -O- 甲基转移酶（COMT）抑制剂和多巴用于治疗运动障碍疾病，可能会引起直立性低血压和血压失调。

很多减肥补充剂，解充血药制剂和药草补充剂作为 α_1 受体激动剂（直接拟交感神经药）或刺激儿茶酚胺释放（间接拟交感神经药）[73-75]，而肾上腺素和去甲肾上腺素通过 COMT 迅速新陈代谢，许多合成的拟交感神经药物抵抗这种效应，因此经口摄入是有效的。麻黄碱（或麻黄）是一种拟交感神经药的草药提取物，用于治疗哮喘、减肥、提高运动成绩。它可以引起严重的高血压、心血管事件，甚至早期死亡和明显的亚健康状态。同时服用咖啡因可能会加剧麻黄类相关的并发症[76]。运动员或举重运动员可能服用拟交感神经药补充剂，这包括世界反兴奋剂机构禁止的许多药物[74]。

肾上腺素能受体激动剂和拮抗剂

血管 α 及 β 受体激动剂和拮抗剂在表 6-2 列出，通常可以从各自的受体效应推断它们的血管效应。内源性和合成的儿茶酚胺的生理效应是复杂的，因为它们激活多种受体，表现出剂量依赖性反应、激活代偿反应。

肾上腺素主要是由肾上腺髓质分泌，它大约构成了儿茶酚胺含量的 80%。根据不同的剂量和给药途径，肾上腺素可能产生不同的血管反应（表 6-3）。急性静脉注射产生明显的血管收缩、心动过速、高血

压。连续静脉或皮下给予肾上腺素会增加心率和心脏收缩性、收缩压和平均动脉血压。舒张压受到的影响程度较小，导致脉压显著增加。在低剂量时，肾上腺素可以减少血管二级阻力对 β_2 受体的刺激和舒张血管的作用，这可能会降低血压。肾上腺素常用于治疗过敏反应、支气管收缩、顽固性心动过缓和低血压。肾上腺素比去甲肾上腺素更少用于治疗脓毒性休克，因为相比其他药物它会导致心动过速，使内脏局部缺血的问题恶化。

去甲肾上腺素产生血管收缩和比肾上腺素弱的直接心脏效应和 β_2 活动，肾上腺素增加血压和周围血管阻力，通过压力感受器反射反应使心率降低。去甲肾上腺素对治疗顽固性低血压有用（如感染性休克）。虽然对于感染性休克的最优血管加压药仍有争论，NE 经证实与相应的药物同等有效，并可能有更少的并发症[77-81]。去甲肾上腺素比肾上腺素或去氧肾上腺素产生更少的内脏收缩及肠道缺血。

异丙肾上腺素是一种非选择性的 β_1/β_2 受体激动剂，通常用于增加心率、治疗窦性心动过缓或尖端扭转型室性心动过速。虽然它的主要作用是提高心率，血管 β_2 受体也会产生血管舒张作用。多巴酚丁胺主要选择性激动 β_1 受体，因为其对心脏收缩的选择性作用而被使用。

α_1 受体拮抗剂

大多数临床可用的 α 拮抗剂是选择性 α_1 受体拮抗剂，可产生血管舒张，使血压下降（表 6-4）。这些药物最常用于治疗前列腺肥大引起的尿潴留，因为它们对前列腺尿道平滑肌有抑制作用。因此它们对于高血压同时伴随慢性尿潴留患者的治疗是有用的。副作用有鼻塞、疲劳和与其他血管扩张剂相同的副反应（周围水肿、反射性心动过速和直立性低血压）。主要的剂量限制副作用是体位性低血压和液体潴留。α 受体阻断药也可能出现罕见的“术中虹膜松弛综合征”，这可能会导致眼科手术后永久性视力丧失。α 受体阻断药由于其副作用和增加心血管事件的发生，在抗高血压和降脂预防心脏病发作试验（ALLHAT）中与噻嗪类利尿剂——氯噻酮比较后，一般不推荐用于高血压单一治疗[82]。

非选择性 α 受体拮抗剂（酚苄明和酚妥拉明）主要用于嗜铬细胞瘤术前治疗。酚苄明是经口服，产生不可逆的抑制作用，有一个很长的半衰期；而酚妥拉明是静脉注射，竞争性阻断 α 受体，并且迅速被清除。当用于治疗嗜铬细胞瘤时，α 受体阻断药应该在 β 受体阻断药开始前达到效应，因为在 β 受体阻断药单药治疗期间有使 α 受体失活的风险。一些 β

表6-3 受体活性和常用的肾上腺素受体激动剂的血流动力学作用

受体	EPI	NE	DA*	异丙肾上腺素	多巴酚丁胺	去氧肾上腺素
α_1	+++	++	+++	+	↔	+++
α_2	+++	++	++	+	↔	↔
β_1	++	++	++++	+++	+++	↔
β_2	++	+/↔	+	+++	+/↔	↔
生理效应						
HR	↑↑	↓	↑↑	↑	↑↑	↔/↓
SBP	↑	↑↑	↑	↔/↑	↔/↓	↑↑
MAP	↔/↑	↑↑	↑	↓	↔/↓	↑↑
DBP	↑/↔/↓	↑	↑	↓	↔/↓	↑↑
CO	↑↑	↔/↓		↑↑	↑↑	↔/↓
PVR	↔/↓	↑↑	↔/↑	↓↓	↓	↑↑

* 多巴胺效应呈剂量依赖关系，存在最大剂量效应。

+ 表明受体活化的程度，↔表明最小剂量效应。

CO，心输出量；DA，多巴胺；DBP，舒张压；EPI，肾上腺素；HR，心率；MAP，平均动脉压；NE，去甲肾上腺素；PVR，周围血管压力；SBP，收缩压。

表6-4 α受体激动剂和拮抗剂

类型	药物（商品名）	$T_{1/2}$（小时）	剂量调整	剂量范围（总计mg/d）	给药间隔时间（小时）
选择性 α_1 受体拮抗剂	阿夫唑嗪（Uroxatral）	10	L、R	10	24
	多沙唑嗪（Cardura）	22	L	1 ~ 8	24
	坦洛新（Flomax）	15	—	0.4 ~ 0.8	24
	哌唑嗪（Minipress）	2 ~ 4	L	3 ~ 15	8 ~ 12
	西洛多辛（Rapaflow）	24	L、R	4 ~ 8	24
	特拉唑嗪	12	—	1 ~ 20	24
非选择性 α_1 受体拮抗剂	酚苄明（Dibenzyline）	24	—	10 ~ 40	12 ~ 24
	酚妥拉明（Regitine，OraVerse）	15 ~ 30 分钟	—	5 ~ 20	2 ~ 4
α_2 受体激动剂	可乐定（Catapres）	4	—	0.3 ~ 0.9	6 ~ 8
	胍法辛（Tenex）	16	—	0.5 ~ 2	24
	胍那苄	10	L	4 ~ 32	12
	甲基多巴（Aldomet）	*	R	250 ~ 3 000	8 ~ 12

L，肝功能衰竭；R，肾衰竭；$T_{1/2}$，半衰期（包括活化代谢产物）。

受体阻断药也有 α 受体阻断药的作用（如卡维地洛、拉贝洛尔），但是它们主要不用于治疗嗜铬细胞瘤或过量吸食可卡因，因为 α 效应相对较弱。

α_1 受体激动剂

活化的 α_1 受体刺激血管平滑肌收缩和血管收缩。这些药物最常用于治疗鼻塞的非处方鼻腔鼻窦准备。去氧肾上腺素通常用于重症监护治疗低血压，这是由于其对血管的相对选择性而不增加心率。

α_2 受体激动剂

在中枢神经系统 α_2 受体的活化负反馈抑制交感神经活性和 NE 的释放。可乐定和其他 α_2 受体激动剂（表 6-4）抑制交感神经活性，提高中枢神经系统内副交感神经活性。其中央效应证据来自体内研究，它证明脊髓索横断后可乐定无效。可乐定也可以通过激活周围 α_{2B} 受体产生血管收缩作用，虽然这种情况通常只发生在静脉注射或意外服用药物过量时[83]。然而，一些自主神经功能障碍的患者口服可乐定后可能有明显的效果[84]。甲基多巴的新陈代谢类似于 NE，充当一个伪递质和 α_2 受体激动剂。因为其安全性，甲基多巴常用于妊娠期间，而在顽固性高血压的治疗上也仍然是一个有效的替代治疗。其他的 α_2 受体激动剂，如替扎尼定和右美托咪啶，可用于镇静，但其中的一个副作用可能会影响血压的调节。依托咪酯是一种镇静剂，似乎通过 α_{2B} 介导升压的效果。

所有的 α_2 受体激动剂均能产生镇静、疲劳、口干、心动过缓及直立性低血压。可乐定经皮吸收经常产生局部皮肤过敏反应，这是由于其粘连性而不是一个药物反应。甲基多巴会引起肝功能障碍、溶血性贫血、狼疮样综合征，及血小板减少等风险。长期使用可乐定会导致受试者过敏反应以及由于突然停药后交感神经功能亢进引起的反跳性高血压。这种并发症常伴有交感神经过度活化，可以通过地西泮最小化或联合 α 和 β 受体阻断药治疗。由于其活化的代谢产物半衰期长，甲基多巴很少产生反弹现象，但当停止使用这种药物时仍应谨慎。

α_2 受体拮抗剂

除了一些特殊的临床应用，α_2 受体拮抗剂很少应用于临床。育亨宾是一个 α_2 拮抗剂，增加直立性低血压患者的交感神经活动，也可能用于治疗勃起功能障碍。亚型特异的拮抗剂不可用。虽然 α_2 拮抗剂的活性草药补充剂被广泛使用，但它们并未商业化。

β 肾上腺受体拮抗剂

从历史上看，β 肾上腺素拮抗剂（β 受体阻断药）通过受体亚型特异性和内在拟交感神经活性（ISA）分类。此外，一些 β 受体阻断药也抑制 α_1 受体，产生血管扩张效应。当没有任何内源性交感活性时（如交感神经失神经支配），内在拟交感活性反映了药物激活受体的能力。这种效应可能反映了相关的非活化/活化受体构象的稳定性，如在药效学章节讨论的。有内在拟交感神经活性（ISA）的药物往往很少发生心动过缓，并可以直接降低血管阻力，但对于这个转化为临床结果的证据仍存争论。分析表明，有内在拟交感神经活性（ISA）的 β 受体阻断药并不减少心血管死亡率，反而可能使结果恶化 [85]。

具有 β 受体阻断药作用的药物归纳见表 6-5。普萘洛尔是第一个用于临床的非选择性 β 受体阻断药。第二代药物的 β_1 选择性更强。最近，血管舒张 β 受体阻断药进入市场，并通过 α_1 阻断以及可能通过激活 β_3 产生额外的降低血压的作用 [86]。β 受体阻断药常用来治疗高血压、急性心肌梗死、心力衰竭、心绞痛、室上性心律失常。在急性心肌梗死时，尽管长期治疗的益处仍不确定，阿替洛尔减少了 15% 的住院死亡率。β 肾上腺素阻断药也减少了围术期心血管风险高的患者的住院死亡率 [85]。

在过去，β 受体阻断药禁用于心脏收缩功能衰竭的患者，因为它们可能导致收缩功能的恶化及不耐药。然而，观察发现，在严重心力衰竭中，交感神经系统被激活，以及预计死亡率支持它在慢性充血性心力衰竭（CHF）中阻滞交感神经的观点 [87]。随机临床试验已证实，美托洛尔、比索洛尔、卡维地洛能改善心脏收缩功能，降低慢性充血性心力衰竭（CHF）的死亡率。这些药物应逐步应用，且尽可能边增加剂量边观察严重 CHF 患者的耐受性。

所有 β 受体阻断药可以产生与它们的活动机制相关的副作用（心动过缓、心脏传导阻滞、低血压）。β 受体阻断药也可以加重高血糖（尤其是同时使用噻嗪类利尿剂时）或钝化低血糖症的代偿反应。药物由于拮抗 α 受体激活，不应该作为嗜铬细胞瘤、可卡因中毒、可乐定戒断性高血压或其他高肾上腺素能疾病的主要治疗方式。由于钾离子通道失活，索他洛尔是唯一的具有抗心律失常作用的 β 受体阻断药，但由于 QT 间期延长和致心律失常作用，需要密切监测。

多巴胺和多巴胺能受体激动剂

多巴胺是在周围和中枢神经细胞的和肾上腺通过多巴脱羧酶内生的（图 6-7）。多巴胺作用于 5 个 G 蛋白偶联受体中的一个，称为 *D1* 贯穿 *D5*，它进一步划分为 2 个主要群组，称为 *D1* 和 *D2*。D1 型多巴胺受体，D1 和 D5，是 G_{as} 偶联受体，能激活腺苷酸环化酶；D2 型受体偶联 $G_{ai/o}$ 受体，它抑制腺苷酸环化酶。干扰中枢神经系统多巴胺信号通路可引起多种疾病，包括帕金森病、亨廷顿病，抽动秽语综合征、精神分裂症和重度抑郁。除了 CNS 受体，多巴胺受体广泛存在于周边组织包括肾、消化道、心脏、肾上腺和脉管系统。研究最近一直致力于深层次地研究多巴胺受体信号通路 [88]。

临床上多巴胺主要用于危重患者的循环支持，如休克或术后。多巴胺临床反应复杂，并取决于剂量大小。在低剂量时 [1 ～ 4 μg/（kg · min）]，通常称为“肾剂量”，多巴胺作用于 D1 样受体和 β 肾上腺素能受体，促进肾动脉扩张和提高肾血流量。随着剂量的增加，多巴胺开始发挥更大的激动 α 和 β 肾上腺素能受体作用，在剂量超过 10 μg/（kg · min）时，α 肾上腺素能受体开始占主导地位。这些反应也有差异性，如多巴胺在患者个体中精确的效应是很难预测的。D1 受体活化，潜在肾血流量的增加，并没有被证明有明显的临床益处。最近临床试验显示在脓毒性休克患者中，多巴胺并没有促进 NE 释放，实际上有更多的心律失常和窦性心动过速是由多巴胺引起的 [89-90]。

由于多巴胺在多种受体中作用效果复杂，已经开发了对 D_1 受体有较强的特异性的受体激动剂，因此它作为有效的血管扩张药。非诺多泮是这样的一种药物，已被 FDA 批准用于治疗严重的高血压。这个药物是一个快速有效的血管舒张药，当静脉治疗高血压患者时呈剂量依赖性降低血压。它缺乏多巴胺的 α 和 β 肾上腺素能作用，所以不易引起失靶点效应。早期的研究表明，它优先增加肾血浆流量，同时优先扩张肾脉管系统，极大地促进肾钠排泄。

尽管非诺多泮有这些潜在的效应，其临床用于严重高血压仍然有限，很大程度上是因为其他一些药物也相当有效。在以前的临床研究中，在降低血压上，非诺多泮与硝普钠相比，没有显著的益处 [91]，并且它更昂贵。

根据其增强肾灌注和钠排泄的作用，非诺多泮被

表6-5 β受体阻断药

类型	药物（商品名）	ISA	$T_{1/2}$（小时）	剂量调整	剂量范围（总计mg/d）	给药间隔时间（小时）
非选择性 β_1/β_2 受体拮抗剂	普萘洛尔（Inderal）	—	3 ~ 6	L	20 ~ 240	8 ~ 12
	纳多洛尔（Corgard）	—	10 ~ 24	L、R	40 ~ 320	24
	吲哚洛尔（Visker）	++	3 ~ 4	L、R	10 ~ 60	12
	喷布洛尔（Levatol）	+	5	—	10 ~ 40	24
	索他洛尔 *（Betapace）	—	12	R	80 ~ 240	24
选择性 β_1 受体拮抗剂	醋丁洛尔（Sectral）	+	8 ~ 13	R	200 ~ 800	12
	阿替洛尔（Tenormin）	—	7	R	25 ~ 100	12 ~ 24
	倍他洛尔（Kerlone）	—	14 ~ 22	L、R	5 ~ 20	24
	比索洛尔（Zebeta）	—	9 ~ 12	R	2.5 ~ 20	24
	艾司洛尔（Brevibloc）	—	9 分钟	—	150 ~ 300 μg/（kg · min）	持续静脉输注
	美托洛尔（Toprol、Lopressor）	—	3 ~ 8	L	25 ~ 400	12
	奈必洛尔（Bystolic）	—	10 ~ 36	L、R	5 ~ 40	24
非选择性 $\beta_1/\beta_2/\alpha_1$ 受体拮抗剂	卡维地洛（Coreg）	—	7 ~ 10	L	6.25 ~ 80	12
	拉贝洛尔（Normodyne，Trandate）	+	6 ~ 8	—	200 ~ 800	12

+ 存在内在拟交感活性以及其强度。

* 索他洛尔有钾通道阻滞作用。

ISA，内在拟交感活性；L，肝功能衰竭；R，肾衰竭；$T_{1/2}$，半衰期（包括适当的活化代谢产物）。

用作危重患者的肾保护剂。最近的一项涉及 1 290 例患者的 16 个随机试验的 meta 分析表明非诺多泮可减少肾替代治疗的需求、住院死亡率和术后需长期重症监护或危重患者的数量 [92]。在一个心血管外科手术患者的 meta 分析中得到类似的结果 [93]。因为分析偏倚，研究存在缺陷，需要前瞻性试验确定非诺多泮的益处。

最初非诺多泮多用于预防造影剂诱发肾病。然而，一个严格的随机前瞻性试验显示该药物在预防进行血管造影的患者的肾功能的变化上无效 [94]，已不再推荐该药用于此类情况。多培沙明，是一个结合 D1 样和 β_2 肾上腺素能受体激动剂，在包括危重患者的各种情景中被研究，但在随机前瞻性试验中它并没有被证明有效。

血管内钾和钙通道

直接血管扩张剂作用于血管平滑肌并最终损害肌球蛋白轻链磷酸化和收缩而降低血压（图 6-1）。例如米诺地尔可激活 K_{ATP} 通路、使细胞超极化、阻止钙内流和收缩 [97-98]。通道阻断药如表 6-6 列出。

钙通道阻断药（CCBs）在血管和心脏传导系统中通过 L- 型钙离子通道降低细胞内钙离子内流。L- 型钙通道位于心肌细胞、血管平滑肌和心脏传导系统。这些通道阻滞会降低心肌和血管平滑肌的收缩和减慢传导。钙通道阻断药大致可分为二氢吡啶类（DHP，如氨氯地平、硝苯地平）和非二氢吡啶类（维拉帕米和地尔硫卓）。二氢吡啶类比非 DHP 能更有效地扩张血管，而维拉帕米和地尔硫卓也减慢心脏传导。

表6-6 通道阻断药

类型	药物（商品名）	$T_{1/2}$（小时）	剂量调整	剂量范围（总计mg/d）	给药间隔时间（小时）
Ca^{2+}CCB：DHPs	氨氯地平（Norvasc）	40 ~ 50	L	2.5 ~ 10	24
	非洛地平（Plendil）	11 ~ 16	L	30 ~ 120	12 ~ 24
	伊拉地平（DynaCirc）	8	R	2.5 ~ 10	12
	尼卡地平（Cardene）	11.5	—	60 ~ 120	8
	硝苯地平（Adalat、Procardia）	2 ~ 5	L	30 ~ 120	12 ~ 24
	尼莫地平（Nimotop）	2.8	L	180 ~ 360	4
	尼索地平（Sular）	15	L	20 ~ 60	24
Ca^{2+}CCB：非DHPs	地尔硫卓（Cardizem、Dilacor、Tiazac）	3 ~ 5	L	120 ~ 480	24
	维拉帕米（Calan、Isoptin）	8 ~ 12	L、R	80 ~ 480	8 ~ 24
K_{ATP} 开启者	肼屈嗪（Apresoline）	2 ~ 8	R	10 ~ 300	8 ~ 12
	米诺地尔（Loniten）	4	R	2.5 ~ 80	
	吡那地尔*			12.5 ~ 150	12

* 美国不可用。

Ca^{2+}CCB，钙离子通道阻断药；DHP，二氢吡啶；K_{ATP}，ATP 敏感的钾离子通道；L，肝功能衰竭；R，肾衰竭；$T_{1/2}$，半衰期。

二氢吡啶类在*体内*对血管有相对选择性以及可以不明显地减缓心脏传导。在一些患者中，血管扩张可能会产生反射性心动过速和血管扩张性水肿。这可能会导致心动过速和罕见的心绞痛，尤其是当急性给药时。快速降压药硝苯地平，尤其是当舌下给药时，实际上可能增加心血管事件，应以使用缓释剂型来避免[99]。相比之下，长效的二氢吡啶类 DHPs 有一个安全的分布曲线并能减少高血压的并发症[97]。因为多个其他药物证明在 CHF 治疗上有效，CCBs 可能恶化心脏功能，它们不应该用于这类患者。CCBs 治疗期间血管扩张性水肿通常对利尿剂不敏感，但同时有血管紧张素转换酶抑制剂（ACEI）或血管紧张素受体阻断药（ARB）的辅助性治疗，发病率会降低。

维拉帕米和地尔硫卓减慢心脏传导和其血管扩张效果，经常用于控制或预防室上性心律失常。这些药物也会降低心脏收缩性，应该避免用于收缩功能受损的患者。同时它们也抑制 CYP3A4，所以避免重大药物间的相互作用是必要的。由于增加横纹肌溶解的风险，特别要注意的是接受他汀类药物治疗的患者。血管扩张性水肿较 DHPs 发生少。所有的 CCBs 都可能导致便秘。

由于副作用频繁，米诺地尔和肼屈嗪是代表性的直接血管扩张剂，通常用于难治性高血压的治疗[100]。米诺地尔作用于磺酰脲类受体 2（SUR2），在血管平滑肌细胞 VSMCs 中 SUR2 是 K_{ATP} 通道的组成成分，反过来增加 K^+ 外流，使细胞超极化，产生血管舒张作用。虽然磺酰脲类药物（如优降糖、格列本脲、格列吡嗪）通过 SUR1 上相反的效应刺激胰岛素分泌，但缺乏证据表明它们在*体内*是通过 SUR2 引起血管收缩的。肼屈嗪是一个直接血管扩张药，虽然对其确切的机制知之甚少。米诺地尔比肼屈嗪更有效，可以用于对肼屈嗪无效的患者。它们必须以心率控制剂和利尿剂来防止反射性心动过速和液体潴留，这限制了它们的降压效果。尽管血压控制，米诺地尔可能恶化左心室肥大，部分是因为这些代偿反应。长期服药期间，会出现毛发过度生长，女性患者会特别担忧这点。肼屈嗪也可能产生狼疮样综合征。米诺地尔和肼屈嗪也可能产生心包或胸膜腔积液。反射性交感神经激活可能导致一些患者局部心肌缺血。在急性主动脉夹层中应避免使用这些药物，因为反射性交感神经激活。正如前文所讨论的，已经批准肼屈嗪可联合使用硝酸盐类治疗心力衰竭患者[12]。

肾素－血管紧张素－醛固酮系统

肾素 - 血管紧张素 - 醛固酮系统的调控

肾素 - 血管紧张素 - 醛固酮系统（RAAS）的调节可维持血容量和血压，在钠和（或）液体重吸收发挥重要性（图 6-8）。在肾灌注减少的病理条件下刺激 RAAS 系统，如心力衰竭、主动脉缩窄或肾动脉狭窄。此外，在肥胖症和糖尿病中这个系统被病态激活。

当运输至致密斑的钠浓度降低，肾灌注压力减少和交感神经刺激，肾球旁细胞分泌肾素为肾素 - 血管紧张素 - 醛固酮系统的级联反应的限速步骤[101]。释放到循环后，血管紧张素原在肾素作用下分解为血管紧张素Ⅰ（Ang-Ⅰ）。尽管血管紧张素Ⅰ无活性，它能通过血管紧张素转换酶（ACE）迅速转换为血管紧张素Ⅱ（Ang-Ⅱ），它们在肺血管内大量表达，也存在于周围循环较小范围内。除了血管内皮细胞膜结合形式，ACE 也以可溶性形式循环。血管紧张素Ⅱ是一种有效的血管收缩剂，在血管平滑肌细胞（VSMCs）中，直接作用于血管紧张素Ⅱ受体（AT_1）。在肾中，血管紧张素Ⅱ作用于肾入球小动脉和出球小动脉，主要作用于出球小动脉。血容量耗竭期间，出球小动脉选择性通过增加球内压力保护肾小球滤过。血管紧张素Ⅱ也刺激肾上腺皮质分泌醛固酮。通过增加肾内钠的重吸收以及通过肾主细胞的盐皮质激素受体（MR）和上皮细胞钠通道（ENaC）激活扩张血容量，醛固酮增强了血管紧张素Ⅱ的血管收缩效应。血管紧张素转换酶是一系列其他血管活性肽主要的代谢酶，特别是缓激肽，它在 ACE 抑制期间可能有抗高血压和抗血栓形成的作用。

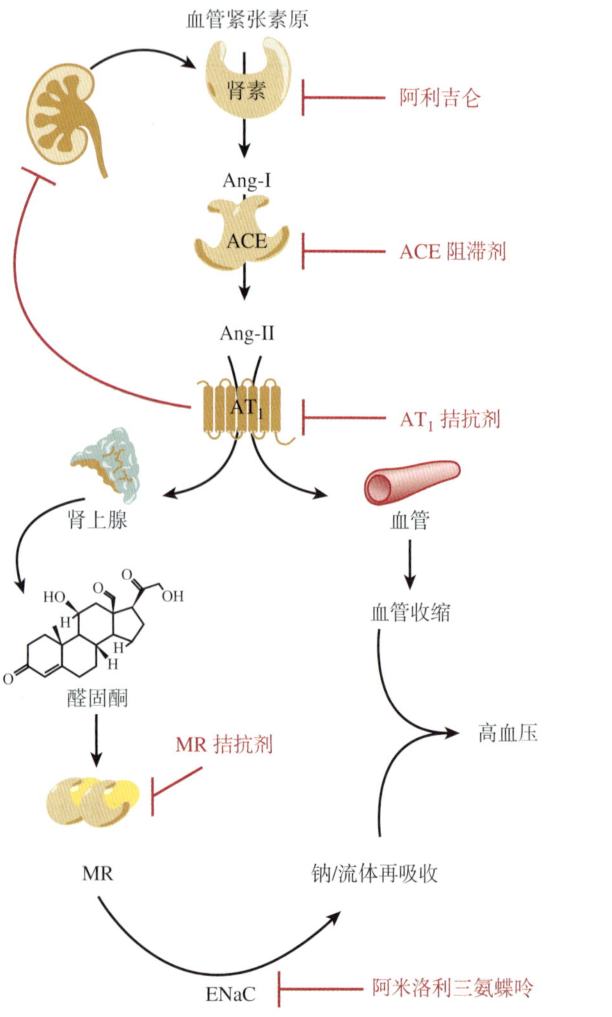

图 6-8　肾素 - 血管紧张素 - 醛固酮（RAAS）。ACE，血管紧张素Ⅰ转换酶；Ang，血管紧张素；AT_1，1 型血管紧张素Ⅱ受体；EnaC，上皮细胞钠通道；MR，盐皮质激素受体

RAAS 信号通路受体和新介质

AT_1 和 AT_2 受体是人类主要的血管紧张素Ⅱ受体并广泛表达，包括血压调节的重要区域（血管平滑肌、肾、肾上腺皮质、大脑）。AT_1 是经典的七次跨膜 G 蛋白偶联受体（GPCR），它是通过 G_{aq} 和磷脂酶 C，以及其他 G 蛋白通路发送信号[102-103]。结合血管紧张素Ⅱ后，血管紧张素受体相关蛋白（ATRAP）促进 AT_1 内化和脱敏[104]。AT_1 调节经典血管紧张素Ⅱ效果包括血管收缩、肾上腺醛固酮分泌和近端肾小管钠的重吸收。此外，在肾中，血管紧张素Ⅱ有负反馈调节环，它通过 AT_1 抑制肾的肾素分泌。经证实，在老鼠体内，有 2 个 AT_1 受体，为 AT_{1a} 和 AT_{1b}。AT_{1a} 的主要作用是升高血压和促有丝分裂，而 AT_1 受体也存在于人类中。

一般来说，AT_2 受体的作用与 AT_1 受体相反，虽然有些作用与此概括相反[105-106]。AT_2 刺激产生血管舒张作用，在某种程度上部分是通过增加缓激肽和缓激肽受体异源二聚体作用的。AT_2 在肾小管内有抗利尿效应。然而，AT_1 和 AT_2 抑制肾素分泌。虽然调查研究的 AT_2 受体的激动剂和拮抗剂是存在的，这些药物在临床上不可用。因此，AT_2 受体的临床意义仍有待证明。在血管紧张素Ⅰ转化酶（ACE）抑制期间血管紧张素Ⅱ减少，而在 AT_1 拮抗期间血管紧张素Ⅱ增加。然而，在慢性 AT_1 拮抗期间，AT_2 受体对于血管紧张素Ⅱ激活仍然有效，并可能提高益处。这个理论已经导致了一些关于 ACE 抑制时 AT_1 拮抗的益处的争论。

醛固酮和其他糖皮质激素激活皮质集合管主细胞内 MR。血管紧张素Ⅱ、醛固酮和 MR 的激活可诱导生成多种增加肾钠和水重吸收的蛋白质[107-109]。MR 是一个典型的核受体，其以惰性形式存在于细胞溶质内，在激活时，它成为二聚体并转移至细胞核并激活核转录。虽然醛固酮似乎是关键的生理刺激物，皮质醇、皮质酮和其他类固醇对 MR 有类似的亲和力。然而，在上皮组织，2 型 11-β- 羟基固醇脱氢酶（11βHSD2）使这些激素失活，并抑制不适宜的 MR 激活。因甘草或遗传缺陷引起的这种酶的抑制作用产生非调节的 MR 活化、高血压、代谢性碱中毒和低钾血症。MR 也在血管平滑肌和 EC 中表达，通过 NADPH 氧化酶激活、活性氧产生和炎症作用，它可能会导致血管损伤。

因发现新型血管紧张素肽类和受体，已经出现更大的 RAAS 复杂性。通过肾胰岛素残基溶酶或脯氨酰内肽酶将血管紧张素Ⅰ分裂，或通过 ACE2 裂解血管紧张素Ⅱ形成血管紧张素 -（1-7）[110]。血管紧张素 -（1-7）通过 Mas 受体起作用，G 蛋白耦合细胞表面受体通常呈 AT_1 相反效果[111]。血管紧张素 -（1-7）和 ACE2 参与保护消除血管紧张素Ⅱ介导的心血管损伤作用，及 ACE2 缺陷小鼠会恶化血管紧张素Ⅱ诱导的损伤[112]。血管紧张素Ⅱ在体内通过氨基肽酶代谢为血管紧张素Ⅲ和血管紧张素Ⅳ，这在中枢神经系统中可能有重要的生理效应[103]。

现在肾素前体受体（PRR）更受关注，它结合肾素或肾素原[113]。PRR 可以作为一个完整的跨膜蛋白，是可溶性循环形式或缩短蛋白（跨膜 / 胞质部分）。完整的跨膜 PRR 通过诱导构象改变，使得催化部位暴露来结合并激活肾素原。此外，肾素前体不依赖肾素活性激活细胞信号事件和 PRR[促丝裂原活化的蛋白激酶（MAPK）通路][114]。肾素原循环中有明显过剩的活跃肾素，在糖尿病中肾素原 / 肾素比值进一步增加，提高了肾素前体 -PRR 信号或使 PRR 诱导肾素原激活，局部血管紧张素的产生可能导致心血管损伤。

抑制肾素 - 血管紧张素 - 醛固酮系统的药物

第一个血管紧张素转化酶抑制剂是偶然发现的，来自于美洲矛头蝮蛇的毒液，它是一个缓激肽增强因子。后来的研究证明其活性拮抗 ACE，这表明这种酶在调节 RAAS 和激肽释放酶激肽系统时发挥了关键作用。相关的多肽序列分离导致卡托普利的发展，卡托普利是最早的结构类药物之一[115]。卡托普利成功治疗心血管疾病是开发其他阻断 RAAS 系统药物的关键（表 6-7）。现在临床上此药物可以阻断 RAAS 系统中几乎每一个级联反应（图 6-8）。

直接肾素抑制剂是最新的一类 RAAS 系统阻断药。尽管肾素为 RAAS 通路的限速酶和药物靶点，临床肾素抑制剂的开发受较低的效能、稳定性和口服生物利用度限制[116]。阿利吉仑的开发克服了这些问题，而其他药物正在临床研究中。阿利吉仑选择性地抑制肾素活性和呈剂量依赖性减少血管紧张素Ⅰ和血管紧张素Ⅱ的产生和降低血压。在阿利吉仑治疗期间，肾素的分泌显著增加，如果可以测定血浆中肾素浓度，要注意含量测定方法[117]。血浆肾素活性（体外由血管紧张素Ⅰ的产生评估）仍然会受到抑制，因此代偿性肾素分泌不能抑制阿利吉仑的效应或增加血压[118]。阿利吉仑有良好的耐药性，副作用的概率小，而且副作用主要是在胃肠道。当单独或联合利尿剂、血管紧张素转换酶抑制剂或 ARBs 使用时，阿利吉仑能有效地降低血压[116,119-121]。在糖尿病肾病患者中，与安慰剂比较，阿利吉仑加入极量氯沙坦能降低蛋白尿[122]。在一组肥胖合并高血压的受试者中，与氯沙坦相比，阿利吉仑可减少相似的 LV 质量，但二者联合时无显著益处[123]。须进一步调查研究心血管终末事件。

血管紧张素转换酶抑制剂用于治疗高血压、糖尿病肾病、充血性心力衰竭、心肌梗死前兆或脑卒中。在非洲裔美国人中，它们的抗高血压作用通常不那么有效，因为低肾素型高血压较常见，但同时给予噻嗪类利尿剂时可改善应答。许多口服的 ACE 抑制剂作为一个药物前体，通过肠道迅速代谢为活性代谢物（如依那普利转化为依那普利拉）。依那普利拉是依那普利的活性代谢物，静脉给药有效。大多数血管紧张素转换酶抑制剂是经肾排泄，肾功能不全患者需要严密监测。

血管紧张素Ⅱ可以由酶生成（如肾促胰酶、组织蛋白酶 G），这提供了 ARBs 和血管紧张素转换酶抑制剂联合治疗的理论。1 型血管紧张素Ⅱ受体拮抗剂（ARBs）还能为不能耐受 ACE 抑制剂的患者提供另一种治疗选择。早期研究依靠沙拉新完成，它是静脉血管紧张素Ⅱ类似物，显现出 ARBs 的效果，引起口服药物的发展[124]。自那时起，多个药物已被开发和批准用于高血压治疗和预防心血管并发症（表 6-7）。

表6-7 妨碍肾素-血管紧张素-醛固酮系统的药物

类型	药物（商品名）	$T_{1/2}$（小时）	剂量调整	剂量范围（mg/d）	给药间隔时间（小时）
直接肾素抑制剂	阿利吉仑（Tekturna）	24 ～ 48	—	150 ～ 300	每日 1 次
ACE 抑制剂	贝那普利（Lotensin）	10 ～ 11	R	20 ～ 40	24
	卡托普利（Capoten）	2	R	12.5 ～ 100	8 ～ 12
	依那普利（Vasotec）	2	—	5 ～ 40	12 ～ 24
	依那普利[†]	35*	—	0.625 ～ 5	6
	福辛普利（Monopril）	12	—	10 ～ 40	24
	赖诺普利（Prinivil，Zestril）	12	R	2.5 ～ 40	24
	莫西普利（Univasc）	2 ～ 9*	R	7.5 ～ 30	24
	培哚普利（Aceon）	3 ～ 10	R	2 ～ 16	24
	喹那普利（Accupril）	3*	R	5 ～ 80	24
	雷米普利（Altace）	13 ～ 17	R	2.5 ～ 20	24
	群多普利（Mavik）	22.5*	L、R	1 ～ 8	24
AT_1 受体拮抗剂	阿齐沙坦（Edarbi）	11	—	40 ～ 80	24
	坎地沙坦（Atacand）	5 ～ 9	L	4 ～ 16	12 ～ 24
	依普罗沙坦（Teveten）	5 ～ 9	—	400 ～ 800	12 ～ 24
	厄贝沙坦（Avapro）	11 ～ 15	—	150 ～ 300	24
	氯沙坦（Cozaar）	6 ～ 9*	L	50 ～ 100	12 ～ 24
	奥美沙坦（Benicar）	12 ～ 15	—	5 ～ 40	24
	替米沙坦（Micardis）	24	L	20 ～ 80	24
	缬沙坦（Diovan）	6	L	80 ～ 320	24
MR 拮抗剂	螺内酯（Aldactone）	10 ～ 23*	R	12.5 ～ 100	24
	依普利酮（Inspra）	4 ～ 6	R	25 ～ 200	12 ～ 24

* 包括消除活化代谢产物的消除半衰期。

† 静脉用药。

ACE，血管紧张素转换酶；AT_1，1 型血管紧张素 Ⅱ；L，肝功能衰竭；MR，盐皮质激素受体；R，肾衰竭；$T_{1/2}$，半衰期。

血管紧张素受体阻断药耐受性非常好，甚至可能降低一些疾病的发病率，如头痛。所有的 ARBs 对 AT_1 受体均能可靠地吸收，有高蛋白结合及选择性。替米沙坦和氯沙坦的代谢物 EXP3174 也可以激活过氧化物增值子——活化受体伽马（PPARγ），这可以解释胰岛素敏感性的改善[125-126]。氯沙坦半衰期较短，但有一个半衰期长的活性代谢物（EXP3174）。大多数 ARBs 药物主要在肝内消除，但在严重肝损伤时通常须调整剂量。

RAAS 阻断药与任何这些药物（血管紧张素转换酶抑制剂、ARB 或肾素抑制剂）在妊娠期间是禁忌的，因为有罹患先天性肾病和其他畸形的风险，对有生育要求的女性使用时应极其谨慎[127]。这些药物也有引起高钾血症和恶化肾功能不全的风险[128]。RAAS 阻断药不应应用于双侧肾动脉狭窄者，因为存在使肾衰竭恶化的风险。血管紧张素转换酶抑制剂很少引起潜在的致命性血管性水肿，但这在非洲裔美国人中较常见。血管紧张素转换酶抑制剂通常引起咳嗽，严重者可能需要停药，但是与血管性水肿比较，这是一个单独的发病机制[129]。

螺内酯和依普利酮是 MR 拮抗剂，通过拮抗远端肾小管 MR 活性介导它们发挥作用。这些药物也产

表6-8 内皮素受体拮抗剂

药物（商品名）	受体选择性	$T_{1/2}$（小时）	剂量调整	剂量范围（总计mg/d）	给药间隔时间（小时）
安贝生坦（Letairis）	ET_A	9	L	5 ～ 10	24
阿曲生坦*	ET_A	20 ～ 24	L	*	*
阿伏生坦*	ET_A	7 ～ 10	L	*	*
波生坦（Tracleer）	$ET_A > ET_B$	5	L	62.6 ～ 250	12
达卢生坦*	ET_A	16 ～ 18	L	*	*
司他生坦（Thelin）*	ET_A	6 ～ 7	L	*	*

*FDA 批准

ET，内皮素；L，肝功能衰竭；$T_{1/2}$，半衰期

生系统性血管效应，如减少炎症、改善血管内皮功能和促进纤维蛋白溶解。盐皮质激素受体拮抗剂降低慢性心力衰竭和急性心肌梗死后患者的死亡率，对耐药性高血压的治疗非常有效[130-133]。螺内酯具有黄体酮样活性，可能导致 5% ～ 10% 的患者出现男子乳腺发育和（或）乳房压痛，但在停药后恢复。因为 MR 的特异性，依普利酮不会造成男子乳腺发育，因此为那些对于螺内酯敏感者提供了另一种选择。与其他利尿剂相反，MR 拮抗剂不需要肾单位滤过来实现它们的效果，但肾功能不全时增加了高钾血症的风险，如果有此类情况，应小心处理。由于减轻了 CYP3A4 抑制作用，依普利酮还出现了药物相互作用的风险。

内皮素受体拮抗剂

1988 年内皮素 -1 起初被描述为一种血管活性肽，并且是其中最有效的血管收缩物质之一[134-135]。内皮素 -1 是前体蛋白通过内皮素转换酶转化生成，并由细胞分泌。虽然存在多个亚型，内皮素 -1 产生很多重要的心血管效果。内皮素 -1 是来自管腔分泌的（如通过细胞外间隙至血管平滑肌细胞），产生高度组织依赖性反应。尽管内皮素 -1 存在于循环内，局部的旁分泌和自分泌较内分泌重要。内皮素 -1 通过 A 型和 B 型内皮素 -1（ET_A）和 B（ET_B）受体发挥作用，这些受体广泛分布在身体各部分。在血管平滑肌中，ET_A 和 ET_B 产生不依赖 NO 的血管收缩作用，而内皮 ET_B 介导 NO 依赖的血管舒张，ET_B 通过内化和细胞降解也有助于 ET-1 清除。

血管床有特殊差异性存在，肾血管系统对 ET-1 作用极其敏感。然而，ET-1 主要影响肾增加钠和水的排泄作用。肾 ET-1 主要在髓质产生，在远端肾单位通过 ET_B 有助于长期血压调节[134]。肾皮质集合管内 ET-1 敲除会导致高血压和钠滞留，而这通过 ENaC 阻断药与阿米洛利提高。

在肺脉管系统内，ET_A 作为一个有效的血管收缩剂，促进血管平滑肌肥大和增生，使内皮素系统成为合理的药学靶点。内皮素受体拮抗剂（ETRAs）在最初的临床上成功治疗肺动脉高压患者。波生坦是第一个可以同时阻滞 ET_A 和 ET_B 的 ETRA。安贝生坦具有 ET_A 选择性。波生坦和安贝生坦治疗 PH 有效，已证明其可提高运动耐量和血流动力学[136-137]。通过观察而不是随机临床试验研究提示它可改善长期生存率。

ETRAs 在高血压、糖尿病肾病和心力衰竭中的作用仍在研究中和主要使用试验药物来验证（表 6-8）。高血压临床试验已经证明了选择性 ET_A 拮抗剂阿伏生坦对顽固性高血压患者是有效的[138]。选择性 ET_A 拮抗剂减少 40% ～ 50% 的糖尿病肾病患者的蛋白尿，但也明显增加了体液潴留和临床心力衰竭的发生率。在心力衰竭中，ETRAs 似乎可以改善血流动力学终点，但在长期试验中不能改善临床症状或死亡率[139-140]。内皮素受体拮抗剂一般会产生水肿、头痛和血红蛋白减少。肝毒性（血清转氨酶升高）是最严重的不良反应，需要密切监测。

参考文献

1. Kim HR, Appel S, Vetterkind S, et al: Smooth muscle signalling pathways in health and disease, *J Cell Mol Med* 12(6A):2165–2180, 2008.
2. Watanabe H, Tran QK, Takeuchi K, et al: Myosin light-chain kinase regulates endothelial calcium entry and endothelium-dependent vasodilation, *FASEB J* 15(2):282–284, 2001.
3. Budzyn K, Sobey CG: Vascular Rho kinases and their potential therapeutic applications, *Curr Opin Drug Discov Devel* 10(5):590–596, 2007.
4. Bryan NS, Bian K, Murad F: Discovery of the nitric oxide signaling pathway and targets for drug development, *Front Biosci* 14:1–18, 2009.
5. Friederich JA, Butterworth JF: Sodium nitroprusside: twenty years and counting, *Anesth Analg* 81(1):152–162, 1995.
6. Chen Z, Zhang J, Stamler JS: Identification of the enzymatic mechanism of nitroglycerin bioactivation, *Proc Natl Acad Sci U S A* 99(12):8306–8311, 2002.
7. Li Y, Zhang D, Jin W, et al: Mitochondrial aldehyde dehydrogenase-2 (ALDH2) Glu504Lys polymorphism contributes to the variation in efficacy of sublingual nitroglycerin, *J Clin Invest* 116(2):506–511, 2006.
8. Chihara E, Manyari DE, Isaac DL, et al: Comparative effects of nitroglycerin on intestinal vascular capacitance and conductance, *Can J Cardiol* 18(2):165–174, 2002.
9. ISIS-4: a randomised factorial trial assessing early oral captopril, oral mononitrate, and intravenous magnesium sulphate in 58,050 patients with suspected acute myocardial infarction. ISIS-4 (Fourth International Study of Infarct Survival) Collaborative Group, *Lancet* 345(8951):669–685, 1995.
10. Six-month effects of early treatment with lisinopril and transdermal glyceryl trinitrate singly and together withdrawn six weeks after acute myocardial infarction: the GISSI-3 trial. Gruppo Italiano per lo Studio della Sopravvivenza nell'Infarto Miocardico, *J Am Coll Cardiol* 27(2):337–344, 1996.
11. Ambrosio G, Del PM, Tritto I, et al: Chronic nitrate therapy is associated with different presentation and evolution of acute coronary syndromes: insights from 52,693 patients in the Global Registry of Acute Coronary Events, *Eur Heart J* 31(4):430–438, 2010.
12. Taylor AL, Ziesche S, Yancy C, et al: Combination of isosorbide dinitrate and hydralazine in blacks with heart failure, *N Engl J Med* 351(20):2049–2057, 2004.
13. Daiber A, Munzel T, Gori T: Organic nitrates and nitrate tolerance--state of the art and future developments, *Adv Pharmacol* 60:177–227, 2010.
14. Rhoney D, Peacock WF: Intravenous therapy for hypertensive emergencies, part 2, *Am J Health Syst Pharm* 66(16):1448–1457, 2009.
15. Thomas DD, Miranda KM, Colton CA, et al: Heme proteins and nitric oxide (NO): the neglected, eloquent chemistry in NO redox signaling and regulation, *Antioxid Redox Signal* 5(3):307–317, 2003.
16. Erusalimsky JD, Moncada S: Nitric oxide and mitochondrial signaling: from physiology to pathophysiology, *Arterioscler Thromb Vasc Biol* 27(12):2524–2531, 2007.
17. Lundberg JO, Weitzberg E, Gladwin MT: The nitrate-nitrite-nitric oxide pathway in physiology and therapeutics, *Nat Rev Drug Discov* 7(2):156–167, 2008.
18. Dejam A, Hunter CJ, Tremonti C, et al: Nitrite infusion in humans and nonhuman primates: endocrine effects, pharmacokinetics, and tolerance formation, *Circulation* 116(16):1821–1831, 2007.
19. Evgenov OV, Pacher P, Schmidt PM, et al: NO-independent stimulators and activators of soluble guanylate cyclase: discovery and therapeutic potential, *Nat Rev Drug Discov* 5(9):755–768, 2006.
20. Misono KS, Philo JS, Arakawa T, et al: Structure, signaling mechanism and regulation of the natriuretic peptide receptor guanylate cyclase, *FEBS J* 278(11):1818–1829, 2011.
21. Clerico A, Giannoni A, Vittorini S, et al: Thirty years of the heart as an endocrine organ: Physiological role and clinical utility of cardiac natriuretic hormones, *Am J Physiol Heart Circ Physiol* 2011.
22. Palazzuoli A, Gallotta M, Quatrini I, et al: Natriuretic peptides (BNP and NT-proBNP): measurement and relevance in heart failure, *Vasc Health Risk Manag* 6:411–418, 2010.
23. Colucci WS, Elkayam U, Horton DP, et al: Intravenous nesiritide, a natriuretic peptide, in the treatment of decompensated congestive heart failure. Nesiritide Study Group, *N Engl J Med* 343(4):246–253, 2000.
24. Sackner-Bernstein JD, Kowalski M, Fox M, et al: Short-term risk of death after treatment with nesiritide for decompensated heart failure: a pooled analysis of randomized controlled trials, *JAMA* 293(15):1900–1905, 2005.
25. Abraham WT, Trupp RJ, Jarjoura D: Nesiritide in acute decompensated heart failure: a pooled analysis of randomized controlled trials, *Clin Cardiol* 33(8):484–489, 2010.
26. Hernandez AF, O'Connor CM, Starling RC, et al: Acute Study of Clinical Effectiveness of Nesiritide in Decompensated Heart Failure Trial (ASCEND-HF), *Circulation* 122(21):2217, 2010.
27. O'Connor CM, Starling RC, Hernandez AF, et al: Effect of nesiritide in patients with acute decompensated heart failure, *N Engl J Med* 365(1):32–43, 2011.
28. Kass DA, Takimoto E, Nagayama T, et al: Phosphodiesterase regulation of nitric oxide signaling, *Cardiovasc Res* 75(2):303–314, 2007.
29. Francis SH, Sekhar KR, Ke H, et al: Inhibition of cyclic nucleotide phosphodiesterases by methylxanthines and related compounds, *Handb Exp Pharmacol* (200):93–133, 2011.
30. Das A, Xi L, Kukreja RC: Phosphodiesterase-5 inhibitor sildenafil preconditions adult cardiac myocytes against necrosis and apoptosis. Essential role of nitric oxide signaling, *J Biol Chem* 280(13):12944–12955, 2005.
31. Borlaug BA, Melenovsky V, Marhin T, et al: Sildenafil inhibits beta-adrenergic-stimulated cardiac contractility in humans, *Circulation* 112(17):2642–2649, 2005.
32. Takimoto E, Champion HC, Li M, et al: Chronic inhibition of cyclic GMP phosphodiesterase 5A prevents and reverses cardiac hypertrophy, *Nat Med* 11(2):214–222, 2005.
33. Badesch DB, Abman SH, Simonneau G, et al: Medical therapy for pulmonary arterial hypertension: updated ACCP evidence-based clinical practice guidelines, *Chest* 131(6): 1917–1928, 2007.
34. Michelakis E, Tymchak W, Lien D, et al: Oral sildenafil is an effective and specific pulmonary vasodilator in patients with pulmonary arterial hypertension: comparison with inhaled nitric oxide, *Circulation* 105(20):2398–2403, 2002.
35. Benedict N, Seybert A, Mathier MA: Evidence-based pharmacologic management of pulmonary arterial hypertension, *Clin Ther* 29(10):2134–2153, 2007.
36. Rubin LJ, Badesch DB, Fleming TR, et al: Long-term treatment with sildenafil citrate in pulmonary arterial hypertension: SUPER-2, *Chest* 2011.
37. Cruz-Blanquel A, Espinosa-Oropeza A, Romo-Hernandez G, et al: Persistent pulmonary hypertension in the newborn: therapeutic effect of sildenafil, *Proc West Pharmacol Soc* 51:73–77, 2008.
38. Fisher PW, Salloum F, Das A, et al: Phosphodiesterase-5 inhibition with sildenafil attenuates cardiomyocyte apoptosis and left ventricular dysfunction in a chronic model of doxorubicin cardiotoxicity, *Circulation* 111(13):1601–1610, 2005.
39. Nagayama T, Hsu S, Zhang M, et al: Sildenafil stops progressive chamber, cellular, and molecular remodeling and improves calcium handling and function in hearts with pre-existing advanced hypertrophy caused by pressure overload, *J Am Coll Cardiol* 53(2):207–215, 2009.
40. Guazzi M, Vicenzi M, Arena R, et al: PDE5 inhibition with sildenafil improves left ventricular diastolic function, cardiac geometry, and clinical status in patients with stable systolic heart failure: results of a 1-year, prospective, randomized, placebo-controlled study, *Circ Heart Fail* 4(1):8–17, 2011.
41. Hao CM, Breyer MD: Physiological regulation of prostaglandins in the kidney, *Annu Rev Physiol* 70:357–377, 2008.
42. Tilley SL, Coffman TM, Koller BH: Mixed messages: modulation of inflammation and immune responses by prostaglandins and thromboxanes, *J Clin Invest* 108(1):15–23, 2001.
43. Rockwell CE, Raman P, Kaplan BL, et al: A COX-2 metabolite of the endogenous cannabinoid, 2-arachidonyl glycerol, mediates suppression of IL-2 secretion in activated Jurkat T cells, *Biochem Pharmacol* 76(3):353–361, 2008.
44. Feletou M, Huang Y, Vanhoutte PM: Endothelium-mediated control of vascular tone: COX-1 and COX-2 products, *Br J Pharmacol* 2011.
45. Hu ZW, Kerb R, Shi XY, et al: Angiotensin II increases expression of cyclooxygenase-2: implications for the function of vascular smooth muscle cells, *J Pharmacol Exp Ther* 303(2):563–573, 2002.
46. Tang EH, Leung FP, Huang Y, et al: Calcium and reactive oxygen species increase in endothelial cells in response to releasers of endothelium-derived contracting factor, *Br J Pharmacol* 151(1):15–23, 2007.
47. Bunimov N, Laneuville O: Cyclooxygenase inhibitors: instrumental drugs to understand cardiovascular homeostasis and arterial thrombosis, *Cardiovasc Hematol Disord Drug Targets* 8(4):268–277, 2008.
48. Baigent C, Blackwell L, Collins R, et al: Aspirin in the primary and secondary prevention of vascular disease: collaborative meta-analysis of individual participant data from randomised trials, *Lancet* 373(9678):1849–1860, 2009.
49. Bartolucci AA, Tendera M, Howard G: Meta-analysis of multiple primary prevention trials of cardiovascular events using aspirin, *Am J Cardiol* 107(12):1796–1801, 2011.
50. Stavrakis S, Stoner JA, Azar M, et al: Low-dose aspirin for primary prevention of cardiovascular events in patients with diabetes: a meta-analysis, *Am J Med Sci* 341(1):1–9, 2011.
51. Simpson SH, Gamble JM, Mereu L, et al: Effect of aspirin dose on mortality and cardiovascular events in people with diabetes: A meta-analysis, *J Gen Intern Med* 2011.
52. Kronish IM, Rieckmann N, Shimbo D, et al: Aspirin adherence, aspirin dosage, and C-reactive protein in the first 3 months after acute coronary syndrome, *Am J Cardiol* 106(8):1090–1094, 2010.
53. Yamamoto Y, Yamashita T, Kitagawa F, et al: The effect of the long term aspirin administration on the progress of atherosclerosis in apoE-/- LDLR-/- double knockout mouse, *Thromb Res* 125(3):246–252, 2010.
54. Cyrus T, Sung S, Zhao L, et al: Effect of low-dose aspirin on vascular inflammation, plaque stability, and atherogenesis in low-density lipoprotein receptor-deficient mice, *Circulation* 106(10):1282–1287, 2002.
55. Bresalier RS, Sandler RS, Quan H, et al: Cardiovascular events associated with rofecoxib in a colorectal adenoma chemoprevention trial, *N Engl J Med* 352(11):1092–1102, 2005.
56. Mitchell JA, Warner TD: COX isoforms in the cardiovascular system: understanding the activities of nonsteroidal antiinflammatory drugs, *Nat Rev Drug Discov* 5(1):75–86, 2006.
57. Antman EM, DeMets D, Loscalzo J: Cyclooxygenase inhibition and cardiovascular risk, *Circulation* 112(5):759–770, 2005.
58. Barst RJ, Rubin LJ, Long WA, et al: A comparison of continuous intravenous epoprostenol (prostacyclin) with conventional therapy for primary pulmonary hypertension. The Primary Pulmonary Hypertension Study Group, *N Engl J Med* 334(5):296–302, 1996.
59. Badesch DB, Tapson VF, McGoon MD, et al: Continuous intravenous epoprostenol for pulmonary hypertension due to the scleroderma spectrum of disease. A randomized, controlled trial, *Ann Intern Med* 132(6):425–434, 2000.
60. Chen YF, Jowett S, Barton P, et al: Clinical and cost-effectiveness of epoprostenol, iloprost, bosentan, sitaxentan and sildenafil for pulmonary arterial hypertension within their licensed indications: a systematic review and economic evaluation, *Health Technol Assess* 13(49):1–320, 2009.
61. Freeman R: Clinical practice. Neurogenic orthostatic hypotension, *N Engl J Med* 358(6): 615–624, 2008.
62. Sequeira IM, Haberberger RV, Kummer W: Atrial and ventricular rat coronary arteries are differently supplied by noradrenergic, cholinergic and nitrergic, but not sensory nerve fibres, *Ann Anat* 187(4):345–355, 2005.
63. Murad F: Shattuck Lecture. Nitric oxide and cyclic GMP in cell signaling and drug development, *N Engl J Med* 355(19):2003–2011, 2006.
64. Schachinger V, Britten MB, Zeiher AM: Prognostic impact of coronary vasodilator dysfunction on adverse long-term outcome of coronary heart disease, *Circulation* 101(16):1899–1906, 2000.
65. Perticone F, Ceravolo R, Pujia A, et al: Prognostic significance of endothelial dysfunction in hypertensive patients, *Circulation* 104(2):191–196, 2001.
66. Pretorius M, Rosenbaum DA, Lefebvre J, et al: Smoking impairs bradykinin-stimulated t-PA release, *Hypertension* 39(3):767–771, 2002.
67. Pretorius M, Rosenbaum D, Vaughan DE, et al: Angiotensin-converting enzyme inhibition increases human vascular tissue-type plasminogen activator release through endogenous bradykinin, *Circulation* 107(4):579–585, 2003.
68. DeSouza CA, Shapiro LF, Clevenger CM, et al: Regular aerobic exercise prevents and

restores age-related declines in endothelium-dependent vasodilation in healthy men, *Circulation* 102(12):1351–1357, 2000.
69. van Zwieten PA, Doods HN: Muscarinic receptors and drugs in cardiovascular medicine, *Cardiovasc Drugs Ther* 9(1):159–167, 1995.
70. Brede M, Philipp M, Knaus A, et al: Alpha2-adrenergic receptor subtypes--novel functions uncovered in gene-targeted mouse models, *Biol Cell* 96(5):343–348, 2004.
71. Civantos CB, Aleixandre de AA: Alpha-adrenoceptor subtypes, *Pharmacol Res* 44(3):195–208, 2001.
72. Gao F, de Beer VJ, Hoekstra M, et al: Both beta1- and beta2-adrenoceptors contribute to feedforward coronary resistance vessel dilation during exercise, *Am J Physiol Heart Circ Physiol* 298(3):H921–H929, 2010.
73. Davis E, Loiacono R, Summers RJ: The rush to adrenaline: drugs in sport acting on the beta-adrenergic system, *Br J Pharmacol* 154(3):584–597, 2008.
74. Docherty JR: Pharmacology of stimulants prohibited by the World Anti-Doping Agency (WADA), *Br J Pharmacol* 154(3):606–622, 2008.
75. Grossman E, Messerli FH: Secondary hypertension: interfering substances, *J Clin Hypertens (Greenwich)* 10(7):556–566, 2008.
76. Haller CA, Benowitz NL: Adverse cardiovascular and central nervous system events associated with dietary supplements containing ephedra alkaloids, *N Engl J Med* 343(25):1833–1838, 2000.
77. Morelli A, Ertmer C, Rehberg S, et al: Phenylephrine versus norepinephrine for initial hemodynamic support of patients with septic shock: a randomized, controlled trial, *Crit Care* 12(6):R143, 2008.
78. De BD, Creteur J, Silva E, et al: Effects of dopamine, norepinephrine, and epinephrine on the splanchnic circulation in septic shock: which is best? *Crit Care Med* 31(6):1659–1667, 2003.
79. Nygren A, Thoren A, Ricksten SE: Vasopressors and intestinal mucosal perfusion after cardiac surgery: norepinephrine vs. phenylephrine, *Crit Care Med* 34(3):722–729, 2006.
80. Levy B, Perez P, Perny J, et al: Comparison of norepinephrine-dobutamine to epinephrine for hemodynamics, lactate metabolism, and organ function variables in cardiogenic shock. A prospective, randomized pilot study, *Crit Care Med* 39(3):450–455, 2011.
81. Russell JA, Walley KR, Singer J, et al: Vasopressin versus norepinephrine infusion in patients with septic shock, *N Engl J Med* 358(9):877–887, 2008.
82. Furberg CD, Wright JT, Davis BR,et al: Major cardiovascular events in hypertensive patients randomized to doxazosin vs. chlorthalidone: the antihypertensive and lipid-lowering treatment to prevent heart attack trial (ALLHAT). ALLHAT Collaborative Research Group, *JAMA* 283(15):1967–1975, 2000.
83. Frye CB, Vance MA: Hypertensive crisis and myocardial infarction following massive clonidine overdose, *Ann Pharmacother* 34(5):611–615, 2000.
84. Robertson D, Goldberg MR, Hollister AS, et al: Clonidine raises blood pressure in severe idiopathic orthostatic hypotension, *Am J Med* 74(2):193–200, 1983.
85. Cruickshank JM: Are we misunderstanding beta-blockers, *Int J Cardiol* 120(1):10–27, 2007.
86. Dessy C, Balligand JL: Beta3-adrenergic receptors in cardiac and vascular tissues emerging concepts and therapeutic perspectives, *Adv Pharmacol* 59:135–163, 2010.
87. Schrier RW, Abraham WT: Hormones and hemodynamics in heart failure, *N Engl J Med* 341(8):577–585, 1999.
88. Beaulieu JM, Gainetdinov RR: The physiology, signaling, and pharmacology of dopamine receptors, *Pharmacol Rev* 63(1):182–217, 2011.
89. De BD, Biston P, Devriendt J, et al: Comparison of dopamine and norepinephrine in the treatment of shock, *N Engl J Med* 362(9):779–789, 2010.
90. Patel GP, Grahe JS, Sperry M, et al: Efficacy and safety of dopamine versus norepinephrine in the management of septic shock, *Shock* 33(4):375–380, 2010.
91. Devlin JW, Seta ML, Kanji S, et al: Fenoldopam versus nitroprusside for the treatment of hypertensive emergency, *Ann Pharmacother* 38(5):755–759, 2004.
92. Landoni G, Biondi-Zoccai GG, Tumlin JA, et al: Beneficial impact of fenoldopam in critically ill patients with or at risk for acute renal failure: a meta-analysis of randomized clinical trials, *Am J Kidney Dis* 49(1):56–68, 2007.
93. Landoni G, Biondi-Zoccai GG, Marino G, et al: Fenoldopam reduces the need for renal replacement therapy and in-hospital death in cardiovascular surgery: a meta-analysis, *J Cardiothorac Vasc Anesth* 22(1):27–33, 2008.
94. Stone GW, McCullough PA, Tumlin JA, et al: Fenoldopam mesylate for the prevention of contrast-induced nephropathy: a randomized controlled trial, *JAMA* 290(17):2284–2291, 2003.
95. Gopal S, Jayakumar D, Nelson PN: Meta-analysis on the effect of dopexamine on in-hospital mortality, *Anaesthesia* 64(6):589–594, 2009.
96. Davies SJ, Yates D, Wilson RJ: Dopexamine has no additional benefit in high-risk patients receiving goal-directed fluid therapy undergoing major abdominal surgery, *Anesth Analg* 112(1):130–138, 2011.
97. Basile J: The role of existing and newer calcium channel blockers in the treatment of hypertension, *J Clin Hypertens (Greenwich)* 6(11):621–629, 2004.
98. Abernethy DR, Schwartz JB: Calcium-antagonist drugs, *N Engl J Med* 341(19):1447–1457, 1999.
99. Grossman E, Messerli FH, Grodzicki T, et al: Should a moratorium be placed on sublingual nifedipine capsules given for hypertensive emergencies and pseudoemergencies? *JAMA* 276(16):1328–1331, 1996.
100. Sica DA: Minoxidil: an underused vasodilator for resistant or severe hypertension, *J Clin Hypertens (Greenwich)* 6(5):283–287, 2004.
101. Peti-Peterdi J, Harris RC: Macula densa sensing and signaling mechanisms of renin release, *J Am Soc Nephrol* 21(7):1093–1096, 2010.
102. Crackower MA, Sarao R, Oudit GY, et al: Angiotensin-converting enzyme 2 is an essential regulator of heart function, *Nature* 417(6891):822–828, 2002.
103. Oliveira L, Costa-Neto CM, Nakaie CR, et al: The angiotensin II AT1 receptor structure-activity correlations in the light of rhodopsin structure, *Physiol Rev* 87(2):565–592, 2007.
104. Oppermann M, Gess B, Schweda F, et al: Atrap deficiency increases arterial blood pressure and plasma volume, *J Am Soc Nephrol* 21(3):468–477, 2010.
105. Carey RM, Padia SH: Angiotensin AT2 receptors: control of renal sodium excretion and blood pressure, *Trends Endocrinol Metab* 19(3):84–87, 2008.
106. Porrello ER, Delbridge LM, Thomas WG: The angiotensin II type 2 (AT2) receptor: an enigmatic seven transmembrane receptor, *Front Biosci* 14:958–972, 2009.
107. Butterworth MB, Edinger RS, Frizzell RA, et al: Regulation of the epithelial sodium channel by membrane trafficking, *Am J Physiol Renal Physiol* 296(1):F10–F24, 2009.
108. Hoorn EJ, Nelson JH, McCormick JA, et al: The WNK Kinase Network Regulating Sodium, Potassium, and Blood Pressure, *J Am Soc Nephrol* 22(4):605–614, 2011.
109. Vallon V, Schroth J, Lang F, et al: Expression and phosphorylation of the Na+-Cl-cotransporter NCC *in vivo* is regulated by dietary salt, potassium, and SGK1, *Am J Physiol Renal Physiol* 297(3):F704–F712, 2009.
110. Ferrario CM, Varagic J: The ANG-(1-7)/ACE2/mas axis in the regulation of nephron function, *Am J Physiol Renal Physiol* 298(6):F1297–F1305, 2010.
111. Alenina N, Xu P, Rentzsch B, et al: Genetically altered animal models for Mas and angiotensin-(1-7), *Exp Physiol* 93(5):528–537, 2008.
112. Zhong J, Basu R, Guo D, et al: Angiotensin-converting enzyme 2 suppresses pathological hypertrophy, myocardial fibrosis, and cardiac dysfunction, *Circulation* 122(7):717–728, 18, 2010.
113. Nguyen G: Renin, (pro)renin and receptor: an update, *Clin Sci (Lond)* 120(5):169–178, 2011.
114. Feldt S, Batenburg WW, Mazak I, et al: Prorenin and renin-induced extracellular signal-regulated kinase 1/2 activation in monocytes is not blocked by aliskiren or the handle-region peptide, *Hypertension* 51(3):682–688, 2008.
115. Cushman DW, Ondetti MA: History of the design of captopril and related inhibitors of angiotensin converting enzyme, *Hypertension* 17(4):589–592, 1991.
116. Jensen C, Herold P, Brunner HR: Aliskiren: the first renin inhibitor for clinical treatment, *Nat Rev Drug Discov* 7(5):399–410, 2008.
117. Campbell DJ: Interpretation of plasma renin concentration in patients receiving aliskiren therapy, *Hypertension* 51(1):15–18, 2008.
118. Stanton AV, Gradman AH, Schmieder RE, et al: Aliskiren monotherapy does not cause paradoxical blood pressure rises: meta-analysis of data from 8 clinical trials, *Hypertension* 55(1):54–60, 2010.
119. Oparil S, Yarows SA, Patel S, et al: Efficacy and safety of combined use of aliskiren and valsartan in patients with hypertension: a randomised, double-blind trial, *Lancet* 370(9583):221–229, 2007.
120. Nussberger J, Wuerzner G, Jensen C, et al: Angiotensin II suppression in humans by the orally active renin inhibitor aliskiren (SPP100): comparison with enalapril, *Hypertension* 39(1):E1–E8, 2002.
121. Stanton A, Jensen C, Nussberger J, et al: Blood pressure lowering in essential hypertension with an oral renin inhibitor, aliskiren, *Hypertension* 42(6):1137–1143, 2003.
122. Parving HH, Persson F, Lewis JB, et al: Aliskiren combined with losartan in type 2 diabetes and nephropathy, *N Engl J Med* 358(23):2433–2446, 2008.
123. Solomon SD, Appelbaum E, Manning WJ, et al: Effect of the direct renin inhibitor aliskiren, the angiotensin receptor blocker losartan, or both on left ventricular mass in patients with hypertension and left ventricular hypertrophy, *Circulation* 119(4):530–537, 2009.
124. Burnier M: Angiotensin II type 1 receptor blockers, *Circulation* 103(6):904–912, 2001.
125. Benson SC, Pershadsingh HA, Ho CI, et al: Identification of telmisartan as a unique angiotensin II receptor antagonist with selective PPARgamma-modulating activity, *Hypertension* 43(5):993–1002, 2004.
126. Kappert K, Tsuprykov O, Kaufmann J, et al: Chronic treatment with losartan results in sufficient serum levels of the metabolite EXP3179 for PPARgamma activation, *Hypertension* 54(4):738–743, 2009.
127. Cooper WO, Hernandez-Diaz S, Arbogast PG, et al: Major congenital malformations after first-trimester exposure to ACE inhibitors, *N Engl J Med* 354(23):2443–2451, 2006.
128. Palmer BF: Managing hyperkalemia caused by inhibitors of the renin-angiotensin-aldosterone system, *N Engl J Med* 351(6):585–592, 2004.
129. Sica DA: Angiotensin-converting enzyme inhibitors side effects--physiologic and non-physiologic considerations, *J Clin Hypertens (Greenwich)* 6(7):410–416, 2004.
130. Zannad F, McMurray JJ, Krum H, et al: Eplerenone in patients with systolic heart failure and mild symptoms, *N Engl J Med* 364(1):11–21, 2011.
131. Pitt B, Remme W, Zannad F, et al: Eplerenone, a selective aldosterone blocker, in patients with left ventricular dysfunction after myocardial infarction, *N Engl J Med* 348(14):1309–1321, 2003.
132. Pitt B, Zannad F, Remme WJ, et al: The effect of spironolactone on morbidity and mortality in patients with severe heart failure. Randomized Aldactone Evaluation Study Investigators, *N Engl J Med* 341(10):709–717, 1999.
133. Vaclavik J, Sedlak R, Plachy M, et al: Addition of Spironolactone in Patients With Resistant Arterial Hypertension (ASPIRANT): a randomized, double-blind, placebo-controlled trial, *Hypertension* 57(6):1069–1075, 2011.
134. Kohan DE, Rossi NF, Inscho EW, et al: Regulation of blood pressure and salt homeostasis by endothelin, *Physiol Rev* 91(1):1–77, 2011.
135. Dhaun N, Goddard J, Kohan DE, et al: Role of endothelin-1 in clinical hypertension: 20 years on, *Hypertension* 52(3):452–459, 2008.
136. Channick RN, Simonneau G, Sitbon O, et al: Effects of the dual endothelin-receptor antagonist bosentan in patients with pulmonary hypertension: a randomised placebo-controlled study, *Lancet* 358(9288):1119–1123, 2001.
137. Anderson JR, Nawarskas JJ: Pharmacotherapeutic management of pulmonary arterial hypertension, *Cardiol Rev* 18(3):148–162, 2010.
138. Weber MA, Black H, Bakris G, et al: A selective endothelin-receptor antagonist to reduce blood pressure in patients with treatment-resistant hypertension: a randomised, double-blind, placebo-controlled trial, *Lancet* 374(9699):1423–1431, 2009.
139. Anand I, McMurray J, Cohn JN, et al: Long-term effects of darusentan on left-ventricular remodelling and clinical outcomes in the EndothelinA Receptor Antagonist Trial in Heart Failure (EARTH): randomised, double-blind, placebo-controlled trial, *Lancet* 364(9431):347–354, 2004.
140. McMurray JJ, Teerlink JR, Cotter G, et al: Effects of tezosentan on symptoms and clinical outcomes in patients with acute heart failure: the VERITAS randomized controlled trials, *JAMA* 298(17):2009–2019, 2007.

第 7 章　抗血栓药物的药理学

Omar P. Haqqani，Mark D. Iafrati，Jane E. Freedman

动脉粥样硬化斑块破裂是全球死亡的主要原因。美国成年人患病人数估计为 8 100 多万，每年花费超过 530 亿美元[1]。动脉粥样硬化性疾病所涉及的血栓和血凝块形成是血小板、血管壁和凝血级联之间复杂而动态的相互作用。对这些相互作用机制的更多了解为开发新药提供了条件。抗血小板药物在治疗动脉粥样硬化性血栓性疾病方面走在了前列，主要是由于血小板参与了血栓的起始和增殖。我们对血小板功能的理解从花生四烯酸途径中作为环氧合酶（COX）抑制剂的阿司匹林的基本知识扩展到包括噻吩并吡啶、糖蛋白（GP）Ⅱb/Ⅲa 受体拮抗剂、血管性假血友病因子（vWF）-GPⅠb/Ⅸ和胶原蛋白 -GPVI 抑制剂在内的多种受体调节剂。尽管新的抑制剂和组合的进展，治疗失败仍然存在，须开发新的抗血小板药物。

血栓形成也有助于凝血级联与血小板活化密切相关，并继续成为治疗领域的热点。我们对凝血途径靶点的更深入的理解已经引导许多新的试剂调节凝血、限制血栓增殖和动脉粥样硬化斑块破裂。新型抗血小板和抗凝治疗的协同作用为评估心血管疾病的临床结局提供了新的选择。

血小板、血栓形成、凝血和动脉粥样硬化血栓形成的血管疾病

动脉粥样硬化斑块破裂和内皮细胞（EC）破坏导致血小板活化和形成闭塞性血栓，引发动脉粥样硬化性血栓性疾病患者的急性缺血事件。血小板活化和聚集涉及多个信号分子及其受体。最初，血小板黏附在血管损伤部位暴露的内皮下蛋白质 vWF 和胶原蛋白上。腺苷二磷酸（ADP）、血栓烷 A2（TxA2）、血清素、胶原蛋白和凝血酶通过独特的细胞内信号传导途径激活血小板，进一步激活血小板并分泌介质，从而进一步放大和维持血小板初始反应[2]。腺苷二磷酸、5- 羟色胺和钙通过脱颗粒被活化的血小板释放；来自花生四烯酸的血栓素；来自凝血级联通路的凝血酶[3]。血小板活化通过其主要血溶性激动剂与其各自的血小板受体结合发生：ADP 结合 P2Y1 和 P2Y12，凝血酶结合蛋白酶活化受体 1（PAR1）和 PAR4，血栓素结合血栓素 / 前列腺素（TP）受体。所有自分泌和旁分泌激活信号的最后共同通路是 GPⅡb/Ⅲa 激活，其介导纤维蛋白原和 vWF 与血小板结合并促成血小板聚集。因此，在生理止血和病理状态下，血小板被募集形成血小板 - 纤维蛋白血栓[3-4]。各种类型的抗血小板药物通过互补而独立的机制协同作用，防止血小板聚集，从而防止急性血栓形成。目前可用的药物和正在研究的那些目标为血栓素诱导的（阿司匹林、磺吡酮、吲哚布芬和三氟柳）和 ADP 诱导的（噻氯匹定、氯吡格雷、普拉格雷、替格瑞洛，坎格雷洛和依利格雷）血小板活化途径，及其最终共同途径 GPⅡb/Ⅲa 诱导的（阿昔单抗、依替巴肽和替罗非班）血小板聚集[4-5]。血小板黏附、激活和聚集的过程以及血小板抑制药物的靶点如图 7-1 所示。抗血小板药物除了抑制急性动脉血栓形成外，还会干扰血小板在止血中的生理作用。因此，不良反应的范围，尤其是出血是评估现有和即将使用的抗血小板药物及其组合方案的效用的主要因素。凝血级联通过动脉粥样硬化斑块破裂和血小板活化而被激活。通过口服抗凝剂（华法林）、凝血酶抑制剂 [肝素、低分子量肝素（LMWH）、磺达肝素、水蛭素、比伐卢定、阿加曲班、希美加群、达比加群酯、利达沙班、阿匹沙班、DU-176b、LY517717、贝曲西班和 YM150]、因子Ⅸ抑制剂和因子Ⅹa 抑制剂来完成药物治疗的目标以调节血栓形成和传递的效果。

血小板抑制剂的药理学

血小板在血液循环中被一氧化氮（NO）和 ECs 释放的前列腺素 I_2 所抑制[6-7]。活化的血小板通过催化形成稳定的血块和活化凝血途径来防止出血。在原发性止血的起始阶段，血小板在受损血管暴露的胶原蛋白基质上滚动、黏附和扩散，形成活化的血小板单层[8]。在血小板活化过程中，血小板黏附和栓系受血小板 GPⅠb/Ⅴ/Ⅸ受体复合物和 vWF 调控，其本身与胶原蛋白结合（图 7-1）。GPⅥ和 GPⅠa 蛋白直

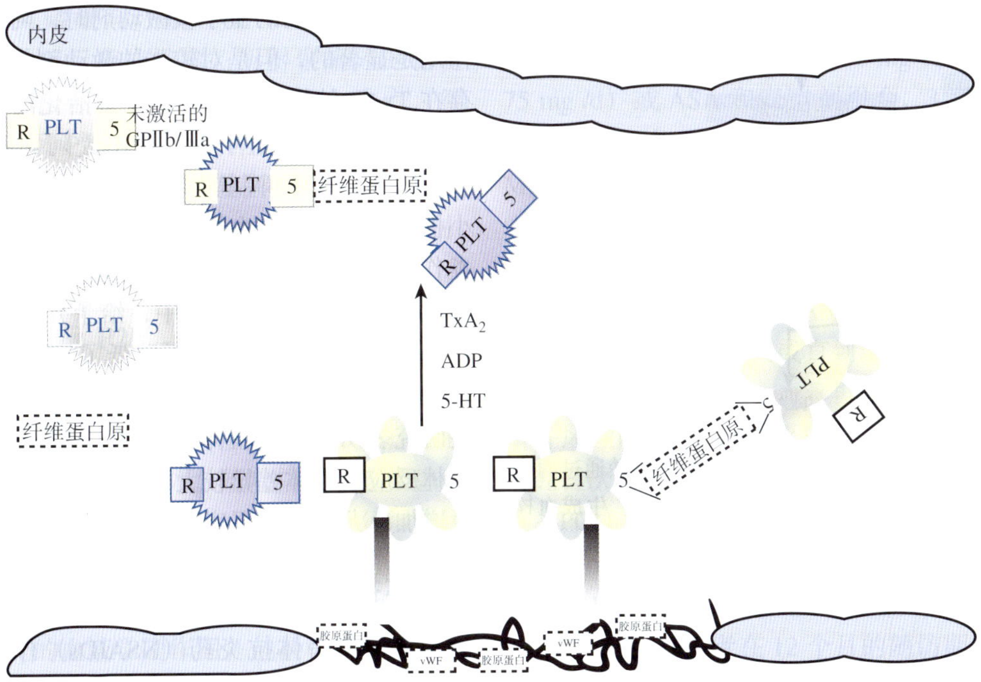

图 7-1 血小板活化及血栓形成；血小板在脉管系统中以非活性形式循环。内皮损伤和(或)vWF 的暴露能够激活细胞外血小板，这种黏附导致血小板活化、形状改变，血栓素 A_2、5-HT 和二磷酸腺苷的合成和释放。血小板刺激引起血小板整合蛋白糖蛋白构造的改变，导致高亲和力的纤维蛋白原形成，形成稳定的血小板栓

接与血管损伤部位的胶原蛋白完成附加的栓系[6-8]。GPⅠb/Ⅴ/Ⅸ与 vWF 的结合具有不能介导稳定黏附的快速释放速率，但是能够维持血小板与内皮表面紧密接触。血小板活化刺激高亲和力整联蛋白形成稳定的黏附复合物。

血液在血管中心流动的速度大于在血管附近的流动速度，从而在相邻流体层之间产生剪切力。在高剪切应力条件下，如小动脉、毛细动脉和狭窄动脉，栓系过程是血小板黏附机制中不可分割的一部分。血管性假血友病因子 vWF 与细胞外基质（ECM）中的胶原蛋白和血小板受体 [GPⅠb/Ⅴ/Ⅸ和 GPⅡb/Ⅲa（αⅡβ3 整联蛋白）] 结合。vWF 结合 ECM 胶原蛋白触发细胞内信号，使血小板整联蛋白变为更高亲和力的状态并诱导二级介质 ADP 和 TxA_2 的释放。ADP 和 TxA_2 以及由凝血级联产生的凝血酶协同诱导完全血小板活化。在血小板活化时，磷脂酶 A_2 和 C 从膜磷脂释放花生四烯酸，从而产生 TxA_2。阿司匹林和其他试剂，如亚磺酰 - 吡唑酮、吲哚布芬和三氟醋酸，可抑制花生四烯酸级联反应中的酶，从而限制 TxA_2 的产生。腺苷二磷酸结合 $P2Y_1$ 和 $P2Y_{12}$ 表面血小板受体，它们是氯吡格雷、普拉格雷和替格雷洛的靶标。

凝血酶是由组织因子在活化血小板表面产生的，并负责从纤维蛋白原产生纤维蛋白，这有助于止血栓的形成和血小板血栓的生长。凝血酶还通过刺激 PAR1 直接激活血小板。凝血酶的直接和间接抑制剂分别抑制凝血酶和影响凝血酶活化。从附壁血小板释放 ADP 和 TxA_2 有助于招募循环血小板，从而诱导血小板形状的改变，因此促炎性分子（P- 选择素，CD40 配体）的表达增加、血小板促凝血活性的表达，并且 GPⅡb/ Ⅲa 受体向激活状态转化，导致病理性血栓的形成。GPⅡb/Ⅲa 受体（αⅡβ3 整联蛋白）的激活通过纤维蛋白原桥介导血小板聚集和损伤血管壁的暴露的 ECM 的扩散[8]。

纤维蛋白原桥接激活血小板并有助于血栓稳定[8]。血小板的活化导致 αⅡβ3 整联蛋白（Ⅱb/Ⅲa）受体的构象变化，使其能够将纤维蛋白原增强的交联连接至邻近的血小板，导致聚集和血小板栓形成。同时激活凝血系统导致凝血酶生成和血纤蛋白凝块形成，这进一步稳定了血小板栓。阿昔单抗、依替巴肽和替罗非班抑制 GPⅡb/Ⅲa，从而抑制血小板聚集。

者也接受 ASA，每组约半数患者接受 GPⅡb / Ⅲa 抑制剂治疗。普拉格雷组显示死亡、非致死性 MI 和非致死性脑卒中的主要复合终点的风险显著降低。此外，糖尿病患者亚组的风险显著降低[34]；然而，普拉格雷组主要出血事件的发生率更高，但即使将此参数加入到研究的主要终点，临床净效应结果仍然支持普拉格雷优于氯吡格雷。亚组分析显示，体重＜ 60 kg 者、有脑卒中史或短暂性脑缺血发作史者、年龄大于 75 岁者，主要出血发生率较高[34]。

非噻吩并吡啶血小板 $P2Y_{12}$ 受体拮抗剂

新的非噻吩并吡啶血小板 $P2Y_{12}$ 受体拮抗剂包括替格雷洛、坎格雷洛和依利格雷，它们是具有快速起效和短持续作用时间的直接和可逆的 $P2Y_{12}$ 拮抗剂。替格雷洛具有高度的选择性和对 $P2Y_{12}$ 受体的特异性，与氯吡格雷相比，其对血小板聚集的抑制作用更大、更持续。替格雷洛经口服给药，不需要代谢活化，在 2 ～ 4 h 剂量达到峰值。替格雷洛的代谢产生具有与其母体分子相似的 P2Y12 阻断活性的活性分子（AR-C124910XX）。替格雷洛的血浆半衰期约为 12 h，相当于每日 2 次给药，停药后 1 ～ 2 天恢复正常的血小板介导的止血。这些药代动力学与氯吡格雷和普拉格雷相反，在恢复正常的血小板介导的止血功能之前大约 5 天，须停用氯吡格雷和普拉格雷。如果患者忘记服药，替格雷洛在血浆半衰期中的潜在优势也会增加血栓事件[36]。

多个试验已经证明了替格雷洛在临床实践中的益处。在非 ST 段抬高型心肌梗死患者中评估 AZD6140 与氯吡格雷抗血小板作用的剂量确认研究（DISPERSE-2）试验显示，在 990 例非 ST 段抬高型 ACS 的患者中[37]，主要出血或 MI 没有差异，在使用较高剂量的替格瑞洛时，轻微出血有所提高。在比较替格雷洛与氯吡格雷在预防心血管事件和安全性方面的效果的 PLATO 研究（血小板抑制和患者结果研究）中显示，在 18 624 例 ACS 患者中，与氯吡格雷相比，替格雷洛显著降低血管原因（心肌梗死或脑卒中）的死亡率，而没有增加总体主要出血率[38]。与 ACS 患者使用氯吡格雷相比，替格雷洛是第一个证明心血管死亡率降低的临床研究型的抗血小板药物。

最后，研究表明替格雷洛可以产生血小板抑制作用，无论三种基因的变异是否与氯吡格雷在血小板抑制中的变异性有关。所有这些试验都强调了替格雷洛能够达到快速持续的抗血小板效应，可以克服氯吡格雷的无反应和患者间变异性，从而解决氯吡格雷治疗的主要局限性[24]。但是，在替格瑞洛抗血小板的常规应用前，它的不良反应（呼吸困难、心动过速）和基于体重给药还需要更多研究。

整联蛋白受体在血小板功能中的作用

血小板活化导致结合黏附分子（如纤维蛋白原和 vWF）的 GPⅡb / Ⅲa 受体的最终激活，从而增强血小板聚集。通过与纤维蛋白原和 vWF 竞争、GPⅡb / Ⅲa 的结合，GPⅡb / Ⅲa 拮抗剂干扰血小板交联和血凝块形成。约 80% 的 GPⅡb / Ⅲa 受体的抑制导致临床相关的血小板依赖性血栓形成的抑制。口服 GPⅡb / Ⅲa 抑制剂的研究已经停止，因为 ACS 患者或使用 PCI 患者的一些大型试验的结果不佳。非肠道 GPⅡb / Ⅲa 抑制剂与出血风险增加有关，只能在医院内使用；它们不用于长期护理动脉粥样硬化性血栓性疾病的患者。目前有三种临床使用的肠外 GPⅡb / Ⅲa 拮抗剂，仅在 ACS 患者中适用：阿昔单抗、依替巴肽和替罗非班。

阿昔单抗

阿昔单抗是一种对 GPⅡb / Ⅲa 受体具有高亲和性的大嵌合性单克隆抗体 Fab 片段[40]。阿昔单抗是具有位于 GPⅡb / Ⅲa 受体的 β 链上的结合位点的最大试剂。由于其尺寸大，会产生配体结合的空间位阻。

阿昔单抗对 GPⅡb / Ⅲa 受体具有最强的亲和力，并且以比其他 GPⅡb / Ⅲa 拮抗剂更慢的速率解离。未结合的阿昔单抗通过蛋白水解迅速从血浆中清除，导致血浆半衰期很短（几分钟），而生物半衰期为 8 ～ 24 h。因此，一些 GPⅡb / Ⅲa 受体在药物输注停止后可能仍然被药物占据达 2 周。在出血的情况下，阿昔单抗的抗血栓作用不能通过停止治疗而快速逆转，而是通过外源性血小板输注而减弱。

阿昔单抗在 PCI 术中的有效性和安全性已经在 EPIC、EPILOG 和 EPISTENT 等多项试验中进行了评估[41-43]。冠状动脉内支架置入术和抗血栓方案——快速、早期的冠状动脉介入治疗（ISAR-REACT）试验显示，阿昔单抗组较安慰剂组 30 天后死亡率、MI 和紧急血运重建率低。尽管阿昔单抗与血小板减少率显著相关，各组间大出血发生率相似。ISAR-REACT-2 在接受 PCI 的非 ST 段抬高型 ACS 高危患者中评估了相同的阿昔单抗和氯吡格雷治疗方案[45]。与安慰剂相比，30 天内的死亡、MI 和紧急血运重建发生率显著降低；然而，阿昔单抗的治疗益处仅限于肌钙蛋白水平升高的患者。各组间大出血发生率相似。总体而言，研究结果表明，在现代、使用氯吡格雷高剂量方案的介入心脏病学时代，GPⅡb / Ⅲa 抑制剂仅应用于心脏标志物阳性的高危 ACS 患者。

依替巴肽

依替巴肽是 GPⅡb / Ⅲa 受体的竞争性拮抗剂。它是一种合成的小分子抑制剂，直接与 GPⅡb / Ⅲa 受体的 Arg-Gly-Asp 结合槽适配，直接与配体如纤维蛋白原和 vWF 的结合竞争。依替巴肽迅速从其受体分离，主要作为活性药物被肾清除，血浆半衰期为大约 1.5 ～ 2.5 h。止血血小板功能的恢复在很大程度上取决于从血浆中清除药物。停药后恢复血小板功能，在肾功能正常的患者停药后 15 ～ 30 min 内恢复正常止血。然而，与阿昔单抗不同，依替巴肽的血小板抑制作用不受血小板输注的显著影响 [46]。

在非 ST 段抬高型 ACS 或进行 PCI 的患者中进行了多项依替巴肽的随机临床试验，证明了其有效性和安全性。最近，糖蛋白Ⅱb/Ⅲa 抑制早期非 ST 段抬高型急性冠脉综合征（EARLY ACS）的试验表明，血管造影（依替巴肽延迟）后，在非 ST 段抬高型 ACS 中，早期应用依替巴肽与临时应用依替巴肽的 30 天内死亡、MI、紧急血运重建或血栓形成并发症的发生率相似 [47]。早期依替巴肽注射与延迟依替巴肽注射相比，主要和轻微出血发生率显著增高。总的来说，与在进行 PCI 的 ACS 患者的 GPⅡb / Ⅲa 抑制相比，这些发现不支持它的早期使用。

替罗非班

替罗非班是一种酪氨酸衍生的非肽抑制剂，起效迅速，作用时间短，血浆半衰期约为 2 h。替罗非班与依替巴肽类似，是 GPⅡb / Ⅲa 受体的竞争性抑制剂，具有高特异性但亲和力相对较低 [46]。替罗非班由肾排泄，主要为未改变的药物；它迅速从受体解离，并具有 1.5 ～ 2.5 h 的生物半衰期。止血最好通过停止药物输注来实现。 替罗非班在 PCI 患者中的疗效和安全性已经在几项试验中进行了研究。

血小板黏附

在过去的几年中，人们对其他血小板黏附机制的研究已经取得了进展，这种机制可能允许血小板的抑制，同时减轻出血的不良影响。两个黏附途径是 vWF / GPⅠba 和 GPVI 途径。

血管性假血友病因子（vWF）存在于血浆、血小板和血管内皮下，由巨核细胞和 ECs 合成和储存 [48]。加压素 [去氨加压素 / DDAVP（1- 脱氨 -8-D- 精氨酸 - 加压素）] 或凝血酶激活后，血管性假血友病因子可被血管紧张素释放到血液循环中 [48]。vWF 在血小板的止血反应中起两个重要作用：首先通过血小板 / 血小板结合（GPⅠba / vWF A1 结构域），然后通过胶原蛋白 / 血小板结合（GPⅠba / vWF A3 结构域）。vWF A1 结构域通过与血小板 / 血小板黏附的 GPⅠb/ Ⅴ/ Ⅸ复合物中的血小板 GPⅠba 结合，特别是在高剪切应力的条件下特异性地辅助血小板聚集。vWF 通过 vWF A3 结构域通过与暴露的血管内皮下层中的胶原蛋白结合而另外促进血小板黏附。与 vWF 相互作用的 GPⅠb/ Ⅴ/ Ⅸ复合物的黏附功能位于 GPⅠba 链中；该片段内的突变可能改变其对 vWF A1 结构域的亲和力。

vWF 参与了动脉粥样硬化和动脉血栓形成的发病机制。内衬动脉壁的内皮细胞（例如斑块破裂）的破坏使内皮下胶原蛋白暴露于动脉血流。暴露的胶原蛋白捕获循环的 vWF，导致 vWF 在内皮下部位积累。vWF 成为血小板 GPⅠba 的受体，其支持血小板沿受损动脉滚动并最终促进血小板黏附。该过程伴随着循环纤维蛋白原向纤维蛋白的转化以及血小板上 GPⅡb / Ⅲa 受体的上调，促进了局部血栓的形成。vWF / GPⅠba 相互作用是在高剪切条件下，例如在动脉粥样硬化部位的黏合剂事件。在低剪切条件下，如流动静脉血中，vWF / GPⅠba 黏附机制不太重要，其他黏附受体如 GPⅡb / Ⅲa 和血小板胶原蛋白受体可独立介导血小板黏附。因此，抑制 vWF / GPⅠba 相互作用的药剂将具有阻断高剪切动脉血小板黏附的选择性，并且对低剪切血流状态的影响最小。临床研究已经常规证明 GPⅠba / 血小板相互作用的抑制具有强烈的抗血栓形成作用，对出血时间有低至中等的影响，并且对 ACS 患者具有积极的治疗益处。

vWF-GPIP / IX 抑制剂

已经检测了许多 vWF-GPⅠb / IX 抑制剂，包括金精三羧酸、来自 vWF A1 结构域的肽片段和可溶性 GPⅠb- 免疫球蛋白（Ig）G，被验证用于抑制 vWF 和血小板相互作用。糖蛋白 -290 是由人 GPⅠba 的 N- 末端的 290 个氨基酸序列组成的重组蛋白质，具有增加对 vWF A1 结构域的亲和力的两个获得功能性突变。已经评估了具有良好的 GPⅠba / vWF 抑制的体内抗血栓形成和抗止血作用，这可以通过目前批准的（DDAVP）治疗方案逆转。较低的氯吡格雷剂量与 GPⅠba / vWF 抑制相结合，理论上可以改善疗效，出血风险较低。

AJvW-2 是人 vWF A1 结构域的鼠单克隆抗体，可阻断 GPⅠba / vWF 相互作用，并在动物模型中显示出抗血栓形成活性[51]。为了减少免疫反应，AJvW-2 被人源化，并从 IgG1 转化为 IgG4 。这种人源化抗体（AJW200）表现出对 AJvW-2 的体外 vWF 介导的血小板活化的相似抑制。在人类志愿者研究中，AJW200 没有表现出临床上显著的不良事件或免疫原性。与持续长达 12 h 的基线相比，瑞斯酊菌素辅因子（Ri：CoF）测定显示在输注后 1 h 显著降低。在任何时间或剂量的 AJW200 模板出血时间都没有显著延长。通过测量 PFA-100 在较低剂量下血小板功能降低 3 ～ 6 h，在应用最高剂量下降低达 12 h。

ARC1779 是阻止 GPⅠba / vWF A1 结构域交互的适配体。适配体是对选择的靶分子具有高亲和力和特异性的核酸分子，其通过基于其折叠成促进与该靶标的结合的独特三维结构的能力的体外选择发现[53]。ARC1779 是由杂合末端组成的经修饰的脱氧核糖核酸 / 核糖核酸（DNA / RNA）寡核苷酸，以使核酸内切酶和核酸外切酶的消化作用最小化，核苷酸片段被设计为增强对 vWF 的亲和力。已证明 ARC1779 的疗效与先前公布的阿昔单抗给药方案在防止血栓形成和平均阻塞时间方面相当或优于先前公布的剂量方案。在随机双盲安慰剂对照研究中评估了 ARC1779，证明其耐受性良好，未观察到出血[54]。显示 A1 结构域突变片段（S- 亚硝基 -AR545C）的 S- 亚硝基衍生物能够有效地抑制颈动脉中的动脉血栓形成[55]。在未公开的观察中，也报道了 vWF A1 结构域靶向重组纳米抗体 ALX-0081（一种新型的抗体治疗剂）导致 vWF 介导的血小板活化的抑制，为未来的治疗提供新的选择。

胶原蛋白 -GPVI 抑制剂

糖蛋白 VI 也在血小板表面表达。GPVI 信号通过免疫受体酪氨酸激活基序（ITAM）促进磷酸化并启动 syk 信号级联。 syk 激活导致整联蛋白诱导的血小板聚集的激活、ADP 和血栓素的释放，以及促凝血活动[56]。Rat 单克隆抗体（JAQ1）对小鼠 GPVI 抑制胶原蛋白诱导的聚集[57]。在动物模型中，JAQ1 引起轻度血小板减少，治疗 24 h 内血小板计数下降 34%，在治疗 3 天内恢复正常水平。血小板没有表现出活化或表面蛋白表达改变的迹象。单一剂量的 JAQ1 导致 14 天抑制离体胶原蛋白诱导的聚集。体内应答的进一步评估确定抗体与血小板 GPVI 的结合导致血小板 GPVI 的消耗。这些 GPVI 耗尽的血小板中胶原蛋白诱导的黏附显著降低。 JAQ1 处理小鼠的出血时间显着高于对照小鼠（330 s vs. 158 s），但小于 GPⅡb / Ⅲa 抑制后观察到的时间（330 s vs. 大于 600 s）。

抗凝药物的药理学和凝血酶抑制剂

凝血概述

止血是通过血小板、内皮和多种循环和膜结合凝血因子之间复杂的相互作用顺序完成的。如图 7-3 所示，凝血级联通常具有两条交叉路径。内在途径由因子Ⅻ启动，并涉及激活因子Ⅺ、Ⅸ和Ⅶ的级联酶促反应。在内在途径中，导致纤维蛋白凝块形成的所有因素是循环血浆固有的，并且不需要表面来启动该过程。然而，外在途径需要暴露受损血管壁表面上的组织因子以启动级联，从因子Ⅶ开始。凝血级联的两个臂在因子Ⅹ处合并为共同途径，其激活因子Ⅱ（凝血酶原）和Ⅰ（纤维蛋白原）。血块的形成依赖于纤维蛋白原到纤维蛋白的蛋白水解转化。

升高的活化部分凝血活酶时间（APTT）与级联固有功能异常有关，而凝血酶原时间（PT）升高与外部功能异常相关。维生素 K 缺乏和华法林使用影响因子Ⅱ、Ⅶ、Ⅸ和Ⅹ。低于 50 mg/dl 的纤维蛋白原水平导致 PT 和 APTT 的延长。

当血管腔表面受伤时，通过暴露内皮下组织因子启动凝血的生理途径。凝血反应的传播发生在四个酶促反应的序列中。每个反应涉及蛋白水解酶，其通过酶原和磷脂表面（例如血小板膜）的切割在级联中产生随后的酶。许多反应依赖于另外的蛋白质。起初，当血管壁的腔表面受伤时，因子Ⅶa 与组织因子结合。组织因子 / Ⅶa 复合物催化因子Ⅹ活化成因子Ⅹa，其可能发生在活化血小板的磷脂表面上。组织因子 / Ⅶa 复合物还将因子Ⅸ活化为因子Ⅸa，在内源和外源途径之间表现出干扰。因子Ⅹa 与因子 Va、Ca^{2+} 和磷脂一起构成将凝血酶原转化成凝血酶的凝血酶原酶复合物。凝血酶在凝血过程中具有多种功能，

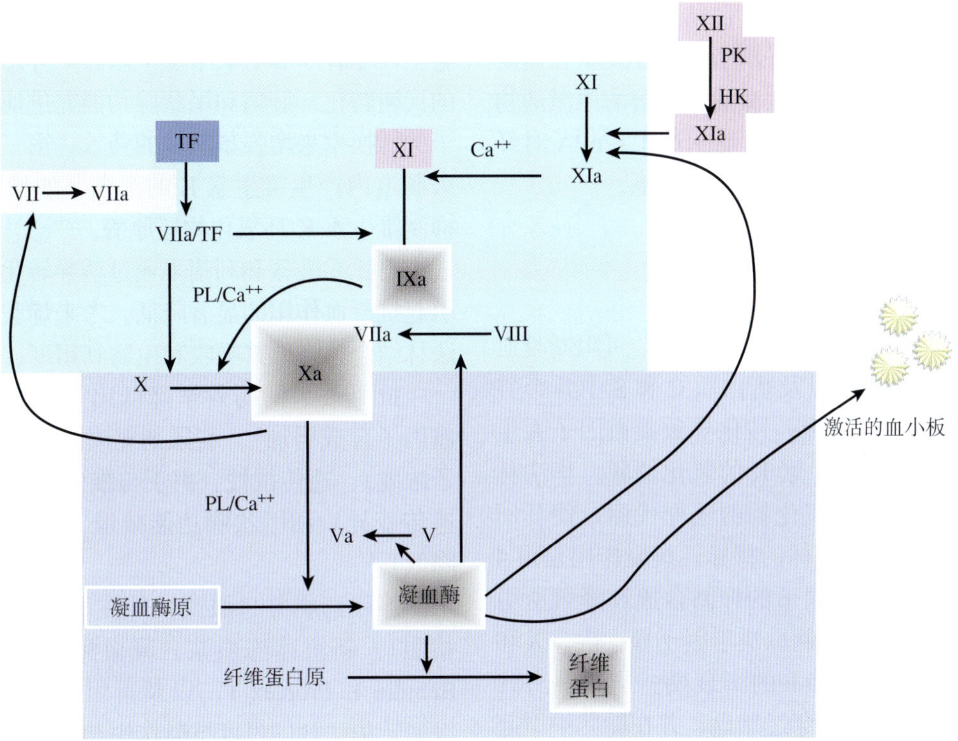

图7-3 凝血途径的总结。特定的凝血因子负责可溶性血浆纤维蛋白原转化为不可溶性纤维。这一过程通过一系列连锁反应发生，其中酶促活性产物将下游非活性蛋白转化为活化丝氨酸蛋白酶。此外，凝血酶的激活导致血小板的激活。HK，高分子量激肽酶（"a"是激活形式）；PK，前激肽释放酶；TF，组织因子

包括将纤维蛋白原转化为纤维蛋白和激活因子Ⅴ、Ⅶ、Ⅷ、Ⅺ和ⅩⅢ，以及激活血小板。因子Ⅷa与因子Ⅸa结合形成内因子复合物，其催化因子Ⅹ转化为Ⅹa。与外源（组织因子Ⅶa）复合物相比，该内在复合物（Ⅷa/Ⅸa）在催化Ⅹ因子活化方面的效力大约为其的50倍。

因子Ⅹa与因子Ⅴa结合形成凝血酶原酶复合物，其将凝血酶原转化成凝血酶。凝血酶一旦形成就从膜表面解离，并通过两个裂解步骤将纤维蛋白原转化为纤维蛋白和两种小肽（血纤肽A和B）。血纤肽A的移除允许纤维蛋白分子的端对端聚合，而血纤肽B的切割允许纤维蛋白凝块的侧向聚合。凝血酶激活纤溶抑制物（TAFI）促进后一步骤，其起到稳定所形成的凝块的作用。

凝血系统是精心调控的。在血管损伤时必须形成血凝块以防止出血；然而，必须有两个相关的过程来防止血凝块超出损伤部位的扩散。首先，对凝血级联存在反馈抑制作用，其使凝血酶形成的酶复合物失活。其次，纤维蛋白溶解允许纤维蛋白凝块的分解和随后的受损血管的修复以及结缔组织的沉积。

组织因子途径抑制物（TFPI）阻断外在组织因子/Ⅶa复合物形成，消除因子Ⅹa和Ⅸa的产生。抗凝血酶Ⅲ中和促凝血丝氨酸蛋白酶，仅微弱地抑制组织因子/Ⅶa复合物。抗凝血酶Ⅲ的主要作用是停止凝血酶的产生。抑制凝血酶形成的第三个主要机制是蛋白质C系统。一旦形成，凝血酶结合血栓调节蛋白并将蛋白质C激活成活化蛋白C（APC）复合物。活化蛋白质C与磷脂表面上的蛋白质S形成复合物，以切割因子Ⅴa和Ⅷa，阻止组织因子/Ⅶa或凝血酶原酶复合物的进一步形成。通过这些系统，凝血酶形成的反馈抑制存在于"关闭"凝血酶促凝血的激活。

凝血酶-血栓调节蛋白复合物也激活TAFI。TAFI去除纤维蛋白分子上的末端赖氨酸，使得血凝块更易于被纤溶酶溶解。纤溶酶血凝块的降解是由纤溶酶（一种来自酶原纤溶酶原的丝氨酸蛋白酶）完成的。几种纤溶酶原激活物中的一种产生纤溶酶形成。组织型纤溶酶原激活物（tPA）由血管壁的内皮细胞和其他细胞合成，并且是该酶家族的主要循环形式。

组织型纤溶酶原激活物对纤维蛋白结合型纤溶酶原具有相对选择性，因此内源性纤溶活性主要发生在血凝块形成部位。另一种主要的尿激酶型纤溶酶原激活物（uPA）也由 ECs 以及尿路上皮细胞产生；uPA 对纤维蛋白结合的纤溶酶原的选择性比 tPA 低。

口服抗凝剂的药理学

目前华法林是最常用的口服抗凝剂，可阻断凝血酶原和因子Ⅶ、Ⅸ和Ⅹ以及蛋白质 C 和 S 中几个谷氨酸残基的 γ- 羧化。阻断 γ- 羧化导致凝血因子无生物活性、羧化反应与维生素 K 的氧化偶联。华法林阻止无活性维生素 K 环氧化物的还原代谢，使其回到其活性氢醌形式。华法林的特异性抗凝作用是由 4 种维生素 K 依赖性凝血因子的抑制合成和降解所引起的。由此产生的凝血抑制取决于因子Ⅶ、Ⅸ、Ⅹ和Ⅱ分别为 6、24、40 和 60 h 的半衰期。华法林有几个有特点的副作用。已知穿过胎盘，并在胎儿中引起出血性疾病。在骨骼和血液中发现的具有 γ- 羧化残基的胎儿蛋白可能受到华法林的影响，导致以骨形成异常为特征的出生缺陷。蛋白质 C 活性降低的皮肤坏死可以在治疗的第一周发生，静脉血栓形成也是如此。

口服抗凝治疗的治疗范围是根据国际标准化比值（INR）来定义的。 INR 是 PT 比率（患者 PT / 实验室正常 PT 的平均值）^{ISI}，其中 ISI 指数是指国际敏感性指数并取决于用于测定的特定试剂和仪器。

偶尔，患者表现出华法林抗性，定义为治疗范围内血栓事件的进展或复发。这些人可能会提高他们的 INR 目标（伴随着出血风险增加），或者改为另一种抗凝方式。华法林耐药最常见于晚期癌症患者，通常为胃肠源性（Trousseau 综合征）。

口服抗凝剂通常与其他药物和疾病状态相互作用。这些相互作用可以大致分为药代动力学和药效学效应。药物与口服抗凝剂相互作用的药代动力学机制主要是酶诱导、酶抑制和血浆蛋白结合减少。与华法林相互作用的药效学机制是协同作用（止血受损、凝血因子合成减少，如肝病）、竞争性拮抗作用（维生素 K）和改变维生素 K（对口服抗凝剂的遗传抗性）的生理控制回路。

与华法林最严重的相互作用是增加抗凝作用和出血风险。严重的药代动力学相互作用是吡唑酮类苯基丁酮和磺吡酮。这些药物不仅增加低凝血酶血症，而且抑制血小板功能。甲硝唑、氟康唑、胺碘酮、双硫仑、西咪替丁和甲氧苄啶 - 磺胺甲异恶唑抑制华法令的代谢转化。肝病和甲状腺功能亢进通过增加凝血因子的转换率来增强华法林的药效。第三代头孢菌素消灭肠道内产生维生素 K 的细菌，如华法林也能直接抑制维生素 K 环氧化物还原酶。

巴比妥酸盐和利福平通过诱导转化华法林的肝酶引起抗凝血作用的显著降低。考来烯胺与肠道中的华法林结合并降低其吸收和生物利用度。

抗凝效果的药效学降低因素包括维生素 K（凝血因子合成增加）、利尿剂氯噻酮和螺内酯（凝血因子浓度）、遗传抗性（由于与维生素 K 再激活相关的遗传变异）和甲状腺功能减退（凝血因子的更新率降低）。

停用药物并口服或肠外注射维生素 K_1（植物甲萘醌）、新鲜冰冻血浆、凝血酶原复合物浓缩物如 Bebulin 和 Proplex T，以及重组因子Ⅶa（rFⅦa）可以逆转华法林的过度抗凝作用和出血。不会引起出血的适度过量的抗凝作用可能只需要停止使用药物。通过给予凝血酶原复合物或 rFⅦa 联合静脉注射维生素 K，可以在严重出血的情况下快速逆转华法林的作用。值得注意的是，由于华法林的半衰期长，单剂量的维生素 K 或 rFⅦa 可能不够。

华法林有几个重要的局限性：①延缓抗凝的发作，因为需要几天才能将维生素 K 依赖性凝血因子的水平降低到治疗范围；②多种药物和食物的相互作用，使得抗凝反应不可预测，凝血监测至关重要；③除非给予补充维生素 K 和（或）新鲜冰冻血浆，否则维生素 K 拮抗剂停止使用时抗凝作用会缓慢逆转；和④在开始口服抗凝治疗时蛋白质 C 或蛋白质 S 水平的降低可能导致蛋白质 C 或蛋白质 S 基线水平降低的患者皮肤坏死。

凝血酶抑制剂药理学：间接和直接

凝血酶对于止血至关重要。它负责纤维蛋白形成、因子ⅩⅢ的激活和其他凝血因子如因子Ⅴ、Ⅷ和Ⅸ的反馈激活、血小板活化和随后的聚集，也可以通过与血栓调节蛋白结合而起到抗凝剂的作用。凝血酶在维持止血中无处不在的作用使其成为更新、更具体的抗凝药物的主要目标。凝血酶抑制剂在其作用中可以是直接的或间接的。间接凝血酶抑制剂包括肝素、LMWH 和磺达肝素。直接凝血酶抑制剂（DTI）包括水蛭素、比伐卢定、阿加曲班、达比加群酯和希美加群。

间接凝血酶抑制剂

肝素

肝素是一种硫酸化多糖，从富含肥大细胞的哺乳动物组织中分离，最显著的是猪肠黏膜。肝素作为抗凝剂，通过激活抗凝血酶（抗凝血酶Ⅲ），加速抗凝血酶抑制凝血酶特别是凝血酶和Ⅹa 因子的速率。肝素通过结合独特的戊多糖序列激活抗凝血酶，诱导抗凝血酶内的构象变化，使其更容易接近其靶蛋白酶（图 7-4）。这种构象变化提高了抗凝血酶抑制因子Ⅹa 的速度，但对凝血酶抑制速率的影响很小。为了催化凝血酶抑制，肝素作为同时结合抗凝血酶和凝血酶的模板。这种三元结构的形成允许紧密并置，促进形成稳定的共价凝血酶 - 抗凝血酶复合物。肝素还会引起内皮细胞释放 TFPI，它是组织因子结合因子Ⅶa 抑制剂，从而进一步增强抗凝血作用。

肝素与内皮细胞和血浆蛋白结合，解释其剂量依赖性清除率。在低剂量下，肝素的半衰期很短，因为它迅速结合内皮。清除主要是肾外的，因为肝素与巨噬细胞结合，巨噬细胞使长肝素链内化和解聚，并将较短的链分泌回到循环中。由于其剂量依赖性清除机制，肝素的血浆半衰期为 30 ～ 60 min。

与血浆蛋白结合的肝素，尤其是在患者中水平升高的急性期反应物，可以使固定或体重调整剂量的抗凝反应不可预测。因此，凝血监测对确保获得治疗反应至关重要。当肝素用于治疗已确定的血栓形成时，这尤其重要，因为亚治疗性抗凝反应可能使患者处于复发性血栓形成的风险中，而过度抗凝会增加出血风险。可以使用 APTT 或抗因子Ⅹa 水平监测肝素治疗。抗因子Ⅹa 水平也可用于监测肝素治疗。虽然越来越受欢迎，但抗Ⅹa 因子试验尚未标准化，各实验室的结果可能差异很大。

肝素最常见的副作用是出血。其他并发症包括血小板减少症、骨质疏松症和转氨酶水平升高。随着肝素剂量的增加，肝素诱导的出血风险增加。与最近的手术或创伤一样，伴随施用影响止血的药物，例如抗血小板药或纤维蛋白溶解药，会增加出血风险。肝素治疗的严重出血患者可以给予硫酸铵中和肝素。硫酸鱼精蛋白以高亲和力结合肝素，然后清除合成的鱼精蛋白 - 肝素复合物。通常，1 mg 硫酸鱼精蛋白可中和 100 单位的肝素。可能发生对硫酸铵原蛋白的类过敏反应，推荐通过缓慢静脉输注给药以降低风险。

肝素可引起肝素诱导的血小板减少症（HIT）形式的血小板计数下降。肝素诱导的血小板减少症是由针对血小板因子 4（PF4）上的新抗原的抗体触发的抗体介导的过程。这些抗体（IgG 同种型）同时结合肝素 -PF4 复合物和血小板 Fc 受体。这种结合激活血小板并产生血小板微粒。循环微粒是促血栓形成的，并且可以结合凝血因子并促进凝血酶的生成。通常情况下，HIT 发生在肝素治疗开始后的 5 ～ 14 天，但可以早期发生。 HIT 患者血小板计数少于 100 000/ml 的情况很少见，即使治疗前血小板计数减少 50% 也会引起接受肝素治疗的患者疑似 HIT。HIT 的诊断使用酶联测定来检测针对肝素 -PF4 复合物的抗体或用血小板活化试验测定。酶联测定是敏感的，但在没有任何 HIT 临床证据的情况下可能是阳性的。另一个诊断测试是血清素释放试验。这个测试是通过定量血清素的释放来进行的，当洗涤的血小板载有标记的 5- 羟色胺时，在无或者有不同浓度的肝素存在的条件下，暴露于患者血清。如果患者血清含有 HIT 抗体，那么肝素添加会诱导血小板活化和血清素释放。

在怀疑或记录 HIT 的患者中停用肝素，应该使用替代抗凝剂预防或治疗血栓形成。最经常用于该适应证的药剂是肠胃外 DTI（如左旋胡椒素、阿加曲班、比伐卢定）或Ⅹa 因子抑制剂（如磺达肝癸钠、达那肝素）。 HIT 患者，特别是伴有血栓形成的患者，常常有凝血酶产生增加的证据，可导致 C 蛋白的消耗；如果给予华法林而没有伴随的肠外抗凝剂，则可能引发皮肤坏死。

低分子量肝素

低分子量肝素由较小的肝素片段组成，由普通肝素（UFH）通过受控酶促解聚制备。低分子量肝素与肝素相比具有优势，因为它具有更好的生物利用度和更长的半衰期、简化的剂量、可预测的抗凝反应、较低 HIT 风险和骨质疏松症的风险。

像肝素一样，LMWH 通过激活抗凝血酶来发挥其抗凝活性。尽管 LMWH 由含有较短戊多糖的链组成，但它们保留了更强的抗凝血酶促进Ⅹa 因子抑制的能力（图 7-4）。因此，许多形式的 LMWH 催化因子Ⅹa 抗凝血酶抑制的作用大于凝血酶抑制作用。

由于 LMWH 含有较短的链，它们不易与 EC、巨噬细胞和肝素结合的血浆蛋白结合。降低与 EC 和

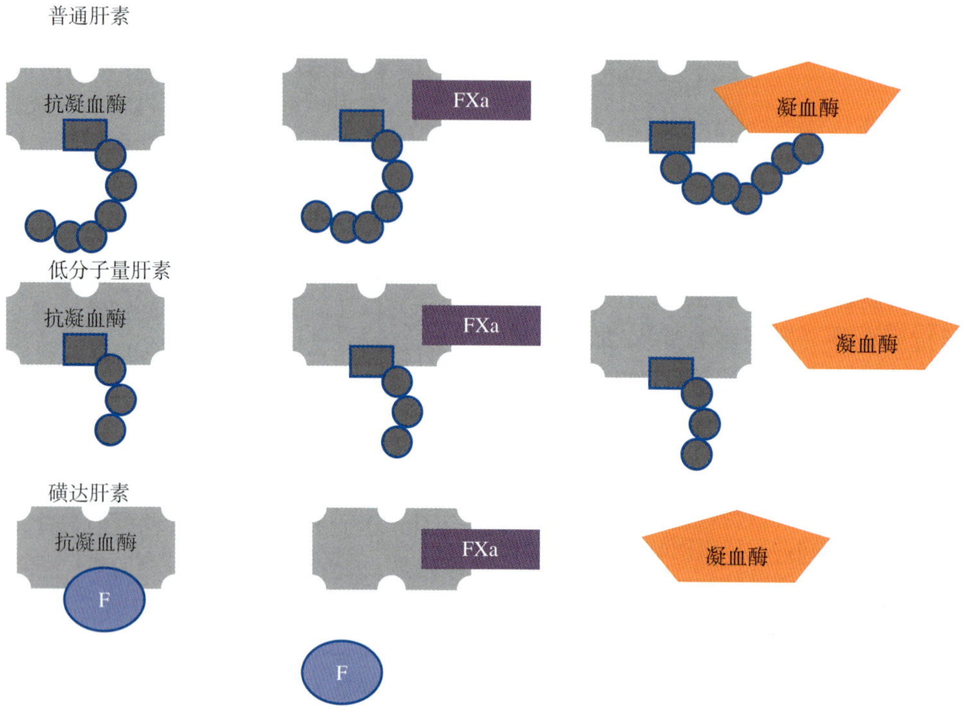

图 7-4 所选抗凝剂的作用机制比较

巨噬细胞的结合消除了作为 UFH 特征的快速剂量依赖性和饱和清除机制。相反，LMWH 的清除是剂量独立的，并且其血浆半衰期约长于 4 h。低分子肝素几乎全部由肾清除，药物可以在肾功能不全患者中积累。

由于 LMWH 与肝素结合不如肝素结合蛋白有力，所以 LMWH 产生更可预测的剂量反应，且抗性很少。 LMWH 具有较长的半衰期和更可预测的抗凝反应，即使在给予治疗剂量的情况下，也可每日一次或两次皮下注射，而无需凝血监测。在大多数患者中，LMWH 不需要凝血监测。如果需要监测，则必须测定抗因子 Xa 水平，因为大多数 LMWH 制剂对 APTT 影响不大。

LMWH 监测指征包括肾功能不全和肥胖。对于肌酐清除率低于 50 ml/ min 的患者，建议使用低分子量肝素监测以确保没有药物积聚。在妊娠期间监测 LMWH 的抗凝血活性也是可取的，因为剂量需求可能改变，特别是在妊娠末三个月。监测也应该考虑在高风险的环境中，例如给予机械心脏瓣膜患者 LMWH 以预防瓣膜血栓形成，以及当 LMWH 用于婴儿或儿童的治疗剂量时。

LMWH 的主要并发症是出血。meta 分析提示，低分子肝素的出血风险低于普通肝素。肝素诱导的血小板减少症和骨质疏松症在 LMWH 中比在 UFH 中少见。与肝素一样，接受抗血小板或纤维蛋白溶解药物治疗的患者中，LMWH 出血更为常见。最近的手术、创伤或潜在的止血缺陷也增加 LMWH 出血的风险。虽然硫酸鱼精蛋白可用作 LMWH 的解毒剂，但它不完全中和 LMWH 的抗凝血活性，因为它仅结合 LMWH 的较长链并且仅部分逆转。

低分子肝素的风险为低分子肝素的 1/5 左右。低分子量肝素与血小板结合较少，PF4 释放较少。此外，对 PF4 的亲和力低于肝素，LMWH 不太可能诱导 PF4 的构象变化，引起 HIT 抗体的形成。因为大多数 HIT 抗体与 LMWH 具有交叉反应性，所以不应使用低分子量肝素来治疗 HIT 患者。这种体外交叉反应不是简单的实验室现象；HIT 患者用 LMWH 治疗时有血栓形成的病例报道。

磺达肝癸钠

磺达肝癸钠是抗凝血酶结合的戊多糖序列的合成类似物，其在几个方面与 LMWH 不同。作为在肝素和 LMWH 中发现的与抗凝血酶结合的戊糖激酶序列的合成类似物，磺达肝癸钠仅与抗凝血酶结合，并且因为太短，不足以桥接凝血酶与抗凝血酶（图 7-4）。因此，磺达肝癸钠通过抗凝血酶催化因子 Xa 抑制，并且不增加凝血酶抑制率。磺达肝癸钠被批准用于一般手术和高风险矫形外科患者的血栓预防性放疗，并作为肝素或 LMWH 的替代品，用于静脉血栓栓塞（VTE）患者的初始治疗。

磺达肝癸钠不结合 EC 或血浆蛋白。磺达肝癸钠的清除是剂量独立的，其血浆半衰期是 17 h。由于磺达肝癸钠通过肾清除后保持不变，因此对于肌酐清除率低于 30 ml / min 的患者禁用，对于肌酐清除率低于 50 ml/ min 的患者应谨慎使用。磺达肝素以固定剂量给药后产生可预测的抗凝反应，因为它不结合血浆蛋白。

磺达肝癸钠不会引起 HIT，因为它不与 PF4 结合。与 LMWH 相比，磺达肝癸钠与 HIT 抗体没有交叉反应性。因此，磺达肝癸钠似乎对治疗 HIT 患者有效，尽管缺乏支持其使用的大型临床试验。

磺达肝癸钠的主要副作用是出血。这种药物没有解毒剂。硫酸鱼精蛋白对磺达肝素的抗凝血活性没有影响，因为它不能与药物结合。重组活化的因子Ⅶ能够逆转磺达肝癸钠在志愿者中的抗凝作用，但该药物是否能控制磺达肝素诱导的出血尚不清楚。

直接凝血酶抑制剂

直接凝血酶抑制剂以高亲和力结合凝血酶，阻止凝血酶与其底物的相互作用。直接凝血酶抑制剂抑制血小板 PAR 受体，而不干扰血小板止血作用。许可的 DTI 包括水蛭素、比伐卢定和阿加曲班；一些新颖的产品正在开发中。DTI 的理论优势包括抗纤维蛋白结合凝血酶的活性、与蛋白质和血小板的非特异性结合较少、缺乏对辅因子的需要、缺乏天然抑制剂，以及较宽的治疗窗口。由于其可预测的药代动力学特征和减少的与特异性和非特异性蛋白质的结合，口服 DTI 也有可能在没有实验室监测的情况下使用，这是目前口服抗凝剂的主要优点。

肠外直接凝血酶抑制剂

水蛭素

水蛭素由 65 个氨基酸的单链多肽链组成，对凝血酶的亲和力增加。自从发现水蛭素后，各种重组水蛭素（来匹卢定和地西卢定）被开发。它们是二价 DTI 并以高亲和力结合凝血酶，形成非共价不可逆复合物。它们的血浆半衰期约为 1 ～ 2 h，并且在血管外空间广泛分布。清除主要通过肾，所以在肾功能受损的情况下须进行剂量调整[58]。监测水蛭素具有挑战性，因为血浆水平必须使用酶联免疫吸附测定（ELISA）来确定，这些测定成本高昂且可用性有限。水蛭素与出血有关，因此需要监测以避免过度抗凝。由于水蛭素延长 APTT，因此广泛用于监测治疗。来匹卢定被许可用于伴有血栓形成的 HIT 患者。18% ～ 20% 接受来匹卢定治疗 HIT 的患者出现严重出血。市售水蛭素的临床使用由于抗体的发展而变得复杂。研究显示，40% 以上的来匹卢定治疗的患者会产生针对来匹卢定的 IgG 抗体[59]。抗来匹卢定抗体通常在治疗开始后的 1 ～ 4 周内出现，并且在大多数情况下与任何不良的临床结果无关。然而，在 10% 的来匹卢定治疗的患者中，抗体的形成延缓了来匹卢定的清除，增强了其抗凝作用[59]。静脉推注来匹卢定治疗 HIT 的患者也有致命性的过敏反应[60]。HIT 患者使用来匹卢定是基于三项前瞻性、历史对照队列研究（HAT-1、HAT-2 和 HAT-3）的研究结果。这些研究发现，与历史对照组相比，来匹卢定降低了 HIT 患者发生全因死亡率、新血栓形成或肢体截肢的复合终点的频率[61]。来匹卢定也与新血栓形成显著减少相关。另外，在非 ST 段型 ACS 的研究中也研究了来匹卢定。与肝素相比，10 141 例 ACS 患者在 7 天时的心血管死亡、难治性心绞痛或新发 MI 发生率显著降低，从 6.7% 降至 5.6%，而主要出血发生率则从 0.7% 显著升高至 1.2%。来匹卢定尚未被批准用于 ACS，但是这样的结果支持水蛭素在预防复发性缺血方面优于肝素的假说；即使是在狭窄的治疗窗口也是这样。

地西卢定是一种水蛭素，用于进行选择性髋关节或膝关节手术的患者的血栓预防。使用地西卢定 9 ～ 12 天，或直到患者完全走动。与来匹卢定不同，地西卢定监控是不必要的。像来匹卢定一样，出血是地西卢定最常见的副作用。当接受用于血栓预防的地西卢定时，约 10% 的患者也产生针对水蛭素的 IgG 类抗体。这些抗体与改善血浆中的地西卢定的浓度、深静脉血栓形成（DVT）、肺栓塞（PE）、过敏反应或出血并没有关系。目前，欧洲已经批准使用地西卢定进行选择性髋关节或膝关节的血栓预防手术。批准是基于两项多中心随机双盲试验的结果。在第一项研究中，每日 2 次皮下注射 15 mg 地尔硫卓的初次接受全髋关节置换术（THR）的患者与接受了 5 000 国际单位 UHF、每日 3 次的患者进行比较。地西卢定与所有DVT和近端DVT的发生率显著降低有关[64]。在第二项研究中，在选择性THR患者中每日两次皮下给药15 mg地西卢定与每日一次皮下给药40 mg依诺肝素进行对比。治疗时间为8～12天，治疗期间DVT通过强制性双侧静脉造影证实。地西卢定与近端DVT和总体DVT的显著降低相关。两组间出血、输血需求或血小板减少症无显著差异。

比伐卢定

比伐卢定是一种高亲和力结合至凝血酶的水蛭素类似物。然而，一旦结合，凝血酶裂解比伐卢定N端的Arg-Pro，允许凝血酶活性恢复，并随后与比伐卢定残留物竞争纤维蛋白原，用于凝血酶[66]。与水蛭素不同，只有20%的比伐卢定通过肾排泄；其余部分通过蛋白酶降解来消除。已经使用APTT和活化凝血时间（ACT）来监测比伐卢定。比伐卢定已被许可用作接受PCI的患者和需要PCI的HIT患者的肝素替代治疗。一项前瞻性试验比较了使用比伐卢定和高剂量肝素的1 261例患者，结果显示死亡率、心肌梗死或再次血运重建率较低[67]。REPLACE-1试验在使用GPⅡb / Ⅲa抑制剂的1 056例接受冠状动脉支架置入的患者中比较比伐卢定与肝素的使用。比伐卢定在48 h内的死亡、心肌梗死或血运重建的联合终点有下降的趋势；在REPLACE-2中，比伐卢定与肝素加GPⅡb / Ⅲa抑制剂在减少死亡、心肌梗死和血运重建方面同样有效。比伐卢定也与出血和血小板减少发生率显著降低有关[69]。在急性导管介入和急性介入治疗策略（ACUITY）试验中，对中到高危不稳定型心绞痛或非ST段抬高型心肌梗死（NSTEMI）进行早期侵入性管理[70]，结果表明单用比伐卢定与肝素（UFH或依诺肝素）联合GPⅡb / Ⅲa抑制剂的死亡率和主要终点指标并无差异。这也与出血明显减少有关。在1年时，比伐卢定在主要终点和死亡率方面仍然不劣于肝素；然而，单用或与GPⅡb / Ⅲa抑制剂联用的比伐卢定继续与明显较少的出血有关。在药物处理、PCI或冠状动脉旁路手术的患者中，结果相似。ACUITY试验显示前30天内出血与1年内死亡风险之间有很强的相关性。

阿加曲班

阿加曲班是一种强力的药物，与肠胃外DTI有所不同，因为它可逆地结合游离和凝血结合的凝血酶的活性部位[71]。阿加曲班经肝代谢，中度肝受损患者清除率降低（ChildPugh > 6）。因此，中度肝受损患者需要阿加曲班的剂量显著降低，严重肝功能不全患者禁忌使用该药物。在肾功能损害患者中不需要调整剂量[72]。阿加曲班以剂量依赖方式增加APTT、PT / INR、凝血酶时间、凝血酶原激活剂凝血时间和ACT。

阿加曲班的主要副作用是出血。由于没有特定的解毒剂，只能通过停止阿加曲班输液和提供支持疗法来控制过度出血。在肝功能正常的患者中，阿加曲班的抗凝作用在停止输注2～4 h后消失。然而，阿加曲班的抗凝作用可能在肝损伤患者中持续长达24 h。阿加曲班的主要缺点是对PT / INR的影响。当与华法林重叠时，PT / INR延长超出了单用华法林所预期的水平，使得任何一种药物的剂量调整都很困难[73]。

阿加曲班在HIT的两项多中心Ⅲ期前瞻性试验已经完成。与历史对照组相比，阿加曲班组血栓形成和血栓形成导致的死亡率降低，而且没有增加出血[74]。基于这些发现，阿加曲班已被批准用于治疗血栓形成和HIT患者血栓预防，包括那些接受PCIHIT的患者[75]。越来越多的数据支持在没有接受PCI的HIT患者中使用阿加曲班。2007年一项多中心前瞻性研究评估了152例患者使用阿加曲班联合GPⅡb / Ⅲa抑制剂（阿昔单抗或依替巴肽）治疗的疗效和安全性。2.6%的患者达到主要疗效终点（死亡、MI或30天内紧急血运重建），1.3%的患者出现严重出血[26]。该研究还显示，阿加曲班与GPⅡb / Ⅲa抑制剂组合是一种足够的抗凝剂，具有可接受的出血风险。

口服直接凝血酶抑制剂

希美加群

由于华法林的显著局限性，替代口服DTI已经经历了重大的发展和临床研究。希美加群是单价DTI美拉加林的可口服的前体药物，是该类中引起广泛关注的第一种药物[77]。尽管希美加群在预防心房颤动的脑卒中患者中或全身性栓塞方面与华法林一样有效，但关于其安全性仍有问题。开放标签的SPORTIF Ⅲ试验比较了希美加群和华法林用于预防脑卒中和全身性栓塞，尽管希美加群在预防脑卒中和全身性栓塞方面显示不逊于华法林，但是血清丙氨酸氨基转移酶水平上升至大于上限的3倍。希美加群组有6%的患者正常，有3.4%的患者超过正常上限的5倍[79]。有肝毒性增加的重大安全性问题又无显著的抵消性优势，导致美国食品和药物管理局（FDA）在2004年拒绝赞助商应用希美加群。

达比加群酯

像希美加群一样，达比加群酯是一种前体药物。一旦被吸收，药物迅速被酯酶转化为达比加群，其水平在约1～2 h内达到峰值。达比加群是一种小分子可逆抑制剂，与凝血酶的活性位点结合。达比加群酯的半衰期约为12 h，主要通过肾消除[80]。老年人的半衰期延长，反映了肾功能受损[81]。达比加群的药代动力学和药效学不受CYP P450酶和其他肝氧化还原酶的影响，因此不会干扰由P450代谢的药物[80]。达比加群可产生可预测的抗凝血反应，因此，常规凝血监测是没有必要的。达比加群以剂量依赖的方式延长了蛇静脉酶凝血时间，APTT和PT/ INR[81]。由于这些广泛使用的检测尚未用于临床监测，目标水平尚不清楚。

达比加群酯的主要副作用是出血。没有特定的解毒剂可用。因此，出血并发症必须根据症状进行管理。虽然没有得到很好的研究，透析或血液灌流可能会从循环中去除这种化合物，并且活化的凝血因子复合物如FEIBA、Autoplex或rFⅦa的使用可能会克服其抗凝作用[82]。一些临床试验已经证实了达比加群的抗血栓形成作用。Ⅱ期Boehringer Ingelheim血栓形成研究Ⅱ期（BISTRO Ⅱ）试验比较了口服达比加群和将依诺肝素作为全髋或全膝置换后的血栓预防药物[83]。达比加群以50 mg、150 mg或225 mg的剂量每一两次或300 mg的剂量每日一次，持续6～10天。随着达比加群酯剂量的增加，VTE发生显著的剂量依赖性下降。接受50 mg、每日两次达比加群的患者总体VTE发生率为28.5%，接受150 mg、每日两次达比加群的患者为17.4%，接受225 mg、每日两次达比加群的患者为13.1%，接受300 mg每日一次达比加群的患者为16.6%，每日服用1次依诺肝素的患者为24%。达比加群酯严重出血的风险也呈剂量依赖性增加，但在任何剂量下均无统计学意义。接受50 mg、每日两次的达比加群患者中，有0.3%出现严重出血，接受150 mg、每日两次达比加群的患者为4.1%，接受225 mg、每日两次达比加群的患者为4.8%，接受300 mg、每日一次达比加群的患者为4.7%。2.0%的接受依诺肝素治疗的患者出现严重出血。

RE-NOVATE研究表明，达比加群酯与依诺肝素预防THR后VTE疗效一致，具有相似的安全性[84]。这项双盲、非劣性试验让3 494例患者随机接受达比加群酯治疗28～35天，200 mg或150 mg，每日一次，或皮下依诺肝素40 mg，每日一次。主要疗效结果是总VTE和全因死亡率的综合。两种剂量的达比加群酯均不逊于依诺肝素，依诺肝素组发生主要疗效结局者有6.7%，而达比加群酯（220 mg组）为6.0%，达比加群酯（150 mg组）为8.6%。大剂量达比加群酯与依诺肝素相比，主要出血率无显著差异。肝酶升高的概率没有差异。

随后的RE-MODEL试验在2 076名接受全膝关节置换术（TKR）的患者中再现了这些结果[85]。依诺肝素组的主要疗效结果发生率为37.7%，达比加群酯（220 mg）组为36.4%，达比加群酯（150 mg）组为45.0%。这两种剂量的达比加群酯不劣于依诺肝素。主要出血发生率在三组间没有显著差异（分别为1.3%vs.1.5%和1.3%），肝酶升高概率没有显著差异。

RE-MOBILIZE试验在设计上与RE-MODEL相似，与REMODEL相反，它未能显示两者在近端DVT，远端DVT、PE和全因死亡的复合终点中相等[84]。华法林通常用于北美中心的膝关节置换术后血栓预防，但在临床试验中尚未与达比加群直接比较。对达比加群进行了对已确定VTE患者的初始和长期治疗的研究。 长期抗凝治疗（RE-LY）试验的随机化评估显示，与华法林相比，18 133例房颤患者中，达比加群患者脑卒中或栓塞的主要终点事件发生率低于出血事件[86]。达比加群已被批准在美国使用，并在欧洲使用。

口服因子Xa抑制剂

利伐沙班

利伐沙班正在开发用于预防和治疗血栓栓塞性疾病，包括整形外科手术后的VTE预防、DVT和PE的治疗，ACS以及心房颤动患者的脑卒中预防。利伐沙班是Xa因子的有效抑制剂，并不抑制凝血酶诱导的血小板聚集，但通过抑制凝血酶生成间接地减弱组织因子诱导的血小板聚集[57]。利伐沙班的抗血栓功效已经在使用不延长出血时间的药物剂量的情况下，在多种动脉或静脉血栓形成的各种动物模型中得到证实[87]。当与 ASA 或氯吡格雷联合使用时，利伐沙班的抗血栓效能增强[88]。

在健康受试者和接受骨科手术的患者中，利伐沙班显示出可预测的药代动力学和药物动力学[89]。半衰期在 7.6 ～ 9.1 h 之间。利伐沙班的血浆水平与抑制因子Ⅹa 活性和延长 PT 有良好的相关性，正如健康受试者接受多剂量的广泛剂量范围的利伐沙班中所评估的。利伐沙班的药效学效应（通过内源性凝血酶潜能测量）在单次口服剂量后持续 24 h，从而支持每日 1 次的剂量。尚未显示年龄、性别和体重对利伐沙班的药代动力学或药效动力学特征产生临床显著影响。利伐沙班具有双重消除模式：1/3 通过肾排泄，其余 2/3 由肝代谢；没有主要的或活性的循环代谢物[92]。它不会与血小板上的 PF4 相互作用或动员 PF4，因此不可能诱导 PF4 中与 HIT 抗体发生交叉反应所需的构象变化。

四项剂量 - 发现临床研究（一期Ⅱa 和三期Ⅱb）已经评估了利伐他班在接受大型整形外科手术的患者中用于血栓预防的潜在有效性和安全性[84,93-95]。所有四项研究评估了利伐沙班相对于传统抗凝剂的作用，测量含所有 DVT 发生率或客观证实的非致命性 PE 或全因死亡率，主要终点事件和主要出血事件作为主要安全终点事件的综合。这些研究结果支持每日剂量的可行性。每日 10 mg 剂量在Ⅱ期试验中提供了功效和安全性之间的最佳平衡，因此被选择用于Ⅲ期试验中的进一步研究。没有利伐他班有肝毒性的证据。RECORD 计划（大型骨外科凝血调节降低 DVT 和 PE 的风险）于 2005 年 12 月启动，全球共有超过 12 500 名患者参加了 4 项多中心随机、主动对照、双盲利伐沙班预防性研究。这些患者为接受 THR（RECORD1 和 RECORD2） 和 TKR（RECORD3 和 RECORD4）的患者[96-99]。利伐沙班在 TKR 和 THR 后预防 VTE 方面显著地更有效。这三项Ⅲ期研究表明，每日不受监测的固定剂量的利伐沙班为大型骨科手术后的短期和延期血栓预防提供了安全有效的选择。

研究者还评估了利伐沙班两项随机Ⅱb 期双盲、剂量的临床疗效，对这 1 150 例患者进行的两次随机（Ⅱb 期）的研究表明：急性症状性近端深静脉血栓栓塞与胃肠外 UFH 或 LMWH 和 VitK 的治疗效果相似，利伐沙班治疗近端 DVT 的疗效与标准抗凝治疗相似，主要疗效终点与 VTE 复发率低和出血事件的剂量反应关系不明显。继 VTE 治疗研究中的有希望的发现之后，利伐沙班长期用于心房颤动患者的脑卒中预防的Ⅲ期研究正在进行中。ROCKET-AF 是一项包括 14 000 名房颤患者的随机双盲研究，旨在评估利伐沙班（每日 20 mg）相对于剂量调整的华法林用于脑卒中预防的疗效和安全性。大剂量发现随机、双盲、安慰剂对照Ⅱ期研究也正在进行中，以研究利伐沙班单独或与 ASA 或 ASA 和噻吩并吡啶联合用于二级预防近期有 ACS 发生的患者致死和非致死性心血管事件的有效性和安全性。

阿匹沙班

阿匹沙班正在临床开发中，用于预防 THR 和 TKR 患者的 VTE，用于晚期转移癌和有临床症状的病患，二级预防有 ACS 的患者，预防非瓣膜性心房颤动患者的脑卒中和治疗 VTE。阿匹沙班是雷扎沙班禁令的后续行动。在进行 TKR 的患者的Ⅱ期临床试验中停止了雷扎沙班的临床开发，其中三个较高剂量的雷扎沙班引起严重出血。阿扎沙班相对于雷扎沙班具有改善的药理学特征。

阿匹沙班是高效且选择性的Ⅹa 因子直接抑制剂。阿匹沙班通过多种途径消除，粪便中有 70% 的化合物被清除，25% 的化合物通过肾途径被清除。在健康男性的两项双盲、随机、安慰剂对照剂量递增研究中，口服阿匹沙班在单剂量下显示可预测的药代动力学，在口服给药后 1.5 ～ 3.5 h 达到最大血浆浓度。

在Ⅱb 期试验（APROPOS）中评估阿匹沙班预防接受 TKR 的患者 VTE 的疗效和安全性[101]。在本研究中，1 217 名患者随机接受 6 个剂量的阿匹沙班中的一种（5 mg、10 mg 或 20 mg，每日一次或两次），开放标签依诺肝素 30 mg，每日两次，或华法林 10 ～ 14 天。阿匹沙班和依诺肝素在手术后 12 ～ 24 h 开始，而华法林在手术当天晚上开始。主要疗效终点 VTE 和全因死亡率（8.6%）显著低于依诺肝素组或华法林组（15.6%，$P < 0.02$）和 26.6%（$P < 0.001$，分别）。大出血的主要安全终点在治疗组之间是相似的。

最近的一项双盲随机剂量调查试验研究了阿匹沙班在确诊 DVT（近端 DVT 或广泛小腿 DVT）患者中的有效性和安全性。主要疗效终点的频率（重复双侧压缩超声和灌注肺扫描评估的症状性复发性 VTE 和血栓形成负荷的恶化）在阿匹沙班 5 mg 每日两次组和 10 mg 每日两次组（6.0% 和 5.6%）中相似，在阿匹沙班每日 20 mg 组（2.6%）较低。然而，早期评估阿匹沙班用于预防接受 TKR 的患者的 VTE 的Ⅲ期研究结果表明，主要终点并未达到[102]。

一项安慰剂对照的Ⅱ期试点研究正在进行中，阿匹沙班用于预防接受晚期癌症治疗的患者中的血栓栓塞事件（ADVOCATE）。一项Ⅲ期临床研究比较 30 天的阿匹沙班治疗方案与依诺肝素预防急性病患者 VTE 的疗效和安全性。阿匹沙班在心房颤动患者中预防脑卒中方面的两项Ⅲ期研究正在进行中。一项研究旨在评估阿匹沙班与华法林在预防 15 000 例非瓣膜性心房颤动患者脑卒中和全身性栓塞方面的疗效和安全性，以及至少一种额外的脑卒中风险因素（ARISTOTLE）。第二项试验是评估阿匹沙班在 5 600 例房颤患者预防脑卒中或全身栓塞方面是否优于 ASA，以及至少有一个中风患者拒绝或不适合用维生素 K 拮抗剂（AVERROES）治疗。一项大型的Ⅱ期安慰剂研究正在研究阿匹沙班对近期 ACS 患者的有效性和安全性（APPRAISE-2）。

DU-176b

DU-176b 是一种口服的直接因子Ⅹa 抑制剂，用于早期临床发展，预防和治疗血栓性疾病。它是Ⅹa 因子的有效抑制剂，因子Ⅹa 的选择性比凝血酶高 10 000 倍。 DU-176b 剂量依赖性地延长凝血时间并减少凝血酶生成和血小板聚集。在 12 位健康成年人中进行的Ⅰ期研究显示，DU-176b 能够在 Badimon 室内在体外减少血栓形成。DU-176b 的抗血栓作用持续达 5 h，给药后 1.5 h 发生Ⅹa 因子活性的最大抑制。最近一项评估 DU-176b 预防全膝关节置换术患者 VTE 疗效和安全性的Ⅱ期临床研究显示，在全膝关节置换术患者中 VTE 剂量依赖性显著降低，出血发生率与安慰剂相似。在Ⅱ期预防心房颤动的研究中，患者将接受 DU-176b 或华法林治疗 3 个月。

LY517717

LY517717 是一种吲哚 -6- 基 - 羰基衍生物，用于治疗和预防血栓栓塞性疾病。它是Ⅹa 因子抑制剂，对Ⅹa 因子的选择性比其他丝氨酸蛋白酶高 1 000 倍，并具有高的口服利用率。在人类中，LY517717 的抗凝活性在给药 0.5 ~ 4 h 内达到高峰，观察到的终末半衰期约为 27 h，以胃肠道为主要消除路线。在进行 THR 或 TKR 的 511 名患者中进行了Ⅱ期双盲平行组、剂量范围的 LY517717 研究。对 LY517717 进行相对于依诺肝素的研究。主要疗效终点是 DVT 的复合终点，对于较高剂量的 LY517717，VTE 的发生率分别为 19%（100 mg），19%（125 mg）和 16%（150 mg）依诺肝素，表明在这些剂量的 LY517717 是不劣于依诺肝素根据预先设定的标准。计划进一步开发 LY517717，进行Ⅲ期临床试验以预防 VTE。

贝曲西班

贝曲西班是Ⅹa 因子的有效抑制剂，其半衰期为 19 h。贝曲西班的抗血栓形成活性，在动脉和静脉血栓形成的不同动物模型中得到证实，已经显示在抑制人血液中凝血酶产生的剂量下发生。在 64 名受试者中进行的Ⅰ期剂量递增研究显示，贝曲西班与食物和可预测的药代动力学和药效学相互作用最小[107]。此外，贝曲西班经历最小量的肾排泄，因为它主要在胆汁中不变地被消除。在Ⅱa 期概念验证研究（EXPERT）中，贝曲西班给药 10 ~ 14 天[108]。主要有效性终点是第 10 ~ 14 天的 VTE（症状性 DVT 或 PE 或在强制性静脉造影中显示的无症状 DVT）。接受贝曲西班的患者中 VTE 的发生率分别为 20% 和 15%，接受依诺肝素的患者的 VET 发生率为 10%。进一步的临床研究预防和治疗 VTE，预防房颤患者的脑卒中和二级预防脑卒中和 MI。

YM150

YM150 正在开发用于预防 VTE。YM150 具有主要的活性代谢物 YM-222741，为抗Ⅹa 因子。随机开放标签、Ⅱa 期剂量递增试验中 178 例接受 THR 的患者术后 7 ~ 10 天评估 YM150，与依诺肝素的效果进行对比[109]。主要终点是主要和（或）临床相关的非主要出血，主要疗效终点是由强制性双侧静脉造影检测 DVT 证实的有症状的 DVT、PE 和全因死亡率的综合。在研究期间没有出现大的出血事件，并且有三个临床相关的非大出血事件。静脉血栓栓塞发生率是剂量依赖性的，范围从给药 3 mg 的 52% 到 60 mg 的 19%，依诺肝素组的 VTE 发生率为 39%[110]。最近完成了 THR 后 YM150（每日 5 ~ 120 mg）的Ⅱb 期临床研究[110]。主要终点事件发生率（DVT、有症状的 VTE、PE 和经过 7 ~ 10 天的治疗后的死亡）范围从 31.7% 至 13.3%，随着 YM150 剂量的增加显著下降（$P < 0.0002$）。进一步的Ⅱ期研究将评估 YM150 在

心房颤动患者群体中的药代动力学、药效学、安全性和耐受性。

因子Ⅸ抑制剂

凝血是一个复杂的过程，循环中的可溶性蛋白质、细胞成分和基于组织的蛋白质在血管损伤部位形成不溶性血凝块。在血凝块形成的增殖阶段，血小板表面上的凝血酶生成被最大化。活化的血小板结合因子Ⅸa / Ⅷa复合物。另外的因子Ⅸa由血小板表面上的因子Ⅺa产生。因子Ⅸa / Ⅷa复合物在物理上接近因子Ⅴa，募集因子Ⅹ用于激活。血小板表面上的Ⅹa/Ⅴa复合物受到TFPI和AT的抑制。通过因子Ⅸa/Ⅷa复合物活化因子Ⅹ比TF/Ⅶa复合物活化效率高接近50倍。血小板因子Ⅹa/Ⅴa复合物然后催化凝血酶形成，导致稳定的纤维蛋白 - 血小板血凝块。重度出血倾向通常与低于1%的Ⅸ因子活性有关。1% ~ 5%的FIX活性的个体发生中度出血风险，而Ⅸ因子活性的5% ~ 40%导致相对适中的止血缺陷。因子Ⅸa在血管生成、伤口愈合、血管修复和血小板介导的止血中起作用。因子Ⅸa / Ⅷa复合物可能在血管损伤后在扩增由TF- Ⅶa复合物引发的凝血酶产生中起关键作用。因子Ⅸ和Ⅸa与凝血酶激活的人类血小板的结合已被很好地描述了。在因子Ⅷ和Ⅹ的存在下，因子Ⅸa受体的亲和力增加了5倍。

主动位点竞争性拮抗剂

FⅨa抑制剂最早的研究基于活性位点竞争性拮抗剂Ⅸai，这是一种无功能性抗凝血活性的蛋白质[114]。静脉输注Ⅸai以剂量依赖性方式抑制冠状动脉血栓形成和脑卒中的动物模型中的血栓形成，并且比UFH产生更少的出血。迄今为止，因子Ⅸai的临床试验尚未进行。

单克隆抗体作为抗凝血剂

单克隆抗体目前用于治疗癌症、自身免疫性疾病和过敏。已经开发了针对因子Ⅸ的Gla域的几种抗体。10 C12克隆是一种有效的抗凝剂，可延长APTT时间并抑制血小板介导的凝血[119]。它能有效抑制兔颈动脉损伤模型动脉血栓形成，而不增加标准化皮肤切口的失血量。人源化单克隆抗体SB249417是针对人FⅨGla结构域的嵌合分子。在大鼠动脉血栓形成模型中，抗体产生显著的血栓形成减少、适度的APTT延长。在小鼠脑卒中模型中，与tPA相比，SB 249417减少了梗死体积并降低了神经功能缺陷[121]。FⅨ活性和APTT延长的抑制是快速且剂量依赖性的。SB 249417的Ⅰ期临床试验已经完成，设计为单盲随机化的单位静脉注射剂量递增试验，进行该研究以建立药代动力学和药物动力学性质。该抗体对凝血时间显示出剂量依赖性效应，在完成50 min连续输注时具有最大效应[122]。没有主要的安全性问题。

核糖核酸作为抗凝血剂

适配体是以它们结合靶标的能力来选择短的寡核苷酸（< 100个碱基），通常是蛋白质或小分子[123]。RNA与选定的靶蛋白（或小分子）之间的复合物涉及RNA的三维折叠，使得其与目标蛋白质的表面互补。适配体对靶蛋白的分子识别可涉及几种类型的RNA蛋白相互作用，包括氢键、盐桥、范德华力和与芳香族氨基酸的堆积[124]。

对因子Ⅸa特异性的适配体9.3t显示适配体以高亲和力结合Ⅸ因子和Ⅸa因子，但对结构相关蛋白质因子Ⅶ、Ⅹ或Ⅺ或蛋白质C具有最小的亲和力。因为Ⅶa因子通过结合FIX Gla和EGF结构域，适配体可以与EGF结构域相互作用[126]。FⅨa适配体的RNA解毒剂（5.2）已经制成并且可以逆转9.3 t诱导的人血浆中的抗凝作用[122]。适配体 / 解毒剂对的其他优点包括减少凝血酶和炎症介质[白细胞介素（IL）-1b，IL-6]的产生，减少术后出血和改善心输出量[128]。随后对抗 -I3适配体 / 解毒剂对9.3t及其解毒剂5-2进行优化用于体内稳定性和生产REG-1抗凝血系统的能力。Regado-1A是一项受试者盲法剂量递增安慰剂对照研究，随机分配85名健康志愿者接受药物（FIX适配体RB006）或安慰剂，3 h后接受解毒剂（RB007）或安慰剂的推注。在用RB006治疗的受试者中，APTT和ACT以剂量依赖性方式迅速增加，观察到的药效学效应在3 h期间稳定。Regado-1C研究将39位健康人受试者以双盲方式随机分配至3个连续的体重调整药物 / 解毒剂治疗周期或双重安慰剂。每个治疗周期由RB006静脉推注组成，1 h后由上升剂量的RB007进行。对不同剂量的解毒剂具有分级响应，显示了滴定抗凝反应和可逆性的能力。没有出现严重出血或其他严重不良事件[130]。这种可注射因子Ⅸa特异性药物解毒剂系统的潜在临床应用包括经皮和手术冠状动脉血运重建术、Coumadin治疗患者选择性非心脏手术的桥接治疗、预防和治疗静脉和动脉血栓栓塞性疾病、维持血液透析回路通畅。

目前正在研究的皮下制剂可以延长药物的药效学半衰期，使每日注射次数最小化，并使其能够在家中使用。一个关键的问题将是设备相关性血栓形成的可能性，这种现象阻碍了其他特定凝血蛋白酶抑制剂的临床开发。

TTP889

TTP889 是因子Ⅸ / Ⅸa 的口服可用的小分子选择性部分拮抗剂。FIXIT 研究小组进行了一项Ⅱ期临床试验，以确定 TTP889 在 VTE 风险患者中的安全性和抗血栓形成功效。这项多中心的安慰剂对照试验招募了 261 名髋部骨折手术患者[132]，并且在研究末期，静脉或症状性 DVT 或 PE 的复合主要终点事件治疗组之间没有显著差异。然而，与安慰剂相比，TTP889 对凝血酶生成和纤维蛋白降解（D- 二聚体）标志物没有影响，尽管使用的 TTP889 剂量水平被认为是预防动脉模型中静脉血栓形成所需的 7 倍。这种明显的药理学 - 微动力学效应缺乏引起了对所选 TTP889 剂量适宜性的担忧。

因子Ⅸ - 结合蛋白

已知天然抗凝剂发生于蛇毒，包括与因子Ⅸ[Ⅸ - 结合蛋白（bp）]、因子Ⅹ（Ⅹ -bp）或两者（Ⅸ / Ⅹ -bp）复合的同源蛋白质家族。该家族包括黄竹叶蝉 IX-bp 和小蝰属Ⅸ / Ⅹ -bp、白腹箭蛇的小蝰属Ⅸ / Ⅹ -bp 和尖吻蝮蛇的尖头Ⅹ -bp[133]。尖吻蝮蛇含有阿奇卡星，与血小板 GPⅠb 和凝血因子Ⅸ和Ⅹ结合的同源蛋白[134]。这些蛋白具有与 C 型凝集素样亚基的二硫键连接的异二聚体相似的结构。体外研究黄绿毒蛇的Ⅸ -bp 显示出抗凝血活性，延长 APTT 和 FⅨa 与磷脂酰丝氨酸结合对质膜的干扰。

总结

过去几年来，各种新的抗血小板药和抗血栓药已经被开发和研究。每种药物都具有临床益处，必须权衡其不可逆的副作用，突显血小板活化和血栓形成的复杂性。许多这些新疗法看起来很有希望，但须继续研究评估现有抗血小板和抗血栓形成策略的作用，以及确定附加的副作用，最明显的是增加了出血。抗血小板和抗血栓治疗的进展加上我们对血管闭塞性疾病与出血副作用之间微妙平衡的日益了解，是改善未来血栓形成的治疗的巨大的潜力。

参考文献

1. Writing Group Members, Lloyd-Jones D, Adams RJ, et al: Heart disease and stroke statistics--2010 update: a report from the American Heart Association, *Circulation* 121:e46–e215, 2010.
2. Kamath S, Blann AD, Lip GY: Platelet activation: assessment and quantification, *Eur Heart J* 22:1561–1571, 2001.
3. Quinton TM, Murugappan S, Kim S, et al: Different G protein-coupled signaling pathways are involved in α granule release from human platelets, *J Thromb Haemost* 2:978–984, 2004.
4. Hamilton JR: Protease-activated receptors as targets for antiplatelet therapy, *Blood Rev* 23:61–65, 2009.
5. Sabatine MS: Novel antiplatelet strategies in acute coronary syndromes, *Cleve Clin J Med* 76:S8–S15, 2009.
6. Davì G, Patrono C: Platelet activation and atherothrombosis, *N Engl J Med* 357:2482–2494, 2007.
7. LF B: Thrombin and platelet activation, *Chest* 124:18S–25S, 2003.
8. Varga-Szabo DP, Irina, Nieswandt B: Cell adhesion mechanisms in platelets, *Arterioscler Thromb Vasc Biol* 28(3):403–412, 2008.
9. Smith JB, Dangelmaier C, Mauco G: Measurement of arachidonic acid liberation in thrombin-stimulated human platelets. Use of agents that inhibit both the cyclooxygenase and lipoxygenase enzymes, *Biochim Biophys Acta* 835:344–351, 1985.
10. Smith WL: Prostanoid biosynthesis and mechanisms of action, *Am J Physiol* 263:F181–F191, 1992.
11. Smith WL, Marnett LJ: Prostaglandin endoperoxide synthase: structure and catalysis, *Biochim Biophys Acta* 1083:1–17, 1991.
12. Funk CD, Funk LB, Kennedy ME, et al: Human platelet/erythroleukemia cell prostaglandin G/H synthase: cDNA cloning, expression, and gene chromosomal assignment, *FASEB J* 5:2304–2312, 1991.
13. Pedersen AK, FitzGerald GA: Dose-related kinetics of aspirin. Presystemic acetylation of platelet cyclooxygenase, *N Engl J Med* 311:1206–1211, 1984.
14. Awtry EH, Loscalzo J: Aspirin, *Circulation* 101:1206–1218, 2000.
15. Berge E, Sandercock P: Anticoagulants versus antiplatelet agents for acute ischaemic stroke, *Cochrane Database Syst Rev* 2002:CD003242.
16. DiChiara J, Bliden KP, Tantry US, et al: The effect of aspirin dosing on platelet function in diabetic and nondiabetic patients: an analysis from the aspirin-induced platelet effect (ASPECT) study, *Diabetes* 56:3014–3019, 2007.
17. Pedersen AK, FitzGerald GA: Cyclooxygenase inhibition, platelet function, and metabolite formation during chronic sulfinpyrazone dosing, *Clin Pharmacol Ther* 37:36–42, 1985.
18. Rebuzzi AG, Natale A, Bianchi C, et al: Effects of indobufen on platelet thromboxane B2 production in patients with myocardial infarction, *Eur J Clin Pharmacol* 39:99–100, 1990.
19. Ramis J, Torrent J, Mis R, et al: Pharmacokinetics of triflusal after single and repeated doses in man, *Int J Clin Pharmacol Ther Toxicol* 28:344–349, 1990.
20. Marczewski MM, Postula M, Kosior D: Novel antiplatelet agents in the prevention of cardiovascular complications–focus on ticagrelor, *Vasc Health Risk Manag* 6:419–429, 2010.
21. Mangin P, Ohlmann P, Eckly A, et al: The P2Y1 receptor plays an essential role in the platelet shape change induced by collagen when TxA2 formation is prevented, *J Thromb Haemost* 2:969–977, 2004.
22. Storey RF: Biology and pharmacology of the platelet P2Y12 receptor, *Curr Pharm Des* 12:1255–1259, 2006.
23. Schomig A: Ticagrelor–is there need for a new player in the antiplatelet-therapy field? *N Engl J Med* 361:1108–1111, 2009.
24. Patrono C, Coller B, FitzGerald GA, et al: Platelet-active drugs: the relationships among dose, effectiveness, and side effects: the Seventh ACCP Conference on Antithrombotic and Thrombolytic Therapy, *Chest* 126:234S–264S, 2004.
25. Wallentin L, Varenhorst C, James S, et al: Prasugrel achieves greater and faster P2Y12 receptor-mediated platelet inhibition than clopidogrel due to more efficient generation of its active metabolite in aspirin-treated patients with coronary artery disease, *Eur Heart J* 29:21–30, 2008.
26. Brandt JT, Payne CD, Wiviott SD, et al: A comparison of prasugrel and clopidogrel loading doses on platelet function: magnitude of platelet inhibition is related to active metabolite formation, *Am Heart J* 153(66):e9–e16, 2007.
27. CAPRIE Steering Committee: A randomised, blinded, trial of clopidogrel versus aspirin in patients at risk of ischaemic events (CAPRIE), *Lancet* 348:1329–1339, 1996.
28. Yusuf S, Zhao F, Mehta SR, et al: Effects of clopidogrel in addition to aspirin in patients with acute coronary syndromes without ST-segment elevation, *N Engl J Med* 345:494–502, 2001.
29. Chen ZM, Jiang LX, Chen YP, et al: Addition of clopidogrel to aspirin in 45,852 patients with acute myocardial infarction: randomised placebo-controlled trial, *Lancet* 366:1607–1621, 2005.
30. Steinhubl SR, Berger PB, Mann JT, et al: Early and sustained dual oral antiplatelet therapy following percutaneous coronary intervention: a randomized controlled trial, *JAMA* 288:2411–2420, 2002.
31. Bhatt DL, Topol EJ: Current role of platelet glycoprotein IIb/IIIa inhibitors in acute coronary syndromes, *JAMA* 284:1549–1558, 2000.
32. Wang TH, Bhatt DL, Fox KA, et al: An analysis of mortality rates with dual-antiplatelet therapy in the primary prevention population of the CHARISMA trial, *Eur Heart J* 28:2200–2207, 2007.
33. Bhatt DL, Flather MD, Hacke W, et al: Patients with prior myocardial infarction, stroke, or symptomatic peripheral arterial disease in the CHARISMA trial, *J Am Coll Cardiol* 49:1982–1988, 2007.
34. Wiviott SD, Trenk D, Frelinger AL, et al: Prasugrel compared with high loading- and maintenance-dose clopidogrel in patients with planned percutaneous coronary intervention: the Prasugrel in Comparison to Clopidogrel for Inhibition of Platelet

Activation and Aggregation-Thrombolysis in Myocardial Infarction 44 Trial, *Circulation* 116:2923–2932, 2007.
35. Tantry US, Bliden KP, Gurbel PA: Azd6140, *Expert Opin Investig Drugs* 16:225–229, 2007.
36. Sabatine MS: Novel antiplatelet strategies in acute coronary syndromes, *Cleve Clin J Med* 76(Suppl 1):S8–S15, 2009.
37. Cannon CP, Husted S, Harrington RA, et al: Safety, tolerability, and initial efficacy of AZD6140, the first reversible oral adenosine diphosphate receptor antagonist, compared with clopidogrel, in patients with non-ST-segment elevation acute coronary syndrome: primary results of the DISPERSE-2 trial, *J Am Coll Cardiol* 50:1844–1851, 2007.
38. Wallentin L, Becker RC, Budaj A, et al: Ticagrelor versus clopidogrel in patients with acute coronary syndromes, *N Engl J Med* 361:1045–1057, 2009.
39. Gurbel PA, Bliden KP, Butler K, et al: Randomized double-blind assessment of the ONSET and OFFSET of the antiplatelet effects of ticagrelor versus clopidogrel in patients with stable coronary artery disease: the ONSET/OFFSET study, *Circulation* 120:2577–2585, 2009.
40. Schror K, Weber AA: Comparative pharmacology of GP IIb/IIIa antagonists, *J Thromb Thrombolysis* 15:71–80, 2003.
41. Moliterno DJ, Califf RM, Aguirre FV, et al: Effect of platelet glycoprotein IIb/IIIa integrin blockade on activated clotting time during percutaneous transluminal coronary angioplasty or directional atherectomy (the EPIC trial). Evaluation of c7E3 Fab in the Prevention of Ischemic Complications trial, *Am J Cardiol* 75:559–562, 1995.
42. Roe MT, Moliterno DJ: The EPILOG trial. Abciximab prevents ischemic complications during angioplasty. Evaluation in PTCA to improve long-term outcome with abciximab GP IIb/IIIa blockade, *Cleve Clin J Med* 65:267–272, 1998.
43. Lincoff AM, Califf RM, Moliterno DJ, et al: Complementary clinical benefits of coronary-artery stenting and blockade of platelet glycoprotein IIb/IIIa receptors. Evaluation of Platelet IIb/IIIa Inhibition in Stenting Investigators, *N Engl J Med* 341:319–327, 1999.
44. Kastrati A, Mehilli J, Schuhlen H, et al: A clinical trial of abciximab in elective percutaneous coronary intervention after pretreatment with clopidogrel, *N Engl J Med* 350:232–238, 2004.
45. Kastrati A, Mehilli J, Neumann FJ, et al: Abciximab in patients with acute coronary syndromes undergoing percutaneous coronary intervention after clopidogrel pretreatment: the ISAR-REACT 2 randomized trial, *JAMA* 295:1531–1538, 2006.
46. Tcheng JE: Differences among the parenteral platelet glycoprotein IIb/IIIa inhibitors and implications for treatment, *Am J Cardiol* 83:7E–11E, 1999.
47. Giugliano RP, White JA, Bode C, et al: Early versus delayed, provisional eptifibatide in acute coronary syndromes, *N Engl J Med* 360:2176–2190, 2009.
48. Ruggeri ZM, Ware J: von Willebrand factor, *FASEB J* 7:308–316, 1993.
49. Weiss HJ, Sussman II, Hoyer LW: Stabilization of factor VIII in plasma by the von Willebrand factor. Studies on posttransfusion and dissociated factor VIII and in patients with von Willebrand's disease, *J Clin Invest* 60:390–404, 1977.
50. Hennan JK, Swillo RE, Morgan GA, et al: Pharmacologic inhibition of platelet vWF-GPIb alpha interaction prevents coronary artery thrombosis, *Thromb Haemost* 95:469–475, 2006.
51. Montalescot G, Philippe F, Ankri A, et al: Early increase of von Willebrand factor predicts adverse outcome in unstable coronary artery disease: beneficial effects of enoxaparin. French Investigators of the ESSENCE Trial, *Circulation* 98:294–299, 1998.
52. Kageyama S, Yamamoto H, Nakazawa H, et al: Pharmacokinetics and pharmacodynamics of AJW200, a humanized monoclonal antibody to von Willebrand factor, in monkeys, *Arterioscler Thromb Vasc Biol* 22:187–192, 2002.
53. Brody EN, Gold L: Aptamers as therapeutic and diagnostic agents, *J Biotechnol* 74:5–13, 2000.
54. Gilbert JC, DeFeo-Fraulini T, Hutabarat RM, et al: First-in-human evaluation of anti von Willebrand factor therapeutic aptamer ARC1779 in healthy volunteers, *Circulation* 116:2678–2686, 2007.
55. Gurevitz O, Eldar M, Skutelsky E, et al: S-nitrosoderivative of a recombinant fragment of von Willebrand factor (S-nitroso-AR545C) inhibits thrombus formation in guinea pig carotid artery thrombosis model, *Thromb Haemost* 84:912–917, 2000.
56. Samaha FF, Kahn ML: Novel platelet and vascular roles for immunoreceptor signaling, *Arterioscler Thromb Vasc Biol* 26:2588–2593, 2006.
57. Nieswandt B, Schulte V, Bergmeier W, et al: Long-term antithrombotic protection by *in vivo* depletion of platelet glycoprotein VI in mice, *J Exp Med* 193:459–469, 2001.
58. Markwardt F, Nowak G, Sturzebecher J: Clinical pharmacology of recombinant hirudin, *Haemostasis* 21(Suppl 1):133–136, 1991.
59. Eichler P, Friesen HJ, Lubenow N, et al: Antihirudin antibodies in patients with heparin-induced thrombocytopenia treated with lepirudin: incidence, effects on aPTT, and clinical relevance, *Blood* 96:2373–2378, 2000.
60. Greinacher A, Lubenow N, Eichler P: Anaphylactic and anaphylactoid reactions associated with lepirudin in patients with heparin-induced thrombocytopenia, *Circulation* 108:2062–2065, 2003.
61. Lubenow N, Eichler P, Lietz T, et al: Lepirudin in patients with heparin-induced thrombocytopenia - results of the third prospective study (HAT-3) and a combined analysis of HAT-1, HAT-2, and HAT-3, *J Thromb Haemost* 3:2428–2436, 2005.
62. Organisation to Assess Strategies for Ischemic Syndromes (OASIS-2) Investigators: Effects of recombinant hirudin (lepirudin) compared with heparin on death, myocardial infarction, refractory angina, and revascularisation procedures in patients with acute myocardial ischaemia without ST elevation: a randomised trial, *Lancet* 353:429–438, 1999.
63. Greinacher A, Eichler P, Albrecht D, et al: Antihirudin antibodies following low-dose subcutaneous treatment with desirudin for thrombosis prophylaxis after hip-replacement surgery: incidence and clinical relevance, *Blood* 101:2617–2619, 2003.
64. Eriksson BI, Ekman S, Lindbratt S, et al: Prevention of thromboembolism with use of recombinant hirudin. Results of a double-blind, multicenter trial comparing the efficacy of desirudin (Revasc) with that of unfractionated heparin in patients having a total hip replacement, *J Bone Joint Surg Am* 79:326–333, 1997.
65. Eriksson BI, Wille-Jorgensen P, Kalebo P, et al: A comparison of recombinant hirudin with a low-molecular-weight heparin to prevent thromboembolic complications after total hip replacement, *N Engl J Med* 337:1329–1335, 1997.
66. Bates SM, Weitz JI: Direct thrombin inhibitors for treatment of arterial thrombosis: potential differences between bivalirudin and hirudin, *Am J Cardiol* 82:12P–18P, 1998.
67. Bittl JA, Chaitman BR, Feit F, et al: Bivalirudin versus heparin during coronary angioplasty for unstable or postinfarction angina: final report reanalysis of the Bivalirudin Angioplasty Study, *Am Heart J* 142:952–959, 2001.
68. Lincoff AM, Bittl JA, Kleiman NS, et al: Comparison of bivalirudin versus heparin during percutaneous coronary intervention (the Randomized Evaluation of PCI Linking Angiomax to Reduced Clinical Events [REPLACE]-1 trial), *Am J Cardiol* 93:1092–1096, 2004.
69. Lincoff AM, Kleiman NS, Kereiakes DJ, et al: Long-term efficacy of bivalirudin and provisional glycoprotein IIb/IIIa blockade vs heparin and planned glycoprotein IIb/IIIa blockade during percutaneous coronary revascularization: REPLACE-2 randomized trial, *JAMA* 292:696–703, 2004.
70. Stone GW, Ware JH, Bertrand ME, et al: Antithrombotic strategies in patients with acute coronary syndromes undergoing early invasive management: one-year results from the ACUITY trial, *JAMA* 298:2497–2506, 2007.
71. Berry CN, Girardot C, Lecoffre C, et al: Effects of the synthetic thrombin inhibitor argatroban on fibrin- or clot-incorporated thrombin: comparison with heparin and recombinant Hirudin, *Thromb Haemost* 72:381–386, 1994.
72. Swan SK, St Peter JV, Lambrecht LJ, et al: Comparison of anticoagulant effects and safety of argatroban and heparin in healthy subjects, *Pharmacotherapy* 20:756–770, 2000.
73. Sheth SB, DiCicco RA, Hursting MJ, et al: Interpreting the International Normalized Ratio (INR) in individuals receiving argatroban and warfarin, *Thromb Haemost* 85:435–440, 2001.
74. Lewis BE, Wallis DE, Leya F, et al: Argatroban anticoagulation in patients with heparin-induced thrombocytopenia, *Arch Intern Med* 163:1849–1856, 2003.
75. Lewis BE, Matthai WH Jr, Cohen M, et al: Argatroban anticoagulation during percutaneous coronary intervention in patients with heparin-induced thrombocytopenia, *Catheter Cardiovasc Interv* 57:177–184, 2002.
76. Cruz-Gonzalez I, Sanchez-Ledesma M, Baron SJ, et al: Efficacy and safety of argatroban with or without glycoprotein IIb/IIIa inhibitor in patients with heparin-induced thrombocytopenia undergoing percutaneous coronary intervention for acute coronary syndrome, *J Thromb Thrombolysis* 25:214–218, 2008.
77. Francis CW, Davidson BL, Berkowitz SD, et al: Ximelagatran versus warfarin for the prevention of venous thromboembolism after total knee arthroplasty. A randomized, double-blind trial, *Ann Intern Med* 137:648–655, 2002.
78. Albers GW, Diener HC, Frison L, et al: Ximelagatran vs warfarin for stroke prevention in patients with nonvalvular atrial fibrillation: a randomized trial, *JAMA* 293:690–698, 2005.
79. Olsson SB: Stroke prevention with the oral direct thrombin inhibitor ximelagatran compared with warfarin in patients with non-valvular atrial fibrillation (SPORTIF III): randomised controlled trial, *Lancet* 362:1691–1698, 2003.
80. Blech S, Ebner T, Ludwig-Schwellinger E, et al: The metabolism and disposition of the oral direct thrombin inhibitor, dabigatran, in humans, *Drug Metab Dispos* 36:386–399, 2008.
81. Stangier J, Stahle H, Rathgen K, et al: Pharmacokinetics and pharmacodynamics of the direct oral thrombin inhibitor dabigatran in healthy elderly subjects, *Clin Pharmacokinet* 47:47–59, 2008.
82. Wienen W, Stassen JM, Priepke H, et al: Effects of the direct thrombin inhibitor dabigatran and its orally active prodrug, dabigatran etexilate, on thrombus formation and bleeding time in rats, *Thromb Haemost* 98:333–338, 2007.
83. Eriksson BI, Dahl OE, Buller HR, et al: A new oral direct thrombin inhibitor, dabigatran etexilate, compared with enoxaparin for prevention of thromboembolic events following total hip or knee replacement: the BISTRO II randomized trial, *J Thromb Haemost* 3:103–111, 2005.
84. Eriksson BI, Dahl OE, Rosencher N, et al: Dabigatran etexilate versus enoxaparin for prevention of venous thromboembolism after total hip replacement: a randomised, double-blind, non-inferiority trial, *Lancet* 370:949–956, 2007.
85. Eriksson BI, Dahl OE, Rosencher N, et al: Oral dabigatran etexilate vs. subcutaneous enoxaparin for the prevention of venous thromboembolism after total knee replacement: the RE-MODEL randomized trial, *J Thromb Haemost* 5:2178–2185, 2007.
86. Connolly SJ, Ezekowitz MD, Yusuf S, et al: Dabigatran versus warfarin in patients with atrial fibrillation, *N Engl J Med* 361:1139–1151, 2009.
87. Perzborn E, Strassburger J, Wilmen A, et al: *In vitro* and *in vivo* studies of the novel antithrombotic agent BAY 59-7939–an oral, direct factor Xa inhibitor, *J Thromb Haemost* 3:514–521, 2005.
88. Gerotziafas GT, Elalamy I, Depasse F, et al: *In vitro* inhibition of thrombin generation, after tissue factor pathway activation, by the oral, direct factor Xa inhibitor rivaroxaban, *J Thromb Haemost* 5:886–888, 2007.
89. Kubitza D, Becka M, Mueck W, et al: Rivaroxaban (BAY 59–7939)–an oral, direct factor Xa inhibitor–has no clinically relevant interaction with naproxen, *Br J Clin Pharmacol* 63:469–476, 2007.
90. Kubitza D, Becka M, Wensing G, et al: Safety, pharmacodynamics, and pharmacokinetics of BAY 59–7939–an oral, direct factor Xa inhibitor–after multiple dosing in healthy male subjects, *Eur J Clin Pharmacol* 61:873–880, 2005.
91. Graff J, von Hentig N, Misselwitz F, et al: Effects of the oral, direct factor xa inhibitor rivaroxaban on platelet-induced thrombin generation and prothrombinase activity, *J Clin Pharmacol* 47:1398–1407, 2007.
92. Weinz C, Schwarz T, Kubitza D, et al: Metabolism and excretion of rivaroxaban, an oral, direct factor Xa inhibitor, in rats, dogs, and humans, *Drug Metab Dispos* 37:1056–1064, 2009.
93. Eriksson BI, Dahl OE, Buller HR, et al: A new oral direct thrombin inhibitor, dabigatran etexilate, compared with enoxaparin for prevention of thromboembolic events following total hip or knee replacement: the BISTRO II randomized trial, *J Thromb Haemost* 3:103–111, 2005.
94. Eriksson BI, Dahl OE, Rosencher N, et al: Oral dabigatran etexilate vs. subcutaneous enoxaparin for the prevention of venous thromboembolism after total knee replacement: the RE-MODEL randomized trial, *J Thromb Haemost* 5:2178–2185, 2007.
95. Ginsberg JS, Davidson BL, Comp PC, et al: Oral thrombin inhibitor dabigatran etexilate vs. North American enoxaparin regimen for prevention of venous thromboembolism after knee arthroplasty surgery, *J Arthroplasty* 24:1–9, 2009.

96. Eriksson BI, Borris LC, Friedman RJ, et al: Rivaroxaban versus enoxaparin for thromboprophylaxis after hip arthroplasty, *N Engl J Med* 358:2765–2775, 2008.
97. Lassen MR, Ageno W, Borris LC, et al: Rivaroxaban versus enoxaparin for thromboprophylaxis after total knee arthroplasty, *N Engl J Med* 358:2776–2786, 2008.
98. Kakkar AK, Brenner B, Dahl OE, et al: Extended duration rivaroxaban versus short-term enoxaparin for the prevention of venous thromboembolism after total hip arthroplasty: a double-blind, randomised controlled trial, *Lancet* 372:31–39, 2008.
99. Turpie AG, Lassen MR, Davidson BL, et al: Rivaroxaban versus enoxaparin for thromboprophylaxis after total knee arthroplasty (RECORD4): a randomised trial, *Lancet* 373:1673–1680, 2009.
100. Agnelli G, Gallus A, Goldhaber SZ, et al: Treatment of proximal deep-vein thrombosis with the oral direct factor Xa inhibitor rivaroxaban (BAY 59–7939): the ODIXa-DVT (Oral Direct Factor Xa Inhibitor BAY 59–7939 in Patients With Acute Symptomatic Deep-Vein Thrombosis) study, *Circulation* 116:180–187, 2007.
101. Lassen MR, Davidson BL, Gallus A, et al: The efficacy and safety of apixaban, an oral, direct factor Xa inhibitor, as thromboprophylaxis in patients following total knee replacement, *J Thromb Haemost* 5:2368–2375, 2007.
102. Pfizer B-MSa: *Bristol-Myers Squibb and Pfizer provide update on apixaban clinical development program* [press release], 2008, August 26, 2008.
103. Zafar MU, Vorchheimer DA, Gaztanaga J, et al: Antithrombotic effects of factor Xa inhibition with DU-176b: phase-I study of an oral, direct factor Xa inhibitor using an ex-vivo flow chamber, *Thromb Haemost* 98:883–888, 2007.
104. Fuji T, Fujita S, Tachibana S, et al: A dose-ranging study evaluating the oral factor Xa inhibitor edoxaban for the prevention of venous thromboembolism in patients undergoing total knee arthroplasty, *J Thromb Haemost* 8:2458–2468, 2010.
105. Spyropoulos AC: Investigational treatments of venous thromboembolism, *Expert Opin Investig Drugs* 16:431–440, 2007.
106. Agnelli G, Haas S, Ginsberg JS, et al: A phase II study of the oral factor Xa inhibitor LY517717 for the prevention of venous thromboembolism after hip or knee replacement, *J Thromb Haemost* 5:746–753, 2007.
107. Turpie AG: Oral, direct factor Xa inhibitors in development for the prevention and treatment of thromboembolic diseases, *Arterioscler Thromb Vasc Biol* 27:1238–1247, 2007.
108. Turpie AG, Bauer KA, Davidson BL, et al: A randomized evaluation of betrixaban, an oral factor Xa inhibitor, for prevention of thromboembolic events after total knee replacement (EXPERT), *Thromb Haemost* 101:68–76, 2009.
109. Eriksson BI, Turpie AG, Lassen MR, et al: Prevention of venous thromboembolism with an oral factor Xa inhibitor, YM150, after total hip arthroplasty. A dose finding study (ONYX-2), *J Thromb Haemost* 8:714–721, 2010.
110. Eriksson BI, Turpie AG, Lassen MR, et al: A dose escalation study of YM150, an oral direct factor Xa inhibitor, in the prevention of venous thromboembolism in elective primary hip replacement surgery, *J Thromb Haemost* 5:1660–1665, 2007.
111. Oliver JA, Monroe DM, Roberts HR, et al: Thrombin activates factor XI on activated platelets in the absence of factor XII, *Arterioscler Thromb Vasc Biol* 19:170–177, 1999.
112. Lawson JH, Kalafatis M, Stram S, et al: A model for the tissue factor pathway to thrombin. I. An empirical study, *J Biol Chem* 269:23357–23366, 1994.
113. Bowen DJ: Haemophilia A and haemophilia B: molecular insights, *Mol Pathol* 55:1–18, 2002.
114. Benedict CR, Ryan J, Wolitzky B, et al: Active site-blocked factor IXa prevents intravascular thrombus formation in the coronary vasculature without inhibiting extravascular coagulation in a canine thrombosis model, *J Clin Invest* 88:1760–1765, 1991.
115. Spanier TB, Oz MC, Madigan JD, et al: Selective anticoagulation with active site blocked factor IXa in synthetic patch vascular repair results in decreased blood loss and operative time, *ASAIO J* 43:M526–M530, 1997.
116. Wong AG, Gunn AC, Ku P, et al: Relative efficacy of active site-blocked factors IXa Xa in models of rabbit venous and arterio-venous thrombosis, *Thromb Haemost* 77:1143–1147, 1997.
117. Spanier TB, Oz MC, Minanov OP, et al: Heparinless cardiopulmonary bypass with active-site blocked factor IXa: a preliminary study on the dog, *J Thorac Cardiovasc Surg* 115:1179–1188, 1998.
118. Choudhri TF, Hoh BL, Prestigiacomo CJ, et al: Targeted inhibition of intrinsic coagulation limits cerebral injury in stroke without increasing intracerebral hemorrhage, *J Exp Med* 190:91–99, 1999.
119. Suggett S, Kirchhofer D, Hass P, et al: Use of phage display for the generation of human antibodies that neutralize factor IXa function, *Blood Coagul Fibrinolysis* 11:27–42, 2000.
120. Refino CJ, Jeet S, DeGuzman L, et al: A human antibody that inhibits factor IX/IXa function potently inhibits arterial thrombosis without increasing bleeding, *Arterioscler Thromb Vasc Biol* 22:517–522, 2002.
121. Toomey JR, Valocik RE, Koster PF, et al: Inhibition of factor IX(a) is protective in a rat model of thromboembolic stroke, *Stroke* 33:578–585, 2002.
122. Benincosa LJ, Chow FS, Tobia LP, et al: Pharmacokinetics and pharmacodynamics of a humanized monoclonal antibody to factor IX in cynomolgus monkeys, *J Pharmacol Exp Ther* 292:810–816, 2000.
123. Ellington AD, Szostak JW: *In vitro* selection of RNA molecules that bind specific ligands, *Nature* 346:818–822, 1990.
124. Hermann T, Patel DJ: Adaptive recognition by nucleic acid aptamers, *Science* 287:820–825, 2000.
125. Rusconi CP, Scardino E, Layzer J, et al: RNA aptamers as reversible antagonists of coagulation factor IXa, *Nature* 419:90–94, 2002.
126. Gopinath SC, Shikamoto Y, Mizuno H, et al: A potent anti-coagulant RNA aptamer inhibits blood coagulation by specifically blocking the extrinsic clotting pathway, *Thromb Haemost* 95:767–771, 2006.
127. Nimjee SM, Keys JR, Pitoc GA, et al: A novel antidote-controlled anticoagulant reduces thrombin generation and inflammation and improves cardiac function in cardiopulmonary bypass surgery, *Mol Ther* 14:408–415, 2006.
128. Rusconi CP, Roberts JD, Pitoc GA, et al: Antidote-mediated control of an anticoagulant aptamer *in vivo*, *Nat Biotechnol* 22:1423–1428, 2004.
129. Dyke CK, Steinhubl SR, Kleiman NS, et al: First-in-human experience of an antidote-controlled anticoagulant using RNA aptamer technology: a phase 1a pharmacodynamic evaluation of a drug-antidote pair for the controlled regulation of factor IXa activity, *Circulation* 114:2490–2497, 2006.
130. Chan MY, Rusconi CP, Alexander JH, et al: A randomized, repeat-dose, pharmacodynamic and safety study of an antidote-controlled factor IXa inhibitor, *J Thromb Haemost* 6:789–796, 2008.
131. Califf RM: Fondaparinux in ST-segment elevation myocardial infarction: the drug, the strategy, the environment, or all of the above? *JAMA* 295:1579–1580, 2006.
132. Eriksson BI, Dahl OE, Lassen MR, et al: Partial factor IXa inhibition with TTP889 for prevention of venous thromboembolism: an exploratory study, *J Thromb Haemost* 6:457–463, 2008.
133. Atoda H, Kaneko H, Mizuno H, et al: Calcium-binding analysis and molecular modeling reveal echis coagulation factor IX/factor X-binding protein has the Ca-binding properties and Ca ion-independent folding of other C-type lectin-like proteins, *FEBS Lett* 531:229–234, 2002.
134. Li WF, Chen L, Li XM, et al: A C-type lectin-like protein from Agkistrodon acutus venom binds to both platelet glycoprotein Ib and coagulation factor IX/factor X, *Biochem Biophys Res Commun* 332:904–912, 2005.

最后，临床对照试验结果显示，通过干预降低LDL（包括部分肠旁路术、胆汁酸结合树脂及他汀类药物）能减少冠脉事件的发生，证明了胆固醇假说。在充分有效的药物控制下适当的动力试验显示，降脂也能减少总死亡率。然而这些非常成功的干预措施更多地说明患者是存在动脉粥样硬化而不是高胆固醇，因为尽管更加积极的控制胆固醇水平，大多数事件还是发生。蛋白质原转化酶枯草杆菌蛋白酶/西布曲明9（PCSK9）是涉及常染色体显性的高胆固醇血症的基因，这个基因的鉴定在这点上提供了新的认识。降低这个酶的活性能使细胞LDL受体数目增加，从而增加了LDL的清除率，降低血清胆固醇水平。发生PCSK9基因突变功能降低的个体，他们长期的低LDL水平避免了动脉粥样硬化事件的发生，甚至在存在心血管危险因素的情况下也是如此。这些监测更加证明了LDL参与动脉粥样硬化形成，也为在临床实践中对LDL的积极管理提供了更充足的理由[6]。

当然，除了LDL以外的其他脂蛋白也能影响动脉粥样硬化（见后文的讨论），但是，因为动脉粥样硬化事件在主要脂蛋白处于平均水平的个体也普遍发生，所以对动脉粥样硬化的充分认识还须考虑除血脂以外的其他因素。

全身性的动脉高血压

动脉血压和死亡率的相关性在精算研究中早已经被证实。保险公司在死亡率预测中有一份主要金融股份。用袖带血压计简单地测量血压便能预测一个人的长寿情况。Framingham研究和其他观察性队列研究的数据证实动脉血压和冠心病事件之间存在关联[7]。动物实验和流行病学研究的观察结果也都支持高血压和动脉粥样硬化之间存在相关性。

正如高胆固醇的例子一样，用药物降低血压减少冠心病事件的临床证据也是十分不足的。早期干预实验轻易地证实随着降压药物的管理，卒中和充血性心力衰竭结局事件减少。最近关于抗高血压治疗明显降低冠心病事件的研究已经被收集[8]。

尽管有些患者已经获得多种抗高血压药物的其他有益的作用，但是在抗高血压药物治疗动脉粥样硬化及其并发症中，患者的获益主要还是通过降低血压来实现的。一个大量的随机临床试验——抗高血压和降脂治疗预防心脏病发作试验（ALLHAT）显示，噻嗪类利尿剂在5年内的结果上并没有比血管紧张素受体阻断药、钙离子通道拮抗剂和β受体阻断药更有优势[9-10]。

临床观察还提供了另一个有力的证据证实高血压本身也能促进动脉粥样硬化形成。正常肺动脉压力的个体很少发生肺动脉粥样硬化，但是肺动脉高压患者，即便比较年轻也会普遍地发生肺动脉粥样硬化。这个“天然的实验”说明高血压具有直接致动脉粥样硬化的效应。

吸烟

烟草的滥用，特别是吸烟，显著地增加心血管事件的风险[11]。在没有冠心病的情况下，吸烟对心血管事件显得尤其重要。吸烟戒断之后心血管事件的发生率能快速回到基线，吸烟能加大血栓形成的风险，同样也能促进动脉粥样硬化，甚至前一个作用可能更明显。非人灵长类动物的经典的实验显示，在适当的高脂血症存在的情况下，为期2～3年的烟草吸入并无致实验性动脉粥样硬化的效应。

无论是一手烟还是二手烟都会损伤血管内皮扩张功能——一个衡量动脉健康的指标[12]。吸烟还有许多其他不利的全身性效应，包括能引起参与动脉粥样硬化血栓形成的慢性炎症反应[13]。吸烟和动脉瘤形成之间的相关性机制可能和吸烟相关性肺气肿的发病机制相类似。给基因改变的小鼠吸烟的实验说明了弹性纤维酶的功能，它的作用正如基质金属蛋白酶-12（MMP-12）在肺细胞外基质（ECM）破坏中的作用。吸烟介导炎症反应能促进巨噬细胞释放肿瘤坏死因子-α（TNF-α），后者能提高弹性纤维酶的活性并促进肺气肿[14]。一个相似的机制可能是促进腹主动脉中膜弹力层的破坏，这是动脉瘤形成的特征。

年龄

多重观察研究已经证实年龄是动脉粥样硬化事件的潜在危险因素[15]。实际上，在当前基于Framingham研究的心血管风险计算公式中，年龄占了相当大的比重。人口统计趋势预示，在未来的近几年中，老年人比例将显著扩大，尤其是老年女性。虽然经年龄调整的心血管疾病的比例在男性中可能趋于稳定，甚至下降，但在老年人中疾病的实际负担是增加的，因为他们的绝对数量大大增加。由于老龄化人口的扩大，证明动脉粥样硬化可变性的证据显得更加重要（见后文的讨论）。

性别

在大量的观察研究中男性比女性具有更高的心血管风险，其中的机制可能是男性存在性别相关的致动脉粥样硬化因素，或者是和女性相比男性缺乏保护因素。女性在更年期后心血管的风险增加，许多人把女性在更年期之前享有的血管保护因素预先归结于雌激素。然而，对女性（最近大规模的临床试验）和男性（老年人冠脉药物计划研究）的雌激素治疗更倾向于带来风险而非获益[16]。所以雌激素联合黄体酮对心血管事件的保护绝非万能的。绝经之后血液中高密度脂蛋白（HDL）水平下降可能可以部分解释女性绝经期前明显的心血管风险保护机制。

高密度脂蛋白

Framingham 风险算法指出无论是男性还是女性，高密度脂蛋白低于 40 mg/dL 是一个危险因素。大量的人口调查研究都表明 HDL 作为抗动脉粥样硬化脂蛋白成分的重要性。实际上，做过心脏导管介入检查并且血管造影显示明显狭窄的患者中，HDL 降低比 LDL 升高更加普遍。

正如人类微小生物标记的研究，大量的动物实验已经确定了 HDL 或者它的主要载脂蛋白（apo）AI 的抗动脉粥样硬化效应。HDL 抗动脉粥样硬化的机制包括促进脂质的反向运输[17-18]。而且，初生的 HDL 颗粒能从巨噬细胞和其他细胞中捕获胆固醇进行依赖于腺苷三磷酸（ATP）结合盒转运体 1（ABCA1）的加工过程。成熟的 HDL 颗粒也能通过相关的转运体 ABCG1 捕获胆固醇[19]。此外，HDL 还具有抗炎症效应[20]。HDL 的动脉保护作用可能与它能结合并转运多种蛋白的能力相关，这些蛋白可能可以调节脂质代谢、氧化应激、炎症反应和蛋白水解[21]。

高密度脂蛋白的代谢非常复杂，在许多方面比 LDL 更复杂[22]。所以即便是稳定水平的 HDL 胆固醇也很难精确地预测心血管的保护作用。虽然 HDL 胆固醇基线水平一直和心血管事件呈负相关，但是升高 HDL 胆固醇水平的干预措施并没有相应地减少事件的发生率。甚至，最近有研究数据质疑 HDL 水平对已经采取有效的降 LDL 治疗的患者的影响程度[23-24]。HDL 颗粒影响*体外*巨噬细胞释放胆固醇的能力与冠心病和其危险生物标志及颈动脉内膜中层厚度相关。但是，药物诱导 HDL 水平增加仍然不能证实具有临床获益的作用。目前正在进行的许多大规模试验将证实多种升高 HDL 的药物是否具有减少临床事件的作用[25-26]。

动脉粥样硬化新出现的危险因素

同型半胱氨酸

同型半胱氨酸是氨基酸的代谢产物，它可能也促进动脉粥样硬化血栓形成[27]。基因缺失导致同型半胱氨酸水平升高的个体（如，同型胱氨酸尿症一般是由于胱硫醚 β- 合酶基因缺失引起的）有血栓形成的倾向。在*体外*，用同型半胱氨酸和相关的复合物处理血管细胞能引起与动脉粥样硬化形成相关的细胞功能发生改变。临床上也有关于高同型半胱氨酸血症的可靠的临床试验。尽管同型胱氨酸尿症患者同型半胱氨酸升高与血栓形成风险升高之间的联系是明确的，但是在未经选择的人群中，半胱氨酸升高并不能明显地预示心血管风险（图 8-1）。而且，用维生素治疗降低同型半胱氨酸水平的随机试验并未明显地改善心血管事件的结果[28-30]。在美国，富含叶酸的谷物和面粉改变了美国人饮食谱并降低血液中同型半胱氨酸的水平。

脂蛋白（a）

脂蛋白（a）[Lp（a）] 是由载脂蛋白 a（apo a）和 apo B 以共价结合方式组成的低密度脂蛋白颗粒构成，是 LDL 颗粒的主要载脂蛋白。apo a 不能和 apo A 相混淆，载脂蛋白 A 家族包括载脂蛋白 A-I，后者是 HDL 主要的载脂蛋白。Lp（a）具有相当的异质性和遗传特异性，与 apo a 中的特殊脂蛋白颗粒部分被称为 *kringle* 域结构基序重复序列的个数相关。Apo a 与纤维蛋白酶原结构上的相似性提示 Lp（a）也许能抑制纤维蛋白溶解。Lp（a）水平在总体人群中有升高倾向。大部分的人都定位在低水平行列，只有少部分人 Lp（a）处在高水平。美国黑人具有较高的升高 Lp（a）倾向。这些实际的 Lp（a）水平比正常高出许多的美国黑人有心血管风险增加的倾向。正如同型半胱氨酸一样，在大量人群中 Lp（a）对将来心血管疾病的发生的预测能力甚微[31]，但是遗传学研究发现 Lp(a) 具有引发心血管事件的作用（图 8-1）[32]。

纤维蛋白原

纤维蛋白原是凝血酶的作用底物，为动脉血栓提

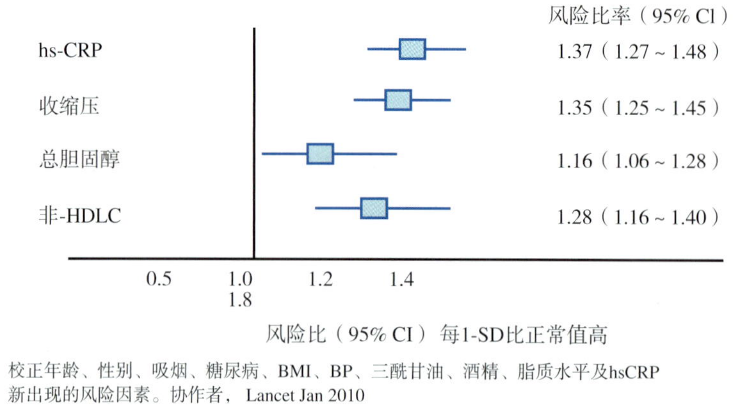

图 8-1　冠状动脉和周围动脉粥样硬化对已经确定和新出现的危险指标的预测能力。修正年龄、性别、吸烟、糖尿病、BMI、BP、三酰甘油、酒精、脂质水平和 hsCRP 后，对 hsCRP、收缩压、BP、总胆固醇和非 HDLC 的直接比较。从 31 项研究的 91 990 参与者（其中 5 373 人有冠心病事件）收集来的数据进行比较。Hs-CRP，C 反应蛋白用高敏检测试剂盒检测；HTN，高血压；LDLC，低密度脂蛋白胆固醇；sICAM-1，可溶性细胞间黏附分子 -1；TC：HDL 比，总胆固醇 / 高密度脂蛋白比；TC：HDLC，总胆固醇 / 高密度脂蛋白胆固醇比；VCAM-1，可溶性血管细胞黏附分子 -1（*Reproduced with Ridker PM：Clinical application of C-reactive protein for cardiovascular disease detection and prevention.Circulation 107：363，2003；Ridker PM，Stampfer MJ，Rifai N：Novel risk factors for systemic atherosclerosis：a comparison of C-reactive protein，fibrinogen，homocysteine，lipoprotein（a），and standard cholesterol screening as predictors of peripheral artery disease.JAMA 285：2481，2001；and The Emerging Risk Factors Collaboration：C-reactive protein concentration and risk of coronary heart disease，stroke，and mortality：an individual participant meta-analysis.Lancet 375：132，2010.*）

供主要的网状支架。在炎症反应状态下，作为急变期应答的一部分，纤维蛋白原水平会增加。在一个调和的机体观察到的证据证实心血管疾病风险和纤维蛋白原水平相关 [33-34]。对纤维蛋白原标准化试验是有难度的。虽然纤维蛋白原作为血栓形成的主要参与成分具有明显的生物学可信性，但是白天血浆纤维蛋白原水平的变异性削弱了它作为心血管疾病风险的生物学标志的能力。纤维蛋白在斑块的沉积证明纤维蛋白原参与动脉粥样硬化的形成，这个假说由 von Rokitansky 在 19 世纪中期首次提出 [35]。

感染

传染性病原体或者对感染的反应可以引起动脉粥样硬化的形成或促进动脉粥样硬化事件，许多动脉粥样硬化研究者被这种现象吸引了。许多传染性病原体通过直接细胞病理效应或者通过其他调节引起宿主防御反应，从而从多方面促进动脉粥样硬化 [36-41]。急性感染引起的血流动力学应力和加重的血栓形成的风险，或者由于急性期反应物如纤维蛋白原和纤溶酶原激活物抑制剂 -1（PAI-1）损伤纤维蛋白溶解和增加血栓形成风险，都可能短暂性地升高动脉粥样硬化血栓形成并发症的风险 [42]。多项流行病学研究提示病毒和致病菌与动脉粥样硬化的多项措施或动脉粥样硬化事件的风险之间存在关联。前瞻性的研究适当地控制混杂因素，结果显示各种微生物或病毒的病原体（如果有抗体的话）滴度与心血管事件之间相关性很微弱。多种抗生素疗法试验都不能减少冠心病患者心血管事件的再次发生 [43]。

炎症和动脉粥样硬化

炎症是动脉粥样硬化形成过程中许多病理生理改变阶段共有的特征，这个认识引起了很大的影响和争论 [43-46]。本章接下来的部分将详细地讨论炎症过程与危险因素、动脉粥样硬化形成及并发症之间的关系。C- 反应蛋白（CRP）作为一种预测心血管疾病风险明确的指标，它的出现已经带来了无数的研究，这些研究提出了动脉粥样硬化风险预测潜在的炎症指标 [47-49]。虽然有些炎症指标（如纤维蛋白原、PAI-1）有确定的作用，如起到了调节的作用和作为一种标志的作用，但是将 CRP 视为一种效应器而非仅仅只是一种指标的依据还不是很充足。尽管有些实验证据证明 CRP 能产生促进动脉粥样硬化血栓形成的效应，但是遗传学资料不支持它在心血管事件中的作用[50-52]。当然，生物学指标不直接参与病理过程也能够评估风险，正如CRP案例说明的[53-55]。

遗传倾向性

家族性高胆固醇血症的例子在早期无可争辩地说明基因突变和动脉粥样硬化之间的关系。分子遗传学技术的快速发展和基因多态性的鉴定和编码变得越来越简单，使得研究动脉粥样硬化及其并发症倾向的基因突变变得容易[56]。单基因遗传（如家族性高胆固醇血症）不能解释大多数动脉粥样硬化疾病的负荷和风险。在研究发生动脉粥样硬化倾向的基因多态性方面目前已经有了许多证据。基因组研究已经确定与心血管风险增加相关联的基因重复区域[57-61]。一些定位明确的基因，它们在动脉粥样硬化病理过程中具有非常明确的作用[62-63]。在基因组研究中新出现的其他基因位点目前功能未知，和心血管疾病无可见性的关联。在许多独立大规模人口研究中，染色体9p21区域与心血管事件的调节一致相关联。然而，即便是很有根据的遗传学标志结合体也不能改进对心血管事件的评估，它们连一个关于CAD早期发病（< 60岁）的家族史简单的问题都难以回答[64-65]。动脉粥样硬化遗传学标志不能实质性地增加风险的程度，即便如此，它仍有助于对疾病的发病机制产生新的理解及发现新的临床治疗途径。

不断上升的危险因素

我们正在经历美国（实际上是世界范围的）动脉粥样硬化危险因素形式的转变[66]。某些传统的动脉粥样硬化危险因素正在减弱，如在美国尤其是男性吸烟占的比重在不断地下降。有效抗高血压治疗的普及降低了这些传统动脉粥样硬化危险因素的程度和普遍性。尽管很多患者未达到当前制定的血压目标，但是在近几十年内有效的降压治疗已经得到了更加广泛的应用。

之前已经提到LDL水平升高是动脉粥样硬化的主要的传统危险因素，在降低高水平的LDL方面我们已经取得了显著的进步。尤其是他汀类药物的引入和其在预防治疗方面有效证据的积累，及其使用和耐药性方面的相对安全，使得高风险的人群长期处于低LDL水平。

尽管在对传统心血管风险谱的药理学进展方面我们取得了相当大的满意度，但是在其他方面我们正在快速地失去根基[66-67]。在美国，肥胖人群惊人地增加。仅仅在上个10年里，从进化时间尺度上来讲仅仅只是瞬间，人们在体型上就发生了相当大比例的改变。由于缺乏灾难和饥荒，这种在体型上的快速转变也许在人类历史上都是前所未有的。从心血管风险的展望来看，伴随着腹型肥胖的代谢改变将敲响人们的警钟。当前的数据指出多种风险组成的患病率显著增加被通常称为*代谢综合征*。

美国国家胆固醇教育计划成年人治疗小组Ⅲ（ATP Ⅲ）主观的定义了代谢综合5个成分[68]；根据ATP Ⅲ的标准，只要符合其中任意3个就认为有代谢综合征。对于不同区域的居民代谢综合征的定义也不一样[69]。有些人对这个概念提出了切实的异议：如代谢综合征组成成分的总风险是否超过了个人复合因素的风险还是不明确的，或者这些成分是否包含一个被机械地联系起来的真正的综合征也不是很明确[70-71]。许多临床医生发现这个标准在反映实际中出现的越来越多的患者的类型方面还是很有实际意义的。

LDL作为传统治疗和指南的焦点，并未存在于代谢综合征的诊断标准中，取而代之的是HDL的降低和三酰甘油的升高。所以我们可以说脂质危险因素已经发生了从原先的LDL到血脂异常的转变，后者与肥胖和（或）胰岛素抵抗相关，具有HDL降低和高三酰甘油特征。他汀类药物在降低LDL方面的成功应用在将来的血脂治疗方面也将变得越来越重要。虽然代谢综合征患者普遍具有血脂异常，但是LDL胆固醇水平可能正常，甚至低于正常。这些发现可能给医生和患者造成一种放松警惕的假象。尽管这类患者的LDL胆固醇水平可能不是明显升高，但这种脂蛋白颗粒可能会造成显著的动脉粥样硬化[72]。这类高三酰甘油和低HDL的人群，他们的低密度脂蛋白颗粒往往是小而致密的。这些小而致密的LDL颗粒倾向于在动脉内膜内形成蛋白多糖，表现出更高的活动性。它们在动脉内膜内的滞留使得它们更容易被氧化修饰，如此小而致密的LDL颗粒可能具有显著地致动脉粥样硬化的特性[73]。滞留的延长和入侵的增加促进了脂蛋白在血管壁的累积[74]。

高血糖

高血糖可能是动脉粥样硬化形成的独立的发病机制[75]。血糖升高使得多种大分子非酶糖化和其他类型的转录后氧化修饰增加。血红蛋白A_{1C}是携氧色素糖基化的一种形式，它反映了这个生物学过程。糖化大分子的积累最终会导致复杂凝聚体——*晚期糖基化终末产物*（AGEs）的形成，后者在动脉粥样硬化形成过程中起到触发炎症反应和氧化反应的作用[76]。当被称为 *RAGE* 的细胞表面 AGEs 受体与 AGE 修饰的配体结合时将转换为促炎症信号（图 8-2）[77]。这种机制以及高血糖和胰岛素抵抗与宿主防御方面相关联的其他机制在动脉粥样硬化形成的过程中至关重要，但是近期许多大量的临床试验显示，严格的控制血糖不能有效地改善心血管事件的最后结果[78-81]。

动脉粥样硬化形成过程中危险因素与动脉血管壁细胞和白细胞之间的相互作用

我们越来越认为动脉粥样硬化是细胞与危险因素（如 LDL）相互作用的过程。现代的观点有别于之前动脉血管壁被动地聚集胆固醇的观点。动脉粥样硬化形成过程中不同细胞之间的相关作用涉及的不仅仅是动脉血管壁固有的细胞、内皮细胞和血管平滑肌细胞（VSMCs）（第 2 章和第 3 章）[44,82]。实际上单核吞噬细胞在动脉粥样硬形成过程也起相当重要的作用。正常的内皮细胞能长期抵制与白细胞接触，这些白细胞包括血单核细胞和在粥样斑块中沉积的组织巨噬细胞的前体细胞。特定的白细胞黏附分子在内皮细胞表面表达能够招募血单核细胞致最初形成动脉粥样硬化损害的部位[83]。

单核细胞和巨噬细胞的异质性近期吸引了大量的关注[84-87]。在家族性高胆固醇血症小鼠的血液中有一种特定的促炎症单核细胞亚群集聚。具有致动脉粥样硬化作用的巨噬细胞也倾向于在动脉粥样斑块处聚集，治疗干预措施能调节巨噬细胞的作用[88]。

黏附分子在这个过程相当重要，它包括选择素超家族成员，如选择素 -P。白细胞通过动脉血液循环黏附于内皮细胞的斑片表达选择素 -P，后者能介导白细胞的滚动和跳跃。越来越多受限的白细胞的长期黏附须依赖于另一种白细胞黏附分子在动脉内膜将出现损害的位点上的内皮细胞表面的表达——免疫球蛋白超家族成员，包括血管细胞黏附分子（VCAM-1）。在人动脉粥样斑块区域和实验动物大血管内皮覆盖的初生的动脉粥样斑块区域，其他黏附分子中的选择素 -P 和 VCAM-1 表达增加。其他白细胞黏附分子在一定程度上也参与了对血白细胞的捕获，但是从转基因小鼠上获得的重要证据支持选择素 -P 和 VCAM-1 是损伤形成的关键黏附分子。

一旦白细胞与内皮细胞表面牢固地结合，白细胞就必须接受趋化因子刺激，从而渗入到内膜。在这些信号中，单核细胞趋化蛋白 -1（MCP-1）尤为重要。而且，转基因小鼠实验证明 MCP-1 参与实验性动脉粥样硬化病变形成的过程。其他的炎症趋化因

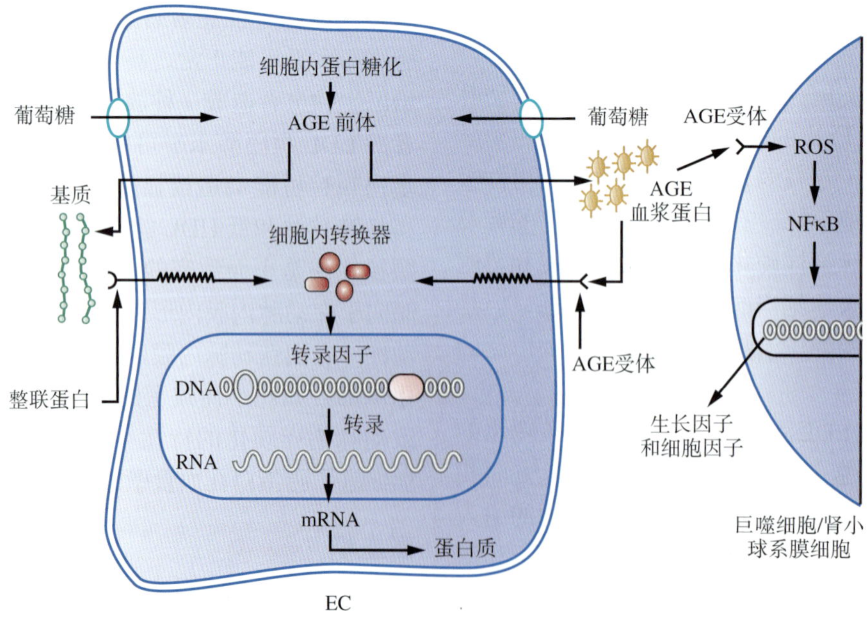

图 8-2 晚期糖化终末产物跨膜信号传递的细胞与分子机制。NFκB，核转入因子 κB *(Reproduced with permrssion from Brownlee M：Biochemistry and molecular cell biology of diabetic complications.Nature 414：813，2001.)*

子（如细胞表面相关分子分形趋化因子）可能也促进了动脉粥样硬化病变的过程。此外，单核吞噬细胞和T淋巴细胞在人动脉粥样斑块处聚集，可能也发挥着重要的调控作用。覆盖在斑块表面的内皮细胞表达的细胞间黏附分子（ICAM-1）可能和VCAM-1一起共同参与介导T淋巴细胞的黏附。而T细胞活化干扰素-γ（IFN-γ）诱导的3个一组的趋化因子也促进黏附的T细胞趋化作用，进入动脉内膜[89]。在动脉外膜白细胞群中早被识别的肥大细胞也定位于内膜的动脉粥样硬化病变部分。尽管肥大细胞在数量上远远不如巨噬细胞，它可能也促进病变及其并发症形成[82,90-92]。趋化因子exotaxin可能也参与招募肥大细胞到动脉内膜的作用。

一旦这些白细胞在动脉内膜中存在，它们就发挥着不同的活化反应，促进动脉粥样硬化形成。例如，动脉粥样斑块处的单核细胞转变成成熟的巨噬细胞，它们就会过表达一系列的清道夫受体来捕获在内膜下累积的脂蛋白。因为清道夫受体水平不会随着细胞中胆固醇的积累而减少，所以这些清道夫受体允许了泡沫细胞的形成，后者是动脉粥样斑块形成的标志。动脉粥样硬化性内膜下的巨噬细胞增殖并释放大量调节介质，包括活性氧类和促炎性细胞因子，它们又能促进动脉粥样硬化的进程[93]。

巨噬细胞集落刺激因子（M-CSF）是巨噬细胞活化的关键信号，它能够增加清道夫受体的表达，并且促进巨噬细胞复制以及使它们产生促炎性细胞因子。基因突变小鼠实验已经证实M-CSF在粥样斑块形成过程中起重要作用。

粥样硬化斑块中的T细胞液具有调节动脉粥样硬化形成的作用[45,94]。在粥样斑块中，由活化的1型辅助T（T_H1）细胞产生的IFN-γ，是巨噬细胞强大的活化刺激信号。IFN-γ的作用指标证明了它在动脉粥样斑块中的生物学活性，如它对Ⅱ型主要组织相溶性抗原分子的诱导。

一旦白细胞被募集到动脉内膜，它们便会持续存在扩大或者改变正在进行的导致招募的炎症反应。“专职吞噬细胞”的作用是增加经固有血管壁细胞加工的促炎性介质，并促进和扩大局部炎症反应。T淋巴细胞亚群也可以抑制炎症反应。2型辅助T细胞液聚集于斑块内，它分泌的白介素-10（IL-10）是公认的抗动脉粥样硬化因子。调节性T细胞（T_{reg}）产生的转化生长因子-β（TGF-β）是抗炎症因子和促纤维化因子，具有调节斑块生物学特性的作用[95]。另一种T细胞亚群——T_H17在动脉粥样硬化中的作用目前还未知[96-98]。树突状细胞是专职监测内环境和向T细胞呈递抗原的细胞，在易患高脂血症的小鼠身上发现它早期就抵达动脉内膜[99-101]。尽管动物实验已经有部分证据，具有活化T细胞作用的抗原刺激因子的性质仍不十分明确[102]。

动脉粥样硬化的进展

动脉内膜处血白细胞的募集以及它们的作用为动脉粥样硬化的进展提供了平台。由多种细胞产生的促炎性介质正是促进平滑肌细胞（SMCs）从中膜向内膜迁移的因素[103]。正常的人类血管内膜具有抵制SMCs迁移的作用。局部活化的白细胞产生生长因子，以旁分泌的方式刺激SMC增殖。活化的SMCs具有产生生长因子的功能，以自分泌的方式刺激自身细胞或者邻近细胞的增殖[104]。粥样斑块处也有平滑肌细胞[105-106]。SMCs的耗竭通过干扰修复和纤维帽维持的方式影响斑块的生物学特性[107-108]。

粥样斑块中其他调节介质（如TGF-β）能促进细胞外基质（ECM）大分子物质的生成，包括间质胶原蛋白[109-110]。所以动脉粥样斑块成熟的过程具有纤维化和脂肪化的特征。最终，形成的动脉粥样斑块以脂质为核心，外周包绕纤维化的ECM。尤其是动脉粥样硬化病变进展期纤维帽的形成——覆盖在脂质中心的结缔组织层，将脂质和动脉管腔隔离。

进展的粥样斑块的另一个特征是钙化，它也与斑块的生物学功能密切相关。斑块内一些钙结合蛋白的表达可捕获羟磷灰石钙。这种钙盐沉积绝非固定不变的，它们可以被再吸收及沉淀。炎症反应参与对粥样斑块钙化的调节[111]。斑块内活化的巨噬细胞发挥的功能类似于破骨细胞，让人联想到骨骼的代谢。的确，缺乏巨噬细胞活化因子M-CSF的小鼠钙盐沉积明显增加[112]。这些观察研究有力地证明了斑块内钙样沉积的性状。

粥样斑块最后形成以脂质、炎症细胞和细胞碎片为中心的结构。巨噬细胞的死亡（包括凋亡）促进了富含脂质的核心的形成[105,113]。实际上，以前的病理学家通常称斑块的这个区域为粥样斑块“*坏疽核心*”。缺乏对*凋亡*（程序性死亡）细胞的清除可能导致斑块脂质核心的形成[114]。

在动脉粥样斑块进展的过程中，SMCs的迁移和增殖、ECM的积累，以及钙化作用导致脂质斑（主要为*泡沫细胞*——载脂巨噬细胞）向纤维钙化斑块转变，后者能引起动脉狭窄和其他并发症。尽管在人类，这个损伤进展时期开始的比较早，但是它通常要持续几十年。值得注意的是，动脉粥样斑块在大部分漫长的损伤进展期都不产生症状。尽管传统的观点认为动脉粥样硬化是中老年时期的疾病，但是开始损伤的时期远远比这早得多。对这点的认识强调早期积极减少危险因素重要性，在疾病过程形成时期通过生活方式的调整而非药物的干预来实现减少危险因素的目标。

动脉粥样硬化的多样性

动脉粥样硬化病变的异质性

尽管在过去我们只关注冠状动脉的粥样硬化，现在我们越来越认识到动脉粥样硬化不仅仅只局限为冠状动脉。例如，许多动脉粥样硬化患者都有缺血性卒中。虽然周围动脉硬化疾病损害的是肢体而非生命，但是从医学和经济学观点看来，运动能力的受限、未愈合溃疡的相当大的负担和其他并发症使得动脉粥样硬化的表现变得重要（第 17 章）。而且，在很多实例中，动脉粥样硬化累及肾动脉导致终末期肾疾病和顽固性高血压（第 22 章）。

从动脉粥样硬化病理生理的展望来看，它在动脉系统的不同分布有相当大的重叠。虽然在动脉粥样硬化基础上的各段动脉的基本细胞和分子事件是相类似的，但是一些并发症倾向于不同。如发生动脉粥样硬化的腹主动脉出现扩张并最终形成动脉瘤比狭窄和血栓形成导致的总动脉闭塞更加普遍。此外，大动脉，尤其是它的近端分支，是粥样栓子来源的重要部位，这些栓子可以引起脑梗死或肾梗死 [115]。供应大脑血液灌注的颅外血管动脉粥样硬化常形成狭窄，而且伴随粥样栓子形成的颈动脉斑块溃疡常引起短暂性脑缺血发作或单眼失明 [116]。

在动脉粥样硬化表现中的一些区域性差别可能依赖于胚胎因素。动脉系统中不同部分的内皮细胞可以表现出相当大的差异性，这决定于一系列的指标 [117]。发育生物学家早已经认识到动脉系统中不同分段的 SMCs 可能有不同的胚胎来源。例如，升主动脉和上身其他动脉的 SMCs 起源于神经嵴细胞而非间充质 [118]。所以，在下身动脉的 SMCs 甚至可以起源于不同的胚层，而在某些上身动脉的 SMCs 甚至也可以起源于神经外胚层。动脉形成的发育生物学及平滑肌和内皮细胞系来源的确定组成现代血管生物研究的新领域。例如，最近一部分研究提示，内皮细胞和平滑肌细胞都可能起源于出生后受伤或病态的骨髓，或起源于移植的动脉 [119-123]。这些认识不仅仅具有本质的科学的影响力，而且还可能对再生医学具有治疗上的提示。

动脉粥样硬化：一种局灶性或弥漫性疾病？

我们之前认为动脉粥样硬化是阶段性的过程。很多传统的诊断设备和治疗方法都以识别狭窄和恢复血运重建为目的。然而，我们越来越认识到动脉粥样硬化的弥漫性。基于冠脉造影的组织病理学检查上的传统对照说明冠脉造影远远低估了动脉粥样硬化引起的冠状动脉累及。最近，血管内超声技术的应用更新了我们对冠状动脉粥样硬化弥漫性的认识。动脉狭窄常常引起局部缺血，使患者就医。多种无创形式可以发现缺血。相比之下，血管造影能轻易地定位局灶性狭窄的部位，这些狭窄的部位通常引起需要治疗的缺血。然而，血管内超声获得的横截面图像能够识别动脉粥样硬化疾病的潜在的重要病变部位，即使该部位在血管造影图像上是完全正常的 [124]。

粥样硬化过程中动脉重塑的过程能解释这种明显的自相矛盾。在生命历史的大部分时间里，动脉粥样斑块向外或离开管腔生长。这样斑块能安静地生长，不引起狭窄。Clarkson 等在非人类灵长类动物形态学研究上首次呼吁关注动脉粥样硬化过程中动脉的代偿性扩张，这种扩张保留了管腔的大小 [125]。来自 Glagov 等的经常被应用的研究确定了这个过程和人类冠状动脉粥样硬化之间的关联 [126]。周围动脉粥样硬化也可以发生血管重塑 [127]。易扩张动脉的血管重塑可以影响粥样斑块的临床表现，越多发生代偿性扩张的血管越容易引起临床事件 [128]。在粥样斑块存在的时间里，管腔侵入通常发生的比较晚。

执行良好的和系统的组织病理学研究显示动脉粥样硬化在生命的早期开始。在青年动脉粥样硬化的病理生物学决定因素（PDAY）研究中，来自美国 34 岁以下死于非心源性因素的人的主动脉和冠状动脉揭示了腹主动脉背侧表面一致性受累，这些受累来源于脂肪或凸起的动脉斑块 [129]。即使是在年轻的人群，冠状动脉（包括左前降支和冠状动脉主干）也显示受累。Bogalusa 心脏研究在尸体的解剖中也揭示了生活中的危险因素与动脉粥样硬化受累程度之间的关系 [130]。这些系统的观察研究结果与关于死于朝鲜和越南战争的美国年轻男性的冠状动脉粥样硬化重要因素的报告一致 [131]。而且，母系遗传的家族性高胆固醇血症与胎儿时期脂质斑形成有关[132]。

各种研究数据说明动脉粥样硬化累及动脉的弥漫性程度远不是我们前几年认为的那样。这个过程的开始阶段远比公认的时间要早得多。血管内超声研究显示 1/6 的美国青少年的冠状动脉已经有明显粥样硬化累及[133]。这些发现对认识动脉粥样硬化临床表现的病理生理有相当重要的作用。它们对这个疾病的管理也有重要的影响作用（见后文的讨论）。

剪切力和抗动脉粥样硬化作用：为什么动脉粥样硬化会在此处开始？

前面的内容强调成年人动脉粥样硬化的弥漫性。然后，无论是在人类还是在动物，动脉粥样硬化都开始于某一固定的部位。无论是任何物种，动脉粥样硬化都易发生在动脉分支处和湍流处。

为什么具有早期形成动脉粥样硬化的倾向？几十年的高端生物学分析已经明确粥样斑块倾向于在血流紊乱的地方形成，尤其是低剪切力的部位[134-135]。内皮细胞能够感知剪切应力；例如，在*体内*层流式的剪切应力区域和*体外*培养细胞的单细胞层，ECs 细胞排列成长轴与流动方向平行。在动脉分支点和湍流的地方，按良好次序排列如鹅卵石的内皮单细胞层发生改变——细胞形态变成更加多边形和不规则形状。低剪切应力区域增强 EC 的更新，增加细胞的通透性，延长脂蛋白颗粒在内膜下的保留时间。这些积累的几十年的研究数据回答了这样一个问题——在易发生动脉粥样硬化的地方什么出现了差错。

最近的一些研究数据启发了一种不同的和相互补充的假说来解释在动脉粥样硬化开始阶段的局灶性。在一个简单的实验中转录谱提供了大量基因表达的快速呈现。在*体外*用生理层流剪切应力水平受控的内皮细胞表达基因的形式与*体外*休眠的内皮细胞显著不同。正在经历层流剪切应力的内皮细胞差异性表达的许多基因具有抗动脉粥样硬化的功能。在生理层流剪切力的条件下许多公认的抗动脉粥样硬化基因选择性表达升高。这些发现提示，这些公认的抗动脉粥样硬化基因的功能，在没有被打乱的层流剪切力区域具有内源性抗氧化、血管扩张和抗炎的特性[136]。

例如，超氧化物歧化酶使高活性超氧阴离子（O_2^-）分解代谢。环氧化酶 -2（COX-2）能产生促血管扩张的和抗血小板凝集的花生四烯酸代谢产物前列腺素。内皮型一氧化氮合成酶（eNOS）能产生具有促进血管扩张、抗血栓形成和抗炎作用的内源性调节介质一氧化氮（NO），它通过与白细胞竞争，结合到活化的 EC 上而发挥抗炎症反应的作用。Krappel 样因子 -2（KLF-2）作为一种剪切应力积分器的出现，能改变内膜的功能，参与抗动脉粥样硬化[137]。血流介导的腺苷 - 磷酸依赖的蛋白激酶的刺激转而能使 KLF-2 的信号活化[138]。

在血流紊乱的区域（如动脉分支处附近和分叉处），抗动脉粥样硬化基因表达降低。易早期形成病变的区域显示出核转录因子 κB（NFκB）的激活，后者是炎症基因表达的主要调节者[139]。因为 NO 能对抗 NFκB 的活化，这至少能部分解释为什么层流消失的区域是容易成为最初斑块形成的地方[140]。

所以，动脉粥样硬化既是局灶性疾病也是弥漫性疾病。它开始是局灶性的，其原因在越来越多的细节中我们已经了解了。引起血流受限的狭窄倾向于在这些相似的区域形成。在当代的心血管内科我们许多诊断和治疗都集中于这些狭窄。动脉生物学和临床科学的研究进展都增加了我们对动脉粥样硬化弥漫性分布和促进动脉粥样硬化自身发展的系统性危险因素性质的认识。这些认识有助于我们理解对很多患者有全身性治疗的最佳医疗管理的获益如何才能达到血运重建的获益标准[141]。

动脉粥样硬化血栓并发症的病理生理

正如已经提到的，血流受限的狭窄驱动临床上动脉粥样硬化的诊断和治疗活动已经有几十年了。有血流受限病变的患者常因局部缺血而表现出症状（如冠状循环的心绞痛、周围动脉疾病的间歇性跛行）。我们能通过多种非侵入检测设备轻易地诊断出局部缺血，还能通过侵入性和非侵入性的血管造影技术定位狭窄的部位。经皮和手术方法能有效地解除因局灶性狭窄引起的缺血，但是不能定位无血流受限的病变区域。

我们越来越认识到，在很多病例中，急性血栓形成一般不会发生于动脉严重狭窄的动脉段。对致命性冠脉血栓形成的分析能最好地解释这种有违常理的现象。临床证据提示在冠脉狭窄超过 60% 的地方很少有血栓形成[142-143]。所以，许多梗阻性栓子使病变变得复杂，它既无血流受限，也不符合传统的冠脉血管造影显著性狭窄的标准。关于冠脉内血栓形成作用底物的资料就更少了。但是，在周围动脉和颈动脉，动脉粥样硬化病变表现为炎症反应的特征，与血栓形成的机制密切相关。颈动脉斑块出现斑块内出血非常常

示狭窄病变的进展是不连续的，在病变相对静止的时期内穿插了突然的病变进展。从我们目前对斑块病理方面的认识中可以指出一个似乎合理的机制来解释血管造影下动脉狭窄的不连续性进展。对非心脏性死亡者冠状动脉的研究和缺血性心肌病心脏移植受者手术室内冠脉灌注固定的研究，以及对胆固醇饲养的非人类灵长类的观察，都指出在斑块破裂区域或伴有非闭塞性附壁血栓形成的浅表糜烂区域，狭窄发生的频率高。总结这些对人类的研究和非人类灵长类的实验性观察的描述（图 8-5），指出伴有*原位*血栓形成的斑

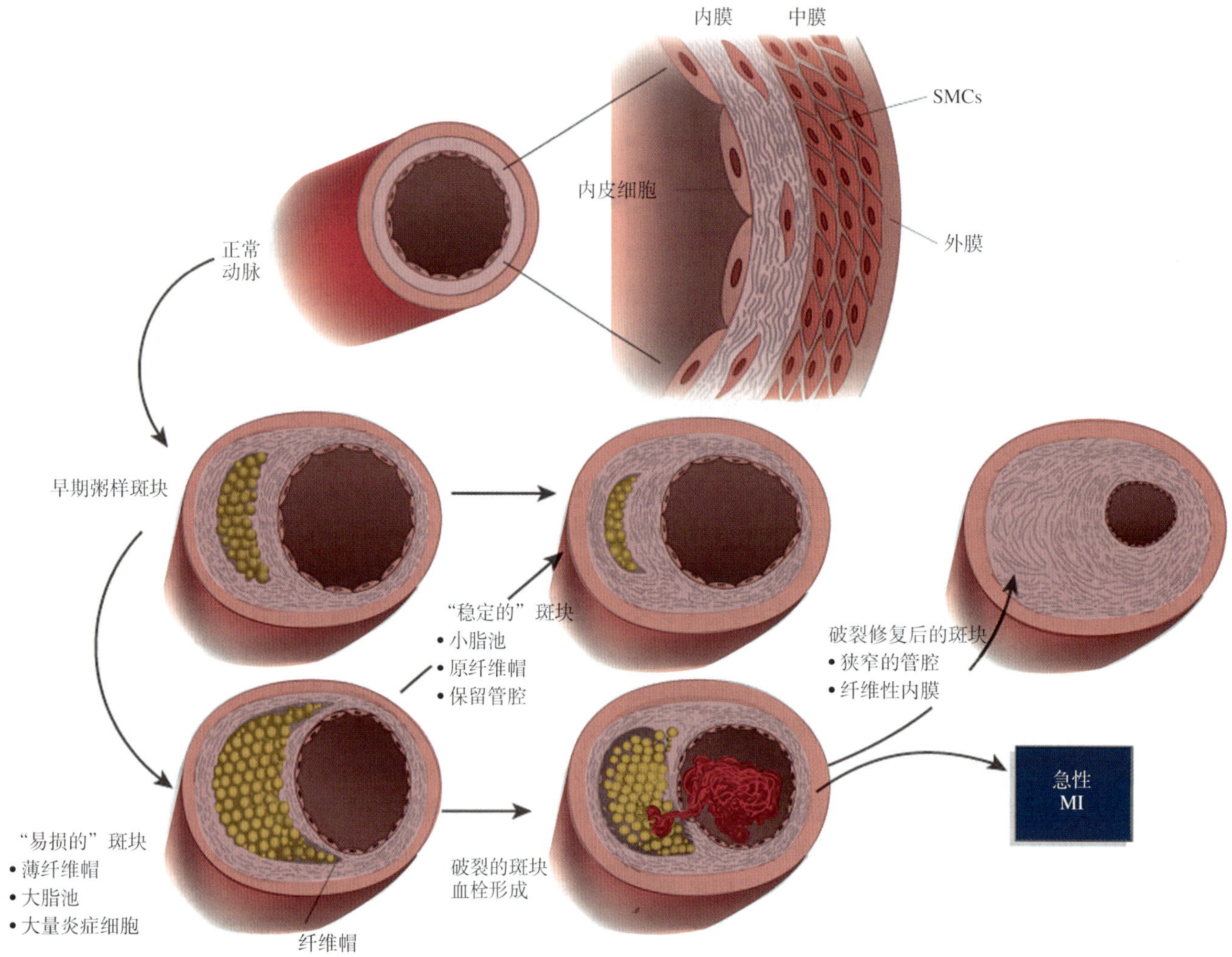

图 8-5　粥样斑块发生发展全过程的示意图。正常的人类冠状动脉有典型的 3 层结构。内皮细胞（ECs）在动脉管腔的基底膜上与血液直接接触。成年人内皮层通常含有少量的平滑肌细胞（SMCs）散在分布于内皮细胞外基质（ECM）之间。内部的弹性薄层在内膜和中膜之间形成一个屏障。中膜由多层 SMCs 组成，SMCs 在中膜的排列比在弥漫性增厚的内膜中更加紧密，嵌入于富含弹力蛋白和胶原蛋白的基质中。在动脉粥样硬化形成的早期，当动脉向外扩张使得内皮膨胀伸展时，炎症细胞的招募和脂质的积累形成了富含脂质的核心。如果炎症条件占优势及危险因素（如血脂异常）存在，脂质核心便会生长，活化的白细胞分泌的蛋白酶降解细胞外基质；而炎症因子（如 IFN-γ）能限制新胶原蛋白的合成。这些改变能使纤维帽变薄，使其变得易碎、容易破裂。当斑块破裂，血液接触斑块内的组织因子而发生凝固；凝血级联产生的栓子及血液接触内皮下胶原蛋白都可引起血小板活化，促进血栓形成。如果血栓持续地梗阻血管可导致急性心肌梗死（MI）。[在左室前壁的蓝色区域（右下方）] 经内源性或者药物性溶栓作用，血栓最终被重吸收，但是在血液凝固过程中产生的栓子触发损伤修复反应，刺激平滑肌增殖。活化的血小板释放血小板源性生长因子（PDGF），刺激 SMC 迁移。活化的血小板还可释放转化生长因子 -β（TGF-β），刺激间质胶原蛋白生成。这些增加的迁移、增殖和胶原蛋白的合成使得纤维帽增厚，并进一步引起内皮向内膨胀伸展，压缩管腔。纤维性斑块入侵管腔造成的狭窄限制了血流（尤其是在心脏需求量增加的情况下）引起局部缺血，常常引发临床症状，如心绞痛。这些晚期的狭窄性斑块被证实纤维化程度越高越不容易引起破裂和血栓再生成。降脂能减少脂质含量和降低内膜下炎症反应，产生稳定的斑块（中心有厚纤维帽及保留的管腔）(*Reproduced with permission fromlibby P：Inflammation in atherosclerosis.Nature 420：868，2002.*)

块破裂不会进展成完全梗阻，这一点往往被患者和内科医生忽视。由于各种原因，在所有事件中，伴有血栓形成的斑块破裂不会进展成严重的血栓形成。在很多患者中，内源性纤溶机制或者饮食及药物干预带来的抗血栓形成效应，可以防止栓子扩大和播散。在多数情况下，大动脉（如主动脉）有足够的血流流速可以防止血栓进展成完全梗阻。尽管对许多动脉粥样硬化患者主动脉进行检查，发现许多伴附壁血栓的溃疡病变，但是幸运的是因血栓形成引起的主动脉梗阻很少发生（图 8-6）。

大多数的附壁血栓不能进展成完全梗阻，这并不意味着这类事件有一个良好的过程。尽管在这个事件附壁血栓不会引起明显的临床症状，但是它可以引起局部的“损伤再修复”反应，促进斑块的进展。许多血管造影研究揭示斑块存在时期危险的一种形式是能引起突发性进展，这也反映了这种情况（图 8-5）。局部斑块破裂伴附壁血栓形成能引起由短期内释放的血小板产物（如 TGF-β，它能有效地刺激 SMC 表达胶原蛋白）介导的愈合反应。血小板凝集过程中释放的血小板源性生长因子也可促进 SMC 迁移。血栓形成部位产生的栓子也能刺激 SMC 增殖、迁移和胶原的表达。

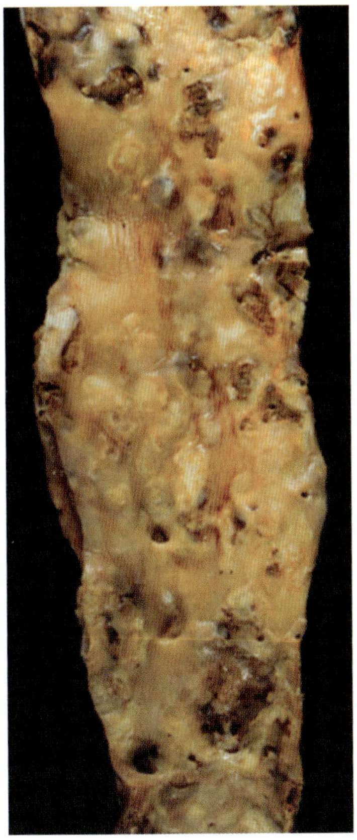

图 8-6　动脉粥样硬化患者腹主动脉广泛粥样斑块累及。在彼此间隔几厘米之间就可以看到不同阶段的多种类型的粥样斑块，这张图片展现出来的有溃疡性斑块、隆起性病变以及其他类型病变中的脂肪纹

所有的这些分子和细胞机制共同促进了 SMC 迁移、增殖和局部胶原蛋白合成这样一个循环。这个过程很可能导致伴大量炎症细胞和富含脂质的斑块进展成富含纤维的斑块，后者富含结缔组织，炎症细胞因死亡或者离开而数量减少，钙沉着物堆积，以及脂质积累相对缺乏。对解剖尸体获得的斑块进行仔细研究发现在有些纤维化病变中有斑块破裂修复征象（图 8-7）[161-162]。

这个生物学过程仅仅描述了粥样斑块整个发生发展的过程，比之前的认识更加的形象生动（图 8-5）。人粥样斑块的异质性这个概念目前相当流行，它强调的不仅仅是斑块的大小，更加强调病变性质特征的重要性。先前的概念都强调粥样斑块的结构，而现代的观念把斑块的生物学特征放到更重要的位置。

“稳定”斑块和“易损”斑块的比较

对动脉粥样硬化斑块异质性的认识产生了 2 种分歧性的观点：“稳定”斑块和“易损”斑块。病理学家和执业医生对易损斑块的概念产生了相当大的兴趣。当前心脏病学的观点指出“易损斑块”特征是薄纤维帽、大脂质核心和大量的炎症细胞。这个术语和其相反的术语——稳定斑块的应用，在很大程度上扩大了对死于急性 MI 的人群进行尸体解剖检查的结果。尽管斑块易损性和稳定性的二分法提供了一种有用的速记方法，但是在不严谨的推测形态学的结果来预测临床并发症时，我们还是应该小心地运用[147]。

斑块的这种对号入座的方法对开发鉴定易损病变或高危病变的方法有相当大的效用，但是这种观点过分简单化了一种非常复杂的疾病。例如，大量的证据说明一个特定的动脉干不仅仅只有一个而是有多个易损斑块。冠状动脉的血管镜和血管内超声检查以及冠脉造影观察的研究证明 ACSs 患者破损斑块是多样性的[163]。

在有些患者，炎症反映了冠脉“稳定性”和颈动脉斑块之间机械性的关联。正如前面提到的，动脉粥样硬化患者主动脉常有多重溃疡病变，往往伴随着几毫米的脂肪纹、隆起性纤维病灶和再吸收愈合栓子（图 8-5）。所以，对鉴定单纯易损斑块的要求低估了临床任务的复杂性。动脉粥样硬化并发症风险广泛的

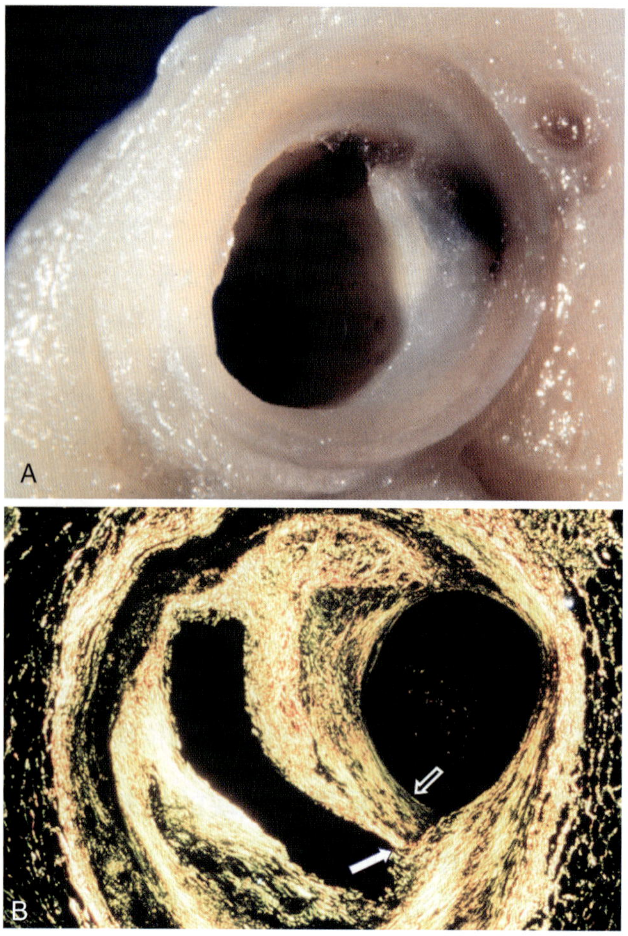

图 8-7 粥样斑块进展的机制，出血、血栓形成及斑块愈合。 **A**，冠状动脉斑块破裂导致斑块内出血，无血栓形成。正如正文中解释的，微血栓形成部位和血肿形成部位产生的栓子和血小板产物（如 PDGF 和 TGF-β）能促进纤维化。**B**，冠状动脉横截面天狼星红染色显示斑块破裂的区域 *(实箭头)*，愈合进一步引起胶原层增生 *(空心箭头)* 和管腔侵入。这个例子形象地呈现了粥样斑块的“发展历史”：远端斑块破裂，随后愈合及纤维化，伴病变向狭窄进展。可以看到，在最初的斑块破裂的时候动脉腔没有出现严重的狭窄 *(These figures were kindly provided by the late Prof. Michael J. Davies.)*

概念是针对“易患的患者”，制定更广泛的干预措施，不仅仅只针对单纯的易损斑块。

如何会成为这种“易患的患者”？在这方面实验性和临床性的考察结果还是相当乐观的。动脉粥样硬化有相当大的易变性，降脂和其他的处理可以改变斑块的特性，这对疾病的临床表现至关重要。亚临床期研究结果显示，饮食调节或他汀类药物治疗引起降脂可以改变斑块易损的特性，如改变蛋白酶的活性和胶原蛋白的含量[164-166]。同样，对实验性兔子予以血管紧张素转化酶抑制剂治疗可以稳定实验诱导的斑块[167]。对动脉粥样硬化倾向的小鼠的研究已经证明终端炎症信号途径或者调控 TGF-β 能改变斑块易破裂和诱发血栓形成的特性。此外，斑块结构上的改变与斑块胶原含量相关，它决定斑块生物力学的完整性，干预措施（如降低脂质）能减少组织因子的表达，从而减少粥样斑块血栓形成的可能性。

早期大量动物实验证实动脉粥样硬化是不具有可变性的，临床研究也支持此观点。体内灌输 apo A-I 可以适度地减少粥样斑块的体积（通过血管内超声监测）[168-169]。一系列的超声检查证实积极他汀降脂能阻止甚至逆转粥样斑块的积累[170]。组织学相关性磁共振成像（MRI）的证据显示健康的人的粥样斑块是有可变性的。亚临床和临床观察结果激励我们良好的处理动脉粥样硬化斑块的能力能给患者带来获益。现在我们对这个疾病的认识与过去传统的认识相比，认为它更具可变性。

动脉粥样硬化：一种全身性的疾病

传统的观念认为动脉粥样硬化是由胆固醇累积而引起的一种节段性疾病，传统的治疗焦点正在经历加速的修正。我们越来越能理解围绕着患者代谢情况的总体性因素，而不仅仅只是血清胆固醇水平。随着人类危险因素谱的改变，我们要关注的不仅仅只是高胆固醇血症，更应该关注与代谢综合征和糖尿病相关的血脂异常。随着我们社会人群 LDL 的升高和吸烟者数量的减少，我们必须承认肥胖和胰岛素抵抗在危险因素中占越来越重要的作用。

我们越来越认识到动脉粥样硬化的重要性，而不仅仅只限于冠状动脉粥样硬化。如今我们的眼界要扩大到整个动脉血管树。对人类动脉粥样硬化区域性差异方面以及与危险因素形式转变相关的动脉粥样硬化生物学和临床表现方面的差异认识仍是空白的，我们必须努力填补这些空白。

在近几十年内，我们对动脉粥样的硬化病理生理的认识已经经历了大变革。新出现的证据和对这个过程更深的认识将继续改变我们对这个疾病的概念。我们将在现代药物的治疗策略上取得巨大的满意度。他汀类药物和 ACE 抑制剂等治疗带来的冠心病和脑血管事件的减少已经不可逆转地改变了医学，并给患者带来了显著性获益。治疗学的先进性在基础科学进步的应用中浮现出，并在随机临床试验中被证实是非常有效的，为循证医学的实践提供了珍贵的无与伦比的数据库。

然而，虽然在临床技术方面我们取得了很大的胜利，但是仍有许多问题还为解决。尽管基于目前我们对这种疾病病理生理有多重方面的认识，我们已经采取了最佳的治疗措施，大多数心血管事件仍然在发生。我们将来的任务是明确的。我们必须努力地改变这种令人担忧的趋势，因为肥胖和身体运动缺乏会引起心血管风险增加。我们必须不懈地寻求对动脉粥样硬化更加科学的认识以及治疗策略的创新，从而可以解决疾病的后遗症和不断增加的负担。

目前在心血管领域许多具有里程碑意义的研究都集中在死亡和作为“主要不良冠脉事件”的 ACS。这些终点事件在研究、判断和定量化方面相对比较容易。但是我们不能不考虑因周围动脉粥样硬化引起的间歇性跛行以及脑血管疾病引起的沟通和生活自理方面能力的丧失而带来的生活质量的急剧下降。而且，患者要遭受非冠状动脉粥样硬化的这些临床症状，我们的社会要承担因周围血管和脑血管疾病带来的巨大的经济负担。我们必须用对待 CAD 那样的热情来追求这些问题的解决方法。随着老龄化人口的不断增加，这个目标将变得越来越重要。研究人员要有强大的工具让我们相信可以保持乐观的心态。将来基本技术的应用将为动脉粥样硬化后遗症的发病率和死亡率带来新的策略，来改变这种前不久被认为是随着老龄化的进展的不可避免的疾病的生物学性状。

参考文献

1. Libby P, Ridker PM, Hansson GK: Progress and challenges in translating the biology of atherosclerosis, *Nature* 473:317–325, 2011.
2. Anitschkow N, Chalatow S: On experimental cholesterin steatosis and its significance in the origin of some pathological processes (1913), *Reprinted in Arteriosclerosis* 3:178–182, 1983.
3. Di Angelantonio E, Sarwar N, Perry P, et al: Major lipids, apolipoproteins, and risk of vascular disease, *JAMA* 302(18):1993–2000, 2009.
4. Goldstein JL, Brown MS: The LDL receptor, *Arterioscler Thromb Vasc Biol* 29(4):431–438, 2009.
5. Steinberg D: *The cholesterol wars: the skeptics vs. the preponderance of evidence*, ed 1, San Diego, CA, 2007, Elsevier Academic Press.
6. Horton JD, Cohen JC, Hobbs HH: PCSK9: a convertase that coordinates LDL catabolism, *J Lipid Res* (50 Suppl):S172–S177, 2009.
7. Lloyd-Jones DM, Evans JC, Levy D: Hypertension in adults across the age spectrum: current outcomes and control in the community, *JAMA* 294(4):466–472, 2005.
8. Wang JG, Staessen JA, Franklin SS, et al: Systolic and diastolic blood pressure lowering as determinants of cardiovascular outcome, *Hypertension* 45(5):907–913, 2005.
9. Major outcomes in high-risk hypertensive patients randomized to angiotensin-converting enzyme inhibitor or calcium channel blocker vs. diuretic: The Antihypertensive and Lipid-Lowering Treatment to Prevent Heart Attack Trial (ALLHAT), *JAMA* 288(23):2981–2997, 2002.
10. Onuigbo MA: ALLHAT findings revisited in the context of subsequent analyses, other trials, and meta-analyses, *Arch Intern Med* 169(19):1810, 2009; author reply 1810–1811.
11. Smoking-attributable mortality, years of potential life lost, and productivity losses–United States, 2000–2004, *MMWR Morb Mortal Wkly Rep* 57(45):1226–1228, 2008.
12. Thomas GN, Chook P, Yip TW, et al: Smoking without exception adversely affects vascular structure and function in apparently healthy Chinese: implications in global atherosclerosis prevention, *Int J Cardiol* 128(2):172–177, 2008.
13. Yanbaeva DG, Dentener MA, Creutzberg EC, et al: Systemic effects of smoking, *Chest* 131(5):1557–1566, 2007.
14. Churg A, Wang RD, Tai H, et al: Macrophage metalloelastase mediates acute cigarette smoke-induced inflammation via tumor necrosis factor-alpha release, *Am J Respir Crit Care Med* 167(8):1083–1089, 2003.
15. Marma AK, Berry JD, Ning H, et al: Distribution of 10-year and lifetime predicted risks for cardiovascular disease in US adults: findings from the National Health and Nutrition Examination Survey 2003 to 2006, *Circ Cardiovasc Qual Outcomes* 3(1):8–14, 2010.
16. Magliano DJ, Rogers SL, Abramson MJ, et al: Hormone therapy and cardiovascular disease: a systematic review and meta-analysis, *BJOG* 113(1):5–14, 2006.
17. Rye KA, Bursill CA, Lambert G, et al: The metabolism and anti-atherogenic properties of HDL, *J Lipid Res* (50 Suppl):S195–S200, 2009.
18. Khera AV, Cuchel M, de la Llera-Moya M, et al: Cholesterol efflux capacity, high-density lipoprotein function, and atherosclerosis, *N Engl J Med* 364(2):127–135, 2011.
19. Tall AR, Yvan-Charvet L, Terasaka N, et al: ABC transporters, and cholesterol efflux: implications for the treatment of atherosclerosis, *Cell Metab* 7(5):365–375, 2008.
20. Rye KA, Barter PJ: Antiinflammatory actions of HDL: a new insight, *Arterioscler Thromb Vasc Biol* 28(11):1890–1891, 2008.
21. Vaisar T, Pennathur S, Green PS, et al: Shotgun proteomics implicates protease inhibition and complement activation in the antiinflammatory properties of HDL, *J Clin Invest* 117(3):746–756, 2007.
22. Brewer HB Jr: HDL metabolism and the role of HDL in the treatment of high-risk patients with cardiovascular disease, *Curr Cardiol Rep* 9(6):486–492, 2007.
23. Barter P, Gotto AM, LaRosa JC, et al: HDL cholesterol, very low levels of LDL cholesterol, and cardiovascular events, *N Engl J Med* 357(13):1301–1310, 2007.
24. Ridker PM, Genest J, Boekholdt M, et al: HDL cholesterol and residual risk of first cardiovascular events after treatment with potent statin therapy: an analysis from the JUPITER trial, *Lancet* 376(9738):333–339, 2010.
25. Duffy D, Rader DJ: Update on strategies to increase HDL quantity and function, *Nat Rev Cardiol* 6(7):455–463, 2009.
26. Cannon CP, Shah S, Dansky HM, et al: Safety of anacetrapib in patients with or at high risk for coronary heart disease, *N Engl J Med* 363(25):2406–2415, 2010.
27. Handy DE, Loscalzo J: Homocysteine and atherothrombosis: diagnosis and treatment, *Curr Atheroscler Rep* 5(4):276–283, 2003.
28. Lonn E, Yusuf S, Arnold MJ, et al: Homocysteine lowering with folic acid and B vitamins in vascular disease, *N Engl J Med* 354(15):1567–1577, 2006.
29. Bonaa KH, Njolstad I, Ueland PM, et al: Homocysteine lowering and cardiovascular events after acute myocardial infarction, *N Engl J Med* 354(15):1578–1588, 2006.
30. Armitage JM, Bowman L, Clarke RJ, et al: Effects of homocysteine-lowering with folic acid plus vitamin B12 vs placebo on mortality and major morbidity in myocardial infarction survivors: a randomized trial, *JAMA* 303(24):2486–2494, 2010.
31. Erqou S, Kaptoge S, Perry PL, et al: Lipoprotein(a) concentration and the risk of coronary heart disease, stroke, and nonvascular mortality, *JAMA* 302(4):412–423, 2009.
32. Clarke R, Peden JF, Hopewell JC, et al: Genetic variants associated with Lp(a) lipoprotein level and coronary disease, *N Engl J Med* 361(26):2518–2528, 2009.
33. Danesh J, Lewington S, Thompson SG, et al: Plasma fibrinogen level and the risk of major cardiovascular diseases and nonvascular mortality: an individual participant meta-analysis, *JAMA* 294(14):1799–1809, 2005.
34. Mora S, Rifai N, Buring JE, et al: Additive value of immunoassay-measured fibrinogen and high-sensitivity C-reactive protein levels for predicting incident cardiovascular events, *Circulation* 114(5):381–387, 2006.
35. Bini A, Kudryk BJ: Fibrinogen in human atherosclerosis, *Ann N Y Acad Sci* 748:461–471, 1995, discussion 471–463.
36. Libby P, Egan D, Skarlatos S: Roles of infectious agents in atherosclerosis and restenosis: an assessment of the evidence and need for future research. [Review] [91 refs], *Circulation* 96(11):4095–4103, 1997.
37. Muhlestein JB: Bacterial infections and atherosclerosis. [Review] [31 refs], *J Invest Med* 46(8):396–402, 1998.
38. Ridker PM: Are associations between infection and coronary disease causal or due to confounding?, *Am J Med* 106(3):376–377, 1999 (editorial, comment).
39. Zhu J, Nieto FJ, Horne BD, et al: Prospective study of pathogen burden and risk of myocardial infarction or death, *Circulation* 103(1):45–51, 2001.
40. Danesh J, Whincup P, Lewington S, et al: *Chlamydia pneumoniae* IgA titres and coronary heart disease; prospective study and meta-analysis, *Eur Heart J* 23(5):371–375, 2002.
41. Kalayoglu MV, Libby P, Byrne GI: *Chlamydia pneumoniae* as an emerging risk factor in cardiovascular disease, *JAMA* 288(21):2724–2731, 2002.
42. Corrales-Medina VF, Madjid M, Musher DM: Role of acute infection in triggering acute coronary syndromes, *Lancet Infect Dis* 10(2):83–92, 2010.
43. Andraws R, Berger JS, Brown DL: Effects of antibiotic therapy on outcomes of patients with coronary artery disease: a meta-analysis of randomized controlled trials, *JAMA* 293(21):2641–2647, 2005.
44. Libby P, Ridker PM, Hansson GK: Inflammation in atherosclerosis: from pathophysiology to practice, *J Am Coll Cardiol* 54(23):2129–2138, 2009.
45. Andersson J, Libby P, Hansson GK: Adaptive immunity and atherosclerosis, *Clin Immunol* 134(1):33–46, 2010.
46. Libby P, Crea F: Clinical implications of inflammation for cardiovascular primary prevention, *Eur Heart J* 31(7):777–783, 2010.
47. Ridker PM: C-reactive protein: eighty years from discovery to emergence as a major risk marker for cardiovascular disease, *Clin Chem* 55(2):209–215, 2009.
48. Ridker PM, MacFadyen JG, Libby P, et al: Relation of baseline high-sensitivity C-reactive protein level to cardiovascular outcomes with rosuvastatin in the Justification for Use of statins in Prevention: an Intervention Trial Evaluating Rosuvastatin (JUPITER), *Am J Cardiol* 106(2):204–209, 2010.
49. Kaptoge S, Di Angelantonio E, Lowe G, et al: Emerging risk factors collaboration. C-reactive protein concentration and risk of coronary heart disease, stroke, and mortality: an individual participant meta-analysis, *Lancet* 375(9709):132–140, 2010.
50. Zacho J, Tybjaerg-Hansen A, Jensen JS, et al: Genetically elevated C-reactive protein and ischemic vascular disease, *N Engl J Med* 359(18):1897–1908, 2008.
51. Elliott P, Chambers JC, Zhang W, et al: Genetic loci associated with C-reactive protein levels and risk of coronary heart disease, *JAMA* 302(1):37–48, 2009.
52. Nordestgaard BG: Does elevated C-reactive protein cause human atherothrombosis? Novel insights from genetics, intervention trials, and elsewhere, *Curr Opin Lipidol*

2009.

53. Ridker PM, Buring JE, Rifai N, et al: Development and validation of improved algorithms for the assessment of global cardiovascular risk in women: the Reynolds Risk Score, *JAMA* 297(6):611–619, 2007.
54. Ridker PM, Paynter NP, Rifai N, et al: C-reactive protein and parental history improve global cardiovascular risk prediction: the Reynolds Risk Score for men, *Circulation* 118(22):2243–2251, 2008.
55. Wilson PW, Pencina M, Jacques P, et al: C-reactive protein and reclassification of cardiovascular risk in the Framingham heart study, *Circ Cardiovasc Qual Outcomes* 1(2):92–97, 2008.
56. Hamsten A, Eriksson P: Identifying the susceptibility genes for coronary artery disease: from hyperbole through doubt to cautious optimism, *J Intern Med* 263(5):538–552, 2008.
57. Samani NJ, Erdmann J, Hall AS, et al: Genomewide association analysis of coronary artery disease, *N Engl J Med* 357(5):443–453, 2007.
58. Schunkert H, Gotz A, Braund P, et al: Repeated replication and a prospective meta-analysis of the association between chromosome 9p21.3 and coronary artery disease, *Circulation* 117(13):1675–1684, 2008.
59. Kathiresan S, Melander O, Guiducci C, et al: Six new loci associated with blood low-density lipoprotein cholesterol, high-density lipoprotein cholesterol or triglycerides in humans, *Nat Genet* 40(2):189–197, 2008.
60. Palomaki GE, Melillo S, Bradley LA: Association between 9p21 genomic markers and heart disease: a meta-analysis, *JAMA* 303(7):648–656, 2010.
61. Teslovich TM, Musunuru K, Smith AV, et al: Biological, clinical and population relevance of 95 loci for blood lipids, *Nature* 466(7307):707–713, 2010.
62. Burkhardt R, Toh SA, Lagor WR, et al: Trib1 is a lipid- and myocardial infarction-associated gene that regulates hepatic lipogenesis and VLDL production in mice, *J Clin Invest* 120(12):4410–4414, 2010.
63. Musunuru K, Pirruccello JP, Do R, et al: Exome sequencing, ANGPTL3 mutations, and familial combined hypolipidemia, *N Engl J Med* 363(23):2220–2227, 2010.
64. Ripatti S, Tikkanen E, Orho-Melander M, et al: A multilocus genetic risk score for coronary heart disease: case-control and prospective cohort analyses, *Lancet* 376(9750):1393–1400, 2010.
65. Paynter NP, Chasman DI, Pare G, et al: Association between a literature-based genetic risk score and cardiovascular events in women, *JAMA* 303(7):631–637, 2010.
66. Gaziano JM: Fifth phase of the epidemiologic transition: the age of obesity and inactivity, *JAMA* 303(3):275–276, 2010.
67. Lloyd-Jones D, Adams RJ, Brown TM, et al: Heart disease and stroke statistics–2010 update: a report from the American Heart Association, *Circulation* 121(7):e46–e215, 2010.
68. Grundy SM, Cleeman JI, Daniels SR, et al: Diagnosis and management of the metabolic syndrome: an American Heart Association/National Heart, Lung, and Blood Institute Scientific Statement, *Circulation* 112(17):2735–2752, 2005.
69. Alberti KG, Eckel RH, Grundy SM, et al: Harmonizing the metabolic syndrome: a joint interim statement of the International Diabetes Federation Task Force on Epidemiology and Prevention; National Heart, Lung, and Blood Institute; American Heart Association; World Heart Federation; International Atherosclerosis Society; and International Association for the Study of Obesity, *Circulation* 120(16):1640–1645, 2009.
70. Kahn R, Buse J, Ferrannini E, et al: The metabolic syndrome: time for a critical appraisal: joint statement from the American Diabetes Association and the European Association for the Study of Diabetes, *Diabetes Care* 28(9):2289–2304, 2005.
71. Mente A, Yusuf S, Islam S, et al: Metabolic syndrome and risk of acute myocardial infarction a case-control study of 26,903 subjects from 52 countries, *J Am Coll Cardiol* 55(21):2390–2398, 2010.
72. Berneis KK, Krauss RM: Metabolic origins and clinical significance of LDL heterogeneity, *J Lipid Res* 43(9):1363–1379, 2002.
73. Ai M, Otokozawa S, Asztalos BF, et al: Small dense LDL cholesterol and coronary heart disease: results from the Framingham Offspring Study, *Clin Chem* 56(6):967–976, 2010.
74. Tabas I, Williams KJ, Boren J: Subendothelial lipoprotein retention as the initiating process in atherosclerosis: update and therapeutic implications, *Circulation* 116(16):1832–1844, 2007.
75. Selvin E, Steffes MW, Zhu H, et al: Glycated hemoglobin, diabetes, and cardiovascular risk in nondiabetic adults, *N Engl J Med* 362(9):800–811, 2010.
76. Giacco F, Brownlee M: Oxidative stress and diabetic complications, *Circ Res* 107(9):1058–1070, 2010.
77. Yan SF, Ramasamy R, Schmidt AM: The RAGE axis: a fundamental mechanism signaling danger to the vulnerable vasculature, *Circ Res* 106(5):842–853, 2010.
78. Gerstein HC, Miller ME, Byington RP, et al: Effects of intensive glucose lowering in type 2 diabetes, *N Engl J Med* 358(24):2545–2559, 2008.
79. Patel A, MacMahon S, Chalmers J, et al: Intensive blood glucose control and vascular outcomes in patients with type 2 diabetes, *N Engl J Med* 358(24):2560–2572, 2008.
80. Duckworth W, Abraira C, Moritz T, et al: Glucose control and vascular complications in veterans with type 2 diabetes, *N Engl J Med* 360(2):129–139, 2009.
81. Holman RR, Paul SK, Bethel MA, et al: 10-year follow-up of intensive glucose control in type 2 diabetes, *N Engl J Med* 359(15):1577–1589, 2008.
82. Libby P, Shi GP: Mast cells as mediators and modulators of atherogenesis, *Circulation* 115(19):2471–2473, 2007.
83. Mestas J, Ley K: Monocyte-endothelial cell interactions in the development of atherosclerosis, *Trends Cardiovasc Med* 18(6):228–232, 2008.
84. Swirski FK, Libby P, Aikawa E, et al: Ly-6Chi monocytes dominate hypercholesterolemia-associated monocytosis and give rise to macrophages in atheromata, *J Clin Invest* 117(1):195–205, 2007.
85. Tacke F, Alvarez D, Kaplan TJ, et al: Monocyte subsets differentially employ CCR2, CCR5, and CX3CR1 to accumulate within atherosclerotic plaques, *J Clin Invest* 117(1):185–194, 2007.
86. Libby P, Nahrendorf M, Pittet MJ, et al: Diversity of denizens of the atherosclerotic plaque: not all monocytes are created equal, *Circulation* 117:3168–3170, 2008.
87. Woollard KJ, Geissmann F: Monocytes in atherosclerosis: subsets and functions, *Nat Rev Cardiol* 7(2):77–86, 2010.
88. Bouhlel MA, Derudas B, Rigamonti E, et al: PPARgamma activation primes human monocytes into alternative M2 macrophages with anti-inflammatory properties, *Cell Metab* 6(2):137–143, 2007.
89. Bromley SK, Mempel TR, Luster AD: Orchestrating the orchestrators: chemokines in control of T cell traffic, *Nat Immunol* 9(9):970–980, 2008.
90. Kovanen PT: Mast cells: multipotent local effector cells in atherothrombosis, *Immunol Rev* 217:105–122, 2007.
91. Bot I, de Jager SC, Zernecke A, et al: Perivascular mast cells promote atherogenesis and induce plaque destabilization in apolipoprotein E-deficient mice, *Circulation* 115(19):2516–2525, 2007.
92. Sun J, Sukhova GK, Wolters PJ, et al: Mast cells promote atherosclerosis by releasing proinflammatory cytokines, *Nat Med* 13(6):719–724, 2007.
93. Libby P: Inflammation in atherosclerosis, *Nature* 420(6917):868–874, 2002.
94. Mallat Z, Taleb S, Ait-Oufella H, et al: The role of adaptive T cell immunity in atherosclerosis, *J Lipid Res* 2008.
95. Taleb S, Tedgui A, Mallat Z: Regulatory T-cell immunity and its relevance to atherosclerosis, *J Intern Med* 263(5):489–499, 2008.
96. van Es T, van Puijvelde GH, Ramos OH, et al: Attenuated atherosclerosis upon IL-17R signaling disruption in LDLr deficient mice, *Biochem Biophys Res Commun* 388(2):261–265, 2009.
97. Smith E, Prasad KM, Butcher M, et al: Blockade of interleukin-17A results in reduced atherosclerosis in apolipoprotein E-deficient mice, *Circulation* 121(15):1746–1755, 2010.
98. Taleb S, Tedgui A, Mallat Z: Interleukin-17: friend or foe in atherosclerosis? *Curr Opin Lipidol* 21(5):404–408, 2010.
99. Packard RRS, Maganto-Garcia E, Gotsman I, et al: CD11c+ dendritic cells maintain antigen processing, presentation capabilities, and CD4+ T-cell priming efficacy under hypercholesterolemic conditions associated with atherosclerosis, *Circ Res* 103:965–973, 2008.
100. Randolph GJ, Potteaux S: Vascular dendritic cells as gatekeepers of lipid accumulation within nascent atherosclerotic plaques, *Circ Res* 106(2):227–229, 2010.
101. Paulson KE, Zhu SN, Chen M, et al: Resident intimal dendritic cells accumulate lipid and contribute to the initiation of atherosclerosis, *Circ Res* 106(2):383–390, 2010.
102. Hermansson A, Ketelhuth DF, Strodthoff D, et al: Inhibition of T cell response to native low-density lipoprotein reduces atherosclerosis, *J Exp Med* 207(5):1081–1093, 2010.
103. Bentzon JF, Weile C, Sondergaard CS, et al: Smooth muscle cells in atherosclerosis originate from the local vessel wall and not circulating progenitor cells in ApoE knockout mice, *Arterioscler Thromb Vasc Biol* 26(12):2696–2702, 2006.
104. Orlandi A, Bochaton-Piallat ML, Gabbiani G, et al: Aging, smooth muscle cells and vascular pathobiology: implications for atherosclerosis, *Atherosclerosis* 188(2):221–230, 2006.
105. Geng YJ, Libby P: Progression of atheroma: a struggle between death and procreation, *Arterioscler Thromb Vasc Biol* 22(9):1370–1380, 2002.
106. Kavurma MM, Tan NY, Bennett MR: Death receptors and their ligands in atherosclerosis, *Arterioscler Thromb Vasc Biol* 28(10):1694–1702, 2008.
107. Clarke MC, Figg N, Maguire JJ, et al: Apoptosis of vascular smooth muscle cells induces features of plaque vulnerability in atherosclerosis, *Nat Med* 12(9):1075–1080, 2006.
108. Clarke MC, Littlewood TD, Figg N, et al: Chronic apoptosis of vascular smooth muscle cells accelerates atherosclerosis and promotes calcification and medial degeneration, *Circ Res* 102(12):1529–1538, 2008.
109. Amento EP, Ehsani N, Palmer H, et al: Cytokines and growth factors positively and negatively regulate interstitial collagen gene expression in human vascular smooth muscle cells, *Arterioscler Thromb Vasc Biol* 11:1223–1230, 1991.
110. Robertson AK, Rudling M, Zhou X, et al: Disruption of TGF-beta signaling in T cells accelerates atherosclerosis, *J Clin Invest* 112(9):1342–1350, 2003.
111. Hjortnaes J, Butcher J, Figueiredo JL, et al: Arterial and aortic valve calcification inversely correlates with osteoporotic bone remodelling: a role for inflammation, *Eur Heart J* 31(16):1975–1984, 2010.
112. Rajavashisth T, Qiao JH, Tripathi S, et al: Heterozygous osteopetrotic (op) mutation reduces atherosclerosis in LDL receptor- deficient mice, *J Clin Invest* 101(12):2702–2710, 1998.
113. Gautier EL, Huby T, Witztum JL, et al: Macrophage apoptosis exerts divergent effects on atherogenesis as a function of lesion stage, *Circulation* 119(13):1795–1804, 2009.
114. Tabas I: Macrophage death and defective inflammation resolution in atherosclerosis, *Nat Rev Immunol* 10(1):36–46, 2010.
115. Russo C, Jin Z, Rundek T, et al: Atherosclerotic disease of the proximal aorta and the risk of vascular events in a population-based cohort: the Aortic Plaques and Risk of Ischemic Stroke (APRIS) study, *Stroke* 40(7):2313–2318, 2009.
116. Takaya N, Yuan C, Chu B, et al: Association between carotid plaque characteristics and subsequent ischemic cerebrovascular events: a prospective assessment with MRI–initial results, *Stroke* 37(3):818–823, 2006.
117. Aird WC: Mechanisms of endothelial cell heterogeneity in health and disease, *Circ Res* 98(2):159–162, 2006.
118. Majesky MW: Developmental basis of vascular smooth muscle diversity, *Arterioscler Thromb Vasc Biol* 27(6):1248–1258, 2007.
119. Dong C, Crawford LE, Goldschmidt-Clermont PJ: Endothelial progenitor obsolescence and atherosclerotic inflammation, *J Am Coll Cardiol* 45(9):1458–1460, 2005.
120. Werner N, Kosiol S, Schiegl T, et al: Circulating endothelial progenitor cells and cardiovascular outcomes, *N Engl J Med* 353(10):999–1007, 2005.
121. Shantsila E, Watson T, Lip GY: Endothelial progenitor cells in cardiovascular disorders, *J Am Coll Cardiol* 49(7):741–752, 2007.
122. Bentzon JF, Falk E: Circulating smooth muscle progenitor cells in atherosclerosis and plaque rupture: current perspective and methods of analysis, *Vasc Pharmacol* 52(1–2):11–20, 2010.
123. Hagensen MK, Shim J, Thim T, et al: Circulating endothelial progenitor cells do not contribute to plaque endothelium in murine atherosclerosis, *Circulation* 121(7):898–905, 2010.
124. Lavoie AJ, Bayturan O, Uno K, et al: Plaque progression in coronary arteries with minimal luminal obstruction in intravascular ultrasound atherosclerosis trials, *Am J Cardiol* 105(12):1679–1683, 2010.
125. Clarkson TB, Prichard RW, Morgan TM, et al: Remodeling of coronary arteries in human and nonhuman primates, *JAMA* 271(4):289–294, 1994.
126. Glagov S, Weisenberg E, Zarins C, et al: Compensatory enlargement of human

atherosclerotic coronary arteries, *N Engl J Med* 316:371–375, 1987.
127. Vink A, Schoneveld AH, Borst C, et al: The contribution of plaque and arterial remodeling to de novo atherosclerotic luminal narrowing in the femoral artery, *J Vasc Surg* 36(6):1194–1198, 2002.
128. Schoenhagen P, Sipahi I: Arterial remodelling: an independent pathophysiological component of atherosclerotic disease progression and regression. Insights from serial pharmacological intervention trials, *Eur Heart J* 28(19):2299–2300, 2007.
129. McGill HC Jr, McMahan CA, Zieske AW, et al: Associations of coronary heart disease risk factors with the intermediate lesion of atherosclerosis in youth. The Pathobiological Determinants of Atherosclerosis in Youth (PDAY) Research Group, *Arterioscler Thromb Vasc Biol* 20(8):1998–2004, 2000.
130. Li S, Chen W, Srinivasan SR, et al: Childhood cardiovascular risk factors and carotid vascular changes in adulthood: the Bogalusa Heart Study, *JAMA* 290(17):2271–2276, 2003.
131. Virmani R, Robinowitz M, Geer JC, et al: Coronary artery atherosclerosis revisited in Korean war combat casualties, *Arch Pathol Lab Med* 111(10):972–976, 1987.
132. Palinski W: Maternal-fetal cholesterol transport in the placenta: good, bad, and target for modulation, *Circ Res* 104(5):569–571, 2009.
133. Tuzcu EM, Kapadia SR, Tutar E, et al: High prevalence of coronary atherosclerosis in asymptomatic teenagers and young adults: evidence from intravascular ultrasound, *Circulation* 103(22):2705–2710, 2001.
134. Gimbrone MA Jr, Topper JN, Nagel T, et al: Endothelial dysfunction, hemodynamic forces, and atherogenesis, *Ann N Y Acad Sci*, 902:230–239, 2000 discussion 239–240.
135. Libby P, Aikawa M, Jain MK: Vascular endothelium and atherosclerosis, *Handb Exp Pharmacol* (176 Pt 2):285–306, 2006.
136. Dai G, Vaughn S, Zhang Y, et al: Biomechanical forces in atherosclerosis-resistant vascular regions regulate endothelial redox balance via phosphoinositol 3-kinase/Akt-dependent activation of Nrf2, *Circ Res* 101(7):723–733, 2007.
137. Parmar KM, Nambudiri V, Dai G, et al: Statins exert endothelial atheroprotective effects via the KLF2 transcription factor, *J Biol Chem* 289:26714–26719, 2005.
138. Young A, Wu W, Sun W, et al: Flow activation of AMP-activated protein kinase in vascular endothelium leads to Kruppel-like factor 2 expression, *Arterioscler Thromb Vasc Biol* 29(11):1902–1908, 2009.
139. Hajra L, Evans AI, Chen M, et al: The NF-kappa B signal transduction pathway in aortic endothelial cells is primed for activation in regions predisposed to atherosclerotic lesion formation, *Proc Natl Acad Sci U S A* 97(16):9052–9057, 2000.
140. Peng HB, Libby P, Liao JK: Induction and stabilization of I kappa B alpha by nitric oxide mediates inhibition of NF-kappa B, *J Biol Chem* 270(23):14214–14219, 1995.
141. Boden WE, O'Rourke RA, Teo KK, et al: Optimal medical therapy with or without PCI for stable coronary disease, *N Engl J Med* 356(15):1503–1516, 2007.
142. Corti R, Fuster V, Badimon JJ: Pathogenetic concepts of acute coronary syndromes, *J Am Coll Cardiol* 41(4 Suppl S):7S–14S, 2003.
143. Libby P: The molecular mechanisms of the thrombotic complications of atherosclerosis, *J Int Med* 263:517–527, 2008.
144. Fuster V: Mechanisms leading to myocardial infarction: insights from vascular biology, *Circulation* 90(4):2126–2146, 1994.
145. Schoenhagen P, Ziada KM, Kapadia SR, et al: Extent and direction of arterial remodeling in stable versus unstable coronary syndromes: an intravascular ultrasound study, *Circulation* 101(6):598–603, 2000.
146. Libby P, Theroux P: Pathophysiology of coronary artery disease, *Circulation* 111:3481–3488, 2005.
147. Finn AV, Nakano M, Narula J, et al: Concept of vulnerable/unstable plaque, *Arterioscler Thromb Vasc Biol* 30(7):1282–1292, 2010.
148. Galis Z, Sukhova G, Lark M, et al: Increased expression of matrix metalloproteinases and matrix degrading activity in vulnerable regions of human atherosclerotic plaques, *J Clin Invest* 94:2493–2503, 1994.
149. Sukhova GK, Schonbeck U, Rabkin E, et al: Evidence for increased collagenolysis by interstitial collagenases-1 and -3 in vulnerable human atheromatous plaques, *Circulation* 99(19):2503–2509, 1999.
150. Dollery CM, Libby P: Atherosclerosis and proteinase activation, *Cardiovasc Res* 69(3):625–635, 2006.
151. Herman MP, Sukhova GK, Kisiel W, et al: Tissue factor pathway inhibitor-2 is a novel inhibitor of matrix metalloproteinases with implications for atherosclerosis, *J Clin Invest* 107(9):1117–1126, 2001.
152. Fukumoto Y, Deguchi JO, Libby P, et al: Genetically determined resistance to collagenase action augments interstitial collagen accumulation in atherosclerotic plaques, *Circulation* 110(14):1953–1959, 2004.
153. Deguchi JO, Aikawa E, Libby P, et al: Matrix metalloproteinase-13/collagenase-3 deletion promotes collagen accumulation and organization in mouse atherosclerotic plaques, *Circulation* 112(17):2708–2715, 2005.
154. Schneider F, Sukhova GK, Aikawa M, et al: Matrix-metalloproteinase-14 deficiency in bone-marrow-derived cells promotes collagen accumulation in mouse atherosclerotic plaques, *Circulation* 117(7):931–939, 2008.
155. van der Wal AC, Becker AE, van der Loos CM, et al: Site of intimal rupture or erosion of thrombosed coronary atherosclerotic plaques is characterized by an inflammatory process irrespective of the dominant plaque morphology, *Circulation* 89:36–44, 1994.
156. Virmani R, Burke AP, Farb A, et al: Pathology of the vulnerable plaque, *J Am Coll Cardiol* 47(8 Suppl):C13–C18, 2006.
157. Sugiyama S, Kugiyama K, Aikawa M, et al: Hypochlorous acid, a macrophage product, induces endothelial apoptosis and tissue factor expression: involvement of myeloperoxidase-mediated oxidant in plaque erosion and thrombogenesis, *Arterioscler Thromb Vasc Biol* 24(7):1309–1314, 2004.
158. Moulton KS: Angiogenesis in atherosclerosis: gathering evidence beyond speculation, *Curr Opin Lipidol* 17(5):548–555, 2006.
159. Beckman JA, Ganz J, Creager MA, et al: Relationship of clinical presentation and calcification of culprit coronary artery stenoses, *Arterioscler Thromb Vasc Biol* 21(10):1618–1622, 2001.
160. Bayturan O, Tuzcu EM, Nicholls SJ, et al: Attenuated plaque at nonculprit lesions in patients enrolled in intravascular ultrasound atherosclerosis progression trials, *JACC Cardiovasc Interv* 2(7):672–678, 2009.
161. Mann J, Davies MJ: Mechanisms of progression in native coronary artery disease: role of healed plaque disruption, *Heart* 82(3):265–268, 1999.
162. Burke AP, Kolodgie FD, Farb A, et al: Healed plaque ruptures and sudden coronary death: evidence that subclinical rupture has a role in plaque progression, *Circulation* 103(7):934–940, 2001.
163. Libby P: Act local, act global: inflammation and the multiplicity of "vulnerable" coronary plaques, *J Am Coll Cardiol* 45(10):1600–1602, 2005.
164. Aikawa M, Rabkin E, Okada Y, et al: Lipid lowering by diet reduces matrix metalloproteinase activity and increases collagen content of rabbit atheroma: a potential mechanism of lesion stabilization, *Circulation* 97:2433–2444, 1998.
165. Libby P, Aikawa M: Stabilization of atherosclerotic plaques: New mechanisms and clinical targets, *Nat Med* 8(11):1257–1262, 2002.
166. Libby P, Sasiela W: Plaque stabilization: can we turn theory into evidence? *Am J Cardiol* 98:S26–S33, 2006.
167. Hernandez-Presa MA, Bustos C, Ortego M, et al: ACE inhibitor quinapril reduces the arterial expression of NF-kappaB-dependent proinflammatory factors but not of collagen I in a rabbit model of atherosclerosis, *Am J Pathol* 153(6):1825–1837, 1998.
168. Nissen SE, Tsunoda T, Tuzcu EM, et al: Effect of recombinant ApoA-I Milano on coronary atherosclerosis in patients with acute coronary syndromes: a randomized controlled trial, *JAMA* 290(17):2292–2300, 2003.
169. Tardif JC, Gregoire J, L'Allier PL, et al: Effects of reconstituted high-density lipoprotein infusions on coronary atherosclerosis: a randomized controlled trial, *JAMA* 297(15):1675–1682, 2007.
170. Nissen SE, Nicholls SJ, Sipahi I, et al: Effect of very high-intensity statin therapy on regression of coronary atherosclerosis: the ASTEROID trial, *JAMA* 295(13):1556–1565, 2006.
171. Nicholls SJ, Ballantyne CM, Barter PJ, et al: Effect of two intensive statin regimens on progression of coronary disease, *N Engl J Med* 365(22):2078–2087, 2011.
172. Zhao XQ, Yuan C, Hatsukami TS, et al: Effects of prolonged intensive lipid-lowering therapy on the characteristics of carotid atherosclerotic plaques in vivo by MRI: a case-control study, *Arterioscler Thromb Vasc Biol* 21(10):1623–1629, 2001.

第 9 章　血管炎的病理生理学

Peter Libby

基础性血管炎的病理生理学机制包括几乎所有的宿主防御的肢体效应器，其宿主防御包括先天性和获得性免疫应答。按照血管炎侵犯血管大小分类，不同的分类方法将其分为原发性和继发性家族。目前血管炎的分类正在酝酿中，基于之前的工作及各种原因，美国风湿病学传统分类和教堂山分校的共识会议对血管炎的标准分类重新修订[1-3]。以流行病学调查和临床试验为例，这些不同类型的血管炎需要有标准化定义，尽管它们之间可能有相当多的重复内容。部分人类血管炎发病机制的基本原理尚不能完全理解，在这一领域存在着混乱——目前仍在不断努力克服中。鉴于第 41 章提供了详细的血管炎分类方法，以教学为目的，本章重点在于原发性血管炎，将血管炎病理生理学机制分为两大类型：①小血管炎的病理生理学机制，②大中型动脉炎的病理生理学机制（图 9-1）。尽管这个分类方法过于简单，但提供了一个探讨血管炎病理生理学机制的组织框架、原发性小血管炎可能主要涉及*体液免疫*，而大中型血管炎的中心机制可能与*细胞免疫*相关（表 9-1）。

小血管炎的病理生理学

小血管炎包括韦格纳肉芽肿、Churg-Strauss 综合征、显微镜下多血管炎、过敏性紫癜及原发性冷球蛋白血症性血管炎[2-3]。与多种（并不是全部）小血管炎相关的抗中性粒细胞胞质抗体（ANCAs）的识别在了解其病理生理学上具有一定的优势。特别是韦格纳肉芽肿、显微镜下型多血管炎和变应性肉芽肿性血管炎综合征，与 ANCA 有较强的关联。许多 ANCA 阳性的小血管炎累及肾[4]。

被 ANCA 识别的抗原主要有中性粒细胞酶类髓过氧化物酶（MPO）和蛋白酶 3（PR3）（表 9-1）；一些 ANCA 也可识别人中性粒细胞弹性蛋白酶。抗 PR3 抗体也可识别纤溶酶原[5]。被 ANCA 识别的抗原通常局限在多形核白细胞（PMNs）。当被刺激物如肿瘤坏死因子（TNF）-α 致敏，或当多形核白细胞出现凋亡或 NETosis 时 [释放染色质纤维称为*中性粒细胞胞外陷阱*（NETs），诱杀胞外微生物]，多形核白细胞可释放这些抗原。这些抗原可以转而结合回到细胞表面（如 PR3，通过 CD177[6]）或修饰 NETs[7]。相关的 MPO 和 PR3 与 ANCA 结合至未受损的中性粒细胞表面，进一步激活这些白细胞（即产生活性氧物质，释放溶解酶，细胞向内皮细胞黏附），以及促进免疫复合物中邻近细胞的 Fcγ 受体与免疫球蛋白（Ig）G 的 Fc 段表面结合。内皮细胞摄取中性粒细胞释放的 MPO 和 PR3，可能会损害内皮细胞的生存能力和血管舒缩反应[8]。这些事件叠加，加剧局部炎症反应。相对于继发性血管炎而言，其特征在于组织性检测时，有大量的免疫复合物沉积，ANCA 相关的病变部位有一定量的免疫球蛋白沉积[9]。当免疫复合物以可溶性形式释放时，蛋白酶如 PR3 和中性粒细胞弹性蛋白酶可容易与分布广泛、含量充分的抗蛋白酶结合，并可掩盖 ANCA 的识别。循环的 ANCA 也可符合这些抗原，但当蛋白酶抗原仍与中性粒细胞表面结合时，这种复合物可优先形成（图 9-2）。

有个别文献报道主要表达 MPO 诱导的 ANCA（与 PR3- 直接 ANCA 比较）可能有不同的临床事件[10]。显微镜下多血管性主要与抗 MPO 的 ANCA 相关，而韦格纳肉芽肿主要与抗 PR3 的 ANCA 相关（表 9-1）。这些患者患病类别的临床分型不同可能与靶抗原的功能相关。例如，结合 ANCA 可能避免血浆铜蓝蛋白对 MPO 的清除及灭活，增加 MPO 产生高氧化剂类次氯酸（HOCl）的能力。次氯酸有很多的特性，其可能导致血管炎的病理生理机制，包括刺激内皮细胞凋亡[11]。

并非所有的小血管炎患者均为血清 ANCA 阳性，这表明一些小血管炎可能涉及其他机制或低滴度抗体。此外，除了 MPO 和 PR3，“非典型”ANCA 直接针对抗原，可能参与血管炎的发病机制。最近的研究表明，溶酶体相关膜蛋白 2（LAMP-2）是一种新型的血管炎自身抗原[6,12-13]。除了中性粒细胞，内皮细胞和其他表达 LAMP-2 的细胞为 ANCA 识别的靶点。

抗中性粒细胞胞质抗体已在小鼠中证明具有明确

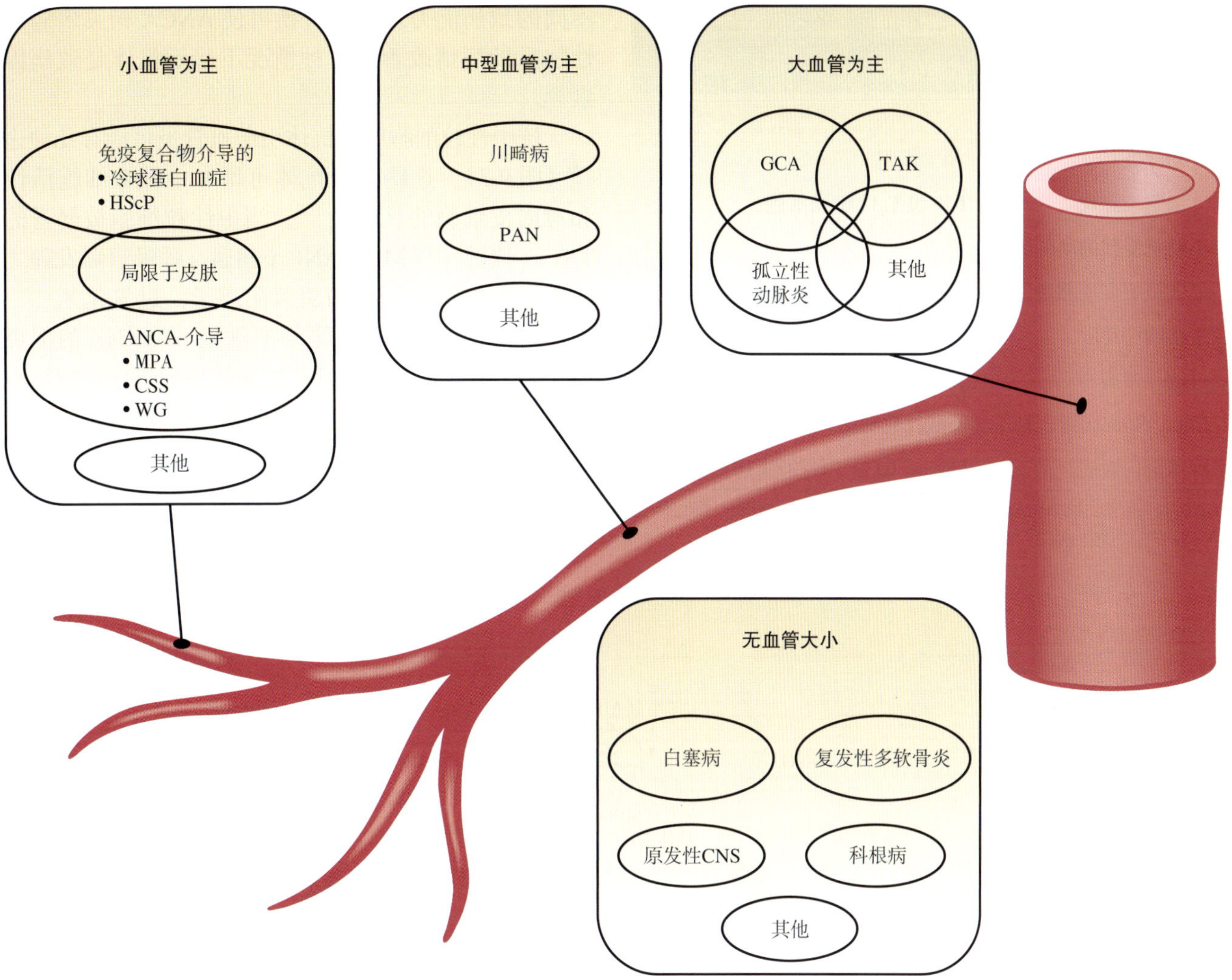

图 9-1 原发性血管炎的经典分类表。CNS，中枢神经系统；CSS，Churg-Strauss 综合征；GCA，巨细胞性血管炎；HScP，过敏性紫癜；MPA，显微镜下多血管炎；PAN，结节性多动脉炎；TAK，多动脉炎；WG，韦格纳肉芽肿（*Modifred from Suppiah R，Basu N，Watts RA，et al：Advances in the classification of primary systemic vasculitis.Int J AdvRheumatol 7：10，2009.Reproduced with permission from Watts RA，Suppiah R，Merkel PA，et al：Systemic vasculitis-Is it time to reclassify？ Rheumatology 50：643，2011.*）

的致病性。一个具有里程碑意义的调查——由于靶基因失活，免疫缺陷小鼠缺乏内源性 MPO，Xiao 等给予外源性鼠 MPO[14]。移植 MPO 免疫小鼠的脾细胞至免疫缺陷小鼠，引起免疫缺陷小鼠严重的坏死性新月体性肾小球肾炎。在某些情况下，系统性坏死性肉芽肿性血管炎可影响肺毛细血管和肾微血管系统（图 9-2）。从受 MPO 免疫的小鼠中分离、纯化出抗 MPO IgG 抗体，其可致肾、肺和皮肤的小血管炎。在抗 MPO IgG 抗体处理的小鼠实验中发现随着中性粒细胞的耗竭，肾小球的病变形成停止，这暗示着粒细胞是 ANCA 诱导血管炎形成的发病机制[15]。而且，在骨髓嵌合小鼠（移植 MPO 野生型或 MPO 缺陷骨髓至 MPO 免疫的 MPO 缺失动物）的研究发现白细胞是抗 MPO ANCA 的靶点[16]。

PR3 使 PR3 缺陷小鼠免疫产生循环抗 PR3 抗体，并引起肾和肺部的血管炎[17]。这些具有抗 PR3 抗体的小鼠在注射 TNF-α 的部位发生皮肤血管炎。在 MPO 缺失的小鼠被动 / 主动移植研究中虽然没有直接的可比性，但这些结果，至少在小鼠中，这两大分类的 ANCA 在血管炎的严重性和局灶性方面具有

表9-1 一些原发性血管炎病理生理

	推测的致病效应
大动脉受累的动脉炎	
大动脉炎	γδ T 细胞
巨细胞动脉炎	T_H1 和 T_H17 辅助细胞
小动脉受累的动脉炎	
显微镜下多动脉炎	抗 -MPO ANCA ＞抗 PR3 ANCA
韦格纳肉芽肿	抗 -PR3 ANCA ＞抗 -MPO ANCA
过敏性紫癜	病毒感染，食物变态反应（？）
Churg-Strauss 综合征	嗜酸性粒细胞，CD95
冷球蛋白血症	IgM ＞ IgG，丙型肝炎病毒感染

ANCA，抗中性粒细胞胞质抗体；Ig，免疫球蛋白；MPO，髓过氧化物酶；PR3，蛋白酶 3；T_H，辅助性 T 细胞。

不同的致病能力。血浆置换可使 ANCA 相关疾病急性加重期病情改善，这种情况下暗示抗体是致病因素[6]。

抗中性粒细胞胞质抗体引起血管炎可能有几种途径（图 9-3）。这些自身抗体可增加中性粒细胞活性和对内皮细胞的黏附性[18]。当中性粒细胞被暴露的 TNF-α 致敏，与 MPO-ANCA 相遇，呼吸道爆发随之而来，产生活性氧类如超氧阴离子、过氧化氢——可损伤内皮细胞、激活平滑肌细胞（SMCs）的促炎性介质[19-20]。抗中性粒细胞胞质抗体促进中性粒细胞脱颗粒，激活细胞内信号转导通路并提高中性粒细胞的经典兴奋剂（如甲酰肽的敏感性）[21]。免疫复合物疾病的血管损伤机制还涉及补体激活（图 9-3）[6]。含有 IgM 或 IgG 抗体的抗原 - 抗体复合物（免疫复

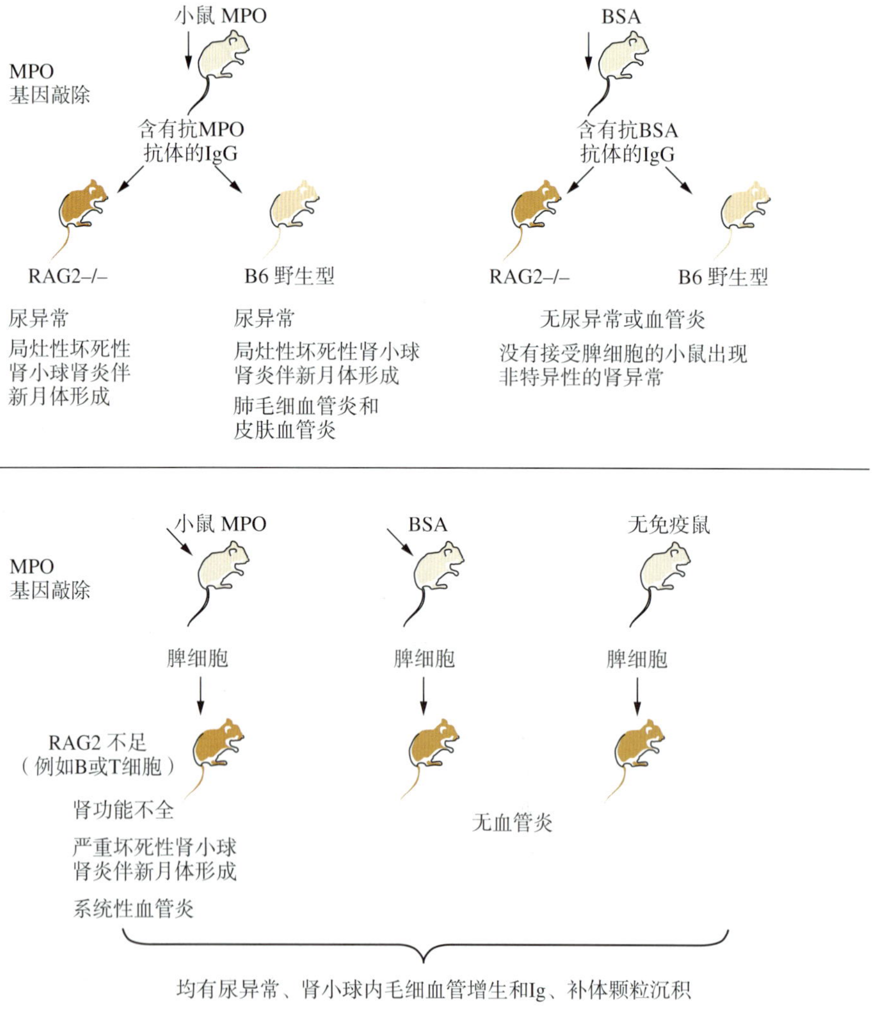

图 9-2 MPO-ANCA 小鼠引起小血管炎。ANCA，抗中性粒细胞胞质抗体；BSA，牛血清蛋白；GN，肾小球肾炎；IgG，免疫球蛋白 G；MPO，髓过氧化物酶；RAG2，重组活化基因 2（*Data from Xiao H，Herringa P，Hu P，et al：Antineutrophil cytoplasmic autoantibodies specific for myeloperoxidase causeglomerulonephritis and vasculitis in mice.J Clin Invest 110：955，2002.Reproduced with permission from Day CJ，Hewins P，Savage CO：New directions in the pathogenesis of ANCA-associated vasculitis. ClinExpRheumatol 21：S35，2003.*）

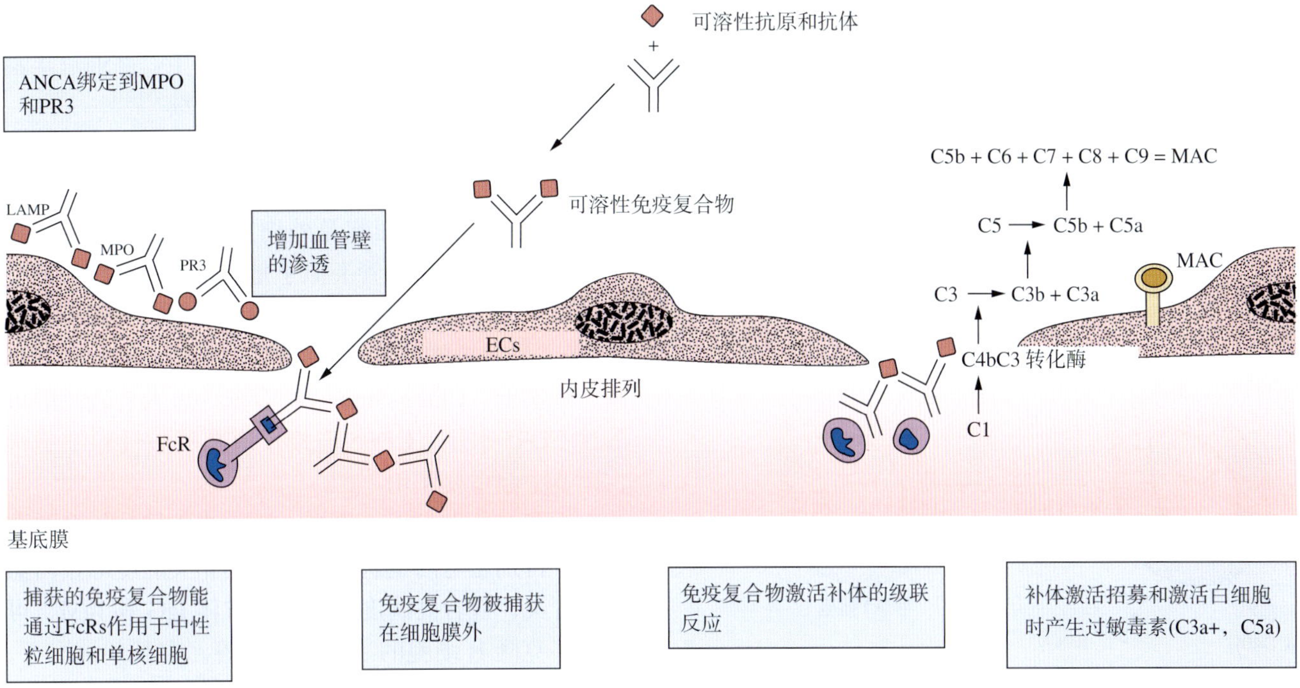

图 9-3　一些小血管炎的机制。多形核白细胞在静息状态时，抗原如髓过氧化物酶（MPO）或蛋白酶 -3（PR3）只以毫摩尔量局限在细胞内，避免免疫系统。在启动或活化过程中，中性粒细胞可释放或使 MPO、PR3 出胞。此外，垂死的多形核白细胞可以供应外部有倾向的 MPO、PR3、溶酶体相关膜蛋白 -2（LAMP-2）至免疫系统。结合的抗体称为*中性粒细胞胞质抗体*，可以激活多形核白细胞，增加其对内皮细胞的黏附性。活化的多形核白细胞可引起氧化爆发，产生大量活性氧类，如超氧化物阴离子、次氯酸，可损伤内皮细胞。释放的中性粒细胞弹性蛋白酶及其他水解酶可消耗基底膜，导致典型的坏死性血管炎，影响肾小球、肺及皮肤的小血管。免疫复合物的形成与 Fc 受体结合可直接激活细胞，补体不受约束，它能依次结合补体受体。补体途径激活能产生过敏毒素，其能招募并激活额外的白细胞。继发性血管炎（如心内膜炎和血清病相关）、系统性红斑狼疮、风湿性关节炎都有相似的机制。ECM，细胞外基质；MAC，膜攻击复合物

合物）能结合补体因子 1（C1），引起 C3 转化酶装配，激活 C3、C4 和 C5。最终，装配成膜攻击复合物（MAC 是由 C9 和其他终端补体成分的低聚物组成），可引起内皮细胞质膜细孔形成，从而损伤内皮细胞。循环免疫复合物可以隔绝已经发生内皮分离的内皮下基底膜的部位。这些受限的免疫复合物激活补体，并通过其 Fc 和补体受体吸引中性粒细胞和单核细胞。经典补体途径的激活过程中产生过敏毒素（C3a、C4a 和 C5a 片段），可以招募粒细胞、单核细胞，并在免疫复合物沉积部位的血管激活肥大细胞。这些白细胞可以放大局部炎症，加剧并维持血管炎的反应。

一些病例有力地证实了病毒参与了血管炎致病过程，如丙型肝炎和冷球蛋白血症的关联。由于病毒感染和抗原 - 抗体反应无处不在，循环中的病毒抗原 - 抗体复合物可能频繁出现。然而，大多数普通病毒感染不产生临床上明显的或持续的血管炎。普通病毒感染出现有症状的或持续的血管炎相当罕见，可能与补体系统的精密调控相关，像很多蛋白酶级联反应一样，须经历复杂的内源性抑制因子调节。

实验和临床证据的一致性证实在 ANCA 阳性血管炎中，ANCA 在血管炎的发展中起着致病作用。这些发现说明体液免疫在这种类型血管炎发病机制的重要性，而细胞免疫应答可能在小血管炎的主要发病机制——体液免疫方面起调节作用。如辅助性 T 细胞 1（T_H1，干扰素占主导）的应答和辅助性 T 细胞 2（T_H2，白介素 -4 占主导）倾斜反应的平衡，可调节小血管炎的表达，T_H1 的应答可能与韦格纳肉芽肿的局部变化有关，而不是广义的形式[22]。事实上，T 细胞似乎调节抗体诱导疾病的后果[6,23]。ANCA 相关的血管炎晚期阶段，T 细胞及其介质可促进病变部位肉芽肿形成，而早期阶段更多的是坏死和弹性纤维的破

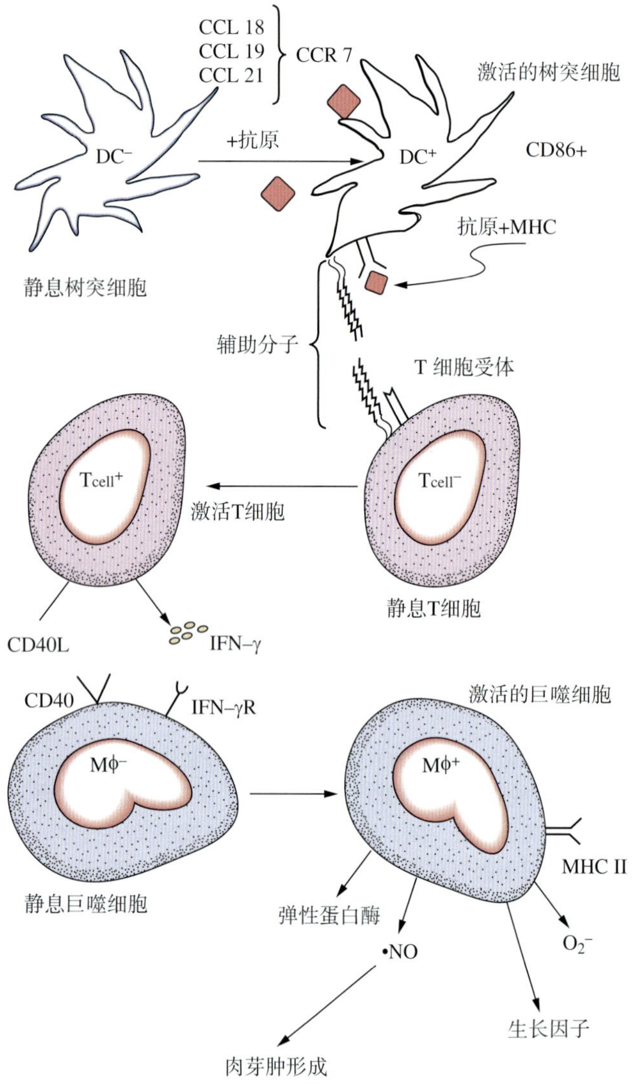

图 9-4 一些大动脉炎的机制。静息状态的树突状细胞(*DC⁻*)对 T 细胞有抑制作用。DC⁻ 局限在动脉外膜，正常动脉壁可阻止 T 细胞激活。适当的刺激，激活树突状细胞（*DC⁺*）可表达细胞标志物如 CD86。活化的树突状细胞表达趋化因子受体 CCR-7，它通过结合 3 种趋化因子配体，CCL-18、-19 和 -21 来招募 DC⁺。高水平的组织相容性抗原Ⅱ类分子的表达促进外源肽对 T 淋巴细胞的表达。当 CD4 阳性 T 细胞被激活，其可增加干扰素 -γ（*IFN-γ*）的产生，并增加其细胞表面的 CD40 配体的表达。通过增加其表面的同源性受体，这些或其他的刺激物可活化静息状态的巨噬细胞（*Mϕ⁻*）。受刺激的巨噬细胞（*Mϕ⁺*）可分泌多种介质，包括生长因子、细胞因子、活性氧类超氧化物阴离子（O_2^-）及活性氮类加一氧化氮（*· NO*），促进纤维增生反应涉及大中型动脉炎的特征性病变的内膜膨胀。活化的巨噬细胞可增加主要组织相容性抗原（MHC）Ⅱ类分子的表达，可增加细胞抗原呈递功能。活化巨噬细胞分泌的促弹性蛋白解离的和其他的蛋白酶可有助于炎性的动脉血管重塑。血管炎中，活化的巨噬细胞聚集融合成多核巨细胞，为肉芽肿的特征性形式。这些机制参与巨细胞动脉炎和其他大中型动脉炎的发病机制

坏。有些人甚至推测肉芽肿性病变可能构成局部淋巴组织，它可以通过增强自身抗体的产生，并通过丰富的树突状细胞呈递抗原区域使疾病持续[23-24]。

Churg-Strauss 综合征，其特征是发生在有哮喘的个体，形成特殊类型的小血管炎。这种疾病的特征是组织积聚嗜酸性粒细胞及外周血以嗜酸性粒细胞为主。这种形式的小血管炎似乎是嗜酸性粒细胞长期存在的结果，过量的存在于嗜酸性粒细胞表面的可溶性 CD95，是对抗细胞凋亡 - 高嗜酸性粒细胞人群的机制。事实上，Churg-Strauss 综合征的患者有较高的可溶性 CD95 水平，CD95 连接反应在嗜酸性粒细胞凋亡调节中起重要作用[25-26]。

观察一些继发性血管炎，进一步支持抗体参与血管炎。特别是与丙型病毒肝炎感染相关的冷球蛋白血症血管炎，包含高滴度的多克隆抗体 IgG 和 IgM，可能对多克隆 B 细胞的活化产生应答。在某些情况下，可能在慢性丙型肝炎病毒感染的患者中可能混合冷球蛋白 ANCA 阳性，说明原发性和继发性血管炎之间存在重叠[27]。

ANCA 产生的机制仍不清楚。感染鼻腔金黄*色葡萄球菌*、韦格纳肉芽肿相关病毒和罗斯河病毒及其他病毒的血清学证据表明，这些感染可能触发 ANCA 形成。这些病原体的抗原类似物或许可以解释 ANCA 的选择性诱导[12,28]。一种新颖的复杂的致病模型引起自身抗原的互补，而不是严格的抗原类似物：PR3-ANCA 患者的抗体可抗 PR3 反义核糖核酸（RNA）产物，与微生物和病毒蛋白序列相似。ANCA 阳性的患者大约有一半转录互补蛋白的反义 RNA。此蛋白产物引出抗体，随后引起抗独特型免疫应答。抗独特型抗体结合自身抗原，提高自身抗体补体，而不是自身抗原本身的可能性来启动自身免疫应答[29]。小鼠实验显示 ANCA 相关性血管炎遗传背景表达的重要影响，提示基因修饰或免疫遗传机制调节个体对 ANCA 的反应，这个机制或许可以解释严重程度和器官受累的方面的这些条件的艰巨的临床异质性[4]。

大中型动脉炎发病机制

大、中型动脉炎的病理特点——纤维增生伴或不伴肉芽肿形成——提示慢性细胞免疫应答在其发病机制中的作用。与先前提到的 ANCA 相关性小血管炎相反，目前的证据表明在大血管炎中细胞免疫起主要

作用，而不是体液免疫（表 9-1）。

刺激动脉炎转变为多发性大动脉炎、川崎病和结节性多动脉炎的因素仍不明确。在多发性大动脉炎的众多可能的机制中，越来越多的证据表明 T 细胞参与其中[30]。最近的研究成果提示热休克蛋白 60（hsp60）相关的 γδ T 细胞参与多发性大动脉炎的发病机制[31]。其他研究指出多发性大动脉炎与抗内皮细胞抗体相关[32]。这种抗体是多发性大动脉炎及其他动脉炎的因还是果仍未知。

对 T 细胞介导的巨细胞动脉炎的发病机制的了解在不断发展。Weyand 等在巨细胞动脉炎中提供了有力的实验证据证明 CD4 阳性 T 淋巴细胞在发病机制中是关键参与者。方法包括移植患者巨细胞动脉炎的颞动脉标本至免疫缺陷小鼠。通过给予人异种移植动脉标本免疫缺陷小鼠抗 T 细胞抗体，消融了人 T 淋巴细胞，停止了炎症反应过程[33]。

人外周血 T 细胞群的分析显示，在未经治疗的活动期巨细胞动脉炎患者中，T_H1 和 T_H17 显示高水平[34]。这些 T 细胞亚型产生一种细胞因子即 IFN-γ，其可涉及动脉很多方面的病理生理机制，可能促进血管炎[35-36]。使用人 - 鼠嵌合体准备，糖皮质激素可以抑制 IL-17，但不能抑制 IFN-γ 的产生。这些结果对巨细胞动脉炎的管理具有临床意义。

大中型动脉炎的致病因素仍不明确。特定群体，特别是北欧血统有一定的易感倾向，其提示有遗传因素。在其他不明原因的疾病中，很多人推测感染过程可触发大动脉炎，然而从损伤到恢复的传染病原尚未证实其可重复性。一些实验结果支持抗原的存在，在巨细胞或多发性大动脉炎的病变部位的提取物中有抗原的存在，这些抗原可刺激 T 淋巴细胞，如 hsp60 家族成员。

触发大、中型动脉炎的炎症过程可能起源于血管外膜。正常的动脉外膜包含静止状态的树突状细胞。当树突状细胞被激活时，其作为抗原呈递细胞具有重要作用（图 9-4）；它们侦察其周围环境，吞噬并呈递抗原至 CD4 阳性 T 辅助细胞。未激活的树突状细胞通常抑制 T 细胞的刺激，这个过程为*免疫耐受*，但是被激活的树突状细胞可触发细胞免疫应答。正常动脉中膜出现“免疫豁免”——它通常不支持传入信号至细胞免疫系统。“打破”中膜免疫豁免特权可能是局部表达 T_H1 特异性细胞因子 IFN-γ 的结果[37]。

受巨细胞性动脉炎影响，动脉中的树突状细胞被激活，表达 CD86 和 CD83。树突状细胞能沉积在介质和中膜内膜。活化的树突状细胞表达趋化因子受体 CCR-7，其可以结合 3 种趋化因子配体，CCL-18、-19 和 -21。这些化学引诱物趋化因子在动脉壁的炎症部位过度表达，能吸引树突状细胞进入新生血管炎的病变部位。被募集并活化的树突状细胞能有效地呈递抗原至 T 淋巴细胞并刺激细胞免疫传入肢体。

当 T 细胞被激活时，可分泌细胞因子如 IFN-γ，并在其表面表达 CD40 配体。这些活化的 T 淋巴细胞效应器强烈刺激巨噬细胞活化；随后活化的巨噬细胞可以形成肉芽肿。积聚的巨噬细胞可以融合成多核巨细胞，是肉芽肿形成的组织性标志之一。T 细胞驱动的巨噬细胞活化引起肉芽肿特征性的、经典的迟发型超敏（DTH）反应。例如，注射来源于结核分枝杆菌的纯化蛋白质衍生物可出现皮肤反应，该反应可引出 T 细胞驱动的巨噬细胞活化，这一过程被认为是复制肉芽肿（如这些感染结核杆菌的特性）初始阶段形成的过程。

激活的巨噬细胞可释放多种介质，参与大中型动脉炎特有的纤维增殖过程。如转化生长因子（TGF）-β 可刺激胶原蛋白合成及其他细胞外基质成分（ECM）[38]。这些纤维化反应有助于扩大内膜体积，构成这些动脉的特性。活化的巨噬细胞释放有丝分裂和化学引诱物趋化因子，它们可刺激平滑肌细胞的迁移和增殖。例如，活化的巨噬细胞可产生血小板源生长因子（PDGF）、成纤维细胞生长因子（FGF）家族，及其他使平滑肌细胞增殖和定向迁移的刺激物[39]。活化的巨噬细胞可产生活性氧类和脂质过氧化物，可以损伤内皮细胞，进一步损伤大动脉。

巨细胞动脉炎中受累的大中型动脉的弹力膜通常不出现严重的溶解，但其内弹力膜可出现碎片。弹力组织解离由促弹性组织解离的基质金属蛋白酶（MMP）家族（例如 MMP-9，MMP-12）或由巨噬细胞被 CD40 配体刺激后分泌的促弹性组织解离的组织蛋白酶及其他促炎性细胞因子介导，导致弹力纤维断裂。弹性组织解离可促进平滑肌细胞迁移、内膜扩大特征性重塑。内膜扩张或动脉瘤形成可出现在巨细胞血管炎前，是川崎病常见的慢性并发症。在这种情况下，弹性蛋白的破坏及细胞外基质大分子的消耗可能是动脉扩张的铺垫。与小血管炎相比，大中型动脉炎不涉及广泛坏死。伴或不伴内膜肉芽形成的同心性纤维增生扩张占主导，而不是细胞坏死。

血管炎致病机制的总结

这章将血管炎病理生理学分2部分——主要影响小血管的和典型涉及大、中型动脉的（表9-1）。尽管这两部分有存在例外和重叠，但小血管炎更多的是由抗体和活化的中性粒细胞驱动，较少由细胞的适应性免疫反应驱动，T细胞和树突状细胞参与大中型动脉炎的启动。小血管炎中活化的中性粒细胞作为主要的效应器参与。相反，巨噬细胞受相应树突状细胞的招募，树突状细胞受T细胞控制，很可能在大中型动脉炎的组织反应中占大部分。免疫豁免的动脉介质为树突状细胞提供了广阔的领域来监视、呈递，以及诱发细胞免疫应答。促进形成小血管炎的抗原包括MPO和PR3，共同刺激ANCA发展。其大中型动脉炎的驱动抗原仍未知。

坏死是小血管炎组织学的标志，出现在所有病变部位，不论它们是否影响肾小球毛细血管、肺微血管、皮肤小血管。相反地，同心性内膜病变的迅速形成，以细胞外基质沉积及平滑肌细胞增生为特征，发生在大中型动脉炎形成的过程中。这种动脉炎的组织性标志是肉芽肿形成，通常不涉及坏死或广泛的弹性组织解离，而是涉及来源于巨噬细胞的多核巨细胞形成。2种类型的血管炎的发病机制均涉及氧化应激，如产生活性氧类包括超氧化物阴离子和髓过氧化物酶来源的次氯酸。但是小血管炎的弹性组织解离可能涉及中性粒细胞弹性蛋白酶，而不是金属弹性蛋白酶或半胱氨酸弹性蛋白酶，它被由T_H1细胞因子刺激活化的单核巨噬细胞合成。

未来在这一领域的研究包括描述涉及大、中型动脉炎的始动抗原。我们将致力于更好地理解巨细胞动脉炎、风湿性多肌痛（在某些方面与不完全型巨细胞动脉炎相似）及大动脉炎之间的区别。免疫遗传学组件可能参与这些不同临床表现的动脉炎。目前高通量基因组测序使基因易感性和基因修饰识别更为方便。然而，病患数量少，血管炎综合征的异质性和重叠以及随之而来的疾病分类学的争议可阻碍这一进展。

北欧血统人群对巨细胞动脉炎易感性最高，而亚洲和拉美裔人群得大动脉炎的风险最高。更好地了解参与各种形式的血管炎炎症过程特定触发器，我们应致力于更精确的靶向治疗、发展更好的诊断工具。最后，更深入地了解发病机制，以指导临床试验，制定管理方针，使我们能够预防并有效治疗这些严重的、使人衰弱的血管疾病[40-41]。

致谢

对Tanya Mayadas博士的阅读及有益的评论和建议表示衷心的感谢，同时感谢Sara Karwacki女士的专业编辑知识。

参考文献

1. Watts R, Lane S, Hanslik T, et al: Development and validation of a consensus methodology for the classification of the ANCA-associated vasculitides and polyarteritis nodosa for epidemiological studies, *Ann Rheum Dis* 66(2):222–227, 2007.
2. Watts RA, Suppiah R, Merkel PA, et al: Systemic vasculitis--is it time to reclassify? *Rheumatology (Oxford)* 2010.
3. Basu N, Watts R, Bajema I, et al: EULAR points to consider in the development of classification and diagnostic criteria in systemic vasculitis, *Ann Rheum Dis* 69(10):1744–1750, 2010.
4. Jennette JC, Xiao H, Falk R, et al: Experimental models of vasculitis and glomerulonephritis induced by antineutrophil cytoplasmic autoantibodies, *Contrib Nephrol* 169:211–220, 2011.
5. Bautz DJ, Preston GA, Lionaki S, et al: Antibodies with dual reactivity to plasminogen and complementary PR3 in PR3-ANCA vasculitis, *J Am Soc Nephrol* 19(12):2421–2429, 2008.
6. Chen M, Kallenberg CG: New advances in the pathogenesis of ANCA-associated vasculitides, *Clin Exp Rheumatol* 27(1 Suppl 52):S108–S114, 2009.
7. Kessenbrock K, Krumbholz M, Schonermarck U, et al: Netting neutrophils in autoimmune small-vessel vasculitis, *Nat Med* 15(6):623–625, 2009.
8. Preston GA, Yang JJ, Xiao H, et al: Understanding the pathogenesis of ANCA: where are we today? *Cleve Clin J Med* 69(Suppl 2):SII51–SII54, 2002.
9. Jennette JC, Xiao H, Falk RJ: Pathogenesis of vascular inflammation by anti-neutrophil cytoplasmic antibodies, *J Am Soc Nephrol* 17(5):1235–1242, 2006.
10. Franssen CF, Stegeman CA, Kallenberg CG, et al: Antiproteinase 3- and vasculitis, *Kidney Int* 57(6):2195–2206, 2000.
11. Sugiyama S, Kugiyama K, Aikawa M, et al: Hypochlorous acid, a macrophage product, induces endothelial apoptosis and tissue factor expression: involvement of myeloperoxidase-mediated oxidant in plaque erosion and thrombogenesis, *Arterioscler Thromb Vasc Biol* 24(7):1309–1314, 2004.
12. Kain R, Exner M, Brandes R, et al: Molecular mimicry in pauci-immune focal necrotizing glomerulonephritis, *Nat Med* 14(10):1088–1096, 2008.
13. Wilde B, Thewissen M, Damoiseaux J, et al: T cells in ANCA-associated vasculitis: what can we learn from lesional versus circulating T cells? *Arthritis Res Ther* 12(1):204, 2010.
14. Xiao H, Heeringa P, Hu P, et al: Antineutrophil cytoplasmic autoantibodies specific for myeloperoxidase cause glomerulonephritis and vasculitis in mice, *J Clin Invest* 110(7):955–963, 2002.
15. Xiao H, Heeringa P, Liu Z, et al: The role of neutrophils in the induction of glomerulonephritis by anti-myeloperoxidase antibodies, *Am J Pathol* 167(1):39–45, 2005.
16. Schreiber A, Xiao H, Falk RJ, et al: Bone marrow-derived cells are sufficient and necessary targets to mediate glomerulonephritis and vasculitis induced by anti-myeloperoxidase antibodies, *J Am Soc Nephrol* 17(12):3355–3364, 2006.
17. Pfister H, Ollert M, Frohlich LF, et al: Antineutrophil cytoplasmic autoantibodies against the murine homolog of proteinase 3 (Wegener autoantigen) are pathogenic *in vivo*, *Blood* 104(5):1411–1418, 2004.
18. Nolan SL, Kalia N, Nash GB, et al: Mechanisms of ANCA-mediated leukocyte-endothelial cell interactions *in vivo*, *J Am Soc Nephrol* 19(5):973–984, 2008.
19. Little MA, Savage CO: The role of the endothelium in systemic small vessel vasculitis, *Clin Exp Rheumatol* 26(3 Suppl 49):S135–S140, 2008.
20. Guilpain P, Servettaz A, Goulvestre C, et al: Pathogenic effects of antimyeloperoxidase antibodies in patients with microscopic polyangiitis, *Arthritis Rheum* 56(7):2455–2463, 2007.
21. Hattar K, Sibelius U, Bickenbach A, et al: Subthreshold concentrations of anti-proteinase 3 antibodies (c-ANCA) specifically prime human neutrophils for fMLP-induced leukotriene synthesis and chemotaxis, *J Leukoc Biol* 69(1):89–97, 2001.
22. Mueller A, Holl-Ulrich K, Feller AC, et al: Immune phenomena in localized and generalized Wegener's granulomatosis, *Clin Exp Rheumatol* 21(6 Suppl 32):S49–S54, 2003.
23. Tervaert JW: Translational mini-review series on immunology of vascular disease: accelerated atherosclerosis in vasculitis, *Clin Exp Immunol* 156(3):377–385, 2009.
24. Voswinkel J, Muller A, Lamprecht P: Is PR3-ANCA formation initiated in Wegener's granulomatosis lesions? Granulomas as potential lymphoid tissue maintaining autoantibody production, *Ann N Y Acad Sci* 1051:12–19, 2005.
25. Muschen M, Warskulat U, Perniok A, et al: Involvement of soluble CD95 in Churg-Strauss syndrome, *Am J Pathol* 155(3):915–925, 1999.
26. Hellmich B, Ehlers S, Csernok E, et al: Update on the pathogenesis of Churg-Strauss syndrome, *Clin Exp Rheumatol* 21(6 Suppl 32):S69–S77, 2003.
27. Lamprecht P, Gutzeit O, Csernok E, et al: Prevalence of ANCA in mixed cryoglobulinemia and chronic hepatitis C virus infection, *Clin Exp Rheumatol* 21(6 Suppl 32):S89–S94, 2003.
28. Pendergraft WF 3rd, Pressler BM, Jennette JC, et al: Autoantigen complementarity: a new theory implicating complementary proteins as initiators of autoimmune disease, *J Mol Med* 83(1):12–25, 2005.
29. Pendergraft WF, Alcorta DA, Segelmark M, et al: ANCA antigens, proteinase 3 and myeloperoxidase, are not expressed in endothelial cells, *Kidney Int* 57(5):1981–1990, 2000.
30. Seko Y: Giant cell and Takayasu arteritis, *Curr Opin Rheumatol* 19(1):39–43, 2007.
31. Chauhan SK, Singh M, Nityanand S: Reactivity of gamma/delta T cells to human 60-kd heat-shock protein and their cytotoxicity to aortic endothelial cells in Takayasu arteritis, *Arthritis Rheum* 56(8):2798–2802, 2007.

32. Chauhan SK, Tripathy NK, Nityanand S: Antigenic targets and pathogenicity of anti-aortic endothelial cell antibodies in Takayasu arteritis, *Arthritis Rheum* 54(7):2326–2333, 2006.
33. Brack A, Geisler A, Martinez-Taboada VM, et al: Giant cell vasculitis is a T cell-dependent disease, *Mol Med* 3(8):530–543, 1997.
34. Deng J, Younge BR, Olshen RA, et al: Th17 and Th1 T-cell responses in giant cell arteritis, *Circulation* 121(7):906–915, 2010.
35. Nagano H, Mitchell RN, Taylor MK, et al: Interferon-gamma deficiency prevents coronary arteriosclerosis but not myocardial rejection in transplanted mouse hearts, *J Clin Invest* 100(3):550–557, 1997.
36. Tellides G, Tereb DA, Kirkiles-Smith NC, et al: Interferon-gamma elicits arteriosclerosis in the absence of leukocytes, *Nature* 403(6766):207–211, 2000.
37. Dal Canto AJ, Swanson PE, O'Guin AK, et al: IFN-gamma action in the media of the great elastic arteries, a novel immunoprivileged site, *J Clin Invest* 107(2):R15–R22, 2001.
38. Amento EP, Ehsani N, Palmer H, et al: Cytokines and growth factors positively and negatively regulate intersitial collagen gene expression in human vascular smooth muscle cells, *Arterioscler Thromb Vasc Biol* 11:1223–1230, 1991.
39. Raines E, Rosenfeld M, Libby P: The role of macrophages. In Fuster V, Topol EJ, Nabel EG, editors: *Atherothrombosis and coronary artery disease*, ed 2, Philadelphia, 2004, Lippincott Williams & Wilkins, pp 505–520.
40. Jones RB, Tervaert JW, Hauser T, et al: Rituximab versus cyclophosphamide in ANCA-associated renal vasculitis, *N Engl J Med* 363(3):211–220, 2010.
41. JCS Joint Working Group: Guideline for Management of Vasculitis Syndrome (JCS 2008), *Circ J* 75(2):474–503, 2011.

第 10 章　血栓形成

Elisabeth M.Battinelli，Jane E.Freedman，Joseph Loscalzo

血栓形成概述

异常的止血导致血栓形成。无论是动脉系统还是静脉系统，血栓形成都是高发病率和高死亡率的主要原因。当动脉系统形成血栓，可能会导致心肌梗死（MI）和脑卒中，当静脉系统形成血栓，会导致静脉的血栓栓塞性疾病。在西方国家，血栓和血栓相关的事件是引起死亡最普遍的原因之一。据估计，在2009 年，大约有 785 000 美国人的冠状循环内发生新的血栓事件，超过 450 000 人有复发的血栓事件。脑卒中也可以引起显著的死亡，每年有 795 000 人遭受脑循环的血栓事件。每年有 200 000 例静脉血栓栓塞的新发病例，在最初诊断的 30 天内，将有 30% 的患者会死亡，大部分死亡病例是肺栓塞（PE）导致的突发死亡。

血栓形成的发病机制早在 1856 年就已经阐明，Virchow 首先描述了导致血栓形成的主要因素，血管壁的异常、血小板和凝血蛋白是形成血栓的必要条件。动脉循环的血栓和静脉循环的血栓组成是不同的。动脉血栓主要由血小板组成，多形成于血管壁损伤的部位；相反地，静脉血栓主要由纤维蛋白组成，它的形成依赖于异常的个体凝血因子或血流动力学改变导致的高凝反应。在正常情况下，血管内皮内层并不是血栓形成的表面，内皮细胞（ECs）不断地与其他类型的细胞、血小板发生相互作用，通过释放抗血栓形成因子直接*抑制血栓*形成，这些因子有血栓调节蛋白、组织因子途径抑制物（TFPI）、纤溶酶和抗凝血酶系统。同时，血小板释放的前列环素和一氧化氮（NO）可以抑制血小板聚集。

但是，当内皮表面出现损害，一些促凝蛋白（尤其是组织因子）和血小板的激活导致在血管破损处出现不可控制的止血过程[1]。在血栓形成的初始，它招募额外的血小板，导致更多的血小板激活。最初，对血小板约束依赖于已破坏的胶原蛋白上的糖蛋白（Gp）Ib-V-IX 的暴露，它能够约束血管性假血友病因子（vWF），导致血小板在损伤处的黏附。更多的血小板招募是通过血小板受体 GPⅡb-Ⅱa 的激活来介导的，它通过构象的改变增加了对纤维蛋白原的亲和力。伴随着更多的血小板激活，一些血栓形成的许多必要的组成部分释放，包括腺苷二磷酸（ADP）、5-羟色胺和血栓烷 A_2（TxA_2）。

血管胶原蛋白的暴露也会导致正常的止血机制的激活——包括凝血级联——通过组织因子的暴露，导致“在错误的地方止血”。凝血调节系统见图 10-1，详细讨论见第 5 章。简单来说，组织因子介导的途径（外部的途径）和接触介导途径（内部的途径）两者都依赖丝氨酸蛋白酶的非活跃酶前体的激活，反射性导致级联中其他蛋白的激活。最后一步使得纤维蛋白牢固地与血小板血栓结合，导致血栓形成。组织因子发起途径对血栓形成是必需的。当细胞损伤，组织因子释放时，因子Ⅶ被激活，形成复合物。该复合物又激活了因子Ⅹ和因子Ⅺ。因子Ⅹ的激活对凝血酶原（因子Ⅱ）向凝血酶的转变是必需的，在激活的血小板上有凝血酶原酶复合物存在的条件下，才能发生这种转变。这个凝血级联对止血来说是必要的，但当不受控制时，会产生有害的影响，导致不必要的血栓性并发症。

血小板，血栓和血管疾病

静脉血栓

据估计，每年有 100 000 ~ 180 000 人因为静脉血栓栓塞性事件而死亡。这些事件多发生于脉管系统内，那些有血管窦的地方，这些地方易发生血流停滞，形成一个高凝的微环境。当组织因子在血管损伤处暴露，止血过程被激活；随着凝血级联启动，凝血酶形成，纤维蛋白原向纤维蛋白转变。与此同时，血小板被激活，并通过暴露的胶原蛋白被招募到血管损伤处，导致血小板和纤维蛋白血栓的形成。一系列生理性的抗凝剂也会出现并调节这个过程，包括抗凝血酶、TFPI、活化蛋白质 C（APC）和它的辅因子蛋白质 S。这些止血蛋白的缺点是增加了血栓形成的风险。

静脉血栓栓塞（VTE）的危险因素与静脉血液停

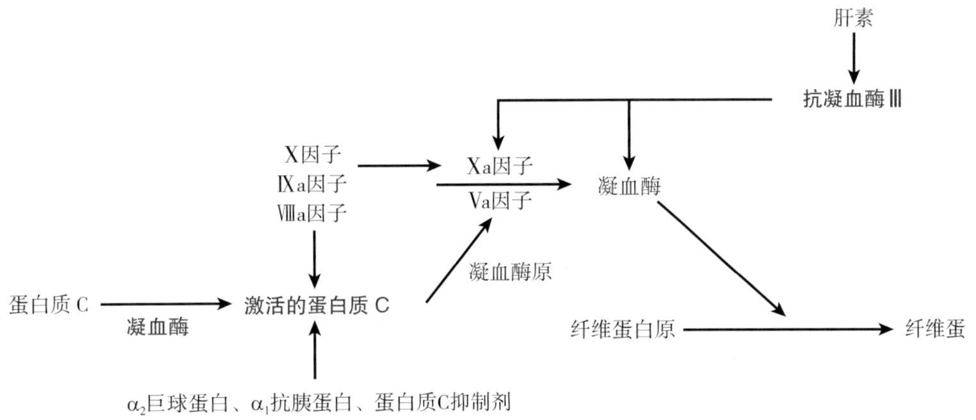

图 10-1　凝血的生理调节。α_2MG，α_2 巨球蛋白；α_1AT，α_1 抗胰蛋白；PCI，蛋白质 C 抑制剂

滞或获得性和先天性高凝状态相关，包括肥胖、吸烟、恶性肿瘤、妊娠、激素治疗、近期的创伤或外科手术。外科干预后的住院治疗导致的长期制动，长途的旅行都能增加 VTE 的风险。

遗传相关因素增加了罹患 VTE 的风险，包括Ⅴ因子（Leiden）的突变，凝血酶原 20210 位点突变导致的抗凝血酶、蛋白质 C 和蛋白质 S 的缺乏。大约 5% 的高加索人至少有一个 V 因子 Leiden 的突变，15% ～ 20% 的 VTE 患者带有该突变基因 [2-5]。大约 2% 的人群有凝血酶原基因突变，但只有 5% ～ 15% 的人群有 VTE[6]。其他导致凝血风险（如蛋白质 C）的基因突变概率在人群中只有 1/500。在普通人群中，抗凝血酶Ⅲ缺乏只有 1/300 的概率，其中只有 3% ～ 5% 的人会出现血栓事件。以前，人们认为基因突变因为在增加了 VTEs 风险，对亚甲基四氢叶酸还原酶和高同型半胱氨酸血症很重要，但目前看来这种可能性不大 [7]。

无论是在静脉血栓还是动脉血栓中，抗磷脂抗体是目前已知的一个重要的获得性危险因素，是一个针对磷脂（如心磷脂类）和磷脂相关蛋白（如 GpI β_2）的抗体家族。血栓形成的机制仍然处于推测阶段，其中包括蛋白质 C 的抑制、抗凝血酶和膜联蛋白 A_5 的表达、血小板的联结和激活、EC 组织因子表达的增强、补体级联的激活 [8]。抗磷脂综合征及相关疾病的诊断标准，同时需要临床和实验室支持抗磷脂抗体的证据存在 [9]。

动脉血栓形成

导致 MI 和血栓性脑血管事件的动脉血栓，起源于血管壁的损伤，导致血小板介导的胞内作用级联。斑块破裂导致内皮损伤，内皮下胶原蛋白和 vWF 的暴露是动脉血栓形成的核心事件。通过与暴露的胶原蛋白直接作用使得血小板激活或组织因子引起的凝血酶聚集导致了血栓的形成。活化血小板的释放是这个过程中的重要环节，包括 ADP、5- 羟色胺和 TxA。通过纤维蛋白原和血小板受体 GpⅡb-Ⅲa 的结合，血小板通过这种作用形成的桥梁而聚集，这种血小板的招募推进了血栓的进一步发展。血小板的招募和激活是通过一个细微的过程调控的，包括血小板和内皮释放的一些因子，如前列环素、NO、细胞外腺苷二磷酸酶和腺苷三磷酸酶。在环腺苷酸（cAMP）抑制了血小板功能的情况下，内皮产生的花生四烯酸产生前列环素。在可溶性鸟苷酸环化酶产生的环鸟苷酸（cGMP）作用下，一氧化氮直接抑制血小板的活化，阻止血栓形成；cGMP 信号级联导致了纤维蛋白原与 GpⅡb-Ⅲa 结合的减少，抑制了磷脂酶 A_2 和蛋白质 C 途径。

动脉性血栓的基本机制是动脉粥样硬化斑块的破裂，血小板迅速地聚集。当动脉血栓出现在冠状动脉和颈动脉循环中时，会带来严重的后果。加剧这些血栓事件的因素包括吸烟、糖尿病、高血压和高脂血症。通常，止血平衡被破坏，促凝和凝血分子失去平衡，血栓就会形成。内皮的损害使得止血平衡向促凝方向倾斜，导致胶原蛋白和组织因子的暴露。胶原蛋白的暴露可以激活血流中的血小板，同时，在组织因子的存在下，凝血级联被激活，产生凝血酶。蛋白的基因修饰是很重要的，它可以改变凝血的过程，使动脉系统有形成血栓的倾向（框 10-1）。这些突变影响血小板的功能，导致聚集倾向增加。

内皮一氧化氮合酶（eNOS）基因（它是 ECs 产生 NO 所必需的）的多态性已经被确定。894-G/T 多态性 I 外显子 7，使 298 位点的谷氨酸向天冬氨酸转变。该多态性与氧化氮水平升高相关，使这种基因异常的患者中，纯合子患者患有高血压、心肌梗死和脑卒中的风险增高[10-11]。谷胱甘肽过氧化物酶 -3 基因启动子的一个独特的多态性被认为与儿童血栓性脑卒中相关。全基因组的多态性与其他心血管血栓性疾病相关[12]。

纤维蛋白原水平的升高增加了心肌梗死、缺血性脑卒中和周围动脉疾病的风险[13]。年龄、高血脂和吸烟又增加了纤维蛋白原的水平。β 链变型（如 Arg448Lys、BclI、-148C/T、-455G/A 和 -854G/A、-455G/A 多态性）在人群中占 10% ~ 20%，它与纤维蛋白原水平显著升高相关[14]。但是，研究结果并不完全统一，多态性与动脉血栓的风险并未证实[15]。在纤维蛋白原基因中，潜在的多态性的另一位点是 α 链的 Thr312Ala 替代。当这种多态性存在时，纤维蛋白链变得更粗，从而使交联作用增加，这可能导致血栓风险增加[16]。

动脉血栓与风险因素的其他潜在原因包括高同型半胱氨酸血症、高 C 反应蛋白（CRP）、因子Ⅶ多态性，以及增加的纤溶酶原激活物抑制剂（PAI）-1，和血小板反应性。Wald 等对 72 个队列研究——关于亚甲基四氢叶酸还原酶（MTHFR）C677T 基因和大量血栓事件的发生，包括脑卒中和心血管疾病——做了 meta 分析，发现基因突变和动脉事件风险有微弱相关性[17]。其他因素包括 CRP、因子Ⅶ和 PAI-1，它们的作用更加微弱[14]。

框 10-1　基因多态性和动脉血栓

多态性

凝血因子

纤维蛋白原 β 链 455G/A

纤维蛋白原 β 链 854G/A

纤维蛋白原 β 链 Bcl1

纤维蛋白原 α 链 Thr312 Ala

FⅦ Arg353Gln

FⅦ HVR4

FⅦ 401G/T

FⅤ Leiden

凝血酶原 20210G/A

FⅫ Val34Leu

血小板受体

GPⅢα Leu33Pro

GPⅠbα VNTR

GPⅠbα Thr145Met

GPⅠa α_2 807C/T

GPⅠa α_2 1648A/G

纤溶蛋白系统

PAI-1 675 4G/5G

PAI-1（CA）$_n$

PAI-1 Hind Ⅲ

tPA Alu 插入 / 删除

tPA 7315 C/T

TAFI ala147Thr

TAFI 1542C/G

调节动脉血栓的药物

由于动脉血栓主要由血小板组成，血小板的激活是血栓形成的关键，在阻止动脉血栓的过程中，对血小板功能的调控是至关重要的。影响血小板功能的最常用药包括阿司匹林、噻吩并匹啶类（氯吡格雷和噻氯匹定）、双嘧达莫和 GpⅡb-Ⅲa 拮抗剂。

阿司匹林的作用机制是不可逆地抑制在血小板环氧合酶（COX）-1 活性部位上的丝氨酸 -529 的乙酰化作用。这样，COX-1 酶就不能与花生四烯酸相互作用，从而抑制前列腺素 H_2 和 TxA 的产生。血栓素 A_2 在调节血小板的活化和血小板激动剂（包括胶原蛋白、凝血酶和 ADP）存在下的血小板聚集中起了必要作用。当 TxA 与它的受体结合，磷脂酶 C 被激活，细胞内钙离子增加，导致血小板聚集效应的放大和 ADP 和 TxA 的反馈性释放。阿司匹林通过产生剂量依赖的 COX 抑制剂而起作用，阻止上述导致血小板聚集的反馈循环。

用阿司匹林阻止动脉血栓最初来自 ISIS-2 试验，该试验证明阿司匹林可以减少心肌梗死的死亡率。其他研究表明在所有血管相关事件中，阿司匹林减少了 25% 的相对风险，包括心肌梗死和脑卒中，低剂量的阿司匹林治疗是有益的[18]。尽管阿司匹林的半衰期只有 20 min，在服用阿司匹林后的 5 min 就出现 COX 抑制作用，并且 COX 的不可逆抑制作用确保了它的效应能够在血小板的寿命期（7 ～ 10天）内保持，所以直到新的血小板产生前，COX 的活性不会回到正常水平。有趣的是，阿司匹林的抑制特性在暴露于弱血小板激动剂（如 ADP、TxA）环境下看起来才是最有效的，暴露于强血小板激动剂（如凝血酶）会减轻血小板聚集、接触功能。所以，很多血小板的功能如血小板与 vWF 的黏结或凝血酶对血小板的激活，不会被阿司匹林抑制。阿司匹林抵抗可能解释了临床无效的病例。最近，2 项关于阿司匹林抵抗的 meta 分析显示了对阿司匹林无反应可能与复发的血栓性心血管事件的高风险性相关的实验室证据[19-20]。

另一个重要的血小板功能调节因子是 ADP，作为一个弱血小板激动剂，它通过 2 种不同的血小板膜受体（P2Y1 和 P2Y12）起作用[21]。当 ADP 刺激 P2Y1 受体，血小板发生形状上改变，通过磷脂酶 C 的激活，钙离子将被动员起来，血小板被可逆地激活。在低 cAMP 水平下，P2Y12 受体对于血小板聚集的分泌和稳定是必需的。

有 2 种噻吩并吡啶衍生物可作为 ADP 诱导的血小板聚集的抑制剂：氯吡格雷和噻氯匹定。氯吡格雷代谢通过细胞色素 P450（CYP450）转变为活化的代谢物，不可逆地阻滞 P2Y12 受体。氯吡格雷减少心血管疾病患者血栓事件的再发生[22-24]。氯吡格雷和阿司匹林在有缺血性事件风险的患者对比（CAPRIE）研究发现，在新近的心肌梗死、新近的缺血性脑卒中和确诊的周围动脉疾病患者中，氯吡格雷在减少心血管事件的风险上优于阿司匹林。噻氯匹定也是通过 CYP450 转变为活化的代谢物，阻滞 PGY12 受体。尽管它的功能与氯吡格雷相似，它还和白细胞减少症和血栓性的血小板减少性紫癜高度相关，因此，噻氯匹定在应用上并非与氯吡格雷一致[25-26]。在临床的进展中，其他的抗血小板药物包括替格雷洛、坎格雷洛和依利格雷，以上药物全部都可逆地抑制 PGY12 受体[27]。

另一类抗血栓剂特异地作用于 GpⅡb-Ⅲa 受体，阻止纤维蛋白原的结合（纤维蛋白原结合是血小板聚集的必要条件）。这种阻断血小板聚集的方法不依赖于血小板激动剂。GpⅡb-Ⅲa 受体的激活对几乎所有的血小板激动剂来说是最后的共同通路。GpⅡb-Ⅲa 受体是血小板上最丰富的受体，该受体也存在于巨核细胞表面。在正常的环境下，这种 Gp 受体是非活动的，但当血小板被激活，一个信号转导级联启动，导致受体构象改变并激活，使得它与纤维蛋白原或 vWF（如果存在高剪切条件）结合。这种结合作用是通过 2 个大分子序列精 - 甘 - 天冬氨酸（Arg-Gly-Asp，RGD）和赖 - 甘 - 天冬氨酸（Lys-Gly-Asp，KGD）序列介导的。抑制 GpⅡb-Ⅲa 受体的药物包括阿昔单抗、依替巴肽和替罗非班。阿昔单抗来源于小鼠单克隆抗体，是最先发现的 GpⅡb-Ⅲa 受体拮抗剂之一。作为一种抑制血小板功能的高亲和力抗体，通过结合 GpⅡb-Ⅲa 受体，从而阻止纤维蛋白原与结合位点的作用。阿昔单抗也能在玻璃体结合蛋白受体上结合整联蛋白，和 MAC1 与 CD11b-CD18 一样，尽管这些作用的临床表现仍不明确。依非巴特是一种环状七肽，通过 KGD 接口结合 GpⅡb-Ⅲa。替罗非班是一种酪氨酸衍生物，作用相当于 RGD 类似物。

与阿昔单抗的作用方式相似，这些药物作用于血小板聚集的最终共同通路，从而抑制纤维蛋白原结合。有证据（活化凝血时间延长）表明它们也有抗凝血活性。上述过程的调节是通过组织因子激活产生的凝血酶的抑制作用和微粒形成的减少同时介导的。多个临床试验表明 GpⅡb-Ⅲa 拮抗剂能有效地阻止血栓事件再发生。这些药物的应用减少了 35% 的急性缺血性事件和 26% 的 6 个月内的再发事件。在应用 c7E3 GpⅡb-Ⅲa 受体阻断药的 PTCA 长期疗效评估（EPILOG）试验中发现，长期应用这些药物有效，并且死亡率有所下降。已有其他试验支持用 GpⅡb-Ⅲa 受体阻断药来处理急性冠脉综合征（ACSs）[28-29]。但是，这些药物的应用在高危情况下有所保留，如 ACSs 患者经皮冠状动脉介入术（PCI）——因为最近 ADP 受体拮抗剂的长期效益被发现了[30]。

到目前为止，并未发现口服的 GpⅡb-Ⅲa 抑制剂能够减少心血管事件[31]。可能由于拮抗剂从受体上解离后，GpⅡb-Ⅲa 受体构象发生了改变。在这种情况中，受体保持了活性，且增加了受体与纤维蛋白原和 vWF 的结合，导致了矛盾的血栓性效应。能引起这种构象改变的新型 GpⅡb-Ⅲa 拮抗剂正在开发中。在一个研究中，RUC-1（高通量筛选发现的一种新型的化合物）能够诱导部分结合位点的暴露，在不引起纤维蛋白原结合增加的情况下就能够减少血小板的聚集。RUC-1 可能代表了这些种类的衍生药物的原型分子[32]。

其他可能抑制血栓形成的抗血小板制剂还可以维持正常的止血功能，所以不须考虑出血并发症。一种有潜力的新型靶向治疗是 GPⅠb-Ⅴ-Ⅸ复合物。最初的关于巨血小板综合征患者的研究被认为是缺乏 GPⅠb

复合物。在内皮损害处，GPⅠb 复合物在建立 vWF 与血小板桥中起重要作用。一种 GPⅠb-vWF 相互作用拮抗剂的药物正在开发中，包括从蛇毒液中分离出来的特异的单克隆抗体 [33-34]。还有 6B4 的 Fab 片段，这是一种作用于人体 GPⅠb，并阻止 vWF 结合的小鼠单克隆抗体。早期的非人类灵长动物研究证明使用这些药物能够减缓血栓形成 [35]。

炎症和血栓

最新的证据明确了炎症在动脉粥样血栓形成过程中扮演的角色。ACS 患者的血小板与白细胞的相互作用增加，形成可检测的聚合物。炎症的过程有一系列的细胞参与，包括白细胞、EC 和血小板。内皮被激活，多种细胞黏附分子释放，包括 P- 选择素。P- 选择素在炎症中有 2 个重要的作用：招募促炎性细胞、建立 CD11b/CD18（MAC-1）表达上调的信号级联 [36]。

在动脉粥样硬化的炎症方面，有血小板的参与。血小板的凝血酶激活导致了一些致凝血分子和炎症分子的释放，包括血小板因子 4（PF4）、血小板源性生长因子（PDGF）和 RANTES（它能调节正常 T 细胞活化表达）。此外，在凝血酶的存在下，激活的血小板会分泌 CD40 配体（CD40L）。这种化学诱导物对 EC、平滑肌细胞（SMCs）和巨噬细胞的招募是关键性的。CD40 配体也能招募一系列促炎性细胞因子 [如白介素（IL，-1、IL-6、IL-8），增加黏附分子的表达，如细胞间黏附分子（ICAM）-1，血管细胞黏附分子（VCAM）-1 和 P- 选择素 [37]。CD40 配体对于基质金属蛋白酶（MMPs）的释放也有重要的作用，MMPs 对斑块进展、新血管生成和斑块破裂都有影响。CD40 配体也能促使组织因子释放、组织因子与其他细胞相互作用，产生形成血栓的微环境。通过干扰素（IFN）-γ 诱导的趋化因子配体（CXCLs）、蛋白 -10 和化学引诱物（I-TAC）信号调节，引起 VCAM-1 与 T 淋巴细胞结合，从而启动炎症级联。通过这种结合，一系列炎症因子释放，包括 CD40 配体、CD154（导致金属蛋白酶产生）和组织因子的表达（发动凝血级联）。缺乏 CD40L 的小鼠很少有动脉粥样硬化血栓形成。ACS 的患者 CD40L 水平升高，血浆 CD40L 的心血管事件预测风险也升高 [38-40]。研究证明阿昔单抗的应用能够减少已升高的可溶性 CD40L 的水平 [41]。

在血栓反应中，我们对于炎症的角色的理解已经有所扩展，尽管需要更多的研究来证实，部分临床研究已经证明了细菌感染和心肌梗死或脑卒中风险增加的关系 [42-43]。可能的机制是通过 Toll 样受体（TLRs），它通常存在于血小板。通过 TLR2 的刺激同时激活血栓性和炎症性反馈信号机制从而激活血小板。这些机制会使细菌诱导血小板上的促炎症级联，表明细菌能够直接激活血小板依赖的血栓性反应 [44]。近期，这个过程被进一步明确，在受刺激后，TLR2 通过磷脂酰肌醇 3（PI3）激酶引起血小板激活，PI3 激酶对于血小板活化时的形状改变、钙离子释放和颗粒物分泌有重要作用 [45]。

总而言之，基于我们对止血和血栓演变过程的理解，治疗血栓栓塞性疾病的新型药剂正在开发中。这种药物开发需要科学实验的支持，以及大量的病例和抗血栓药的指征。抗血小板药物的靶目标将被定义，使得新治疗方法和新的药物制剂有所发展。

参考文献

1. Alfirevic Z, Alfirevic I: Hypercoagulable state, pathophysiology, classification and epidemiology, *Clin Chem Lab Med* 48(Suppl 1):S15–S26, 2010.
2. Prandoni P: Acquired risk factors for venous thromboembolism in medical patients, *Hematology Am Soc Hematol Educ Program* 458–461, 2005.
3. Rosendaal FR: Venous thrombosis: the role of genes, environment, and behavior, *Hematology Am Soc Hematol Educ Program* 1–12, 2005.
4. Cushman M: Inherited risk factors for venous thrombosis, *Hematology Am Soc Hematol Educ Program* 452–457, 2005.
5. Vossen CY, Conard J, Fontcuberta J, et al: Risk of a first venous thrombotic event in carriers of a familial thrombophilic defect. The European Prospective Cohort on Thrombophilia (EPCOT), *J Thromb Haemost* 3(3):459–464, 2005.
6. Kottke-Marchant K: Genetic polymorphisms associated with venous and arterial thrombosis: an overview, *Arch Pathol Lab Med* 126(3):295–304, 2002.
7. Ray JG: Hyperhomocysteinemia: no longer a consideration in the management of venous thromboembolism, *Curr Opin Pulm Med* 14(5):369–373, 2008.
8. Lim W: Antiphospholipid antibody syndrome, *Hematology Am Soc Hematol Educ Program* 233–239, 2009.
9. Cohen D, Berger SP, Steup-Beekman GM, et al: Diagnosis and management of the antiphospholipid syndrome, *BMJ* 340:c2541, 2010.
10. Elbaz A, Poirier O, Moulin T, et al: Association between the Glu298Asp polymorphism in the endothelial constitutive nitric oxide synthase gene and brain infarction. The GENIC Investigators, *Stroke* 31(7):1634–1639, 2000.
11. Hingorani AD, Liang CF, Fatibene J, et al: A common variant of the endothelial nitric oxide synthase (Glu298->Asp) is a major risk factor for coronary artery disease in the UK, *Circulation* 100(14):1515–1520, 1999.
12. Malarstig A, Hamsten A: Genetics of atherothrombosis and thrombophilia, *Curr Atheroscler Rep* 12(3):159–166, 2010.
13. Scarabin PY, Arveiler D, Amouyel P, et al: Plasma fibrinogen explains much of the difference in risk of coronary heart disease between France and Northern Ireland. The PRIME study, *Atherosclerosis* 166(1):103–109, 2003.
14. Voetsch B, Loscalzo J: Genetic determinants of arterial thrombosis, *Arterioscler Thromb Vasc Biol* 24(2):216–229, 2004.
15. Endler G, Mannhalter C: Polymorphisms in coagulation factor genes and their impact on arterial and venous thrombosis, *Clin Chim Acta* 330(1-2):31–55, 2003.
16. Standeven KF, Grant PJ, Carter AM, et al: Functional analysis of the fibrinogen Aalpha Thr312Ala polymorphism: effects on fibrin structure and function, *Circulation* 107(18):2326–2330, 2003.
17. Wald DS, Law M, Morris JK: Homocysteine and cardiovascular disease: evidence on causality from a meta-analysis, *BMJ* 325(7374):1202, 2002.
18. Jneid H, Bhatt DL: Advances in antiplatelet therapy, *Expert Opin Emerg Drugs* 8(2):349–363, 2003.
19. Snoep JD, Hovens MM, Eikenboom JC, et al: Association of laboratory-defined aspirin resistance with a higher risk of recurrent cardiovascular events: a systematic review and meta-analysis, *Arch Intern Med* 167(15):1593–1599, 2007.
20. Krasopoulos G, Brister SJ, Beattie WS, et al: Aspirin "resistance" and risk of cardiovascular morbidity: systematic review and meta-analysis, *BMJ* 336(7637):195–198, 2008.
21. Daniel JL, Dangelmaier C, Jin J, et al: Role of intracellular signaling events in ADP-induced platelet aggregation, *Thromb Haemost* 82(4):1322–1326, 1999.

22. Yusuf S, Zhao F, Mehta SR, et al: Effects of clopidogrel in addition to aspirin in patients with acute coronary syndromes without ST-segment elevation, *N Engl J Med* 345(7):494–502, 2001.
23. Mehta SR, Yusuf S, Peters RJ, et al: Effects of pretreatment with clopidogrel and aspirin followed by long-term therapy in patients undergoing percutaneous coronary intervention: the PCI-CURE study, *Lancet* 358(9281):527–533, 2001.
24. Steinhubl SR, Berger PB, Mann JT 3rd, et al: Early and sustained dual oral antiplatelet therapy following percutaneous coronary intervention: a randomized controlled trial, *JAMA* 288(19):2411–2420, 2002.
25. Michelson AD: P2Y12 antagonism: promises and challenges, *Arterioscler Thromb Vasc Biol* 28(3):s33–s38, 2008.
26. Bertrand ME, Rupprecht HJ, Urban P, et al: Double-blind study of the safety of clopidogrel with and without a loading dose in combination with aspirin compared with ticlopidine in combination with aspirin after coronary stenting: the clopidogrel aspirin stent international cooperative study (CLASSICS), *Circulation* 102(6):624–629, 2000.
27. Michelson AD: Antiplatelet therapies for the treatment of cardiovascular disease, *Nat Rev Drug Discov* 9(2):154–169, 2010.
28. van 't Hof AW, Valgimigli M: Defining the role of platelet glycoprotein receptor inhibitors in STEMI: focus on tirofiban, *Drugs* 69(1):85–100, 2009.
29. Tamhane UU, Gurm HS: GP IIb/IIIa inhibitors during primary percutaneous coronary intervention for STEMI: new trial and registry data, *Curr Cardiol Rep* 10(5):424–430, 2008.
30. Mukherjee D, Roffi M: Glycoprotein IIb/IIIa receptor inhibitors in 2008: do they still have a role? *J Interv Cardiol* 21(2):118–121, 2008.
31. Chew DP, Bhatt DL, Sapp S, et al: Increased mortality with oral platelet glycoprotein IIb/IIIa antagonists: a meta-analysis of phase III multicenter randomized trials, *Circulation* 103(2):201–206, 2001.
32. Blue R, Murcia M, Karan C, et al: Application of high-throughput screening to identify a novel alphaIIb-specific small-molecule inhibitor of alphaIIbbeta3-mediated platelet interaction with fibrinogen, *Blood* 111(3):1248–1256, 2008.
33. Chang MC, Lin HK, Peng HC, et al: Antithrombotic effect of crotalin, a platelet membrane glycoprotein Ib antagonist from venom of Crotalus atrox, *Blood* 91(5):1582–1589, 1998.
34. Yeh CH, Chang MC, Peng HC, et al: Pharmacological characterization and antithrombotic effect of agkistin, a platelet glycoprotein Ib antagonist, *Br J Pharmacol* 132(4):843–850, 2001.
35. Fontayne A, Meiring M, Lamprecht S, et al: The humanized anti-glycoprotein Ib monoclonal antibody h6B4-Fab is a potent and safe antithrombotic in a high shear arterial thrombosis model in baboons, *Thromb Haemost* 100(4):670–677, 2008.
36. Neumann FJ, Zohlnhofer D, Fakhoury L, et al: Effect of glycoprotein IIb/IIIa receptor blockade on platelet-leukocyte interaction and surface expression of the leukocyte integrin Mac-1 in acute myocardial infarction, *J Am Coll Cardiol* 34(5):1420–1426, 1999.
37. Schonbeck U, Libby P: The CD40/CD154 receptor/ligand dyad, *Cell Mol Life Sci* 58(1):4–43, 2001.
38. Aukrust P, Muller F, Ueland T, et al: Enhanced levels of soluble and membrane-bound CD40 ligand in patients with unstable angina. Possible reflection of T lymphocyte and platelet involvement in the pathogenesis of acute coronary syndromes, *Circulation* 100(6):614–620, 1999.
39. Schonbeck U, Varo N, Libby P, et al: Soluble CD40L and cardiovascular risk in women, *Circulation* 104(19):2266–2268, 2001.
40. Varo N, de Lemos JA, Libby P, et al: Soluble CD40L: risk prediction after acute coronary syndromes, *Circulation* 108(9):1049–1052, 2003.
41. Freedman JE: CD40 ligand–assessing risk instead of damage? *N Engl J Med* 348(12): 1163–1165, 2003.
42. Fagoonee S, De Angelis C, Elia C, et al: Potential link between Helicobacter pylori and ischemic heart disease: does the bacterium elicit thrombosis? *Minerva Med* 101(2): 121–125, 2010.
43. Stassen FR, Vainas T, Bruggeman CA: Infection and atherosclerosis. An alternative view on an outdated hypothesis, *Pharmacol Rep* 60(1):85–92, 2008.
44. Balogh S, Kiss I, Csaszar A: Toll-like receptors: link between "danger" ligands and plaque instability, *Curr Drug Targets* 10(6):513–518, 2009.
45. Rex S, Beaulieu LM, Perlman DH, et al: Immune versus thrombotic stimulation of platelets differentially regulates signalling pathways, intracellular protein-protein interactions, and alpha-granule release, *Thromb Haemost* 102(1):97–110, 2009.

第Ⅲ篇

血管检查原则

第 11 章　病史与体格检查

Joshua A.Beckman，Mark A.Creager

体内的动脉、静脉、淋巴管等任何部位都有可能产生血管疾病。本章节讲的是血管性疾病的病史采集与体格检查，它是诊断血管疾病最重要的部分。特殊的检查动作与方法的应用能够进一步明确对血管疾病的诊断，特别是与本章讲述的血管测试方法结合使用时。本章通过回顾血管疾病患者的主述以及体格检查来诊断动脉、静脉、淋巴管相关性疾病。每种血管性疾病的病史特点与体格检查将在本章节中一一讨论。

血管疾病病史

相关疾病病史的采集能够引导并影响患者的体格检查、辅助检查，以及决定患者的治疗方向。一个全面的病史采集能节省大量的时间与精力，相反地，不合适的病史采集会导致过度的检查与医疗。

动脉疾病

动脉性血管疾病的症状是由于动脉狭窄或闭塞引起的，虽然动脉瘤也会引起相应的症状。此时，首先就须有重点地对动脉疾病相应的局部循环进行分析，找到病史特点。

周围动脉疾病

除了颈动脉和冠状动脉疾病（CAD），周围动脉疾病（PAD）是动脉粥样硬化的一个最常见的临床表现。约有 50% 的 PAD 患者有症状，表现为典型或者非典型症状，其余一般无临床症状。重要的是，对没有症状的患者诊断周围动脉疾病，依据可以从患者的诊断推测出的预后信息（第 16 章）。值得注意的是，周围动脉疾病患者往往共存着冠状动脉和脑血管的粥样硬化，死于心血管疾病的概率比没有 PAD 的患者高 2 ~ 4 倍[1]。

因此，对于周围动脉疾病的患者应仔细从病史中发现是否有确定已知的动脉粥样硬化的风险因素及相伴的动脉粥样硬化的临床表现。临床医生应从病史中发现与动脉粥样硬化相关风险因素，包括血脂异常、糖尿病、高血压、未成熟性动脉粥样硬化家族史及吸烟等。冠状动脉性心脏病的诊断依据包括既往心肌梗死（MI）、心绞痛发作史、既往冠状动脉重建或者卒中及脑缺血病史，包括偏瘫、失语、偏身感觉障碍、一过性黑蒙等，这些应该被询问和记录。

间歇性跛行

周围动脉疾病的最主要临床症状是间歇性跛行（第 18 章）。间歇性跛行的机制是由于肌肉活动所需的能量增加，而血管供给却不能相应增加，而产生的肢体骨骼肌缺血症状。周围动脉狭窄产生的症状通常在活动时*间歇性*发生，一般休息时不发生。不稳定的跛行通常表现为疼痛、沉重感、灼热、疲劳、抽筋，合并患肢的紧绷感。症状通常重复发生在某个活动量，如步行一个街区，一层楼梯，或者骑 5 min 自行车。不适可能发展到腿的其他部位，如臀部、大腿、小腿或脚。肢体的不适一般是与相应部位的动脉狭窄相关。髂动脉狭窄性疾病通常会产生髋部或臀部的跛行，而股动脉狭窄导致大腿或小腿跛行。手臂部位的跛行一般不单独发生，但在骨盆、锁骨、腋下或者肱动脉狭窄时可出现。停止活动时可以减少肌肉组织的能量需求，使肢体的氧化代谢恢复平衡。故患者一般在停止活动几分钟后表述不适感减轻。

非典型症状一般由于患者为减轻腿部不适感而产生步态不稳，降低行走速度等[2]。由于其他疾病因素的参与，如椎管狭窄，静脉瓣膜功能不全以及退行性病变等，导致非典型性跛行可能比典型性跛行更加常见。间歇性跛行的患者行走速度比平时慢 1/3，以调节肌肉，使行走的距离延长。因此，询问患者是否发生步行距离减少时，患者通常表述说行走距离与发病前没有改变，但实质上已经发生功能上的进行性减退[3]。

一些关于周围动脉疾病的问卷已经设计，并通过验证。通过问卷调查患者的症状，确定一个关于周围动脉疾病伴随症状的标准。Rose 问卷是关于周围动脉病变的第一个问卷，但由于诊断的敏感性较低，降低了它的实际用途[4-5]。San Diego 问卷是 Rose 问卷的改进版，并用更加科学的仪器来评估间歇性跛行（第 16 章）[6]。周围动脉疾病的行走受损问卷已经被证实可以用来评估周围动脉疾病患者的行走困难。它包括 4 个分量：步行时疼痛的严重程度、距离、速度、爬楼梯[7]。

严重肢体缺血

严重肢体缺血（CLI）是由于在休息时肢体血流不能满足组织的代谢需求而产生症状[8]。这可能会导致持续性的疼痛，特别是当其发生在肢体末端，如脚趾、足底。脚的其他症状包括对冷感觉的敏感度减低、关节僵硬、感觉减退。由于灌注压重力的影响，患者可能会出现腿抬高时疼痛加重，甚至躺在床上也是如此，患者可能会减少对疼痛肢体的依赖（如，将患肢伸出床边，放在地上）。严重的肢体缺血可能会导致组织的溃疡或者坏疽。

急性肢体缺血

急性肢体缺血最常见的原因是血管栓塞或者原位血栓形成（第 46 章）[9]。其他原因包括动脉夹层或创伤。急性动脉闭塞的表现为无症状的脉搏消失、跛行恶化，或在休息时突发的剧烈疼痛。症状可能会持续几个小时，几天或以上。急性缺血症状通常发生在没有或只有很少的侧支循环时。急性动脉闭塞可能会引起腿闭塞远端任何部位的症状。出现急性肢体缺血特征性的“5P”征，包括疼痛、苍白、无脉、感觉异常、麻痹。症状的严重程度与病因往往不成正比。

动脉粥样硬化栓塞

动脉粥样硬化栓塞的危害是动脉粥样硬化的碎片栓塞远端动脉（第 47 章）。粥样硬化栓子有不同成分，大的纤维血小板颗粒栓塞小动脉，纳米大小的胆固醇栓子栓塞动脉。引起粥样硬化栓塞的原因包括导管插入术史及心血管手术史，大约有 50% 的患者发生了不为人知的栓子附着[10]。

肢体远端小血管的闭塞，患者通常会出现小腿、脚或者脚趾的疼痛和区域性的紫罗兰变色或者发绀（*蓝趾综合征*）。症状持续数小时至数天，之后可能发展至溃疡，然后再缓慢恢复。症状可是单侧或双侧性，取决于栓子来自主动脉近端或是超过其分叉。若肾动脉近端出现粥样硬化栓子，可能会导致肾功能不全。

其他周围动脉疾病

患者出现跛行或缺血症状，但其年龄低于通常受动脉粥样硬化出现典型或者不典型症状的年龄时，应去考虑罕见的周围动脉疾病，包括血栓闭塞性脉管炎（第 44 章）、多发性大动脉炎（第 42 章）、巨细胞动脉炎（第 43 章）、血管压迫综合征（如影响胸廓出口、髂动脉、腘动脉等，第 62 章）。

*多发性大动脉炎*是一种一般发生在 20 ~ 40 岁年龄段的大血管炎，女性多于男性。会出现全身及血管的症状，例如发热、体重下降、乏力、关节痛、肌痛等症状，可能会存在几个月至几年，但没有明显的血管病变的证据。大约 50% 的患者表现为肌肉或关节疼痛，超过 40% 的患者报告有头痛等症状。并且有超过一半的患者出现上肢脉搏减弱或者出现跛行。约有 30% 的患者出现*颈部疼痛*，可能与颈动脉脆弱有关（如颈动脉痛）。头晕也很常见，并可能继发于颈动脉受累。

巨细胞动脉炎（GCA）患者通常在 50 岁以上，主要累及胸主动脉和颅内动脉分支。约 50% 的患者有与炎症相关的全身症状，50% 的患者同时患有风湿性多肌痛。最常见的症状是头痛，通常会影响到枕部或颞部，其中贲门癌患者该病的发生率在 60% 以上。伴有头痛的患者可能会出现头皮压痛。20% 的患者会出现视力完全或部分丧失，接近 50% 的患者出现一*过性黑蒙*［即涉及一只眼出现持续 10 min 或更短时

间的短暂性事件（第 43 章）]。患者可能会出现上肢跛行，40% 的患者报告颚跛行。舌跛行和吞咽困难少见。

*血栓闭塞性脉管炎（Buerger 病）*是一种中、小型血管炎，影响远端的手臂或腿的血管，好发于 40 岁左右的吸烟人群中[11]，男性多于女性。血栓闭塞性脉管炎的经典三联征表现为，跛行、雷诺现象、浅表性血栓性静脉炎。跛行的手或脚，可发展成为手指脚趾的溃疡[11]。

神经血管压迫综合征

*胸廓出口综合征*可能会引起上肢的跛行（第 62 章）[12]。颈动脉压迫腋动脉和锁骨下动脉，斜方肌异常进入或锁骨与第一肋骨同位导致转头时，手臂在头顶上或在头顶后，或伸展手臂时动脉被压迫。表现为虚弱、灼烧感，或上肢部位的无力。其诱因包括刷墙面的动作、洗头、打扫房间等。

青年人腿部的跛行多数为*腘动脉受压迫*，但在休息时可有脉搏[13]。活动时，由于腘动脉的异常，导致它被腓肠肌压迫，从而出现下肢跛行的症状。

血管痉挛及相关疾病

*雷诺现象*是血管痉挛在临床上最常见的表现形式（第 48 章）[14]。患者典型的表现是在寒冷环境中皮肤变得苍白或者发绀。手指是最常见的受累部位，但其中 40% 的患者的脚趾也受累及，舌头、鼻子、耳垂等部位少见。肢端持续性的缺血会使患者出现感觉异常或疼痛。随着复温及痉挛解除，发病部位出现反应性充血而变得潮红，并可触摸到脉搏。该病的诊断不需要见到所有颜色的变化，在详细病史支持下，只需一种颜色变化即可做出诊断。

雷诺现象的原因可分为原发性和继发性，2 种之间的差别很重要是病因和预后的区别。*原发性雷诺病*通常是良性的，一般为手指及脚趾对称性的受累，在复温后可恢复，其中 70% ～ 80% 的患者为女性。*继发性雷诺病*患者可能会出现一个或几个指（趾）端的苍白，严重时会出现持续性的发绀或组织坏死。发病于 45 岁之后的患者，应检查是否有潜在病因。继发性雷诺病的病因包括结缔组织疾病、动脉闭塞性疾病、创伤（振动伤、手掌小鱼际损伤）、神经血管压迫综合征、血液疾病，以及相关药物的服用史。

*肢端发绀*的特点是由于在寒冷环境中，手脚逐渐变为浅蓝色（第 49 章）。与雷诺现象不同的是，其变色不局限于指（趾）端，但一般不会变得苍白，但在复温后发绀现象能减轻，然后恢复正常的皮肤颜色，好发于 20 ～ 45 岁，女性多于男性。

*冻疮*是一种在寒冷潮湿环境中好发于手指及脚趾的血管炎症性疾病，出现皮肤的损伤及肿胀（第 51 章），其他暴露的部位也会受累及。通常表现为瘙痒、疼痛性水泡或浅表性溃疡。

伴有肢体症状的*复杂区域性疼痛综合征*，反射性交感神经萎缩症（RSD），皮肤灼痛往往局域于小范围内。患者常主诉手脚部的疼痛，可合并有痛觉过度、感觉过敏、发冷、发绀、多汗及肿胀等。症状通常与损伤的严重程度成正比。患者常主诉指甲变脆且隆起，肌肉、皮肤及皮下组织萎缩，肢体活动受限。

肾动脉疾病

患者过去无肾动脉狭窄特殊症状。与其他末端器官不同，慢性肾缺血的症状通常反映在全身，出现肾素 - 血管紧张素系统的激活及水盐平衡的紊乱。对于在 30 岁以前或 55 岁以后发病的高血压、恶性高血压、三联降压药物应用后难治性高血压、服用 ACEI 或 ARB 后氮质血症、不明原因的氮质血症、复发性充血性心力衰竭、肺水肿等，应考虑肾动脉狭窄（第 23 章，尤其是有其他局部循环脉粥样硬化证据时。

肠系膜动脉疾病

腹腔干、肠系膜上或肠系膜下动脉粥样硬化的患者可无症状，除非出现两支或两支以上时可有相应的症状。慢性肠系膜缺血的症状包括餐后上腹或中下腹部疼痛，可放射至背部（第 27 章）。多于餐后 15 ～ 30 min 内发病，可持续数小时，患者为减轻疼痛而出现饭量减少、体重减轻。

颈动脉疾病

大部分颈动脉狭窄患者通常无症状（第 30 章）。当出现短暂（几分钟或几小时）或持续性的症状时，表明出现短暂性脑缺血发作或脑卒中。颈动脉的症状表示神经功能受损，一般对应主要颅内分支、大脑中动脉受损，可出现对侧偏瘫、偏身感觉异常、失语等，也可因为大脑中动脉供应眼动脉，而发生同侧一过性黑蒙或失明。

周围动脉粥样硬化或冠状动脉性心脏病患者中颈动脉疾病的患病率增高，两种疾病都存在的患者脑卒中风险上升 2 ～ 4 倍。

静脉和淋巴系统

当患者出现腿部疼痛或肿胀或腿部溃疡、静脉曲张，肢体局部炎症时，须收集静脉和淋巴系统疾病的既往史证据。患者腿部出现水肿时，应考虑该疾病是否继发于静脉或淋巴系统疾病、创伤、关节炎，或其他系统疾病，如充血性心力衰竭、肝硬化、肾病综合征、肾功能不全，或是内分泌病（如甲状腺功能减退、库欣综合征）。

下肢深静脉血栓形成

下肢深静脉血栓形成患者可能会出现肿胀或不适感，也可无症状出现（第 52 章）。其症状通常不会为单侧的。如怀疑时，询问病史确定患者是否有深静脉血栓形成的诱因，如近期外伤史、手术史、住院史、长时间卧床、癌症、其他栓塞疾病，以及其家族静脉血栓史。左髂静脉被右髂动脉压迫的 May-Thurner 综合征是一种形成左下肢静脉血栓的罕见病因。对于有手臂症状的患者，留置导尿管或癌症是上肢深静脉血栓形成的常见原因。此外，若患者手臂反复运动障碍时，应考虑 Paget-Schroetter 综合征，它是一种肌肉、肌腱、胸廓出口的骨组织压迫锁骨下动脉而形成血栓的症候群。血栓形成或外源性因素压迫上腔静脉可引起上腔静脉综合征的症状，包括头痛、面部和颈部紧绷感、面色潮红、双上肢肿胀等。

浅表血栓性静脉炎

浅静脉血栓形成是一个局部现象，表现为受累及部位疼痛和压痛。其诱因包括置入静脉导管、静脉曲张、外伤及肿瘤等。其中肿瘤是浅表静脉迁徙或复发（如 Trousseau 综合征）重要的因素，尤其是胰腺癌、肺癌、卵巢癌。其他少见的诱因包括血栓闭塞性脉管炎及白塞综合征。

慢性静脉功能不全

患者出现单侧或双侧下肢肿胀时，应考虑静脉瓣膜功能不全。静脉功能不全的原因包括深静脉阻塞和下肢深静脉瓣膜功能不全（第 55 章）。大约有 30% 的深静脉血栓患者最终将发展成为慢性静脉功能不全[15]。瓣膜功能不全可能是由于静脉血栓或主瓣膜异常。应询问患者出现腿部肿胀的持续时间，之前是否有 DVT，是否存在局灶性色素沉着、疼痛、瘙痒或溃疡。症状可能包括水肿的腿的严重的钝性或“爆发性”感觉。患者可能报告被影响的腿部有不适感，随着腿部抬高而加重。有严重腿部肿胀不适的患者在行走时小腿不适加重，此症状被称为*静脉性跛行*。

静脉曲张

大多静脉曲张的患者无特异性的症状，但有美观上的问题。静脉曲张的症状为长时间站立后出现腿部不适或疼痛。一般症状发生在沿着大隐静脉和小隐静脉的长段和侧支周围。烧灼感或瘙痒会出现，特别是伴随皮肤溃疡者。

淋巴水肿

当患者出现肢体水肿时，应考虑淋巴水肿的可能（第 58 章）。一般情况下出现在患者手或腿部，通常是单侧出现，也可累及双侧。发生在年轻的患者中的肢体水肿，尤其是儿童和青少年，应考虑淋巴水肿。先天性淋巴水肿通常在出生时或出生后不久发病。早发性淋巴水肿通常在青春期时出现，也有可能在 35 岁前的任何时间发病。迟发性淋巴水肿一般在 35 岁之后发病。淋巴水肿与遗传性疾病相关，如特纳综合征，Noonan 综合征等。当患者的既往史中出现指向淋巴水肿的情况时，包括经常发生的皮肤感染、淋巴管炎、丝虫病、外伤、淋巴系统的恶性肿瘤、放疗或手术治疗癌症而切除淋巴结及淋巴管等时，应去考虑淋巴水肿的可能。

淋巴管炎

淋巴管炎患者通常表现为患肢出现红色斑块或线状条纹，通常累及肢体，并随着发展向患肢近端传播。红斑的区域可伴随着疼痛及触痛，还可能出现全身性的感染，包括发热和寒战。患者既往的外伤史或感染疾病史都可能成为发病的因素。

血管检查

全面的体格检查中包括对生命体征的评估和记录，如血压、心率、呼吸频率等。测量血压时要注意测量双臂，最好在患者仰卧、端坐、直立 3 种情况下均去测量。患者的全部表现都要被记录下来。

血管检查包括视诊、触诊及在身体的主要部位的血管结构的听诊等。系统性的检查将带来完整的评估，本章中讲述的检查将涵盖特别与周围血管系统相关的解剖学结构。心脏、肺、神经系统和肌肉骨骼系统需要检查，但不在本章所讲的范围内。

肢体

对于肢体的视诊应仔细，观察其外观、颜色对称性、水肿或肌肉萎缩的证据。

脉搏检查

对上肢和下肢的脉搏检查是血管检查的一个重要组成部分。若双侧脉搏不对称、强度下降或无脉搏，为周围动脉疾病提供证据，提示狭窄病变的位置。一些临床医生描述时通常用不存在、减弱或正常，或用数值（如 0 表示不存在，2+ 表示正常）来表示其病变程度。水冲脉是主动脉瓣关闭不全的证据，膨胀性搏动是扩张或动脉瘤的信号。

用 2 个或 3 个手指指尖可触及手臂、桡动脉和尺动脉的脉搏。肱动脉较为表浅，在肘窝内侧 1/3 处可能触及。桡动脉也较浅表，可在手腕桡侧拇指基底部近端触及（图 11-1）。尺动脉搏动在手腕处于掌侧位，尺骨头上方可触及，检查者用手支撑手部，通过降低肌肉张力来更有效地触及动脉搏动。

患者的腿部触诊，嘱患者仰卧位。由于股动脉位置较深，其触诊点位于腹股沟韧带下方，在耻骨联合和髂前上棘之间。肥胖患者使局部定位标志模糊，可侧向转动患者的腿部，使血管翳回缩，通过两只手充分接触来进行触诊。此外，股动脉狭窄引起流速的增加，可出现股总动脉或股浅动脉的震颤。通过听诊可听到杂音。

腘动脉搏动的触诊相对比较困难。患者腿部要平直且处于放松状态，减少血管上覆肌肉僵硬度。2 只大拇指顶着患者膝关节顶部并反向用力，再用双侧手部的 3 根手指在腘窝处与进行触诊（图 11-2）。腘动脉搏动通常可在腘窝内侧与外侧 2/3 的交界处触及。与桡动脉及足背动脉等浅表动脉搏动不同，腘动脉的脉搏较广泛和深入。膨胀性搏动提示腘动脉瘤。

触诊尺动脉时检查者托住患者手腕，减少肌肉的紧张从而进行准确的触诊，尺动脉搏动可在患者手腕尺侧的尺骨表面触及。胫后动脉脉搏触诊位置位于略低于内踝后面处，患者伸脚背可使触诊变得容易，若未触及胫后动脉搏动可诊断为周围血管疾病，但也有 2% ～ 12% 的正常人无法触及足背动脉搏动，从而不能诊断为周围血管病。

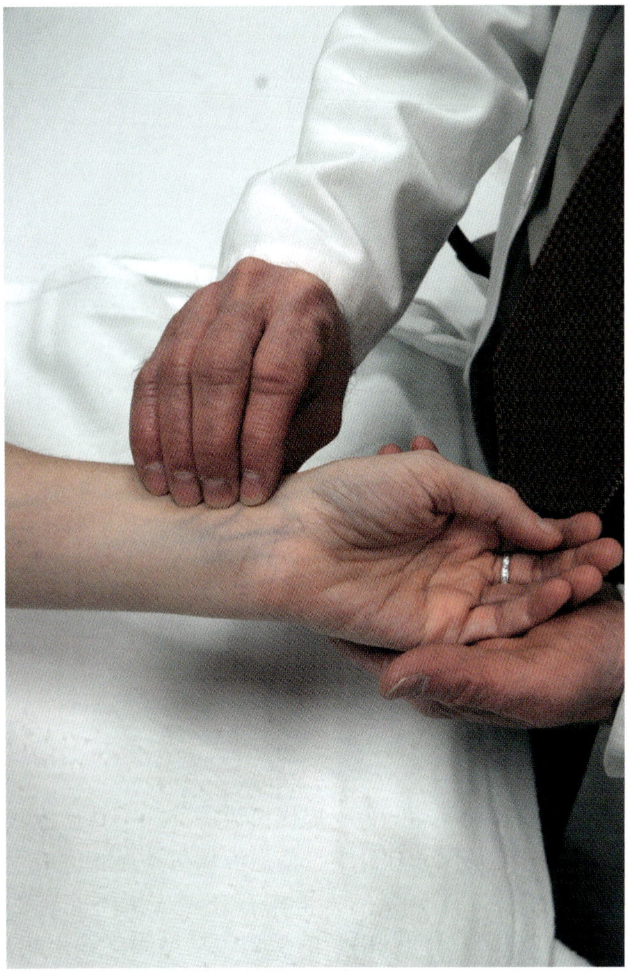

图 11-1　诊脉。检查者用 3 ～ 4 根手指轻轻地触诊浅表的桡动脉在桡骨上脉搏（靠近大拇指底部）

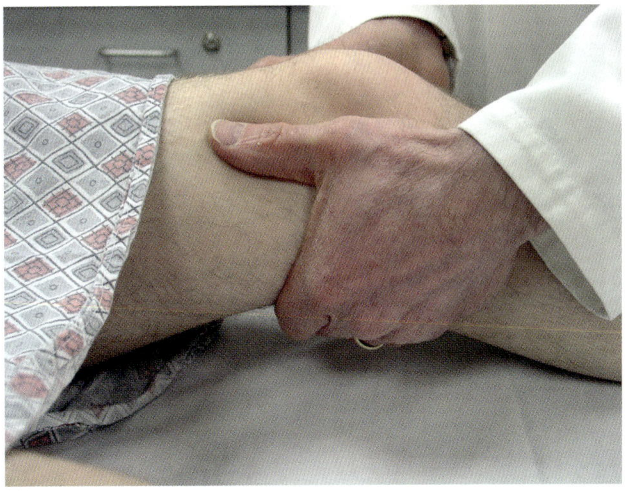

图 11-2　腘动脉触诊。腘动脉触诊需要适当的压力，双手拇指在膝关节顶部反方向用力，用剩余的二、三、四指在腘窝的外侧 1/3 进行触诊。患者双腿松弛、检查者使其轻微变曲。若出现膨胀性的脉搏提示动脉瘤可能

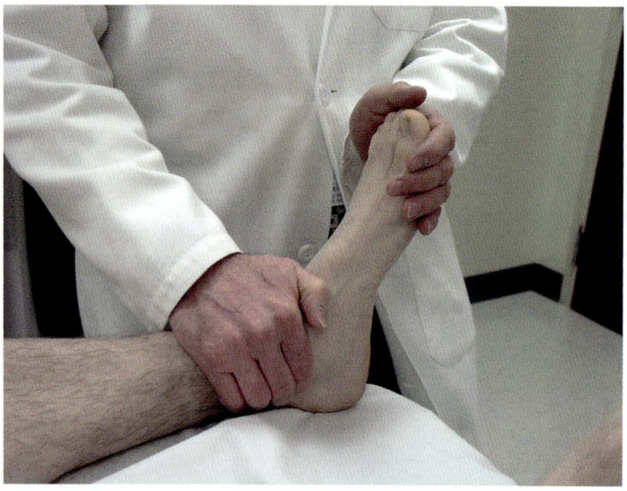

图 11-3 胫动脉的触诊。胫后动脉位于内踝的下方或后方，应从外侧触诊，在踝关节弯曲处向下面触诊，被动屈足背可提高动脉触诊率

Allen 试验

桡动脉和尺动脉为手提供血流，并在手掌形成浅表动脉分支及深动脉分支，使血液从每条血管供应手指，但在 5% ~ 10% 的人群中存在着先天不完整的动脉分支。掌弓动脉中断的疾病包括结缔组织疾病，如 CREST（钙质沉着、雷诺现象、食管活动不良、指端硬化、毛细血管扩张）的变种——硬皮病、TAO 样血管炎和血栓栓塞。通过 Allen 试验可以验证掌弓动脉是否完整（图 11-4）。检查者通过闭塞桡动脉和尺动脉，嘱咐患者进行握紧拳头再松开重复几次，使手掌变得苍白。开放一支动脉，正常手部苍白能在几秒钟内恢复。然后再重复测试另外一侧血管。持续性的苍白提示掌弓动脉不完整或未被检查者压迫的动脉出现远端闭塞。

约有 3/4 的血栓闭塞性脉管炎患者出现 Allen 试验阳性，有 50% 的患者报告有雷诺现象。这些患者的手指缺血症状将可能进一步发展，出现持续发绀，导致手指溃疡。血栓闭塞性脉管炎患者还可能进一步发展成迁徙性浅表血栓性静脉炎，出现疼痛、压痛和红色结节等。

胸廓出口综合征

胸廓出口综合征的病因为当神经血管束离开胸腔时受到压迫，束中的所有组成都会被影响，包括臂丛神经、锁骨下动脉 / 腋动脉、锁骨下静脉 / 腋静脉。

通过胸廓出口试验寻找引起血流中断的位置。检查时，检查者一只手握着患者的桡动脉，另一只手在上肢上操作。胸廓出口试验阳性的特征性表现为锁骨下播散并伴有桡动脉脉搏消失。目前有几种胸廓出口试验的结果被描述，与每个与胸廓出口受压迫位置不同有关。*Adson* 动作能检查锁骨下动脉在斜三角肌附近的血流，患者头部向患侧转动，颈部尽量向后。*肋锁骨动作*评估锁骨下动脉段在锁骨与第一肋骨之间的血流。*外展动作（视线向上在肩膀上或越过肩膀）*能

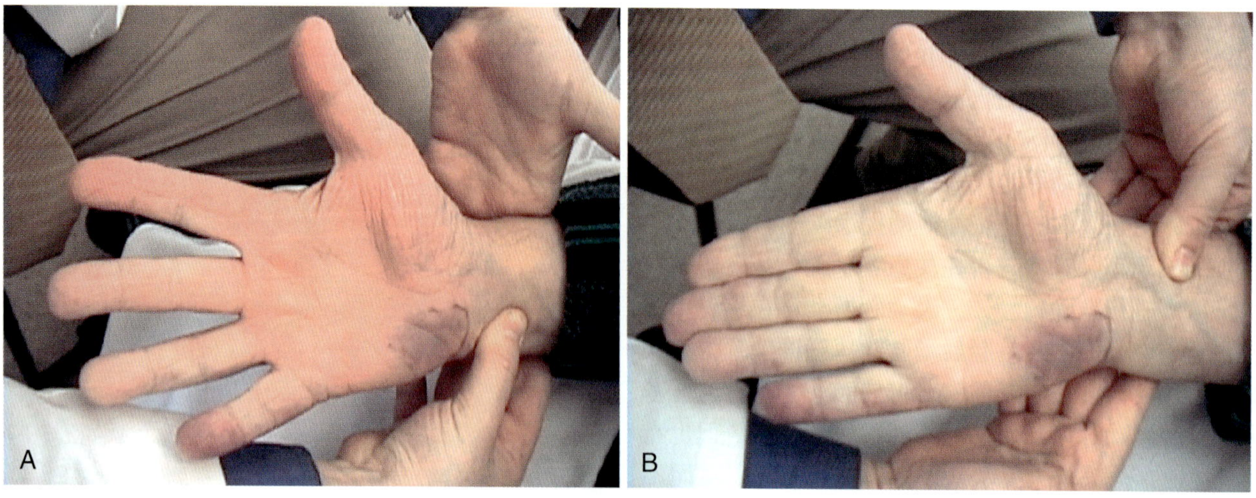

图 11-4 Allen 试验。通过 Allen 试验检查掌弓动脉是否完整，按压患者桡动脉和尺动脉使手部缺血而变得苍白。当苍白明显时，检查者放开一侧动脉。本例患者出现持续性的小拇指及小鱼际发绀。A，开放桡动脉，阻断尺动脉，出现充血及手掌红斑。B，开放尺动脉，与之前相比，手掌未出现红斑，提示掌弓动脉尺骨段近端闭塞。此为 Allen 测试阳性

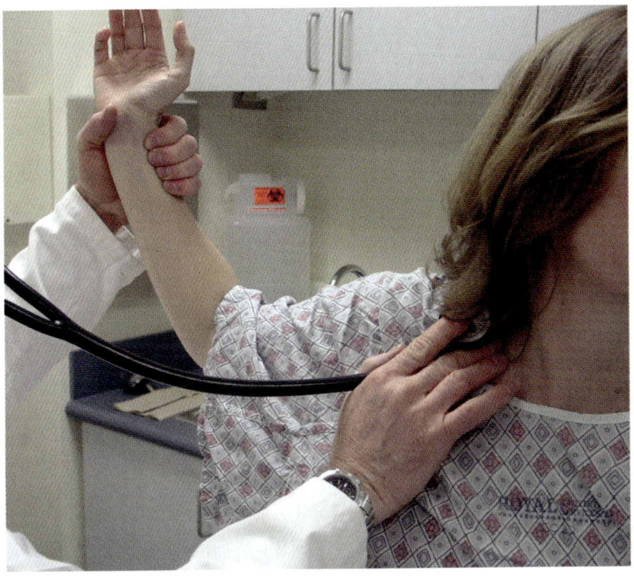

图 11-5 臂举压力试验（EAST）用于检查锁骨下动脉胸大肌段是否狭窄。患者坐位，平视前方，上臂外展 90°，肘呈 90°，并反复握拳头，动作中听诊锁骨下动脉期间应触摸到桡动脉搏动，若听诊发现有锁骨下杂音或搏动消失，则该试验阳性

检验锁骨下动脉插入胸大肌段的血流、患者平坐并目视前方，手臂沿头部两侧向外展 180°。通过患者手臂外旋 90° 可结合外旋对引起胸廓出口综合征的症状进行评估（图 11-5）。该试验经常在超声或血管造影时来评估锁骨下动脉、锁骨下静脉压迫。

这些诱发试验在胸口出口综合征的诊断中的灵敏度和特异度分别为 72% 和 53%[16]。没有必要对这些试验进行常规检查，但是在 50% 的可疑患者中是有意义的。事实上，在一项研究中，随机选取 64 例病例，以非特异性的方式应用这些动作导致过度诊断率上升至 3 倍以上 [17]。腕管综合征患者表现为很难完成这些动作，产生 50% 左右的假阳性率 [18]。

肢体缺血

肢体的皮肤与温度，可以表明血流灌注的情况。对于手、脚、手指和脚趾，应检查皮肤的温度和颜色，指（趾）甲的脆性及凹陷性情况。检查温度时最好能用检查者手的掌背部去感受。同侧肢体相邻节段的肢体温度有变化时，应与对侧肢体进行比较。当患者腿部位于水平位置时出现足部皮肤苍白，表明其腿部灌流不足，是腿部缺血的信号。当患者腿部抬高 60°，停留 1 min，出现足部苍白，提示其有周围动脉疾病（一般没有 CLI）。周围动脉疾病存在时重复背伸和背屈脚，会引起脚掌部的苍白。为了检查腿部的侧支血流，患者处于坐姿时，腿部要放低。此动作会引起皮肤发红，提示反应性充血，确定足底静脉再充盈的时间。时间依赖性的反应性充血是反应周围动脉疾病严重程度的指标之一。严重的周围动脉疾病及侧支循环差的患者，会延长反应性充血时间至超过 30 s。通常足底静脉的再充盈时间一般少于 15 s。当静脉再灌注时间少于 30 ~ 45 s 提示有中等的 PAD，促进侧支血管的生成；当超过 1 min 时，提示可能有侧支病变的严重疾病。

溃疡

动脉闭塞性疾病和栓子栓塞是导致缺血性溃疡形成的两大主要原因（第 60 章）。病灶通常是小的环形的、苍白并干燥的（图 11-6），一般位于四肢的远端（如脚趾、脚跟、指尖）。缺血性溃疡大小不等，小的直径可在 3 mm 左右。动脉缺血性溃疡有压痛。糖尿病患者的神经营养性溃疡通常在创伤部位，如骨病形成、骨性隆起、因不合脚的鞋子造成暴露部位的轻度慢性创伤引起的溃疡。糖尿病患者合并周围动脉疾病可能有缺血性溃疡，也可有神经营养性溃疡的特点。如果没有得到适当的治疗，溃疡可发展为组织坏死及坏疽。*坏疽*的特点是病灶坏死组织发黑、变干、脱皮。

指（趾）血管痉挛

在临床诊断中很少见到有雷诺现象的患者，在一次发作中，患者手指发白。此外，在这些患者中很难使其指（趾）缺血，即使局部暴露在寒冷的环境中，如将手放入冰水中。在指动脉有固定的阻塞性病灶的患者中，手指缺血较为容易发生。持续性的手指缺血于结缔组织疾病患者中较容易发生，如硬皮病、系统红斑狼疮、粥样硬化性栓子形成、血管闭塞性脉管炎、动脉粥样硬化等。手指和脚趾温度变低，出现发绀、苍白。裂缝、溃疡、坏死、坏疽是指（趾）缺血的明显证据（图 11-6）。

网状青斑

网状青斑，是皮肤上一种呈花边状或网状图案的疾病（图 11-7）。其条纹的颜色可能会从红色变为蓝色，并环绕着一个中心区域。寒冷刺激会加速其颜色的变化。原发性网状青斑和继发性网状青斑都可发生，可并发溃疡。原发性网状青斑多见于女性。继发

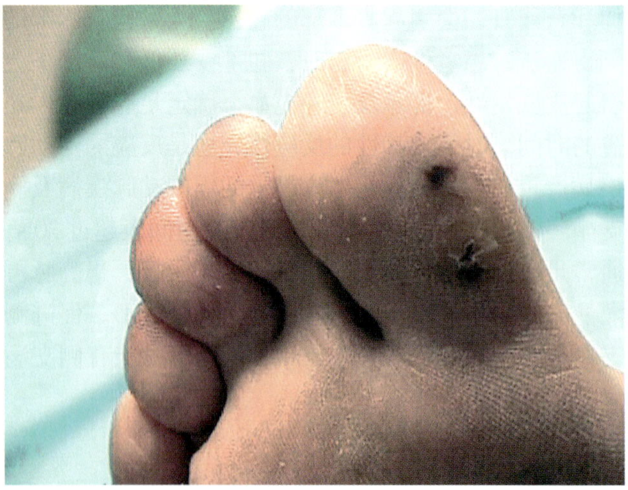

图 11-6 指（趾）溃疡。冻疮一般由于持续性的寒冷刺激引起的，出现脚趾痛疼，疼痛的蓝色结节与分散的溃疡相关

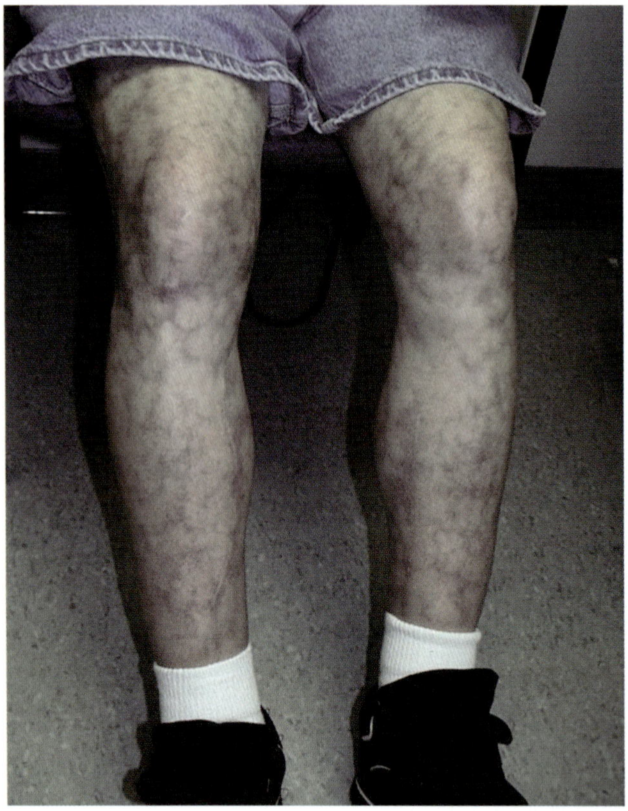

图 11-7 网状青斑。浅表血管周围花边状图案

性网状青斑多与脉管炎、粥样硬化性栓子形成、高黏滞综合征、内分泌异常、感染等相关。继发性网状青斑损伤呈弥漫性，并且预后不良。紫癜性病变及皮肤结节可能在寒冷刺激下向溃疡发展。

水肿

肢体是水肿常见的发生部位，其中最常见的是与脚踝相邻，越过胫骨的腿部，通过手指的触诊，进行按压可以发现一般为凹陷性水肿。水肿可分为轻度、中度、重度 3 种，也可用数字 0 ~ 4 表示，0 表示无水肿。单侧水肿可能是慢性静脉功能不全、深静脉血栓形成或淋巴水肿等的证据。

深静脉血栓最常见的体征包括单侧下肢肿胀、温热及红斑。被影响的静脉有压痛。股静脉索的触诊常见的位置在腹股沟韧带静脉下方，沿大腿前内侧走行。在没有明显水肿的情况下，对大腿、小腿及脚踝部的异常要保持高度警惕。由于静脉血流受阻，相对应的肌肉出现水肿，受影响的大腿或小腿出现肿胀感。另外，炎症与血栓使得腿部变热。

Homans 征无特异性，经常错过诊断。John Homans 的关于下肢静脉血栓的文章中提到，“当患者长期卧床或斜靠在床上时，小腿深静脉血栓形成缺少相应的临床症状，虽然脚背屈时会有一些不适感（后部肌肉紧张），但能否作为诊断疾病的依据尚不可知”[19]。

皮肤下出现血栓使浅表静脉的血栓性静脉炎诊断较为容易，患者可出现局部静脉怒张、温热、红斑及压痛。

慢性静脉功能不全

慢性静脉功能不全的体征有体表皮肤的纤维化、压痛、表皮脱落和皮肤角化过度、蜂窝织炎、溃疡导致的皮肤硬化（图 11-8）。慢性静脉水肿会导致皮肤含铁血黄素沉着，有肌肉结实的外观，一般位于小腿胫前部（临床体征、病理、解剖、病理生理）。按严重程度根据 CEAP 可将慢性静脉功能不全分为 7 类，见表 11-1[20]。

与较为局限且苍白的动脉性溃疡相比，静脉性溃疡边界不规则，有红斑、潮湿、皮肤发亮。溃疡通常靠近内侧或外踝部。溃疡一般是无疼痛性的，但少数人伴有疼痛[21-22]。

静脉曲张

浅表静脉曲张为扩张性、蛇纹状，当它们聚集在一起时呈葡萄状（图 11-9）。静脉曲张应进行触诊和视诊，病灶处的红斑、压痛及硬结节提示浅表性血栓性静脉炎。静脉曲张在腿依赖位时（站立位时）比较

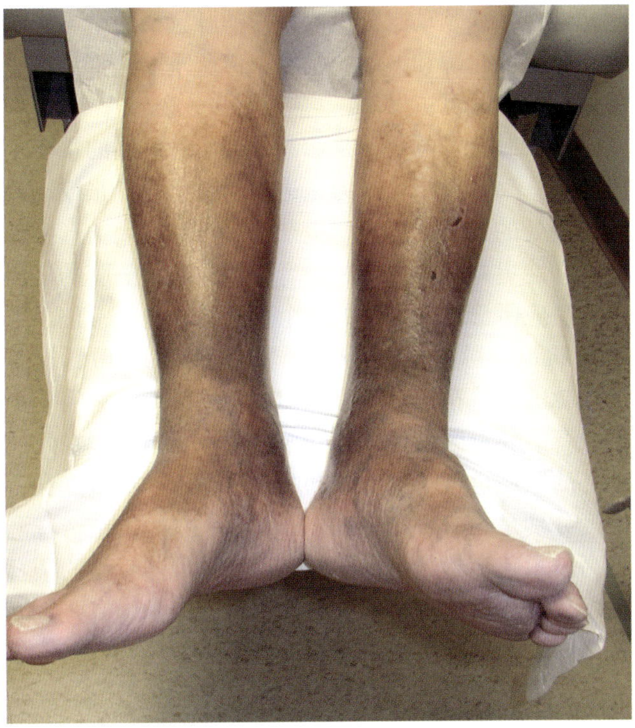

图 11-8 慢性静脉功能不全的皮肤变化。慢性静脉功能不全和水肿导致含铁血黄素沉积，造成腓肠肌出现皮肤变黑、增厚。应注意小腿上部皮肤的浅静脉溃疡

表11-1 CEAP临床分级

分级	临床表现
0	无可见或触诊发现的静脉疾病体征
1	毛细血管扩张、网状静脉
2	静脉曲张
3	水肿
4	皮肤改变（色素沉着、湿疹、脂质硬皮症、白色萎缩）
5	上文提到的皮肤改变和已治愈溃疡
6	上文提到的皮肤改变和活动期溃疡

CEAP，临床体征（clinical signs）、病因（etiology）、解剖学（anatomy），病理生理（pathophysiology）。

明显。一旦充盈静脉会出现扩张，并能检测到流体波静脉毛细血管的扩张又称为*蜘蛛痣*，极易与静脉曲张混淆。前者通常很小，皮肤的静脉类似水母状。

浅表静脉曲张可能是原发性的，也有可能是由于深静脉血栓或深静脉功能不全引起的。可以采用床旁*大隐静脉瓣功能试验*来区分浅静脉与深静脉功能不全。嘱患者仰卧位，腿抬高到 45°，使浅静脉血液回流、完全排空，然后在大腿部扎缚止血带，嘱患者起立，止血带以下的静脉应慢慢充盈。正常的深静脉瓣膜可防止血液倒流。如距止血带远端的静脉再充盈的时间少于 30 s，则表明深静脉和穿静脉系统功能不全。浅静脉功能不全的检查可用快速浅静脉逆行充盈试验来确认。

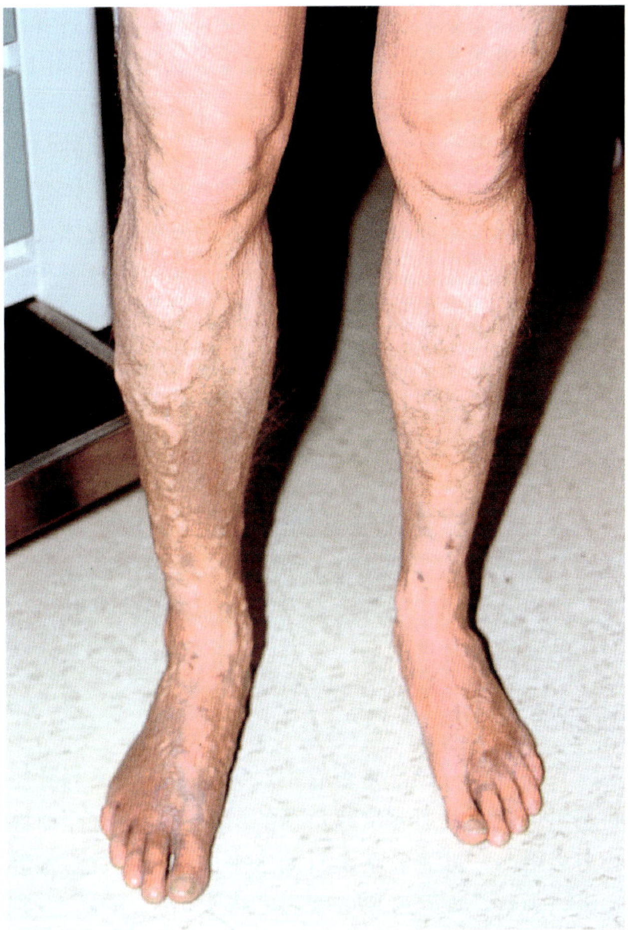

图 11-9 静脉曲张。严重的双侧静脉曲张延长到双脚

*Perthes 试验*可以区分深静脉功能不全和深静脉阻塞引起的静脉曲张。嘱患者站立，当浅静脉充血完全，在大腿中部用止血带扎紧，然后嘱患者行走 5 min。若在止血带下方曲张的浅静脉明显塌陷，表明穿静脉正常，深静脉通畅；若曲张的静脉充盈，说明浅静脉和交通静脉功能不全。如果曲张的静脉更加的突出皮肤，深静脉的闭塞会引起行走的疼痛。

淋巴水肿

在淋巴水肿的早期阶段，下肢的肿胀与静脉功

能不全的肿胀相类似，都是柔软而凹陷的。与后者不同的是，淋巴水肿一般从脚趾发展到整只脚（图11-10）可以帮助区分它与静脉水肿。*Stemmer* 征——不能捏起脚趾的皮肤，同样能区分早期的淋巴水肿与静脉功能不全引起的水肿，随着疾病的进展，肢体变得像木头一样。组织间隙中积聚的蛋白浓缩的液体，使受到影响的组织硬化和纤维化。淋巴水肿使皮下脂肪组织产生，使皮肤增厚。出现皮肤干燥、粗糙、色素沉着的表现，更有患者出现新生疣和棘状物。当怀疑继发性淋巴水肿时，应触诊是否有淋巴结肿大。

淋巴管炎

淋巴管炎患者可以见到红色的线从病变部位向近侧延伸。若治疗不及时，可发展成为整个肢体的水肿、红斑及发热，通常没有发现静脉淤血或动脉血流损伤的证据，常见的是区域淋巴结的硬化。

颈部检查

首先要检查颈部是否有不对称或肿胀。颈静脉压的测量可表明其血容量超负荷的情况及是否有充血性心力衰竭。一般患者在上身与水平面呈45°时对颈静脉进行观察，如有必要可嘱患者将头抬起，可以看到颈静脉的开端。

在气管与胸锁乳突肌间对颈动脉进行触诊。老年患者的颈动脉体较为敏感，按压可能会导致心动过缓和血压降低。双侧的脉搏应是对称的，若不对称可能表明颈动脉近端或头臂干近端狭窄。细脉及迟脉（幅度减小和延迟的缓慢上升）表明主动脉瓣狭窄或近端闭塞性疾病。颈动脉分叉或颈内动脉狭窄通常不影响颈动脉脉冲轮廓和搏动的幅度，但严重的狭窄会产生震颤在触诊时可被发现。

颈动脉杂音的听诊是诊断颈部血管疾病的重要手段之一。动脉狭窄、外力压迫、动脉瘤样扩张或动静脉连接处的异常均可能产生杂音。推荐使用钟形听诊器，它能更好地减少低频杂音，消除通过隔膜的任何声音。应听诊整个颈部的每个颈动脉，包括常位于下颌角的颈动脉分叉处的附近节段（图11-11）。锁骨下动脉的听诊在锁骨上窝，即锁骨和胸大肌之间。虽然杂音的邻近区域可以听到血液湍流，但可能在几厘米外的区域也可听到。颈动脉狭窄杂音的灵敏度和特异度分别是50%～79%和61%～91%[23]。杂音音调越高表示狭窄越严重，同样地，舒张期连续性的杂音提示狭窄严重，也暗示进展性狭窄。但是，有些重度狭窄导致的动脉次全闭塞却没有可闻杂音。

腹部血管检查

进行腹部血管检查时，患者应仰卧在检查台上，双腿伸直。嘱患者放松，使腹壁松弛。先在触诊前应进行视诊，若腹部浅表静脉充血，提示上腔静脉阻塞的可能。在视诊后用听诊器在腹部的4个象限进行听诊，若存在杂音，提示有主动脉或血管分支的闭塞性疾病。杂音可能是肠系膜动脉、肾动脉或主动脉疾病引起的。腹部触诊主要触摸包块，对动脉瘤进行普查。双手深部触诊应在腹中线用双手、逐渐用力进行检查（图11-12）。瘦弱的患者可触及主动脉，当患者腰围大于40 in（1 in=2.54cm）时，动脉瘤触诊到

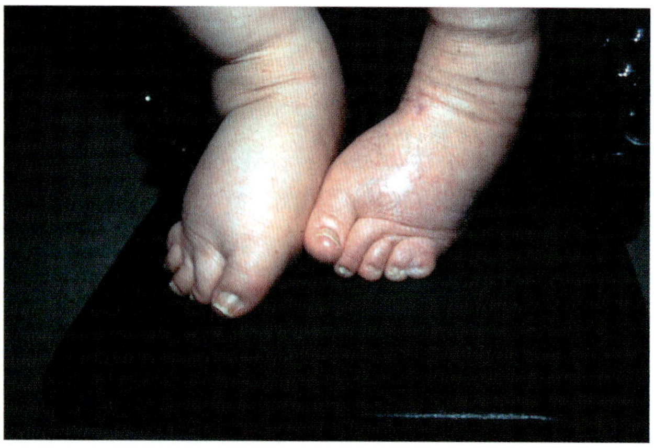

图11-10 淋巴水肿。扩展到脚的水肿通常是区分水肿与淋巴水肿的体征之一。足部肿胀突然出现在脚趾处称为“方形趾征”

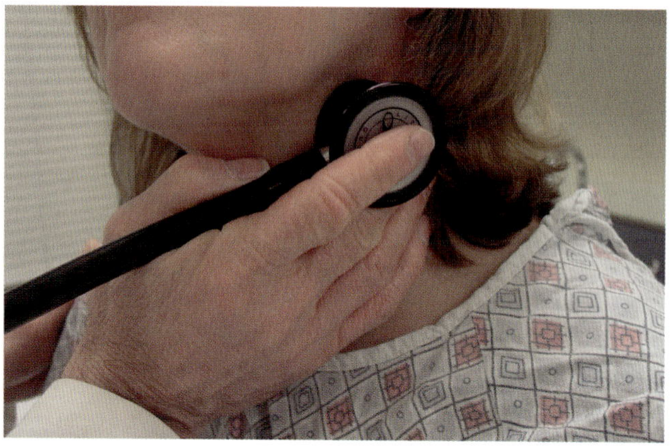

图11-11 颈动脉听诊。为能听到低声调的杂音，钟形听诊器较为适合，用适中的力度按压听诊器。整个颈动脉长度都应被检查，尤其是颏下方区域接近颈动脉分叉处

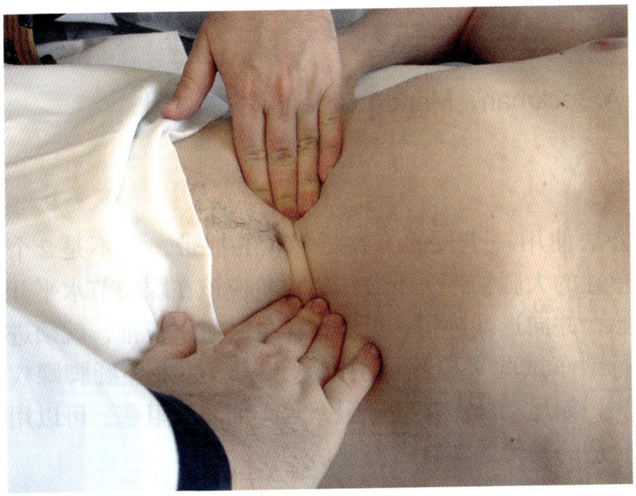

图 11-12 腹部动脉瘤的触诊。检查者触诊时逐渐用力，直到两手指之间能确定主动脉为止。检查者应观察主动脉搏动与心脏跳动是否一致，动脉瘤的大小应通过估计最靠近的两手指之间的距离来确定

的可能性较小。

主动脉瘤的患者，一般在动脉上可触及到明显的、膨胀性的搏动可确诊。然后用双手去确定动脉瘤的边界，用皮尺来确定其大小。在腹部触诊时一般无压痛，若有，可能为动脉瘤样扩张、炎症性动脉瘤或动脉瘤破裂。非动脉性的病理状态有阑尾炎、胆囊炎、胆囊炎，憩室炎，腹膜炎等，这些是腹部压痛的常见病因。

参考文献

1. Fowkes FG, Murray GD, Butcher I, et al: Ankle brachial index combined with Framingham risk score to predict cardiovascular events and mortality: a meta-analysis, *JAMA* 300: 197–208, 2008.
2. McDermott MM, Greenland P, Liu K, et al: Leg symptoms in peripheral arterial disease: associated clinical characteristics and functional impairment, *JAMA* 286:1599–1606, 2001.
3. McDermott MM, Liu K, Greenland P, et al: Functional decline in peripheral arterial disease: associations with the ankle brachial index and leg symptoms, *JAMA* 292: 453–461, 2004.
4. Rose GA: The diagnosis of ischaemic heart pain and intermittent claudication infield surveys, *Bull World Health Org* 27:645–658, 1962.
5. Coyne KS, Margolis MK, Gilchrist KA, et al: Evaluating effects of method of administration on walking impairment questionnaire, *J Vasc Surg* 38:296–304, 2003.
6. Criqui MH, Denenberg JO, Bird CE, et al: The correlation between symptoms and non-invasive test results in patients referred for peripheral arterial disease testing, *Vasc Med* 1:65–71, 1996.
7. Regensteiner JG, Gardner A, Hiatt WR: Exercise testing and exercise rehabilitation for patients with peripheral arterial disease: status in 1997, *Vasc Med* 2:147–155, 1997.
8. Rajagopalan S, Grossman PM: Management of chronic critical limb ischemia, *Cardiol Clin* 20:535–545, 2002.
9. Jaffery Z, Thornton SN, White CJ: Acute limb ischemia, *Am J Med Sci* 342:226–234, 2011.
10. Fukumoto Y, Tsutsui H, Tsuchihashi M, et al: The incidence and risk factors of cholesterol embolization syndrome, a complication of cardiac catheterization: a prospective study, *J Am Coll Cardiol* 42:211–216, 2003.
11. Olin JW: Thromboangiitis obliterans (Buerger's disease), *N Engl J Med* 343:864–869, 2000.
12. Mackinnon SE, Novak CB: Thoracic outlet syndrome, *Curr Probl Surg* 39:1070–1145, 2002.
13. Levien LJ: Popliteal artery entrapment syndrome, *Semin Vasc Surg* 16:223–231, 2003.
14. Wigley FM: Clinical practice. Raynaud's phenomenon, *N Engl J Med* 347:1001–1008, 2002.
15. Bergan JJ, Schmid-Schonbein GW, Smith PD, et al: Chronic venous disease, *N Engl J Med* 355:488–498, 2006.
16. Gillard J, Perez-Cousin M, Hachulla E, et al: Diagnosing thoracic outlet syndrome: contribution of provocative tests, ultrasonography, electrophysiology, and helical computed tomography in 48 patients, *Joint Bone Spine* 68:416–424, 2001.
17. Warrens AN, Heaton JM: Thoracic outlet compression syndrome: the lack of reliability of its clinical assessment, *Ann R Coll Surg Engl* 69:203–204, 1987.
18. Nord KM, Kapoor P, Fisher J, et al: False positive rate of thoracic outlet syndrome diagnostic maneuvers, *Electromyogr Clin Neurophysiol* 48:67–74, 2008.
19. Homans J: Venous thrombosis in the lower limbs: its relation to pulmonary embolism, *Am J Surg* 38:316–326, 1937.
20. Beebe HG, Bergan JJ, Bergqvist D, et al: Classification and grading of chronic venous disease in the lower limbs, A consensus statement, *Int Angiol* 14:197–201, 1995.
21. de Araujo T, Valencia I, Federman DG, et al: Managing the patient with venous ulcers, *Ann Intern Med* 138:326–334, 2003.
22. Nemeth KA, Harrison MB, Graham ID, et al: Pain in pure and mixed aetiology venous leg ulcers: a three-phase point prevalence study, *J Wound Care* 12:336–340, 2003.
23. Magyar MT, Nam EM, Csiba L, et al: Carotid artery auscultation-anachronism or useful screening procedure? *Neurol Res* 24:705–708, 2002.

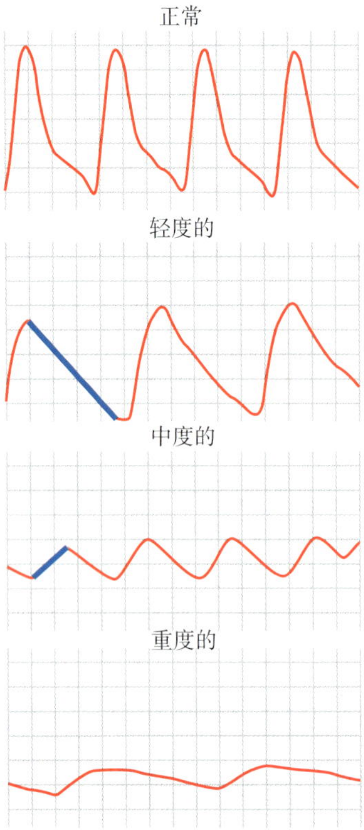

图 12-2 脉搏体积记录（PVR）。正常波形有急剧上升支、重搏切迹和舒张末期。轻度异常波形在上升和直线下降处有延迟（蓝线）。中度异常波形上升延迟（蓝线），收缩期峰值变平坦，下降幅度减小。严重异常的波形是平坦的收缩期峰值和非常低的振幅

小波形变化。当有更严重的疾病时，斜率和幅度都减小。PAD 的严重程度可通过脉搏体积上升期的斜率和振幅来确定（图 12-2）。

脉搏波形也可采用光电体积描记，记录反射的红外光。用光电体积描记信号，信号与皮肤血液循环的红细胞数量成比例；它不能测量体积变化。波形的形状评估类似脉搏体积和光电体积描记记录。低光电体积描记波形增加脚趾截肢的风险和脚趾的压力 [5]。

周围动脉疾病的运动试验

运动试验是一种评估 PAD 的辅助生理试验。它能有效地评估功能，确定患者跛行的距离。此外，它可以用于证明腿部症状是否与 PAD 相关。这与有非典型跛行症状和那些有间歇性跛行病史但 ABI 正常的患者相关 [6]。平板运动试验检查 PAD 的相对禁忌证包括腿部静息痛、呼吸急促伴吸气量下降或不稳定型心绞痛。如果患者不能在跑步机上行走，则测试不能被进行。

在跑步机上行走之前，患者须禁食 12 h。固定的运动负荷试验是以 3.2 km/h 的速度在 12% 的倾斜度上进行。分级运动设定每 2 ~ 3 min 增加等级和（或）速度。Gardner 协议是最常用的分级评估步行能力的协议 [7]。它以 3.2 km/h 的速度和 0% 的倾斜面开始，每 2 min 增加 2%，并允许以更大的范围来测量。它通常用于确定临床试验终点，例如治疗后对行走时间的影响。其他的分级运动的协议（如 Bruce 协议）不常用，因为它有更快的速度和倾斜度，限制评估跛行患者的运动能力。

当患者出现跛行或胸部疼痛，或其他症状如呼吸急促或疲劳，平板运动试验要终止。患者立刻平躺在担架上。踝关节压力的获得，是从有症状的腿的最高的肱动脉压力中获得。压力每 1 ~ 2 min 重复测量，直到恢复到基线。从运动试验记录的数据应包括踝的压力、患者步行所用的时间、回到基线压力所需的时间、患者症状的性质和原因，以及不能进行测试的原因。ABI 减少 20% 以上诊断为 PAD。越严重的疾病踝压恢复正常所需时间越长（例如 1 min 轻微的疾病，到 10 min 的严重疾病）。

经皮血氧饱和度

利用含氧血红蛋白和脱氧血红蛋白（Hb）颜色吸光度变化，经皮血氧定量法，可以确定血液氧合状态。血氧仪有 2 个光频率，红光在 600 ~ 750 nm，红外线在 800 ~ 1 050 μm，以区分含氧血红蛋白和脱氧血红蛋白。缺氧血液吸收更多的红色光，而含氧的血液吸收更多的红外线。血氧仪通常采用一个发射器和接收器。红光和红外线发射通过一个相对透明的结构如手指或耳垂。光电探测器确定红光和红外线接收得到的血氧含量比。当连续测量时，每次心跳的氧合峰值（含新鲜氧气的血液）到达测量区。氧张力正常值为 50 ~ 75 mmHg。一个探头放置在胸部，以确保氧张力为 50 ~ 75 mmHg。第二个探头放置在目的区域的肢体。数据从探头获得，依次从近端到远端的肢体。正常肢体 T_{CO_2} 应与胸部近似。经皮血氧饱和度是最常用的确定截断水平。20 mmHg 以上的值预测部位康复的准确度为 80%[7]。此测量不受动脉钙化的影响。

超声成像的物理原理

超声影像创建

超声传感器或探针，发出离散声波束或脉冲到目标组织。遇到一组织后，一部分波反射回传感器。返回波的部分取决于待检查组织密度和大小。组织的深度是由脉冲发射和返回所需的时间确定。因此，通过整合返回脉冲数和所需的返回时间，B 模型或灰度图像可以被创建。超声传感探头的频率越高，反射波时间越少。表面组织用高频传感探头图像比低频探头好，但深度成像的失去是因为返回的发射脉冲衰减。

技术的进步已允许用宽频血管转换器，使基本频率谐波分析更便利。*谐波*是一个整数倍的发射频率。由于在使用超声时组织被压缩和扩展，基波可能变得扭曲，影响图像质量。然而，原始频率经由传感器后，也会使谐波失真。只检测基本频率及其谐波，可以减少人为干扰如斑点噪声和混响伪像，创建一个清晰的图像。

血流量检测

正常的血液流动是在动脉做层流直线运动。如果把它认为是一系列可以伸缩的流动的环，向前移动的血液在中间环最迅速，在外环因靠近管壁，血流速度减小。心动周期，通过血流的搏动，导致血流速度连续变化，在收缩期最高，在舒张期最低。在正常分支点或异常血管的轮廓中，同轴或层流血流可能会被扰乱，如动脉粥样硬化斑块，干扰或湍流比层流损失更大的压力。

确定血流速是血管超声的主要目的。异常的血管壁导致流速的变化，须检测和评价血管中异常狭窄区域。正常血管的血流近端和远端之间的压力差成比例。血流的主要决定因素是血管的半径，血流量是半径的四次方。例如，血管半径减少 50%，血流量减少 90%。因此，血流量是泊肃叶定律的一个因子，它决定了黏性流体流过管道的过程。具体来说，

$$Q = \frac{\pi \times \Delta P \times r^4}{8\eta L}$$

其中 Q 表示流量，ΔP 表示流入减流出压力，r 是半径，η 是黏度，L 是血管长度。由于血液黏度、血管的长度和压力保持相对稳定，血液流动的最重要的因素是血管腔的大小。

血管超声检查可以利用多普勒改变的频率描述流动速度。频率的改变是主动或是被动，取决于血流方向。确定移动大小变量，包括声音的速度、运动物体的速度和发送波束和移动对象之间的角度。Christoph Doppler 描述这种关系使用以下公式：

$$F_d = (2F_t \cdot V \cdot cos\theta) \div c$$

F_d 是多普勒频移，F_t 是从探头传导的多普勒频率，V 是流动的速度，cos 是余弦，θ 是发射波与移动物体之间的角度，c 是声音的速度。

人工干扰

虽然超声是高度可靠的成像方式，但偶尔会遭受图像人工干扰的影响[8]。致密的物体如血管壁钙化，只有少数声波能穿透，导致声影和深层组织成像递减。组织成像的增强可能是远侧无回声或液体填充的区域。组织界面可以产生多个声波反射，造成“额外”的组织，称为*混响人工干扰*。折射的声波可能引起图像的结构的位置不正确和一个大结构的边缘阴影。高反射率的表面可能会产生镜像，因为反射的组织会改变组织返回的声波的时间。从反射表面或组织和到镜像应该是等距离。

灰度（B 型）成像

超声图像是使用脉冲回波系统生成的。组织界面的位置是由脉冲的产生和返回之间的时间决定的。在屏幕上每个回波显示为亮度模式（B 型）的灰色圆点，在该点的亮度取决于反射波的强度。二维（2D）图像是由在一个平面内按顺序传输的多个方向的波创建的，它将反射回声结合到一个区域中。图像可以迅速更新，允许灰度图像的实时显示。超声波束应垂直于测量的表面获得产生 B 型成像最亮的回声。由于颈部、四肢和内脏血管，一般平行于传感器的表面，血管成像容易实现。高频率的探头用于对接近表面的血管成像，低频探头用于对深部血管成像。谐波的使用使血管壁的细节看得更清楚。传感器的宽频带宽用于返回的谐波（整数倍）的基本频率分析。

频谱多普勒波形分析

速度记录是从多普勒超声束和血流之间的 60° 获得。在超声实践中，测量血流的最佳角度是 60°。虽然最大的位移是在 0° 检测出的，但这个角度不能可靠地获得血管成像，因为血管平行于身体表面。声波

角度低于和高于 60° 将影响测量，测量角度少量减小可能会改变 10% 的流速，而测量角度少量增加可能改变 25% 的流速（图 12-3）。因此，体积采样光标平行放置于内壁上，使用血管壁和声学效应束（或射出束）为 30 ~ 60° 的多普勒角[9-10]。正常的周围动脉多普勒波形有一个狭窄的、清晰的轮廓。这表明，所有的血细胞在心动周期内的任何时间都是匀速移动的[11]。当下游阻力小动脉广泛扩张或与低电阻电路环形相邻 [例如正常颈内动脉（ICA）速度波形]，波形因心脏舒张期有限的流量表现为高阻力（例如正常的周围动脉的多普勒速度波形），或心脏舒张期连续流动表现为低阻力（图 12-4）。正常高阻力波形是典型的三相。第一相是在心室收缩期由最初的高速度向前血流引起。一个正常的收缩期峰值血流速度（PSV）测量在每个动脉段都有定义[12]，这在本章稍后描述。

波形的第二相包括舒张早期在主动脉瓣关闭之前，左心室（LV）压低于主动脉压时血液逆流[13]。

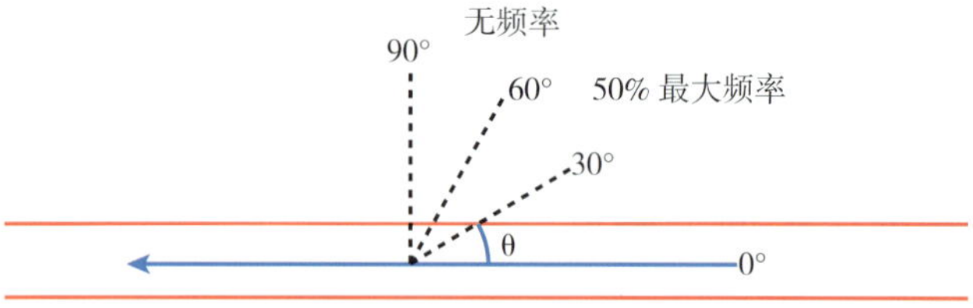

$$V=(Fd\cdot c)/2Ft\cos\theta$$

图 12-3 多普勒超声束与血流对应的光标之间的夹角，虚线代表的是不同的照射波束。实线箭头代表血流和多普勒光标位置方向，速度使用多普勒方程确定，以余弦（cos）为分母。cos0° =1，cos30° =0.86，cos60° =0.5，cos90° =0。*c*，声速；F_d，多普勒频移；F_t，传输的多普勒频率；*V*，速度。

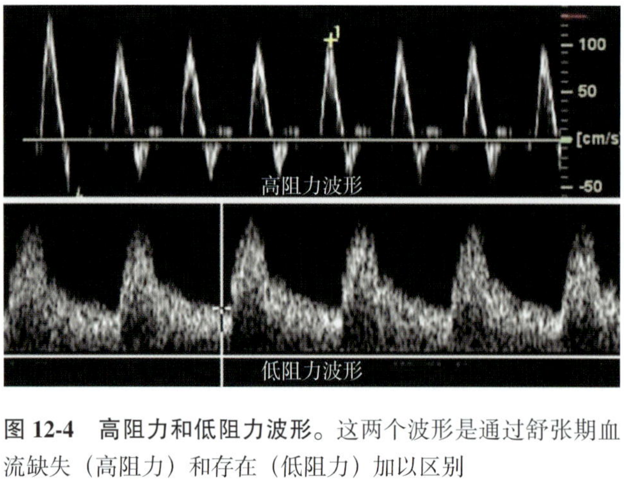

图 12-4 高阻力和低阻力波形。这两个波形是通过舒张期血流缺失（高阻力）和存在（低阻力）加以区别

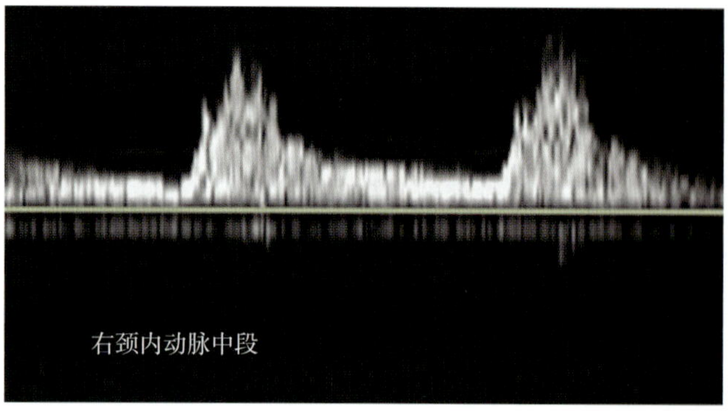

图 12-5 狭窄后波形上升延迟，波幅降低，湍流明显。*RT ICA MID* 表示右颈内动脉中段

最后的第三相是血管壁反弹形成少量向前的血流。血流在血管分叉或狭窄处通常是不均匀和非层流的，在这些位点血流变成湍流。这些位置的多普勒频谱反映血细胞以不同的速度移动。频谱扩大明显（图 12-5），而不是狭窄的界限清楚的路径（图 12-4），伴有部分或完全覆盖该区域下的频谱波形。而第三相舒张期晚期成分的缺失使动脉粥样硬化的血管缺乏柔韧度和弹性。

彩色多普勒

彩色多普勒的相位或频移的信息包含在返回的回波，并实时处理以形成整个成像区域的速度图[14]。多普勒频移数据用于每一点成像。然后这个信息叠加到灰度图像，提供一种复合的解剖和流量的实时显示图。当检测到运动时，它被分配一个颜色，通常是红色或是蓝色，取决于频移方向是朝向或远离探头。颜色的分配是任意的，可以由操作者改变，但大多数选择设定的颜色，动脉为红色，静脉为蓝色。随着多普勒频移的增加，显示的颜色色调和亮度改变，在最高的检测速度时颜色逐渐去饱和并偏向白色。

脉冲重复频率（速度）的比例决定了颜色的饱和度和血管腔的充填程度，脉冲重复频率（每秒钟从探头放出的无线电频率脉冲）调整，以便在正常的血管层流时显示为均匀的颜色。颜色变化出现在整个心动周期中。增加狭窄部位流速或湍流会导致高速的血流产生和彩色流动模式的突然变化（图 12-6）。*颜色混叠*发生在狭窄的部位的流速超过 Nyquist 极限时（即当多谱勒频移超出一半脉冲重复频率）。混叠现象造成颜色显示突然向血流方向反向（*环绕式的*）。这表明高速喷射血流，需要通过脉冲多普勒分析确认。*彩色余晖*是一个连续的流动，信号仅朝一个方向，与正

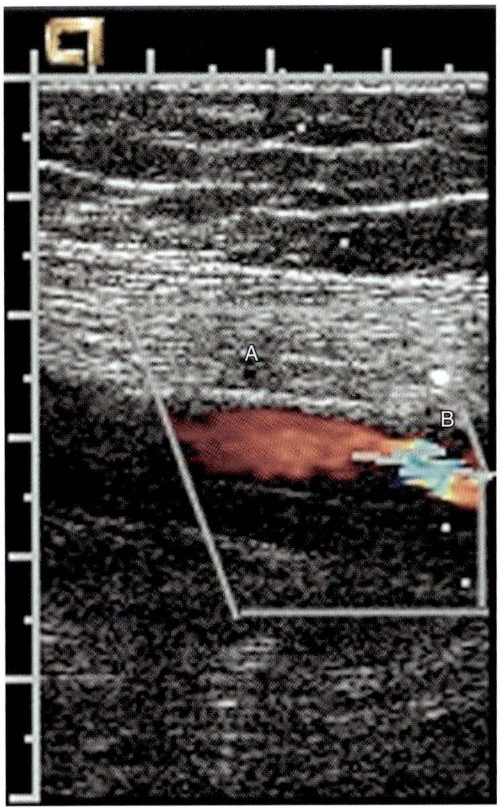

图 12-6　动脉狭窄位点的混叠现象。由低速层流（**A**）到超过 Nyinist 极限并伴有混叠（**B**）的高速血流的急剧变化。一个无回声区（暗）斑块是股浅动脉狭窄部位（SFA）的血管支架

常动脉颜色交替不同。与舒张早期血流缺失相反，彩色余晖对应于单相频谱多普勒波形，提示严重狭窄。狭窄后区域显示*马赛克图案*表明湍流（图 12-6）。在软组织周围*彩色人工干扰*表明流动干扰。这种颜色合成与湍流发生及高速喷射干扰有关。色彩播散对定位动静脉瘘（AVF）特别有用。

动脉狭窄的评估

多普勒超声特征性狭窄包括收缩期血流速度升高、舒张末期速度（EDV）升高、颜色混叠、色彩播散、多普勒波形的频谱变宽、狭窄后血流和湍流。总动脉闭塞时听到“扑通”声。多普勒速度测量是用来评估狭窄的严重程度的主要工具。当流量是恒定的时，血管横截面面积减少会以速度的增加来平衡[13]。随着血液湍流的增加，当在狭窄后区域看到湍流时，多普勒波形的频谱变宽成为一个明确的指标。狭窄后的波形被抑制，上升延迟（图 12-3）。如果狭窄后湍流不易被识别，应怀疑是角度不恰当或血管曲折。

能量（或幅度）多普勒是一个互补的成像技术，显示总的返回的多普勒信号的强度或幅度[15]。与传统的彩色血流成像相比，彩色血流灵敏度比能量多普勒提高 3 ~ 5 倍。这种增强的动态范围可以描述血流很慢的次全闭塞，而常规彩色多普勒无法检测到。造影剂也可以帮助区分颈动脉和肾动脉的闭塞和重度狭窄，尤其在多发性肾动脉狭窄或闭塞中[16]。

颈动脉超声检查

标准的颈动脉双功能超声检查包括颈动脉、椎动脉、锁骨下动脉，以及头臂动脉的评估。本试验的适应证包括杂音、短暂性脑缺血发作（TIA）、一过性黑蒙、卒中和血运重建后的监测[17]。测试以横向和纵向视图的颈动脉颅外段灰度测量开始。操作者从锁骨、下颌角前外侧及后外侧形成图像[18]。颈总动脉（CCA）通常是位于颈内静脉内侧，分岔往往位于环状软骨附近，颈内动脉通常是在后外侧，其起始部位直径超过了位于前侧的颈外动脉（ECA）。

颈动脉狭窄可以是病灶，并且流动模式可以在短距离内正常化。因此，脉冲波采样体积应沿血管壁有条不紊地进行。彩色多普勒可用于指导在指定区域异常血流的采样体积的位置变化（图 12-7）。有代表性的速度测量应该从近端、中端和远端的 CCA 记录。CCA 频谱波形是由 ECA 和 ICA 的波形组合的，有比 ECA 更大的舒张期血流，但低于 ICA。当动脉粥样硬化存在时，通常在 ICA 的起始部是最明显的，而远端的肌纤维发育不良更明显。使用频谱多普勒，体积采样比整个 ICA 优势。至少应记录近端、中间段及远端 ICA 的 PSV 和 EDV。椎动脉位于颈动脉后。椎动脉和静脉位于棘突之间。尽可能在椎动脉的远侧，在可触及它的部位进行多普勒频谱采样。

区分 ICA 和 ECA 的关键是检测（图 12-8）。ECA 通常是较小的，位于前内侧，并且比 ICA 具有更低的舒张期血流。ECA 在颈部区域，有分支，而 ICA 没有。两血管波形的直接比较是关键。当间歇性轻拍颞动脉耳前分支时，速度波形应从近端血管或最大速度的位置获得。间歇性轻拍清楚地反映了 ECA 波形的舒张部分，但在 ICA 中没有此波形（图 12-9）。

光谱波形的解释基于参数如 PSV、EDV、形状和光谱扩展程度[19]（图 12-10）。许多标准已经被提出，但都有各自的优点和缺点（表 12-1）。ICA 狭窄的收缩期峰值速度的标准已经确定了以 230 cm/sec 作为阈

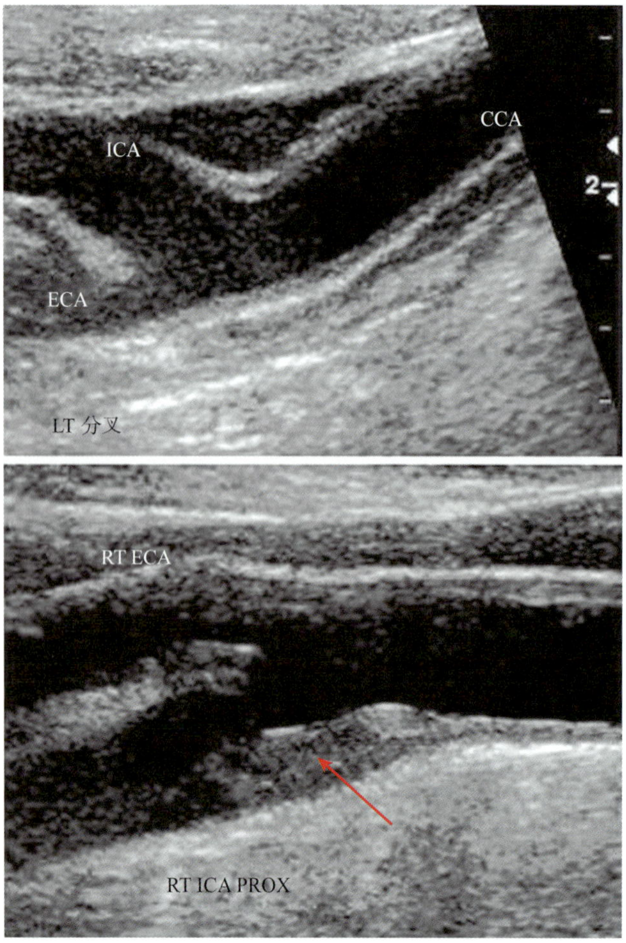

图 12-7 左右颈总动脉分叉的灰度图像。每个颈内动脉（*ICA*）在起始部稍宽于颈外动脉（*ECA*）。红色箭头表示在近端右颈内动脉斑块。从左侧 ECA 分出一个分支。若确定分支缺失，则有必要区分 ICA 和 ECA 的波形

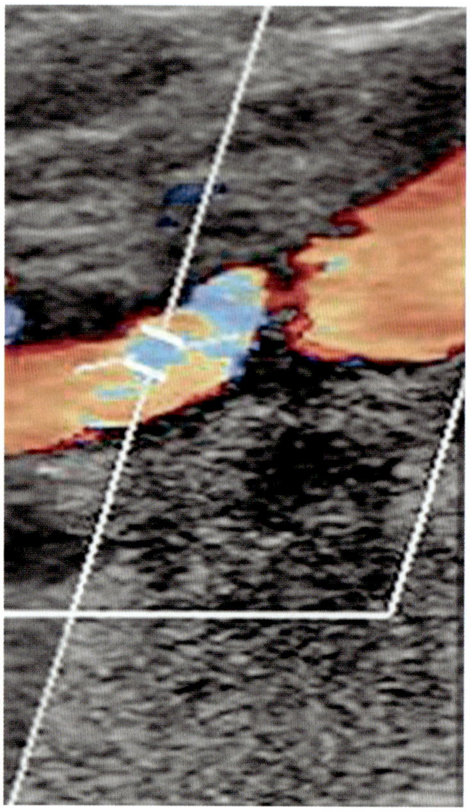

图 12-8 颈内动脉（ICA）的彩色多普勒超声。彩色多普勒添加到图 12-7 右 ICA 灰度图片上。颜色混叠显示与斑块区域相邻的高流速区域。它指出频谱多普勒体积采样的位置，由平行的白线确认

值，检测大于 70% 的狭窄；125 cm/sec 作为阈值，检测大于 50% 的狭窄。使用 EDV 大于 140 cm/sec 的阈值确定超过 80% 的狭窄。峰值 ICA 收缩速度与中段 CCA 速度的比值可能在确定低心输出量或关键主动脉瓣狭窄的血流动力学中有特别作用。至少，速度标准必须区分小于 50% 的狭窄、50% ~ 69% 的狭窄和大于 70% 的狭窄。它用于个人实验室标准选择和适当的实验室实践研究进展。个人血管实验室确定他们自己的狭窄准则必须适用于合适的标准，如动脉造影的结果。

波形分析取决于加速度估计、舒张期血流、血流方向和与对侧血管的比较。如果 ICA 完全闭塞，同侧 CCA 血流将会缺失或严重减少（图 12-11）。上升支延迟提示近端狭窄。例如，头臂动脉的严重狭窄会导致右侧 CCA 波形抑制。在颈部 CCA，收缩速度上升表明狭窄，上升 2 倍表示至少有 50% 的狭窄，上升 3 倍表示至少有 75% 的狭窄。

在椎动脉，波形的评估是特别有价值的，因为骨骼内部分不能用超声直接评价。评价椎动脉狭窄的特定速度标准还没有公布。速度大于 125 cm/sec、波形抑制是椎动脉狭窄的 2 个指标。当椎静脉检测到血流时，能确定椎动脉而不是椎静脉无血流。椎动脉逆向血流称为*锁骨下动脉窃血*（即锁骨下动脉循环从脑循环偷窃）。反流是由椎动脉血流方向与颈动脉血流方向的比较来证实（图 12-12）。反流通常会减少舒张部分，这是由于血流进入锁骨下动脉的高阻层（图 12-13）。如果血流是向头侧，但凹陷处明显是波的收缩部分，手臂运动后血流复检会引起锁骨下动脉窃血或同侧手臂收缩压袖带膨胀后放气。这些措施将增加锁骨下动脉血流的需求，椎动脉血流将彻底扭转锁骨下动脉邻近椎动脉起始处的狭窄的环境。锁骨下动脉狭窄的患者绝大多数无症状。

尽可能接近起始部评估锁骨下动脉。探头纵向

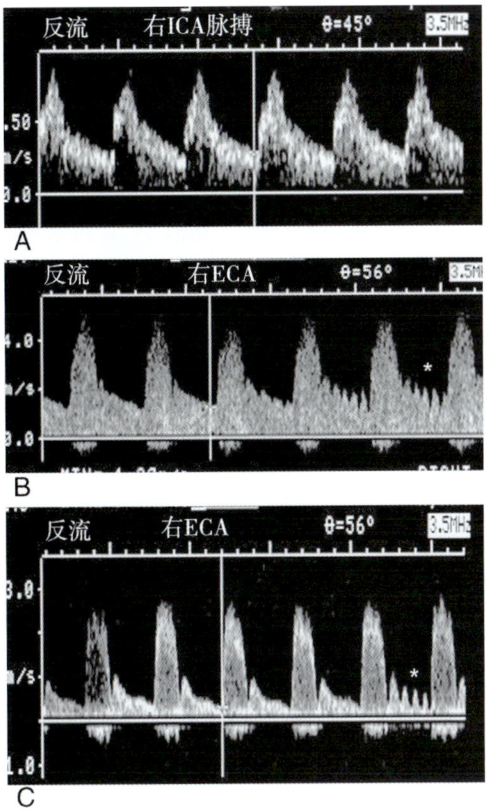

图 12-9　在间歇期轻拍同侧颞动脉的内、外颈动脉频谱（ICA、ECA）。A，没有明确的“轻拍”的模式，因此可能为 ICA。**B**，高收缩期峰值血流速度（PSV）为 400 cm/sec。轻拍（星号）确定在舒张期部分的波形动脉是 ECA，高 PSV 代表 ECA 狭窄。**C**，典型的 ECA 波形是高阻力伴低 PSV 和明显的舒张颞动脉轻拍模式

表12-1　颈内动脉狭窄的标准

狭窄	ICA PSV	管腔的斑块	ICA/CCA PSV	ICA EDV*
0	＜ 125	0	＜ 2	＜ 40
1 ～ 49	＜ 125	+	＜ 2	＜ 40
50 ～ 69	＞ 125	+	2 ～ 4	40 ～ 100
＞ 70	＞ 230	+	＞ 4	＞ 100
小计	VAR.	+++	VAR.	＞ 0
总和	0	+++	0	0

本表总结了多个标准，包括单独 PSV、PSV 和 EDV、ICA/CCA 比。+，斑块存在；CCA，颈总动脉；EDV，舒张末期容积；ICA，颈内动脉；PSV，收缩期峰值血流速度；VAR，变量。

*From Grant EG，Benson CB，Moneta GL，et al：Carotid artery stenosis：gray-scale and Doppler US diagnosis-Society of Radiologists in Ultrasound Consensus Conference.Radiology 229：340，2003[19].

放置于锁骨上方，成角以获得锁骨下方的一个扫描平面。彩色多普勒监测用于检测非层流。通过血管获得多普勒频谱[20]。加倍的 PSV 与 50% 或更高的狭窄一致。

斑块和动脉壁的特性

灰度成像是用来评估颈动脉斑块和动脉壁的特性。动脉粥样硬化斑块在超声检查中是明显的，伴内

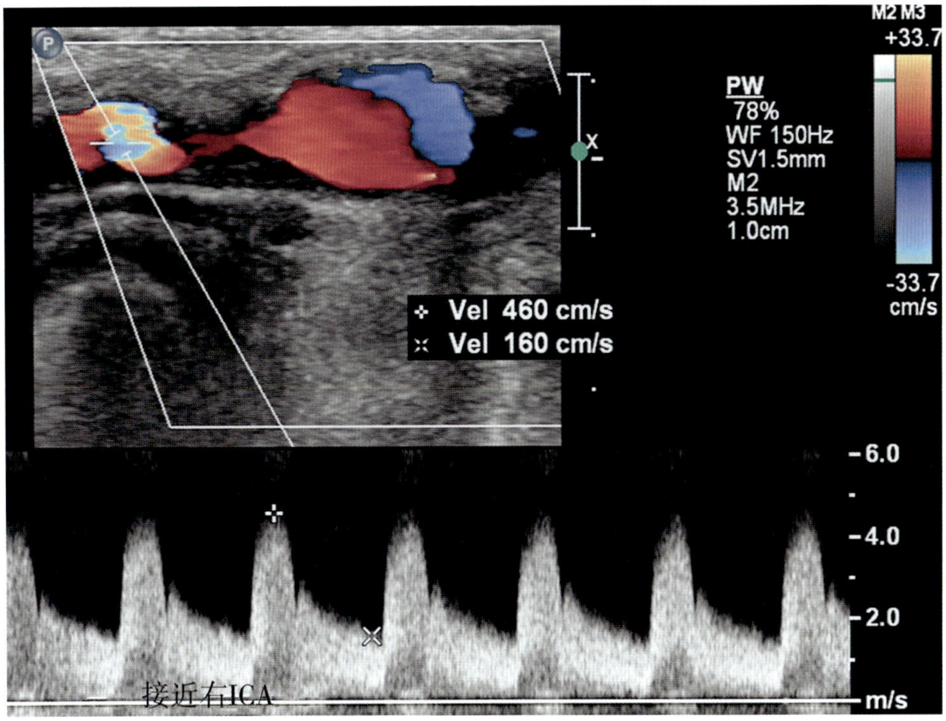

图 12-10　颈内动脉狭窄。脉冲波采样体积放置在混叠点，光谱明显变宽。波形类似图 12-9C

膜增厚和突入动脉管腔。斑块的表面特性和回波特性可以被确定和描述。*溃疡*是指有血流的斑块内凹陷。*无回声斑块*的特征在于作为斑块，回声比周围的肌肉少（图 12-14），往往是先通过血流颜色异常发现（图 12-15）。斑块体积最好用横向视图和三维（3D）重建。

另一个潜在的技术描述斑块含量和活性特征是对比加强超声造影检测溃疡和炎症。激活的白细胞附着在发炎的血管壁上并可能结合脂质微泡，这可通过超声检测到[21]。对比也可用来确定血管壁 / 管腔界面（图 12-16A）。斑块的厚度在纵向图像可以被严重高估或低估，最好在横截面图像评估。

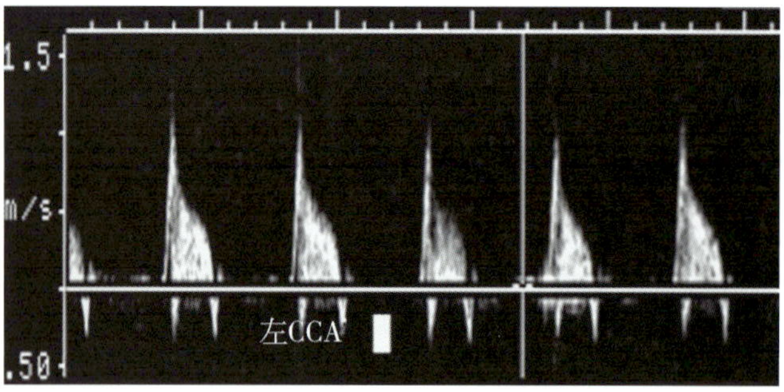

图 12-11　颈总动脉（CCA）舒张期血流缺失表明对侧颈内动脉（ICA）闭塞的存在

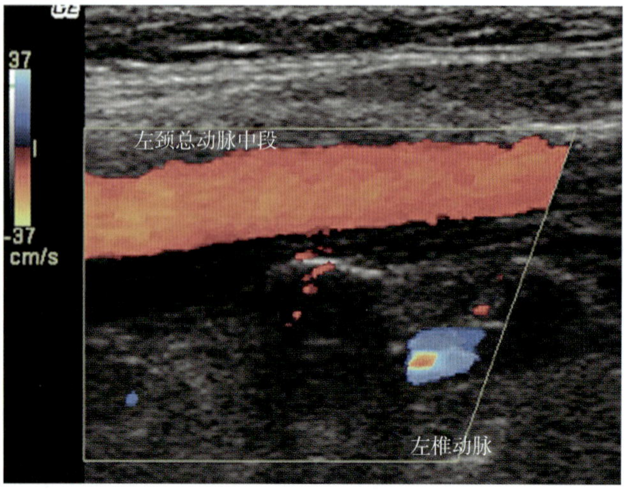

图 12-12　颈总动脉彩色多普勒（CCA）和椎动脉（VERT），显示 2 个不同方向的血流，顺行性颈动脉血流和逆行性椎动脉血流

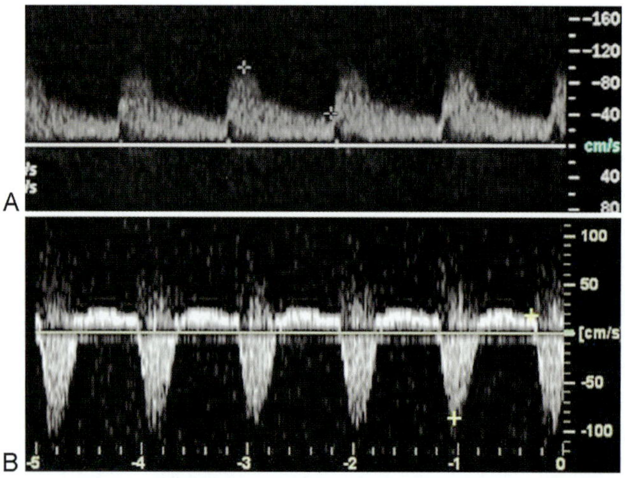

图 12-13　A，正常顺行性椎体血流伴低阻力波形时的频谱波形。**B**，相反的逆行性椎动脉血流伴高阻力波形

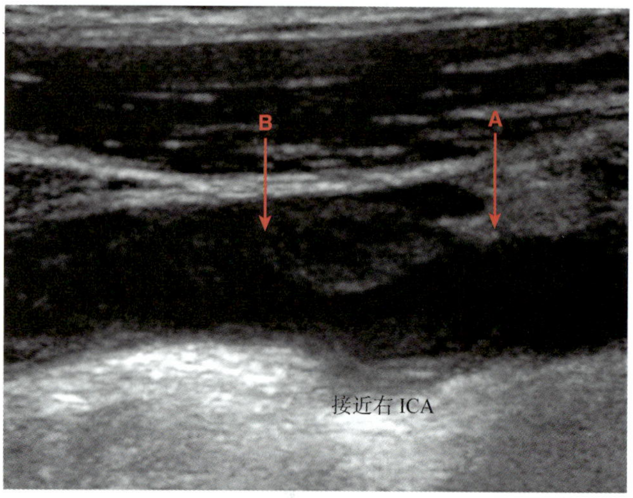

图 12-14　动脉粥样硬化斑块的灰度图像。在颈内动脉（ICA）的灰度图像中，显示与回声斑块（*箭头 A*）相邻的多个明亮斑块（*箭头 B*）

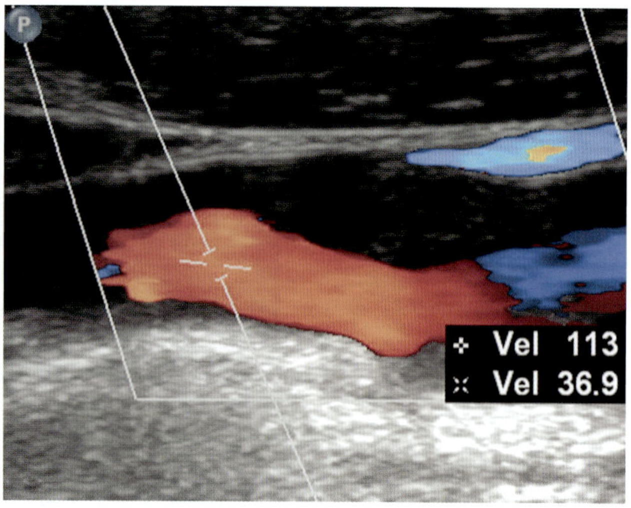

图 12-15　动脉粥样硬化斑块的双重影像。无回声斑块在彩色多普勒明显可见

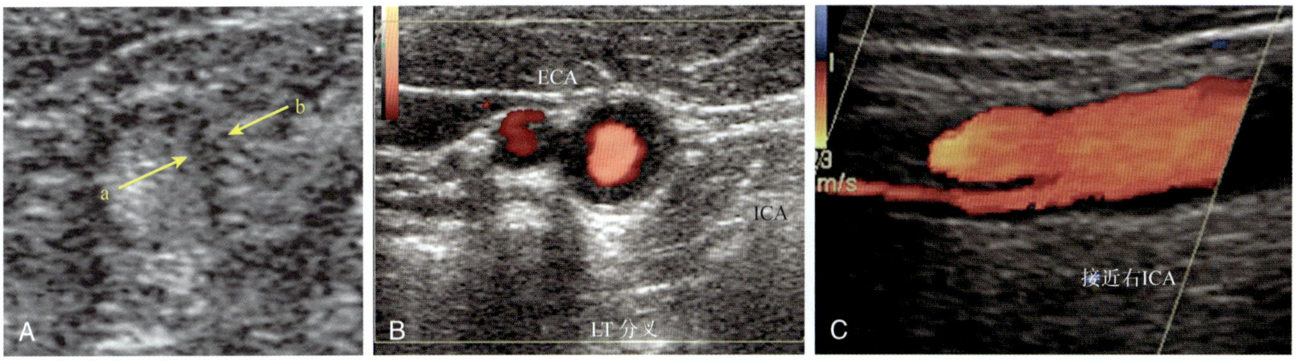

图 12-16 动脉壁的特性。A，对比用来确定血管腔 / 血管壁界面，在内膜管腔交界 *(a)* 和血管中层外膜交界 *(b)* 壁增厚明显。**B**，能量多普勒用于识别管腔 / 血管壁界面。增厚的回声壁显示动脉炎的存在。**C**，颈内动脉 *(ICA)* 夹层在真假腔之间有明显血流

超声还可以评估发现，如水肿（图 12-16B）及颈动脉壁剥离（图 12-16C）。夹层可能起源于 ICA 或从 CCA 弓伸出。皮瓣分开真、假腔。皮瓣在灰度成像时明显但通常需要颜色或对比说明。评价应确定近端和远端的剥离范围和真腔的血流速度。

颈动脉内膜中层厚度

颈动脉超声历来用来评价阻塞性动脉硬化的症状性脑血管病或无症状的颈动脉杂音。最近，颈动脉超声检查已用于流行病学研究观察非阻塞性斑块与内膜中层厚度（IMT）[22]。*内膜中层厚度*是指从内膜管腔交界处到外膜边界的距离。通常要测量 ICA、CCA、ICA 加 CCA，和颈动脉球部 IMT。测量远壁 CCA IMT 的效率和可重复性最好。内膜中层厚度测量最常见的是用纵向图像，借助于半自动的边缘检测软件（图 12-17）。这种测量是从收缩期到舒张期，且在年龄和性别上存在变异。尚未确定异常 IMT 的单一阈值。理想情况下，阈值来自大样本的研究，并应用于 IMT 评估。斑块和 IMT 与心血管疾病的发病率和死亡率相关 [22]。事实上，颈动脉斑块导致 50% 的狭窄，与冠心病相等，这在成年人治疗指南Ⅲ中涉及。

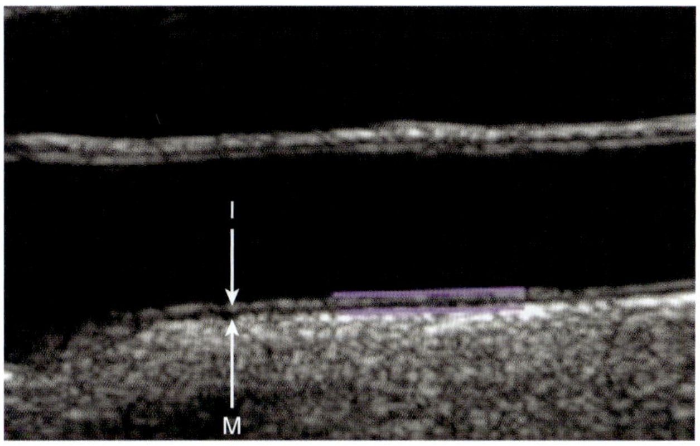

图 12-17　内膜中层厚度（IMT）。*I* 表示内膜腔边界，*M* 表示血管中层外膜边界。自动边缘检测程序确定内膜管腔边界与血管中层外膜边界之间的距离，平均壁厚超过确定的区域，蓝色线标志这些边界

腹主动脉的评估

腹部超声用于诊断和追寻腹主动脉瘤。一种低频探头的超声机（如，2.5 mHz）被用来确定动脉瘤的大小、形状、位置（肾下部或肾上部），和与其他的动脉段距离。患者的研究要快速，因为肠道气体将掩盖成像。主动脉超声扫描开始，患者仰卧位，探头放置在剑突下。主动脉位于中线偏左。腹主动脉从膈膜到分叉处使用 3 个超声视野评估：矢状面 [前后径（AP）]，横切面（前后径和横径）、冠状面（纵、横径）。直径的测量是从外壁到外壁。如果叠加的肠道气体阻碍主动脉的视线，使患者处于卧位，主动脉可被看到通过任意一侧的冠状面 [23]。当探头向尾端移动时，腹腔干将明显地分成肝总动脉和脾总动脉两支（图 12-18）。肠系膜上动脉（SMA）起始于腹腔动脉远端约 1 cm 处（图 12-19）。之后，右肾动脉从主动脉分出并在下腔静脉下通过。然后左肾静脉越过主动脉，在静脉尾部看到左肾动脉，肠系膜下动脉（IMA）在分叉为髂血管前，是主动脉的最后分支。频谱多普勒评估腹腔和肠系膜血管，将表现出餐后低阻力波形和正常空腹高阻力波形（图 12-20）。相反，正常肾动脉都显示为低阻力波形。

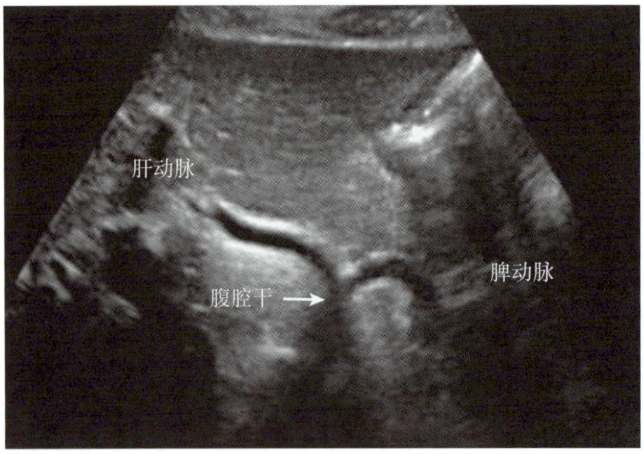

图 12-18 从腹腔动脉干延伸出的脾动脉和肝动脉的横向灰度图像。腹腔干是腹主动脉第一分支

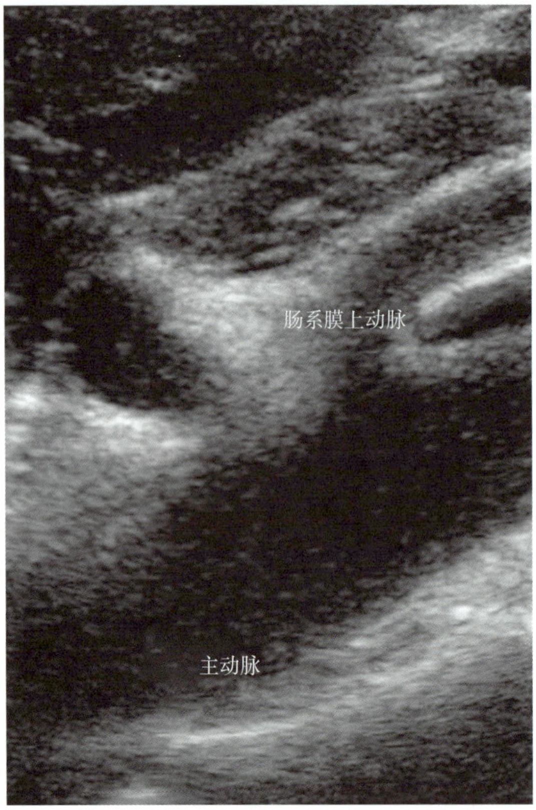

图 12-19 主动脉纵向灰度图像。肠系膜上动脉（*SMA*）是腹主动脉的第二分支，腹主动脉纵向图像中平行于主动脉

*腹主动脉瘤*定义为直径至少是相邻段正常主动脉的 1.5 倍，或远端主动脉直径大于 3 cm（图 12-21）。正常腹主动脉的直径范围是 1.4 ~ 3 cm[24]。腹主动脉瘤的形状通常为*囊状、梭形或圆柱形*。腹主动脉瘤大多数是梭形，位于肾动脉之下，包括一侧或两侧髂动脉。在夹层动脉瘤的壁上可检测到动脉粥样硬化斑块和附壁血栓 [25]。

超声评估也可以在腹主动脉瘤腔内修补术后。修补物内的血流用纵向和横向成像评估。当有血流在修补物外，但在动脉瘤内诊断为内漏。夹层动脉瘤、假性动脉瘤和修补物内的血栓等其他潜在的并发症 [26]，可以用超声检测评估。

肾动脉双功能超声

动脉粥样硬化性肾动脉狭窄会导致高血压并可能会导致肾功能下降（第 22 章）。肾动脉的多普勒超声包括频谱多普勒评估主动脉、肾动脉和肾实质，和 B 超测定肾大小（第 41 章）。腹部肥胖和肠道气体会造成一定的肾动脉双重检查障碍。

主动脉的纵向视图是患者在仰卧位时获得，腹腔动脉和 SMA 的起始位于肾动脉前方的主动脉前侧。用 60° 的多普勒角度记录主动脉收缩期峰值速度。探头横向定位肾动脉。多普勒光标是从主动脉“走”到肾动脉开口（图 12-22）。右肾动脉一般是最容易找到。它起源于肾门后。左侧卧位也可用于右肾动脉检查。左肾动脉在右侧卧位时采用后外侧传感器是最好评估的。理想的情况下，肾动脉应从两个角度评估以确保狭窄不会被遗漏。使患者卧位，从两极测量肾的长度。

在获得每个肾动脉的彩色多普勒及频谱多普勒数据后，频谱多普勒用一个低速度范围和低壁滤波器设置来评价节段肾动脉和肝门血流。肾动脉通常有一个低阻力波形 [27]。60% 或更多的肾动脉狭窄的特点是肾动脉与主动脉 PSV 比大于 3.5，结合狭窄时 PSV 大于 200 cm/sec。EDV 升高 150 cm/sec 或以上提示 80% 或更大的狭窄（图 12-23）。同样的标准适用于单纯的和含支架的肾动脉 [28]。低收缩期血流、狭窄后湍流和彩色马赛克现象表明肾动脉次全闭塞。组织多普勒低速度在肾动脉没有检测到血流时，支持肾动脉闭塞的诊断。此外，同侧肾常较小，长度小于 9 cm。肾动脉狭窄的超声诊断与动脉造影相比，总灵敏度为 98%，特异度为 98%[29]。

阻力指数（RI）测量用来评估肾实质疾病。频谱多普勒波形至少从每个肾的 3 个区域获得。使用公式计算 RI：RI= [1 –（V_{min} ÷ V_{max}）] ×100，其中 V_{min} 表示舒张末期血流速度，V_{max} 为收缩期峰值血流速度。在有严重的肾动脉狭窄的肾实质疾病患者中，EDV 往往是低的。RI 为 0.80 以上提示严重的肾实质疾病 [30]，

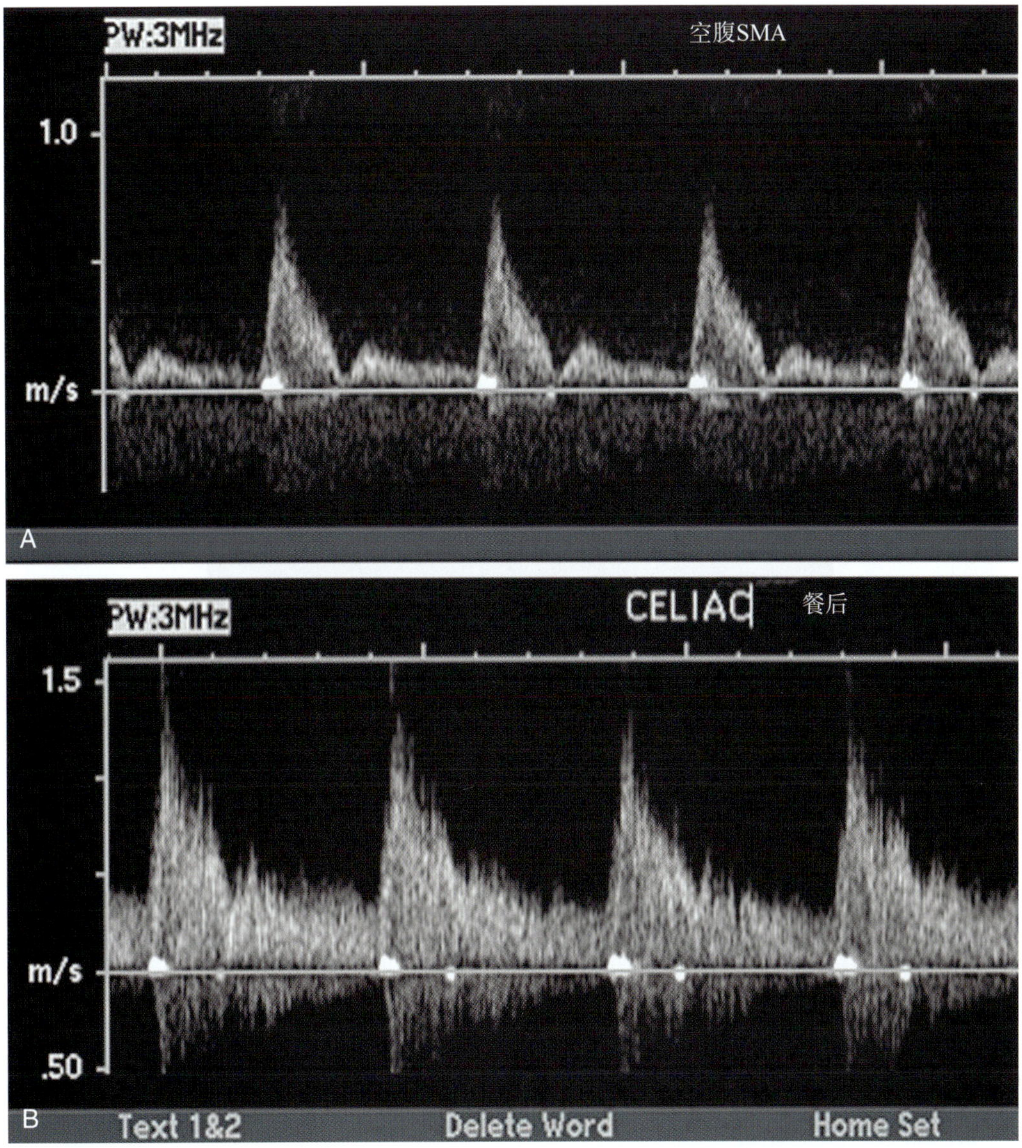

图 12-20 **A**，在肠系膜上动脉（*SMA*）空腹频谱波形。**B**，腹腔干餐后频谱波形

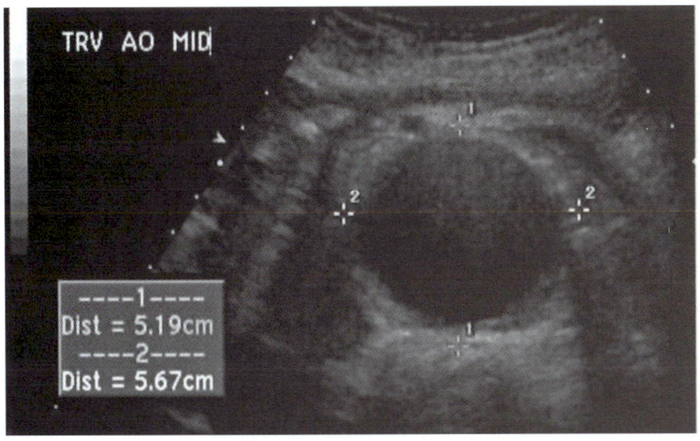

图 12-21 腹主动脉瘤筛查的灰度图像。本横断面图像显示腹主动脉最大直径超过 5.6 cm，提示为动脉瘤。TRV：三尖瓣回流速度；AO：主动脉内径

可能对治疗结果有影响。同样，PSV 和 EDV 也可以用于监测肾移植 [31]。

周围动脉超声检查

下肢的超声是用于诊断伴随跛行、肢体疼痛或溃疡的 PAD[12]。它也提示下肢血运重建和治疗已知的 PAD 的计划。检查的目标是阐明肢体动脉狭窄的位置和严重程度 [32]。研究是针对个体化的要求，被限定在一个给定的动脉段，将评估扩大到他们的整个双下肢或上肢。

彩色多普勒最初是用来检测、评价整个动脉段或旁路移植后正常或异常的血流状态 [33]，在没有疾病

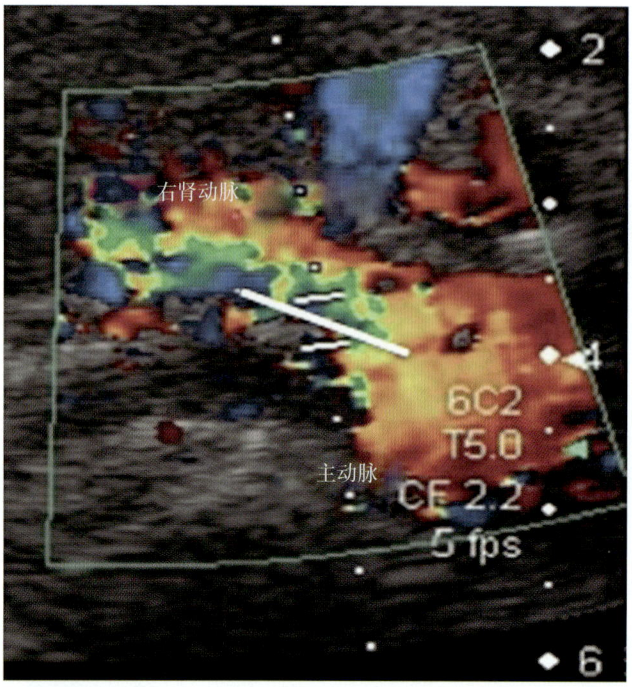

图 12-22 右肾动脉起始处的多普勒图像。湍流在肾动脉的起始部很明显，提示可能存在动脉粥样硬化斑块和狭窄

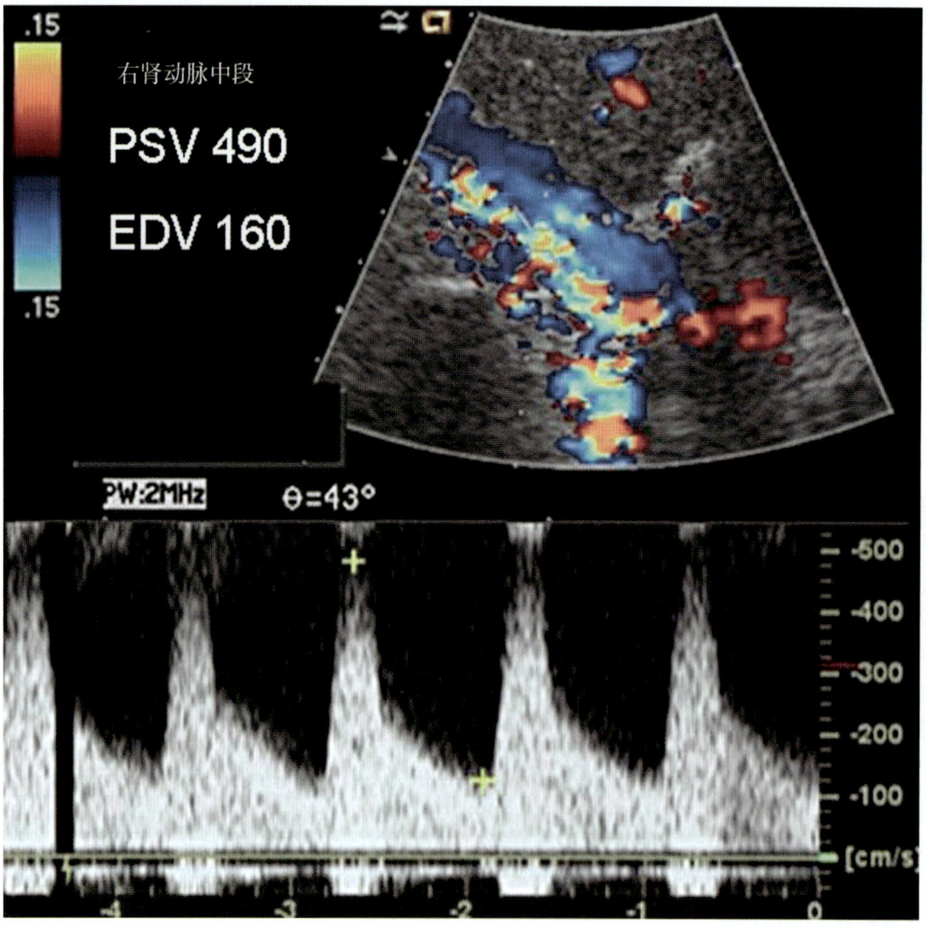

图 12-23 彩色多普勒显示右肾动脉起源于主动脉，伴行右肾静脉（蓝色）。肾动脉狭窄时收缩期和舒张期在频谱多普勒速度升高是一致的

时层流是明显的（图 12-24A），而在有疾病的位置出现湍流和混叠。当彩色多普勒检测到异常血流时，脉冲（频谱）多普勒用来描述狭窄程度。脉冲多普勒获得整个动脉段的信号。收缩期峰值血流速度测定和波形分析是用来量化和局限疾病的主要参数。收缩期峰值血流速度在病变水平和病变血管的近端和远端得到。动脉瘤样扩张是异常彩色血流的另一个原因。动脉瘤的部位直径加倍，速度将减少。髂动脉、股浅动脉、腘动脉是动脉瘤会产生的部位（图 12-25）。

周围动脉狭窄以脉冲多普勒检查管腔直径减少的百分比分为轻度（0% ~ 19%）、中度（20% ~ 49%）、重度（≥ 50%）[12]。轻度狭窄，部分频谱变宽，PSV 略有增加。中度狭窄，频谱宽度增加，上升的 PSV 小于 2 倍的最初采样段。脉冲多普勒在严重的狭窄位置显示明显的光谱变宽和单相波形。波形失去正常的

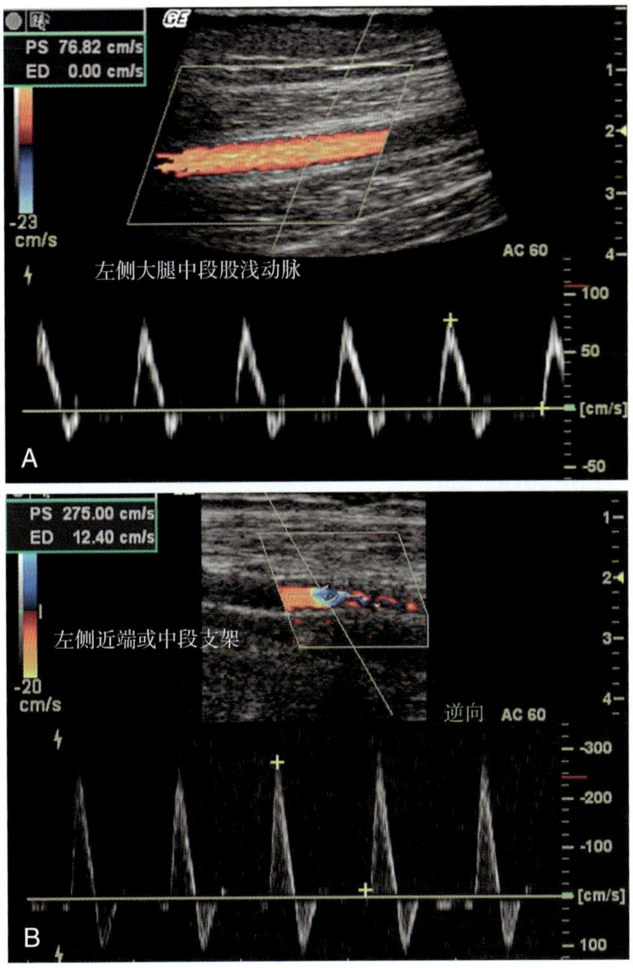

图 12-24　股浅动脉（SFA）支架多普勒超声。A，层流在近端支架纵向图像是显而易见的；B，颜色混叠和速度的升高在远端 SFA 支架狭窄部位存在

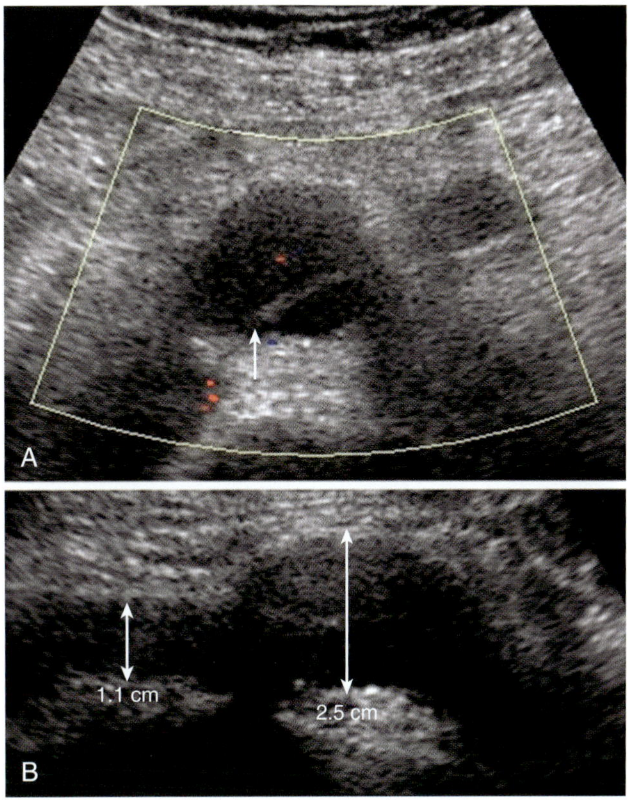

图 12-25　A，右髂总动脉横灰度图像髂总动脉（CIA）动脉瘤的解剖。箭头指示解剖皮瓣。**B**，对 CIA 动脉瘤的纵向灰度图像。动脉瘤有一个比近段动脉大 1.5 倍或更大的动脉直径，在这些动脉瘤中血栓形成可导致闭塞或远端栓塞

舒张反向流动的成分，整个心动周期血流向前。同时，PSV 是近段测量速度的 2 倍以上。一个动脉段血流缺损提示闭塞存在。如果没有侧支血管，高阻力波形提示存在动脉近端闭塞。如果有侧支血管，近端动脉有顺行性舒张血流。再生后远端动脉有狭窄后的*迟发性小波形*特征。这个多普勒波形尤其重要，因为它意味着近端高度病变。

双功能超声检查对诊断 PAD 是准确的。双功能超声评估与动脉造影相比，在检测患者显著症状性髂动脉和股动脉疾病上有高的灵敏度（82%）和特异度（92%），用于识别显著的狭窄[33]。近端动脉与狭窄之间的 PSV 比优先于周围动脉狭窄分级的绝对 PSV 测量，是因为绝对 PSV 测量的大范围是由正常和异常的患者获得的。与绝对的 PSV 和动脉狭窄程度相比，PSV 比和动脉狭窄程度之间有更强的相关性。PSV 比 2 和 7 各自对应 50% 或更多和 90% 或更多的狭窄。在连续的狭窄存在时，双功能超声检查在确定病变严重程度的精确性上，会产生矛盾的数据。

血运重建后下肢动脉超声

执行血管内手术后超声评价的目的是为了检测干预位置是否发生反复狭窄。概念类似于移植监测（即早期发现病变有助于确定是否需要再次手术介入，以保持动脉通畅）[33-34]。出院前干预后，进行多普勒超声检查，干预后1、3和6个月进行检查，后每年1次。彩色多普勒和脉冲多普勒评估集中在干预位点的近端、干预位点和干预位点的远端。波形分析用来区分狭窄的方式类似于单纯血管[35]。PSV增加1倍与显著狭窄的血流动力学一致（图12-24B）。速度测量增加和连续检测中从三相波形到单相波的波形改变，提示进行性狭窄，需要密切随访和纠正。

移植物监控是非常有用的，使周围动脉旁路术后移植物保持通畅[36]。术后第一个月移植失败通常是由技术因素引起的。术后1个月到2年之间的移植失败往往是由于内膜增生。2年后移植失败可能是动脉粥样硬化性疾病进展的结果。腹股沟静脉旁路移植物5年通畅率的范围是60%～85%。手术修正过的狭窄，通过超声监测确认提高了5年通畅率，为82%～93%。相比之下，分段压力测量并没有证实能预测旁路移植物血栓形成的作用。检测移植物异常在明确的移植失败之前，标准移植监控规范推荐在术后1年内，1、3、6个月，在12个月之后用双功能超声评估[37]。

在进行超声检查前确认移植物的位置和类型。患者使用仰卧位扫描技术，类似于单纯的动脉检查。彩色多普勒最初是用来扫描整个移植物。调整彩色脉冲重复频率，则局灶性狭窄或动静脉瘘出现的区域有混叠、余晖和颜色的闪烁干扰。基于彩色多普勒超声表现，脉冲多普勒用于测定PSV。常规采样是在原始近端动脉、近端吻合端，通过移植物、远端吻合端、远端原始血管和整个血流扰动的位点。在随后的检查中，常规采样也用于测量的序列比较。

脉冲多普勒可用来确定移植物的PSV比，类似于原始动脉的检查（图12-26）。当有直径不匹配的移植物或血流扰动附近有串联病变时，按比例选择远端（而不是近端）的病灶。速度加倍表示有显著的移植物血管狭窄（＞50%的直径减小），灵敏度为95%，特异度为100%。移植物静脉病变使用PSV分类：①轻度狭窄（＜20%），PSV比达到1.4，PSV小于125 cm/sec；②中度狭窄（20%～50%），PSV比为1.5～2.4，PSV可达180 cm/sec；③严重狭窄（50%～75%），PSV超过180 cm/sec，PSV比为2.5～4.0；④高度狭窄（＞75%），PSV比大于4，PSV大于300 cm/sec。干预建议将病变分为严重或高的等级[38]。脉冲多普勒超声在移植物内检测到低流速表明近端或远端狭窄。低流速也可以由大的移植物直径或动脉流入不佳引起。尽管如此，若一个有效的移植后血流速度小于45 cm/sec，表明随后的移植失败是可能发生的。其他令人担忧的检查结果是PSV明显减少或增加。

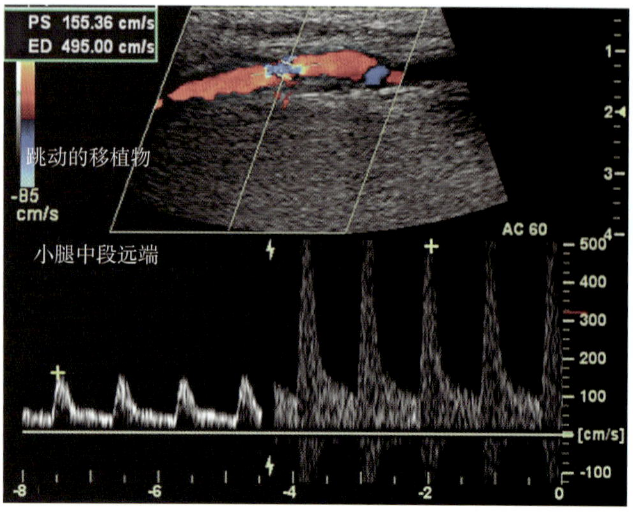

图12-26　周围旁路移植双功能超声。近端速度为155 cm/sec，在狭窄部位增加至495 cm/sec。在狭窄部位多普勒混叠也很明显

假性动脉瘤

*假性动脉瘤*包含动脉破裂。一个穿过所有动脉壁层的孔导致血液外渗，然后被周围软组织包裹[39]。任何患者动脉造影时进行动脉穿刺，在穿刺点突然有痛感，应评估假性动脉瘤存在可能。

在穿刺区域进行超声评估。频谱波形在原始动脉的近端和远端穿刺部位获得，以及在股静脉近端和远端穿刺部位获得。彩色多普勒超声评估应侧重于检测流动的血流在血管外的聚集，通常在原始动脉前（图12-27A-B）。向后渗出是不常见的。狭窄部位存在于假性动脉瘤囊与原始动脉之间。狭窄部位被认为是“往返”的多普勒波形，是假性动脉瘤的诊断特征（图12-27C）。出现这个波形是由于收缩期血流从原始动脉破裂口流出，舒张期血流流回原始动脉。除了

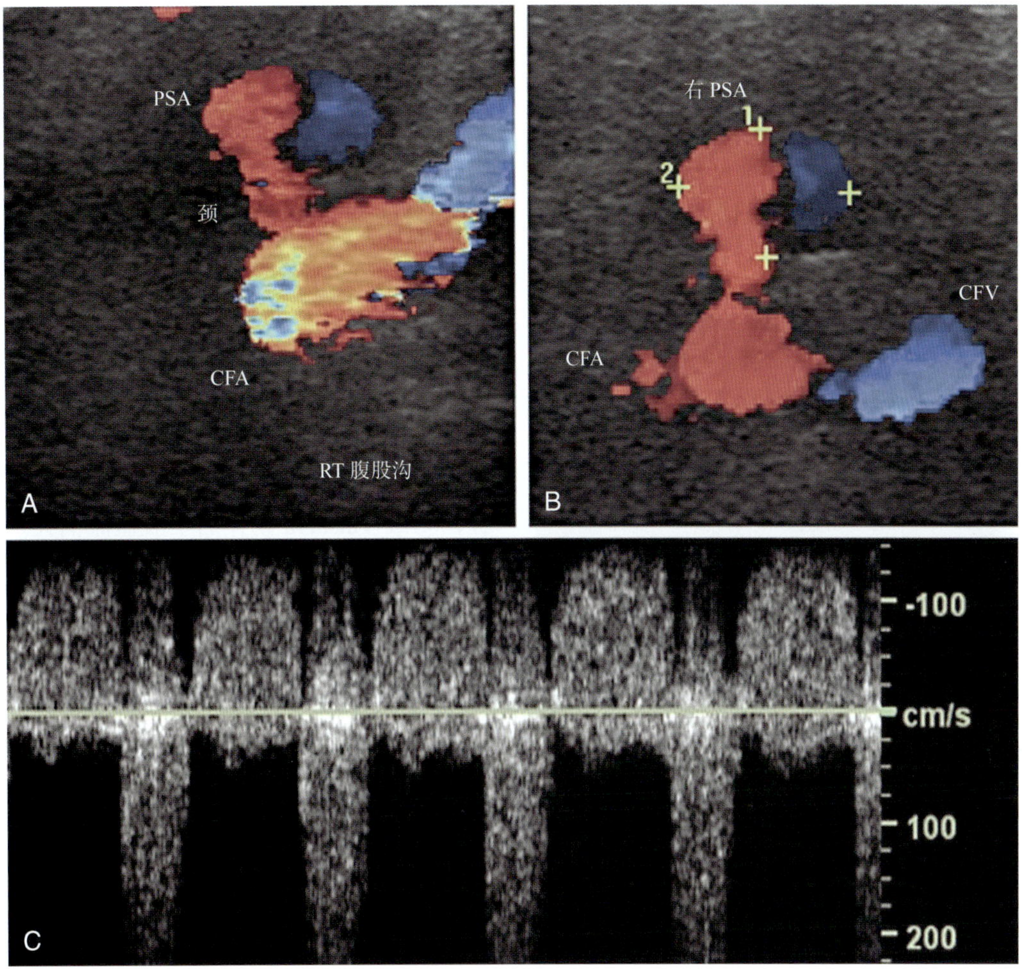

图 12-27 假性动脉瘤（PSA）的多普勒评估。PSA 腔出现“阴阳”外观的是明显在纵向（A）和横向（B）的图像。而纵向图像动脉延长，所含的 PSA 破裂囊保留其囊的形状。C，脉冲多普勒放置在颈部假性动脉瘤显示特征性往返在破裂位点的双向流入和流出

狭窄部的往返，近端原始动脉到假性动脉瘤的起始段比起远端动脉到假性动脉瘤段，可有更低阻力波形。

治疗假性动脉瘤有几种方法可供选择，包括观察、手术修复、手动压迫、超声引导下压迫或注射凝血酶[40]。超声引导下压迫是假性动脉瘤狭窄部可视化，直到狭窄部血流缺失。压力需要施加 20 min 或更长时间使假性动脉瘤囊内血栓形成。报告显示压迫的成功率为 60% ~ 80%。超声引导下注射凝血酶是最适合那些长、狭窄的假性动脉瘤的狭窄部[41-42]。凝血酶注射被禁用于那些对牛凝血酶过敏、注射处皮肤感染、同侧动静脉瘘存在，及活动性肢体缺血的患者。注射在无菌的环境下，用装有三通管的注射器进行。针进入囊腔内并用注射器缓慢回抽，针尖在腔内，并注意回抽见血。旋塞阀再切换到凝血酶位置，注射 0.1 ~ 0.2 ml 凝血酶。双功能超声检查应包括记录假性动脉瘤血栓形成和通畅动脉起始处的最终照片。凝血酶注射的并发症包括下肢缺血（如果凝血酶进入原始动脉并引起血栓形成）和过敏反应。

动静脉瘘

动静脉瘘继发于创伤、置管术[43]或为方便透析所制造[44]。多普勒超声征象包括湍流和搏动性静脉血流。湍流可能会导致相邻的静脉的“色彩播散”，由于周围软组织振动引起的。瘘近端的动脉血流为低阻模式，而不是典型的高阻外围波形（图 12-28）。瘘远端的动脉血流有高阻波形。静脉血流模式连接类似于一种动脉波形。在置管术后的 AVF，实际的动静脉连接可能很小，而不太容易看到。

评估透析瘘使用特定标准，通过动脉流入和静脉

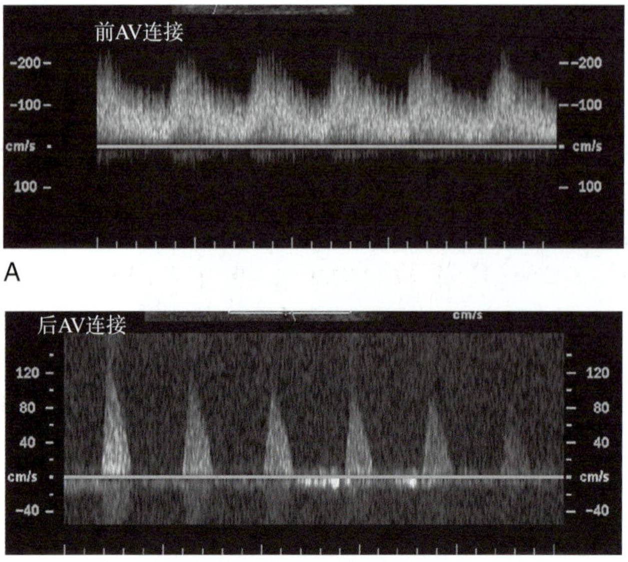

图 12-28 周围动脉近端频谱多普勒评价近端(A)与远端(B)的动静脉连接。低阻力模式在（A）发生因为动脉流入高容量静脉床

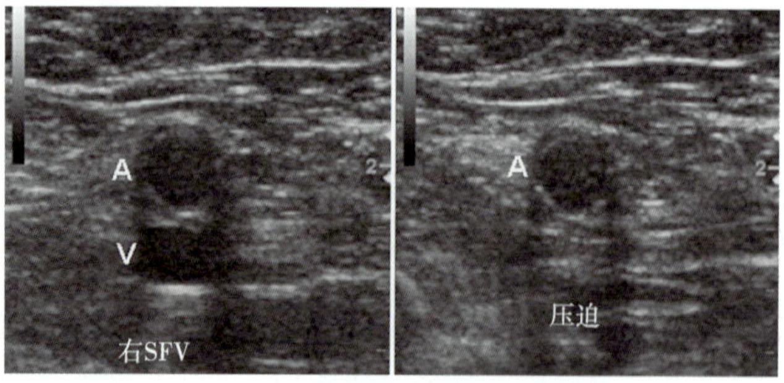

图 12-29 *左*，股浅动脉（A）和股浅静脉（B）横向灰阶影像。*右*，轻轻地压迫，动脉无改变，静脉不闭塞

流出获得多普勒频谱[45-46]。通过原始的系统和移植物记录收缩期峰值速度。肢体动脉应该表现出高速度和血流连续向前的低阻力波形。肢体静脉预计将有小幅下降的速度。在吻合口正常的 PSV 是 300 cm/s。正常的静脉流出道 PSV 大于 180 cm/s 并出现膨胀。收缩期峰值速度小于 150 cm/s，提示造瘘失败的风险。瘘可导致从动脉远侧循环窃血。如果有怀疑，应在 AVF 压迫前后评估远端血流方向。

静脉双功能超声

下肢静脉双功能超声检查可准确地、无创地评估深静脉血栓形成（DVT）[47]。正常静脉壁薄，管腔无回声。少量的外在压力可使静脉管腔闭塞（压缩）（图 12-29）。血管壁接合不紧密，然而，当腔内含有血栓，甚至当产生足够的压力时会使相邻的动脉形状扭曲。静脉的可压缩性最好在静脉横向轴的图像平面上进行测试。静脉的特征是解剖位置深或浅，在近端或远端。大部分大腿和手臂的静脉直径比相应的动脉大。下肢静脉有瓣膜，只允许血向头侧流，且从近端到远端数量增加。瓣窦是管腔的扩大部分，容纳瓣的尖端。

多普勒评估正常的静脉流动有 4 个重要特征：①呼吸时相变化，②远端压力增高，③单向流向心脏，④做 Valsalva 动作后下肢血流消失。完整的静脉频谱波形分析须比较右侧和左侧肢体波形。一侧扁平的、无变化的波形（血流的呼吸时相变化缺失）与另一侧的比较，在多普勒检查中提示近端回流静脉存在梗阻。

颈部和上肢静脉双功能超声

颈部和上肢多普勒评估包括颈内静脉、锁骨下静脉、腋静脉、肱静脉、头静脉和贵要静脉的评估[48]。无名静脉和上腔静脉因其位置在胸廓内，不能用多普勒超声评估。检查以颈内静脉（图 12-30）和锁骨下静脉的评估开始。锁骨下静脉成像可用锁骨上或锁骨下方式获取。手臂放在一个舒适的位置，对腋静脉、成对的肱静脉、贵要静脉（内侧）和头静脉（横向）进行评估。检查包括所有静脉血流的彩色和频谱多普勒评估。在锁骨下静脉或腋静脉呼吸相波形缺失提示存在更近端的静脉梗阻（由于血栓形成或外在压力）（图 12-31）。锁骨下静脉不能被压迫，因它位于锁骨下，当血流缺失或管腔内见到回声物质时怀疑静脉血栓形成。

可压缩性缺失是静脉血栓形成的诊断特点。当血栓由急性向慢性进展，有血栓回声反射增强和静脉直径减小。随着时间的推移，侧支静脉可能形成、栓塞血管发生再通。在上臂，浅静脉和深静脉在静脉回流系统中起重要作用。大多数上肢深静脉血栓继发于静脉留置导管、起搏电极或高凝状态。原发性上肢深静脉血栓形成是一种罕见的疾病，是特发性的，归因于静脉血栓形成（佩 - 舍综合征），或与之相关的胸廓出口梗阻[49]。一种罕见的静脉不可压缩的病因是血管内的肿瘤。当管腔内回声物质似乎延伸穿过血管壁并可能含有动脉血流信号时，应该怀疑此病。

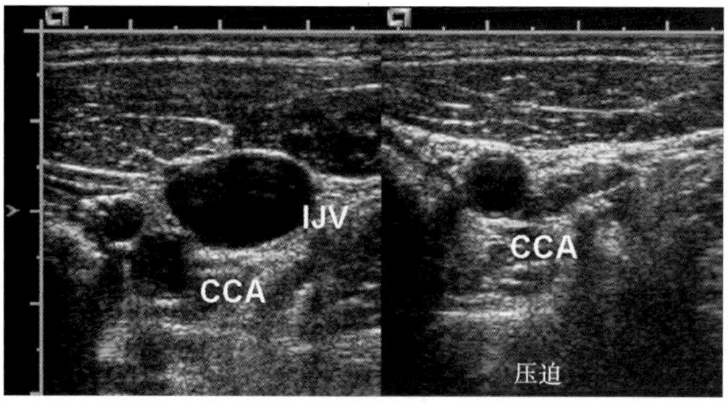

图 12-30 颈内静脉（IJV）和无压迫的颈总动脉（CCA）（左）、略微压迫（右）的闭塞性静脉管腔的横向灰度成像。

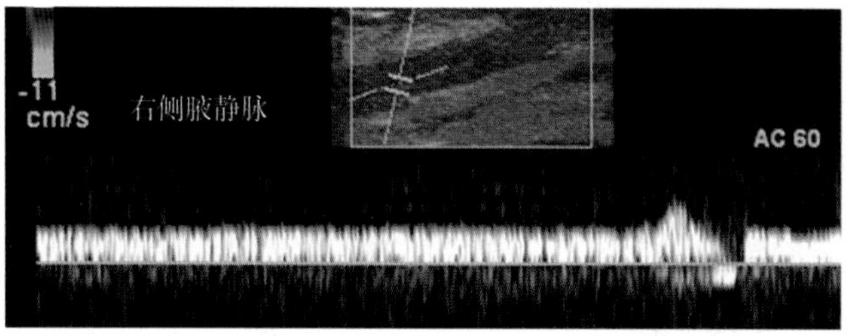

图 12-31 频谱多普勒评价腋静脉（AX），显示与呼吸相伴的血流阶段性变化的损伤。这一发现表明近端静脉阻塞。前臂压迫（静脉回流增加），使右侧血流增加

下肢静脉双功能超声

静脉超声检查评估下肢 DVT 是否存在，在腹股沟韧带处开始辨别股总静脉，并延伸到小腿[50]。近端深静脉评估包括股总静脉、股静脉（以前称为*股浅静脉*）和腘静脉。小腿深静脉包括胫后静脉、腓静脉、腓肠肌静脉和比目鱼肌静脉。特别注意股隐静脉和股隐静脉连接处，因为这些区域的血栓比其他局限性浅静脉系统的血栓，更需要积极治疗。检查包括彩色和频谱多普勒评估这些静脉血流（图 12-32）[51-52]。股总静脉呼吸相波形变异缺失显示近端梗阻，阻止静脉回流。近端静脉梗阻不能阻止血流增粗伴小腿压迫。近端梗阻可由外源性压迫或静脉血栓引起。

沿着整个静脉检查的明亮模式的横向图像被用来确定压迫位置。正常静脉壁在轻微的压力下完全闭合。缺乏压缩性是因为静脉血栓形成，这是确定静脉血栓形成最可靠的发现。急性血栓形成，腔内有低回声血栓，伴静脉扩张。血栓形成时间越长，越来越向中央管腔偏移，产生更多回声。随着血栓缩回，静脉直径减小。血管再通时，血流可被脉冲或彩色多普勒检测到。血栓常出现偏心性和靠近静脉壁。由于软组织水肿明显，使图像质量差时，不能排除小的非闭塞性血栓存在。股总静脉血栓形成的检测灵敏度为 91%，股静脉和腘静脉两者的灵敏度是 94%。

双功能超声在诊断有症状患者的深小腿静脉血栓是准确的，只要小腿静脉清晰可见（图 12-33）。与血管造影比较时，对小腿深静脉血栓进行加压超声的敏感度为 94%，特异度为 100%。小的小腿静脉不能在所有患者很好地显示。即使在评估中小腿静脉图像较差时，特异度和阳性预测值也会高。因此，诊断深静脉血栓时，小腿静脉可见但不能压缩。

下肢静脉超声检测往往在患者正在接受肺动脉栓塞（PE）评估时进行。这个试验将提供关于静脉血栓是否存在的信息，但不能确定这个人是否有 PE。

静脉功能不全的双功能超声评估

双功能超声的使用范围已扩展到检测回流或梗阻和确定慢性静脉功能不全患者在解剖学上的情况[53]。彩色多普勒成像为这一发展提供便利，它能快速测定血液流动方向。它使用了一个 4 ～ 7 mHz 的线性探头。首先嘱患者站立，检查股隐静脉连接处，然后再呈仰卧头高位。在静脉的横截面确定压迫。然后获得股隐静脉交界处的纵向视图。

2 个动作可引起回流，第一个是 Valsalva 动作。当患者忍住腹内压增加，腿部静脉流出下降。当动作解除时，从腿部静脉回流血流增加[54]。第二个是大腿袖带充气和放气。当袖带充气时静脉回流停止，通常近似于动脉舒张压水平。静脉回流短暂升高，伴随着袖带放气。在这两个的动作的前后来评估彩色血流。基线的顺行性血流在彩色多普勒中显示为蓝色，动作后的红色血流表明逆行。任何一个动作后如果红色持续超过 0.5 s 表明回流存在。频谱多普勒可用于评价回流。多普勒探头放置与血管壁成 60°。反向血流持续时间超过 0.5 s 与回流一致（图 12-34）。理想情况下，患者以未检查腿为承重腿站立，进行其余的检查。

回流程度可以通过重复评估整个腿部的深、浅静脉来确定。为了评估小隐静脉和腘静脉，患者坐在检查台边缘，把他的脚放在凳子上。探头放置在腘窝处。在腘窝（深窝）和小隐静脉（肤浅的）之间，可以看到腓肠肌静脉。在 Valsalva 动作后确定这些静脉有压缩和回流。在后内侧和前外侧角度检查评估胫后、腓静脉反流。

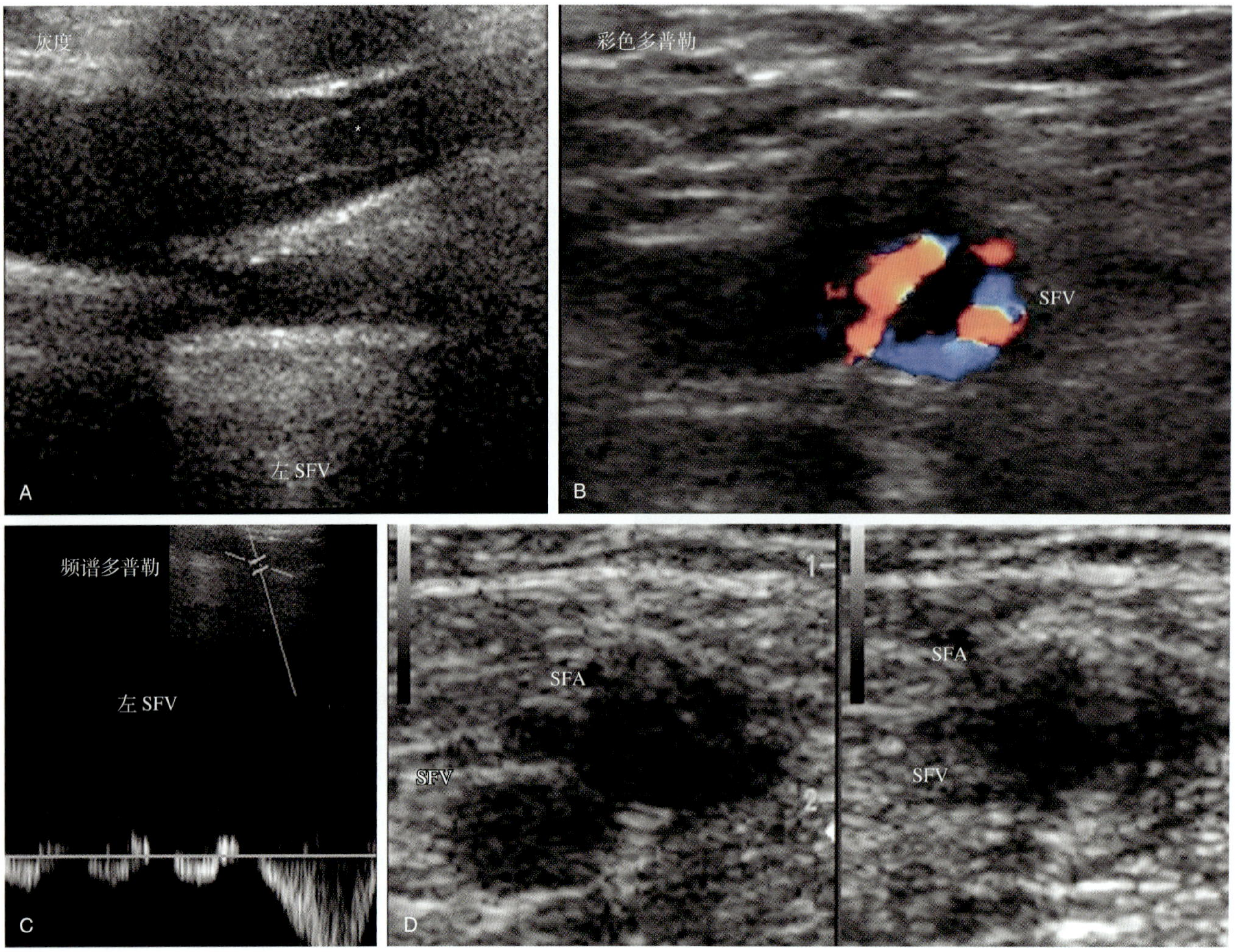

图 12-32 股静脉血栓形成的超声评价。A，在股浅静脉（*SFV*）管腔表面看到的有回声物质的灰度成像（*星号*）。**B**，SFV 的多普勒显示管腔内的流空。**C**，频谱多普勒显示血流减少伴呼吸相变异。**D**，股浅动脉（*SFA*）和无压迫的 SFV（*左侧*）和有压迫的 SFV（*右侧*）；静脉闭塞只有部分是由于血栓

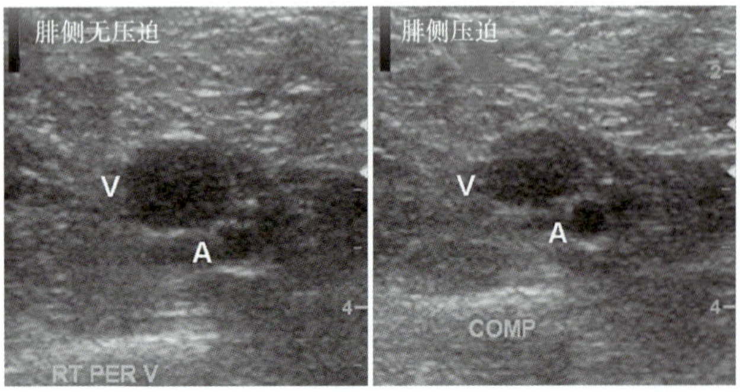

图 12-33 腓骨小腿（深）静脉的横向灰度成像。左侧显示静脉扩张的非压迫图像。在轻压下静脉管腔没有消失，表明小腿静脉血栓的存在。A，动脉；V，静脉

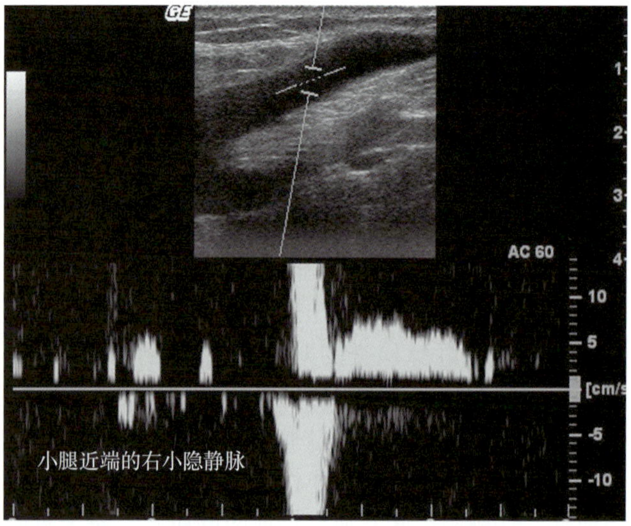

图 12-34 静脉功能不全的频谱多普勒。小隐静脉成像在腘隐静脉连接处。频谱多普勒显示这个位置血流逆行性延长

穿静脉连接深、浅静脉血管。穿静脉功能不全是通过上下滑动探头扩张浅静脉来确定的[55]。然后，在进行浅静脉远端压迫的同时使用彩色多普勒。压缩和释放过程中的不同颜色存在表明，压缩和缓解时静脉血流方向的改变。这一发现诊断穿静脉回流。

静脉回流的体积描记评估

双功能超声鉴别个体静脉回流，体积描记的方法评估肢体静脉回流体积[56]。空气或应变体积描记法是一种简单的筛选试验，它可以提供一个完整的静脉血流动力学分析（第 55 章）。气室充气至 6 mmHg 然后连接压力传感器和记录器。腿部的体积变化引起排空或充盈静脉时产生的气室压力的变化。患者于平卧记录，腿抬高在 45°。然后患者用略弯曲的腿站立并用非研究腿承重。静脉充盈时间及静脉体积是确定的。抬高的患肢下降直到出现体积平台期的时间是静脉充盈时间。静脉容积 80 ～ 150 ml 是正常的。静脉充盈指数（VFI）与临床上回流的严重程度相关性最好。

$$\text{VFI} = 0.90\,(\text{静脉容积}) \div 0.9\,(\text{静脉充盈时间})$$

值小于 2 ml/sec 显示明显的回流的缺失，而超过 10 ml/sec 的值表明水肿、皮肤改变和溃疡的风险高[57]。

运动后的体积描记法可以用来评估小腿肌肉泵的排出量。静脉体积测量在休息和再次运动后。休息体积减去运动后的体积等于排出量。射血分数是射出体积 / 休息体积 ×100。小腿的射血分数低于 40%，表明患者最有可能从深静脉重建中受益。

血管实验室认证

实验室认证是通过组织获得的，如社会间委员会认证的血管实验室（www.icavl.org）和美国放射学院（www.acr.org）的血管实验室。认证过程是回顾医生和超声工作者的学历，以及实验室程序。它提供良好的标准用于设置检查协议和质量保证计划。

参考文献

1. Boyajian RA, Otis SM: Integration and added value of the modern noninvasive vascular laboratory in vascular diseases management, *J Neuroimaging* 12:148, 2002.
2. Kupinski AM: Segmental pressure measurement and plethysmography, *J Vasc Technol* 26:32–38, 2002.
3. Rooke TW, Hirsch AT, Misra S et al: 2011 ACCF/AHA Focused Update of the Guideline for the Management of patients with peripheral artery disease (Updating the 2005 Guideline): a report of the American College of Cardiology Foundation/American Heart Association Task Force on practice guidelines. *Circulation* 124:2020–2045, 2011.
4. Aboyans V, Criqui M, Abraham P, et al: The measurement and interpretation of the ankle brachial index, *Circulation* In press.
5. Carter SA, Tate RB: The value of toe pulse waves in determination of risks for limb amputation and death in patients with peripheral arterial disease and skin ulcers or gangrene, *J Vasc Surg* 33:708–714, 2001.
6. Stein R, Hrilajac I, Halperin J, et al: Limitation of resting ankle brachial index in symptomatic patients with peripheral artery disease, *Vasc Med* 11:29–33, 2006.
7. Anderson CA: Noninvasive assessment of lower extremity hemodynamics in individuals with diabetes mellitus, *J Vasc Surg* 128:77S, 2010.
8. Feldman MK, Katyal S, Blackwood MS: US artifacts, *Radiographics* 4:1179–1189, 2009.
9. Grenier N, Basseau F, Rey MC, et al: Interpretation of Doppler signals, *Eur Radiol* 8:1295–1307, 2001.
10. Logason K, Barlin T, Jonsson M, et al: The importance of Doppler angle of insonation on differentiation between 50-69% and 70-99% carotid artery stenosis, *Eur J Endovasc Surg* 21:311, 2001.
11. Wood MM, Romine LE, Richman KM, et al: Spectral Doppler signature waveforms in ultrasonography: a review of normal and abnormal waveforms, *Ultrasound Q* 26:83–99, 2010.
12. Pellerito JS: Current approach to peripheral arterial sonography, *Radiol Clin North Am* 39:553–567, 2001.
13. Needham TN: Review of pressure and flow in the arterial system, 26:27, 2002.
14. Phillips GW: Review of vascular ultrasound, *World J Surg* 24:232–248, 2000.
15. Rubin JM: Power Doppler, *Eur J Radiol* 9:318S–322S, 1999.
16. Bokor D: Diagnostic efficacy of SonoVue, *Am J Cardiol* 86:19G–24G, 2000.
17. Brott TG, Halperin JL, Abbara S, et al: 2011 ASA/ACCF/AHA/AANN/AANS /ACR/ASNR/CNS/SAIP/SCAI/SIR/SNIS/SVM/SVS guideline on the management of patients with extracranial carotid and vertebral artery disease: a report of the American College of Cardiology Foundation/American Heart Association Task Force on Practice Guidelines, and the American Stroke Association, American Association of Neuroscience Nurses, American Association of Neurological Surgeons, American College of Radiology, American Society of Neuroradiology, Congress of Neurological Surgeons, Society of Atherosclerosis Imaging and Prevention, Society for Cardiovascular Angiography and Interventions, Society of Interventional Radiology, Society of NeuroInterventional Surgery, Society for Vascular Medicine, and Society for Vascular Surgery, *Stroke* 42:e420–e463, 2011.
18. Gerhard-Herman M, Gardin JM, Jaff M, et al: Guidelines for noninvasive vascular laboratory testing. American Society of Echocardiography; Society for Vascular Medicine and Biology, *Vasc Med* 11:183–200, 2006.
19. Grant EG, Benson CB, Moneta GL, et al: Carotid artery stenosis: gray-scale and Doppler US diagnosis—Society of Radiologists in Ultrasound Consensus Conference, *Radiology* 229:340, 2003.
20. Ochoa VM, Yeghezarians Y: Subclavian artery stenosis: a review for the vascular medicine practitioner, *Vasc Med* 16:29–34, 2011.
21. Staub D, Schinkel AF, Coll B, et al: Contrast-enhanced ultrasound imaging of the vasa vasorum: from early atherosclerosis to the identification of unstable plaques, *J Am Coll Cardiol Cardiovasc Imaging* 3:761–771, 2010.
22. Polak JF, Pencina MJ, Pencina KM, et al: Carotid-wall intima-media thickness and cardiovascular events, *N Engl J Med* 365:213–221, 2011.
23. Hirsch AT, Haskal ZJ, Hertzer NR, et al: ACC/AHA 2005 Practice Guidelines for the management of patients with peripheral arterial disease (lower extremity, renal, mesenteric, and abdominal aortic): a collaborative report from the American Association for Vascular Surgery/Society for Vascular Surgery, Society for Cardiovascular Angiography and Interventions, Society for Vascular Medicine and Biology, Society of Interventional Radiology, and the ACC/AHA Task Force on Practice Guidelines (Writing Committee to Develop Guidelines for the Management of Patients With Peripheral Arterial Disease): endorsed by the American Association of Cardiovascular and Pulmonary Rehabilitation; National Heart, Lung, and Blood Institute; Society for Vascular Nursing; TransAtlantic Inter-Society Consensus; and Vascular Disease Foundation, *Circulation* 113:e463–e654, 2006.
24. Beales L, Wolstenholme S, Evans JA, et al: Reproducibility of ultrasound measurement of the abdominal aorta, *Br J Surg* 98:1517–1525, 2011.
25. Hong H, Yang Y, Liu B, et al: Imaging of the abdominal aortic aneurysm: the present and the future, *Curr Vasc Pharmacol* 8:808–819, 2010.
26. Cao P, De Rango P, Verzini F, et al: Endoleak after endovascular aortic repair: classification, diagnosis and management, *J Cardiovasc Surg (Torino)* 51:53–69, 2010.
27. Hedayati N, Del Pizzo DJ, Harris SE, et al: Predictors of diagnostic success with renal artery duplex sonography, *Ann Vasc Surg* 25:515–519, 2011.
28. Fleming SH, Davis RP, Cravens TE, et al: Accuracy of duplex sonography scans after renal artery stenting, *J Vasc Surg* 52:953–957, 2010.
29. Ciccone MM, Cortese F, Fiorella S, et al: The clinical role of contrast enhanced ultrasound in the evaluation of renal artery stenosis and diagnosis compared to traditional echo color Doppler flow imaging, *Int Angiol* 30:135–139, 2011.
30. Radermacher J, Chavan A, Bleck J, et al: Use of Doppler ultrasonography to predict the outcome of therapy for renal-artery stenosis, *N Engl J Med* 344:410, 2001.
31. Gao J, Rubin JM, Xiang DY, et al: Doppler parameters in renal transplant dysfunction, *J Ultrasound Med* 30:169–175, 2011.
32. Collins R, Cranny G, Burch J, et al: A systematic review of duplex ultrasound, magnetic resonance angiography and computed tomography angiography for the diagnosis and assessment of symptomatic, lower limb peripheral arterial disease, *Health Technol Assess* 11:1–184, 2007.
33. Begelman S, Jaff M: Noninvasive diagnostic strategies for peripheral arterial disease, *Cleve Clin J Med* 73:22–29, 2006.
34. Roth SM, Bandyk DF: Duplex imaging of lower extremity bypasses, angioplasties and stents, *Semin Vasc Surg* 12:275–284, 1999.
35. Shrikhande GV, Graham AR, Aparjita R, et al: Determining criteria for predicting stenosis with ultrasound duplex after endovascular intervention in infrainguinal lesions, *Ann Vasc Surg* 25:454–460, 2011.
36. Slim H, Tiwari A, Ritter JC, et al: Outcome of infrainguinal bypass grafts using vein conduit less than 3 mm in diameter in critical limb ischemia, *J Vasc Surg* 53:421–425, 2011.
37. Tinder CN, Bandyk DF: Detection of imminent graft occlusion: what is the optimal surveillance program? *Semin Vasc Surg* 22:252–260, 2009.
38. Tinder CN, Chavapun JP, Bandyk DF, et al: Efficacy of duplex ultrasound surveillance after infrainguinal vein bypass may be enhanced by identification of characteristics predicting

stenosis development, *J Vasc Surg* 43:613–618, 2008.
39. Kapoor BS, Haddad HL, Saddekni S, et al: Diagnosis and treatment of pseudoaneurysms, *Curr Probl Diagn Radiol* 38:170–188, 2009.
40. Kang SS, Labropoulos N, Mansour MA, et al: Expanded indications for ultrasound-guided thrombin injection of pseudoaneurysms, *J Vasc Surg* 31:289, 2000.
41. Mohler ER III, Mitchell ME, Carpenter JP, et al: Therapeutic thrombin injection of pseudoaneurysms: a multicenter experience, *Vasc Med* 6:241, 2001.
42. La Perna L, Olin JW, Goines D, et al: Ultrasound-guided thrombin injection for the treatment of postcatheterization pseudo-aneurysms, *Circulation* 102:2391, 2000.
43. Seay T, Soares G, Dawson D: Postcatheterization arteriovenous fistula: CT, ultrasound and arteriographic findings, *Emerg Radiol* 9:269–299, 2002.
44. Rose SC: Noninvasive vascular laboratory for evaluation of peripheral arterial occlusive disease. Part III—clinical applications: nonatherosclerotic lower extremity arterial conditions and upper extremity arterial disease, *J Vasc Interv Radiol* 12:11, 2001.
45. Polkinghorne KR, McMahon LP, Becker GJ: Pharmacokinetic studies of dalteparin (Fragmin), enoxaparin (Clexane), and danaparoid sodium (Orgaran) in stable chronic hemodialysis patients, *Am J Kidney Dis* 40:990, 2002.
46. Gonzalez SB, Busquets JC, Figueriras RG, et al: Imaging arteriovenous fistulas, *AJR Am J Roentgenol* 31:1425–1433, 2009.
47. Tan M, van Rooden CJ, Westerbeek RE, et al: Diagnostic management of clinically suspected acute deep vein thrombosis, *Br J Haematol* 146:347–360, 2009.
48. Kucher N: Clinical practice: deep vein thrombosis of the upper extremities, *N Engl J Med* 3:861–869, 2011.
49. Joffe HV, Goldhaber SZ: Upper-extremity deep vein thrombosis, *Circulation* 106:1874, 2002.
50. Bounameaux H, Perrier A, Righini M: Diagnosis of venous thromboembolism: an update, *Vasc Med* 15:399–406, 2010.
51. Vogel P, Laing FC, Jeffrey RB Jr, et al: Deep venous thrombosis of the lower extremity: US evaluation, *Radiology* 163:747, 1987.
52. Elliot CG, Lovelace TD, Brown LM, et al: Diagnosis: imaging techniques, *Clin Chest Med* 4:641–657, 2010.
53. Kalodiki E, Nicolaides AN: Out of a recent CVI consensus: some features of a basic statement, *Int Angiol* 21:2, 2002.
54. Min RJ, Khilnani NM, Golia P: Duplex ultrasound evaluation of lower extremity venous insufficiency, *J Vasc Interv Radiol* 14:1233–1241, 2000.
55. Stuart WP, Adam DJ, Allan PL, et al: The relationship between the number, competence, and diameter of medial calf perforating veins and the clinical status in healthy subjects and patients with lower-limb venous disease, *J Vasc Surg* 32:138–143, 2000.
56. Miyazaki K, Nishibe T, Kudo F, et al: Hemodynamic changes in stripping operation or saphenofemoral ligation of the greater saphenous vein for primary varicose veins, *Ann Vasc Surg* 18:465–469, 2004.
57. Nicolaides AN: Investigation of chronic venous insufficiency: a consensus statement. Cardiovascular Disease Educational and Research Trust; European Society of Vascular Surgery; The International Angiology Scientific Activity Congress Organization; International Union of Angiology; Union Internationale de Phlebologie at the Abbaye des Vaux de Cernay, *Circulation* 102:E126–E163, 2000.

第 13 章 磁共振成像

Cihan Duran，Piotr S.Sobieszczyk，Frank J.Rybicki

磁共振血管成像（MRA）在血管成像应用中已被广泛接受，而且作为它们在形态学上的选择，尤其是周围动脉和肾动脉造影[1-3]。钆对比增强（CE）MRA 可以在相对短的采集时间产生高空间分辨率图像。它与其他成像技术的详细比较超出本章范围，一般的优缺点见表 13-1。例如动脉造影类应用变得十分重要，其中多种检查方式（例如，CT 和 MRA）已是常规诊断，从而为治疗计划提供影像资料。

基本原理

磁共振成像（MRI）利用人体组织中固有的磁场特性和能够利用这些磁场特性产生的组织对比。磁共振成像检测的是广泛存在的氢原子中单个质子所产生的磁矩。因为任何运动的带电物质均产生小的磁场，自旋的质子产生小的磁场，可以被认为是小的磁体或"自旋子"。当患者进入大的磁体中（例如，MRI 扫描仪），氢质子会沿外加静态磁场（B_0）重新分布，产生净磁化矢量。量子学观点认为，大多数质子与 B_0 的方向相同或相反，随机分布，彼此相互抵消。然而，与磁场一致的自旋质子数稍多时，可导致该处组织产生净磁化矢量。产生这种分布所需要的时间由纵向弛豫时间 T1 表示。组织之间 T1 的变化提供了组织的对比。

自旋质子沿 B_0 轴摆动或"旋进"，摆动频率与 B_0 的强度成正比。如果施加摆动频率产生射频（RF）脉冲时，质子会吸收能量，跃迁到更高的能级状态。该射频脉冲使质子偏转，净磁化矢量远离磁场的主轴方向，从纵向平面偏转到横向平面（横向磁化）。质子在 RF 脉冲作用下发生翻转，净磁化矢量以"翻转

表13-1 血管成像方法的优缺点

方法	优点	缺点
MR	无电离辐射	设备昂贵
		检查需要专业技术
对比增强	与 CT 的碘造影剂相比，产生高信号的钆造影剂肾毒性小	造成肾功能不全的肾源性系统性纤维化的发生概率小
非对比增强	排除毒性聚集	与 CE 协议相比，采集时间长
		CE-MRA 中被大量减少的人工干扰的风险增加
CT	快速、高的信噪比、高质量的图像采集	电离辐射
	与 MR 相比操作需要的专业技术少	碘的肾毒性
DSA	在诊断操作中可以进行治疗	有创检查
	空间分辨率高	碘的肾毒性
		数据不如体积测定（CT、MRI）方便，它们可以任意角度观察
超声波检查法	无电离辐射	浅表成像有优势
	便宜	受骨、空气和探头界面的限制
	容易获得血流流速信息	与 CT、MRI 相比，CNR、SNR 比较低
	便携的	依赖于操作者

CE，对比增强；CNR，对比噪声比；CT，计算机断层扫描；DSA，数字减影血管造影；MRA，磁共振血管成像；MRI，磁共振成像；SNR，信号噪声比。

角度”定义。RF 脉冲越强，磁化矢量翻转的角度越大。常见的自旋回波的翻转角度是 90° 和 180°，梯度回波（GRE）的翻转角度通常介于 10° ~ 70°。在 RF 脉冲撤离主磁场后，自旋质子的运动发生改变，重新与主磁场的方向一致，其快慢由 T1 弛豫时间决定。

自旋质子从高能级状态恢复到低能级状态会伴随能量的释出。吸收的 RF 能量随着共振的频率传播，可以被 RF 天线或患者周围的 RF 线圈检测到。这些信号被编码，并经过数学转换成为 MR 图像。外加的 RF 磁场按一定的短间隔重复激发质子获得信号、产生图像。此 MR 参数被称为*重复时间*（TR）。常规 MRI 的 TR 通常为 0.5 ~ 2 s，而 MRA 的 TR 为 5 ~ 30 ms。当自旋的质子翻转到横向平面时，它们处于同相位。旋动的速度与质子所处的主磁场的强度有关。有些质子旋转快，有些旋转慢，彼此之间很快失去相同的相位（失相位）。在失相位过程中，MR 信号逐渐衰减。这一失相位的时间称为 *T2 弛豫时间或横向弛豫时间*。T2 与 T1 一样，每一种组织有其固定的 T2 值，用于 MR 图像对比。除了组织固有 T2 值的差异，B_0 的不均匀性可以导致横向磁化矢量的快速衰减。组织中总的信号衰减所反映的 T2 弛豫时间称为 $T2^*$。为了获得 MR 信号，这些自旋质子的相位必须恢复一致，产生信号或回波，所需的时间称为*回波时间*（TE）。在自旋回波成像技术中，需要通过 180° 重聚 RF 脉冲获得回波。在此之后，质子自旋到失相位，再施加另一个 180° RF 脉冲产生第二个回波，以此类推。长回波时间的信号丢失反映了组织 T2。在梯度回波成像中，回波的获得是通过梯度翻转而不是射频脉冲。因为这受组织均匀性的影响，TE 依赖的信号下降反映了 $T2^*$。最近，发现了对磁场的均匀性不敏感的 GRE[GRE 稳态平衡自由进动（SSFP）] 序列，可以反映组织真实 T2 的值。

纵向弛豫和横向弛豫同时发生，但是两者的过程不同，反映人体不同的组织特性。T1 测量信号的恢复，成像中短 T1 组织是亮的，而长 T1 组织是暗的。脂肪组织的 T1 值非常短。与此相反，T2 测量的是信号丢失。所以，成像中短 T2 组织是暗的，而长 T2 组织是亮的。单纯的液体，例如脑脊液和尿液的 T2 值长。为了突出组织间弛豫时间的差异，MR 图像可以被设计成为 T1 加权、T2 加权，或质子密度加权。外源性造影剂，例如钆，能够显著地改变组织之间的差别。从组织获得信号进行空间定位才能得到准确的 MR 图像。在某一时间应用外加磁场对 MR 信号进行空间编码，形成断层图像，梯度磁场可以对 MR 信号进行空间定位。产生二维 MRI 图像需要层面选择、频率编码、相位编码梯度场。层面选择梯度被第 2 个相位编码梯度代替后可获得三维图像。

磁共振回声经数字化转换后存储在数据采集矩阵内，称为“K 空间”。二维 MRI 的 K 空间由 2 个轴构成，三维 MRI 的 K 空间由 3 个轴构成，K 空间表示频率编码数据，应用傅立叶转换将数据转换成图像。K 空间的一个重要特征是 K 空间的中心（相位编码线的中央）决定了组织的对比度，而 K 空间的外周决定了图像的细节。其中，K 空间线的收集顺序可以是多种多样的，强烈地影响组织对比度。例如，在 CE-MRA，K 空间的中央决定对比部分的数据可以在扫描初期获得（中心采集），即动脉内造影剂浓度高峰时动脉对比效果最强。除了简单的逐条线 K 空间数据采集外，还有更复杂的 K 空间数据采集方案。在螺旋成像中，数据采集由 K 空间的中心数据开始，依次以螺旋轨迹向外周采集。沿 z 轴方向施加层面选择梯度场将形成轴位图像，沿 y 轴方向施加层面选择梯度场将产生冠状位图像，沿 x 轴方向施加层面选择梯度场将获得矢状位图像。结合 2 个或多个梯度可获得任意斜位图像。

磁共振血管成像技术

磁共振血管成像依赖于血管中的流体信号最大化进行选择性成像，血管内信号最强、周围静止组织中的信号被抑制。利用计算机重组技术重建图像，得到类似于传统 X 线血管造影术的图像（表 13-2）。

磁共振血管成像包括 2 种成像方式：“黑血”和“亮血”。“黑血”技术使用的是标准自旋回波（SE）序列（图 13-1A），90° RF 脉冲激发后跟着一个再聚焦 180° 脉冲。如果成像层面与血管垂直，因血流速度和 2 次脉冲间隔，被第一次脉冲激发的血流将不会“看到”第二个脉冲，这将导致血管内信号流空呈黑色。层厚越薄、回波时间越长，流空效应越明显。这项技术允许对动脉壁形态的仔细检查。快速自旋回波（FSE）序列，通过多次重复的 180° 脉冲获得长的回波链，快速地产生图像。最新的“黑血”技术采用双翻转恢复（DIR）快速自旋回波序列，可提供一个加强“黑血”序列的新方法。该技术使用 2 个连续的反转脉冲：第一个反转脉冲将线圈内血液变黑，第二个反转脉冲恢复层面内的磁化并生成图像，2 次反转脉

表13-2 MRA 磁共振血管成像序列类型

序列名称	描述	2D或3D	门控	血流定量可能	应用
TOF	扫描层或扫描容积，因射频脉冲饱和，磁化矢量减少形成亮血管	都有	偶尔	无	颅内、颈部、足部
PC	应用流动编码射频脉冲形成亮血管，首先产生相位，强度与流速呈正比	都有	偶尔	有	目前不用
动态 CE	快速注入钆造影剂，在动脉或静脉扫描的时候输送扫描可进行图层减影	3D	无	无	颈部、胸部、腹部、四肢
增强后	均衡增强钆造影剂，形成亮血管	都有	无	无	静脉、主动脉
黑血	基于 T1 恢复时间，利用反转预脉冲使血流无信号，产生暗血管	2D	必须	无	斑块图像

2D，二维；3D，三维；CE，对比增强；PC，相位对比；RF，射频；TOF，飞行时间。

冲与图像采集之间，因层面内血液被外周无信号的血液取代，这将产生比传统方法更清晰的“黑血”。该序列更有利于检查血管壁的厚度、夹层内皮瓣、附壁血栓或血管炎症的存在[4]。这比传统的 X 线血管造影更具优势。

“亮血”MRA 技术使用 GRE 序列，通常分为测量信号幅度 [飞行时间（TOF）] 的方法和基于相位效应 [相位对比（PC）] 的方法。在每个 GRE 序列中，短时间间隔内施加 RF 脉冲，消除了因流空效应引起的信号衰减。占据固定组织层面的静止的质子没有足够的时间来恢复到平衡状态。

TOF-MRA 技术依赖于血液中未饱和的质子从视野（FOV）外流入静止组织内成像，其中一部分因暴露于多次 RF 脉冲激发处于饱和状态。这些“饱和”的质子不能产生图像信号。MRA 使用的 GRE 序列成像的静止组织的信号通常很低。流入成像层面的血液中的“不饱和”质子未经 RF 脉冲的激发，因此产生的信号最强。相对于背景组织，未饱和的血液表现为亮白色（图 13-1B）。血液流过成像层所需要的时间以及它对信号的效应称为 *TOF*。采集层面内缓慢流动的血液因反复的 RF 激发亦可以饱和，因此可能导致狭窄病灶或缓慢流动的血管的人工干扰。

TOF 技术可在 2D 和 3D 中获得。2D TOF 采集多个连续重叠的薄层数据获得图像。告知患者屏气，以减少运动的人工干扰。然而，如果患者在每次屏气中不能保证达到相同的水平，则有可能发生空间配准不良。因此，每次屏气通常只获取 1 ~ 2 层图像。2D TOF 对于缓慢流动的血液具有很高的灵敏度，因为血液仅流动 3 ~ 5 mm 就要更新采集层。3D TOF 由有血液流入的梯度回波采集层块组成，这项技术的优点是具有更高的信噪比和分辨率。成像组织层块厚，要求动脉中的血流快，动脉内始终为新鲜血信号。因此此技术与流速有关，血流稳定、速度快的血管成像效果好，无呼吸的人工干扰。应用额外的饱和脉冲可以消除静脉产生的信号。心脏触发的分段 GRE 序列可以用来消除动脉搏动人工干扰。

成功的 TOF 图像层厚要尽量薄，以便 RF 脉冲重复之间有充足的血液流入，但层厚也要有一定厚度，以保证足够的信噪比和覆盖。3 ~ 4 mm 的层厚适用于大血管，1 ~ 2 mm 的层厚适用于小血管。成像层面或成像层块上方或下方施加空间预饱和脉冲可减少不需要的动脉或静脉信号，这与所观察的血管的部分有关。TOF 法的最佳 TR 是 20 ~ 50 ms，短 TR 可保持背景组织充分饱和，但必须有足够长的时间保证未饱和血液在连续的脉冲之间充分流入。最佳翻转角一般为 30° ~ 60°。随着血液阶段性地流入四肢，收缩期血流信号可增加（因为横向磁化增加），远端血流信号减弱，产生搏动性流动造成的人工干扰。翻转角越大，搏动人工干扰越大。心电门控可以减少伪影产生，但是须增加成像时间。

TOF 法利用静止颗粒和流动颗粒间的信号幅度差异成像，而 PC 法利用观察信号的相位位移。MRA 成像中运动颗粒在磁场内经历不同的相位位移，随着施加磁场的强度和方向发生改变，流动质子相对于静止质子的相位位移不同。颗粒运动越快、相位位移越大，血流中的流动质子与静止质子因此而产生区别。

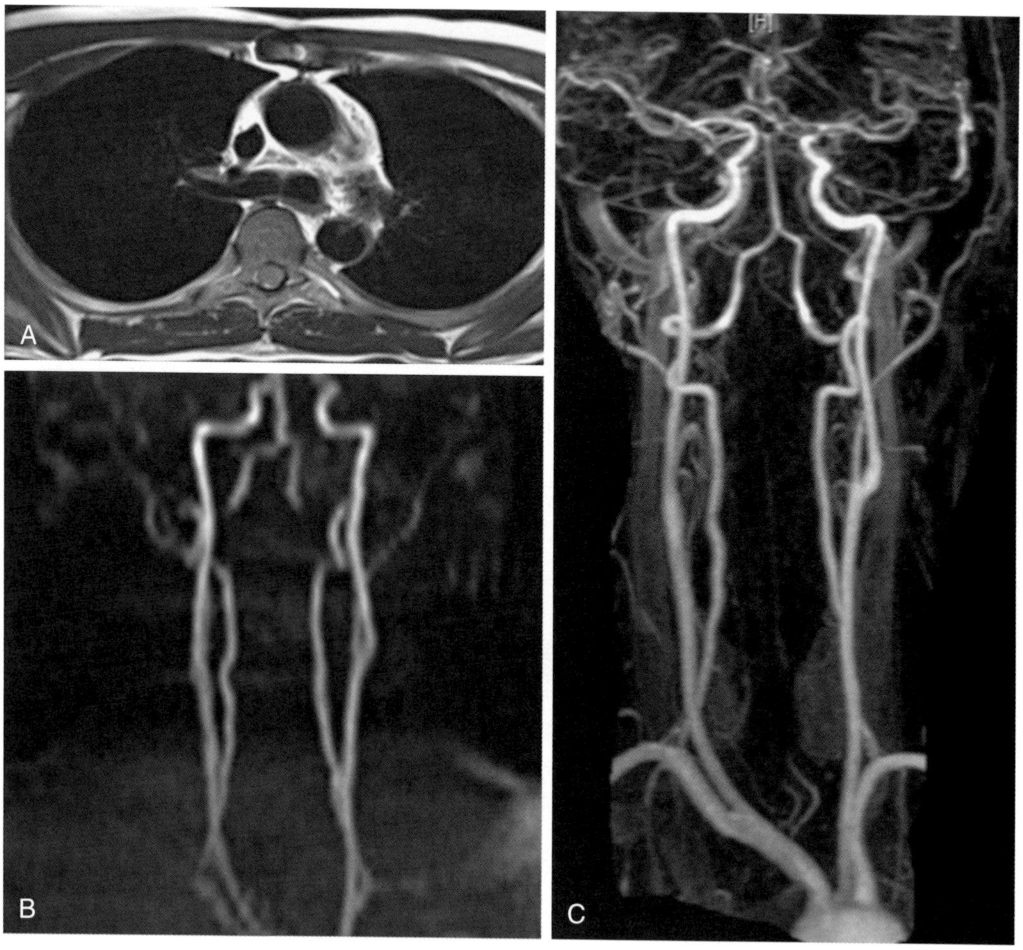

图 13-1 “黑血”和“亮血”成像技术。A，升主动脉和降主动脉的横截面 T1 加权图像；血管腔为黑色。**B**，颈动脉 - 椎动脉系统的飞行时间（TOF）图像。**C**，同一患者的对比增强磁共振血管成像（CE-MRA）动脉期的最大强度投影（MIP）重建图像，显示了正常的颈动脉 - 椎动脉与 TOF 采集相比，具有更高的空间分辨率

流动组织和静止组织间的相位差产生对比，成为相位对比成像的基础。所获取的几对图像，对于流动的灵敏度不同，通过减影消除背景信号，留下血流信号。相位位移与流速成正比，通过这种方式可以获得流速定量。相位对比采集可以是二维或三维图像，虽然目前 PC 法较少应用于血管造影，但是它提供了一个有效检测血流速度和方向的手段。PC 法成像需要很多次：它须在极性相反的流动编码梯度方向上获取两组图像，并且要在每个方向上测量 3 次才能获得各方向的血流图像。

PC 法及 TOF 法适合动脉系统的成像 [5]，但也有其局限性。采集时间长，一次憋气难以完成成像，这些均增加了运动人工干扰的机会。其他不足由流动相关人工干扰所致，例如层面饱和、相位离散。这样的成像在血流缓慢的区域也有限制，如动脉瘤。复杂血流区域信号丢失的表现多见于血管狭窄处，导致高估狭窄的程度。空间分辨率不够时容易低估血管狭窄的程度。血管狭窄处血管内复杂的涡流会引起信号丢失，类似严重狭窄，这是“体素内失相位”所致。血流通过狭窄时加速，流速变化大，质子相位差加大。在最小的成像单元图像的“体素”内，这种相位分布导致信号的丢失，而不是信号相加，因而在狭窄的部位造成信号流空。短 TE 可减少血流相位离散的人工干扰。薄层扫描、减小体素能进一步减弱相位离散。3D TOF 最容易获得小体素和短 TE 图像。3D 技术采用较厚的层块的最大缺点是慢血流或循环血流饱和。多层重叠薄层采集（MOTSA）的连续的 3D TOF 技术比单一层面 3D TOF 技术流动增强更明显，与 2D 技术相比失相位少。然而，不足之处是相邻层块的叠加的需求增加了采集时间。

对比增强磁共振血管造影

对比增强磁共振血管造影（CE-MRA）是 MRA 的改进[6-7]，这项技术克服了传统的“亮血”技术的局限性：呼吸运动人工干扰、信噪比低、流动相关伪影和饱和相关人工干扰（图 13-1C）。钆造影剂的应用可在对比增强 3D T1WI（干扰相）梯度回波图像中增加血液的信号强度。血液对比不再依赖血流，而是依据图像数据采集中动脉系统中造影剂的浓度。无论血流是层流、涡流还是滞流，均可获得满意的图像。这项技术通过造影剂首过时的一次屏气获得冠状位或矢状位较大数据组。钆造影剂是重金属，与螯合剂结合后成为惰性元素，钆 - 二乙三胺五乙酸（GD-DTPA）静脉注射的结果是明显缩短血液的纵向弛豫时间 T1，降低了颗粒饱和效应对 3D TOF 的影响。而且短的 TE 减少了自旋质子的失相位，可以实现对血管狭窄的精确评估。

该技术经多次改进后，成像速度比 TOF-MRA 明显加快。随着高性能梯度场的发展以及超短的重复 TR 和 TE 的出现，明显缩短了 CE-MRA 的图像采集时间，通过一次屏气即可完成扫描、获取图像，明显减少了运动人工干扰。通过使用造影剂缩短 T1 将有造影剂充盈的血管结构有选择性地可视化，迂曲分支的血管显影效果更好。数字减影、扰相技术和脂肪胞和技术可抑制背景信号，增强了血管中造影剂的信号。减影后的数据经过后处理，可以获得 3D 投影图像。CE-MRA 提供的图像仍是血管腔的影像，需要常规或 FSE 成像的全面检查，才能明确血管直径和有无血栓。

目的区域内血管内钆造影剂浓度最高时，成像效果最佳。为了增加血管内血液的亮度，与背景组织之间的对比，推注钆造影剂时必须保证大部分造影剂在动脉及其分支内，这要准确测量造影剂到达的时间。造影剂到达之前采集信号会产生环形人工干扰；造影剂到达之后采集信号会使静脉和周围组织信号增强，而污染动脉信号，这种情况多见于经多段扫描数据采集而获得图像的四肢 MRA 检查。多种因素可以影响造影剂的通过时间，如低心输出量、瓣膜反流、大的腹主动脉瘤和血流限制性狭窄。通过经验评估或推注试验可以得到造影剂通过目的区域的准确时间。另外，自动触发技术，脉冲序列能够探测造影剂的到达且可以自动触发图像采集。磁共振荧光透视技术，让检查者可以直接观察推注造影剂的到情况，手动触发启动扫描。需要更高的空间分辨率的区域（如下肢），须增加造影剂用量，且采集时间长。

注入钆造影剂进行动脉期成像的优势在于动脉的信噪比高，且消除了重叠静脉强化的影响。动脉期采集时间非常短暂，但有几种方法可以保证动脉期的 MR 图像采集。相位调整（K 空间图）技术在造影剂浓度在动脉高、在静脉低时，获得中央 K 空间数据（即低空间频率数据）。该技术允许一个相对较长的 MR 采集，实现了在短的造影剂推注动脉期时相内获得图像。中央 K 空间数据采集过程的关键在于钆造影剂推注时间，一定要保证动脉内钆造影剂浓度最高。

CE-MRA 可以被静脉和周围软组织的强化限制。造影剂不仅进入静脉组织内，这与造影剂在组织内通过的时间有关，而且造影剂要快速从血管腔隙外渗，造成组织强化。目前正在进行的临床试验阶段的新的“血池型”造影剂，它是在血管内保留，在 T1 加权的 MR 图像中选择性地增强血池。这种造影剂利用与白蛋白结合的钆化合物，形成大的可长时间停留在血管内的颗粒，或利用超微铁颗粒。另一种造影剂——钆贝酸盐，能与白蛋白产生短暂的、弱的相互作用，导致 T1 弛豫时间延长。这可能会导致信号强度增强，因而在目前应用的钆造影剂中，在剂量相同的情况下成像效果最好，可能提高诊断效率。该造影剂在欧洲已经被批准使用在成像中，而在美国仍处于临床研究中。同不与蛋白质相互作用的钆造影剂相比，它提供了一个更高、更持久的腹主动脉血管信号增强[8]。

钆造影剂具有较好的安全性。然而钆具有肾毒性。对于潜在的慢性肾功能不全的患者，钆螯合物可以引起急性肾衰竭。使用钆造影剂可造成肾源性系统性纤维化（NSF）[9]，大多对皮肤有影响，此外也可能影响到肌肉、关节，还有内部器官，例如肺、肝以及心脏，甚至引起肾衰竭。当严重的肾疾患的患者接触到高剂量的钆剂或者是在短时间内接受多次标准剂量的钆造影剂时，可出现严重的肾源性系统性纤维化。据报道 NSF 患者的肾小球滤过率（GRF）低于 30 ml/min 者占 3% ～ 5%[10]。因此，MR 增强协议应尽量减少造影剂用量，特别是对于中度至重度肾衰竭的患者[11]。

金属物品，例如手术夹在 MRA 中容易导致磁化人工干扰。目前越来越多的支架的广泛应用对 MRA 成像有重要的含义。Cavagna 等评价了主动脉、髂动脉和腘动脉等部位的7种支架植入后的CE-MRA[12]。仅极少数常用支架植入后能显示管腔。磁敏感性人工干扰导致明显的信号丢失，即使使用钆增强的MRA，仍不能正常显示支架管腔，妨碍了适当的视线。但一些镍钛合金、钽、聚四氟乙烯（PTFE）等材料制成的支架在CE-MRA中造成的人工干扰可明显减轻。

后处理技术

磁共振数据可以被看做是原始图像或是在任意方向上的投射。图像后处理可以任意方向、任意形式重建，以显著地提高重叠血管的显示（表13-3）。例如，左颈总动脉（CCA）起始部和左锁骨下动脉可在冠状投影上重叠，而右颈总动脉起始部和右锁骨下动脉在微斜位上重叠。肾门、肾窦口无论是在冠状位还是在斜位显示都是最佳的，而腹腔干和肠系膜上动脉（SMA）在矢状投影上显示最佳。MR与数字减影血管造影（DSA）比较，后者须多次注射造影剂以便看到这些血管的起源。图像解读的细节往往超出了回顾的范围，但原始图像、多平面重建（MPR）、最大强度投影（MIP）和体积描绘（VR）都是需要的（图13-2）。原始图像是最初的重建图像，用来解决问题并确认研究成果。我们通常通过MPR和MIP数据对血管研究进行解释。在层块采集方面，多平面重建（MPR）是非常有用的，因为该技术可以根据需要确定成像平面，以提高血管的分割显示。CE-MRA最常见的重建方式是减影MIP，用增强后的图像减去造影剂注射前的图像（蒙片），得到高信噪比的数据，进行最大强度投影。通过围绕患者z轴旋转得到所有角度的投影重建图像，并以*电影*的方式进行观察。这些投影图像即为*旋转的MIP*。

表13-3 后处理技术类型

技术	描述
MPR	形成的断层图像的平面与采集平面不同
MIP	利用任意轴位的图像形成全部或部分层块图像
体积描绘（VR）	MRI图像经处理形成全部体积图像；通过应用强度阈值和去除多余结构来分段显示结构

MIP，最大强度投影；MPR，多平面重建；MRI，磁共振成像。

临床应用

颅外颈动脉和椎动脉

动脉粥样硬化、动脉夹层和炎症性疾病可影响颅外颈动脉和椎动脉。由于CE-MRA可以完全显示这些血管的全部成像，CE-MRA已经在很大程度上取代了飞行时间法（2D和3D）（图13-3）。TOF成像的一个问题是在颈动脉分叉处或接近颈动脉分叉处有湍流，而该部位也是病变常发生的部位，这容易导致对病变严重程度的高估。钆造影剂增强MRA比不增强的MRA具有更高的信噪比，对血流紊乱引起的失相位不敏感，并且由于饱和作用，没有信号的丢失。相位对比序列可以对血流方向测定和定量做出补充。

颅内动静脉血流通过颅的时间非常短暂，因此，血管床可因静脉显影影响图像质量，因此要一个高的时间分辨成像。由于技术的不断创新、患者本身的差异以及方法的不同，对颈动脉MRA的特性很难做出评价。对41项研究数据进行meta分析得出，CE-MRA对于严重的颈动脉狭窄（70% ~ 99%）的诊断，具有很高的灵敏度（94%）和很高的特异度（93%）[13]。CE-MRA对于开口处的狭窄的灵敏度及特异度也是非常高的[14]。

通过CT或者MRA均可以显示CCA夹层的内膜瓣。对于具有不良或不确定的血流动力学稳定性的患者，CT是检查的优选方式，因为它更为快速，且能更好地对患者进行监测。然而，对于病情稳定的患者，MR更具有优势，因为该检查对甲状腺没有电离辐射，适用于对患者进行初始或后续研究。

对于椎动脉夹层，MRA可以辨别狭窄或梗阻的水平，从壁内血肿区分残留血流。

胸主动脉及其分支

CT和MRI成像都可以对主动脉提供全面的影像。一次屏气3D CE-MRA即可完成胸主动脉成像（图13-4），联合心电（ECG）门控技术有利于消除搏动人工干扰。

主动脉夹层动脉瘤

先进的MRA技术对于显示夹层和壁内血肿的灵敏度达100%[15]。通过多平面重建很容易识别真假腔，内膜撕裂的位置和程度，以及与主要血管分支的关系。近端主动脉的视频成像可以识别A型夹层合

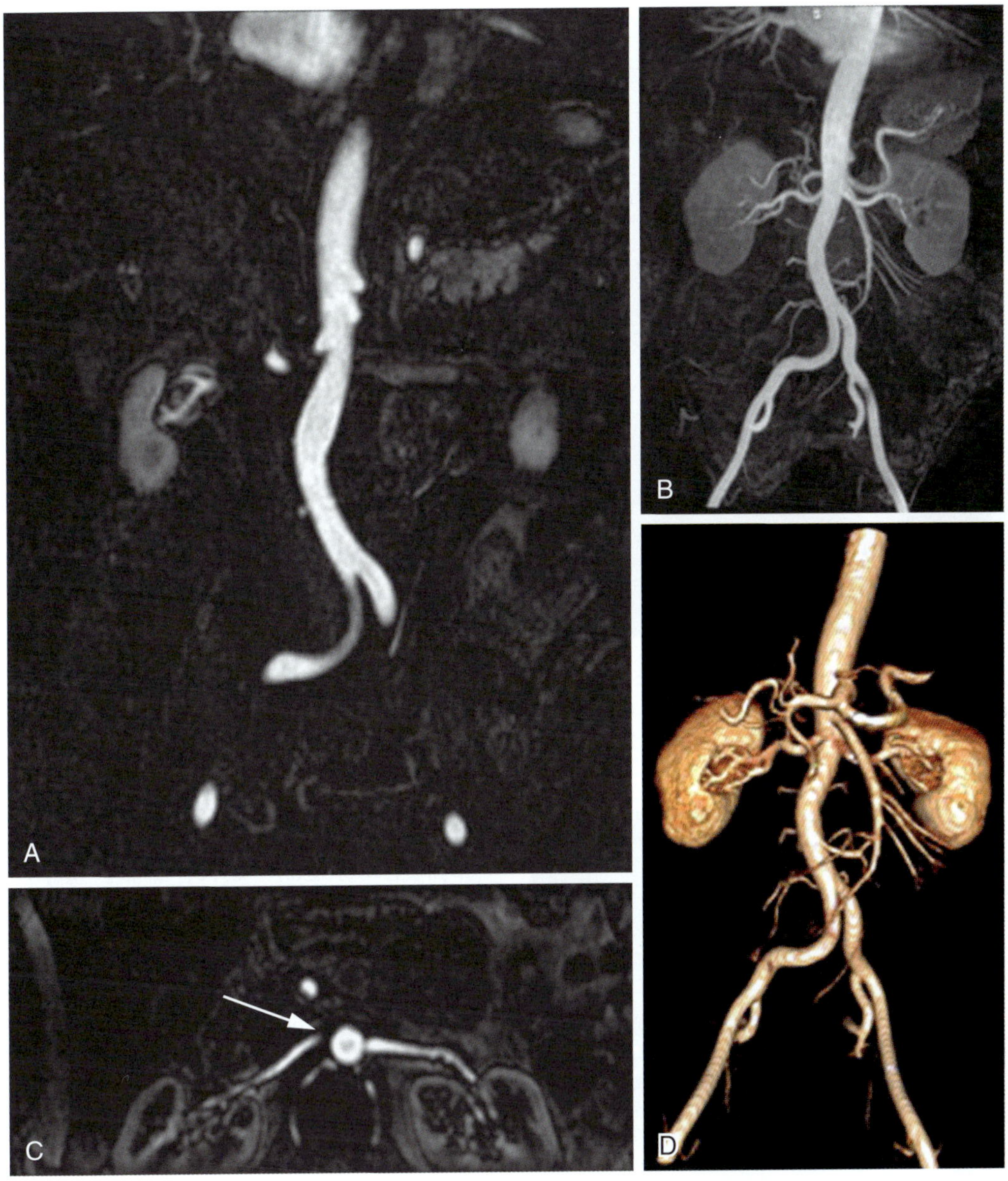

图 13-2 后处理技术；腹主动脉及其分支的对比增强磁共振血管造影（CE-MRA）。A，薄层腹主动脉冠状图。这些图像的最大强度投影的总和用来形成（**B**）冠状位最大强度投影（MIP），包括正常肾动脉和肠系膜动脉。**C**，轴位多平面重建（MPR）图像：在左肾门的水平不包括两侧肾动脉整个范围，给人一种右肾动脉近端闭塞*（箭头）*的假象。**D**，三维体积描绘（3D-VR）影像显示腹主动脉及其分支的全貌

并主动脉瓣反流（图 13-5）。延迟期相位图像可以显示壁内血肿、溃疡，以及包括破裂在内的并发症。在 SE 序列 T1 加权像中，壁内血肿表现为血管壁向心性增厚，伴随着壁内信号强度增加[16]。动脉壁炎性改变表现为动脉壁增厚和信号增加。结合临床其他参数和试验（如血压的变化），MRA 对将患者分类为采取药物保守治疗者或外科手术治疗者，具有重要作用[17]。

胸主动脉瘤

动脉瘤成像应考虑到病变处血流缓慢。MRA 能显示动脉瘤的位置和大小，腔内附壁血栓的存在以及动脉瘤与主要分支血管的关系。因为 3D CE-MRA 的 MIP 图像突出显示主动脉的管腔，因此应在原始图像上（非对比剂增强）进行评估，以确定附壁血栓的程度和测量动脉瘤的实际大小。时间分辨成像可以显示

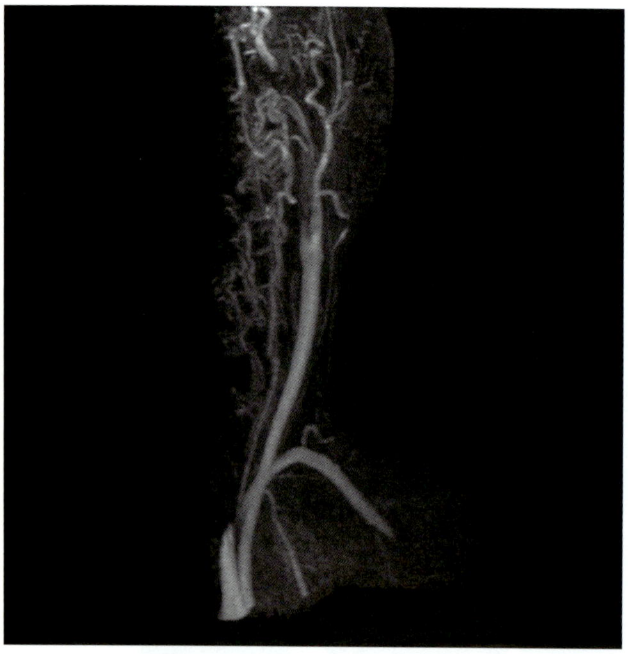

图 13-3 颈动脉疾病。左颈内动脉（ICA）夹层致近端血管内血栓阻塞。颈内动脉的远端侧支建立

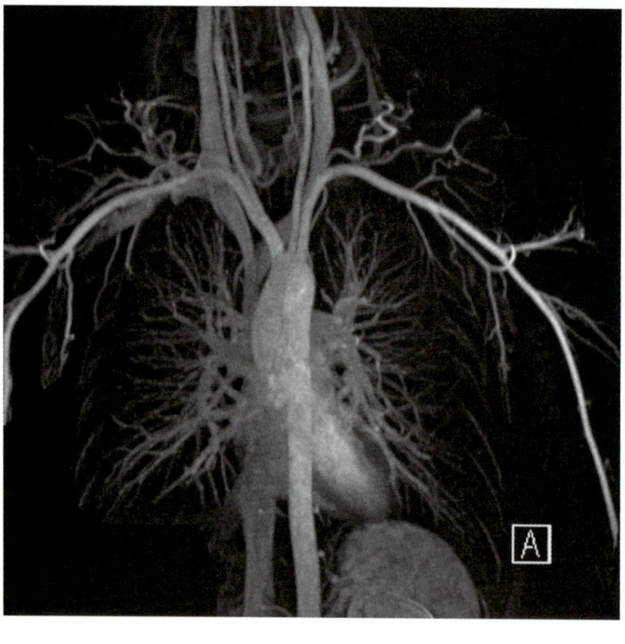

图 13-4 最大强度投影（MIP）图像显示正常胸主动脉及主动脉上血管的起源和走行

缓慢血流的延迟增强[18]。对于临床上怀疑对钆有禁忌证（如严重过敏、急性肾衰竭）的患者可进行 DIR 成像或者非造影剂成像技术来评估胸主动脉[19]。

主动脉弓血管疾病

动脉粥样硬化常导致大血管闭塞，血管炎、纤维肌性发育不良（FMD）和放射性动脉损伤也可以引起分支血管的狭窄。CE-MRA 是能快速、准确显示头臂动脉和锁骨下动脉闭塞性疾病的检查方法（图 13-6）[20]。旋转的 MIP 可以避免重叠血管的相互干扰，故能精确评估分支血管的起源。

先天性异常

MRA 能很好地显示先天性病变。主动脉缩窄表现为左锁骨下动脉远端主动脉变窄（图 13-7）。MRA 能够显示狭窄、主动脉迂曲以及相关的侧支血管[21]。用 MR 流速图评价侧支血流，能准确地判断缩窄处血流动力学变化[22]。磁共振视频也可以对合并主动脉缩窄的二尖瓣和主动脉瓣狭窄做出诊断。MRA 为主动脉缩窄治疗后排除并发症提供了检查手段，如显示狭窄或动脉瘤形成[23]。

MRA 也可以区分主动脉真性缩窄和假性缩窄。主动脉假性缩窄是发生于降主动脉的一种罕见的、无症状的畸形，其特征是表现为左锁骨下动脉起始处远端的胸主动脉迂曲、延长、膨胀。整个迂曲段血管内无压力变化。它被认为是一种良性疾患，尽管一些报道认为它可能会发生并发症[24]。

胸廓出口综合征

在胸廓入口处的血管神经束（锁骨下动脉、锁骨下静脉和臂丛神经）受压可导致胸廓出口综合征。典型的症状通常是由神经压迫所致，98% 的情况均由臂丛神经受压引起。磁共振成像能准确显示脂肪周围阻碍受压的臂丛神经和锁骨下动脉、锁骨下静脉。MRA 可以通过手臂的外展和内收动作模拟生理性静脉和（或）动脉收缩，来明确诊断（图 13-8）。

肺血管

射频消融治疗房颤的手术逐年增多，应用 MRA 术前可明确肺静脉解剖，这样术后能监控狭窄的发生[25]。MRA 能准确评价肺静脉数目、位置和粗细，这使电生理计划的制订变得可行（图 13-9）。多排螺旋 CT 是诊断肺栓塞（PE）的标准[26]。患者对碘造影剂严重过敏的情况下可应用 MRA（图 13-10）。时间分辨 MRA 可减少静脉影响[27]。肺动脉瘤和狭窄也可在 MRA 检查中明确。

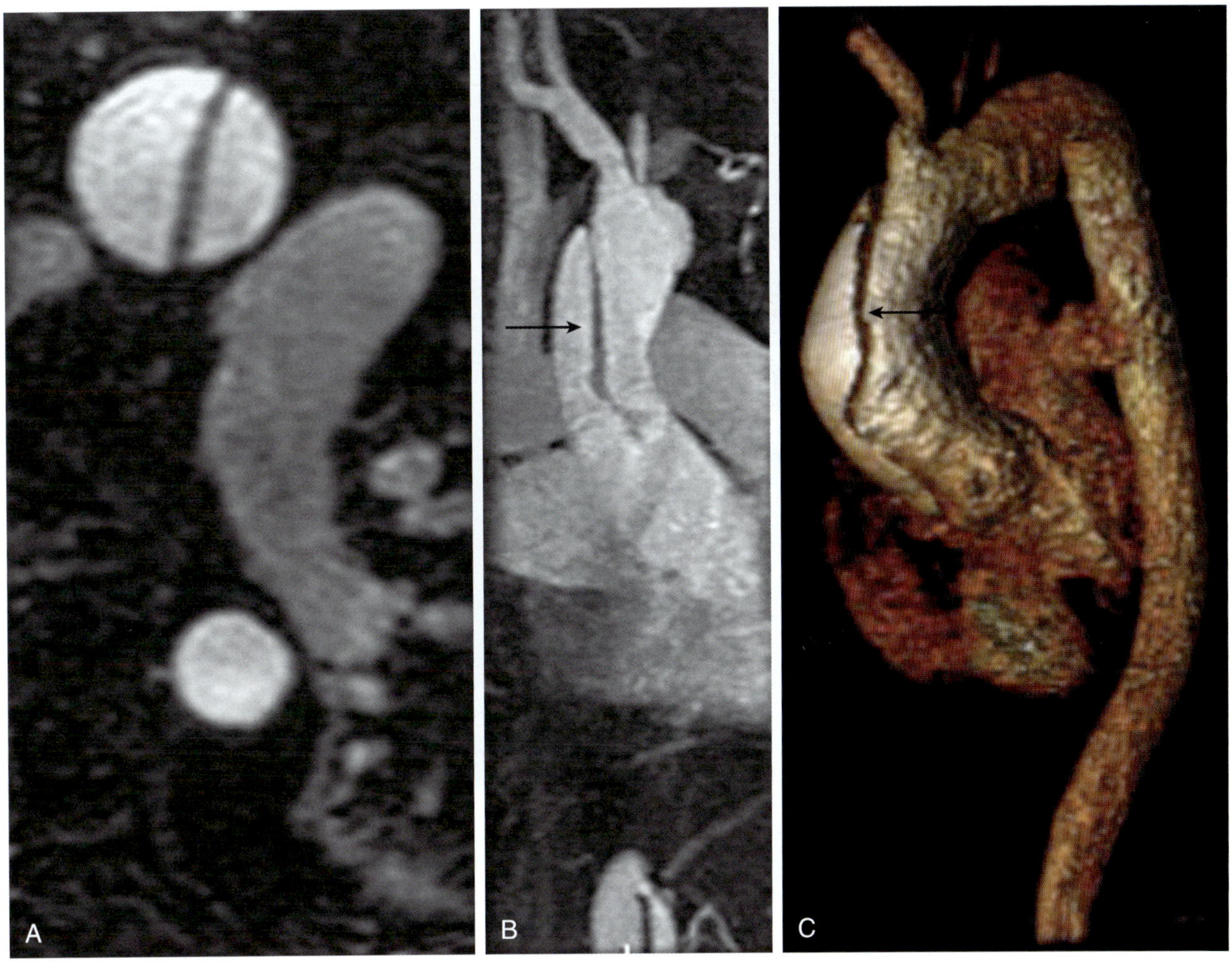

图 13-5 Stanford A 型夹层。**A**，轴位多平面重建（MPR）图像。**B**，冠状位最大强度投影（MIP）。**C**，3D 体积描绘（3D-VR）影像显示升主动脉内膜瓣*（箭头所示）*

冠状动脉

由于 MRI 具有良好的软组织对比度，因此可以提供极好的心脏形态和功能的数据。然而，由于冠状动脉的管径小、运动性和形态迂曲，磁共振检查仍然较难对其评估（图 13-11）。在常规的临床实践中，计算机断层血管造影（CTA）是无创性冠状动脉检查最好的方式[28]。冠状动脉 MRA 适用于冠状动脉异常的检查[29]，但 CT 在此处是有优势的，它可以用低于 1 mSv 的辐射剂量来进行检查。

上、下肢的周围动脉疾病

大多数周围动脉疾病（PAD）多见于动脉粥样硬化。其他影响肢体动脉血供的疾病包括周围动脉瘤、腘动脉压迫、外膜囊性疾病、血栓闭塞性脉管炎（TAO）、巨细胞性动脉炎和大动脉炎，以及（罕见的）纤维肌性发育不良（FMD）。

下肢 PAD 的磁共振血管造影评价通常从主动脉分叉延伸到脚踝和足的水平（图 13-12）。MRA 通常用于评价 PAD 患者的血管解剖来设定血供重建过程。它可以帮助识别和描述所有的闭塞血管，以及流入和流出血管的评价。

黑血 MRA 图像可以评估壁厚、血栓、壁内血肿、动脉粥样硬化斑块和动脉粥样硬化穿透性溃疡的存在[30]。黑血 MRA 序列在目前径流协议中很少应用，主要是由于采集时间长。

标准 MR 径流采用 3D CE-MRA，以便对周围动脉进行准确、详细的评估[6,31]。最近的 meta 分析收集了 1998—2009 年的 32 项研究，显示对于诊断周围动脉的节段性闭塞病变的汇总的灵敏度达 94.7%，特异度达 95.6%[32]。周围血管 CE-MRA 面临的挑战在

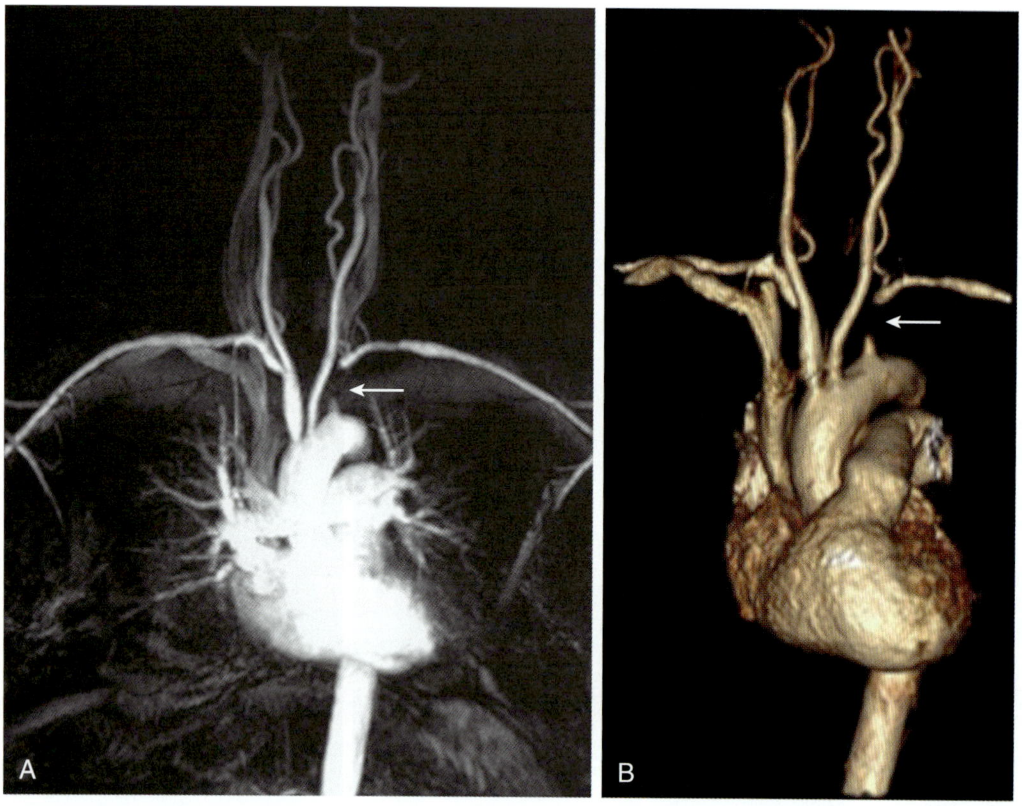

图 13-6 胸主动脉磁共振血管造影 (MRA)。**A**，冠状位最大强度投影（MIP）。**B**，三维体积描绘（3D-VR）图像显示左锁骨下动脉近端闭塞*（箭头）*和锁骨下动脉窃血综合征

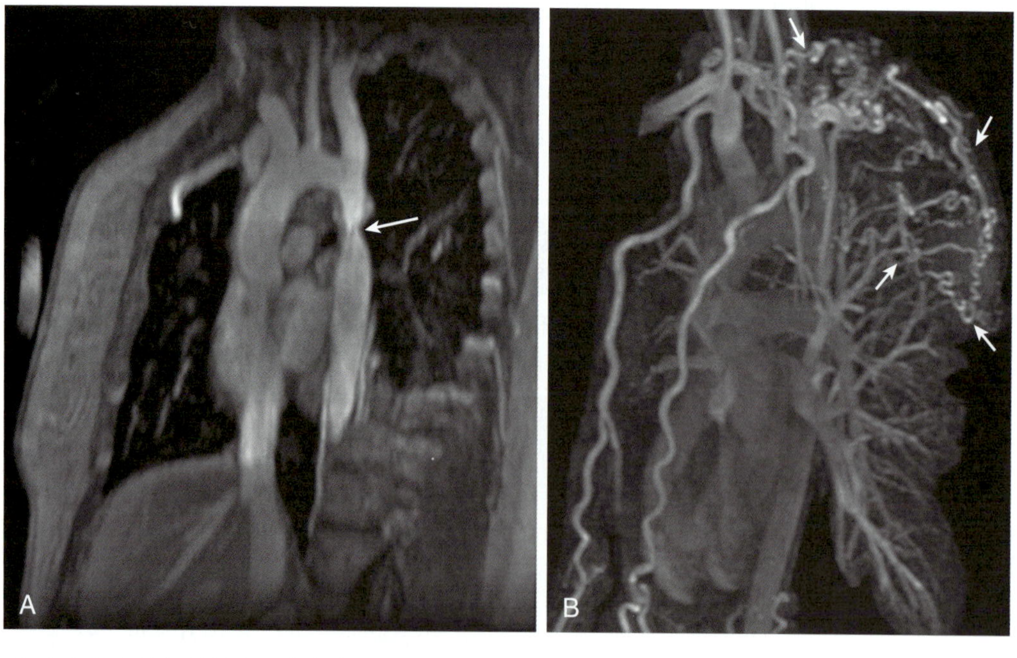

图 13-7 A，斜矢状位最大强度投影（MIP）图像显示主动脉缩窄*（箭头）*。**B**，三维体积描绘（3D-VR）图像显示的视野较大，并可见广泛的侧支*（箭头）*

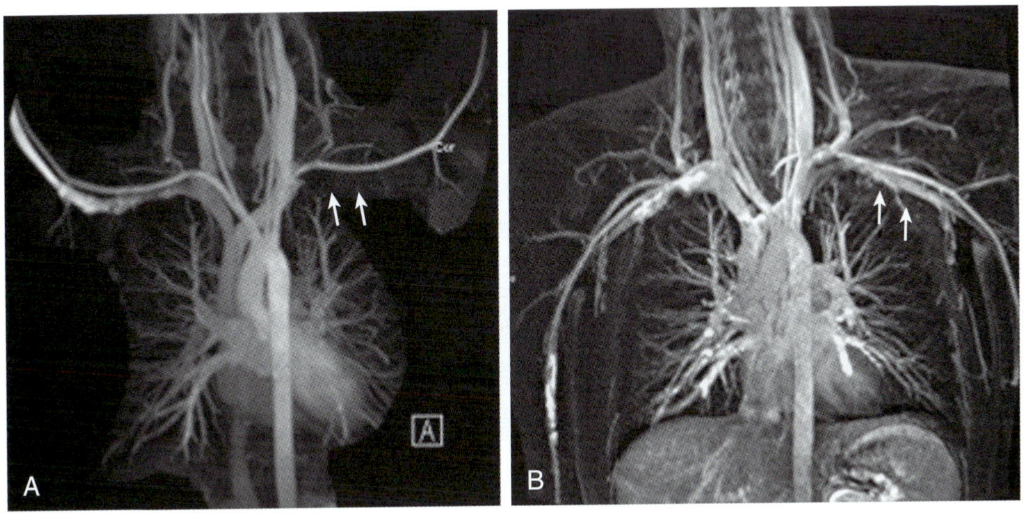

图 13-8 胸廓出口综合征。A，双臂上举，左锁骨下静脉严重受压(*箭头*)。B，双臂下垂，左锁骨下静脉清晰可见，没有血栓形成证据

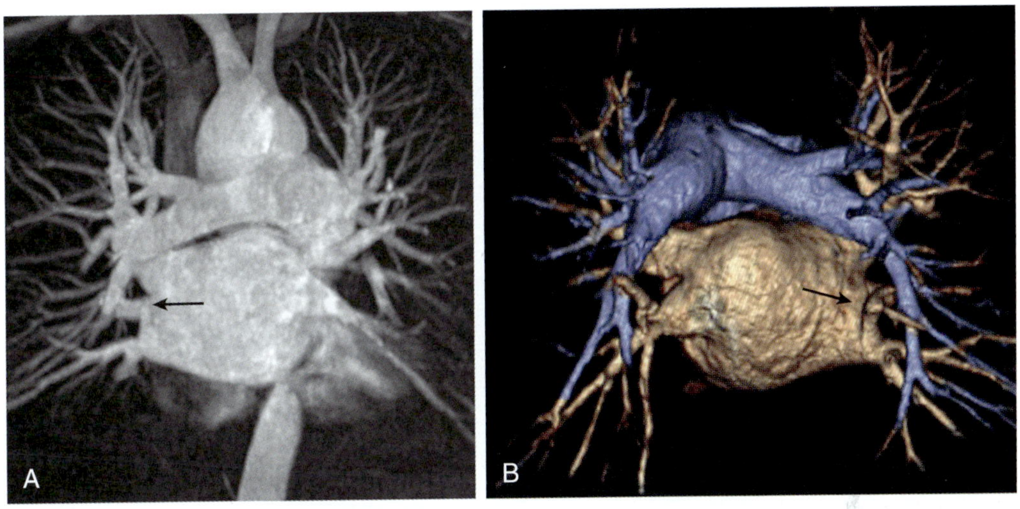

图 13-9 **A**，冠状位最大强度投影(MIP)。**B**，后下方三维体积描绘(3D-VR)影像显示肺动脉、左心房和肺静脉，以及单独的右肺中叶静脉进入左心房(*箭头*)

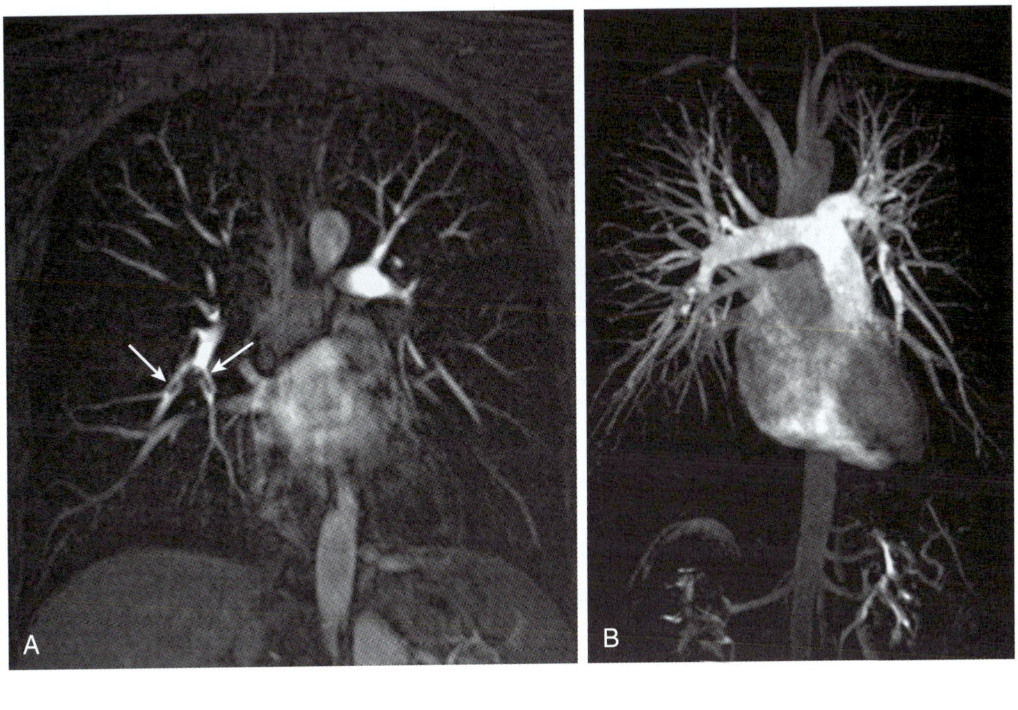

图 13-10 **A**，冠状位多平面重建(MPR)图像显示栓塞位于右下叶肺动脉分支(*箭头*)。**B**，冠状位最大强度投影(MIP)图像显示了整个肺动脉的分支轮廓，但是其中的细小分支未显示。位于右下叶肺动脉的栓塞性充盈缺损也不能清晰地看到

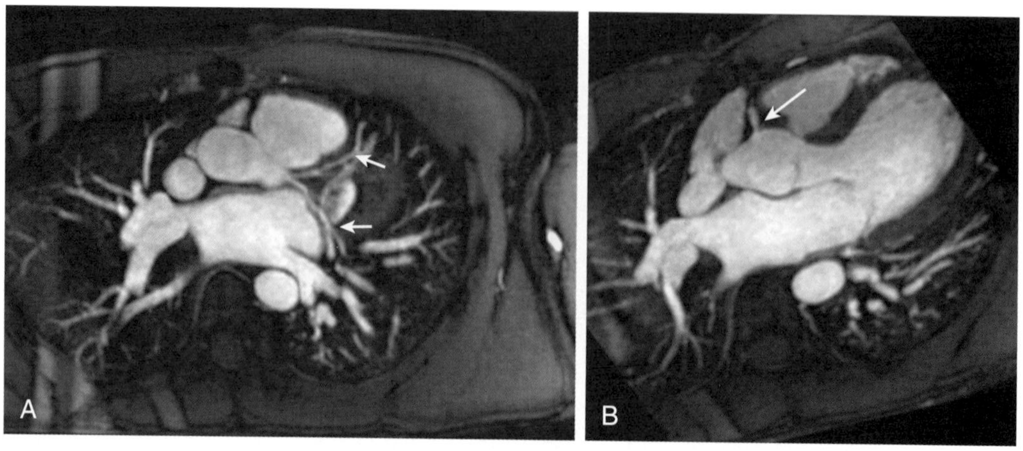

图 13-11 冠状动脉的对比增强磁共振血管造影（CE-MRA）显示的冠状动脉（A）左系统的正常起源（箭头）和（B）右冠状动脉（箭头）

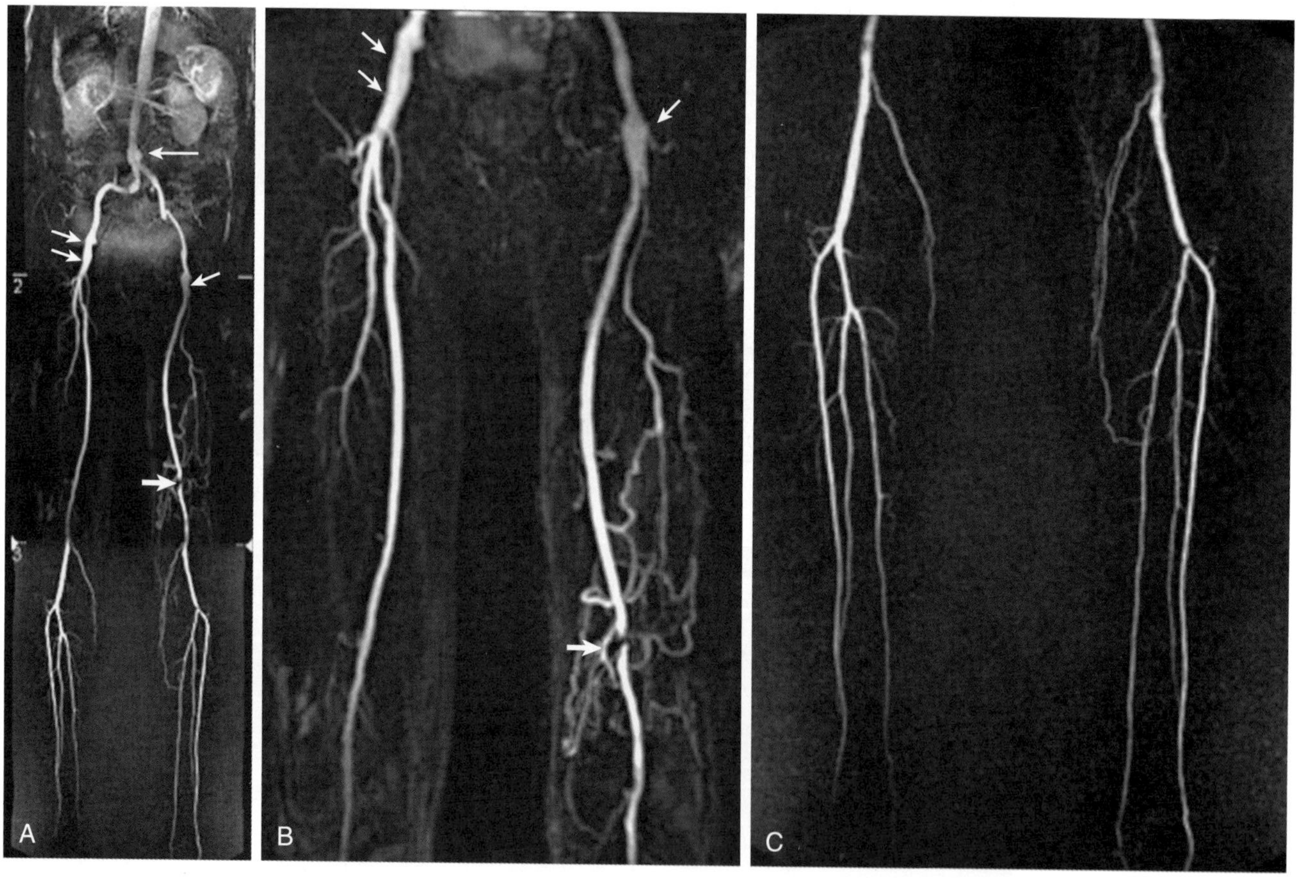

图 13-12 A-C，腹主动脉和双侧下肢动脉分支径流。最大强度投影（MIP）图像显示肾下腹主动脉梭形扩张（*箭头*）、髂外动脉的远端和股总动脉（CFA）的近端轻度扩张（*短箭头*）、左腘动脉的短节段中度至重度狭窄（*粗箭头*），以及旁路形成。在每侧小腿上可见有正常的 3 支血管分支

于平衡对系统的成像能力和对全部血管树成像显示的准确度。一般情况下，从上向下的 FOV 需要近肾腹主动脉处到足部血管的收集，这是 3 个或 4 个节段重叠的阶段。一般情况下，在上级区域推注钆造影剂最佳（腹部和骨盆），可快速进行成像，然后尽可能快地与造影剂一起流入远端动脉。这样第一阶段的图像

质量比较好，但在第三阶段的图像往往不太理想，这是由于钆已经进入静脉系统，造成了图像的污染。特别是动静脉通过时间较短的患者，例如那些有严重的四肢缺血的患者，精确判断胫动脉是至关重要的。平均来说，造影剂到达股动脉（CFA）的时间在 24 s 内，到达腘动脉和踝动脉须分别增加 5 s 和 7 s。相比之下 [33]，造影剂进入股动脉的时间与下列因素有关：老龄、男性、心肌梗死（MI），以及糖尿病病史，当合并有动脉瘤时，也可延长到达时间。所谓的移床技术是用来跟踪造影剂单次推注到达远端血管的进程 [34]。

周围血管的 MRA 的创新性发展集中于提高空间分辨率以更好地显示远端血管，缩短扫描时间以减轻静脉增强造成的负面影响。新的采集技术和 3T 扫描仪为技术的进步提供了可能。多通道相控阵线圈的并行采集成像可有效缩短成像时间 [35]。专用的全长多通道血管表面线圈可明显改善信号。时间分辨采集将用在标准计划中，尤其应用在小腿成像中。压迫收缩期的股骨中段静脉，可以减少静脉影响 [36]。

杂交注射技术可以克服技术上的不足，更准确地评价腘三角以及足部血管 [37-38]。最初得到的低分辨率轴位 2D TOF 序列优化成了 3D 平板序列。第一次注射获得高空间分辨率的小腿和足部 MRA，以减少静脉污染。这一阶段使用 3D 时间分辨 MRA 可减低对推注时间的要求及总对比度负载。第二次注射是为了髂总动脉和股动脉部位的采集。互补 TOF 序列用来对踝和足部进行评估。常用的剂量是 0.2 mmol/kg 的钆造影剂，执行的给药速度是 1.5 ～ 2 ml/s，注射完毕后再给予 20 ml 生理盐水。获得高质量图像，要求造影剂高峰到达血管床的时间和中央 K 空间采集精确同步。时间可以通过推注测试或是造影剂透视跟踪得到。MRA 成像对此具有挑战性，因为患者流向双腿的血流不是对称的，具有症状侧的腿部血液流速较慢。时间分辨成像可以确定动脉峰值时间和双腿静脉增强的时间，这样可以对有症状腿的成像时间进行调节 [31]。

MRA 也可以用于评估血管内介入治疗后的患者 [39]。对于旁路手术后的患者，即使对于较小的远端移植，CE-MRA 也可以评估移植物的位置、血管近端和远端吻合术的通畅与狭窄情况。然而，当评估图像时，由金属夹导致的磁化系数是个问题。

和常规钆造影剂不同的是，血池造影剂弛豫效能低，可以减少钆造影剂剂量，并能提供一个更长的时间窗进行数据采集 [40]。静脉污染和因不太明显的组织 T1 弛豫时间缩短导致的 SNR 降低是血池造影剂 MRA 面临的挑战 [31]。在肾功能受损的患者中，可以应用较新的在血管的收缩和舒张时对血流信号进行采集的方式，以非对比 MRA 技术行径流检查 [41]。MRA 对足动脉（图 13-13）的评估可以与选择性 DSA 相媲美 [42]。

磁共振血管成像术也用于临床怀疑腘动脉压迫综合征和外膜囊性疾病的患者的评估（图 13-14）。腘动脉压迫综合征是一种少见的先天性周围动脉疾病，它是由于腘动脉与腓肠肌内侧头之间异常的关系而引起的。MRI 可明确解剖学关系，MRA 可以准确评价静息状态下和足底跖屈时血管受压的情况 [43-44]。外膜囊性疾病的发病率在小腿跛行中约占 1/1 200。腘动脉壁上含有黏液囊肿压迫动脉血流，并引起跛行。水信号使囊肿在 T2 加权图像上高信号，MRA 显示腘动脉狭窄 [43,45]。

上肢血管疾病通常影响锁骨下动脉疾病，包括锁骨下动脉狭窄、动脉瘤，或是胸廓出口综合征导致的压迫。血管炎或外伤引起的局部缺血要对前臂和手进行成像来评估（图 13-15）。尽管 MRA 作为一种非侵入性检查技术很有价值，但是它的空间分辨率不如 DSA[46]。数据采集窗口仅限于数秒钟，介于动脉完全增强与静脉干扰前。在成像部位近端用血压袖带充气加压，可以延长成像时间，提高图像质量，有利于手掌和指动脉的图像质量 [47]。

腹部血管

CT 和 MRI 对腹部血管及其分支均可提供清晰的图像。磁共振血管造影的适应证主要是评估肾动脉狭窄（RAS）、肠系膜动脉疾病、腹主动脉瘤（AAA）、夹层或闭塞。单次屏气 CE-MRA 可获得血管和周围脏器之间良好的对比。技术上的进步，例如时间分辨图像和并行采集成像可以纳入扫描方案。黑血成像（例如 DIR）对管腔的测量、血管的直径，以及主动脉壁厚的评估比较有优势。体积式掩模成像应确保 3D 体积部位恰当。注射造影剂后，至少获得 2 组数据（动脉相和延迟相），这种方式不会显著延长扫描时间，但能提供更多有价值的信息，尤其是关于静脉情况的。这对于巨大的动脉瘤中血流缓慢或初始没有获得足够的增强导致形成管腔的错误图像时特别有用。对比增强扫描时，造影剂剂量为 20 ml，给药速度为 2 ml/s，通常这样是足够的。

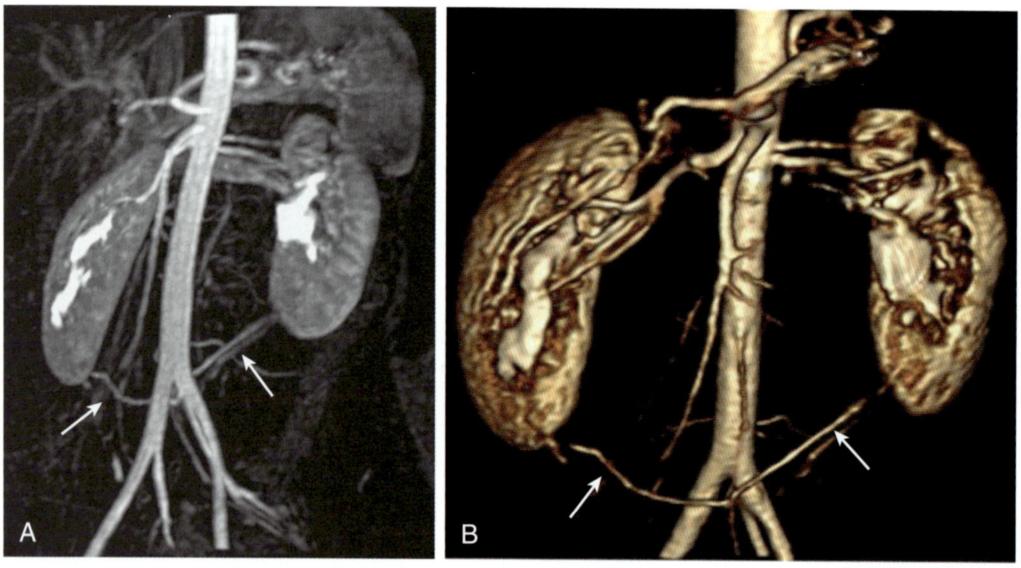

图 13-16 **A**，冠状位最大强度投影（MIP）图像。**B**，三维体积描绘（3D-VR）图像显示双侧附肾下动脉起源于左髂总动脉（CIA）*（箭头）*

磁共振血管成像可以清晰地显示真、假腔。3D 获取的数据经过后处理能够选择性地观察主动脉的每一分支，延迟成像可用来观察缓慢的血流进入假腔。

主动脉阻断

主动脉远端阻塞最常见的原因是血栓栓塞性疾病。主动脉远端及髂总动脉在动脉粥样硬化基础上可合并有血栓形成。磁共振血管成像不仅可以评估阻塞的位置，还可以了解侧支循环以及远端重建的情况。

肠系膜动脉

慢性肠系膜缺血（CMI）是内脏动脉近端动脉粥样硬化最常见的后果，但也可以是夹层、正中弓形韧带综合征（图 13-17）、内脏动脉夹层、血管炎，结缔组织病的后遗症。

多数慢性肠系膜缺血患者无症状，除非 3 支肠系膜动脉中有 2 支发生闭塞。磁共振血管成像对于评估大部分肠系膜狭窄的起源是非常准确的（图 13-18）。对于二级分支血管也可保持高精确的评价。来自 SMA 和静脉的定性和定量的流量测量可以通过动态增强 MRA 来完成[55]。

对于有严重的腹痛和临床上怀疑急性肠系膜缺血的患者需要急诊检查，因为存在不可逆性肠损害的危险。急性肠系膜缺血的主要原因中包括 SMA 栓子（30% ~ 50%）、SMA 血栓形成（15% ~ 30%）、急性肠系膜静脉血栓形成（5% ~ 30%）和非闭塞肠系膜血管收缩（20% ~ 30%）[56]。首次成像检查通常使用多探测器 CT，因为它具有更广泛的应用，扫描急症患者时运动人工干扰更少，以及肠缺血 / 梗死发生的风险远远超过人们所担心的碘造影剂引起的潜在肾毒性。然而，对于不需要立即干预的患者，例如对慢性动脉粥样硬化、肠系膜动脉闭塞、动脉瘤形成和血管炎的评估，则 MRA 更为适用。血管炎的特征表现为血管壁增厚以及注射钆造影剂后出现钆增强（图 13-19）。

移植

磁共振血管成像可用在器官移植患者的术前和术后。了解血管解剖的详细情况是确保手术安全和成功所必不可少的。磁共振血管成像用于术前评估受体和活体捐献者[57-58]，以及肝、肾（图 13-20）、胰腺移植后患者的随访，特别是怀疑有血管并发症的病例。

在活体肝移植中，MRA 可对术前肝血管的解剖提供完整的评估。MRA 提供胆道解剖的有关信息，并对肝实质的弥漫性和局灶性异常做出评估[59]。对于检测肝移植明显的血管狭窄，磁共振血管造影具有较高的灵敏度，并提供优秀的阴性预测值[60]。

肾移植后，MRA 可用于临床怀疑合并有血管并发症的患者，确定在血管成形术中受益的患者[61]。在胰腺移植中，MRA 用于识别动静脉并发症[62]。同

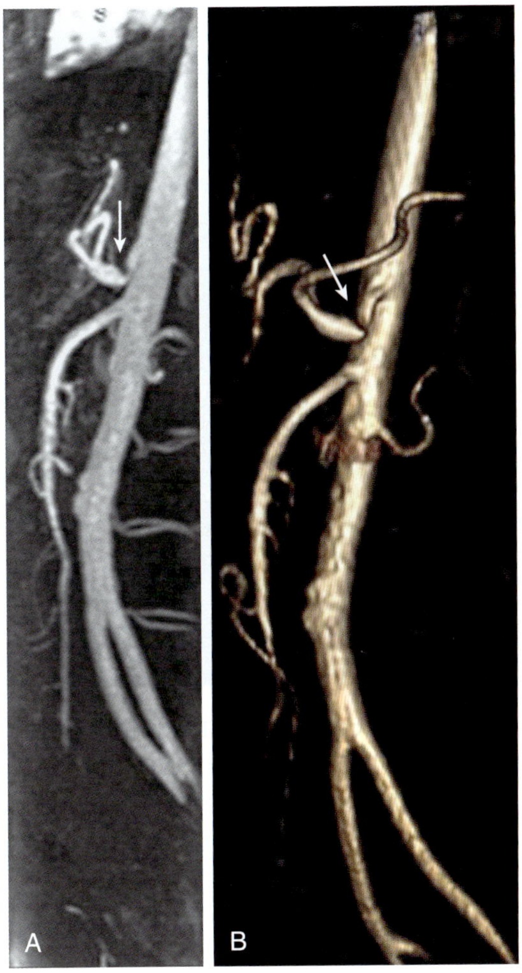

图 13-17 正中弓状韧带综合征。**A**，矢状位最大强度投影(MIP)。**B**，对比增强磁共振血管造影（CE-MRA）的三维体积描绘（3D-VR）获得的图像显示正中弓状动脉在腹腔干起始处受压 *（箭头）*

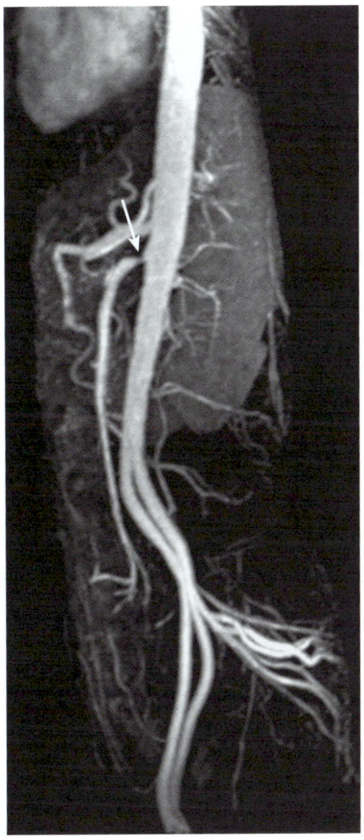

图 13-18 矢状位最大强度投影（MIP）图像显示肠系膜上动脉（SMA）的重度狭窄（箭头）

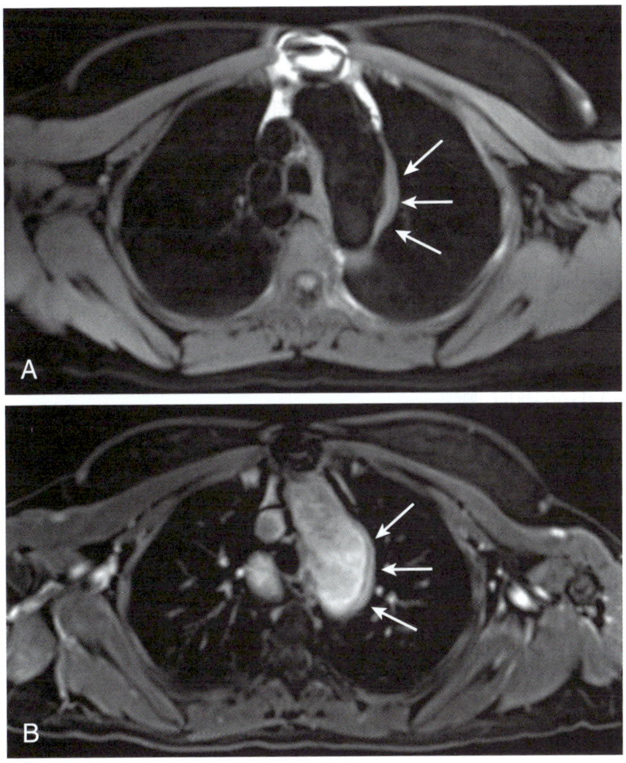

图 13-19 轴位平扫（A）和增强后（B）T1WI 图像显示动脉瘤扩张，管壁增厚和主动脉弓（箭头）的对比增强，与患有大动脉炎的患者表现一致

时 MRA 也可获得腹直肌和臀肌肌动脉穿孔的准确定位，用于术前乳房再造的规划 [63]。

动脉壁的炎性疾病

对怀疑大血管炎患者的诊断和定期随访，磁共振成像是重要的检查手段，在血管管腔发生变化前即可显示血管壁的水肿、增厚。黑血 DIR 成像是显示管壁形态的首选检查，增强扫描可以用来显示管壁的增强。其他血管炎的管壁异常包括溃疡、夹层、狭窄、闭塞和动脉瘤。

大动脉炎是一种炎性疾病，多影响年轻女性，由于其缺乏特异性的症状及血清学标志物，所以早期诊断是困难的。通过 MRA 对疾病进行诊断并判断其活动性，从而有效地指导治疗是非常重要的，因为

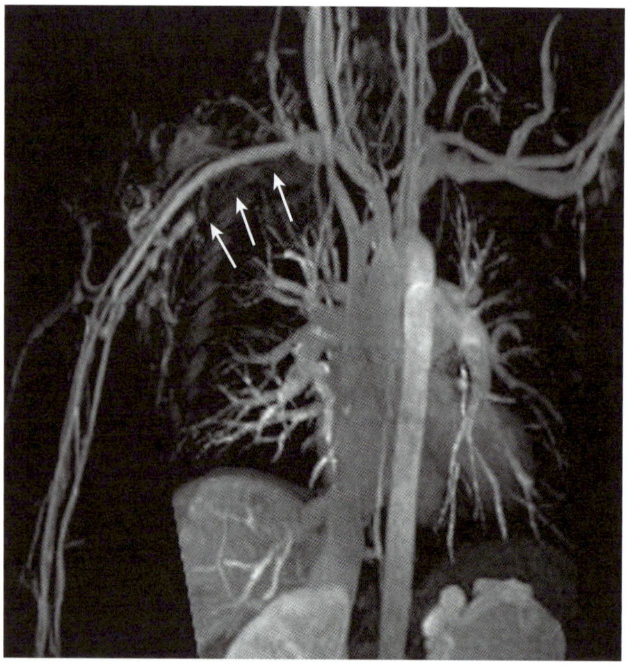

图 13-24 冠状位最大强度投影（MIP）显示右锁骨下静脉血栓性闭塞（*箭头*）和明显的左侧静脉系统

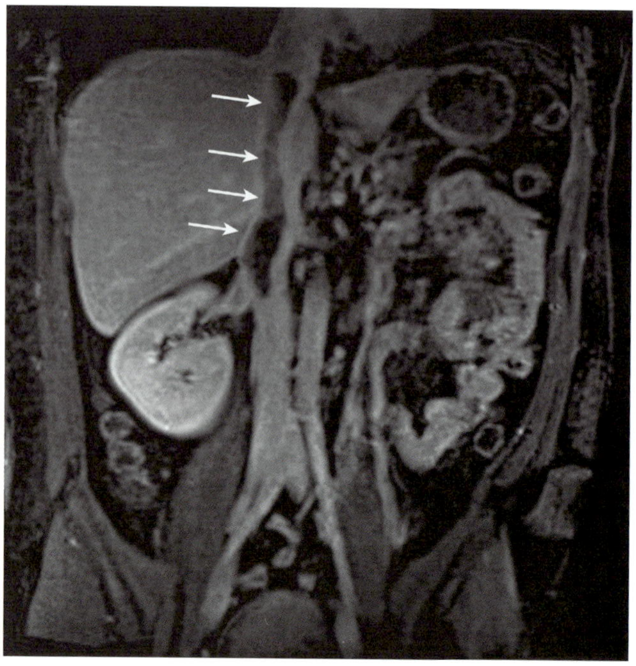

图 13-25 腹部磁共振静脉造影（MRV）。冠状位最大强度投影（MIP）图像，血栓形成导致下腔静脉的（IVC）大的低信号充盈缺损（*箭头*）

脉粥样硬化基础上的潜在破裂处，因此可识别高危病变[74]。新型植入型造影剂在血管壁的纵向研究中有可能实现更精确的血管壁平面测量[75]。动态对比增强和延迟扫描已经用于研究新生血管的斑块形成[76]。最后，还展示了它对下肢周围静脉旁路术血管壁厚的改变进行的评估[72,77]。

参考文献

1. Ho VB, Corse WR: MR angiography of the abdominal aorta and peripheral vessels, *Radiol Clin North Am* 41:115–144, 2003.
2. Levy RA, Prince MR: Arterial-phase three-dimensional contrast-enhanced MR angiography of the carotid arteries, *AJR Am J Roentgenol* 167:211–215, 1996.
3. Vogt FM, Goyen M, Debatin JF: MR angiography of the chest, *Radiol Clin North Am* 41:29–41, 2003.
4. Toussaint JF, LaMuraglia GM, Southern JF, et al: Magnetic resonance images lipid, fibrous, calcified, hemorrhagic, and thrombotic components of human atherosclerosis *in vivo*, *Circulation* 94:932–938, 1996.
5. Yucel EK, Anderson CM, Edelman RR, et al: AHA scientific statement. Magnetic resonance angiography: update on applications for extracranial arteries, *Circulation* 100:2284–2301, 1999.
6. Prince MR, Yucel EK, Kaufman JA, et al: Dynamic gadolinium-enhanced three-dimensional abdominal MR arteriography, *J Magn Reson Imaging* 3:877–881, 1993.
7. Prince MR: Gadolinium-enhanced MR aortography, *Radiology* 191:155–164, 1994.
8. Kroencke TJ, Wasser MN, Pattynama PM, et al: Gadobenate dimeglumine-enhanced MR angiography of the abdominal aorta and renal arteries, *AJR Am J Roentgenol* 179:1573–1582, 2002.
9. Cowper SE, Robin HS, Steinberg SM, et al: Scleromyxoedema-like cutaneous diseases in renal-dialysis patients, *Lancet* 356:1000–1001, 2000.
10. Sadowski EA, Bennett LK, Chan MR, et al: Nephrogenic systemic fibrosis: risk factors and incidence estimation, *Radiology* 243:148–157, 2007.
11. Ersoy H, Rybicki FJ: Biochemical safety profiles of gadolinium-based extracellular contrast agents and nephrogenic systemic fibrosis, *J Magn Reson Imaging* 26:1190–1197, 2007.
12. Cavagna E, Berletti R, Schiavon F: *In vivo* evaluation of intravascular stents at three-dimensional MR angiography, *Eur Radiol* 11:2531–2535, 2001.
13. Wardlaw JM, Chappell FM, Best JJ, et al: Non-invasive imaging compared with intra-arterial angiography in the diagnosis of symptomatic carotid stenosis: a meta-analysis, *Lancet* 367:1503–1512, 2006.
14. Randoux B, Marro B, Koskas F, et al: Proximal great vessels of aortic arch: comparison of three-dimensional gadolinium-enhanced MR angiography and digital subtraction angiography, *Radiology* 229:697–702, 2003.
15. Moore AG, Eagle KA, Bruckman D, et al: Choice of computed tomography, transesophageal echocardiography, magnetic resonance imaging, and aortography in acute aortic dissection: International Registry of Acute Aortic Dissection (IRAD), *Am J Cardiol* 89:1235–1238, 2002.
16. Buckley O, Rybicki FJ, Gerson DS, et al: Imaging features of intramural hematoma of the aorta, *Int J Cardiovasc Imaging* 26:65–76, 2010.
17. Hayashi H, Matsuoka Y, Sakamoto I, et al: Penetrating atherosclerotic ulcer of the aorta: imaging features and disease concept, *Radiographics* 20:995–1005, 2000.
18. Lohan DG, Krishnam M, Tomasian A, et al: Time-resolved MR angiography of the thorax, *Magn Reson Imaging Clin N Am* 16:235–248, viii, 2008.
19. Krishnam MS, Tomasian A, Malik S, et al: Image quality and diagnostic accuracy of unenhanced SSFP MR angiography compared with conventional contrast-enhanced MR angiography for the assessment of thoracic aortic diseases, *Eur Radiol* 20:1311–1320, 2010.
20. Cosottini M, Zampa V, Petruzzi P, et al: Contrast-enhanced three-dimensional MR angiography in the assessment of subclavian artery diseases, *Eur Radiol* 10:1737–1744, 2000.
21. Godart F, Labrot G, Devos P, et al: Coarctation of the aorta: comparison of aortic dimensions between conventional MR imaging, 3D MR angiography, and conventional angiography, *Eur Radiol* 12:2034–2039, 2002.
22. Holmqvist C, Stahlberg F, Hanseus K, et al: Collateral flow in coarctation of the aorta with magnetic resonance velocity mapping: correlation to morphological imaging of collateral vessels, *J Magn Reson Imaging* 15:39–46, 2002.
23. Bogaert J, Kuzo R, Dymarkowski S, et al: Follow-up of patients with previous treatment for coarctation of the thoracic aorta: comparison between contrast-enhanced MR angiography and fast spin-echo MR imaging, *Eur Radiol* 10:1847–1854, 2000.
24. Taneja K, Kawlra S, Sharma S, et al: Pseudocoarctation of the aorta: complementary findings on plain film radiography, CT, DSA, and MRA, *Cardiovasc Intervent Radiol* 21:439–441, 1998.
25. Kato R, Lickfett L, Meininger G, Dickfeld T, et al: Pulmonary vein anatomy in patients undergoing catheter ablation of atrial fibrillation: lessons learned by use of magnetic resonance imaging, *Circulation* 107:2004–2010, 2003.
26. Hunsaker AR, Lu MT, Goldhaber SZ, et al: Imaging in acute pulmonary embolism with special clinical scenarios, *Circ Cardiovasc Imaging* 3:491–500, 2010.
27. Ersoy H, Goldhaber SZ, Cai T, et al: Time-resolved MR angiography: a primary screening examination of patients with suspected pulmonary embolism and contraindications to administration of iodinated contrast material, *AJR Am J Roentgenol* 188:1246–1254, 2007.
28. Otero HJ, Steigner ML, Rybicki FJ: The "post-64" era of coronary CT angiography: understanding new technology from physical principles, *Radiol Clin North Am* 47:79–90, 2009.
29. Gharib AM, Ho VB, Rosing DR, et al: Coronary artery anomalies and variants: technical feasibility of assessment with coronary MR angiography at 3T, *Radiology* 247:220–227, 2008.
30. Tatli S, Lipton MJ, Davison BD, et al: From the RSNA refresher courses: MR imaging of aortic and peripheral vascular disease, *Radiographics* 23 Spec No:S59–S78, 2003.
31. Ersoy H, Rybicki FJ: MR angiography of the lower extremities, *AJR Am J Roentgenol* 190:1675–1684, 2008.

32. Menke J, Larsen J: Meta-analysis: accuracy of contrast-enhanced magnetic resonance angiography for assessing steno-occlusions in peripheral arterial disease, *Ann Intern Med* 153:325–334, 2010.
33. Prince MR, Chabra SG, Watts R, et al: Contrast material travel times in patients undergoing peripheral MR angiography, *Radiology* 224:55–61, 2002.
34. Meaney JF, Ridgway JP, Chakraverty S, et al: Stepping-table gadolinium-enhanced digital subtraction MR angiography of the aorta and lower extremity arteries: preliminary experience, *Radiology* 211:59–67, 1999.
35. Maki JH, Wilson GJ, Eubank WB, et al: Utilizing SENSE to achieve lower station submillimeter isotropic resolution and minimal venous enhancement in peripheral MR angiography, *J Magn Reson Imaging* 15:484–491, 2002.
36. Zhang HL, Ho BY, Chao M, et al: Decreased venous contamination on 3D gadolinium-enhanced bolus chase peripheral MR angiography using thigh compression, *AJR Am J Roentgenol* 183:1041–1047, 2004.
37. von Kalle T, Gerlach A, Hatopp A, et al: Contrast-enhanced MR angiography (CEMRA) in peripheral arterial occlusive disease (PAOD): conventional moving table technique versus hybrid technique, *Rofo* 176:62–69, 2004.
38. Tongdee R, Narra VR, McNeal G, et al: Hybrid peripheral 3D contrast-enhanced MR angiography of calf and foot vasculature, *AJR Am J Roentgenol* 186:1746–1753, 2006.
39. Rybicki FJ, Nallamshetty L, Yucel EK, et al: ACR appropriateness criteria on recurrent symptoms following lower-extremity angioplasty, *J Am Coll Radiol* 5:1176–1180, 2008.
40. Nikolaou K, Kramer H, Grosse C, et al: High-spatial-resolution multistation MR angiography with parallel imaging and blood pool contrast agent: Initial experience, *Radiology* 241:861–872, 2006.
41. Miyazaki M, Lee VS: Nonenhanced MR angiography, *Radiology* 248:20–43, 2008.
42. Kreitner KF, Kunz RP, Herber S, et al: MR angiography of the pedal arteries with gadobenate dimeglumine, a contrast agent with increased relaxivity, and comparison with selective intraarterial DSA, *J Magn Reson Imaging* 27:78–85, 2008.
43. Elias DA, White LM, Rubenstein JD, et al: Clinical evaluation and MR imaging features of popliteal artery entrapment and cystic adventitial disease, *AJR Am J Roentgenol* 180:627–632, 2003.
44. Atilla S, Ilgit ET, Akpek S, et al: MR imaging and MR angiography in popliteal artery entrapment syndrome, *Eur Radiol* 8:1025–1029, 1998.
45. Crolla RM, Steyling JF, Hennipman A, et al: A case of cystic adventitial disease of the popliteal artery demonstrated by magnetic resonance imaging, *J Vasc Surg* 18:1052–1055, 1993.
46. Krause U, Pabst T, Kenn W, et al: High resolution contrast enhanced MR-angiography of the hand arteries: preliminary experiences, *Vasa* 31:179–184, 2002.
47. Wentz KU, Frohlich JM, von Weymarn C, et al: High-resolution magnetic resonance angiography of hands with timed arterial compression (tac-MRA), *Lancet* 361:49–50, 2003.
48. Vasbinder GB, Nelemans PJ, Kessels AG, et al: Diagnostic tests for renal artery stenosis in patients suspected of having renovascular hypertension: a meta-analysis, *Ann Intern Med* 135:401–411, 2001.
49. Vasbinder GB, Maki JH, Nijenhuis RJ, et al: Motion of the distal renal artery during three-dimensional contrast-enhanced breath-hold MRA, *J Magn Reson Imaging* 16:685–696, 2002.
50. Lutz AM, Willmann JK, Pfammatter T, et al: Evaluation of aortoiliac aneurysm before endovascular repair: comparison of contrast-enhanced magnetic resonance angiography with multidetector row computed tomographic angiography with an automated analysis software tool, *J Vasc Surg* 37:619–627, 2003.
51. Shellock FG, Shellock VJ: Metallic stents: evaluation of MR imaging safety, *AJR Am J Roentgenol* 173:543–547, 1999.
52. Engellau L, Olsrud J, Brockstedt S, et al: MR evaluation *ex vivo* and *in vivo* of a covered stent-graft for abdominal aortic aneurysms: ferromagnetism, heating, artifacts, and velocity mapping, *J Magn Reson Imaging* 12:112–121, 2000.
53. Cejna M, Loewe C, Schoder M, et al: MR angiography vs CT angiography in the follow-up of nitinol stent grafts in endoluminally treated aortic aneurysms, *Eur Radiol* 12:2443–2450, 2002.
54. Stavropoulos SW, Charagundla SR: Imaging techniques for detection and management of endoleaks after endovascular aortic aneurysm repair, *Radiology* 243:641–655, 2007.
55. Ersoy H: The role of noninvasive vascular imaging in splanchnic and mesenteric pathology, *Clin Gastroenterol Hepatol* 7:270–278, 2009.
56. Fleischmann D: Multiple detector-row CT angiography of the renal and mesenteric vessels, *Eur J Radiol* 45(Suppl 1):S79–S87, 2003.
57. Vosshenrich R, Fischer U: Contrast-enhanced MR angiography of abdominal vessels: is there still a role for angiography? *Eur Radiol* 12:218–230, 2002.
58. Laissy JP, Trillaud H, Douek P: MR angiography: noninvasive vascular imaging of the abdomen, *Abdom Imaging* 27:488–506, 2002.
59. Sahani D, Mehta A, Blake M, et al: Preoperative hepatic vascular evaluation with CT and MR angiography: implications for surgery, *Radiographics* 24:1367–1380, 2004.
60. Kim BS, Kim TK, Jung DJ, et al: Vascular complications after living related liver transplantation: evaluation with gadolinium-enhanced three-dimensional MR angiography, *AJR Am J Roentgenol* 181:467–474, 2003.
61. Hohenwalter MD, Skowlund CJ, Erickson SJ, et al: Renal transplant evaluation with MR angiography and MR imaging, *Radiographics* 21:1505–1517, 2001.
62. Hagspiel KD, Nandalur K, Pruett TL, et al: Evaluation of vascular complications of pancreas transplantation with high-spatial-resolution contrast-enhanced MR angiography, *Radiology* 242:590–599, 2007.
63. Newman TM, Vasile J, Levine JL, et al: Perforator flap magnetic resonance angiography for reconstructive breast surgery: a review of 25 deep inferior epigastric and gluteal perforator artery flap patients, *J Magn Reson Imaging* 31:1176–1184, 2010.
64. Yamada I, Nakagawa T, Himeno Y, et al: Takayasu arteritis: diagnosis with breath-hold contrast-enhanced three-dimensional MR angiography, *J Magn Reson Imaging* 11:481–487, 2000.
65. Choe YH, Han BK, Koh EM, et al: Takayasu's arteritis: assessment of disease activity with contrast-enhanced MR imaging, *AJR Am J Roentgenol* 175:505–511, 2000.
66. Lebowitz JA, Rofsky NM, Krinsky GA, et al: Gadolinium-enhanced body MR venography with subtraction technique, *AJR Am J Roentgenol* 169:755–758, 1997.
67. Bradley WG Jr: MR appearance of hemorrhage in the brain, *Radiology* 189:15–26, 1993.
68. Spritzer CE, Arata MA, Freed KS: Isolated pelvic deep venous thrombosis: relative frequency as detected with MR imaging, *Radiology* 219:521–525, 2001.
69. Carpenter JP, Holland GA, Baum RA, et al: Magnetic resonance venography for the detection of deep venous thrombosis: comparison with contrast venography and duplex Doppler ultrasonography, *J Vasc Surg* 18:734–741, 1993.
70. Ruehm SG, Zimny K, Debatin JF: Direct contrast-enhanced 3D MR venography, *Eur Radiol* 11:102–112, 2001.
71. Laissy JP, Menegazzo D, Debray MP, et al: Renal carcinoma: diagnosis of venous invasion with Gd-enhanced MR venography, *Eur Radiol* 10:1138–1143, 2000.
72. Mitsouras D, Owens CD, Conte MS, et al: *In vivo* differentiation of two vessel wall layers in lower extremity peripheral vein bypass grafts: application of high-resolution inner-volume black blood 3D FSE, *Magn Reson Med* 62:607–615, 2009.
73. Saam T, Hatsukami TS, Takaya N, et al: The vulnerable, or high-risk, atherosclerotic plaque: noninvasive MR imaging for characterization and assessment, *Radiology* 244:64–77, 2007.
74. Kooi ME, Cappendijk VC, Cleutjens KB, et al: Accumulation of ultrasmall superparamagnetic particles of iron oxide in human atherosclerotic plaques can be detected by *in vivo* magnetic resonance imaging, *Circulation* 107:2453–2458, 2003.
75. Mitsouras D, Vemula PK, Yu P, et al: Immobilized contrast-enhanced MRI: gadolinium-based long-term MR contrast enhancement of the vein graft vessel wall, *Magn Reson Med* 2010.
76. Calcagno C, Mani V, Ramachandran S, et al: Dynamic contrast enhanced (DCE) magnetic resonance imaging (MRI) of atherosclerotic plaque angiogenesis, *Angiogenesis* 13:87–99, 2010.
77. Rybicki FJ, Mitsouras D, Owens CD, et al: Lower-extremity peripheral vein bypass graft wall thickness changes demonstrated at 1 and 6 months after surgery with ultra-high spatial resolution black blood inner volume three-dimensional fast spin echo magnetic resonance imaging, *Int J Cardiovasc Imaging* 24:529–533, 2008.

第 14 章　CT 血管成像

Michael C.Walls，Sanjay Rajagopalan

多排螺旋 CT（MDCT）体积数据采集促进了 CT 血管造影的发展，作为一种诊断工具使血管疾病的诊断发生了极大变革。1998 年 4 层螺旋 CT 的出现，机架转速达到 0.5 s，准直器宽度为 4 mm×2.5 mm，一次造影剂注入、一次数据采集即可完成周围血管成像[1]。2000 年 8 层 CT 的出现，进一步缩短了扫描时间，但纵向分辨力的提高有限。16 层 CT 的出现，实现了解剖学意义上的体积数据采集，达到亚毫米级各向同性的空间分辨力[2]。常规 16 mm×0.625 mm 或 16 mm×0.75 mm 准直器宽度数据可采集完成周围血管 CT 成像，分辨力达到小血管级（小于 1 mm）。

2004 年 64 层 CT 机的出现属于里程碑式的进步，不同成像设备实现 2 种不同方式的扫描。GE 公司、飞利浦公司、东芝公司追求*体积理念*，目标是利用 64 排探测器代替 16 排进一步增加体积覆盖范围，同 16 排相比其他扫描参数没有变化。西门子公司追求*分辨力理念*，利用 32 排物理探测器结合*双倍 z 轴采样*，这种 z 轴采样技术利用焦点周期性漂移在 z 轴方向上同时获得 64 层重叠的图像，目的是增加 z 轴方向分辨力和减少螺旋构件。

目前最新一代 CT 成像仪进一步增加探测器排数，加大了体积覆盖范围，使一次心动周期获得大体积。不仅在冠脉成像方面优势明显，而且在血管成像上亦优势突出，包括动脉期成像和血管疾病诊断，如夹层和动静脉畸形（AVMs）。

本章论述 MDCT 的基本原理及其在血管疾病方面的应用。同时涉及图像阅读的方法，图像显示、分析、定量等常规后处理方法。CTA 的优缺点，包括辐射剂量的问题也会一并论述。

计算机断层扫描成像基础

计算机断层扫描仪主要部件

CT 机主要部件包括 X 线球管、发生器、准直器和探测器。这些部件固定在扫描机架内，X 线球管产生成像所需的 X 线。探测器前置准直器过滤 X 线球管发射的 X 线束，减少不必要的辐射。探测器由大量探测器单元组成（目前 CT 机每排探测器超过 900 个探测器单元），接收穿过患者的 X 线光子，探测器后置准直器防止散射对图像质量的影响。最新 CT 机有 320 排探测器，每排探测器宽度（探测器准直）从 4 排 CT 的 2.5 mm 减少到 0.5 mm。增加探测器排数主要加大了机架旋转一次的覆盖范围（320 排 CT 0.5 mm 探测器宽度的 z 轴方向覆盖范围到达 160 mm）。亚毫米级探测器提高了 z 轴方向空间分辨力，同时增加了覆盖范围，缩短了扫描时间。每一个探测器单元包含射线敏感固体活性物质（如钨酸镉、氧化钆、硫氧化钆），将吸收的 X 线转化为可见光[3]，被硅光电二极管探测、放大后转化为数字信号。

机架转速决定图像时间分辨力，原来 CT 旋转时间为 0.75 s，最新 CT 机转速为 0.33 s。单一来源扫描仪——一个安装在机架 X 射线发生器上的，其时间分辨力为机架旋转 360° 所需时间的一半多一点，因此，机架转速为 0.33 s 的扫描仪时间分辨力达到 0.17 s。双来源扫描仪是指机架内置 2 根 X 线发生器，其时间分辨力提高了 2 倍。

用于图像重建计算机断层扫描衰减数据

CT 测量患者轴向层面的体积单元或体素的局部 X 线衰减系数，经转化成为对应层面二维图像单元（*像素*）的灰度值（CT 值）。CT 值以水的衰减系数为参照，数值称为 *Hounsfield 单位*（HU）。像素值以整数形式出现，在 –1 024 ～ 3 071 HU 的范围，对应 4 096 种不同灰度值。常规水 =0 HU，空气 =–1 000 HU，与 X 线光谱无关。然而人体组织的 CT 值与 X 线光谱有关。一般肺和脂肪的 CT 值为负值，肌肉为正值，骨骼 CT 值相当大，可以达到 2 000 HU。使用碘造影剂能增加 CT 值，血管内充盈造影剂时 CT 值介于 200 ～ 600 HU。多数情况下充盈造影剂的血管很容易与周围组织区别开来，除骨骼外，周围组织的 CT 值不会超过 100 HU。

这种简单差异是 CTA 及其后处理技术的基础。

机架围绕患者旋转，从不同角度采集衰减数据。衰减系数随穿透人体光子能量 [用千电子伏特（keV）表示] 而变化。CT 探测器的光子密度测量与通过 X 线管的和被探测器元素探测到的光子通量（光子数量）有关。结果组织衰减值增加，探测器单元接收到的光子减少。操作人员可以调整光子能量（keV）和光子通量（mA）。增加管电流（mA）能改善图像质量，但会导致辐射剂量的增加。某些厂家为螺旋扫描方式引入有效 mAs 概念，它结合了管电流产生的时间量。管电压（kV）决定 X 线束的能量或 X 线的强度。高 kV 导致 X 线束吸收减少（衰减值减少），但会增加对比。

扫描方式

CT 有 2 种扫描方式即轴扫模式和螺旋扫描模式。2 种扫描模式的主要区别：①图像采集过程中扫描床移动方式不同；②数据采集通道的组合不同；③需要内插法进行数据重建。每种模式各具特色，血管 CTA 需要螺旋扫描模式。冠状位 CTA，用轴扫模式明显降低辐射暴露量。

螺旋扫描模式

螺旋扫描过程中 X 线发射的同时扫描床连续移动，而管电流会产生波动。在数据采集过程中扫描床的连续移动、连续多层数据采集，所以探测器通道与患者层面选择很难精确匹配，须内插法重建“实际”轴位层面，这会损失图像质量。螺旋成像速度快，数据重建完整，但辐射剂量高。

螺距

螺距（*pitch*）描述的是机架旋转一周的扫描床移动的距离与扫描仪覆盖范围之间的关系。Pitch=[机架旋转一周扫描床移动距离（mm）/ 覆盖范围（mm）]。如果螺距为 1，数据采集完整无间隔。如果螺距大于 1，会出现间隔，如果螺距小于 1，会出现数据重叠采集。心电门控心脏扫描螺距通常为 0.2 ～ 0.3，而血管 CT 螺距介于 0.5 ～ 1.2。

常用采集参数

具体的采集参数的选择与扫描方式、患者体型和临床需求有关。主要可调整参数为管电压和管电流。常规管电压选择为 120 kV，对大多数非肥胖的患者进行血管成像时，为了明显降低辐射剂量并确保成像，选择 100 kV 管电压。管电流通常为 200 ～ 300 mA，如果患者体型较大可以适当增加管电流。为了减少运动人工干扰，胸腹部 CTA 要求患者屏气。MDCT 螺旋扫描体积覆盖速度（v，cm/s）用下列公式计算：

$$v = \frac{Ms_{coll}P}{t_{rot}}$$

M= 同时采集的层数，S_{coll} = 平行的层宽度，p = 螺距，t_{rot} = 机架旋转时间。尽管目前 CT 机提高了空间分辨力，增加了覆盖范围和旋转速度，但亦增加在 CTA 中应用造影剂推注的渗漏的风险。因此 CTA 应用时调整螺距和转速以便进床速度不超过 30 ～ 32 mm/s。对于 64 层螺旋 CT 应将转速降到 0.5 s，螺距减低至 0.8 以下。

心电图门控

心电图门控是指在心动周期心脏搏动最弱，即舒张期成像的一种方法。心电图门控是冠脉成像（如升主动脉成像）中不可或缺的，容易产生搏动人工干扰。心电图门控最常用的 2 种方法是回顾性门控和前瞻性门控。对于普通螺旋扫描，心电图门控采用回顾性门控，采集数据和心电图信息，在 R-R 间期的任意时间重组图像 [4]。而前瞻性门控使用轴位扫描，这种扫描为 R 波触发扫描，图像采集在心动周期的某一固定时相完成。然而，随着近期 CT 成像技术的进步 [5]，现在前瞻性心电图门控能采用大螺距低辐射暴露扫描。这泛指*快速扫描*，是冠脉成像经常采用的扫描方式。

造影剂使用

所有 X 线血管造影术造影剂均滞留在细胞外间隙，经静脉注入后造影剂快速进入血管内和血管外间隙 [6]。造影剂快速分布和重新分配的初期决定血管增强的分布方式。血管增强与实质（软组织）增强特征明显不同。决定动脉增强的 2 个关键因素是单位时间内造影剂注入量（ml/s）和注射造影剂的持续时间（s），二者相乘是造影剂用量（流率 × 时间）。例如，100 ml 造影剂以 5 ml/s 流速注入需要 20 s。流速、造影剂用量和注射时间彼此关系是理解血管成像造影剂注射方案的重要概念。

目前，CTA 通常使用低渗或等渗非离子型造影剂。使用造影剂前必须评估肾功能，以便考虑预防措施，选择造影剂种类和决定是否取消检查。使用高压注射器经静脉注入造影剂。因为造影剂到指定区的时间不同，必须采用推注试验或自动团块追踪技术来决定最佳时间[7]。推注试验使用相对少，它是先注入少量造影剂来决定目的区域强化最佳所需时间。使用较多的是触发或自动团块追踪踪技术，在区域最近处主动脉内勾画区域，在造影剂注入后重复低剂量扫描 5 ~ 10 s，一旦达到阈值（通常为 110 HU），开始 CTA 数据采集。通常造影剂用量为 100 ~ 120 ml，造影剂碘浓度为 320 ~ 370 mg/ml，应用率为 4 ml/s，随后用生理盐水冲刷。

造影剂使用注意事项

尽管多排 CTA 造影剂用量明显减少，但造影剂固有的肾毒性需要注意，特别是在已存在肾功能不全的患者（如慢性肾病、糖尿病）。对于这些患者，除非急诊，在患者进行常规流程前要测定肌酐清除率。碘造影剂过敏反应是 CT 增强检查的主要禁忌证。根据既往造影剂不良反应的严重程度，为了安全使用造影剂，应对预防性口服类固醇和抗过敏药物后是否可以进行试验进行评估。除非患者有造影剂诱发的胃肠道反应，否则无需禁食。

在扫描控制台的图像重建

厂家提供多种图像重建滤过技术。滤过技术有*锐利或软 2 种*。锐利重建滤过可提供更多细节，但噪声高，适合评价支架和钙化。软组织重建滤过图像细节少、噪声低，多数 CTA 采用软到中度滤过。在心电图门控下图像重建可以在不同心动周期内完成，这点在评价胸主动脉夹层和胸主动脉瘤时的冠状动脉解剖中非常重要[8]，尤其是心脏 CTA。在不同时相评价冠状动脉以保证准确显示冠脉狭窄。心电图门控胸主动脉成像可在不同时相重建图像来评价主动脉。

设备中图像重建所采用的层厚和层增量与被评价的解剖学部位和设备条件有关。血管成像的重建厚度采用相同宽度（薄层）或探测器宽度的倍数（厚层），以便降低噪声。与较厚的层厚相比，层厚薄则噪声高。通常使用的层增量约为层厚的 50%。

图像后处理

与磁共振血管成像（MRA）相似（第 13 章），血管 CTA 有多种后处理技术，用于评价成百上千幅图像。通常重建 2 套数据：厚层和薄层。厚层（5 mm）用于总体评价，而薄层（0.5 ~ 0.75 mm）适合于细节评价。图像重建包括：①多平面重建（MPR）；②最大强度投影（MIP）；③曲面重建（CPR）；④体积描绘（VR）；⑤表面掩盖显示（SSD）。这些技术的详细阐述请参见第 13 章。

对于 CTA，数据评估前先预览轴位图像评价大体解剖和扫描质量。最大强度投影用于常规投影和斜位观察目的区域血管结构。观察 MIP 图像重点注意钙化，因它的存在容易高估狭窄程度。为了更详细的评价，特别是出现钙化和支架植入时，必须观察粗 MPR 图像。曲面重建技术能够跟踪血管走行，并在特定平面上显示，可在同一图像上显示血管全貌。如有需要，三维（3D）VR 图像用于解剖学变异的大体观察。每一种重建方法均有其缺点，全面分析对识别和评价异常很重要。

辐射暴露量和辐射剂量的减低

CT 检查过程中患者辐射和潜在的辐射风险近年来受到公众和科学文献的关注[9-12]。*辐射暴露*是指一定量的 X 线或 X 线照射在单位空气中产生的离子总量。在国际单位制中辐射量为库仑 / 千克（C/kg）或安培 · 秒 / 千克（A · s/kg）。辐射量通常用伦琴（R）为单位，1 R=2.58 × 10^{-4} C/kg。*吸收剂量*指单位质量物质受辐射后吸收辐射的能量。吸收剂量的国际单位是戈瑞（Gy），1 Gy=1 J/kg，传统单位为拉德（rad），是辐射吸收剂量的英文缩写，1 rad=1 cGy 或 10^{-2} Gy。即使吸收剂量经常被使用，但一定吸收剂量产生的生物效应与射线类型和强度有关。采用一种无量纲的辐射权重因子使这种效应标准化，权重因子从 1（光子包括 X 线和 γ 射线和电子）到 20（α 粒子）。Sv 为专业国际单位，表示*当量剂量*，以免与吸收剂量混淆。1 Sv=1 J/kg。传统当量剂量单位是雷姆（rem），为人体伦琴当量的缩写。1 rem 等于 1 cSv 或 10^{-2}Sv。当量剂量乘以组织权重因子等于*加权当量剂量*，测量单位为 Sv 或 rem。人体组织或器官加权当量剂量的总量称为*有效剂量*（E）[13]。

计算机断层扫描 - 特异剂量体系

除上述辐射测量专业名词外，一系列 CT 辐射专用名称应运而生[14]。CT 扫描仪上剂量分布曲线 [D（z）] 是剂量的数学表述，是 z 轴（垂直于断层层面）

位置的函数。CT剂量指数（CTDI）指单次旋转沿扫描方向固定扫描床位置后，辐射剂量的曲线下面积除以扫描宽度或光束准直，单位为Gy。CTDI不易测量，因此常规不生产报告，用$CTDI_{100}$代替。$CTDI_{100}$表示一次扫描100 mm范围的整体辐射暴露。评估患者断层层面平均辐射量得到加权CTDI（$CTDI_w$），公式如下：

$$CTDI_w=2/3 \text{ 周围 } CTDI_{100}+1/3 \text{ 中央 } CTDI_{100}$$

$CTDI_w$在轴扫描模式上测量，与扫描仪结构、层间距、射线粗滤过、X线管电压、管电流（mA）和机架旋转时间（t_{rot}）有关。mA与t_{rot}乘积为扫描mAs。为了获得扫描仪参数特征，有助于消除mAs单一作用，引入标准化（$CTDI_w$）$_n$，单位为mGy/mAs。

$$CTDI_w=mA\times t_{rot}\times (CTDI_w)_n=mAs\times (CTDI_w)_n$$

CT专用测量术语中*体积加权CTDI*或*$CTDI_{vol}$*很重要，该定量表示螺旋扫描或连续序列扫描覆盖范围的平均辐射剂量，由$CTDI_w$决定。公式如下：

$$CTDI_{vol}=CTDI_w/\text{螺距}=CTDI_w\times \text{扫描宽度}/\text{扫描间距}$$

用$CTDI_{vol}$决定剂量长度乘积（DLP），单位mGy·cm。DLP反应完成CT检查的整体辐射剂量，计算方法如下：

$$DLP= CTDI_{vol}\times \text{扫描长度}$$

许多CT扫描仪控制台会报告$CTDI_{vol}$和DLP，DLP与E关系如下：

$$E=E_{DLP}\times DLP$$

而E_{DLP}测量单位为mSv/（mGy·cm），是身体部分特定转换因子。常用E_{DLP}值参见2004年CT定量标准[15]，E_{DLP}值由大多数扫描仪的蒙特卡罗法的平均值决定。

降低剂量的方法

降低患者辐射剂量的方法有多种[14,16]。降低剂量的方法既可以单独应用亦可以与低暴露方法联合使用。降低管电流直接减少患者辐射剂量，然而须慎重考虑辐射剂量的减低是否影响图像质量。这对于肥胖患者尤其重要，管电流的降低对图像质量影响大。随着X线管电压的降低，对比噪声比增加[5]。为了获得良好的对比噪声比，最终通过降低kV值能够减少患者的辐射剂量。CTA检查时将kV值从120调整为80，辐射剂量减低约50%。近期研究推荐用100 kV进行主动脉和髂动脉常规CTA，在不损失诊断信息的前提下，辐射剂量减少30%[17]。

心电图控制剂量调节是在回顾性门控扫描时采用的一种方法，即用户定义时期（一般为舒张中、末期）保持正常输出，在心动周期其余期，管输出减低为正常值的20%，能保证整个心动周期图像重建。临床研究证实采用该技术辐射剂量减少30%～50%[18-22]。

管电流调节技术是根据每一次机架旋转时患者几何结构不同调节管电流的方法。调整管输出是以定位扫描的组织衰减特征为基础或通过探测器实时动态监测来线上决定。根据体位不同，采用该技术在不影响图像质量的前提下，辐射剂量减少了15%～35%[23]。根据患者身体纵向几何结构的更复杂的管电流变化来改变管输出，扫描不同部位如从胸部到腹部保持适中的辐射剂量（自动辐射控制）[23]。根据患者体型自动调节管电流可避免射线过量或不足，极大地简化了技师的工作流程，不必再根据患者体型和体重查看量表，来调整mAs设置。

血管病电子计算机断层扫描血管造影术临床应用

神经血管循环电子计算机断层扫描血管造影术

技术考虑

在许多医院电子计算机断层扫描血管造影术（CTA）与数字减影血管造影（DSA）相当，已成为颈动脉狭窄评价的首选检查方法[24-26]。进行头颈部动脉CTA时要求患者仰卧位，双臂上举。利用内存储信息位置图示确定扫描范围，从主动脉弓开始至Willis环水平。为了z轴方向空间分辨率最大，探测器的瞄准器要求亚毫米。采用推注试验或团块追踪法来确定扫描开始时间。根据设备和探测器排数，螺距为0.5～1.0。为了消除运动的人工干扰要求屏气和禁止吞咽动作。评价颈部循环常规选择光滑重建核（如西门子B20f），使用0.6～1.0 mm的层厚，50%～80%的重建增量。

对窗的合适的设定明显影响血管腔内密度的测量方差。残余管腔测量的差异和钙斑产生的硬化会导

扫描一次，得到时间密度曲线，计算扫描延迟时间。另一种方法采用自动团块追踪技术，目标区域放置在肺动脉干，一旦达到预设的衰减阈值，图像采集开始。肺动脉在造影剂静脉注入时首过成像，盆腔和下肢静脉扫描延迟 2.5 ~ 3.5 min 成像。

CTPA 可用多种技术重建，推荐方法是使用层厚 1.25 mm、50% ~ 60% 层增量间距，盆腔和下肢静脉用厚层重建。有多种人工干扰限制真性肺动脉栓塞显示，因此必须在主干、叶、段、亚段肺动脉层面仔细查看通过卷入和卷出获取的图像，以免误诊或漏诊肺栓塞。同样，由于技术受限，如造影剂进入时间不适出现血流人工干扰、动脉流入影响、手术设备导致的条纹人工干扰、动脉钙化、膀胱内存在致密造影剂等，下肢近段 CT 静脉成像阅片有一定困难。

急性肺栓塞 CTPA 征象分为动脉征象和辅助征象。管腔内充盈缺损可以部分或完全阻塞肺动脉，引起血管扩张。急性栓子表现为血管腔内充盈缺损，与血管壁成锐角，而慢性栓子表现为附壁栓子沿血管壁分布。骑跨在左右肺动脉的急性肺栓塞称为*鞍形栓子*（图 14-3）。肺梗死、肺不张、受累处血量减少为肺梗死常见肺实质内征象。

CTPA 检查应该优化窗设置，窗宽等于肺动脉平均衰减量加 2 倍标准差，窗位是窗宽的一半。在每次卷入和卷出时，在肺动脉主干、叶、段及亚段肺动脉层面须避免与肺静脉和充填黏液的支气管混淆。利用肺动脉多平面重定格式和最大强度投影能提高阅读者对轻微或可疑征象的识别度，不过无法证实诊断准确性的提高 [46-47]。切记 CTPA 图像中多数肺栓塞超过 1 或 2 mm，因此仅在 1.25 mm 层厚图像上见到的充盈缺损更有可能是人工干扰而不是栓子。通常肺动脉栓子源于盆腔和下肢深静脉，栓子极少源于胸部，如上腔静脉或头臂静脉，此情况多见于留置导管的并发症。

急性深静脉血栓 CT 静脉成像

盆腔或近段下肢深静脉血栓（DVT）常见征象是静脉内部分或完全充盈缺损，通常在图像上显示普遍的下肢和静脉周围水肿 [48]。

预测患者预后

有些 CTPA 征象明显提供强有力的预后信息，包括右心室扩张、室间隔变平，提示右心室压力负荷增加和造影剂逆流入下腔静脉，它们都是由巨大急性肺栓塞所致。右心室短径与左心室短径比值在 1 ~ 1.5 或以上，强烈提示严重右心室应变，预后差 [49]。在 4 个心腔层面右心室与左心室直径比值超过 0.9 与 30 天死亡率增加、心肺复苏、呼吸机支持和升压药使用的概率增加有关 [50]。

CTPA 其他临床应用包括肺动脉瘤和假性动脉瘤的评价，先天发育畸形的评价，如肺动脉闭锁、姑息性分流术、动静脉畸形（AVM）、经皮肺动脉瓣置换术或肺动脉狭窄支架植入术术前检查。

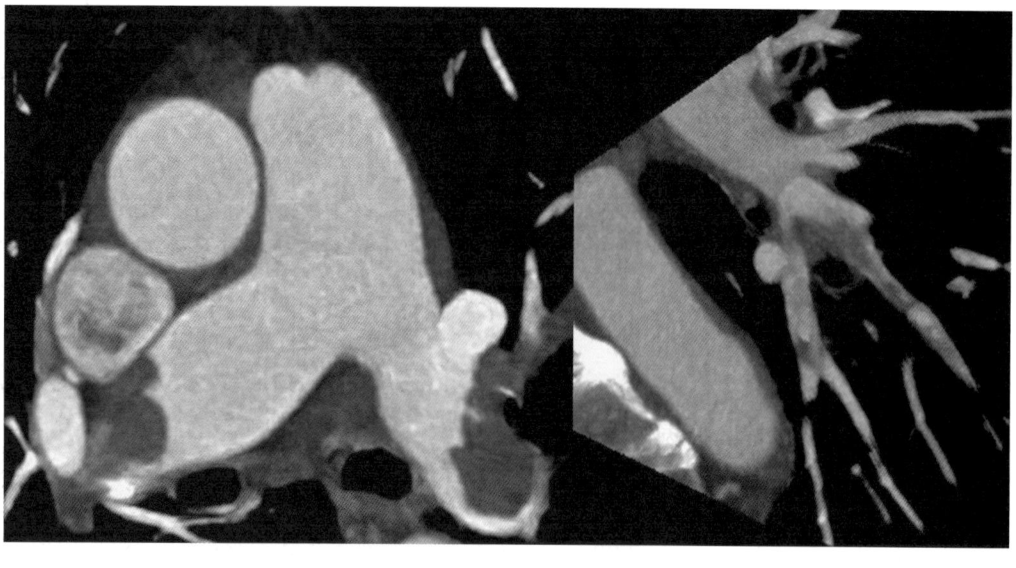

图 14-3 肺栓子（PEs）。最大强度投影（MIP）显示左右肺动脉干较大中央肺栓子（*左图*）和左肺动脉亚段分支内栓子（*右图*）

胸主动脉

技术考虑

16 层和 16 层以上 MD-CTA 几乎在几秒内能获得亚毫米各向同性图像。急性主动脉病变标准扫描序列应包括平扫评价是否存在壁内血肿（IMH），是否有血流存在，血流密度是否增高，病变是否在心包、胸腔及纵隔内，来预测主动脉破裂。强化前 CT 采用低剂量技术，准直宽度为 1.5 mm，能减低总体辐射剂量 [51-52]。扫描范围限定在肺尖部至上腹部，而增强 CT（CE）应覆盖胸廓入口至股骨头水平 [53]。一般的主动脉成像对碘造影剂的浓度不做要求。为了满足全主动脉成像，一般根据体重计算，碘流速为 1.0 ~ 1.6 g/s 的碘浓度足够覆盖整个动脉 [54-55]。浓度为 300 mg I/ml 的碘造影剂 3 ~ 4 ml/s（0.9 ~ 1.2 g/s）适合于多数患者，对于肥胖患者 300 mg、5 ml 的碘剂以 1 ml/s（1.5g/s）的速度才能满足主动脉成像。为了获得 CE-CTA 理想图像，在团块追踪技术达到 100 HU 后扫描延迟 5 ~ 7 s，后用生理盐水冲刷以减少静脉干扰 [52]。

要覆盖主动脉造影剂注入时长至少为扫描时间加延迟时间。如扫描时间和延迟时间分别为 15 s 和 5 s，造影剂注入 20 s 后用 50 ml 生理盐水冲刷能满足要求。64 层 MDCT 能以亚毫米准直宽度（准直宽度为 0.625 mm、层厚为 0.625 mm、重建间距为 0.3 mm）一次屏气完成全主动脉扫描，并获得高分辨力 3D 图像。心脏搏动非常像主动脉根部夹层内膜片，心电图门控采集能消除这一人工干扰 [54,56]，而且既能评价主动脉根部，又能评价冠状动脉，不过患者接受辐射剂量明显增加。

临床应用

急性主动脉综合征

在急性主动脉综合征评价中 CTA 有很高价值。急性主动脉综合征包括穿透性主动脉溃疡（PAU）、壁内血肿（IMH）、急性主动脉夹层（AAD）（第 34 章）。夹层患者突发胸部或背部剧烈疼痛，通常被描述为撕裂样。此病在老年人多见，常伴高血压。遗传性胶原蛋白疾病如马方综合征、埃勒斯 - 当洛斯综合征易发生 AAD。MDCT 为 AAD 评价的成像方法之一。MDCT 主要优点在于全主动脉及其分支成像和快速的通过量。识别主动脉根部运动的人工干扰对于 MDCT 非常重要，该人工干扰酷似内膜瓣。采用心电门控采集，可以消除运动人工干扰，当同时评价冠脉通畅和左室壁运动时尤为重要。

穿透性主动脉溃疡是斑块突入内膜和主动脉内弹力膜。当管腔内造影剂充盈时穿透性主动脉溃疡才能显示，表现为主动脉壁增强，局限性造影剂突起，好发于胸主动脉中下段 [57]。穿透性主动脉溃疡须与非穿透性粥样硬化样溃疡鉴别，后者溃疡局限在内膜，钙化内膜有助于定位 [58]。粥样硬化样溃疡位于主动脉和钙化内膜表面，而穿透性主动脉溃疡超越此范围 [51,58-59]。当然，区分钙化附壁血栓、IMH、PAU 具挑战性 [60]。PAU 自然转归与发生部位有关 [61-64]。强化前图像的衰减有助于急性 IMH、PAU 合并壁内出血与慢性 IMH。典型急性 IMH 呈高衰减（50 ~ 70 HU），相反慢性 IMH 为低衰减。穿透性主动脉溃疡的大小影响其转归 [65]。有研究认为穿透性主动脉溃疡的深度超过 10 mm，直径超过 20 mm 是发生壁内血肿、夹层或破裂的独立危险因素 [64]。而另一研究认为除了已有破裂外，研究并不能预测不良事件发生 [66]。CT 随访发现溃疡直径的变化比初期 CT 显示 PAU 大小更有意义，可以指导治疗和判定患者预后 [57]。

IMH 的发病机制并不十分清楚，但高血压是主要病因。IMH 的两种病理生理机制为营养血管中膜自发破裂出血，内膜撕裂伴假腔内血栓形成。近期许多研究认为多数壁内血肿是类似于主动脉夹层的完全撕裂所致 [60,67-69]。通常术前 CT 检查撕裂内膜未能正确评估血肿，但术中能清晰显示 [60]。在主动脉壁上，IMH 特征性表现呈新月形或环形，显示高度衰减 [51,70]。主动脉夹层国际注册研究（IRAD）认为 IMH 部位与不良事件有关 [71]。最近韩国的一项研究持不同观点 [72]。CT 随访出现新发溃疡和 IMH 进展超过 11 mm 与主动脉夹层发生有关 [73-74]。

急性主动脉夹层患者首选 MDCT 检查评估，容易被探查到（图 14-4）[59]。Stanford 分型与内膜片范围有关，A 型夹层累及升主动脉，B 型夹层仅累及降主动脉 [75]。评价 AAD 重点包括部位和范围、入口和出口位置、分支受累情况、主动脉破裂、假腔通畅度，以及并发症的出现。钙化内膜向管腔内移位是主动脉夹层 MDCT 强化前征象。入口撕裂处定位非常重要，影响血管腔内治疗方式的选择。同样，多发破口亦见于降主动脉、腹主动脉和髂动脉 [76]。真假腔的识别极其重要，因支架植入后源于假腔的重要分支出现闭塞 [59]。撕裂内膜瓣直接伸入或阻塞受累分支血管入口。识别未受累主动脉分支血流情况是一种区别真假腔的简单方法 [51,59,70]。通常情况，大管腔为假

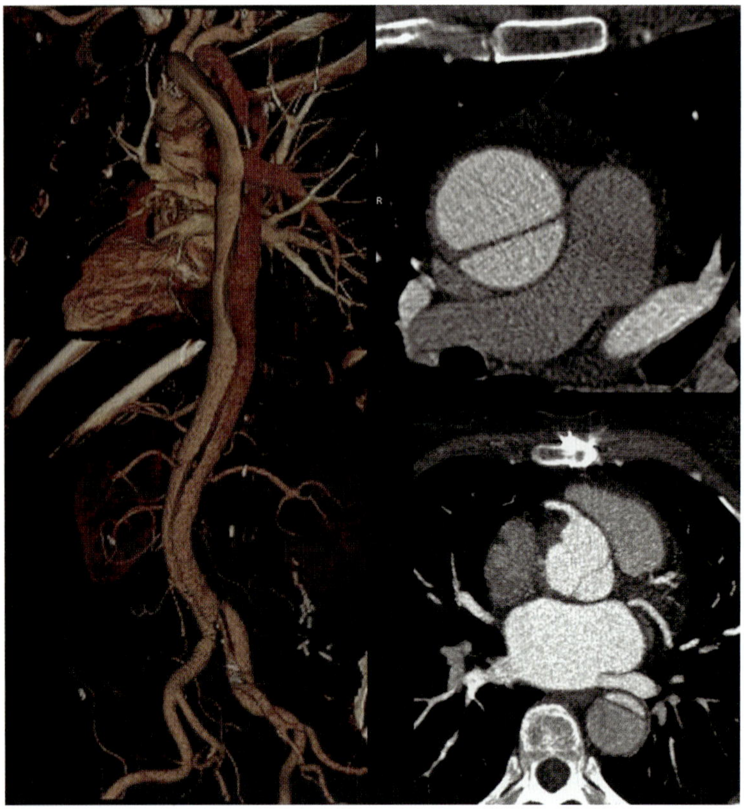

图 14-4 主动脉夹层。CTA 三维（3D）体积描绘图像显示广泛的主动脉夹层（*左图*）。轴位最大强度投影显示升主动脉（*右上图*）和降主动脉（*右下图*）夹层走行

腔，因假腔内压力高于真腔。通常，与假腔相比，真腔内造影剂流速快，腔内浑浊度高[51,59]。在轴位图像上，假腔会出现“*鸟嘴征*”，指内膜瓣与假腔外壁之间成锐角[51,59,70]。因假腔内血流慢，极易形成壁内血栓。未完全撕裂的主动脉中膜结缔组织内线影为少见征象，称为“*蜘蛛网征*”[77]。

胸主动脉瘤

主动脉真性动脉瘤是指主动脉扩张超过 50%，且内膜、中膜和外膜完整。胸主动脉瘤患者近 60% 发生在主动脉根部和升主动脉，10% 发生在主动脉弓，40% 在降主动脉，10% 在胸腹主动脉[78]。MDCT 能确定主动脉瘤的范围、部位和大小。应在主动脉短轴上测量动脉瘤的直径。MDCT 能发现诸如破裂、感染、瘘等并发症。

胸主动脉先天畸形

CTA 能评价先天畸形，如主动脉缩窄和头颈血管起源异常（第 63 章）。这方面 MRA 更有优势，因 MRA 能提供血流动力学信息，而 CTA 无法做到。评估血管结构的关系，如主肺动脉、升主动脉和胸骨后内乳动脉，CT 具有独特作用。

主动脉炎

CTA 亦能评价主动脉及其分支炎性病变 [如巨细胞动脉炎（GCA）、大动脉炎]。血管壁增厚容易评价，动脉期血管壁强化一直作为活动性炎症初期的标志。

腹主动脉电子计算机断层扫描血管造影术

技术考虑

腹主动脉成像 CTA 具有重要作用，因能评价内脏血管病理，评价分支血管如肾动脉、肠系膜动脉等，且具有很高的准确性。图像采集的变化主要与临床要求和成像所使用的 CT 扫描仪有关。患者呈仰卧位，成像准直宽度设定为扫描仪最小值。扫描范围从第 12 肋上缘上方至股骨头或髂嵴下。沿头向足方向扫描，无需心脏门控。屏气会提高图像质量，尤其是上腹部血管，因此屏气为常规要求。采用较宽准直先完成不使用造影剂的检查，以评价出血和主动脉血肿，后采用腘动脉或锁骨上动脉触发对比扫描，使用造影剂检查来评价静脉解剖、肾灌注和缓慢出血。图像重建采用亚毫米层厚、50% 层增量的软滤过。

临床应用

腹主动脉夹层

腹主动脉和髂动脉夹层最多见于胸腹主动脉夹层的延长，局限性腹主动脉夹层罕见，发生率占所有主动脉夹层的 1.3%[79]。局限性夹层常伴有高血压、吸烟、糖尿病、动脉瘤术后和高脂血症[80]。除了评价血管，CTA 亦能提供周围软组织情况，包括出血等并发症。不使用造影剂的研究可以显示急性出血或主动脉夹层壁内血肿，以及发现其他并发症。此外，疑似缓慢出血时平扫结合延迟扫描能比较血栓密度的轻微变化。额外增加延迟 1 ～ 2 min 采集有助于发现慢性出血和静脉异常。

腹主动脉瘤

腹主动脉瘤（AAA）是指腹主动脉扩张超过正常主动脉片段 50% 以上，主动脉扩张不足 50% 称*瘤样扩张*[81-82]。尽管超声为 AAA 首选成像方法[81]，但通常用 CTA 评价 AAA 范围和并发症以及制订治疗计划。不论 CTA 检查的指标是什么，它必须报告动脉瘤短径和长径测量值。动脉瘤上界与肾动脉之间最短距离，即*瘤颈*，为动脉瘤位置描述的标准构成。CTA 能评价瘤颈的形态和角度、测量 AAA 最大径，以及提供髂动脉和股动脉的全面评估，这些都很重要，尤其考虑动血管内动脉瘤修复（EVAR）（图 14-5）。CTA 能显示瘤内附壁血栓和钙化，这对血管内动脉瘤修复很重要（图 14-6）。识别肾动脉数目和位置、腹主动脉后方的左肾静脉存在，以及评估肠系膜动脉和下腹动脉对手术计划也很重要。

血管内动脉瘤修复术后随访

动脉瘤血管腔内修复术后随访 CTA 为成像方法之一，因 CTA 能评估包括内漏等潜在并发症。支架植入后检查包括强化前动态首次循环成像和即刻延迟非强化成像。强化前研究可以识别钙化，不会与内漏混淆。即刻延迟扫描识别缓慢内漏，它会在动态首次循环成像时漏诊[83]。利用 CTA 测量动脉瘤腔最大外径、有两个臂的主动脉支架管腔直径、植入支架上界与最低肾动脉下界之间的距离、植入支架下界与两侧髂总动脉分叉之间距离。

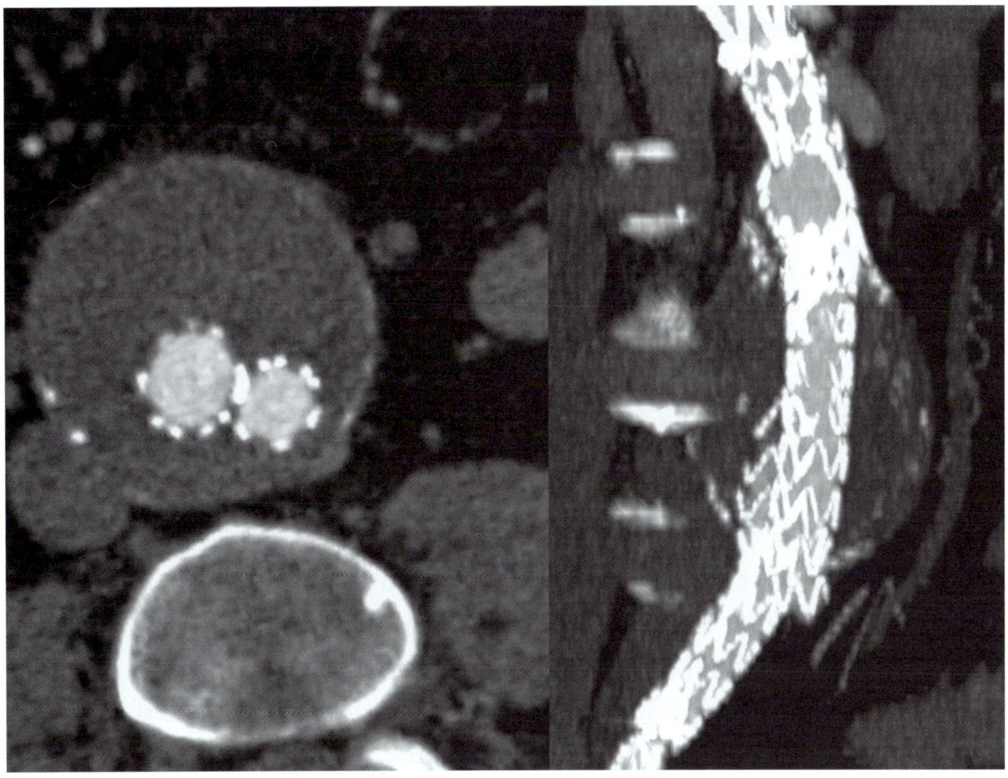

图 14-5　腹主动脉与髂动脉复合支架植入。多平面投影改良图像在轴位（*左图*）和斜矢状位（*右图*）显示主动脉与髂动脉支架植入表现

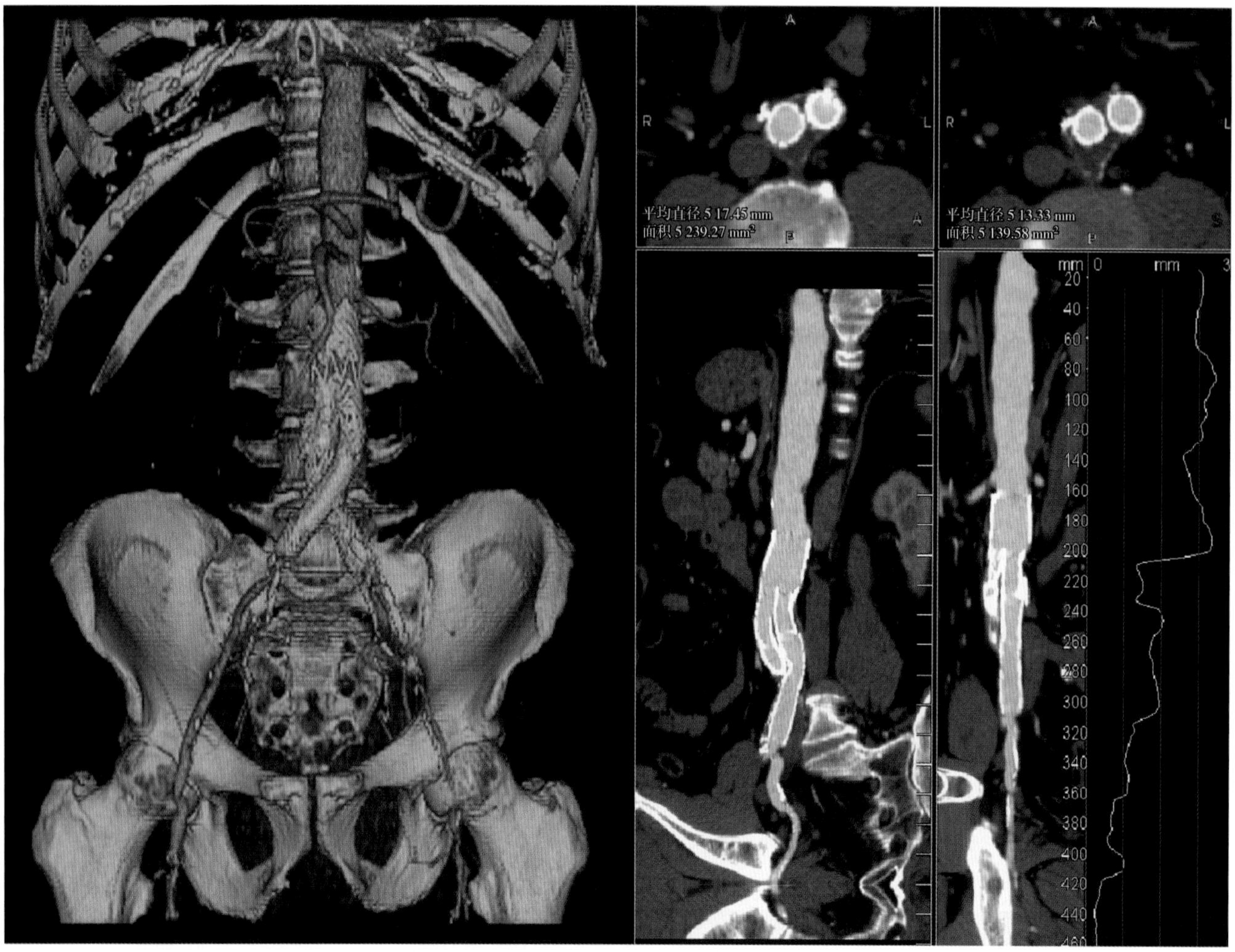

图 14-6　主动脉和髂动脉复合支架植入。CTA 三维体积描绘（VR）*（左图）*和曲面重建（CPR）*（右图）*显示主动脉与髂动脉植入支架

内漏导致动脉瘤囊内压力增高，因此增加了动脉瘤持续扩大和破裂的风险。Ⅰ型内漏指支架近端或远端内漏，通常在支架植入中被发现。迟发Ⅰ型内漏可能与动脉瘤成形后主动脉迂曲变化有关，CT 检查中发现急性出血或支架植入邻近处动脉瘤内造影剂蓄积应怀疑此病 [84]。Ⅱ型内漏最多见，血流经分支小血管（不包括支架植入）持续流入动脉瘤内引起。该型内漏常出现在移植物以远，在动脉瘤内发现小区域中有造影剂，且多数情况下自闭 [85]。Ⅲ型内漏由移植物机械损毁或髂扩充器与移植物分离引起。该型内漏被认为压力高、破裂风险高，表现为移植物以远处大量造影剂聚集 [86]。Ⅳ型内漏因移植物的多孔性所致，通常在植入物内皮化前、植入时被发现。该型内漏可自愈，停止抗凝后自闭。Ⅴ型内漏是动脉瘤囊内动脉加压引起内压的结果，没有可识别的原因。在除外明确内漏的类型后可通过 CTA 和侵袭性血管造影诊断 [84]。

血管炎

在腹部，CTA 在评价大血管炎如大动脉炎、中等血管炎如结节性多动脉炎等血管壁和分支血管的变化具有重要作用。大动脉炎分 4 种亚型（第 42 章），Ⅰ型局限在主动脉弓及其分支；Ⅱ型累及胸部降主动脉和腹主动脉；Ⅲ型包括Ⅰ型和Ⅱ型；Ⅳ型包括Ⅰ - Ⅲ型加肺动脉受累。血管炎急性期患者 CTA 征象包括血管壁增厚和血管壁强化，慢性期包括动脉狭窄、闭塞和动脉瘤形成 [87]。

电子计算机断层扫描血管造影术其他临床应用

肾动脉疾病

CTA 一流的各向同性分辨力（0.5 mm×0.5 mm×0.5 mm）使得其对肾动脉的评估优于所有其他成像方法。因肾的快速通过时间，造影剂进入肾动脉到其进入肾静脉大约要 6 s 的时间 [88]，这就要求图像采集具有非常高的时间分辨力以减低静脉影响。肾动脉 CTA 的主要应用包括动脉粥样硬化或纤维肌性发育不良（FMD）所致的肾动脉狭窄（RAS），以及急性肾动脉闭塞和肾动脉瘤。肾动脉粥样硬化疾病表现为肾动脉起始处或邻近部分的狭窄（通常开口在 2 cm 内）[89]。纤维肌性发育不良常累及肾动脉中、远段，表现为多发节段性狭窄（"串珠样"），也可能为肾动脉瘤 [90]。急性肾动脉闭塞快速导致肾梗死 [89]，CTA 表现为伴或不伴内膜片的肾动脉闭塞，前者为动脉夹层所致。肾动脉梗死表现为楔形或球形灌注异常。肾动脉瘤少见，多偶然发现（图 14-7）。肾动脉瘤常见原因为动脉粥样硬化，亦见于 FMD、结缔组织病、真菌感染或血管炎（如白塞综合征、结节性多动脉炎）[89,91]。肾动脉支架植入后 CTA 对于监督患者具有重要作用。CTA 应用主要缺点是多数肾动脉疾病患者肾功能不全，不能进行 CE-CTA。

肠系膜动脉疾病

在评价肠系膜动脉疾病，如肠系膜动脉动脉瘤、夹层、血管炎和 FMD（图 14-8）时，CTA 很有用。肠系膜动脉瘤累及脾动脉（60%）、肝动脉（20%）、肠系膜动脉（5.5%）、腹腔动脉（4%）、胰腺动脉（2%）和胃十二指肠动脉（1.5%）[92-93]。传统上这些动脉瘤的诊断依靠侵袭性血管造影。随着 CTA 成像速度的加快和分辨力的提高，运用无创性检查发现动脉瘤越来越多。通常腹腔动脉和肠系膜上动脉（SMA）夹层因主动脉夹层所致，在 CTA 上夹层内膜瓣位于血管近端，并引起完全闭塞。自发性肠系膜上动脉夹层罕见。这些疾病的患者死亡率高 [94-95]。连接两侧主动脉裂孔膈脚的纤维韧带压迫导致腹腔动脉狭窄，称为*正中弓状韧带综合征*。典型表现为韧带交叉于腹腔动脉起始处上方，有些患者变异韧带位于腹腔动脉起始处下方，引起腹腔动脉近端受压 [96]。腹腔动脉近端呈局限性"钩状"狭窄，CTA 提示本病。

周围动脉疾病

技术考虑

目前 MDCT 扫描仪能评价下肢远端血管，直径 1 mm 以下血管成像，如足底血管，需要亚毫米

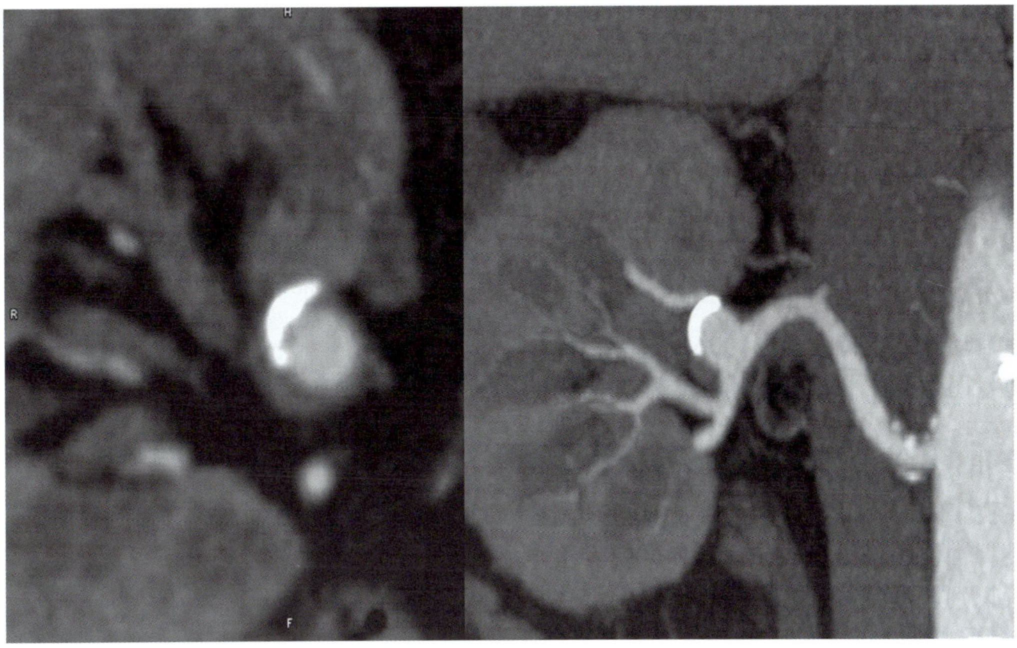

图 14-7　肾动脉瘤。右肾动脉远端动脉瘤伴周围钙化的最大强度投影（MIP）

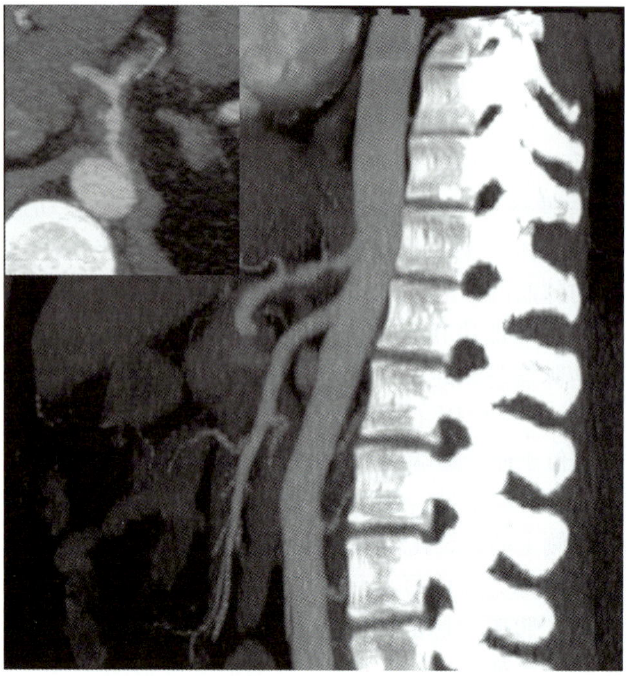

图 14-8 腹腔动脉纤维肌性发育不良（FMD）。最大强度投影侧斜位和轴位方向（左上图）显示腹腔动脉近端 FMD

表14-1 周围动脉疾病成像双期造影剂注射方案

推荐注射方案	
造影剂	低渗非离子型，350 ~ 370 mg/ ml
扫描时间	固定于 40 s
造影剂注射持续时间	35 s
螺距	可变，根据 40 s 扫描时间调整
延迟	阈值达到 150 ~ 200 HU 后自动触发扫描
根据体重调整双相注射率	< 55 kg，20 ml（4 ml/s）+96 ml（3.2 ml/s）
	56 ~ 65 kg，23 ml（4.5 ml/s）+108 ml（3.6 ml/s）
	66 ~ 85 kg，25 ml（5.0 ml/s）+120 ml（4.0 ml/s）
	86 ~ 95 kg，28 ml（5.5 ml/s）+132 ml（4.4 ml/s）
	> 95 kg，30 ml（6.0 ml/s）+144 ml（4.8 ml/s）

HU，Hounsfield 单位；s，秒。

探测器宽度。患者仰卧于扫描床，足先进，扫描野（FOV）应包括膈肌至脚趾，平均扫描长度为 110 ~ 130 cm。扫描先从整体 FOV 的定位图，随后行推注试验或推注触发采集。近端腹部层面扫描要求屏气，远端层面扫描无需屏气。之后在动脉造影阶段进行 CE 血管造影采集。新型 CT 机要求仔细设置机架转数，并合理设置螺距，防止扫描快于造影剂推注。动脉期足底血管显示不佳的情况下，1 s 后小腿血管采集多能完成。多数 CTA 用 100 ~ 140 ml 造影剂（碘浓度为 350 ~ 370 mg/ml），以 4.0 ml/s 的流速注入，后用生理盐水冲刷 [97]。最近 PAD 成像推荐固定时间方案（表 14-1）[98]。该扫描方案中，采用可变螺距以适应所有患者固定 40 s 的扫描时间。双相注射方案保证动脉系统持续显影。PAD 成像标准化以满足高质量图像，图像重建采用一个数据集中的平滑内核，常规评价设置较厚的层厚为 5 mm，另一组数据集采用 0.6 ~ 0.75 mm 层厚，有 25% ~ 50% 重叠。存在狭窄时，用目测评估代替计算机来测算狭窄的程度。轴位图像结合 MIP、CPR 可使经验丰富的阅片者识别轻度狭窄（0% ~ 50%）、中度狭窄（50% ~ 70%）和重度狭窄（> 70%）[99-100]。

动脉粥样硬化性周围动脉疾病

在评价 PAD 时，CTA 主要用于对有症状的患者进行诊断和介入治疗前评估（图 14-9）。CTA 征象有助于选择血管成形的方法，是开放性手术或是腔内治疗 [101]。在胫腓动脉粥样硬化性疾病中，CTA 作用有限，因这些患者多为糖尿病，血管钙化严重，无法准确评价血管狭窄的程度。多数使用 4 层系统 CTA 的一项关于 PAD 的 meta 分析认为，每个节段 CTA 发现大于 50% 的狭窄的总体灵敏度和特异度分别为 92%[95% 置信区间（CI）为 89% ~ 95%] 和 93%（95% 可信区间为 91% ~ 95%）。膝关节以下使用 CTA，诊断性能较低，但同主髂水平和股腘水平相比，无明显差异 [102-104]。

至少有一项关于 PAD 的不同成像方法检查效能比较研究认为，包括临床应用、患者功能恢复情况、生活质量、诊治费用等的评测指标在 6 个月随访期内与首诊成像方法有关。MRA 和 CTA 与多普勒超声比较，可信度高，其他附加成像少、费用低 [105]。

周围动脉瘤

约 10% 的急性主动脉瘤患者合并股动脉瘤和

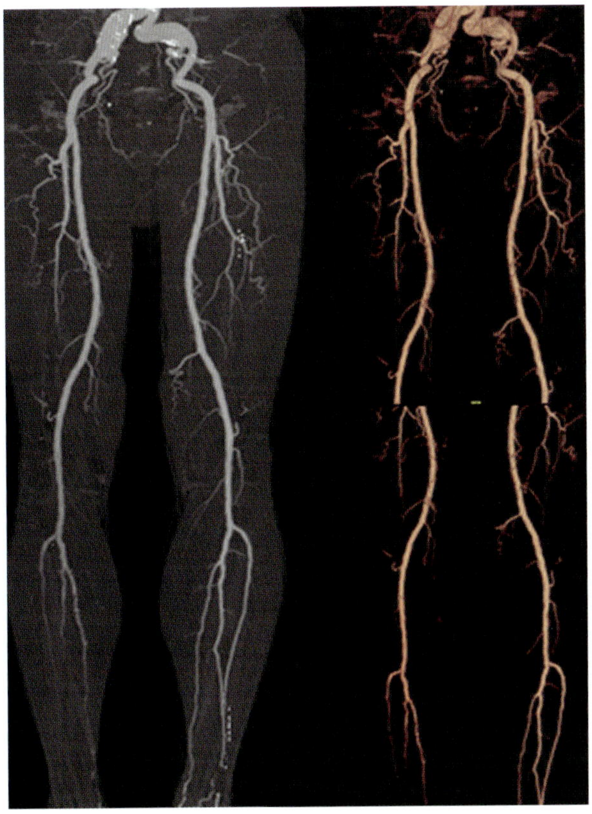

图 14-9　下肢和腹部 CTA。最大强度投影（MIP）（左图）和三维（3D）CTA 体积描绘显示双侧髂总动脉瘤伴右下肢远端径流病（*Adapted from Cohen E，Doshi A，Lookstein R：CT angiography of the lower extremity circulation with protocols.In Mukherjee D，Rajagopalan S，editors：CT and MR angiography of the peripheral circulation：practical approach with clinical protocols，London，2007，Informa UK Ltd.，p.140.*）[97]

腘动脉瘤（图 14-10）。腘动脉瘤为动脉直径超过 7 mm，股动脉瘤为动脉直径超过 10 mm。CTA 不仅用于诊断伴随的动脉瘤，而且有助于腘动脉瘤与腘窝囊肿或腘动脉外膜囊肿的鉴别。对于股动脉瘤患者，CTA 亦适合髂、股血管疾病的显示和血管再生治疗计划的制订。

血管炎

下肢血管受累最常见于 2 种动脉炎，即血栓闭塞性脉管炎（TAO）（Buerger 病）和大动脉炎（第 42 章、44 章和图 14-10）。典型血栓闭塞性脉管炎累及四肢中小血管，主要影响年轻吸烟者。因疾病末端血管的因素 CTA 优于 MRA，CTA 有亚毫米分辨力，并能评价累及胫腓循环的股腘动脉闭塞性疾病，表现为突发血管闭塞或伴广泛侧支循环的重度局限性向心性狭窄，形成“螺旋状”外观。大动脉炎多累及胸主动脉和头臂血管，腹主动脉和腹腔动脉及其分支受累少见 [109]。其他类型动脉炎少见，可以累及末梢循环，包括结节性多动脉炎、白塞病和川崎病。CTA 对上述疾病受累血管的方式和种类有鉴别诊断价值。

血管内支架评价

CTA 亦用于血管内支架再狭窄的评价，特别是髂动脉和股动脉等近端血管。该检查须重建交替的核心，调整窗位。对外周支架的评价资料仅限于 CT 与其他成像方法的比较 [110]，现有资料用于其他循环血管床，这些血管与下肢血管相似，甚至较下肢血管细。例如最近一项关于 86 例（95 枚支架）肾动脉支架再狭窄评价的前瞻性研究认为 [111]，CTA 特异度为 99%，阴性预测值为 100%，阳性预测值为 90%。对于肾动脉支架再狭窄研究，CTA 特异度为 95%、阳性预测值为 56%。在冠状循环中，64 层 CT 的灵敏度和特异度均超过 90%[112]。由于发表偏倚，实际的数值会偏低。

CTA 亦用于评价主髂动脉、主股动脉、腋股动脉旁路移植的患者。移植物的监测非常重要，主要用多普勒超声评价，然而近期研究认为 CTA 优于多普勒超声 [114]。必须关注累积辐射剂量和造影剂的使用。移植物评价包括仔细观察吻合口近端区域，除外狭窄和动脉瘤、移植物本身和移植物吻合口。

其他指征

一些少见 PAD 的 CTA 应用包括坐骨动脉、腘动脉卡压、腘动脉外膜囊肿（图 14-11）。动脉期和静脉期成像可以显示动静脉畸形和动静脉瘘。CTA 亦用于先天性血管畸形。

电子计算机断层扫描血管造影术的人工干扰和缺陷

CT 成像会出现一些伪影，包括患者相关性人工干扰、成像相关人工干扰和重建人工干扰。常见 3 种人工干扰包括运动人工干扰、射线硬化和部分体积效应。扫描过程中由于患者身体移动或屏气不佳产生运动人工干扰。因光子经过下列结构如起搏电极、金属夹、钙时低能量光子被筛选出而产生硬化人工干扰。结果在这些结构旁形成低密度影，影响管腔评估。体

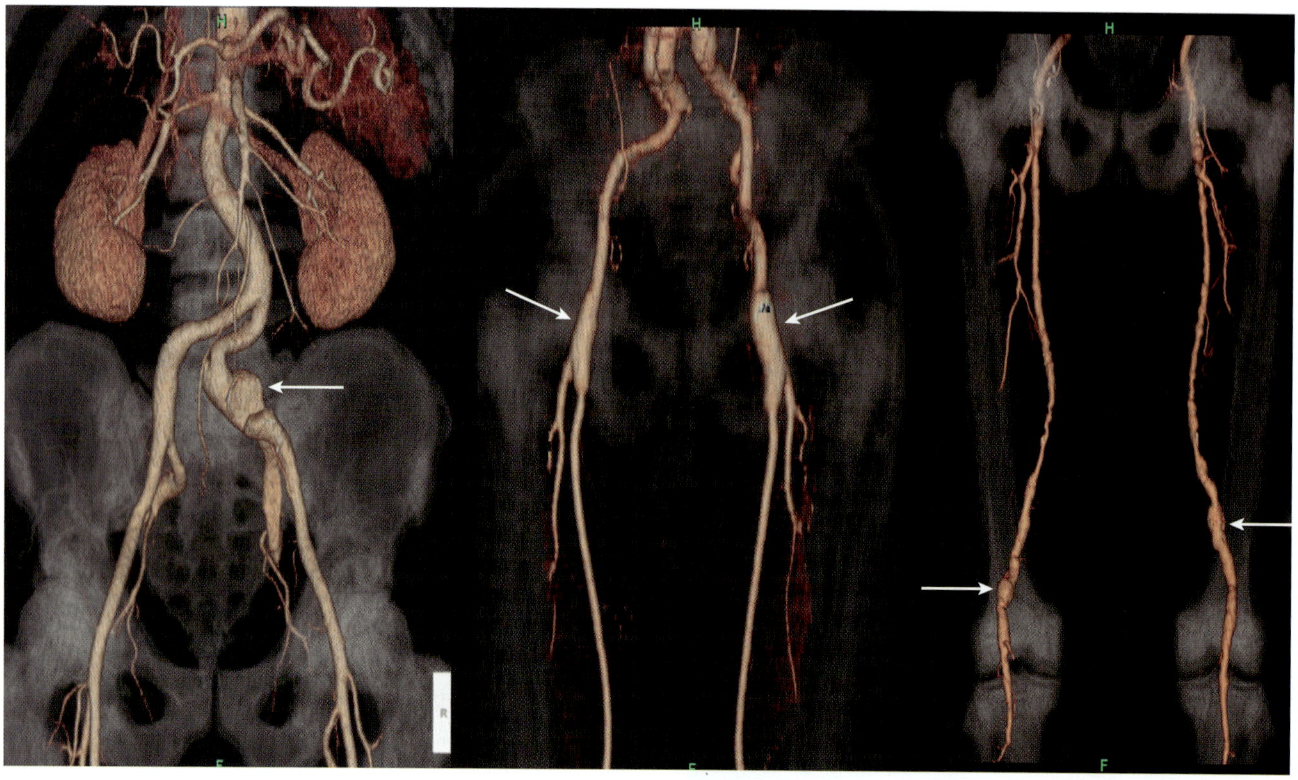

图 14-10 周围动脉瘤。3D-CTA 体积描绘显示左髂总动脉（CIA）远端局限性动脉瘤样扩张（*左图*）、双侧股动脉瘤（CFAs）（*中图*）延伸至股动脉上方、双侧腘动脉局限性瘤样扩张（*右图*）（*Adapted from Cohen E，Doshi A，Lookstein R：CT angiography of the lower extremity circulation with protocols.In Mukherjee D，Rajagopalan S，editors：CT and MR angiography of the peripheral circulation：practical approach with clinical protocols，London，2007，Informa UK Ltd.，p.140.*）[97]

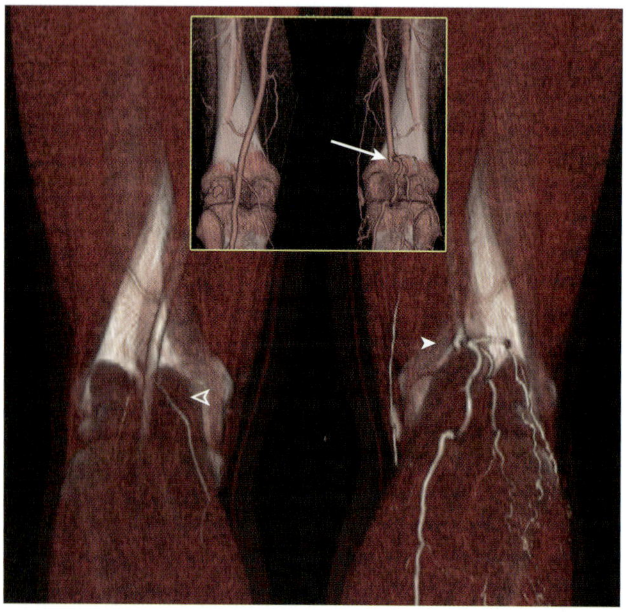

图 14-11 腘动脉卡压症。年轻人右侧小腿活动后疼痛，3D-CTA 体积描绘图。右侧腓肠肌肌肉中间头表明一个位于腘动脉外侧的异常起源（闭合箭头处）。图示为右腘动脉（箭头）和多个浅表侧支动脉几乎完全闭塞，比较左侧腓肠肌内侧前部在腘动脉的正常起源（空箭头）（*Adapted from Cohen E，Doshi A，Lookstein R：CT angiography of the lower extremity circulation with protocols.In Mukherjee D，Rajagopalan S，editors：CT and MR angiography of the peripheral circulation：practical approach with clinical protocols，London，2007，Informa UK Ltd.，p.143.*）[97]

素内组织结构密度不同产生部分体积效应。这导致体素内 CT 值为平均值，图像扭曲。

影响 CTA 运行的最常见的人工干扰为血管中重度钙化或支架植入。选择适度窗设置（窗宽≈ 1 500 HU）能减轻这些无法避免的高信号衰减结构产生的模糊效应。目的区域血管横截面 MPR 有助于显示血管腔，至少部分能减轻强烈的钙化或植入支架对血管腔的影响。其他缺陷如图像后处理不当会产生假性狭窄或闭锁（如 MIP 图像上部分或全部血管移除，CPR 图像上中心定义不准确）。

小结

随着 CT 技术的进步，CT 已成为血管病诊断和评价的首选方法。血管系统的评价关键在于熟悉 CT 技术并正确使用。尽管血管重度钙化和支架植入产生人工干扰限制 CT 检查的应用，但 CTA 空间分辨率高、成像速度快，使其广泛应用于血管病的评价。

参考文献

1. Ligon BL: Biography: history of developments in imaging techniques: Egas Moniz and angiography, *Semin Pediatr Infect Dis* 14:173–181, 2003.
2. Fleischmann D: Present and future trends in multiple detector-row CT applications: CT angiography, *Eur Radiol* 12(Suppl 2):S11–S15, 2002.
3. Kalender WA: Technical foundations of spiral CT, *Semin Ultrasound CT MR* 15:81–89, 1994.
4. Kalender WA, Seissler W, Klotz E, et al: Spiral volumetric CT with single-breath-hold technique, continuous transport, and continuous scanner rotation, *Radiology* 176:181–183, 1990.
5. Petersilka M, Bruder H, Krauss B, et al: Technical principles of dual source CT, *Eur J Radiol* 68:362–368, 2008.
6. Dawson P, Blomley MJ: Contrast media as extracellular fluid space markers: adaptation of the central volume theorem, *Br J Radiol* 69:717–722, 1996.
7. van Hoe L, Marchal G, Baert AL, et al: Determination of scan delay time in spiral CT-angiography: utility of a test bolus injection, *J Comput Assist Tomogr* 19:216–220, 1995.
8. Leschka S, Wildermuth S, Boehm T, et al: Noninvasive coronary angiography with 64-section CT: effect of average heart rate and heart rate variability on image quality, *Radiology* 241:378–385, 2006.
9. Einstein AJ, Henzlova MJ, Rajagopalan S: Estimating risk of cancer associated with radiation exposure from 64-slice computed tomography coronary angiography, *JAMA* 298:317–323, 2007.
10. Fazel R, Krumholz HM, Wang Y, et al: Exposure to low-dose ionizing radiation from medical imaging procedures, *N Engl J Med* 361:849–857, 2009.
11. Ron E: Cancer risks from medical radiation, *Health Phys* 85:47–59, 2003.
12. Einstein AJ, Moser KW, Thompson RC, et al: Radiation dose to patients from cardiac diagnostic imaging, *Circulation* 116:1290–1305, 2007.
13. Martin CJ: The application of effective dose to medical exposures, *Radiat Prot Dosimetry* 128:1–4, 2008.
14. Martin CJ: Radiation dosimetry for diagnostic medical exposures, *Radiat Prot Dosimetry* 128:389–412, 2008.
15. Bongartz G, Golding SJ, Jurik AG, et al: European guidelines for multislice computed tomography, 2004 Funded By The European Commission. Contract Number FIGM-CT2000-20078-CT-TIP. March 2004.
16. Blankstein R, Shah A, Pale R, et al: Radiation dose and image quality of prospective triggering with dual-source cardiac computed tomography, *Am J Cardiol* 103:1168–1173, 2009.
17. Wintersperger B, Jakobs T, Herzog P, et al: Aorto-iliac multidetector-row CT angiography with low kV settings: improved vessel enhancement and simultaneous reduction of radiation dose, *Eur Radiol* 15:334–341, 2005.
18. Lee EJ, Lee SK, Agid R, et al: Comparison of image quality and radiation dose between fixed tube current and combined automatic tube current modulation in craniocervical CT angiography, *AJNR Am J Neuroradiol* 30:1754–1759, 2009.
19. Arnoldi E, Johnson TR, Rist C, et al: Adequate image quality with reduced radiation dose in prospectively triggered coronary CTA compared with retrospective techniques, *Eur Radiol* 19:2147–2155, 2009.
20. Hurwitz LM, Yoshizumi TT, Goodman PC: v: Radiation dose savings for adult pulmonary embolus 64-MDCT using bismuth breast shields, lower peak kilovoltage, and automatic tube current modulation, *AJR Am J Roentgenol* 192:244–253, 2009.
21. Hausleiter J, Meyer T, Hadamitzky M, et al: Radiation dose estimates from cardiac multislice computed tomography in daily practice: impact of different scanning protocols on effective dose estimates, *Circulation* 113:1305–1310, 2006.
22. Raff GL, Chinnaiyan KM, Share DA, et al: Radiation dose from cardiac computed tomography before and after implementation of radiation dose-reduction techniques, *JAMA* 301:2340–2348, 2009.
23. Meeson S, Alvey CM, Golding SJ: The *in vivo* relationship between cross-sectional area and CT dose index in abdominal multidetector CT with automatic exposure control, *J Radiol Prot* 30:139–147.
24. Berg M, Zhang Z, Ikonen A, et al: Multi-detector row CT angiography in the assessment of carotid artery disease in symptomatic patients: comparison with rotational angiography and digital subtraction angiography, *AJNR Am J Neuroradiol* 26:1022–1034, 2005.
25. Josephson SA, Bryant SO, Mak HK, et al: Evaluation of carotid stenosis using CT angiography in the initial evaluation of stroke and TIA, *Neurology* 63:457–460, 2004.
26. Zhang Z, Berg MH, Ikonen AE, et al: Carotid artery stenosis: reproducibility of automated 3D CT angiography analysis method, *Eur Radiol* 14:665–672, 2004.
27. Saba L, Mallarin G: Window settings for the study of calcified carotid plaques with multidetector CT angiography, *AJNR Am J Neuroradiol* 30:1445–1450, 2009.
28. Fisher M, Martin A, Cosgrove M, et al: The NASCET-ACAS plaque project. North American Symptomatic Carotid Endarterectomy Trial. Asymptomatic Carotid Atherosclerosis Study, *Stroke* 24:I24–25, 1993 discussion I31–22.
29. Zhang Z, Berg M, Ikonen A, et al: Carotid stenosis degree in CT angiography: assessment based on luminal area versus luminal diameter measurements, *Eur Radiol* 15:2359–2365, 2005.
30. Bartlett ES, Walters TD, Symons SP, et al: Quantification of carotid stenosis on CT angiography, *AJNR Am J Neuroradiol* 27:13–19, 2006.
31. Bartlett ES, Walters TD, Symons SP, et al: Carotid stenosis index revisited with direct CT angiography measurement of carotid arteries to quantify carotid stenosis, *Stroke* 38: 286–291, 2007.
32. Bartlett ES, Symons SP, Fox AJ: Correlation of carotid stenosis diameter and cross-sectional areas with CT angiography, *AJNR Am J Neuroradiol* 27:638–642, 2006.
33. Bartlett ES, Walters TD, Symons SP, et al: Classification of carotid stenosis by millimeter CT angiography measures: effects of prevalence and gender, *AJNR Am J Neuroradiol* 29: 1677–1683, 2008.
34. Waaijer A, Weber M, van Leeuwen MS, et al: Grading of carotid artery stenosis with multidetector-row CT angiography: visual estimation or caliper measurements? *Eur Radiol* 19:2809–2818, 2009.
35. Suwanwela N, Can U, Furie KL, et al: Carotid Doppler ultrasound criteria for internal carotid artery stenosis based on residual lumen diameter calculated from en bloc carotid endarterectomy specimens, *Stroke* 27:1965–1969, 1996.
36. Lev MH, Romero JM, Goodman DN, et al: Total occlusion versus hairline residual lumen of the internal carotid arteries: accuracy of single section helical CT angiography, *AJNR Am J Neuroradiol* 24:1123–1129, 2003.
37. Chen CJ, Lee TH, Hsu HL, et al: Multi-Slice CT angiography in diagnosing total versus near occlusions of the internal carotid artery: comparison with catheter angiography, *Stroke* 35:83–85, 2004.
38. Bartlett ES, Walters TD, Symons SP, et al: Diagnosing carotid stenosis near-occlusion by using CT angiography, *AJNR Am J Neuroradiol* 27:632–637, 2006.
39. Delgado Almandoz JE, Romero JM, Pomerantz SR, et al: Computed tomography angiography of the carotid and cerebral circulation, *Radiol Clin North Am* 48:265–281, vii–viii, 2010.
40. Goldhaber SZ, Morpurgo M: Diagnosis, treatment, and prevention of pulmonary embolism. Report of the WHO/International Society and Federation of Cardiology Task Force, *JAMA* 268:1727–1733, 1992.
41. Stein PD, Beemath A, Olson RE: Trends in the incidence of pulmonary embolism and deep venous thrombosis in hospitalized patients, *Am J Cardiol* 95:1525–1526, 2005.
42. Stein PD, Fowler SE, Goodman LR, et al: Multidetector computed tomography for acute pulmonary embolism, *N Engl J Med* 354:2317–2327, 2006.
43. Coche E, Verschuren F, Keyeux A, et al: Diagnosis of acute pulmonary embolism in outpatients: comparison of thin-collimation multi-detector row spiral CT and planar ventilation-perfusion scintigraphy, *Radiology* 229:757–765, 2003.
44. Qanadli SD, Hajjam ME, Mesurolle B, et al: Pulmonary embolism detection: prospective evaluation of dual-section helical CT versus selective pulmonary arteriography in 157 patients, *Radiology* 217:447–455, 2000.
45. Winer-Muram HT, Rydberg J, Johnson MS, et al: Suspected acute pulmonary embolism: evaluation with multi-detector row CT versus digital subtraction pulmonary arteriography, *Radiology* 233:806–815, 2004.
46. Brader P, Schoellnast H, Deutschmann HA, et al: Acute pulmonary embolism: comparison of standard axial MDCT with paddlewheel technique, *Eur J Radiol* 66:31–36, 2008.
47. Chiang EE, Boiselle PM, Raptopoulos V, et al: Detection of pulmonary embolism: comparison of paddlewheel and coronal CT reformations–initial experience, *Radiology* 228:577–582, 2003.
48. Coche EE, Hamoir XL, Hammer FD, et al: Using dual-detector helical CT angiography to detect deep venous thrombosis in patients with suspicion of pulmonary embolism: diagnostic value and additional findings, *AJR Am J Roentgenol* 176:1035–1039, 2001.
49. Reid JH, Murchison JT: Acute right ventricular dilatation: a new helical CT sign of massive pulmonary embolism, *Clin Radiol* 53:694–698, 1998.
50. Quiroz R, Kucher N, Schoepf UJ, et al: Right ventricular enlargement on chest computed tomography: prognostic role in acute pulmonary embolism, *Circulation* 109:2401–2404, 2004.
51. Bhalla S, West OC: CT of nontraumatic thoracic aortic emergencies, *Semin Ultrasound CT MR* 26:281–304, 2005.
52. Salvolini L, Renda P, Fiore D, et al: Acute aortic syndromes: role of multi-detector row CT, *Eur J Radiol* 65:350–358, 2008.
53. Batra P, Bigoni B, Manning J, et al: Pitfalls in the diagnosis of thoracic aortic dissection at

CT angiography, *Radiographics* 20:309–320, 2000.
54. Manghat NE, Morgan-Hughes GJ, Roobottom CA: Multi-detector row computed tomography: imaging in acute aortic syndrome, *Clin Radiol* 60:1256–1267, 2005.
55. Johnson TR, Nikolaou K, Wintersperger BJ, et al: Optimization of contrast material administration for electrocardiogram-gated computed tomographic angiography of the chest, *J Comput Assist Tomogr* 31:265–271, 2007.
56. Roos JE, Willmann JK, Weishaupt D, et al: Thoracic aorta: motion artifact reduction with retrospective and prospective electrocardiography-assisted multi-detector row CT, *Radiology* 222:271–277, 2002.
57. Hayashi H, Matsuoka Y, Sakamoto I, et al: Penetrating atherosclerotic ulcer of the aorta: imaging features and disease concept, *Radiographics* 20:995–1005, 2000.
58. Macura KJ, Corl FM, Fishman EK, et al: Pathogenesis in acute aortic syndromes: aortic dissection, intramural hematoma, and penetrating atherosclerotic aortic ulcer, *AJR Am J Roentgenol* 181:309–316, 2003.
59. Chiles C, Carr JJ: Vascular diseases of the thorax: evaluation with multidetector CT, *Radiol Clin North Am* 43:543–569, viii, 2005.
60. Park KH, Lim C, Choi JH, et al: Prevalence of aortic intimal defect in surgically treated acute type A intramural hematoma, *Ann Thorac Surg* 86:1494–1500, 2008.
61. Quint LE, Williams DM, Francis IR, et al: Ulcerlike lesions of the aorta: imaging features and natural history, *Radiology* 218:719–723, 2001.
62. Harris JA, Bis KG, Glover JL, et al: Penetrating atherosclerotic ulcers of the aorta, *J Vasc Surg* 19:90–98, 1994 discussion 98–99.
63. Coady MA, Rizzo JA, Hammond GL, et al: Penetrating ulcer of the thoracic aorta: what is it? How do we recognize it? How do we manage it? *J Vasc Surg* 27:1006–1015, 1998 discussion 1015–1006.
64. Ganaha F, Miller DC, Sugimoto K, et al: Prognosis of aortic intramural hematoma with and without penetrating atherosclerotic ulcer: a clinical and radiological analysis, *Circulation* 106:342–348, 2002.
65. Jeudy J, Waite S, White CS: Nontraumatic thoracic emergencies, *Radiol Clin North Am* 44:273–293, ix, 2006.
66. Cho KR, Stanson AW, Potter DD, et al: Penetrating atherosclerotic ulcer of the descending thoracic aorta and arch, *J Thorac Cardiovasc Surg* 127:1393–1399, 2004 discussion 1399–1401.
67. Beauchesne LM, Veinot JP, Brais MP, et al: Acute aortic intimal tear without a mobile flap mimicking an intramural hematoma, *J Am Soc Echocardiogr* 16:285–288, 2003.
68. Berdat PA, Carrel T: Aortic dissection limited to the ascending aorta mimicking intramural hematoma, *Eur J Cardiothorac Surg* 15:108–109, 1999.
69. Neri E, Capannini G, Carone E, et al: Evolution toward dissection of an intramural hematoma of the ascending aorta, *Ann Thorac Surg* 68:1855–1856, 1999.
70. Castaner E, Andreu M, Gallardo X, et al: CT in nontraumatic acute thoracic aortic disease: typical and atypical features and complications, *Radiographics* 23:Spec No:S93–S110, 2003.
71. Hagan PG, Nienaber CA, Isselbacher EM, et al: The International Registry of Acute Aortic Dissection (IRAD): new insights into an old disease, *JAMA* 283:897–903, 2000.
72. Song JK, Kim HS, Song JM, et al: Outcomes of medically treated patients with aortic intramural hematoma, *Am J Med* 113:181–187, 2002.
73. Sueyoshi E, Matsuoka Y, Imada T, et al: New development of an ulcerlike projection in aortic intramural hematoma: CT evaluation, *Radiology* 224:536–541, 2002.
74. Song MO, Kim KJ, Chung SI, et al: Distribution of human group a rotavirus VP7 and VP4 types circulating in Seoul, Korea between 1998 and 2000, *J Med Virol* 70:324–328, 2003.
75. Roberts WC: Aortic dissection: anatomy, consequences, and causes, *Am Heart J* 101:195–214, 1981.
76. Manghat NE, Walsh M, Roobottom CA, et al: Can the "vortex sign" be used as an imaging indicator of the false lumen in acute aortic dissection? *Clin Radiol* 60:1037–1038, 2005.
77. Williams DM, Joshi A, Dake MD, et al: Aortic cobwebs: an anatomic marker identifying the false lumen in aortic dissection--imaging and pathologic correlation, *Radiology* 190: 167–174, 1994.
78. Isselbacher EM: Thoracic and abdominal aortic aneurysms, *Circulation* 111:816–828, 2005.
79. Trimarchi S, Tsai T, Eagle KA, et al: Acute abdominal aortic dissection: insight from the International Registry of Acute Aortic Dissection (IRAD), *J Vasc Surg* 46:913–919, 2007.
80. Jonker FH, Schlosser FJ, Moll FL, et al: Dissection of the abdominal aorta. Current evidence and implications for treatment strategies: a review and meta-analysis of 92 patients, *Endovasc Ther* 16:71–80, 2009.
81. Pande RL, Beckman JA: Abdominal aortic aneurysm: populations at risk and how to screen, *J Vasc Interv Radiol* 19:S2–S8, 2008.
82. Annambhotla S, Bourgeois S, Wang X, et al: Recent advances in molecular mechanisms of abdominal aortic aneurysm formation, *World J Surg* 32:976–986, 2008.
83. Rozenblit AM, Patlas M, Rosenbaum AT, et al: Detection of endoleaks after endovascular repair of abdominal aortic aneurysm: value of unenhanced and delayed helical CT acquisitions, *Radiology* 227:426–433, 2003.
84. Bashir MR, Ferral H, Jacobs C, et al: Endoleaks after endovascular abdominal aortic aneurysm repair: management strategies according to CT findings, *AJR Am J Roentgenol* 192:W178–W186, 2009.
85. Tolia AJ, Landis R, Lamparello P, et al: Type II endoleaks after endovascular repair of abdominal aortic aneurysms: natural history, *Radiology* 235:683–686, 2005.
86. Gorich J, Rilinger N, Sokiranski R, et al: Leakages after endovascular repair of aortic aneurysms: classification based on findings at CT, angiography, and radiography, *Radiology* 213:767–772, 1999.
87. Gotway MB, Araoz PA, Macedo TA, et al: Imaging findings in Takayasu's arteritis, *AJR Am J Roentgenol* 184:1945–1950, 2005.
88. Foley WD: Special focus session: multidetector CT: abdominal visceral imaging, *Radiographics* 22:701–719, 2002.
89. Kawashima A, Sandler CM, Ernst RD, et al: CT evaluation of renovascular disease, *Radiographics* 20:1321–1340, 2000.
90. Beregi JP, Louvegny S, Gautier C, et al: Fibromuscular dysplasia of the renal arteries: comparison of helical CT angiography and arteriography, *AJR Am J Roentgenol* 172:27–34, 1999.
91. Sabharwal R, Vladica P, Law WP, et al: Multidetector spiral CT renal angiography in the diagnosis of giant renal artery aneurysms, *Abdom Imaging* 31:374–378, 2006.
92. Chiesa R, Astore D, Guzzo G, et al: Visceral artery aneurysms, *Ann Vasc Surg* 19:42–48, 2005.
93. Rokke O, Sondenaa K, Amundsen S, et al: The diagnosis and management of splanchnic artery aneurysms, *Scand J Gastroenterol* 31:737–743, 1996.
94. Barmeir E, Halachmi S, Croitoru S, et al: CT angiography diagnosis of spontaneous dissection of the superior mesenteric artery, *AJR Am J Roentgenol* 171:1429–1430, 1998.
95. Krupski WC, Effeney DJ, Ehrenfeld WK: Spontaneous dissection of the superior mesenteric artery, *J Vasc Surg* 2:731–734, 1985.
96. Lindner HH, Kemprud E: A clinicoanatomical study of the arcuate ligament of the diaphragm, *Arch Surg* 103:600–605, 1971.
97. Cohen EI, Doshi A, Lookstein RA: CT angiography of the lower-extremity circulation with protocols. In Mukherjee D, Rajagopalan S, editors: *CT and MR angiography of the peripheral circulation: practical approach with clinical protocols*, London, 2007, Informa UK Ltd., pp 133–146.
98. Fleischmann D: CT angiography: injection and acquisition technique, *Radiol Clin North Am* 48:237–247, vii, 2010.
99. Catalano C, Fraioli F, Laghi A, et al: Infrarenal aortic and lower-extremity arterial disease: diagnostic performance of multi-detector row CT angiography, *Radiology* 231:555–563, 2004.
100. Schernthaner R, Stadler A, Lomoschitz F, et al: Multidetector CT angiography in the assessment of peripheral arterial occlusive disease: accuracy in detecting the severity, number, and length of stenoses, *Eur Radiol* 18:665–671, 2008.
101. Norgren L, Hiatt WR, Dormandy JA, et al: Inter-Society Consensus for the Management of Peripheral Arterial Disease (TASC II), *Eur J Vasc Endovasc Surg* 33(Suppl 1):S1–S75, 2007.
102. Heijenbrok-Kal MH, Kock MC, Hunink MG: Lower extremity arterial disease: multidetector CT angiography meta-analysis, *Radiology* 245:433–439, 2007.
103. Schernthaner R, Fleischmann D, Lomoschitz F, et al: Effect of MDCT angiographic findings on the management of intermittent claudication, *AJR Am J Roentgenol* 189:1215–1222, 2007.
104. Dellegrottaglie S, Sanz J, Macaluso F, et al: Technology insight: magnetic resonance angiography for the evaluation of patients with peripheral artery disease, *Nat Clin Pract Cardiovasc Med* 4:677–687, 2007.
105. Ouwendijk R, de Vries M, Stijnen T, et al: Multicenter randomized controlled trial of the costs and effects of noninvasive diagnostic imaging in patients with peripheral arterial disease: the DIPAD trial, *AJR Am J Roentgenol* 190:1349–1357, 2008.
106. Wright LB, Matchett WJ, Cruz CP, et al: Popliteal artery disease: diagnosis and treatment, *Radiographics* 24:467–479, 2004.
107. Diwan A, Sarkar R, Stanley JC, et al: Incidence of femoral and popliteal artery aneurysms in patients with abdominal aortic aneurysms, *J Vasc Surg* 31:863–869, 2000.
108. Lopera JE, Trimmer CK, Josephs SG, et al: Multidetector CT angiography of infrainguinal arterial bypass, *Radiographics* 28:529–548, 2008 discussion 549.
109. Chung JW, Kim HC, Choi YH, et al: Patterns of aortic involvement in Takayasu arteritis and its clinical implications: evaluation with spiral computed tomography angiography, *J Vasc Surg* 45:906–914, 2007.
110. Blum MB, Schmook M, Schernthaner R, et al: Quantification and detectability of in-stent stenosis with CT angiography and MR angiography in arterial stents *in vitro*, *AJR Am J Roentgenol* 189:1238–1242, 2007.
111. Steinwender C, Schutzenberger W, Fellner F, et al: 64-Detector CT angiography in renal artery stent evaluation: prospective comparison with selective catheter angiography, *Radiology* 252:299–305, 2009.
112. Sun Z, Almutairi AM: Diagnostic accuracy of 64 multislice CT angiography in the assessment of coronary in-stent restenosis: a meta-analysis, *Eur J Radiol* 73:266–273, 2009.
113. Foley WD, Stonely T: CT angiography of the lower extremities, *Radiol Clin North Am* 48:367–396, ix, 2010.
114. Willmann JK, Mayer D, Banyai M, et al: Evaluation of peripheral arterial bypass grafts with multi-detector row CT angiography: comparison with duplex US and digital subtraction angiography, *Radiology* 229:465–474, 2003.

第 15 章　基于导管的周围血管造影术

Christopher J.White

导管法介入血管对比造影术是诊断 PAD 的金标准，其准确度高于其他所有方法。血管造影能够提供血管的“走行图”，从而决定治疗方案。血管解剖结构知识和对正常生理变异的了解是保证周围血管造影和干预治疗安全进行的技能核心。

成像设备

目前，有很多出色的放射线成像设备供应商，提供不同的手术室设计方案，便于进行周围血管造影术。然而，如果在同一手术室进行心脏和非心脏血管造影术时，则设备的选择就会很受局限。一种可以同时进行冠状动脉造影术和周围血管造影的机器叫做“*双平面系统*”（图 15-1），双平面系统的设计包括 2 个独立的 C 臂影像增强器，由一台独立的 X 线发生器和一台独立的计算机操作。双平面系统并不是简单的 2 个平面，而是可以同时获得正位（AP）和侧位（LAT）图像的系统。在一个双平面系统中，用于心脏造影的 C 臂有 3 种模式的平板图像增强器，用于非心脏造影的 C 臂应尽可能大，一般为 15 英寸或 16 英寸的影像增强器。对于周围血管成像，特别是双下肢末端血管造影，小于 15 英寸的影像增强器不能将双下肢同时包括在一个成像视野内。非心脏造影的 C 臂必须能够进行从头到脚的数码成像。

能够交换角度的影像增强器对于清晰地解决分叉部损伤和在主动脉开口分叉处形成良好的成像是必需的。目前可以选择的成像技术中，最常用的是数字减影血管造影（DSA）走行图和四肢末梢分级血管造影技术。

放射成像造影剂

为了避免患者对周围血管造影的不适感，通常选择离子型低渗透造影剂或非离子型碘造影剂。低渗性造影剂很少产生副作用（例如，恶心、呕吐或局部疼痛等），因此，患者有较好的耐受性。另外，低渗性造影剂能够减轻渗透压对血管内血容量的影响，减少渗透压负担，对于左心室功能或肾功能不全的患者来说很重要。数字减影血管造影往往是首选，因为它可以将非血管组织过滤掉，从而减少造影剂的用量。

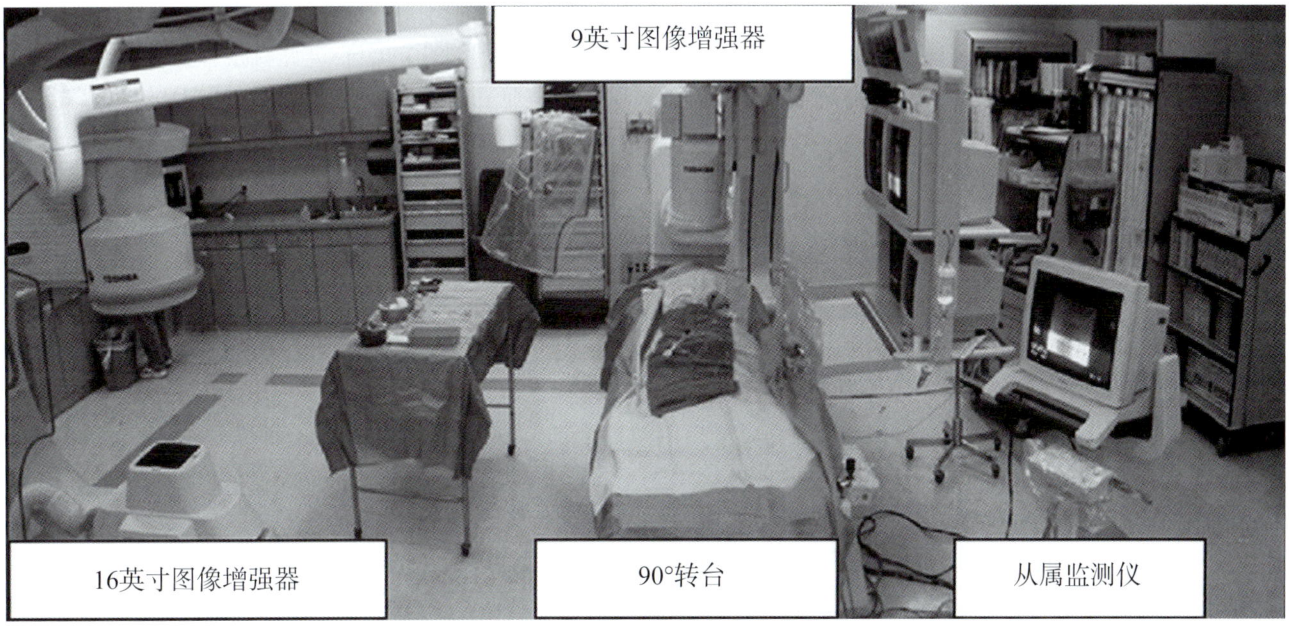

图 15-1　双平面导管室。有 2 个 C 臂成像增强器（分别为 9 in 和 16 in，1 in=2.54 mm），导管插入台可以旋转 90°

可供选择的以碘为基础的放射造影剂包括二氧化碳（CO_2）和钆（钆喷酸葡萄胺注射液）[1-2]。但为了减少末梢血管栓塞或者脑卒中的发生，不推荐二氧化碳用于膈以上部位的血管造影[3]。钆是传统的磁共振成像（MRI）造影剂，拥有正常肾功能的患者在使用推荐剂量（不超过 0.4 mmol/kg）时是相对无毒性的[4]。

成像技术

许多用于诊断心血管疾病的成像技术也常被用于主动脉和周围血管系统的血管造影。血管造影技术的基本原理不仅仅是显示目标血管的损伤，还能够评价血管节段中的流入和流出节段。流入血管的解剖学部位组成了损伤血管的前端；流出血管组成靶血管的远端节段，包括经流血管床。例如，髂总动脉（CIA）的流入动脉是肾下主动脉，而流出动脉是髂外动脉和股动脉，经流血管床是胫腓血管。

进行选择性血管造影时，患者的安全是非常重要的，所以冠状血流的压力测量常被用来监测患者的血流动力状况，以确保在注射造影剂之前无导管抑制的发生。在选择性血管造影术中进行压力监测能够避免很多并发症的发生，包括主动脉夹层和空气注射。

血管造影术可以使用“团块追踪”注射造影剂的方法或数字减影步进模式。这种团块追踪技术为在造影区域中注射“团块”造影剂，然后手动移动影像增强器跟踪团块造影剂的走行，随之通过目标损伤部位以及排空节段。在数字减影步进模式中，让患者安静地平躺于造影手术台上，然后选择一段血管节段成像（掩像）。然后注射造影剂，逐步地移动手术台，以使有造影剂的目标血管成像。掩像被减影后，只留下造影剂显示的血管结构。

获得血管通路

最常使用的非心脏诊断性血管造影术的血管通路为股总动脉（CFA），也可以选用上肢的桡动脉、肱动脉或者腋动脉[5]。血管造影术中最常见的并发症发生于血管通路。

对股动脉解剖学结构的充分了解对于保证股总动脉安全穿刺是非常必要的（图 15-2）。股动脉和股静脉位于腹股沟韧带的下面，而腹股沟韧带是连接髂前上棘和耻骨结节的紧密的纤维组织。腹股沟周围的皮肤皱褶因位置不同而形态不同，如图虚线所示。股动脉分叉处多位于腹股沟在皮肤皱褶较多的位置[6]。

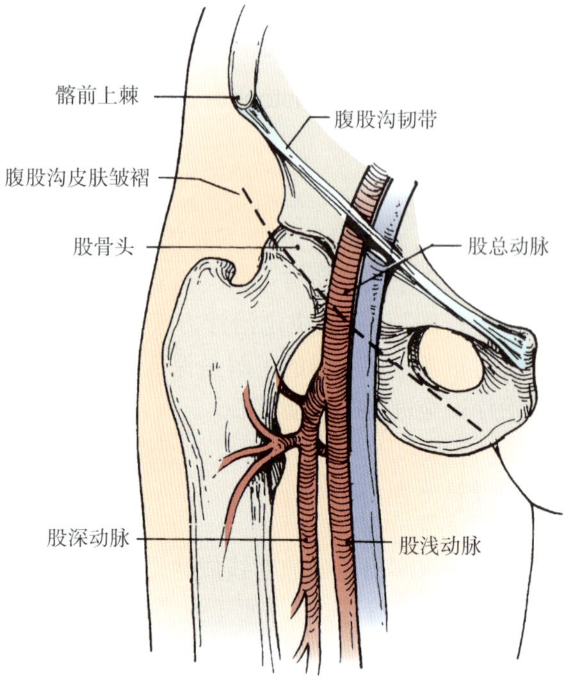

图 15-2　股总动脉（CFA）解剖学标志示意图

股动脉穿刺部位最重要的标志是股骨头。当使用 CT 图像进行形态学分析，若从股骨头中央进入 CFA，没有一例病例是穿刺会通过头端到达腹股沟韧带或通过尾端到股动脉分叉处[7]。向下到股骨头，股总动脉被股鞘包绕，然后分支为中间的股浅动脉（SFA）和侧面的股深动脉（DFA）。如果掌握这些解剖学结构，了解骨性支持的重要性，在进行股总动脉穿刺时选择股骨头的中心进针就很容易了。

首先通过触诊髂前上棘和耻骨结节的解剖学结构标志来确定腹股沟韧带，然后用 X 线透视确定股骨头的位置。根据皮下脂肪的不同厚度，皮肤切口应当在股骨头中心水平下方的 1 ~ 2 cm。在穿刺时，一边触诊股骨头中心的股动脉，一边将穿刺针斜着插入。当穿刺针进入血管后，会见到血液快速回流到针内，然后将一根柔软的导丝插入髂动脉，血管鞘插入，以保护动脉穿刺口。

股总动脉穿刺的并发症常与穿刺位置过高或过低有关。如果穿刺位置过高，有可能发生腹膜后出血[8]。腹膜后的疏松结缔组织的存在能形成大的血肿。缺少骨性结构的支持或动脉穿刺部位的腹股沟韧带较紧均会使人工按压止血比较困难。穿刺部位过低，可能发生动静脉瘘（AVFs）、假性动脉瘤和血肿。

腹主动脉和下肢动脉径流

4 ～ 6 F 型号的导管可用于腹主动脉造影的血管通路，也可用于臂动脉和桡动脉造影的血管通路。造影导管（如猪尾导管、网球拍式导管、全方位冲洗）被放置在腹主动脉中，导管的顶端能够到达最后一根肋骨的水平。一次注射的造影剂有 20 ～ 30 ml，以 15 ml/s 的速度向末端动脉递减（图 15-3）。可以使用双翼造影系统，如果需要的话，也可以使用 2 个分开的单翼造影机。内脏（肠系膜）动脉的 3 个分支——腹腔干、肠系膜上动脉（SMA）和肠系膜下动脉（IMA）从腹主动脉的前表面发出（图 15-4）。肾动脉在 L_1-L_2 水平的腹主动脉的侧面发出。前后位的投影可见主动脉、肾动脉、髂动脉的分支，而侧位的视野可见腹腔干和肠系膜动脉的起点。一般来讲，在前后位的视野中，SMA 的近端部分会遮挡右侧肾动脉的起源。此现象发生时，须用选择性动脉造影来观察肾动脉的起源。

通常，在选择肾动脉造影之前先进行非选择性的腹部动脉造影，一般先用较大规格（9 ～ 16in，1 in=2.54 cm）的图像增强器的数字减影成像。非选择动脉造影可以显示肾动脉的发出水平、所有副肾动脉的存在及其位置、腹主动脉和髂动脉之间是否有病理学改变及其严重程度，以及是否存在明显的肾动脉狭窄。为了能够更清晰地观察肾动脉，动脉造影的导管应该被放置在 SMA 的起始处下方，而图像增强器应该放置在相应的位置以观察肾的上、下侧面。肾动脉的开口在轻微旋转图像增强器时更容易被看清楚，一般选用左前斜位（LAO）。

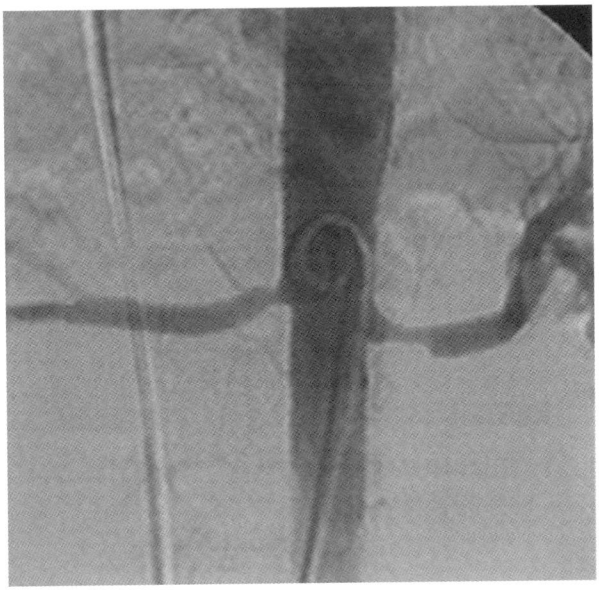

图 15-3 股动脉通路。采用数字减影血管造影（DSA）技术，用 20 m/s 猪尾管注射 30 ml 造影剂（5° 左前斜位）。注意双侧肾动脉狭窄

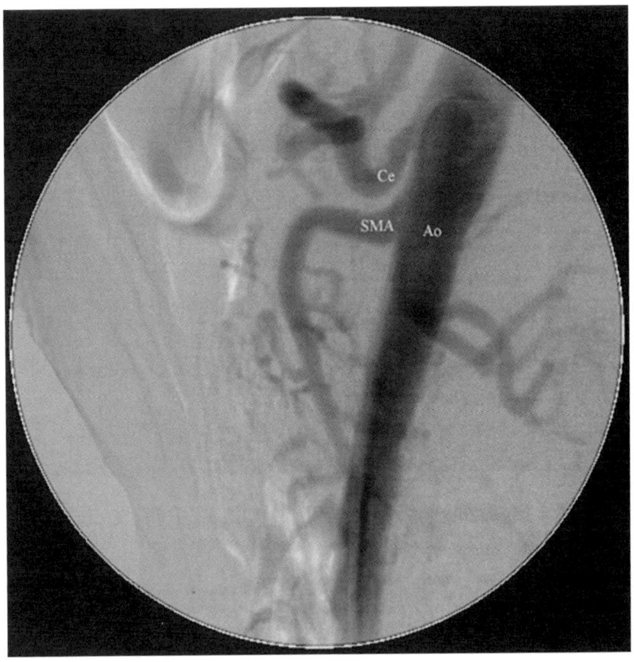

图 15-4 股动脉通路。外侧主动脉造影，主动脉（Ao）、腹腔干（Ce）和肠系膜上动脉起源（SMA）于主动脉表面处

选择性肾血管造影

选择性肾动脉造影被用来判断可疑的肾血管疾病。选择性肾动脉造影可以进行压力梯度的测量，特别是在怀疑病灶在开口处时。当进行有动脉损伤位置的压力梯度测量时，须使用最小内径的导管（≤ 4 F），以避免造成人为的误差。0.014 in 的压力导丝（RADI）是压力梯度测量的最佳方法。通常进行选择性肾血管造影时，使用 4 ～ 6 F 的诊断导管（图 15-5）和 9 in 的图像增强器；在小角度斜位采用人工注射造影剂的方法可以观察到最佳的肾动脉起源图像（图 15-6、15-7）。有时，头或足的 15° ～ 20° 倾斜位可能对一些肾动脉起源处的损伤能够观察得更加清晰。最理想的图像应能够清晰地显示肾动脉的起源及肾皮质远端分支。

选择性肠系膜血管造影

与肾动脉造影一样，肠系膜血管造影检查也是在选择性动脉造影前先进行非选择性动脉造影（前后位

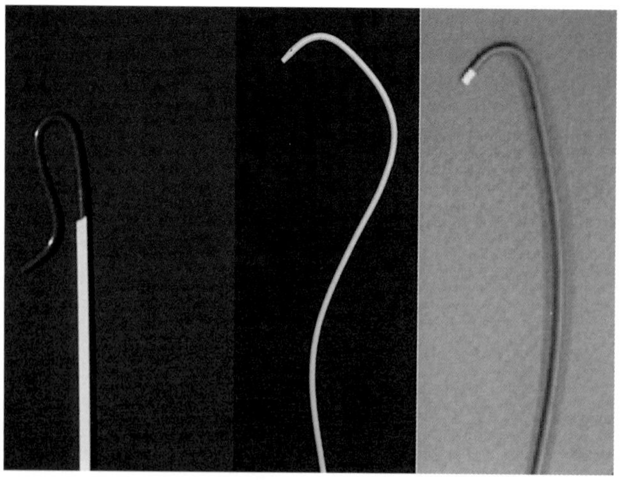

图 15-5 选择性股动脉造影导管。*左*，Sos；*中间*，Cobra；*右*，内乳动脉（IMA）导管

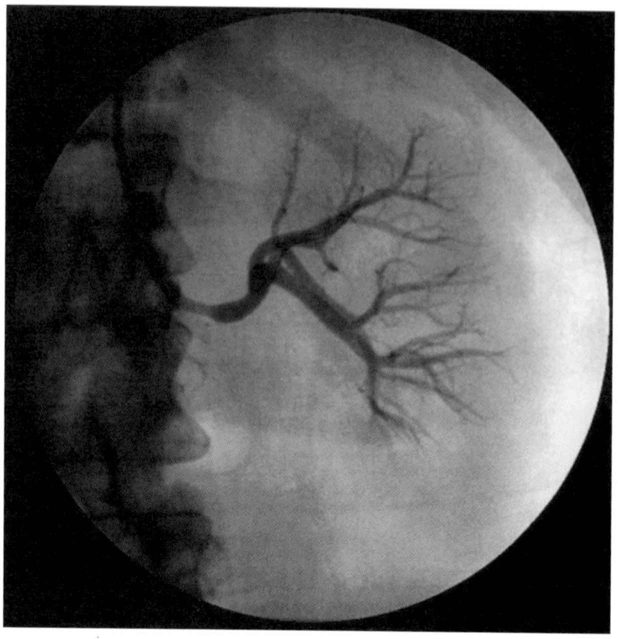

图 15-7 上肢通路。利用多途径导管对左肾动脉选择性造影

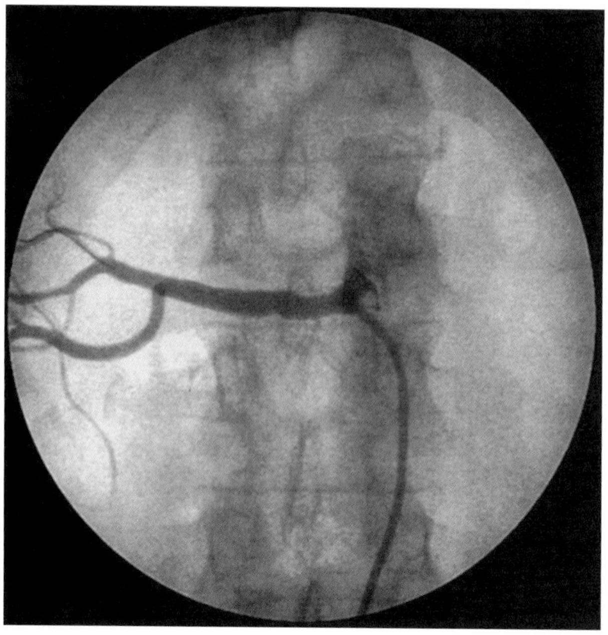

图 15-6 股动脉通路。内乳动脉导管选择性进入右肾动脉

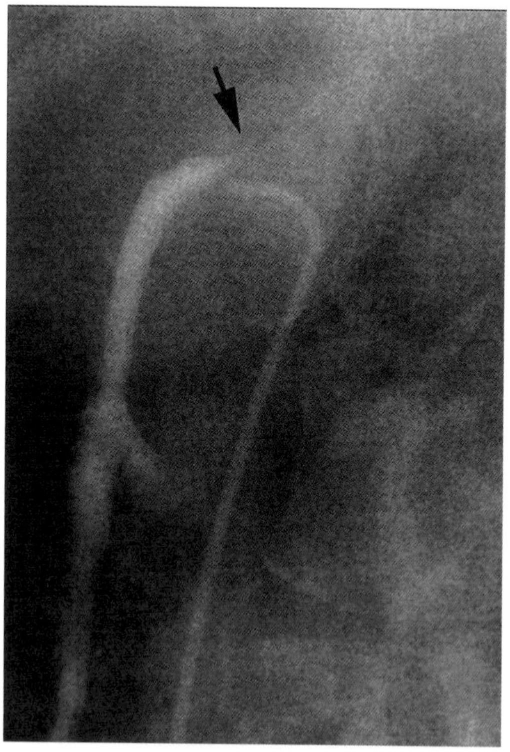

图 15-8 通过内乳动脉导管进行外侧过程的肠系膜上动脉造影。注意开口处的狭窄（箭头）

和侧位）。确认肠系膜动脉起源后，在侧位和斜位的视野中使用 4 ～ 6 F 导管进行肠系膜动脉的选择性血管造影（图 15-8）。腹腔干、肠系膜上动脉（SMA）和肠系膜下动脉（IMA）均从主动脉前面发出。一般肠系膜血管之间有许多并行血管，因此其中一支发生狭窄或闭塞一般不引起临床症状。

肠系膜动脉常以一个向下的（朝向足部的）角度从腹主动脉出发，因此在股动脉通路上使用 shepherd 钩导管有助于进行选择性造影。或者，选择上肢血管入口进行肠系膜动脉充盈时使用多功能导管。与肾动脉造影类似，选择性肠系膜动脉造影也可以进行压力梯度测量。手工注入造影剂可在不同体位进行选择性动脉造影成像。

髂总动脉和下肢血管脉造影

腹主动脉的主要分支为髂总动脉，髂总动脉分支为髂内动脉（IIA）和髂外动脉（EIA）（图 15-9）。因为髂内动脉为重要内脏提供侧支循环，所以常被称为*腹下动脉*。髂外动脉从腹股沟韧带下方处骨盆处发出。在腹股沟韧带水平，有两个小分支起源于髂外动脉；沿中线走行的腹壁下动脉和向上侧方发出的旋髂深动脉。

在穿过腹股沟韧带后，髂外动脉延伸为股总动脉（CFA），走行于股骨头上方。当其到达股骨头下 1/3 时，CFA 分支为股浅动脉（SFA）和股深动脉（DFA）。DFA 在股骨后外侧下行。而 SFA 沿大腿前中侧下行，在其末梢处进入较深的 Hunter 管（内收肌），后移行为腘动脉（图 15-10）。

腘动脉在膝关节下方分支为胫前动脉（AT）和胫腓干（TPT）。胫前动脉在两侧向胫骨的前侧走行至足部，移行为足背动脉（DP）。TPT 分支为胫后动脉（PT）和腓动脉（图 15-11）。胫后动脉在小腿后中侧下行，而腓动脉在腓骨附近的胫前和胫后动脉间。足背动脉在内侧锤骨后分为侧面和中间 2 个分支。胫前动脉在胫骨中部后方走行，然后分支为足底内侧和足底外侧动脉。足底外侧动脉和足背动脉的足底深支吻合，形成足底弓。

诊断性主动脉髂动脉和下肢动脉血管造影一般选择股总动脉作为动脉通路，优先进行健侧造影，也可将上肢动脉作为通路（腋：肱、桡动脉），选用 4 ~ 6 F 的猪尾导管放置在主动脉的分叉上端。首选的技术是配备步进手术床和较大（15 或 16 in，1 in=2.54 cm）规格图像增强器的数字减影血管造影（DSA）技术使双下肢同时显影。在主动脉分叉处以 8 ~ 12 ml/s 的速度从导管内单次推注造影剂，注射 8 ~ 10 s，即可获得从主动脉到足部的动脉的连续显影。

选择性血管造影术在成角体位时对特定的动脉或动脉节段显像有助于对潜在的狭窄进行分析。可以使用诊断性导管在髂动脉、股动脉和腘动脉的不同位置

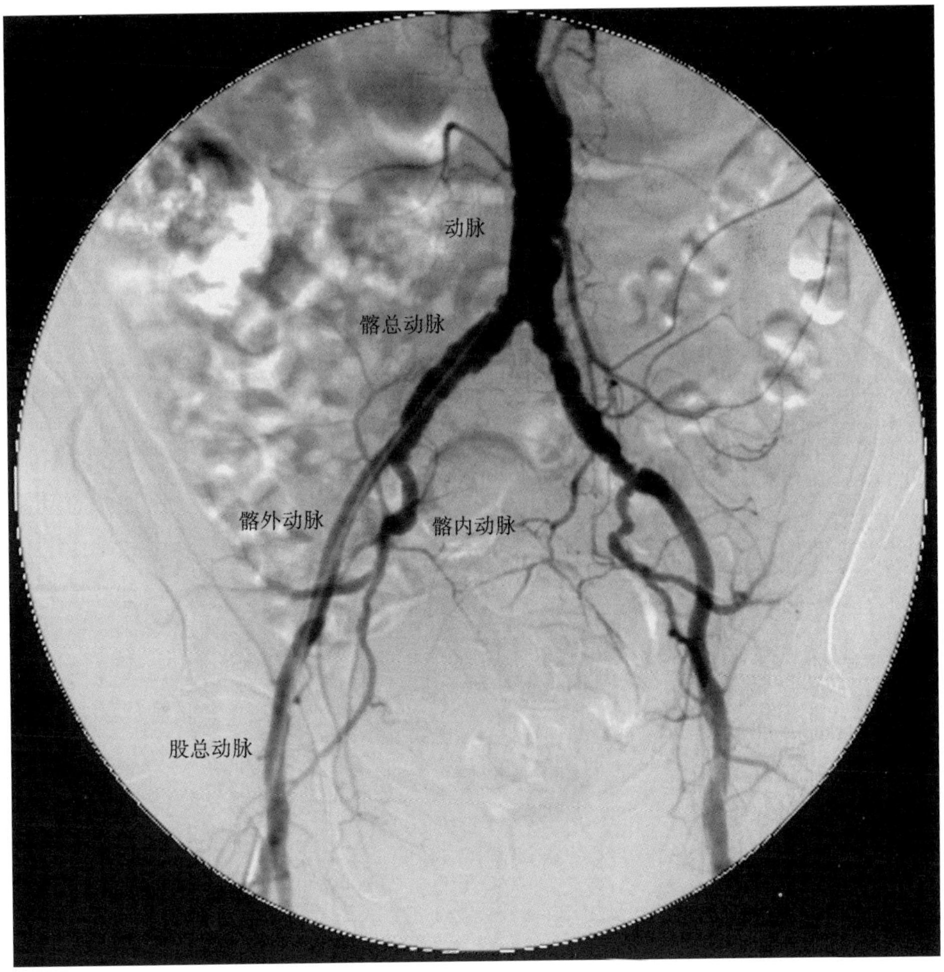

图 15-9 主髂动脉造影。猪尾导管注射造影剂 20 ml/s，总共 30 ml

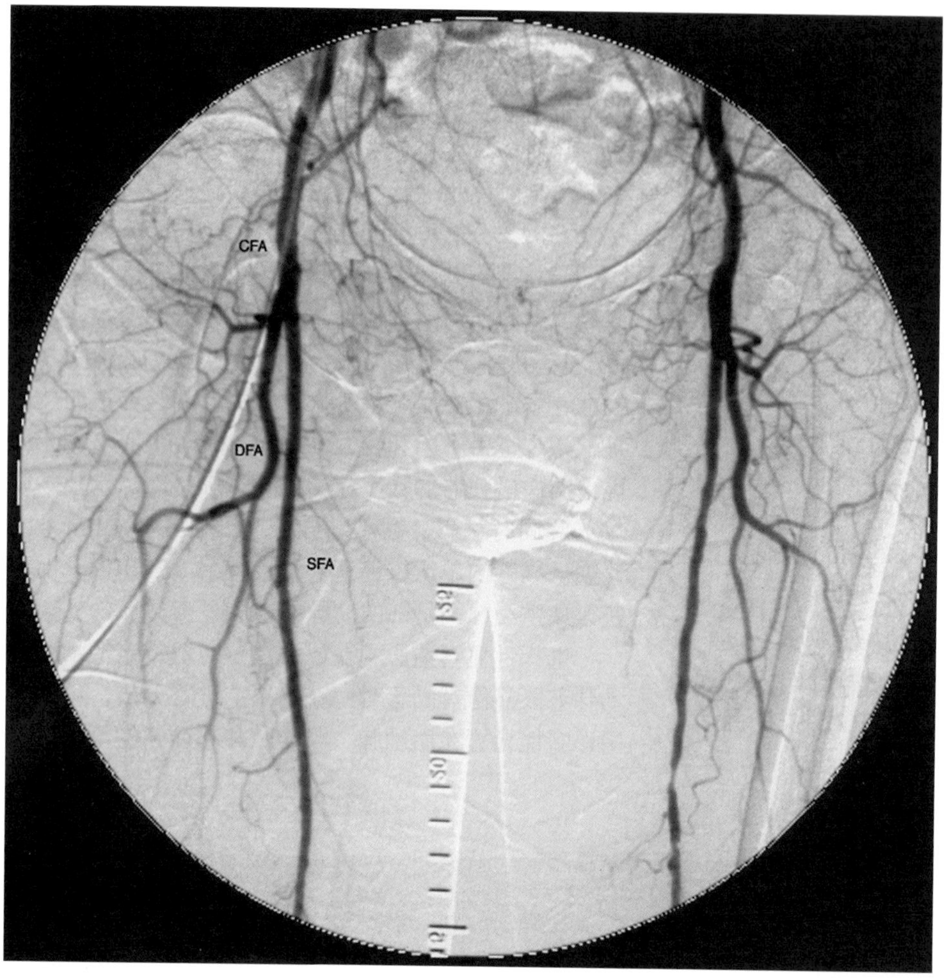

图 15-10 股总动脉（CFA）分支为股深动脉（DFA）和股浅动脉（SFA）

进行特殊动脉节段的详细检查，如果选择 CFA 作为动脉通路，而且有问题的动脉节段为对侧肢体，则 4 F 的诊断性内乳动脉导管须放置在主动脉分叉水平，而导管顶端选择性地进入对侧髂总动脉（图 15-12）。成角导丝进入到股总动脉，诊断性导管在导丝的帮助下进入到目标区域。

一些角度的血管造影成像能够帮助了解解剖学结构的细节。在前后位影像上，髂外动脉和髂内动脉的起源通常是重叠的，而且其中 1 支或 2 支入口处的动脉狭窄常被漏掉，而对侧倾斜 20° 与足部成角 20° 的图像有助于区别这两支血管（图 15-13）。

在前后位成像时，会出现股浅动脉和股深动脉的起源重叠，而向侧面倾斜 20° ～ 30° 的视野能够将其改善[9]。胫动脉与胫骨或腓骨的骨膜在 X 线下密度相近，当它们靠近时会产生人为的伪影。此种情况下，轻微转动成像角度即可区分有问题的动脉与骨密度，从而获得更好的成像。

主动脉弓及头臂血管

主动脉弓包括升部、水平部和降部（图 15-14）。胸主动脉水平部最近端发出头臂干，中间位置为颈总动脉，末端为锁骨下动脉。有 10% ～ 20% 的人群左颈总动脉起源于头臂干，这种解剖学的变异称为*拱门*（图 15-15）。其他不常见的变异包括直接从主动脉弓发出的、在左颈总动脉和左锁骨下动脉之间走行的左侧椎动脉，起源于左锁骨下动脉起始处远端、从主动脉弓发出的右锁骨下动脉。

胸主动脉造影普遍被应用于诊断大血管的起始处狭窄、动脉瘤、主动脉夹层、主动脉缩窄、动脉导管未闭、血管环的病理学实体，以及评价胸部钝挫伤或胸部穿透伤后血管损伤情况[10]。造影时最常用的通路是股总动脉，有时也可选择臂动脉或者桡动脉。猪尾导管可以进入升主动脉，定位于近头臂干处。使用自动注射器使造影剂注入的速度为 15 ～ 20 ml/s，注射 2 ～ 3 s。左前斜位时（30° ～ 60°）能够区分升主

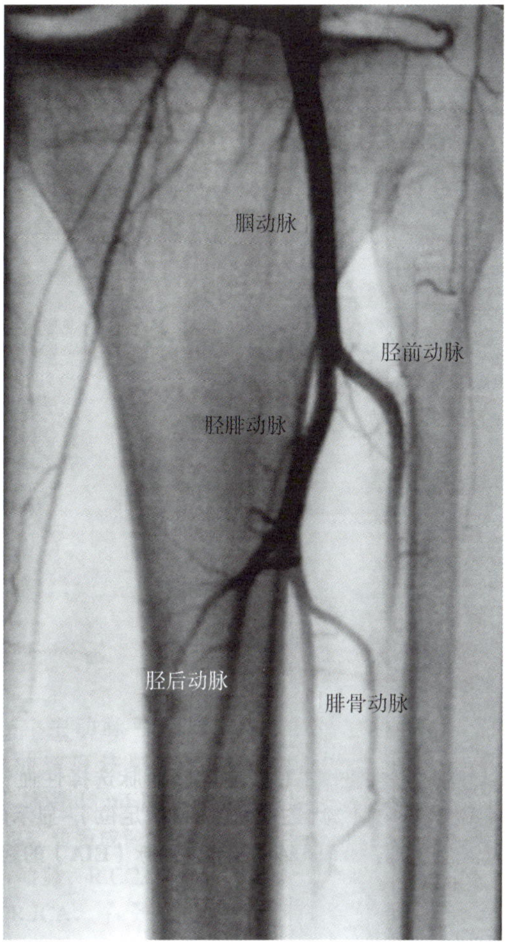

图 15-11　左侧腘动脉分支为胫前动脉和胫腓干，后者又分支为胫后动脉和腓动脉

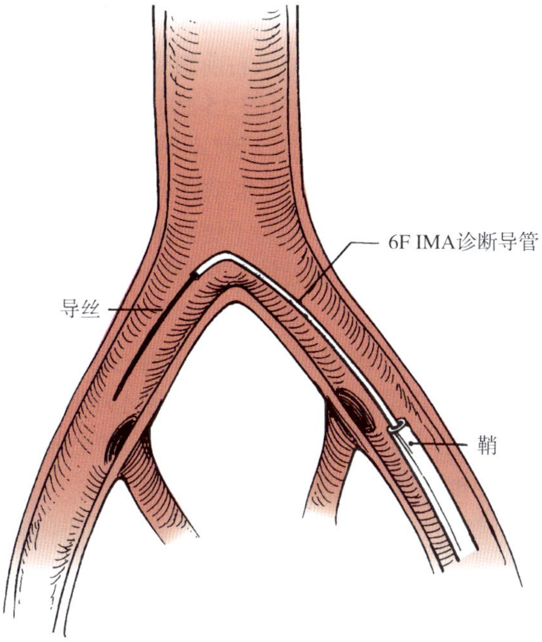

图 15-12　绘图说明从对侧髂动脉通路进行选择性动脉造影

动脉和降主动脉，并且很好地显示出大血管的起始处（图 15-14）。

头臂干、左颈总动脉和锁骨下动脉起始于胸主动脉水平部。头臂干或无名动脉分支为右颈总动脉和右锁骨下动脉。颈总动脉在脊椎一侧走行，在第 4 颈椎水平分为颈内动脉和颈外动脉（图 15-16）。颈内动脉在颅外没有任何分支，入颅后，颈内动脉在颈动脉虹吸部形成尖锐弯曲，分支为大脑前动脉（ACA）和中动脉（MCA），它们和前交通动脉共同形成 Willis 环的前半部分（图 15-17）。

颈动脉血管造影

选择性颈动脉造影术通常在左前斜位获得主动脉弓影像之后进行，操作者可见头臂干的起源和左颈总动脉的位置。使用相同的左前斜位角度，诊断性导管都可用于头臂干造影（图 15-18）。

一旦颈总动脉的起始部分使用了导丝，导管通过导丝上行至颈总动脉。在造影剂注入颈动脉之前，一定要清洁导管，小心清除掉导管及内部的空气和碎屑。颈动脉造影可在前后位、斜位和侧位等位置进行。

因为颅骨结构的密度较高，必须使用数字减影技术才能获得颅内血管的解剖学成像。理想的颅内成像需要的图像增强器为 12 in。这里尤其需要强调的是，在前后位和侧位颈内动脉的颅内部分及其主要分支显像时使用数字减影技术的重要性，这使评估 WilliS 环及其是否形成侧支循环成为可能。

锁骨下动脉造影

锁骨下动脉的主要分支包括椎动脉（上方）和内乳动脉（下方）（图 15-19）。椎动脉是锁骨下动脉的第一个分支，而且通常是最大的分支，从锁骨下动脉的上段向后发出。前后位视野可见锁骨下动脉近端的狭窄位置（一般左锁骨下动脉被影响的概率为右锁骨下动脉的 3 ~ 4 倍）。左锁骨下动脉近端屈曲的患者进行颈总动脉造影时，倾斜度较大的、与足部成角的右前斜位视野可帮助显示近端狭窄部位。如果怀疑右侧锁骨下动脉的近端部分有损伤，在前后位观察时由于损伤位置与右侧颈总动脉的起始处重叠，会使斑块很难观察到。倾斜度较大的右前斜足位视野（40° ~ 60° 右前斜位和 15° ~ 20° 的足位），能够将这两支动脉的起始处区分开（图 15-20）。

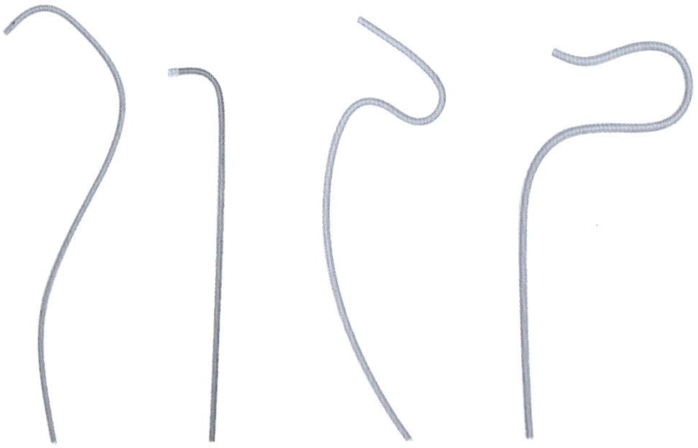

图 15-18 常用的头臂干和颈动脉造影的导管

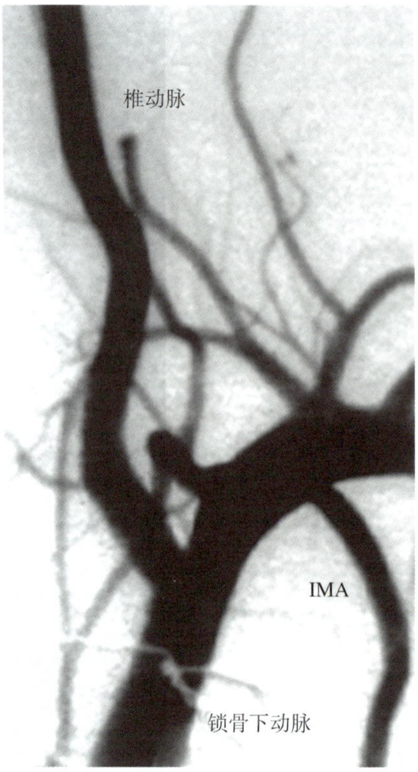

图 15-19 左锁骨下动脉造影中可见向上分支的椎动脉和向下分支的内乳动脉（IMA）

的视角类似，大脑后循环的视角对其对 Willis 环的作用的判断，是非常重要的。

周围血管造影的并发症

周围血管造影并发症能导致严重疾患甚至死亡[5]。主要从以下 3 个方面来考虑：①穿刺部位相关并发症；②全身并发症；③导管诱发并发症[11]。减少并发症的最好方法是提前预测并防止其发生。

穿刺部位相关并发症

血管穿刺部位相关的并发症包括血肿形成、腹膜后出血、假性动脉瘤形成、动静脉瘘产生，以及感染。股动脉穿刺部位的并发症中穿刺部位出血最常见[12]，重要的是要注意，股骨关闭设备缩短了移动的时间，但增加了成本，且没有减少并发症[13]。根据患者出血的严重程度和血流动力学不同，采取的措施也不同。一般来讲，穿刺部位出血时人工或机械压迫止血和纠正抗凝治疗后即能起到止血效果。如果采取上述措施仍未止血，须考虑进一步的治疗，如经皮穿刺介入或者外科治疗[14]。

腹膜后出血的体征和症状有低血压、腹肌紧张或腹膜饱满和疼痛。确诊腹膜后出血须行 CT 或腹部/盆腔 B 超检查。一旦怀疑腹膜后出血，应停止所有

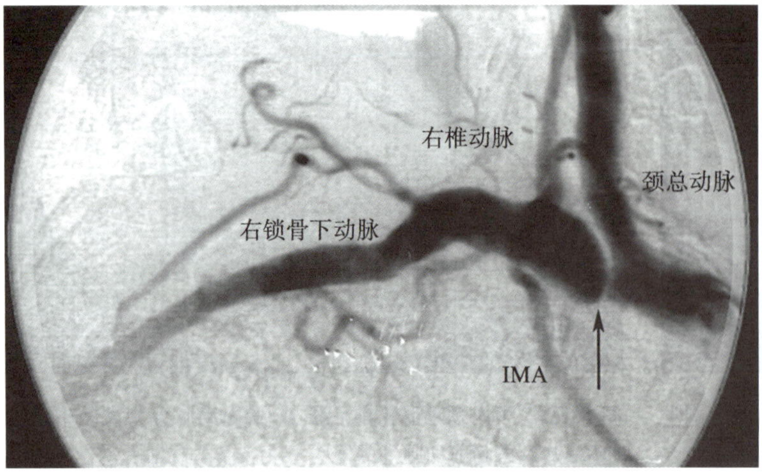

图 15-20 右锁骨下动脉近端狭窄（箭头处）观察体位为 40° 左前斜位和 20° 足位。IMA，内乳动脉

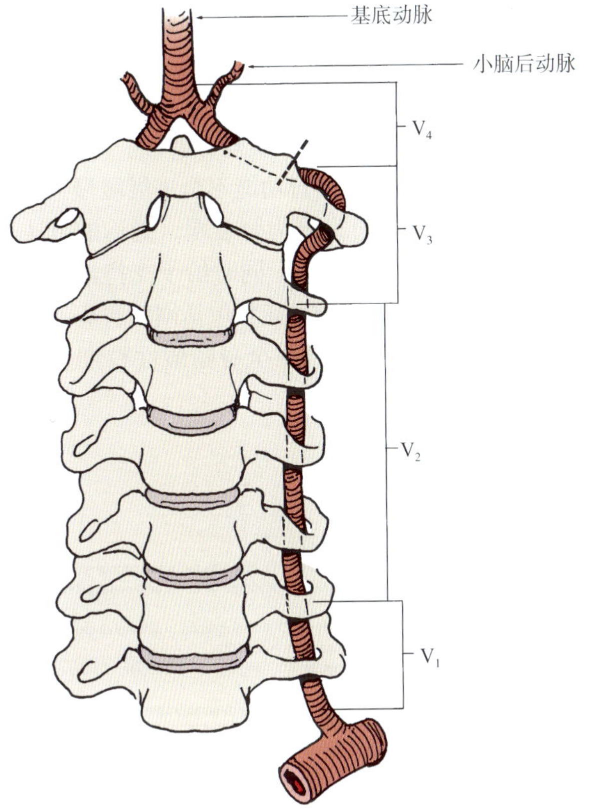

图 15-21　椎动脉示意图，分成 4 个穿过颈椎孔的解剖学节段

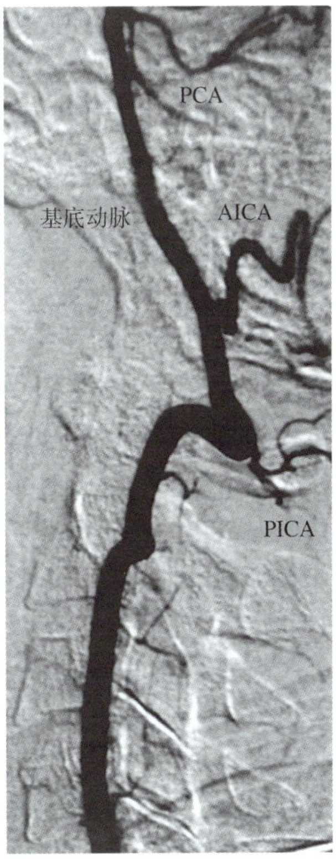

图 15-22　通过锁骨下动脉造影显示近端椎动脉节段。AICA，小脑前下动脉；PCA，大脑后动脉；PICA，小脑后下动脉

抗凝治疗并进行纠正治疗；如有临床上血容量不足的证据，应该给予晶体液和（或）血液制品进行扩容；如果出血导致血流动力学不稳定（低血压），必要时须行对侧股动脉通路的急诊血管造影，寻找出血部位。发现出血部位后，用球囊进行压迫止血，能够帮助患者恢复血流动力学稳定；如果球囊仍不能有效止血，应该考虑在出血部位植入一枚覆盖支架，必要时考虑外科开腹手术 [14]。

血肿持续与血管管腔连通，就会出现假性动脉瘤。一般假性动脉瘤多发生在选择低的动脉穿刺点（股浅动脉或股深动脉）时。其他危险因素还包括女性、年龄大于 70 岁、糖尿病和肥胖。

假性动脉瘤的患者一般表现为穿刺几日后仍有穿刺部位的持续疼痛，体检可以发现穿刺部位有伴收缩期杂音的搏动性血肿。股动脉假性动脉瘤的处理要根据血肿的大小、症状的严重程度和是否持续需要抗凝治疗来综合决定。小的假性动脉瘤（直径 < 2 cm）可以进行观察，一般可自行消失。较大的假性动脉瘤须在超声引导下行血肿穿刺，注入凝血酶插入血管内金属圈或者覆盖支架。在以上损伤较小的治疗手段失效时才考虑进行外科手术修复假性动脉瘤 [14]。

针穿过股动脉和其周围血管的过程中，血管通路情况复杂，在拔出鞘管后就会在动静脉之间形成一个相通的瘘管。股动脉的穿刺部位过高或过低、反复穿刺和凝血时间延长都会增加动静脉瘘发生的危险。在穿刺后的几天内，动静脉瘘不会有明显的临床症状。临床上，动静脉瘘的特征是可以在通路部位听到持续的双向杂音，在某些情况下，由于静脉扩张可能出现四肢肿胀和压痛，有的甚至还可发生严重的动脉供血不足（窃血综合征）。动静脉瘘可行彩色血流多普勒超声检查确诊。

股动脉穿刺导致的大多数动静脉瘘比较小，不引起显著的血流动力学紊乱，而且能够自行闭合。有症状的 AVFs 需要闭合以防止分流、末梢水肿和压痛的发生 [15]。传统的穿刺部位动静脉瘘外科修补目前已经被经皮穿刺术代替。同样地，创伤小的治疗方法无效时才考虑外科手术。

血管穿刺部位闭合装置有助于止血，减少离床活动和住院治疗时间。在美国，所有 FDA 批准使用的设备均有较好的结构。但是，这些设备易引起特殊的并发症，且在减少通路部位并发症方面尚无明确证据 [16]。

全身并发症

全身并发症与过敏反应及碘造影剂的肾毒性有关。过敏反应的发生率小于 3%，其中不足 1% 的患者需要住院治疗。

造影剂肾毒性的常见临床表现为 2 ～ 3 天内肌酐升高到峰值，但尿量正常，约 7 天肌酸酐水平恢复正常。有慢性肾功能不全、糖尿病、多发性骨髓瘤和服用其他肾毒性药物（如氨基糖苷）等的患者均为容易发生造影剂诱发的肾病的人群。通常，不仅是有形成造影剂诱发的肾病患者，所有须行血管造影术者在术前和术后均应水化治疗，且造影剂用量尽量减少。最近的一项随机试验证实肾功能不全的患者在接受造影时，酸碘苯酸钠（等渗、非离子型）造影剂比碘海醇（低渗、非离子型）肾毒性小 [17]。但是另外一项肾功能不全患者的随机试验证明 N- 乙酰半胱氨酸造影剂肾病有保护作用 [18-19]。乙酰半胱氨酸预防造影剂肾病（ACT）的试验中，一个实用的、多中心随机试验，评价接受冠状动脉和血管造影的患者的乙酰半胱氨酸水平是迄今为止最大的随机试验。然而，它表明乙酰半胱氨酸在预防造影剂肾病上是无效的 [20]。

利尿剂对造影剂诱发的肾毒性无保护作用。在术前和术后使用半量盐水水化 12 h 比联合使用利尿剂和水化剂更有利于抑制肌酸酐的升高。2 项前瞻性试验表明甘露醇并不能降低造影剂肾病。

导管相关并发症

导管可能会破坏动脉粥样硬化斑块，导致粥样硬化栓子形成（第 47 章）。在胸主动脉造影术中，进行主动脉或头臂干血管操作时，脑卒中的发生较少见，但却是潜在的、伤害很大的并发症 [5,21-22]。一般无症状患者发生脑卒中的风险较低，但在因短暂性脑缺血事件而进行血管造影的患者中，该并发症的发生率轻度提高。神经系统并发症的患者应行神经系统紧急检查，并应在急诊 CT 前进行。如果是血栓性脑卒中，可以选择导管引导下溶栓和（或）血管造影。如果有颅内出血表现，应纠正所有的抗凝药和抗血小板药物治疗。

动脉粥样硬化性血栓形成是造影术后引起肾功能不全的另一个原因。与造影剂诱发的肾病不同，动脉粥样硬化血栓形成所致的肾功能不全进展缓慢（数周到数月），部分患者可发展为肾衰竭。确诊的方法是组织学检查（肾穿刺活检），同时给予支持治疗。动脉粥样硬化血栓形成的全身症状包括网状青斑、腹痛或足部疼痛和紫色足趾合并全身嗜酸性粒细胞增多（蓝趾综合征）。

参考文献

1. Spinosa D, Angle J, Hagspiel K, et al: Feasibility of gadodiamide compared with dilute iodinated contrast material for imaging of the abdominal aorta and renal arteries, *J Vasc Interv Radiol* 11:733, 2000.
2. Diaz L, Pabon I, Garcia J, et al: Assessment of CO_2 arteriography in arterial occlusive disease of the lower extremities, *J Vasc Interv Radiol* 11:163, 2000.
3. Huber PR, Leimbach ME, Lewis WL, et al: CO_2 angiography, *Catheter Cardiovasc Interv* 55:398–403, 2002.
4. Ledneva E, Karie S, Launay-Vacher V, et al: Renal safety of gadolinium-based contrast media in patients with chronic renal insufficiency, *Radiology* 250:618–628, 2009.
5. Armstrong P, Han D, Baxter J, et al: Complication rates of percutaneous brachial artery access in peripheral vascular angiography, *Ann Vasc Surg* 17:107, 2003.
6. Fitts J, Ver Lee P, Hofmaster P, et al, for the Northern New England Cardiovascular Study G: fluoroscopy-guided femoral artery puncture reduces the risk of PCI-related vascular complications, *J Interv Cardiol* 21:273–278, 2008.
7. Abu-Fadel MS, Sparling JM, Zacharias SJ, et al: Fluoroscopy vs. traditional guided femoral arterial access and the use of closure devices: a randomized controlled trial, *Catheter Cardiovasc Interv* 74:533–539, 2009.
8. Dotter CT, Judkins MP: Transluminal treatment of arteriosclerotic obstruction: description of a new technic and a preliminary report of its application, *Circulation* 30:654, 1964.
9. Beales J, Adcock F, Frawley J, et al: The radiological assessment of disease of the profunda femoris artery, *Br J Radiol* 44:854, 1971.
10. Schainfield R, Jaff M: Angiography of the aorta and peripheral arteries. In Baim D, Grossman W, editors: *Grossman's cardiac catheterization, angiography and intervention*, Philadelphia, 2000, Lippincott Williams & Wilkins, pp 293.
11. Singh H, Cardella J, Cole P, et al: Quality improvement guidelines for diagnostic arteriography, *J Vasc Interv Radiol* 13:1, 2002.
12. Jolly SS, Amlani S, Hamon M, et al: Radial versus femoral access for coronary angiography or intervention and the impact on major bleeding and ischemic events: a systematic review and meta-analysis of randomized trials, *Am Heart J* 157(1):132–140, 2009.
13. Arora N, Matheny ME, Sepke C, et al: A propensity analysis of the risk of vascular complications after cardiac catheterization procedures with the use of vascular closure devices, *Am Heart J* 153(4):606–611, 2007.
14. Samal AK, White CJ: Percutaneous management of access site complications, *Catheter Cardiovasc Interv* 57:12, 2002.
15. Waigand J, Uhlich F, Gross C, et al: Percutaneous treatment of pseudoaneurysms and atriovenous fistulas after invasive vascular procedures, *Catheter Cardiovasc Interv* 47:157, 1999.
16. Toursarkissian B, Mejia A, Smilanich R, et al: Changing patterns of access site complications with the use of percutaneous closure devices, *Vasc Surg* 35:203, 2001.
17. Aspelin P, Aubry P, Fransson S, et al: Nephrotoxic effects in high-risk patients undergoing angiography, *N Engl J Med* 348:491, 2003.
18. Chow W, Chan T, Lo S, et al: Acetylcysteine for prevention of acute deterioration of renal function following elective coronary angiography and intervention: a randomized controlled trial, *JAMA* 289:553, 2003.
19. Ferrario F, Barone MT, Landoni G, et al: Acetylcysteine and non-ionic isoosmolar contrast-induced nephropathy: a randomized controlled study, *Nephrol Dial Transplant* 24:3103–3107, 2009.
20. Berwanger O, for the ACT Investigators: Acetylcysteine for the prevention of contrast-induced nephropathy (ACT) trial: a pragmatic multicenter randomized trial to evaluate the efficacy of acetylcysteine for the prevention of renal outcomes in patients undergoing coronary and vascular angiography, *Circulation* 122:2219, 2010.
21. Willinsky R, Taylor S, Terbrugge K, et al: Neurologic complications of cerebral angiography: prospective analysis of 2,899 procedures and review of the literature, *Radiology* 227:522, 2003.
22. Fayed A, White C, Ramee S, et al: Carotid and cerebral angiography performed by cardiologists: cerebrovascular complications, *Catheter Cardiovasc Interv* 55:277, 2002.

第Ⅳ篇

周围动脉疾病

第 16 章 周围动脉疾病的流行病学

Michael H.Criqui

周围动脉疾病（*PAD*）通常被定义为由于动脉粥样硬化所致的一条或多条周围动脉部分或完全闭塞的疾病。虽然 *PAD* 一般包括所有的周围血管，但在这一章节中，*PAD* 特指下肢动脉粥样硬化闭塞症。*PAD* 的很多危险因素与心血管动脉粥样硬化、脑血管疾病相同，在老年人中很常见。*PAD* 的临床症状典型，经常表现为下肢行走后疼痛。保守估计这种症状导致了至少两百万美国人的生活质量下降，部分患者甚至需要外科血运重建或截肢 [1]。六百万以上的美国人被检查出具有无症状性病变或出现不典型的症状 [2]。不管 PAD 患者是否有症状，他们的冠状动脉和脑血管疾病的死亡率均急剧升高 [3]。

周围动脉疾病的症状和检测

早在 18 世纪，人们就意识到下肢供血不足可能导致疼痛和功能障碍，其机制与冠脉循环供血不足可能导致心绞痛一样。这种疼痛在医学界被称为*间歇性跛行*，其典型表现是行走时下肢疼痛或不适，休息时可缓解。间歇性跛行通常提示运动导致了下肢（尤其是小腿）缺血性疼痛，病因常为 PAD。

PAD 的早期研究主要集中在 PAD 的主要症状——跛行上。人们开发了许多患者问卷，用于区分跛行和其他类型的腿部疼痛。其中最早出现的是 Rose 问卷，也被称为*世界卫生组织*（*WHO*）*问卷* [4]。San Diego 跛行问卷（SDCQ）是 Rose 问卷的修订版本，它更偏重于收集肢体症状的信息 [5]。最近，我们采用循证方法简化了 SDCQ 问卷，详见表 16-1。

踝肱指数

虽然间歇性跛行是 PAD 的重要临床表现，然而它却并非其特有的临床表现。动脉粥样硬化的病程可能要进展多年才会出现跛行的临床症状，而且跛行的程度受多种因素的影响，如患者的活动程度 [6]。此外，现用于鉴别 PAD 与其他下肢疼痛的定义虽更注重对动脉病变的特异性，却对其他潜在与动脉病变相关的疾病不那么敏感。例如，椎管狭窄在运动时可引起与间歇性跛行相似的下肢疼痛。

基于上述原因，人们需要其他诊断 PAD 的方法。早在 1950 年，人们就提出可通过脚踝血压降低来检测 PAD[7]，进而提出了一个简单的指标——*踝肱指数*（*ABI*），ABI 是指脚踝与手臂的收缩压比值。ABI 的异常降低往往反映下肢的动脉粥样硬化，其作为 PAD 的诊断指标已被证明具有良好的接受者操作曲线。虽然目前没有明确的 ABI 切点值可用于诊断 PAD，但临床实践和流行病学研究中一般认为当 ABI < 0.9 时即可诊断 PAD。ABI 也被称为*踝肱压力指数*（*ABPI*）[8] 或*踝臂指数*（*AAI*）[9]。

用来检测基于 ABI 诊断的 PAD 时，跛行具有很高的特异性，但灵敏度却很低。例如，在 Rotterdam 研究中，ABI $\geqslant 0.9$ 的受试者中有 99.4% 没有跛行的表现，但 ABI < 0.9 的受试者中只有 6.3% 有跛行的表现 [10]。在美国老年妇女的一项研究中，上述的比例分别为 93.3% 和 18.3%[6]。在整体人群中根据 ABI 诊断 PAD 比根据跛行诊断要常见得多，并且在没有跛行症状的基于 ABI 诊断的 PAD 患者中很大一部分

表16-1 San Diego跛行问卷（简化版）

循环问题		
1．你在行走时一侧腿部有疾病或不适吗？（若没有，则可终止问卷。）	右腿	有无
	左腿	有无
2．疼痛是否在你站着不动或坐着的时候出现？	右腿	有无
	左腿	有无
3．小腿是否有疼痛？	右腿	有无
	左腿	有无
4．疼痛是否在你按照平常那样行走时就会出现？	右腿	有无
	左腿	有无
5．当你在行走时出现疼痛你会怎样做？	右腿	停止行走或减慢行走速度继续行走
	左腿	停止行走或减慢行走速度继续行走
6．如果你站着不动，疼痛会怎样？	右腿	疼痛减轻
		疼痛不变
	左腿	疼痛减轻
		疼痛不变

按以下方法评估每侧下肢的疼痛：
1. 不痛：1= 无
2. 静息痛：1= 是且 2= 是
3. 非小腿：1= 是且 2= 否且 3= 否
4. 典型：1= 是且 2= 否且 3= 是 4= 是 5= 终止或放慢 6= 减轻
5. 非典型小腿：1= 是且 2= 否且 3= 是，并且不典型

可能会没有症状或仅有不典型的症状。

为了验证 ABI 在之前大量未被发现的无症状病例中诊断的有用性，早期的研究对 ABI 和血管造影进行了比较，后者被认为是观察下肢动脉粥样硬化的金指标。有两项经常被引用的研究报道称 ABI 的灵敏度和特异度在 97% ～ 100%[11-12]。然而，由于血管造影对于部分患者而言有一定的风险，所以对非疑诊 PAD 的患者进行血管造影检查是违反伦理的，因此这些研究是对血管造影确诊 PAD 的患者和非疑诊 PAD 的年轻健康人群进行对照。因此，计算出的灵敏度和特异度是基于 ABI 鉴别极端的 PAD 患者和健康人的能力。如果把 ABI 测试应用在临床实践或总体人群上，它的特异度保持在 97% 以上，但灵敏度有所下降，仅有约 80%[13]，部分是由于某些 PAD 患者出现周围动脉硬化以及 ABI 结果的假阴性 [14]。

ABI 已被证实与心血管疾病的危险因素和疾病结局具有高度相关性。心血管健康队列研究（CHS）的结果表明 ABI 和心血管疾病的危险因素、临床和亚临床心血管疾病呈数量 - 反应关系 [15]。爱丁堡的另一项研究则发现 ABI 小于 0.9 的无症状患者发展成为跛行的风险更高，死亡率也更高 [16]。另一项临床研究的结果显示若患者 ABI 小于 0.9，即使没有运动相关的疼痛，这些患者在传统危险因素和合并症校正后仍会表现出较差的下肢功能 [17]。通过加速以上检测的结果，ABI 与行走的能力具有相关性 [18]，ABI 小于 0.6 与行走能力损伤相关 [19]。因此，ABI 除了与跛行相关外，它还与功能性结局的类型、危险因素和相关疾病的关系密切，这些可作为 PAD 的预测方法。此外，ABI 的测量者内和测量者间信度均较高 [20]。

在临床实践中，ABI 是通过血压袖带标准的血压计测得，同时使用多普勒仪检测脉搏。测量前要求患者仰卧休息 5 min。踝关节处须同时检测两侧足背动脉及胫后动脉的血压。传统上常使用这两个位置中

较高的血压值代入 ABI 的计算，若使用较低的血压值或平均血压代入计算，则有可能改变 PAD 的流行病学情况。有研究表明，若使用较高的血压值代入计算，那么 PAD 的患病率将为 47%，若用较低的血压值，那么 PAD 的患病率将为 59%[20]。最近的 2 项研究结果则支持使用足背动脉和胫后动脉血压的平均值作为该侧腿的踝压，这主要是基于反复试验中的重复性更好，以及统计学上能更贴近下肢功能情况[20-21]。但是，使用较高血压值和平均值（或较低血压值）作为踝压对于临床事件的相对预测值尚没有得到评价。ABI 的分母，即肱动脉血压在临床上也遇到了同样的问题。对于同一名患者，临床上常使用统一的肱动脉血压作为左右两侧下肢 ABI 的计算，事实上也可以使用左右两侧肱动脉血压的较高值、较低值或两者的均值。最近的一项研究支持使用左右肱动脉血压均值，其理由主要是测量重复性更好[21]。而另一项研究的结果则显示 PAD 和锁骨下动脉狭窄之间存在很强的相关性，提示在 ABI 计算中应使用较高的肱动脉血压值[22]。另一个须考虑的问题是由于“白大衣”效应，临床上所测量的第一个肱动脉血压值常常较高，所以在其他部位的血压值均已完成测量后重新对肱动脉进行测量往往得到更为准确的数值。根据上述的分子和分母，就能计算出左右两侧的 ABI。在流行病学分析中，分析的单元是一侧腿，所以须根据“最差的”肢体分类的疾病程度对受试者、组间相关性进行适当的统计学校正。

当然 ABI 作为 PAD 的测量方法也有一些局限性。例如，ABI 不能反映远于踝关节的部分的闭塞情况。其他测量方法，如使用脚趾的压力可用于发现远端病变。ABI 易受患者身高影响，一般 ABI 值较高的患者身高也较高，而这种差异与 PAD 没有相关性[23-24]。同样，人们也注意到左侧下肢的 ABI 值较右侧的略小[23-24]。最新的数据也显示正常人群中的女性以及非裔美国人的 ABI 值较低[25]。

动脉钙化（内侧钙质沉着）可使脚踝动脉弹性下降而最终导致虚高的 ABI 值。这种情况在糖尿病患者中特别常见[26-27]。当 ABI 大于 1.5 时，这类患者常常不纳入流行病学的分析，而应该带着怀疑进行临床评估[6,15,28-30]。在美国的 2 项大型人群研究中，ABI 大于 1.5 的比例约为 0.5%[15,30]。这些研究者使用较为保守的 1.3 作为临界点。而新的证据表明，1.4 可能是一个较好的折中值[31,32]。

周围动脉疾病的发病率及患病率

虽然 PAD 在年轻人中并不常见，但其将一定高龄人口纳入统计后即可观察到患病率随着年龄的增长而急剧上升。图 16-1 显示了 6 项大型研究不同年龄层基于 ABI 诊断的 PAD 患病率情况[10,15,33-36]。其中 4 项研究以 ABI < 0.9 作为 PAD 的标准。在 Limburg 的研究中，2 次测量的 ABI < 0.95 被作为 PAD 的诊断标准[35]。在 Rancho Bernardo 的研究中，则使用了更为保守的 0.8 作为截点值和其他非侵入性的检测方法[33]。虽然各项研究中的估计值有所不同，但是 50 岁以下的患病率约为 5% 以下，65 岁的患病率约为 10%，80 岁以上老年人则超过 25%。各项研究都表明年龄与 PAD 患病率的强线性关系，即使各研究发现患病率开始急剧增加的年龄转折点并不一致。

关于发病率的文献报道较少，更多的数据基于跛行率而非 ABI 来计算 PAD 发病率。在 Framingham 研究中，男性的跛行发病率从 35 ~ 45 岁的 0.4/ 千人年上升至 65 岁至以上的 6/ 千人年[37]。而女性在相应年龄段的发病率较男性下降 40% ~ 60%，而 65 ~ 74 岁的两者的 PAD 发病率相似。在以色列的男性人群中，40 ~ 49 岁的跛行发病率为 6.3/ 千人年，60 岁至以上的为 10.5/ 千人年[1]。一项研究纳入了 4 570 名魁北克男性，结果显示 35 ~ 44 岁的跛行发病率为 0.7/ 千人年，而 45 ~ 54 岁的则已升高至 3/ 千人年，55 ~ 63 岁的为 7/ 千人年，65 岁或以上的为 9/ 千人年[38]。Speedwell 的研究随访了英国 45 岁到 63 岁的人群 10 年，结果发现年轻组的发病率为 3.1/ 千人年，老年组的为 4.9/ 千人年[39]。Edinburgh 动脉的研究发现 PAD 的发病率更高，55 ~ 74 岁的发病率竟高达 15.5/ 千人年，但是这项研究并没有严格遵守 Rose 标准来甄别跛行[40]。

在 Reykjavik 的研究中，研究者使用 Poisson 回归分析的方法发现冰岛男性从 1968—1986 年间歇性跛行发病率显著下降。对于 50 岁男性，他们估计跛行的发病率从 1970 年的 1.7/ 千人年下降至 1984 年的 0.6/ 千人年，而 70 岁老年人的发病率则从 6.0/ 千人年下降到 2.0[41]。作者将此归因于吸烟的减少和胆固醇水平的下降。该研究的设计和随访时间特别适合于用来估算疾病发病率的长期趋势，其他人群的对比研究不可行。这种发病率趋势变化的情况也应在解读其他研究结果时加以考虑。图 16-2 显示了不同研究基于跛行估计的不同年龄层 PAD 的发病率[1,37-39,41]。

现为保护因素[30,49,59]。然而，亦有研究在未进行校正或仅校正了年龄和性别的模型中发现，肥胖与PAD没有相关性或具有保护性[9,15,36,37,39]。因此，目前还没有出现更多肥胖与PAD发病正相关的证据。不仅是因为在发现病因的多建模中调整后出现干扰因素，而且似乎确实缺乏一致证据证明这种关系的存在。

上述的多因素分析的其中一项混杂因素可能是吸烟，它与PAD的患病和低BMI高度相关。此外，老年人的各种慢性疾病（包括PAD）都可能会导致体重下降，并最终产生体重和PAD呈负相关的虚假结论。

与冠心病（CHD）的流行病学类似，有证据指出中央肥胖比肥胖与PAD的关系更密切。Vogt等研究者在校正BMI后，发现腰/臀比值较高的PAD风险也较高[6]。在糖尿病患者的一项研究中也发现腰/臀比值，而非BMI或体脂率，与PAD相关[53]。

酒精摄入量

证据表明轻到中度的饮酒量对于冠心病而言起保护作用，但是这样的饮酒量对PAD的作用似乎与冠心病的不太一致。5个指标研究中的2个在分析时考虑到了酒精摄入量，在校正了年龄和性别的影响后均表明酒精摄入量与PAD无关[9,30]。然而随后的一项研究的数据分析只在女性而非男性中发现了饮酒的保护作用[68]。相反地，Edinburgh动脉研究中则发现在男性而非女性中饮酒表现为PAD的保护因素，但是这一相关性在校正社会阶层后就消失了[69]。还有研究在多因素分析中发现，饮酒对美国本土印第安人是PAD的保护因素[70]，但是在日籍老年美国人中，酒精摄入却增加而非减少了PAD发病的风险[36]。医生健康研究的数据表明适量饮酒可能对PAD有保护作用[71]。在这项研究中，单因素分析时跛行和饮酒并没有相关，但在校正了吸烟后，才发现了阳性的结果，反映了酒精摄入与吸烟高度相关，而后者是PAD强力危险因素。基于这个原因，如果在其他研究中未完全校正吸烟的影响，即使经过多因素调整也可能会引入残余的混杂影响，从而掩盖饮酒的保护作用。

民族与种族

论证种族与PAD之间的关系的数据有限，因为许多有关PAD的大型研究均已在非西班牙裔的白人中进行。2003年的一篇关于种族和PAD关系的综述中认为当时“没有在非白种人中评估PAD流行情况的基于人群的研究”[72]。

某些研究表明，黑人PAD患病风险更高。CHS研究纳入了5 084名美国医疗保险的受益人，结果发现在校正传统危险因素后，非白人（主要是黑人）与白人患PAD的风险比值比为2.12[15]。另一项研究纳入了933名65岁以上的女性，结果发现患PAD组中黑人的比例较高（36.3%），而非PAD组中黑人的比例较低（24.8%）[17]。ARIC研究中，Zheng等研究者发现非裔美国人的男性和女性患PAD的比例均较白人高，男性为3.3%vs.2.3%，女性为4.0%vs.3.3%[44]。MESA报道了黑人与非西班牙裔白人比较，前者患PAD风险是后者的1.67倍[51]。SDPS则报道了在校正高血压和糖尿病后，黑人与非西班牙裔白人比较，比值比为2.34[52]，附加的分析表明没有证据证实黑色人种这一因素比传统心血管疾病危险因素具有更高的敏感性。最后，人们综合了3项研究的数据来解决这一问题，结果显示，在校正了年龄和性别后，黑人与非西班牙裔白人比较，比值比为2.3 ～ 3.1；进一步校正传统危险因素后，比值比为1.7 ～ 2.9；再进一步校正新型危险因素，如炎症风险因子，比值比为1.5 ～ 2.0[73]。因此，PAD与人种之间的这种相关性有部分可通过传统的危险因素及新型危险因素解释，但还有仍未能解释的残差存在。有趣的是，基于医院开展的研究表明，疾病的解剖学分布与种族有关，黑人患远端肢体病的概率较高，即使校正糖尿病和其他心血管疾病的危险因素后结果也一样[72]。

其他种族和族裔群体的数据有限。在夏威夷的檀香山一项研究报告亚裔的PAD患病率较非西班牙裔白人低[36]。MESA和SDPS的数据也表明亚裔和拉美裔美国人PAD患病率较非西班牙裔白人低[51-52]。另一项研究则表明土著美国人PAD患病率与非西班牙裔白人相当[70]。

同型半胱氨酸

已经有一系列的研究探讨了同型半胱氨酸与PAD之间的关系，但是结果并不一致。1995年的一篇meta分析纳入了20世纪80年代末和90年代初进行的病例对照研究，提出空腹时总同型半胱氨酸每升高5 μmol/L，PAD发病风险升高6.8倍[74]。为证实此观点，医生健康研究和另一项荷兰的女性发现tHcy对照组中tHcy的25与75百分位数位差值为

3.5 ~ 4.0 μmol/L[60,75]，因此 5 μmol/L 的差异作为人群中 tHcy 高低水平的分界不是没有道理的。由此得出，高达 6.8 的比值比可能使同型半胱氨酸成为 PAD 的最强单项危险因素。有趣的是，在该 meta 分析中，不同 cHcy 分层的 PAD 发病率比值比相对冠心病及脑血管疾病的要高得多，在同样研究中，后两者的比值比均小于 2。

然而，更新的研究却报道同型半胱氨酸与 PAD 的相关性弱得多，且常常没有显著联系。在 Graham 等研究者于欧洲进行的一项大型病例对照研究中，同型半胱氨酸最高的五分之一分组与其余个体进行比较，其比值比为 1.7，仅存在临界统计学差异 [76]。另一项来自荷兰的人口学研究发现，空腹同型半胱氨酸升高 5 μmol/L 与未升高比较，患 PAD 的比值比为 1.44[77]，PAD 的定义为 ABI < 0.5 或接受了手术。但是，Rotterdam 队列研究以 ABI 小于 0.9 作为 PAD 的诊断（0.7 为严重病变的界值），结果发现 tHcy 与 PAD 患病无显著相关性 [9]。MESA 报道在校正了多个传统的危险因素后发现，同型半胱氨酸与 PAD 存在显著的相关性，但是在校正了新的危险因素后未能表现出显著的统计学相关 [51]。使用医生健康队列研究中的数据进行巢式病例对照分析，根据空腹 tHcy 四分位数进行分组，结果发现空腹 tHcy 与跛行无统计学相关性 [60]。最近荷兰的一项在年轻妇女中开展的病例对照研究也未能证实空腹同型半胱氨酸和有症状的 PAD 之间存在关联 [75]。在 PAD 的患者中，同型半胱氨酸最高的 20% 人群和最低的 20% 人群相比，判断的疾病进程并无显著差异 [78]。

由此得出，虽然同型半胱氨酸仍然可能是 PAD 的独立危险因素，但是 1995 年的 meta 分析似乎夸大了同型半胱氨酸的影响。这与该 meta 分析纳入研究的质量有关，它纳入的主要是小样本的病例对照研究 [74]。

C 反应蛋白和纤维蛋白原

许多研究均表明 C 反应蛋白（CRP）和纤维蛋白原这两种炎性标志物与 PAD 患病相关。医生健康研究的结果显示，在多因素相关分析模型中，这两种炎性标志物均与 PAD 显著相关，纤维蛋白原与 CRD，位于高四分位数者与位于低四分位数者相比，患 PAD 的比值比分别为 2.2 和 2.8[60]。然而，把这两个变量一起加入到 PAD 风险预测模型中并未提高预测准确性，因为它们本身有显著的交互影响。指标研究中，仅 MESA 研究了 CRP，且在多因素分析中没有统计学意义 [51]。5 项指标研究中的 4 项把纤维蛋白原纳入了研究，其中 3 项的多因素分析中显示其与 PAD 显著相关 [9,30,51]。其他研究也报道了 CRP[75]、纤维蛋白原 [36,78] 和 PAD 也呈显著独立相关。

其他危险因素

人们也探讨了 PAD 的其他潜在危险因素。几项研究的结果发现口腔健康与 PAD 独立相关，这可能是通过常见的炎症性通路发挥作用 [79]。在一项年轻妇女中开展的研究表明患者自我报告的感染病史与 PAD 独立显著相关，这包括水痘、带状疱疹、腮腺炎、肺炎、慢性支气管炎和消化性溃疡 [75]。另一项研究则发现关节炎病史也与以 ABI 诊断的 PAD 相关 [6]。

苏格兰的一项大型队列研究发现社会心理因素与 PAD 也存在相关性 [80]，而以色列的一项在男性中开展的大型研究发现，校正了传统危险因素后，焦虑、与工作相关的压力、应对工作冲突的方式均与跛行显著相关 [1]。PAD 的患者中有抑郁症状也与更差的下肢功能相关 [81]。

遗传因素似乎对 PAD 也有影响，但是相关数据有限。一项在兄弟间和同卵双胞胎中开展的研究中，Carmelli 等研究者估计 48% 的 ABI 的发病差异可通过遗传效应来解释 [82]。此外，家族性高胆固醇血症作为一种遗传性疾病的同时，也可能与 PAD 相关 [83]。

其他有证据支持的潜在危险因素包括抗磷脂抗体 [84-85]、甲状腺功能减退 [86] 和久坐的生活方式 [87]。有研究指出激素替代疗法对 PAD 有保护作用 [88]，但妇女健康自发随机临床试验却表明，雌激素 / 孕激素联合治疗对 PAD 并没有影响 [89]。

危险因素的相互作用和比较

一部分研究开始分析不同危险因素间显著性和作用强度的潜在差异，并根据不同的亚组及不同的 PAD 相关预后进行估算。

有几项研究已经探讨了男性和女性中 PAD 危险因素的强度及显著性的差异。大部分的研究认为男女间的危险因素并没有明显差异。Rotterdam 研究比较了男性及女性分别建立的模型，并未发现 PAD 危险因素的差异 [9]。在大型的 Framingham 和 Framingham 后代研究中，在性别和其他危险因素间并没有发现相互作用[30,50]。在美国医疗保险受益者（65 岁及以上）中的一项研究发现男女与 ABI 相关的危险因素类似，除了总胆固醇和 LDL 水平，这两者在女性中与 ABI 相关，但是在男性中却没有相关性[15]。

Meijer 等研究者比较了以 ABI ＜ 0.7 与传统的临界值（ABI ＜ 0.9）作为诊断标准时，两种情况下的危险因素是否有差异[9]。结果显示这两种诊断标准下得出的比值比的方向及程度都类似。不同的是，以传统标准诊断 PAD 时，年龄和目前吸烟是更大的危险因素，而以 ABI ＜ 0.7 诊断时，糖尿病的影响更大；然而，在这些结果中 95% 的置信区间都重叠了。

现时研究的大部分与 PAD 相关的危险因素以往均被认为是缺血性心脏病的危险因素。为了正规比较这些危险因素对 PAD 及缺血性心脏病之间相关的显著性及强度，Edinburgh 动脉研究队列研究中对同样的危险因素与这两种不同疾病的关系进行了分析[49]。结果提示只有吸烟这个因素对这两种疾病的影响有显著差异，它与 PAD 有更高的相关性。之前三酰甘油和同型半胱氨酸水平被认为与 PAD 有强相关，但随后的研究表明上述推测并未被证实，这在上文已有论述。在各项危险因素中，只有吸烟和更严重的糖尿病与 PAD 的相关性比与缺血性心脏疾病的更强。

周围动脉疾病的进展

PAD 的早期自然病程鲜为人知，特别是从无症状到有早期症状的阶段。不同群体的 ABI 年平均变化约为 0.01 ～ 0.02[90-91]，但这些数字可能有些误导性，因为 ABI 变化的方向和大小均不确定。

更有意义的方式可能是观察满足诊断标准的人口百分比的变化。CHS 是一个基于总体人群的研究，其发现在 6 年以上的随访时间里，有 9.5% 的人发生了 PAD，定义为 ABI 下降超过 0.15 或 ABI ≤ 0.9[92]。Nicoloff 等研究者发现在 5 年随访时间内，37% 的患者 PAD 明显恶化（定义为 ABI ≥ 0.15），若根据症状的改变或需要外科介入治疗来判断，则有 22% 的患者有临床上的疾病进展[93]。在 415 名至外科就诊的吸烟的英国 PAD 患者当中，大约有一半患者在接下来的 48 个月中 ABI 值显著下降（ABI ≥ 0.14）[63]。在一组德国 PAD 患者的平均 64 个月的随访期中，基于包括 ABI 改变在内的一系列标准判断，18.6% 的患者病程发生进展[94]。Bird 等研究者根据 ABI 和其他检查把 PAD 按严重程度分成了 6 型：在一项对血管实验室就诊的患者的研究中，在 4.6 年的平均随访时间时，有 30.2% 肢体的 PAD 的分型更严重了，但同时有 22.8% 的肢体的 PAD 的分型好转[90]。

基于血管造影的一项研究表明，每年有 9.1% 的患者被证实 PAD 加重[95]。而使用静息痛进展或坏疽作为 PAD 进展标准的一项研究则表明，每年有 2.5% 的患者 PAD 会进展[87]。在随后的研究中发现患者在确诊 PAD 后第一年病程进展速度是随后其他时间的 3 倍[96]。由于许多有关 PAD 病程进展的研究均与 PAD 的诊断息息相关，这些对疾病进展的估算可能只对新诊断 PAD 的那部分人群合适，尤其是随访时间短的时候。

有关 PAD 的疾病进展的危险因素的数据相对少得多。在 CHS 研究中疾病进展的显著的独立预测因素包括年龄、吸烟、糖尿病和血脂异常[92]。有研究显示，年龄、糖尿病、典型的跛行、介入手术史以及对侧下肢的 PAD 可作为 PAD 进展的独立预测因素[90]。一项针对吸烟的英国 PAD 患者的研究结果表明，高脂血症是 PAD 进展和发生严重缺血的最重要的独立预测因素[63]。血液流变学因素被证明与 PAD 患者须进行血管干预处理的风险相关[97]。过早患上 PAD（发病时年龄小于 45 岁）的患者似乎疾病进展更快，而且预后也更差[98-102]。最近的数据表明，虽然 PAD 在大动脉的进展与吸烟、TC/HDL-C、脂蛋白（a）和高敏 C 反应蛋白（hs-CRP）均相关，但是 PAD 在小动脉的进展只与糖尿病相关[103]。

周围动脉疾病和其他动脉粥样硬化疾病的联合患病率

由于 PAD 和其他心脑血管疾病有共同的危险因素，所以横断面研究发现 PAD 患者更容易患心脑血管病，反之亦然。一项纳入了 5 084 名医疗保险受益人的研究发现，PAD 患者和心肌梗死的发生率是非 PAD 患者的 2.5 倍（使用 ABI ＜ 0.9 为标准），而对于心绞痛、充血性心力衰竭（CHF）、卒中和短暂性脑缺血发作（TIA），前者患病率则分别是后者的 1.9、3.3、3.1 和 2.3 倍[15]。反而言之，有心肌梗死病史的患者和无心肌梗死病史的患者相比，前者患 PAD 是后者的 2.1 倍，对于有心绞痛、CHF、脑卒中和 TIA 病史的患者与无此病史的患者相比，前者患 PAD 则是后者的 1.7、2.6、2.4 和 2.1 倍[15]。其他横断面研究也发现了类似的结果[44,104-105]。PAD 患者颈内动脉狭窄的患病率也较高[106,107]，并且已经发现2个疾病的严重性有着中度但显著的相关性[108]。

周围动脉疾病作为死亡率和发病率预测因素

如前所述的横断面研究的结果所示，PAD可作为其他类型的动脉粥样硬化性疾病发病率和死亡率的预测因素，即使校正了其他传统危险因素后也是这样。虽然PAD似乎并不会直接引起其他类型的动脉粥样硬化性疾病，但是PAD的发生可作为潜在动脉粥样硬化进程或者血管床对疾病易感性的标志。这种前瞻性的预测关系在临床上很重要，因为它提示PAD有独立于其他已知危险因素的预后判断价值。

阐述这种流行病学联系的尝试开始于对有间歇性跛行症状的PAD的患者的研究。20世纪70年代和80年代的Framingham队列研究的结果发现，伴有跛行症状的PAD患者的死亡率更高，即使这种更高的死亡率趋势在排除了基线水平患有脑血管疾病和冠心病的患者后有所下降[37,109-110]。相似地，芬兰1982年的一项研究在校正了心血管危险因素和基线水平的心血管疾病后，未能发现跛行和全因死亡或心血管源性死亡之间的关联[111]。其他研究表明跛行患者的死亡率更高，但是这是在没有校正传统的心血管危险因素的情况下得出的结果[38,95,112]。然而，在一个方法学严谨的大型研究中，从Whitehall队列研究的18 403名英国男性得到的数据，经过分析后发现，校正心血管疾病的危险因素以及在基线上排除患有某些疾病的人群后，跛行仍然是心血管疾病死亡率的显著预测因素[113]。

随着ABI和其他非侵入性检测的发展，人们进一步开展了PAD和心血管疾病之间的关联性研究。1985年的一项报道首次证明了，在校正心血管疾病的危险因素以及在基线上排除患有某些疾病的人群后，综合了非侵入性的检测（包括ABI）的复合指标与全因死亡率相关[114]。得出的相对危险度在4～5的范围；对该队列研究的死亡率随访的数据重新分析显示，心血管疾病与冠心病的相对危险度分别都有升高，但非心血管源性死亡的相对危险度则无显著上升[3]。

20世纪90年代的一些前瞻性研究也证实了ABI与心血管疾病有关，包括死亡率以及死亡率和发病率的复合指标。这一结论在不同的群体中得到了验证：血管实验室的患者[28,115]、老年高血压患者[116]、老年妇女[117]、比利时一项基于就业人群的队列研究[118]、苏格兰的Edinburgh动脉研究的队列研究[16]，以及CHS研究[29]。这些研究大多在基线水平对各种已知的心血管疾病危险因素及心血管疾病的比例进行对照。报道的相对危险度介于2～5。这些研究大多还发现PAD与冠心病的发病显著相关，即使大型CHS研究没能在心肌梗死或心绞痛中发现这种关系[29]。

关于PAD与脑血管关系的定论较为模糊。1991年的一项研究表明，校正了多项因素后，PAD（通过多项多个非侵入性检测诊断）与脑血管疾病的发病率和死亡率高度相关，男性中相对危险度为3.3，女性中则为9.0[119]。Edinburgh动脉研究的数据基于ABI进行诊断，也发现了同样的相关性，然而进行多因素校正后，ABI只与非致命性的脑卒中（而不是致命性的脑卒中）相关[16]。但是CHS研究数据中并未发现ABI降低与脑卒中发生的关系[29]。ARIC研究是另外的一项大型研究，它的结果表明，在多因素校正后，当ABI作为连续变量时，它与缺血性脑卒中相关，但是当ABI作为分类变量（以0.8作为截点值）时，则没有相关性[120]。

整体的人口研究表明高ABI（> 1.4）与心血管疾病风险的升高相关[32]。如此高的ABI值常是因为僵硬（多数是钙化）的踝动脉所致，这可能会掩盖潜在的PAD[14]。最近，MESA报道，低（< 1.00）或高（> 1.40）ABI均与心血管事件的发生率的风险增加有关，甚至校正传统的和新型的危险因素后也如此[121]。有趣的是，高ABI与低ABI相比，前者与脑卒中的相关性更强。此外，这也是第一项报道ABI可独立于其他检测当前动脉粥样硬化程度而预测事件发生的研究，具体来说就是冠状动脉钙化、颈动脉内膜中层厚度以及主要心电图形异常。最近的证据还表明，不论ABI的基线水平如何，ABI下降速度越快的患者预后越差[122]。

表16-5是关于PAD与各种死亡率和发病率预后相关性研究的摘要。该表仅限于使用无创方法检测PAD的研究（通常是ABI为不同临界值），方法均是校正了传统的多种心血管危险因素后建立logistic或比例风险回归模型。所显示的结果均是在校正了多种心血管危险因素以及基线水平上排除了患有某些心血管疾病的患者后得出来的。

Care 26:1241, 2003.
56. Jude EB, Oyibo SO, Chalmers N, et al: Peripheral arterial disease in diabetic and nondiabetic patients: a comparison of severity and outcome, *Diabetes Care* 24:1433, 2001.
57. Haltmayer M, Mueller T, Horvath W, et al: Impact of atherosclerotic risk factors on the anatomical distribution of peripheral arterial disease, *Int Angiol* 20:200, 2001.
58. Natarajan S, Glick H, Criqui M, et al: Cholesterol measures to identify and treat individuals at risk for coronary disease, *Am J Prev Med* 25:50, 2003.
59. Ness J, Aronow WS, Ahn C: Risk factors for symptomatic peripheral arterial disease in older persons in an academic hospital-based geriatrics practice, *J Am Geriatr Soc* 48:312, 2000.
60. Ridker PM, Stampfer MJ, Rifai N: Novel risk factors for systemic atherosclerosis: a comparison of C-reactive protein, fibrinogen, homocysteine, lipoprotein(a), and standard cholesterol screening as predictors of peripheral arterial disease, *JAMA* 285:2481, 2001.
61. Fowkes FG: Epidemiology of atherosclerotic arterial disease in the lower limbs, *Eur J Vasc Surg* 2:2831, 1988.
62. Cheng SW, Ting AC, Wong J: Fasting total plasma homocysteine and atherosclerotic peripheral vascular disease, *Ann Vasc Surg* 11:217, 1997.
63. Smith I, Franks PJ, Greenhalgh RM, et al: The influence of smoking cessation and hypertriglyceridaemia on the progression of peripheral arterial disease and the onset of critical ischaemia, *Eur J Vasc Endovasc Surg* 11:402, 1996.
64. Mowat BF, Skinner ER, Wilson HM, et al: Alterations in plasma lipids, lipoproteins and high density lipoprotein subfractions in peripheral arterial disease, *Atherosclerosis* 131:161, 1997.
65. Criqui MH, Denenberg JO, Langer RD, et al: Peripheral arterial disease and hypertension. In Izzo JL, Black HR, editors: *Hypertension primer*, Dallas, 2003, American Heart Association, 250.
66. Dormandy J, Heeck L, Vig S: Predictors of early disease in the lower limbs, *Semin Vasc Surg* 12:109, 1999.
67. Tseng CH: Prevalence and risk factors of peripheral arterial obstructive disease in Taiwanese type 2 diabetic patients, *Angiology* 54:331, 2003.
68. Vliegenthart R, Geleijnse JM, Hofman A, et al: Alcohol consumption and risk of peripheral arterial disease: the Rotterdam Study, *Am J Epidemiol* 155:332, 2002.
69. Jepson RG, Fowkes FG, Donnan PT, et al: Alcohol intake as a risk factor for peripheral arterial disease in the general population in the Edinburgh Artery Study, *Eur J Epidemiol* 11:9, 1995.
70. Fabsitz RR, Sidawy AN, Go O, et al: Prevalence of peripheral arterial disease and associated risk factors in American Indians: the Strong Heart Study, *Am J Epidemiol* 149:330, 1999.
71. Camargo CA Jr., Stampfer MJ, Glynn RJ, et al: Prospective study of moderate alcohol consumption and risk of peripheral arterial disease in U.S. male physicians, *Circulation* 95:577, 1997.
72. Hobbs SD, Wilmink AB, Bradbury AW: Ethnicity and peripheral arterial disease, *Eur J Vasc Endovasc Surg* 25:505, 2003.
73. Ix JH, Allison MA, Denenberg JO, et al: Novel cardiovascular risk factors do not completely explain the higher prevalence of peripheral arterial disease among African Americans. The San Diego Population Study, *J Am Coll Cardiol* 51:2347, 2008.
74. Boushey CJ, Beresford SA, Omenn GS, et al: A quantitative assessment of plasma homocysteine as a risk factor for vascular disease. Probable benefits of increasing folic acid intakes, *JAMA* 274:1049, 1995.
75. Bloemenkamp DG, van den Bosch MA, Mali WP, et al: Novel risk factors for peripheral arterial disease in young women, *Am J Med* 113:462, 2002.
76. Graham IM, Daly LE, Refsum HM, et al: Plasma homocysteine as a risk factor for vascular disease. The European Concerted Action Project, *JAMA* 277:1775, 1997.
77. Hoogeveen EK, Kostense PJ, Beks PJ, et al: Hyperhomocysteinemia is associated with an increased risk of cardiovascular disease, especially in non-insulin-dependent diabetes mellitus: a population-based study, *Arterioscler Thromb Vasc Biol* 18:133, 1998.
78. Taylor LM Jr., Moneta GL, Sexton GJ, et al: Prospective blinded study of the relationship between plasma homocysteine and progression of symptomatic peripheral arterial disease, *J Vasc Surg* 29:8, 1999.
79. Hung HC, Willett W, Merchant A, et al: Oral health and peripheral arterial disease, *Circulation* 107:1152, 2003.
80. Whiteman MC, Deary IJ, Fowkes FG: Personality and social predictors of atherosclerotic progression: Edinburgh Artery Study, *Psychosom Med* 62:703, 2000.
81. McDermott MM, Greenland P, Guralnik JM, et al: Depressive symptoms and lower extremity functioning in men and women with peripheral arterial disease, *J Gen Intern Med* 18:461, 2003.
82. Carmelli D, Fabsitz RR, Swan GE, et al: Contribution of genetic and environmental influences to ankle-brachial blood pressure index in the NHLBI Twin Study. National Heart, Lung, and Blood Institute, *Am J Epidemiol* 151:452, 2000.
83. Kroon AA, Ajubi N, van Asten WN, et al: The prevalence of peripheral vascular disease in familial hypercholesterolaemia, *J Intern Med* 238:451, 1995.
84. Taylor LM Jr., Chitwood RW, Dalman RL, et al: Antiphospholipid antibodies in vascular surgery patients: a cross-sectional study, *Ann Surg* 220:544, 1994.
85. Lam EY, Taylor LM Jr., Landry GJ, et al: Relationship between antiphospholipid antibodies and progression of lower extremity arterial occlusive disease after lower extremity bypass operations, *J Vasc Surg* 33:976, 2001.
86. Mya MM, Aronow WS: Increased prevalence of peripheral arterial disease in older men and women with subclinical hypothyroidism, *J Gerontol A Biol Sci Med Sci* 58:68, 2003.
87. Asgeirsdottir LP, Agnarsson U, Jonsson GS: Lower extremity blood flow in healthy men: effect of smoking, cholesterol, and physical activity—a Doppler study, *Angiology* 52:437, 2001.
88. Westendorp IC, in't Veld BA, Grobbee DE, et al: Hormone replacement therapy and peripheral arterial disease: the Rotterdam Study, *Arch Intern Med* 160:2498, 2000.
89. Hsia J, Criqui MH, Rodabough R, et al: Estrogen plus progestin and the risk of peripheral arterial disease: the Women's Health Initiative, *Circulation* 109:620, 2004.
90. Bird CE, Criqui MH, Fronek A, et al: Quantitative and qualitative progression of peripheral arterial disease by non-invasive testing, *Vasc Med* 4:15, 1999.
91. Fowkes FG, Lowe GD, Housley E, et al: Cross-linked fibrin degradation products, progression of peripheral arterial disease, and risk of coronary heart disease, *Lancet* 342:84, 1993.
92. Kennedy M, Solomon C, Manolio TA, et al: Risk factors for declining ankle-brachial index in men and women 65 years or older: the Cardiovascular Health Study, *Arch Intern Med* 165:1896, 2005.
93. Nicoloff AD, Taylor LM Jr., Sexton GJ, et al: Relationship between site of initial symptoms and subsequent progression of disease in a prospective study of atherosclerosis progression in patients receiving long-term treatment for symptomatic peripheral arterial disease, *J Vasc Surg* 35:38, 2002.
94. Taute BM, Gläser C, Taute R, et al: Progression of atherosclerosis in patients with peripheral arterial disease as a function of angiotensin-converting enzyme gene insertion/deletion polymorphism, *Angiology* 53:375, 2002.
95. Walsh DB, Gilbertson JJ, Zwolak RM, et al: The natural history of superficial femoral artery stenoses, *J Vasc Surg* 14:299, 1991.
96. Jelnes R, Gaardsting O, Hougaard Jensen K, et al: Fate in intermittent claudication: outcome and risk factors, *Br Med J (Clin Res Ed)* 293:1137, 1986.
97. Smith FB, Lowe GD, Lee AJ, et al: Smoking, hemorheologic factors, and progression of peripheral arterial disease in patients with claudication, *J Vasc Surg* 28:129, 1998.
98. McCready RA, Vincent AE, Schwartz RW, et al: Atherosclerosis in the young: a virulent disease, *Surgery* 96:863, 1984.
99. Pairolero PC, Joyce JW, Skinner CR, et al: Lower limb ischemia in young adults: prognostic implications, *J Vasc Surg* 1:459, 1984.
100. Hallett JW Jr., Greenwood LH, Robison JG: Lower extremity arterial disease in young adults: a systematic approach to early diagnosis, *Ann Surg* 202:647, 1985.
101. Valentine RJ, MacGillivray DC, DeNobile JW, et al: Intermittent claudication caused by atherosclerosis in patients aged forty years and younger, *Surgery* 107:560, 1990.
102. Levy PJ, Hornung CA, Haynes JL, et al: Lower extremity ischemia in adults younger than forty years of age: a community-wide survey of premature atherosclerotic arterial disease, *J Vasc Surg* 19:873, 1994.
103. Aboyans V, Criqui MH, Denenberg JO, et al: Risk factors for progression of peripheral arterial disease in large and small vessels, *Circulation* 113:2623, 2006.
104. Criqui MH, Denenberg JO, Langer RD, et al: The epidemiology of peripheral arterial disease: importance of identifying the population at risk, *Vasc Med* 2:221, 1997.
105. Ness J, Aronow WS: Prevalence of coexistence of coronary artery disease, ischemic stroke, and peripheral arterial disease in older persons, mean age 80 years, in an academic hospital-based geriatrics practice, *J Am Geriatr Soc* 47:1255, 1999.
106. Alexandrova NA, Gibson WC, Norris JW, et al: Carotid artery stenosis in peripheral vascular disease, *J Vasc Surg* 23:645, 1996.
107. Pilcher JM, Danaher J, Khaw KT: The prevalence of asymptomatic carotid artery disease in patients with peripheral vascular disease, *Clin Radiol* 55:56, 2000.
108. Long TH, Criqui MH, Vasilevskis EE, et al: The correlation between the severity of peripheral arterial disease and carotid occlusive disease, *Vasc Med* 4:135, 1999.
109. Kannel WB, Skinner JJ Jr., Schwartz MJ, et al: Intermittent claudication: incidence in the Framingham Study, *Circulation* 41:875, 1970.
110. Kannel WB, Shurtleff D: The natural history of arteriosclerosis obliterans, *Cardiovasc Clin* 3:37, 1971.
111. Reunanen A, Takkunen H, Aromaa A: Prevalence of intermittent claudication and its effect on mortality, *Acta Med Scand* 211:249, 1982.
112. Kallero KS: Mortality and morbidity in patients with intermittent claudication as defined by venous occlusion plethysmography: a ten-year follow-up study, *J Chronic Dis* 34:455, 1981.
113. Smith GD, Shipley MJ, Rose G: Intermittent claudication, heart disease risk factors, and mortality: the Whitehall Study, *Circulation* 82:1925, 1990.
114. Criqui MH, Coughlin SS, Fronek A: Noninvasively diagnosed peripheral arterial disease as a predictor of mortality: results from a prospective study, *Circulation* 72:768, 1985.
115. McDermott MM, Feinglass J, Slavensky R, et al: The ankle-brachial index as a predictor of survival in patients with peripheral vascular disease, *J Gen Intern Med* 9:445, 1994.
116. Newman AB, Sutton-Tyrrell K, Vogt MT, et al: Morbidity and mortality in hypertensive adults with a low ankle/arm blood pressure index, *JAMA* 270:487, 1993.
117. Vogt MT, Cauley JA, Newman AB, et al: Decreased ankle/arm blood pressure index and mortality in elderly women, *JAMA* 270:465, 1993.
118. Kornitzer M, Dramaix M, Sobolski J, et al: Ankle/arm pressure index in asymptomatic middle-aged males: an independent predictor of ten-year coronary heart disease mortality, *Angiology* 46:211, 1995.
119. Criqui MH, Langer RD, Fronek A, et al: Coronary disease and stroke in patients with large-vessel peripheral arterial disease, *Drugs* 42(Suppl 5):16, 1991.
120. Tsai AW, Folsom AR, Rosamond WD, et al: Ankle-brachial index and 7-year ischemic stroke incidence: the ARIC study, *Stroke* 32:1721, 2001.
121. Criqui MH, McClelland RL, McDermott MM, et al: The ankle-brachial index and incident cardiovascular events in the MESA (Multi-Ethnic Study of Atherosclerosis), *J Am Coll Cardiol* 56:1506, 2010.
122. Criqui MH, Ninomiya JK, Wingard DL, et al: Progression of peripheral arterial disease predicts cardiovascular disease morbidity and mortality, *J Am Coll Cardiol* 52:1736, 2008.

第 17 章 周围动脉疾病、间歇性跛行和重症肢体缺血的病理生理学

William R.Hiatt，Eric P.Brass

周围动脉疾病（PAD）是全身动脉粥样硬化的表现，通常同时合并冠状动脉和颈动脉疾病。这使PAD患者处于心血管事件的高危状态，包括心肌梗死（MI）、缺血性脑卒中和死亡[1-2]。以前已描述过动脉粥样硬化和动脉粥样硬化血栓形成的病理学（第8章）[3-4]。本章的重点是下肢动脉的动脉粥样硬化性疾病的病理生理学，这种疾病可导致PAD的症状，包括跛行和重症下肢缺血（CLI）。了解下肢动脉粥样硬化和缺血症状的出现和进展的病理生理学机制，对于PAD患者的总体管理和潜在的新疗法的开发都至关重要。表17-1总结了本章中所讨论的间歇性跛行和CLI的发病的主要病理生理学机制。

表17-1 在周围动脉疾病中观察到的异常

PAD的改变	可能的后果
血流动力学	
动脉狭窄 / 闭塞	狭窄另一侧的压力下降 无法相对于需求量增加流量
侧支循环形成	动脉狭窄的部分代偿
血黏度增大	血流量减小
内皮功能障碍	小动脉的血流调节改变
肌肉的毛细血管供应	氧弥散增加
氧化应激	
自由基产生	内皮细胞和肌肉损伤
白细胞活化	促进氧化损伤
线粒体DNA缺失	线粒体损伤的迹象
结构性	
远端轴索去神经	肌肉无力
神经再通	部分代偿
Ⅱ型纤维丧失	肌肉质量 / 强度降低
代谢性	
氧化酶增加	对氧输送减少的代偿
短链酰基肉毒碱增多	反映氧化代谢改变
电子传递减少	与功能有关的积聚
链活性	ATP的产生减少

ATP，腺苷三磷酸；DNA，脱氧核糖核酸；PAD，周围动脉疾病。

周围动脉疾病中的临床表现

PAD的病理生理学随着动脉粥样硬化的进展而出现，导致供应下肢的大动脉狭窄和闭塞。冠状动脉和颈动脉的动脉粥样硬化血栓形成常为急性的，与之相比，PAD的临床表现倾向于较为慢性和进展性，伴有重要的功能性后果。通过无创性血流动力学评估可以很容易确定PAD的诊断。按第16章所述，踝肱指数（ABI）是踝部与臂部的收缩压之比。所有ABI值取小数点后第二位，即用ABI ≤ 0.90来表示，这一数值可确定PAD的诊断，其与影像学形态相比具有更高的灵敏度和特异度[5]。

运动受限及全身风险

PAD患者有继发于血流动力学障碍的运动受限。间歇性跛行的典型症状是一种运动引起的小腿不适，伴可逆性肌肉缺血，而在休息后缓解。术语*跛行*源于拉丁语单词*claudicato*，意思为“一瘸一拐地走”，这是当患者行走时出现跛行的典型步态模式。跛行的特征是受累的肌肉抽筋和疼痛。只在运动中出现不适，在行走活动过程中不断加重，直到患者不得不停下来，然后无须改变体位，在休息后即迅速缓解。这种运动引起的进展和休息后完全缓解的顺序对于在临床上鉴别跛行与其他下肢肌肉骨骼疾病十分重要。患有跛行的患者，运动状况和行走能力严重受限。与同龄的健康者相比，跛行的患者的踏板运动峰值成绩降低50%到60%，说明与重度充血性心力衰竭（CHF）患者有相似的失能[6]。这种运动障碍可导致步行活动明显减少及多种生活质量器械检查的身体情况明显下降[7]。

尽管典型的跛行症状发生在不足1/3的PAD患者，但所有PAD患者都有步行活动和日常功能能力

下降[8]。甚至“无临床症状的”PAD患者也会出现明显的生活质量下降[9]。因而，可行走的PAD患者的主要治疗目的是防止全身动脉粥样硬化的进展和减轻跛行症状及提高生活质量。

除身体失能外，PAD是全身动脉粥样硬化性疾病和相关风险的一个标志。周围动脉疾病可导致冠状动脉疾病（CAD）和事件、脑动脉疾病和脑卒中，且心血管性死亡的风险升高3～6倍[1,10]。因此，共识指南推荐，可以将PAD患者视为患有确诊的动脉粥样硬化性疾病，并且适用二级预防标准的患者[11-12]。

重症下肢缺血

重症下肢缺血是最严重的PAD肢体表现。重症下肢缺血的定义为静息时慢性缺血性疼痛和（或）存在缺血性皮肤病变（坏疽或溃疡）。尽管其流行病学尚不十分明确，但近期的一项包含8 000名60～90岁的人群的研究发现，CLI的患病率为1.2%，女性患者多于男性[13]。CLI患者的预后差[14-15]。在纳入了CLI和缺血性足部溃疡患者的一些临床试验中，每年的死亡或较大的截肢术的风险为33%～50%[15]。不良转归的独立预测因素有糖尿病、终末期肾疾病和心功能不全[16-17]。与跛行的患者相比，CLI患者由于有多发性和更为远端的动脉闭塞，因而其血流动力学损害更为严重。在CLI中，胫部血管最常受累，通常伴有腘动脉和股浅动脉（和其他更近端的动脉）疾病，这可导致血流量和输送到末梢组织的氧气重度减少[18]。在CLI中，踝部血压一般低于50 mmHg。当CLI进展时，不可避免地会发生皮肤损害，直至导致溃疡和坏疽。与间歇性跛行相比，CLI的静息能量消耗减少，可能反映了这些患者变得活动更少及久坐不动[19]。血运重建仍为主要治疗方法，其直接针对CLI的血流动力学损害。

周围动脉疾病中的血流动力学

骨骼肌的耗氧量

静息时和运动时的肌肉耗氧量都与氧输送[肺的摄氧量、血红蛋白（Hb）的含氧量和局部血流量]和骨骼肌线粒体的氧摄取量有关。在健康人中，最大肌肉耗氧量主要取决于最大氧输送量，而非线粒体代谢率[20]。肌肉线粒体氧化能力与最大运动能力保持密切相关，并随着运动量的加大而增强[21]。在亚极量运动发生时，骨骼肌迅速从血红蛋白中摄取氧，产生脱氧血红蛋白[22]。组织氧摄取变化的动力学与全身耗氧量相关联，以保持氧输送与氧利用间的平衡。

在健康个体中肢体血流量的决定因素

在给定任何全身血压的情况下，正常的局部循环中血流量的主要决定因素是由主要血管供血的血管床的外周阻力。这一基本关系可以表示为：

$$血流量 = 血压 \div 血管阻力$$

在健康人中，运动是血管舒张的主要刺激因素，引起外周阻力下降，当这一作用同时合并全身血压升高时，可导致到骨骼肌的动脉血流量大大增加。正常动脉有能力承受大容量的血流量增加，而大型和中型导管血管的血压无显著降低（图17-1）。

周围动脉疾病中的血流动力学异常

动脉闭塞性疾病过程导致循环中固定阻力的环境，从而启动多种病理生理学过程，其在临床上表现为跛行、缺血性静息痛或溃疡（图17-1）。决定动脉狭窄另一侧压力下降的主要因素包括血流速度和狭窄引起的阻力，而这取决于狭窄的长度和内半径及血黏度。这些参数通常用泊肃叶（Poiseuille）公式来描述，其准确解释了阻力、压力和流量间的关系：

$$狭窄另一侧的血压下降 = 血流量\ [8L\eta] \div \pi r^4$$

此处L为狭窄的长度，r为动脉的内半径，η为黏度。

此公式表明狭窄的半径或横截面积是决定狭窄另一侧血压和血流量下降的主要因素；血管横截面的直径下降50%导致阻力提高16倍。这一关系表明当狭窄加重时，灌注压（及通过狭窄后可损耗的潜在压力）和所取得的最大血流量将大大降低。当血流通过狭窄处时发生的能量损耗一部分取决于狭窄的形态学和血黏度[23]。如前所讨论的，狭窄另一侧的压力下降表现为肢体的收缩压下降和ABI下降。在PAD患者中，动脉闭塞限制了运动中的肌肉的血流量增加。大多数患者由于动脉分支的压力，通常可以维持静息时的血流量。然而，在CLI患者中，静息时的血流量也可能低于正常水平。

常见的一种血管造影结果是多级的闭塞性病变，尤其在有重度PAD症状的患者中多见。轻度跛行的患者可能只在单个部位有狭窄，如髂动脉，但中度或

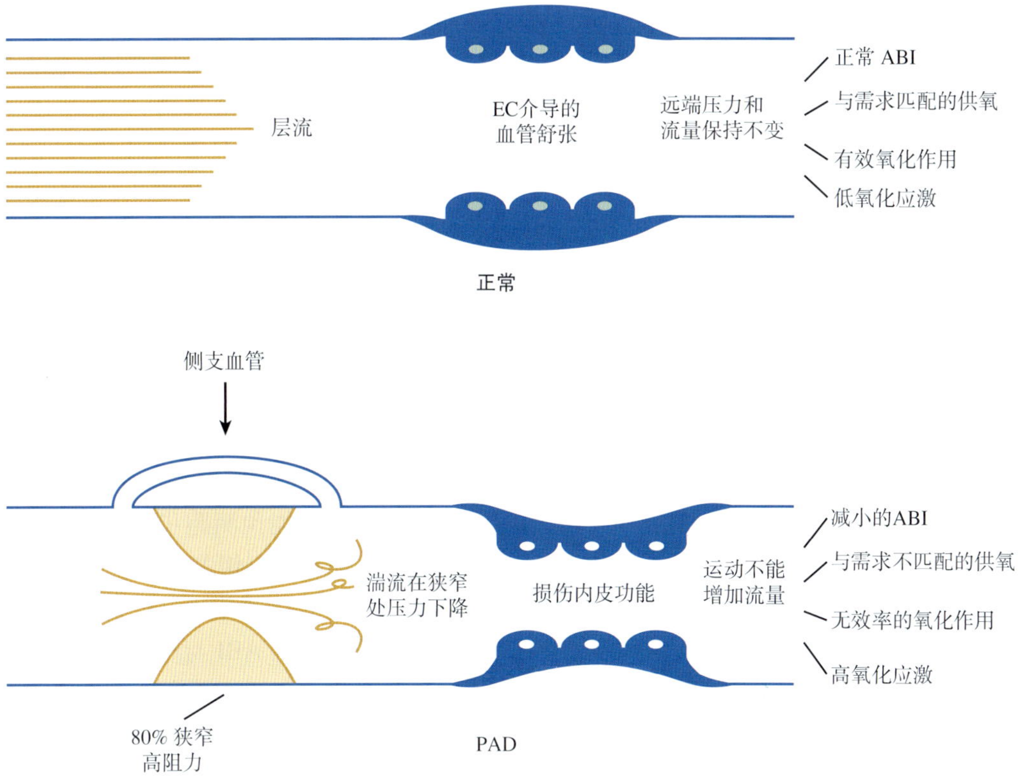

图 17-1　正常动脉功能。在健康的动脉（*上图*）内，血流为层状，而内皮功能正常。因此，血流量和氧输送与静息和运动时肌肉代谢的需求相称。肌肉代谢是有效的，导致氧化应激低。与此相反，在周围动脉疾病（*下图*）时，动脉狭窄导致湍流。与狭窄有关的阻力增大和动能损失导致狭窄另一侧的压力下降。侧支血管只能部分代偿动脉的狭窄。此外，内皮功能受损，导致血管功能进一步丧失。这些改变限制了血流量对运动的反应，导致氧输送与肌肉代谢的需求不相称。骨骼肌代谢的改变使高能磷酸盐的有效生成进一步减少。氧化应激——无效率的氧化作用的结果——进一步损害了内皮功能和肌肉代谢。ABI，踝肱指数；EC，内皮细胞；PAD，周围动脉疾病

重度跛行患者可在多个部位有闭塞性病变，包括髂动脉、股动脉和腘动脉。CLI 患者常有弥漫性病变，累及多个动脉节段，如髂动脉、股动脉和胫动脉。在 CLI 中胫动脉病变相对常见，并预示着缺血性溃疡的风险和截肢的风险较高。疾病从间歇性跛行到慢性 CLI 的进展受侧支血管的形成和其他代偿机制的调节。

根据泊肃叶公式，单个部位狭窄的长度仅对血流量和压差有轻度影响。然而，2 个串联的同等病灶对血流动力学的影响是单个病灶的 2 倍 [24]。因此，单独的不严重狭窄，当在同一个肢体内非严重狭窄联合存在时，就会变得有血流动力学意义 [25]。在 CLI 中，患者一般都有流入血管（主动脉、髂动脉）和流出血管（股浅动脉、腘动脉和胫动脉）的病变 [18]。这些联合病灶产生的血流动力学危害比在跛行中的常见危害更多。

重症动脉狭窄

按泊肃叶公式所示，动脉狭窄的血流动力学意义不仅是狭窄百分比这一个函数，而且还有通过狭窄的线性血流速度 [26-27]。术语*重症动脉狭窄*定义为可引起末梢血流量减少的狭窄程度。这一概念结合了动脉中的狭窄性变窄与动脉血流速度的关系，以及所致的狭窄远端的体积流量。重要的是，静息和运动状态下的重症动脉狭窄可能不同，因为在这两种情况下血流速度不同。由于通过给定的狭窄的压差与血流速度成正比，血流速度较高的状态，如在运动时发生的情况，可导致远端灌注压降低，而血流速度较低的状态，如静息状态时发生的情况，不会导致远端灌注压降低。例如，股动脉中的静息血流速度可能只有 10 ~ 20 cm/s，相当于 1 ~ 2 ml/100 ml 的组织 · 分钟的小腿向下的血流量 [28]。在这种静息血流速度的情况下，

当该系统发生 50% 的大血管狭窄时，通过狭窄的动能损失可能不会引起或只引起极小的远端灌注压降低。这将会维持远端血流量，因为灌注压的轻度下降会被下游外周阻力的降低代偿。一旦狭窄发展到大于 90%，则压差更大，灌注压下降更多，那么外周阻力的改变就不再能够代偿。因而远端血流量降低。在这种情况下，重症动脉狭窄须达到 90% 才会降低静息时的远端血流量。

在步行运动过程中，血流速度加快——例如，达到 150 cm/s。运动引起通过 50% 狭窄的血流速度加快，可显著增大压差并降低远端灌注压。所引起的外周阻力降低不足以代偿压力的降低，导致远端血流量会降低。因此，运动过程中的重症动脉狭窄可能只须达到 50% 狭窄就会降低远端血流量 [28]。重症动脉狭窄的概念有临床意义。在有单个 50% 的髂动脉狭窄的患者中，静息时小腿血流量、足动脉搏动检查和 ABI 可能正常。然而，当血流速度随着运动而加快时，同一个髂动脉病灶可能变得有血流动力学意义，由于狭窄远端的踝部血压下降导致足动脉搏动消失。

如在 CAD 患者中，*血流储备分数*的概念描述了通过某条病变冠状动脉的血流量与通过无病变的该动脉的最大充血血流量的比值 [29-30]。这种方法适用于 PAD，并提供了对任何百分比程度的狭窄和相关的重症动脉狭窄的功能解释。例如，0.80 的功能性血流储备表明由于狭窄病灶导致的最大充血血流量降低 20%。然而，在动脉疾病导致最小管腔面积（MLA，或狭窄的程度）大大降低之前，MLA 与功能性血流储备的相关性较差。因此，解剖学本身可能无法提供充分的证据表明特定程度的动脉狭窄的功能意义。

间歇性跛行中血流量对运动的反应

大多数 PAD 患者在静息时无肢体症状（伴有 CLI 的患者除外）。这是因为静息时的血流量足以满足相对较低的组织代谢需求，因此在供应量与保持腿部耗氧量的需求量之间并无不相称 [31-32]。在腿部运动开始时，PAD 患者的腿部血流量和腿部耗氧量开始升高，但有延迟 [33]。随着运动强度的逐步加大，血流量开始线性增大。然而，当 PAD 患者的运动强度增大时，由于动脉阻塞，导致血流量限制到一个平台。该平台反映了通过狭窄病灶后的能量损耗，消除了所有能提高血流量的其他驱动力。动脉疾病的严重程度（由 ABI 定义）与血流量增大的最高值呈负相关 [34]。随着运动的停止，PAD 患者的充血期（血流量升高超过静息水平）相对于健康对照者延长。尽管运动过程中存在氧输送的平台，但氧化输出功的进一步增大得到了肌肉氧摄取量增加的支持 [35]。非氧化腺苷三磷酸（ATP）的产生也有助于肌肉能量代谢 [36]。重要的是，肌肉缺血并非仅仅是由于血流量未增大。所产生的生物能量需求与血流量供应间的不相称也有促进作用（图 17-1）。

周围动脉疾病中血流量改变的其他促成因素

虽然在跛行的病理生理学中动脉流量受限是极其重要的，肢体的血流动力学状态与运动能力的相关性不大。大多数研究表明静息时踝部血压（或 ABI）和运动血流量并不能预测跑步机步行时间 [37]，而有些研究显示其有弱的正相关 [38-39]。令人意外的是，ABI 与受跛行限制的运动能力之间的这种关系缺乏一致性，特别是考虑到 ABI 与运动引起的血流量峰值间的关系。因此，在 PAD 中，与动脉阻塞远端相关的因素可能导致功能限制。

血流量的内皮调节

血流量及其在骨骼肌血管床内的分布取决于内皮和微循环因素（图 17-1）。内皮源性一氧化氮（NO）是小动脉状态的生理调节的核心。在正常人体中，一氧化氮和前列腺素（PGs）是运动时保持局部血管阻力的主要自分泌和旁分泌介质 [40-42]。动脉粥样硬化患者有全身内皮功能异常，这与血管舒张受损和血小板聚集增强有关 [43]。超氧阴离子的产生所致的氧化应激被认为是内皮功能障碍的一个主要介质 [44]。与上述情况一样，已在 PAD 患者中观察到内皮依赖性血管舒张异常 [45]。在 CLI 中对缺血肢体的截肢可导致内皮功能的一些标志物的改善，提示肢体缺血段可产生局部氧化应激 [46]。因此，在 PAD 中，对运动中的骨骼肌的氧输送的改变不仅与大血管的闭塞过程有关，而且还与内皮功能障碍和血管舒张受损有关。

周围动脉疾病中的血液流变学

周围动脉疾病与血液流变学（血液及其细胞成分的流动特性）改变有关，按照泊肃叶公式（见先前的讨论）的描述，这导致了黏度增大和血流量改变。PAD 患者的纤维蛋白原、血管性假血友病因子（vWF）和纤溶酶原激活物抑制剂（PAI）的血液浓度增大，且纤维蛋白周转率增加 [47]。这些改变还可能影响微循环中的血流特性，但这些因素都未与受跛行限制的运动能力成正相关。以往的一些报道已指出，PAD 患者的血黏度高于年龄相当的对照者，根据泊肃叶定律，这可能是运动引起的缺血的一个促进因素[48]。间歇性跛行患者的红细胞弹性下降，因此微循环血管的阻塞过程可能影响红细胞通过营养毛细血管[49]。

重症下肢缺血的微循环、血液流变学及血栓形成倾向的异常

CLI 的一个重要特征是微循环中细胞栓子和微血栓的形成。与对照者相比，CLI 患者的红细胞流动性和红细胞体积分数降低[50]。这些流动特性在截肢后改善，表明肢体缺血本身促进了红细胞的流动性改变[51]。

在 CLI 患者中，外周血白细胞（WBC）计数高与未来的截肢有关[52]。然而，尚不清楚白细胞的升高是否就是截肢的原因，或只是反映了感染或其他炎症过程，而这易于导致截肢。在缺血性疾病中，白细胞通过微栓子的形成或诱导氧化损害，可能发挥着重要的作用。在 CLI 中白细胞黏附也增强[53]。这可能是由于血管细胞黏附分子（VCAM）-1 和 E- 选择素的内皮表达增高。黏附的细胞可能使微循环中的管腔直径进一步缩小。活化的中性粒细胞可能与其他白细胞和血细胞黏附在一起，使血管腔进一步变窄，并通过释放介质，加重血管壁的损害。在许多血管疾病中可见活化白细胞异常僵硬，可能加重 CLI 中的微血管闭塞。

在 CLI 中血小板的数量及血小板活化也增高[54]。活化的血小板与内皮受体相互作用，释放强效血管收缩性血栓素，进一步促进血管收缩和血小板活化。在一项研究中，与对照组相比，在有间歇性跛行和重症缺血的患者中，P- 选择素的表达显著升高[54]。

在 PAD 中血管床可能处于血管收缩张力增大的状况。血管舒张剂 NO 和 PG 类的降低我们已经讨论过，正如对血管收缩性血栓素的暴露增加。在 CLI 中骨骼肌小动脉阻力增大、α_1- 和 α_2- 肾上腺素能受体的反应增强[55]。这一发现已在其他研究中得到证实，但其功能意义尚不清楚[56-57]。同样，在 CLI 中内皮素信使 RNA（mRNA）表达的增加可能引起微循环的血管收缩[58]。

重症下肢缺血的水肿

CLI 的微循环异常也使患者易发生足部水肿[59]。在一项关于液体通过毛细血管壁的滤过率的研究中，CLI 患者的毛细血管滤过系数与无缺血的和对照的肢体相比升高。这些观察结果对在 CLI 中发生水肿倾向的机制给出了解释[60]。通过外科旁路术或血管成形术恢复血流量导致了肢体远端的血压升高，伴有毛细血管静水压升高。在因 CLI 接受血运重建的患者中，这可能导致液体开始外渗及组织水肿[61]。

周围动脉疾病中的炎症和氧化损伤

在跛行中，运动可能导致血浆中硫代巴比妥酸反应化合物、血栓素、白介素（IL）-8、可溶性细胞间黏附分子（sICAM）-1、VCAM-1、vWF、E- 选择素和血栓调节蛋白的水平升高[62-67]。这些观察结果提示了在运动过程中对肌肉缺血的急性炎症反应（可能反映了恢复过程中的再灌注损伤）。在运动引起的跛行后，从受累腿回流的静脉血中的中性粒细胞总数和活化的中性粒细胞比例高于动脉血[68]。在未受 PAD 影响的对侧腿的循环中未发现这些动 - 静脉差异。此外，活化的白细胞释放血栓素 A_2（TxA_2），它是一种血管收缩剂，并促进血小板聚集[69]。在跛行者中，P- 选择素，其介导血小板 - 内皮细胞的相互作用，也可促进微循环中的血小板改变[70-72]。活化的中性粒细胞还释放弹性蛋白酶，已证明其在*体外*对内皮细胞发挥着有害的作用[73]。从健康个体到无临床症状的 PAD 患者，再到有症状的跛行患者，循环中的弹性蛋白酶逐步升高[74]。此外，在跛行患者中，随着运动的加强，弹性蛋白酶活性进一步升高[75]。这些对运动的炎症反应可能介导了与微循环与骨骼肌代谢的不良相互作用，这可能进一步损害运动能力。因此，自由基的产生和氧化应激可能是组织损伤的介质。

周围动脉疾病中的氧化损伤

动物模型已显示，由于自由基的产生，缺血和缺血 - 再灌注都与氧化应激有关[76-77]。有跛行的患者未能向运动中的肌肉输送足够的氧，且在运动恢复期间充血性富氧期延长[78]。运动过程中肌肉缺血及跛行限制运动后的再灌注都与氧化应激增强有关[79-80]。PAD 患者在静息时血液的丙二醛（自由基产生的一个标志物）水平升高，运动时进一步升高[80]。周围动脉疾病患者还有中性粒细胞和血小板活化及内皮损伤的全身表现[62]。

在 PAD 中观察到的氧化应激可能是对全身动脉

峰值呈正相关，表明肌肉氧化能力在决定运动能力方面的重要性[111]。在PAD中，预计行走活动的明显受限和因而引起的久坐行为会导致肌肉线粒体酶含量和活性下降（脱离锻炼）。与此相反，已有多项研究显示，在PAD患者的肌肉中线粒体含量增高[112-113]。这种线粒体表达的升高似乎是闭塞性疾病的直接后果，并且与闭塞性疾病的严重程度成正比[114]。因此，PAD的骨骼肌线粒体的改变似乎反映了潜在闭塞性疾病过程的严重程度。线粒体含量升高可能改善缺血状态下的氧摄取量，可反映线粒体氧化能力的任何固本质上异常的代偿机制。有趣的是，线粒体表达升高还与电子传递链的遗传性疾病相关，提示与早前讨论的PAD中的获得性障碍有机械性和功能性联系。

在正常代谢状态中，燃料底物如脂肪酸、蛋白质和碳水化合物在三羧酸循环中被转化为酰基辅酶A（CoA）的中间产物进行氧化代谢。这些辅酶A偶联的中间产物通过卡尼汀和CoA之间的酰基基团的可逆转移连接到细胞肉碱池[115]。肉碱的功能之一是通过酰基肉毒碱的形成作为酰基CoA池的缓冲剂。因此，在代谢应激状态期间，酰基CoA的氧化或利用不全将导致它们的积聚。酰基基团转移到肉碱将导致相应的酰基肉毒碱积聚。

PAD患者有肉碱代谢的改变，表现为在血浆和动脉疾病累及的腿部骨骼肌中短链酰基肉毒碱的积聚[116-117]。考虑到酰基CoA池与酰基肉毒碱池呈平衡状态，这种酰基肉毒碱的积聚意味着酰基CoA未被有效氧化。重要的是，酰基肉毒碱积聚可能有功能意义，积聚最多的患者跑步机运动能力降低最大。代谢异常的程度（用酰基肉毒碱的积聚来定义）作为跑步机运动能力的一种预测因素优于ABI，强调了骨骼肌代谢改变在跛行的病理生理学方面的重要性。

结论

有PAD和跛行的患者，他们的运动能力受到很大限制。大血管阻塞损害了运动过程中含氧血向骨骼肌的输送，导致供应/需求不相称。然而，动脉血液动力学和大血管血流量无法完全解释在跛行患者中观察到的运动受限。微循环及骨骼肌结构和代谢功能的改变明显促进了疾病的病理生理学。了解运动受限的这些多重组成部分，使我们能够深入了解针对在跛行患者中所见的一系列异常的治疗方法。

重症下肢缺血是一种状态，其特征为供应肢体的血流量重度受损，从而无法满足静息时组织的代谢需求。肢体动脉的多发性闭塞病灶，加上微循环的功能和结构改变，促进了组织灌注不足及皮肤溃疡和坏死的形成。年龄、吸烟和糖尿病是CLI的主要危险因素。炎症介质和内源性促凝剂促进了CLI的发生和发展。血液成分（如红细胞、白细胞和血小板）聚集并扰乱了微循环中的血流。

血运重建术过程是CLI治疗中的支柱。对CLI中发生的病理生理学紊乱的进一步理解可能使我们获得更多的策略来保持肢体活力和改善症状。

参考文献

1. Criqui MH, Langer RD, Fronek A, et al: Mortality over a period of 10 years in patients with peripheral arterial disease, *N Engl J Med* 326:381–386, 1992.
2. Pande RL, Perlstein TS, Beckman JA, et al: Secondary prevention and mortality in peripheral artery disease: National Health and Nutrition Examination Study, 1999 to 2004, *Circulation* 124:17–23, 2011.
3. Libby P, Ridker PM, Hansson GK: Progress and challenges in translating the biology of atherosclerosis, *Nature* 473:317–325, 2011.
4. Rocha VZ, Libby P: Obesity, inflammation, and atherosclerosis, *Nat Rev Cardiol* 6:399–409, 2009.
5. Dachun X, Jue L, Liling Z, et al: Sensitivity and specificity of the ankle-brachial index to diagnose peripheral artery disease: a structured review, *Vasc Med* 15:361–369, 2010.
6. Bauer TA, Regensteiner JG, Brass EP, et al: Oxygen uptake kinetics during exercise are slowed in patients with peripheral arterial disease, *J Appl Physiol* 87:809–816, 1999.
7. McDermott MM, Greenland P, Liu K, et al: Leg symptoms in peripheral arterial disease: associated clinical characteristics and functional impairment, *JAMA* 286:1599–1606, 2001.
8. McDermott MM, Mehta S, Liu K, et al: Leg symptoms, the ankle-brachial index, and walking ability in patients with peripheral arterial disease, *J Gen Intern Med* 14:173–181, 1999.
9. Vogt MT, Cauley JA, Kuller LH, et al: Functional status and mobility among elderly women with lower extremity arterial disease: the study of osteoporotic fractures, *J Am Geriatr Soc* 42:923–929, 1994.
10. Fowkes FG, Murray GD, Butcher I, et al: Ankle brachial index combined with Framingham Risk Score to predict cardiovascular events and mortality: a meta-analysis, *JAMA* 300:197–208, 2008.
11. Hirsch AT, Haskal ZJ, Hertzer NR, et al: ACC/AHA 2005 guidelines for the management of patients with peripheral arterial disease (lower extremity, renal, mesenteric, and abdominal aortic): executive summary a collaborative report from the American Association for Vascular Surgery/Society for Vascular Surgery, Society for Cardiovascular Angiography and Interventions, Society for Vascular Medicine and Biology, Society of Interventional Radiology, and the ACC/AHA Task Force on Practice Guidelines (Writing Committee to Develop Guidelines for the Management of Patients With Peripheral Arterial Disease) endorsed by the American Association of Cardiovascular and Pulmonary Rehabilitation; National Heart, Lung, and Blood Institute; Society for Vascular Nursing; TransAtlantic Inter-Society Consensus; and Vascular Disease Foundation, *J Am Coll Cardiol* 47:1239–1312, 2006.
12. Norgren L, Hiatt WR, Dormandy JA, et al: Inter-society consensus for the management of peripheral arterial disease (TASC II), *J Vasc Surg* 45:S5–S67, 2007.
13. Sigvant B, Wiberg-Hedman K, Bergqvist D, et al: A population-based study of peripheral arterial disease prevalence with special focus on critical limb ischemia and sex differences, *J Vasc Surg* 45:1185–1191, 2007.
14. Dormandy J, Mahir M, Ascady G, et al: Fate of the patient with chronic leg ischaemia. A review article, *J Cardiovasc Surg (Torino)* 30:50–57, 1989.
15. Belch J, Hiatt WR, Baumgartner I, et al: Effect of fibroblast growth factor NV1FGF on amputation and death: a randomised placebo-controlled trial of gene therapy in critical limb ischaemia, *Lancet* 377:1929–1937, 2011.
16. Gray BH, Grant AA, Kalbaugh CA, et al: The impact of isolated tibial disease on outcomes in the critical limb ischemic population, *Ann Vasc Surg* 24:349–359, 2010.
17. Faglia E, Clerici G, Clerissi J, et al: Long-term prognosis of diabetic patients with critical limb ischemia: a population-based cohort study, *Diabetes Care* 32:822–827, 2009.
18. Van BE, Nikol S, Norgren L, et al: Insights on the role of diabetes and geographic variation in patients with critical limb ischaemia, *Eur J Vasc Endovasc Surg* 42:365–373, 2011.
19. Gardner AW, Montgomery PS: Resting energy expenditure in patients with intermittent claudication and critical limb ischemia, *J Vasc Surg* 51:1436–1441, 2010.
20. Richardson RS, Grassi B, Gavin TP, et al: Evidence of O2 supply-dependent VO2 max in the exercise-trained human quadriceps, *J Appl Physiol* 86:1048–1053, 1999.
21. Richardson RS, Leigh JS, Wagner PD, et al: Cellular PO2 as a determinant of maximal mitochondrial O(2) consumption in trained human skeletal muscle, *J Appl Physiol* 87: 325–331, 1999.

22. Grassi B, Pogliaghi S, Rampichini S, et al: Muscle oxygenation and pulmonary gas exchange kinetics during cycling exercise on-transitions in humans, *J Appl Physiol* 95: 149–158, 2003.
23. Young DF, Tsai FY: Flow characteristics in models of arterial stenoses. II. Unsteady flow, *J Biomech* 6:547–559, 1973.
24. Flanigan DP, Tullis JP, Streeter VL, et al: Multiple subcritical arterial stenoses: effect on poststenotic pressure and flow, *Ann Surg* 186:663–668, 1977.
25. Karayannacos PE, Talukder N, Nerem RM, et al: The role of multiple noncritical arterial stenoses in the pathogenesis of ischemia, *J Thorac Cardiovasc Surg* 73:458–469, 1977.
26. Young DF, Cholvin NR, Kirkeeide RL, et al: Hemodynamics of arterial stenoses at elevated flow rates, *Circ Res* 41:99–107, 1977.
27. Demer L, Gould KL, Kirkeeide R: Assessing stenosis severity: coronary flow reserve, collateral function, quantitative coronary arteriography, positron imaging, and digital subtraction angiography. A review and analysis, *Prog Cardiovasc Dis* 30:307–322, 1988.
28. Lewis P, Psaila JV, Morgan RH, et al: Common femoral artery volume flow in peripheral vascular disease, *Br J Surg* 77:183–187, 1990.
29. Park SJ, Ahn JM, Kang SJ: Paradigm shift to functional angioplasty: new insights for fractional flow reserve- and intravascular ultrasound-guided percutaneous coronary intervention, *Circulation* 124:951–957, 2011.
30. Pijls NH, Van Gelder B, Van der Voort P, et al: Fractional flow reserve. A useful index to evaluate the influence of an epicardial coronary stenosis on myocardial blood flow, *Circulation* 92:3183–3193, 1995.
31. Pentecost BL: The effect of exercise on the external iliac vein blood flow and local oxygen consumption in normal subjects, and in those with occlusive arterial disease, *Clin Sci* 27:437–445, 1964.
32. Hillestad LK: The peripheral blood flow in intermittent claudication IV. The significance of the claudication distance, *Acta Med Scand* 173:467–478, 1963.
33. Bauer TA, Brass EP, Hiatt WR: Impaired muscle oxygen use at onset of exercise in peripheral arterial disease, *J Vasc Surg* 40:488–493, 2004.
34. Sumner DS, Strandness DE Jr.: The relationship between calf blood flow and ankle blood pressure in patients with intermittent claudication, *Surgery* 65:763–771, 1969.
35. Maass U, Alexander K: Effect of treadmill exercise on blood gases and acid-base balance in patients with intermittent claudication, *Z Kardiol* 72:537–542, 1983.
36. Hansen JE, Sue DY, Oren A, et al: Relation of oxygen uptake to work rate in normal men and men with circulatory disorders, *Am J Cardiol* 59:669–674, 1987.
37. Szuba A, Oka RK, Harada R, et al: Limb hemodynamics are not predictive of functional capacity in patients with PAD, *Vasc Med* 11:155–163, 2006.
38. Gardner AW, Ricci MA, Case TD, et al: Practical equations to predict claudication pain distances from a graded treadmill test, *Vasc Med* 1:91–96, 1996.
39. Gardner AW, Skinner JS, Cantwell BW, et al: Prediction of claudication pain from clinical measurements obtained at rest, *Med Sci Sports Exerc* 24:163–170, 1992.
40. Gordon MB, Jain R, Beckman JA, et al: The contribution of nitric oxide to exercise hyperemia in the human forearm, *Vasc Med* 7:163–168, 2002.
41. Kinlay S, Creager MA, Fukumoto M, et al: Endothelium-derived nitric oxide regulates arterial elasticity in human arteries *in vivo*, *Hypertension* 38:1049–1053, 2001.
42. Boushel R, Langberg H, Gemmer C, et al: Combined inhibition of nitric oxide and prostaglandins reduces human skeletal muscle blood flow during exercise, *J Physiol* 543:691–698, 2002.
43. Anderson TJ, Gerhard MD, Meredith IT, et al: Systemic nature of endothelial dysfunction in atherosclerosis, *Am J Cardiol* 75:71B–74B, 1995.
44. Tsao PS, Buitrago R, Chang H, et al: Effects of diabetes on monocyte-endothelial interactions and endothelial superoxide production in fructose-induced insulin-resistant and hypertensive rats, *Circulation* 92:A2666, 1995.
45. Liao JK, Bettmann MA, Sandor T, et al: Differential impairment of vasodilator responsiveness of peripheral resistance and conduit vessels in humans with atherosclerosis, *Circ Res* 68:1027–1034, 1991.
46. Newton DJ, Khan F, Kennedy G, et al: Improvement in systemic endothelial condition following amputation in patients with critical limb ischemia, *Int Angiol* 27:408–412, 2008.
47. Woodburn KR, Lowe GD, Rumley A, et al: Relation of haemostatic, fibrinolytic, and rheological variables to the angiographic extent of peripheral arterial occlusive disease, *Int Angiol* 14:346–352, 1995.
48. Dormandy JA, Hoare E, Colley J, et al: Clinical, haemodynamic, rheological, and biochemical findings in 126 patients with intermittent claudication, *Br Med J* 4:576–581, 1973.
49. Reid HL, Dormandy JA, Barnes AJ, et al: Impaired red cell deformability in peripheral vascular disease, *Lancet* 1:666–668, 1976.
50. Holmberg A, Sandhagen B, Bergqvist D: Hemorheologic variables in critical limb ischemia before and after infrainguinal reconstruction, *J Vasc Surg* 31:691–695, 2000.
51. Nash GB, Thomas PR, Dormandy JA: Abnormal flow properties of white blood cells in patients with severe ischaemia of the leg, *Br Med J (Clin Res Ed)* 296:1699–1701, 1988.
52. Belch JJ, Sohngen M, Robb R, et al: Neutrophil count and amputation in critical limb ischaemia, *Int Angiol* 18:140–144, 1999.
53. Anderson SI, Shiner R, Brown MD, et al: ICAM-1 expression and leukocyte behavior in the microcirculation of chronically ischemic rat skeletal muscles, *Microvasc Res* 71:205–211, 2006.
54. Cassar K, Bachoo P, Ford I, et al: Platelet activation is increased in peripheral arterial disease, *J Vasc Surg* 38:99–103, 2003.
55. Jarajapu YP, Coats P, McGrath JC, et al: Increased alpha(1)- and alpha(2)-adrenoceptor-mediated contractile responses of human skeletal muscle resistance arteries in chronic limb ischemia, *Cardiovasc Res* 49:218–225, 2001.
56. Coats P, Hillier C: Differential responses in human subcutaneous and skeletal muscle vascular beds to critical limb ischaemia, *Eur J Vasc Endovasc Surg* 19:387–395, 2000.
57. Jarajapu YP, McGrath JC, Hillier C, et al: The alpha 1-adrenoceptor profile in human skeletal muscle resistance arteries in critical limb ischaemia, *Cardiovasc Res* 57:554–562, 2003.
58. Tsui JC, Baker DM, Biecker E, et al: Evidence for the involvement of endothelin-1 but not urotensin-II in chronic lower limb ischaemia in man, *Eur J Vasc Endovasc Surg* 25:443–450, 2003.
59. Jacobs MJ, Ubbink DT, Kitslaar PJ, et al: Assessment of the microcirculation provides additional information in critical limb ischaemia, *Eur J Vasc Surg* 6:135–141, 1992.
60. Anvar MD, Khiabani HZ, Kroese AJ, et al: Alterations in capillary permeability in the lower limb of patients with chronic critical limb ischaemia and oedema, *Vasa* 29:106–111, 2000.
61. Coats P, Wadsworth R: Marriage of resistance and conduit arteries breeds critical limb ischemia, *Am J Physiol Heart Circ Physiol* 288:H1044–H1050, 2005.
62. Edwards AT, Blann AD, Suarez-Mendez VJ, et al: Systemic responses in patients with intermittent claudication after treadmill exercise, *Br J Surg* 81:1738–1741, 1994.
63. Belch JJ, McLaren M, Khan F, et al: The inflammatory process in intermittent claudication, *Eur Heart J* 4:B31–B34, 2002.
64. Belch JJ, Mackay IR, Hill A, et al: Oxidative stress is present in atherosclerotic peripheral arterial disease and further increased by diabetes mellitus, *Int Angiol* 14:385–388, 1995.
65. Brevetti G, De Caterina M, Martone VD, et al: Exercise increases soluble adhesion molecules ICAM-1 and VCAM-1 in patients with intermittent claudication, *Clin Hemorheol Microcirc* 24:193–199, 2001.
66. Signorelli SS, Mazzarino MC, Di Pino L, et al: High circulating levels of cytokines (IL-6 and TNFalpha), adhesion molecules (VCAM-1 and ICAM-1) and selectins in patients with peripheral arterial disease at rest and after a treadmill test, *Vasc Med* 8:15–19, 2003.
67. Blann AD, Dobrotova M, Kubisz P, et al: von Willebrand factor, soluble P-selectin, tissue plasminogen activator and plasminogen activator inhibitor in atherosclerosis, *Thromb Haemost* 74:626–630, 1995.
68. Neumann FJ, Waas W, Diehm C, et al: Activation and decreased deformability of neutrophils after intermittent claudication, *Circulation* 82:922–929, 1990.
69. Paul BZ, Jin J, Kunapuli SP: Molecular mechanism of thromboxane A(2)-induced platelet aggregation. Essential role for p2t(ac) and alpha(2a) receptors, *J Biol Chem* 274: 29108–29114, 1999.
70. Kirkpatrick UJ, Mossa M, Blann AD, et al: Repeated exercise induces release of soluble P-selectin in patients with intermittent claudication, *Thromb Haemost* 78:1338–1342, 1997.
71. Cassar K, Bachoo P, Ford I, et al: Platelet activation is increased in peripheral arterial disease, *J Vasc Surg* 38:99–103, 2003.
72. Hope SA, Meredith IT: Cellular adhesion molecules and cardiovascular disease. Part I. Their expression and role in atherogenesis, *Intern Med J* 33:380–386, 2003.
73. Mehta J, Dinerman J, Mehta P, et al: Neutrophil function in ischemic heart disease, *Circulation* 79:549–556, 1989.
74. Lowe GDO, Fowkes FGR, Dawes J, et al: Blood viscosity, fibrinogen, and activation of coagulation and leukocytes in peripheral arterial disease and the normal population in the Edinburgh Artery Study, *Circulation* 87:1915–1920, 1993.
75. Turton EP, Coughlin PA, Kester RC, et al: Exercise training reduces the acute inflammatory response associated with claudication, *Eur J Vasc Endovasc Surg* 23:309–316, 2002.
76. Karmazyn M: Ischemic and reperfusion injury in the heart: cellular mechanisms and pharmacologic interventions, *Can J Physiol Pharmacol* 69:719–730, 1991.
77. Turrens JF, Beconi M, Barilla J, et al: Mitochondrial generation of oxygen radicals during reoxygenation of ischemic tissues, *Free Radic Res Commun* 12–13(Pt 2):681–689, 1991.
78. Kemp GJ, Roberts N, Bimson WE, et al: Mitochondrial function and oxygen supply in normal and in chronically ischemic muscle: a combined 31P magnetic resonance spectroscopy and near infrared spectroscopy study *in vivo*, *J Vasc Surg* 34:1103–1110, 2001.
79. Hickman P, Harrison DK, Hill A, et al: Exercise in patients with intermittent claudication results in the generation of oxygen derived free radicals and endothelial damage, *Adv Exp Med Biol* 361:565–570, 1994.
80. Ciuffetti G, Mercuri M, Mannarino E, et al: Free radical production in peripheral vascular disease. A risk for critical ischaemia? *Int Angiol* 10:81–87, 1991.
81. Melov S, Shoffner JM, Kaufman A, et al: Marked increase in the number and variety of mitochondrial DNA rearrangements in aging human skeletal muscle, *Nucleic Acids Res* 23:4122–4126, 1995.
82. Bhat HK, Hiatt WR, Hoppel CL, et al: Skeletal muscle mitochondrial DNA injury in patients with unilateral peripheral arterial disease, *Circulation* 99:807–812, 1999.
83. Rouslin W, Ranganathan S: Impaired function of mitochondrial electron transfer complex I in canine myocardial ischemia: loss of flavin mononucleotide, *J Mol Cell Cardiol* 15:537–542, 1983.
84. Kumar D, Jugdutt BI: Apoptosis and oxidants in the heart, *J Lab Clin Med* 142:288–297, 2003.
85. Sastre J, Pallardo FV, Vina J: The role of mitochondrial oxidative stress in aging, *Free Radic Biol Med* 35:1–8, 2003.
86. Ting HH, Timimi FK, Boles KS, et al: Vitamin C improves endothelium-dependent vasodilation in patients with non-insulin-dependent diabetes mellitus, *J Clin Invest* 97: 22–28, 1996.
87. Kinlay S, Behrendt D, Fang JC, et al: Long-term effect of combined vitamins E and C on coronary and peripheral endothelial function, *J Am Coll Cardiol* 43:629–634, 2004.
88. Nanobashvili J, Neumayer C, Fuegl A, et al: Combined L-arginine and antioxidative vitamin treatment mollifies ischemia-reperfusion injury of skeletal muscle, *J Vasc Surg* 39: 868–877, 2004.
89. Regensteiner JG, Wolfel EE, Brass EP, et al: Chronic changes in skeletal muscle histology and function in peripheral arterial disease, *Circulation* 87:413–421, 1993.
90. Steinacker JM, Opitz-Gress A, Baur S, et al: Expression of myosin heavy chain isoforms in skeletal muscle of patients with peripheral arterial occlusive disease, *J Vasc Surg* 31: 443–449, 2000.
91. Askew CD, Green S, Walker PJ, et al: Skeletal muscle phenotype is associated with exercise tolerance in patients with peripheral arterial disease, *J Vasc Surg* 41:802–807, 2005.
92. McGuigan MR, Bronks R, Newton RU, et al: Muscle fiber characteristics in patients with peripheral arterial disease, *Med Sci Sports Exerc* 33:2016–2021, 2001.
93. Mitchell RG, Duscha BD, Robbins JL, et al: Increased levels of apoptosis in gastrocnemius skeletal muscle in patients with peripheral arterial disease, *Vasc Med* 12:285–290, 2007.
94. Goodman MN: Tumor necrosis factor induces skeletal muscle protein breakdown in rats, *Am J Physiol* 260:E727–E730, 1991.
95. Goodman MN: Interleukin-6 induces skeletal muscle protein breakdown in rats, *Proc Soc Exp Biol Med* 205:182–185, 1994.
96. Visser M, Pahor M, Taaffe DR, et al: Relationship of interleukin-6 and tumor necrosis factor-alpha with muscle mass and muscle strength in elderly men and women: the Health ABC Study, *J Gerontol A Biol Sci Med Sci* 57:M326–M332, 2002.
97. Meadows KA, Holly JM, Stewart CE: Tumor necrosis factor-alpha-induced apoptosis is associated with suppression of insulin-like growth factor binding protein-5 secretion in

differentiating murine skeletal myoblasts, *J Cell Physiol* 183:330–337, 2000.
98. McDermott MM, Ferrucci L, Guralnik JM, et al: Elevated levels of inflammation, D-dimer, and homocysteine are associated with adverse calf muscle characteristics and reduced calf strength in peripheral arterial disease, *J Am Coll Cardiol* 50:897–905, 2007.
99. England JD, Ferguson MA, Hiatt WR, et al: Progression of neuropathy in peripheral arterial disease, *Muscle Nerve* 18:380–387, 1995.
100. Laghi PF, Pastorelli M, Beermann U, et al: Peripheral neuropathy associated with ischemic vascular disease of the lower limbs, *Angiology* 47:569–577, 1996.
101. Weinberg DH, Simovic D, Isner J, et al: Chronic ischemic monomelic neuropathy from critical limb ischemia, *Neurology* 57:1008–1012, 2001.
102. McGuigan MR, Bronks R, Newton RU, et al: Muscle fiber characteristics in patients with peripheral arterial disease, *Med Sci Sports Exerc* 33:2016–2021, 2001.
103. Sala E, Noyszewski EA, Campistol JM, et al: Impaired muscle oxygen transfer in patients with chronic renal failure, *Am J Physiol Regul Integr Comp Physiol* 280:R1240–R1248, 2001.
104. Scherer SA, Bainbridge JS, Hiatt WR, et al: Gait characteristics of patients with claudication, *Arch Phys Med Rehabil* 79:529–531, 1998.
105. Scherer SA, Hiatt WR, Regensteiner JG: Lack of relationship between gait parameters and physical function in peripheral arterial disease, *J Vasc Surg* 44:782–788, 2006.
106. Bauer TA, Brass EP, Barstow TJ, et al: Skeletal muscle StO(2) kinetics are slowed during low work rate calf exercise in peripheral arterial disease, *Eur J Appl Physiol* 100:143–151, 2007.
107. Rouslin W: Mitochondrial complexes I, II, III, IV, and V in myocardial ischemia and autolysis, *Am J Physiol* 244:H743–H748, 1983.
108. Brass EP, Hiatt WR, Gardner AW, et al: Decreased NADH dehydrogenase and ubiquinol-cytochrome c oxidoreductase in peripheral arterial disease, *Am J Physiol* 280:H603–H609, 2001.
109. Kemp GJ, Taylor DJ, Thompson CH, et al: Quantitative analysis by 31P magnetic resonance spectroscopy of abnormal mitochondrial oxidation in skeletal muscle during recovery from exercise, *NMR Biomed* 6:302–310, 1993.
110. Wibom R, Hultman E, Johansson M, et al: Adaptation of mitochondrial ATP production in human skeletal muscle to endurance training and detraining, *J Appl Physiol* 73: 2004–2010, 1992.
111. Wang H, Hiatt WR, Barstow TJ, et al: Relationships between muscle mitochondrial DNA content, mitochondrial enzyme activity and oxidative capacity in man: Alterations with disease, *Eur J Appl Physiol* 80:22–27, 1999.
112. Lundgren F, Dahllof AG, Schersten T, et al: Muscle enzyme adaptation in patients with peripheral arterial insufficiency: Spontaneous adaptation, effect of different treatments and consequences on walking performance, *Clin Sci* 77:485–493, 1989.
113. Hiatt WR, Regensteiner JG, Wolfel EE, et al: Effect of exercise training on skeletal muscle histology and metabolism in peripheral arterial disease, *J Appl Physiol* 81:780–788, 1996.
114. Jansson E, Johansson J, Sylven C, et al: Calf muscle adaptation in intermittent claudication. Side-differences in muscle metabolic characteristics in patients with unilateral arterial disease, *Clin Physiol* 8:17–29, 1988.
115. Brass EP, Hoppel CL: Relationship between acid-soluble carnitine and coenzyme A pools *in vivo*, *Biochem J* 190:495–504, 1980.
116. Hiatt WR, Nawaz D, Brass EP: Carnitine metabolism during exercise in patients with peripheral vascular disease, *J Appl Physiol* 62:2383–2387, 1987.
117. Hiatt WR, Wolfel EE, Regensteiner JG, et al: Skeletal muscle carnitine metabolism in patients with unilateral peripheral arterial disease, *J Appl Physiol* 73:346–353, 1992.

第 18 章　周围动脉疾病：临床评价

Joshua A.Beckman，Mark A.Creager

在动脉粥样硬化的常见临床表现中，周围动脉疾病（PAD）往往是最难以为人所认知的一类疾病。流行病学研究表明，全美约有 710 万人患有 PAD[1]。1999—2004 年美国国民健康和营养调查（NHANES）结果显示，7 458 名 40 岁及以上的美国公民 PAD 的发病率为 5.9%[1-2]。尽管周围动脉疾病发病率较高，患病人群相对可预测，并有重要的肢体及预后意义，许多心血管医生却往往不会对 PAD 进行临床诊断及评估。本章将围绕 PAD 相关病史、体格检查及诊断作为周围动脉粥样硬化的防控手段展开阐述。

患者的病史

对 PAD 的诊断始于记录典型患者人群的临床表现，这包括对患者进行详细、有针对性的病史采集，以获得肢体及系统性动脉粥样硬化的临床证据。对于高龄、冠状动脉或脑血管粥样硬化患者或高危人群，如吸烟、合并有糖尿病、肾衰竭的患者，应加强对 PAD 的关注（第 16 章）。周围动脉疾病在 40 岁以下的人群中并不常见。德国踝肱指数异常的流行病学调查（getABI）对 6 990 名 65 岁及以上未经筛选患者的研究中，男女 PAD 的发病率分别为 20% 和 17%[3]。而在 PARTNERS 研究中，针对美国 350 个基层医疗机构的 6 979 名 70 岁以上（或 50 岁以上吸烟者或糖尿病患者）患者踝肱指数（ABI）调查显示，29% 的接受 ABI 筛查的患者符合 PAD 的诊断标准[4]。

尽管 PAD 的相对发病率较高，由于大部分 PAD 患者无明显临床症状，疾病诊断往往是较为困难的。在 PARTNERS 调查中，仅 11% 的 PAD 患者有典型临床表现[5]。其他大型横断面研究也得到相似的统计结果（第 16 章）。即使对于 PAD 患者中更有可能获得诊断的高危人群，由于缺乏临床表现，也往往可能漏诊。对门诊怀疑 PAD 的患者，诊断思路应建立在其前测概率上。PARTNERS 诊断标准的应用证明了在 PAD 的患者人群，高危因素的确定的重要性，使得 ABI 筛查更有价值。因此，动脉粥样硬化高危因素的存在应降低常规筛查的准入标准。

周围动脉疾病的相关症状

周围动脉疾病最常出现的症状是间歇性跛行，跛行（claudication）一词由拉丁语 *claudicatio* 派生而来，其本义为形容一匹跛足马的步态。跛行在 Rose 问卷[6]中的定义为“劳力性缺血性肌肉疼痛”，可表现为酸痛、烧灼感、沉重感、灌铅感、紧张或痉挛等类型。疼痛通常源自肌肉床，如小腿、大腿、髋部或臀部，且不局限于关节。血供最差的组织区域往往是肌肉不适的发生部位。举个例子，行走后出现髋部或臀部不适的患者患有主动脉远端或髂动脉闭塞性疾病的可能性大，而出现小腿跛行则可能源于股浅动脉或腘动脉狭窄或闭塞。活动停止后，肌肉做功下降，使该区域肌肉能量供需及血流重新达到平衡，疼痛得以迅速缓解。

由活动开始至疼痛产生及疼痛缓解的时间应该是一致且有规可循的。由静止至出现下肢不适的行走距离称为初始跛行距离。自患者行走出现下肢不适起，所能忍受而不停下的最大行走距离称为绝对跛行距离。对跛行严重程度的描述有许多分类标准，包括 Fontaine（表 18-1）及 Rutherford（表 18-2）分类法[7]。在患者病史陈述完毕后，医生应对患者不适的具体感觉、持续时间、运动时产生这种不适的大致时间，以及休息后症状缓解所需的时间有所掌握。

跛行的典型症状不会在所有 PAD 患者，包括那些已经有肢体功能障碍的患者中出现。现有的针对跛行的调查问卷，如 WHO/Rose 问卷或行走受损问卷[6,8]，可能会将 PAD 的患病率低估达 50%。McDermott 和同事的调查数据显示[9]，除跛行之外的其他症状也较为常见。在对 PAD 患者和对照组的一系列症状的功能性耐受程度进行的横断面研究中[5,10]，周围动脉疾病患者表现为多种腿部不适症状，包括静息性及行走性下肢痛，仅在行走时出现，并需要休息来缓解的疼痛，以及可以耐受的行走性疼痛。如仅对典型症状进行询问，上述这些症状便可能会被忽略。另外，不适感的种类还可对肢体功能进行预测。对于休息及行走时都会出现疼痛的患者，其功能容量要劣于那些行走时疼痛、休息可缓解，以及可

框 18-2 重症下肢缺血的鉴别诊断

缺血
动脉粥样硬化
粥样硬化栓子
急性动脉栓塞：
  原位血栓形成
  栓子

血管炎
TAO
硬皮病
SLE
MCTD
冷球蛋白血症

血管痉挛
雷诺现象
手足发绀

溃疡
神经病变
静脉功能不全
创伤

疼痛
神经病变

关节炎
痛风
类风湿关节炎
筋膜炎
创伤

MCTD，混合性结缔组织病；SLE，系统性红斑狼疮；TAO，血栓闭塞性脉管炎。

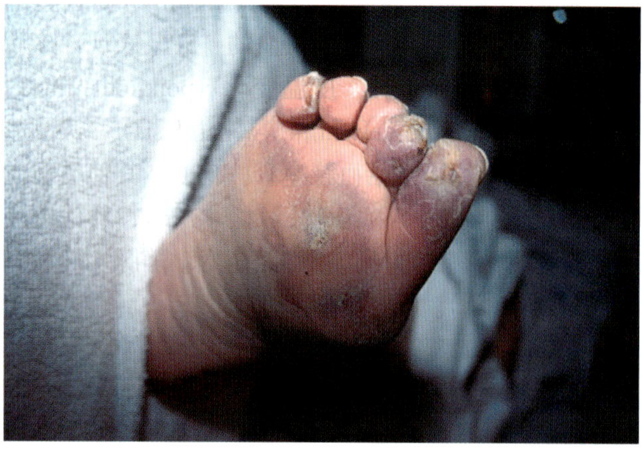

图 18-2 插管后动脉粥样硬化栓塞。注意图中发绀区域及周围网状青斑。该患者可触及足背动脉搏动

体格检查

在患者初次就诊时，应对其一般情况、皮肤、心、肺、腹部及肢体情况进行综合性检查，以发现系统性原发病的证据，并为患者血管疾病的诱因及表现提供理论支持，且应对患者的全身血管系统进行检查，包括测量双侧上肢动脉血压。如测得血压差值≥ 10 mmHg，则可能表示存在无名动脉、锁骨下动脉、腋动脉或肱动脉狭窄。应对所有患者进行颈动脉、肱动脉、桡动脉、尺动脉、股动脉、腘动脉、足背动脉和胫后动脉的触诊（图 18-3）。现有几个描述动脉搏动的不同的方法，其中有方法将动脉搏动分为 0 级（无搏动）、1 级（搏动减弱）和 2 级（搏动正常）。当存在主动脉反流或高心输出量状态时，可于上述区域扪及突出、有力的动脉搏动。除足背动脉外，下肢任何区域的动脉搏动消失都会使 PAD 的患病概率上升[20]。约在 8% 的健康人群中，足背动脉是无法触及的[20]。周围动脉搏动消失，可能预示在脉搏和消失脉搏之间部分存在严重狭窄。偶尔在严重狭窄水平之下也可触及动脉搏动，这通常发生在髂动脉疾病，侧支循环可维持远段动脉灌注压的情况下。

如患者体质允许，也应对其进行腹主动脉触诊，以排除主动脉瘤的可能。当腹部动脉搏动范围增大，或超过某一周围动脉（如腘动脉）时，可能提示存在腹主动脉瘤。一旦触及腹主动脉搏动，也应同时对周围动脉进行听诊。如触及扩张性或搏动性脐周包块，则提示可能存在腹主动脉瘤。对正常血管进行听诊应无明显杂音，应注意在颈动脉、锁骨下动脉、腹部、下背部及股动脉听诊区进行听诊。当闻及杂音时，表示该区域存在涡流，常由动脉狭窄引起，但也可为外源性压迫或动静脉畸形。当血管完全闭塞时，无血流通过，此时不会听到杂音。

另外，也应对患者进行皮肤检查，以确定是否存在皮温改变、水肿、未愈或陈旧性创面，或慢性缺血的体征，包括皮肤变薄、发亮，指甲变黄、变厚，毛发脱落等。足部或足趾发绀或苍白可能是溃疡形成的先兆。对皮肤的检查可发现慢性缺血的营养学证据，包括交感去神经化（如毛发生长减退或汗液分泌减少）和感觉运动神经病变（如振动觉缺失）。重症下肢缺血可引起肌肉和皮下组织萎缩、毛发脱落、瘀点、皮肤变薄、形成硬壳等。CLI 患者在下肢成水平位时可表现为足趾及足部皮肤发凉、苍白。

皮肤外观随肢体抬高或下垂而发生改变，可为判

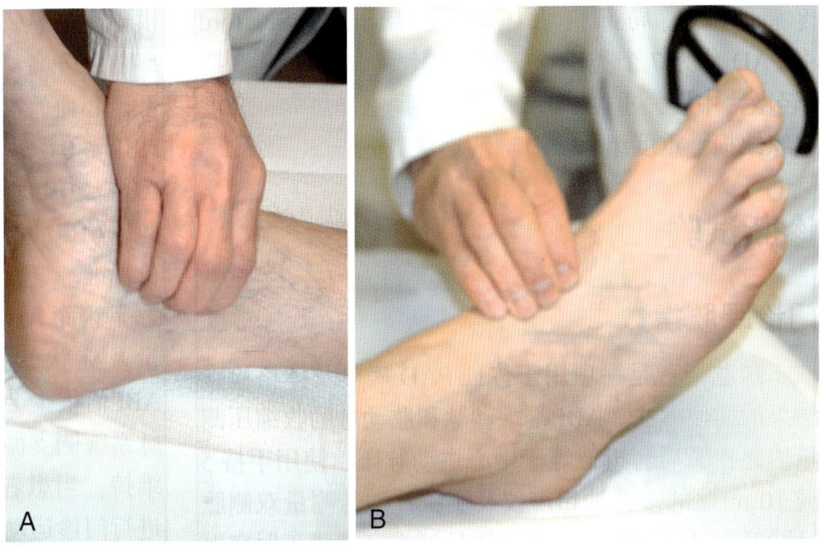

图 18-3 足部动脉搏动触诊。 A，胫后动脉搏动触诊。检查者将手指置于踝骨下方曲线内轻压，并调整位置；B，通常于足背部 1 cm 内触及足背动脉搏动，以舟状骨附近搏动最强

断 PAD 的严重程度提供参考。如下肢抬高 45° ~ 60° 达 1 min 后，皮肤在 10 ~ 15 s 内变得苍白，则证明可能患有严重 PAD。1 min 后，嘱患者坐起并让下肢下垂，记录足静脉重新充盈时间。缺血所导致的微动静脉扩张可使足部因下垂而表现为皮肤变紫，这被称为“悬垂性发红”（图 18-4）。通常情况下，静脉重新充盈时间在 10 ~ 15 s，如该时间延长，或 1 min 后出现肢端麻木感，则提示患有严重 PAD。

动脉裂隙最常发生于足跟、足趾、趾蹼，或足部受压处（如跖球处）。动脉性溃疡常为环形、质软，且易感染。溃疡的基底部通常为白色，且相比静脉性溃疡较为干燥；然而，由于坏死组织容易感染，皮下常有脓性渗出物产生。溃疡表面可覆有焦痂。对于 CLI 患者，坏疽最常出现在足趾处，但也可发生于跖球或足跟处。如不并发感染，则多为干性坏疽，皮肤干枯变黑并坏死。

临床上评估 PAD 患者存在 2 套分类系统：Fontaine 阶段分类法和 Rutherford 分类法。在 Fontaine 系统中将 PAD 的严重程度分为 1 ~ 4 级，分别为 1 级，无明显症状；2 级，间歇性跛行期；3 级，日常静息性

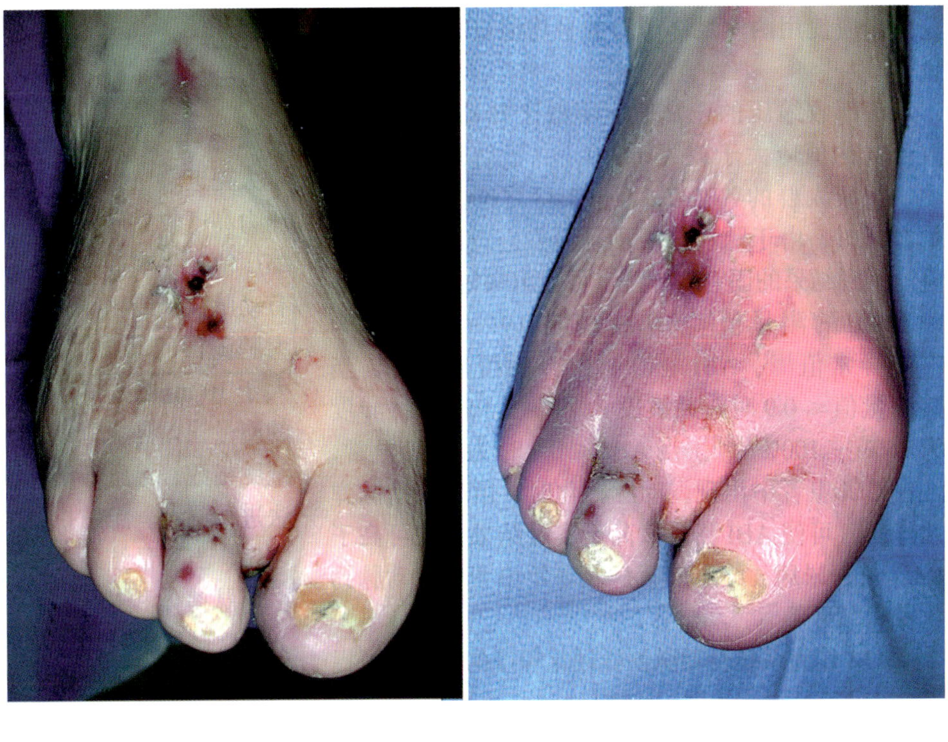

图 18-4 悬垂性发红。 该患者患有严重周围动脉疾病（PAD），第二足趾截肢术后，足部下垂时因微动静脉扩张而呈现红色外观

管壁顺应性之间关系的脉搏 - 体积波形。健康人的脉搏 - 体积波形与其正常动脉压波形相似，包括较陡的上升支、重搏切迹，以及下降支（图 18-6）。当在明显狭窄部位远段记录时，灌注压下降，波形也随之改变，首先表现为重搏切迹的消失。随着狭窄的加重，波形的上升支（升线—波斜坡）延迟，振幅降低，下降支（降线—波斜坡）时程延长。节段性血压测量和 PVRs 的结合增加了诊断动脉狭窄的准确性。

平板试验

如前所述，无论患者 ABI 正常或近似正常，在运动时诱发症状亦可使 PAD 的诊断成立。当血管存在明显狭窄时，增加病变部位的血流可降低狭窄区域外的能量传递。运动平板试验可增加狭窄血管血流，提高 ABI 的敏感性。在血管疾病的实验室检查中，通过运动平板试验可协助获得间歇性跛行的诊断，并对运动耐量提供量化指标参考。对行走能力的评价有多种方案，但每种仅能用于评价 2 种运动方式的其中一种：持续或分级式运动。用于持续运动的方案（如 Carter 方案）须设置固定的速度（1.5 ~ 2 ml/h，即 2.4 ~ 3.2 km/h）和坡度（0% ~ 12%）；而在分级式运动方案（如 Hiatt 或 Gardner 方案）中，则需要逐

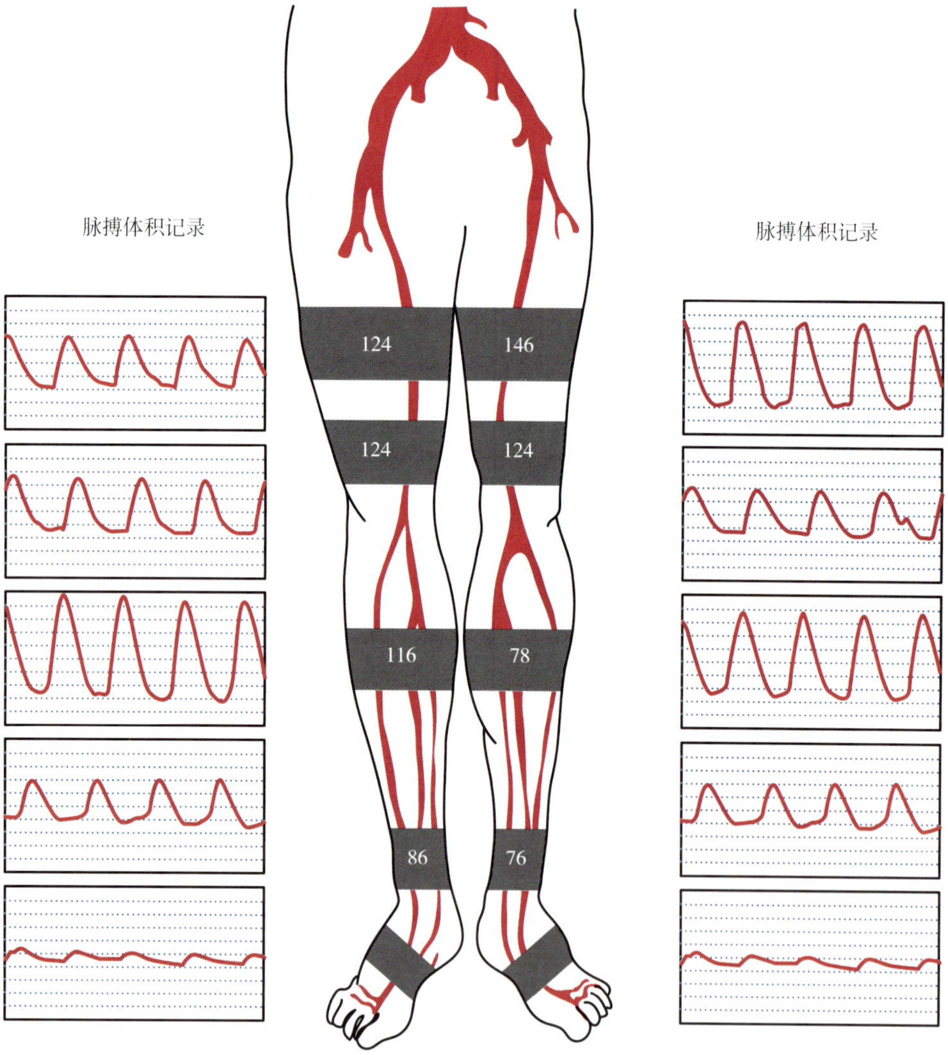

图 18-6 节段血压测量。将血压计袖带依次置于大腿近端、大腿远端、小腿和踝部，按次序进行多普勒压力测量。将袖带充气至高于收缩压后缓慢放气，同时将多普勒探头置于足背动脉及胫后动脉处。随着袖带缓慢放气，超声信号的重新出现代表袖带平面的收缩压可允许血流通过。动脉狭窄或闭塞性疾病会降低动脉灌注压。当袖带间存在动脉压力梯度时，说明存在动脉狭窄。如上图所示，在每个袖带处标记了动脉压力（mmHg），可发现该患者大腿近端存在收缩压差，提示患有右髂动脉和（或）股总动脉闭塞性疾病；右小腿和踝部的压力差提示存在腘下动脉闭塞性疾病；左侧大腿远端和小腿袖带间的巨大压力差说明存在股浅动脉和（或）腘动脉远端闭塞性疾病

渐增加速度和坡度[31]。对于这两个方案，需在患者静息时测量其肱动脉和腋动脉血压，嘱患者上机行走至力竭，休息1 min内再次测量肱动脉和腋动脉血压。对于运动耐力下降的PAD患者，其踝动脉压比肱动脉压上升幅度降低，而更为常见的情况是踝动脉压下降，造成ABI的降低。踝动脉压的下降与动脉闭塞性疾病的严重程度直接相关。相似地，其恢复时间也与疾病的严重程度直接相关。除ABI外，尚有2个参数需要记录，即跛行出现的时间（初始跛行距离）和至力竭或无法耐受而停止运动的时间（绝对跛行距离）。持续运动方案的行走距离的变异度高于分级式运动方案，故后者在临床上更为常用。

周围循环的解剖影像学诊断

对动脉解剖学情况的定义通常不是诊断PAD所必需的，然而对于须行血管再通治疗的患者，获得周围动脉的影像学资料是十分重要的。以下是几种临床主要的影像学检查手段。

双功能超声

下肢双功能超声检查在大部分血管学实验室中均可开展（第12章）。结合亮度（B）模式超声、彩色多普勒成像和脉冲多普勒速度分析，可对下肢动脉粥样硬化的部位和严重程度做出准确评价。通常，流经每个动脉节段的血流应为层流，且颜色、外观同质均一。在粥样硬化部位，血液变为涡流经过，且流速增加，使该区域颜色变得不一致，使用脉冲多普勒分析狭窄部可见流速增加，并有光谱线增宽表现。

对于流经某血管的不可压缩的黏滞性液体的运动，可使用泊肃叶定律进行分析。狭窄区域的收缩峰值流速与狭窄近段正常区域流速之比≥2时，提示病变区域存在50%或以上的狭窄（图18-7）。一项针对7个相关研究的meta分析指出，双功能超声用于检测50%或以上狭窄的灵敏度和特异度分别为88%和96%，而对于检测完全性血管闭塞的灵敏度和特异度分别为90%和99%[32]。在另一项针对14个相关研究的meta分析中，彩色多普勒成像的使用与否，使双功能超声在检测50%或以上的狭窄及闭塞时，灵敏度和特异度分别为93%和95%[33]。双功能超声在血管有钙化斑块的区域的准确度会因致密的钙盐沉积影响声学成像而有所降低。对于串联性狭窄病变的诊断更为困难，因为超声成像是依靠对相邻血管节段动脉峰值流速的比较获得诊断的，而连续的病变间区域的血流动力学会发生改变。相关的多个单中心研究指出，超声可单独用于手术或经皮介入治疗血管再通的术前准备[34-37]。

双功能超声在临床上也用于行动脉旁路移植术后的病情监测。相比病史采集、体格检查或ABI测量，

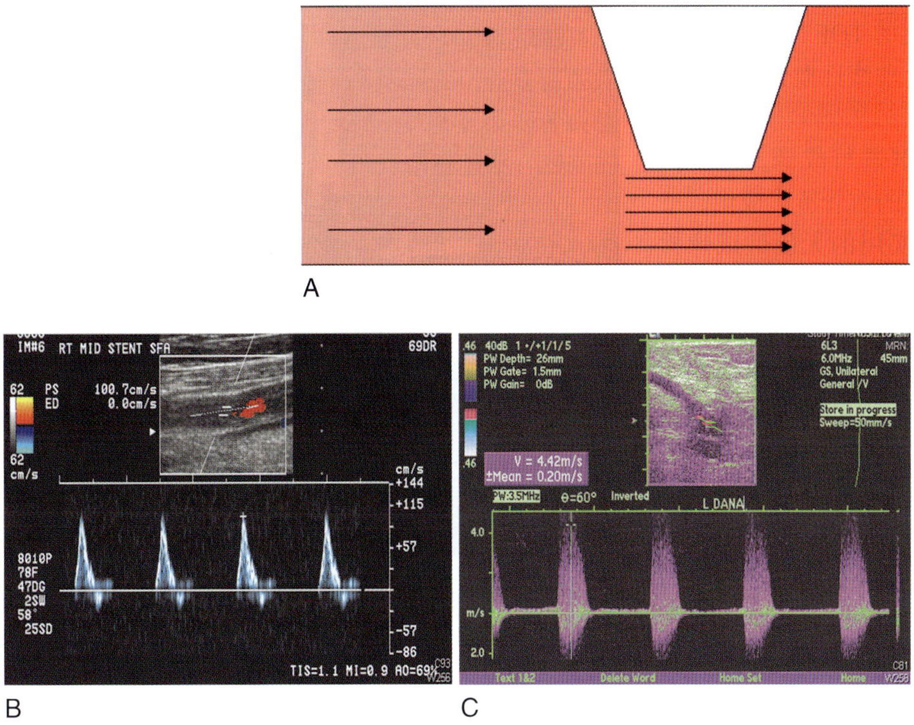

图18-7 **A**，泊肃叶定律描述了不可压缩的黏滞性流体流经管道的运动。因流入量必与流出量相等，狭窄区收缩峰值流速与狭窄近段正常区域成正比。当该比值大于2时，存在50%以上狭窄。双重超声检查在诊断50%或以上狭窄的灵敏度和特异度为90%～95%。正常动脉血流速度约为100 cm/s。**B**，多普勒超声通过了新近放置的股浅动脉（SFA）支架，表示流速正常，无明显再狭窄表现。**C**，多普勒超声通过了远端股腘动脉旁路移植物吻合，流速为4.4 m/s。这与大于75%的狭窄的情况一致。近段正常区域的流速为1.3 m/s（图中未显示）

常规超声监测的应用更可能获得严重旁路移植血管狭窄的诊断。已有相关临床试验对超声监测在发现移植血管再狭窄，并在血管完全闭塞前及时进行修补方面的应用进行了评价[38]。一项研究将156名接受DSA治疗的患者随机分为连续超声检查组和ABI测量组，并对超声检查发现50%或以上狭窄及ABI结果相比术后基线水平降低0.15的患者行血管再通术治疗[39]。3年后，超声检查组原始静脉旁路畅通率累积为78%，而ABI组为53%。在其他随机试验中，相比ABI测量，超声检查对于术后1年的患者无明显诊断优势[40-41]。相比静脉移植，对于人工合成血管[39,42,43]及血管成形术后[44]患者的监测尚需进一步健全。

磁共振血管造影

磁共振血管造影（MRA）是一项诊断PAD十分准确的影像学方法，可直观显示周围静脉及狭窄的部位（第13章）。使动脉树显影的技巧包括黑血法、相位对比法、飞行时间法（TOF）和对比增强MRA[45]。黑血法的原理为使用2个磁体脉冲抑制血管管腔内的信号，使流动的血液呈现深色外观，而血管壁仍为白色（高信号）。这种选择性消除图像内血液信号而使管腔内呈现黑色的方法即被称为黑血法。当在流动血液中的移动电子发生自旋从而产生相位移，与周围稳定组织相比较时，血液的容量和流速可加以记录，用来评估血流情况。在流速相关的电子自旋增强时应用心电门控技术，进入部分饱和的区域，可得到飞行时间法的血管造影[46-47]。基于血流的TOF MRA的局限性在于较长的获取种类、涡流、非线性血管结构及血液逆流[48]。

多数MRA使用含钆造影剂进行成像。造影剂增强MRA成像可获得高分辨率的血管造影成像。造影剂增强TOF MRA作为一种实用的无创性成像检查，可用于确定下肢动脉解剖学。在一项比较造影剂MRA和TOF MRA的meta分析中，造影剂MRA的诊断准确度较TOF MRA高得多[48]。造影剂的使用提高了成像质量和效率，且获得了增强的血管显像与识别能力，尤其是对于远端血管（图18-8）[49]。MRA可识别血管狭窄，对适宜行旁路移植术且对比血管造影术无法显示的远端血管进行显影[50-51]。在一项针对32个MRA与动脉DSA成像的meta分析中，MRA的汇总灵敏度为95%，特异度为96%[52]。

MRA的一个潜在局限为对病灶严重程度的过高估计[53]。对旁路移植血管成像也存在相似的优势和局限性。MRA发现动脉旁路血管再狭窄的灵敏度高达91%，但对狭窄的严重程度可高估达30%[55-56]。由于MRA的无创性及诊断旁路血管的优越性，MRA可作为一套完备的诊疗计划中首先应使用的诊断方法，而在需要更高清晰度时的成像时，以DSA作为备选方案[57]。MRA的技术发展是飞速的，使我们能够对动脉闭塞性疾病做出更好的检测和发现。MRA的新型成像方案和技术，如三维MRA成像，正越来越多地为人们所认识和应用，这使得MRA将最终可用作患者接受血管再通治疗前独立而卓越的一项诊断方法[58-60]。

电子计算机断层扫描血管造影术

CT血管造影术（CTA）的技术和成像质量在近几年获得了较快发展，尤其是多排CT扫描仪的发展和动脉成像分辨率的增加，使其在周围血管成像方面占有了一席之地（第14章）。对于CT探测器来说，更高的分辨率使更远端和细小的动脉得以成像。

在针对主要使用多排CT扫描仪的多篇meta分析中，CTA在诊断下肢50%或以上狭窄程度的汇总灵敏度和特异度分别为91%～92%和91%～93%[32,61]。

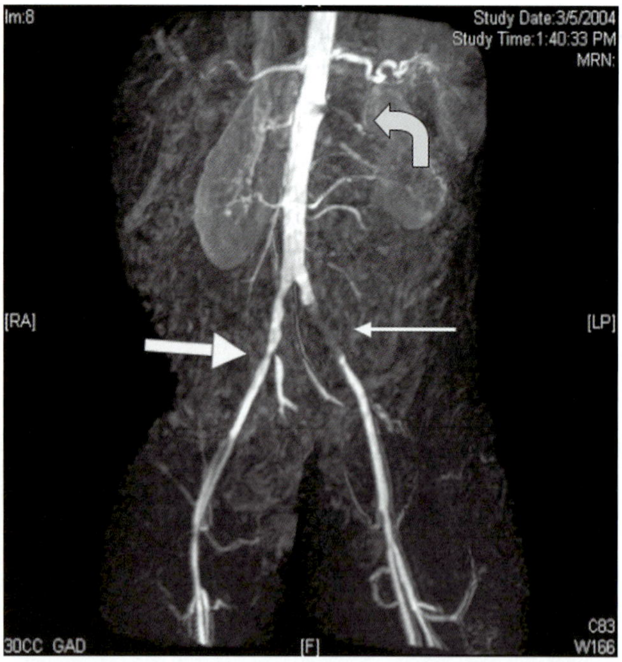

图18-8 钆造影剂增强MRA。本片为大动脉炎患者MRA图像，可见左肾动脉闭塞，右髂内动脉严重狭窄（粗箭头所示）；细箭头所指为预置支架引起图像干扰产生的信号丢失；弯箭头所指为左肾上动脉闭塞

随着探测器数量的上升，新式多排 CT 扫描仪的诊断准确度也将随之提高。

CTA 常使用最大强度投影（MIP）或使用体积描绘技术获得成像（图 18-9）。MIP 算法只将图片上强度最高的像素点显示于垂直投射平面的射线上。与 MRA 或 DSA 相似，这种算法得到的是二维投影图像。容积描绘技术将不同的密度显示为不同灰阶的像素点[62]。傅里叶变换函数可允许对不同像素值的相对贡献值进行修改。体积描绘顾及的是造影剂部分充填的那些像素点。动脉钙化对 2 种 CT 成像技术均有所影响，而扫描后的图像处理技术正在不断发展[63]。CTA 的扫描速度快（通常 < 1 min），且与血管造影术相比，其电离辐射低 75%。随着图像分辨率的上升，CTA 可作为诊断性医疗设备中的常规检查手段。

对比血管造影术

对比血管造影术是获得动脉解剖学结构的应用最广泛、且最有诊断学价值的一种检查方法（第 15 章）。DSA 通常作为判定新型诊断技术灵敏度和特异度指标的准绳，是用于解释动脉解剖学异常较为理想的诊断方法（图 18-10）。对比血管造影术设备的技术革新，包括更为细小的导管、更高的图像分辨率，及数字减影技术，使动脉造影术的诊断能力大大增加。数字减影技术消除了图像中的骨质和软组织影，且增强了血管成像的图像细节。尽管这一技术被广泛

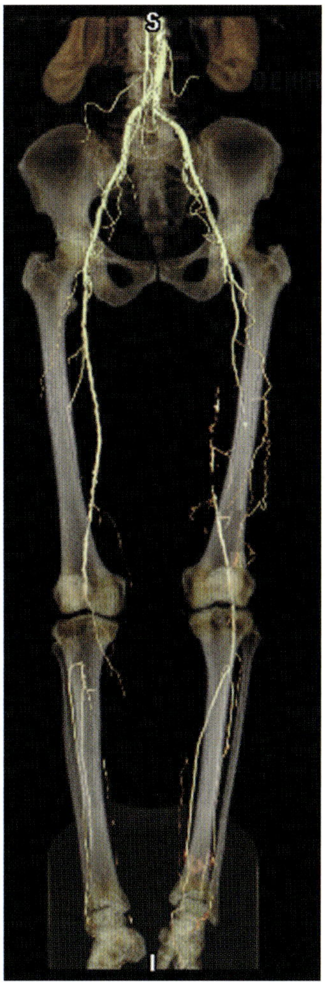

图 18-9　下肢动脉的体积描绘 CTA。注意图中股浅动脉（SFA）闭塞及侧支循环形成（*Image courtesy：Dr.Joseph Schoepf*）

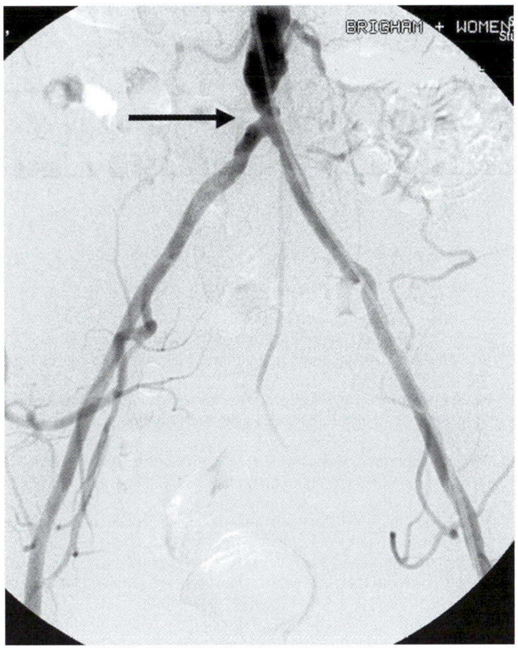

图 18-10　腹部对比血管造影，于髂动脉分叉处近端可见严重腹主动脉狭窄（箭头所示）

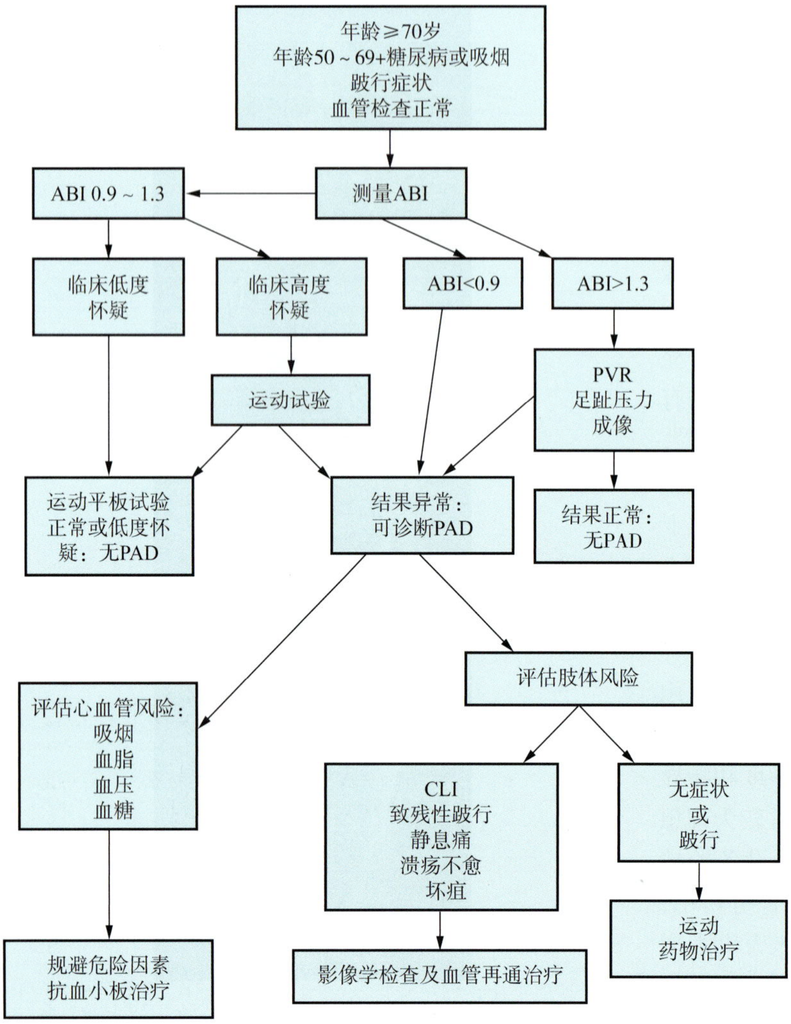

图 18-11　周围动脉疾病（PAD）诊断流程。综合患者病史、体格检查和 ABI 可对大部分 PAD 患者成立诊断。在运动平板试验前后测量 ABI，要将它与运动试验相联结。节段性血压测量、脉搏体积记录、足趾压力及动脉双功能超声成像为无创性血管检查，以诊断、评估 PAD 的严重程度。使用双功能超声、CTA、MRA 和 DSA 评估有临床症状的患者是否须接受血管再通治疗。PAD 患者须进行风险评估和干预。医生应详细询问患者下肢症状，寻找 CLI 的临床证据。CV，心血管；DM，糖尿病

作为获得血管解剖学结构的可靠方法，但它是一个有创操作，需要静脉注射造影剂，有一定的肾毒性，有动脉粥样硬化栓塞、假性动脉瘤和动静脉瘘（AVF）形成的风险，这些缺点促使了替代性血管成像技术的不断发展。

总结

图 18-11 描述了临床上对 PAD 患者进行评估的思维步骤。对于 PAD 易感人群，如高龄、有动脉粥样硬化危险因素，或既往病史及体格检查支持 PAD 诊断的患者，都应进行规范的临床诊断及病情评价，并包括门诊 ABI 测量。如 ABI 正常，但临床仍高度怀疑存在 PAD，可考虑进一步对患者行运动平板试验，并在试验结束后复测 ABI。对于那些踝动脉硬化的患者，应在血管学实验室行进一步检查，包括节段性血压测量，脉搏体积记录，和（或）双功能超声检查。对于已有临床表现的患者，尤其是那些接受血管再通治疗的 CLI 患者，均应接受 CT、MRA 或传统颈动脉 DSA，以获得血管解剖学成像。

参考文献

1. Pande RL, Perlstein TS, Beckman JA, et al: Secondary prevention and mortality in peripheral artery disease: National Health and Nutrition Examination Study, 1999 to 2004, *Circulation* 124:17–23, 2011.
2. Selvin E, Erlinger TP: Prevalence of and risk factors for peripheral arterial disease in the United States: Results from the National Health and Nutrition Examination Survey, 1999-2000, *Circulation* 110:738–743, 2004.
3. Diehm C, Schuster A, Allenberg JR, et al: High prevalence of peripheral arterial disease and co-morbidity in 6880 primary care patients: cross-sectional study, *Atherosclerosis* 172:95–105, 2004.
4. Hirsch AT, Criqui MH, Treat-Jacobson D, et al: Peripheral arterial disease detection, awareness, and treatment in primary care, *JAMA* 286:1317–1324, 2001.
5. McDermott MM, Greenland P, Liu K, et al: Leg symptoms in peripheral arterial disease: associated clinical characteristics and functional impairment, *JAMA* 286:1599–1606, 2001.

6. Rose GA: The diagnosis of ischaemic heart pain and intermittent claudication in field surveys, *Bull World Health Organ* 27:645–658, 1962.
7. Norgren L, Hiatt WR, Dormandy JA, et al: Inter-Society Consensus for the Management of Peripheral Arterial Disease (TASC II), *J Vasc Surg* 45(Suppl S):S5–S67, 2007.
8. Regensteiner JG, Steiner JF, Panzer RJ, et al: Evaluation of walking impairment by questionnaire in patients with peripheral arterial disease, *J Vasc Med Biol* 2:142, 1990.
9. McDermott MM, Mehta S, Greenland P: Exertional leg symptoms other than intermittent claudication are common in peripheral arterial disease, *Arch Intern Med* 159:387–392, 1999.
10. McDermott MM, Ferrucci L, et al: The ankle-brachial index is associated with the magnitude of impaired walking endurance among men and women with peripheral arterial disease, *Vasc Med* 15:251–257, 2010.
11. McDermott MM, Mehta S, Liu K, et al: Leg symptoms, the ankle-brachial index, and walking ability in patients with peripheral arterial disease, *J Gen Intern Med* 14:173–181, 1999.
12. Hirsch AT, Haskal ZJ, Hertzer NR, et al: ACC/AHA 2005 practice guidelines for the management of patients with peripheral arterial disease (lower extremity, renal, mesenteric, and abdominal aortic): a collaborative report from the American Association for Vascular Surgery/Society for Vascular Surgery, Society for Cardiovascular Angiography and Interventions, Society for Vascular Medicine and Biology, Society of Interventional Radiology, and the ACC/AHA Task Force on Practice Guidelines (Writing Committee to Develop Guidelines for the Management of Patients with Peripheral Arterial Disease): endorsed by the American Association of Cardiovascular and Pulmonary Rehabilitation; National Heart, Lung, and Blood Institute; Society for Vascular Nursing; Transatlantic Inter-Society Consensus; and Vascular Disease Foundation, *Circulation* 113:e463–e654, 2006.
13. Slovut DP, Olin JW: Fibromuscular dysplasia, *N Engl J Med* 350:1862–1871, 2004.
14. Epidemiology of lower extremity amputation in centres in Europe, North America and East Asia. The Global Lower Extremity Amputation Study Group, *Br J Surg* 87:328–337, 2000.
15. Sigvant B, Wiberg-Hedman K, Bergqvist D, et al: A population-based study of peripheral arterial disease prevalence with special focus on critical limb ischemia and sex differences, *J Vasc Surg* 45:1185–1191, 2007.
16. Diabetes-related amputations of lower extremities in the Medicare population--Minnesota, 1993-1995, *MMWR Morb Mortal Wkly Rep* 47:649–652, 1998.
17. Jude EB, Oyibo SO, Chalmers N, et al: Peripheral arterial disease in diabetic and nondiabetic patients: a comparison of severity and outcome, *Diabetes Care* 24:1433–1437, 2001.
18. Jonason T, Bergstrom R: Cessation of smoking in patients with intermittent claudication. Effects on the risk of peripheral vascular complications, myocardial infarction and mortality, *Acta Med Scand* 221:253–260, 1987.
19. Lassila R, Lepantalo M: Cigarette smoking and the outcome after lower limb arterial surgery, *Acta Chir Scand* 154:635–640, 1988.
20. Khan NA, Rahim SA, Anand SS, et al: Does the clinical examination predict lower extremity peripheral arterial disease? *JAMA* 295:536–546, 2006.
21. Aboyans V: ABI scientific statement, *Circulation* In press.
22. McDermott MM, Criqui MH, Liu K, et al: Lower ankle/brachial index, as calculated by averaging the dorsalis pedis and posterior tibial arterial pressures, and association with leg functioning in peripheral arterial disease, *J Vasc Surg* 32:1164–1171, 2000.
23. ACCF/AHA Focused Update of the Guideline for the Management of patients with peripheral artery disease (Updating the 2005 Guideline): a report of the American College of Cardiology Foundation/American Heart Association Task Force on practice guidelines. Circulation;124:2020–2045, 2011.
24. Lijmer JG, Hunink MG, van den Dungen JJ, et al: Roc analysis of noninvasive tests for peripheral arterial disease, *Ultrasound Med Biol* 22:391–398, 1996.
25. Leskinen Y, Salenius JP, Lehtimaki T, et al: The prevalence of peripheral arterial disease and medial arterial calcification in patients with chronic renal failure: requirements for diagnostics, *Am J Kidney Dis* 40:472–479, 2002.
26. Ishimura E, Okuno S, Kitatani K, et al: Different risk factors for peripheral vascular calcification between diabetic and non-diabetic haemodialysis patients–importance of glycaemic control, *Diabetologia* 45:1446–1448, 2002.
27. Fowkes FG, Murray GD, Butcher I, et al: Ankle brachial index combined with Framingham risk score to predict cardiovascular events and mortality: a meta-analysis, *JAMA* 300:197–208, 2008.
28. Vogt MT, McKenna M, Anderson SJ, et al: The relationship between ankle-arm index and mortality in older men and women, *J Am Geriatr Soc* 41:523–530, 1993.
29. Sikkink CJ, van Asten WN, van't Hof MA, et al: Decreased ankle/brachial indices in relation to morbidity and mortality in patients with peripheral arterial disease, *Vasc Med* 2:169–173, 1997.
30. McPhail IR, Spittell PC, Weston SA, et al: Intermittent claudication: an objective office-based assessment, *J Am Coll Cardiol* 37:1381–1385, 2001.
31. Hiatt WR, Hirsch AT, Regensteiner JG, et al: Clinical trials for claudication. Assessment of exercise performance, functional status, and clinical end points. Vascular Clinical Trialists, *Circulation* 92:614–621, 1995.
32. Collins R, Burch J, Cranny G, et al: Duplex ultrasonography, magnetic resonance angiography, and computed tomography angiography for diagnosis and assessment of symptomatic, lower limb peripheral arterial disease: systematic review, *BMJ* 334:1257, 2007.
33. de Vries SO, Hunink MG, Polak JF: Summary receiver operating characteristic curves as a technique for meta-analysis of the diagnostic performance of duplex ultrasonography in peripheral arterial disease, *Acad Radiol* 3:361–369, 1996.
34. Proia RR, Walsh DB, Nelson PR, et al: Early results of infragenicular revascularization based solely on duplex arteriography, *J Vasc Surg* 33:1165–1170, 2001.
35. Ascher E, Mazzariol F, Hingorani A, et al: The use of duplex ultrasound arterial mapping as an alternative to conventional arteriography for primary and secondary infrapopliteal bypasses, *Am J Surg* 178:162–165, 1999.
36. Lofberg AM, Karacagil S, Hellberg A, et al: The role of duplex scanning in the selection of patients with critical lower-limb ischemia for infrainguinal percutaneous transluminal angioplasty, *Cardiovasc Intervent Radiol* 24:229–232, 2001.
37. Mandolfino T, Canciglia A, D'Alfonso M, et al: Infrainguinal revascularization based on duplex ultrasound arterial mapping, *Int Angiol* 25:256–260, 2006.
38. Westerband A, Mills JL, Kistler S, et al: Prospective validation of threshold criteria for intervention in infrainguinal vein grafts undergoing duplex surveillance, *Ann Vasc Surg* 11:44–48, 1997.
39. Lundell A, Lindblad B, Bergqvist D, et al: Femoropopliteal-crural graft patency is improved by an intensive surveillance program: A prospective randomized study, *J Vasc Surg* 21: 26–33, discussion 33–24, 1995.
40. Ihlberg L, Luther M, Alback A, et al: Does a completely accomplished duplex-based surveillance prevent vein-graft failure? *Eur J Vasc Endovasc Surg* 18:395–400, 1999.
41. Ihlberg L, Luther M, Tierala E, et al: The utility of duplex scanning in infrainguinal vein graft surveillance: results from a randomised controlled study, *Eur J Vasc Endovasc Surg* 16: 19–27, 1998.
42. Tinder CN, Chavanpun JP, Bandyk DF, et al: Efficacy of duplex ultrasound surveillance after infrainguinal vein bypass may be enhanced by identification of characteristics predictive of graft stenosis development, *J Vasc Surg* 48:613–618, 2008.
43. Brumberg RS, Back MR, Armstrong PA, et al: The relative importance of graft surveillance and warfarin therapy in infrainguinal prosthetic bypass failure, *J Vasc Surg* 46:1160–1166, 2007.
44. Connors G, Todoran TM, Engelson BA, et al: Percutaneous revascularization of long femoral artery lesions for claudication: patency over 2.5 years and impact of systematic surveillance, *Catheter Cardiovasc Interv* 77:1055–1062, 2011.
45. Tatli S, Lipton MJ, Davison BD, et al: From the RSNA refresher courses: MR imaging of aortic and peripheral vascular disease, *Radiographics* 23 Spec No:S59–S78, 2003.
46. Steffens JC, Link J, Schwarzenberg H, et al: Lower extremity occlusive disease: diagnostic imaging with a combination of cardiac-gated 2D phase-contrast and cardiac-gated 2D time-of-flight MRA, *J Comput Assist Tomogr* 23:7–12, 1999.
47. Quinn SF, Sheley RC, Semonsen KG, et al: Aortic and lower-extremity arterial disease: evaluation with MR angiography versus conventional angiography, *Radiology* 206:693–701, 1998.
48. Nelemans PJ, Leiner T, de Vet HC, et al: Peripheral arterial disease: meta-analysis of the diagnostic performance of MR angiography, *Radiology* 217:105–114, 2000.
49. Dellegrottaglie S, Sanz J, Macaluso F, et al: Technology insight: magnetic resonance angiography for the evaluation of patients with peripheral artery disease, *Nat Clin Pract Cardiovasc Med* 4:677–687, 2007.
50. Dorweiler B, Neufang A, Kreitner KF, et al: Magnetic resonance angiography unmasks reliable target vessels for pedal bypass grafting in patients with diabetes mellitus, *J Vasc Surg* 35:766–772, 2002.
51. Kreitner KF, Kalden P, Neufang A, et al: Diabetes and peripheral arterial occlusive disease: prospective comparison of contrast-enhanced three-dimensional MR angiography with conventional digital subtraction angiography, *AJR Am J Roentgenol* 174:171–179, 2000.
52. Menke J, Larsen J: Meta-analysis: accuracy of contrast-enhanced magnetic resonance angiography for assessing steno-occlusions in peripheral arterial disease, *Ann Intern Med* 153:325–334, 2010.
53. Winterer JT, Schaefer O, Uhrmeister P, et al: Contrast enhanced MR angiography in the assessment of relevant stenoses in occlusive disease of the pelvic and lower limb arteries: diagnostic value of a two-step examination protocol in comparison to conventional DSA, *Eur J Radiol* 41:153–160, 2002.
54. Bendib K, Berthezene Y, Croisille P, et al: Assessment of complicated arterial bypass grafts: value of contrast-enhanced subtraction magnetic resonance angiography, *J Vasc Surg* 26:1036–1042, 1997.
55. Dorenbeck U, Seitz J, Volk M, et al: Evaluation of arterial bypass grafts of the pelvic and lower extremities with gadolinium-enhanced magnetic resonance angiography: comparison with digital subtraction angiography, *Invest Radiol* 37:60–64, 2002.
56. Loewe C, Cejna M, Schoder M, et al: Contrast material-enhanced, moving-table MR angiography versus digital subtraction angiography for surveillance of peripheral arterial bypass grafts, *J Vasc Interv Radiol* 14:1129–1137, 2003.
57. Brillet PY, Vayssairat M, Tassart M, et al: Gadolinium-enhanced MR angiography as first-line preoperative imaging in high-risk patients with lower limb ischemia, *J Vasc Interv Radiol* 14:1139–1145, 2003.
58. Cronberg CN, Sjoberg S, Albrechtsson U, et al: Peripheral arterial disease. Contrast-enhanced 3D MR angiography of the lower leg and foot compared with conventional angiography, *Acta Radiol* 44:59–66, 2003.
59. Bezooijen R, van den Bosch HC, Tielbeek AV, et al: Peripheral arterial disease: sensitivity-encoded multiposition MR angiography compared with intraarterial angiography and conventional multiposition MR angiography, *Radiology* 231:263–271, 2004.
60. Steffens JC, Schafer FK, Oberscheid B, et al: Bolus-chasing contrast-enhanced 3D MRA of the lower extremity. Comparison with intraarterial DSA, *Acta Radiol* 44:185–192, 2003.
61. Heijenbrok-Kal MH, Kock MC, Hunink MG: Lower extremity arterial disease: multidetector CT angiography meta-analysis, *Radiology* 245:433–439, 2007.
62. Lawler LP, Fishman EK: Multi-detector row CT of thoracic disease with emphasis on 3D volume rendering and CT angiography, *Radiographics* 21:1257–1273, 2001.
63. Becker CR, Wintersperger B, Jakobs TF: Multi-detector-row CT angiography of peripheral arteries, *Semin Ultrasound CT MR* 24:268–279, 2003.

第 19 章 周围动脉疾病的药物治疗

Heather L.Gornik，Mark A.Creager

周围动脉疾病（PAD）患者的治疗必须考虑到的心血管不良事件，这包括涉及全身动脉粥样硬化的疾病 [如心肌梗死（MI）、卒中、死亡]。此外也要考虑到肢体相关的症状和预后（功能、生活质量、肢体能力）。PAD 患者与非 PAD 比较，前者患心血管相关疾病（MI、卒中或死亡）的风险是后者的 3 ~ 6 倍（第 16 章）。PAD 对功能的限制包括下肢跛行、行走能力受损、严重肢体缺血（CLI）、生活质量下降，以及限制患者参与许多基本职业和休闲活动。此外，PAD 患者下肢溃疡和截肢的风险增高，因此足部护理也很重要。PAD 患者的综合处理主要有 3 个核心目标：①预防心血管不良事件；②提高患者的功能能力和生活质量；③肢体保护和护理（图 19-1）。在本章中，我们对支持积极纠正危险因素以及抗血小板治疗以减少 PAD 不良心血管的证据进行了综述。同时，我们也回顾分析了改善间歇性跛行和 CLI 患者下肢功能和减轻症状的治疗方法。这里对 PAD 的足部护理只做了简要的讨论。基于导管的血运重建治疗 PAD 的内容在第 20 章，外科血运重建治疗 PAD 的内容在第 21 章。现在对 PAD 的多学科治疗指南共识已面世，这可能对临床实践有帮助[1-2]。

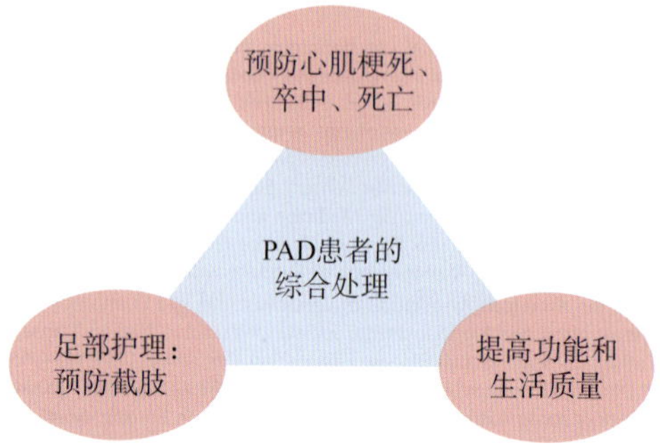

图 19-1 周围动脉疾病（PAD）患者的综合处理必须包括 3 个重要组成部分：预防心血管不良事件、足部护理，以及提高患者的功能能力和生活质量（QOL）。MI，心肌梗死 *(Poreproduced with Permission from Cleveland Clinic Foundation)*

为了预防心血管事件控制危险因素和抗血小板治疗

戒烟

吸烟与 PAD 的发生和进展呈强相关，吸烟者与不吸烟者相比，前者患 PAD 的风险是后者的 3 倍（第 16 章）。戒烟对于 PAD 患者来说是控制危险因素的重要组成部分。流行病学的研究已证实，戒烟可改善 PAD 患者心血管和肢体有关的结局。鉴于吸烟的危害已相当明确，所以进行戒烟和不戒烟干预的随机临床试验并不符合伦理。

戒烟对于 PAD 患者的性跛行症状、运动生理和肢体相关结局均有好处。间歇性跛行患者中戒烟者与保持吸烟者比较，前者的无痛行走时间和距离均较后者长[3]。一项前瞻性的研究比较了有间歇性跛行症状的患者进行戒烟和继续吸烟的不同，研究中连续 10 个月使用非侵入性的血管检测方法，结果发现前者在跑步机的最长行走距离和运动后踝关节的压力均有改善，而后者的这些指标均没有变化[4]。此外，PAD 患者戒烟后能改善临床结局。瑞典的一项前瞻性研究纳入了间歇性跛行患者，一组继续吸烟，一组则在纳入后的 6 个月内戒烟，主要观察终点是肢体相关功能以及心血管事件[5]。经过 7 年的随访，结果发现继续吸烟与患者发展成为 CLI 相关，同时继续吸烟也是需要手术重建血管的预测因子。事实上，只有那些继续吸烟的患者在随访期内一直有静息痛。此外，继续吸烟也与心肌梗死的发生相关，且 10 年的随访总生存率降低。

PAD 患者血管外科治疗后继续吸烟也对结局有不良影响。一项前瞻性研究纳入了行股腘血管旁路移植术的 PAD 患者，结果发现继续吸烟组与戒烟组比较，前者静脉和移植血管的 1 年累积通畅率较后者下降[6]。澳大利亚的一项研究纳入了有症状的 PAD 患者，他们均进行了腰交感神经切除术或下肢血管旁路移植术，结果发现手术后戒烟的患者与术后继续吸烟者相比，前者的 5 年生存率较后者有明显提高[7]。手术患者发生死亡大多数是因为严重的血管事件，其余的死亡则多为与吸烟有关的疾病，如慢性阻塞性肺疾病（COPD）和肺癌。

血运重建后吸烟量也有可能成为不良事件的预测因子。一项注册研究纳入了首次进行动脉血运重建的PAD患者，并把患者分成重度吸烟组（> 15支/天）和一般吸烟组（< 15支/天），结果发现前者的生存率较后者下降[8]，此外，在3年的随访期内，前者的截肢率比后者高10倍。

尽管戒烟对于PAD患者来说获益良多，但是事实上戒烟是一项很难达到的目标，戒烟初始成功率也较低。只通过医生的戒烟建议就能成功戒烟的概率小于5%[9]。MI高危患者或MI幸存者建议戒烟的成功率却比上述高10倍。与标准的临床戒烟建议相比，建立患者个体化的戒烟强化能在6个月的随访期内提高戒烟的成功率[10]。药物治疗（包括尼古丁和非尼古丁制剂）也可能对戒烟有帮助。在12个月的随访期内，抗抑郁药安非他酮无论是单独使用还是和尼古丁贴片一起使用，与安慰剂比较时，它均能提高戒烟的比例[11]。最近，伐尼克兰，一种新型的烟碱型乙酰胆碱受体的部分激动剂（nAchR）α4β，已被证实能提高戒烟的比例，无论是有心血管疾病还是没有心血管疾病的患者都有这种效果，包括PAD患者[12-13]。在那些患有心血管疾病的患者中，伐尼克兰使用组与安慰剂组比较，前者在1年随访期内的戒烟率是后者的3倍，虽然绝对的戒烟率也只有9.2%[13]。伐尼克兰的副作用包括睡眠异常、恶心和胀气[13-14]。伐尼克兰和安非他酮这两种药物均会增加出现神经精神症状的风险。两者的包装上有标签，建议在服用这两种药物作为戒烟的治疗方法时，观察患者行为和心理的变化以及患者有没有自杀意念[14-15]。

建议

患者随诊时，戒烟建议和鼓励很重要。同时，患者戒烟的决心、尼古丁替代治疗疗法、安非他酮或伐尼克兰的使用也应纳入医生的考虑范畴。这些工作可以合并为一项正式的戒烟工程，这项工作需要长期的个体化或小组式的咨询。

降脂治疗

血脂异常是动脉粥样硬化性血管疾病进展的明确危险因素，这些疾病包括冠状动脉疾病（CAD）和脑血管疾病（CVD）。此外，流行病学研究也明确了血脂异常，尤其是总胆固醇/低密度脂蛋白（LDL）的比值升高，是周围循环动脉粥样硬化发展的危险因素（第16章）[16-18]。高密度脂蛋白胆固醇（HDL）水平降低与跛行的关系目前还不明确[16,19-20]。三酰甘油水平升高和PAD之间的关系也是有争议的[19-20]。鉴于血脂异常与血管病变的关系，人们开展了一系列研究，研究主要希望通过降脂治疗防止全身动脉粥样硬化患者发生心肌缺血、卒中和死亡。一些研究还主要观察PAD患者降脂治疗的效果。

考虑到血脂异常已是十分让人信服的可加速动脉粥样硬化和随后的心血管事件的危险因素，多个随机临床试验研究了对高危患者进行药物降脂，对死亡和其他主要心血管事件的影响。随着高度有效和安全的药物的研发，尤其是HMG-CoA还原酶抑制剂（他汀类药物）的出现，大部分高脂血症患者和动脉粥样硬化性血管病的患者均进行了降脂治疗。近几十年来，多个大型随机对照试验证实了降脂药物治疗（主要是他汀类药物）可作为CAD患者心血管事件的二级预防[21-24]。虽然这些研究并不是针对PAD患者应用降脂治疗后的长期效果观察，但是这些结果与PAD患者也是相关的，因为大部分的PAD患者也同时伴有症状或无症状的冠状动脉粥样硬化[25-27]。

Scandinavian辛伐他汀生存研究（4S）是第一项对伴有高胆固醇血症的CAD患者进行强化他汀降脂治疗后观察患者生存获益的研究[22]。在二次分析中，4S的研究人员研究了辛伐他汀对动脉粥样硬化血管疾病的症状和特征发展的影响，包括跛行、血管杂音。研究每半年对所有受试者进行检测[28]。结果发现使用辛伐他汀与否并不影响股动脉杂音（包括新发的杂音和杂音加重），但是由于测量者间的差异以及缺乏灵敏度高的医学检测方法，这一结论可能会受到限制。辛伐他汀随机治疗组和对照组比较，前者的间歇性跛行发病率降低38%，脑血管事件降低30%[22,28]。随后的研究使用HMG-CoA还原酶抑制剂治疗跛行也得出了类似的结果，这将在下面继续讨论。

心脏保护研究探讨了延长他汀类药物使用时间对主要血管床动脉粥样硬化患者心血管事件二级预防以及高危患者（尤其是糖尿病患者）心血管事件一级预防的作用[27,29]。患者被随机分到辛伐他汀治疗组或安慰剂组，平均随访期5年。纳入标准为有记录的CAD，CVD或PAD病史，或没有动脉粥样硬化病史但是有较高发生血管事件的风险（患有糖尿病或多种心脏危险因素）的患者。纳入的PAD患者均有间歇性跛行、下肢血运重建或有“下肢动脉狭窄”的客观证据。纳入的受试者中，65%有CAD病史，30%有

PAD 病史。辛伐他汀组和对照组比较，前者的全因死亡率较后者下降 13%，其中很大原因是前者的血管性死亡的风险较后者降低 17%。前者的首次主要血管事件也较后者下降 24%。对于那些患有 PAD 而没有患 CAD 的患者，辛伐他汀组和对照组比较，前者的首次主要血管事件也较后者下降 19%。随后对 4 588 名 PAD 患者的亚组分析显示，辛伐他汀组和对照组比较，前者较后者的非冠状动脉血管再生过程下降 20%[30]。但是辛伐他汀并不能降低下肢截肢的发生率。

非 LDL 胆固醇，特别是 HDL 胆固醇水平降低，已被证实是 CAD 发展的独立危险因素[31-32]。但是对于动脉粥样硬化性血管病（尤其是 PAD）的二级心血管事件的预防，提高 HDL 胆固醇的药物使用（例如，纤维酸衍生物、烟酸）远远不如降低总胆固醇和 LDL 胆固醇的药物使用（即他汀类）。退伍军人 HDL 胆固醇干预试验（VA-HIT）的研究人员纳入了有 CAD 病史并且 HDL 胆固醇水平降低的男性患者，并把他们随机分到吉非贝齐治疗组和安慰剂对照组，结果发现在中位数为 5.1 年的随访期内，吉非贝齐治疗组和安慰剂对照组比较，前者主要复合终点事件的发生率（CAD 导致的死亡或非致死性心梗）较后者降低 22%[21]。这个研究是唯一一个把 PAD 作为研究终点的试验，其结果表明两组间进行周围血管手术概率没有差异。随后的其他纤维酸类的研究并没有发现其他贝特类药物能使心血管获益。苯扎贝特梗死预防（BIP）研究是一项随机对照临床研究，纳入对象为有 MI 史或稳定型心绞痛的患者，患者随机接受苯扎贝特或安慰对照治疗。苯扎贝特组和对照组比较，前者并没有降低主要终点事件（致死或非致死性心肌梗死、猝死）[33]。糖尿病患者非诺贝特干预和事件发生降低（FIELD）研究则主要是针对糖尿病患者服用非诺贝特或安慰剂的随机对照试验[34]。结果发现，非诺贝特组与对照组比较，前者没有降低主要终点事件（致死性冠心病、非致死性 MI），但可降低次要终点事件，如冠状动脉和周围动脉血运重建事件。鉴于资料有限，对非 LDL 胆固醇在 PAD 患者的作用仍不确定。

建议

美国心脏病学会 / 美国心脏协会（ACC/AHA）有关 PAD 治疗指南建议患者使用 HMG-CoA 还原酶抑制剂降低 LDL 至目标值 100 mg/dl 以下（Ⅰ类）。对于高危缺血事件的 PAD 患者，建议把 LDL 目标值降至 70 mg/dl 以下（Ⅱa 类）[1]。无论 PAD 的患者是否伴有 CAD，均建议服用他汀类药物。迄今为止，还没有临床试验探讨联合疗法（即他汀类药物加贝特类药物，他汀类药物加依折麦布）的作用，尤其是针对 PAD 患者。

高血压治疗

控制高血压是预防卒中 / 心肌梗死和充血性心力衰竭（CHF）的关键。血压控制可通过服用药物来达到，单用或联用均可。大型的随机临床试验已证实高血压药物治疗对临床结局（包括死亡）有好处[35-36]。虽然伴有高血压的 PAD 患者发生严重血管事件的风险会增加，但是很少有研究在这个群体中阐述降血压的获益。

降压对跛行的影响

传统医学和一些小型的临床试验声称发现，强化控制血压治疗，特别是使用 β- 肾上腺素能受体阻断药，可能加剧 PAD 患者的跛行症状[37-41]。事实上，对有跛行症状的 PAD 患者进行安全的降压治疗（尤其是使用 β- 肾上腺素能阻断药）非常重要。PAD 患者多伴有 CAD，大型的多中心随机临床试验表明，伴有 CAD 的 PAD 患者一旦发生 MI，β- 肾上腺素能阻断药的使用能挽救此类患者的生命[42-43]。β- 肾上腺素能阻断药对于 CAD 患者、左室（LV）功能不全的患者的心绞痛处理也至关重要。此外，这类药物是伴有跛行症状的 PAD 患者行下肢血运重建术的围术期用药[44-45]。

一项 meta 分析纳入了一些小样本随机对照临床试验，这些试验的受试对象是有间歇性跛行的 PAD 患者，他们随机接受 β- 肾上腺素能阻断药或安慰剂对照治疗，结果发现，β- 肾上腺素能阻断药剂组与对照组比较，前者并不能改善患者无痛或最长行走距离[46]。该 meta 分析共纳入了 11 项研究，其中一项研究入选了 20 名受试者，只有这项研究报道了 β- 肾上腺素能阻断药对下肢功能产生了不良影响[40]。最近的研究热点在于探讨奈必洛尔（另一种 β- 肾上腺素能阻断药）改善跛行症状的可能性[47-48]。有一项研究纳入了 128 间歇性跛行的患者，并把他们随机分为奈必洛尔或美托洛尔组，随访期 48 周，结果却发现这两种 β- 肾上腺素能阻断药对于改善患者无痛或最长行走距离并没有差异。该研究还发现奈必洛尔对跛行的行走初始距离有中度改善，奈必洛尔和美托洛尔均能改善跛行的行走的绝对距离，但是由于缺乏安慰剂对照组，所以要谨慎看待这些改善[47]。

最近试验的研究结果显示血管紧张素转换酶（ACE）抑制剂能预防心血管事件，所以阐明此类药物对于有跛行症状的患者也安全十分重要[49]。研究纳入了高血压患者其中有一个研究纳入了高血压用其他并发症的患者包括 PAD，观察了使用 ACE 抑制剂（培哚普利）6 周的降低血压作用[50]。纳入的受试者中有一亚组患者的 PAD 症状较为严重，以无痛行走距离在 80 ~ 200 m 以及影像检查证实有髂动脉或股动脉闭塞性疾病来定义。培哚普利组和对照组比较，两组 PAD 患者的无痛或最长行走距离没有差异，但是两组的行走距离均较各自的基线水平有中度的提高，两组患者均没有报道有加剧的跛行出现。最近，Ahimastos 等研究者报道了 ACE 抑制剂（雷米普利）能使患者获益[51]。排除患糖尿病或高血压的患者后，预试验中 40 例伴有间歇性跛行的股浅动脉（SFA）闭塞的患者纳入了研究，结果发现雷米普利组与安慰剂对照组比较，前者能改善患者的最长行走时间。

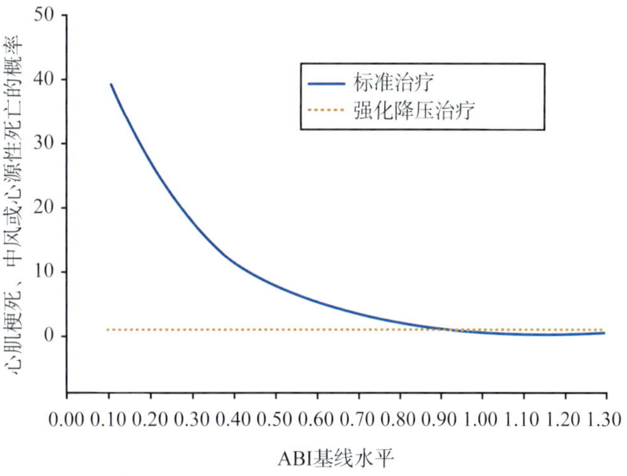

图 19-2　依那普利或尼索地平强化降压治疗可降低伴有周围动脉疾病（PAD）的糖尿病患者主要血管事件的发生概率。 结果源自糖尿病中的血压适宜控制（ABCD）试验。强化降压治疗组中没有发现基线 ABI 水平与主要血管事件呈负相关关系。MI，心肌梗死（*Reproduced with permission fromMehler PS，Coll JR，Estacio R，et al：Intensive blood pressure control reduces the risk of cardiovascular events in patients with peripheral arterial disease and type 2 diabetes.Circulation 107：753-756，2003.*）[53]

临床试验的结果

2 项主要的临床试验研究探讨了 PAD 患者降血压治疗后能否有预防心血管事件的潜在益处。糖尿病中的血压适宜控制（ABCD）试验研究了糖尿病患者进行强化降压治疗和一般降压治疗后对心血管事件和肾功能不全发生率的影响[52-53]。纳入对象是正常血压（舒张压 80 ~ 90 mmHg）和伴有高血压（舒张压 > 90mmHg）的糖尿病患者。伴有高血压的糖尿病患者随机接受作为一线治疗。正常血压的糖尿病患者随机进入强化血压治疗组（再细分为 2 个药物治疗依那普利或尼索地平），目标是使舒张压下降 10 mmHg 或标准治疗组（接受安慰剂治疗），平均随访期 5 年[53]。共有 220 名血压正常的糖尿病患者接受了强化降压治疗，结果发现，该组患者与标准治疗组比较，前者的心肌梗死、卒中或心血管死亡的相对风险降低 65%。基线水平的踝肱指数（ABI）和心血管事件之间有很强的负相关关系。强化降压治疗扭转了这种相关，使得 ABI 不正常的患者与 ABI 正常的人群的心血管事件患病率类似（图 19-2）。强化降压治疗甚至使那些 ABI 重度下降的患者也获益，这些人群在先前的研究中被排除[50]。由于样本量太小，所以不能比较 PAD 患者分别接受依那普利或尼索地平的差别。总而言之，ABCD 研究的结果强调了伴有 PAD 的糖尿病患者接受强化降压治疗的重要性。

心脏病事件预防评估（HOPE）研究探讨了 ACE 抑制剂雷米普利对心血管事件高危人群的一级和二级预防作用[49]。纳入标准为确诊的动脉粥样硬化血管疾病（CAD、既往卒中或 PAD）或糖尿病且伴有其他心脏病风险因素。44% 的入选者有 PAD 的证据表现，如跛行、ABI < 0.8、下肢血运重建手术史、截肢或血管造影后发现有动脉狭窄[54]。纳入的患者随机接受雷米普利或安慰剂治疗，平均随访期为 5 年。结果发现，雷米普利组和安慰剂组比较，前者的主要复合终点事件（心肌梗死、卒中或心血管死亡）下降 22%（图 19-3）。亚组分析的结果显示，不论血压的基线水平如何，雷米普利均能使患者获益。同时，雷米普利也能使患 PAD 的亚组患者获益。这种获益可能是归因于心血管获益，而不是它的降压作用，因为结果发现雷米普利组的平均降压程度并不大。HOPE 研究的结果提示，不管 PAD 患者的基线血压如何以及是否伴有糖尿病，均应接受 ACE 抑制剂治疗。

若 PAD 患者不能耐受 ACE 抑制剂（如咳嗽），那么可采用血管紧张素受体拮抗剂（ARB）作为替代药物，以降低心血管风险。一项正在进行的单纯替米

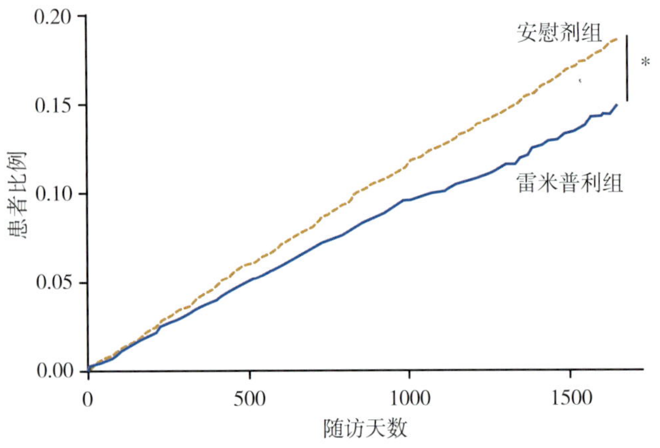

图 19-3 雷米普利降低心肌梗死（MI）、卒中的发病率或高危动脉粥样硬化性血管疾病或糖尿病患者的心血管死亡发生率。 *，$P < 0.001$（*Reproduced with permission from Yusuf S, Sleight P, Pogue J, et al: Effects of an angiotensin-converting enzyme inhibitor, ramipril, on cardiovascular events in high-risk patients.The Heart Outcomes Prevention Evaluation Study Investigators.N Engl J Med 342: 145-153, 2000.*）[49]

沙坦组和结合雷米普利组探讨全球终点事件发生率的研究：（ONTARGET）研究纳入了 25 620 名心血管事件的高危患者，研究对象与 HOPE 试验的类似。纳入者随机分为雷米普利单独治疗组、替米沙坦（ARB 类药物）单独治疗组和雷米普利 + 替米沙坦联合治疗组[55]。共有 2 468 例有症状的 PAD 患者纳入了该研究。平均随访期为 56 个月，结果发现这 3 组的主要心血管事件发生率类似（约 6.5%）。只是联合治疗组与雷米普利单独治疗组和替米沙坦单独治疗组比较，前者的肾功能不全和低血压的发生率较后两组高。

建议

控制血压是 PAD 患者降低心血管风险的重要组成部分，建议全体 PAD 患者定期进行血压监测。血压检测时应至少测量双上肢的血压各一次，以排除由于隐匿性锁骨下动脉狭窄而导致的单侧血压监测不准确。任何类别的降压药均可用于患者的降压治疗，当然 ACE 抑制剂或 ARB 类药物应作为一线药物，但也可考虑选用 β- 肾上腺素能阻断药降压。对于处理有 CLI 的患者时应小心，因为太激进的降压可能会损伤这部分的患者。即使血压正常的 PAD 患者服用 ACE 抑制剂或 ARB 治疗也能获益。对于伴有 PAD 的糖尿病患者尤应进行强化降压治疗。根据 ACC/AHA 对 PAD 治疗的指引，不伴有糖尿病 PAD 患者的目标血压是低于 140/90 mmHg，伴有糖尿病 PAD 患者的目标血压是低于 130/80 mmHg（Ⅰ类推荐）。

糖尿病控制

多项流行病学研究已经明确了糖尿病与 PAD 呈强相关（第 16 章）[16,17,56-57]。糖尿病患者患 PAD 的风险是非糖尿病患者的 2 ~ 4 倍。糖尿病与确诊的 PAD 患者下肢不良事件的发生相关，如截肢[58-59]。在研究对象是患糖尿病的印第安人的 Strong Heart 研究中，结果发现无论纳入者是否伴有 PAD，血糖控制不良 [以糖化血红蛋白（HbA1c）判定] 与下肢截肢发生率升高相关[60]。另外，糖尿病与主要心血管事件风险增加显著相关，包括心肌缺血、卒中和死亡。糖尿病患者控制血糖的可选择治疗包括胰岛素、磺酰脲类、二甲双胍、噻唑烷二酮（“格列酮类”）和改变碳水化合物吸收方式（分解成谷氨酸）的新型药物（α- 葡萄糖苷酶抑制剂）、通过不同的机制增加胰岛素的生物利用度的药物（如瑞格列奈、那格列奈、西格列汀）[61]。临床试验已经证实严格控制血糖能防止糖尿病患者微血管的并发症，但是它对预防主要心血管事件的作用尚不明确。此外，最近的随机对照试验已表明，某些高风险的患者接受严格控糖后可能发生不良反应[62]。

临床试验结果

糖尿病控制和并发症试验（DCCT）研究探讨了糖尿病严格控制血糖能否改善临床结果[63]。研究共纳入 1 441 名年轻的 1 型糖尿病患者（年龄 13 ~ 39 岁），有无视网膜病变均可，把纳入者随机分配到下面 2 个血糖控制策略：①强化治疗组，使用胰岛素泵或多次注射，以使血糖尽量接近正常值；②常规治疗组，每日 1 次或 2 次胰岛素注射。主要的研究终点为发生视网膜病变或视网膜病变加剧，周围动脉疾病终点包括跛行、持续性足动脉搏动消失、需要接受血运重建手术或截肢。患者平均随访时间为 6.5 年。强化血糖控制组和常规治疗组比较，前者视网膜病变的发生和发展、蛋白尿、感觉运动神经病变的发生率较后者降低。由于纳入人群的年纪较轻，所以两组均没有死亡或严重血管事件发生。然而，强化治疗组和常规治疗组比较，前者周围血管和冠状动脉事件的发生率较后者降低 42%，但差异并没有统计学意义[64]。也许更为重要的发现是，强化治疗组可防止总胆固醇和低密度脂蛋白胆固醇的升高，这两种胆固醇的升高是年轻患者的心血管事件发生的危险因素。DCCT 的长期随访数据最近出版了[65]。93% 的一开始被纳入糖尿病流行病学干预和并发症的研究患者提供了附加的观察随访数据，在这平均 17 年的随访时间里，强化降糖治疗可持续降低 42% 的主要心血管事件。

英国糖尿病前瞻性研究 33（UKPDS 33）主要旨在补充 DCCT 研究的结果，那就是强化血糖控制（使用磺酰脲类或胰岛素）对 2 型糖尿病患者大血管事件发生的影响[66]。之前一项探讨强化血糖控制对 2 型糖尿病患者影响的研究发现，使用胰岛素强化治疗并不能使心血管获益，使用磺酰脲类药物（甲糖宁）甚至增加了心血管疾病死亡[67]。这项前期研究引起了人们对糖尿病患者长期使用磺脲类药物的安全性以及潜在心血管毒性的关注。UKPDS 33 研究中，患者随机分配到强化血糖控制组（使用胰岛素或三种磺脲类药物的一种）或传统治疗组（糖尿病饮食），平均随访 10 年[66]。结果发现强化治疗组和传统治疗组比较，两组的总死亡率、心脏病死亡率或糖尿病相关的死亡率均没有差异，但是前者心肌梗死的相对风险较后者下降 16%。前者截肢风险也较后者下降 39%，可惜差异没有统计学意义。两组中 PAD 相关的死亡事件太少，所以不适合做比较。与 DCCT 研究的结果类似，该研究也发现，强化血糖控制后，微血管并发症的相对风险减少 25%，需要视网膜手术的人数也相应降低。

UKPDS33 研究的一项后续研究每年均通过临床随诊或问卷的方式对受试者继续随访，时间长达 10 年[68]。随访期间，患者的临床处理由医生确定而不是继续纳入研究时的随机治疗，结果发现强化治疗组和传统治疗组人群 HbA1c 的前后差异是相等的。尽管如此，持续强化治疗组和传统治疗组比较，前者的微血管事件风险显著减少了 24%。更重要的是，前者的长期心血管获益更大，并有统计学意义，全因死亡率降低 27%，心肌梗死的风险降低 33%。然而两组的脑卒中风险和周围血管结局并没有有意义的降低。

无论是 DCCT 研究还是 UKPDS33 研究，均明确糖尿病患者控制血糖对预防小血管并发症的重要性。这两项研究的后续随访队列研究的结果表明，血糖控制对预防微血管并发症有持续的好处。此外，强化血糖控制（目标应为 HbA1c ≈ 7 g/dl）还能预防大血管事件，尤其是心肌梗死。

目前人们对使用胰岛素增敏剂降低糖尿病患者心血管事件产生了极大兴趣，如二甲双胍和噻唑烷二酮（格列酮类）。UKPDS 研究的一项亚组试验（UKPDS34），纳入初诊和超重的 2 型糖尿病患者，并把他们随机分为服用二甲双胍组或糖尿病规定饮食组[69]。平均随访 10.7 年。与磺酰脲类药物治疗结果相反，它发现了强化治疗组和传统饮食治疗组比较，前者糖尿病相关的死亡率和全因死亡率分别较后者下降 42% 和 36%。两组间 PAD 的终点事件的发生率没有差异，且两组 PAD 相关的临床事件也较少。

糖尿病患者使用噻唑烷二酮类药物控制血糖来预防心血管事件是最近研究的热门，但是结果有争议。吡格列酮用于大血管事件的临床试验展望（PROactive）研究纳入了 5 238 名 2 型糖尿病患者，这些患者均有大血管疾病（动脉粥样硬化），包括 CAD、既往脑卒中、PAD、截肢。把他们随机分配到吡格列酮治疗组或安慰剂对照组，观察对确诊糖尿病的治疗流程以及心血管事件的发生率[70]。平均随访接近 6 年，两组之间的主要复合终点没有差异，主要复合终点包括全因病死率、非致死性心肌梗死、脑卒中、急性冠脉综合征（ACS）、冠心病或下肢血管内或手术血管再生、踝以上的截肢。使用吡格列酮组和对照组比较，前者的次要复合终点（包括死亡、非致死性心肌梗死或脑卒中）发生率较后者下降 16%。

最近，人们开始关注罗格列酮（噻唑烷二酮类药物）的安全性[71]，包括心肌梗死和充血性心力衰竭的风险。以心血管结局来评估罗格列酮的口服药剂联合治疗的疗效（RECORD）是一项非盲法的研究，纳入的 2 型糖尿病患者先随机接受磺脲类或二甲双胍作为基础治疗，控制血糖水平然后随机加服罗格列酮或二甲双胍加磺酰脲类药物[72]。平均随访长达 5.5 年，罗格列酮与磺酰脲类联合二甲双胍治疗组的复合终点（心血管死亡或住院）发生率并没有不同。但是接受罗格列酮治疗与没有接受罗格列酮的比较，前者的 CHF 风险比后者高 2 倍。基于以往 meta 分析和 RECORD 研究的结果，以及罗格列酮可能对心血管有潜在不良影响，使用此类药物需谨慎[73]。

3 项随机对照试验已经探讨了强化血糖控制（目标 HbA1c 为 6% ～ 6.5% 或血糖正常）与标准血糖（目标 HbA1c ＜ 7% ～ 7.5%）控制相比的好处[74-76]。行为和糖尿病及血管疾病：Preterax 和格列齐特改良释放控制评估（ADVANCE）研究的结果表明，强化血糖控制组与标准血糖控制组相比，前者的微血管事件减少 14%，但是两组间的大血管事件没有差异，这包括死亡、MI 或脑卒中的风险 [76]。控制糖尿病心血管风险的行动（ACCORD）研究的结果却显示，强化血糖控制组与标准血糖控制组相比，前者的复合终点事件（包括心血管死亡、非致死性心肌梗死或脑卒中）并没有改善，前者的全因死亡率和心血管死亡率反而比后者分别高 22% 和 35%[74]。前者出现低血糖发作需要医疗帮助的风险也较后者高（10.5%vs.3.5%）。基于安全性的考虑和监督委员会的建议，ACCORD 试验提前终止。最后一项研究是退伍军人糖尿病研究（VADT）试验，该研究把 2 型糖尿病患者随机分配到标准治疗组或强化血糖控制组（目标 HbA1c < 6%），根据体重指数（BMI）的情况，使用罗格列酮加用格列美脲或二甲双胍 [75]（当 BMI ≥ 27kg/m^2 时，则加用二甲双胍）。该研究平均随访 5.6 年，结果表明强化血糖控制对大血管和微血管并发症并没有好处 [75]。

建议

美国糖尿病协会发布了糖尿病患者（无论是否伴有 PAD）的医疗护理指南 [77-78]。ACC/AHA 关于 PAD 的指南也强调了对伴有糖尿病的 PAD 患者应加强护理 [1]。ACCORD、ADVANCE、VADT 等研究的结果公布后，多个机构对于血糖控制的指南均做了更新，且出版了 [79]。对于大多数糖尿病患者而言，推荐的标准目标糖化血红蛋白仍为低于 7%。然而，对下列患者的血糖控制可放宽：有严重低血糖反应史、广泛微血管和大血管疾病，以及预期寿命不长的患者。预期寿命长且无重大心血管疾病的健康的糖尿病患者可采用更为严格的目标（例如，HbA1c < 6% ~ 6.5%）。考虑到周围神经病变的发病率较高，对于伴有 PAD 的糖尿病患者而言，除了控制血糖以外，定期到医院让卫生保健人员进行足部检查和预防性足部护理教育十分重要。美国糖尿病协会和 ACC/AHA 建议年龄大于 50 岁的糖尿病患者以及年龄小于 50 岁但有其他危险因素的患者进行 ABI 监测 [1,77]。

高同型半胱氨酸血症的治疗

高同型半胱氨酸血症是由于必需氨基酸——甲硫氨酸代谢途径紊乱而引起的 [80]。高同型半胱氨酸血症的病因之一是参与同型半胱氨酸转硫作用或再次甲基化的酶类出现了遗传缺陷，也有可能是这些酶类营养不良或关键的辅助因子缺乏（如叶酸 / 维生素 B_6 和 B_{12}）。虽然发生机制尚不明确，但是研究发现高同型半胱氨酸血症与终末期肾疾病相关 [80]。遗传性同型胱氨酸尿症是高同型半胱氨酸血症的最明显的原因，它是由于胱硫醚 β- 合酶（同型半胱氨酸转流作用的关键酶）纯合缺失所造成。同型胱氨酸尿症与精神发育迟缓、晶状体异位，以及早发冠心病和周围动脉粥样硬化等疾病相关。胱硫醚 β- 合酶表型为杂合子的与纯合子的比较，前者的同型半胱氨酸水平显著降低（杂合子为 20 ~ 40 μmol/L vs. 纯合子为 400 μmol/L），但是杂合子的人群的动脉粥样硬化易感性也较一般人高 [80]。大型的流行病学研究已经证实血浆同型半胱氨酸水平与 CAD 和 CVD 的发生和发展相关。大量的流行病学的证据也表明，高同型半胱氨酸血症可作为无症状 PAD 发生和临床有症状 PAD 进展的独立危险因素 [81-84]。除了早发动脉粥样硬化外，高半胱氨酸水平的升高也与高凝状态相关，而血液高凝则容易形成静脉和动脉血栓 [80,85]。

因为血浆同型半胱氨酸水平的升高与酶辅助因子叶酸、维生素 B_6 和维生素 B_{12} 水平降低相关，所以可以考虑补充维生素来治疗同型半胱氨酸血症。一项小型研究纳入了高同型半胱氨酸血症和伴有动脉粥样硬化性前期表现（PAD、CAD 或 CVD，年龄小于 56 岁）的患者的健康的兄弟姐妹，把兄弟姐妹随机分配到复合维生素治疗组（5 mg 叶酸和 250 mg 维生素 B_6）或安慰剂对照组 [86]。治疗持续 2 年，观察 CAD（异常的压力测试）、PAD（异常的 ABI 测量或下肢动脉双侧扫描）和 CVD（异常的颈动脉扫描）发生。结果发现复合维生素治疗组的空腹血浆同型半胱氨酸从 14.7 μmol/L 下降到 7.4 μmol/L（接近下降 50%），对照组则只有 18% 的下降比例。两组 PAD 或无症状 CVD 的发生情况无差异，但是在将患者随机分配至强化维生素治疗后，压力测试阳性的比例下降。

尽管补充叶酸和维生素 B_{12} 可以降低血浆同型半胱氨酸水平，但是几乎没有证据表明，补充维生素可以降低高同型半胱氨酸血症患者的血管事件风险。心脏结局和预防评估（HOPE-2）研究纳入了动脉粥样硬化性血管疾病的患者，患者随机分配到叶酸、维生素 B_6 和 B_{12} 治疗组或安慰剂组。随访时观察心血管事件 [87-88]，结果发现 5 522 名纳入者中，只有小于 10% 的患者兼有 PAD 且有症状（以间歇性跛行或血管旁路手术或下肢血管成形术来定义）[88]。经过 5 年的随访，维生素治疗组与安慰剂组比较，尽管前者的平均血浆半胱氨酸下降了 2.4 μmol/L，后者增加了

0.8 μmol/L，但是两组间的主要复合结局（致命性或非致命性心肌梗死或脑卒中）并没有差异。

挪威维生素试验（NORVIT）研究是一项析因分析，纳入了急性心肌梗死发生后7天内的患者，患者随机分配到4组，分别为安慰剂组、维生素 B_6 组、叶酸 + 维生素 B_{12} 组、叶酸 + 维生素 B_6+B_{12} 组 [89]。叶酸 + 维生素 B_{12} 组的血浆同型半胱氨酸水平下降了27% [12]。然而，随访40个月后发现，叶酸 + 维生素 B_{12} 治疗组和叶酸 + 维生素 B_6 和 B_{12} 组在复合心血管终点事件上没有比安慰剂组有优势。三重维生素治疗组与安慰剂组比较，前者的致命或非致命心血管事件的风险有增加的趋势。胆固醇和同型半胱氨酸减少的效果（SEARCH）研究评估了叶酸 + 维生素 B_{12} 对12 064名心梗幸存者心血管结局的影响 [90]。结果发现叶酸 + 维生素 B_{12} 组与对照组比较，虽然前者的同型半胱氨酸水平下降了3.8mol/L（28%），但是两组的第一个主要血管事件的结果（主要冠脉事件、致死性或非致死性脑卒中，非冠状血管血运重建）并没有差异。

建议

到目前为止，还没有专门针对PAD人群进行同型半胱氨酸血症治疗的大规模的临床随机研究。因为缺乏这样的研究，参照HOPE-2、NORVIT和SEARCH研究（在冠心病及其他动脉粥样硬化患者中）的结果，不推荐PAD患者服用叶酸、维生素 B_6 和维生素 B_{12} 来预防心血管事件。

抗血小板治疗

大型的随机临床试验已证明抗血小板治疗，尤其是阿司匹林，对冠心病患者死亡和心肌梗死的二级预防很关键 [91-92]。关于抗血小板治疗对PAD患者的作用仍在探讨中，最近的一项大型临床研究收集的新的重要的数据，直接探讨抗血小板治疗对伴或不伴CAD的PAD患者心血管事件的预防作用。

一项近期的meta分析纳入了6项一级预防研究，共包括95 000名低到中度心血管风险的患者（代表660 000人年）。结果发现阿司匹林降低12%的血管事件风险 [93]。这主要是降低了非致死性心肌梗死的风险，但非脑卒中或血管死亡率。该meta分析也纳入了16项二级预防研究，共17 000名高心血管风险的患者，代表43 000人年。结果发现阿司匹林降低了29%的严重血管事件，包括脑卒中、冠脉事件，血管死亡率也下降了9%（没有统计学意义）。

2002年，抗血栓形成的试验合作更新了1994年的meta分析，支持对动脉粥样硬化性疾病的高危人群使用抗血小板药物治疗 [91]。该meta分析纳入了不同的抗血小板药物（如阿司匹林、双嘧达莫、吡考他胺、噻氯匹定）的研究。最初的meta分析阐述了抗血小板能治疗显著降低27%的动脉粥样硬化高危患者主要血管事件的比例 [92]。此外，抗血小板能治疗还能有效预防冠状动脉和周围动脉旁路移植术后闭塞，它可以降低移植血管近1/3的堵塞 [94]。更新的meta分析共纳入了287项随机试验，患者超过200 000人 [91]。与原meta分析的结论一致，更新的meta分析结果显示，高危人群接受抗血小板药物治疗后严重血管事件（血管性死亡、非致死性心肌梗死或非致死性脑卒中）风险降低22%。获益最大的是那些以急性心肌梗死史、PAD、心房颤动为高危标准的研究。更新的meta分析中的42项研究共纳入了9 214名有其他高危因素的PAD患者，结果发现抗血小板治疗能降低23%的大血管事件的比例。无论PAD的诊断标准如何，抗血小板治疗总能获益。值得注意的是，有一项研究纳入了2 304名PAD患者，并把患者随机分配到非阿司匹林抗血小板治疗组（即吡考他胺治疗组）或安慰剂组 [95]。吡考他胺是通过抑制血栓素 A_2（TxA_2）合酶和拮抗 TxA_2 受体发挥抗血小板的作用。有意思的是，在更新的meta分析中，并没有一项研究是探讨单用阿司匹林标准临床剂量（每天81 ~ 325 mg）与安慰剂的优势。之后2009年Berger等的meta分析提出并分析了这个问题（稍后讨论）[96]。

下肢动脉缺血预防（CLIPS）研究纳入ABI < 0.85或TBI < 0.6且无症状表现或有稳定下肢跛行（Fontaine分期Ⅰ/Ⅱ）的患者，并把患者随机分配到阿司匹林每天100 mg治疗组或安慰剂组 [97]。虽然该研究计划纳入2 000名患者，但是因为纳入标准不良，该研究不得不提前结束，最终只有366例患者被纳入，随访至少2年。阿司匹林治疗组与对照组比较，前者的致死性或非致死性血管事件的相对风险下降64%，致死性或非致死性血管事件或严重肢体缺血事件的相对风险下降58%。

与CLIPS研究纳入对象为临床诊断的PAD（ABI低的无症状PAD和跛行）不同，有2项大型临床随机对照研究的是阿司匹林在没有症状的低危PAD患者中的疗效。其中预防动脉疾病和糖尿病的进展

（POPADAD）研究纳入了 1 276 例患者，标准为年龄 40 岁以上、患 1 型或 2 型糖尿病、ABI 异常（ABI < 1.0）、没有已知的心血管疾病，也没有 PAD 的症状[98]。该研究是一项 2×2 的析因分析研究，患者被随机分配到完全空白安慰剂组、阿司匹林每日 100 mg 治疗组、维生素抗氧化治疗组或阿司匹林 + 维生素抗氧化治疗组。要注意的是，该研究的纳入人群均没有 PAD 的症状，疾病也相对较轻，ABI 的中位数也是 0.9，位于正常值的下限。中位随访时间为 6.7 年，随访结果发现，阿司匹林治疗组和安慰剂组比较，两组的致死或非致死性血管事件或截肢的风险无差异。亚组分析的结果则显示，对于 ABI < 0.9 的患者而言，阿司匹林治疗并没有获益的趋势。

无症状动脉粥样硬化阿司匹林（AAA）试验是目前在 PAD 患者中探讨阿司匹林治疗对心血管事件预防的最大型研究[99]。本项研究开始时共纳入 29 000 名 50 ~ 75 岁的苏格兰患者，他们均没有心血管疾病患者，且进行了 ABI 检查，最终 3 350 名 ABI < 0.95 的患者纳入研究，他们随机分配到每日 100 mg 阿司匹林治疗组或安慰剂组，平均随访 8.2 年。在这项研究中，使用较低的那只脚的踝压力计算 ABI。阿司匹林组和安慰剂间的主要复合终点（致死性和非致死性冠脉事件、脑卒中或血运重建）没有差异（图 19-4）。

Berger 等的 meta 分析中纳入了 18 项试验，共 5 269 名 PAD 患者，主要是评估阿司匹林（或加用双嘧达莫）预防心血管事件（包括非致死性心梗、非致死性脑卒中和心血管死亡）的疗效[96]。这项 meta 分析也纳入了抗血栓形成的试验合作在 2002 年 meta 分析的数据，以及 POPADAD 试验和 CLIPS 试验新的数据，但是没有纳入 AAA 研究。结果发现无论是否加用双嘧达莫，阿司匹林治疗不能减少心血管事件的发生率。亚组分析中，阿司匹林治疗能显著降低非致死性脑卒中的发生率，但不能降低心血管死亡、心肌梗死或严重出血的发生率。

大型多中心随机临床试验已研究了使用抗血小板药物氯吡格雷作为心血管事件二级预防的作用。氯吡格雷是噻吩并吡啶衍生物，即通过拮抗腺苷二磷酸受体抑制血小板聚集[100]。与它的模拟物噻氯匹定相比，氯吡格雷发生血液系统不良反应的概率较低，尤其是中性粒细胞减少和血栓性血小板减少性紫癜。早期临床试验的汇总分析表明，噻氯匹定与阿司匹林比较，前者有预防心肌梗死、脑卒中或血管死亡的优势的趋势[92]。

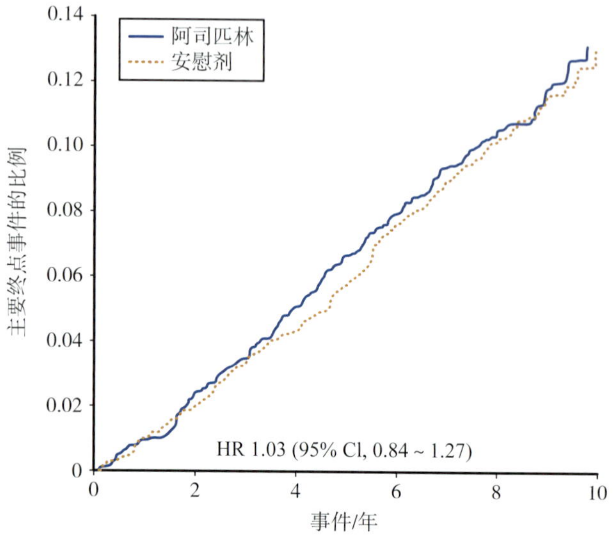

图 19-4 阿司匹林治疗并不能降低无症状但踝肱指数（ABI）< 0.95 患者主要血管事件的发病率。两组间主要复合终点（致死性和非致死性心肌梗死或脑卒中、血运重建）的差异并无统计学意义。CI，置信区间，y，年（*Reproduced with permission from Fowkes，FG，Price JF，Stewart，MC，et al.Aspirin for prevention of cardiovascular events in a general population screened for a low ankle-brachial index：a randomized controlled trial.JAMA 303：841-848，2010.*）[99]

基于上述结果，在有缺血性疾病风险的患者中使用氯吡格雷和阿司匹林（CAPRIE）研究探讨了氯吡格雷与阿司匹林在心血管事件的二级预防的差异[101]。纳入标准为患者近期有过心肌梗死（35 天内）、缺血性卒中（6 个月以内）或有症状的 PAD。患者随机进入氯吡格雷组（每日 75 mg）或阿司匹林组（每日 325 mg）。患者纳入以 PAD 为基础，有间歇性跛行和 ABI 下降（ABI ≤ 0.85）或经历了截肢或血运重建。共纳入了 19 185 名患者，主要复合终点为首次出现缺血性脑卒中、心肌梗死或血管性死亡。平均随访 1.9 年后，结果发现，氯吡格雷与阿司匹林组比较，前者主要复合终点的年发生率较后者降低 8.7%，亚组分析显示氯吡格雷治疗后获益最大亚组是有症状的 PAD 的患者亚组，它的主要复合终点的风险下降了 23.8%。两组的少量出血和大量出血的风险没有差异，而阿司匹林组的消化道出血风险较高。

氯吡格雷预防不稳定心绞痛复发事件（CURE）研究的结果表明，双联抗血小板治疗，即联用阿司匹林和氯吡格雷，能减少 ACS 患者的心血管事件发生率[102]。氯吡格雷和阿司匹林联合使用与单用阿司匹林来预防动脉粥样化血栓形成事件（CHARISMA）

研究则探讨了双联抗血小板治疗对病情稳定的动脉粥样硬化性血管疾病患者心血管事件的二级预防[103]。这项研究共纳入 15 603 例有症状的动脉粥样硬化性血管疾病或多个高危因素的（如糖尿病、无症状的 ABI 异常）患者，患者随机进入受阿司匹林（75 ~ 162 mg）+ 氯吡格雷组（双联组）或阿司匹林 + 安慰剂组（对照组），随访时观察心血管事件。平均随访 28 个月后，结果发现，两组间主要终点事件（首次致死或非致死性心肌梗死、脑卒中、心血管死亡）发生率并没有差异。双联组与对照组比较，前者中度出血（如，需要输血）的风险较后者高，但是前者的致命性出血和颅内出血的风险并不比后者高。随后还有一系列的亚组分析，其中包括 3 096 位有症状或无症状的 PAD 患者[104]。结果显示，对 PAD 患者而言，双联抗血小板治疗并不能降低主要复合事件终点的发生率，但是能降低 37% 的心肌梗死风险。

在周围动脉疾病中氯吡格雷和乙酰水杨酸在旁路手术中的应用（CASPAR）研究共纳入 551 例因跛行或 CLI 而行下肢血管旁路手术的患者，他们随机分配到双联抗血小板治疗组（阿司匹林 75 ~ 100 mg/d+ 氯吡格雷 75 mg/d）或对照组（阿司匹林 + 安慰剂），随访肢体相关的事件（移植血管闭塞、再次血运重建、大截肢）和心血管事件，随访时间 2 年[105]。结果发现双联抗血小板治疗组与对照组比较，前者并不能降低临床肢体相关的事件或心血管事件的风险。析因分析的结果显示，使用假体材料（vs. 静脉）行下肢血管旁路移植术的患者，双联抗血小板能降低移植血管的闭塞和下肢截肢的风险。

建议

考虑到抗血小板治疗后，动脉粥样硬化患者的严重血管事件可减少 20% ~ 25%，所以建议所有 PAD 患者（不论是否伴有 CAD 或 CVD）均接受抗血小板治疗。2005 年 ACC/AHA 关于 PAD 患者的指南中对抗血小板疗法是 I 类推荐[1-2]。对于有症状的 PAD 患者，支持抗血小板治疗的证据更强。鉴于现有证据的限制，目前阿司匹林仍是 PAD 的一线用药，每日剂量为 81 ~ 325 mg。阿司匹林治疗对于手术或经皮血运重建的过程尤其重要，应在围术期就开始应用，对于术前没有应用的患者应在术后尽早开始应用。

氯吡格雷可作为阿司匹林不耐受（如肠胃不适、过敏、支气管痉挛）患者的替代药物，也可以考虑作为 PAD 患者的初始选择。除了最近 ACS 发作或行经皮冠状动脉或周围介入手术的患者外，目前并没有足够的证据支持应用阿司匹林和氯吡格雷双联抗血小板治疗作为心血管事件的二级预防。

抗凝治疗

一些临床试验已经探讨了 PAD 患者应用抗凝治疗（维生素 K 拮抗剂华法林）的作用。这些试验包括几项小型的临床研究，其目的是观察口服抗凝药对肢体相关结局的潜在影响。一篇综述中回顾了 3 项这样的小型研究，结果发现抗凝组和对照组比较，前者并不能改善患者的行走能力、肢体相关结局以及有间歇性跛行的患者的心血管预后[106]。另一项研究（荷兰旁路手术口服抗凝药物或阿司匹林研究）比较了行腹股沟下旁路移植术的患者接受大剂量华法林 [目标国际标准化比值（INR）为 3.0 ~ 4.5] 或阿司匹林的作用[107]。经过平均 21 个月的随访，两组间移植血管内闭塞并无显著差异。亚组分析显示，大剂量的华法林治疗能降低静脉血管旁路移植术后移植血管内 31% 的闭塞，但是不能降低人工血管旁路移植术后移植血管内闭塞。

华法林抗血小板血管评估（WAVE）研究探讨了非冠状动脉粥样硬化的患者口服抗凝药物 + 阿司匹林的潜在益处[108]。该研究共纳入 2 161 例动脉粥样硬化血管疾病 [有症状的下肢 PAD、有症状或无症状的颈动脉疾病（CAD）或锁骨下动脉狭窄]，患者随机进入阿司匹林组（剂量为 81 ~ 325 mg）或阿司匹林 + 华法林组（目标 INR 2 ~ 3），超过 80% 的纳入患者有下肢 PAD。主要复合终点为：①心血管死亡、非致死性心梗、非致死性脑卒中，②有上述情况且要行紧急冠状动脉或周围血运重建术。随访 35 个月后，结果发现，两组间的主要复合终点无差异。阿司匹林 + 华法林组与阿司匹林组比较，前者的致死性出血和出血性卒中分别是后者的 3.4 倍和 15.2 倍。

建议

目前基于华法林和出血相关的风险的数据仍缺乏有效性的数据，所以美国抗栓与溶栓胸科医师学会以及 ACC/AHA 关于 PAD 的指南均不推荐 PAD 患者常规口服抗凝剂[1-2,109]。下面的情况可考虑抗凝治疗：肢体急性缺血且已行溶栓治疗；血栓栓塞风险增加（心房颤动、人工心脏瓣膜、静脉血栓栓塞病史），若 PAD 患者伴有上述情况，应在口服抗凝剂的基础上加用小剂量阿司匹林。

足部护理和保护

足部护理要仔细注意，防止皮肤破损和感染，尤其是那些伴有血管疾病的糖尿病患者和严重肢体缺血的患者。下肢溃疡的治疗在第 60 章讨论。PAD 患者的足部应保持清洁，使用保湿乳液防止干燥和龟裂。应使用吸收性良好的天然纤维材料的袜子，穿合适的鞋来降低由于压力导致的坏死，建议部分患者（如有严重硬皮形成或骨性畸形的患者）定制鞋或矫形器。患者要定期检查足部皮肤，以及时发现轻微的擦伤。避免使用高档弹力袜，因为这样会限制皮肤血流量。

对于那些休息时有缺血症状的患者，保守的措施包括肢体位置的摆放（即下肢低于心脏水平），以增加缺血组织的灌注压和氧分压。如果出现影响治疗的水肿，应保持肢体是水平位。可选择在鞋子的足跟处放入羊皮，用于防止足跟皮肤溃烂。脚踏板上也应放置毛毯，这样可以最大限度地减少足部的摩擦伤。另外，可考虑穿防护靴。脚趾之间可插入一小团棉花或羔羊毛，这样可以减小脚趾之间的摩擦和潮湿。建议进行一般性的保暖以减少血管收缩，但应避免过分保暖。若发生足癣，应使用适当的抗菌治疗，以防止皮肤破裂而导致细菌双重感染。注意抗菌治疗时的药物选择，因为不同的药物可能引起的局部炎症反应不同。保持敞开伤口清洁，尽量保留伤口的深层组织（第 60 章）。抗生素药物并不能时时均有效，这有部分原因是缺血组织的药物送达能力也较差。可结合 X 线平片检查或磁共振成像（MRI）了解伤口下骨骼的情况，评估是否存在骨髓炎的可能性。如果检查结果为阳性，建议采用抗生素治疗。

提高功能和生活质量

间歇性跛行和肢体缺血的治疗

对于有症状的 PAD，可考虑物理治疗加药物治疗。这些措施包括专人指导的康复运动和药物治疗。间歇性跛行的药物治疗包括西洛他唑和己酮可可碱。在研究中的药物治疗包括前列腺素（PGs）、代谢药物、血管生成因子、干细胞治疗，以及他汀类药物。随后我们将讨论支持和反对使用药物治疗间歇性跛行和 CLI 的证据。第 20 章和第 21 章则综述了采用血管内和手术重建治疗跛行。

运动训练

受监督的运动训练计划可改善间歇性患者跛行行走时间、速度和行走距离。虽然受监督的运动疗法的成本效益很高，但是在美国，由于它的第三方支付报销比例较血运重建治疗低，所以它仍没有被广泛应用[110-111]。2 项 meta 分析的结果均表明了受监督运动训练的有效性。其中一项 meta 分析纳入了 21 项随机或非随机研究，结果发现，受监督的运动训练后，患者的无痛行走距离和最长行走距离分别增加至 180% 和 120%[112]。另一项 meta 分析则纳入了 10 个随机试验，结果发现，受监督的运动训练后，最长行走距离可改善到原来的 150%[113]。力量或阻力训练对改善跛行患者行走距离并不像跑步机训练一样有效[114]。最近发布的跛行：运动和血管再生（CLEVER）研究纳入了主髂动脉闭塞疾病的患者，患者随机进入受监督的运动训练组或血管内治疗或最佳的药物治疗组。随访 6 个月后，结果发现，前者与后两者比较，前者的最长行走时间改善最大[115]。此外，受监督的运动训练还能改善伴有跛行或症状不典型 PAD 患者的生活质量[114]。运动训练若没有监督的效果则不如有监督的患者[116-117]。大多数比较研究发现，以家庭为基础的无监督运动效果不如受监督的运动训练。然而一项近期的研究却发现，家庭为基础的无监督运动与受监督的活动及运动训练的行走时间改善无区别[116]。

人们提出了几个机制来解释为什么运动训练能提高行走距离。这些包括促进侧支循环血管的生长、增强微循环化中内皮依赖性一氧化氮（NO）介导的血管舒张、改善血液流变学、增加小腿骨骼肌的氧化能力、改善行走生物力学[119]。运动训练已被证实可促进动物模型缺血肢体的侧支循环，提高新生毛细血管密度[120-122]。运动所致的血管新生作用已被证实归因于上调血管生长因子，如血管内皮生长因子（VEGF）[123-124]。内皮型一氧化氮合酶的活性（eNOS）表达和活动增加以及 NO 的生成提高，也有可能促进了血管新生[121,123,125-126]。几项人体研究则发现运动训练后可改善小腿的最大血流量[127-128]。同样，运动训练可以在缺血刺激后产生反应性充血，从而提高小腿的血流量，但是并没有证据表明运动训练可以提高静息时的小腿血流量，亦即运动训练提高的是小腿运动后的血流量，而非静息时的血流量。运动训练可增强周围血管内皮依赖性的血管舒张，从而改善跛行者的血液流动和行走时间[114,129-130]。同时，运动训练可改善骨骼肌肉的代谢功能，尤其是氧代谢的能力，这可能是运动训练改善间歇性跛行患者行走能力的原因[131-132]。此外，运动训练可能通过改变生物力学和和行走模式，使其更为高效且减少行走时缺血对骨骼肌的影响，从而改善行走距离[133]。

目前应用新颖的方法来进行运动训练以提高 PAD 患者功能的研究正在进行。这包括受监督的间歇训练，基于家庭的指导运动项目和手臂测力器[118,134-137]。

建议

ACC/AHA 的指南推荐间歇性跛行患者初始治疗采用受监督的运动训练方式。（Ⅰ类）运动计划应使用跑步机或跑道，每次 45 ~ 60 min，每周至少 3 次，共 12 周。开始运动康复前，患者应进行全面的心血管风险评估，包括病史、体格检查，查明所有动脉粥样硬化相关的危险因素。可采用心电图（ECG）监测的运动耐受性试验评估患者由运动引起的心脏症状、心率、血压反应、ST 段压低和心律失常。这也可以作为评价跛行发病时间以及在跑步机上最长行走时间的基准评估。每次运动训练时，鼓励患者行走至中重度的症状出现时休息。休息后症状缓解，继续行走至症状重新出现。在 45 ~ 60 min 的训练中，这种症状出现消失的周期应尽量多。对于无法参加受监督运动训练计划的患者，建议进行家庭步行计划。

血管舒张药物

人们对跛行和严重肢体缺血的患者应用扩血管药物进行了广泛的研究。因为人们认为使用血管舒张药物降低小动脉阻力会对 PAD 有治疗作用，就像硝酸盐和钙通道阻断药对心绞痛患者有作用一样。可惜，血管扩张药物并不能减轻间歇性跛行的症状。有可能是由于肢体和心肌的病理生理差异使得血管扩张药在这两种组织中的功效不同。扩血管治疗可降低心肌对氧的需求，但并不能能改变骨骼肌对氧的需求。因此，血管扩张剂仅能改善时刻均在运动的肌肉（如心肌）的血液供应。

当动脉阻塞性病变已导致了血管严重狭窄、远端灌注压降低（第 17 章），行走于肌肉内（IM）的小动脉就会扩张以适应肢体运动的代谢要求。但是对于血管近端已发现狭窄的患者而言，这种血管扩张产生的代偿性血流增加并不足够。由于运动时远端灌注压降低，导致局部缺血的代谢积累，最终引起了跛行的出现。负责局部血管扩张和血流灌注压的物质降低后，不能平衡运动时血管在组织隔室内产生的血管外压，此时产生的后果是远端血管的塌陷，理论上这种情况可能通过扩血管治疗解决。事实上，临床研究对各种类型的扩血管药物均进行了评估。结果发现，没有一种扩血管药物能提高运动骨骼肌肉的血流来对抗动脉闭塞性损伤，也没有一种药物有能改善间歇性跛行的症状或运动能力的客观指标。然而，有一种扩血管性质的药物，西洛他唑，能提高跛行患者的行走距离。

西洛他唑

FDA 批准了西洛他唑用于在间歇性跛行患者。西洛他唑是一种磷酸二酯酶（PDE）Ⅲ抑制剂，能增加环腺苷酸（cAMP），使血管舒张和抑制血小板聚集[138-141]。但是西洛他唑改善跛行症状的精确机制尚不明确。一项 meta 分析纳入了 9 个研究，共 2 491 例患者，结果发现，西洛他唑组（100 mg，每日 2 次）和安慰剂组比较，前者能提高近 50% 的最长行走距离，而后者仅能提高 24%，也就是说，前者比后者的绝对行走距离提高了 42 m（图 19-5）[142]。但是没有评估两组处理对 CLI 患者的功效，虽然有观察性研究发现西洛他唑能改善下肢微循环和无截肢生存期[143-144]。

西洛他唑主要由肝中的 CYP3A4 和 CYP2C19 同工酶代谢。对于同时服用抑制 CYP3A4 或 CYP2C19 的药物［包括硫氮酮、氟西汀、氟康唑、红霉素和其他大环内酯抗生素（CYP3A4），以及奥美拉唑（CYP2C19）］的患者，建议采用低剂量的西洛他唑（50 mg，每日 2 次）[145]。西洛他唑的副作用比较常见，包括 25% 的人群有头痛，15% 的人群有心悸，15% 的人群有腹泻，20% 的人群有大便异常[146]。FDA 表示不建议任何程度的充血性心力衰竭（CHF）患者服用西洛他唑[145]。因为在充血性心力衰竭的患者中，其他 PDE Ⅲ抑制剂，例如米力农或维司力农，与死亡率的增加相关[147-148]。

西洛他唑：长期效应（CASTLE）研究纳入了 1 435 例性跛行患者，患者随机进入西洛他唑组（100 mg，每日 2 次）或安慰剂组，随访 3 年以观察不良事件[149]。结果发现 2 组间的死亡或严重出血事件并没有差异。值得注意的是本研究中患者停用药物的比例很高（> 60%），这也反映了西洛他唑的副作用。

也能改善间歇性跛行患者的无痛行走时间[174-176]。

血管生成因子

血管生长因子作为治疗 PAD 的研究目前仍在进行。本类药物包括成纤维细胞血管内皮生长因子、成纤维细胞生长因子（FGF）、肝细胞生长因子（HGF）和缺氧诱导因子 -1α（HIF-1α）。因为它们可以使用质粒脱氧核糖核酸（DNA）或编码血管生成因子的腺病毒载体进行重组蛋白或基因转移[177]。在后肢缺血的动物模型中，观察到血管内皮生长因子、FGF、HIF-12 能增加侧支循环血管和血流量[178-181]。因此，血管生长因子也有可能通过促进侧支循环血管形成，从而增加 PAD 患者缺血肢体的血流。

血管内皮生长因子

几项非随机的非盲法研究发现，在 PAD 患者中使用 $pHVEGF_{165}IA$ 基因转移治疗能增加患者侧支循环血管，评估方法使用 MRI 或数字减影血管造影（DSA）[182-183]。此外，在这些试验中，$pHVEGF_{165}$ 处理后能改善部分患者的血液流动和增加 ABI[182]。而另一项随机安慰剂对照试验则显示，肌内注射 $VEGF_{121}$ 后 12 或 26 周，并未发现单侧间歇性跛行患者无痛或最长行走距离的显著改善[184]。

纤维细胞生长因子

一项安慰剂对照研究探讨了重组 FGF2 直接给药至股动脉的作用[185]。FGF2 组的患者接受一次 FGF2 给药或间隔 30 天再接受一次，安慰剂组也是同样。在第一次接受 FGF2 治疗后，与安慰剂组相比，90 日后，患者行走时间增加了 34%。然而，接受 FGF2 2 次治疗后与安慰剂组比较，前者并不能显著改善行走时间。另一项非随机研究纳入了 CLI 患者，结果发现，肌内注射质粒 DNA 编码 FGF1 后，能减轻疼痛和减小溃疡大小，增加 ABI[186]。还有一项二期的安慰剂对照研究纳入了严重肢体缺血的患者，结果发现，肌内注射质粒载体的 FGF1，并不能改善主要终点（溃疡愈合），但是能改善次要终点（所有类型的截肢、重要部位截肢和死亡）[187]。然而，对严重肢体缺血患者随访的 3 期研究却发现，肌内注射 FGF1 没有减少患者的无截肢生存期[188]。

其他血管生长因子

安慰剂对照试验纳入了严重肢体缺血的患者，使用质粒载体或肌内注射方式增加肝细胞生长因子，结果发现这样的处理可以增加 T_{CPO2}，但并没有改善疼痛、愈合溃疡或降低截肢风险[189]。

缺氧诱导因子 -1α 是一种可诱导的转录调控因子。在低氧分压的情况下，HIF-1α 与在缺氧反应元件靶基因的启动子 / 增强子区域结合，包括编码 VEGF-A、血小板源生长因子（PDGF），血管紧张肽 -1 和诱导型一氧化氮合酶（iNOS）的基因[190-192]。在一项一期研究中，34 例没有行血运重建的 CLI 患者接受了腺病毒编码 HIF-1 的肌内注射。1 年随访后发现，18 名接受这种处理的患者全部耐受，且有 5 名患者伤口完全愈合[193]。随后的一项随机研究纳入了间歇性跛行的患者，患者随机进入安慰剂组或 3 种剂量的腺病毒编码 HIF-1α 组之一，随访 1 年后发现，任何剂量的 HIF-1α 均不能改善最长行走时间、跛行发病时间或 ABI[194]。

干细胞治疗

把内皮祖细胞注射到小鼠缺血后肢的研究发现，这种处理能改善在缺血后肢的血流量和毛细血管密度和降低肢体缺失率[195]。骨髓单核细胞包括了内皮祖细胞。一项研究发现肌内注射自体骨髓衍生的单核细胞能增加缺血心肌和缺血后肢动物模型的侧支循环血管形成[196-197]。所以接下来有研究对表现为肢体缺血的 PAD 患者植入自体骨髓来源的单核细胞的影响进行了探讨[198]。结果发现，植入自体骨髓单核细胞组和外周血单核细胞组比较，前者能减轻静息痛和提高无痛行走时间，而且这种改善能持续 24 周。血管造影的结果显示接受骨髓来源的单核细胞植入后能增加侧支循环血管。此外，许多小型的单中心研究也证实了肌内注射或动脉内输注骨髓来源的单核细胞或间充质细胞能改善 CLI 患者的功能，也报告了有限的血管再生[199-204]。而这些研究使用无创的评估方法（如 ABI、TBI、体积描记法），而非造影来证实血管的生成。

现在有几项研究正处于设计阶段或正在进行中。在周围动脉疾病的患者中使用血管修复细胞治疗危重肢体缺血（RESTORE-CLI）研究纳入 18 个美国中心的 86 名患者，患者随机进入下肢干细胞和祖细胞治疗组（肌内注射）或对照组（注射电解质溶液）[205]。中期结果分析显示，干细胞治疗组与对照组比较，前者能改善无截肢生存期，我们期待最终全部结果的发布。经皮动脉内补充修复内皮祖细胞（JUVENTAS）研究是另一项研究中的多中心随机对照试验，观察干细胞治疗 CLI 的作用[206]。该研究中，患者随机接受骨髓来源的单核细胞（通过下肢动脉输注）或安慰剂治疗。6 个月后比较主要终点（下肢截肢率）。

他汀类药物

正如本章前面所述，使用他汀类药物进行降脂治疗能降低动脉粥样硬化性疾病患者（包括 PAD 患者）的心血管不良事件风险。4S 研究的析因分析发现，辛伐他汀能降低跛行的风险，也能降低已有的跛行症状加重的风险[28]。一些前瞻性的研究发现，他汀类药物能改善间歇性跛行患者的症状。一项安慰剂对照试验发现，服用阿托伐他汀（每日 80 mg）12 个月后，与安慰剂比较，前者能增加 63% 的无痛行走时间，后者仅能增加 38%（图 19-6）[207]。其他研究的结果则发现，服用辛伐他汀治疗（每日 40 mg）6 和 12 个月后，均能增加无痛和最长行走距离[208-209]。但是没有评估降脂治疗对行走时间的影响。然而，另一项研究纳入了跛行患者，患者随机进入洛伐他汀（40 mg）+ 烟酸（2 000 mg）组、洛伐他汀 + 烟酸（1 000 mg）组或饮食干预组[210]。随访 28 周后发现，3 组的行走时间并无差异。

他汀类药物改善跛行症状的可能机制有几个，包括减少斑块大小，改善血管对血流量的舒缩调节（特别是微循环），促进血管生成，并增加骨骼肌的代谢功能。其中减少斑块大小可能不是他汀类药物改善跛行症状的原因。因为血管造影的结果表明，他汀类药物仅能引起血管管腔大小的轻微改变，估计这些变化不能影响到已经发生狭窄的动脉[211]。探讨他汀类药物对跛行患者作用的研究也显示，他汀治疗不能引起 ABI 变化（或只有轻微变化）[207,209]。动脉粥样硬化患者（包括 PAD 患者）血管内皮功能受损，尤其是周围阻力血管。研究证实他汀类治疗能改善 CAD 患者的内皮功能[213-214]，因此，他汀类药物治疗可以通过改善微循环血流，从而改善性跛行的症状。动物研究也证实，高胆固醇血症会抑制血管新生[215]。他汀类药物降低胆固醇浓度后，这种抑制作用可能会减少，从而促进侧支循环生成。此外，他汀类药物已被证明能增加循环系统中内皮祖细胞的数量，且这种作用不依赖胆固醇降低，这也可能促进血管新生[216]。代谢功能的改善可能并不能解释观察到的行走时间的变化。通过磷 -31 磁共振波谱评估，发现辛伐他汀单用或联用依折麦布并没有改善磷酸肌酸的恢复时间[217]。

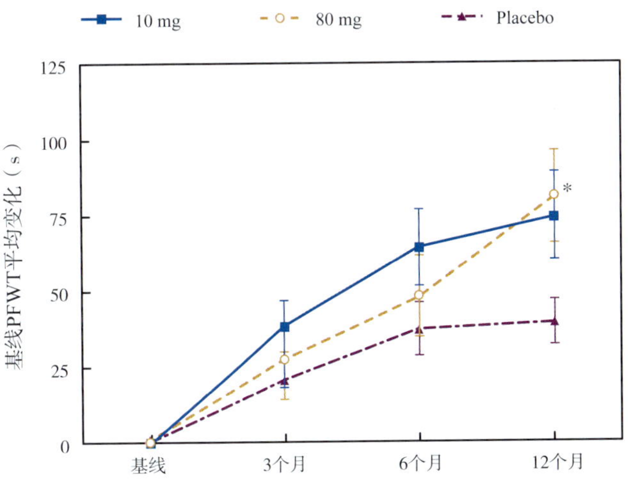

图 19-6 阿托伐他汀改善间歇性跛行患者无痛行走时间（PFWT）。*，P=0.025，80 mg 剂量组，随访 12 个月（*Reproduced with permission from Mohler ER 3 rd，Hiatt WR，Creager MA：Cholesterol reduction with atorvastatin improves walking distance in patients with peripheral arterial disease.Circulation 108：1481-1486，2003.*）[207]

其他各方面的药物

近期一些临床试验探讨了其他类药物对治疗间歇性跛行的作用，但遗憾尚没有出现阳性结果的药物。多种 5- 羟色胺受体拮抗剂能否治疗间歇性跛行仍有争议，但是大部分的结果显示为阴性[218-219]。抗沙眼衣原体的抗生素利福拉齐与安慰剂比较，也不能改善患者在跑步机上的行走时间或生活质量[220]。

保健食品和替代治疗

人们探讨了膳食补充营养物质、草药和维生素（如 L- 精氨酸、银杏叶、维生素 E，以及乙二胺四乙酸）对提高间歇性跛行患者功能的作用。下面综述支持和反对这种整体疗法的证据，因为血管专家经常被患者问及这些措施的作用。

L- 精氨酸

内皮合成一氧化氮（NO）是通过它的前体 L- 精氨酸在 eNOS 的催化下完成的[221]。内皮依赖性血管舒张功能（由 NO 介导），生理性调节静息和运动时的血流[222-224]。NO 激活位于血管平滑下方的鸟苷酸环化酶，增加环鸟苷酸（cGMP），并最终舒张血管。PAD 患者在容量血管和阻力血管中均表现出内皮依赖性血管舒张功能异常[212]。

在一项研究中，患者每日接受2次静脉输注8 g L-精氨酸，3周后发现，这种处理能使无痛行走距离提高230%，最长行走距离提高155%[225]。另一项研究观察了间歇性跛行患者每天食用2次含有L-精氨酸（3.3克）、复合维生素B和抗氧化维生素的食物后对行走距离的影响[226]。2周后结果发现无痛和最长行走距离分别改善66%和23%。一项较大型的安慰剂对照试验纳入了80例间歇性跛行患者，患者随机进入4种剂量的L-精氨酸（0 g、3 g、6 g、9 g）组，每日3次，干预12周[227]。6 g和9 g治疗组的最长行走距离改善没有低剂量的大。随后的在周围动脉功能不全者中使用一氧化氮（NO-PAIN）的研究把133名跛行患者随机分配到每天口服一次3 g L-精氨酸治疗组或安慰剂组，干预时间为6个月[228]。这项试验的结果很具戏剧性，结果发现前者与后者比较，患者在跑步机上行走后，前者肱动脉血管介导的舒张功能改善不如后者。综上所述，不建议间歇性跛行患者长期接受L-精氨酸治疗。

维生素E

维生素E（α-维生素）是一种脂溶性的抗氧化剂，人们正在评估它用于间歇性跛行患者的作用。它能够抑制多不饱和脂肪酸的氧化。由于不饱和脂肪是红细胞膜的重要组成部分，所以维生素E能改善红细胞变形能力以及微循环血流。一项Cochrane的系统综述纳入了5项维生素E治疗间歇性跛行的安慰剂对照试验[229]。这5项研究在1953 – 1975年间进行的，均为小型研究，测量的结局也有所不同，但是它们的结果均排除了维生素E对治疗间歇性跛行有效的结论。此外，心脏保护研究（HPS）和HOPE研究也没能证明维生素E能降低动脉粥样硬化性疾病患者（包括PAD患者）的不良心血管事件风险[27,49]。因此，不建议维生素E用于PAD患者的治疗，包括那些有间歇性跛行症状的患者。

银杏

银杏是一种草本植物，主要成分包括黄酮类和萜内酯，如银杏内酯和白果内酯。银杏可能具有抗氧化、抗血小板和改善血液流变学的作用[230]。它是美国最畅销的草药产品之一。

一项meta分析纳入了8项随机安慰剂对照研究，结果发现，银杏组和安慰剂组比较，前者的无痛行走距离较后者增加34 m[231]。其中最大型的试验发现银杏和安慰剂治疗24周后，前者的无痛和最大行走距离增加了45 m和61 m，而后者仅增加了21 m和25 m[232]。银杏的临床使用剂量范围为120 ~ 320 mg/d。最常见的剂量是每次40 mg，每日3次。银杏的潜在不良反应包括胃肠道症状、头痛、恶心、呕吐、出血或过敏性皮肤反应[230]。此外，银杏与许多常见的处方用药存在不良相互作用。例如，某些个案报告银杏与脑出血相关[233]。银杏可以作为治疗跛行的一种替代治疗，但是临床功效有待商榷。

乙二胺二钠乙酸

乙二胺二钠乙酸（EDTA）能结合多价阳离子，包括钙离子，从而形成可溶性非离子复合物而被排出体外。它需要静脉内给药，通常一周进行2次或更多。对动脉粥样硬化疾病患者（包括PAD患者）使用EDTA的理由是让EDTA吸除斑块中的钙，从而使斑块消退，减轻狭窄严重程度。另外，EDTA能降低依赖金属离子的活性氧类（ROS）生成和脂质过氧化[234]，但是支持EDTA用于动脉粥样硬化的证据有限[235]。

评估获得健康的替代治疗策略（PATCH）研究评估了冠心病患者使用EDTA对EAD患者内皮依赖性血管舒张功能的影响。但是经过6个月期间高达33次的静脉输注EDTA后，结果发现并不能改善内皮依赖性血管舒张功能[236]。另一项临床试验也发现EDTA对PAD患者的动脉粥样硬化的严重程度的改善没有效果[237]。有2项系统回顾纳入了4项安慰剂对照试验，试验主要评估EDTA对间歇性跛行患者的疗效，然而结果发现EDTA并不能提高间歇性跛行患者的无痛或最长行走距离[238-239]。

EDTA潜在的严重不良反应包括低钙血症、肾功能不全、蛋白尿等。其他的副作用包括胃肠道和肌肉骨骼症状、高血压、心动过速、发热等。考虑到目前缺乏EDTA有效的证据以及它的安全性欠佳，不建议间歇性跛行患者应用EDTA。

结论

PAD患者的不良心血管事件风险会增加，例如心肌梗死、脑卒中、死亡、功能受损和生活质量下降。在严重的情况下，肢体的存活能力甚至受到威胁。PAD患者的全面管理包括以下所有方面：预防心血管事件、足部护理、改善下肢症状的治疗。对于

PAD患者而言，控制危险因素和抗血小板治疗均很关键。受监督的康复运动和使用PDE抑制剂西洛他唑能改善跛行患者的行走距离。不幸的是，目前治疗跛行的药物仍然十分有限。可能有效的药物治疗并不能有效保证严重肢体缺血患者的肢体存活，所以这些患者应考虑血运重建，在接下来的两章中会叙述这一问题。目前有希望治疗跛行和严重肢体缺血的新疗法正在接受广泛的临床验证，尤其是干细胞治疗。

参考文献

1. Hirsch AT, Haskal ZJ, Hertzer NR, et al: ACC/AHA 2005 practice guidelines for the management of patients with peripheral arterial disease (lower extremity, renal, mesenteric, and abdominal aortic): a collaborative report from the American Association for Vascular Surgery/Society for Vascular Surgery, Society for Cardiovascular Angiography and Interventions, Society for Vascular Medicine and Biology, Society of Interventional Radiology, and the ACC/AHA Task Force on Practice Guidelines (Writing Committee to Develop Guidelines for the Management of Patients With Peripheral Arterial Disease): endorsed by the American Association of Cardiovascular and Pulmonary Rehabilitation; National Heart, Lung, and Blood Institute; Society for Vascular Nursing; TransAtlantic Inter-Society Consensus; and Vascular Disease Foundation, *Circulation* 113:e463–e654, 2006.
2. Rooke TW, Hirsch AT, Misra S, et al: 2011 ACCF/AHA focused update of the guideline for the management of patients with peripheral artery disease (updating the 2005 guideline): a report of the American College of Cardiology Foundation/American Heart Association Task Force on Practice Guidelines, *Circulation* 124:2020–2045, 2011.
3. Gardner AW: The effect of cigarette smoking on exercise capacity in patients with intermittent claudication, *Vasc Med* 1:181–186, 1996.
4. Quick CR, Cotton LT: The measured effect of stopping smoking on intermittent claudication, *Br J Surg* 69(Suppl):S24–S26, 1982.
5. Jonason T, Bergstrom R: Cessation of smoking in patients with intermittent claudication. Effects on the risk of peripheral vascular complications, myocardial infarction and mortality, *Acta Med Scand* 221:253–260, 1987.
6. Powell JT, Greenhalgh RM: Changing the smoking habit and its influence on the management of vascular disease, *Acta Chir Scand Suppl* 555:99–103, 1990.
7. Faulkner KW, House AK, Castleden WM: The effect of cessation of smoking on the accumulative survival rates of patients with symptomatic peripheral vascular disease, *Med J Aust* 1:217–219, 1983.
8. Lassila R, Lepantalo M: Cigarette smoking and the outcome after lower limb arterial surgery, *Acta Chir Scand* 154:635–640, 1988.
9. Law M, Tang JL: An analysis of the effectiveness of interventions intended to help people stop smoking, *Arch Intern Med* 155:1933–1941, 1995.
10. Hennrikus D, Joseph AM, Lando HA, et al: Effectiveness of a smoking cessation program for peripheral artery disease patients: a randomized controlled trial, *J Am Coll Cardiol* 56:2105–2112, 2010.
11. Jorenby DE, Leischow SJ, Nides MA, et al: A controlled trial of sustained-release bupropion, a nicotine patch, or both for smoking cessation, *N Engl J Med* 340:685–691, 1999.
12. Jorenby DE, Hays JT, Rigotti NA, et al: Efficacy of varenicline, an alpha4beta2 nicotinic acetylcholine receptor partial agonist, vs. placebo or sustained-release bupropion for smoking cessation: a randomized controlled trial, *JAMA* 296:56–63, 2006.
13. Rigotti NA, Pipe AL, Benowitz NL, et al: Efficacy and safety of varenicline for smoking cessation in patients with cardiovascular disease: a randomized trial, *Circulation* 121:221–229, 2011.
14. *Varenicline package insert*, 2011 Pfizer, Inc.
15. *Bupropion (Zyban) package insert*, 2011 GlaxoSmithKline.
16. Bowlin SJ, Medalie JH, Flocke SA, et al: Epidemiology of intermittent claudication in middle-aged men, *Am J Epidemiol* 140:418–430, 1994.
17. Newman AB, Siscovick DS, Manolio TA, et al: Ankle-arm index as a marker of atherosclerosis in the Cardiovascular Health Study. Cardiovascular Heart Study (CHS) Collaborative Research Group, *Circulation* 88:837–845, 1993.
18. Murabito JM, D'Agostino RB, Silbershatz H, et al: Intermittent claudication. A risk profile from the Framingham Heart Study, *Circulation* 96:44–49, 1997.
19. Fowkes FG, Housley E, Riemersma RA, et al: Smoking, lipids, glucose intolerance, and blood pressure as risk factors for peripheral atherosclerosis compared with ischemic heart disease in the Edinburgh Artery Study, *Am J Epidemiol* 135:331–340, 1992.
20. Mowat BF, Skinner ER, Wilson HM, et al: Alterations in plasma lipids, lipoproteins and high density lipoprotein subfractions in peripheral arterial disease, *Atherosclerosis* 131:161–166, 1997.
21. Rubins HB, Robins SJ, Collins D, et al: Gemfibrozil for the secondary prevention of coronary heart disease in men with low levels of high-density lipoprotein cholesterol. Veterans Affairs High-Density Lipoprotein Cholesterol Intervention Trial Study Group, *N Engl J Med* 341:410–418, 1999.
22. Randomised trial of cholesterol lowering in 4444 patients with coronary heart disease: the Scandinavian Simvastatin Survival Study (4S), *Lancet* 344:1383–1389, 1994.
23. Sacks FM, Pfeffer MA, Moye LA, et al: The effect of pravastatin on coronary events after myocardial infarction in patients with average cholesterol levels. Cholesterol and Recurrent Events Trial investigators, *N Engl J Med* 335:1001–1009, 1996.
24. Prevention of cardiovascular events and death with pravastatin in patients with coronary heart disease and a broad range of initial cholesterol levels. The Long-Term Intervention with Pravastatin in Ischaemic Disease (LIPID) Study Group, *N Engl J Med* 339:1349–1357, 1998.
25. Hirsch AT, Criqui MH, Treat-Jacobson D, et al: Peripheral arterial disease detection, awareness, and treatment in primary care, *JAMA* 286:1317–1324, 2001.
26. Zheng ZJ, Sharrett AR, Chambless LE, et al: Associations of ankle-brachial index with clinical coronary heart disease, stroke and preclinical carotid and popliteal atherosclerosis: the Atherosclerosis Risk in Communities (ARIC) Study, *Atherosclerosis* 131:115–125, 1997.
27. Heart Protection Study Collaborative Group: MRC/BHF Heart Protection Study of cholesterol lowering with simvastatin in 20,536 high-risk individuals: a randomised placebo-controlled trial, *Lancet* 360:7–22, 2002.
28. Pedersen TR, Kjekshus J, Pyorala K, et al: Effect of simvastatin on ischemic signs and symptoms in the Scandinavian simvastatin survival study (4S), *Am J Cardiol* 81:333–335, 1998.
29. MRC/BHF Heart Protection Study of cholesterol-lowering therapy and of antioxidant vitamin supplementation in a wide range of patients at increased risk of coronary heart disease death: early safety and efficacy experience, *Eur Heart J* 20:725–741, 1999.
30. Heart Protection Study Collaborative Group: Randomized trial of the effects of cholesterol-lowering with simvastatin on peripheral vascular and other major vascular outcomes in 20,536 people with peripheral arterial disease and other high-risk conditions, *J Vasc Surg* 45:645–654, 2007 discussion 653–644.
31. Goldbourt U, Yaari S, Medalie JH: Isolated low HDL cholesterol as a risk factor for coronary heart disease mortality. A 21-year follow-up of 8000 men, *Arterioscler Thromb Vasc Biol* 17:107–113, 1997.
32. Gordon DJ, Rifkind BM: High-density lipoprotein–the clinical implications of recent studies, *N Engl J Med* 321:1311–1316, 1989.
33. Secondary prevention by raising HDL cholesterol and reducing triglycerides in patients with coronary artery disease: the Bezafibrate Infarction Prevention (BIP) study, *Circulation* 102:21–27, 2000.
34. Keech A, Simes RJ, Barter P, et al: Effects of long-term fenofibrate therapy on cardiovascular events in 9795 people with type 2 diabetes mellitus (the FIELD study): randomised controlled trial, *Lancet* 366:1849–1861, 2005.
35. Psaty BM, Lumley T, Furberg CD, et al: Health outcomes associated with various antihypertensive therapies used as first-line agents: a network meta-analysis, *JAMA* 289:2534–2544, 2003.
36. Major outcomes in high-risk hypertensive patients randomized to angiotensin-converting enzyme inhibitor or calcium channel blocker vs. diuretic: the Antihypertensive and Lipid-Lowering Treatment to Prevent Heart Attack Trial (ALLHAT), *JAMA* 288:2981–2997, 2002.
37. Lip GY, Makin AJ: Treatment of hypertension in peripheral arterial disease, *Cochrane Database Syst Rev* 2003 CD003075.
38. Frishman WH: Beta-adrenergic receptor blockers. Adverse effects and drug interactions, *Hypertension* 11:II21–II29, 1988.
39. Rodger JC, Sheldon CD, Lerski RA, et al: Intermittent claudication complicating beta-blockade, *BMJ* 1:1125, 1976.
40. Roberts DH, Tsao Y, McLoughlin GA, et al: Placebo-controlled comparison of captopril, atenolol, labetalol, and pindolol in hypertension complicated by intermittent claudication, *Lancet* 2:650–653, 1987.
41. Solomon SA, Ramsay LE, Yeo WW, et al: Beta blockade and intermittent claudication: placebo controlled trial of atenolol and nifedipine and their combination, *BMJ* 303:1100–1104, 1991.
42. Timolol-induced reduction in mortality and reinfarction in patients surviving acute myocardial infarction, *N Engl J Med* 304:801–807, 1981.
43. A randomized trial of propranolol in patients with acute myocardial infarction. I. Mortality results, *JAMA* 247:1707–1714, 1982.
44. Mangano DT, Layug EL, Wallace A, et al: Effect of atenolol on mortality and cardiovascular morbidity after noncardiac surgery. Multicenter Study of Perioperative Ischemia Research Group, *N Engl J Med* 335:1713–1720, 1996.
45. Poldermans D, Boersma E, Bax JJ, et al: The effect of bisoprolol on perioperative mortality and myocardial infarction in high-risk patients undergoing vascular surgery. Dutch Echocardiographic Cardiac Risk Evaluation Applying Stress Echocardiography Study Group, *N Engl J Med* 341:1789–1794, 1999.
46. Radack K, Deck C: Beta-adrenergic blocker therapy does not worsen intermittent claudication in subjects with peripheral arterial disease. A meta-analysis of randomized controlled trials, *Arch Intern Med* 151:1769–1776, 1991.
47. Espinola-Klein C, Weisser G, Jagodzinski A, et al: Beta-blockers in patients with intermittent claudication and arterial hypertension: results from the nebivolol or metoprolol in arterial occlusive disease trial, *Hypertension* 58:148–154, 2011.
48. Diehm C, Pittrow D, Lawall H: Effect of nebivolol vs. hydrochlorothiazide on the walking capacity in hypertensive patients with intermittent claudication, *J Hypertens* 29:1448–1456, 2011.
49. Yusuf S, Sleight P, Pogue J, et al: Effects of an angiotensin-converting-enzyme inhibitor, ramipril, on cardiovascular events in high-risk patients. The Heart Outcomes Prevention Evaluation Study Investigators, *N Engl J Med* 342:145–153, 2000.
50. Overlack A, Adamczak M, Bachmann W, et al: ACE-inhibition with perindopril in essential hypertensive patients with concomitant diseases. The Perindopril Therapeutic Safety Collaborative Research Group, *Am J Med* 97:126–134, 1994.
51. Ahimastos AA, Lawler A, Reid CM, et al: Brief communication: ramipril markedly improves walking ability in patients with peripheral arterial disease: a randomized trial, *Ann Intern Med* 144:660–664, 2006.
52. Estacio RO, Jeffers BW, Hiatt WR, et al: The effect of nisoldipine as compared with enalapril on cardiovascular outcomes in patients with non-insulin-dependent diabetes and hypertension, *N Engl J Med* 338:645–652, 1998.
53. Mehler PS, Coll JR, Estacio R, et al: Intensive blood pressure control reduces the risk of cardiovascular events in patients with peripheral arterial disease and type 2 diabetes, *Circulation* 107:753–756, 2003.
54. The HOPE (Heart Outcomes Prevention Evaluation) Study: the design of a large, simple randomized trial of an angiotensin-converting enzyme inhibitor (ramipril) and vitamin E in patients at high risk of cardiovascular events. The HOPE Study Investigators, *Can J*

Cardiol 12:127–137, 1996.
55. Yusuf S, Teo KK, Pogue J, et al: Telmisartan, ramipril, or both in patients at high risk for vascular events, *N Engl J Med* 358:1547–1559, 2008.
56. Adler AI, Stevens RJ, Neil A, et al: UKPDS 59: hyperglycemia and other potentially modifiable risk factors for peripheral vascular disease in type 2 diabetes, *Diabetes Care* 25:894–899, 2002.
57. Meijer WT, Hoes AW, Rutgers D, et al: Peripheral arterial disease in the elderly: the Rotterdam Study, *Arterioscler Thromb Vasc Biol* 18:185–192, 1998.
58. Jude EB, Oyibo SO, Chalmers N, et al: Peripheral arterial disease in diabetic and nondiabetic patients: a comparison of severity and outcome, *Diabetes Care* 24:1433–1437, 2001.
59. Bowers BL, Valentine RJ, Myers SI, et al: The natural history of patients with claudication with toe pressures of 40 mmHg or less, *J Vasc Surg* 18:506–511, 1993.
60. Resnick HE, Carter EA, Sosenko JM, et al: Incidence of lower-extremity amputation in American Indians: the Strong Heart Study, *Diabetes Care* 27:1885–1891, 2004.
61. Tahrani AA, Bailey CJ, Del Prato S, et al: Management of type 2 diabetes: new and future developments in treatment, *Lancet* 378:182–197, 2011.
62. Dluhy RG, McMahon GT: Intensive glycemic control in the ACCORD and ADVANCE trials, *N Engl J Med* 358:2630–2633, 2008.
63. The effect of intensive treatment of diabetes on the development and progression of long-term complications in insulin-dependent diabetes mellitus. The Diabetes Control and Complications Trial Research Group, *N Engl J Med* 329:977–986, 1993.
64. Effect of intensive diabetes management on macrovascular events and risk factors in the Diabetes Control and Complications Trial, *Am J Cardiol* 75:894–903, 1995.
65. Nathan DM, Cleary PA, Backlund JY, et al: Intensive diabetes treatment and cardiovascular disease in patients with type 1 diabetes, *N Engl J Med* 353:2643–2653, 2005.
66. Intensive blood-glucose control with sulphonylureas or insulin compared with conventional treatment and risk of complications in patients with type 2 diabetes (UKPDS 33). UK Prospective Diabetes Study (UKPDS) Group, *Lancet* 352:837–853, 1998.
67. Knatterud GL, Klimt CR, Levin ME, et al: Effects of hypoglycemic agents on vascular complications in patients with adult-onset diabetes. VII. Mortality and selected nonfatal events with insulin treatment, *JAMA* 240:37–42, 1978.
68. Holman RR, Paul SK, Bethel MA, et al: 10-year follow-up of intensive glucose control in type 2 diabetes, *N Engl J Med* 359:1577–1589, 2008.
69. Effect of intensive blood-glucose control with metformin on complications in overweight patients with type 2 diabetes (UKPDS 34). UK Prospective Diabetes Study (UKPDS) Group, *Lancet* 352:854–865, 1998.
70. Dormandy JA, Charbonnel B, Eckland DJ, et al: Secondary prevention of macrovascular events in patients with type 2 diabetes in the PROactive Study (PROspective pioglitAzone Clinical Trial In macroVascular Events): a randomised controlled trial, *Lancet* 366:1279–1289, 2005.
71. Nissen SE, Wolski K: Effect of rosiglitazone on the risk of myocardial infarction and death from cardiovascular causes, *N Engl J Med* 356:2457–2471, 2007.
72. Home PD, Pocock SJ, Beck-Nielsen H, et al: Rosiglitazone evaluated for cardiovascular outcomes in oral agent combination therapy for type 2 diabetes (RECORD): a multicentre, randomised, open-label trial, *Lancet* 373:2125–2135, 2009.
73. *Rosiglitazone maleate package insert*, 2011.
74. Gerstein HC, Miller ME, Byington RP, et al: Effects of intensive glucose lowering in type 2 diabetes, *N Engl J Med* 358:2545–2559, 2008.
75. Duckworth W, Abraira C, Moritz T, et al: Glucose control and vascular complications in veterans with type 2 diabetes, *N Engl J Med* 360:129–139, 2009.
76. Patel A, MacMahon S, Chalmers J, et al: Intensive blood glucose control and vascular outcomes in patients with type 2 diabetes, *N Engl J Med* 358:2560–2572, 2008.
77. Peripheral arterial disease in people with diabetes, *Diabetes Care* 26:3333–3341, 2003.
78. Standards of medical care for patients with diabetes mellitus, *Diabetes Care* (Suppl 1):S33–S50, 2003.
79. Skyler JS, Bergenstal R, Bonow RO, et al: Intensive glycemic control and the prevention of cardiovascular events: implications of the ACCORD, ADVANCE, and VA Diabetes Trials: a position statement of the American Diabetes Association and a Scientific Statement of the American College of Cardiology Foundation and the American Heart Association, *J Am Coll Cardiol* 53:298–304, 2009.
80. Welch GN, Loscalzo J: Homocysteine and atherothrombosis, *N Engl J Med* 338:1042–1050, 1998.
81. van den Bosch MA, Bloemenkamp DG, Mali WP, et al: Hyperhomocysteinemia and risk for peripheral arterial occlusive disease in young women, *J Vasc Surg* 38:772–778, 2003.
82. Malinow MR, Kang SS, Taylor LM, et al: Prevalence of hyperhomocysteinemia in patients with peripheral arterial occlusive disease, *Circulation* 79:1180–1188, 1989.
83. Darius H, Pittrow D, Haberl R, et al: Are elevated homocysteine plasma levels related to peripheral arterial disease? Results from a cross-sectional study of 6880 primary care patients, *Eur J Clin Invest* 33:751–757, 2003.
84. Taylor LM Jr, DeFrang RD, Harris EJ Jr, et al: The association of elevated plasma homocysteine with progression of symptomatic peripheral arterial disease, *J Vasc Surg* 13:128–136, 1991.
85. den Heijer M, Koster T, Blom HJ, et al: Hyperhomocysteinemia as a risk factor for deep-vein thrombosis, *N Engl J Med* 334:759–762, 1996.
86. Vermeulen EG, Stehouwer CD, Twisk JW, et al: Effect of homocysteine-lowering treatment with folic acid plus vitamin B6 on progression of subclinical atherosclerosis: a randomised, placebo-controlled trial, *Lancet* 355:517–522, 2000.
87. Lonn E, Yusuf S, Arnold MJ, et al: Homocysteine lowering with folic acid and B vitamins in vascular disease, *N Engl J Med* 354:1567–1577, 2006.
88. Lonn E, Held C, Arnold JM, et al: Rationale, design and baseline characteristics of a large, simple, randomized trial of combined folic acid and vitamins B6 and B12 in high-risk patients: the Heart Outcomes Prevention Evaluation (HOPE)-2 trial, *Can J Cardiol* 22: 47–53, 2006.
89. Bonaa KH, Njolstad I, Ueland PM, et al: Homocysteine lowering and cardiovascular events after acute myocardial infarction, *N Engl J Med* 354:1578–1588, 2006.
90. Armitage JM, Bowman L, Clarke RJ, et al: Effects of homocysteine-lowering with folic acid plus vitamin B12 vs. placebo on mortality and major morbidity in myocardial infarction survivors: a randomized trial, *JAMA* 303:2486–2494, 2010.
91. Antithrombotic Trialists Collaboration: Collaborative meta-analysis of randomised trials of antiplatelet therapy for prevention of death, myocardial infarction, and stroke in high risk patients, *BMJ* 324:71, 2002.
92. Collaborative overview of randomised trials of antiplatelet therapy–I: prevention of death, myocardial infarction, and stroke by prolonged antiplatelet therapy in various categories of patients. Antiplatelet Trialists' Collaboration, *BMJ* 308:81–106, 1994.
93. Baigent C, Blackwell L, Collins R, et al: Aspirin in the primary and secondary prevention of vascular disease: collaborative meta-analysis of individual participant data from randomised trials, *Lancet* 373:1849–1860, 2009.
94. Collaborative overview of randomised trials of antiplatelet therapy–II: maintenance of vascular graft or arterial patency by antiplatelet therapy. Antiplatelet Trialists' Collaboration, *BMJ* 308:159–168, 1994.
95. Balsano F, Violi F: Effect of picotamide on the clinical progression of peripheral vascular disease. A double-blind placebo-controlled study. The ADEP Group, *Circulation* 87:1563–1569, 1993.
96. Berger JS, Krantz MJ, Kittelson JM, et al: Aspirin for the prevention of cardiovascular events in patients with peripheral artery disease: a meta-analysis of randomized trials, *JAMA* 301:1909–1919, 2009.
97. Catalano M, Born G, Peto R: Prevention of serious vascular events by aspirin amongst patients with peripheral arterial disease: randomized, double-blind trial, *J Intern Med* 261:276–284, 2007.
98. Belch J, MacCuish A, Campbell I, et al: The prevention of progression of arterial disease and diabetes (POPADAD) trial: factorial randomised placebo controlled trial of aspirin and antioxidants in patients with diabetes and asymptomatic peripheral arterial disease, *BMJ* 337:a1840, 2008.
99. Fowkes FG, Price JF, Stewart MC, et al: Aspirin for prevention of cardiovascular events in a general population screened for a low ankle brachial index: a randomized controlled trial, *JAMA* 303:841–848, 2010.
100. *Drugs for the heart*, ed 5, Philadelphia, 2001, WB Saunders.
101. A randomised, blinded, trial of clopidogrel versus aspirin in patients at risk of ischaemic events (CAPRIE). CAPRIE Steering Committee, *Lancet* 348:1329–1339, 1996.
102. Yusuf S, Zhao F, Mehta SR, et al: Effects of clopidogrel in addition to aspirin in patients with acute coronary syndromes without ST-segment elevation, *N Engl J Med* 345:494–502, 2001.
103. Bhatt DL, Fox KA, Hacke W, et al: Clopidogrel and aspirin versus aspirin alone for the prevention of atherothrombotic events, *N Engl J Med* 354:1706–1717, 2006.
104. Cacoub PP, Bhatt DL, Steg PG, et al: Patients with peripheral arterial disease in the CHARISMA trial, *Eur Heart J* 30:192–201, 2009.
105. Belch JJ, Dormandy J, Biasi GM, et al: Results of the randomized, placebo-controlled clopidogrel and acetylsalicylic acid in bypass surgery for peripheral arterial disease (CASPAR) trial, *J Vasc Surg* 52:825–833, 833 e821–833 e822, 2010.
106. Cosmi B, Conti E, Coccheri S: Anticoagulants (heparin, low molecular weight heparin and oral anticoagulants) for intermittent claudication, *Cochrane Database Syst Rev* 2001 CD001999.
107. Efficacy of oral anticoagulants compared with aspirin after infrainguinal bypass surgery (the Dutch Bypass Oral Anticoagulants or Aspirin Study): a randomised trial, *Lancet* 355:346–351, 2000.
108. Anand S, Yusuf S, Xie C, et al: Oral anticoagulant and antiplatelet therapy and peripheral arterial disease, *N Engl J Med* 357:217–227, 2007.
109. Sobel M, Verhaeghe R: Antithrombotic therapy for peripheral artery occlusive disease: American College of Chest Physicians Evidence-Based Clinical Practice Guidelines (8th edition), *Chest* 133:815S–843S, 2008.
110. O'Brien-Irr MS, Harris LM, Dosluoglu HH, et al: Endovascular intervention for treatment of claudication: is it cost-effective? *Ann Vasc Surg* 24:833–840, 2010.
111. Treesak C, Kasemsup V, Treat-Jacobson D, et al: Cost-effectiveness of exercise training to improve claudication symptoms in patients with peripheral arterial disease, *Vasc Med* 9:279–285, 2004.
112. Gardner AW, Poehlman ET: Exercise rehabilitation programs for the treatment of claudication pain. A meta-analysis, *JAMA* 274:975–980, 1995.
113. Leng GC, Fowler B, Ernst E: Exercise for intermittent claudication, *Cochrane Database Syst Rev* 2000 CD000990.
114. McDermott MM, Ades P, Guralnik JM, et al: Treadmill exercise and resistance training in patients with peripheral arterial disease with and without intermittent claudication: a randomized controlled trial, *JAMA* 301:165–174, 2009.
115. Murphy TP, Cutlip DE, Regensteiner JG, et al: CLEVER Study Investigators: Supervised exercise versus primary stenting for claudication resulting from aortoiliac peripheral artery disease: six-month outcomes from the claudication: exercise versus endoluminal revascularization (CLEVER) study, *Circulation* 125:130–139, 2012.
116. Regensteiner JG, Meyer TJ, Krupski WC, et al: Hospital vs. home-based exercise rehabilitation for patients with peripheral arterial occlusive disease, *Angiology* 48:291–300, 1997.
117. Degischer S, Labs KH, Hochstrasser J, et al: Physical training for intermittent claudication: a comparison of structured rehabilitation versus home-based training, *Vasc Med* 7:109–115, 2002.
118. Gardner AW, Parker DE, Montgomery PS, et al: Efficacy of quantified home-based exercise and supervised exercise in patients with intermittent claudication: a randomized controlled trial, *Circulation* 123:491–498, 2011.
119. Stewart KJ, Hiatt WR, Regensteiner JG, et al: Exercise training for claudication, *N Engl J Med* 347:1941–1951, 2002.
120. Duscha BD, Robbins JL, Jones WS, et al: Angiogenesis in skeletal muscle precede improvements in peak oxygen uptake in peripheral artery disease patients, *Arterioscler Thromb Vasc Biol* 31:2742–2748, 2011.
121. Lloyd PG, Yang HT, Terjung RL: Arteriogenesis and angiogenesis in rat ischemic hindlimb: role of nitric oxide, *Am J Physiol Heart Circ Physiol* 281:H2528–H2538, 2001.
122. Mathien GM, Terjung RL: Muscle blood flow in trained rats with peripheral arterial insufficiency, *Am J Physiol* 258:H759–H765, 1990.
123. Laufs U, Werner N, Link A, et al: Physical training increases endothelial progenitor cells, inhibits neointima formation, and enhances angiogenesis, *Circulation* 109:220–226, 2004.
124. Prior BM, Yang HT, Terjung RL: What makes vessels grow with exercise training? *J Appl Physiol* 97:1119–1128, 2004.

125. Niebauer J, Maxwell AJ, Lin PS, et al: Impaired aerobic capacity in hypercholesterolemic mice: partial reversal by exercise training, *Am J Physiol* 276:H1346–H1354, 1999.
126. Buckwalter JB, Curtis VC, Valic Z, et al: Endogenous vascular remodeling in ischemic skeletal muscle: a role for nitric oxide, *J Appl Physiol* 94:935–940, 2003.
127. Gardner AW, Katzel LI, Sorkin JD, et al: Exercise rehabilitation improves functional outcomes and peripheral circulation in patients with intermittent claudication: a randomized controlled trial, *J Am Geriatr Soc* 49:755–762, 2001.
128. Hiatt WR, Regensteiner JG, Hargarten ME, et al: Benefit of exercise conditioning for patients with peripheral arterial disease, *Circulation* 81:602–609, 1990.
129. Gokce N, Vita JA, Bader DS, et al: Effect of exercise on upper and lower extremity endothelial function in patients with coronary artery disease, *Am J Cardiol* 90:124–127, 2002.
130. Brendle DC, Joseph LJ, Corretti MC, et al: Effects of exercise rehabilitation on endothelial reactivity in older patients with peripheral arterial disease, *Am J Cardiol* 87:324–329, 2001.
131. Brass EP: Skeletal muscle metabolism as a target for drug therapy in peripheral arterial disease, *Vasc Med* 1:55–59, 1996.
132. Hiatt WR, Regensteiner JG, Wolfel EE, et al: Effect of exercise training on skeletal muscle histology and metabolism in peripheral arterial disease, *J Appl Physiol* 81:780–788, 1996.
133. Gardner AW, Forrester L, Smith GV: Altered gait profile in subjects with peripheral arterial disease, *Vasc Med* 6:31–34, 2001.
134. Collins TC, Lunos S, Carlson T, et al: Effects of a home-based walking intervention on mobility and quality of life in people with diabetes and peripheral arterial disease: a randomized, controlled trial, *Diabetes Care* 34:2174–2179, 2011.
135. Villemur B, Marquer A, Gailledrat E, et al: New rehabilitation program for intermittent claudication: interval training with active recovery. Pilot study, *Ann Phys Rehabil Med* 54:275–281, 2011.
136. Bronas UG, Treat-Jacobson D, Leon AS: Comparison of the effect of upper body-ergometry aerobic training vs. treadmill training on central cardiorespiratory improvement and walking distance in patients with claudication, *J Vasc Surg* 53:1557–1564, 2011.
137. Saxton JM, Zwierska I, Blagojevic M, et al: Upper- versus lower-limb aerobic exercise training on health-related quality of life in patients with symptomatic peripheral arterial disease, *J Vasc Surg* 53:1265–1273, 2011.
138. Oida K, Ebata K, Kanehara H, et al: Effect of cilostazol on impaired vasodilatory response of the brachial artery to ischemia in smokers, *J Atheroscler Thromb* 10:93–98, 2003.
139. Tanaka T, Ishikawa T, Hagiwara M, et al: Effects of cilostazol, a selective cAMP phosphodiesterase inhibitor on the contraction of vascular smooth muscle, *Pharmacology* 36:313–320, 1988.
140. Woo SK, Kang WK, Kwon KI: Pharmacokinetic and pharmacodynamic modeling of the antiplatelet and cardiovascular effects of cilostazol in healthy humans, *Clin Pharmacol Ther* 71:246–252, 2002.
141. Igawa T, Tani T, Chijiwa T, et al: Potentiation of anti-platelet aggregating activity of cilostazol with vascular endothelial cells, *Thromb Res* 57:617–623, 1990.
142. Pande RL, Hiatt WR, Zhang P, et al: A pooled analysis of the durability and predictors of treatment response of cilostazol in patients with intermittent claudication, *Vasc Med* 15:181–188, 2010.
143. Soga Y, Iida O, Hirano K, et al: Impact of cilostazol after endovascular treatment for infrainguinal disease in patients with critical limb ischemia, *J Vasc Surg* 54:1659–1667, 2011.
144. Miyashita Y, Saito S, Miyamoto A, et al: Cilostazol increases skin perfusion pressure in severely ischemic limbs, *Angiology* 62:15–17, 2011.
145. *Cilostazol package insert*, 2011.
146. Dawson DL, Cutler BS, Hiatt WR, et al: A comparison of cilostazol and pentoxifylline for treating intermittent claudication, *Am J Med* 109:523–530, 2000.
147. Cohn JN, Goldstein SO, Greenberg BH, et al: A dose-dependent increase in mortality with vesnarinone among patients with severe heart failure. Vesnarinone Trial Investigators, *N Engl J Med* 339:1810–1816, 1998.
148. Packer M, Carver JR, Rodeheffer RJ, et al: Effect of oral milrinone on mortality in severe chronic heart failure. The PROMISE Study Research Group, *N Engl J Med* 325:1468–1475, 1991.
149. Hiatt WR, Money SR, Brass EP: Long-term safety of cilostazol in patients with peripheral artery disease: the CASTLE study (Cilostazol: A Study in Long-term Effects), *J Vasc Surg* 47:330–336, 2008.
150. Reiter M, Bucek RA, Stumpflen A, et al: Prostanoids for intermittent claudication, *Cochrane Database Syst Rev* 2004 CD000986.
151. Mohler ER 3rd, Hiatt WR, Olin JW, et al: Treatment of intermittent claudication with beraprost sodium, an orally active prostaglandin I2 analogue: a double-blinded, randomized, controlled trial, *J Am Coll Cardiol* 41:1679–1686, 2003.
152. Lievre M, Morand S, Besse B, et al: Oral beraprost sodium, a prostaglandin I(2) analogue, for intermittent claudication: a double-blind, randomized, multicenter controlled trial. Beraprost et Claudication Intermittente (BERCI) Research Group, *Circulation* 102:426–431, 2000.
153. Creager MA, Pande RL, Hiatt WR: A randomized trial of iloprost in patients with intermittent claudication, *Vasc Med* 13:5–13, 2008.
154. Second European Consensus Document on chronic critical leg ischemia, *Circulation* 84:IV1–IV26, 1991.
155. Prostanoids for chronic critical leg ischemia. A randomized, controlled, open-label trial with prostaglandin E1. The ICAI Study Group. Ischemia Cronica degli Arti Inferiori, *Ann Intern Med* 130:412–421, 1999.
156. Two randomised and placebo-controlled studies of an oral prostacyclin analogue (iloprost) in severe leg ischaemia. The Oral Iloprost in severe Leg Ischaemia Study Group, *Eur J Vasc Endovasc Surg* 20:358–362, 2000.
157. Belch JJ, Ray S, Rajput-Ray M, et al: The Scottish-Finnish-Swedish PARTNER study of taprostene versus placebo treatment in patients with critical limb ischemia, *Int Angiol* 30:150–155, 2011.
158. Lewis P, Psaila JV, Davies WT, et al: Nifedipine in patients with peripheral vascular disease, *Eur J Vasc Surg* 3:159–164, 1989.
159. Bagger JP, Helligsoe P, Randsbaek F, et al: Effect of verapamil in intermittent claudication A randomized, double-blind, placebo-controlled, cross-over study after individual dose-response assessment, *Circulation* 95:411–414, 1997.
160. Dawson DL, Zheng Q, Worthy SA, et al: Failure of pentoxifylline or cilostazol to improve blood and plasma viscosity, fibrinogen, and erythrocyte deformability in claudication, *Angiology* 53:509–520, 2002.
161. Schratzberger P, Dunzendorfer S, Reinisch N, et al: Mediator-dependent effects of pentoxifylline on endothelium for transmigration of neutrophils, *Immunopharmacology* 41:65–75, 1999.
162. Rao KM, Simel DL, Cohen HJ, et al: Effects of pentoxifylline administration on blood viscosity and leukocyte cytoskeletal function in patients with intermittent claudication, *J Lab Clin Med* 115:738–744, 1990.
163. Hood SC, Moher D, Barber GG: Management of intermittent claudication with pentoxifylline: meta-analysis of randomized controlled trials, *CMAJ* 155:1053–1059, 1996.
164. Girolami B, Bernardi E, Prins MH, et al: Treatment of intermittent claudication with physical training, smoking cessation, pentoxifylline, or nafronyl: a meta-analysis, *Arch Intern Med* 159:337–345, 1999.
165. Intravenous pentoxifylline for the treatment of chronic critical limb ischaemia. The European Study Group, *Eur J Vasc Endovasc Surg* 9:426–436, 1995.
166. Efficacy and clinical tolerance of parenteral pentoxifylline in the treatment of critical lower limb ischemia. A placebo controlled multicenter study. Norwegian Pentoxifylline Multicenter Trial Group, *Int Angiol* 15:75–80, 1996.
167. Broderick TL, Quinney HA, Lopaschuk GD: Carnitine stimulation of glucose oxidation in the fatty acid perfused isolated working rat heart, *J Biol Chem* 267:3758–3763, 1992.
168. Hiatt WR, Regensteiner JG, Creager MA, et al: Propionyl-L-carnitine improves exercise performance and functional status in patients with claudication, *Am J Med* 110:616–622, 2001.
169. Brevetti G, Diehm C, Lambert D: European multicenter study on propionyl-L-carnitine in intermittent claudication, *J Am Coll Cardiol* 34:1618–1624, 1999.
170. Brevetti G, Perna S, Sabba C, et al: Propionyl-L-carnitine in intermittent claudication: double-blind, placebo-controlled, dose titration, multicenter study, *J Am Coll Cardiol* 26:1411–1416, 1995.
171. Brevetti G, Perna S, Sabba C, et al: Effect of propionyl-L-carnitine on quality of life in intermittent claudication, *Am J Cardiol* 79:777–780, 1997.
172. Hiatt WR, Creager MA, Amato A, et al: Effect of propionyl-L-carnitine on a background of monitored exercise in patients with claudication secondary to peripheral artery disease, *J Cardiopulm Rehabil Prev* 31:125–132, 2011.
173. Stanley WC: Myocardial energy metabolism during ischemia and the mechanisms of metabolic therapies, *J Cardiovasc Pharmacol Ther* 9(Suppl 1):S31–S45, 2004.
174. Ma A, Garland WT, Smith WB, et al: A pilot study of ranolazine in patients with intermittent claudication, *Int Angiol* 25:361–369, 2006.
175. Chaitman BR, Skettino SL, Parker JO: v: Anti-ischemic effects and long-term survival during ranolazine monotherapy in patients with chronic severe angina, *J Am Coll Cardiol* 43:1375–1382, 2004.
176. Chaitman BR, Pepine CJ, Parker JO, et al: Effects of ranolazine with atenolol, amlodipine, or diltiazem on exercise tolerance and angina frequency in patients with severe chronic angina: a randomized controlled trial, *JAMA* 291:309–316, 2004.
177. Isner JM, Asahara T: Angiogenesis and vasculogenesis as therapeutic strategies for postnatal neovascularization, *J Clin Invest* 103:1231–1236, 1999.
178. Vincent KA, Shyu KG, Luo Y, et al: Angiogenesis is induced in a rabbit model of hindlimb ischemia by naked DNA encoding an HIF-1alpha/VP16 hybrid transcription factor, *Circulation* 102:2255–2261, 2000.
179. Takeshita S, Zheng LP, Brogi E, et al: Therapeutic angiogenesis. A single intraarterial bolus of vascular endothelial growth factor augments revascularization in a rabbit ischemic hind limb model, *J Clin Invest* 93:662–670, 1994.
180. Yang HT, Deschenes MR, Ogilvie RW, et al: Basic fibroblast growth factor increases collateral blood flow in rats with femoral arterial ligation, *Circ Res* 79:62–69, 1996.
181. Tsurumi Y, Takeshita S, Chen D, et al: Direct intramuscular gene transfer of naked DNA encoding vascular endothelial growth factor augments collateral development and tissue perfusion, *Circulation* 94:3281–3290, 1996.
182. Isner JM, Baumgartner I, Rauh G, et al: Treatment of thromboangiitis obliterans (Buerger's disease) by intramuscular gene transfer of vascular endothelial growth factor: preliminary clinical results, *J Vasc Surg* 28:964–973, 1998 discussion 973–965.
183. Baumgartner I, Pieczek A, Manor O, et al: Constitutive expression of phVEGF165 after intramuscular gene transfer promotes collateral vessel development in patients with critical limb ischemia, *Circulation* 97:1114–1123, 1998.
184. Rajagopalan S, Mohler ER 3rd, Lederman RJ, et al: Regional angiogenesis with vascular endothelial growth factor in peripheral arterial disease: a phase II randomized, double-blind, controlled study of adenoviral delivery of vascular endothelial growth factor 121 in patients with disabling intermittent claudication, *Circulation* 108:1933–1938, 2003.
185. Lederman RJ, Mendelsohn FO, Anderson RD, et al: Therapeutic angiogenesis with recombinant fibroblast growth factor-2 for intermittent claudication (the TRAFFIC study): a randomised trial, *Lancet* 359:2053–2058, 2002.
186. Comerota AJ, Throm RC, Miller KA, et al: Naked plasmid DNA encoding fibroblast growth factor type 1 for the treatment of end-stage unreconstructible lower extremity ischemia: preliminary results of a phase I trial, *J Vasc Surg* 35:930–936, 2002.
187. Nikol S, Baumgartner I, Van Belle E, et al: Therapeutic angiogenesis with intramuscular NV1FGF improves amputation-free survival in patients with critical limb ischemia, *Mol Ther* 16:972–978, 2008.
188. Belch J, Hiatt WR, Baumgartner I, et al: Effect of fibroblast growth factor NV1FGF on amputation and death: a randomised placebo-controlled trial of gene therapy in critical limb ischaemia, *Lancet* 377:1929–1937, 2011.
189. Powell RJ, Simons M, Mendelsohn FO, et al: Results of a double-blind, placebo-controlled study to assess the safety of intramuscular injection of hepatocyte growth factor plasmid to improve limb perfusion in patients with critical limb ischemia, *Circulation* 118:58–65, 2008.
190. Wang GL, Jiang BH, Rue EA, et al: Hypoxia-inducible factor 1 is a basic-helix-loop-helix-PAS heterodimer regulated by cellular O2 tension, *Proc Natl Acad Sci U S A* 92:5510–5514, 1995.
191. Guillemin K, Krasnow MA: The hypoxic response: huffing and HIFing, *Cell* 89:9–12, 1997.
192. Wenger RH, Gassmann M: Oxygen(es) and the hypoxia-inducible factor-1, *Biol Chem* 378:609–616, 1997.
193. Rajagopalan S, Olin J, Deitcher S, et al: Use of a constitutively active hypoxia-inducible factor-1alpha transgene as a therapeutic strategy in no-option critical limb ischemia patients: phase I dose-escalation experience, *Circulation* 115:1234–1243, 2007.

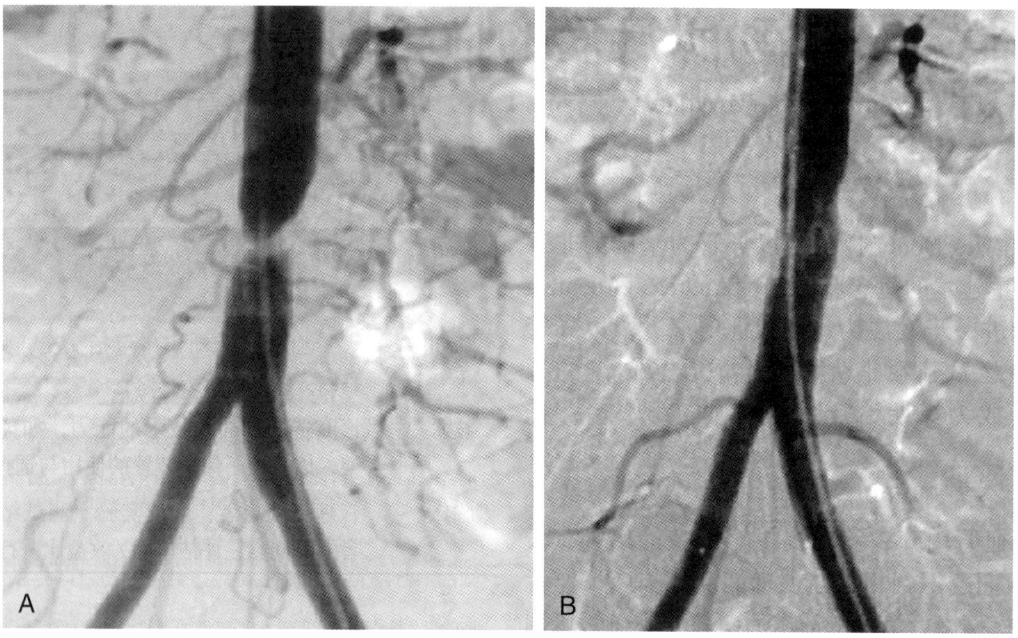

图 20-1 A，接受造影检查的肾下主动脉管腔狭窄；B，血管成形后的结果

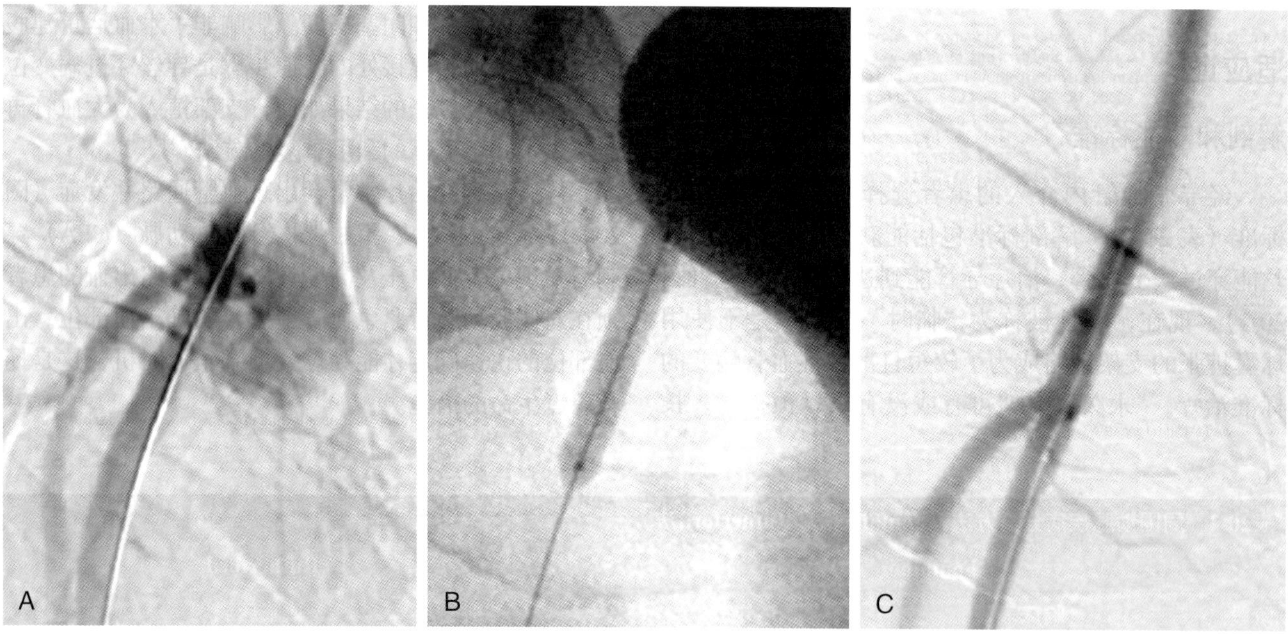

图 20-2 介入位置出现出血的并发症（A）成功用球囊扩张压塞后，（B）最终血管造影显示止血

患者的功能性标准包括患者存在影响生活或工作的跛行症状、严重肢体缺血（CLI、静息痛、未愈合的溃疡或坏疽），或急性肢体缺血。患者无症状但髂内动脉的结构符合上述的解剖学标准，也可考虑进行周围血管介入治疗，如用于主动脉内的球囊反搏或冠状动脉介入治疗。

患者出现影响生活的跛行症状或非典型性跛行时，应先进行西洛他唑药物治疗和受监督的康复运动，之后才考虑血管内介入治疗。当运动训练和药物治疗都无效，如患者不能耐受西洛他唑或由于心衰不适宜服用这种药物（黑盒警告），又或者患者无法进行受监督的康复运动，那么此时可考虑血管内介入治疗。一般情况下，每年有 5% 的患者的跛行会进展为肢体组织缺损。所以血管内重建术为那些解剖学标准符合，且传统治疗无效、疾病症状又影响生活或工作的患者提供了选择。跛行治疗的目标是缓解症状，增加行走距离，并改善功能和生活质量。所以手术效果的持续时间也很关键，因缺血症状复发时将需要再次手术。

严重肢体缺血（CLI）或威胁肢体的缺血（坏疽、不愈合溃疡或静息痛）的患者需要紧急血运重建。当 CLI 患者考虑血运重建时，临床医生应铭记，这是一种多层次的疾病，髂动脉、股动脉和胫动脉的病变可同时存在，若没能解决远端血管的病变而只是简单地增加了回心血流，可能并不能解决患者的临床症状。CLI 患者（静息痛、未愈合溃疡或坏疽）通常比只有跛行症状的患者伴有更严重的其他疾病，他们常常须进行紧急血运重建以防止组织缺损（表 20-2）[11]。

CLI 患者的预后较差[12]。若他们大量吸烟或伴有糖尿病，则他们需要截肢的风险是一般人的 10 倍。CLI 患者往往是老年人，50% 以上大于 80 岁，且接受了截肢。CLI 出现后的 3 个月内，12% 的患者需要截肢，9% 会死亡，1 年死亡率为 22%。符合进行血管内介入的解剖学血管常常是膝下的一条或几条血管。治疗的目的是恢复肢体远端的血流，并且术中死亡率较低。指导原则为保持组织完整性所需要的血流较伤口愈合的少，所以 CLI 复发通常不会导致术后再狭窄发生，除非肢体受到了重复伤害。因此，介入应强调无截肢的生存率而非血管的长期开放。

在严重下肢缺血患者中关于旁路移植对比血管成形术效果的试验（BASIL）是一项多中心随机试验，比较 452 名 CLI 患者初始选择行球囊血管成形术和开放性手术的差异[13]。主要终点是截肢或死亡（即无截肢生存率）。6 个月后发现这两种治疗策略的无截肢生存率没有显著差异。但是随访 1 年后发现，虽然 2 组的生活质量结局无差异，开放性手术组较血管成形术组相关费用高。因此，建议那些符合血管内介入治疗或开放性手术治疗的患者选择前者的治疗方式。

禁忌证

周围血管介入治疗的相对禁忌证包括：①病变处血栓形成；②病变处不能扩张。其他相对禁忌证包括手术风险大于潜在收益，例如重度肾功能损伤患者有可能发生造影剂诱导的肾病的风险，要注意收益和风险的平衡。

技术和手术方面的考虑

围术期

整体评估

进行周围血管内介入治疗之前要对患者进行完整的心血管评估，特别注意会导致动脉粥样硬化的危险因素的状态。动脉粥样硬化是一种全身性疾病，这类患者应控制危险因素（戒烟咨询、将血脂降至目标值的治疗），应使用心血管疾病筛检和最优药物治疗。

下肢血管介入治疗之前就客观而确定地评估患者的功能状态，如收集病史、体格检查和适当的无创性检查。如果患者的行走能力没有问题，那么应测量休息和运动时的踝肱指数（ABI），记录脉搏体积描记（PVR）。其他无创的方法，如血管超声、磁共振血管造影（MRA），或电子计算机断层扫描血管造影（CTA），可能有助于了解患者血管的情况，请临床医生按需自由选择（图 20-3）。下肢血运重建时，必须通过造影将靶病变血管血液的流入情况可视化。这

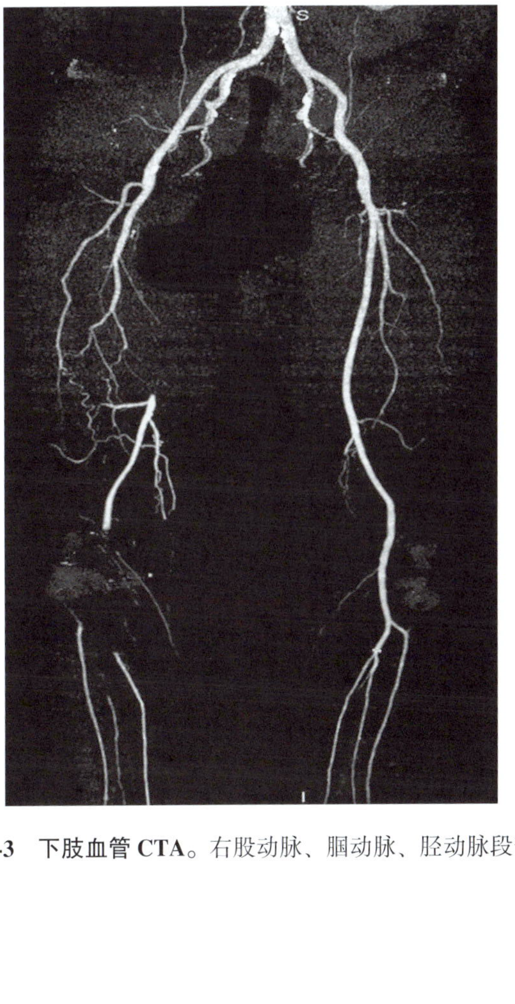

图 20-3　下肢血管 CTA。右股动脉、腘动脉、胫动脉段部分闭塞

些必须通过有创的诊断性造影来完成，但对于择期血运重建的患者，MRA 或 CTA 的结果非常有用。

术前用药

周围血管介入治疗唯一需要的术前用药是阿司匹林（81 ~ 325 mg）。也可使用其他抗血小板药物，但是没有证据表明其他血小板药物能提高手术成功率或减少并发症。当患者不能耐受阿司匹林时，可改用噻吩并吡啶类药物。没有证据支持周围血管介入治疗或周围血管支架放置后应使用双联抗血小板。

程序

抗凝

除了静脉注射普通肝素（UFH）5 000 IU 使活化凝血时间（ACT）达到 250 ~ 300 s 外，没有标准的抗凝治疗。目前，没有证据表明使用糖蛋白（GP）-Ⅱb/ Ⅲa 血小板受体拮抗剂、低分子量肝素或抗凝血酶可提高周围血管介入的疗效和安全性。

血管通路

介入手术成功的第一步是建立适当的血管通路。大多数的周围血管介入手术可在多个位置建立血管通路（如桡动脉、肱动脉、股动脉、腘动脉）。然而，某些特殊情况需要特殊的血管通路才能保证手术成功。因此，熟悉各种位置血管通路的建立和技术是手术基本技能的重要组成部分。介入医生须掌握建立顺行或逆行的股动脉通道。膝以下靶病变最好建立顺行的股动脉血管通路，而股浅动脉近端病变最好建立逆行股动脉血管通路。偶尔须建立双侧逆行股动脉血管通路，例如，处理髂总动脉分叉病变时。

设备选择

导丝

选择时要考虑下端交叉的小导管，0.014 in 系统的穿越性较差，但是鞘更小，灵活性较好，必须与 0.035 in 系统相互平衡。0.035 in 系统的支撑性和推进性较好，灵活性较差。一般而言，0.014 in 系统通常用在膝以下的小血管病变介入，0.035 in 系统常用于髂动脉等大血管的病变时，用于球囊和支架放置。建议介入治疗室内多准备几种导管系统的多余的线，以应对复杂病变需要的灵活性处理。一般情况下，病变血管越小，使用的系统规格也越小。

除非表面有涂层的“导丝”的特性是必需的，否则不建议使用它，因为这种导丝更容易发生血管穿孔，且比传统导丝难控制。涂层导丝因为缺少“转变点”，使它们成为避免交叉遮挡和锐角的最佳选择。所以最理想的情况是，一旦使用这种导丝越过闭塞后，便将这种有潜在危险的导丝改为安全的传统导丝。

球囊导管

各种各样的单轨和导丝外的球囊导管适用于扩张下肢病变的治疗。它们有不同长度的各种直径，球囊长度可达 15 cm。建议使用压力监测仪监测球囊的压力。虽然目前没有最优的球囊压力和压力持续时间，但是一般建议球囊膨胀至对病变位置产生足够的压力使其完全扩张。

支架

支架分为球囊扩张和自扩张两大类，2 种均覆盖有材料。球囊扩张支架一般应用于中轴骨骼，以保护它们免受外力挤压，这使得这种支架只能常用于髂动脉，但冠状动脉球囊扩张支架也用于挽救膝下血管成形术失败的情况[14-15]。

球囊扩张支架较自扩张支架的精准性更高，虽然在它们扩张后支架长度会有所缩短。自扩张支架定形性较好，且有弹性。这种灵活的特性使得自扩张支架的长度可较长，且适用于逐渐变窄的血管。自扩张支架可以由镍钛合金或不锈钢合金制成。目前尚没有证据表明哪种支架的安全性和有效性更好[16-17]。

辅助设备

其他的辅助设备，如激光导管、斑块切除术导管（旋转和定向）、近距离放射治疗导管、冷冻治疗球囊和切割球囊等已被研发、测试，以及进入积极的推销中。近距离放射治疗可能是一个例外，因为没有证据表明它在治疗下肢疾病时，有比球囊和支架更高的有效性和安全性、价值。

临床结局

主髂动脉血管

对于富有经验的主刀医生，当前的最佳主髂动脉病变的临床治疗倾向于血管内介入治疗（图 20-4）。若对这种患者进行外科大血管手术，其并发症的发生

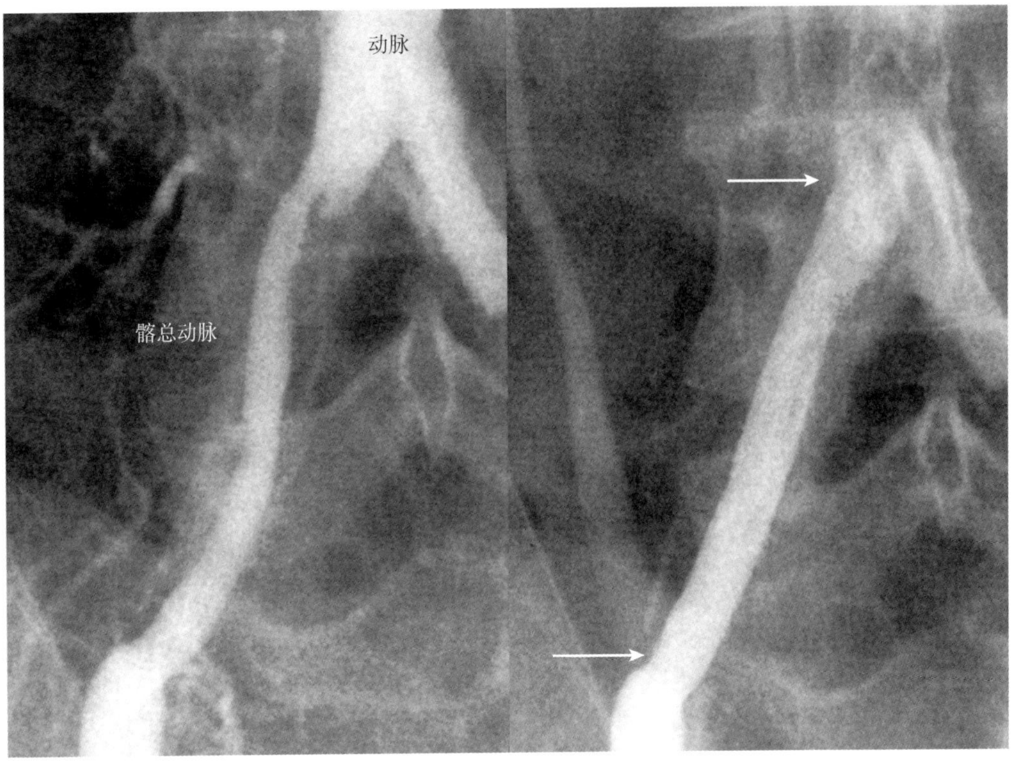

图 20-4 *左图*，右髂总动脉狭窄基线血管造影。*右图*，血管成形术后和自扩张支架的造影（*箭头*）

率和和死亡率均极高，而血管内介入的临床结局却较好。一项大型的单中心注册研究纳入了 505 名髂动脉支架植入的患者，手术成功率为 98%。8 年随访中，首次支架植入的通畅率为 74%，二次支架植入的通畅率为 84%[18]。一项为期 10 年的观察髂动脉支架植入后通畅性的研究发现，年龄、糖尿病、吸烟或高血压对支架通畅率并没有影响[19]。髂总动脉（CIA）的病变较髂动脉外部（EIA）病变的支架长期通畅率更高。另一项研究连续纳入了 89 例有症状的髂动脉闭塞患者，结果发现支架的成功率为 92%[20]。该血管病变的严重程度和复杂性并不影响支架植入后髂动脉通畅率。

一项观察性的研究比较了髂动脉中度病变患者非随机地行支架植入或手术治疗的作用[21]。两组间 5 年保肢率和生存率没有差异，但是手术治疗组的肢体血管通畅率较支架组高。另一项研究回顾了复杂主髂动脉闭塞性病变患者非随机地接受血管内介入治疗或开放性手术，结果发现，前者的住院时间更短，术后并发症少，但是介入治疗后的首次通畅率较手术治疗者低，二次通畅率两组无差异[22]。

人们就最有效的血管内治疗应使用“临时支架”还是“主支架”产生了分歧，前者是指当球囊扩张失败或次优时选择性使用的“支架”；后者则是不管球囊扩张结果如何均植入常规支架。荷兰髂支架试验表明，这两种处理对髂内动脉后产生的血流动力学结果相似，但在经皮腔内血管成形术组主支架植入后跨损伤压力梯度比球囊血管成形术后低，但比临时支架组高，主支架植入为 5.8 ± 4.7 mmHg，单独球囊血管成形术为 8.9 ± 6.8 mmHg，临时支架为 5.9 ± 3.6 mmHg[23]。术后梯度间压力小于 10 mmHg 定义为手术成功，传统支架的手术成功率为 81%，单独球囊血管成形术和临时支架的成功率为 89%，这两组没有差别。髂动脉通过“临时支架”的植入，减小了 63% 真正的支架植入。经过 5 年的随访，选择性支架置入术能较大程度地改善症状，但是两者的通畅率、ABI 和生活质量并无差异[24-25]。

然而临床实践中的更优选择是主支架置入，最近一项纳入超过 2 000 例患者的 meta 分析也证实了这一观点[26]。主髂动脉植入主支架与球囊血管成形比较，前者的手术成功率更高，且前者 4 年后支架植入失败比后者降低 43%。主支架植入术的优点包括高效和可靠的血运重建，能最大限度地减少突发闭塞。直接支架则最大限度地减少了跨损伤梯度间压力的技术挑战以及调整扩张血管药物的需要。目前 ACC/

AHA 指南推荐植入主支架治疗髂总动脉及髂外动脉狭窄的患者——Ⅰ类推荐（B 级证据）[3]。

股 - 腘血管

血管成形术和支架置入术

股 - 腘动脉疾病可选择药物治疗、PTA、支架植入、近距离放射治疗和激光血管成形术。考虑到这个部分容易受外部压力而使支架压缩，所以自扩张支架是更优选择。值得注意的是，尽管它们在市场上占有显著地位，但缺乏用于减弱斑块切除术、球囊切除术或冷冻球囊术的数据依据。

一项 meta 分析比较了间歇性跛行患者接受血管成形术和运动疗法的作用，结果发现 3 个月、6 个月后，前者的 ABI 的改善更大，但是两者的生活质量类似[27]。一项成本效益研究的结果表明，经皮介入治疗与运动比较，前者质量调整生命年的成本效益更高[28]。

526 例间歇性跛行患者的配对队列研究发现，血运重建策略与药物治疗比较，前者具有显著优势[29]。前者与后者比较，前者更能改善患者的功能、减轻躯体疼痛、增加步行距离。ABI 改善越大的患者临床获益越多。

最近英国发表的一项试验把 178 例跛行患者随机分配为 3 组：受监督运动组、球囊血管成形术组、运动 + 血管成形术组（当它们有适合股 - 腘动脉成形术的病变时）[30]。结果表明，运动 + 血管成形的临床结局最优，但是 3 组间的生活质量没有差异。该试验的 2 个主要不足之处：①只使用了球囊支架；②运动上限为 207 m，这样有可能低估血运重建的改善程度（图 20-5）。

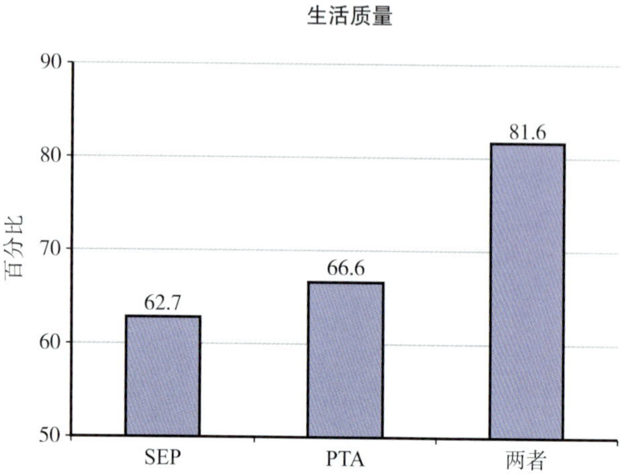

图 20-5 跛行患者随机接受 3 种治疗后生活质量（QOL）的改善比例。这三个随机组为：受监督的运动计划（*SEP*）、经皮腔内血管成形术（*PTA*）及两者联合（*From Mazari FA, Gulati S, Rahman MN, et al: Early outcomes from a randomized, controlled trial of supervised exercise, angioplasty, and combined therapy in intermittent claudication. Ann Vasc Surg 24: 69-79, 2010.*）[30]

股动脉病变的临床成功取决于手术的维持时间。一项 meta 分析的结果表明，对于那些肢体严重病变（CLI 和闭塞）的患者，支架植入与 PTA 比较，前者的 3 年通畅率较好[31]。有 3 项随机对照试验比较了主支架植入与球囊血管成形术（临时支架置入术）的作用[6-8]。结果发现，病变长度和复杂性影响球囊血管成形术后再狭窄率风险，但是这两者并不影响支架植入（图 20-6）。综上所述，当有机会只进行球囊血管成形术时，建议较长的股 - 腘病变（≥ 7 cm）选择主支架植入，离散病变（< 4 cm）选择临时支架（表 20-3）。

支架断裂与股动脉再狭窄相关[32]。股动脉支架断裂是有区别的，与它们的构成和结构有关。SMART 支架（Cordis，MiamiLakes，Fla.）的断裂率是 28%，而 Wallstent 支架（Boston Scientific，Natick，Mass.）为 19%，Dynalink/Absolute 支架（Abbott Vascular，Santa Clara，Calif.）为 2%[33]。

涂层支架

涂层支架常用于治疗血管穿孔和排除周围血管的动脉瘤。Viabahn 支架移植物（W.L.Gore，Flagstaff，Ariz.）随访了 1 年涂层支架的效果，发现股动脉通畅率为 62%。在一项研究中，患者随机进入 Viabahn 涂层支架组和 PTA 组，结果发现前者的主要不良事件是后者的 2 倍，其中前者为 8.2%，后者为 4.0%。Viabahn 支架理论上的优势是支架间的结构允许细胞向支架内覆盖生长。然而，可能无法避免边缘再狭窄，支架内血栓形成的问题也需要注意。一项研究纳入了 60 个肢体接受了涂层支架植入的患者，2 名患者出现了手术相关的严重并发症，需要手术矫正。30 天涂层支架内血栓闭塞的发生率为 10%，1 年通畅率为 67%[34]。在另一项研究中，86 例患者随机接受旁路手术或血管内涂层支架植入。两组的短期和长期通畅率均无显著差异，但对于复杂病变血管而言，旁路手术似乎更有利[35,36]。

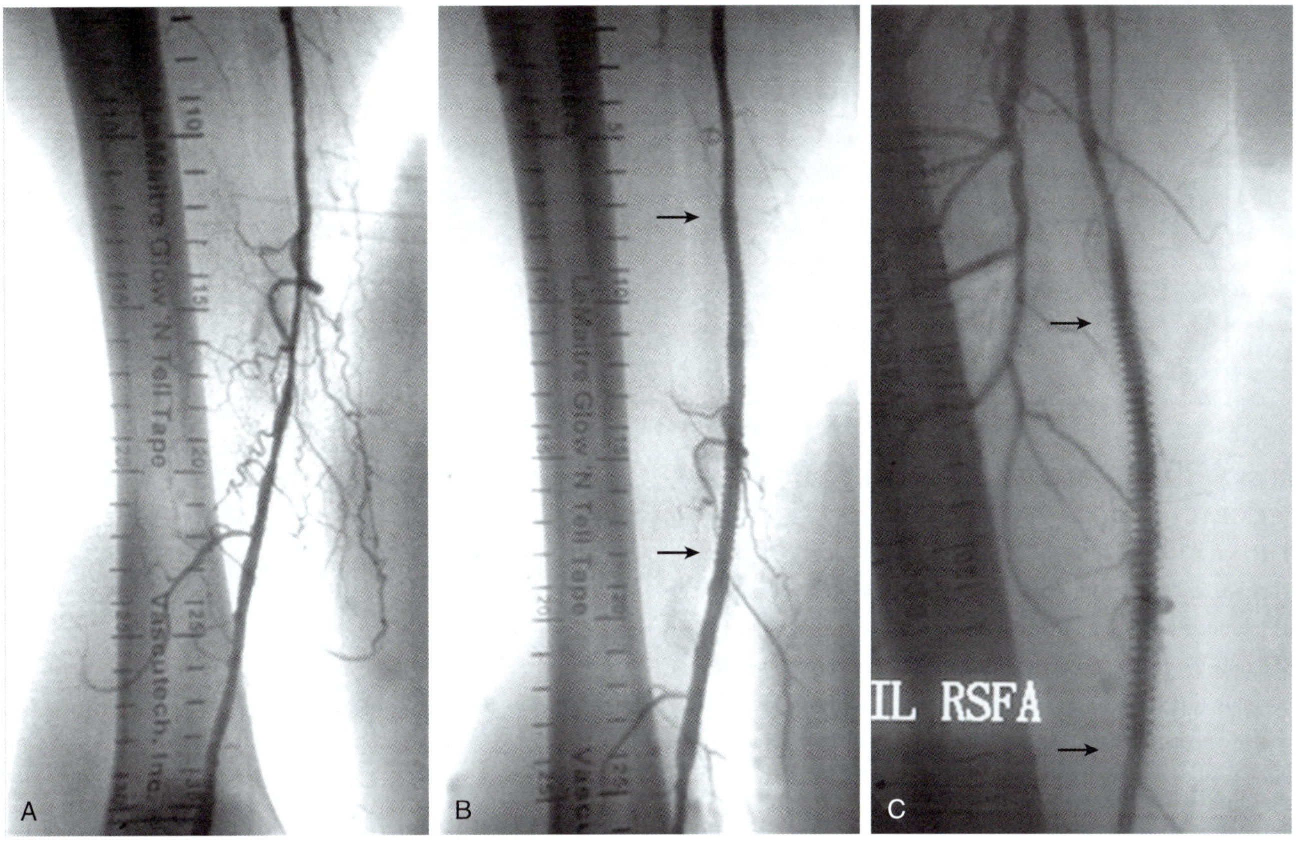

图 20-6 **A**，远端股浅动脉（SFA）狭窄的基线血管造影。**B**，支架置入后（箭头之间）。**C**，6 个月随访 SFA 支架段

表20-3 股－腘动脉主支架和临时支架植入的比较

	SCHILLINGER	KRANKENBERG
支架	Guidant	Bard
损伤长度	101 mm	45 mm
支架内再狭窄	36.7%	31.7%
PTA 再狭窄	63.5%	38.6%*

*P=0.004

PTA，经皮腔内血管成形术。

From Schillinger M，Sabeti S，Loewe C，et al：Balloon angioplasty versus implantation of nitinol stents in the superficial femoral artery.N Engl J Med 354：1879-1888，-2006；and Krankenberg H，Schluter M，Steinkamp HJ，et al：Nitinol stent implantation versus percutaneous transluminal angioplasty in superficial femoral artery lesions up to 10 cm in length：the Femoral Artery Stenting Trial（FAST）.Circulation 116：285-292，2007[5-6].

药物洗脱球囊和支架

一项样本量较小的临床试验把患者随机分配到裸金属自扩张支架组或药物洗脱（西罗莫司）自扩张支架（Smart，Cordis，Miami Lakes，Fla.）组，结果发现两组的支架内再狭窄并没有差异[17,37]。最近才完成的 Cook Zilver PTX 随机试验共纳入了 420 例患者，结果有了一些希望[38]。最近有 2 项药物涂层（紫杉醇）球囊治疗股动脉的研究，结果均为涂层球囊更优[39-40]。这些研究的结果提示涂层球囊与非涂层球囊比较，前者的血管管腔丢失、再狭窄和靶病变处血运重建的概率较低（图 20-7）。之前的药物洗脱支架（DES）和球囊治疗股动脉疾病失败的原因可能与支架断裂和金属支架对血管壁的不断刺激有关[41]。

近距离放射治疗

辅助血管内近距离放射治疗（EBT）常使用铱 -192，它的处方剂量为 12 ~ 14 Gy，EBT+PTA 治疗与 PTA 单独治疗股动脉长段狭窄比较，前者出现再狭窄的时间较晚[42-43]。在一项研究中，EBT+PTA 治疗与 PTA 单独治疗比较，前者的早期狭窄风险更低，但是 5 年的随访发现，两组的再狭窄率并无差异，均约为 72.5%[43]。近距离放射治疗对再狭窄病变

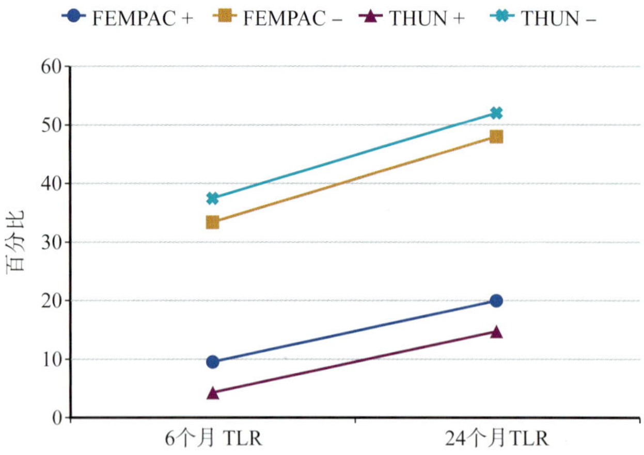

图 20-7 药物涂层球囊研究对比：对比药物组涂层球囊（FEMPAC+ 和 THUN+）和控制组球囊治疗（FEMPAC– 和 THUN+）的 6 个月和 24 个月目标损伤部位的血运重建率（From Tepe G, Zeller T, Albrecht T, et al: Local delivery of paclitaxel to inhibit restenosis during angioplasty of the leg. N Engl J Med 358:689–699, 2008; and Werk M, Langner S, Reinkensmeier B, et al: Inhibition of restenosis in femoropopliteal arteries: paclitaxel-coated versus uncoated balloon: Femoral Paclitaxel Randomized Pilot Trial. Circulation 118:1358-1365, 2008.）[39, 40]

较原病变有效 [44-45]。一项新的技术是在股动脉原病变处进行 PTA 后提供外部光束照射，1 年后随访。14 Gy 剂量组与对照组和低剂量组比较，前者较后两者的获益更大 [46]。

斑块切除术

以前人们期望通过“减轻”动脉粥样斑块，股动脉介入治疗后的通畅率会有所提高 [47]。然而，连续几代的斑块切除术导管未能证明它比便宜的传统治疗更能获益 [48-49]。由于有斑块切除术的比较研究较少，且支持使用斑块切除术的证据均为登记的个案自我报告，会产生较大的偏倚。另外，这种技术还有一些安全方面的担忧，如远端栓塞和穿孔，此方法的作用并不明确。

激光辅助血管成形术

激光辅助血管成形术似乎没有使周围动脉血运重建的传统的血管内治疗额外获益 [53-54]。周围准分子激光切除下的血管成形术（PELA）试验纳入 251 位跛行且股动脉完全闭塞的患者，他们随机分为单纯 PTA 治疗组或激光辅助 PTA 治疗组。结果发现两组的 1 年的临床事件或通畅率无明显差异。

切割球囊

切割球囊被用在“不能扩张”的冠状动脉病变中，但是建议把这项技术推广至周围血管病变的证据并不多 [55]，而且没有证据表明切割球囊对支架内再狭窄有效。

冷冻成形术

临床试验未能证明冷冻成形术在周围血管疾病的治疗中能使患者比传统的血管成形术获益更大 [56]。在伴有股－腘动脉损伤的糖尿病人群中，接受冷冻成形术与传统的血管成形术比较，前者的首次通畅率较低，长期随访的再次手术率也较高 [57]。

膝下介入

胫腓动脉成形术

膝下血管成形术已被广泛应用于 CLI 患者的治疗，因为传统的周围血管成形术在这个位置存在技术上的困难，且容易造成肢体损失，导致并发症发生（图 20-8）。胫腓动脉成形术的手术成功率可高达 80% 以上 [58-59]。在冠状血管成形术使用 0.014 in 规格的器材较 0.035 in 者能改善膝下介入治疗作用。Dorros 等的一项研究纳入了 111 例跛行、组织损失或静息痛的患者，他们的治疗方法为胫腓血管成形术 [60]。结果发现此方法对所有病变的成功率 90%，其中狭窄的成功率为 99%，闭塞的成功率为 65%，95% 的患者在出院时症状有改善。

两项临床试验还验证了通过经皮介入的方法鉴定 CLI 和膝下血管病变的有效性 [58,61]。这类患者接受 PTA 后 2 ~ 5 年的保肢率为 85% ~ 91%。这证据表明对需要保肢的患者而言，不一定只选择胫腓动脉血管成形术。他们需要谨慎选择，毕竟，若成形术失败，这类患者的其他手术的选择余地也较局限。

膝下血管疾病的治疗要得到最佳疗效，则须根据患者和病变类型来选择方法。一般而言，局灶性血管狭窄的临床结果较好，同一条血管小于 5 个病变的手术成功率较高。从解剖学来说，手术的目标是尽可能地打通胫动脉狭窄，提高血运重建的程度及改善临床结局 [62]。治疗成功的标志是静息痛缓解、溃疡愈合、避免截肢，而并不是要长久地保持病变血管的通畅。当医疗干预是为了治疗溃疡时，基本原理是病变处需

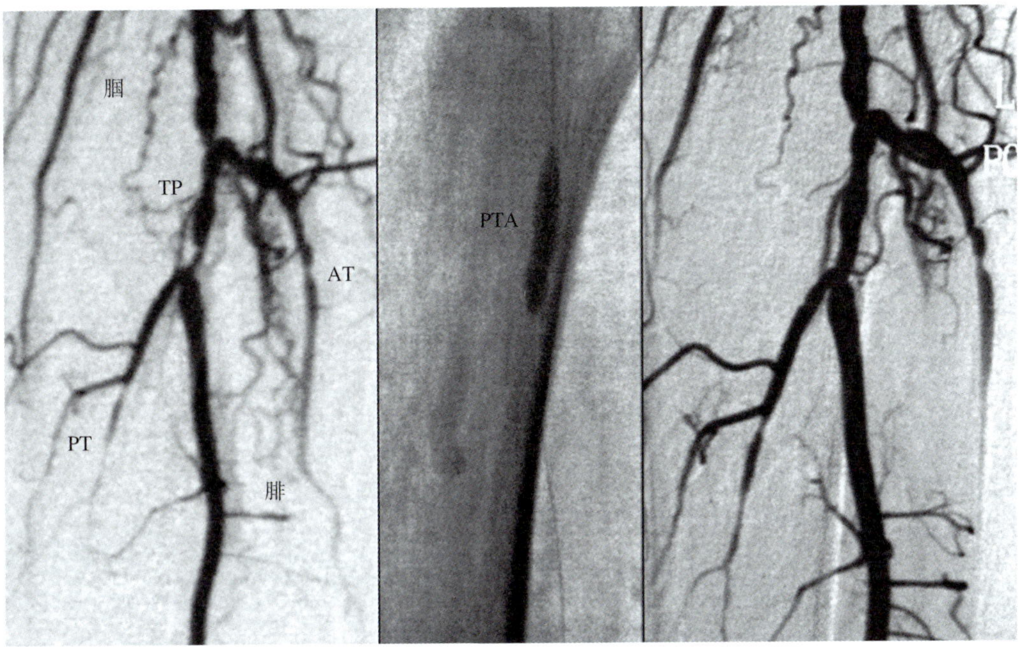

图 20-8 *左*，基线血管造影显示胫腓动脉（TP）重度狭窄（70%）。*中*，TP 处的球囊血管成形术。*右*，最后的血管造影显示狭窄少于 30%。AT，胫前动脉；PT，胫后动脉；PTA，经皮腔内血管成形术

要更多的血流供应氧气，以促进伤口愈合，而不是维持组织的完整性[58]。经皮治疗可以让超过 80% 的患者长期保肢，推荐这种治疗作为肢体缺血而又符合血管内介入治疗条件的患者的标准治疗。

胫腓动脉支架

目前尚不明确胫动脉中植入临时支架或主支架的作用[63]。最近一项小型对照试验比较的单纯 PTA 和 PTA+ 金属裸支架（BMS）植入的差异，1 年后结果发现，两组的临床结局没有差异，包括通畅率、保肢率和生存率（图 20-9）[64]。在胫动脉使用球囊扩张冠状动脉 DES 的初步结果也公布了[14-15,65-66]。小型的试验均显示，膝下 BMS 与 DES 比较，前者的通畅率更佳[67-68]。公布的最大型的试验共纳入了 106 例 CLI 患者（共 118 条病变肢体），患者均接受膝下 DES 植入[15]。结果发现 3 年的累计截肢的发生率只有 6%，无截肢生存率为 68%。

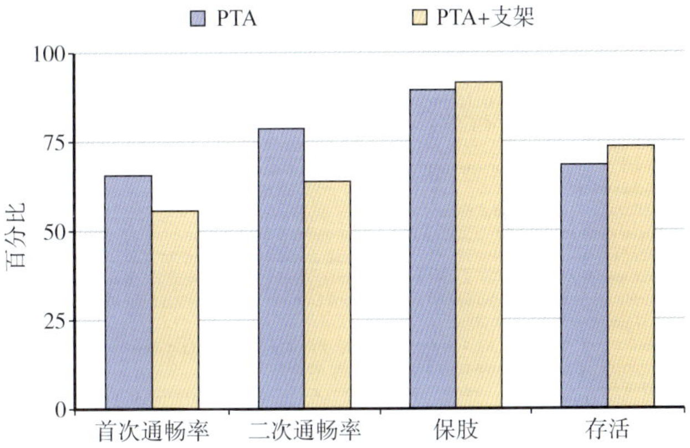

图 20-9 38 名严重肢体缺血患者（CLI）经单纯膝下经皮腔内血管成形术（PTA）与 PTA+ 裸金属支架（BMS）植入的 12 个月通畅率比较（*From Randon C，Jacobs B，De Ryck F，Vermassen F：Angioplasty or primary stenting for infrapopliteal lesions：results of a prospective randomized trial.Cardiovasc Intervent Radiol 33：260-269，2010.*）[64]

血管新生

膝下动脉疾病严重程度较高，常常累及几乎所有相关血管，所以经皮机械血运重建并不可取。使用促进血管生长的药物 [如血管内皮生长因子（VEGF）、成纤维细胞生长因子（FGF）]、基因治疗和细胞疗法有可能作为保存患者肢体的一种方法[69-71]。目前，还没有出现这方面的临床突破，但很多正在进行的基础研究显示这些治疗还是很有希望的[72]。

结论

经皮血运重建治疗已迅速地取代了开放性手术作为治疗下肢 PAD 的首选。支架的出现改善了髂动脉、股-腘动脉病变的临床结局，但是，支架应用于膝下血管疾病的作用尚不明确，建议在血管成形术失败时的紧急情况才采用此方法。而费用较高的辅助治疗，如斑块切除术、激光、冷冻治疗术、切割球囊术等，它们对下肢缺血性病变的实际效果其实非常有限。

抗再狭窄治疗的成功研发，如 DES 和药物涂层球囊，将开辟经皮血运重建的治疗新时代。这些治疗的疗效和持续时间与冠状动脉的 DES 类似。若再进一步证实抗再狭窄治疗在下肢动脉疾病的长期通畅率与冠状动脉相似，那么这种治疗方法将会成为治疗 PAD 的主要方法。

参考文献

1. Dotter CT, Judkins MP: Transluminal treatment of arteriosclerotic obstruction. Description of a new technique and a preliminary report of its application, *Circulation* 30:654–670, 1964.
2. Gruntzig A, Hopff H: Percutaneous recanalization after chronic arterial occlusion with new dilator-catheter (modification of the Dotter technique) (author's transl), *Dtsch Med Wochenschr* 99:2502–2510, 1974.
3. Hirsch AT, Haskal ZJ, Hertzer NR, et al: ACC/AHA 2005 guidelines for the management of patients with peripheral arterial disease (lower extremity, renal, mesenteric, and abdominal aortic): executive summary of a collaborative report from the American Association for Vascular Surgery/Society for Vascular Surgery, Society for Cardiovascular Angiography and Interventions, Society for Vascular Medicine and Biology, Society of Interventional Radiology, and the ACC/AHA Task Force on Practice Guidelines (Writing Committee to Develop Guidelines for the Management of Patients with Peripheral Arterial Disease) endorsed by the American Association of Cardiovascular and Pulmonary Rehabilitation; National Heart, Lung, and Blood Institute; Society for Vascular Nursing; TransAtlantic Inter-Society Consensus; and Vascular Disease Foundation, *J Am Coll Cardiol* 47:1239–1312, 2006.
4. Creager MA, Cooke JP, Olin JW, et al: Task force 11: training in vascular medicine and peripheral vascular catheter-based interventions endorsed by the Society for Cardiovascular Angiography and Interventions and the Society for Vascular Medicine, *J Am Coll Cardiol* 51:398–404, 2008.
5. AbuRahma AF, Hayes JD, Flaherty SK, et al: Primary iliac stenting versus transluminal angioplasty with selective stenting, *J Vasc Surg* 46:965–970, 2007.
6. Schillinger M, Sabeti S, Loewe C, et al: Balloon angioplasty versus implantation of nitinol stents in the superficial femoral artery, *N Engl J Med* 354:1879–1888, 2006.
7. Krankenberg H, Schluter M, Steinkamp HJ, et al: Nitinol stent implantation versus percutaneous transluminal angioplasty in superficial femoral artery lesions up to 10 cm in length: The Femoral Artery Stenting Trial (FAST), *Circulation* 116:285–292, 2007.
8. Laird JR, Katzen BT, Scheinert D, et al: Nitinol stent implantation versus balloon angioplasty for lesions in the superficial femoral artery and proximal popliteal artery: twelve-month results from the RESILIENT randomized trial, *Circ Cardiovasc Interv* 3:267–276, 2010.
9. Scheinert D, Schroder M, Ludwig J, et al: Stent-supported recanalization of chronic iliac artery occlusions, *Am J Med* 110:708–715, 2001.
10. Samal AK, White CJ: Percutaneous management of access site complications, *Catheter Cardiovasc Interv* 57:12–23, 2002.
11. Norgren L, Hiatt WR, Dormandy JA, et al: Inter-Society Consensus for the management of peripheral arterial disease (TASC II), *J Vasc Surg* 45(Suppl S):S5–S67, 2007.
12. Jamsen T, Manninen H, Tulla H, et al: The final outcome of primary infrainguinal percutaneous transluminal angioplasty in 100 consecutive patients with chronic critical limb ischemia, *J Vasc Interv Radiol* 13:455–463, 2002.
13. Adam DJ, Beard JD, Cleveland T, et al: Bypass versus Angioplasty in Severe Ischaemia of the Leg (BASIL): multicentre, randomised controlled trial, *Lancet* 366:1925–1934, 2005.
14. Grant AG, White CJ, Collins TJ, et al: Infrapopliteal drug-eluting stents for chronic limb ischemia, *Catheter Cardiovasc Interv* 71:108–111, 2008.
15. Feiring AJ, Krahn M, Nelson L, et al: Preventing leg amputations in critical limb ischemia with below-the-knee drug-eluting stents: the PaRADISE (PReventing Amputations using Drug eluting StEnts) trial, *J Am Coll Cardiol* 55:1580–1589, 2010.
16. Ponec D, Jaff MR, Swischuk J, et al: The Nitinol SMART stent vs. Wallstent for suboptimal iliac artery angioplasty: CRISP-US trial results, *J Vasc Interv Radiol* 15:911–918, 2004.
17. Duda SH, Bosiers M, Lammer J, et al: Drug-eluting and bare nitinol stents for the treatment of atherosclerotic lesions in the superficial femoral artery: long-term results from the SIROCCO trial, *J Endovasc Ther* 13:701–710, 2006.
18. Murphy TP, Ariaratnam NS, Carney WI Jr., et al: Aortoiliac insufficiency: long-term experience with stent placement for treatment, *Radiology* 231:243–249, 2004.
19. Park KB, Do YS, Kim JH, et al: Stent placement for chronic iliac arterial occlusive disease: the results of 10 years experience in a single institution, *Korean J Radiol* 6:256–266, 2005.
20. Leville CD, Kashyap VS, Clair DG, et al: Endovascular management of iliac artery occlusions: extending treatment to TransAtlantic Inter-Society Consensus class C and D patients, *J Vasc Surg* 43:32–39, 2006.
21. Timaran CH, Prault TL, Stevens SL, et al: Iliac artery stenting versus surgical reconstruction for TASC (TransAtlantic Inter-Society Consensus) type B and type C iliac lesions, *J Vasc Surg* 38:272–278, 2003.
22. Hans SS, DeSantis D, Siddiqui R, et al: Results of endovascular therapy and aortobifemoral grafting for Transatlantic Inter-Society type C and D aortoiliac occlusive disease, *Surgery* 144:583–589, 2008 discussion 589–590.
23. Tetteroo E, Haaring C, van der Graaf Y, et al: Intraarterial pressure gradients after randomized angioplasty or stenting of iliac artery lesions. Dutch Iliac Stent Trial Study Group, *Cardiovasc Intervent Radiol* 19:411–417, 1996.
24. Klein WM, van der Graaf Y, Seegers J, et al: Long-term cardiovascular morbidity, mortality, and reintervention after endovascular treatment in patients with iliac artery disease: the Dutch Iliac Stent Trial Study, *Radiology* 232:491–498, 2004.
25. Klein WM, van der Graaf Y, Seegers J, et al: Dutch iliac stent trial: long-term results in patients randomized for primary or selective stent placement, *Radiology* 238:734–744, 2006.
26. Bosch JL, Hunink MG: Meta-analysis of the results of percutaneous transluminal angioplasty and stent placement for aortoiliac occlusive disease, *Radiology* 204:87–96, 1997.
27. Spronk S, Bosch JL, Veen HF, et al: Intermittent claudication: functional capacity and quality of life after exercise training or percutaneous transluminal angioplasty–systematic review, *Radiology* 235:833–842, 2005.
28. de Vries SO, Visser K, de Vries JA, et al: Intermittent claudication: cost-effectiveness of revascularization versus exercise therapy, *Radiology* 222:25–36, 2002.
29. Feinglass J, McCarthy WJ, Slavensky R, et al: Functional status and walking ability after lower extremity bypass grafting or angioplasty for intermittent claudication: results from a prospective outcomes study, *J Vasc Surg* 31:93–103, 2000.
30. Mazari FAK, Gulati S, Rahman MNA, et al: Early outcomes from a randomized, controlled trial of supervised exercise, angioplasty, and combined therapy in intermittent claudication, *Ann Vasc Surg* 24:69–79, 2010.
31. Muradin GS, Bosch JL, Stijnen T, et al: Balloon dilation and stent implantation for treatment of femoropopliteal arterial disease: meta-analysis, *Radiology* 221:137–145, 2001.
32. Scheinert D, Scheinert S, Sax J, et al: Prevalence and clinical impact of stent fractures after femoropopliteal stenting, *J Am Coll Cardiol* 45:312–315, 2005.
33. Schlager O, Dick P, Sabeti S, et al: Long-segment SFA stenting–the dark sides: in-stent restenosis, clinical deterioration, and stent fractures, *J Endovasc Ther* 12:676–684, 2005.
34. Fischer M, Schwabe C, Schulte KL: Value of the Hemobahn/Viabahn endoprosthesis in the treatment of long chronic lesions of the superficial femoral artery: 6 years of experience, *J Endovasc Ther* 13:281–290, 2006.
35. McQuade K, Gable D, Hohman S, et al: Randomized comparison of ePTFE/nitinol self-expanding stent graft vs. prosthetic femoral-popliteal bypass in the treatment of superficial femoral artery occlusive disease, *J Vasc Surg* 49:109–115, 116 e1–e9, 2009; discussion 116.
36. McQuade K, Gable D, Pearl G, et al: Four-year randomized prospective comparison of percutaneous ePTFE/nitinol self-expanding stent graft versus prosthetic femoral-popliteal bypass in the treatment of superficial femoral artery occlusive disease, *J Vasc Surg* 52:584–590, 2010.
37. Duda SH, Pusich B, Richter G, et al: Sirolimus-eluting stents for the treatment of obstructive superficial femoral artery disease: six-month results, *Circulation* 106:1505–1509, 2002.
38. Dake MD, Van Alstine WG, Zhou Q, et al: Polymer-free paclitaxel-coated Zilver PTX Stents–evaluation of pharmacokinetics and comparative safety in porcine arteries, *J Vasc Interv Radiol* 22:603–610, 2011.
39. Tepe G, Zeller T, Albrecht T, et al: Local delivery of paclitaxel to inhibit restenosis during angioplasty of the leg, *N Engl J Med* 358:689–699, 2008.
40. Werk M, Langner S, Reinkensmeier B, et al: Inhibition of restenosis in femoropopliteal arteries: paclitaxel-coated versus uncoated balloon: femoral paclitaxel randomized pilot trial, *Circulation* 118:1358–1365, 2008.
41. Gray WA, Granada JF: Drug-coated balloons for the prevention of vascular restenosis, *Circulation* 121:2672–2680, 2010.
42. Diehm N, Silvestro A, Do DD, et al: Endovascular brachytherapy after femoropopliteal balloon angioplasty fails to show robust clinical benefit over time, *J Endovasc Ther* 12:723–730, 2005.
43. Wolfram RM, Budinsky AC, Pokrajac B, et al: Endovascular brachytherapy for prophylaxis of restenosis after femoropopliteal angioplasty: five-year follow-up–prospective randomized study, *Radiology* 240:878–884, 2006.
44. Wolfram RM, Budinsky AC, Pokrajac B, et al: Endovascular brachytherapy: restenosis in de novo versus recurrent lesions of femoropopliteal artery–the Vienna experience, *Radiology* 236:338–342, 2005.
45. Pokrajac B, Kirisits C, Rainer S, et al: Beta endovascular brachytherapy using CO2-filled centering catheter for treatment of recurrent superficial femoropopliteal artery disease, *Cardiovasc Revasc Med* 10:162–165, 2009.
46. Therasse E, Donath D, Lesperance J, et al: External beam radiation to prevent restenosis after superficial femoral artery balloon angioplasty, *Circulation* 111:3310–3315, 2005.
47. Reekers J: Challenging a myth: directional atherectomy, *Cardiovasc Intervent Radiol* 32:203–204, 2009.
48. Vroegindeweij D, Tielbeek AV, Buth J, et al: Directional atherectomy versus balloon angioplasty in segmental femoropopliteal artery disease: two-year follow-up with color-flow duplex scanning, *J Vasc Surg* 21:255–268, 1995 discussion 268–9.
49. Indes JE, Shah HJ, Jonker FHW, et al: Subintimal angioplasty is superior to Silverhawk atherectomy for the treatment of occlusive lesions of the lower extremities, *J Endovasc Ther* 17:243–250, 2010.
50. Zeller T, Rastan A, Schwarzwalder U, et al: Percutaneous peripheral atherectomy of femoropopliteal stenoses using a new-generation device: six-month results from a single-center experience, *J Endovasc Ther* 11:676–685, 2004.
51. Suri R, Wholey MH, Postoak D, et al: Distal embolic protection during femoropopliteal atherectomy, *Catheter Cardiovasc Interv* 67:417–422, 2006.
52. Zeller T, Rastan A, Sixt S, et al: Long-term results after directional atherectomy of femoro-popliteal lesions, *J Am Coll Cardiol* 48:1573–1578, 2006.
53. Scheinert D, Laird JR Jr., Schroder M, et al: Excimer laser-assisted recanalization of long,

chronic superficial femoral artery occlusions, *J Endovasc Ther* 8:156–166, 2001.
54. Steinkamp HJ, Rademaker J, Wissgott C, et al: Percutaneous transluminal laser angioplasty versus balloon dilation for treatment of popliteal artery occlusions, *J Endovasc Ther* 9:882–888, 2002.
55. Engelke C, Sandhu C, Morgan RA, et al: Using 6-mm cutting balloon angioplasty in patients with resistant peripheral artery stenosis: preliminary results, *AJR Am J Roentgenol* 179:619–623, 2002.
56. Wildgruber M, Berger H: Cryoplasty for the prevention of arterial restenosis, *Cardiovasc Intervent Radiol* 31:1050–1058, 2008.
57. Spiliopoulos S, Katsanos K, Karnabatidis D, et al: Cryoplasty versus conventional balloon angioplasty of the femoropopliteal artery in diabetic patients: long-term results from a prospective randomized single-center controlled trial, *Cardiovasc Intervent Radiol*, 33: 929–938, 2010.
58. Dorros G, Jaff MR, Dorros AM, et al: Tibioperoneal (outflow lesion) angioplasty can be used as primary treatment in 235 patients with critical limb ischemia: five-year follow-up, *Circulation* 104:2057–2062, 2001.
59. Krankenberg H, Sorge I, Zeller T, et al: Percutaneous transluminal angioplasty of infrapopliteal arteries in patients with intermittent claudication: acute and one-year results, *Catheter Cardiovasc Interv* 64:12–17, 2005.
60. Dorros G, Lewin RF, Jamnadas P, et al: Below-the-knee angioplasty: tibioperoneal vessels, the acute outcome, *Cathet Cardiovasc Diagn* 19:170–178, 1990.
61. Soder HK, Manninen HI, Jaakkola P, et al: Prospective trial of infrapopliteal artery balloon angioplasty for critical limb ischemia: angiographic and clinical results, *J Vasc Interv Radiol* 11:1021–1031, 2000.
62. Peregrin J, Kožnar B, Kováč J, et al: PTA of infrapopliteal arteries: long-term clinical follow-up and analysis of factors influencing clinical outcome, *Cardiovasc Intervent Radiol* 33:720–725, 2010.
63. Feiring AJ, Wesolowski AA, Lade S: Primary stent-supported angioplasty for treatment of below-knee critical limb ischemia and severe claudication: early and one-year outcomes, *J Am Coll Cardiol* 44:2307–2314, 2004.
64. Randon C, Jacobs B, De Ryck F, et al: Angioplasty or primary stenting for infrapopliteal lesions: results of a prospective randomized trial, *Cardiovasc Intervent Radiol* 33:260–269, 2010.
65. Siablis D, Karnabatidis D, Katsanos K, et al: Infrapopliteal application of sirolimus-eluting versus bare metal stents for critical limb ischemia: analysis of long-term angiographic and clinical outcome, *J Vasc Interv Radiol* 20:1141–1150, 2009.
66. Biondi-Zoccai GG, Sangiorgi G, Lotrionte M, et al: Infragenicular stent implantation for below-the-knee atherosclerotic disease: clinical evidence from an international collaborative meta-analysis on 640 patients, *J Endovasc Ther* 16:251–260, 2009.
67. Scheinert D, Ulrich M, Scheinert S, et al: Comparison of sirolimus-eluting vs. bare-metal stents for the treatment of infrapopliteal obstructions, *EuroIntervention* 2:169–174, 2006.
68. Siablis D, Kraniotis P, Karnabatidis D, et al: Sirolimus-eluting versus bare stents for bailout after suboptimal infrapopliteal angioplasty for critical limb ischemia: 6-month angiographic results from a nonrandomized prospective single-center study, *J Endovasc Ther* 12:685–695, 2005.
69. Lederman RJ, Mendelsohn FO, Anderson RD, et al: Therapeutic Angiogenesis with Recombinant Fibroblast Growth Factor-2 for Intermittent Claudication (the TRAFFIC study): a randomised trial, *Lancet* 359:2053–2058, 2002.
70. Rajagopalan S, Mohler ER 3rd, Lederman RJ, et al: Regional angiogenesis with vascular endothelial growth factor in peripheral arterial disease: a phase II randomized, double-blind, controlled study of adenoviral delivery of vascular endothelial growth factor 121 in patients with disabling intermittent claudication, *Circulation* 108:1933–1938, 2003.
71. Henry TD, Annex BH, McKendall GR, et al: The VIVA Trial: Vascular Endothelial Growth Factor in Ischemia for Vascular Angiogenesis, *Circulation* 107:1359–1365, 2003.
72. Tongers J, Roncalli JG, Losordo DW: Therapeutic angiogenesis for critical limb ischemia: microvascular therapies coming of age, *Circulation* 118:9–16, 2008.

第 21 章 周围动脉疾病重建手术

Matthew T.Menard，James T.McPhee，Michael Belkin

动脉粥样硬化的临床表现和并发症是血管外科医生遇到的最常见治疗难题。早在 18 世纪末，英国精湛的解剖学家和外科医生 John Hunter 就描述了这种疾病的好发解剖学部位以及病程的进展模式，作为血管外科手术的先驱者之一，他解剖的动脉粥样硬化的主动脉分叉仍陈列在伦敦的 Hunterian 博物馆。而 150 年后，Leriche 才把这种疾病命名为“动脉粥样硬化”[1]。

复杂动脉粥样硬化闭塞性疾病的现代外科手术重建始于 1947 年，葡萄牙外科医生 J.Cid dos Santos 成功地重建了一名患者的严重股总动脉（CFA）病变[2]。4 年后，旧金山的 Wylie 等把这一新技术扩展到主动脉与髂动脉连接处部位[3]。与此同时，在 Alexis Carrel[4] 的先驱性工作的基础上，Kunlin[5] 等报告第一例下肢长段的静脉旁路移植术。接下来的 10 年，合成的移植物成为主动脉旁路术的常用材料，而 Mc Caughan 创新性地把静脉旁路术延伸到胫骨水平[6]。近年来，随着人们对动脉粥样硬化生物学认识的深入，经皮治疗动脉闭塞性疾病水平的提高，动脉功能障碍的治疗手段也有日新月异的发展。这一章将综述主动脉与髂动脉连接处和腹股沟动脉闭塞性疾病的外科手术治疗。

主动脉与髂动脉连接处闭塞性疾病

主动脉和髂动脉远端动脉粥样硬化病变引起慢性闭塞，通常表现为下肢动脉供血不足的症状。这个位置的病变常伴有股腘动脉闭塞，产生一系列从轻微跛行到程度更严重的组织损伤或缺血的症状。患者如仅有主 - 髂动脉系统的血流动力学障碍，可能出现小腿肌肉的间歇性跛行，也可累及大腿、臀部和（或）臀部的肌肉。如果病变累及下腹部的血管，患者可能会由于阴部内动脉灌注不足而导致持续的勃起。而对于女性患者盆腔灌注障碍的等效影响仍然知之甚少，但已有研究关注这一问题[7]。一系列与男性主动脉与髂动脉连接处闭塞有关的特征性的症状和体征包括大腿、臀跛行，腿部肌肉萎缩、功能减退和股动脉搏动减弱，也称为 *Leriche 综合征*[8]。

虽然限于主动脉、髂动脉供血区域的动脉粥样硬化疾病可产生不同程度的跛行，但很少会出现下肢缺血性静息性疼痛或缺血性组织缺损。这在很大程度上是充分侧支循环的结果，通过腰椎、骶骨和髂周血管的侧支血管而重建腹股沟下动脉供血系统，有了足够的动脉灌注，可确保静息状态下的组织灌注（图 21-1）。一个例外的情况是该部位出现了栓塞性病变。*蓝趾综合征*是指动脉粥样硬化斑块破裂后，产生的碎片从主动脉或髂动脉的斑块脱落而形成远端血管栓塞[9-10]。常见的栓子脱落还可能通过冠状动脉或周围动脉造影时的导丝操作，或心脏外科手术中钳夹钙化的主动脉斑块而产生。而这些微栓子如胆固醇晶体、钙化斑块、血栓或聚集的血小板等的最终停留位置通常是脚趾的小血管。

如果主髂动脉闭塞性疾病合并股腘动脉闭塞性疾病，缺血性静息性疼痛或因严重灌注障碍导致组织

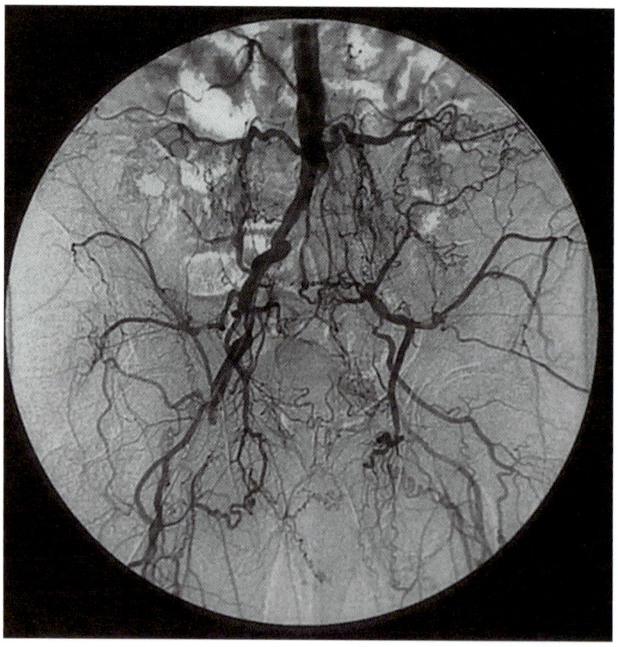

图 21-1 主髂动脉闭塞病变后出现各种程度的侧支循环。图中，左髂内动脉依靠明显的腰椎远端侧支血管和右髂内动脉供血。髂内动脉侧支血管反过来供应旋股动脉

缺损或坏疽也较常见[11]。影响到多级周围血管丛的进展性病变更常见于老年患者中。大约1/3有症状的主-髂动脉闭塞的患者存在股深动脉开口闭塞，而超过40%的患者合并有股浅动脉（SFA）闭塞。主髂动脉病变通常始于主动脉远端和髂总动脉（CIA）起源，并缓慢向血管近端和远端进展[12]。病变进展的速度差异很大，但最终可能延伸至肾动脉水平或导致主动脉闭塞。

动脉粥样硬化动脉疾病的一种严重亚型常出现在吸烟的年轻女性患者中[13]。这类患者进行影像学成像检查可发现病变血管狭窄闭塞，伴有弥漫钙化。这种特殊分布的病变和特征性的人群称为*小主动脉综合征*（图21-2）[14]。这类患者基本都有大量吸烟的病史，伴或不伴其他典型的动脉粥样硬化危险因素。鉴于主动脉和髂动脉管腔细小，这类患者进行血管内介入治疗更有优势，特别是在患者仍持续吸烟的情况下。

主髂动脉闭塞性疾病的诊断通常是根据患者症状、体格检查和无创检查如节段性压力测量和脉冲体积描记（PVRs）（第11、12章）。为明确主髂动脉闭塞病的诊断，以及指导后续的干预方案，进一步行血管成像检查十分必要。在许多中心，磁共振血管造影（MRA）和电子计算机断层扫描血管造影术（CTA）已取代传统造影剂血管造影，成为影像学检查的优选。随着早期研究的许多技术局限性取得进展，目前已可以重复地获得可以可靠地指导手术的血管标记。MRA和CTA均可得到全面的血管树视图和急性三维（3 D）重建（第13、14章）。CTA检查除了可评估血管腔外，还可额外评估血管的形态、了解血管的钙化程度、基于周围结构可对病变进行解剖学定位。CTA的血管成像结果可媲美标准的数字减影血管造影（DSA）[15]。当须进行经皮介入治疗的病变无法通过CTA或MRA明确时，可以进行经股动脉血管造影术。当MRA或CTA可获得高质量的血管标记，且患者临床情况或解剖学结构不适宜经皮方式的治疗时，大部分的病例可直接制订外科手术治疗计划，以避免传统的数字减影血管造影术[16]。

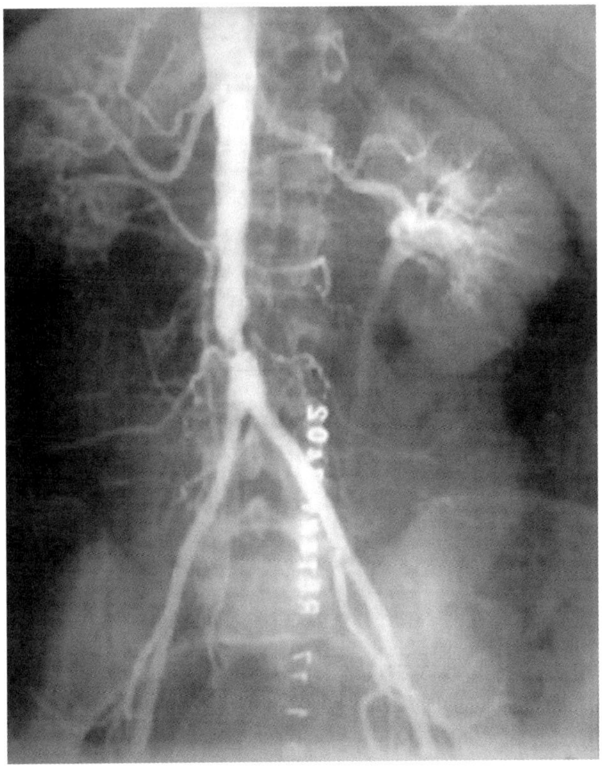

图21-2 主髂动脉闭塞性疾病由主动脉远端节段的狭窄形成，这种病变常见于年轻的吸烟女性患者。这类病变适合行动脉内膜切除术

极少数病例须行DSA检查来制订手术计划，通常使用逆行的经股动脉血管造影术，在特别的解剖学变异病例中，也可进行经桡动脉血管造影作为替代方案[17]。在合并肠系膜动脉或肾动脉闭塞疾病时，须额外增加侧位和斜位体位的图像，为明确病变区域的累及范围，对髂动脉和股动脉分叉部位的多体位投影非常重要（第15章）。最后，须对下肢进行完整血流走向的投影，以评估是否存在股腘动脉或小腿血管的病变。在某些模糊的病例中，在给予血管扩张剂如罂粟碱或硝酸甘油的前后或使用止血带诱导活动性充血时，拉回压力测量有助于记录特殊狭窄区域的血流动力学特征[18]。

治疗

危险因素的控制仍是治疗主髂动脉闭塞性疾病的基石（第19章）。所有动脉粥样硬化性疾病的患者均建议戒烟、控制血压和强化降胆固醇治疗。有证据指出进行有计划的步行训练项目可增加跛行患者的步行距离[19]。而在紧密随访下进行有计划的户外步行训练的获益仍有争议[20]。使用西洛他唑的药物治疗在某些亚组的患者中可获益，可作为改善跛行症状的一线治疗[21]。

近年来，针对跛行的治疗方法发生了相当大的变化。罹患致残性跛行、静息性疼痛或缺血相关性组织缺损的患者要强烈建议他们行动脉造影检查，并给予经皮介入治疗或外科手术治疗。然而，在过去，这种激进的治疗方案被认为不适用于未明确致残的跛行患者。此外，经皮介入治疗的安全性和有效性显著提高，且可应用到更多的血管床中，因此血管内血运重建的适应证不断扩大（第20章）。这一剧变大大影响了目前进行外科开刀手术的主髂动脉疾病患者数量。正如肾动脉闭塞性疾病患者行肾动脉血管造影术和肾动脉支架导致外科肾动脉重建手术剧减一样，随着主动脉、髂动脉球囊扩张和支架置入术的广泛应用和成功，并成为一线治疗方案，在我国进行主髂动脉重建手术的数量已开始下降。

当药物治疗或经皮介入治疗效果不佳或无法进行时，外科开刀手术仍可用于主髂动脉疾病患者伴有致残性跛行、缺血性静息性疼痛和缺血性溃疡或坏疽。患者出现夜间腿部静息性疼痛或组织缺损通常提示患有多节段病变，须根据缺血的严重程度来决定是进行浅表和腹股沟下血运重建还是仅进行流入口处理[11,22-24]。通常来讲，患者出现明显组织缺损或坏疽时，更可能须同时或分期进行流入口和流出口的干预。

根据每个患者具体情况和解剖学结构，有经验的血管外科术者可选择多种不同外科术式。历史上，主髂动脉闭塞病变的血运重建方式包括主髂动脉内膜切除术、主动脉和双侧股动脉旁路术和所谓的解剖学外血运重建，如髂股动脉、股股动脉或腋股动脉移植。

动脉内膜切除术

主动脉内膜切除术是早期主髂动脉重建的常用手段[25-26]。尽管该术式特别适用于主动脉远端或髂动脉近端的局限病变，动脉内膜切除术被证明不适宜用于累及整个肾动脉以下的主动脉和髂外动脉（EIAs）的患者[27-28]。动脉内膜切除术的优势在于可以避免人工血管植入，免除任何与人工血管相关的晚期并发症。局限的动脉内膜切除术的远期通畅率好，与旁路手术效果相当[29]。然而，适用于该术式的患者数量很少，在腔内治疗的时代中仍持续减少。术者培训和年轻术者的动脉内膜切除术经验，是影响术式选择的重要因素，这是由于手术需要严格的技术专长，而且当前许多术者并不熟悉这种术式。

主动脉、双侧股动脉旁路术

主动脉、双侧股动脉旁路术仍是主髂动脉闭塞性疾病的主要手术方式。在过去的20年间，主动脉、双侧股动脉旁路术也超越了主动脉内膜切除术和主髂动脉旁路手术。近年来，由于原位髂动脉病变的进展而导致继发的移植失败，上述增长趋势愈加明显[27,30]。来自20世纪70年代主双侧股动脉旁路术的早期数据显示，该术式术后30天的死亡率为5% ~ 8%[28-29,31-32]。经过数十年的发展，报道的手术死亡率降至1%，接近选择性腹主动脉血管瘤修复术的术后死亡率[33-34]。

通常，须进行外科手术治疗的主髂动脉闭塞性疾病患者有一半合并有明显的冠状动脉疾病（CAD），而合并高血压病的更多，接近80%的患者正在吸烟或有吸烟史[33]。近年来该病的患病率和死亡率的减少很大部分得益于伴发冠心病的治疗进展。特别是人们更好地认识到早期冠状动脉血运重建的重要性和益处，意识到冠状动脉支架置入术后进行非冠状动脉大血管手术须间隔一段时间，改善了心肌损伤患者的围术期药物治疗，根据不同患者的心肌储备进行术中和术后个体化液体管理[35-36]。而术后急症监护室的治疗进展包括肺部护理、感染控制和血液制品的使用等也有助于改善手术的预后。

目前主动脉、双侧股动脉旁路移植术的早期通畅率很高，在多数情况下可达到100%。术后5年的血管通畅率超过80%[29,31-33,37]，而10年的通畅率接近75%[29]。术后血管通畅率的提高有很多原因。目前大多数术者进行主髂动脉重建术时使用的移植材料是编织涤纶材料，具有良好的亲水性。与过去使用的编织移植物相比，这种材料具有更稳定的假内膜[38-39]。术者也更注意避免移植物冗余，并确保移植物和受体血管大小的良好匹配。移植物更常规地延伸至超过髂骨水平的股动脉，这样不仅可以更好地暴露血管，更易于进行远端血管的吻合，而且也可减少髂外水平的血管的动脉粥样硬化病变进展而导致移植物血栓形成[30]。经过备皮、严密的观察、精心的手术和明智地使用短疗程的抗生素的静脉治疗，暂且不用担心因腹股沟远端解剖而升高的移植物感染率[40]。然而，在某些情况下不推荐进行这种术式。例如，当患者因之前手术或放射治疗导致腹股沟折痕，或肥胖的糖尿病患者腹股沟部位出现糜烂皮疹时，如解剖学结构合适，此时进行髂外水平的远端血管吻合较好。

人们越来越注意到股深动脉（DFA）在维持主动脉、双侧股动脉旁路术后长期通畅率的重要作用[29,32,41,43]，毫无疑问，这也有助于改善患者的预后。同样，这也帮助人们了解股动脉水平的合适流出道的建立的重要性，它有助于获得更高的早期和晚期移植物通畅率，并能持续地缓解症状。在文献报道中，合并SFA病变的影响尚不明确。有报道指出这些患者合并或不合并SFA闭塞的术后通畅率相似[22-23]，而其他报道则认为合并 SFA 闭塞时术后的晚期通畅率会下降 [40,43]。而在明显的股浅动脉和股深动脉闭塞疾病中，进行股深动脉成形术是明确有效的 [44-45]。有研究者甚至推荐在所有的股浅动脉闭塞性疾病患者中进行股深动脉成形术，即使在没有股深动脉开口病变的情况下，并指出这些患者存在类似 50% 狭窄的“功能性”闭塞 [46]。尽管这些观点未被广泛接受，目前常见的是在超过腹股沟的股深动脉起始处的部位进行远端血管吻合，以提高移植物流出道血流，特别是在 SFA 闭塞或严重病变的情况下。在存在明显股动脉或股深动脉来源的斑块时，有进行广泛的动脉内膜切除术和（或）股深动脉成形术的适应证（图 21-3）。在这种情况下，更倾向于使用静脉、牛心包补片或涤纶补片来封闭内膜切除后的受体血管床，这样远端吻合可以附着，而不用形成长形的移植肢体的股动脉补片 [41]。

有一些与主动脉、双侧股动脉旁路术相关的技术难题值得充分地考虑和讨论。第一个问题是近端吻合口的创建。提倡进行端对端吻合方式的术者认为，这一术式更有利于在近端闭塞残段进行复杂的血栓动脉内膜切除术，可直接地对接血管血流，产生的湍流少，有良好的流动特性 [47]。通过搁置髂血管来避免竞争性血流现象，这一做法理论上虽可行，但难以真正获益。可以肯定的是，当合并有动脉瘤性疾病或主动脉闭塞延伸至肾动脉水平时，可以进行端对端的移植方法。有时在严重病变的主动脉上使用侧边咬合钳阻塞，进行端侧吻合有一定的技术难度。在一些病例报道中发现这种吻合方式的近端缝合线假性动脉瘤的发生率较低，长期的血管通畅率更高 [48]。远端主动脉使用端端缝合或使用吻合钉的方式可以使远端钳放松，导致下肢血管栓塞的风险降至最低。最后，赞成这一做法的术者认为更有效地封闭腹膜后腔，特别是在切除一小段肾下主动脉后，可以使远期移植物感染和主动脉 - 肠瘘发生率降低，但是这一说法缺乏直接的证据支持。

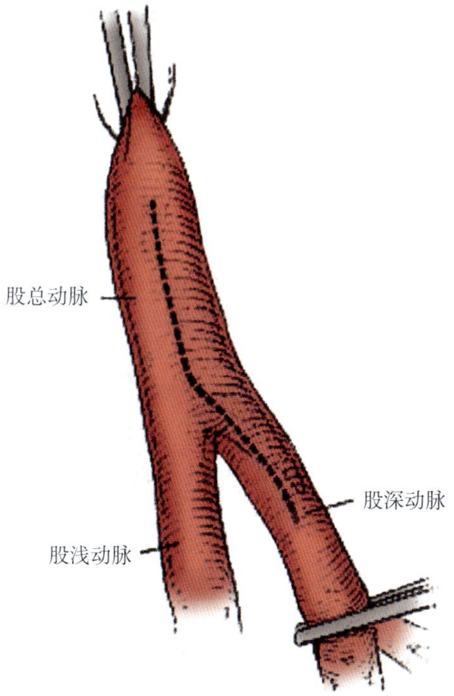

图 21-3　在累及股浅动脉和股深动脉开口的病变中，延伸股总动脉切开术至股深动脉开口，在远端吻合前行股深动脉成形术，这样有助于改善流出道血流，尽最大可能保持移植物通畅

在某些情况下，近端的端侧吻合方式更有优势。最常见的情况是，在那些存在髂外动脉闭塞的患者，如果干扰了主动脉的前向血流，可能导致重要的下腹部动脉或系膜下动脉（IMA）的血流灌注缺失，最终引起明显的盆腔缺血。结肠缺血（1% ~ 2%）[49]，或甚至更罕见地，继发于马尾综合征的截瘫（< 1%）[50] 也可通过端侧吻合术来避免。而虽然有学者推崇进行常规的 IMA 通畅保护，这一做法并未被广泛推广。

手术的管理

手术操作在常规的气管内麻醉下进行，并留置硬膜下导管作为术后镇痛使用。患者在胸腔中段到大腿中段的范围内进行消毒铺巾。首先通过双侧纵向侧切暴露股部血管，从而减少开腹和暴露内脏的时间。股部血管的暴露程度根据病变的严重程度和计划的 CFA 及分支的重建水平而定。接下来，移植物通过腹膜后腔通道的下面到达股动脉区域，在腹股沟韧带后面进行手术操作，使移植物沿着髂外动脉前面行走。将浸透抗生素的海绵置于腹股沟伤口处，转而进行主动脉切开。

沿中线开腹进行近端血运重建术。通常来说，主动脉切开范围限于肾动脉和肠系膜下动脉之间。这样可以避免累及主动脉分叉下端的结构，在此处有调控男性勃起和射精功能的自主神经丛扩展至主动脉。近期一个有趣的研究显示，主动脉瘤患者进行开腹和血管内修复的术后性功能障碍发生率没有显著性差异，提示该部位的主动脉切开可能没有传统认为的那么重要 [52]。

在主动脉钙化进展至肾动脉水平时，可能须继续切开主动脉至肾上腺甚至腹腔上水平，以安全地进行近端钳放置。另一种方法就是通过血管内球囊展开来控制近端血管吻合。如计划进行端侧吻合，推荐对钳夹的主动脉端进行环形切开。行主动脉切开术前进行腰椎或副肾动脉的控制有助于避免麻烦的后方出血。待移植通道的前面部分完成，继续使之维持在髂动脉前面、输尿管后面一段时间。接着给予 5 000 ~ 7 000 U 的肝素，术中可追加肝素使活化时间（ACT）维持在 250 ~ 300 s。肝素进入循环生效后，在 IMA 上放置无创性血管钳，刚好低于肾动脉水平。首先放置远端的血管钳，以避免近端血管钳放置后斑块脱落移位引起的远端栓塞。如果计划进行端端的吻合方式，在近端血管钳下端 1 ~ 2 cm 处横切主动脉，远端主动脉边缘切去小段（图 21-4A）。这样可以更好暴露主动脉颈部，可以更精确地进行近端血运重建，同时也可使移植物平铺在椎体上，而不是向前突起，更利于后续的腹膜后腔的覆盖。如有需要，该部位可行肾下动脉颈部的血栓动脉内膜切除术（图 21-4B）。使用 3-0 聚丙烯连续缝合来进行血管吻合（图 21-4C）。然后，远端主动脉使用双侧的单丝缝线进行缝合，也可使用外科吻合器进行钉合。如果拟进行端侧吻合，可在近端和远端主动脉血管钳放置后行前纵韧带动脉切开术。如有必要，在移植物恰当斜切后，可行动脉内膜切除术和吻合术（图 21-4D）。如果存在少量的斑块，远端可吻合至股动脉，而个别的股浅动脉和股深动脉的切开并非必须。

另一个具有争议的问题是关于合并多个水平闭塞病变患者的最佳处理。最常见的问题在于是否须或什么情况下须进行同时或分阶段流出道手术。通常认为超过 80% 的合并流入道和流出道病变的患者在主股动脉旁路移植术后可以持续改善[11,22]。而其他的报道则认为，如果仅行流入道手术，将有 1/4 到 1/3 的患者不能明显地缓解症状[23]。尽管没有任何单一指标可以可靠地指导外科医生决定何种情况下行合并手术

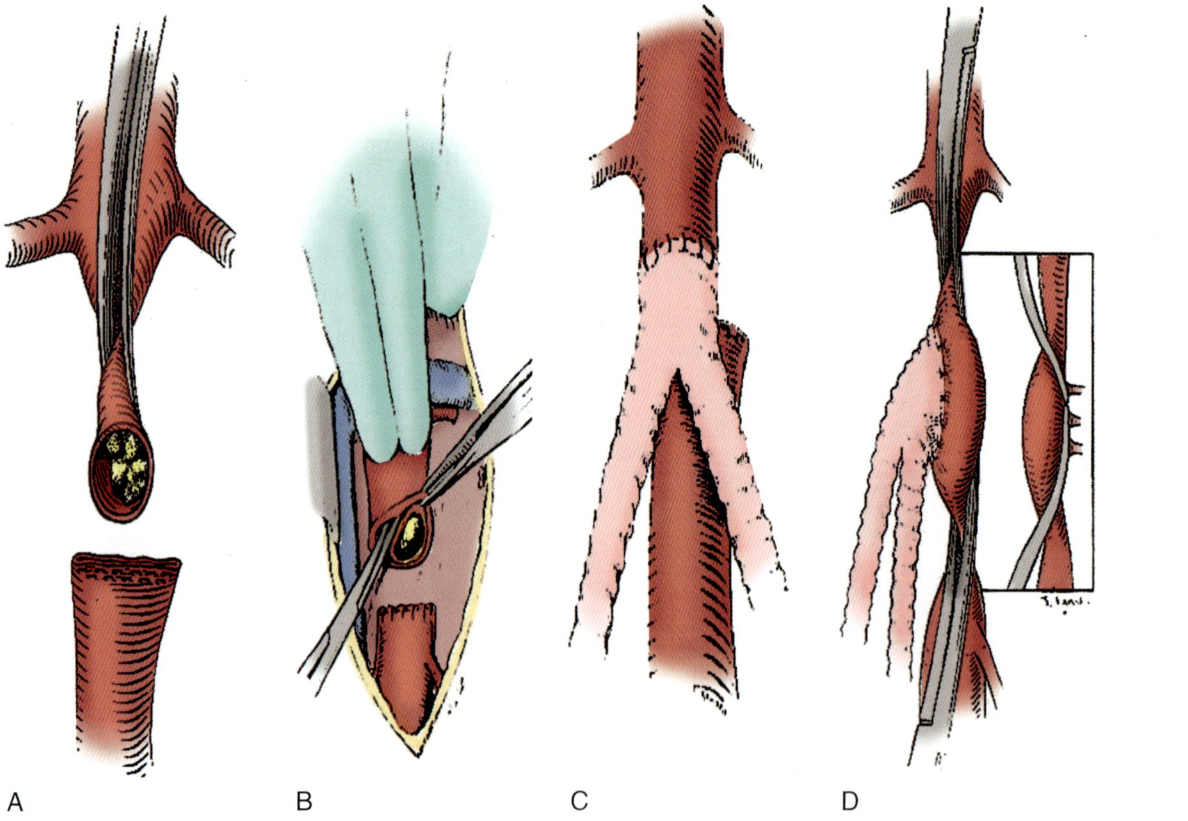

图 21-4　主股动脉重建术的近端行端端吻合，先从前后方向，十字钳闭肾下动脉水平的主动脉，并尽可能靠近肾动脉起源段。 近端钳夹主动脉下端横向切开 1 ~ 2 cm，远端主动脉袖口切除小段，再将主动脉近端与肠系膜下动脉钉合或缝合（A）。如有必要，主动脉袖口可行血栓动脉内膜切除术（B）。端端吻合方式可使移植血管平放于脊柱上，避免血流产生湍流（C）。在盆腔逆向血流因严重病变或髂外动脉（EIA）闭塞而受影响时，行端侧吻合须保留盆腔的顺行性血流灌注（D）

才是最佳，但是远端缺血的严重程度可能是需要考虑的最重要因素。患者整体的临床状态和耐受延长手术的能力也同样重要。最后，股深动脉的状态也必须考虑。在存在 SFA 闭塞的情况下，股深动脉闭塞或广泛病变将不能有效供应足部的侧支血流。

一方面，如果在仅有跛行或轻度静息性疼痛的患者中行旁路手术，恢复足够的流入血流可以提供有效和相对持久的症状改善。另一方面，如果在存在明显组织缺损的情况下，为保肢可能须行流入道和流出道手术。如果拥有多支手术团队，可在允许的时间内同时进行这两项手术，而且手术相对安全。确实，近期的多个研究结果显示，患者仅行主要流入道重建手术和同时进行流入道和流出道手术相比，其手术死亡率或围术期患病率并无显著差异 [53,54]。尽管在某些情况下行分期手术较为可取，必须考虑到患者腹股沟再剥离引起伤口和移植物感染的风险，以及在最初恢复期中组织缺损加重的风险。

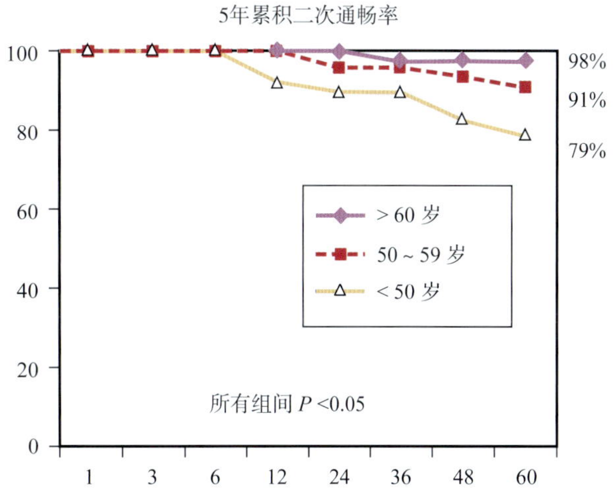

图 21-5　近期的一项队列研究中，行主动脉、双侧股动脉旁路移植术的患者五年累积的二次通畅率显示，年龄和移植血管通畅率呈负相关（*From Reed AB，Conte MS，Donaldson MC，et al：The impact of patient age and aortic size on the results of aortobifemoral bypass grafting，J Vasc Surg 37：1219，2003.*）

结果

在主要的动脉重建手术中，主动脉、双侧股动脉旁路术报告的术后血管通畅率接近最高。如前文所述，该手术的术后 5 年血管通畅率为 70% ~ 88%[29,31,32]，10 年的血管通畅率为 66% ~ 78%[29]。与那些出现致残性肢体缺血和腹股沟下闭塞病变的患者相比，具有良好腹股沟下流出道血流的跛行患者的术后通畅率更高。通常而言，病变限于主髂动脉区域的患者，主股动脉移植术后的症状缓解较好，而具有多水平病变的患者术后症状缓解的程度较小。围术期死亡率平均为 4%，而报道的 5 年生存率在 70% ~ 75%[31,55-56]。后者（75%）显著地低于年龄匹配的对照人群的 5 年生存率，但接近于总体跛行人群的 5 年生存率。

尽管在不同年龄层人群中早期和晚期死亡率类似，但随着年龄增长，5 年首次和二次血管通畅率也显著增长 [33]。Reed 等报道年龄为小于 50 岁、50 ~ 59 岁和大于 60 岁的患者的首次血管通畅率分别为 66%、87% 和 96%，二次血管通畅率分别为 79%、91% 和 98%（图 21-5）[33]。基于以上发现，似乎要在严重的主髂动脉病变的年轻患者中谨慎应用主股动脉旁路术。必须考虑到具有潜在的移植失败的风险，以及需要后续复杂干预的可能，尤其是在预期寿命更长的年轻患者。对于严重主髂动脉闭塞病变的年轻患者，充分使用所有药物治疗和血管内介入治疗可能是最好的一线治疗选择。

解剖外旁路术

当主髂动脉闭塞性疾病患者合并某些疾病无法进行大血管外科手术和主动脉夹闭钳夹，或者合并脓毒症、外科手术史或存在腹部胀气导致手术环境无法进行血管手术时，可以进行某些替代手术方式进行血运重建。使用胸主动脉、腋动脉、股动脉作为供体血运常称为*解剖外旁路*，与以主动脉、双侧股动脉旁路术为代表的原位血流相区别。解剖外血运重建的概念出现在 20 世纪 50 年代，在那个时期，血管外科领域取得许多新进展。Freeman 和 Leeds 在 1952 年的报道中第一次使用这一描述，他们使用 SFA 作为交叉的股股动脉旁路术的通路 [57]。这些方法在某些绝望的情况下如主动脉移植血管感染时被使用。

腋双侧股动脉旁路术

腋双侧股动脉旁路术在 20 世纪 60 年代早期由 Blaisdell [58] 引入，之后一直作为受欢迎的主双侧股动脉旁路术的替代方案。这主要是由于腋动脉作为供体血管很可靠，引起的并发症少，是合并严重手术风险患者的有效选择。在合并腹腔内脓肿、多次腹部手术史、腹腔内粘连或盆腔放疗的情况下，该手术也可用于严重的主动脉远端和髂动脉闭塞病变的患者。值得注意的是，LoGerfo 等 [59] 发现腋双侧股动脉旁路术比腋单侧股动脉旁路术更能改善长期通畅率，可能是因为第二流出道使血流增加所致。

尽管通常在全身麻醉的情况下进行，该手术也可在局部麻醉和静脉内清醒镇静相结合的情况进行。如果一侧手臂血压更高或脉搏更强，该侧肢端应作为供体血管端。如果双侧血压和脉搏相当，应选用右腋动脉作为供体血管，因为有证据显示右腋动脉的闭塞风险较左侧低。

在平行于三角肌肌间沟内锁骨水平行短锁骨下切开，暴露腋动脉。胸大肌可直接在锁骨和胸骨头之间分离，胸小肌被识别和分开，可以增加暴露面积，移植物从腋窝到皮下空隙时有较大空间。因为近端吻合最好离胸腔越近越好，可减少手臂旋转时引起移植物扭结或撕裂的风险，因此应分离出靠近胸小肌内侧的腋动脉。因臂丛神经在此向前形成中束，须避免过多地切开外侧的血管，可进一步减少臂丛神经内、外侧的损伤。在腋动脉和股动脉之间的皮下空隙形成通道，沿胸大肌深处行走，沿着腋中线向下，之后向内至髂前上棘。后一种血管走向可以避免坐位时血管扭结。长而坚硬的通道装置含有一次性中心填充物，是为这一步骤专门设计的，可避免对口切开，而降低移植物感染的风险。

通过标准的腹股沟小切口切开 CFAs，腹股沟之间使用第二条皮下通道，此通道为筋膜外耻骨弓上水平。涤纶或聚四氟乙烯（PTFE）移植物，通常直径为 8 mm，通过上述的皮下通道。尽管没有明确的证据表明某种移植物材料优于其他材料，有些报道支持使用具有外部强化的移植物[60-61]。更新的移植物可预设为腋双侧股动脉外形，可以减少 3 ～ 4 处吻合。在腋双侧股动脉旁路术中，必须确保流出道无限制，可通过拉伸股动脉移植物头端向下至股深动脉开口实现，必要时行动脉内膜切除术或股深动脉成形术。如果无法使用预先定型的移植物，跨股动脉移植物的起源可根据患者的体态塑形。大部分的病例中，移植物是在下行的腋股动脉移植物的远端头部脱离。然而，在特别肥胖的患者中，可移至较近端脱离移植物，以预防腹股沟韧带水平移植物扭结。一些研究中观察到，交叉移植物形成锐角最终形成 S 型结构的术后通畅率更高[62]。

腋股动脉移植术的许多并发症与移植物直接相关，大多可以避免。近端吻合口的破坏，或称为*腋动脉撤离综合征*，通过移植物近端头部良好的定位，并确保移植物的下降端不是出于过度紧张状态，可有效避免近端吻合口的破坏[63]。密切注意通道位置并使用加强型导管，可以减少移植物的扭结和继发的血栓形成。由于对生理功能的影响较小，大多数行腋股动脉旁路术的患者在术后第一天就可以走动，且可常规进食。

腋股动脉旁路术报道的远期通畅率差异很大，在 29% ～ 85% 之间浮动[60,64-66]。Passman 等[67]报道的结果较合理，该手术 5 年血管通畅率达 74%，长期肢体保存率为 89%，作者也提倡更大范围地使用这种术式。通常而言，腋双侧股动脉移植术必须在高危患者（如严重的组织缺损，有截肢的风险）中使用，不能用于治疗跛行。

股股动脉旁路术

股股动脉旁路术最适用主动脉和一侧髂动脉分支血流完好，但对侧髂动脉闭塞或严重闭塞，不适合经皮介入治疗（图 21-6 和图 21-7A、B）。尽管在高危患者中可在局部麻醉的情况下进行，最好还是在区域或全身麻醉下进行。有时候，该手术也在重症监护室中进行，例如在下肢急性缺血但又植入主动脉内反

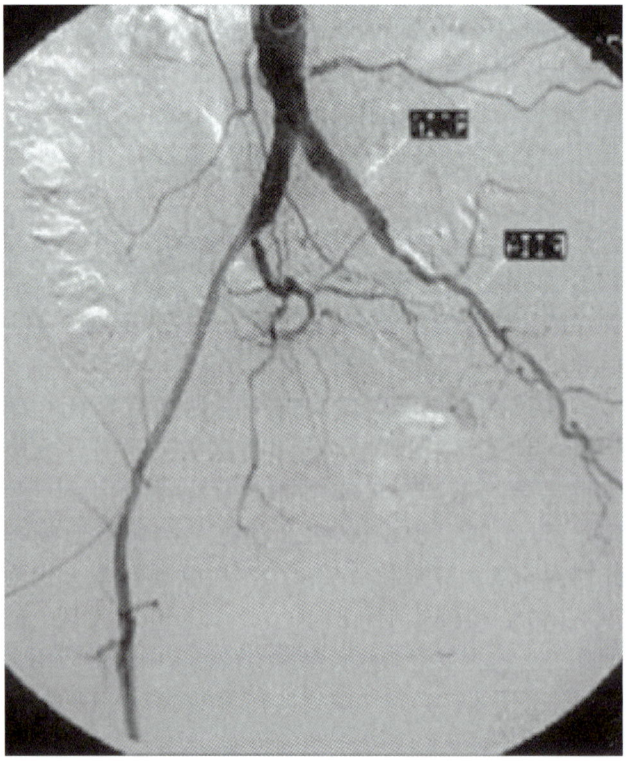

图 21-6　斜位的数字减影血管造影显示，左髂外动脉（EIA）有长段的完全闭塞病变。对于这种解剖学上的病变，适用解剖外左右股动脉或髂股动脉旁路移植术（图 21-7）

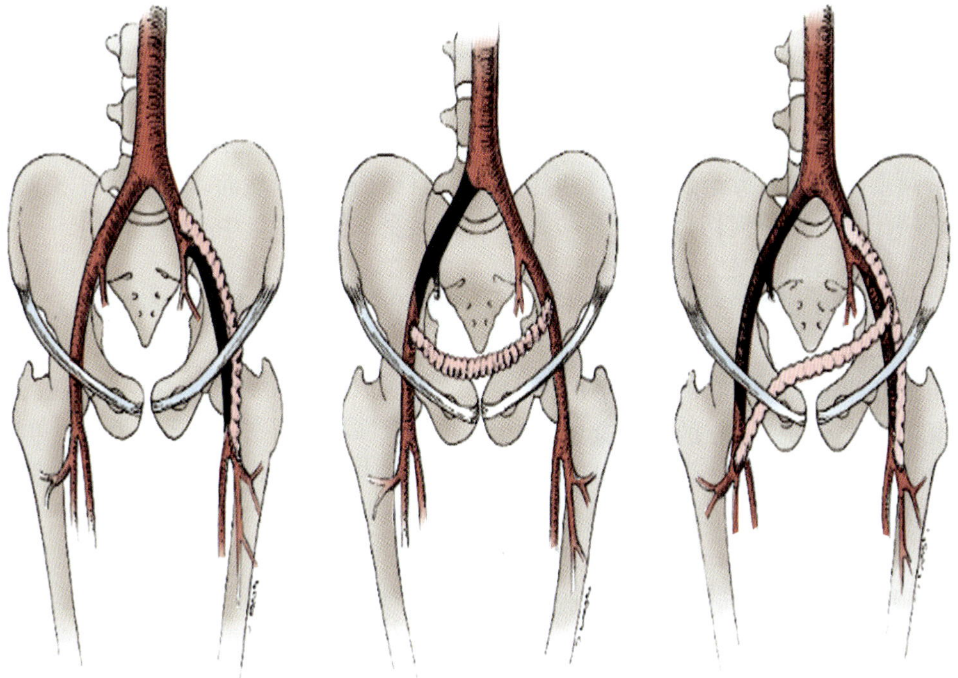

图 21-7 通畅的髂总动脉或髂外动脉可作为（A）髂股动脉、（B）髂髂动脉、（C）髂双侧股动脉旁路移植术的供体血管。图 **A** 和 **B** 中的病变同样也适合股股动脉旁路术，而病变 **C** 适合行主双侧股动脉或腋双侧股动脉旁路术

搏球囊的情况下。技术操作细节与之前讨论的腋股动脉移植术的交叉部分一样。耻骨弓上的通道常塑成 C 型，沿着深筋膜表面行走，多数情况下，可通过两侧腹股沟切口用手指钝性分离完成。尽管有术者提议将通道放置在骨直肌鞘上面，这只是少数人的观点。再一次强调，如合并有股动脉的严重病变，在近端和远端吻合之前须行动脉内膜切除术或股深动脉成形术。

股股动脉旁路术后因流入道疾病进展导致移植失败带来的问题没有人们预想的那么大。一些研究者认为恢复双侧流出道血流后髂动脉供体血管带来的血流增加，本质上相当于把主动脉分叉位置向远端移动，可延缓动脉粥样硬化病变的进一步发展。动物实验研究血流量和剪切应力与内膜增生之间的关联，结果也支持上述解释 [68]。Maini 和 Mannick 报道的 5 年累积通畅率为 80%[69]。这一结果与其他文献报道一致 [70-72]，与传统的主动脉双侧股动脉旁路移植术观察到的 85% 通畅率相媲美 [33]。

由于其高通畅率和低死亡率，交叉股动脉移植术是解剖学结构合适患者的优选。如果因流入道病变进展导致迟发性的移植失败，以及之前切开的股动脉血管床损伤需重新干预时，可行主双侧股动脉移植术。然而，传统上建议在行主双侧股动脉移植术后患者出现主动脉或髂动脉动脉粥样硬化性病变时，可直接行股股动脉移植术。目前，这种情况下可行主动脉或髂动脉血管成形术和（或）支架置入术结合交叉股动脉移植术，尤其是在那些手术风险较高的患者中。

髂股动脉旁路术

髂股动脉移植术是主双侧股动脉旁路术的另一替代方案，主要用于某些特定人群如局限于 EIA 的严重血流受限病变（图 21-6）。目前来讲，大多数具有这种解剖病变的患者均会在介入下尝试使严重的动脉狭窄下肢或长段闭塞的髂外动脉再通。确实，随着这些尝试成功率的增加，行髂股动脉旁路移植术的患者的数量持续下降。然而，如果经皮介入术未能成功，髂股动脉旁路术仍然是很好的外科治疗选择，它的死亡率低，对心肺功能影响小，可避免如腋股动脉移植物的冗长的下行的血管（图 21-7）。由于移植物位于盆腔内，相比腋股动脉和股股动脉移植，它可以更好地防止扭结、感染和血栓形成。对腹股沟淋巴结淋巴管的干预较小，因此仅需要局部的切开。

身体同侧的髂动脉或 EIA 近端均可作为供体血

管，如果需要的话，可使用分叉移植物移植至双侧股动脉。同样，双侧髂股动脉移植术或髂髂移植物可按照需要使用。腹股沟上斜面“移植式”切开并延伸至腹膜后腔平面，可以暴露髂动脉，这样即使在肥胖患者中也可充分暴露近端血管。分离供体血管和建立移植物通道时必须注意，避免损伤行走在髂动脉分叉上面的输尿管。如果适用的是分叉移植物，可以使用髂窝内的腹膜后腔通道或通过腹膜深处至腹直肌鞘。

早期由 Couch 等报道的使用髂动脉来源的移植物的经验未见有死亡病例，4 年的血管通畅率约 77%[73]。接近一半的患者因严重缺血为保住下肢而接受该手术。在行双侧髂股动脉移植术的患者中，4 年的血管通畅率为 92%，而在股浅动脉和股深动脉均通畅时，血管通畅率为 85%[73]。其他报道的髂股动脉旁路移植术显示类似的血管通畅率 [71,74]。

胸主股动脉旁路术

早在 1961 年，Blaisdell 等报道了一种新的解剖外旁路术，把胸主动脉降段用旁路术接至股动脉，接着进行股股动脉旁路术 [75]。尽管该手术是在动脉瘤破裂修复后引起脓毒症且患者没有闭塞病变的情况下进行的，这一术式是肾下主动脉不可以或不适合作为供体血管时的一种新的替代方案。手术通过开胸术进行，在第八或第九肋间隙进入胸腔。不分离背阔肌肌肉的保留技术有助于减少术后疼痛管理。胸主动脉降段的远端进行环形切开，可用血管钳控制，避免损伤邻近的食管。胸壁后侧超过两指宽处分离横隔形成通道。在 1994 年，Criado 和 keagy[76] 回顾相关文献，总结了 193 例行下行胸主动脉血运重建术的资料。毫无意外地，绝大多数病例是在之前主动脉移植物放置后血栓形成或感染的情况下进行的手术。尽管某些首次手术是在腹腔不合适手术的情况下进行的。累积的 5 年首次和二次血管通畅率分别为 73% 和 83%，手术死亡率为 6%[76]。

腹腔镜下血运重建

少量但快速增长的文献病例报道反映出，越来越多的术者开始应用腹腔镜技术来治疗主动脉闭塞性病变 [77-78]。有些外科医生钟情于使用手助技术和更小的切口来限制手术范围 [79]，而其他医生则支持晚期使用腹腔镜或机器人辅助的血运重建 [77,80-81]。虽然患者住院日缩短，围术期疼痛减少，且术后并发症更少，但要求的手术时间更长，且缺乏长期的数据支持这一替代方法的耐用性。目前腹腔镜仍然是极具技术挑战性的操作，且学习曲线长。随着吻合装置和设备的技术进步和改善，主股动脉旁路术的作用可能会扩展，并且更加明确。然而，目前而言，这种术式仍未被广泛接受，仅在少量中心常规使用。

腹股沟下动脉闭塞性疾病

腹股沟下动脉闭塞性疾病是血管外科医生最常见的慢性动脉闭塞性疾病的类型。单独的股浅动脉病变通常表现为小腿肌肉跛行，而患者合并多支血管病变，累及股浅动脉、腘动脉和胫骨动脉时通常有其他部位疼痛或缺血性组织损伤。缺血性溃疡开始时通常表现为脚趾和脚跟区域较小、干燥的溃疡病变，当动脉供血不足程度加重，可进展至前足或足后跟完全性的坏疽样改变。人们认识到一些可被识别的疾病模式，如吸烟患者通常表现为局限于 SFA 的病变，合并相应的跛行症状。糖尿病患者常引起腘动脉和胫骨动脉的病变，且患者可没有跛行症状病史，直接表现为组织坏死。

周围血管闭塞性病变中，腹股沟下血运重建治疗手术成功率日渐提高，表现为间歇性跛行症状的长期缓解和在严重缺血情况下的保肢。当出现不可逆的动脉缺血时，有时首先进行截肢手术是最安全、最明智的解决方法，特别是在存在广泛的感染或组织坏死的情况下。此外，某些患者可能存在一系列可预测其严重不良预后的危险因素，包括高龄或依赖血液透析维生的患者 [82]。除外上述情况，在下肢严重缺血时，尝试进行血运重建治疗是主要的治疗手段。而随着围术期管理水平和手术技术的提高，在年龄更大、病情更危重和复杂的患者中，术者可以成功地完成远端的血运重建治疗。通常，在专门进行周围血管旁路术的单位，严重缺血患者手术后的症状缓解率较高，肢体保存率高达 80% ～ 90%。

一项前瞻性的、随机、双盲的多中心临床研究 PREVENT Ⅲ（Ex 活性的体外移植工程）近期启动，该研究目的在于评估 edifoligide 在预防严重肢体缺血（CLI）患者下肢血运重建后自体静脉桥移植失败的效用 [83]。尽管研究中的药物治疗没有带来血管通畅率或肢体保存的益处，但却提供了关于腹股沟下旁路术预后的有价值的数据。研究队列包含来自 83 个南美洲中心的 1 404 名患者，其术后 30 天的手术死亡率为 2.7%。辅助通畅率、肢体保存率和生存率分别为 77%、88% 和 84%[83]。在严重下肢缺血的情况下，一个明确的危险评分可用于这类患者的危险分层，结果显示无截肢的生存率与依赖透析治疗、组织损失、年龄＞ 75 岁、贫血和冠心病等因素呈负相关[84]。PREVENT Ⅲ数据库额外提供了患者外科手术前后的生活质量的数据。值得注意的是，成功行血运重建术的患者，1 年后的生活质量较基线值明显提高[85]。

腹股沟下动脉闭塞症行外科手术治疗的 2 个主要适应证为跛行症状和威胁下肢的严重缺血。跛行症状是相对适应证，因为跛行的患者每年仅有 1% 的患者最终进展为下肢缺损[86-87]。同样，患者和术者在评价跛行的疼痛所代表的障碍程度时，仍具有主观性。

经皮腔内血管成形术的作用

近年来，腹股沟下动脉闭塞性疾病的经皮介入治疗治疗适应证迅速转变。随着球囊血管成形术和支架置入术相关的风险下降，手术成功率的提高，跛行的血管内治疗的门槛也随着明显减低。这些患者在过去认为仅适用于危险因素控制、运动治疗和药物治疗，而现在越来越多地把经皮血运重建作为二线甚至是一线治疗选择（第 20 章）。在跛行的患者中，与传统的危险因素控制、运动治疗和药物治疗相比，早期介入治疗的优势仍存在争议[88]。有研究者发现跛行的经皮介入治疗，与监督下的运动训练项目相比，并不能改善患者的生活质量，同时显示血管内治疗在这一适应证中的应用缺乏成本效益[89]。而其他的研究者提出，经皮介入治疗结合监督下的运动训练和最佳药物治疗，可额外改善患者的生活质量指数[90-91]。

对于腹股沟下动脉闭塞性疾病引起的下肢缺血的患者而言，期待已久的 BASIL（在严重缺血的下股进行旁路移植 vs. 血管成形术）研究的长期结果近期发布[92]。BASIL 研究是 1999—2004 年间在英国 27 个中心进行的随机对照研究。这一开创性的研究旨在比较严重下肢缺血患者首先行外科血运重建和首先行经皮血管成形术之间的优劣，是目前为止仅有的比较 2 种治疗手段的Ⅰ类级别证据。初步的分析结果在 2005 年发表[93]，结果显示两者在全部首要终点、无截肢生存率方面无明显差异，尽管外科手术在短期内的花费更多。近期发表的更长期的随访结果同样显示，通过意向性分析，上述 2 种治疗手段在全部首要终点、无截肢生存率方面无明显差异[94]。然而，在存活超过 2 年的患者中（占全部队列的 70%），行外科旁路术的患者总体生存率改善，且无截肢生存率有改善趋势。研究者总结认为，对于可使用自体静脉，且预期寿命超过 2 年的患者，更适用行外科旁路术来进行血运重建。他们进一步指出，当把经皮血管成形术作为首次干预手段时，会明显对未来外科血运重建手术的预后产生不良影响。

胫骨血管的闭塞病变一旦不考虑行外科旁路术，则开始越来越多地选用经皮介入治疗。这一趋势对疾病的自然进程，以及介入治疗对后续外科手术治疗的影响仍需进一步明确。当然，随着创伤更小的方法开始在腘动脉下水平使用，外科手术和经皮介入治疗的相对作用正在被重新定义。新一代的斑块切除术装置、药物涂层的球囊血管成形术，以及可抵抗腿部独特扭转力的弹力支架或具有药物涂层作用的支架等，这些进展均显著提高了患者的血管通畅率和耐受性[95-96]。然而，除非腹股沟下经皮介入治疗的效果更理想，否则外科血运重建术仍然是严重下肢缺血患者的标准治疗方式。而对于解剖学结构合适、外科手术风险过高的患者，一般治疗跛行时，经皮介入治疗则为首选。

双功能超声、MRA 和 CTA 正逐渐成为评估腹股沟下闭塞性疾病患者的一线手段（第 12、13、14 章）。虽然有大量的文献支持使用双功能超声检查作为术前独立的影像检查手段[97]，这需要一个高度专业的血管实验室，因此这一做法未能被广泛接受。磁共振血管造影（MRA）和 CTA 作为非侵入性扫描检查，则常用在判断患者是否适合行经皮介入治疗。在某些情况下，外科手术可以仅根据这些无创性影像检查结果来进行，但是，许多外科医生在缺乏标准的造影剂血管造影术结果时，不愿意行外科血运重建术。当远端靶点在胫骨或足部水平时，这一情况尤其是这样，因为这时的 CTA 和 MRA 成像技术难以令人满意。

手术管理

腹股沟下旁路术常在全身麻醉下进行，在合适的患者中，也可在区域麻醉、脊柱麻醉或硬膜外麻醉下进行。由于手术的解剖学部位较多，且须取大隐静脉或其他替代的静脉导管，尤其适合两组人员分别进行。这样的方式可节约时间，使麻醉负荷和其对患者生理功能的影响减至最小，尤其是在某些可能须获取冗长的手臂静脉或小隐静脉的病例中。通常情况下，拟远端吻合的部位须首先暴露，以确定术前的影像学检查是否能准确预测合适的靶血管。有时候，当术前影像学检查延迟或不明确时，术者会在手术台上进行血管造影术来明确解剖学结构。

通过大腿内侧切口和随后的缝匠肌向后外侧拉开，可以很容易地暴露膝盖水平以上的腘部血管。腘动脉以及伴行的静脉和神经位于股骨后面。通过触摸血管可以判断血管内是否存在粥样硬化斑块，可以指导切开的范围，明确最佳的旁路目标位置。小腿近心端中部切开，可以暴露膝盖水平以下的腘部血管（图21-8）。如果要获取大隐静脉，切口可直接超过静脉，以减少皮瓣的血流阻断的程度。小心保护好暴露的血管，可继续切开深部肌肉筋膜，向后外侧翻开腓肠肌的内侧头，暴露膝盖水平以下的腘窝。然后可把远端的腘动脉与相邻的后部的胫神经以及中间的腘静脉分离开。如果远端靶点是胫腓血管主干，在把比目鱼肌起点从胫骨中分离开后，继续沿着远端腘动脉的前内侧面切开（图21-9）。如果膝盖水平以下的腘动脉既往被暴露或存在脓毒症时，可使用外侧入路及腓骨近端段切除作为暴露膝部下腘动脉的替代方法。

虽然近后端和腓侧血管可通过向远侧切开胫腓主干来暴露，但这些血管的更远端最好是通过预定的中间切口来暴露。胫后动脉在比目鱼肌上面靠中间的位置，而腓动脉则更深和更靠外侧。在踝关节水平的胫后动脉是较容易的靶点，因为该位置血管更容易接近皮肤表面。起始的切口可在内踝部靠后切开，切开上覆的韧带后暴露动脉。向远端切开可找到动脉分叉和内外侧的足部分支血管[98]。胫前动脉通常从小腿的前外侧面进入（图21-9），在前筋膜隔室深处可找到胫前动脉，与腓深神经和颈前静脉伴行。经拇长伸肌外侧足背行轴向切开，可容易地暴露足背动脉（图21-9）。

在暴露远端吻合口靶血管后，可分离近端吻合口位置。合并SFA病变的患者，通常在股总动脉水平切开。同之前的描述，股总动脉从腹股沟韧带到末端分叉水平分离。远端切开的范围取决于伴随的股动脉斑块的存在。股动脉上面的淋巴组织最好进行结扎和分离，以避免术后出现淋巴瘘或淋巴囊肿。如果需要广泛的动脉内膜切除术或股深动脉成形术，可根据股深动脉近端的长度，相应地切开股深动脉。

如果全部或部分SFA没有严重的动脉粥样硬化病变，近端吻合口可根据病变特定的解剖学特点向远

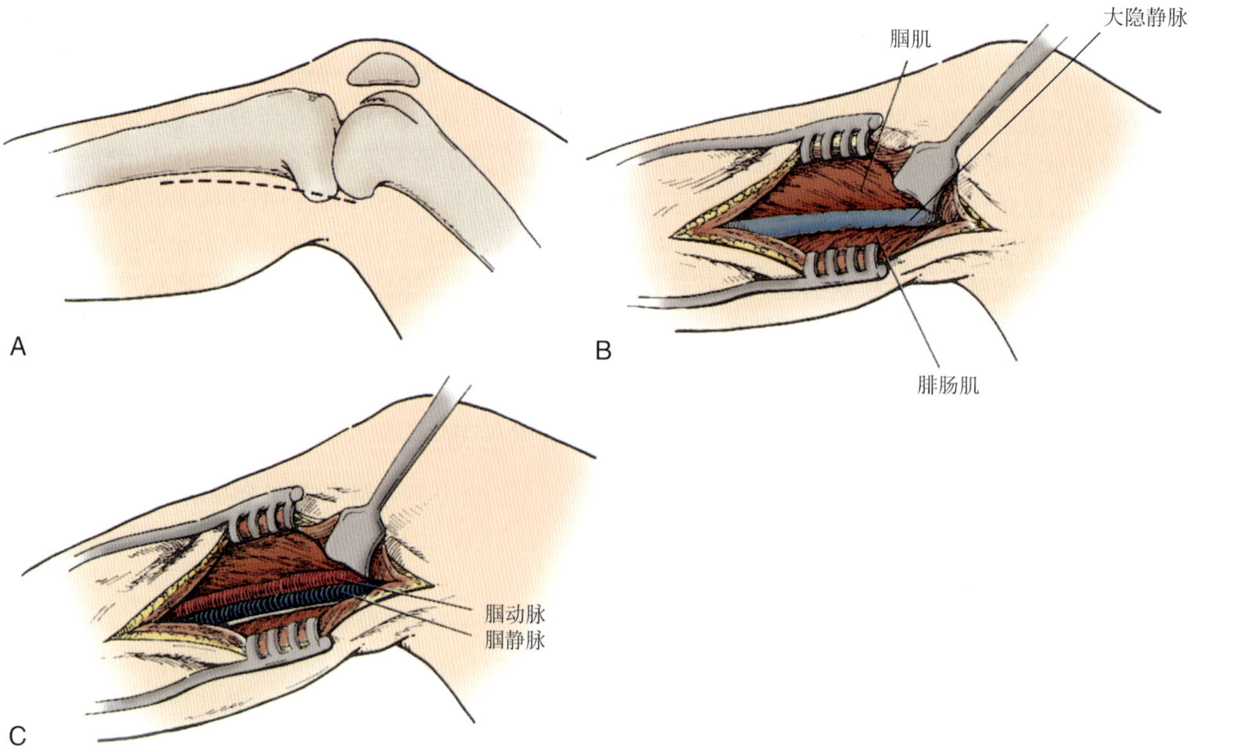

图 21-8　膝下水平腘动脉的暴露。中间切口（A）与大隐静脉（B）走向重叠。向后翻开腓肠肌后，可见胫骨神经、腘静脉和腘动脉位于深隔室

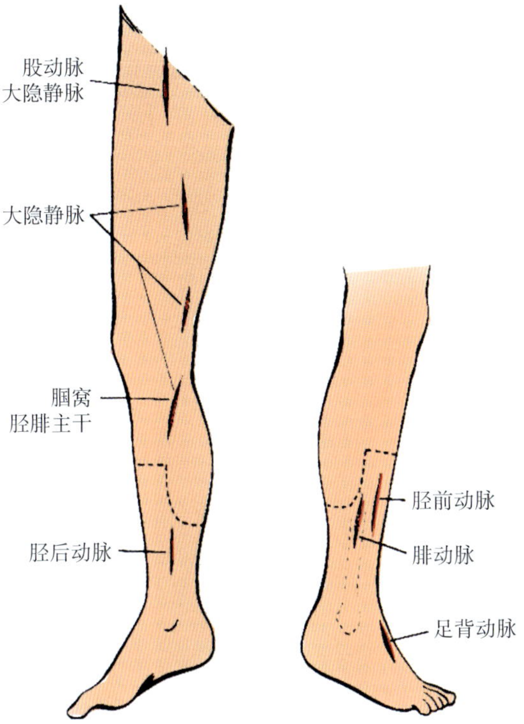

图 21-9　股腘动脉、股腓动脉旁路术和获取大隐静脉切口的位置。这些切口必须避开膝下水平截肢的切口

端移动，可形成所谓的远端来源的移植物[99]（图 21-10）。这种情况特别常用于糖尿病患者，这类人群常见有膝下动脉病变，但股浅动脉和腘动脉不受病变累及的情况并不少见。还有一种情形是，当血管稀疏时，近端轻度病变的血管可作为较远端来源旁路术的流入道血管，行完全自体血管旁路术，而非使用假体材料血管移植。当血管通道较少时，一种更通用的做法是，可同时或分阶段地使用股浅动脉或腘动脉的导管介入治疗，并联合更远端血管的旁路[99]。

自体静脉旁路术

通常而言，腹股沟下外科旁路术最好使用自体静脉导管，条件允许则优选身体同侧较大的大隐静脉[100]。它尤其适用于延伸至膝部水平以下的旁路术，因为该部位的 Dacron 或 PTFE 假体材料管道的术后通畅率显著减低。Kunlin 在 1951 年报道了第一例反向使用自体大隐静脉的股腘动脉旁路术[5]。根据静脉瓣的走向，反向地把静脉远端缝合至动脉近端流入道，而较大的静脉近端缝合至远端动脉流出道。大隐静脉可通过沿静脉走行的长切口取得，也可使用费时但创伤较小的节段皮肤切口，结合皮肤桥介入方法取得（图 21-9）。所有的分支血管均需结扎，取得大隐静脉后，使之形成管状，并轻柔地使用含肝素和罂粟碱的溶液进行扩张，以检验血管是否可用。合并有慢性纤维化的静脉或者是无法扩张至 3 mm 以上的静脉，其长期的功能可能很差。

对于假体移植物，常在腹股沟切口和膝部上腘动脉区域间的收肌平面对管道进行塑形，以防止移植物后续感染。对于静脉导管而言，选择将移植物埋得更深或仅置于较浅表的皮下腔隙依然是根据术者的喜好而定。浅表位置的血管对于临床检查以及超声随访，以及后续的外科修复较方便，但在伤口愈合困难时可能会出现移植血管暴露。浅表放置的移植物在理论上可能会因创伤而闭塞，但在临床实践中较少担忧这一情况。

吻合的顺序由术者决定，因人而异。在靶血管血流阻断之前，静脉给予患者 5 000 ~ 10 000 U 肝素抗凝。然后钳夹动脉近端和远端，继而斜向切开动脉，与静脉进行斜面吻合。通常，股动脉吻合使用 5-0 单纤维缝线缝合，腘动脉使用 6-0 缝线，而在胫动脉或足部动脉，则使用更细的 7-0 缝线。如果目标胫血管位于小腿深部，难于暴露时，经常会使用“空降”技术行脚后跟的远端吻合。第一次吻合完成后，移植物须谨慎标记，避免通道穿行过程中出现移植物机械性缠绕或扭曲。先行近端吻合的好处是在放开钳夹血管后，可评价经移植血管的血流是否足够。

有时靶血管合并广泛的钙化，钳夹血管后的血管显著损伤的风险很高，即使是目前使用创伤较小的血管夹的情况下。在这种情况下，可使用血管腔内球囊堵塞来控制近端流入道血流和远端动脉回血。在膝部或更远端的水平进行远端吻合时，另一替代方法是在其近端放置无菌充气止血带。当移植物缝合到较小的远端胫动脉或足部血管时，此时挤压损伤或板块移位对移植血管的功能影响很大，使用上述方法不须使用夹具，且有其他两点好处。首先，手术的能见度明显提高；其次，更重要的是，由于纵向和环形切开的范围较小，因暴露血管而出现血管痉挛和出血均可控制在较小程度。

在旁路术完成后，移植物和流出道动脉的血流可使用连续脉波多普勒超声进行评价。最理想的是，在近端移植物直接插入管道后，同时进行对比血管造影术（图 21-11）。这样可以对发现的任何技术性缺陷进行修复，如腔内血栓形成、移植物缠绕或扭曲，以及静脉瓣叶残留等[101]（图 21-12）。术中双功能超声

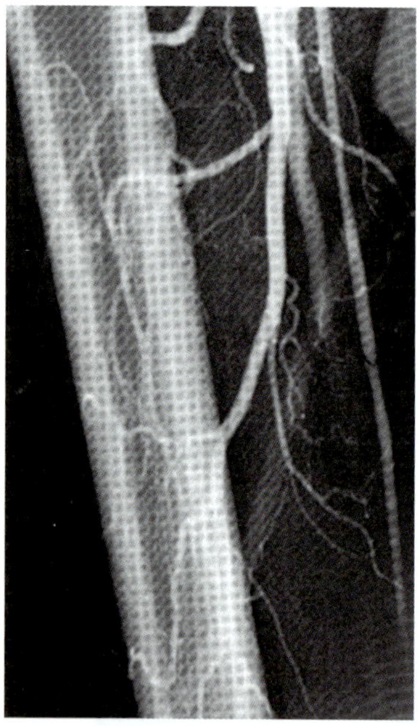

图 21-12 股腘动脉*原位*静脉旁路术中的动脉造影显示瓣膜残留，表现为移植物内充盈缺损，以及持续的动静脉瘘（AVF）

检查是发现移植物内明显血流动力学异常的敏感方法[102,103]。

使用现代技术进行反向大隐静脉旁路术的5年结果很好，首次和二次通畅率分别为75%和80%，肢体保存率达90%[104,105]。

原位移植

某些医疗单位热衷于行原位静脉旁路术，*原位*旁路术的大隐静脉除了近端和远端，其他部位仍保留在初始血管床中。该术式在1962年首次报道[106]，但到了1970年末期才被Leather和Karmody等推广[107]。近期关于*原位*大隐静脉旁路术的报道显示，术后5年的血管通畅率接近80%，肢体保存率为84%～90%[105,108-110]。

这种手术可以将切开和操作过程中静脉损伤降至最低，理论上可以更好地保存血管和内皮。该术式可进一步降低传统的大隐静脉获取过程中各种伤口愈合并发症的风险，技术上也更易于精确地进行血管吻合，因为近端和远端的血管直径更接近于靶血管的流入道和流出道直径（图21-13）。静脉近端游离的范围由拟定的近端吻合口相对应的大隐静脉-股动脉连接处而定。如果近端静脉长度不够，有时须行SFA动脉内膜切除术。由于静脉的非反流的外形，因此必须溶解静脉阀尖，在新型且创伤更小的瓣叶切开技术出现后，这一过程变得容易。瓣叶切开术可以经不切开的桥血管盲端安全地进行。这种技术的批评者认为，该做法的优势并不能带来移植血管功能或通畅率的提高，并进一步指出手术消耗的时间和切开时寻找并结扎相应侧支等操作会抵消该术式的获益，且侧支结扎后可能出现明显的动静脉瘘（AVF）而“窃取”远端血流。更新的血管镜检查和大分支血管应用腔内弹簧圈可能可以缓解上述担忧[111]。

血管镜辅助下的瓣叶溶解已开展超过十年，但并未被广泛认可。虽然该方法学习曲线很长，至少在手术开始时手术时间明显延长，但是，倡导者指出该术式具有伤口并发症较少、住院时间缩短、恢复周期减少等可能的优势。有术者提倡常规使用血管镜直接可视化进行瓣膜溶解，并强调这种方法尤其适用于须显示明确的血管腔内病变如静脉瘘、网状物或纤维化的瓣叶[112]。这种辅助手段在使用手臂静脉旁路术时尤其有用，此时血管内的病变较常见，且可能部分地跟不良预后有关[113]。

非反流大隐静脉移植

在认识到*原位*血管旁路术的许多实际的优点后，Belkin等和其他术者吸收了原位旁路的某些原则，对腹股沟下旁路术进行改进[114]。尤其是，如果获取的大隐静脉明显逐渐变细，可以使用非反流的方式。如前述，通过最佳地匹配动脉或静脉近端和远端吻合口的大小，我们可以使用比适用于反流静脉旁路术更小的静脉来进行手术。同时，这种非反流的结构可以保留大隐静脉头端，它可以延长导管的长度，特别适用于厚壁和有病变的股动脉。

静脉的获取方式与反流静脉旁路术类似，大隐静脉近端的瓣叶在直视下使用眼科剪刀切除。目前有2种主要的瓣膜切开刀可供使用。改良的Mills瓣膜切开刀是一个短的、金属的、曲棍形切割器，可通过静脉远端或侧边分支血管引入。在近端吻合完成后，吻合伸展灌注的导管，向下连续地拉出瓣膜刀可使瓣膜溶解。近期设计的另一种瓣膜刀可使所有瓣膜在单个通道中溶解，有人认为创伤更小。一旦确定有合适的波动性血流，则可按照标准方式进行远端吻合。

必须指出的是，不管是应用哪种术式，术后的通畅率均一致地相类似[109-110]。因此，术者可根据个人喜好和舒适度选择合适的手术方式。

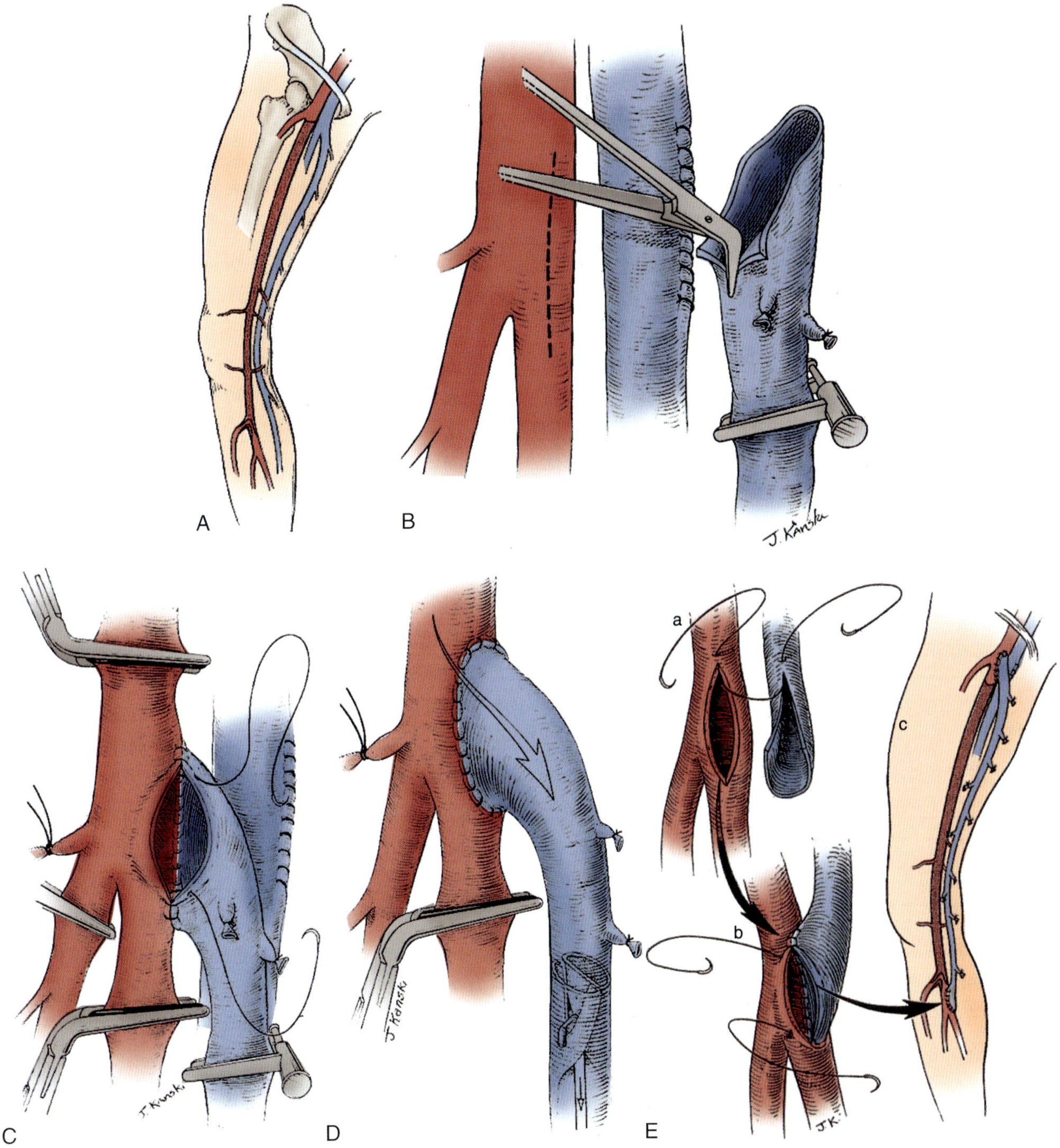

图 21-13　腹股沟下*原位*血运重建术的方法。除了近端和远端吻合口位置外，大隐静脉保留在原来的血管床。在这个病例中，吻合口分别为股总动脉和胫腓主干（A）。在腹股沟横断隐股动脉的连接点，缝合切开的股静脉，大隐静脉的头端斜向切开后准备吻合（B）。在直视下切除第一个静脉瓣后，移植血管端侧吻合至股动脉（C）。然而血流通过静脉移植血管储存，而瓣膜刀从远端进入，清除残余的静脉瓣（D），之后进行远端吻合（E）

其他替代静脉来源

同侧肢体的大隐静脉（GSV）是腹股沟下动脉血运重建导管的主要选择。然而，在需要外科血运重建的患者中，多达 20% ~ 40% 的病例无法使用或缺乏同侧肢体的 GSV[115-116]。在没有足够的同侧 GSV 时，可替代的静脉有对侧肢体 GSV、小隐静脉、头臂静脉和贵要静脉等。有术者提倡保存对侧 GSV，更倾向于使用上肢静脉作为最合适的自体导管[117]，但大部分的血管外科医生，包括本书作者，认为这种情况下使用对侧 GSV 可以有较好的通畅率和生存率[115]。不管使用何种策略，选用的静脉导管质量是至关重要的。术前的双功能超声检查可以可靠地评估合适的静脉导管，根据血管壁厚度、顺应性和直径来评价静脉导管相对质量。然而，静脉质量最终还是要靠术中套管使用和含肝素的盐水轻柔扩张来判断[118]。

在单根静脉血管长度无法获得相应的缺血肢端的搏动性血流时，可使用另一较短的静脉旁路术，并使用端端吻合拼接在一起。这种复合旁路术的移植血管通畅率和肢体保存率比单节段的大隐静脉旁路差，但好于假体移植物[118]。冷藏保存的尸体静脉同种异体移植物（CVG）是导管的最后选择。由于与其他类型导管比较，它的血管通畅率极差，仅用于高度选择的病例中[119]。

假体移植物旁路术

如前述，腹股沟下动脉旁路术应尽可能地使用大隐静脉或自体替代血管，这样的术后通畅率较高[100,120]。尽管大量发表的数据支持这一策略，某些中心和术者更多地依靠假体移植物。当远端的靶血管处于膝部以上的腘动脉水平，胫骨动脉流出道保存较好时，使用这一策略的效果可以接受，血管通畅率接近静脉移植物[121]。而在移植物延伸至膝以下水平的血管时，可采用多种方法来提高血管通畅率，包括一系列的外科辅助流程，从远端吻合靶血管的修补，到形成远端动静脉瘘，以及使用自体静脉袖插入到远端假体和靶动脉之间等[122]。外展的移植物可使假体和固有血管间的干扰和剪切应力降至最低，最近已经开始获得认可。涤纶（Dacror）和 PTFE 移植物是假体移植物的 2 种主要类型，与其他解剖学位置的手术相似，目前已有的数据显示 2 种类型的假体的预后类似。整个手术仅须在近端和远端处两个小切口间进行，移植物沿解剖学结构埋入。6 或 8 mm 的移植物的选择取决于原始血管的大小。

再次旁路手术

随着更多高龄的需要血管手术的患者出现，以及更有难度的病例行首次血运重建手术，因此行腹股沟下动脉闭塞性疾病再次旁路手术的病例也相应增加。这类再次旁路手术的病例难度较大，因为这类患者的流入道和流出道的靶血管存在瘢痕组织，且通常已没有同侧大隐静脉可供使用。如有可能，可选择原吻合点的上段或下段以避免切开原来密度较大的瘢痕组织平面。如之前已行腹股沟下动脉或冠状动脉旁路术，或既往做过大隐静脉剥脱术而无法获得同侧大隐静脉，如前述可有数个替代的通路可供使用。Chew 等研究使用对侧大隐静脉行再次旁路手术的影响，显示对侧大隐静脉是最佳导管选择。虽然这类患者对侧下肢以及冠状动脉出现血管闭塞的发生率可能很高，这种做法的短期和长期影响并不大[115]。

通常而言，使用手臂静脉在技术上的难度极大，因此这一做法未被广泛应用。手臂静脉在远端肘前皱褶处通常有瘢痕，且管径很小，但是其近端血管的大小和质量很大。因为贵要静脉的分支血管很多，与很多重要的神经相邻，因此切开贵要静脉的步骤十分繁琐。由于手臂静脉的长度较短，多数须行复合旁路术，用静脉静脉吻合合成移植血管，使之与需重建的动脉长度一致（图 21-14）。须对双侧静脉头部进行大量的修整，使静脉静脉吻合后的通畅程度理想。而由于静脉的管壁很薄，手臂静脉的移植血管容易扭曲和缠绕，在埋入管道的过程中必须特别注意避免这些问题出现。靠近近端的手臂静脉相对较大，使用一段或多段近端静脉，用非反流的方式，可以更好地与流入道血管大小吻合。

腹股沟下再次动脉旁路术的结果难以媲美首次血运重建手术，这并不让人意外。使用自体静脉旁路术，再次手术报道的 5 年通畅率为 60%，肢体保存率为 70% ～ 80%[115,123]。流出道不畅或导管质量不佳的患者，术后使用华法林可以改善长期的通畅率[124]。

血运重建术后的管理

许多因动脉功能障碍行外科手术重建的患者，通常也须附加一个或多个足部的手术治疗。脚趾或足部上无感染的小溃疡可以安全地行保守治疗。然而，脚趾、前足或足跟上大的坏疽病变，则须在重建手术完成后进行坏死组织清创术。如果缺血症状严重或合并感染，则可能须行脚趾切除或经跖骨截肢术，避免影响健康的组织。这在合并有糖尿病或终末期肾病的患者中尤其重要。尽管有良好的血管再形成的下肢血流，但这类患者持续的感染或坏死可能会导致整个

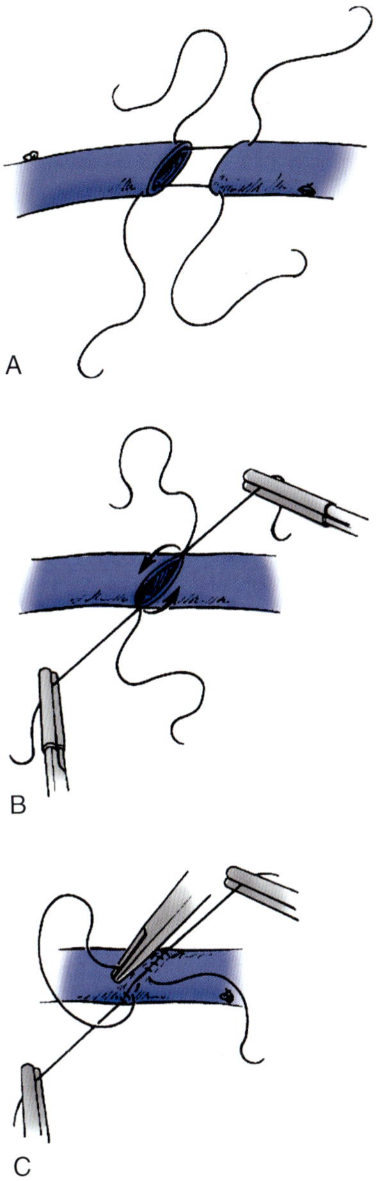

图 21-14 通过静脉静脉吻合术形成复合移植物。充分斜向修理的静脉最好（**A**）。后壁（**B**）和前壁（**C**）用不同的缝线缝合，避免出现“荷包缝合”现象

下肢缺损。伤口要保持开放，并予盐水湿敷 - 干敷处理，也可使用更新的真空海绵敷料。大的伤口通常须在病房或手术室进行序贯的清创，之后可以在伤口恢复期后行外科关闭，也可通过其他方法治疗，延迟关闭伤口。

除非有禁忌证，否则所有行外科旁路术后的患者均须维持使用抗血小板药物（阿司匹林或氯吡格雷）。如前述，某些病例移植血管失败的风险较高时，如再次手术，或流出道及导管有损伤时，可能要加用香豆素抗凝[124]。同时需要严格的危险因素控制，如戒烟、降脂治疗、运动锻炼、控制血压等，而糖尿病的血糖控制对延缓疾病进展或复发至关重要[125]。在大范围的外科血运重建手术后，更加及时和强化的康复训练可以增加完全功能恢复的机会，也缩短恢复时间。

移植失败和监测

根据术后移植失败的时间，把术后移植失败分为早期、中期或晚期。移植血管在术后 30 天内出现血栓形成，即所谓的早期移植失败，通常认为是由于术者的技术操作或决策错误所致。技术性失误如扭曲、缠绕、瓣膜溶解不充分或解剖学缺陷等，决策失误包括包括使用低质量血管或选择流出道血管血流不足用于支持移植血管。中期移植血管失败常在术后 30 天至 2 年间发生，常归因于吻合口血管内膜增生或移植血管内有原始瓣膜位置（图 21-15）。现在已进行随机临床研究，试图明确静脉移植血管的基因调控对内膜增生发展的影响，可能有助于减少或降低内膜增生的发生发展[126]。晚期移植失败在术后超过 2 年的时间发生，通常是因为流入道或流出道动脉内的粥样硬化性病变进展所致。

由于意识到移植失败的发生，以及其潜在的直接

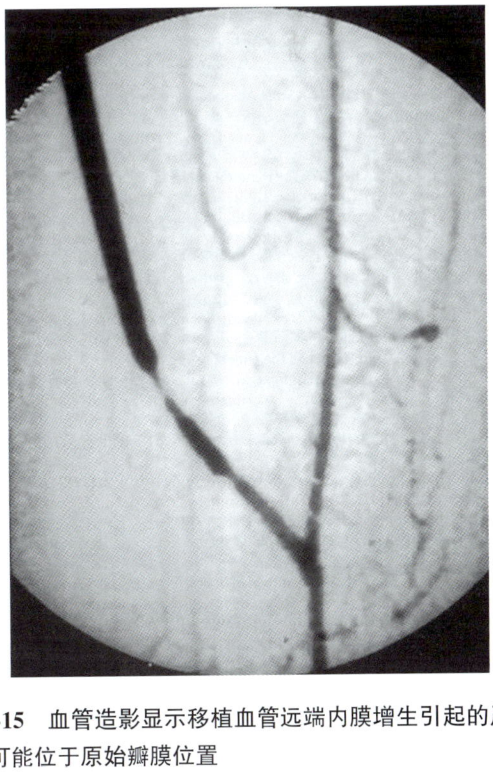

图 21-15 血管造影显示移植血管远端内膜增生引起的严重狭窄，可能位于原始瓣膜位置

后果，如肢体保存或下肢功能保留等，这类患者常难以进行再次或三次旁路术，因此早期识别和及时纠正移植血管狭窄，进而保持血管通畅至关重要[127]。术后连续进行双功能超声检查可准确识别静脉桥血管内影响血流的狭窄，而这些狭窄可能会影响桥血管的通畅[128]。之后可行血管造影术确认，严重病变可予预防性治疗，如经皮切割球囊血管成形术、外科补片血管成形术或严重病变间置移植物等，上述措施可以降低桥血管血栓形成风险，确保移植血管长期的通畅。

参考文献

1. Gray EA: *Portrait of a surgeon: a biography of John Hunter*, London, 1952, Robert Hale.
2. dos Santos JC: *Sur la desobstion des thromboses arterielles anciennes, Mem Acad Chir (Paris)* 73:409, 1947.
3. Wylie EJ, Kerr E, Davies O: Experimental and clinical experiences with the use of fascia lata applied as a graft about major arteries after thromboendarterectomy and aneurysmorrhaphy, *Surg Gynecol Obstet* 93:257, 1951.
4. Carrel A: The surgery of blood vessels, etc, *John Hopkins Hosp Bull* 190:18, 1907.
5. Kunlin J: Le traitement de l'ischemie arteritique par la greffe veineuse longue, *Rev Chir* 70:206, 1951.
6. McCaughan JJ Jr.: Surgical exposure of the distal popliteal artery, *Surgery* 44:536, 1958.
7. Berman JR, Berman LA, Goldstein I: Female sexual dysfunction: incidence, pathophysiology, evaluation and treatment options, *Urology* 54:385, 1999.
8. Leriche R, Morel A: The syndrome of thrombotic obliteration of the aortic bifurcation, *Ann Surg* 127:193, 1948.
9. Wingo JP, Nix ML, Greenfield LJ, et al: The blue toe syndrome: hemodynamic and therapeutic correlates of outcome, *J Vasc Surg* 3:475, 1986.
10. Karmody AM, Powers SR, Monaco VJ, et al: "Blue toe" syndrome, *Arch Surg* 111:1263, 1976.
11. Brewster DC, Perler BA, Robison JG, et al: Aortofemoral graft for multilevel occlusive disease: predictors of success and need for distal bypass, *Arch Surg* 117:1593, 1982.
12. Imparata AM, Kim G, Davidson T, et al: Intermittent claudication: its natural course, *Surgery* 78:795, 1975.
13. Cronenwett JL, Davis JT, Gooch JB, et al: Aortoiliac occlusive disease in women, *Surgery* 88:775, 1980.
14. Caes F, Cham B, Van den Brande P, et al: Small artery syndrome in women, *Surg Gynecol Obstet* 161:165, 1985.
15. Shareghi S, Gopal A, Gul K, et al: Diagnostic accuracy of 64 multidetector computed tomography angiography in peripheral vascular disease, *Catheter Cardiovasc Intervent* 75:23–31, 2010.
16. Carpenter JP, Owen RS, Holland GA, et al: Magnetic resonance angiography of the aorta, iliac and femoral arteries, *Surgery* 116:17, 1994.
17. Seldinger SE: Catheter replacement of needle in percutaneous arteriography: new technique, *Acta Radiol* 39:368, 1953.
18. Udoff EJ, Barth KH, Harrington DP, et al: Hemodynamic significance of iliac artery stenosis: pressure measurements during angiography, *Radiology* 132:289, 1979.
19. Nehler MR, Hiatt WR: Exercise therapy for claudication, *Ann Vasc Surg* 13:109, 1999.
20. Regensteiner JG, Meyer TJ, Krupski WC: Hospital versus home-based exercise rehabilitation for patients with peripheral arterial occlusive disease, *Angiology* 48:291, 1997.
21. Dawson DL, Cutler BS, Hiatt WR, et al: A comparison of cilostazol and pentoxifylline for treating intermittent claudication, *Am J Med* 109:523, 2000.
22. Martinez BD, Hertzer NR, Beven EG: Influence of distal arterial occlusive disease on prognosis following aortobifemoral bypass, *Surgery* 88:795, 1980.
23. Hill DA, McGrath MA, Lord RSA, et al: The effect of superficial femoral artery occlusion on the outcome of aortofemoral bypass for intermittent claudication, *Surgery* 87:133, 1980.
24. Harris PL, Cave-Bigley DJ, McSweeney L: Aortofemoral bypass and the role of concomitant femorodistal reconstruction, *Br J Surg* 72:317, 1985.
25. Darling RC, Linton RR: Aortoiliofemoral endarterectomy for atherosclerotic occlusive disease, *Surgery* 110:1458, 1975.
26. Barker WF, Cannon JA: An evaluation of endarterectomy, *Arch Surg* 66:488, 1953.
27. Crawford ES, Manning LG, Kelly TF: "Redo" surgery after operations for aneurysm and occlusion of the abdominal aorta, *Surgery* 81:41, 1977.
28. Perdue GD, Long WD, Smith RB III, et al: Perspective concerning aortofemoral arterial reconstruction, *Ann Surg* 173:940, 1971.
29. Brewster DC, Darling RC: Optimal methods of aortoiliac reconstruction, *Surgery* 84:739, 1978.
30. Baird RJ, Feldman P, Miles JT, et al: Subsequent downstream repair after aorta-iliac and aorta-femoral bypass operations, *Surgery* 82:785, 1977.
31. Crawford ES, Bomberger RA, Glaeser DH, et al: Aortoiliac occlusive disease: factors influencing survival and function following reconstructive operation over a twenty-five year period, *Surgery* 90:1055, 1981.
32. Malone JM, Moore WS, Goldstone J: The natural history of bilateral aortofemoral bypass grafts for ischemia of the lower extremities, *Arch Surg* 110:1300, 1975.
33. Reed AB, Conte MS, Donaldson MC, et al: The impact of patient age and aortic size on the results of aortobifemoral bypass grafting, *J Vasc Surg* 37:1219, 2003.
34. Menard MT, Chew DK, Chan RK, et al: Outcome in patients at high risk after open surgical repair of abdominal aortic aneurysm, *J Vasc Surg* 37:285, 2003.
35. Whittemore AD, Clowes AW, Hechtman HB, et al: Aortic aneurysm repair: reduced operative mortality associated with maintenance of optimal cardiac performance, *Ann Surg* 173:940, 1971.
36. Kaluza GL, Joseph J, Lee JR, et al: Catastrophic outcomes of noncardiac surgery soon after coronary stenting, *J Am Coll Cardiol* 35:1288, 2000.
37. Mozersky DJ, Summer DS, Strandness DE: Long-term results of reconstructive aortoiliac surgery, *Am J Surg* 123:503, 1972.
38. Cooley DA, Wukasch DC, Bennett JG, et al: *Double velour knitted Dacron grafts for aortoiliac vascular replacements*, Paper presented at Vascular Graft Symposium, Bethesda, Md, November 5, 1976, National Institutes of Health.
39. Yates SG, Barros D'Sa AA, Berger K, et al: The preclotting of porous arterial prosthesis, *Ann Surg* 188:611, 1978.
40. Nevelsteen A, Wouters L, Suy R: Aorto-femoral Dacron reconstruction for aortoiliac occlusive disease: a 25-year survey, *Eur J Vasc Surg* 5:179, 1991.
41. Malone JM, Goldstone J, Moore WS: Autogenous profundaplasty: the key to long-term patency in secondary repair of aortofemoral graft occlusion, *Ann Surg* 188:817, 1978.
42. Morris GC Jr., Edwards W, Cooley DA, et al: Surgical importance of profunda femoris artery, *Arch Surg* 82:32, 1961.
43. Rutherford RB, Jones DN, Martin MS, et al: Serial hemodynamic assessment of aortobifemoral bypass, *J Vasc Surg* 4:428, 1986.
44. Bernhard VM, Ray LI, Militello JP: The role of angioplasty in the profunda femoris artery in revascularization of the ischemic limb, *Surg Gynecol Obstet* 142:840, 1976.
45. Malone JM, Goldstone J, Moore WS: Autogenous profundaplasty: the key to long-term success and need for distal bypass, *Arch Surg* 117:1593, 1982.
46. Berguer R, Higgins RF, Cotton LT: Geometry, blood flow, and reconstruction of the deep femoral artery, *Am J Surg* 130:68, 1975.
47. Juleff RS, Brown OW, McKain MM, et al: The influence of competitive flow on graft patency, *J Cardiovasc Surg* 33:415, 1992.
48. Pierce GE, Turrentine M, Stringfield S, et al: Evaluation of end-to-side vs. end-to-end proximal anastomosis in aortobifemoral bypass, *Arch Surg* 117:1580, 1982.
49. Brewster DC, Franklin DP, Cambria RP, et al: Intestinal ischemia complicating abdominal aortic surgery, *Surgery* 109:447, 1991.
50. Gloviczki P, Cross SA, Stanson AW, et al: Ischemic injury to the spinal cord or lumbosacral plexus after aorto-iliac reconstruction, *Am J Surg* 162:131, 1991.
51. Seegar JM, Coe DA, Kaelin LD, et al: Routine reimplantation of patent inferior mesenteric arteries limits colon infarction after aortic reconstructions, *J Vasc Surg* 15:635, 1992.
52. Prinssen M, Buskens E, Blankensteijn JD: *Sexual dysfunction after conventional or endovascular AAA repair: results of a randomized trial*. Paper presented at 17th International Congress of Endovascular Interventions, Phoenix, February 12, 2004.
53. Nypaver TJ, Ellenby MI, Mendoza O, et al: A comparison of operative approaches and parameters of success in multilevel arterial occlusive disease, *J Am Coll Surg* 179:449, 1994.
54. Dalman RL, Taylor LM Jr., Moneta GL, et al: Simultaneous operative repair of multilevel lower extremity occlusive disease, *J Vasc Surg* 13:211, 1991.
55. Malone JM, Moore WS, Goldstone J: Life expectancy following aortofemoral arterial grafting, *Surgery* 81:551, 1977.
56. Szilagyi DE, Hageman JH, Smith RF, et al: A thirty-year survey of the reconstructive surgical treatment of aortoiliac occlusive disease, *J Vasc Surg* 3:421, 1986.
57. Freeman NE, Leeds FH: Operations on large arteries, *Calif Med* 77:229, 1952.
58. Blaisdell FW, Hall AD: Axillary-femoral artery bypass for lower extremity ischemia, *Surgery* 54:563, 1963.
59. LoGerfo FW, Johnson WC, Carson JD, et al: A comparison of the late patency rates of axillo-bilateral femoral and axillo-unilateral femoral grafts, *Surgery* 81:33, 1977.
60. Harris EJ, Taylor LM, McConnell DB, et al: Clinical results of axillobifemoral bypass using externally supported polytetrafluoroethylene, *J Vasc Surg* 12:416, 1990.
61. El-Massry S, Saad E, Sauvage LR, et al: Axillofemoral bypass using externally-supported, knitted Dacron grafts: a follow-up through twelve years, *J Vasc Surg* 17:107, 1993.
62. Broome A, Christenson JT, Ekloff B, et al: Axillofemoral bypass reconstructions in sixty-one patients with leg ischemia, *Surgery* 88:673, 1980.
63. Taylor LM, Park TC, Edwards JM, et al: Acute disruption of polytetrafluoroethylene grafts adjacent to axillary anastomoses: a complication of axillofemoral grafting, *J Vasc Surg* 20:520, 1994.
64. Donaldson MC, Louras JC, Buckman CA: Axillofemoral bypass: a tool with a limited role, *J Vasc Surg* 3:757, 1986.
65. Ascer E, Veith FJ, Gupta SK, et al: Comparison of axillounifemoral and axillobifemoral bypass operations, *Surgery* 97:169, 1985.
66. Rutherford RB, Patt A, Pearce WH: Extra-anatomic bypass: a closer look, *J Vasc Surg* 6:437, 1987.
67. Passman MA, Taylor LM, Moneta GL, et al: Comparison of axillofemoral and aortofemoral bypass for aortoiliac occlusive disease, *J Vasc Surg* 23:263, 1996.
68. Berguer R, Higgins RJ, Reddy DJ: Intimal hyperplasia: an experimental study, *Arch Surg* 115:332, 1980.
69. Maini BS, Mannick JA: Effect of arterial reconstruction on limb salvage, *Arch Surg* 113:1297, 1978.
70. Plecha FR, Plecha FM: Femorofemoral bypass grafts: ten years experience, *J Vasc Surg* 1:555, 1984.
71. Harrington ME, Harrington EB, Haimov M, et al: Iliofemoral versus femorofemoral bypass: the case for an individualized approach, *J Vasc Surg* 16:841, 1992.
72. Schneider JR, Besso SR, Walsh DB, et al: Femorofemoral versus aortobifemoral bypass: outcome and hemodynamic results, *J Vasc Surg* 19:43, 1994.
73. Couch NP, Clowes AW, Whittemore AD, et al: The iliac-origin graft arterial graft: a useful alternative for iliac occlusive disease, *Surgery* 97:183, 1985.
74. Kalman PG, Hosang M, Johnston KW, et al: Unilateral iliac disease: the role of iliofemoral bypass, *J Vasc Surg* 6:139, 1987.
75. Blaisdell FW, DeMattei GA, Gauder PG: Extraperitoneal thoracic aorta to femoral bypass grafts as replacement for an infected aortic bifurcation prosthesis, *Am J Surg* 102:583, 1961.
76. Criado E, Keagy BA: Use of the descending thoracic aorta as an inflow source in aortoiliac reconstruction: indications and long-term results, *Ann Vasc Surg* 8:38, 1994.

77. Dion YM, Gracia CR: A new technique for laparoscopic aortobifemoral grafting in occlusive aortoiliac disease, *J Vasc Surg* 26:685, 1997.
78. Ahn SS, Hiyama DT, Rudkin GH, et al: Laparoscopic aortobifemoral bypass, *J Vasc Surg* 26:128, 1997.
79. Kelly JJ, Kercher KW, Gallagher KA, et al: Hand-assisted laparoscopic aortobifemoral bypass versus open bypass for occlusive disease, *J Laparoendosc Adv Surg Tech A* 12:339, 2002.
80. Wisselink W, Cuesta MA, Gracia C, et al: Robot-assisted laparoscopic aortobifemoral bypass for aortoiliac occlusive disease: a report of two cases, *J Vasc Surg* 36:1079, 2002.
81. Stadler P, Dvoracek L, Vitasek P, et al: Is robotic surgery appropriate for vascular procedures? Report of 100 aortoiliac cases, *Eur J Vasc Endovasc Surg* 36:405–406, 2008.
82. Crawford RS, Cambria RP, Abularrage CJ, et al: Preoperative functional status predicts perioperative outcomes after infrainguinal bypass surgery, *J Vasc Surg* 51:351–358, 2010.
83. Conte MS, Bandyk DF, Clowes AW, et al: Results of PREVENT III: a multicenter, randomized trial of edifoligide for the prevention of vein graft failure in lower extremity bypass surgery, *J Vasc Surg* 43:742–751, 2006.
84. Schanzer A, Mega J, Meadows J, et al: Risk stratification in critical limb ischemia: derivation and validation of a model to predict amputation-free survival using multicenter surgical outcomes data, *J Vasc Surg* 48:1464–1471, 2008.
85. Nguyen LL, Moneta GL, Conte MS, et al: Prospective multicenter study of quality of life before and after lower extremity vein bypass in 1404 patients with critical limb ischemia, *J Vasc Surg* 44:977–984, 2006.
86. McAllister FF: The fate of patients with intermittent claudication managed non-operatively, *Am J Surg* 132:593, 1976.
87. Walsh DB, Gilbertson JJ, Zwolak RM, et al: The natural history of superficial femoral artery stenoses, *J Vasc Surg* 14:299, 1991.
88. Murphy TP, Hirsch AT, Ricotta JJ, et al: The Claudication: Exercise Vs. Endoluminal Revascularization (CLEVER) study: rationale and methods, *J Vasc Surg* 47:1356–1363, 2008.
89. Spronk S, Bosch JL, den Hoed PT, et al: Cost-effectiveness of endovascular revascularization compared to supervised hospital-based exercise training in patients with intermittent claudication: a randomized controlled trial, *J Vasc Surg* 48:1472–1480, 2008.
90. Greenhalgh RM, Belch JJ, Brown LC, et al: The adjuvant benefit of angioplasty in patients with mild to moderate intermittent claudication (MIMIC) managed by supervised exercise, smoking cessation advice and best medical therapy: results from two randomized trials for stenotic femoropopliteal and aortoiliac arterial disease, *Eur J Vasc Endovasc Surg* 36:680–688, 2008.
91. Nylaende M, Abdelnoor M, Stranden E, et al: The Oslo balloon angioplasty versus conservative treatment study (OBACT)—the 2 years results of a single centre, prospective, randomised study in patients with intermittent claudication, *Eur J Vasc Endovasc Surg* 33:3–12, 2007.
92. Bradbury AW, Adam DJ, Bell J, et al: Bypass versus Angioplasty in Severe Ischaemia of the Leg (BASIL) trial: analysis of amputation free and overall survival by treatment received, *J Vasc Surg* 51:18S–31S, 2010.
93. Adam DJ, Beard JD, Cleveland T, et al: Bypass versus Angioplasty in Severe Limb Ischemia of the Leg (BASIL) trial: multicentre, randomised controlled trial, *Lancet* 366:1925–1934, 2005.
94. Bradbury AW, Adam DJ, Bell J, et al: Bypass versus Angioplasty in Severe Ischaemia of the Leg (BASIL) trial: an intention-to-treat analysis of amputation-free and overall survival in patients randomized to a bypass surgery-first or a balloon angioplasty-first revascularization strategy, *J Vasc Surg* 51:5S–17S, 2010.
95. Faries PF, Morrisey NJ, Teodorescu V, et al: Recent advances in peripheral angioplasty and stenting, *Angiology* 53:617, 2002.
96. Duda SH, Poerner TC, Wiesenger B, et al: Drug-eluting stents: potential applications for peripheral arterial occlusive disease, *J Vasc Interv Radiol* 14:291, 2003.
97. Grassbaugh JA, Nelson PR, Rzucidlo EM, et al: Blinded comparison of preoperative duplex ultrasound scanning and contrast arteriography for planning revascularization at the level of the tibia, *J Vasc Surg* 37:1186, 2003.
98. Ascher E, Veith FJ, Gupta SK: Bypasses to plantar arteries and other tibial branches: an extended approach to limb salvage, *J Vasc Surg* 8:434, 1988.
99. Reed AB, Conte MS, Belkin M, et al: Usefulness of autogenous bypass grafts originating distal to the groin, *J Vasc Surg* 35:48, 2002.
100. Veith FJ, Gupta SK, Ascer E, et al: Six-year prospective multicenter randomized comparison of autologous saphenous vein and expanded polytetrafluoroethylene graft in infrainguinal arterial reconstruction, *J Vasc Surg* 3:104, 1986.
101. Baxter BT, Rizzo RJ, Flinn WR, et al: A comparative study of intraoperative angioscopy and completion arteriography following femorodistal bypass, *Arch Surg* 125:997, 1990.
102. Gilbertson JJ, Walsh DB, Zwolak RM, et al: A blinded comparison of angiography, angioscopy, and duplex scanning in the intraoperative evaluation of *in situ* saphenous vein bypass grafts, *J Vasc Surg* 15:121, 1992.
103. Bandyk D, Johnson B, Gupta A, et al: Nature and management of duplex abnormalities encountered during infrainguinal vein bypass grafting, *J Vasc Surg* 24:430, 1996.
104. Taylor LM, Edwards JM, Porter JM: Present status of reversed vein bypass grafting: five-year results of a modern series, *J Vasc Surg* 11:193, 1990.
105. Fogle MA, Whittemore AD, Couch NP, et al: A comparison of *in situ* and reversed saphenous vein grafts for infrainguinal reconstruction, *J Vasc Surg* 5:46, 1987.
106. Hall KV: The great saphenous vein used "*in situ*" as an arterial shunt after extirpation of vein valves, *Surgery* 51:492, 1962.
107. Leather RP, Powers SR, Karmody AM: A reappraisal of the *in situ* saphenous vein arterial bypass: its use in limb salvage, *Surgery* 86:453, 1979.
108. Donaldson MC, Mannick JA, Whittemore AD: Femoral-distal bypass with *in situ* greater saphenous vein: long-term results using Mills valvulotome, *Ann Surg* 213:457, 1991.
109. Moody AP, Edwards PR, Harris PL: *In situ* versus reversed femoropoplitial vein grafts: long-term follow-up of a prospective, randomized trial, *Br J Surg* 79:750, 1992.
110. Wengerter KR, Veith FJ, Gupta SK, et al: Prospective randomized multicenter comparison of *in situ* and reversed vein infrapopliteal bypasses, *J Vasc Surg* 13:189, 1991.
111. Rosenthal D, Dickson C, Rodriquez F, et al: Infrainguinal endovascular *in situ* saphenous vein bypass: ongoing results, *J Vasc Surg* 20:389, 1994.
112. Panetta Tf, Marin ML, Veith FJ, et al: Unsuspected pre-existing saphenous vein pathology: an unrecognized cause of vein bypass failure, *J Vasc Surg* 15:102, 1992.
113. Marcaccio EJ, Miller A, Tannenbaum GA, et al: Angioscopically directed interventions improve arm vein bypass grafts, *J Vasc Surg* 17:994, 1993.
114. Belkin M, Knox J, Donaldson MC, et al: Infrainguinal arterial reconstruction with nonreversed greater saphenous vein, *J Vasc Surg* 24:957, 1996.
115. Chew DK, Owens CD, Belkin M, et al: Bypass in the absence of ipsilateral greater saphenous vein: safety and superiority of the contralateral greater saphenous vein, *J Vasc Surg* 35:1085–1092, 2002.
116. Taylor LM, Edwards JM, Brant B: Autogenous reversed vein bypass for lower extremity ischemia in patients with absent or inadequate greater saphenous vein, *Am J Surg* 153:505–510, 1987.
117. Holzenbein TJ, Pomposelli FB Jr., Miller A: Results of a policy with arm veins used as the first alternative to an unavailable ipsilateral greater saphenous vein for infrainguinal bypass, *J Vasc Surg* 23:130–140, 1996.
118. Chew DK, Contes MS, Donaldson MC, et al: Autogenous composite vein bypass graft for infrainguinal arterial reconstruction, *J Vasc Surg* 33:259–265, 2001.
119. Bannazadeh M, Sarac TP, Bena J: Reoperative lower extremity revascularization with cadaver vein for limb salvage, *Ann Vasc Surg* 23:24–31, 2009.
120. Whittemore AD, Kent KC, Donaldson MC, et al: What is the proper role of polytetrafluoroethylene grafts in infrainguinal reconstruction? *J Vasc Surg* 10:299, 1989.
121. Quinones-Baldrich WJ, Prego AA, Ucelay-Gomez R, et al: Long-term results of infrainguinal revascularization with polytetrafluoroethylene: a ten-year experience, *J Vasc Surg* 16:209, 1992.
122. Miller JH, Foreman RK, Ferguson L, et al: Interposition vein cuff for anastomosis of prosthesis to small artery, *Aust N Z J Surg* 54:283, 1984.
123. Belkin M, Conte MS, Donaldson MC, et al: Preferred strategies for secondary infrainguinal bypass: lessons learned from 300 consecutive reoperations, *J Vasc Surg* 21:282, 1995.
124. Sarac TP, Huber TS, Back MR, et al: Warfarin improves the outcome of infrainguinal vein bypass grafting at high risk for failure, *J Vasc Surg* 28:446, 1998.
125. Creager MA: Medical management of peripheral arterial disease, *Cardiol Rev* 9:238, 2001.
126. Mann MJ, Whittemore AD, Donaldson MC, et al: Ex-vivo gene therapy of human vascular bypass grafts with E2F: the PREVENT single-centre, randomized, controlled trial, *Lancet* 354:1493, 1999.
127. Veith FJ, Weiser RK, Gupta SK, et al: Diagnosis and management of failing lower extremity arterial reconstructions prior to graft occlusion, *J Cardiovasc Surg* 25:381, 1984.
128. Bandyk DF, Schmitt DD, Seabrook GR, et al: Monitoring functional patency of *in situ* saphenous vein bypasses: the impact of a surveillance protocol and elective revision, *J Vasc Surg* 9:286, 1989.

第V篇

肾动脉疾病

第 22 章　肾动脉疾病的病理生理学

Stephen C.Textor

影响肾动脉的血管疾病给临床医生带来了复杂性挑战。由于近年来血管成像技术的进展，比以往更多的患者被发现有一定程度的动脉粥样硬化或纤维肌性的肾血管性疾病。许多病变在检测初期对血流动力没有多大影响。一些病变达到一定程度时，灌注压和肾内血液动力被改变，导致血压调节和肾功能的变化。这些能生产各种各样的可辨认的临床综合征，见图 22-1。范围是从温和地调整全身性动脉压，到与充血性心力衰竭（CHF）相关的体积控制受损，到肾活性受威胁（有时候发展为缺血性肾病）。理解肾血管性疾病影响心血管疾病和肾疾病的途径，对于利用工具诊断和定义优化管理是非常重要的，以此来阻断肾素 - 血管紧张素系统并恢复循环。

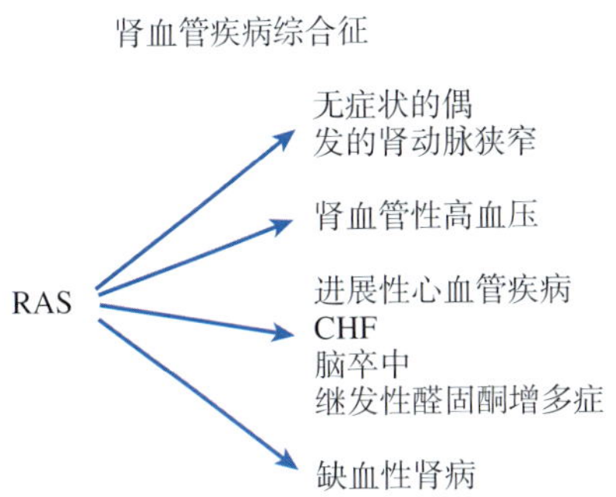

图 22-1　肾动脉狭窄有各种各样的临床表现，从没有血流动力学表现的“偶发”疾病到急进性肾衰竭到恶化的心血管并发症。CHF：充血性心力衰竭；CV：心血管。（*Modified with permission from Garovic V, Textor SC: Renovascular hypertension and ischemic nephropathy. Circulation 112:1362–1374, 2005.*）[89]

大多数肾血管性病变是动脉粥样硬化的结果。随着美国和其他西方人口的老龄化以及冠状动脉疾病和卒中死亡率的降低，其他血管床的血管疾病患病率达到临床的临界水平，而且似乎越来越高 [1]。血管医学专家必须理解这些病变的各种各样的临床表现、潜在的疾病进展以及血管修复的益处和局限。本章将研究肾血管性疾病的病理生理学，有关血压控制、缺血性肾病和临床症状（如一过性肺水肿）。有关诊断性评估和管理的具体问题将在其他章节提到（第 23 章）。

大范围的病变会影响肾血液供应，我们将在框 22-1 中总结部分内容。从历史上看，对肾血管性疾病的识别起因于对高血压的潜在原因的寻找。这是继 70 多年前 Goldblatt 的开创性观察后被发现的 [2]。Goldblatt 发现狗身上的肾动脉收缩导致其动脉压上升。这些研究第一次发现，肾在整体血压调节中发挥着重要作用。“修剪过的”肾动脉产生的肾血管性高血压，仍属于被广泛研究的关于血管紧张素依赖性高血压的实验形式 [3-4]。

肾动脉疾病的流行病学

1% ～ 3% 的正常肾捐赠者被认为患有纤维肌性疾病，他们在供体肾切除术之前经过了血管造影术 [5]。患有临床高血压和血管再生的患者中，超过 85% 的是右肾动脉疾病的女性 [6]。这些病变的位置在中段和远端肾动脉最常见。我们已经描述了各种纤维肌性病变，但最常见的是内侧纤维增生。有时候，在颈动脉和其他血管床中可以发现这些病变，但是最常

框 22-1 产生肾高灌注和肾血管性高血压综合征的血管病变

单侧疾病 [类似双肾一夹（2K1C）高血压]
单方面的动脉粥样硬化性肾动脉狭窄（RAS）
- 单方面的纤维肌性发育不良（FMD）
- 内源性纤维素增生
- 外源性纤维素增生
- 内膜的纤维素增生

内源性增生
肾动脉瘤
动脉栓子
动静脉瘘（AVF）（先天的 / 外伤的）
节段性动脉闭塞（外伤后的）
肾动脉的外在压缩（如嗜铬细胞瘤）
肾压缩（如转移瘤）

双侧疾病或孤立的肾功能 [类似一肾一夹（1K1C）模型]
孤立功能肾的狭窄
双侧肾动脉狭窄
主动脉缩窄
系统性血管炎（如大动脉炎、多动脉炎）
动脉硬化性疾病
血管内主动脉支架移植物所致血管闭塞

见的是，它们局限于肾动脉。大多数病变不会发展到损害肾功能，尽管有一些病变会导致动脉解剖性和（或）肾缺损性血栓形成。

动脉粥样硬化是最常见的导致肾动脉疾病的原因。它的存在和严重程度与年龄有关，也与其他降主动脉和下肢动脉的动脉粥样硬化疾病的存在有关。以人群为基础的系列，如来自北卡罗来纳州的系列表明，在年龄超过 65 岁的 834 名调查对象中，显著的肾动脉狭窄 [RAS；定义为多普勒收缩期峰值血流速度（PSV）超过 1.8 m/s] 可以在 6.8% 的普通人群中发现[7]。最近一系列的颈动脉、冠状动脉和周围动脉造影术表明，肾血管性疾病患病率与整体动脉粥样硬化负荷对应。偶发性肾动脉闭塞性疾病（狭窄＞ 50%）已经在 11% ～ 18% 的患有冠状动脉疾病（CAD）的患者身上发现，特别是有显著的高血压出现的时候[8]。周围血管和主动脉疾病伴随着更高的患病率（25% ～ 33%）。正如预期的那样，预测 RAS 存在的风险因素包括吸烟、高脂血症、高血压、糖尿病。一个推论观察显示，这些病变造成的肾血管性高血压的最常见的形式是，逐步叠加在原有的原发性高血压上。因此，成功恢复肾血液流后，血压反应和“治愈”率被先前存在的条件限制。

肾血管性疾病的病理生理学影响

在基础条件下，肾血流量是所有器官中最高的。这个特性反映了肾的过滤功能，不到 10% 的交换氧气足以维持肾代谢的需要。重要的是，肾血流量下降伴随着耗氧量减少，部分原因是由于减少了肾过滤和管状溶质再吸收的新陈代谢需求。虽然总肾含氧水平（通过肾静脉氧张力评估的）没有可衡量性变化[9]，刺激红细胞生成素释放也没有太大变化[10]，通过使用血氧水平依赖（BOLD）磁共振（MR）测量人体[11]，发现其骨髓和皮质组织氧结合的降低也没有太大变化，但是肾血流量减少依然可以持续。这些观察与高血压或肾组织损伤刺激引起的整体氧气缺乏相违背，也对缺血性肾病这一术语产生怀疑。提出的替代术语包括氮血症肾血管性疾病和低灌注损伤[12]。尽管如此，严重的血管狭窄导致肾灌注减少，且最终导致肾组织损伤和间质纤维化。

狭窄的亚临界水平

损害肾功能的多数肾动脉病变是由肾血管床的动脉粥样硬化逐渐发展而来的。正如前面提到的，一些患者接受心导管插入术，他们有“偶发性”的肾病变，这些病变产生了超过 50% 的横断面狭窄[13]，对于这些患者来说，RAS 的存在是一个强大的独立的死亡危险因素。非阻塞性 RAS（肾动脉腔的细胞直径降低 20% ～ 50%）可以在额外的 28% 接受心导管插入术的患者身上被发现[13]。此外，在另外 48% 的因为周围血管疾病接受主动脉造影术的患者身上也可以被发现[14]。最近有一份关于超过 15 000 例调查对象的报告，其系统分析证实了疾病患病率的整体范围以及动脉粥样硬化负荷的增加[8]。尽管病变导致动脉管腔直径不到 50%，而且这些病变在血流动力学上也不是很重要，但是静止压力梯度和狭窄的血管造影术水平之间的关系是曲线型的，而且在最好的情况下相近。作为死亡的预测因素，早期的粥样硬化病变的风险几乎等于其他更晚期的疾病[15]。通过血管造影术估算血管闭塞的严重程度非常不可靠。应该强调的是，激活升高血压的机制取决于主动脉和远端肾的脉管系统之间压力梯度的存在（图 22-2）[16]。在估计的直径狭窄与病变压力峰值梯度之间，有一个总体

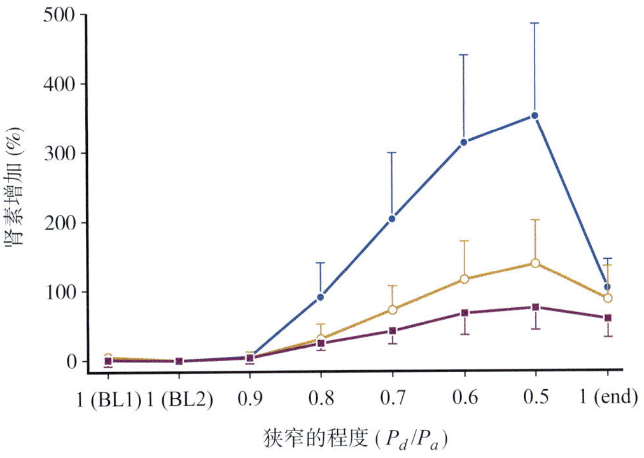

图 22-2 主动脉（Pa）与远端肾动脉（Pd）脉管系统产生的压力梯度的关系，以及肾素 - 血管紧张素系统的激活作用。通过一个导管球囊扩张测定压力梯度。数据显示，只有 10 ~ 20mmHg 的压力梯度，才能在狭窄的肾（*封闭的圆环*）、非狭窄的肾（*打开的圆环*）、主动脉（*封闭的方形*）激活肾静脉肾素。这样一个梯度通常需要进展期闭塞性疾病，通常需要超过 70% 血管腔闭塞（*Reproduced with permission from De Bruyne B, Manoharan G, Pijls NH, et al: Assessment of renal artery stenosis severity by pressure gradient measurements. J Am Coll Cardiol 48:1851-1855, 2006.*[16]）

关系，但不是直线性关系。在某些情况下，狭窄后血压急剧下降超出了狭窄的亚临界范围[17]。中度狭窄，尤其是当叠加了肾内微血管疾病后，可能导致肾的结局不良。基线肾动脉疾病分类为< 60% 狭窄，2 年的肾萎缩（放射学定义为肾形态的丧失）的累积发生率为 11.7%[18]，肾动脉疾病累积发生率为 28%，但发展为总肾动脉阻塞是罕见的[19]。患者接受心导管插入术后，RAS 严重程度增加，生存率下降。相比没有 RAS 的患者的 89% 的生存率，50% 的狭窄患者的调整后 4 年生存率下降至 70%[20]。所以，相对较小的肾动脉狭窄也可能有长期功能影响，尤其是当额外的风险因素存在时或共存的肾疾病存在时。

肾微血管疾病

主肾动脉病变可能叠加在或者混淆于缺血性肾损伤的其他原因。在各种肾病期间，可以观察到肾内血管病变，其中很多病变有缺血性因素[21]。风险因素包括糖尿病、高血压、动脉粥样硬化和老化，引起血管收缩或结构变化，导致肾内小血管疾病和发生于大血管疾病的缺血性损伤。微血管损伤和受损的毛细血管修复与肾小球和小管间质性瘢痕的发展有关[22-23]，可能导致晚期肾衰竭。肾动脉狭窄远端的肾微血管疾病可能会延续并加剧肾实质损伤，也可能推迟肾功能恢复。微脉管小损伤的存在是很难被验证的，但可以解释心脏舒张期血流的变化，如产生肾阻力指数变化。肾阻力指数的提高可以预测到许多肾疾病的不佳疗效，包括肾血管性疾病[24]。

临界肾动脉狭窄

高度血管狭窄最终导致肾灌注压下降。当肾血流量和肾小球滤过率（GFR）下降时，定义为*临界肾动脉狭窄*。在实验性肾动脉闭塞期间，通过灌注压力，肾血流量保持自动调整，从 200 mmHg 到大约 80 mmHg。基于自动调整的机制包括导致壁张力变化的肌原性反应、血管活性物质释放和管球反馈。后者通过减少阻塞远端的血管阻力响应了肾灌注压和盐传递的减少。此外，在肾灌注压下降期间，肾激活多种途径，来提升体循环血压，这种效果往往以牺牲动脉高血压为代价恢复肾灌注压、维持肾血流量（图 22-3）。因此，只要体循环动脉压可以上升，肾血流量下降就不会发生，直到肾动脉直径减少了 65% ~ 75%。最近的临床研究表明，非入侵性放射成像通常夸大了狭窄程度。生理刺激的测量，如释放

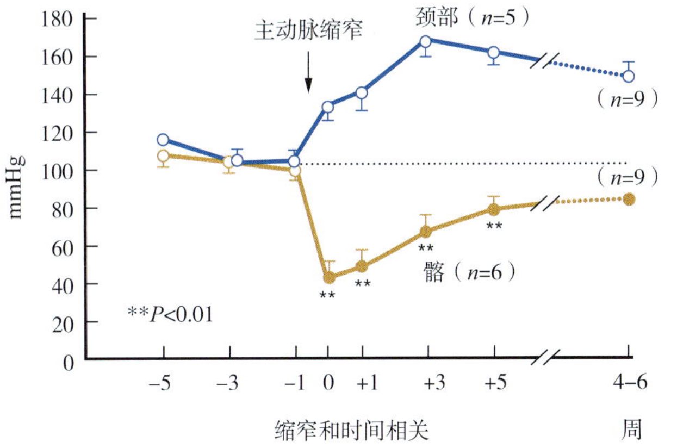

图 22-3 在有意识的大鼠主动脉收缩模型中在病变处植入肾动脉夹时动脉高血压发生。狭窄后的压力（髂动脉）上升到接近基线水平的体循环动脉压力（颈动脉）。尽管有明显的压力梯度，但是能维持肾灌注。然而，系统压力降低，使肾灌注降低并激活加压系统，包括肾素 - 血管紧张素系统（见原文）（*Reproduced with permission from Textor SC, Smith-Powell L: Post-stenotic arterial pressure, renal haemodynamics and sodium excretion during graded pressure reduction in conscious rats with one- and two-kidney coarctation hypertension. J Hypertens 6:311–319, 1988.*）[90]

肾素，表明病变间梯度至少减少 10% ~ 20%，是发生在人类身上的必要的生物反应[16]。要实现这样一个梯度，管腔阻塞可能需要超过 80% 的狭窄。在某些情况下，梯度高于 20 mmHg 发生于多巴胺肾内充血实验时，它可能发现小于 60% 的病变的血流动力学影响[25]。

当肾灌注压逐渐下降，急性缺血性损伤后，额外的机制补给可以在功能和形态学的影响方面保护肾。这些包括皮质到髓质侧支血管的发育及肾内血流量的重新分配。肾皮质血流比髓质的自动调节更为高效，这使它一直持续接近缺氧。在慢性肾血流量减少时，通过适当的机制相对地来维持髓质的灌注和氧合，以牺牲皮质血流量为代价[26]。由于连续的血管阻塞或药物治疗引起体循环血压降低，导致狭窄后肾动脉压力进一步下降，肾体积减小。

在临床方面，*肾萎缩*可以被定义为肾长度至少减少 1 cm，2 个肾大小的不同提示了单侧 RAS（或其中一个肾的轻度狭窄）。肾体积减小是因为灌注压力、肾滤液和肾血液含量下降，以及细胞凋亡和坏死引起的肾小管结构萎缩。细胞凋亡是一个主动、预定程序的细胞死亡形式，是杂乱无章的，有别于细胞坏死，可能作为保护机制来允许肾“冬眠”。这些变化可能是可逆转的，因为管状细胞显示了蓬勃的再生潜力。失去肾内微血管伴随持续的瘢痕形成过程，也可能导致肾固缩（图 22-4）[27]，但可能在增强血管信号时，血流是部分可逆转的[28]。然而，如果血液流动保持不足，可能会发生永久性肾损伤。如前所述，减少肾血流量伴有肾小球滤过率（GFR）下降和肾小管上皮细胞转运抑制，后者可以限制肾耗氧量和维持氧饱和度。因此，肾实际直到肾血流量极端减少时才会发展为“缺血”。

肾血管性高血压

Goldblatt 等和 Loesch 在 20 世纪 30 年代首次发

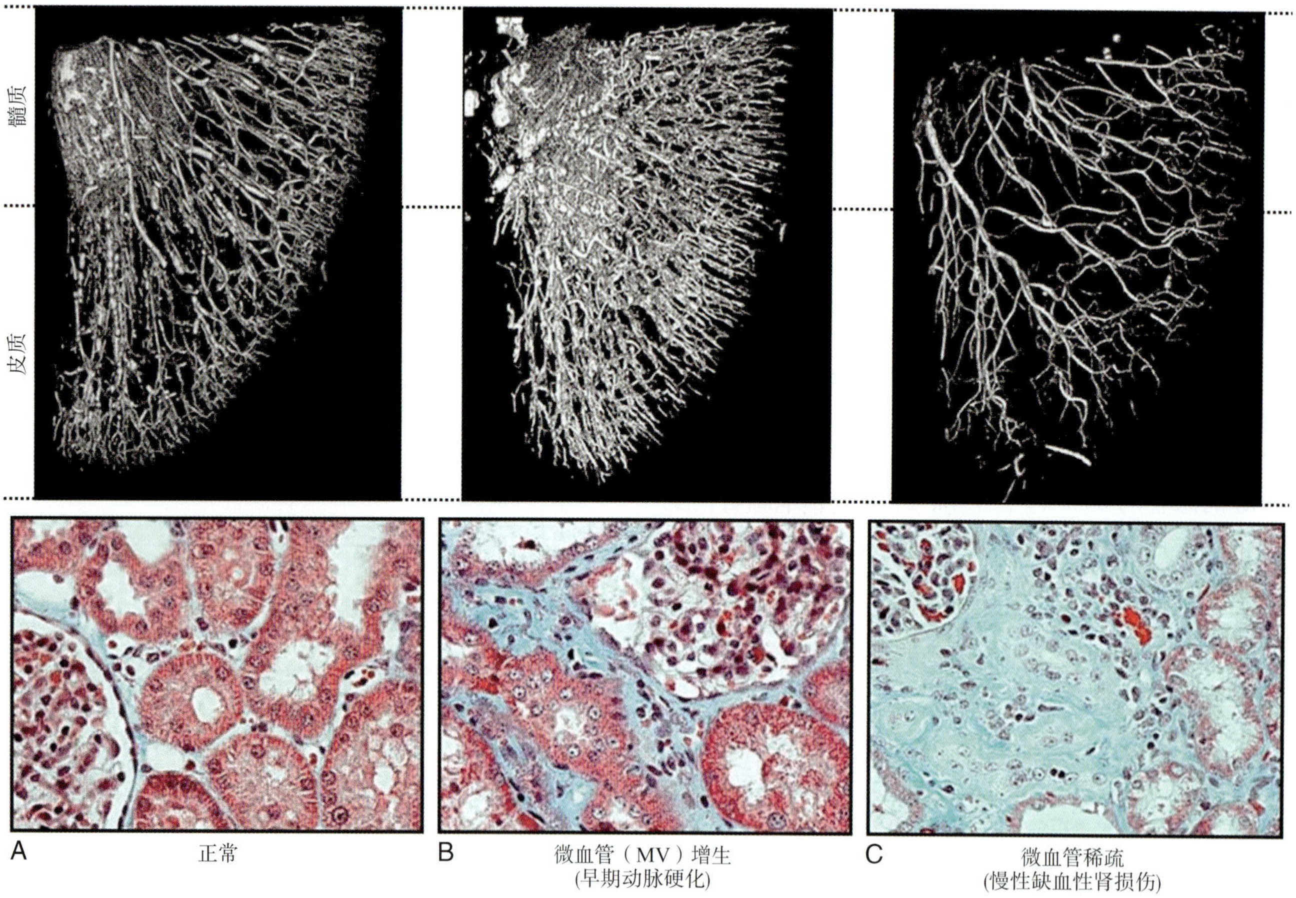

图 22-4　猪模型肾皮质和髓质中血管结构的微计算机断层扫描成像。A，正常血管密度；B，饲喂胆固醇后观察到微血管（MV）增生；C，重度肾动脉狭窄（RAS）后观察到微血管（MV）稀疏和间质纤维化（*Reproduced with permission from Lerman LO, Chade AR: Angiogenesis in the kidney: a new therapeutic target? Curr Opin Nephrol Hypertens 18:160-165, 2009.*）[91]

现肾动脉阻塞后会出现体循环血压升高 [2,29]。肾血管性高血压的特点在很大程度上依赖于肾的状态。可能存在单侧肾动脉狭窄但对侧肾动脉正常的情况（实验模型称为双肾一夹，或 2K1C）。该模型的特点是，由于动脉血压升高，对侧肾逆向调节过程导致钠排泄（压力尿钠增多机制；图 22-5）。另外，RAS 可能影响一个单独的肾（*一肾一夹*，或 1K1C；图 22-6）。双侧 RAS 和 1K1C 可导致更严重的肾血管性高血压，但如果一侧肾缺血明显小于另一侧，则双侧 RAS 可能更类似于 2K1C。有这些症状的患者，死亡率更高，更易于出现循环充血，服用抗高血压药时更可能经历肾功能恶化，包括血管紧张素转换酶（ACE）抑制剂或血管紧张素Ⅱ（Ang Ⅱ）受体阻断药（ARBs）。

肾血管性高血压的确切机制争论已久。RAS 后血压立即升高是动脉狭窄侧肾释放肾素的结果。这导致 Ang Ⅱ 的生成增加，从而升高了周围血管阻力，血浆醛固酮、钠潴留，细胞外容量和心输出量（图 22-7）。使用 ACE 抑制剂的早期研究 [30] 和使用 AT1A 受体敲除 2K1C 小鼠模型的近期研究，证实了在 Goldblatt 高血压的初始阶段，Ang Ⅱ 的作用至关重要 [31]。对这些基因敲除小鼠进行肾移植的实验表明，肾内以及肾外的血管紧张素受体都参与了血压调节 [4]。在实验模型中阻断血管紧张素的作用，可防止初始事件的发生，并无限期地延迟肾血管性高血压的发展。交感神经系统激活，主要通过肾传入神经的影响，也在肾血管性高血压的发病机制中起着重要作用 [32]。周围和中枢自主神经系统均受 Ang Ⅱ影响。如果血压增加可以恢复狭窄远端的肾灌注压，那么除了周围血管阻力以外的大部分改变将返回基线水平。

在最初肾素 - 血管紧张素系统活性上升后，1K1C 模型中肾血管性高血压的维持主要依赖于容量扩张。在 2K1C 模型中，血浆肾素活性和细胞外容量之间的相互作用更为复杂。血压升高导致对侧肾增加钠排泄（压力尿钠增多机制），这种作用倾向于降低血压和降低狭窄侧肾的灌注压。这又会导致肾素释放增加，再次升高体循环血压，循环往复。对于重度 RAS，该事件循环可能诱发细胞外容量消耗和肾衰竭。尽管这些情况都在实验模型中被证明过，但是人类肾血管性高血压常有 1K 和 2K 两种病理生理学组分，尤其是在对侧肾的功能受损时。

重要的是，应该认识到系统性肾素 - 血管紧张素系统的激活在肾血管性高血压中是暂时的。一段时间后，尽管周围血管阻力持续升高，循环水平的血浆肾素活性和血管紧张素都会降低。这可能是由于：①对 Ang Ⅱ反应迟缓，低水平的血管紧张素有加压作用；②另外的血管收缩机制的介入。后者包括血管收缩剂脂氧合酶产物的、氧化应激和内皮素激活。额外的压力增加是血管收缩剂和血管扩张剂失衡的结果，如一氧化氮（NO）生物利用度降低导致的失衡。收缩压、细胞外容量和不适宜的 Ang Ⅱ水平之间失去关联性，是一个重要的原因 [33]。这些关系的复杂性可部分解释为什么测量任何单一通路都不能预测血压反应 [34]。

急进性高血压和肺水肿

在过去的十年里，进行肾血运重建的患者包括比以前更广泛的动脉粥样硬化老年患者 [35-36]。这既反映了医疗改善导致血压控制更好，也反映了冠状动脉和脑血管疾病死亡率降低。患者的统计数据通常反应女性多余男性，冠状动脉疾病、CHF 和已知脑血管疾病的发生率较高。在某些情况下，怀疑存在 RAS 的原因是这些疾病快速进展，特别是以前稳定的患者动脉压开始快速上升。如果不治疗，可能会发生恶性高血压和低钠血症（归因于 Ang Ⅱ的致渴性行为）。在其他情况下，症状包括新近进展的高血压，继发急性脑卒中的神经症状。

一些患者出现与左心室（LV）功能障碍不成比例的 CHF 恶化。这有时被称为突发性肺水肿 [37]。多数患者有双侧疾病或孤立功能肾的肾动脉狭窄。当容量扩张时，肾功能可能轻微改善，但代价是高血压和循环充血。突发肺水肿部分反映了舒张性功能障碍，这是由后负荷快速增长以及肾灌注不足导致钠排泄受损引起的 [38]。在容量耗竭期间，血清肌酐升高常是肾前性氮质血症的证据。我们应该识别这种情况，因为一些研究表明，成功的肾血运重建能够改善恶化的症状和住院 [39-40]。

肾低灌注损伤：缺血性肾病

真正的缺血不存在时，在所谓的缺血性肾病中，不可逆转性肾瘢痕的确切机制尚未完全被阐明。它们很可能与肾中多个激活系统交互相关，最突出的是肾素 - 血管紧张素系统。

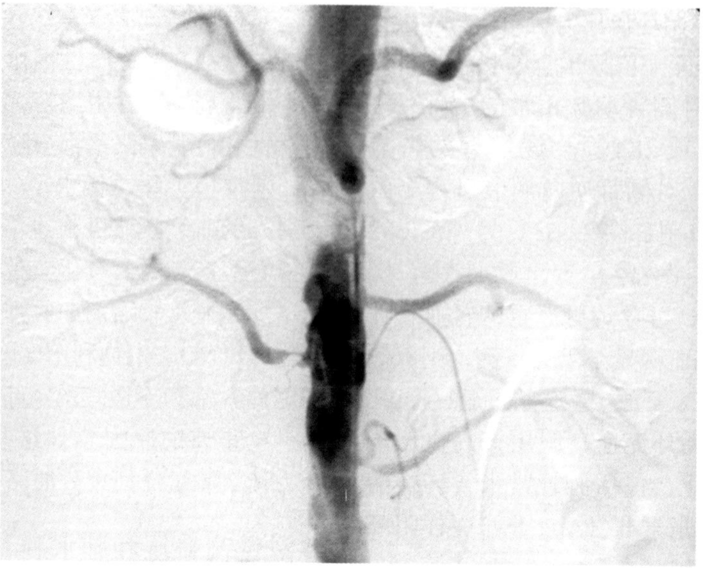

A

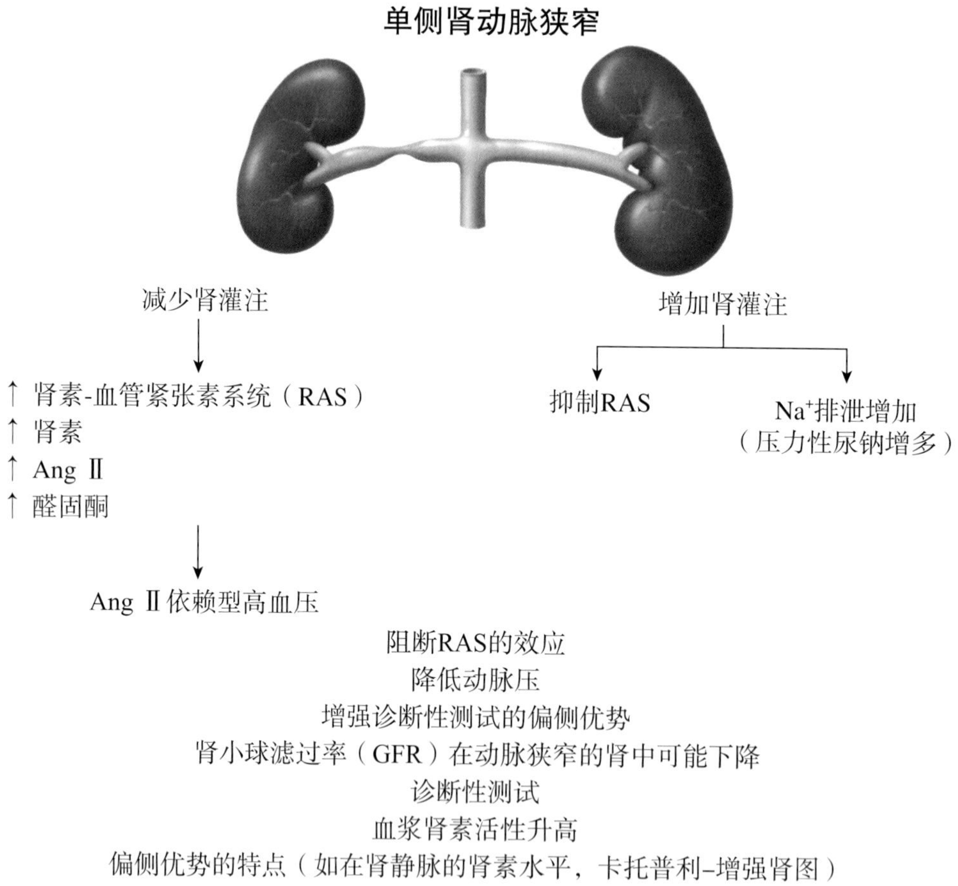

B

图 22-5 **A**，血管造影片示单侧肾动脉狭窄及保护良好的对侧肾血管供应。**B**，单侧肾血管性高血压的病理生理学示意图 [双肾一夹（2K1C）]。灌注减少导致狭窄侧肾激活肾素 - 血管紧张素系统，产生包括动脉压升高的广泛效应。血压升高导致非狭窄侧肾产生压力性尿钠增多机制，导致不对称的钠排泄、血压下降，持续刺激狭窄侧肾。这种不对称是诊断检验的基础，如卡托普利肾图和肾静脉肾素测量。Ang，血管紧张素；GFR，肾小球滤过率

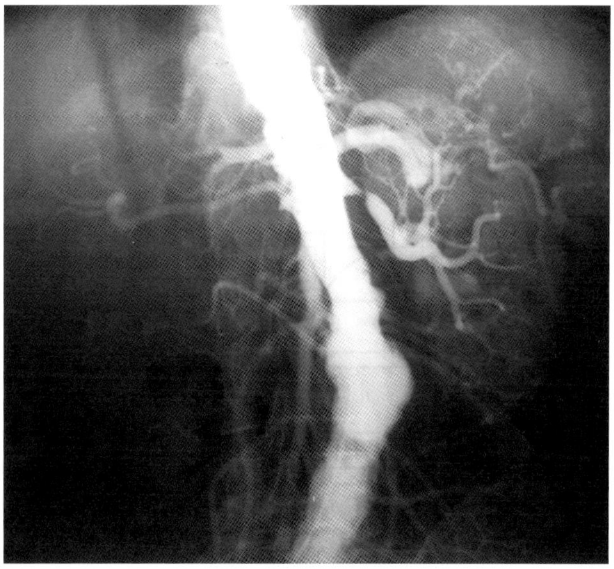

A

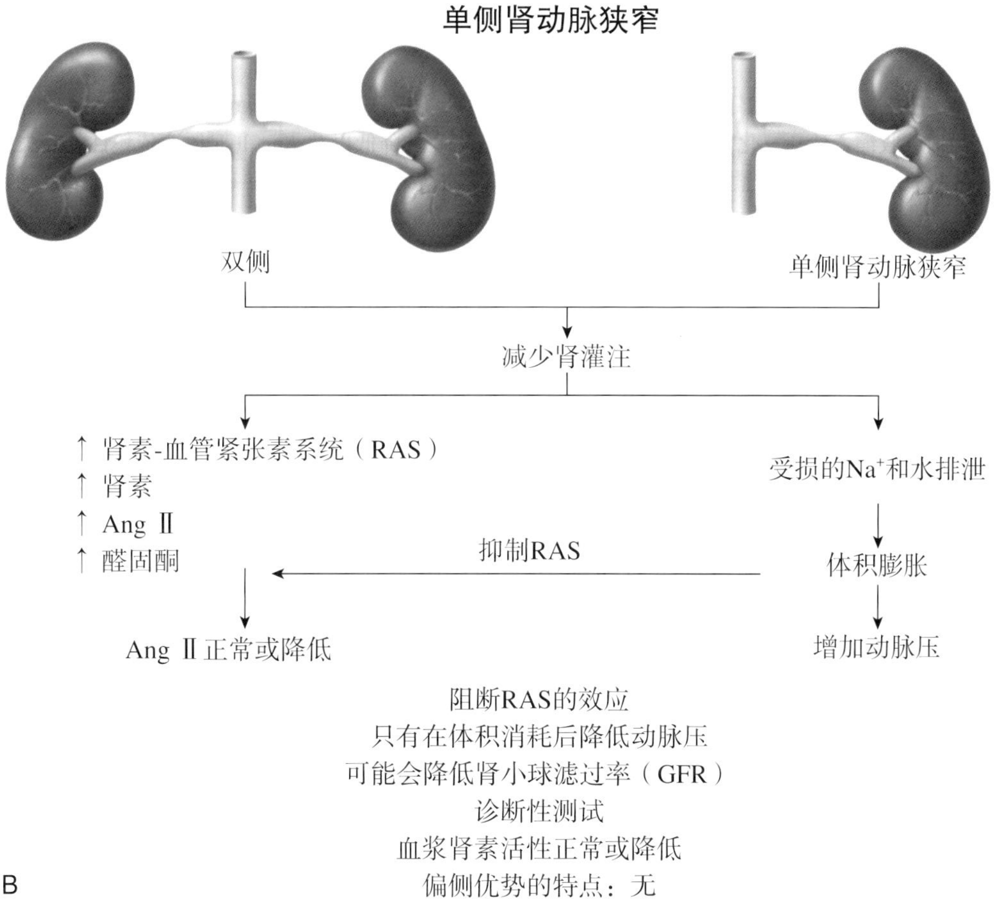

B

图 22-6 **A**，血管造影示影响整个肾的肾动脉狭窄，本例为孤立功能肾。对侧的肾闭塞。**B**，狭窄影响整个肾时肾血管性高血压病理生理学示意图。缺失正常的对侧肾时，将发生钠潴留，高血压将严重依赖于容量机制。Ang，血管紧张素；GFR，肾小球滤过率

后，组织水平的 ET-1 升高[50]，且在最初损伤消失后 ET-1 升高可能持续数天。阻断 ET-1 比抑制 Ang Ⅱ可更有效地改善早期的缺血后肾损伤[51]，所以 ET-1 在肾缺血损伤中应起一定作用。慢性内皮素 A 受体阻断药可以直接抑制细胞生长和基因表达，在缺血性急性肾衰竭中提供长期功能性和形态学益处。这种作用大于同时阻断内皮素 A 和 B 受体的作用[52]，可能是因为内皮素 B 受体可以清除盐，尽管内皮素 B 受体在进展的肾损伤过程中也涉及炎症和纤维化的过程[53]。

前列腺素

前列腺素是花生四烯酸的环氧合酶（COX）的衍生物，对维持肾血流量和肾小球滤过有重要的作用。血管扩张剂前列腺素（PGs），如前列环素（PGI_2）和前列腺素 E_2 的生物合成，保护肾免于长期缺血和 Ang Ⅱ带来的影响[43]，也阻止了缺氧组织损伤。在 RAS 中，PGs 选择性地防止肾小球前收缩，从而限制狭窄侧肾 GFR 的下降[54]，这种作用很可能是通过调节一氧化氮产生的。相反，TxA_2 是内皮衍生的血管收缩剂 PG，在肾血管性疾病中可上调[55]。TxA_2 通过活性氧类（ROS）或 Ang Ⅱ在肾内释放，调节 Ang Ⅱ和 ET-1 的有害影响，促进肾疾病。因此阻断 TxA_2 受体，可改善缺血肾的尿量、肾小球滤过率（GFR）和肾血浆流量，有各种有利影响，可减少缺血性损伤的严重程度。此外，在有动脉狭窄的肾中 COX-2 的血管表达上调，在中重度 RAS 中 COX-2 衍生的前列环素 I_2 可调节肾素释放和肾血管性高血压。

氧化应激

越来越多的证据提示，肾血管性疾病中肾损伤机制中反应性原子团生成增加[3,57]。通过膜 NADH/NADPH 氧化酶系统，血管紧张素Ⅱ对于过氧化物的产生是一种有效的刺激，黄嘌呤氧化酶是肾缺血中自由原子团的重要来源。氧化应激增加可以促进形成多种血管活性介质，包括 ET-1、白细胞三烯、前列腺素 $F_{2\alpha}$、异前列腺素、脂质过氧化作用的内源性产物。此外，超氧阴离子和一氧化氮之间的化学反应，不仅减少了一氧化氮的生物利用度，也会导致有毒物质的产生[如过氧亚硝酸盐（$ONOO^-$）]。从功能上来说，ROS 涉及狭窄肾血管血流量减少和维持肾血管高血压[58-59]。

此外，氧化应激导致血管狭窄肾的进展性组织损伤。在系膜细胞中，超氧化物促进细胞肥大和 ECM 产生，通过与一氧化氮的相互作用，也作为与生长有关反应的细胞内信号，这可能导致微血管和组织重构[60]。此外，ROS 涉及缺血性肾损伤的发病机制，引起细胞膜和细胞器膜的脂质过氧化反应，破坏结构完整性以及细胞转运能力和能量生产能力，尤其是在近端小管。激活生长因子和细胞因子，如核因子（NF）-κB[61]，可能对 Ang Ⅱ和 ROS 的作用机制有重要作用。对人类的研究证实氧化应激促使内皮细胞依赖性血管舒张的损伤，这些是在患有肾血管性高血压的患者身上观察到的，通过肾血运重建可以逆转这一过程[62]。

纤维因子 TGF-β、金属蛋白酶组织抑制物（TIMP）-1、纤溶酶原激活物抑制剂（PAI）-1，在血管狭窄肾中被上调[61]，是 ECM 合成的重要介质，是肾组织损伤进展的特征。通过 AT1 受体早期诱导 TGF-β，可增加Ⅳ型胶原蛋白沉积，在组织纤维化中扮演着重要作用[63]，对慢性肾损伤间质瘢痕化也可能发挥作用，其特点是肾内 Ang Ⅱ的活性增加[64]。它与内皮素和一些生长因子和细胞因子相互作用，主要是通过 Smad 家族的下游效应物，促进进展性间质纤维化，但也参与缺血后肾愈合。

肾小管细胞

急性缺血性肾衰竭的特点是腺苷三磷酸（ATP）快速下降，导致继发性级联的细胞损伤，包括细胞内钙的增加、磷脂酶的激活、氧原子团的生成，导致显著的表面膜损伤[65]。易受损的近曲小管细胞是缺血性急性肾衰竭病理生理和临床表现的主要原因。肌动蛋白细胞骨架及相应的表面膜结构的破坏和分离非常重要，其发生迅速且依赖于缺血性损伤的严重程度和持续时间[66]。这些改变可能是继发于肌动蛋白相关蛋白肌动蛋白解聚因子 / 丝切蛋白以及 β_1- 整联蛋白的活化和向顶端膜的迁移。腺苷三磷酸损耗后，组织甘氨酸和低 pH 值可打开缺血性组织中通常关闭的细胞质膜“死亡通道”，从而促进坏死性细胞死亡[67]。上皮刷状缘可能消失，伴有顶端膜起泡，细胞与细胞之间的连接中断，随后上皮脱离。肾小管细胞和微绒毛分离造成肾小球滤液的回漏、脱落细胞管腔内聚合的形成、蛋白质的形成、糖蛋白（GPs）如纤连蛋白（FN）的形成，最终导致肾小管阻塞。对于管状再吸收、细胞间紧密连接的功能、受损的细胞基质黏附和整合膜蛋白质功能，这些改变的功能性结果是主要的。

肾小管间质性损伤

动脉粥样硬化 RAS 患者中，病理组织损伤的严重程度是肾功能预后的重要决定因素和预测因素 [68]。最早的和最突出的肾缺血病理特征是肾小管间质性损伤，这被认为是所有肾病中最好的预后因素，可能随后引起高血压的发生。肾小管间质性损伤的早期阶段涉及细胞活化、单核细胞迁移到间质、白细胞和内皮组织相互作用，肌纤维母细胞 / 活化纤维母细胞释放炎性产物。改变了的管状上皮细胞抗原可能引起细胞介导的免疫反应，并伴有间质炎性浸润物，由 B 淋巴细胞、T- 辅助淋巴细胞和巨噬细胞细胞组成 [69]。随后，在治疗过程中，免疫抑制调节 T 细胞可能通过调节其他 T 细胞子集产生的促炎性细胞因子，促进修复 [70]。尽管肾小管病变最初是可逆的，肾小管间质性损伤可能导致不可逆转纤维化。大量的纤维发生因素涉及缺血性损伤后肾纤维化的发展，如 TGF-1、PAI-1、TIMP-1、α-1（Ⅳ）胶原蛋白，纤连蛋白 -EⅢA（FN-EⅢA）、组织型转谷氨酰胺酶及其他 [71]，这可能会增加 ECM 的合成。最近的证据表明，在动脉粥样硬化的背景下，基质降解也会受损，所以总体基质的周转平衡有利于纤维化。

肾小球硬化症

在人类动脉粥样硬化 RAS 中，肾小球硬化症是一种相对较晚的后遗症，由于长期的已有的肾功能损伤和伴发的临床疾病而加重。在慢性中度 RAS 实验模型中，肾小球病变最初是轻微的。缺血可能引起全部或局灶性节段性肾小球硬化症，表现为节段性衰竭或硬化，有或没有反应性足突细胞肥大和增生。肾小球硬化的进展包括出现肾小球细胞凋亡、基底膜增厚和肾小球系膜 ECM 扩张 [72]。存在与正常肾小管节段没有连接的肾小球时，伴随着肾小球滤过率（GFR）下降。

细胞死亡和修复

在缺血 / 再灌注或缺氧 / 再氧合条件下，肾近曲小管上皮细胞产生活性氧类，活性氧类部分负责细胞凋亡 [73]。自噬减轻了这个过程，细胞质成分降解和回收的过程可以导致细胞死亡或改善进一步的细胞损伤。在低氧和缺血性肾损伤过程中，自噬似乎提供了一个保护机制，增强细胞生存率 [74]。

尽管各种防御机制在缺血性攻击期间被激活，但是当肾缺氧严重时，细胞凋亡或坏死的确发生了。为了重建其功能、成功修复肾，须快速替换受伤的细胞 [75]。肾损伤过程中，细胞损失后，发生相邻存活肾小管细胞的去分化和增殖，这是肾小管修复的主要来源，肾间质干细胞在较小程度上被刺激分开、迁移，并进行表型变化，允许它们取代失去的细胞。骨髓衍生细胞可能对这个过程贡献较小 [76]。但是，外源性应用祖细胞，能改善慢性 RAS 猪的肾功能，减弱肾损害 [28,77]，并能改善小鼠的缺血 / 再灌注损伤 [78]，表明这个实验方法的潜在治疗效用可以保护缺血肾。

肾动脉疾病和死亡率

疾病进展的作用

对患有肾动脉疾病患者的随访研究发现 [20]，RAS 可以独立预测随后的死亡率。这种风险很少是单独由于进展性的肾疾病引起的，更常见的是与心血管事件有关。在药物治疗或肾血运重建的患者中，死亡率非常相似 [79,81]。最近动脉粥样硬化 RAS 的前瞻性随机试验数据表明，肾功能障碍的进展相对少见 [82]。死亡最常与心血管事件相关，进行性肾衰竭是主要死亡原因的情况不太常见 [79,81]。一些作者认为，动脉粥样硬化性疾病对肾的影响是动脉粥样硬化负荷程度的一个常用标记。其他人认为肾血管性疾病增强了这些疾病的严重程度，而且直接加速心血管死亡率 [83]。现有数据不支持肾血运重建可以直接提高总生存率 [84]，虽然观察性研究表明，成功肾血运重建后肾小球滤过率（GFR）有所改善的患者，在几年的随访中心血管死亡率确实降低了 [85-86]。

患有双侧肾动脉疾病或孤立功能肾肾动脉狭窄的患者生存率降低。采用多普勒超声的前瞻性研究表明，粥样硬化病变在 3 ～ 5 年内严重程度会进展 [87]。进展风险与狭窄病变的最初严重性和收缩压水平有关。必须强调，个体患者的肾动脉疾病临床表现可能随时间改变。重要的是，临床医生应意识到这些转变，以考虑在最可能有效的时间内干预 [88]。

管理肾血管性疾病患者的具体决策严重依赖于认识到临床综合征发展是这些病变的结果。正如周围血管疾病的许多其他形式，有明显临床表现的患者获益机会最大。我们希望，理解本章所述临床综合征的病理生理学，可以帮助医生选择最可能从干预中获益的患者。

参考文献

1. Fatica RA, Port FK, Young EW: Incidence trends and mortality in end-stage renal disease attributed to renovascular disease in the United States, *Am J Kidney Dis* 37:1184–1190, 2001.
2. Goldblatt H, Lynch J, Hanzal RE, et al: Studies on experimental hypertension I: the production of persistent elevation of systolic blood pressure by means of renal ischemia, *J Exp Med* 59:347–379, 1934.
3. Welch WJ, Mendonca M, Aslam S, et al: Roles of oxidative stress and AT1 receptors in renal hemodynamics and oxygenation in the postclipped 2K,1C kidney, *Hypertension* 41:692–696, 2003.
4. Crowley SD, Gurley SB, Oliverio MI, et al: Distinct roles for the kidney and systemic tissues in blood pressure regulation by the renin-angiotensin system, *J Clin Invest* 115(4):1092–1099, 2005.
5. Lorenz EC, Vrtiska TJ, Lieske JC, et al: Prevalence of renal artery and kidney abnormalities by computed tomography among healthy adults, *Clin J Am Soc Nephrol* 5:431–438, 2010.
6. Slovut DP, Olin JW: Current concepts: fibromuscular dysplasia, *N Engl J Med* 350:1862–1871, 2004.
7. Hansen KJ, Edwards MS, Craven TE, et al: Prevalence of renovascular disease in the elderly: a population based study, *J Vasc Surg* 36:443–451, 2002.
8. de Mast Q, Beutler JJ: The prevalence of atherosclerotic renal artery stenosis in risk groups: a systematic literature review, *J Hypertens* 27:1333–1340, 2009.
9. Gloviczki ML, Glockner JF, Lerman LO, et al: Preserved oxygenation despite reduced blood flow in poststenotic kidneys in human atherosclerotic renal artery stenosis, *Hypertension* 55:961–966, 2010.
10. Wiecek A, Kokot F, Kuczera M, et al: Plasma erythropoietin concentration in renal venous blood of patients with unilateral renovascular hypertension, *Nephrol Dial Transplant* 7:221–224, 1992.
11. Textor SC, Glockner JF, Lerman LO, et al: The use of magnetic resonance to evaluate tissue oxygenation in renal artery stenosis, *J Am Soc Nephrol* 19:780–788, 2008.
12. Textor SC, Wilcox CS: Renal artery stenosis: a common, treatable cause of renal failure? *Annu Rev Med* 52:421–442, 2001.
13. Rihal CS, Textor SC, Breen JF, et al: Incidental renal artery stenosis among a prospective cohort of hypertensive patients undergoing coronary angiography, *Mayo Clin Proc* 77:309–316, 2002.
14. Iglesias JI, Hamburger RJ, Feldman L, et al: The natural history of incidental renal artery stenosis in patients with aortoiliac vascular disease, *Am J Med* 109:642–647, 2000.
15. Dechering DG, Kruis HM, Adiyaman A, et al: Clinical significance of low-grade renal artery stenosis, *J Intern Med* 267:305–315, 2010.
16. De Bruyne B, Manoharan G, Pijls NHJ, et al: Assessment of renal artery stenosis severity by pressure gradient measurements, *J Am Coll Cardiol* 48:1851–1855, 2006.
17. Gross CM, Kramer J, Weingartner O, et al: Determination of renal arterial stenosis severity: comparison of pressure gradient and vessel diameter, *Radiology* 220:751–756, 2001.
18. Caps MT, Zierler RE, Polissar NL, et al: Risk of atrophy in kidneys with atherosclerotic renal artery stenosis, *Kidney Int* 53:735–742, 1998.
19. Pearce JD, Craven BL, Craven TE, et al: Progression of atherosclerotic renovascular disease: a prospective, population-based study, *J Vasc Surg* 44:955–963, 2006.
20. Conlon PJ, Little MA, Pieper K, et al: Severity of renal vascular disease predicts mortality in patients undergoing coronary angiography, *Kidney Int* 60:1490–1497, 2001.
21. Meyrier A, Hill GW, Simon P: Ischemic renal diseases: new insights into old entities, *Kidney Int* 54:2–13, 1998.
22. Kang DH, Kanellis J, Hugo C, et al: Role of the microvascular endothelium in progressive renal disease, *J Am Soc Nephrol* 13:806–816, 2002.
23. Urbieta-Caceres VH, Lavi R, Zhu XY, et al: Early atherosclerosis aggravates the effect of renal artery stenosis on the swine kidney, *Am J Physiol Renal Physiol* 299:F135–F140, 2010.
24. Radermacher J, Chavan A, Bleck J, et al: Use of Doppler ultrasonography to predict the outcome of therapy for renal-artery stenosis, *N Engl J Med* 344:410–417, 2001.
25. Mangiacapra F, Trana C, Sarno G, et al: Translesional pressure gradients to predict blood pressure response after renal artery stenting in patients with renovascular hypertension, *Circ Cardiovasc Interven* 99:999, 2010.
26. Evans RG, Gardiner BS, Smith DW, et al: Intrarenal oxygenation: unique challenges and the biophysical basis of homeostasis, *Am J Physiol Renal Physiol* 295:F1259–F1270, 2008.
27. Zhu XY, Chade AR, Rodriquez-Porcel M, et al: Cortical microvascular remodeling in the stenotic kidney. Role of increased oxidative stress, *Arterioscler Thromb Vasc Biol* 24:1854–1859, 2004.
28. Chade AR, Zhu X, Lavi R, et al: Endothelial progenitor cells restore renal function in chronic experimental renovascular disease, *Circulation* 119:547–557, 2009.
29. Loesch J: Ein Beitrag zur experimentellen Nephritis und zum arteriellen Hochdruck I. Die Veranderungen im Blutdruck II. Die Veranderungen in der Blutchemie, *Zentralblatt fur Innere Medizin* 7:144–169, 1933.
30. DeForrest JM, Knappenberger RC, Antonaccio MJ, et al: Angiotensin II is a necessary component for the development of hypertension in the two-kidney, one clip rat, *Am J Cardiol* 49:1515–1517, 1982.
31. Cervenka L, Horacek V, Vaneckova I, et al: Essential role of AT1-A receptor in the development of 2K1C hypertension, *Hypertension* 40:735–741, 2002.
32. Grisk O, Rettig R: Interactions between the sympathetic nervous system and the kidneys in arterial hypertension, *Cardiovasc Res* 61:238–246, 2004.
33. Reckelhoff JF, Romero JC: Role of oxidative stress in angiotensin-induced hypertension, *Am J Physiol* 284:R893–R912, 2003.
34. Safian RD, Textor SC: Medical progress: renal artery stenosis, *N Engl J Med* 344:431–442, 2001.
35. Conlon PJ, O'Riordan E, Kalra PA: Epidemiology and clinical manifestations of atherosclerotic renal artery stenosis, *Am J Kidney Dis* 35:573–587, 2000.
36. Textor SC, McKusick M: Renovascular hypertension and ischemic nephropathy: angioplasty and stenting. In Brady HR, Wilcox CS, editors: *Therapy in nephrology and hypertension*, London, 2003, WB Saunders, pp 599–609.
37. Messina LM, Zelenock GB, Yao KA, et al: Renal revascularization for recurrent pulmonary edema in patients with poorly controlled hypertension and renal insufficiency: a distinct subgroup of patients with arteriosclerotic renal artery occlusive disease, *J Vasc Surg* 15:73–82, 1992.
38. Gandhi SK, Powers JC, Nomeir AM, et al: The pathogenesis of acute pulmonary edema associated with hypertension, *N Engl J Med* 344:17–22, 2001.
39. Missouris CG, Belli AM, MacGregor Ga: "Apparent" heart failure: a syndrome caused by renal artery stenoses, *Heart* 83:152–155, 2000.
40. Pickering TG, Herman L, Devereux RB, et al: Recurrent pulmonary oedema in hypertension due to bilateral renal artery stenosis: treatment by angioplasty or surgical revascularisation, *Lancet* 2:551–552, 1988.
41. Hall JE: Renal function in one-kidney, one-clip hypertension and low renin essential hypertension, *Am J Hypertens* 4:523s–533s, 1991.
42. Sakai N, Wada T, Matsushima K, et al: The renin-angiotensin system contributes to renal fibrosis through regulation of fibrocytes, *J Hypertens* 26:780–790, 2008.
43. Stebbins CL, Symons JD, Hageman KS, et al: Endogenous prostaglandins limit angiotensin-II induced regional vasoconstriction in conscious rats, *J Cardiovasc Pharmacol* 42:10–16, 2003.
44. Singh P, Deng A, Weir MR, et al: The balance of angiotensin II and nitric oxide in kidney diseases, *Curr Opin Nephrol Hypertens* 17:51–56, 2010.
45. Wilcox CS, Welch WJ: Angiotensin II and thromboxane in the regulation of blood pressure and renal function, *Kidney Int* 38:S81–S83, 1990.
46. Kone BC, Baylis C: Biosynthesis and homeostatic roles of nitric oxide in the normal kidney, *Am J Physiol* 272:F561–F578, 1997.
47. Tokuyama H, Hayashi K, Matsuda H, et al: Stenosis-dependent role of nitric oxide and prostaglandins in chronic renal ischemia, *Am J Physiol* 282:F859–F865, 2002.
48. Helle F, Hultstrom M, Skogstrand T, et al: Angiotensin II induced contraction is attenuated by nitric oxide in afferent arterioles from the non-clipped kidney in 2K1C, *Am J Physiol Renal Physiol* 296:F78–F86, 2010.
49. Chade AR, Rodriguez-Porcel M, Grande JP, et al: Distinct renal injury in early atherosclerosis and renovascular disease, *Circulation* 106:1165–1171, 2002.
50. Firth JD, Ratcliffe PJ: Organ distribution of the three rat endothelin messenger RNAs and the effects of ischemia on renal gene expression, *J Clin Invest* 90:1023–1031, 1992.
51. Jerkic M, Miloradovic Z, Jovovic D, et al: Relative roles of endothelin-1 and angiotensin II in experimental post-ischaemic acute renal failure, *Nephrol Dial Transplant* 19:83–94, 2004.
52. Forbes JM, Hewitson TD, Becker GJ, et al: Simultaneous blockade of endothelin A and B receptors in ischemic acute renal failure is detrimental to long-term kidney function, *Kidney Int* 59:1333–1341, 2001.
53. Neuhofer W, Pittrow D: Role of endothelin and endothelin receptor antagonists in renal disease, *Eur J Clin Invest* 36(Suppl 3):78–88, 2006.
54. Milot A, Lambert R, Lebel M, et al: Prostaglandins and renal function in hypertensive patients with unilateral renal artery stenosis and patients with essential hypertension, *J Hypertens* 14:765–771, 1996.
55. Welch WJ, Patel K, Modlinger P, et al: Roles of vasoconstrictor prostaglandins, COX-1 and -2, and AT1, AT2, and TP receptors in a rat model of early 2K,1C hypertension, *Am J Physiol Heart Circ Physiol* 293:H2633–H2699, 2007.
56. Therland KL, Stubbe J, Thiesson HC, et al: Cycloxygenase-2 is expressed in vasculature of normal and ischemic adult human kidney and is co-localized with vascular prostaglandin E2 EP4 receptors, *J Am Soc Nephrol* 15:1189–1198, 2004.
57. Lerman LO, Nath KA, Rodriguez-Porcel M, et al: Increased oxidative stress in experimental renovascular hypertension, *Hypertension* 37:541–546, 2001.
58. Chade AR, Krier JD, Rodgriguez-Porcel M, et al: Comparison of acute and chronic antioxidant interventions in experimental renovascular disease, *Am J Physiol* 286:F1079–F1086, 2004.
59. Palm F, Onozato M, Welch WJ, et al: Blood pressure, blood flow, and oxygenation in the clipped kidney of chronic 2-kidney, 1-Clip rats: effects of tempol and angiotensin blockade, *Hypertension* 55:298–304, 2010.
60. Carlstrom M, Lai EY, Ma Z, et al: Superoxide dismutase 1 limits renal microvascular remodeling and attenuates arteriole and blood pressure responses to angiotensin II via modulation of nitric oxide bioavailability, *Hypertension* 56:907–913, 2010.
61. Chade AR, Rodriguez-Porcel M, Grande JP, et al: Mechanisms of renal structural alterations in combined hypercholesterolemia and renal artery stenosis, *Arterioscler Thromb Vasc Biol* 23:1295–1301, 2003.
62. Higashi Y, Sasaki S, Nakagawa K, et al: Endothelial function and oxidative stress in renovascular hypertension, *N Engl J Med* 346:1954–1962, 2002.
63. Leask A: Potential therapeutic targets for cardiac fibrosis: TGF beta, angiotensin, endothelin, CCN2, and PDGF: partners in fibroblast activation, *Circ Res* 106:1675–1680, 2010.
64. Yang F, Chung AC, Huang XR, et al: Angiotensin II induces connective tissue growth factor and collagen I expression via transforming growth factor beta-dependent and -independent Smad pathways: the role of Smad3, *Hypertension* 54:877–884, 2009.
65. Kellerman PS: Cellular and metabolic consequences of chronic ischemia on kidney function, *Semin Nephrol* 16:33–42, 1996.
66. Sutton TA, Molitoris BA: Mechanisms of cellular injury in ischemic acute renal failure, *Semin Nephrol* 18:490–497, 1998.
67. Bonventre JV, Weinberg JM: Recent advances in the pathophysiology of ischemic acute renal failure, *J Am Soc Nephrol* 14:199–2210, 2003.
68. Wright JR, Duggal A, Thomas R, et al: Clinicopathological correlation in biopsy-proven atherosclerotic nephropathy: implications for renal functional outcome in atherosclerotic renovascular disease, *Nephrol Dial Transplant* 16:765–770, 2001.
69. Truong LD, Farhood A, Tasby J, et al: Experimental chronic renal ischemia: morphologic and immunologic studies, *Kidney Int* 41:1676–1689, 1992.
70. Gandolfo MT, Jang HR, Bagnasco SM, et al: Foxp3+ regulatory T-cells participate in repair of ischemic acute kidney injury, *Kidney Int* 76:717–729, 2009.
71. Johnson TS, El-Koriaie AF, Skill NJ, et al: Tissue transglutaminase and the progression of human renal scarring, *J Am Soc Nephrol* 14:2052–2062, 2003.
72. Makino H, Sugiyama H, Kashihara N: Apoptosis and extracellular matrix-cell interactions in kidney disease, *Kidney Int* 77(Supplement):S67–S75, 2000.

73. Chien CT, Lee PH, Chen CF, et al: De novo demonstration and co-localization of free radical production and apoptosis formation in rat kidney subjected to ischemia/reperfusion, *J Am Soc Nephrol* 12:973–982, 2001.
74. Jiang M, Liu K, Luo J, et al: Autophagy is a renoprotective mechanism during *in-vitro* hypoxia and *in-vivo* ischemia-reperfusion injury, *Am J Pathol* 176:1181–1190, 2010.
75. Guo JK, Cantley LG: Cellular maintenance and repair of the kidney, *Annu Rev Physiol* 72:357–376, 2010.
76. Lin F, Moran A, Igarashi P: Intrarenal cells, not bone marrow-derived cells, are the major source for regeneration in postischemic kidney, *J Clin Invest* 115:1756–1764, 2005.
77. Chade AR, Zhu XY, Krier JD, et al: Endothelial progenitor cells homing and renal repair in experimental renovascular disease, *Stem Cells* 28:1039–1047, 2010.
78. Li B, Cohen A, Hudson TE, et al: Mobilized human hematopoietic stem/progenitor cells promote kidney repair after ischemia/reperfusion injury, *Circulation* 121:2211–2220, 2010.
79. Chabova V, Schirger A, Stanson AW, et al: Outcomes of atherosclerotic renal artery stenosis managed without revascularization, *Mayo Clin Proc* 75:437–444, 2000.
80. Dorros G, Jaff M, Mathiak L, et al: Multicenter Palmaz stent renal artery stenosis revascularization registry report: four-year follow-up of 1,058 successful patients, *Catheter Cardiovasc Interv* 55:182–188, 2002.
81. Uzzo RG, Novick AC, Goormastic M, et al: Medical versus surgical management of atherosclerotic renal artery stenosis, *Transplant Proc* 34:723–725, 2002.
82. The ASTRAL Investigators: Revascularization versus medical therapy for renal-artery stenosis, *N Engl J Med* 361:1953–1962, 2009.
83. Rimmer JM, Plante DA, Madias NE: Therapeutic decision making in renal vascular hypertension. In Novick AC, Scoble J, Hamilton G, editors: *Renal vascular disease*, London, 1996, W.B. Saunders, pp 245–266.
84. Textor SC, Lerman L, McKusick M: The uncertain value of renal artery interventions: where are we now? *J Am Coll Cardiol Cardiovasc Interv* 2:175–182, 2009.
85. Kennedy DJ, Colyer WR, Brewster PS, et al: Renal insufficiency as a predictor of adverse events and mortality after renal artery stent placement, *Am J Kidney Dis* 14:926–935, 2003.
86. Kalra PA, Chrysochou C, Green D, et al: The benefit of renal artery stenting in patients with atheromatous renovascular disease and advanced chronic kidney disease, *Catheter Cardiovasc Interv* 75:1–10, 2010.
87. Caps MT, Perissinotto C, Zierler RE, et al: Prospective study of atherosclerotic disease progression in the renal artery, *Circulation* 98:2866–2872, 1998.
88. Textor SC: Progressive hypertension in a patient with "incidental" renal artery stenosis, *Hypertension* 40:595–600, 2002.
89. Garovic V, Textor SC: Renovascular hypertension and ischemic nephropathy, *Circulation* 112:1362–1374, 2005.
90. Textor SC, Smith-Powell L: Post-stenotic arterial pressure, renal haemodynamics and sodium excretion during graded pressure reduction in conscious rats with one- and two-kidney coarctation hypertension, *J Hypertens* 6:311–319, 1988.
91. Lerman LO, Chade AR: Angiogenesis in the kidney: a new therapeutic target? *Curr Opin Nephrol Hypertens* 18:160–165, 2009.
92. Lerman L, Textor SC: Pathophysiology of ischemic nephropathy, *Urol Clin North Am* 28:793–803, 2001.

第 23 章　肾动脉疾病的临床评价

Joe F.Lau，Jeffrey W.Olin

通过全国健康及营养状况调查（NHANES）的 2005—2008 年的数据，预计到 2008 年，20 岁及以上成年人中约有 76 400 000 人患有原发性高血压[1]。除肥胖、过量酒精摄入，药物滥用、使用口服避孕药之外，肾血管性疾病和肾实质病变是最常见的继发性高血压的原因。

解剖性肾动脉狭窄（RAS）的出现不一定证明高血压或肾衰竭是由 RAS 引起的。RAS 常常是偶然发现，而肾血管性高血压的患病率只占总体高血压患者的 1% ～ 5%[2-3]。约 90% 的肾血管性疾病是由动脉粥样硬化引发[4-5]。纤维肌性发育不良（FMD）是肾动脉狭窄的最常见原因。患有动脉粥样硬化的肾动脉狭窄患者年龄通常超过 55 岁，这个年龄段的老年人普遍有患动脉粥样硬化的风险，纤维肌性发育不良多见于年轻妇女。FMD 的主要临床表现是高血压；动脉粥样硬化性 RAS 可同时出现高血压、肾衰竭（缺血性肾病）和（或）反复发作的充血性心力衰竭（CHF）[6]，以及突发性肺水肿[7]。动脉粥样硬化性 RAS 通常发生在肾动脉开口和近端部分，而纤维肌性发育不良通常发生在肾动脉中远端部分及其主要分支上（图 23-1 和图 23-2）。

冠状动脉粥样硬化和颈动脉粥样硬化的影响已被大家公认，但是肾动脉的受累却通常被忽视。除了 RAS（高血压、肾衰竭）后遗症之外，患有动脉粥样硬化性 RAS 的患者可因心肌梗死（MI）和脑卒中而过早死亡[8-11]。因此，早期诊断和治疗对于避免肾动脉狭窄引起的严重后果是非常重要的。

在考虑 RAS 诊断时，考虑 RAS 可能发生的情况很有用（框 23-1）。

高血压

30 ～ 55 岁之间的高血压个体通常有原发性高血压。如果某患者在 30 岁之前被初步诊断为高血压，且已排除其他已知的因素（肥胖、使用口服避孕药、药物滥用、肾实质病变），那么这种高血压一般是继发于 FMD。由于动脉粥样硬化通常发生于年龄更大的患者，所以它一般是 55 岁以后 RAS 患者的病因。根据一项基于 65 岁或 65 岁以上医保患者群体的研究，动脉粥样硬化性 RAS 的患病率为 6.8%[12]。在该群体中，男性的肾动脉狭窄患病率几乎是女性的 2 倍（9.1%vs.5.5%，P=0.053）。在高加索人受试者和非洲裔美国人受试者之间并没有发现患病率方面的显著差异（6.9%vs.6.7%，P=0.933）[12]。尽管 RAS 与收缩期高血压和舒张期高血压都有关系，但是 RAS 的诊断应当更注重考虑 55 岁以后出现新发舒张期高血压的患者，主要原因是正常人的舒张压在 55 岁以后通常会下降。患有原发性高血压多年的患者，经常因为

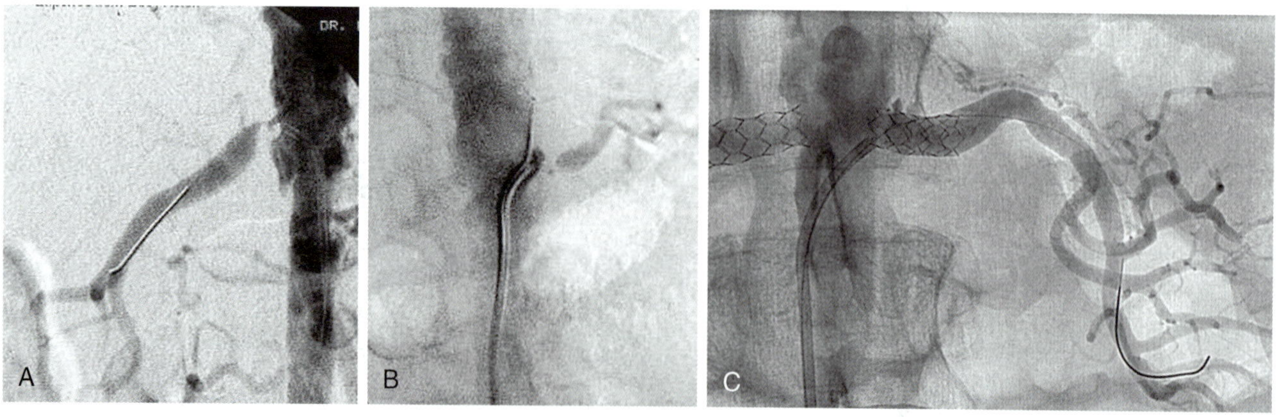

图 23-1　A-B，数字减影血管造影（DSA）显示了动脉粥样硬化性肾动脉狭窄（RAS）的典型特征。此图患者有严重的双侧开口处 RAS。**C**，在左右两侧肾动脉放置支架后的血管造影图像

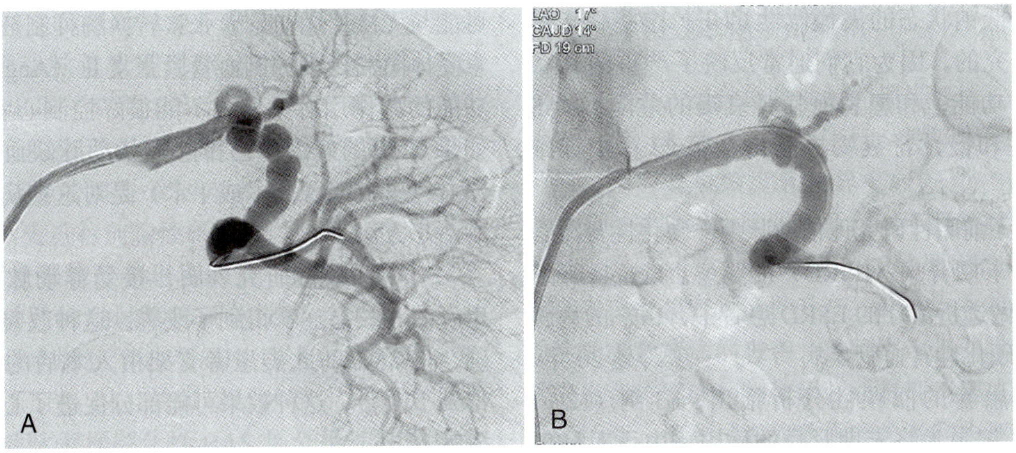

图 23-2 **A**，显示位于左肾动脉中、远端部分内侧纤维增生的数字减影血管造影（DSA）。注意“连珠”，珠的直径大于正常动脉直径，是典型的内侧纤维增生。**B**，接受经皮球囊血管成形术后的左侧肾动脉造影。血管造影的外观得到了改善，并能显示压力梯度的分辨率

框 23-1 可能出现肾动脉狭窄的临床线索

高血压

高血压发病年龄＜ 30 岁或＞ 55 岁

恶性或急进性高血压

顽固性高血压（尽管使用了适当的药物治疗方案，包括利尿剂，但血压仍＞ 140/90 mmHg）

之前血压控制良好的患者血压失去控制

肾功能异常

由血管紧张素转换酶（ACE）抑制剂或血管紧张素受体阻断药（ARB）促成的急性肾衰竭

原因不明的氮质血症

接受肾替代治疗（透析）的原因不明的终末期肾病（ESRD）患者

肾萎缩或小型肾

心脏疾病

复发性充血性心力衰竭（CHF）或突发性肺水肿

心绞痛与冠状动脉的解剖不成比例

存在于其他血管床的动脉粥样硬化

周围动脉疾病（PAD）

主髂动脉闭塞性疾病

主动脉瘤

冠状动脉多血管疾病（CAD）

年龄原因而患上动脉粥样硬化性 RAS。这个群体患者的血压本已经得到较好的控制，却突然变得更难控制。

患者可能有解剖学上十分显著的 RAS，却完全没有高血压。Dustan 等回顾了 149 张主动脉造影片后发现，肾动脉狭窄程度≥ 50% 的患者中，大约有一半患者没有高血压。此外，在最近一次对 40 项研究中的总计 15 879 例患者的系统评估中，疑似肾血管性高血压患者的 RAS 平均患病率是 14.1%。对在影像扫描检查中偶然发现 RAS 的患者做进一步分析，发现其中 65.5% 有高血压，27.5% 有肾衰竭[11]。因此，仅仅出现 RAS 和高血压并不一定意味着一个是另一个的病因。

急进性高血压和恶性高血压也与肾动脉狭窄的极高发病率有关[14]。*顽固性高血压*是指采用了包含至少 3 种不同作用机制的药物（包括利尿剂）的最佳治疗方案后，仍然无法使血压降低到 140/90 mmHg 以下的高血压。肾血管性疾病的诊断，应重点考虑那些真正耐药的顽固性高血压的患者。

肾畸形

Gifford 等发现，71% 的肾萎缩患者（75 例中的 53 例）的供给萎缩肾的肾动脉出现了严重狭窄或完全闭塞[16]。已经有 3 项研究表明，如果两肾大小出现了差距或其中一个肾萎缩，对侧肾动脉（正常大小的肾）约有 60% 的可能是严重萎缩的[2,16-17]。因此，如果出现了肾萎缩或两肾大小出现了差异，就应当检查是否有肾血管性疾病。

大量的报告表明接受 ACEI 或 ARB 药物治疗发生氮质血症的患者有双侧的 RAS、孤立性功能肾肾

表23-5 CT血管造影对内脏和肾动脉狭窄评估的准确度

作者	年度	患者	灵敏度（%）	特异度（%）
Kaatee[112]	1997	71	92 ~ 100	96 ~ 100
Kim[111]	1998	50	90 ~ 100	97
Johnson[113]	1999	25	89 ~ 94	87 ~ 99
Qanadli[110]	2000	47	91	100
Willmann[109]	2003	46	91-92	99
Vasbinder[130]	2004	402	64	92
Eklof[128]	2005	58	94	62
Rountas[82]	2007	58	94	93

无论是双功能超声、MRA 或 CTA，得出的图像对于继发于 FMD 的 RAS 的评估都不是很理想，对于疑似 FMD 患者，基于导管的造影仍然是首选的影像学检查方法 [6,114]。

基于导管的造影术

尽管在大多数情况下，双功能超声、MRA 和 CTA，在 RAS 的诊断方面，已经取代了基于导管的造影术，但是基于导管的造影术仍然是 RAS 诊断的金标准，因为它是诊断继发于动脉粥样硬化和 FMD 的 RAS 的最准确的检测。基于导管的造影术可以将分支血管和皮质血流量清晰地可视化，并且对于副肾动脉的识别相当出色。

数字减影血管造影（DSA）在大多数血管应用机构已经取代了胶片造影术。虽然数字减影血管造影的分辨率比胶片造影术要低，但是在当前设备下，数字减影血管造影可以达到 3 ~ 4 行 / 毫米分辨率（图 23-1）。现在的标准成像矩阵是 1024 × 1024，若使用图像增强器，直径可达到 16 in，面板图像增强器很快就会投入使用。需要注意的一点是，肾动脉经常从主动脉的后方出现，因此可能需要主动脉的斜视图，以充分观察肾动脉的起点。压力梯度也应当算出，以确认特定病变的生理学意义。

硬件和软件的新发展使得诊断准确性和安全性都得到了提升。团块追踪法、快速图像采集、血管直径分析、区域像素偏移、图像叠加、旋转血管造影 3D 重建，以及显示 DSA 数据的血管镜，现在都可以从生产厂家常规获得 [105,115-119]。

二氧化碳（CO_2）造影术为使用碘造影剂的传统血管造影或 DSA 提供了一种替代成像方法。尤其对于肾功能不全的患者，这种方法更为可取，因为造影剂可能会加速这些患者的肾功能下降。与传统血管造影相比，二氧化碳造影术的灵敏度为 83%，特异度为 99%[120-121]。

相比于现行的横断面成像技术，DSA 的优点是分辨率高，能够有选择性地评估个别血管，能获得压力梯度等直接生理信息，并且可以作为一种介入平台。其缺点是电离辐射暴露、碘造影剂的使用（造影剂肾病）、血管通路的相关风险（假性动脉瘤、血肿、腹膜后出血），以及导管插入的相关风险（动脉粥样硬化栓塞）。然而，除非一种替代性介入平台或与磁共振完全兼容的设备出现，否则 DSA 将继续在血管疾病患者的治疗中发挥核心作用。

心脏导管插入术时的肾动脉造影

这个话题已经引起了无数关于 CAD 患者和疑似 RAS 患者的最佳处理策略的争论。已经被证明的一点是，相比于普通人群，CAD 患者有着更高的 RAS 患病率。此外，RAS 患者能够显著增加心血管疾病的死亡率。Conlon 等报道，在心脏导管插入术时未检测到 RAS 的患者的 4 年生存率为 90%，而肾动脉狭窄程度 50% ~ 75% 的患者的生存率为 70%，狭窄程度 75% ~ 95% 的患者的生存率为 68%，狭窄程度超过 95% 的患者的生存率只有 48%[30,122]。心脏导管插入术时进行肾动脉造影的支持者声称，该步骤可以准确地、无额外风险地进行，并使心脏科医生获知该患者有肾动脉狭窄，这样患者就会得到连续的跟踪治疗，并且可以得到最佳二级预防措施的治疗 [31]；而常规血管造影的人声称，获知该患者有 RAS 对于整体治疗无益处，仅仅在诱使造影师在没有公认临床适应证的情况下，对狭窄病变植入支架 [46,123]，这被称为*肾阻塞狭窄性反射* [124]。

当出现了公认的肾动脉介入适应证时，应当在心脏导管插入术时进行肾动脉造影。然而须对无症状人群进行进一步的前瞻性自然史研究，以确定是否应当在心脏导管插入术时进行常规筛查。

参考文献

1. Pleis JR, Lucas JW, Ward BW: Summary health statistics for U.S. adults: National Health Interview Survey, 2008, *Vital Health Stat* 10(242):1–157, 2009.
2. Olin JW, Melia M, Young JR, et al: Prevalence of atherosclerotic renal artery stenosis in patients with atherosclerosis elsewhere, *Am J Med* 88(1N):46N–51N, 1990.
3. Harding MB, Smith LR, Himmelstein SI, et al: Renal artery stenosis: prevalence and associated risk factors in patients undergoing routine cardiac catheterization, *J Am Soc Nephrol* 2(11):1608–1616, 1992.
4. Safian RD, Textor SC: Renal-artery stenosis, *N Engl J Med* 344(6):431–442, 2001.
5. Dworkin LD, Cooper CJ: Clinical practice. Renal-artery stenosis, *N Engl J Med* 361(20): 1972–1978, 2009.
6. Olin JW, Sealove BA: Diagnosis, management, and future developments of fibromuscular dysplasia, *J Vasc Surg* 53(3):826–836, 2011.
7. Olin JW: Atherosclerotic renal artery disease, *Cardiol Clin* 20(4):547–562, 2002.
8. Connolly JO, Higgins RM, Walters HL, et al: Presentation, clinical features and outcome in different patterns of atherosclerotic renovascular disease, *QJM* 87(7):413–421, 1994.
9. Mailloux LU, Napolitano B, Bellucci AG, et al: Renal vascular disease causing end-stage renal disease, incidence, clinical correlates, and outcomes: a 20-year clinical experience, *Am J Kidney Dis* 24(4):622–629, 1994.
10. Mailloux LU, Bellucci AG, Napolitano B, et al: Survival estimates for 683 patients starting dialysis from 1970 through 1989: identification of risk factors for survival, *Clin Nephrol* 42(2):127–135, 1994.
11. de Mast Q, Beutler JJ: The prevalence of atherosclerotic renal artery stenosis in risk groups: a systematic literature review, *J Hypertens* 27(7):1333–1340, 2009.
12. Hansen KJ, Edwards MS, Craven TE, et al: Prevalence of renovascular disease in the elderly: a population-based study, *J Vasc Surg* 36(3):443–451, 2002.
13. Dustan HP, Humphries AW, DeWolfe VG: Normal arterial pressure in patients with renal arterial stenosis, *JAMA* 187:1028–1029, 1964.
14. Davis BA, Crook JE, Vestas RE, et al: Prevalence of renovascular hypertension in patients with grade III or IV hypertensive retinopathy, *N Engl J Med* 301:1273–1276, 1979.
15. Chobanian AV, Bakris GL, Black HR, et al: The Seventh Report of the Joint National Committee on Prevention, Detection, Evaluation, and Treatment of High Blood Pressure: the JNC 7 Report, *JAMA* 289(19):2560–2571, 2003.
16. Gifford RW Jr, McCormack LJ, Poutasse EF: The atrophic kidney: its role in hypertension, *Mayo Clin Proc* 40(834):852, 1965.
17. Lawrie GM, Morris GC Jr, Glaeser DH, et al: Renovascular reconstruction: factors affecting long-term prognosis in 919 patients followed up to 31 years, *Am J Cardiol* 63(15):1085–1092, 1989.
18. Textor SC, Tarazi RC, Novick AC, et al: Regulation of renal hemodynamics and glomerular filtration in patients with renovascular hypertension during converting enzyme inhibition with captopril, *Am J Med* 76(5B):29–37, 1984.
19. Textor SC, Novick AC, Steinmuller DR, et al: Renal failure limiting antihypertensive therapy as an indication for renal revascularization. A case report, *Arch Intern Med* 143(11):2208–2211, 1983.
20. Silas JH, Klenka Z, Solomon SA, et al: Captopril induced reversible renal failure: a marker of renal artery stenosis affecting a solitary kidney, *BMJ* 286(6379):1702–1703, 1983.
21. Packer M, Lee WH, Medina N, et al: Functional renal insufficiency during long-term therapy with captopril and enalapril in severe chronic heart failure, *Ann Intern Med* 106:346–354, 1987.
22. Textor SC: Renal failure related to ACE inhibitors, *Semin Nephrol* 17:67–76, 1997.
23. Scoble JE, Maher ER, Hamilton G: Atherosclerotic renovascular disease causing renal impairment–a case for treatment, *Clin Nephrol* 31:119–122, 1989.
24. Scoble JE: Renal artery stenosis as a cause of renal impairment: implications for treatment of hypertension and congestive heart failure, *J R Soc Med* 92(10):505–510, 1999.
25. Gray BH, Olin JW, Childs MB, et al: Clinical benefit of renal artery angioplasty with stenting for the control of recurrent and refractory congestive heart failure, *Vasc Med* 7(4):275–279, 2002.
26. Pickering TG, Herman L, Devereux RB, et al: Recurrent pulmonary oedema in hypertension due to bilateral renal artery stenosis: treatment by angioplasty or surgical revascularisation, *Lancet* 2(8610):551–552, 1988.
27. Diamond JR: Flash pulmonary edema and the diagnostic suspicion of occult renal artery stenosis, *Am J Kidney Dis* 21(3):328–330, 1993.
28. Khosla S, Kunjummen B, Manda R, et al: Prevalence of renal artery stenosis requiring revascularization in patients initially referred for coronary angiography, *Catheter Cardiovasc Interv* 58(3):400–403, 2003.
29. Scobel JE: The epidemiology and clinical presentation of atherosclerotic renal artery disease. In Novick AC, Scoble JE, Halmilton G, editors: *Renal vascular disease*, London, 1996, WB Saunders Co, Ltd, pp 303–314.
30. Conlon PJ, Little MA, Pieper K, et al: Severity of renal vascular disease predicts mortality in patients undergoing coronary angiography, *Kidney Int* 60(4):1490–1497, 2001.
31. Rihal CS, Textor SC, Breen JF, et al: Incidental renal artery stenosis among a prospective cohort of hypertensive patients undergoing coronary angiography, *Mayo Clin Proc* 77(4):309–316, 2002.
32. Weber-Mzell D, Kotanko P, Schumacher M, et al: Coronary anatomy predicts presence or absence of renal artery stenosis. A prospective study in patients undergoing cardiac catheterization for suspected coronary artery disease, *Eur Heart J* 23(21):1684–1691, 2002.
33. Louie J, Isaacson JA, Zierler RE, et al: Prevalence of carotid and lower extremity arterial disease in patients with renal artery stenosis, *Am J Hypertens* 7(5):436–439, 1994.
34. Conlon P, O'Riordan E, Kalra P: New insights into the epidemiologic and clinical manifestations of atherosclerotic renovascular disease, *Am J Kidney Dis* 35(4):573–587, 2000.
35. Dorros G, Jaff M, Mathiak L, et al: Four-year follow-up of Palmaz-Schatz stent revascularization as treatment for atherosclerotic renal artery stenosis, *Circulation* 98(7): 642–647, 1998.
36. Eipper DF, Gifford RW Jr, Stewart B, et al: Abdominal bruits in renovascular hypertension, *Am J Cardiol* 37:48–52, 1976.
37. Olin JW: Evaluation of the peripheral circulation. In Izzo JL, Sicca DA, Black HR, editors: *Hypertension primer*, ed 4, Dallas, 2007, American Heart Association, pp 374–378.
38. Canzanello VJ, Textor SC: Noninvasive diagnosis of renovascular disease, *Mayo Clin Proc* 69(12):1172–1181, 1994.
39. Emovon OE, Klotman PE, Dunnick NR, et al: Renovascular hypertension in blacks, *Am J Hypertens* 9(1):18–23, 1996.
40. Maxwell MH, Lupu AN, Taplin GV: Radioisotope renogram in renal arterial hypertension, *J Urol* 100(4):376–383, 1968.
41. Ploth DW: Angiotensin-dependent renal mechanisms in two-kidney, one-clip renal vascular hypertension, *Am J Physiol* 245(2):F131–F141, 1983.
42. Nally JV, Barton DP: Contemporary approach to diagnosis and evaluation of renovascular hypertension, *Urol Clin North Am* 28(4):781–791, 2001.
43. Black HR, Bourgoignie JJ, Pickering T, et al: Report of the Working Party Group for Patient Selection and Preparation, *Am J Hypertens* 4(12 Pt 2):745S–746S, 1991.
44. Setaro JF, Chen CC, Hoffer PB, et al: Captopril renography in the diagnosis of renal artery stenosis and the prediction of improvement with revascularization. The Yale Vascular Center experience, *Am J Hypertens* 4(12 Pt 2):698S–705S, 1991.
45. Setaro JF, Saddler MC, Chen CC, et al: Simplified captopril renography in diagnosis and treatment of renal artery stenosis, *Hypertension* 18(3):289–298, 1991.
46. Olin JW, Begelman SM: Renal artery disease. In Topol E, editor: *Textbook of Cardiovascular medicine*, ed 2, Philadelphia, 2002, Lippincott Raven, pp 2139–2159.
47. Fommei E, Ghione S, Hilson AJ, et al: Captopril radionuclide test in renovascular hypertension: a European multicentre study. European Multicentre Study Group, *Eur J Nucl Med* 20(7):617–623, 1993.
48. Carman TL, Olin JW: Diagnosis of renal artery stenosis: what is the optimal diagnostic test? *Curr Interv Cardiol Rep* 2(2):111–118, 2000.
49. Hansen KJ, Tribble RW, Reavis SW, et al: Renal duplex sonography: evaluation of clinical utility, *J Vasc Surg* 12(3):227–236, 1990.
50. Hoffmann U, Edwards JM, Carter S, et al: Role of duplex scanning for the detection of atherosclerotic renal artery disease, *Kidney Int* 39(6):1232–1239, 1991.
51. Kohler TR, Zierler RE, Martin RL, et al: Noninvasive diagnosis of renal artery stenosis by ultrasonic duplex scanning, *J Vasc Surg* 4(5):450–456, 1986.
52. Malatino LS, Polizzi G, Garozzo M, et al: Diagnosis of renovascular disease by extra- and intrarenal Doppler parameters, *Angiology* 49(9):707–721, 1998.
53. Miralles M, Cairols M, Cotillas J, et al: Value of Doppler parameters in the diagnosis of renal artery stenosis, *J Vasc Surg* 23(3):428–435, 1996.
54. Olin JW: Role of duplex ultrasonography in screening for significant renal artery disease, *Urol Clin North Am* 21(2):215–226, 1994.
55. Williams GJ, Macaskill P, Chan SF, et al: Comparative accuracy of renal duplex sonographic parameters in the diagnosis of renal artery stenosis: paired and unpaired analysis, *AJR Am J Roentgenol* 188(3):798–811, 2007.
56. Olin JW, Piedmonte MR, Young JR, et al: The utility of duplex ultrasound scanning of the renal arteries for diagnosing significant renal artery stenosis, *Ann Intern Med* 122(11):833–838, 1995.
57. Carman TL, Olin JW, Czum J: Noninvasive imaging of the renal arteries, *Urol Clin North Am* 28(4):815–826, 2001.
58. Radermacher J, Chavan A, Bleck J, et al: Use of Doppler ultrasonography to predict the outcome of therapy for renal-artery stenosis, *N Engl J Med* 344(6):410–417, 2001.
59. Soulez G, Therasse E, Qanadli SD, et al: Prediction of clinical response after renal angioplasty: respective value of renal Doppler sonography and scintigraphy, *AJR Am J Roentgenol* 181(4):1029–1035, 2003.
60. Crutchley TA, Pearce JD, Craven TE, et al: Clinical utility of the resistive index in atherosclerotic renovascular disease, *J Vasc Surg* 49(1):148–155, 2009 .
61. Zeller T, Muller C, Frank U, et al: Stent angioplasty of severe atherosclerotic ostial renal artery stenosis in patients with diabetes mellitus and nephrosclerosis, *Catheter Cardiovasc Interv* 58(4):510–515, 2003.
62. Zeller T, Frank U, Muller C, et al: Predictors of improved renal function after percutaneous stent-supported angioplasty of severe atherosclerotic ostial renal artery stenosis, *Circulation* 108(18):2244–2249, 2003.
63. Hirsch AT, Haskal ZJ, Hertzer NR, et al: ACC/AHA 2005 guidelines for the management of patients with peripheral arterial disease (lower extremity, renal, mesenteric, and abdominal aortic): executive summary a collaborative report from the American Association for Vascular Surgery/Society for Vascular Surgery, Society for Cardiovascular Angiography and Interventions, Society for Vascular Medicine and Biology, Society of Interventional Radiology, and the ACC/AHA Task Force on Practice Guidelines (Writing Committee to Develop Guidelines for the Management of Patients With Peripheral Arterial Disease) endorsed by the American Association of Cardiovascular and Pulmonary Rehabilitation; National Heart, Lung, and Blood Institute; Society for Vascular Nursing; TransAtlantic Inter-Society Consensus; and Vascular Disease Foundation, *J Am Coll Cardiol* 47(6):1239–1312, 2006.
64. Taylor DC, Moneta GL, Strandness DE Jr: Follow-up of renal artery stenosis by duplex ultrasound, *J Vasc Surg* 9(3):410–415, 1989.
65. Hudspeth DA, Hansen KJ, Reavis SW, et al: Renal duplex sonography after treatment of renovascular disease, *J Vasc Surg* 18(3):381–388, 1993.
66. Bakker J, Beutler JJ, Elgersma OE, et al: Duplex ultrasonography in assessing restenosis of renal artery stents, *Cardiovasc Intervent Radiol* 22:475–480, 1999.
67. Galin I, Trost B, Kang K, et al: Validation of renal duplex ultrasound in detecting renal artery stenosis post stenting, *J Am Coll Cardiol* 51(Suppl I) (10):A317, 2008.
68. White CJ, Olin JW: Diagnosis and management of atherosclerotic renal artery stenosis: improving patient selection and outcomes, *Nat Clin Pract Cardiovasc Med* 6(3):176–190, 2009.
69. Soulez G, Oliva VL, Turpin S, et al: Imaging of renovascular hypertension: respective values of renal scintigraphy, renal Doppler US, and MR angiography, *Radiographics* 20(5):1355–1368, 2000.
70. Schoenberg SO, Knopp MV, Londy F, et al: Morphologic and functional magnetic resonance imaging of renal artery stenosis: a multireader tricenter study, *J Am Soc Nephrol* 13(1):158–169, 2002.
71. Aumann S, Schoenberg SO, Just A, et al: Quantification of renal perfusion using an intravascular contrast agent (part 1): results in a canine model, *Magn Reson Med* 49(2): 276–287, 2003.
72. Bakker J, Beek FJ, Beutler JJ, et al: Renal artery stenosis and accessory renal arteries: accuracy of detection and visualization with gadolinium-enhanced breath-hold MR

angiography, *Radiology* 207(2):497–504, 1998.
73. Schoenberg SO, Essig M, Bock M, et al: Comprehensive MR evaluation of renovascular disease in five breath holds, *J Magn Reson Imaging* 10(3):347–356, 1999.
74. Hahn U, Miller S, Nagele T, et al: Renal MR angiography at 1.0 T: three-dimensional (3D) phase-contrast techniques versus gadolinium-enhanced 3D fast low-angle shot breath-hold imaging, *AJR Am J Roentgenol* 172(6):1501–1508, 1999.
75. Tan KT, van Beek EJ, Brown PW, et al: Magnetic resonance angiography for the diagnosis of renal artery stenosis: a meta-analysis, *Clin Radiol* 57(7):617–624, 2002.
76. De Cobelli F, Vanzulli A, Sironi S, et al: Renal artery stenosis: evaluation with breath-hold, three-dimensional, dynamic, gadolinium-enhanced versus three-dimensional, phase-contrast MR angiography, *Radiology* 205(3):689–695, 1997.
77. Fain SB, King BF, Breen JF, et al: High-spatial-resolution contrast-enhanced MR angiography of the renal arteries: a prospective comparison with digital subtraction angiography, *Radiology* 218(2):481–490, 2001.
78. Hany TF, Debatin JF, Leung DA, et al: Evaluation of the aortoiliac and renal arteries: comparison of breath-hold, contrast-enhanced, three-dimensional MR angiography with conventional catheter angiography, *Radiology* 204(2):357–362, 1997.
79. Rieumont MJ, Kaufman JA, Geller SC, et al: Evaluation of renal artery stenosis with dynamic gadolinium-enhanced MR angiography, *AJR Am J Roentgenol* 169(1):39–44, 1997.
80. Snidow JJ, Johnson MS, Harris VJ, et al: Three-dimensional gadolinium-enhanced MR angiography for aortoiliac inflow assessment plus renal artery screening in a single breath hold, *Radiology* 198(3):725–732, 1996.
81. Bicakci K, Soker G, Binokay F, et al: Estimation of the ratio of renal artery stenosis with magnetic resonance angiography using parallel imaging technique in suspected renovascular hypertension, *Nephron Clin Pract* 104(4):c169–c175, 2006.
82. Rountas C, Vlychou M, Vassiou K, et al: Imaging modalities for renal artery stenosis in suspected renovascular hypertension: prospective intraindividual comparison of color Doppler US, CT angiography, GD-enhanced MR angiography, and digital subtraction angiography, *Ren Fail* 29(3):295–302, 2007.
83. Stacul F, Gava S, Belgrano M, et al: Renal artery stenosis: comparative evaluation of gadolinium-enhanced MRA and DSA, *Radiol Med* 113(4):529–546, 2008.
84. Glockner JF, Takahashi N, Kawashima A, et al: Non-contrast renal artery MRA using an inflow inversion recovery steady state free precession technique (Inhance): comparison with 3D contrast-enhanced MRA, *J Magn Reson Imaging* 31(6):1411–1418, 2010.
85. Korpraphong P, Tovanabutra P, Muangsomboon K: Renal artery stenosis: diagnostic performance of balanced fast field gradient echo MRA, *J Med Assoc Thai* 92(8):1077–1083, 2009.
86. Maki JH, Wilson GJ, Eubank WB, et al: Navigator-gated MR angiography of the renal arteries: a potential screening tool for renal artery stenosis, *AJR Am J Roentgenol* 188(6):W540–W546, 2007.
87. Utsunomiya D, Miyazaki M, Nomitsu Y, et al: Clinical role of non-contrast magnetic resonance angiography for evaluation of renal artery stenosis, *Circ J* 72(10):1627–1630, 2008.
88. Wyttenbach R, Braghetti A, Wyss M, et al: Renal artery assessment with nonenhanced steady-state free precession versus contrast-enhanced MR angiography, *Radiology* 245(1):186–195, 2007.
89. Prince MR, Chenevert TL, Foo TK, et al: Contrast-enhanced abdominal MR angiography: optimization of imaging delay time by automating the detection of contrast material arrival in the aorta, *Radiology* 203(1):109–114, 1997.
90. Zhang J, Pedrosa I, Rofsky NM: MR techniques for renal imaging, *Radiol Clin North Am* 41(5):877–907, 2003.
91. Saloner D: Determinants of image appearance in contrast-enhanced magnetic resonance angiography: a review, *Invest Radiol* 33:488–495, 1998.
92. Thornton J, O'Callaghan J, Walshe J, et al: Comparison of digital subtraction angiography with gadolinium-enhanced magnetic resonance angiography in the diagnosis of renal artery stenosis, *Eur Radiol* 9(5):930–934, 1999.
93. Kribben A, Witzke O, Hillen U, et al: Nephrogenic systemic fibrosis: pathogenesis, diagnosis, and therapy, *J Am Coll Cardiol* 53(18):1621–1628, 2009.
94. Perazella MA: Advanced kidney disease, gadolinium and nephrogenic systemic fibrosis: the perfect storm, *Curr Opin Nephrol Hypertens* 18(6):519–525, 2009.
95. Prince MR, Zhang HL, Roditi GH, et al: Risk factors for NSF: a literature review, *J Magn Reson Imaging* 30(6):1298–1308, 2009.
96. de Graaf FR, van Velzen JE, Witkowska AJ, et al: Diagnostic performance of 320-slice multidetector computed tomography coronary angiography in patients after coronary artery bypass grafting, *Eur Radiol* 21(11):2285–2296, 2011.
97. van Velzen JE, de Graaf FR, Kroft LJ, et al: Performance and efficacy of 320-row computed tomography coronary angiography in patients presenting with acute chest pain: results from a clinical registry, *Int J Cardiovasc Imaging* 2011. May 26. [Epub ahead of print] DOI 10.1007/s10554-011-9889-z
98. Rubin GD: Three-dimensional helical CT angiography, *Radiographics* 14(4):905–912, 1994.
99. Rubin GD: MDCT imaging of the aorta and peripheral vessels, *Eur J Radiol* 45(Suppl 1):S42–S49, 2003.
100. Rubin GD: 3-D imaging with MDCT, *Eur J Radiol* 45(Suppl 1):S37–S41, 2003.
101. Rubin GD: Techniques for performing multidetector-row computed tomographic angiography, *Tech Vasc Interv Radiol* 4(1):2–14, 2001.
102. Bluemke DA, Chambers TP: Spiral CT angiography: an alternative to conventional angiography, *Radiology* 195(2):317–319, 1995.
103. Liu PS, Platt JF: CT angiography of the renal circulation, *Radiol Clin North Am* 48(2):347–365, 2010.
104. Bluemke DA, Soyer PA, Chan BW, et al: Spiral CT during arterial portography: technique and applications, *Radiographics* 15(3):623–637, 1995.
105. Olin JW, Kaufman JA, Bluemke DA, et al: Atherosclerotic Vascular Disease Conference. American Heart Association, Imaging, Writing Group IV, *Circulation* 109:2626–2633, 2004.
106. Zeman RK, Silverman PM, Vieco PT, et al: CT angiography, *AJR Am J Roentgenol* 165(5):1079–1088, 1995.
107. Ibukuro K, Charnsangavej C, Chasen MH, et al: Helical CT angiography with multiplanar reformation: techniques and clinical applications, *Radiographics* 15(3):671–682, 1995.
108. Addis KA, Hopper KD, Iyriboz TA, et al: CT angiography: *in vitro* comparison of five reconstruction methods, *AJR Am J Roentgenol* 177(5):1171–1176, 2001.
109. Willmann JK, Wildermuth S, Pfammatter T, et al: Aortoiliac and renal arteries: prospective intraindividual comparison of contrast-enhanced three-dimensional MR angiography and multi-detector row CT angiography, *Radiology* 226(3):798–811, 2003.
110. Qanadli SD, Mesurolle B, Coggia M, et al: Abdominal aortic aneurysm: pretherapy assessment with dual-slice helical CT angiography, *AJR Am J Roentgenol* 174(1):181–187, 2000.
111. Kim TS, Chung JW, Park JH, et al: Renal artery evaluation: comparison of spiral CT angiography to intra-arterial DSA, *J Vasc Interv Radiol* 9(4):553–559, 1998.
112. Kaatee R, Beek FJ, de Lange EE, et al: Renal artery stenosis: detection and quantification with spiral CT angiography versus optimized digital subtraction angiography, *Radiology* 205(1):121–127, 1997.
113. Johnson PT, Halpern EJ, Kuszyk BS, et al: Renal artery stenosis: CT angiography–comparison of real-time volume-rendering and maximum intensity projection algorithms, *Radiology*
114. Slovut DP, Olin JW: Fibromuscular dysplasia, *N Engl J Med* 350(18):1862–1871, 2004.
115. Bosanac Z, Miller RJ, Jain M: Rotational digital subtraction carotid angiography: technique and comparison with static digital subtraction angiography, *Clin Radiol* 53(9):682–687, 1998.
116. Seymour HR, Matson MB, Belli AM, et al: Rotational digital subtraction angiography of the renal arteries: technique and evaluation in the study of native and transplant renal arteries, *Br J Radiol* 74(878):134–141, 2001.
117. Meijering EH, Niessen WJ, Bakker J, et al: Reduction of patient motion artifacts in digital subtraction angiography: evaluation of a fast and fully automatic technique, *Radiology* 219(1):288–293, 2001.
118. Meijering EH, Niesssen WJ, Viergever MA: Retrospective motion correction in digital subtraction angiography: a review, *IEEE Trans Med Imaging* 18(1):2–21, 1999.
119. Ashleigh RJ, Hufton AP, Razzaq R, et al: A comparison of bolus chasing and static digital subtraction arteriography in peripheral vascular disease, *Br J Radiol* 73(872):819–824, 2000.
120. Schreier DZ, Weaver FA, Frankhouse J, et al: A prospective study of carbon dioxide-digital subtraction vs standard contrast arteriography in the evaluation of the renal arteries, *Arch Surg* 131(5):503–507, 1996.
121. Hawkins IF Jr, Wilcox CS, Kerns SR, et al: CO2 digital angiography: a safer contrast agent for renal vascular imaging? *Am J Kidney Dis* 24(4):685–694, 1994.
122. Conlon PJ, Athirakul K, Kovalik E, et al: Survival in renal vascular disease, *J Am Soc Nephrol* 9(2):252–256, 1998.
123. Textor SC: Progressive hypertension in a patient with "incidental" renal artery stenosis, *Hypertension* 40(5):595–600, 2002.
124. White CJ: The renal oculosten(t)otic reflex, *Cathet Cardiovasc Diagn* 37(3):251, 1996.
125. White CJ, Jaff MR, Haskal ZJ, et al: Indications for renal arteriography at the time of coronary arteriography: a science advisory from the American Heart Association Committee on Diagnostic and Interventional Cardiac Catheterization, Council on Clinical Cardiology, and the Councils on Cardiovascular Radiology and Intervention and on Kidney in Cardiovascular Disease, *Circulation* 114(17):1892–1895, 2006.
126. Hood MN, Ho VB, Corse WR: Three-dimensional phase-contrast magnetic resonance angiography: a useful clinical adjunct to gadolinium-enhanced three-dimensional renal magnetic resonance angiography? *Mil Med* 167(4):343–349, 2002.
127. Patel ST, Mills JL Sr, Tynan-Cuisinier G, et al: The limitations of magnetic resonance angiography in the diagnosis of renal artery stenosis: comparative analysis with conventional arteriography, *J Vasc Surg* 41(3):462–468, 2005.
128. Eklof H, Ahlstrom H, Bostrom A, et al: Renal artery stenosis evaluated with 3D-Gd-magnetic resonance angiography using transstenotic pressure gradient as the standard of reference. A multireader study, *Acta Radiol* 46(8):802–809, 2005.
129. Tello R, Mitchell PJ, Witte DJ, et al: T2 dark blood MRA for renal artery stenosis detection: preliminary observations, *Comput Med Imaging Graph* 27(1):11–16, 2003.
130. Vasbinder GB, Nelemans PJ, Kessels AG, et al: Accuracy of computed tomographic angiography and magnetic resonance angiography for diagnosing renal artery stenosis, *Ann Intern Med* 141(9):674–682, 2004.

第 24 章　肾动脉疾病药物治疗及血管内治疗

Robert D.Safian，Ryan D.Madder

肾动脉狭窄（RAS）的临床诊断依赖于非侵入性显像模式与侵入性显像模式的高度怀疑及确认（第 23 章）。与肾动脉狭窄有关的症状包括肾血管性（肾素依赖性）高血压、原发性高血压、可逆性缺血性肾功能障碍和不可逆性缺血性肾病。怀疑患肾动脉狭窄的可能性增大的临床特征包括任何年龄段的突然发病或者急进性高血压、不明原因的急性氮质血症或慢性氮质血症。由血管紧张素转化酶抑制剂（ACEI）诱发的氮质血症、肾维度不对称，以及左心室（LV）具有正常收缩功能时的突发性肺水肿。治疗注意事项可单独作用或联合作用，包括药物疗法、用经皮腔内血管成形术（PTA）或用支架术进行经皮血运重建、采用冠状动脉旁路移植手术或动脉内膜切除术（表 24-1）进行外科血运重建。以提高肾功能和血压为目标的肾动脉狭窄的血运重建仍然存在争议，因此，选择患者极其重要（图 24-1）。

治疗时的一般考虑

动脉粥样硬化占肾动脉狭窄病例的 90% 以上，然而余下的 10% 与纤维肌性发育不良（FMD）有关，或者与肾动脉循环的炎症性疾病有关。而纤维肌性发育不良是典型的中青年女性易患的疾病，通常涉及肾动脉及其分支末梢的 2/3，粥样硬化性肾动脉狭窄是老年人易患疾病，尤其是那些患有糖尿病、主髂动脉闭塞症，冠状动脉疾病（CAD），以及高血压的患者。粥样硬化性肾动脉狭窄通常涉及肾动脉 1/3 处的近端与动脉口，这是动脉粥样硬化恶化的常见表现[1]。

尽管粥样硬化性肾动脉狭窄具有流行性和恶化性，很可能许多病例检测不出来。大多数患者是在评测顽固性高血压或进行性肾衰竭时被确诊患有粥样硬化性肾动脉狭窄，或是在对主动脉及下肢动脉循环的动脉瘤或闭塞性疾病进行血管造影评价时意外被确诊。一般来说，针对粥样硬化性肾动脉狭窄患者的治疗决策通常要以控制血压、保留肾排泄功能、改变动脉粥样硬化的危险因素为基础[2]。

识别肾血管性综合征

有 5 种与肾动脉狭窄相关的肾血管性综合征，大致可以分为*结构性肾动脉狭窄*、*肾素依赖性高血压*、*原发性高血压*、*可逆性缺血性肾功能障碍*，*以及不可逆性缺血性肾病*。这些综合征可能单独发生，也可能相互作用，或与其他非血管性肾疾病相互作用。此外，尽管肾动脉狭窄（纤维肌性发育不良、粥样硬化性肾动脉狭窄）的种类受到年龄、性别，以及其他与动脉粥样硬化患病相关的危险因素的影响，但它们的临床表现（对肾、心脏及大脑的影响）可能相似。肾

表24-1　肾动脉狭窄患者的治疗方式

治疗	对高血压的影响	对肾病的影响	评论
药物治疗	对控制高血压有效，但大多数患者需要 2 种或 2 种以上药物；顽固性高血压很常见	没有确定的能逆转或稳定肾功能的益处	强制改变风险因素（阿司匹林、降脂治疗、戒烟）
PTA	对患有 FMD 患者的顽固性高血压有效，对 ARAS 患者来说并不优于药物治疗	不确定作用；血运重建 vs. 并发症之间关系复杂（远端栓塞、造影剂肾病）	由于不理想的结果，对开口处 ARAS 无用
支架	没有对 FMD 患者评估，对获得血压改善“在统计学上”有效，未明显优于药物治疗	同 PTA；如果患者没有进展的肾病，经验表明其是有益的	如果需要血运重建，则是患有 ARAS 的大多数患者的治疗选择
旁路手术	不适用于 FMD，对患有 ARAS 者没有明显作用	经验表明没有严重肾功能障碍时可能有益	很少使用，围术期死亡率为 2% ～ 6%

ARAS，粥样硬化性肾动脉狭窄；FMD，纤维肌性发育不良；PTA，经皮腔内血管成形术。

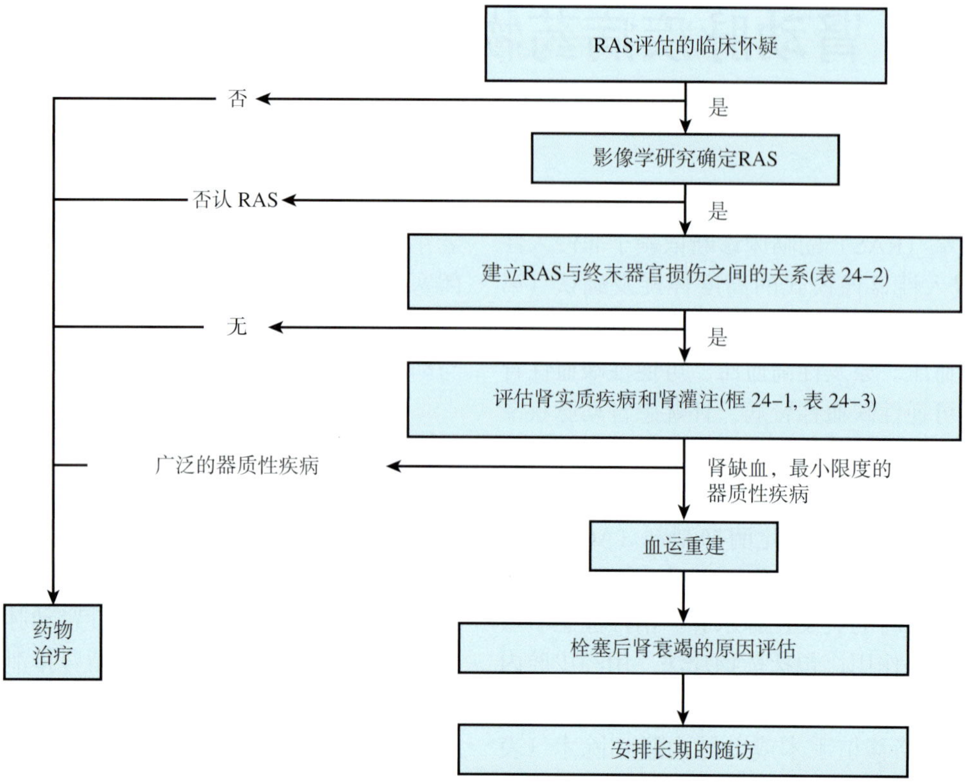

图 24-1 粥样硬化性肾动脉狭窄（RAS）患者的管理流程

素依赖性高血压在年轻患者中更有可能是由纤维肌性发育不良导致的，而老年人患粥样硬化性肾动脉狭窄则更有可能与原发性高血压有关。尽管纤维肌性发育不良与粥样硬化性肾动脉狭窄可能有相似的临床表现，即表现为对肾、心脏及大脑的损伤（表 24-2），肾血运重建更可能治愈纤维肌性发育不良患者的高血压。而对于粥样硬化性肾动脉狭窄患者来说，即使进行血运重建，仍然很可能终身需要抗高血压药物治疗。关键的一点是，没有其他临床表现的结构性肾动脉狭窄患者可以不进行血运重建，保守治疗。在进行血运重建之前，患有肾动脉狭窄并有其他临床表现的患者要评估肾灌注和器质性疾病的程度，从而确定临床获益的可能性[2]。

肾灌注评估

的确，在冠状循环中，粥样硬化性肾动脉狭窄严重性与血流动力学意义之间没有明显相关性，即使使用定量血管造影术也是如此[3]。因此，只有血管造影并不足以证明肾低灌注的存在，无论其狭窄程度如何。有几种非侵入性与侵入性方法可用于评估粥样硬化性肾动脉狭窄的生理影响并确定肾低灌注（框 24-1，第 23 章）。核闪烁扫描与直接肾小球滤过率（GFR）测量可以评估单个及总的肾血流量。与狭窄的肾动脉同侧的肾血流量的减少提供了肾低灌注的可靠证据[4-6]。根据侵入性方法，肾低灌注可以由血流储备分数或跨损伤压力梯度来确定[3,7-8]。

在纤维肌性发育不良患者中，在进行血运重建

表24-2 可能由血流动力学显著的肾动脉狭窄引起的重要器官损伤

器官系统	损伤
肾	局部缺血 / 低灌注
心血管	高血压危象 ACS 不明原因的肺水肿 主动脉夹层
脑血管	高血压危象 TIA 脑卒中 ICH 严重视网膜病变

ACS，急性冠脉综合征；ICH，颅内出血；TIA，短暂性脑缺血发作。

框 24-1　肾动脉狭窄及肾低灌注的临床评估

肾血流量的非侵入性评估

^{125}I-iothalamate GFR（总 GFR）

^{99M}Tc-DTPA（单个的肾功能和单个的肾 GFR）

肾动脉狭窄意义的侵入性评估

由视觉估计或定量血管造影得出的直径狭窄百分比

跨损伤气压梯度

血流储备分数

IVUS

肾帧计数

肾发赤分数

GFR，肾小球滤过率；^{125}I-iothalamate，碘 125 标记的碘酞酸盐；IVUS，血管内超声；^{99M}Tc-DTPA，锝标记的二亚乙基 - 三胺 - 五乙酸盐。

Adapted from Safian RD，Madder RD：Refining the approach to renal artery revascularization.JACC Cardiovasc Interv 2：161-174，2009[2].

前后，仅进行血管造影术对于评估狭窄程度几乎是没用的，对于评估肾灌注也几乎没用。在纤维肌性发育不良患者中，跨损伤压力梯度对于定位临界狭窄与干预后评估结果非常有用（图 24-2）。血管内超声（IVUS）也可以用来评估管腔内尺寸及血管的尺寸，而这仅通过血管造影术几乎是不可能评估的。

肾病评估

在选择患者进行肾血运重建时基线器质性疾病的评估是必要的（表 24-3），因为，器质性疾病的存在先于干预是不良结果最重要的预测指标。即使存在肾灌注，重度器质性疾病的确诊表明，无论是否进行血运重建，肾功能障碍可能都是不可逆的[9]。除外患有严重器质性疾病、双侧肾动脉狭窄，以及最近透析的患者，肾血流量的少量增加就可能会使患者摆脱透析[2,10]。

器质性疾病的初步临床评估包括血清肌酐（Cr），蛋白尿的尿液分析，及肾双功能超声以测量肾动脉阻力指数（RRI）与肾尺寸。在对 ARAS 患者进行基线肾功能评估时，意识到这一点非常重要，即基于血清肌酐的 GFR 评估具备良好的灵敏度，但对于 ARAS 患者中 GFR 低于 60 ml/（min・1.73m^2）的

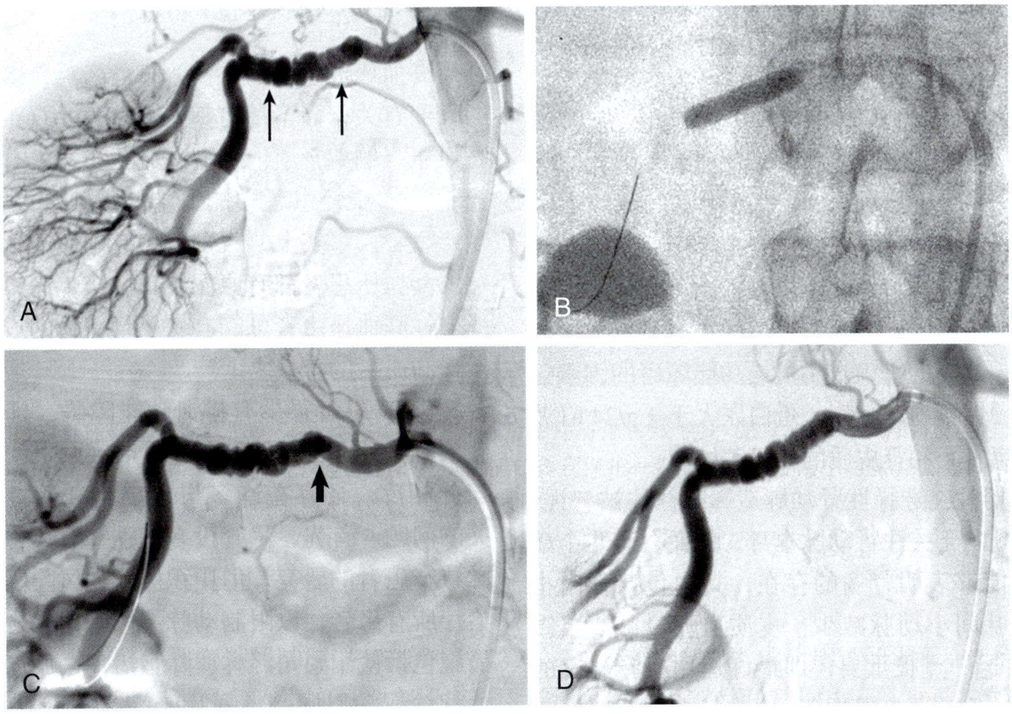

图 24-2　通过无创成像发现一位 71 岁顽固性高血压女性患者右肾动脉狭窄。选择性肾血管造影显示右肾纤维肌性发育不良，但狭窄的严重程度难以评估（A），血管内超声（IVUS）显示了复杂的管腔内网（没有显示），穿过病变段（*黑色箭头*）的跨损伤气压梯度静息时为 15 mmHg，应用肾内多巴胺后为 20 mmHg。通过血管造影术（C）或（IVUS），右肾动脉的血管成形术（B）在外观上看来并没有明显的变化。初始球囊成形术之后，充血的跨损伤气压梯度保持在 20 mmHg。导丝撤回表明，在血管前部气压梯度限制在 FMD 的病灶节段（*黑色箭头*）。在右肾动脉近侧重复血管成形术未能在血管造影中改变动脉外形（D），但导致跨损伤气压梯度完全消失

生存的影响而并不影响肾功能。在这些患者中，长期肾功能受到基线肾功能障碍与蛋白尿的程度影响最大，而不是药物治疗。患有高血压、单侧肾动脉狭窄、蛋白尿，及伴有正常或异常肾功能的糖尿病患者，ACEI 与 ARB 都是有效的抗高血压药物，药物引起的肾小球毛细血管血压的降低减少了蛋白尿与肾损伤 [17]。推测亚组患者中的肾血运重建是否能够抵消 ACEI 通过增加肾小球毛细血管血压、蛋白尿及改善肾损伤产生的益处很有用。

与患有单侧 ARAS 的患者相比，患有双侧 RAS（或孤立肾的单个狭窄）可能对肾小球血压的降低尤其敏感，而导致进行性肾衰竭。肾小球血压的这些变化的发生可能与 ACEI 或 ARB（由于出球小动脉的血管舒张）、血管内体积的减少（由于利尿剂、脱水、出血），或者是由于充血性心力衰竭（CHF）导致的心输出量的降低有关。在对成千上万高血压或充血性心力衰竭患者（其中许多可能患有隐形的 RAS）的研究中，尽管血清肌酐轻度到中度的增加者占 0.1% ～ 10%，由于肾功能障碍而停用 ACEI 的患者仅占 0.5%。相比之下，在 5% ～ 20% 患有 ARAS 或孤立肾狭窄的患者中，由于肾功能障碍而停用 ACEI 治疗是必要的。

总之，现有数据表明大多数患有单侧及双侧 ARAS 与高血压的患者将受益于 ACEI 或 ARB。对于双侧 ARAS（或孤立肾狭窄）的患者来说，在初始治疗期间应该密切监测肾功能与血清钾水平，以确定可能不耐受的患者。

肾动脉血管内血运重建的患者选择

选择患者进行肾血运重建的主要挑战是缺少令人信服的数据支持这种做法。一项全球范围关于粥样硬化性肾动脉狭窄的研究综述确定了大约 5 000 个关于肾血运重建的研究 [18]，其中包括仅 2 项 PTA（非支架术）与药物治疗的随机对照试验（RCT）[19-20]。随后的一项综述几乎导致医疗保险和医疗补助服务中心（CMS）撤销对肾支架术的费用报销 [21]。在随后的 1 ～ 2 年中，关于高血压控制和估计的 GFR，这 2 项随机对照试验 [22-23]、随后的两项随机对照试验以及另一个对照试验都表明 [24]，与最好的药物治疗相比，肾血运重建（PTA 或支架术）没有益处。相比之下，无数观测研究表明了在肾支架术之后，肾功能及高血压控制 [8,28-29] 方面得到稳定与改善 [4,25-27]。对于随机对照试验的负面结果与各研究的矛盾发现，有几种可能的解释，其中包括对结构性狭窄但肾灌注正常患者的治疗（即视觉狭窄反射），未能将可逆缺血性肾功能障碍与不可逆器质性疾病（即肾病）区分，以及不实际地期望 ARAS 患者有肾素依赖性（即肾血管性高血压）而不是原发性高血压 [2]。此外，许多随机对照试验有着显著的方法方面的缺陷，限制了它们测量肾功能变化的能力 [11]，增加了对于其结果及结论有效性的质疑（表 24-4）。最终，医学文献充满了对肾血管综合征的模糊不清及不一致的术语 [2]。

2005 美国心脏病学会 / 美国心脏协会（ACC/AHA）指导方针提出针对肾动脉血运重建的建议 [12]，尽管这些建议并没有被任何随机临床试验确认。总的来说，ACC/AHA 的血运重建指导方针是建立在假设的基础之上的，其假设 RAS 在血流动力学上是有意义的，假设血运重建将会改善对高血压的控制，保护肾功能，或者对严重高血压的心血管症状有着积极作用。因此，可以通过辨认明显的临床症状加强对患者的选择，这些症状将 RAS 与心脏、大脑或肾的可逆性损伤联系起来；可以通过证明 RAS 导致肾低灌注，

表24-4 肾支架术随机对照试验的限制

限制	星形	繁星状	珊瑚状
N	140	806	1080
排除受益者	—	是 *	是 +
评估灌注	否	否	否
评估肾实质疾病	否	否	否
尿蛋白	140	550	500
RAS ＜ 70%	33%	40%	无效
基线肌酐（mg/dl）	1.7	2.0	＜ 3.0
主要肾端点	EGFR ↓ ＞ 20%	1/Cr	2 × Cr

* 被认为能够受益于肾血运重建的患者不包括在内。

\+ 患有顽固性高血压和（或）心血管损伤的患者不包括在内。

Cr，肌酐；EGFR，估算的肾小球滤过率；NA= 不可用；RAS，肾动脉狭窄。

From Bax L，Woittiez AJ，Kouwenberg HJ et al：Stent placement in patients with atherosclerotic renal artery stenosis and impaired renal function：arandomized trial.Ann Intern Med 150：840-848，2009；the ASTRAL Investigators：Revascularization versus medical therapy for renal artery stenosis.N Engl J Med 361：1953-1962，2009；and Cooper CJ，MurphyTR Matsumoto A et al：Stent revascularization for the prevention of cardiovascular and renal events among patients with renal artery stenosis and systolic hypertension：rationale and design of the CORAL trial.Am Heart J 152：59-66，2006[36].

加强对患者的选择；以及通过对基线肾实质疾病的评估加强对患者的选择。

最适合血运重建的患者是患有 RAS、重要器官损伤、肾低灌注，以及没有潜在肾病的患者。相反，最不适合血运重建的患者是那些患有 RAS、严重肾病及正常肾灌注的患者[2]。重要器官损伤包括由于肾动脉狭窄导致的心脏、大脑或肾的功能障碍；这些症状包括高血压危象 [非缺血性肺水肿、急性冠脉综合征（ACS）、主动脉夹层或神经功能损害] 和肾功能不全（由于 ACEI 导致肌酐上升，双侧 ARAS 和肌酐上升或核肾小球滤过率下降，单侧 RAS 和部分肾小球滤过率≤ 40%）。

肾动脉狭窄与顽固性高血压患者

在患有 RAS、顽固性高血压及正常肾灌注的患者中，确定降压方案，寻找顽固性高血压的其他病因，以及对患者重要器官损伤的改变状况进行临床随访，都是合理的。对于患有单侧或双侧 RAS、顽固性高血压及有肾低灌注客观证据的患者来说，如果没有进展的基线肾病，进行血运重建是合理的（图 24-4）。对于患有高血压和肾 FMD 的患者来说，如果患者对 ACEI 或 ARB 受体拮抗剂没有反应，应进行经皮腔内血管成形术[2]。此外，这类患者应该接受颈动脉超声波检查及颅内磁共振血管造影（MRA）或者 CT 血管造影（CTA），因为颈动脉 FMD 与 Willis 环的颅内小动脉瘤很常见。

孤立的粥样硬化性肾动脉狭窄患者

在患有单侧或双侧粥样硬化性肾动脉狭窄及没有证据表明基线肾病或心血管损伤的患者中，肾灌注应通过无创性技术或有创性技术进行评估。如果肾灌注是正常的，不论狭窄程度如何，都不会有进行血运重建的指征。这类患者应对其重要器官损伤的状况进行随访。如果肾低灌注被记录，考虑这类患者可能存在“单侧”肾损伤。这种形式的肾损伤在现有指导方针中未被提及，也未在随机对照试验中进行研究，但一般情况，我们认为这类患者适宜进行肾血运重建以保护肾功能[2,4]。

粥样硬化性肾动脉狭窄与慢性肾疾病患者

针对患有 ARAS 与肾功能障碍的患者关于血运重建的决策通常具有挑战性[2]。总的来说，没有肾低灌注的患者不应进行血运重建。对于患有单侧 ARAS、肾低灌注，以及潜在肾病的患者来说，关于血运重建的决策应该个性化；血运重建可能不会改善肾功能，但如果存在其他心血管损伤，血运重建又可能是有益的。患有肾功能障碍与双侧 ARAS 或孤立肾 ARAS 的患者可能存在总体的肾缺血；这类患者

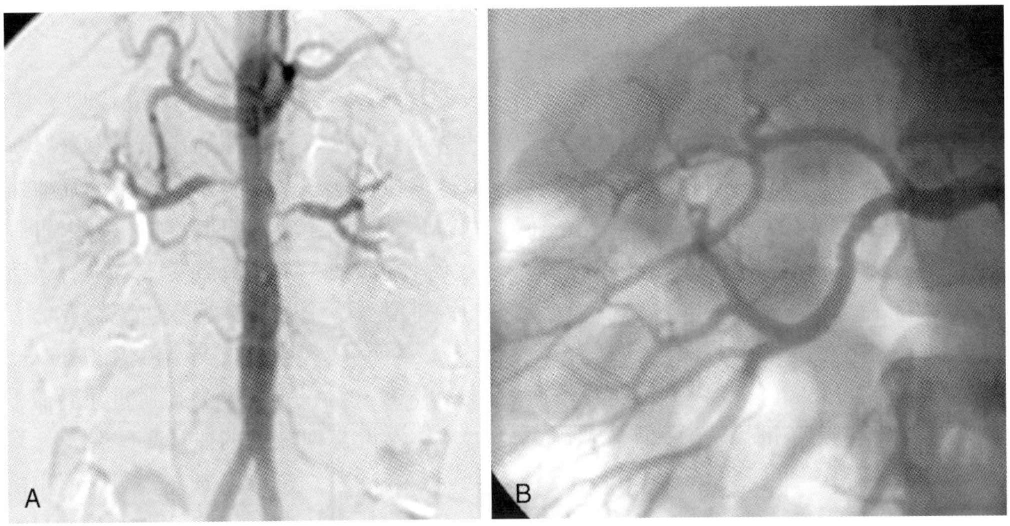

图 24-4 **A，一位服用 4 种抗高血压药物，患有持续性高血压的 70 岁男性被诊断患有双侧肾动脉狭窄（RAS）（A）**。血清肌酐（Cr）为 1.7 mg/dl，估算的肾小球滤过率（GFR）为 39 ml/min · 1.73m²。肾扫描显示肾血流量对称（右肾 49%，左肾 51%），测量的 GFR 为 30 ml/min · 1.73m²。采集的尿液显示 24 h 有 500 mg 蛋白质，双侧肾动脉阻力指数（RRI）为 82。肾直径为右肾 9.5 cm，左肾 10.0 cm。选择性肾血管造影显示存在大面积的肾内小动脉疾病，其中包括远端血管的减少、肾锥体模糊，以及肾皮质血流量不足（**B**）。由于是没有肾干预的进展期的肾实质疾病，对药物治疗进行了调整，且血压正常

除非确定患有进展性的肾实质疾病，才考虑进行肾血运重建（图 24-5）。透析少于 1 年的非糖尿病患者进行双侧 ARAS 的诊断试验是合理的，因为有些可能会受益于肾血运重建并能摆脱透析[2,10]。

血运重建的类型

经皮血运重建在大多数患者中作为肾血运重建最好的技术被广泛接受。对于患有顽固性高血压及 FMD 的患者来说，PTA 是首选，使肾动脉十年通畅率为 90%[30]。尽管 PTA 在 FMD 的患者中取得了优异的成果，支架术是 ARAS 患者对血管内操作的选择。完成粥样硬化性肾动脉狭窄中的支架术的成功率超过 95%，主要并发症概率少于 5%，再狭窄概率为 10% ~ 15%。

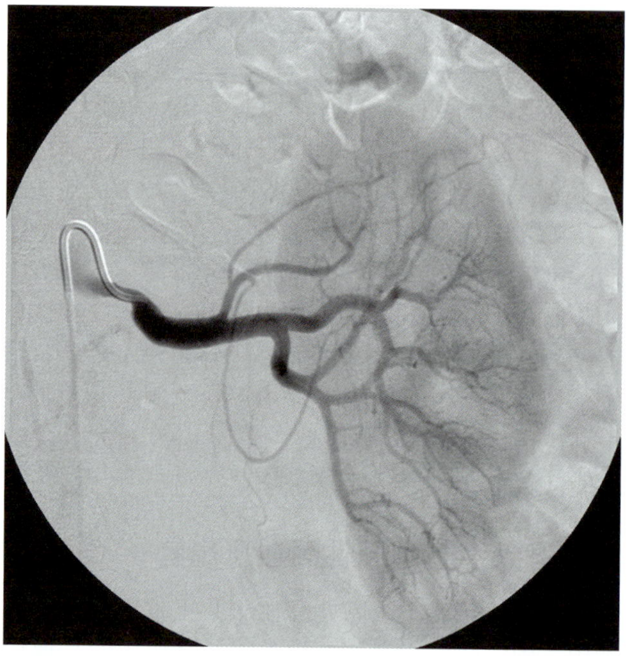

图 24-5 A，一位服用两种抗高血压药物的 69 岁患有持续性高血压的男性通过无创成像被诊断单侧肾动脉狭窄（RAS）。 血清肌酐（Cr）为 1.1mg/dl，估算的肾小球滤过率（GFR）为 63.4ml/min · 1.73m^2。肾扫描显示肾灌注异常（右肾 65%，左肾 35%），测量的 GFR 为 80 ml/min · 1.73m^2。没有蛋白尿，肾直径为右肾 12.2 cm，左肾 11.0 cm，双侧肾动脉阻力指数（RRI）为 62。左肾选择性肾血管造影确定为左肾严重 RAS，及一个正常的肾内小动脉模式。由于左肾低灌注及无器质性疾病，进行左肾肾动脉支架术。两年后，测量的 GFR 为 86ml/min · 1.73m^2（右肾 53%，左肾 47%），与肾血流量持续改善相一致

血管内血运重建对高血压的影响

血运重建对高血压的影响依赖于 RAS 的类型、肾低灌注的存在，以及肾实质疾病的程度[2]。尽管无数观测研究与关于 PTA 两项小随机试验及 ARAS 的药物治疗证明了 PTA 后血压显著下降，且只需更少的药物[9,20]，一项更新的在患有 ARAS 的高血压患者中的随机试验表明，PTA 与药物治疗在结果上没有差别[24]。已发表的关于肾血运重建对高血压的影响方面的研究存在很多局限，其中包含了因异质原因导致高血压的患者、不同程度的肾功能障碍、与血运重建不一致的技术，以及评估临床获益的模糊术语和终点。例如，高血压被分类为治愈型（即血压正常，不需药物），改善型（药物的数量或剂量减少，血压得到较好的控制，或两者兼有），或无改变。这些分类的不确定临床相关性限制了对数据的解释。此外，还有几个潜在的原因可以解释为什么 ARAS 患者进行肾动脉血运重建可能不会显著地改善或治愈高血压。首先，许多患有 ARAS 的患者可能有原发性高血压，不是肾血管性高血压。Goldblatt 实验模型证明肾素血管紧张素的激活作用是由于肾动脉狭窄，但是人类的高血压比这些模型显示的更加复杂[31]。患有 ARAS 的患者的高血压可能有交感神经系统与大脑神经系统激活作用、血管活性氧类、内皮依赖性松弛中的异常情况，以及缺血性的与高血压造成的肾内损伤的混合作用[32]。患有与不患 ARAS 的高血压患者中相似程度的肾素激活，以及成功进行血运重建后显示的低治愈率均表明了一种比 Goldblatt 模型表现得更为复杂的背景。其次，许多高血压患者有着肾实质疾病，导致高血压肾病以及自身永久存在的高血压。在这些患者中，高血压由肾内机制维持，肾内机制包括增加的交感神经激活、肾素血管紧张素系统激活，以及受损的钠排泄（不论肾动脉近端通畅与否）。

尽管有诸多限制，与 ARAS（75%vs. < 20%）相比，FMD 患者的高血压在血运重建后似乎更有可能被治愈，不论是何类型的血运重建[20,30]。关于单侧与双侧 ARAS 的差别，一项研究表明有严重的双侧 ARAS 及严重的基线高血压（平均动脉压> 110 mmHg）[33]，更有可能出现肾支架术之后高血压的改善情况，尤其是不存在肾实质疾病时更是如此[9,34]。一项当代研究报告称当肾低灌注被肾支架术纠正后，血压会有实质性的改善[8]。

血运重建对肾功能的影响

观察研究表明肾动脉血运重建可以稳定或改善肾功能（图 24-6）。外科血运重建使术后患者的整体肾和单个肾核肾小球滤过率显著改善，GFR 下降速度减缓，肾直径改善，且有超浓缩的尿肌酸。在一项系统综述中[18]，有 8% ~ 22% 的患者支架术后肾功能改善，22 项队列研究中有 20 项报告称肾功能得到改善或稳定。

与这些观察性试验数据相比，5 项关于肾血运重建的前瞻性随机试验没能证明干预后肾效果的改善[19,20,22-24]。这些研究的解释被肾灌注评估失败以及先于血运重建的基线肾病的程度所混淆。此外，这些研究依赖于相互作用的血清 Cr 或基于肌酐的 GFR，将它们作为主要的肾终点，而这些对 ARAS 患者肾功能的系列评估已经表明是不可靠的[11]。总的来看，这些研究表明建立在狭窄反射基础上的 ARAS 血运重建的患者选择，不伴有肾缺血和肾实质疾病的评估，很可能没有益处。

血运重建对心血管结果的影响

理解肾血运重建对长期效果的影响受到了选择性偏差和设计不良的随机对照试验的阻碍。通过药物治疗使肾血管疾病患者幸存下来，是不可否认的，但大多数晚期死亡是由于心血管事件而不是进行性肾衰竭。血运重建之后，5 年及 10 年死亡率的预测指标包括 60 岁以上、CAD、基线肾功能不全，以及术后肌酐持续上升。1.5 mg/dl 以上的基线肌酐是 4 年晚期死亡率最强的独立预测指标 [相对危险度（RR）5.0]，比糖尿病（RR=2.5）或年龄大于 70 岁的人（RR=1.9）有着更强的晚期死亡关联，与肾功能恶化有着更强的相关性[35]。总之，这些数据表明，患有进展期广泛动脉粥样硬化的老年患者比局限性的动脉粥样硬化和正常肾功能患者的预后更差，这由多个血管床中的闭塞性疾病和基线肾功能不全证明。这些数据还表明，当血运重建是在严重的肾实质疾病恶化之前进行时，肾血运重建的效果更好。

为了论述肾动脉血运重建对总体心血管效果的影响，在肾动脉粥样硬化病变的心血管效果试验（CORAL）中，仅用最好的药物治疗与药物治疗加上支架术进行比较。截至 2012 年，登记的随机患者有望达到约 1 100 人，主要终点是多原因死亡、心肌梗死、脑卒中、充血性心力衰竭的住院治疗、肾替代的需要，以及 5 年血清肌酐加倍[36]。

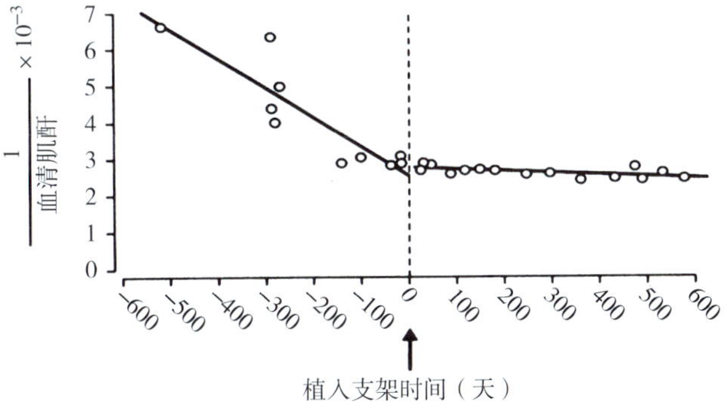

图 24-6 缺血性肾病患者经支架术治疗后随时间变化的血清肌酐（Cr）浓度。在血运重建之前的 600 天里，肾功能逐渐恶化。支架术之后，血清肌酐例数与时间关联的直线的斜率为零，表明肾功能稳定（*Repraluced with permission from Harden PN，MacLeod MJ，Rodger RS et al：Effect of renal artery stenting on progression of renovascular renal failure. Lancet 349：1133，1997.*）[26]

结语

患有真正肾素依赖性（肾血管性）高血压的患者都是典型的患有 FMD 的中青年女性。与 FMD 有关的肾血管性高血压的初始治疗是运用一种 ACEI。顽固性高血压不使用支架很容易就对 PTA 发生反应。相比之下，ARAS 在有其他症状的动脉粥样硬化的老年患者中非常普遍，常常是由腹主动脉动脉粥样硬化斑块的生长导致的，危害肾动脉入口。在患有广义动脉粥样硬化和 ARAS 的老年患者中，高血压通常不是肾素依赖性的（即原发性高血压）。因为肾血运重建很难治愈高血压，这些患者应当积极地用抗高血压药物治疗。患有 ARAS，高血压，及心脏、大脑或肾功能障碍的患者应考虑肾血运重建。患有肾低灌注的患者应在进展期肾衰竭和缺血性肾病恶化之前进行治疗。最适宜进行血运重建的患者为基线血清肌酐小于 2.0 mg/dl，有双侧 ARAS，肾阻力指数正常，无蛋白尿，有一种或多种心脏、大脑或肾功能障碍的临床表现的患者。在这些患者中，肾血运重建通过支架术能得到最好的实现。

参考文献

1. Safian RD, Textor SC: Renal-artery stenosis, *N Engl J Med* 344:431, 2001.
2. Safian RD, Madder RD: Refining the approach to renal artery revascularization, *JACC Cardiovasc Interv* 2:161–174, 2009.
3. Subramanian R, White CJ, Rosenfield K, et al: Renal fractional flow reserve: a hemodynamic evaluation of moderate renal artery stenoses, *Catheter Cardiovasc Interv* 64:480–486, 2005.
4. Hanzel G, Balon H, Wong O, et al: Prospective evaluation of aggressive medical therapy for atherosclerotic renal artery stenosis, with renal artery stenting reserved for previously injured heart, brain, or kidney, *Am J Cardiol* 96:1322–1327, 2005.
5. Leertouwer TC, Derkx FH, Pattynama PM, et al: Functional effects of renal artery stent placement on treated and contralateral kidneys, *Kidney Int* 62:574–579, 2002.
6. La Batide-Alanore A, Azizi M, Froissart M, et al: Split renal function outcome after renal angioplasty in patients with unilateral renal artery stenosis, *J Am Soc Nephrol* 12:1235–1241, 2001.
7. Tonino PAL, De Bruyne B, Pijls NHJ, et al: Fractional flow reserve versus angiography for guiding percutaneous coronary intervention, *N Engl J Med* 360:213–224, 2009.
8. Mangiacappra F, Trana C, Sarno G, et al: Translesional pressure gradients to predict the blood pressure response after renal artery stenting in patients with renovascular hypertension, *Circ Cardiovasc Interv* 3:537–542, 2010.
9. Radermacher J, Chavan A, Bleck J, et al: Use of Doppler ultrasonography to predict the outcome of therapy for renal-artery stenosis, *N Engl J Med* 344:410–417, 2001.
10. Textor SC, Wilcox CS: Renal artery stenosis: a common treatable cause of renal failure, *Annu Rev Med* 52:421–442, 2001.
11. Madder RD, Hickman L, Crimmins GM, et al: Validity of estimated glomerular filtration rates for assessment of baseline and serial renal function in patients with atherosclerotic renal artery stenosis: implications for clinical trials of renal revascularization, *Circ Cardiovasc Interv* 4:219–225, 2011.
12. Hirsch AT, Haskal ZJ, Hertzer NR, et al: ACC/AHA 2005 Practice guidelines for the management of patients with peripheral arterial disease, *Circulation* 113:463–654, 2006.
13. Cooper CJ, Murphy TP: Is renal artery stenting the correct treatment of renal artery stenosis? the case for renal artery stenting for treatment of renal artery stenosis, *Circulation* 115:263–270, 2007.
14. Dworkin LD, Jamerson KA: Case against angioplasty and stenting of atherosclerotic renal artery stenosis, *Circulation* 115:271–276, 2007.
15. Caps MT, Zierler RE, Polissar NL, et al: Risk of atrophy in kidneys with atherosclerotic renal artery stenosis, *Kidney Int* 53:735, 1998.
16. Toto RD, Mitchell HC, Lee HC, et al: Reversible renal insufficiency due to angiotensin converting enzyme inhibitors in hypertensive nephrosclerosis, *Ann Intern Med* 115:513, 1991.
17. Remuzzi G, Bertani T: Pathophysiology of progressive nephropathies, *N Engl J Med* 339:1448, 1998.
18. Balk E, Raman G, Chung M, et al: Effectiveness of management strategies for renal artery stenosis: a systematic review, *Ann Intern Med* 145:901–912, 2006.
19. Webster J, Marshall F, Abdalla M, et al: Randomised comparison of percutaneous angioplasty vs. continued medical therapy for hypertensive patients with atheromatous renal artery stenosis, *J Hum Hypertens* 12:329–335, 1998.
20. Plouin PF, Chatellier G, Darne B, et al: Blood pressure outcome of angioplasty in atherosclerotic renal artery stenosis: a randomized trial, *Hypertension* 31:823–829, 1998.
21. Balk EM, Raman G: Comparative effectiveness of management strategies for renal artery stenosis: 2007 update, comparative effectiveness review no. 5 update. (Prepared by Tufts New England Medical Center under Contract No. 290-02-0022) Rockville, MD, 2007, Agency for Healthcare Research and Quality.
22. Bax L, Woittiez AJ, Kouwenberg HJ, et al: Stent placement in patients with atherosclerotic renal artery stenosis and impaired renal function: a randomized trial, *Ann Intern Med* 150:840–848, 2009.
23. The ASTRAL Investigators: Revascularization versus medical therapy for renal-artery stenosis, *N Engl J Med* 361:1953–1962, 2009.
24. Van Jaarsveld BC, Krijnen P, Pieterman H, et al: The effect of balloon angioplasty on hypertension in atherosclerotic renal-artery stenosis, *N Engl J Med* 342:1007–1014, 2000.
25. Muray S, Martín M, Amoedo ML, et al: Rapid decline in renal function reflects reversibility and predicts the outcome after angioplasty in renal artery stenosis, *Am J Kidney Dis* 39:60–66, 2002.
26. Harden PN, MacLeod MJ, Rodger RS, et al: Effect of renal-artery stenting on progression of renovascular renal failure, *Lancet* 349:1133–1136, 1997.
27. Watson PS, Hadjipetrou P, Cox SV, et al: Effect of renal artery stenting on renal function and size in patients with atherosclerotic renovascular disease, *Circulation* 102:1671–1677, 2000.
28. De Bruyne B, Manharan G, Pijls NHJ, et al: Assessment of renal artery stenosis severity by pressure gradient measurements, *J Am Coll Cardiol* 48:1851–1855, 2006.
29. Mahmud E, Smith TWR, Palakodeti V, et al: Renal frame count and renal blush grade: quantitative measures that predict the success of renal stenting in hypertensive patients with renal artery stenosis, *J Am Coll Cardiol Interv* 1:286–292, 2008.
30. Slovut DP, Olin JW: Fibromuscular dysplasia, *N Engl J Med* 350:1862–1871, 2004.
31. Krum H, Sobotka P, Mahfoud F, et al: Device-based antihypertensive therapy: therapeutic modulation of the autonomic nervous system, *Circulation* 123:209–215, 2011.
32. Higashi Y, Sasaki S, Nakagawa K, et al: Endothelial function and oxidative stress in renovascular hypertension, *N Engl J Med* 346:1954–1962, 2002.
33. Rocha-Singh KJ, Mishkel GJ, Katholi RE, et al: Clinical predictors of improved long-term blood pressure control after successful stenting of hypertensive patients with obstructive renal artery atherosclerosis, *Catheter Cardiovasc Interv* 47:167, 1999.
34. Zeller T, Ulrich F, Muller C, et al: Predictors of improved renal function after percutaneous stent-supported angioplasty of severe atherosclerotic ostial renal artery stenosis, *Circulation* 108:2244–2249, 2003.
35. Dorros G, Jaff M, Mathiak L, et al: Four-year follow-up of Palmaz-Schatz stent revascularization as treatment for atherosclerotic renal artery stenosis, *Circulation* 98:642, 1998.
36. Cooper CJ, Murphy TP, Matsumoto A, et al: Stent revascularization for the prevention of cardiovascular and renal events among patients with renal artery stenosis and systolic hypertension: rationale and design of the CORAL trial, *Am Heart J* 152:59–66, 2006.

第 25 章　动脉粥样硬化性肾动脉疾病的外科治疗

Billy G.Chacko，William B.Newton Ⅲ，Kimberley J.Hansen

据最新介绍，更多有效的抗高血压药和经皮血管技术已经影响了动脉粥样硬化性肾动脉疾病（ARAS）的外科干预[1]。目前很多医生把外科手术限制为使用最大的药物治疗的有重度高血压的患者，或者是疾病不能通过经皮肾动脉血管成形术（PTRA）来治疗的患者，或者是与排泄肾功能不全有关的肾血管性疾病（例如缺血性肾病）的患者。结果，为手术治疗所挑选的患者人群通常被冠以以下特征：双侧开口处肾动脉狭窄（RAS）或闭塞（85%），叠加于弥漫性肾动脉粥样硬化性疾病（91%），伴有肾功能不全（60%）[1-3]。

尽管有很多医疗方案可以用来治疗 ARAS，但是却没有一个明确较好的技术。手术肾重建的方法，随着患者、肾动脉疾病模式和相关的主动脉病变的临床意义的变化而变化。

流行病学、诊断和诊断结论

流行病学

如 23 章所讨论，大家一致公认解剖学肾动脉疾病可能没有临床症状。相反地，此类疾病则可能导致 3% 的普通人群中的高血压患者。许多患者表现为慢性肾替代治疗，10% ~ 20% 的患者患有肾动脉疾病[4-6]。尽管患者轻度高血压的流行率比较低，肾血管疾病通常出现在患有重度高血压的患者身上。Dietch 等发现 50% 的年龄 ≥ 60 岁、舒张压 ≥ 104 mmHg 的老年患者表现为肾动脉狭窄或闭塞[5]。当血清肌酸酐（SCr）超过 2.0 mg/dl，肾动脉血管疾病的患病率将上升至 70%。后者中有一半被证实患有双侧肾动脉疾病。

这些数据显示临床上显著的肾动脉疾病的概率根据患者的年龄、高血压严重程度和肾功能不全的程度而变化。根据这一观点，我们推荐对所有患有重度高血压的患者进行肾血管性疾病评价，尤其是当我们发现患者有伴有肾排泄功能不全有关的重度高血压。

评价

通过软件设备和探测仪设计的持续改进，肾超声检查是一个用来识别血流动力学上的肾动脉粥样硬化性疾病的准确、可靠的方法[7-8]。检测证明该方法对残余肾排泄功能没有不良影响，且全面、准确、不受主髂动脉疾病影响。另外，该方法的准备较少（需禁食一夜），并且不须改变抗高血压药物。

当评估肾血管性肾功能不全时，肾超声检查阴性实际上不包括缺血性肾病，因为我们的首要考虑是基于影响双肾的肾动脉主干疾病的全面肾缺血。尽管如此，当进行肾血管性高血压检查时，肾超声检查阴性并不包括辅助动脉狭窄或肾动脉分支疾病的外科疾病[7]。尽管我们已经加强了对彩色多普勒血流的多样性的认知，目前却只有 40% 的肾血管可以通过肾超声检查来识别。

在所选择的患者中，积极的多普勒超声研究表明主动脉造影和肾血管造影是很有效的。重度高血压患者和多普勒超声检查阴性而不能诊断的患者，尤其是儿童和年轻人，须进行血管造影。数字减影血管造影术（DSA）是门诊中风险最小的。在进行开放性手术治疗时，影像学检查须包括主动脉造影，以评估肠系膜血管。在美国老兵的血管造影病例中，50% 的患有明显的肾动脉狭窄（RAS）的患者被发现有肠系膜动脉疾病并发症状[9]。在年纪更大的一群人中，作者发现肠系膜动脉狭窄和肾动脉狭窄有着明显独立的联系[10]。肠系膜动脉疾病并发症状与内脏重建有关。

诊断

当一个成年重度高血压患者被诊断出有单侧肾动脉病变，它的功能和意义应该被界定。不幸的是，当有严重的双侧肾疾病或者孤立肾疾病时，肾静脉肾素的测量并没有太大的价值。因此，实验干预的决定基于肾动脉病变的严重程度、高血压的严重程度和相关性肾功能不全的程度。在后一种情形中，患有缺血性肾病的患者肾排泄功能的恢复的决定性因素尚不明确。我们中心有着如下研究经验，对 240 名重度高血压患者（平均为 201/104 mmHg）和外科手术前血清肌酸酐 ≥ 1.8 mg/dl 的患者的研究表明，经过手术干预的肾功能的改善和肾动脉病变部位、肾血管修复程

第VI篇

肠系膜血管疾病

第 26 章　肠系膜血管疾病的流行病学和病理生理学

Rachel C.Danczyk，Gregory J.Landry，Gregory L.Moneta

严重的急性肠缺血是由充足的肠血供突然减少从而导致肠管坏死[1]。小肠和（或）升结肠的急性缺血可能由肠系膜动脉闭塞（栓子或血栓）、肠系膜静脉闭塞、非闭塞性疾病，尤其为血管痉挛所引起的（图 26-1）。通过单独解剖肠系膜上动脉（SMA）发现，不管是合并动脉中层囊性变性，或者更常见的是降胸主动脉夹层累及 SMA 和腹腔动脉，均可导致急性肠缺血。

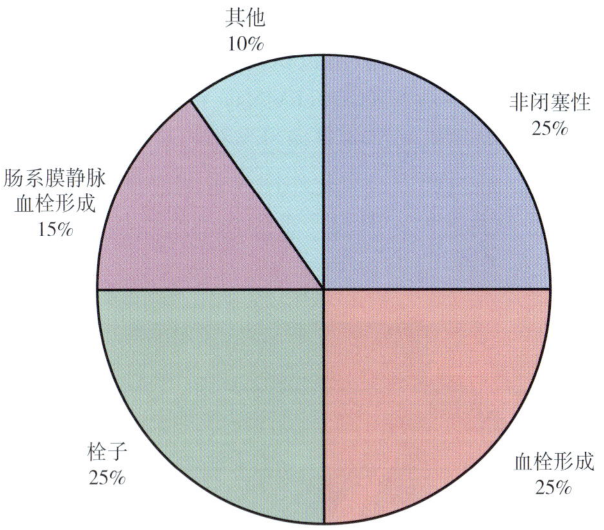

图 26-1　急性肠缺血原因比例图。MVT，肠系膜静脉血栓形成

急性动脉闭塞性肠系膜缺血

急性肠系膜动脉栓塞

在所有肠系膜缺血的病例中，其中大约有 25% 是由于肠系膜上动脉栓塞，25% 是由于既往明确存在的动脉粥样硬化病变所引起的血栓形成，剩余的 50% 则由于其他各种其他疾病导致的[2]。肠系膜动脉栓塞可来源于左心房或者心室附壁血栓，也可来源于心脏膜瓣病变。这些血栓通常与心律失常有关，如心房颤动，伴低射血分数的整体心肌功能障碍或者由既往心肌梗死所产生的局部运动障碍[3]。大概 15% 的栓子附着于肠系膜上动脉开口，但是大多数的栓子则附着于跨过中结肠动脉的肠系膜上动脉远端 3 ~ 10 cm 处的锥形片段上[2]。超过 20% 的 SMA 栓子与其他动脉床的并发栓塞有关[4]。引发肠缺血的栓塞性动脉闭塞常常合并反应性肠系膜血管痉挛，进一步减少侧支循环的血流和加重缺血性损伤[2,5]。

急性肠系膜动脉血栓形成

肠系膜上动脉血栓形成或者腹腔动脉血栓形成通常与既往的临界狭窄有关。许多此类患者既往有慢性肠系膜缺血（CMI）的病史，包括进食后疼痛、体重下降、厌食症和早饱[1,6]。肠系膜上动脉血栓形成可以视为未治疗的慢性肠缺血的并发症[1]。肠系膜上动脉斑块可能会在数年后缓慢地发展成为临界狭窄直到血栓出现。

不像栓塞性闭塞，肠系膜上动脉血栓形成通常发生于动脉血管开口。主动脉夹层累及内脏血管虽然罕见，但却能引起急性肠系膜缺血。夹层的血管内膜可以延伸、压迫或阻塞肠系膜孔[5]。急性肠系膜缺血是心脏手术中的一种少见的（< 1%），但却很严重的并发症，根据一系列的报道，其死亡率通常大于50%[5,7]。据推测，在心肺旁路术中，这种体外循环的无脉性灌注法使得严重狭窄的内脏血管发生闭塞。发生这种并发症的危险因素包括延长十字钳夹时间、使用主动脉内球囊反搏、低心排血量综合征、输血、三支血管病变、冠心病和周围动脉疾病[7]。

闭塞性急性肠系膜缺血的病理生理学

急性肠系膜缺血，不管其潜在的原因是栓子还是血栓形成，最终会导致肠坏死（图 26-2）。发生于血流中断的组织缺氧和高碳酸血症和小肠血流量一旦恢复所引起的再灌注损伤，这些都会导致组织损伤[8]（图 26-3）。再灌注损伤被认为是由黄嘌呤氧化酶的激活和循环中性粒细胞（PMNs）的补充与激活所导致的[9]。损伤机制可能是通过黄嘌呤氧化酶来产生氧自由基，通过脂质过氧化作用或者细胞膜破裂，增加毛细血管通透性，引起严重的局部组织损伤[5,9]。局

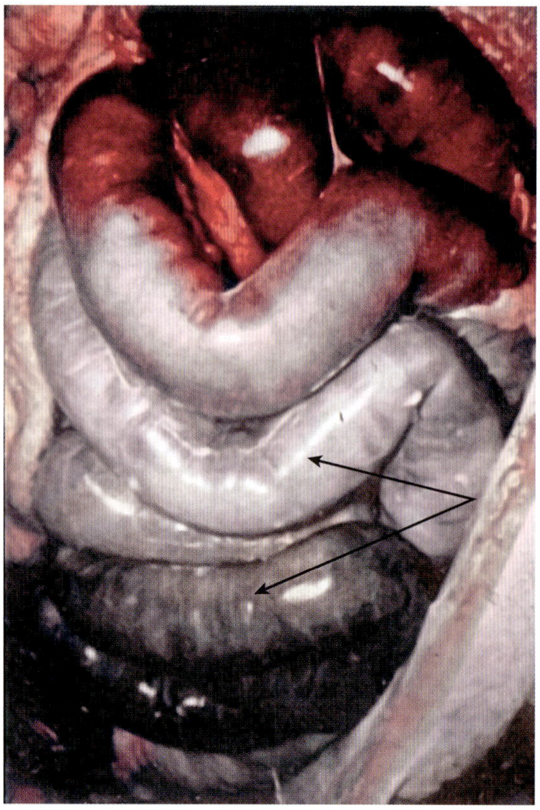

图 26-2　缺血性肠病。箭头标示部分为明确梗死肠

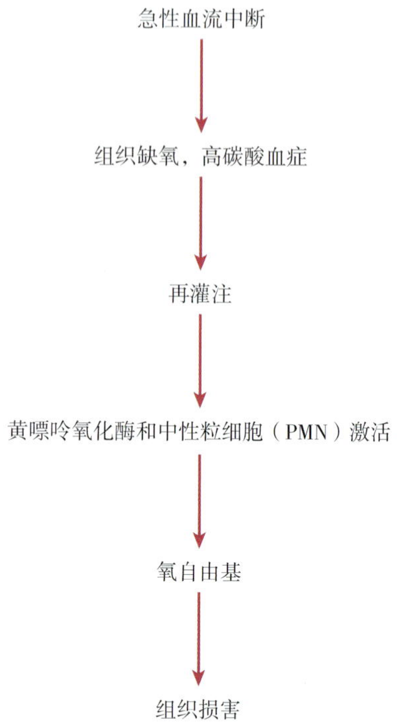

图 26-3　急性闭塞性肠系膜缺血的病理生理学机制

部缺血的内皮细胞通过自分泌或旁分泌产生的趋化细胞因子（肿瘤坏死因子 -α、白细胞介素 -1、血小板衍生生长因子）募集循环中的中性粒细胞，从而更进一步地损伤再灌注组织。一旦被激活，循环中性粒细胞脱颗粒，释放的髓过氧化物酶、胶原酶和弹性蛋白酶都会进一步加重已经缺血和损伤的组织[5,10]。内源性炎症级联反应的激活不只局限于损伤器官，并且可能会导致严重的全身反应，如心脏、肺或者其他器官系统的功能障碍[5]。

急性肠系膜上动脉闭塞性疾病的自然病程

在大多数的研究中，闭塞性急性肠系膜缺血的死亡率超过 70%[1-2,5,11-12]。由 SMA 栓塞所引起的闭塞性急性肠系膜缺血比 SMA 血栓形成所引起的闭塞性急性肠系膜缺血要有更好的预后[1]。SMA 血栓形成比急性肠缺血生存率低。与栓塞有关的更好的预后可归因于栓子位于 SMA 的远侧（跨过结肠中动脉开口），因此会有通过横结肠和空肠动脉分支的近侧小肠灌注[1]。SMA 血栓栓塞通常发生在中结肠近端，并且会通过发育不良的腹腔动脉和肠系膜下动脉（IMA）的侧支循环全面扰乱患者的中肠动脉灌注[1,3,6]。

非闭塞性肠系膜缺血

流行病学

非闭塞性肠系膜缺血（NOMI）占所有急性肠缺血发作原因的 25%[1,5,13,14]。在 NOMI 中，微动脉中的血流不能对肠道提供充足的灌注。结果就是导致肠道缺血和宏观的血管的梗死形成[15]。既往的报道已经指出多种导致 NOMI 的危险因素（框 26-1）[15-17]。肠系膜动脉血管痉挛可能发生于选择性慢性 SMA 的血管成形术过程。在这些病例中，早期的肠道喂养导致中小型血管的收缩[18]。若没有及时的干预，NOMI 可能从局部的肠缺血发展为透壁性梗死、腹膜炎和死亡[19-20]。高死亡率不仅与治疗有关，也与当前的医疗条件和经常延误诊断有关[5,13-15]。

病理生理学

非闭塞性肠系膜缺血是在解剖小肠动脉或静脉闭塞的坏疽患者尸体时首次发现的[21-22]。通过对肠系膜循环的调节机制的研究表明，NOMI 的病理生理机制是多方面的。几乎所有 NOMI 的患者都会伴有严重的并发症，常见的有严重心力衰竭[23]。据推测，心力衰竭引起灌注不足，出现外周低氧血症和内脏血管收缩，导致肠缺血[13-14]。肠系膜血管收缩、肠道缺氧、缺血再灌注损伤都会参与 NOMI 的形成。

肠系膜血管收缩是 NOMI 的标志，代表着一个强大的体内平衡机制，是由心源性休克或低血容量引起的过度的交感神经活动所产生的。机体以牺牲内脏和周围循环为代价满足心脏及大脑的灌注。有实验研究表明，调节这种反应的介质是内皮素 -1（ET-1）、一氧化氮（NO）、血管紧张素（Ang）[24-25]。内皮素 -1 是内皮细胞分泌的一种强大的血管收缩剂。与其他血管活性肽一样，它能调控血管壁内的肌细胞。一氧化氮依赖局部浓度对血管张力产生不同的效应[26]。在低浓度时，它扮演着血管舒张药的角色；然而在高浓度时，它作为衍生自由基的角色，损害线粒体能源产物。

内脏的自动调节系统受局部小动脉平滑肌的松弛和血管舒张的影响，同时也增加细胞对氧的提取[27]。尽管灌注压下降，充足的氧气供应也可能维持，直到达到临界值。在实验模型中，当压力达到 40 mmHg 时氧气的摄取量最大，当超过时，耗氧量减低，随即出现缺血[28]。Neri 等最近研究发现，由于循环储备的不足，患有 NOMI 的患者心脏外科术后，在氧气供应（DO_2）和氧气消耗（VO_2）之间有持续的不足。相反，未患有 NOMI 患者心脏外科术后通过调整心输出量而使氧气供应和氧气消耗比在正常范围内[14]。灌注受损过程中，血流并不均衡分布在肠壁。黏膜层通过分泌一氧化氮、前列腺素（PG）和兴奋多巴胺 -1 受体，以浆膜层血流灌注为代价维持黏膜层血流灌注[27]。首先观察到绒毛顶端的组织损伤，在几个小时内会深达黏膜层、黏膜下层和肌层。

一旦损伤开始，即使原发情况得到改善，肠系膜血管可能持续痉挛[13-14]。尽管持续血管收缩的原因还不清楚，一旦恢复血供，其能对直接动脉内注入罂粟碱或其他包括伊洛前列素在内的血管扩张剂起反应[29]。尽管如此，这种持久的血管收缩现象在闭塞性和非闭塞性的肠系膜缺血中扮演着重要的角色，并且可能使肠系膜血运重建术复杂化[18]。

血管收缩剂和洋地黄已经用于大部分的 NOMI 病例中。血管活性药物，如 α- 拟肾上腺素药和加压素，能够直接导致内脏血管收缩，然而洋地黄类药物是通过刺激动脉和静脉平滑肌细胞收缩来调节肠系膜血管反应性[27,29]。当急性肠系膜静脉高压时通过这种办法可以增强肠系膜动脉的收缩效应[29]。

缺血的小肠血流恢复有可能会因为再灌注损伤而变得复杂化。严重缺血时，腺苷三磷酸（ATP）耗尽，会引起 ATP 依赖的细胞膜系统紊乱。这会导致细胞内稳态失调，伴细胞肿胀和电解质失衡[27]。随着 ATP 水平的减少会产生大量的次黄嘌呤的前体——腺苷。在肿胀的细胞内，钙会蓄积和引起次黄嘌呤脱氢酶的水解作用，将其转化为黄嘌呤氧化酶，黄嘌呤氧化酶与细胞内的次黄嘌呤反应产生尿酸和有毒的氧自由基[5,27]。这些自由基直接破坏细胞膜，引

框 26-1　非闭塞性肠系膜缺血发展的危险因素

年龄＞ 50 岁
肠系膜动脉粥样硬化性疾病
洋地黄的使用
脓毒症
既往低血压
充血性心力衰竭（CHF）
冠心病（CAD）
血管收缩药
近期的心肌梗死
心律失常

起毛细血管渗漏综合征，并且刺激内源性炎症级联反应，进而引起广泛的组织损伤。自由基的有毒效应通常被内源性清除剂所限制，例如谷胱甘肽、过氧化氢酶、超氧化物歧化酶和一氧化氮 [27]。然而，在持续缺血的情况下，会超过清除系统清除活性氧类的能力，将会出现持续性的损害。因此再灌注损伤与缺血发作的频繁性和持续性相关。Clark 及 Gewertz 通过研究证实，与单独的一次 30 min 缺血的再灌注相比，2 次 15 min 短期低血流量的再灌注将会导致更严重的组织损伤 [30-31]。

在 NOMI 中，有一种类似的情况：灌注不足可能会局部或间歇性地重复。间断的再灌注导致局部环境缺血的血管床上产生脱颗粒和释放出超氧化物的中性粒细胞。最近的实验证实，通过再灌注去白细胞血液或阻断细胞表面白细胞黏附受体，再灌注损伤可能减轻 [32]。另外，动物实验已经表明包括乙酰半胱氨酸和维生素 E 在内的一些复合物可以减轻活性氧类导致的组织损伤 [33]。这些新方法在人类 NOMI 当中的应用还有待进一步的研究。

肠系膜静脉血栓形成

肠系膜静脉血栓（MVT）形成指的是供应肠的静脉的血栓形成（肠系膜下静脉、肠系膜上静脉、脾静脉和门静脉）。静脉血回流的障碍会导致水肿、膨胀，并且在一些情况下会导致受累部分的肠梗死 [1,5]。

流行病学

肠系膜静脉血栓形成在肠系膜缺血中比较罕见。表现各有不同，从无症状到暴发性的肠坏死伴血流动力学障碍。1895 年 Elliot 在“对门静脉系统血栓形成”中首次提及肠系膜静脉血栓形成 [34]。1935 年，Warren 和 Eberhard 将 MVT 作为具有特征性的独立的临床表现。这些专家指出在静脉血栓形成的肠切除术中有 34% 的死亡率 [35]。

MVT 目前在所有急性肠系膜缺血情况中不超过 5% ~ 15%[36]。在 1911—1984 年，只有 372 名患者被报道患有肠系膜静脉血栓形成 [37]，在 1972—1993 年间，梅奥诊所中 1 167 名缺血性肠病患者中 6.2% 的患者确诊为肠系膜缺血 [38]。Ottinger 和 Austen 发现肠系膜静脉血栓形成病例只占住院患者的 0.006%[39]。据估计，MVT 引起的肠梗死在 1 000 例急腹症剖腹探查手术中也很难遇到 1 例 [40]。

病理生理学

肠系膜静脉血栓形成可以被分为一级或二级。一级肠系膜静脉血栓形成被定义为自发的特发性血栓形成，与任何其他的疾病和病原无关 [1,5,36]。在过去的数十年间，随着对遗传性血栓性疾病和高凝状态认识的加深，这类患者的数量已经明显减少。

有其他病因的患者可以被称为是继发性 MVT。尽管如此，目前只有 35% 的 MVT 患者存在诱因 [36,38]。继发性肠系膜静脉血栓形成的已知病因如框 26-2 所示。在年轻妇女中，口服避孕药的使用导致 9% ~ 18% 的患者出现 MVT[41]。以下症状均与肠系膜静脉血栓形成有关，如 C 蛋白和 S 蛋白缺乏、抗凝血酶Ⅲ缺乏、异常纤维蛋白原血症、异常纤溶酶原、真性红细胞增多症、血小板增多症、镰状细胞疾病和凝血因子 V 的 Leiden 位点突变（FVL）[1,5,36,41,42]。局部的继发性 MVT 曾经报导通常与肠扭结、肠套叠或者机械性肠绞痛有关。

病因可以决定血栓的位置。血栓形成由腹腔内原因引起，例如炎症性疾病或者手术开始压迫到大血管和累及到小静脉弓和弓形通道 [41]。相反，通常高凝状态引起小血管血栓形成，最后累及到大血管 [36,41]。直小静脉和壁内血管的闭塞影响静脉回流，最终导致累及肠段的出血性梗死。并不像急性栓塞和血栓性闭塞那样，从正常肠管到缺血性肠病的转化通常是循序渐进的。

自然病程

MVT 的自然病程与病因有关。在大多数情况下，

框 26-2　二级肠系膜静脉血栓形成原因

创伤
外科手术
癌症
肝硬化
门静脉高压
炎症性肠病
口服避孕药
脾大
胰腺炎
脱水
感染
憩室病
高凝状态

它通常不会导致肠坏疽[1,5,41-42]。相似地，临床表现各有不同。患者通常表现为腹部查体正常和无症状或者是严重的血流动力学障碍。大多数患者有腹痛。尽管部分患者会突然发病，大多情况下起病隐匿，随时间推移逐渐恶化。大概 50% 的患者在就医前都会有 5 ～ 10 天的疼痛，并且 27% 的患者会有超过 1 个月的腹痛[43]。最新研究发现，只有 16% 的患者出现严重的腹膜炎，而 33% 的患者会行肠切除术[42]。除了诊断方法和治疗方案的改善，急性 MVT 的症状是不良预后的指标，其 30 天死亡率为 10% ～ 20%，3 年生存率为 35%[42,44]。患者慢性血栓的形成在一定程度上是得益于侧支静脉通道形成，并增加肠静脉引流。

慢性肠系膜缺血

慢性肠系膜动脉供血不足临床上很少见，但陆续都有病例被报告。尽管最早的慢性肠缺血在 1894 由议员报导[45]，在 1918 年，Councilman 首次报道了慢性肠缺血。1918 年，Goodman 认为 Baccelli 是指出进食后腹痛与 CMI 有关的第一人。18 年后，Dunphy 指出腹痛可能与慢性肠系膜闭塞有关，很有可能是肠梗死形成的前兆[46]。之后 Shaw 和 Maynard 成功地完成了第一例 CMI 动脉内膜剥离术[47]。1962 年 Morris 等描述了逆行内脏动脉旁路术[48]。

流行病学

慢性肠系膜缺血中 90% 是由动脉粥样硬化引起[1,5,49-51]。非动脉粥样硬化引起 CMI 的原因如框 26-3 所示。非动脉粥样硬化引起慢性肠系膜的缺血多见于年轻和 30 个月左右的儿童[49-51]。一般而言，与慢性肠系膜缺血动脉粥样硬化相关的危险因素和其他动脉粥样硬化条件类似，包括阳性家族史、久坐的生活方式、高血压、高脂血症和吸烟[1,5,46-51]。相反于其他动脉粥样硬化性血管疾病，大概 60% 的慢性肠系膜缺血患者为男性，并且将近 50% 的患者早期有心血管外科手术病史[51]。症状性 CMI 发病的平均年龄为 58 岁[1,5,46,52-56]。超过 1/3 的患者有高血压、冠心病，和（或）脑血管疾病[1,5,53-56]。有研究表明，将近 20% 的患者存在慢性肾功能不全，并且 10% 合并糖尿病[49,56]。

尽管肠系膜动脉粥样硬化患病率高，但肠系膜缺血的临床综合征很少见[1,54-55]。在一个未经过选择的患者的尸检中发现，在以下部位有明显的狭窄，大概 50% 在腹腔动脉，30% 在肠系膜上动脉，以及 30% 在肠系膜下动脉[52]。尽管如此，在 120 例连续的尸检中，明显的狭窄在腹腔、SMA 和 IMA 中并没有很高的发生率，分别为 22%、16% 和 10%[55]。潜在的血流限制性狭窄在肠系膜血管的患病率，随着年龄的增长，将会在 80 岁及以上的老年人群中上升到 67%，并且他们在肠系膜动脉上有 50% 以上的狭窄[55]。动脉造影检查主动脉瘤或者闭塞性疾病以证明腹腔动脉的明显狭窄会占全部病例的 33%，并且 SMA 占到将近 20%[54-56]。

框 26-3　非动脉粥样硬化引起的慢性肠系膜的缺血

- 多发性神经纤维瘤
- 中主动脉综合征
- 正中弓状韧带压迫
- 内脏动脉夹层
- Buerger 病
- 类风湿关节炎
- 吸毒
- 系统性红斑狼疮（SLE）
- 胸主动脉瘤（TAA）
- Cogan 综合征
- 结节性多动脉炎
- 主动脉缩窄修复
- 放射损伤
- 胸主动脉瘤修复术后血栓形成
- 肠系膜动脉炎
- 先天性无纤维蛋白原血症
- 麦角中毒

病理生理学和自然病程

当进食后肠道进行运动、分泌、吸收时血液供给量不足以满足肠道中的代谢需求时发生慢性肠系膜缺血[57]。临床症状不典型的部分原因是因为存在广泛的肠系膜侧支循环，包含内脏（腹腔动脉 -SMA-IMA）血流和壁脏（髂内 -IMA）血流[1,5,55-57]。重度狭窄的缓慢进展或者一个或多个肠系膜主要血管的闭塞会因侧支循环而被完全代偿。另外，最近的证据表明，先天性的动脉血管床（甚至远端）出现严重狭窄，也可以通过缺血预处理提供有效的保护[58-60]。

据估计，CMI 症状的病理生理学与局部的血管窃血现象有关[61]。研究人员通过对有 50% 的腹腔动脉和 SMA 狭窄的狗内脏血流量的张力的测量发现食物的摄取能够减少肠血液灌注的50%。这种减少与肠壁内pH值的显著降低有关，这是因为当食物团进入胃内，肠循环的血液会被窃取至胃循环[61]。

极少情况下，肠系膜上动脉的单支病变会出现CMI的典型症状。尽管如此，绝大多数的有症状的CMI患者在血管造影时发现多支内脏血管受累[1,5,49-52,55-56]。

CMI患者的疼痛表现多样。一般情况下，主要的症状表现为进食后20 ~ 30 min出现上腹部绞痛。开始时疼痛持续时间短，但是随后疼痛将变得更为持久，并且在进食后持续3 ~ 4 h。随着疾病的进展，进食的数量会阻止腹痛发生。患者应尽量避免进食引起腹痛的食物。许多CMI患者会因营养摄入量减少从而导致体重下降。营养吸收不良并不是体重下降的主要因素[57]。

对于慢性肠系膜缺血，没有“典型的”肠蠕动。患者可能会有腹泻（这会进一步加重营养缺乏）、便秘或者正常的排便习惯。若仍不干预，这类患者将进展为严重的蛋白质 - 热量营养不良，而且CMI可以发展成为内脏梗死[49,50,55-57]。

许多CMI的死亡病例会有很长时间的慢性腹痛病史[1,49-51,55-57]。这种病例会有几个月的腹痛特征，和多次内镜检查、CT扫描和其他诊断化验的阴性结果。如果患者出现不明原因的腹痛和体重下降应该高度怀疑和立即介入治疗。早期诊断可以预防狭窄血管的急性血栓形成和肠梗死形成所导致的致命的并发症[1,49-51,55-57]。

参考文献

1. Moneta G: Acute mesenteric ischemia. In Rutherford RB, editor: *Diagnosis of intestinal ischemia*, Philadelphia, 2000, WB Saunders, p 2508.
2. McKinsey J, Gewertz BL: Acute mesenteric ischemia, *Surg Clin North Am* 77:307, 1997.
3. Park WM, Gloviczki P, Cherry KJ: Contemporary management of acute mesenteric ischemia: factors associated with survival, *J Vasc Surg* 35:445, 2002.
4. Kaleya RN, Sammartano RJ, Boley SJ: Aggressive approach to acute mesenteric ischemia, *Surg Clin North Am* 72:157, 1992.
5. Schwartz LB, McKinsey JF, Gewertz BL: Visceral ischemic syndromes. In Moore WS, editor: *Vascular surgery: a comprehensive review*, ed 6, Philadelphia, 2002, WB Saunders, p 572.
6. Sreenarasimhaiah J: Diagnosis and management of intestinal ischemic disorders, *BMJ* 326:1372, 2003.
7. Ghosh S, Roberts N, Firmin RK, et al: Risk factors for intestinal ischemia in cardiac surgical patients, *Eur J Cardiothorac Surg* 21:411, 2002.
8. Wyers MC: Acute mesenteric ischemia: diagnostic approach and surgical treatment, *Semin Vasc Surg* 23:9–20, 2010.
9. Kozuch PL, Brandt LJ: Review article: diagnosis and management of mesenteric ischaemia with an emphasis on pharmacotherapy, *Aliment Pharmacol Ther* 21:201–215, 2005.
10. Korthius RJ, Anderson DC, Granger DN: Role of neutrophil-endothelial cell adhesion in inflammatory disorders, *J Crit Care* 9:47, 1994.
11. Lock G: Acute mesenteric ischemia: classification, evaluation and therapy, *Acta Gastroenterol Belg* 65:220, 2002.
12. Edwards MS, Cherr GS, Craven TE, et al: Acute occlusive mesenteric ischemia: surgical management and outcomes, *Ann Vasc Surg* 17:72, 2003.
13. Trompeter M, Brazda T, Remy CT, et al: Non-occlusive mesenteric ischemia: etiology, diagnosis, and interventional therapy, *Eur Radiol* 12:1179, 2001.
14. Neri E, Sassi C, Massetti M, et al: Nonocclusive mesenteric ischemia in patients with acute aortic dissection, *J Vasc Surg* 36:738, 2002.
15. Howard TJ, Plaskon LA, Wiebke EA, et al: Nonocclusive mesenteric ischemia remains a diagnostic dilemma, *Am J Surg* 171:405, 1996.
16. Lock G, Scholmerich J: Non-occlusive mesenteric ischemia, *Hepatogastroenterology* 42:234, 1995.
17. Wilcox MG, Howard TJ, Plakson LA, et al: Current theories of pathogenesis and treatment of nonocclusive mesenteric ischemia, *Dig Dis Sci* 40:709, 1995.
18. Gewertz BL, Zarins CK: Postoperative vasospasm after antegrade mesenteric revascularization: a report of three cases, *J Vasc Surg* 14:382, 1991.
19. Patel A, Kaleya RN, Sammartano RJ: Pathophysiology of mesenteric ischemia, *Surg Clin North Am* 72:31, 1992.
20. Williams LF, Anastasia LF, Hasiotis CA, et al: Non-occlusive mesenteric infarction, *Am J Surg* 114:376, 1967.
21. Case records of the Massachusetts General Hospital (Case 35082), *N Engl J Med* 240:308, 1949.
22. Haglund U, Lundgren O: Nonocclusive acute intestinal vascular failure, *Br J Surg* 66:155, 1979.
23. Trompeter M, Brazda T, Remy CT, et al: Non-occlusive mesenteric ischemia: etiology, diagnosis, and interventional therapy, *Eur Radiol* 12:1179–1187, 2002.
24. Mitsuyoshi A, Obama K, Shinkura N, et al: Survival in nonocclusive mesenteric ischemia: early diagnosis by multidetector row computed tomography and early treatment with continuous intravenous high-dose prostaglandin E1, *Ann Surg* 246:229–235, 2007.
25. Luckner G, Jochberger S, Mayr VD, et al: Vasopressin as adjunct vasopressor for vasodilatory shock due to non-occlusive mesenteric ischemia, *Anaesthesist* 55:283–286, 2006.
26. Lamarque D, Whittle BJ: Increase in gastric intramucosal hydrogen ion concentration following endotoxin challenge in the rat and the actions of nitric oxide synthase inhibitors, *Clin Exp Pharmacol Physiol* 28:164, 2001.
27. Kolkman JJ, Mensink PB: Non-occlusive mesenteric ischemia: a common disorder in gastroenterology and intensive care, *Best Pract Res Clin Gastroenterol* 17:457, 2003.
28. Mesh CL, Gewertz BL: The effect of hemodilution on blood flow regulation in normal and postischemic intestine, *J Surg Res* 48:183, 1990.
29. Char D, Hines G: Chronic mesenteric ischemia: diagnosis and treatment, *Heart Dis* 3:231, 2001.
30. Kim EH, Gewertz BL: Chronic digitalis administration alters mesenteric vascular reactivity, *J Vasc Surg* 5:382, 1987.
31. Clark ET, Gewertz BL: Intermittent ischemia potentiates intestinal reperfusion injury, *J Vasc Surg* 13:606, 1991.
32. Toledo-Pereyra LH: Leukocyte depletion, ischemic injury and organ preservation, *J Surg Res* 169:188–189, 2011.
33. Dimakakos PB, Kotsis T, Kondi-Pafiti A, et al: Oxygen free radicals in abdominal aortic surgery: an experimental study, *J Cardiovasc Surg (Torino)* 43:77, 2002.
34. Elliot JW: The operative relief of gangrene of intestine due to occlusion of the mesenteric vessels, *Ann Surg* 21:9, 1895.
35. Warren S, Eberhard TP: Mesenteric venous thrombosis, *Surg Gynecol Obstet* 61:102, 1935.
36. Rhee RY, Gloviczki P: Mesenteric venous thrombosis, *Surg Clin North Am* 77:327, 1997.
37. Abdu R, Zakhour BJ, Dallis DJ: Mesenteric venous thrombosis—1911–1984, *Surgery* 101:383, 1987.
38. Rhee RY, Glovickzi P, Medonca CT, et al: Mesenteric venous thrombosis: still a lethal disease in the 1990s, *J Vasc Surg* 20:688, 1994.
39. Ottinger LW, Austen WG: A study of 136 patients with mesenteric infarction, *Surg Gynecol Obstet* 124:251, 1967.
40. Kazmers A: Intestinal ischemia caused by venous thrombosis. In: *Vascular Surgery*, Philadelphia, 1995, WB Saunders, p 526.
41. Kumar S, Sarr MG, Kamath PS: Mesenteric venous thrombosis, *N Engl J Med* 345:686, 2001.
42. Harward TR, Green D, Bergan JJ, et al: Mesenteric venous thrombosis, *J Vasc Surg* 9:328, 1989.
43. Morasch MD, Ebaugh JL, Chiou AC, et al: Mesenteric venous thrombosis: a changing clinical entity, *J Vasc Surg* 34:680, 2001.
44. Harnik IG, Brandt LJ: Mesenteric venous thrombosis, *Vasc Med* 15:407–418, 2010.
45. Councilman WT: Three cases of occlusion of the superior mesenteric artery, *Boston Med Surg J* 130:410, 1894.
46. Taylor LM, Porter JM: Treatment of chronic intestinal ischemia, *Semin Vasc Surg* 3:186, 1990.
47. Shaw RS, Maynard EP III: Acute and chronic thrombosis of the mesenteric arteries associated with malabsorption: a report of two cases successfully treated with thromboendarterectomy, *N Engl J Med* 258:874, 1958.
48. Morris GC, Crawford ES, Cooley DA, et al: Revascularization of the celiac and superior mesenteric arteries, *Arch Surg* 84:113, 1962.
49. White CJ: Chronic mesenteric ischemia: diagnosis and management, *Prog Cardiovasc Dis* 54:36–40, 2011.
50. Sanders BM, Dalsing MC: Mesenteric ischemia affects young adults with predisposition, *Ann Vasc Surg* 17:270, 2003.
51. Zeller T, Rastan A, Sixt S: Chronic atherosclerotic mesenteric ischemia, *Vasc Med* 15:333–338, 2010.
52. Crawford ES, Morris GC, Myhre HO, et al: Celiac axis, superior mesenteric artery, and inferior mesenteric artery occlusion: surgical considerations, *Surgery* 82:856, 1977.
53. Shanley CJ, Ozaki CK, Zelenock GB: Bypass grafting for chronic mesenteric ischemia, *Surg Clin North Am* 77:381, 1997.
54. Cleveland TJ, Nawaz S, Gaines PA: Mesenteric arterial ischemia: diagnosis and therapeutic options, *Vasc Med* 7:311, 2002.
55. Chang JB, Stein T: Mesenteric ischemia: acute and chronic, *Ann Vasc Surg* 17:323, 2003.
56. Chang JB, Stein TA: Mesenteric ischemia, *Asian J Surg* 26:55, 2003.
57. van Bockel JH, Geelkerken RH, Wasser MN: Chronic splanchnic ischemia, *Best Pract Res Clin Gastroenterol* 15:99, 2001.
58. Heusch G, Schulz R: Remote preconditioning, *J Mol Cell Cardiol* 34:1279, 2002.
59. Cinel I, Avlan D, Cinel L, et al: Ischemic preconditioning reduces intestinal apoptosis in rats, *Shock* 19:588, 2003.
60. Asoyek S, Cinel I, Avlan D, et al: Intestinal ischemic preconditioning protects the intestine and reduces bacterial translocation, *Shock* 18:476, 2002.
61. Poole JW, Sammartano RJ, Boley SJ: Hemodynamic basis of the pain of chronic mesenteric ischemia, *Am J Surg* 153:171, 1987.

第 27 章　内脏血管疾病的临床评估和治疗

Rachel C.Danczyk，Gregory L.Moneta

评估

肠系膜缺血的临床评估是从仔细的询问病史和体格检查开始的，最重要的是，要有合适的诊断依据。肠系膜缺血的病因主要包括*肠系膜静脉血栓形成*（MVT），*急性肠系膜缺血*，*非闭塞性肠系膜缺血*（NOMI），*慢性肠系膜缺血*（CMI）。这些疾病在病理基础和临床起病上都有所不同，但是在临床表现却有可能有重叠。最关键的一点是了解可能发生肠缺血的各种临床情况，并将肠系膜缺血加入腹痛患者的鉴别诊断中。我们的目标是在肠梗死发病前就做出诊断。如果没有考虑肠缺血，就难以得出正确的诊断性评估，从而导致发病率和死亡率的进一步升高。

急性闭塞性肠系膜缺血

症状和体征

急性闭塞性肠系膜缺血是由肠系膜上动脉（SMA）栓塞或有动脉粥样硬化症状的肠系膜上动脉的急性血栓性闭塞引起的，死亡率超过 60%[1]。

肠系膜上动脉血栓性闭塞比肠系膜上动脉栓塞的预后更差，因为在有血栓性闭塞的情况下，肠系膜上动脉闭塞了结肠中动脉的近端，中断了送往整个小肠的动脉血流。然而栓子通常起源于心脏，典型的栓子会停留在肠系膜上动脉末梢至结肠中动脉起点，因此可以通过结肠中动脉和空肠动脉分支来维持小肠一定的血液灌注。

腹痛是急性闭塞性肠系膜缺血患者最常见的症状，体检结果既可以是非特异性压痛，也可以是急腹症。会出现腹胀、腹硬及反跳痛，尤其当急性肠系膜缺血的诊断被拖延后更是如此。典型表现是突然出现腹痛，症状与体征不符，在排除了肠穿孔和腹膜炎要高度怀疑肠缺血。急性肠系膜缺血患者中 1/3 会出现呕吐、发热和腹泻。栓塞患者往往表现为急性发作的腹痛，然而肠系膜上动脉血栓形成的患者腹痛症状出现较晚。

一般情况下，化验值是非特异性的。大部分患者白细胞有中度或明显增多，但大约 10% 患者的白细胞（WBC）计数是正常的。肠坏死患者可能会出现血清淀粉酶升高和代谢性酸中毒，但是无此症状不代表可以除外肠坏死。

放射学诊断

在急性闭塞性肠系膜缺血的诊断中超声的作用是有限的。在急腹症时，因受腹胀、肠道气体过多及患者不适等因素限制了多普勒超声的使用。

在对腹痛患者的评估中常常使用腹部计算机断层扫描（CT）。除了排除引起腹痛的其他原因，CT 扫描还能以 90% 的灵敏度检测出急性肠系膜缺血的后期发现，包括肠道管腔扩张、肠壁增厚、黏膜下水肿或出血、肠壁积气、门静脉积气[2]。这些症状可能与肠梗死有关。由于栓子大多在远端，因此 CT 扫描肠系膜动脉栓塞性闭塞的灵敏度低，仅有 37% ~ 80%（图 27-1）[3]。在早期缺血的患者中，可以从 CT 扫描中找到最细微的发现。对这些患者进行早期诊断，在肠梗死前行肠系膜血运重建获益较大。因此，对于高度怀疑的患者，仔细的体格检查至关重要。

在与急性肠系膜缺血相关的血管病变中，肠系膜血管造影仍然是急性肠系膜血管缺血中，血管损害的

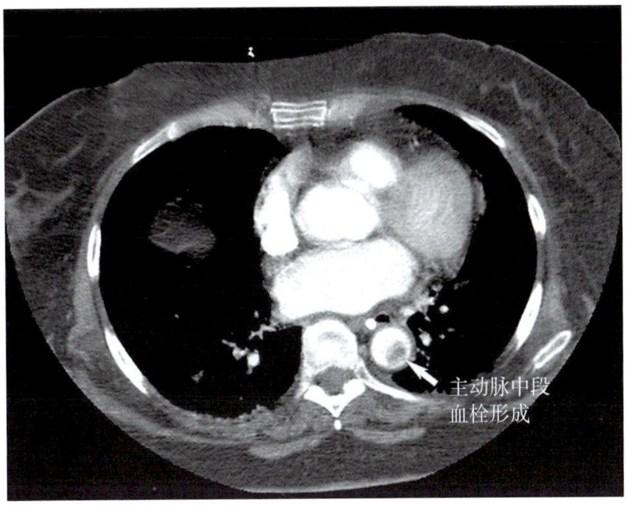

图 27-1　显示主动脉中段血栓形成的轴向 CT 扫描图像，它导致肠系膜上动脉（SMA）栓塞性闭塞

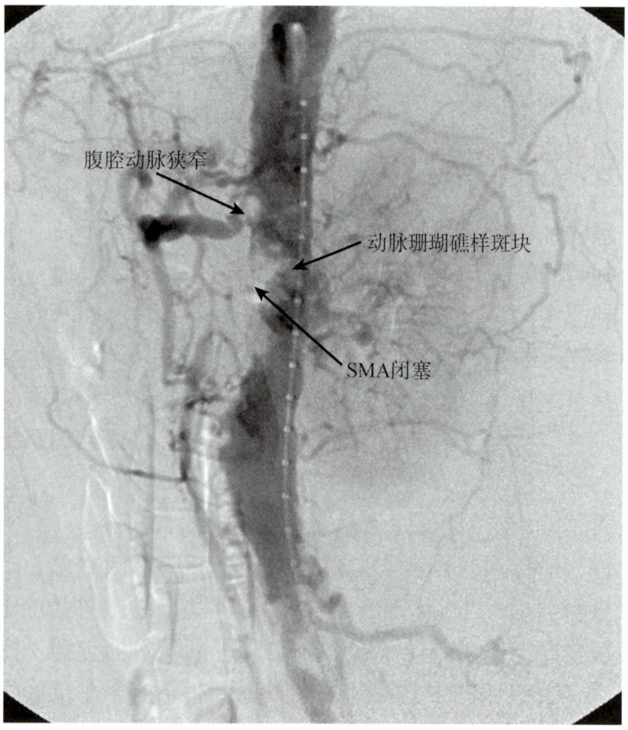

图 27-7 显示主动脉内“珊瑚礁”状的动脉粥样硬化斑块，以及相关肠系膜上动脉（SMA）闭塞和腹腔动脉（CA）狭窄的侧位主动脉造影

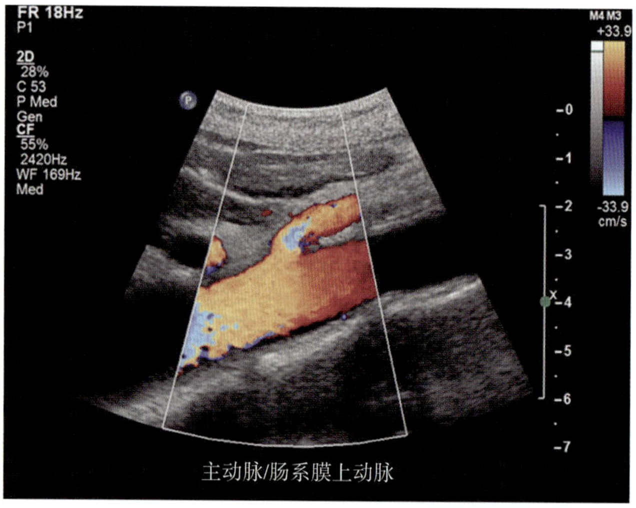

图 27-8 主动脉和肠系膜上动脉（SMA）双功能超声图像

对于健康个体来说，SMA 和 CA 的空腹血流速度波形是不同的。动脉波形反映的是终末器官血管阻力。肝和脾具有相对较高的恒定代谢要求，所以属于低阻力脏器。因此，CA 波形一般是双相的，有峰值收缩期部分、无收缩末期血流逆转、有相对较高的舒张末期速度（EDV）。正常空腹肠系膜上动脉速度波形是三相的，反映了静止状态中肠道的高血管阻力（图 27-8，图 27-9）。它是由峰值收缩期部分、通常由收缩末期反向血流部分和最小舒张期血流部分构成的。

CA 和 SMA 进食后多普勒的动脉波形会出现不同变化。由于肝和脾有固定的代谢需求，所以在进食后 CA 流速波形未发生明显变化。然而，用餐后 SMA 的血流量出现明显增多，反映出肠动脉阻力的显著降低。进食后的 SMA 波形变化包括：收缩期速度几乎加倍、EDV 变为 3 倍、收缩末期反向血流减少。此外，餐后检测 SMA 直径会出现很小的扩张。空腹状态肠系膜上动脉直径为 0.60 ± 0.09 cm，而餐后此数值变为了 0.67 ± 0.09 cm。此变化在摄入实验餐后 45 min 达到最大 [5]，该变化取决于所摄入的膳食构成。相比于仅由脂肪、葡萄糖或蛋白质组成的膳食，相同热量的混合成分餐可最大程度地增加 SMA 血流量 [6]。

内脏动脉狭窄检测

双功能超声可检测出内脏血管内有血流动力学意义的严重狭窄。1986 年，华盛顿大学研究者发现，和正常 SMA 和 CA 比较，狭窄 SMA 和 CA 的流速更快 [7]。内脏动脉狭窄的定量标准最早由俄勒冈健康与科学大学开发和验证 [8]。

在一项盲法前瞻性研究中，研究了 100 例行肠系膜上动脉双功能扫描和主动脉侧位造影术的患者，当肠系膜上动脉收缩期峰值速度（PSV）≥ 275 cm/s 时提示肠系膜上动脉狭窄程度≥ 70%，其灵敏度为 92%，特异度为 96%，阳性预测值为 80%，阴性预测值为 99%，准确度为 96%（图 27-10）[9]。在同一研究中，如果 SMA 的 PSV ≥ 200 cm/s，提示血管造影腹腔动脉狭窄程度≥ 70%，灵敏度为 87%，特异度为 80%，阳性预测值为 63%，阴性预测值为 94%，准确度为 82%（图 27-11）。

这种双功能超声标准同样适用于其他肠系膜动脉狭窄。若 SMA 的 EDV ≥ 45 cm/s，提示 SMV 程度≥ 50%，特异度为 92%，灵敏度为 100%。若 CA 的 EDV ≥ 55 cm/s，提示腹腔动脉狭窄程度≥ 50%，灵敏度为 93%，特异度为 100%，准确度为 95%[10-11]。

餐后肠系膜双功能扫描作为空腹双功能扫描的辅助，已经被用来辅助诊断肠系膜动脉狭窄 [12]。对于 SMA 狭窄程度＜ 70% 的患者，餐后 SMA 的 PSV 比基线速度增加超过 20%。对于肠系膜上动脉狭窄程

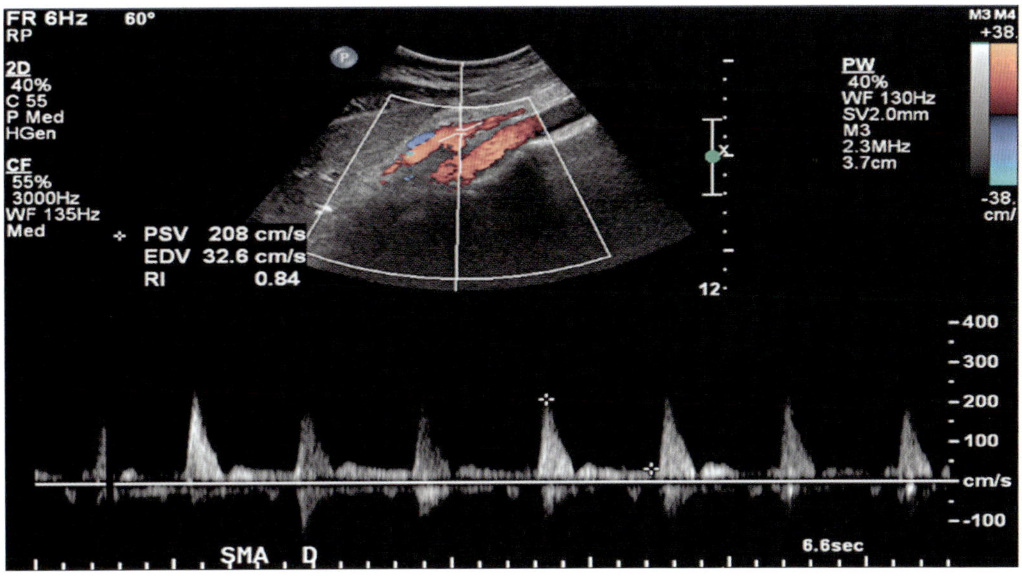

图 27-9　肠系膜上动脉（SMA）的双功能超声，其收缩期峰值速度（PSV）为 208 cm/s，说明该 SMA 正常

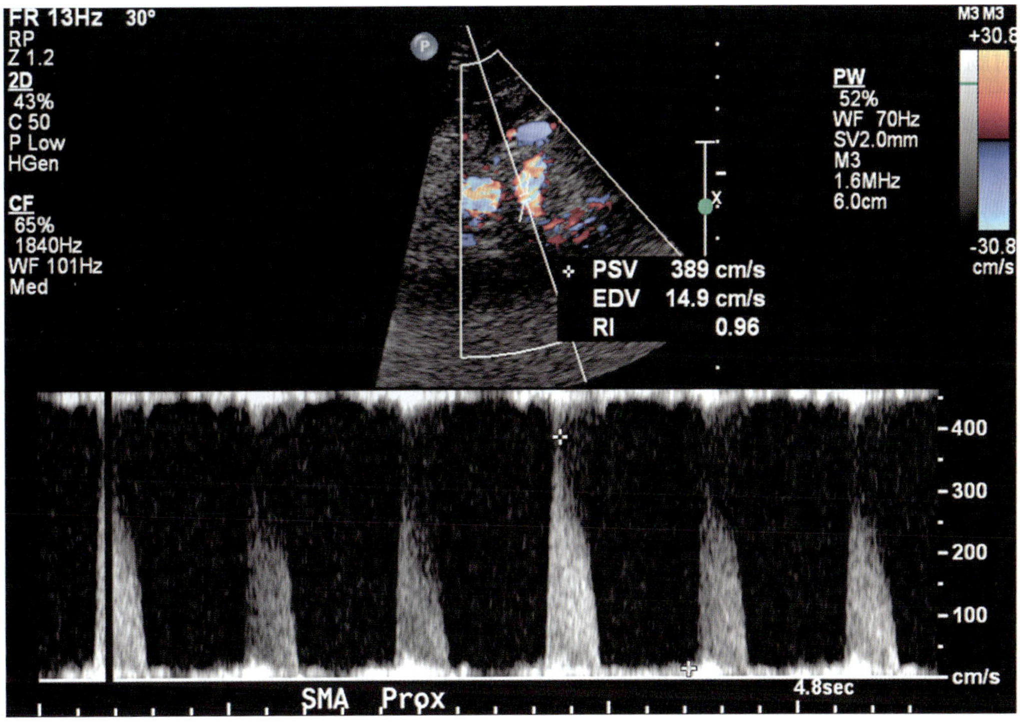

图 27-10　肠系膜上动脉（SMA）的双功能超声，其收缩期峰值速度（PSV）为 389 cm/s，说明该肠系膜上动脉有 70% 以上的狭窄

度＞ 70% 的患者，SMA 的 PSV 的增长比例较低。然而，相比于单独使用空腹双功能超声扫描的特异性，空腹和餐后 SMA PSV 的结合使用的特异度稍高。因此，餐后双功能超声扫描虽然在理论上有吸引力，但是和空腹肠系膜双功能超声扫描比较并无明显的改善；所以没必要把餐后多普勒扫描作为肠系膜动脉狭窄超声评估的常规方法。在有技术难度的超声研究中，餐后检查有时是有用的，若在餐后有反应，则受声波作用的血管为 SMA。

对于有慢性腹痛且疑似为 CMI 的患者，双功能建，在 60.9 个月之后并未发现有症状性复发。肠系膜血运重建的方法之一是经主动脉动脉内膜切除术（TAE），该方法与顺向腹主动脉旁路术都适合于老年患者或低危患者。通常经主动脉动脉内膜切除术涉及腹腔干和 SMA 的血运重建。通过观察发现这两种术式有相似的复发率，每组的患者中都有 86% 在 5 年内无症状。症状明显缓解与内脏动脉修复数量无关。

在俄勒冈健康与科学大学，治疗急性和慢性肠系膜缺血的手术方法在过去 20 年里发生了变化。1994 年，Gentile 等[27]的报告中涉及了 29 例用独立的 SMA 旁路术来治疗肠道缺血（23 例慢性，5 例急性，1 例无症状）的 26 例患者。围术期死亡率为 10%，平均随访时间为 40 个月，由生命表测定的 4 年首次移植物通畅率和生存率分别为 89% 和 82%。与当代文献报道相比，该结果毫不逊色。基于这些经验，对大多数肠道缺血，建议采用单独 SMA 血运重建。

最近，Foley 等的系列报道中涉及了 50 例 SMA 血运重建，并使用了客观手段来测定旁路术后通畅性[19]。该系列研究与其他研究的不同之处有：先前曾尝试过血运重建的患者更多（24%）、有急性缺血症状的患者比例更高（42%）、须同步行肠道切除的患者比例更高（28%）。该研究的整体围术期死亡率（12%）与其他最近的系列研究大致相当。择期手术患者的围术期死亡率为 3%。围术期移植物闭塞的发生率（6%）与其他系列研究类似，在大量的患者中，只有 1 例出现了急性肠道缺血。在长期随访中出现了 3 例移植物血管闭塞，导致 2 例患者死亡，占晚期死亡的 22%。与其他使用了更完整的内脏血运重建的系列研究相比，该系列研究中有症状的晚期移植物闭塞人数、因复发性缺血而死亡的人数，以及生存率都大致相当（表 27-1）。

虽然急性肠系膜缺血围术期死亡率较高，但是 McMillan 等[29]发现比较急性或慢性缺血患者之间旁路术的移植物长期通畅性无显著性差异。根据该系列研究，3 例晚期闭塞中有 2 例出现在了最初为治疗 CMI 而放置移植物的患者中，但是有 1 例闭塞出现在了围术期且被替换。单独 SMA 血运重建可与更完整的肠系膜血运重建相媲美。一些作者指出，用这些症状来评估移植物失败不敏感[23,29]。随着双功能扫描的发展，一些研究为评估长期移植物通畅性提供了客观依据[29-31]。

手术适应证

血运重建明确适用于症状性肠道缺血。无症状的重度 SMA 闭塞的血运重建，建议仅用于进行过其他动脉瘤或闭塞性疾病的主动脉手术的患者。对很多该患者来说，主动脉手术后的急性肠道缺血都有据可查，推荐行 SMA 血运重建[32]。

表27-1 肠系膜血运重建的近期成果

研究者	患者人数（%急性）	围术期死亡率（%）	围术期闭塞率（%）	晚期闭塞*	缺血所致晚期死亡率%	5年生存率⁺（%）
Foley 2000	50（42）	12	6	3	22	61
Mateo 1999¶	85（0）	8	3.5	16	21	64
Kihara 1999¶	42（0）	10	0	4	33	70
Moawad 1997¶	24（0）	4	4	2	25	71
McMillan 1995¶	25（36）	12	4	0	0	N/A#

* 症状性复发。
⁺ 基于生命表测定。
不可用。
¶ 包括多血管血运重建

From Foley MI，Moneta GL，Abou-Zamzam AM，et al：Revascularization of the superior mesenteric artery alone for treatment of intestinal ischemia. J Vasc Surg 32：37，2000；Mateo RB，O' Hara PJ，Hertzer NR，et al：Elective surgical treatment of symptomatic chronic mesenteric occlusive disease：early results and late outcomes.J Vasc Surg 29：821，1999；Kihara TK，Blebea J，Anderson KM，et al：Risk factors and outcomes following revascularization for chronic mesenteric ischemia.Ann Vasc Surg 13：37，1999；Moawad J，McKinsey JF，Wyble CW，et al：Current results of surgical therapy for chronic mesenteric ischemia.Arch Surg 132：613，1997；and McMillan WD，McCarthy WJ，Bresticker M，et al：Mesenteric artery bypass：objective patency determination.J Vasc Surg 21：729，1995.

肠系膜上动脉旁路技术

逆向旁路术

把肾下主动脉远端作为SMA旁路移植术的起点既有优点，也有缺点。相比于肾下主动脉近端，肾下主动脉远端作为起点的暴露是被人熟知的，而且解剖和钳夹的风险要低。此外，该手术步骤很容易与其他腹腔内血管的手术步骤相结合。主要缺点是，肾下主动脉及髂动脉常常钙化，增加了近端吻合术的技术难度。

在肠系膜血运重建中，最常用的是人工血管移植物。但并发肠坏死的患者则不适用此方法，最适合他们的是静脉移植，尽可能降低移植物感染的可能性。在逆向旁路术中，尤其要注意移植物的结构，以避免出现移植物扭结。尽管肾下主动脉或髂总动脉（CIA）的任何合适位置都是可以的，移植物起点一般优先选择主动脉和右CIA的交界区域。在Wylie等描述的方法中，从移植物分叉点剪下了一条单一分支。这为缝合提供了一个“凸缘”，并且可预防吻合口狭窄（图27-13）。分离Terita韧带，首先完成近端（流入）吻合，接着向头部一侧进行移植，然后向前和向下转180°，在SMA前壁的顺行性吻合处停止——刚刚超过胰腺的下缘即可（图27-14）。移植物从腹膜腔的去除可通过闭合肠系膜腹膜、重新接近Teritz韧带和闭合后腹膜壁层来进行。

顺向旁路术

顺向旁路术从主动脉近端前表面开始，到CA结束。通过上中线（图27-15）使近端主动脉暴露；或当上腹腔腹内主动脉钙化时，使用低胸腹联合切口使近端主动脉暴露。顺向旁路能为肠系膜血管提供顺行血流，对于有禁忌证而不能把肾下主动脉或髂动脉作为旁路术起点的患者来说，顺向旁路术无疑是首选的方法。内脏旁路移植术可用于许多有部分主动脉钳夹闭塞的腹主动脉，虽然在大多数情况下，“部分”闭塞接近于完全闭塞。尽管短暂肝和肾缺血通常可以耐受，但它们可能不利于顺向方法。为了尽可能降低腹主动脉手术风险，该手术步骤应当用于该动脉段造影正常的患者。把明显病变的上腹腔主动脉作为内脏动脉旁路术的起点是十分危险的。

通常情况下，SMA顺向移植物是从胰腺后方打开通道，以端侧形式吻合至SMA前壁（图27-16）。

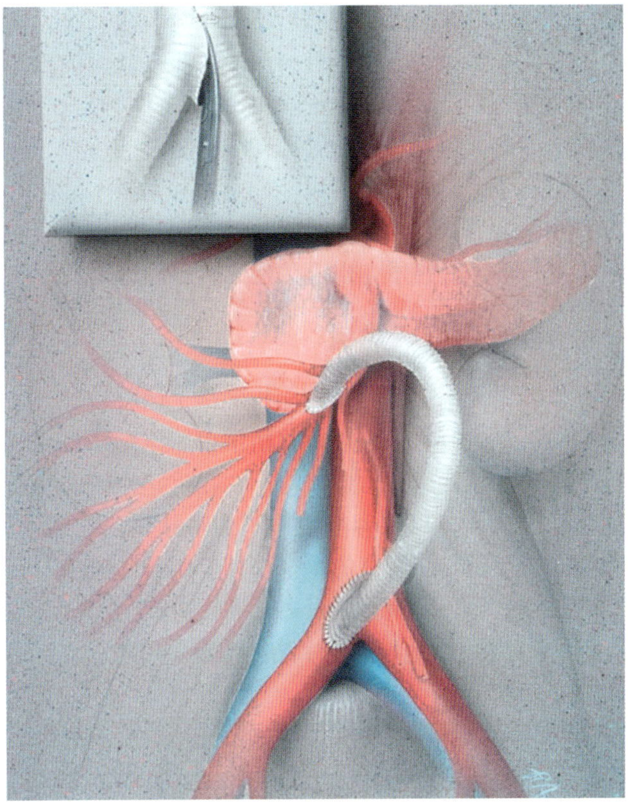

图27-13 艺术家对肾下主动脉至肠系膜上动脉（SMA）旁路技术的描绘。移植物由分叉移植物血管的一支塑成

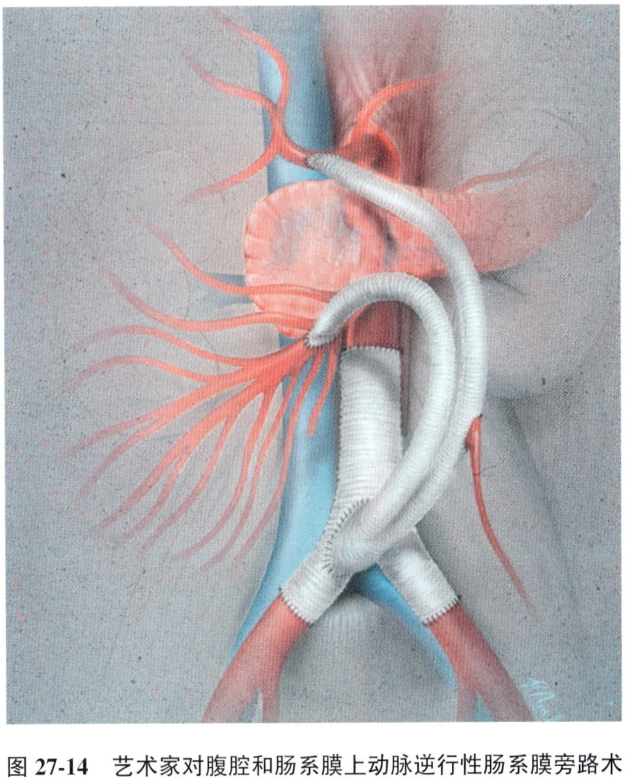

图27-14 艺术家对腹腔和肠系膜上动脉逆行性肠系膜旁路术的描绘，伴肠系膜下动脉（IMA）再植

顺向旁路术的缺点是：胰腺后空间十分有限，在建立通道时要非常小心。一些外科医生主张从胰腺前方打开旁路通道，以避免压迫通道内的移植血管。然而，胰腺前方的通道把移植血管放在了胃后壁的后方，理论上增加了旁路术感染的可能性。若肠系膜上动脉起点有明确的病变和易受影响的胰腺，则完全可在胰腺上方进行顺向旁路术，以避免建立胰腺后通道。

移植物通畅性的术后监测

作者用无菌多普勒超声探头确认了内脏动脉旁路术中的正常血流信号，以及移植结束后该肠系膜动脉远端至吻合位置的正常血流信号。在重建血管的肠系膜吻合缘应该可以很容易地检测到动脉多普勒信号。重要的一点是，在所有的填塞物和拉钩被分离且内脏回到腹膜之后，须重复进行多普勒超声检测。该方法有助于最大限度地减少旁路扭结所造成的技术上的失败。

与其他血管修复相反，术后无法持续监测修复的内脏动脉通畅性。术后移植物血栓形成可能是无症状的，也可能与术后其他原因的疼痛相混淆。若恢复进食后出现了症状，可能由于术后炎性瘢痕形成，无法进行二次手术或二次手术困难。因此，在术后 5 ～ 7 天内进行血运重建的常规成像，以确认内脏血运重建通畅性的做法是恰当的（图 27-17 和图 27-18）。如果移植血管闭塞或不理想，就必须进行再次手术。

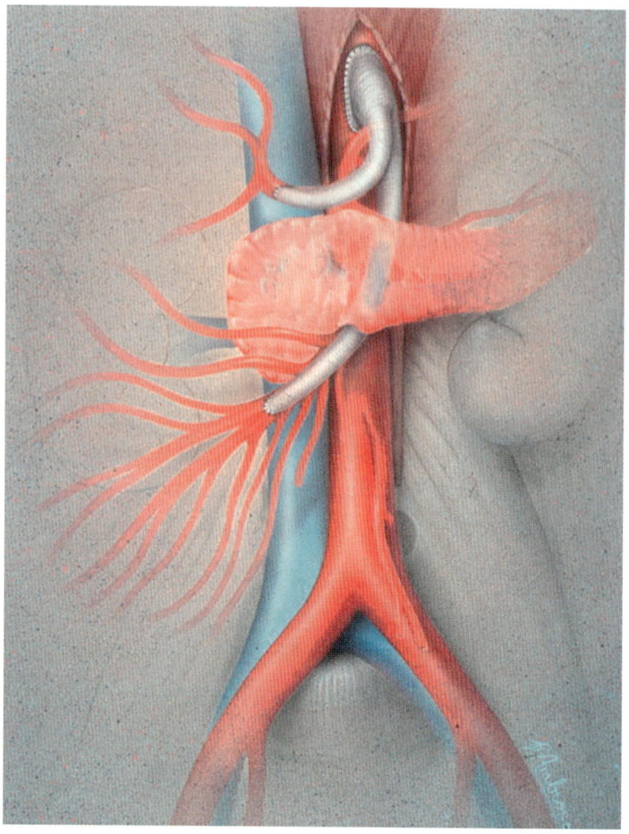

图 27-16 艺术家对从上腹腔主动脉至腹腔和肠系膜上动脉的顺行性旁路技术的描绘

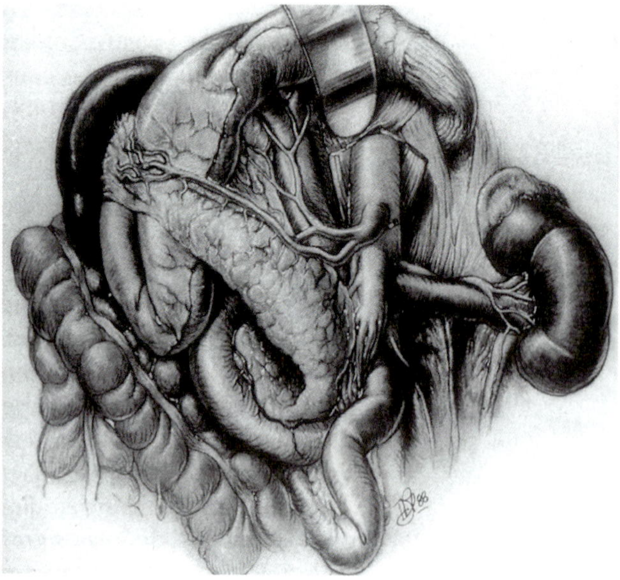

图 27-15 艺术家对上腹腔主动脉暴露的描绘

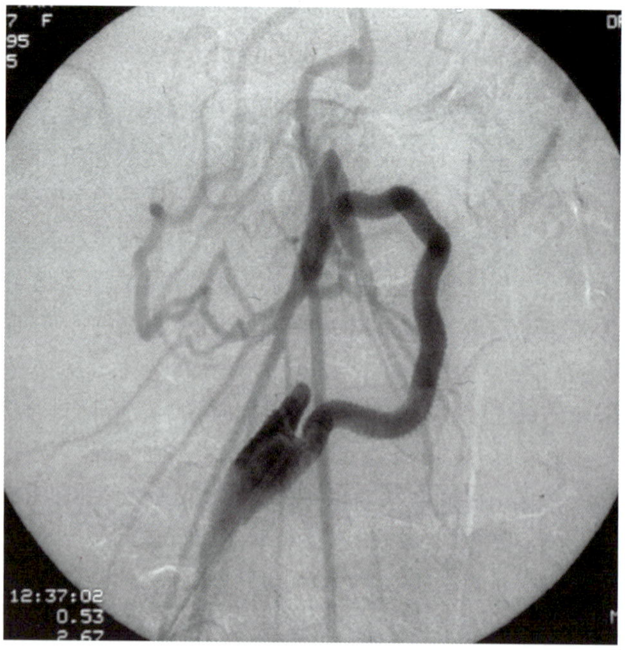

图 27-17 显示从髂动脉至肠系膜上动脉（SMA）的通畅人工血管移植物的术后动脉描记图

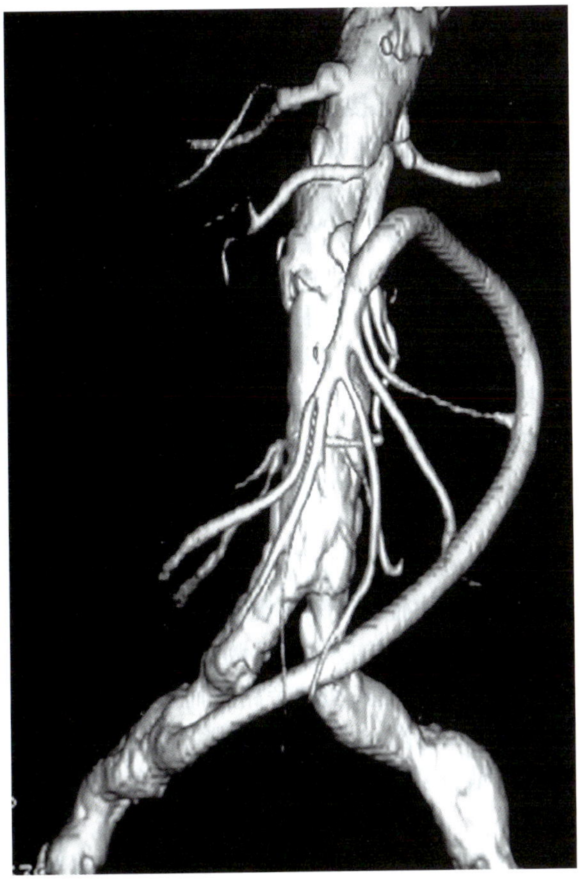

图 27-18 显示从髂动脉至肠系膜上动脉（SMA）的通畅人工移植物的术后 CT 血管造影（CTA）

术后护理

慢性内脏缺血患者往往有明显的缺血性肠道损伤，需要时间来进行恢复。至少会暂时继续存在由于餐后疼痛造成的“用餐恐惧”。在内脏血运重建之后，患者经常会长时间无法得到合适的口服营养，因此，这些患者可不受限制地使用全肠外营养。有些严重术前缺血患者会患上*术后血运重建综合征*，包括腹痛、心动过速、白细胞增多和肠道水肿，其病因是血运重建后的肠道血管痉挛[33]。若出现任何与正常术后疗程有出入的症状，应当及时进行动脉造影或腹腔再次探查，或两者同时进行。移植物血管闭塞或肠坏死若未能及时诊断，一般都会导致患者死亡。

肠系膜闭塞性疾病的血管内治疗

以导管为基础的介入治疗方法已成为肠系膜闭塞性疾病的公认疗法，尤其适合于手术失败、无法承受手术或局限性 SMA 病变的患者。然而，对于患有广泛狭窄、动脉严重钙化或不规则斑块的患者，通常更适合进行血运重建手术。对于局限性的 SMA 病变，可进行有良好短期效果的血管成形术和合理长期效果的支架置入术（图 27-19，图 27-20）。初步公布的系列研究很快报道了成功的血管内治疗技术，但是长期的成功率不如剖腹手术，这在一开始就令人感到失望。这些研究中的死亡率为 0% ~ 6%，并发症发生率为 0% ~ 32%。

在 Sharafuddin 等的一项研究中，25 名患者接受了 SMA 或 CA 的血管成形术和支架置入术[34]。由超声检测的 6 个月后初步通畅率为 92%。早期系列研究已经证明了肠系膜动脉狭窄的血管内治疗在技术上是可行的，但是没有关于长期有效性的数据。最近 Lee 等的研究显示 7 年后初级通畅率为 69%，但是只有 56% 的患者无复发症状。虽然 CMI 的血管内治疗有较低的发病率和死亡率，但是其并未达到可靠的长期疗效。无手术适应证的患者应该选择以导管为基础的疗法[35]。

迄今为止，已有数项研究比较了用手术旁路术进行血管内血运重建手术以治疗慢性肠系膜缺血的有效性。Kasirajan 等[36]做了一项对比研究，该研究中有 28 例患者采用了经皮血管成形术（PTA），其中有的患者同时也进行了支架置入术。该研究将这 28 例患

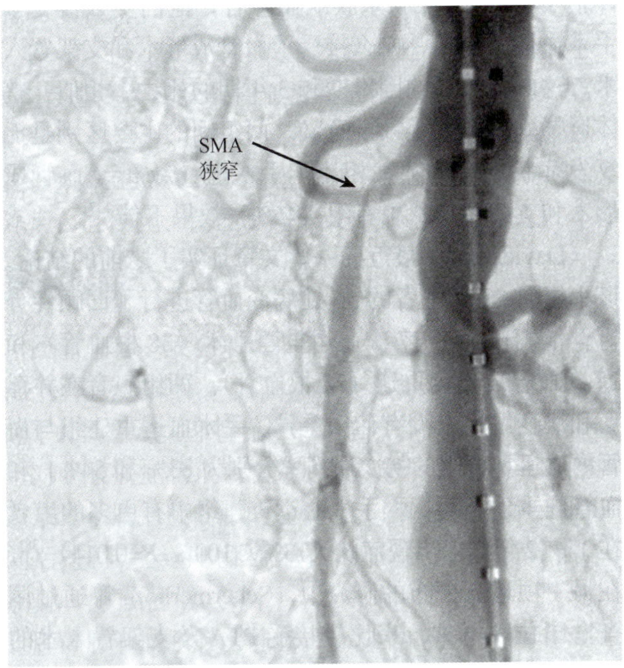

图 27-19 显示支架置入前肠系膜上动脉（SMA）狭窄的主动脉侧位造影

框 28-1 国际 ED 研究学会对勃起功能障碍的分类

器质性病因

Ⅰ. 血管性因素
Ⅱ. 神经性因素
Ⅲ. 解剖学因素
Ⅳ. 内分泌因素

心理性病因

Ⅰ. 广义
 A. 缺乏反应
 B. 受到抑制
Ⅱ. 狭义
 A. 与性伴侣有关的因素
 B. 与性能力有关的因素
 C. 与情绪不好有关的因素

者在 1987 ～ 1989 年间接受调查，然后 1995—1997 年间进行了重新评估。在这一系列年龄校正的调查中，ED 在男性冠心病患者中的患病率 39%，男性在糖尿病患者中为 25%，在男性高血压患者中为 15%。ED 的发病率重新评估为每年 25.9‰（95% 置信区间为 22.5 ～ 29.9）[6]。数据显示，在 40 ～ 69 岁男性白种人中，估计每年会新增 ED 患者 617 715 名[7]。来自欧洲和巴西的研究数据表明，ED 的发病率在各国都与此类似[8,9]。

功能性解剖

人类阴茎的功能性解剖是由几个极其重要的组织结构构成，主要是 3 个圆柱形结构——2 个由坚韧的鞘膜白膜包绕的阴茎海绵体和 1 个独立的包含尿道的海绵体。血管成分包括动脉和小动脉、高度顺应的海绵体内血窦、可压缩的静脉和小静脉。

海绵体、血窦和阴茎头

海绵体是一对海绵状圆柱体结构，位于阴茎的上方，被白膜所包裹。近端 2 个阴茎脚分别固定在坐骨支上，远端连于耻骨支下方，在阴茎头之间相互融合形成一个共同的隔膜。

在整个阴茎体内，互连的血窦被平滑肌小梁、胶原蛋白和弹性蛋白覆盖包裹（图 28-1）。窦状的平滑肌与阴茎海绵体神经和螺旋动脉关系紧密。阴茎在松弛状态时，血窦强直收缩，动脉血通过中央血窦流向小的周围血窦。在这种状态下，动脉缓慢扩散流动，导致血气值类似静脉血。在性刺激状态，神经递质释放，引起血窦周围的平滑肌松弛，动脉血液迅速涌入，随后血液滞留淤积在扩张的血窦内，静脉穿越白膜的途径被闭塞，阴茎勃起压力可达几百毫米汞柱，血气值增长接近动脉水平[10]。

阴茎头和尿道海绵体内部有着相似的窦状的海绵体样结构。然而，海绵体白膜较薄，而且阴茎头周围几乎完全缺如。尿道海绵体高度容纳尿道，有利于精液的排出。阴茎头十分敏感，圆锥形，利于插入，而且对勃起后坚硬的阴茎形成一种缓冲。这些充血区域和海绵体类似，但程度较轻，主要原因是缺乏白膜组织结构和缺少静脉血液滞留。

白膜

白膜由大量坚韧的Ⅰ型胶原蛋白和少量柔韧的Ⅲ型胶原弹力蛋白部分组成。它按照 2 层排列，内层呈环形，外层呈纵形（图 28-1）。中间层穿入海绵体间，起进一步支撑作用[11]。膜的纵层从远端阴茎头覆盖包裹至近端阴茎根部，在此处阴茎体插入坐骨支，形成支持阴茎勃起的基础。导静脉穿过白膜（图 28-2）。在白膜充血膨胀时，静脉被挤压，血留在阴茎内。

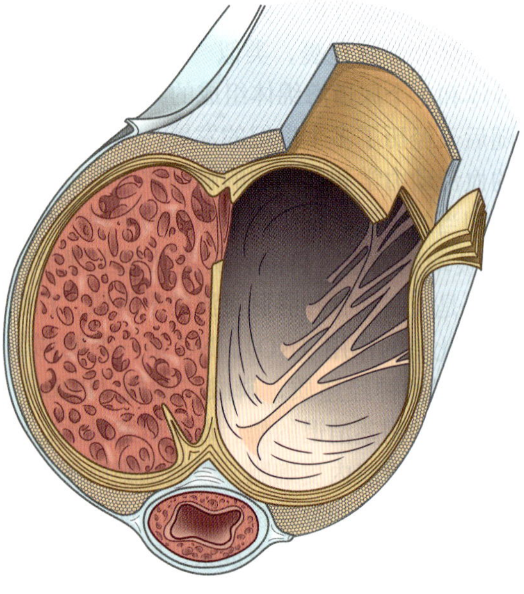

图 28-1 三维解剖图像显示人类阴茎。显示阴茎海绵体、尿道海绵体和尿道中的白膜的内环层、外纵层两层，以及介入其间的支撑物及血窦组织

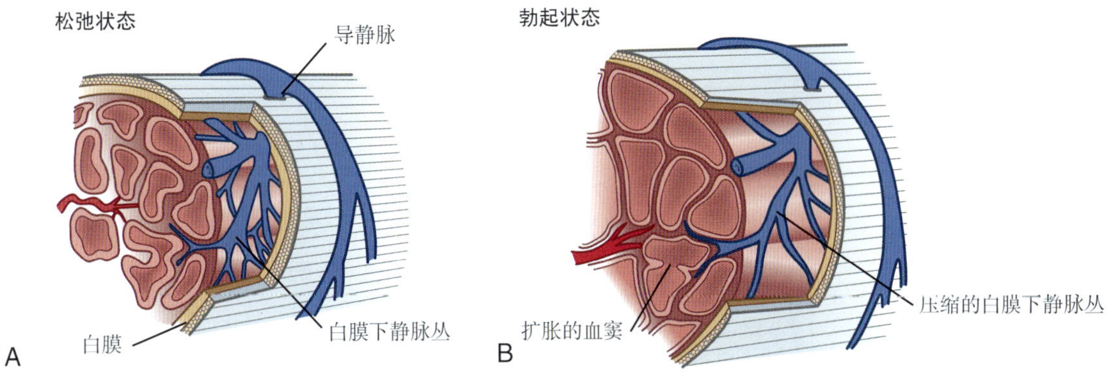

图 28-2　阴茎勃起。**A**，阴茎在非勃起状态时，海绵体中、小动脉和血窦收缩。血窦中的血液可以在窦状隙中自由流动，通过导静脉流出阴茎海绵体。**B**，阴茎在勃起状态时，阴茎海绵体内的中、小动脉和血窦松弛。在压迫中，小静脉有效地缩紧白膜下的导静脉，静脉血涌入多于流出，使阴茎有力地勃起

动脉系统

阴部内动脉是髂内动脉的一个分支（Ⅱ A），也是阴茎血流的主要来源。高达 70% 的男性的阴部附件分支源于髂外动脉、闭孔动脉和膀胱动脉 [12]。阴部内动脉主要分支为阴茎动脉，依次分支为背侧动脉、尿道球动脉和海绵体动脉（图 28-3）。海绵体动脉血管通过螺旋动脉供给毗邻海绵窦组织的阴经海绵体。勃起时，这些血管扩张，使阴茎充血膨胀。

静脉系统

静脉回流有 3 个来源。小静脉在白膜下通过海绵窦相互交错形成白膜下静脉丛，这些网状静脉丛形成导静脉，穿过白膜达皮下，众多的皮下静脉沿阴茎轴形成背浅静脉和深背静脉系统，再分别汇入大隐静脉和耻骨后静脉丛 [13]（图 28-4，图 28-2）。

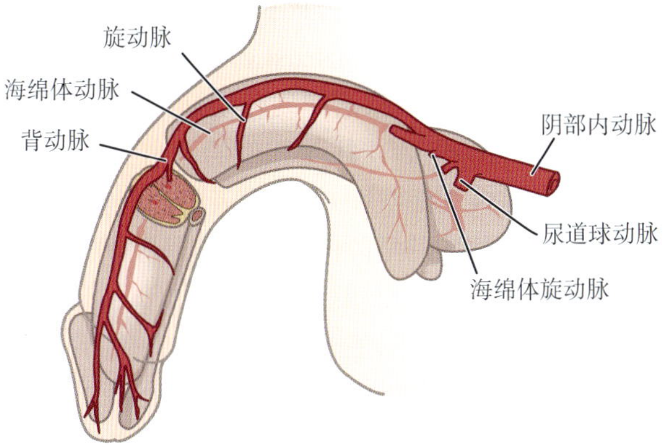

图 28-3　阴茎动脉供血

神经系统

阴茎受自主神经（交感神经和副交感神经）和躯体神经（运动神经和感觉神经）支配。勃起和消退在很大程度上受自主神经调控，交感神经和副交感神经合并形成海绵体神经，穿过阴茎海绵体对阴茎勃起发挥作用（图 28-5）。阴茎肌肉的感觉和收缩通过躯体

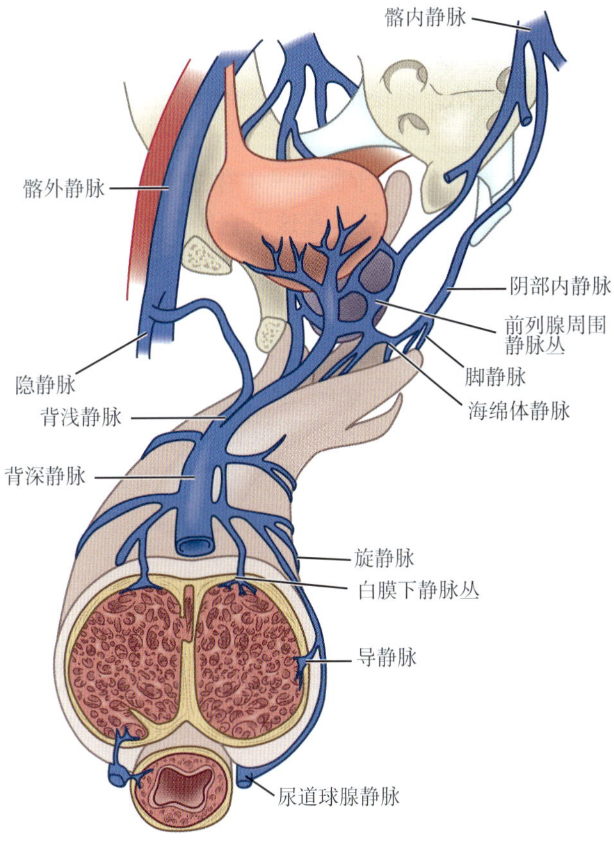

图 28-4　阴茎静脉流出

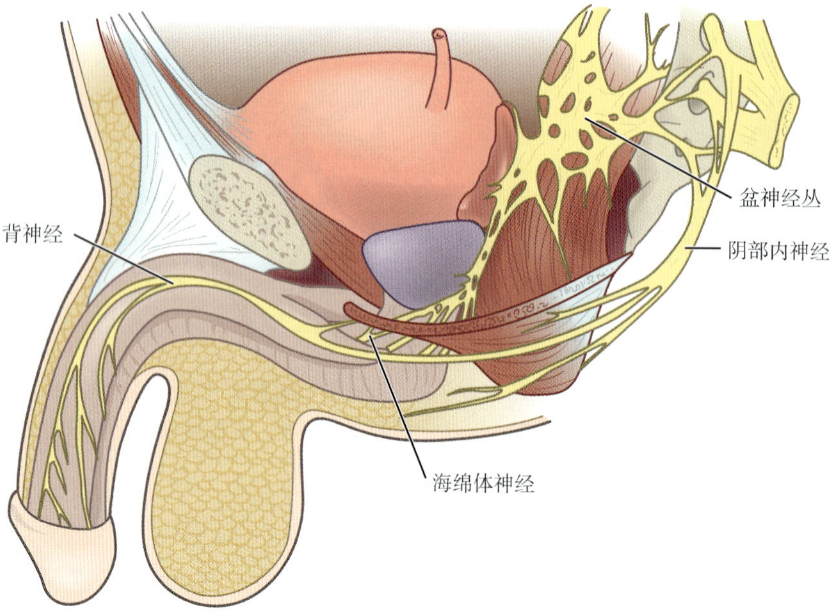

图 28-5 阴茎神经支配

神经发生。

自主途径

交感神经干始于胸 11 和腰 2 脊髓节段，这些纤维形成的交感神经节，尾端连接于肠系膜下神经丛和上腹部下神经丛。继而，交感神经纤维离开形成下腹部下神经丛，最终成为盆腔神经丛的交感神经部分[14]。

副交感神经干始于骶 2～4 脊髓节段，尾端止于盆腔神经丛（图 28-5），在这里它们与上述的交感神经会合。这些神经在一起形成神经组织的网状结构，沿着前列腺外侧及后侧行进，形成海绵体神经[15]。副交感神经通过海绵体神经，使阴茎勃起；交感神经通过海绵体神经，使阴茎松弛。为了避免医源性 ED，清楚地了解这些神经的位置，在做盆腔手术时是至关重要的，如根治性前列腺切除术或腹部、会阴部联合切除术。

躯体途径

人体阴茎皮肤和阴茎头部的感受器是独一无二的[16]。它们由游离的神经末梢包括无髓鞘 C 形纤维和有髓鞘的细 A- 三角形纤维组成。这些纤维融合成的阴茎背神经，最终形成阴部神经[17]。有趣的是，Burnett 等研究提示[18]，阴茎背神经可传送自主神经和躯体神经 2 种信号，因此，有助于阴茎的感觉、勃起、射精。

勃起功能障碍的病理生理学

血管性勃起功能障碍

框 28-1 所示，ED 往往代表一种多因素疾病状态。虽然本章论述的重点是关于血管在勃起功能障碍中的决定性因素，但值得提及的是，在个别患者中，神经、激素或心理因素对 ED 也起着影响作用，甚至是重要的影响作用。然而，血管系统很明显地负责阴茎勃起组织的血液供应，因此，血管系统的任何功能障碍都可能影响勃起的功能。

动脉性勃起功能障碍

动脉性 ED 可由动脉粥样硬化或创伤性动脉闭塞性疾病引起。Michal 和 Ruzbarsky 等指出[19]，阴茎血流灌注受损是全身动脉粥样硬化疾病的一个指标，ED 和 CAD 发病的年龄往往是相似的。事实上，ED 已经被证明是男性无症状性 CAD 患者的前期症状[20]。这两种疾病有着相同的危险因素，特别是吸烟、糖尿病、高胆固醇血症和高血压[21]。

在动脉性 ED 中，阴茎海绵体表现出较低的氧张力[22]，这可能会使窦状隙的平滑肌体积下降，随后导致静脉漏[23]。在一项动物模型实验中，医源性免的髂动脉粥样硬化疾病表现出改变其下游的阴茎动脉和海绵体平滑肌含量的减少[24]。这些变化均与一氧化氮合酶下降（NOS）和一氧化氮（NO）介导的阴经海绵体松弛有关[25]。伴骨盆创伤的年轻男性[26]和长距离骑自行车[27]所致的海绵体或阴部动脉创伤性狭窄引起的勃起功能障碍已引起人们的关注。

血管性勃起功能障碍

不仅糖尿病、高血压、高胆固醇血症和阴茎损伤可引起阴茎动脉疾病，这些异常也可以引起阴茎静脉和血窦内弹性纤维的流失。这种顺应性的丧失导致静脉淤血的减少，随之发生静脉闭塞性功能障碍[28]。事实上，静脉闭塞减少可能代表血管性ED最常见的形式[29]。由于肾上腺素能的增加和NO的释放减少引起的平滑肌松弛性下降，会使已经纤维化的血窦的不佳的顺应性恶化[30]。纤维化的最终结果会导致细胞膜之间的胶原蛋白沉积增加，有可能破坏决定性的勃起信号，以及它们在破坏的缝隙连接间的细胞间传递[31]。

药物性（医源性）勃起功能障碍

现有的资料清楚地表明，糖尿病、高胆固醇血症和高血压对ED有着重要的影响。而一些用于治疗这些疾病的药物在疾病发展过程中也起了推进的作用，这不足为奇。然而，很难确定其对诱发ED是否存在直接因果关系。心血管药物、噻嗪类利尿剂与ED发展的相关性最强。Chang等[32]证明使用噻嗪类利尿剂治疗的男性，与使用安慰剂的对照组相比，ED的发生率明显增加。噻嗪类药物治疗轻度高血压研究（TOMHS）进一步证实，ED的患病率较安慰剂组或其他组高出2倍[33]。令人疑惑不解的是，在这项研究中，经过4年治疗的轻度高血压患者，安慰剂组ED的患病率接近那些使用噻嗪类药物的患者。这一结果的原因还不十分清楚，可能与使用噻嗪类药物的高血压患者的ED早期症状未被发现有关。

非选择性β受体阻断药如普萘洛尔与安慰剂相比已显示出有抑制勃起的作用，但选择性的β_1受体拮抗剂的此种作用尚未被证实[34]。在临床系列研究中，无论是血管紧张素转换酶（ACE）抑制剂或钙通道阻断药对阴茎勃起均未显示出有害的影响[33-35]。有趣的是，血管紧张素受体拮抗剂和他汀类药物，如阿托伐他汀，似乎可以改善勃起[36,37]。值得注意的是，一些α受体阻断药，如特拉唑嗪，偶尔也会导致阴茎异常勃起或病理性勃起，可能与α肾上腺素受体阻断药抑制交感神经传出通路，使阴茎无法勃起有关[38]。其他导致ED发生的药物包括螺内酯、一些抗精神病药物、选择性5-羟色胺再摄取抑制剂、阿片类药物、抗雄激素药物[39]。

勃起功能障碍的评估

过去的30年，对ED的评估和治疗发生了很大的变化。这些变化主要是受口服疗法进行治疗的影响，更是以患者为中心和以证据为基础的治疗计划。评价应始于个体化，详细了解每一位患者的医疗情况、性生活和社会心理状态等诸方面的病史（图28-6）。此外，使用可量化的问卷如国际勃起功能指数（IIEF），对于设立基线性功能和评估未来的治疗效果可能是有用的[40]。

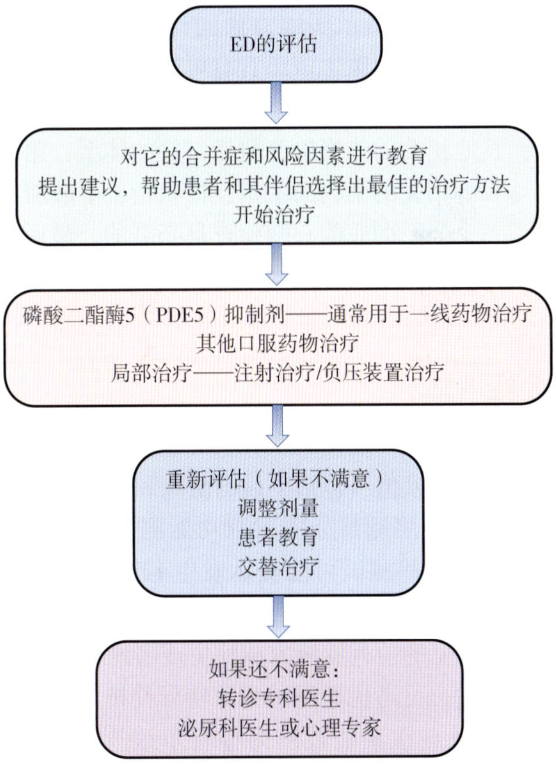

图28-6　勃起功能障碍（ED）的评估流程图。PDE，磷酸二酯酶5（Adapted from *Lue TF，Giuliano F，Montorsi F，et al：Summary of the Recommendations on sexual dysfunctions in men，J Sex Med 1：6-23，2004，and Lue，TF，Broderick，GA：Evaluation and nonsurgical management of erectile dysfunction and premature ejaculation.In Wein AJ，Kavoussi LR，Nocik AC，et al，editors：Campbell-Walsh Urology，ed 9，Philadelphia，2007，Saunders，pp751-752.*）

病史

病史咨询应全面地，深入而又细致地与患者商讨ED发生和治疗的全过程，应特别注意合并症。正如前面所提及，ED是全身动脉粥样硬化性疾病的早期表现，对所有患者都应该询问他们的心血管健康状况[41]。特别要知道引起任何胸痛、心悸、呼吸困难的细节。四肢疼痛可能提示隐匿CAD、充血性心力衰竭或周围动脉疾病。询问患者的用药史，有助于发现ED发生的可能因素，或磷酸二酯酶治疗的禁忌证（如硝酸盐）。性生活经历应当注重选择的时间、持续的时间和ED的严重程度，以及其他相关的性问题，如早泄、性欲低下、性快感缺失。全面而又完整的性生活经历，可能有必要进行社会心理评估，性功能障碍可能影响自尊和面对此事的态度。ED可能与抑郁症和抑郁症的治疗有关。

体格检查

体格检查在揭示病因方面同样行之有效。患者的一般外观能提醒医生该患者有可能有潜在严重的心血管疾病，如患者是发绀、呼吸困难、消瘦或多血症体态。其他相关的体格检查包括一般的体型、第二性征、与吸烟相关的染色的手指、杵状指、下肢溃疡或水肿，一个全面彻底的心肺检查是必需的。最后，检查生殖器，可以提示阴茎下弯畸形、Peyronie病，或性腺功能减退的体征，如卡尔曼或克兰费尔特综合征。

实验室评估

男性功能障碍的实验室检查可包括空腹血糖、血脂水平、性激素值（包括早晨的游离和总睾酮水平），以及其他内分泌测试如甲状腺功能测试和催乳素水平。再者，某些测试可能提示发生ED的共患疾病，如糖尿病、高脂血症或性腺功能减退。超过40岁，如有显而易见的前列腺癌家族病史或考虑雄激素替代治疗的男性，可考虑检测前列腺特异性抗原（PSA），尽管这一观点在某些范围尚存有争议[42]，但迄今，用来评估ED的最佳的实验室检查尚未确定。

宣传和教育

在问诊这一点上，重要的是与患者回顾和探究可能发生的病因、相关的解剖和生理学，及可行的治疗方法的选择。这种方式是在以患者为中心和共同做出决定的方法为基础，也给患者提供了一个受教育的机会，以解决可改变的或可限制的一些危险因素来避免ED的发生，如饮食、运动、吸烟、酗酒以及一些药物的使用。

随着口服PDE抑制剂的问世，多数早期的ED患者由初级保健医生来完成咨询。然而，根据研究结果的历史回顾，从体格检查的项目、实验室检测指标和结果，或初始口服药物治疗的失败来看，若将患者介绍给专科医生（内分泌医生、心脏科医生、泌尿科医生），患者将得益受惠。特别恰当的是，ED专科的泌尿科医生将通过注射血管扩张剂如罂粟碱、酚妥拉明或前列地尔，对阴茎血管系统做进一步评估。

一线阴茎血流的泌尿评估为海绵体内联合注射单一的或组合的血管扩张剂和某种形式的阴茎刺激物，此测试可评价勃起反应的特殊力学而又可避免由神经因素或激素因素造成的复杂影响，但此方法自2010年以来采用甚少，通常仅口服PDE5抑制剂做些以观察为依据的实验性治疗。二线阴茎血流的泌尿评估为海绵体内注射血管扩张剂、双功能超声血流检测、多普勒波形分析、最大收缩速度的计算。三线阴茎血流的泌尿评估为计算海绵体动脉收缩期闭塞的压力（CASOP）、药理造影使用海绵体药物检测仪，或海绵体造影[43]。这些日益增多的创伤性检查常用于遭受外伤性盆腔或阴茎动脉损伤的年轻男性患者，这些患者可能须接受血运重建手术。

治疗

如前所述，阴茎肿大的初始阶段是引起NO分泌释放进入血管和窦状血管平滑肌细胞（SMCs）。这刺激鸟苷酸环化酶分泌和释放，使得环鸟苷酸（cGMP）升高、进入细胞内的钙离子减少，导致血管平滑肌松弛、动脉血流增大、静脉回流减少、阴茎膨大勃起[44]。随着一种能抑制cGMP降解的PDE抑制剂的发现[45]，和继之而来的1998年FDA批准西地那非在临床上使用，自此，ED的治疗进入了一个新的历史时期。

口服药

西地那非是第一个被批准的特定的治疗ED的PDE抑制剂，伐地那非和他达拉非随之产生。PDE已证明有亚型，而PDE5在海绵体组织中呈现出较高的药物浓度，因此，西地那非、伐地那非和他达拉非代表了特效的PDE5抑制剂。这三种药表现出同等的功效和较好的耐受性，其主要的副作用包括视觉干扰、画面潮红、消化不良。伐地那非应避免用于服用 1A 型抗心律失常药如奎尼丁或普鲁卡因、3 型抗心律失常药如索他洛尔和胺碘酮的患者，或有先天性 QT 间期综合征的患者。这三种药也应避免用于服用硝酸盐的患者。每种药起效需要 15 min 至 1 h，西地那非和伐地那非半衰期较短，约为 5 h，而他达拉非半衰期约为 18 h。对于那些口服药治疗无效者或不适合口服 PDE5 抑制剂的患者，还可选用侵入性较强的几种药物。

前列地尔（前列腺素 E1）

前列腺素 E_1（PGE_1）通过激活 PG 受体增加海绵体平滑肌环腺苷酸（cAMP）水平，间接舒张海绵体组织，升高的 cAMP 导致细胞内钙离子减少，进一步舒张平滑肌。前列地尔被制成尿道内栓剂和海绵体内注射剂 2 种类型。尿道内栓剂约为 3 mm 大小的丸状颗粒，可置入尿道末端内 2 ～ 3 cm 处。前列地尔被尿道黏膜吸收，穿过尿道海绵体和通过导静脉，进入阴茎海绵体通过扩张血管发挥其效应。前列地尔在办公室置入的有效率是 66%，在家置入的有效率是 50%[46]。阴茎疼痛是前列地尔治疗的常见的主要副作用。

前列地尔海绵体内注射剂和尿道内栓剂的作用原理一样。研究者已经注意到尿道栓剂的有效性更高。然而，其临床使用仍受到限制，16.8% 的使用前列地尔的患者在勃起时阴茎疼痛，2% 产生纤维化，1.5% 注射后血肿，1.3% 产生持续勃起[47]。前列地尔注射剂使用前为粉末状，须重新分装、冷冻保存。

罂粟碱和酚妥拉明

注射剂包括罂粟碱和酚妥拉明。罂粟碱通过抑制 PDE 的形式提高 cAMP 和 cGMP 水平，以及抑制细胞电压门控钙离子通道，发挥其对阴茎勃起组织的作用。这些机制导致海绵体平滑肌舒张，随后引发勃起。酚妥拉明的有效性约为 50%，但是它没有被 FDA 批准用于治疗 ED 患者。单用罂粟碱导致阴茎异常勃起的发生率高达 33%，而且这种治疗方法导致阴茎纤维化的发生率也比较高[48]。

酚妥拉明也被用于注射治疗 ED，但其发生作用的机制不同。它作为一种竞争性的 α- 肾上腺素拮抗剂发挥作用，据推测，它是通过降低交感神经张力、增加海绵体血流量，从而诱发勃起。全身性低血压、反射性心动过速、鼻塞是其主要的副作用[48]。

通常情况下，应 2 个或 3 个药物合并用药，使单种药物剂量可以减少，增加其效用至 90%，还可以减少疼痛、纤维化和异常勃起的发生。对于那些不愿或者不能通过注射药物来诱发勃起的患者来说，还有其他几种治疗方法可供选择。

负压勃起装置

1917 年，Otto Lederer 被授予利用手术设备诱导和维持阴茎勃起的第一项专利[49]。此后，真空负压装置（VED）经多次改进，已日臻完善，但它的原理至今尚未改变。VED 包括一个圆柱体和一个抽气泵，通过产生负压增加海绵体血流以诱发勃起，并且有一个压缩带放置在阴茎根部用来阻止血液回流（图 28-7）。与正常勃起相比不同的是这种勃起阴茎周长增加比自然勃起好，但是硬度不如自然勃起坚硬，而且温度较低，然而，成功率不错。患者和其性伙伴满意度较高。库克森等指出 90% 的患者可获得高质量勃起，满意度高达 80%[50]。对那些上述治疗方法失败的患者，手术通常可以作为一个保留的最终的治疗方案。

手术

1936 年，一位名叫 Bogoraz 的俄罗斯外科医生创建功能性自体阴茎植入手术，用肋软骨来尝试治疗 ED 患者。该项技术实属创新，但它的成功性却因为软骨被重吸收而大大降低[51]。1973 年，Scott 采用当代开发的阴茎植入物发展的新产物——三片（联）式充气阴茎植入假体[52]，用于拒绝或采用其他（口服药物、负压勃起装置、前列地尔尿道内给药或注射

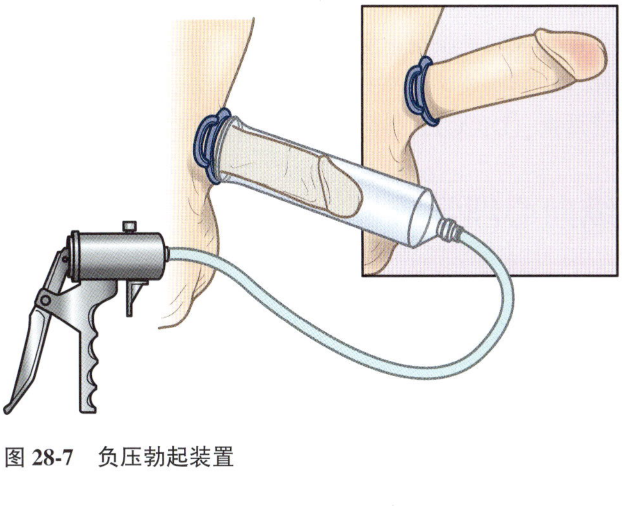

图 28-7　负压勃起装置

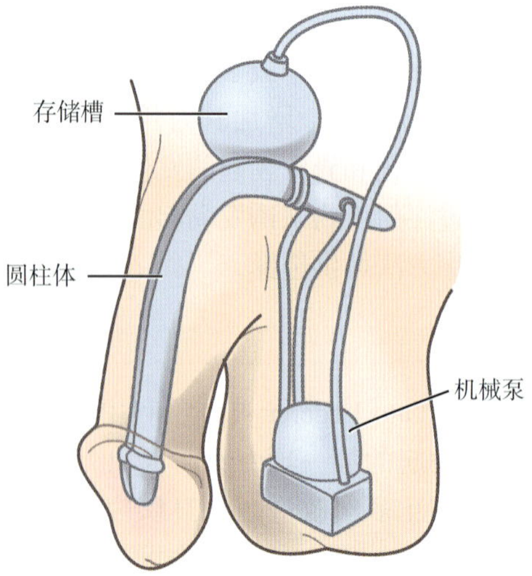

图 28-8 经手术植入的可充气型阴茎假体

等）治疗方法失败的 ED 患者。阴茎植入物有 3 种类型，可伸缩型、半硬型和充气型。前两类假体经由阴茎远端路径植入；充气型由 2 部分或者 3 部分组成，包括可充气的圆柱、连接管、机械泵和存储槽（图 28-8）。通常这些组件在全身麻醉下经阴茎阴囊和脐下切口植入，感染发生率 3% ~ 8%[53]，患者和其性伴侣的满意度超过 90%，生活起居随意方便，5 年内机械故障率为 5% ~ 20%[54]。

血管外科

20 世纪的 70 年代和 80 年代，对动脉型 ED 患者，通常采用手术方法作为常规治疗。然而，一个具有时代性的病理生理学研究，对该病带来了新的认知和理解，因此，使用这种方法治疗 ED 受到限制。我们现在认为，大部分 ED 是全身血管平滑肌病变的一种表现。近年来发现接受阴茎血还重，成功治愈 ED 的患者，仅限于那些无吸烟史、无明显静脉漏，没有先天性或外伤性因素导致阴部内动脉狭窄的年轻患者。如前所述，这些患者应术前行动态海绵体灌注测量筛查（DICC），排除静脉闭塞性功能障碍性疾病。

纵向心理学成果

心理健康和 ED 二者之间有着重要的内在联系，但这种关系的方向性总不是很清楚，少数研究评估了心理治疗在 ED 治疗方法上的优点和 ED 患者的基础心理特征。2006 年，我们对门诊 153 位患者进行随访观察，收集临床和心理基线数据进行评估。在这些对治疗过程有回应的患者中，性生活自我效能方面取得显著改善，而无回应者性生活自我效能方面则小幅下降。令人惊奇的是，近 42% 的 ED 患者报告他们的医生没给他们提供治疗方法[55]。这项研究表明心理健康的益处，而这些益处，在以往的心血管疾病高发病率的研究中已被证明，这就呼吁所有医护人员应给 ED 患者提供积极的诊断和治疗。

诊疗指南

2005 年，美国泌尿外科协会（AUA）召集了一群专家，制定了一系列 ED 诊治准则和指南，来规范护理标准[56]、推荐不同的治疗方法，还能提供一些专家对 ED 治疗的不同意见，当前治疗标准的主要研究结果见框 28-2，这些形成了现在的标准常规的基础。

框 28-2 美国泌尿协会治疗勃起功能障碍指南

护理标准

除非有禁忌证，口服 PDE5 抑制剂被认为是治疗 ED 的一线用药

PDE5 抑制剂不可与有机硝酸盐同时服用

因有晕厥的风险，前列地尔尿道内栓剂的剂量应由有关部门监督、制订、提供

海绵体注射药物的初始剂量应由有关部门监督、制订、提供

开具阴茎海绵体注射药物治疗 ED 的医生应：①告知患者可能发生长期勃起；②有紧急治疗长期勃起的方案；③告知患者此治疗方案

如果患者考虑假体植入，如有可能，应告知其伴侣以下事项：①可用假体的不同种类；②各种可能性和后果，包括感染、坏死、机械故障、再次手术；③与正常疲软和勃起的阴茎不同，可能会有阴茎缩短；④装置拆除后可能导致其他治疗方法的疗效下降

假体手术治疗不适宜全身性疾病、皮肤病和尿路感染的患者

术前给予广谱抗生素预防革兰氏阴性菌和革兰氏阳性菌感染

建议

持续 PDE5 抑制剂治疗的患者应给予监测，包括定期随访疗效、副作用和其他一些对健康状况有影响的重大改变

进行其他治疗之前，对患者所述 PDE5 抑制剂治疗效果不佳进行评估，以确定其是否使用恰当

PDE5 抑制剂治疗无效而准备其他方法治疗的患者，应告知其不同方法各自的利弊，包括使用不同的 PDE5 抑制剂、前列地尔尿道内栓剂、海绵体内药物注射剂、负压收缩装置和阴茎假体

负压收缩装置包含一个负压限制器，可以在商店柜台购买，也可凭处方购买可使用

不建议使用曲唑酮治疗 ED

睾酮治疗并不意味着 ED 患者的血清睾酮水平正常

草本药物不推荐用于治疗 ED

不推荐实行限制阴茎静脉回流手术治疗 ED

意见

近年来，动脉重建手术仅适用于继发局部动脉闭塞而无广泛的血管疾病的身体强健的近期发生 ED 的患者

Adapted from http：//www.auanet.org/content/guidelines-and-quality-care/clinical-guidelines.cfm ? sub-ed.Accesse.d December 2010.

参考文献

1. Lue TF: Physiology of penile erection and pathophysiology of erectile dysfunction. In Wein AJ, Kavoussi LR, Novick AC, Partin AW, Peters CA, editors: *Campbell-Walsh urology*, ed 9, 2007.
2. Brenot P: Male impotence—a historical perspective, *L'Esprit du Temps* 1994.
3. Impotence: *NIH Consens Statement* 10:1, 1992.
4. Sun P, Cameron A, Seftel A, et al: Erectile dysfunction—an observable marker of diabetes mellitus? A large national epidemiological study, *J Urol* 176:1081–1085, 2006.
5. Laumann E, Paik A, Rosen R: Sexual dysfunction in the United States: prevalence and predictors, *JAMA* 281:537–544, 1999.
6. Johannes CB, Araujo AB, Feldman HA, et al: Incidence of erectile dysfunction in men 40 to 69 years old: longitudinal results from the Massachusetts Male Aging Study, *J Urol* 163:460–463, 2000.
7. Lewis RW, Hatzchistou D, Laumann E, et al: Epidemiology and natural history of erectile dysfunction: risk factors including iatrogenic and aging, In: *Proceedings of the First International Consultation on Erectile Dysfunction*, 2000, Health Publication, pp 21–51.
8. Schouten BW, Bosch JL, Bernsen RM, et al: Incidence rates of erectile dysfunction in the Dutch general population. Effects of definition, clinical relevance, and duration of follow-up in the Krimpen study, *Int J Impot Res* 17:58–62, 2005.
9. Moreira ED, Lbo CR, Diament A, et al: Incidence of erectile dysfunction in men 40-69 years old: results from a population based cohort in Brazil, *Urology* 61:431–436, 2003.
10. Sattar AA, Salpigidis G, Schulman CC, et al: Relationship between intrapenile O2 lever and quantity of intracavernous smooth muscle fibers: current physiopathological concept, *Acta Urol Belg* 63:53–59, 1995.
11. Hsu GL, Brock G, Martinez-Pineiro L, et al: The three dimensional structure of the human tunica albuginea: anatomical and ultrastructural levels, *Int J Impot Res* 4:117–129, 1992.
12. Droupy S, Benoit G, Giuliano F, et al: Penile arteries in humans, *Surg Radiol Anat* 19:161–167, 1997.
13. Hsu GL, Hsieh CH, Wen HS, et al: Penile venous anatomy: an additional description and its clinical implication, *J Androl* 24:921–927, 2003.
14. de Groat WC, Booth A: Neural control of penile erection. In Maggi CA, editor: *The autonomic nervous system*, London, 1993, Harwood, pp 465–513.
15. Walsh PC, Brendler CB, Chang T, et al: Preservation of sexual function in men during radical pelvic surgery, *Md Med J* 39:389–393, 1990.
16. Halata Z, Munger BL: The neuroanatomical basis for the protopathic sensibility of the human glans penis, *Brain Res* 371:205–230, 1986.
17. McKenna KE: Central control of penile erection, *Int J Impot Res* 10(Suppl):S25–S34, 1998.
18. Burnett AL, Tillman SL, Chang TS, et al: Immunohistochemical localization of nitric oxide synthase in the autonomic innervation of the human penis, *J Urol* 150:73–76, 1993.
19. Michal V, Ruzbarsky V: Histological changes in the penile arterial bed with aging and diabetes. In Zorgniotti AW, Rossi G, editors: *Vasculogenic impotence: proceedings of the First International Conference on Corpus Cavernosum Revascularization*, Springfield, Ill, 1980, pp 113–119.
20. Vlachopoulos C, Rokkas K, Ioakeimidis N, et al: Prevalence of asymptomatic coronary artery disease in men with vasculogenic erectile dysfunction: a prospective angiographic study, *Eur Urol* 48:996–1003, 2005.
21. Gratzke C, Angulo J, Chitaley K, et al: Anatomy, physiology, and pathophysiology of erectile dysfunction, *J Sex Med* 7:445–475, 2010.
22. Tarhan F, Kuyumcuoglu U, Kolsuz A, et al: Cavernous oxygen tension in the patients with erectile dysfunction, *Int J Impot Res* 9:149–153, 1997.
23. Nehra A, Azadoi KM, Moreland RB, et al: Cavernosal expandability is an erectile tissue mechanical property which predicts trabecular histology in an animal model of vasculogenic erectile dysfunction, *J Urol* 159:2229–2236, 1998.
24. Azadzoi KM, Park K, Andry C, et al: Relationship between cavernosal ischemia and corporal veno-occlusive dysfunction in an animal model, *J Urol* 157:1011–1017, 1997.
25. Azadzoi KM, Krane RJ, Saenz de Tejada I, et al: Endothelium-derived nitric oxide and cyclooxygenase products modulate corpus cavernosum smooth muscle tone, *J Urol* 147:220–225, 1992.
26. Levine FJ, Greenfield AJ, Goldstein I: Arteriographically determined occlusive disease within the hypogastric-cavernous bed in impotent patients following blunt perineal and pelvic trauma, *J Urol* 144:11147–11153, 1990.
27. Richiuti VS, Haas CA, Seftel AD, et al: Pudendal nerve injury associated with avid bicycling, *J Urol* 162:2099–2100, 1999.
28. Sattar AA, Wespes E, Schulman CC: Computerized measurement of penile elastic fibers in potent and impotent men, *Eur Urol* 25:142–144, 1994.
29. Rajfer J, Rosciszewski A, Mehringer M: Prevalence of corporeal venous leakage in impotent men, *J Urol* 140:69–71, 1988.
30. Christ GJ, Maayani S, Valcic M, et al: Pharmacological studies of human erectile tissue: characteristics of spontaneous contractions and alterations in alpha-adrenoreceptor responsiveness with age and disease in isolated tissues, *Br J Pharmacol* 101:375–381, 1990.
31. Christ GJ, Moreno AP, Parker ME, et al: Intercellular communication through gap junctions: a potential role in pharmacomechanical coupling and syncytial tissue contraction in vascular smooth muscle isolated from the human corpus cavernosum, *Life Sci* 49:PL195–PL200, 1991.
32. Chang SW, Fine R, Siegel D, et al: The impact of diuretic therapy on reported sexual function, *Arch Intern Med* 151:2402–2408, 1991.
33. Grimm RH Jr, Grandits GA, Prineas RJ, et al: Long term effects on sexual function of five anti-hypertensive drugs and nutritional hygienic treatment in hypertensive men and women. Treatment of Mild Hypertension Study (TOMHS), *Hypertension* 29:8–14, 1997.
34. Franzen D, Metha A, Seifert N, et al: Effects of beta-blockers on sexual performance in men with coronary artery disease. A prospective, randomized, and double blinded study, *Int J Impot Res* 13:348–351, 2001.
35. Fogari R, Zoppi A, Corradi L, et al: Sexual function in hypertensive males treated with lisinopril or atenolol: a crossover study, *Am J Hypertens* 11:1244–1247, 1998.
36. Llisteri JL, Lozano JV, Aznar VJ, et al: Sexual dysfunction in hypertensive patients treated with losartan, *Am J Med Sci* 321:336–341, 2001.
37. Salzman EA, Guay AT, Jacobson J: Improvement in erectile function in men with organic erectile dysfunction by correction of elevated cholesterol levels: a clinical observation, *J Urol* 172:255–258, 2004.
38. Sadeghi-Nejah H, Jackson I: New onset priapism associated with ingestion of terazosin in an otherwise healthy man, *J Sex Med* 6:1766–1768, 2007.
39. Gratzke C, Angulo J, Chitaley K, et al: Anatomy, physiology, and pathophysiology of erectile dysfunction, *J Sex Med* 7:445–475, 2010.
40. Rosen RC, Riley A, Wagner G, et al: The International Index of Erectile Function (IIEF): a multidimensional scale for assessment of erectile dysfunction, *Urology* 49:822–830, 1997.
41. Schwartz BG, Kloner RA: How to save a life during a clinic visit for erectile dysfunction by modifying cardiovascular risk factors, *Int J Impot Res* 21:327–335, 2009.
42. Green KL, Albertsen PC, Babaian RL, et al: AUA prostate specific antigen best practice guideline: 2009 update, *J Urol* 182:2232–2241, 2009.
43. Lue TF, Broderick GA: Evaluation and nonsurgical management of erectile dysfunction and premature ejaculation. In Wein AJ, Kavoussi LR, Novick AC, et al, editors: *Campbell-Walsh Urology*, ed 9, 2007.
44. Prieto D: Physiological regulation of penile arteries and veins, *Int J Impot Res* 20:17–29, 2008.
45. Francis SH, Lincoln TM, Corbin JD: Guanosine 3'-5' cyclic monophosphate binding proteins in rat tissues, *Proc Natl Acad Sci U S A* 73:2559–2563, 1976.
46. Hellastrom WJ, Bennett AH, Gesundheit N, et al: A double blind, placebo controlled evaluation of the erectile response to transurethral alprostadil, *Urology* 48:851–856, 1996.
47. Linet OL, Neff LL: Intracavernous prostaglandin E1 in erectile dysfunction, *Clin Invest* 72:139–149, 1994.
48. Padma-Nathan J, Christ G, Adaikan G, et al: Pharmacotherapy for erectile dysfunction, *J Sex Med* 1:128–140, 2004.
49. Earle CM, Seah M, Coulden SE, et al: The use of the vacuum erection device in the management of erectile impotence, *Int J Impot Res* 8:237–240, 1996.
50. Cookson MS, Nadig PW: Long term results with vacuum constriction device, *J Urol* 149:290–294, 1993.
51. Mulcahy JJ, Austoni E, Barada JH, et al: The penile implant for erectile dysfunction, *J Sex Med* 1:98–109, 2004.
52. Subrini L: Subrini penile implants: surgical, sexual, and psychological results, *Eur Urol* 8:222–226, 1982.
53. Hellstrom JG, Montague DK, Moncada I, et al: Implants, mechanical devices, and vascular surgery for erectile dysfunction, *J Sex Med* 7:501–523, 2010.
54. Montorsi F, Rigatti P, Carmignani G, et al: AMS three-piece inflatable implants for erectile dysfunction: a long term multi-institutional study in 200 consecutive patients, *Eur Urol* 37:50–55, 2000.
55. Latini DM, Penson DF, Wallace KL, et al: Longitudinal differences in psychological outcomes for men with erectile dysfunction: Results from ExCEED, *J Sex Med* 3:1068–1076, 2006.
56. http://www.auanet.org/content/guidelines-and-quality-care/clinical-guidelines.cfm?sub=ed. Accessed December 2010.

第Ⅷ篇

脑血管疾病

第 29 章　脑血管疾病的流行病学

Larry B.Goldstein，Judith H.Lichtman

概述

2004 年，卒中是全世界 4 亿死亡人口的第二大死因[1]。近年，卒中仍然是美国死因顺位中的第 3 位[2]。根据国际疾病分类第 10 版（ICD-10），2010 年 12 月 9 日 CDC 发布的原始数据分析表明，脑血管病是位于心脏病、癌症、慢性呼吸性疾病之后的第 4 大死因。美国平均每 40 秒发生 1 例卒中，每 4 秒有 1 个卒中患者死亡[2]。卒中也是成年人首位的致残因素。框 29-1 列出了各种各样的可干预和不可干预的卒中危险因素。

卒中的负担

在美国，估计每年有 795 000 人发生卒中，20 或 20 岁以上有 700 万人发生卒中[2]。87% 是缺血性卒中，余下的 13% 是颅内出血。大约 3/4 是新发卒中，1/4 是复发性卒中[2]。缺血性卒中的第 1 个危险因素是种族，白种人卒中发病率为 88/100 000，西班牙裔 / 拉丁裔发病率为 149/100 000，黑种人是 191/100 000[2]。2007 年大约超过 75 万人因卒中出院，2008 年大约 37 000 000 人因卒中叫过救护车[3]。住院患者中超过 70% 的脑血管病人是缺血性卒中，30% 是短暂脑缺血发作（TIA）和出血性卒中[4]。2/3 卒中的住院患者年龄大于 65 岁；一半大于 70 岁。重要的是：卒中是年龄大于 85 岁老人的第一位死因。预计到 2050 年，85 岁以上老人数量将达到 209 000 000[5]。卒中引起残疾导致的负担与其他疾病相比持续增长，从 1990 年的第 6 位增长到 2020 年的第 4 位[6]。

TIA 占缺血性卒中的 15% ~ 30%，其中 90 天内发生卒中的风险是 9% ~ 17%[7]，1 年内死亡的风险

框 29-1　卒中危险因素（部分）

人口因素
年龄
性别
种族

生活方式
饮食 / 营养
体育运动
超重 / 肥胖
饮酒

环境因素
空气污染
吸烟

医学干预的危险因素
高血压
高血脂
糖尿病
房颤
镰状细胞病
睡眠呼吸暂停综合征

其他危险因素
高纤维蛋白血症、血栓因素及感染
高半胱氨酸血症
偏头痛

是 25%[8]。几乎一半的 TIA 患者没有向健康机构报告他们的 TIA 症状 [9]。美国大约每年诊断 240 000 例 TIA 病人，TIA 代表了卒中二级预防最重要的人群。

2007 年卒中的死亡率为 1/18 人，总共 135 952 人因卒中死亡 [2]。通过卒中性别 - 年龄亚组分析，卒中后 5 年死亡率从 27% 至 61% 不等 [2]。缺血性卒中的长期随访研究表明死亡率变化区间较大，1 年死亡率 13% ～ 45%，5 年 36% ～ 69%，10 年 31% ～ 87%。这些数据来源于国际上或美国一个地区的研究，入选的样本相对较小。有限的数据表明，女性和少数民族卒中后死亡率较高。更多研究将关注种族间的差异 [13,23,25]。

卒中死亡率相对较高，其预后也不良。20% 的卒中幸存者 3 个月后仍需要机构护理，15% ～ 30% 是永久残疾 [30]。鉴于美国有大量卒中幸存者，因此，有效的康复和二级预防是重要的公共卫生干预目标。

经费

卒中是医疗保险费用最高的 10 种疾病之一 [31]。2007 年，美国卒中的年度成本估计为 40.9 亿美元，其中 25.2 亿美元为直接花费 [2]。2009 年卒中相关的总费用估计为 68.9 亿 [4]。至 2050 年，这些费用将超过 2.2 万亿美元 [32]。缺血性卒中的平均生命周期成本现在估计为 140 048 美元 [33]。

卒中的区域模式

在过去的 50 年里，美国卒中死亡率的区域分布发生变化，死亡率最高的美国东南部，称为“卒中带”[34-38]。卒中带通常包括南方八个州：北卡罗来纳、南卡罗莱纳、佐治亚州、田纳西州、密西西比、阿拉巴马州、路易斯安那州和阿肯色州。卒中的地理差异至少在 1940 年已经开始描述 [34]，尽管有一些微小变化但仍然持续存在 [36-38]。卒中带形成的原因尚不清楚。在卒中带内，“扣”地区是沿着北卡罗来纳、南卡罗来纳和格鲁吉亚的海岸线的平原地区，已经确定卒中死亡率高于其他地区 [39]。在“卒中带”，卒中死亡率比其他地区大约高 20%，卒中“扣”地区大约比其他地区高 40%。生活在美国东南部的居民卒中死亡的风险比其他地区高 50%[39]。

在太平洋西北部地区的卒中死亡率也很高 [40-41]。死亡率反映了发病率和病死率的组合 [37,42-43]，而病死率在全国变化不大 [37]。疾控中心公布在阿特拉斯的资料表明，地理格局在年龄调整后的脑卒中住院率与卒中死亡率模式一致 [44]。即使干预常见危险因素，但一年后复发性卒中的住院率也有地区差异 [45-46]。这些变化的原因仍不清楚，国家应监控卒中事件和卒中模式随着时间变化的情况，特别是年龄、种族和性别亚组。

卒中的危险因素

人口因素

年龄

美国青少年很少发生卒中，儿童卒中发病率为 4.6 ～ 6.4/100 000[2]。成人卒中发病是年龄依赖性的 [25]，随着年龄的增长，卒中的不良预后和并发症逐渐增加 [47]。美国卒中的平均发病年龄是 70 岁。预计到 2050 年，美国人口会逐渐老化，65 岁以上的老龄人口将增加 3 倍，从 2000 年的 340 000 000 增加到 900 000 000[5,48-49]。这就意味着到 2050 年，20% 的人口将达到 65 岁或 65 岁以上，卒中的发病率将明显增加。CDC 与医疗服务中心（the Center for Medicare & Medicaid Services，CMS）合作的研究报道发现，30 天卒中的死亡率随年龄发生变化：65 ～ 70 岁卒中死亡率是 9%，74 ～ 84 岁是 13.1%，85 岁以上是 23%[44]。因为卒中发病是高度年龄依赖性的，了解卒中的流行病学对临床医生和政策制定者是有帮助的。

性别

女性卒中发病年龄比男性高（75 岁 vs.71 岁）[2]。总体而言，女性脑卒中发病年龄低于男性，但卒中风险的性别差异通过年龄进行修正。来自伯明翰心脏研究中心的数据表明，45 ～ 84 岁白种人妇女与男性相比有较低的卒中风险，但是 85 岁以上这种关联发生逆转，女性卒中风险高于男性 [2]。结合女性寿命增加，女性卒中人数增加，因为女性随着年龄增加卒中的风险增加。

把重点放在年龄调整和年龄特异性的卒中的死亡率上面会隐藏巨大的女性卒中死亡人数。女性的过早死亡来源于女性卒中较高的死亡率及其在总人口中不适当的比例。大约 55% 的卒中是女性，大约 60% 的人是脑卒中相关的死亡。不仅更多的卒中发生在女性，而且大部分发生在 70 岁以上的女性，因为这群人更容易被社会孤立，生活孤独，经济受到限制，并且有很多合并病。将来基于人口预测，妇女卒中死亡的负担将更大。2000 年女性卒中死亡人数超过 32 000，预计 2050 年将有超过 68 000 女性因卒中死亡[60]。

妊娠卒中率增加，大多数在分娩后发生卒中。妊娠相关脑出血（intra-cerebral hemorrhage，ICH）相较于其他类型卒中具有最高的发病率和死亡率。妊娠卒中的危险因素包括高龄产妇、非裔美国人（种族）、偏头痛、先兆子痫、妊娠期高血压[51]。荟萃分析表明，在过去 30 多年，口服避孕药的卒中风险比没有口服避孕药的高 2 倍；高血压、吸烟、偏头痛进一步提高口服避孕药患者的卒中风险[51]。50 岁以下的女性通常被认为发生卒中的风险比男性低，但最近的研究表明，45 ~ 54 岁人群的卒中发生率高，35 ~ 64 岁的女性卒中发生率是男性的 3 倍[52]。脑卒中提前至女性更年期。研究表明，妇女虽然受到内源性雌激素的保护，但临床试验没有发现在绝经后接受外源性雌激素和孕激素治疗后女性卒中和心脏事件发生风险降低[50]。

种族

卒中有明显的种族分布差异。黑种人和西班牙裔 / 拉丁裔的卒中、复发性卒中、卒中相关的死亡是白种人的 2 ~ 4 倍[53-56]。虽然这种差异可能在年轻的年龄组更突出[57]，但也存在于老年组中[56,58]。在过去的十年，美国白种人卒中发病率一直在下降，而美国黑种人卒中发病率在增加，提示脑卒中发病率的种族差异在加剧[59]。

生活方式因素

饮食 / 营养

诸多研究表明饮食是卒中重要的影响因素。关注个体的饮食情况，包括 ω-3 脂肪酸、维生素 C 和维生素 E、钾、钙、钠和同型半胱氨酸以及水果和蔬菜的摄入。比如，提倡抗高血压饮食（the Dietary Approaches to Stop Hypertension，DASH）、地中海饮食[60]。摄入抗氧化的维生素 C 和维生素 E 不能降低卒中风险。虽然有证据证实，高脂肪摄入增加卒中风险[61]，但是护士健康研究和卫生专业人员的随访研究表明，大量食入鱼肉、摄入 ω-3 脂肪酸可以降低卒中的风险[62-63]。许多研究表明大量摄入水果、蔬菜可以降低卒中风险[64-69]，荟萃分析表明每天摄入 5 次以上水果和蔬菜比每天摄入水果和蔬菜少于 3 次卒中风险减少 26%[70]。

饮食中减少钠盐、增加钾盐的摄入降低卒中的风险[71-74]。钠和钾对卒中风险的影响是由于其降低血压的作用。DASH 饮食包括大量摄入蔬菜和水果，减少日常脂肪的摄入，减少饱和脂肪酸的摄入，护理健康研究临床试验表明可以有效地降低血压[75]和降低卒中风险 18%[76]。地中海饮食对心血管健康有良好的影响。在护理健康研究中，入组的女性采用地中海饮食 20 年后接受随访，发现卒中的风险低（相关风险 [RR]=0.87；95%CI，0.73 ~ 1.02）[77]。分析同一组中女性采用所谓的“谨慎饮食”（大量的蔬菜、水果、豆类、鱼和谷物的摄入）和一个所谓的“西方饮食”（大量摄入红色和加工的肉类、细粮、糖果、甜点）发现，西方饮食卒中风险增加 58%，而采用“谨慎饮食”卒中风险下降 22%[78]。

卒中预防指南推荐低钠、高钾饮食和大量水果、蔬菜饮食。不幸的是，国家 2005—2006 年的调查结果表明，成人的平均消费为每天 1.1 ~ 1.8 份水果和 1.2 ~ 2.1 份蔬菜[4]，而钠摄入量超过美国成人推荐的 90%[79]。估计很少量的水果和蔬菜摄入分别在高收入和中低等收入国家占卒中死亡患者的 9% 和 11%[80]。

缺乏体力活动

缺乏规律的体力活动易早期发生卒中和心血管疾病，病例对照的前瞻性研究表明经常锻炼至降低卒中的风险[81-88]。体育锻炼可以降低血压、控制其他心脑血管病的危险因子，改善糖耐量和体重，降低血纤维蛋白原和血小板的活性，提高高密度脂蛋白胆固醇含量[88-94]。现在的指南推荐每周大部分时间应进行中等强度的每次不少于 30 分钟的体育锻炼[95-96]。2008 年世界健康和营养调查报告（National Health and Nutrition Examination Survey，NHANES）报道仅仅 32.5% 的 18 岁以上成年人在业余时间有规律地参加体育活动[4]。在全世界范围内，缺乏体育运动的高收入与中低收入国家占卒中死亡的 8% 和 6%[80]。医师健康研究的参与者中，从事激烈体育活动每周大于 5 次比每周小于 1 次卒中的风险降低 14%[94]。弗雷明汉心脏研究和火奴鲁鲁心脏计划也在男性中发现了类似的结果[81-82]。女性的研究包括护士健康研究和哥本哈根心脏研究计划也报道，增加体育运动可以降低卒中的风险[87-88]。在女性健康研究中，45 岁以上的女人高强度的体育锻炼（kcal/wk 评估）可以缓慢降低 20% ～ 40% 的卒中风险[97]。最后，北方曼哈顿卒中研究报道，体育锻炼可以降低 63% 的卒中风险；体育锻炼的这种保护作用在所有年龄、性别、种族（白种人，黑种人、西班牙人）亚组中均得到证实。但是由于缺乏对照研究，降低卒中风险的体育锻炼的强度和频度尚没能确定。北方曼哈顿研究分析表明，高强度的体育锻炼比中低度的获益多[86]。其他的证据支持轻度体育锻炼获益。虽然女性健康研究表明体育锻炼的强度与卒中风险无相关性，但是跑步的时间和速度和卒中风险呈负相关[97]。

超重 / 肥胖

肥胖可能通过多个机制增加卒中的风险，包括增高血压、糖耐量减弱和增加血脂水平。传统上，体重是根据体重指数来定义的 [BMI：体重（kg）除以身高（m）的平方]，25 kg/m^2 和 30 kg/m^2 作为超重和肥胖分界点。在弗雷明汉数据库中，BMI 第一次作为脑血管病的危险因素[98]。在护士健康研究中，30 ～ 55 岁的中年女性亚组分析表明，相对卒中风险范围为 1.75（BMI 27 ～ 28.9 kg/m^2）到 2.37（BMI > 32 kg/m^2）。BMI 是卒中独立的危险因子，其他独立危险因子包括年龄、吸烟、使用激素、绝经状态[99]。

在火奴鲁鲁心脏研究中，肥胖也作为卒中的独立危险因子[100]。腹型肥胖是比 BMI 更加重要的危险因素。研究入组 28643 个男性健康专业人士，腰臀比小与对照组相比卒中的危险增加 2.3 倍[101]。肥胖是美国以及全世界的一个重要健康问题。根据国家的调查，67% 美国成年男子体重超标，30% 属于肥胖[102]。肥胖作为一个人口相关的危险因素，在高收入国家肥胖病人占卒中死亡病人的 20%，中低收入国家占 15%。美国卒中风险增加可能与美国年轻人肥胖有关。

环境因素

空气污染反应气体、液体、细小颗粒物不均质地融合。这种细小颗粒物已经作为卒中的危险因素引起人们的注意。2004 年 AHA 声明细小颗粒物的空气污染和心血管疾病相关。暴露于 PM 污染的环境中急性心血管事件增加[103]。研究这个课题的科学声明在 2010 年得到了更新[104]。事实上，大多数的流行病学研究已经证实了初步结论，易感人群（例如老年人、大部分心血管疾病患者）暴露于 $PM_{2.5}$（直径< 2.5 μm 的细小颗粒）污染的环境中，心血管病风险升高。最近的研究也表明，超细颗粒（直径< 0.1 μm）常与臭氧和氮的氧化物共同构成污染，它们大部分来源于机动车尾气污染。

在心血管疾病的范畴中，空气污染和脑血管疾病的相关性强度不如心脏疾病，但是，这方面的文献在逐渐增加[104]。女性健康倡议中，超过 60 000 名绝经后女性通过观察，最初没有心血管疾病者暴露于 $PM_{2.5}$ 环境中，每增加 10 $μm/m^3$，卒中风险增加 28%，卒中或致命性的脑血管病风险增加 35%，致命的脑血管疾病风险增加 83%。美国癌症协会的癌症预防研究中登记 300 000 名成年人，研究认为致命的脑血管病和长期暴露于 $PM_{2.5}$ 之间没有关联[106]。很多小样本报道认为暴露于污染环境和卒中有关联。来自韩国（首尔）[107-108]、中国（上海）[109] 和芬兰（赫尔辛基）[110] 的报告表明，空气污染与卒中死亡率有关；但是另一个研究认为空气污染与缺血性卒中而不是出血性卒中的死亡率有关[109]，另一个研究认为卒中与天气变暖而不是变冷有关[110]。美国一项医疗保险研究中，入选九个城市的卒中或脑血管病住院患者，发现住院 0 ～ 2 天的空气污染与缺血性卒中有关，但与脑出血无关。进一步使用来自法国[111] 和美国[112] 的监测数据表明，空气污染的类型和缺血性卒中及 TIA 的有关。

除了急性心血管事件，空气污染可以导致许多亚临床的生理改变，包括系统性炎症和氧化应激、凝血 / 血栓形成、系统和肺动脉高压、血管动脉粥样硬化、心率变异性、心肌缺血与心脏除极异常、表观遗传改变和传统的心血管危险因子[104]。这种联系进一步支持心血管疾病和空气污染相关，并且可能揭示这种关联的合理机制。空气污染是一个潜在的可避免的心血管病的危险因素。对于心血管疾病和卒中的高风险人群比较明智的做法是限制出门，减少暴露在高污染的环境。

吸烟

流行病学研究（包括弗雷明汉心脏研究[113]、心血管健康研究[114]、火奴鲁鲁心脏研究[115]、国际卒中研究[116] 等）表明吸烟是缺血性卒中的主要独立的危险因子。通常，吸烟大约增加 2 倍的卒中风险[117]；吸烟也增加 2 ～ 4 倍 SAH 风险[118-121]。这些数据还不包括吸烟与脑实质出血之间的关系。分析来自出血性卒中计划、内科医师健康研究和女性健康研究的数据[112] 发现，吸烟可以增加脑出血的风险。但是，另外的研究［包括来自社区动脉粥样硬化风险（theatherosclerosis risk in communities，ARIC）和心血管健康研究］数据表明他们之间没有关联[123]。荟萃分析甚至得出自相矛盾的结论：认为吸烟对脑出血风险有保护作用[124]，虽然许多现代研究认为吸烟大约增加 30% 脑出血风险[125]。CDC 分析 2000—2004 年国际健康调查和死亡分析的数据，估计每年大约有 16 000 例脑血管病死亡与吸烟相关，相当于男性脑血管病死亡的 13%，女性的 8%[126]。

环境中尼古丁（又称*被动或二手烟*）也会增加非吸烟人群的卒中风险。包括 15 项研究的荟萃分析发现，在配偶吸烟的人群中卒中风险增加 25%（95%CI，16% ～ 36%）[127]。这个结论没有年龄、发表年份和预后的异质性，但是卒中风险估计低于美国和欧洲的循证医学研究。环境中尼古丁没有增加 SAH 出血的风险，整个风险估计与是否吸配偶二手烟的风险相当。56%（95%CI，34% ～ 82%）的卒中风险增加是所能找到的配偶二手烟暴露的最高水平。

虽然越来越多的证据支持吸烟与卒中之间有相关性，但是剂效关系尚不清楚。很多研究认为不呈直线关系。因为小剂量吸烟可以显著增加吸烟相关的卒中，随着每天吸烟剂量的增加，曲线依然保持平整[128]。卒中风险估计与主动或被动吸烟的心血管事件风险的生物标记的关系相似性进一步支持吸烟与卒中无直线相关，提示尼古丁暴露有一个很低的阈值[117,129-130]。

临床和实验研究表明，长期和短期吸烟均可以增加卒中风险[128]。吸烟可以导致内皮损伤及冠状动脉和周围血管的病变，可以增加动脉粥样硬化血管栓子形成风险，导致发展成动脉粥样硬化的慢性炎症状态。吸烟也能引起导致动脉硬化的血脂异常（提高三酰甘油和降低高密度脂蛋白胆固醇水平），引起胰岛素抵抗，引起血管慢性炎症反应，加速微血管病变及其并发症（如肾病）的发展。吸烟哪怕是一根烟也可以加快心率，升高血压和心脏指数，降低动脉的弹性[131-132]。很多研究表明，吸烟和其他心血管危险因子相互作用增加卒中风险。这些心血管危险因子包括高血压[133]、疲劳[134]以及口服避孕药等[135-136]。

戒烟是卒中一级预防及二级预防的基本要求[117]。戒烟可以迅速降低卒中风险，5 年内卒中发生率也会明显降低[124,137-141]。虽然对于既往吸烟卒中风险比现在吸烟者低，但是对于不吸烟的人群卒中风险是否更低还不能确定。伯明翰研究[139]和护士健康研究表明戒烟可以降低卒中风险，而火奴鲁鲁现在计划没有相似的结论[140]。大不列颠地区的心脏研究[138]和其他研究表明，和从不吸烟的人群相比，以前吸烟的人卒中风险略微增加。许多研究建议，戒烟后这种卒中风险可以持续 20 年以上[138,141]。大量吸烟比少量吸烟的风险大，戒烟后，卒中风险大幅度下降[138,141]。过去吸烟的量和烟龄同样增加卒中风险，因为吸烟和戒烟是卒中的风险决定因素。

饮酒

饮酒对于卒中的风险在于饮酒的种类和卒中的类型。在火奴鲁鲁心脏研究中，饮酒与脑出血及蛛网膜下隙出血有比较密切的剂量相关性[142]。尽管饮酒的后果不是很清楚，但饮酒被认为是卒中的危险因子。一项关于男性职业健康的报道表明，每天 2 次饮酒增加卒中风险，但是少量饮酒的结果尚不清楚[143]。其他的研究支持卒中与饮酒相关性呈“J”形曲线，表明少量饮酒可降低卒中风险，大量饮酒增加卒中风险[144-150]。一项饮酒与卒中风险荟萃分析（乙醇摄入 12 g 定义为一次饮酒）表明，在每天 1 ～ 2 次饮酒的人群中，卒中风险下降 20% ～ 28%[151]。相反，大量饮酒每天＞ 5 次增加卒中风险 69%。在高收入和低收入国家，饮酒增加卒中死亡率（估计分别为 11%、5%）[80]。大量饮酒通过升高血压、增加房颤发生率以及凝血机制障碍、减少脑部血流量增加卒中风险，但是中等量饮酒通过减少血小板迁移、减少血纤维蛋白质含量、提高高密度脂蛋白胆固醇含量及改善内皮功能等方面获益。指南推荐每日 1 ～ 2 次的少量饮酒，对于未妊娠女性每日应少于 1 次饮酒[152]。

危险因子的医学干预

高血压

收缩压大于 140 mmHg、舒张压大于 90 mmHg 称为高血压，须降压治疗。美国 1/3 成人有高血压，当前有超过 7 600 万人患高血压。65 岁以上老年人高血压占 67%[153-154]，大于 55 岁成人高血压风险占 90%。非洲裔美国人是世界上高血压发病率最高的人群之一，发病率是 32.3%。白种人高血压发病率是 23.0%，西班牙 / 拉丁人是 21.5%。尽管高血压的诊断和治疗相对简单，但是大约 20.4% 成年人不知晓患有高血压。29.1% 未降压治疗，52.2% 血压未控制好。与非西班牙裔白种人（46.1%）和非西班牙裔黑种人（46.5%）相比，墨西哥裔美国人的血压控制率要低一些（35.2%）[2]。

高血压是急性脑血管病的一个重要危险因素。高血压人群血压降至 120 mmHg 以下卒中风险下降一半 [4]；收缩压每升高 10 ~ 20 mmHg，卒中风险增加 38%，舒张压每增加 5 mmHg 卒中风险增加 34%[155]。甚至在正常血压范围内，增加卒中风险的血压没有明显的界限，但是降低血压可以减少卒中发生率 [155]。

生活方式的改变可以明显降低血压。低钠高钾低脂饮食可以降低血压 [69,75]，体重下降可以显著改善血压。荟萃分析发现，体重下降 5.1 kg，收缩压可下降 4.4 mmHg，舒张压下降 3.6 mmHg[156]。β 受体阻断药可以降低卒中风险 29%（RR=0.71；95%CI，0.59 ~ 0.86）；利尿药可以降低卒中风险 51%（RR=0.49；95%CI，0.39 ~ 0.62）[157]；降压药降低卒中风险 35% ~ 44%[158]，最近研究表明，卒中风险下降与降压药物类型以及降压的效果相关 [159]。

血脂

血胆固醇与冠心病有明确的线性关系，虽然血胆固醇与卒中的关系还不是十分清晰。大样本流行病学研究表明高胆固醇与卒中风险有关 [117,160]。在一项荟萃分析中，入选 45 个中心登记的 450 000 人和 13 000 名卒中患者，分析表明胆固醇与卒中无明显关系 [161]。亚组分析包括中年参与者，发现卒中亚型没有特异性。进一步研究表明，高总胆固醇和低密度脂蛋白胆固醇可以提高缺血性卒中风险。自相矛盾的是，低总胆固醇和低密度脂蛋白胆固醇增加出血性卒中风险 [117,160]，这些差别一定程度上阐明了胆固醇和卒中的发病率缺乏相关性。

一项入选 900 000 名患者（来自世界各地的 61 个中心）的荟萃分析研究表明，40 ~ 59 岁年龄段发生的卒中死亡率与总胆固醇仅有微弱的相关性，60 岁以上人群则无相关性 [162]。这种微弱的相关性仅仅是在总胆固醇与缺血性卒中之间，与出血性卒中无关。当收缩压低于 145 mmHg 时，胆固醇与缺血性卒中的相关性将增加。

高密度脂蛋白胆固醇通过胆固醇反向转运，避免血管动脉粥样硬化，保护内皮功能，抗氧化，抗血小板聚集，抗血栓 [163-164]。关于血清高密度脂蛋白胆固醇与卒中的关系有许多研究 [164]，尽管使用不同高密度胆固醇终点，入选不同年龄、地域的患者，但大部分研究是有统计学意义的相关人群 [165-169] 或呈现一种反向趋势 [170-171]。尤其是动脉粥样硬化卒中与低密度脂蛋白胆固醇密切相关 [172-174]。最近一项大型荟萃分析没有发现高密度脂蛋白胆固醇与卒中死亡率相关，仅仅在 40 ~ 69 岁人群中有很弱的相关性 [162]。还没有人研究通过药物提升高密度脂蛋白胆固醇来降低卒中风险。

三酰甘油与卒中的关系有一定冲突。在 ARIC 和其他研究中 [171]，快速饮食不与缺血性卒中相关，但在亚洲 - 太平洋地区，前瞻性的荟萃分析表明采用低快速饮食可以降低 50% 卒中风险 [175]。哥本哈根市心脏研究 [176] 和女性健康研究 [177] 表明非快速饮食能够提高卒中风险。女性健康研究评估快速高三酰甘油饮食与卒中风险不相关 [177]。

虽然流行病学分析认为胆固醇和卒中风险没有直接联系，但是随机对照实验表明，在高危的冠心病和其他高血压人群中，他汀类治疗可以降低卒中风险 [178-179]。一项有 14 个实验、登记超过 90 000 名患者的荟萃分析研究发现，低密度脂蛋白胆固醇降低 1 mmol/L，卒中风险降低 17% ~ 21%[178]。平均低密度脂蛋白胆固醇降得越多，卒中风险也越低。另外一项包括 166 000 名参与者，他汀联合其他预防卒中治疗的资料表明，低密度脂蛋白胆固醇降低 1 mmol/L，卒中大约降低 21%[179]。在非心源性卒中患者中使用他汀类药物，卒中风险降低 18%，卒中复发风险极大的心血管事件也减少，趋势是降低致命卒中的风险。

在卒中的一级预防中，使用他汀类药物降低胆固醇不会增加出血性卒中的风险。先前有卒中或 TIA 患者，他汀类药物或许会增加出血性卒中风险。其他的调脂治疗包括烟酸、纤维酸衍生物、胆汁酸螯合剂，但还没有支持这些措施预防卒中的证据 [117]。

糖尿病

糖尿病是一个复杂的代谢过程，可以导致小血管并发症。2007 年，CDC 估计美国有 23 500 000 名糖尿病患者，其中 6 000 000 人没有得到诊断 [180]。20 岁以上人群中患糖尿病的占 11%，60 岁以上占 23%，糖尿病患者很多发生缺血性卒中，占 15% ~ 33%[181]。糖尿病患者易并发动脉粥样硬化，并经常合并其他心血管病危险因素，如高血压、高血脂、房颤、心力衰竭、心肌梗死。流行病学研究表明糖尿病是卒中的独立危险因素。

单中心荟萃分析包括 97 个研究，入选 600 000

名先前没有血管病的患者，发现在合并糖尿病或其他血管病危险因素的人群中发生致命或非致命缺血性卒中的风险增加 2 倍 [182]。糖尿病增加 84% 卒中的风险，但是低于增加出血性卒中的风险（56%）。虽然糖尿病可以增加不同阶层的人卒中的风险，但是在女性、年轻的成年人（40 ～ 59 岁）和 BMI 超标的人群中卒中风险会高些。病例研究表明年轻人卒中风险与种族有关 [117]。

一项个体的荟萃分析包括 54 个研究，入选 300 000 名患者，发现血糖与卒中中等度相关，但不是线性关系。而且，在既往没有糖尿病史的人群中，血糖水平或快速降低血糖不会比其他传统的危险因子对血管病的预后改善得更好。

糖尿病可以预测卒中的预后 [181]；糖尿病增加 2 倍的卒中复发率，估计 9% 的患者卒中复发是由于糖尿病。糖尿病患者卒中后死亡率高，致残率高，康复率低 [182-183]。

目前缺乏降低血糖可以降低卒中发生率的证据 [117]。糖尿病患者通过调整血糖降低卒中风险 [117]。一项心血管疾病治疗计划包括使用 ACEI 或 ARB 类药物降低血压，降低卒中风险。尤其是糖尿病合并有其他危险因子时，他汀类药物治疗可以降低卒中以及复发的风险。单一的贝特类药物治疗也可以降低卒中风险，但是有时数据是冲突的；额外的贝特类药物加入到他汀类药物治疗糖尿病患者中没有发现可以降低卒中的风险。

房颤

心房纤颤（简称房颤）是脑卒中一个重要的危险因素。流行病学显示美国房颤的发病率在 50 ～ 59 岁、60 ～ 69 岁、70 ～ 79 岁、80 ～ 89 岁这几个年龄段分别增长了 0.5%、1.8%、4.8% 和 8.8%[117]。在美国，心房纤颤人群中卒中风险人群约有 230 万。在包含了不同人种的男性和女性，已经确认为心房纤颤患者的一组样本显示，相对于白种人，只有 1/3 的黑种人意识到他们的身体状况 [184]。

除了年龄之外，还有各种因素影响心房纤颤相关性卒中的发病。包含了 6 个独立序列的研究的 7 个课题表明，发现和患有心房纤颤的病人发生卒中相关的最有力和一致的危险因素分别是卒中先兆或者 TIA（RR=2.5；95%CI，1.8 ～ 3.5）、年龄的增长（RR=1.5/10 年；95%CI，1.3 ～ 1.7）、高血压病史（RR = 2.0；95% CI，1.6 ～ 2.5）和糖尿病（RR=1.7；95%CI，1.4 ～ 2.0）[185]。对于只有单一的卒中独立危险因素，大于 75 岁的人发病率为 1.5% ～ 3%，有卒中先兆或 TIA 的发病率为 6% ～ 9%，有高血压的发病率为 1.5% ～ 3%，有糖尿病的发病率为 2.% ～ 3.5%。

一些已经发布的方案可以对心房纤颤相关的卒中患者的风险进行分层。对照 12 种不同的方案，可以发现它们相当多变 [186]。在这些方案里面，有 7 份基于现有的数据，而另外 5 份则基于专家共识。在这些方案里面，最常见的包括卒中先兆 /TIA（全部方案）、病人年龄（83%）、高血压（83%）、糖尿病（83%），而其他方案还包含了另外八个不同的变量。在同一个队列里面，患者通过不同的方案分类的分数差别很大（患者的比例分类），前者归类于低风险的变化从 9% 到 49%，后者归类于低风险的变化从 11% 到 77%。这些差异是不平凡的，对公共健康和临床有重要意义。

CHADS2 方案广泛用于评估心房纤颤患者卒中危险因素分层 [187]。有充血性心力衰竭、年龄大于 75 岁、高血压、糖尿病四个危险因素各为 1 分，有卒中先兆或者 TIA 的为 2 分。研究表明得分为 0 的患者只有很低的卒中发生率（每年 0.5% ～ 1.7%），得分为 1 的患者有着中度的风险（每年 1.2% ～ 2.2%），得分大于 2 的则有着很高的卒中风险（每年 1.9% ～ 7.6%）。但是，必须注意到，有着卒中先兆或者 TIA 的患者是脑血管事件的独立危险因素（每年 6% ～ 10%）[185]。

阵发性或者慢性房颤的患者，无论是有着低或者高的卒中发生率，都应考虑抗凝治疗以预防卒中。和安慰剂对比，使用华法林治疗能够降低 64%（95%CI，49% ～ 74%）的卒中发生率。使用阿司匹林和安慰剂对比，能够降低 9%（95%CI，1% ～ 35%）的卒中发生率。而使用华法林与阿司匹林对比，华法林能够降低 39%（95%CI，19% ～ 53%）的卒中发生率 [117]。然而，房颤患者应该进行抗凝治疗 [117]。新型抗凝药包括直接凝血酶抑制药和口服 Xa 因子抑制药现在开始用于房颤患者的治疗 [117]。

镰状细胞疾病

镰状细胞疾病是一种常染色体隐性遗传病，在黑种人发病率为 0.25%，患有此病的患者，卒中的发病率比正常人高 200 ～ 400 倍 [117]。纯合子的患者 20 岁时的发病率大约是 11%[188]。TCD 是判断患有镰状细胞疾病的儿童卒中风险高低的有效手段。在 TCD

上，如果儿童大脑中动脉的血流速度超过 200 cm/s，那么卒中的年发生率超过 10%。相反，如果血流速度低于这个水平，其卒中的年发生率只有 1%[189]。尽管有各种各样的治疗手段，但是定期输注红细胞仍是 SCD 儿童唯一有效的预防性治疗手段[190]。输血治疗能够把卒中的风险从年发生率 10% 降至 1%。

睡眠呼吸障碍（sleep-disordered breathing，SDB）

呼吸睡眠障碍在心血管疾病患者中非常普遍。阻塞性呼吸睡眠暂停（obstructive sleep apnea，OSA）是呼吸睡眠障碍的一种类型，据估计，150 万美国成人受此影响。在患有高血压以及冠心病、房颤、卒中等心脑血管疾病人群中，大部分人都有呼吸睡眠暂停[191-197]。呼吸睡眠暂停的特点是睡眠时重复的呼吸中断，它是由于喉头气道塌陷所致。一份荟萃分析显示，接近 3/4 的卒中和 TIA 的患者患有呼吸睡眠障碍，其中阻塞性呼吸睡眠暂停占有主导地位[195]。这篇综述认为在复发性卒中和不明原因卒中的患者中，SDB 更为常见，而在心源性脑栓塞的患者中较为少见。一份观察性调查研究显示，进行多导睡眠监测的患者即使在调整年龄、性别、种族和共存疾病的条件下，阻塞性睡眠呼吸暂停综合征依然显著增加卒中或死亡的风险（校正危险比 1.97；95%CI，1.12 ~ 3.48）[197]。

一份趋势分析指出，近 10 年卒中患者的随访显示[197]患有 OSA 是增加（校正危险比,1.76；95% CI，1.05 ~ 2.95）患者死亡率的独立危险因素，包括年龄、性别以及其他共同的心脑血管疾病危险因素[196]。对于能够坚持应用无创的气道正压通气的患有呼吸睡眠暂停的卒中患者，CPAP 增加了康复的潜力。对于患有卒中和呼吸睡眠暂停的患者来说，CPAP 的疗效是值得肯定的。

其他危险因素

纤维蛋白、凝血因子和炎症

证据显示，炎症在动脉粥样硬化的发生、进展和并发症中扮演着重要角色。高敏 C 反应蛋白是其中一种被广泛研究的生物标记[198]。C 反应蛋白大部分由肝细胞释放，是肝细胞在急性期对炎症细胞因子刺激的一种应答反应。在全身炎症反应时，它也会应答释放，比如结缔组织病或者局部炎症。尽管对炎症起源缺乏特异性，但大多数的流行病学研究，包括医师健康研究、妇女健康研究以及弗雷明汉研究，均显示 CRP 水平的升高和包括卒中在内的复发性血管事件有着重要的联系[117]。高敏 C 反应蛋白的浓度在最高三分位数 / 四分位数的风险比最低三分位数 / 四分位数高 1.5 ~ 2 倍。

50 多个包含 160 000 名没有血管性疾病的患者前瞻性研究的荟萃分析发现，没有显著的缺血性卒中危险因素的患者，其卒中风险和 CRP 的浓度呈线性相关[199]。当存在相关危险因素时，CRP 浓度增加三倍可导致缺血性发作风险增加 27% ~ 44%，或血管病死亡率风险增加 55% ~ 71%。尽管存有争议，但指南还是倾向于建议 CRP 的测定用于有心血管危险因素的人群（基于费雷明汉风险评分的 10% ~ 20%，10 年期风险）作为指导临床决策的方法[117,200]。2011 年美国心脏协会 / 美国卒中协会（AHA/ASA）关于脑卒中一级预防的指南推荐：无心血管疾病的患者以 CRP 的测定作为识别风险增加的手段，但指南也提醒该手段在临床实践中的不完全可靠性[117]，其他炎症指标如人脂蛋白相关磷脂酶 A_2 也有识别作用[117]。

除了通过检测促炎症因子来推断炎症与卒中的关系外，研究也评估了那些有全身性慢性炎症的患者血管疾病事件的发生情况，如风湿性关节炎和系统性红斑狼疮，通常能找到对心血管疾病和卒中极度危险的因素[117]。*慢性幽门螺杆菌*感染可能致动脉粥样硬化，但是随机实验证明抗生素使用对预防血管事件并无帮助。最终，一个一直被研究的假设性理论得到证实：急性传染性疾病可能能通过凝血因子的诱导如纤维蛋白原作用以及使动脉粥样硬化斑块脱落的作用引发短暂性脑缺血发作或卒中。流行性感冒被证明能增加心血管疾病的死亡率，并且在流行性感冒开始的几天内即给予抗病毒治疗能降低 6 个月内卒中和短暂性脑缺血发作风险。并发现流感疫苗接种与降低卒中风险也有关联。

被认为能加速血栓形成的凝血因子—纤维蛋白原，可能将是另外一种用在预防血管疾病中的有效炎症标识[201]。有 150 000 名以上的没有血管疾病基础的人群参与的超过 31 个前瞻性研究的数据荟萃分析显示：平时纤维蛋白水平与发生首次非致命性卒中或致命性卒中的风险呈直线相关[201]。这种关联的风险阈值在各个年龄组显现（40 ~ 59 岁；60 ~ 69 岁；≥ 70 岁）。在校正了年龄、性别及其他已明确的血管疾病风险因素后的分析中，平时纤维蛋白原水平每升高 1 g/L，卒中的风险将增加近两倍。当归类卒中亚型时，纤维蛋白原对缺血性发作及卒中的重要影响被归为机制不明，仅稍有减少出血性卒中发生的作用。其他反常的凝血因子（如点突变、凝血素 20210A 突变、蛋白 C 和蛋白 S 的缺乏、狼疮抗凝物、抗心凝脂抗体）归为缺血性卒中不明危险因素 [117]。

高同型半胱氨酸水平

同型半胱氨酸是一种必需氨基酸—蛋氨酸代谢过程中的中间产物，它在血液中的正常水平是 5 ～ 15 μmol/L，同型半胱氨酸水平的提升或者同型半胱氨酸血症可能是由于基因缺陷，导致酶活力下降引起同型半胱氨酸代谢异常（如亚甲基四氢叶酸还原酶），或者维生素缺乏（如维生素 B_6、维生素 B_{12}、叶酸），或者慢性病（如慢性肾衰竭会减少对同型半胱氨酸的清除），或者是某些药物（如用来降低血脂的贝特类药物以及烟酸），或者是某些不良的生活习惯（如抽烟）[117,202-206]。

大量的研究表明，同型半胱氨酸水平的升高和动脉粥样硬化有一定的关联 [207-216]。对 12 份一共包含了 463 名致命或非致命性的脑卒中和 TIA 患者的前瞻性研究进行荟萃分析，在调整心血管危险因素和回归稀释偏倚后，发现当同型半胱氨酸水平下降 25%（约 3 μmol/L）时，卒中的发生率下降了 19%（95%CI，5% ～ 31%）[207]。另一个对 8 个包含了 676 个卒中事件的前瞻性研究进行荟萃分析显示，同型半胱氨酸升高 5 μmol/L，卒中的风险增加 59%[208]。在这个基础上显示，同型半胱氨酸每降低 3 μmol/L，卒中的风险预计能够降低 24%（95%CI，15% ～ 33%）。虽然 7 份关于 MTHFR 的研究也有提供一些数据，然而和野生型的对比，荟萃分析并没有发现 MTHFR TT 基因多态性的卒中发生率有统计学上的差异。非常多的研究报道了同型半胱氨酸和卒中、复发性卒中和无症状卒中之间的关系 [210-216]。一份更大型和现代的包含 15 000 名最初没有心脑血管疾病患者的荟萃分析显示，拥有 MTHFR 基因多态性的等位基因纯合子的患者有着更高的同型半胱氨酸水平，其卒中风险比正常人高 26%（95%CI，1.14 ～ 1.40）[209]。不同的年龄、种族、地理位置的人群均有类似的研究结果。

实验室和遗传研究支持高同型半胱氨酸的升高和卒中的发病有着因果关系，然而随机临床试验并没有确认降低同型半胱氨酸以减低卒中风险 [117]。临床试验确认维生素 B_6、维生素 B_{12}、叶酸能够降低同型半胱氨酸水平。然而一个大型的试验显示，作为一种降低同型半胱氨酸水平的手段，对已经确认患有心脑血管疾病的患者大量补充维生素，并没有降低心脑血管疾病的发生率和死亡率。迄今为止，最大的试验 VITATOPS（服用维生素预防卒中，Vitamins to prevent stroke）是一个双盲安慰剂对照试验，包含了来自 20 个国家的近期有 TIA 或者卒中的 8 000 名患者，随访时间中位数为 3.4 年 [217]。虽然 VITATOPS 发现每日服用 B 族维生素是安全的，而且能够降低同型半胱氨酸水平，但是和安慰剂组对比，其并没有降低卒中、心肌梗死、血管性死亡复合终点事件的风险（RR=0.91；95%CI，0.82 ～ 1.00）。除了在血管性死亡有所减少外（RR=0.86；95%CI，0.75 ～ 0.99），二级分析也显示了类似的结果。尽管对于降低有症状的颅内小血管病变疾病患者的血管病发病率 B 族维生素可能有一定作用，但各亚组的分析结果基本一致。当 VITATOPS 和其他降低同型半胱氨酸以治疗心脑血管疾病的随机对照试验进行荟萃分析，结果证实，B 族维生素不能更有效地控制和减少卒中（RR=0.94；95%CI，0.86 ～ 1.01）、混合性卒中、心肌梗死或血管性死亡的危险（RR= 0.99；95%CI，0.94 ～ 1.03）。

虽然试验结果否定了 B 族维生素在预防卒中方面的作用，但是作为临床有效的降低同型半胱氨酸的方法并不能被否定。一些关于 B 族维生素的研究还在进行，一份来自于这些试验和早前试验的个人数据的荟萃分析计划作为一个手段去提供更可靠的关于长期服用 B 族维生素在预防卒中方面的效果的证据。

偏头痛

越来越多的数据证明偏头痛能够增加缺血性卒中的发生率。一份对 2004 年 6 月之前发表的 14 个研究的荟萃分析报道其共同的相对危险率为 2.16（95%CI，1.89 ～ 2.48）。对已限定年龄小于 45 岁的患者，无论有无先兆的偏头痛，其结果是一致的 [218]。一份合并了发表于 2009 年 1 月份之前的 9 个研究的最新的荟萃分析显示，偏头痛患者比没有偏头痛的患者的卒中风险高（pooled RR=1.73；95%CI，1.31 ～ 2.29）[219]。以是否存在先兆进行分层，和没有先兆的偏头痛患者对比，高的卒中风险只存在于有先兆的偏头痛患者（有先兆的患者 pooled RR=2.16；95%CI，1.53 ～ 3.03，无先兆的患者 pooled RR=1.23；95%CI，0.90 ～ 1.69）。

分层分析认为以下组群存在较高的患缺血性卒中的风险：患有偏头痛的女性（pooled RR=2.08；95% CI，1.13 ~ 3.84）；年龄小于45岁（pooled RR=2.65；95%CI, 1.41 ~ 4.97），妇女（pooled RR=3.65；95%CI, 2.21 ~ 6.04；吸烟（pooled RR= 9.03；95%CI，4.22 ~ 19.34）；使用避孕药的女性（pooled RR=7.02；95%CI, 1.51 ~ 32.68）。三个研究分别调查了偏头痛和TIA以及出血性卒中的关系，发现偏头痛相关的TIA风险较高（pooled RR=2.34；95%CI，1.90 ~ 2.88）而出血性卒中则较少（pooled RR=1.18；95%CI, 0.87 ~ 1.60）。一些研究发现偏头痛和磁共振上后循环和小脑的非特异性白质高信号影相关[220-223]，这些信号的临床意义并不明确。没有证据证明控制偏头痛能够降低卒中风险，但是很早之前就注意到，患有偏头痛的女性如果吸烟或者服用避孕药，其卒中风险会更高。

对卒中危险因子的认识以及急性期治疗

研究指出，无论是白种人还是西班牙裔黑种人，无论受教育程度的高低，对于卒中症状的认识，女性优于男性[224]。尽管对于卒中危险因子的认识相对过去已经有较大进步，但是对于卒中许多的警告信号识别率依然很低。因为人们没有认识到rtPA是卒中最有效的治疗药物，没有认识到3小时溶栓治疗时间窗内就诊的重要性[225]。患者出现下列症状可能呼叫911，包括肢体无力、意识水平下降、言语障碍/言语不能和共济失调、眩晕等等。但是头痛和麻木则往往被人忽略[226]。在卒中发病4.5个小时内给予静脉注射IV-tPA能够显著改善缺血性卒中患者的预后。尽管如此，在美国也仅仅只有2%的缺血性卒中患者接受IV-tPA治疗[227]。

其他在这章里面未曾提及的脑卒中潜在或急性的危险因素，可参考AHA的卒中指南[117]。

参考文献

1. World Health Organization: *World Health Report 2004*, Geneva (Switzerland), 2004.
2. Roger VL, Go AS, Lloyd-Jones DM, et al: Heart disease and stroke statistics–2011 update: a report from the American Heart Association, *Circulation* 123(4):e18–e209, 2011.
3. Centers for Disease Control and Prevention. National Center for Health Statistics: *2008 National Ambulatory Medical Care Survey and 2008 National Hospital Ambulatory Medical Care Survey*, 2008.
4. Lloyd-Jones D, Adams RJ, Brown TM, et al: Heart disease and stroke statistics–2010 update: a report from the American Heart Association, *Circulation* 121(7):e46–e215, 2010.
5. Department of Health and Human Services: *Administration of Aging. Statistics on the Aging Population*. Available at: http://www.aoa.gov/prof/Statistics/statistics.aspx. Accessed June 10, 2008.
6. Murray CJL, Lopez AD, Harvard School of Public Health, World Health Organization, World Bank: *The global burden of disease : a comprehensive assessment of mortality and disability from diseases, injuries, and risk factors in 1990 and projected to 2020*, Cambridge, MA, 1996, Published by the Harvard School of Public Health on behalf of the World Health Organization and the World Bank ; Distributed by Harvard University Press.
7. Wu CM, McLaughlin K, Lorenzetti DL, et al: Early risk of stroke after transient ischemic attack: a systematic review and meta-analysis, *Arch Intern Med* 167(22):2417–2422, 2007.
8. Kleindorfer D, Panagos P, Pancioli A, et al: Incidence and short-term prognosis of transient ischemic attack in a population-based study, *Stroke* 36(4):720–723, 2005.
9. Johnston SC, Fayad PB, Gorelick PB, et al: Prevalence and knowledge of transient ischemic attack among US adults, *Neurology* 60(9):1429–1434, 2003.
10. Bravata DM, Ho SY, Brass LM, et al: Long-term mortality in cerebrovascular disease, *Stroke* 34(3):699–704, 2003.
11. Bronnum-Hansen H, Davidsen M, Thorvaldsen P: Long-term survival and causes of death after stroke, *Stroke* 32(9):2131–2136, 2001.
12. Collins TC, Petersen NJ, Menke TJ, et al: Short-term, intermediate-term, and long-term mortality in patients hospitalized for stroke, *J Clin Epidemiol* 56(1):81–87, 2003.
13. Eriksson M, Norrving B, Terent A, et al: Functional outcome 3 months after stroke predicts long-term survival, *Cerebrovasc Dis* 25(5):423–429, 2008.
14. Hallstrom B, Jonsson AC, Nerbrand C, et al: Stroke incidence and survival in the beginning of the 21st century in southern Sweden: comparisons with the late 20th century and projections into the future, *Stroke* 39(1):10–15, 2008.
15. Hankey GJ, Jamrozik K, Broadhurst RJ, et al: Long-term risk of first recurrent stroke in the Perth Community Stroke Study, *Stroke* 29(12):2491–2500, 1998.
16. Hankey GJ, Jamrozik K, Broadhurst RJ, et al: Five-year survival after first-ever stroke and related prognostic factors in the Perth Community Stroke Study, *Stroke* 31(9):2080–2086, 2000.
17. Hardie K, Hankey GJ, Jamrozik K, et al: Ten-year survival after first-ever stroke in the Perth community stroke study, *Stroke* 34(8):1842–1846, 2003.
18. Hartmann A, Rundek T, Mast H, et al: Mortality and causes of death after first ischemic stroke: the Northern Manhattan Stroke Study, *Neurology* 57(11):2000–2005, 2001.
19. Kammersgaard LP, Olsen TS: Cardiovascular risk factors and 5-year mortality in the Copenhagen Stroke Study, *Cerebrovasc Dis* 21(3):187–193, 2006.
20. La Spina P, Savica R, Serra S, et al: Long-term survival and outcome after first stroke in the Sicilian Aeolian Island Archipelago population, *Neurol Sci* 29(3):153–156, 2008.
21. Lai SM, Alter M, Friday G, et al: Prognosis for survival after an initial stroke, *Stroke* 26(11):2011–2015, 1995.
22. Prencipe M, Culasso F, Rasura M, et al: Long-term prognosis after a minor stroke: 10-year mortality and major stroke recurrence rates in a hospital-based cohort, *Stroke* 29(1):126–132, 1998.
23. Qureshi AI, Suri MF, Zhou J, et al: African American women have poor long-term survival following ischemic stroke, *Neurology* 67(9):1623–1629, 2006.
24. Sacco RL, Shi T, Zamanillo MC, et al: Predictors of mortality and recurrence after hospitalized cerebral infarction in an urban community: the Northern Manhattan Stroke Study, *Neurology* 44(4):626–634, 1994.
25. Sacco RL, Wolf PA, Kannel WB, et al: Survival and recurrence following stroke. The Framingham Study, *Stroke* 13(3):290–295, 1982.
26. Terent A: Trends in stroke incidence and 10-year survival in Soderhamn, Sweden, 1975-2001, *Stroke* 34(6):1353–1358, 2003.
27. Tu JV, Gong Y: Trends in treatment and outcomes for acute stroke patients in Ontario, 1992-1998, *Arch Intern Med* 163(3):293–297, 2003.
28. von Arbin M, Britton M, de Faire U: Mortality and recurrences during eight years following stroke, *J Intern Med* 231(1):43–48, 1992.
29. Andersen KK, Olsen TS: One-month to 10-year survival in the Copenhagen stroke study: interactions between stroke severity and other prognostic indicators, *J Stroke Cerebrovasc Dis* 20(2):117–123, 2011.
30. Asplund K, Stegmayr B, Peltonen M: From the twentieth to the twenty-first century: a public health perspective on stroke. In Ginsberg MD, Bogousslavsky J, editors: *Cerebrovascular disease pathophysiology, diagnosis, and management*, vol 2, Malden, MA, 1998, Blackwell Science.
31. Andrews R, Elixhauser A: *The national hospital bill: growth trends and 2005 update on the most expensive conditions by payer. Healthcare cost and utilization project–statistical brief #42*, Washington, DC, 2007, Agency for Healthcare Research and Quality.
32. Brown DL, Boden-Albala B, Langa KM, et al: Projected costs of ischemic stroke in the United States, *Neurology* 67(8):1390–1395, 2006.
33. Taylor TN, Davis PH, Torner JC, et al: Lifetime cost of stroke in the United States, *Stroke* 27(9):1459–1466, 1996.
34. Borhani NO: Changes and geographic distribution of mortality from cerebrovascular disease, *Am J Public Health Nations Health* 55:673–681, 1965.
35. El-Saed A, Kuller LH, Newman AB, et al: Geographic variations in stroke incidence and mortality among older populations in four US communities, *Stroke* 37(8):1975–1979, 2006.
36. Lanska DJ: Geographic distribution of stroke mortality in the United States: 1939-1941 to 1979-1981, *Neurology* 43(9):1839–1851, 1993.
37. Lanska DJ, Kryscio R: Geographic distribution of hospitalization rates, case fatality, and mortality from stroke in the United States, *Neurology* 44(8):1541–1550, 1994.
38. Pickle LW, Mungiole M, Gillum RF: Geographic variation in stroke mortality in blacks and whites in the United States, *Stroke* 28(8):1639–1647, 1997.
39. Howard G: Why do we have a stroke belt in the southeastern United States? A review of unlikely and uninvestigated potential causes, *Am J Med Sci* 317(3):160–167, 1999.
40. Howard G, Evans GW, Pearce K, et al: Is the stroke belt disappearing? An analysis of racial, temporal, and age effects, *Stroke* 26(7):1153–1158, 1995.
41. Howard G, Howard VJ, Katholi C, et al: Decline in US stroke mortality: an analysis of temporal patterns by sex, race, and geographic region, *Stroke* 32(10):2213–2220, 2001.
42. Gillum RF, Ingram DD: Relation between residence in the southeast region of the United States and stroke incidence. The NHANES I Epidemiologic Followup Study, *Am J Epidemiol* 144(7):665–673, 1996.
43. Howard VJ, Kleindorfer DO, Judd SE, et al: Disparities in stroke incidence contributing to disparities in stroke mortality, *Ann Neurol* 69(4):619–627, 2011.

44. Casper M, Nwaise I, Croft J, et al: Atlas of stroke hospitalizations among medicare beneficiaries. In *U.S. Department of Health and Human Services Centers for Disease Control and Prevention*, Atlanta, 2008.
45. Allen NB, Holford TR, Bracken MB, et al: Geographic variation in one-year recurrent ischemic stroke rates for elderly Medicare beneficiaries in the USA, *Neuroepidemiology* 34(2):123–129, 2010.
46. Allen NB, Holford TR, Bracken MB, et al: Trends in one-year recurrent ischemic stroke among the elderly in the USA: 1994-2002, *Cerebrovasc Dis* 30(5):525–532, 2010.
47. Davenport RJ, Dennis MS, Wellwood I, et al: Complications after acute stroke, *Stroke* 27(3):415–420, 1996.
48. *2000-2050 Population projections of the United States by age, sex, race, Hispanic origin, and nativity: 1999-2100*, 2000. US Census Bureau. Available at: www.census.gov/population/www/projections/natproj.html.
49. Day JC: *Population projections of the United States by age, sex, race, and hispanic origin: 1995 to 2050*, Washington, DC, 1996, U.S. Bureau of the Census, Current, Population Reports, U.S. Government Printing Office.
50. Reeves MJ, Bushnell CD, Howard G, et al: Sex differences in stroke: epidemiology, clinical presentation, medical care, and outcomes, *Lancet Neurol* 7(10):915–926, 2008.
51. Bushnell CD: Stroke in women: risk and prevention throughout the lifespan, *Neurol Clin* 26(4):1161–1176, xi, 2008.
52. Towfighi A, Markovic D, Ovbiagele B: Persistent sex disparity in midlife stroke prevalence in the United States, *Cerebrovasc Dis* 31(4):322–328, 2011.
53. Sheinart KF, Tuhrim S, Horowitz DR, et al: Stroke recurrence is more frequent in blacks and Hispanics, *Neuroepidemiology* 17(4):188–198, 1998.
54. Gillum RF: Epidemiology of stroke in Hispanic Americans, *Stroke* 26(9):1707–1712, 1995.
55. Sacco RL, Hauser WA, Mohr JP, et al: One-year outcome after cerebral infarction in whites, blacks, and Hispanics, *Stroke* 22(3):305–311, 1991.
56. Bian J, Oddone EZ, Samsa GP, et al: Racial differences in survival post cerebral infarction among the elderly, *Neurology* 60(2):285–290, 2003.
57. Lackland DT, Bachman DL, Carter TD, et al: The geographic variation in stroke incidence in two areas of the southeastern stroke belt: the Anderson and Pee Dee Stroke Study, *Stroke* 29(10):2061–2068, 1998.
58. Matchar DB, Samsa GP: *Secondary and tertiary prevention of stroke. Patient Outcome Research Team (PORT) final report–phase 1*. Prepared by Duke University Medical Center under contract no. 290-91-0028. Rockville, MD, 2000, Agency for Healthcare Research and Quality.
59. Kleindorfer DO, Khoury J, Moomaw CJ, et al: Stroke incidence is decreasing in whites but not in blacks: a population-based estimate of temporal trends in stroke incidence from the Greater Cincinnati/Northern Kentucky Stroke Study, *Stroke* 41(7):1326–1331, 2010.
60. Boden-Albala B, Sacco RL: Lifestyle factors and stroke risk: exercise, alcohol, diet, obesity, smoking, drug use, and stress, *Curr Atheroscler Rep* 2(2):160–166, 2000.
61. Boden-Albala B, Elkind MS, White H, et al: Dietary total fat intake and ischemic stroke risk: the Northern Manhattan Study, *Neuroepidemiology* 32(4):296–301, 2009.
62. Iso H, Rexrode KM, Stampfer MJ, et al: Intake of fish and omega-3 fatty acids and risk of stroke in women, *JAMA* 285(3):304–312, 2001.
63. Gillum RF, Mussolino ME, Madans JH: The relationship between fish consumption and stroke incidence. The NHANES I Epidemiologic Follow-up Study (National Health and Nutrition Examination Survey), *Arch Intern Med* 156(5):537–542, 1996.
64. Bazzano LA, Serdula MK, Liu S: Dietary intake of fruits and vegetables and risk of cardiovascular disease, *Curr Atheroscler Rep* 5(6):492–499, 2003.
65. Johnsen SP, Overvad K, Stripp C, et al: Intake of fruit and vegetables and the risk of ischemic stroke in a cohort of Danish men and women, *Am J Clin Nutr* 78(1):57–64, 2003.
66. Sauvaget C, Nagano J, Allen N, et al: Vegetable and fruit intake and stroke mortality in the Hiroshima/Nagasaki Life Span Study, *Stroke* 34(10):2355–2360, 2003.
67. Steffen LM, Jacobs DR Jr, Stevens J, et al: Associations of whole-grain, refined-grain, and fruit and vegetable consumption with risks of all-cause mortality and incident coronary artery disease and ischemic stroke: the Atherosclerosis Risk in Communities (ARIC) Study, *Am J Clin Nutr* 78(3):383–390, 2003.
68. Joshipura KJ, Ascherio A, Manson JE, et al: Fruit and vegetable intake in relation to risk of ischemic stroke, *JAMA* 282(13):1233–1239, 1999.
69. John JH, Ziebland S, Yudkin P, et al: Effects of fruit and vegetable consumption on plasma antioxidant concentrations and blood pressure: a randomised controlled trial, *Lancet* 359(9322):1969–1974, 2002.
70. He FJ, Nowson CA, MacGregor GA: Fruit and vegetable consumption and stroke: meta-analysis of cohort studies, *Lancet* 367(9507):320–326, 2006.
71. He J, Ogden LG, Vupputuri S, et al: Dietary sodium intake and subsequent risk of cardiovascular disease in overweight adults, *JAMA* 282(21):2027–2034, 1999.
72. Nagata C, Takatsuka N, Shimizu N, et al: Sodium intake and risk of death from stroke in Japanese men and women, *Stroke* 35(7):1543–1547, 2004.
73. Khaw KT, Barrett-Connor E: Dietary potassium and stroke-associated mortality. A 12-year prospective population study, *N Engl J Med* 316(5):235–240, 1987.
74. Ascherio A, Rimm EB, Hernan MA, et al: Intake of potassium, magnesium, calcium, and fiber and risk of stroke among US men, *Circulation* 98(12):1198–1204, 1998.
75. Appel LJ, Moore TJ, Obarzanek E, et al: A clinical trial of the effects of dietary patterns on blood pressure. DASH Collaborative Research Group, *N Engl J Med* 336(16):1117–1124, 1997.
76. Fung TT, Chiuve SE, McCullough ML, et al: Adherence to a DASH-style diet and risk of coronary heart disease and stroke in women, *Arch Intern Med* 168(7):713–720, 2008.
77. Fung TT, Rexrode KM, Mantzoros CS, et al: Mediterranean diet and incidence of and mortality from coronary heart disease and stroke in women, *Circulation* 119(8):1093–1100, 2009.
78. Fung TT, Stampfer MJ, Manson JE, et al: Prospective study of major dietary patterns and stroke risk in women, *Stroke* 35(9):2014–2019, 2004.
79. Centers for Disease Control and Prevention: Sodium intake among adults - United States, 2005-2006, *MMWR Morb Mortal Wkly Rep* 59(24):746–749, 2010.
80. Ezzati M, Hoorn SV, Lopez AD, et al: Comparative quantification of mortality and burden of disease attributable to selected risk factors. In Lopez AD, Mathers CD, Ezzati M, et al, editors: *Global burden of disease and risk factors*, Washington DC, 2006, World Bank.
81. Abbott RD, Rodriguez BL, Burchfiel CM, et al: Physical activity in older middle-aged men and reduced risk of stroke: the Honolulu Heart Program, *Am J Epidemiol* 139(9):881–893, 1994.
82. Kiely DK, Wolf PA, Cupples LA, et al: Physical activity and stroke risk: the Framingham Study, *Am J Epidemiol* 140(7):608–620, 1994.
83. Haheim LL, Holme I, Hjermann I, et al: Risk factors of stroke incidence and mortality. A 12-year follow-up of the Oslo Study, *Stroke* 24(10):1484–1489, 1993.
84. Gillum RF, Mussolino ME, Ingram DD: Physical activity and stroke incidence in women and men. The NHANES I Epidemiologic Follow-up Study, *Am J Epidemiol* 143(9):860–869, 1996.
85. Wannamethee G, Shaper AG: Physical activity and stroke in British middle aged men, *BMJ* 304(6827):597–601, 1992.
86. Sacco RL, Gan R, Boden-Albala B, et al: Leisure-time physical activity and ischemic stroke risk: the Northern Manhattan Stroke Study, *Stroke* 29(2):380–387, 1998.
87. Lindenstrom E, Boysen G, Nyboe J: Lifestyle factors and risk of cerebrovascular disease in women. The Copenhagen City Heart Study, *Stroke* 24(10):1468–1472, 1993.
88. Manson JE, Colditz GA, Stampfer MJ, et al: A prospective study of maturity-onset diabetes mellitus and risk of coronary heart disease and stroke in women, *Arch Intern Med* 151(6):1141–1147, 1991.
89. Blair SN, Kampert JB, Kohl HW 3rd, et al: Influences of cardiorespiratory fitness and other precursors on cardiovascular disease and all-cause mortality in men and women, *JAMA* 276(3):205–210, 1996.
90. Kokkinos PF, Holland JC, Pittaras AE, et al: Cardiorespiratory fitness and coronary heart disease risk factor association in women, *J Am Coll Cardiol* 26(2):358–364, 1995.
91. Lakka TA, Salonen JT: Moderate to high intensity conditioning leisure time physical activity and high cardiorespiratory fitness are associated with reduced plasma fibrinogen in eastern Finnish men, *J Clin Epidemiol* 46(10):1119–1127, 1993.
92. Williams PT: High-density lipoprotein cholesterol and other risk factors for coronary heart disease in female runners, *N Engl J Med* 334(20):1298–1303, 1996.
93. Wang HY, Bashore TR, Friedman E: Exercise reduces age-dependent decrease in platelet protein kinase C activity and translocation, *J Gerontol A Biol Sci Med Sci* 1(6):M12–M16, 1995.
94. Lee IM, Hennekens CH, Berger K, et al: Exercise and risk of stroke in male physicians, *Stroke* 30(1):1–6, 1999.
95. Pate RR, Pratt M, Blair SN, et al: Physical activity and public health. A recommendation from the Centers for Disease Control and Prevention and the American College of Sports Medicine, *JAMA* 273(5):402–407, 1995.
96. Physical activity and cardiovascular health. NIH Consensus Development Panel on Physical Activity and Cardiovascular Health, *JAMA* 276(3):241–246, 1996.
97. Sattelmair JR, Kurth T, Buring JE, et al: Physical activity and risk of stroke in women, *Stroke* 41(6):1243–1250, 2010.
98. Wilson PW, Bozeman SR, Burton TM, et al: Prediction of first events of coronary heart disease and stroke with consideration of adiposity, *Circulation* 118(2):124–130, 2008.
99. Rexrode KM, Hennekens CH, Willett WC, et al: A prospective study of body mass index, weight change, and risk of stroke in women, *JAMA* 277(19):1539–1545, 1997.
100. Burchfiel CM, Curb JD, Arakaki R, et al: Cardiovascular risk factors and hyperinsulinemia in elderly men: the Honolulu Heart Program, *Ann Epidemiol* 6(6):490–497, 1996.
101. Walker SP, Rimm EB, Ascherio A, et al: Body size and fat distribution as predictors of stroke among US men, *Am J Epidemiol* 144(12):1143–1150, 1996.
102. Hedley AA, Ogden CL, Johnson CL, et al: Prevalence of overweight and obesity among US children, adolescents, and adults, 1999-2002, *JAMA* 291(23):2847–2850, 2004.
103. Brook RD, Franklin B, Cascio W, et al: Air pollution and cardiovascular disease: a statement for healthcare professionals from the expert panel on population and prevention science of the American Heart Association, *Circulation* 109(21):2655–2671, 2004.
104. Brook RD, Rajagopalan S, Pope CA, et al: Particulate matter air pollution and cardiovascular disease: an update to the scientific statement from the American Heart Association, *Circulation* 121(21):2331–2378, 2010.
105. Miller KA, Siscovick DS, Sheppard L, et al: Long-term exposure to air pollution and incidence of cardiovascular events in women, *N Engl J Med* 356(5):447–458, 2007.
106. Pope CA III, Burnett RT, Thurston GD, et al: Cardiovascular mortality and long-term exposure to particulate air pollution: epidemiological evidence of general pathophysiological pathways of disease, *Circulation* 109(1):71–77, 2004.
107. Hong Y-C, Lee J-T, Kim H, et al: Effects of air pollutants on acute stroke mortality, *Environ Health Perspect* 110(2):187–191, 2002.
108. Hong Y-C, Lee J-T, Kim H, et al: Air pollution: a new risk factor in ischemic stroke mortality, *Stroke* 33(9):2165–2169, 2002.
109. Kan H, Jia J, Chen B: Acute stroke mortality and air pollution: new evidence from shanghai, China, *J Occup Health* 45(5):321–323, 2003.
110. Kettunen J, Lanki T, Tiittanen P, et al: Associations of fine and ultrafine particulate air pollution with stroke mortality in an area of low air pollution levels, *Stroke* 38(3):918–922, 2007.
111. Henrotin JB, Besancenot JP, Bejot Y, et al: Short-term effects of ozone air pollution on ischaemic stroke occurrence: a case-crossover analysis from a 10-year population-based study in Dijon, France, *Occup Environ Med* 64(7):439–445, 2007.
112. Lisabeth LD, Escobar JD, Dvonch JT, et al: Ambient air pollution and risk for ischemic stroke and transient ischemic attack, *Ann Neurol* 64(1):53–59, 2008.
113. Wolf P, D'Agostino R, Belanger A, et al: Probability of stroke: a risk profile from the Framingham Study, *Stroke* 22(3):312–318, 1991.
114. Manolio TA, Kronmal RA, Burke GL, et al: Short-term predictors of incident stroke in older adults: the Cardiovascular Health Study, *Stroke* 27(9):1479–1486, 1996.
115. Rodriguez BL, D'Agostino R, Abbott RD, et al: Risk of hospitalized stroke in men enrolled in the Honolulu Heart Program and the Framingham Study: a comparison of incidence and risk factor effects, *Stroke* 33(1):230–236, 2002.
116. O'Donnell MJ, Xavier D, Liu L, et al: Risk factors for ischaemic and intracerebral haemorrhagic stroke in 22 countries (the INTERSTROKE study): a case-control study, *Lancet* 376(9735):112–123, 2010.
117. Goldstein LB, Bushnell CD, Adams RJ, et al: Guidelines for the primary prevention of stroke. A guideline for healthcare professionals From the American Heart Association/American

第 30 章　脑血管疾病的临床表现和诊断

Mark J.Alberts

卒中是一个十分常见和极其严重的疾病。美国每年大约有 8 000 000 名卒中患者，全世界大约每年有 16 000 000 名卒中患者[1]。卒中的高发病率和高死亡率促使人类不断改进卒中的诊断、急性期处理和卒中的预防措施。充分认识卒中的及时转运以及发病机制是有效预防和治疗卒中的需要。这一章主要介绍各种类型的脑血管病的临床表现和诊断方法。

卒中的概述

卒中（脑血管病）由脑血管病变引起。简单来说，卒中可以分为两类：缺血性卒中和出血性卒中。缺血性卒中最常见，占全部卒中的 80% ～ 85%；余下的 15% ～ 20% 是出血性卒中[2]。缺血性卒中偶尔会发生出血转化；相反，脑出血 [部分蛛网膜下隙出血（SAH）] 也可以继发缺血改变。

当脑内或周围血管闭塞或严重狭窄导致血管远端脑组织灌注不足就会发生缺血性卒中。这种血管闭塞发生的机制有很多，具体将在后面的章节讨论。少数情况下，静脉血栓形成导致静脉阻塞，从而发生缺血和出血性卒中（静脉梗死）。

当脑内或周围血管破裂，血液进入脑实质（ICH）或蛛网膜下隙（SAH）就会发生出血性卒中。少见的情况下也可以发生重叠，比如脑出血可以继发蛛网膜下隙出血和（或）脑室出血。同样，如果蛛网膜下隙出血的动脉瘤破裂，血液进入脑实质可导致脑出血。因为缺血脑卒中有很多因素会影响血管壁的完整性，可以继发脑出血和蛛网膜下隙出血。

卒中和脑血管病的临床表现

卒中的临床表现和预后依赖于病灶大小和位置。大脑的病变部位可以提示临床表现。不同大脑部位的供血血管受损导致不同类型的脑血管病，产生不同发病机制（病理生理学）的卒中。这种观念极大地影响了血管神经内科和神经外科医生对于急性卒中和脑血管病的评估和处理[3,4]。

例如，患者具有左侧大脑半球损害的症状（例如失语、视野缺损、右侧面部和肢体无力）可能提示病变位于左侧大脑中动脉。如果头颅 CT 没有显示出血，病因可能是栓塞，包括来源于心脏的栓子（如房颤）或动脉 - 动脉的栓塞（颈内动脉起始段产生严重狭窄）。另一名患者有偏瘫而无神经系统缺损症状，病变部位可能位于内囊的运动通路，这常见于脑的穿支动脉（豆纹动脉）闭塞。大部分缺血性卒中症状符合一支或多支血管供血区域的病变[5]。临床上若不能反映典型血管供血区病变可能要考虑其他病变（如肿瘤、感染）。常见的缺血性卒中综合征见表 30-1 和表 30-2。

出血性脑卒中评估遵循类似的方法，但是由于下列因素情况更加复杂：原发出血部位的分布、逐渐增高的颅内压，以及超生原发出血灶的继发性神经系统症状。对这种病例，详细的神经影像学检查有助于理解卒中的机制和病情恶化的原因。下面的讨论将详细描述脑出血可能责任血管和病理生理学机制。

卒中的病变部位、发病速度以及进展情况对了解卒中的病因和发病机制是有用的信息。卒中症状在几秒或更长的时间里逐渐进展或者恶化，通常提示血栓形成或由于一个大的近端血管狭窄或闭塞造成的远端低灌注。这种缓慢进展的卒中酷似复杂的偏头痛或部分性癫痫。相反，突然发作并立即进展到高峰的卒中综合征往往是稳定的，这通常是由于房颤引起的心源性脑栓塞。

类似的推理也适用于出血性卒中。脑出血症状经常突然发作，但是仔细询问可以发现血肿逐渐扩大，症状往往持续 15 ～ 30 分钟[6]。蛛网膜下隙出血经常以突发剧烈头痛为特征，很多患者伴有恶心、呕吐及颈项强直。患者常在急诊科告诉医生经历“一生中最剧烈的头痛”，这可能是蛛网膜下隙出血的特征[7]。

短暂性脑缺血发作

短暂性脑缺血发作（transient ischemic attack，TIA）经常是缺血性卒中的先兆。TIA 的症状和卒中相似，但是在 24 小时内恢复（依据旧的 TIA 定义）。实际上，TIA 症状往往持续几分钟而不是几小

表30-1 常见大血管缺血性卒中综合征

综合征	受累部位	主要症状	受累血管	病因
左侧大脑中动脉	左侧额叶/颞叶皮质和皮层下结构	失语，右侧视野缺损，右侧运动/感觉缺失；动感（面部>上肢>下肢），左侧凝视	左侧大脑中动脉主干；也可以是左侧颈内动脉或虹吸部	来源于心脏或近端栓子；局部血栓形成
右侧大脑中动脉	右侧额叶/颞叶皮质和皮层下结构	忽视症，失认，失用，左侧运动/感觉障碍，视觉缺损；右侧凝视	右侧大脑中动脉主干；也可以是左侧颈内动脉或虹吸部	和左侧一样
左侧大脑前动脉	左额叶、矢状窦区	言语障碍，行为改变，动感（腿>手臂）	左侧大脑前动脉	局部动脉粥样硬化，栓塞
右侧大脑前动脉	右额叶、矢状窦区	行为改变，动感（腿>手臂）	右侧大脑前动脉	和左侧一样
脑干	脑桥、中脑、延脑、小脑	眼肌麻痹，双侧瘫痪、共济失调/辨距障碍；恶心/呕吐/眩晕，昏迷/心理状态改变	基底动脉	局部的动脉粥样硬化；来自心脏或近端血管栓塞
大脑后动脉	中脑上部，枕叶皮质/皮质下，丘脑、内侧颞叶	视野缺失，运动/感觉缺失，癫痫发作，步态障碍，第3颅神经麻痹	大脑后动脉，丘脑穿支	栓子来源近端血管，局部血栓形成

表30-2 常见腔隙综合征

综合征	主要累及血管	病变部位	症状
纯运动轻偏瘫	豆纹或基底节动脉/脑桥动脉穿支	内囊，脑桥	偏瘫
感觉运动性卒中	豆纹动脉或丘脑穿支，深部白质血管	内囊，深部白质，丘脑	感觉运动缺损症状或体征
纯感觉性卒中	丘脑穿支	背侧丘脑	对侧感觉减退
共济失调性轻偏瘫	豆纹或基底节动脉/穿支动脉	内囊，脑桥基底部	偏瘫和明显的共济失调 下肢>上肢
构音障碍-手笨拙综合征	豆纹或深部白质血管	内囊，深部白质	明显的构音障碍伴单肢瘫

时。依据卒中的定义，MRI的DWI成像可以显影25%～30%的患者持续30分钟到1小时的TIA病灶[8]。TIA症状持续6小时或更长时间在MRI的DWI序列约50%可以显示新发病灶。因此TIA和卒中的区别应是轻微短暂的神经功能障碍到永久性脑梗死之间的差别。

虽然以前认为TIA发生卒中的风险低，但是最新的卒中影像学及流行病学研究并不这么认为。根据临床标准（而不是MRI结果），最近研究表明10%TIA患者3小时内进展为卒中，其中一半患者（5%）第一次TIA后48小时内发生卒中。大约25%的TIA患者继发卒中、心肌梗死，甚至死亡。反复发作的TIA患者3个月内会住院治疗[9]。基于上述结果，新的卒中指南推荐反复发作的TIA患者应积极住院治疗[8]。

进一步的研究认为应重新定义2～7天内进展为卒中的TIA诊断。诸多的TIA评分系统（表30-3）评估继发卒中的风险。当然，任何一种评估系统均应该有良好的客观判断并全面考虑临床因素。

TIA一般有两种临床表现。一种是单眼突然失明，有些患者描述为*一过性视物黑矇*。这种TIA一般历时几分钟，长则几小时。有时伴眶周疼痛。但患者往往无其他神经系统症状和体征。还有部分患者黑矇是由同侧颈内动脉分叉处斑块脱落形成的栓子栓塞视网膜中央动脉引起。另外一部分患者是由眼动脉病变或供应视神经的动脉血管病变引起[10]。

表30-3 短暂性脑缺血发作评分系统

ABCD	年龄、血压、临床症状、持续时间
ABCD2	年龄、血压、临床症状、持续时间、糖尿病
ABCD21	年龄、血压、临床症状、持续时间、缺血
年龄	≥ 60 岁 =1 分
血压	收缩压≥ 140 mmHg=1 分或舒张压 ≥ 90 mmHg=1 分
临床表现	偏瘫 =2 分；言语不清不伴无力 =1 分
持续时间	≥ 60 min=2 分；10 ～ 59 min=1 分
糖尿病	1 分（已用降糖药）
缺血	CT 或 MRI 有证据证明急性脑梗死

CT．计算机断层扫描；MRI．磁共振成像

摘自 *Johnston SC，Rothwell PM，Nguyen-Huynh MN，et al：Validation and refinement of scores to predict very early stroke risk after transient ischaemic attack.Lancet 369：283-292，2007.*[50]

另外一种 TIA 称肢体抖动性 TIA，可以波及上下肢或者一侧躯体，患者表现为一侧肢体不自主抖动，历时数秒或数分钟，患者脑电图正常，不能诊断为症状性癫痫，通常是由对侧颈内或颈总动脉严重狭窄引起 [11]。一旦开通颈动脉（通常用颈内动脉内膜剥脱术），症状就立即消失。

最后一种是*逐渐发作频繁的 TIA*。这种 TIA 反复发作、持续时间逐渐延长或者症状越来越重。这是一种十分令人担心的 TIA，未来数周进展为卒中的风险是 25% ～ 50%[12]。

脑出血也有相当于 *TIA* 的类似表现，比如 SAH 前的*先兆头痛*，这种头痛是一种突发的、剧烈、难以言状的头痛，通常持续 1 小时以上，且神经系统其他体征不明显，并且在 SAH 其他症状出现前恢复。25% ～ 50% 的动脉瘤性蛛网膜下隙出血有先兆头痛，通常早于出现 SAH 数天到数周（平均 2 周）[13-14]。据认为，这些大部分头痛是由于脆弱动脉瘤壁的渗漏或动脉瘤的扩大，导致周围结构压力增加产生疼痛。

缺血性卒中综合征

缺血性卒中有很多临床表现，可以根据病变部位、病变血管及临床症状进行分类。虽然现代先进的诊断方法改变了卒中的症候学及病因学的临床规则，但是仍然有一些有用的概念指引我们进行卒中的分类和病理机制的探讨。表 30-1 和表 30-2 根据临床表现、血管分布和可能的病理生理机制列出了卒中的分类 [5]。

从广义上说，缺血性卒中影响一支或多支血管及其供血区，产生局灶性神经系统缺失的症状。临床医生可以从下列症状寻找卒中的线索，如偏瘫和偏身感觉障碍、单侧视野缺损、言语障碍（失语或构音障碍）、忽略综合征、对侧共济失调、肌肉麻痹或者步态异常。缺血性卒中可以出现下列症状：单独四肢无力、单独头痛、记忆缺失、行为异常或仅仅头晕。在典型血管支配区（依据大脑影像学）损害的临床表现是几乎所有卒中的关键特征 [4]。

大脑皮层功能缺失的表现（失语、视野缺失、忽略综合征）往往提示大脑半球的大血管病变。共济失调、双侧感觉运动功能缺失、Horner’s 综合征、肌无力和交叉性感觉障碍（一侧面部和对侧躯体）往往提示后循环（椎基底动脉系统）卒中。还有一些特殊的综合征提示大脑深部血管病变，称为腔隙性卒中，是由起源于大脑大血管上的深穿支血管的闭塞引起。深穿支血管供应的区域包括深部的基底节结构、丘脑和脑干。表 30-1 和表 30-2 列出了脑血管和腔隙综合征的临床表现。

动脉粥样硬化性缺血性卒中是占大多数的。动脉粥样硬化可以发生于大脑内任何一根血管，但是易发生于下列部位：颈动脉分叉处、颅内颈内动脉虹吸段、大脑中动脉近段、基底动脉中段和主动脉弓。动脉粥样硬化斑块形成要经过很多年。斑块破裂可以形成栓子 [15]。动脉粥样硬化性血栓形成可以堵塞整个血管，造成血管严重狭窄（导致分水岭缺血），或者形成栓子栓塞远端的血管（动脉 - 动脉栓塞）。

心源性脑栓塞占缺血性卒中的 15% ～ 20%。下列情况容易形成颅内栓子，造成脑（和其他器官）栓塞：房颤、感染性心内膜炎、陈旧性心肌梗死、心瓣膜病和心肌病 [4,16]。大部分腔隙卒中是由于血管的脂肪透明样变性或微小粥样硬化堵塞了穿支血管。

特殊病例

青年人缺血性卒中

临床医生应该经常见过青年缺血性卒中（≤ 45 岁）。这种病例经常需要有特殊的检查方法，因为患者可能具有特殊的发病过程。许多疾病可以引起青年人缺血性卒中，他们一般分为几大类：①早期动脉粥样硬化；②少见的血管病；③心脏疾病；④凝血功能障碍；⑤其他 [17]。

过早动脉粥样硬化通常发生在具有多种动脉粥样硬化危险因素的患者，有些病例甚至难以诊断和治疗。这些动脉粥样硬化危险因素包括：高血压、高脂血症、糖尿病、吸烟和肥胖。在青年卒中患者中经常见到的罕见血管病包括动脉夹层（常常没有明显外伤）、肌纤维发育不良、烟雾病、感染和药物滥用性血管炎[17]。很多心源性因素也可以导致青年卒中，比如先天性心脏病、卵圆孔未闭（常常导致静脉栓塞）、瓣膜病（感染或炎症）、心肌病、黏液瘤、乳头状弹力纤维瘤以及其他心脏疾病。极大多数的凝血障碍和青年卒中有关，最常见的是狼疮抗凝抗体、抗心磷脂抗体、蛋白 C 和蛋白 S 缺乏[18]。通常情况下，这些凝血障碍引起的静脉血栓比动脉血栓要多。血液系统恶性肿瘤引起的凝血障碍既可引起缺血性卒中，亦可引起出血性卒中[19]。许多系统性疾病可以引起血液的高凝状态，比如感染性肠道疾病、血红蛋白病、同型半胱氨酸升高和癌症。

“其他”类别的青年卒中的病因包括下列疾病，有少见的，也有常见的。偏头痛和妊娠是最常见的病因。各种复杂类型的偏头痛或长期服用避孕药，卒中的风险较高[20]。妊娠期，特别是孕晚期和产后 3 个月内是卒中高风险期，容易发生静脉血栓形成和脑出血[21-22]。药物滥用是另一个青年性卒中的常见原因[23]。罕见的病因包括 CADASIL（cerebral autosomal dominant arteriopathy with subcortical infarcts and leukoencephalopathy 常染色体显性遗传性伴脑皮质下梗死和白质脑病）、MELAS（mitochondrial encephalomyopathy，lactic acidosis，and stroke 线粒体脑肌病、乳酸性酸中毒和卒中）、孤立的中枢神经系统（CNS）血管炎、Sneddon 综合征（一种网状皮疹，抗心磷脂抗体阳性和缺血性卒中）、马方综合征和许多其他众所周知的可以导致卒中的疾病（尤其是结缔组织疾病）。

系统性疾病相关的卒中

许多系统性疾病也是卒中重要和潜在的危险因素：高血压、糖尿病、高脂血症，抽烟，心脏病（房颤、心肌梗死、心瓣膜病等）和药物滥用等等，这些疾病将在本书其他章叙述。本部分着重论述特殊的系统性疾病导致的特殊或罕见卒中。

有一些独特的全身性疾病可以引起任何年龄的患者发生卒中。自身免疫性疾病如红斑狼疮，可以通过多种机制产生晚期或早期动脉粥样硬化、血管炎、血液高凝状态和心源性栓塞事件[24]。镰状细胞病（SCD）也导致缺血性卒中和出血性卒中，它导致大多数大血管病变、小血管阻塞、烟雾血管破裂 [产生脑出血和（或）蛛网膜下隙出血] 并加速动脉粥样硬化，产生高血压和肾衰竭[25-26]。

滥用药物（特别是可卡因）可以通过许多过程产生缺血性卒中，包括血管痉挛、心源性栓子（由于心肌病）、高血压和感染性心内膜炎[27]。药物滥用引起极端高血压、坏死性血管炎，导致脑出血或蛛网膜下隙出血。药物滥用不仅发生在年轻的患者，也可发生于特定地域的人群。因此，所有卒中患者应做尿毒试验筛查，甚至 50 岁以上的白领人士亦不能除外。

目前认为人类免疫缺陷病毒 / 获得性免疫缺陷综合征增加卒中风险。部分原因是由于 HIV/AIDS 患者的寿命增加了，有些患者患有卒中，因此增加卒中的危险因素（尤其是缺血性卒中）[28-29]。

全身性癌症是一种常被忽视的卒中原因。有时候卒中诊断之前癌症已诊断。癌症导致卒中的相关机制包括高凝状态和非细菌性血栓性心内膜炎。通常癌症相关的卒中病变多发、大小不一，在不同血管供血区[30-31]。这些患者可以有深静脉血栓形成（DVT）。肝衰竭似乎会增加缺血性和出血性卒中的风险。

颅内出血

广义地说，颅内出血按病因分为外伤性的和非外伤性的。本章主要讨论非外伤性脑出血。颅内出血的常见原因是脑内血管破裂。典型病例突然出现神经功能缺损，但是随着血肿的扩大症状演变超过 10 ～ 30 分钟。头痛是脑出血最常见的临床表现，大部分患者即使既往没有高血压病史，也会出现血压增高（收缩压经常超过 220 mmHg）。患者常常有恶心呕吐，尤其是脑干和（或）小脑出血患者。

急性或慢性高血压是绝大多数非外伤性脑出血的病因，这种出血常常发生在脑内特殊的部位（表 30-4）。与缺血性卒中一样，脑出血的位置与临床症状高度相关。最近结合 CT 研究表明，第 1 个 24 小时内 30% ～ 40% 的脑出血住院患者血肿扩大，临床症状恶化[6,32]。高血压是血肿扩大的危险因素，虽然机制尚不清楚。

脑出血另外一个病因是脑淀粉样变性（CAA），见于 70 岁以上的老人，是由 1 种或多种淀粉样蛋白沉积于大脑小动脉的血管壁引起。典型的 CAA 出血好发于脑叶（白质和灰质交界区），常见于额叶、颞

表30-4 颅内出血常见位置和症状

出血位置	可能病因	常见症状
基底节区	高血压	对侧轻偏瘫，凝视麻痹，血肿大可出现意识改变
脑叶	高血压，脑淀粉样血管病	皮层症状，无力，视野缺损，大面积可有意识改变
丘脑	高血压	意识改变，感觉异常，凝视异常
脑桥	高血压	昏迷，凝视、瞳孔异常，四肢轻瘫
小脑	高血压，动静脉畸形	同侧共济失调，头昏，眩晕，恶心，呕吐
大脑皮质	动静脉畸形，高血压，动脉瘤	头痛，痫性发作，皮层症状

叶和枕叶。CAA引起的脑出血往往是多发的、易复发[33-35]。研究表明，CAA、颅内出血和早老性痴呆之间有明确相关。有时，缺血性卒中可以出血转化，转变成脑出血。缺血性卒中出血转化率大于15%，一般见于大面积卒中、心源性卒中和使用抗凝药和溶栓药后继发的。

大多数血管畸形也可导致脑出血，尤其是动静脉畸形和海绵窦血管畸形（罕见，毛细血管扩张和增生导致静脉异常）。动静脉血管畸形是最常见和严重的血管畸形，可以破裂导致出血和反复出血，有时出现癫痫发作和局灶性神经功能缺失[36]。表30-5列出了各种脑出血的特点和危险因素。

脑出血可以继发于下列情况：抗凝治疗后和卒中或其他系统血栓溶栓治疗后或者凝血障碍、血液系统疾病、感染性心内膜炎，感染（细菌、真菌、病毒），药物滥用（海洛因、可卡因、安非他明），脑肿瘤（通常转移瘤）和静脉窦血栓形成[6]。值得一提的是，医源性因素引起的脑出血常见于各种药效很强的抗血小板和抗凝药的使用。组织型纤溶原激活物（tPA）和急性缺血卒中血管内治疗的开展（腔内血栓切除术，支架置入术）可以导致脑出血（很少引起SAH）[37]。

蛛网膜下隙出血（SAH）

正如前面提到的，非创伤性蛛网膜下隙出血大多数病例是由大脑底部Willis动脉环周围血管分叉处的动脉瘤破裂引起的。然而，使用现代的成像技术，我们发现动脉瘤可以发生在更远端的动脉树。这些病变往往存在一个潜在的感染（最常见的是心内膜炎），虽然它们可以继发于一个复杂的血管炎或遗传病（多囊肾、马方综合征）[38]。

典型的蛛网膜下隙出血有突发的、严重的头痛，伴有恶心/呕吐、颈项强直和血压高。由于破裂的动脉瘤位置不同，患者会有不同额外的神经系统局灶表现。例如，后交通动脉瘤可以引起支配同侧瞳孔的动眼神经麻痹。前交通动脉瘤破裂可以引起说话和行为的改变。动脉瘤破裂可以引起脑周围广泛的出血，甚

表30-5 中枢神经系统导致脑出血的常见表现

损害类型	典型部位	血管损害解剖	血压情况	典型出血类型	出血风险/其他
动脉瘤	Willis环周围的动脉分支	部分血管壁变性引起	高	蛛网膜下隙出血	由大小决定；≤发病率的1%
动静脉畸形	中枢神经系统任何地方	动脉直接汇入静脉，不规则地介于脑组织中	高	颅内出血和（或）蛛网膜下隙出血	出血风险高，可引起痫性发作
海绵状血管瘤	中枢神经系统任何地方	扩大的微血管聚集，不侵犯脑组织	低	颅内出血常见	大部分病例出血风险低，可引起痫性发作
毛细血管扩张	中枢神经系统任何地方，脑干和白质常见	扩大的毛细血管聚集，规则地介于脑组织中	低	脑桥	出血风险低
静脉血管瘤	小脑半球	小静脉聚集，放射状，引流静脉，正常脑组织	低	深部白质，小脑	出血风险很低

表30-6 囊状动脉瘤常见部位及蛛网膜下隙出血相关的症状

部位	临床症状
前交通动脉	下肢无力，言语障碍，性格改变，痫性发作，记忆丧失
后交通动脉/颈内动脉壶腹部	第3对颅神经麻痹
大脑中动脉分支	对侧无力，感觉异常，言语功能障碍
基底动脉尖	意识改变，瞳孔异常，凝视异常

至破入脑室影响意识状态，甚至昏迷，有时因为颅内压急剧升高可以引起早期或猝死。表30-6列举了动脉瘤的位置与症状之间的关系。

动脉瘤破裂后，SAH可能有很多并发症风险，包括再出血（如果动脉瘤没有手术夹闭或弹簧圈栓塞）、脑血管痉挛造成缺血性卒中、癫痫、脑水肿、SIADH（抗利尿激素分泌不当综合征）、中枢性高热等。

脑出血和SAH的大量血液可以破入脑室，引起急性或亚急性脑水肿综合征，出现头痛加重、恶心/呕吐、意识改变甚至昏迷。所有卒中，尤其是脑出血或SAH可以继发癫痫，尤其在血液波及大脑皮层或可以引起癫痫的脑深部结构，如海马。时间长了以后，这些患者容易发展为痴呆或性格改变。

卒中模型

有责任让临床医生知道疑似卒中患者。很多情况下患者表现为不同的卒中样症状和体征，提示患者有不同的疾病。这些情况影响了卒中急性期的治疗、不间断的护理和二级预防。表30-7列举了一些常见的卒中模型和诊断测试，这些可能有助于卒中的诊断。

临床评估的方法

病史及体格检查

一种疑似卒中或TIA患者的临床评估开始于病史采集和体格检查。我们关心与卒中危险因素相关的既往史包括高血压、糖尿病、心脏病等等，以及目前症状、起病形式、加重因素和发病过程（稳定、改善、恶化）。我们尤其关心症状如言语障碍及精神障碍、颅神经障碍证据（复视、单眼视野缺失、构音障碍、吞咽困难、面瘫）、局灶性运动障碍或步态的异常和感觉症状。对于脑卒中患者的一个特别的挑战是，患者的感觉障碍和（或）表达障碍影响患者讲述卒中的症状，这就必须从患者的家庭、朋友，或照顾者处采集病史。

表30-7 常见卒中鉴别：诊断、治疗

疾病	诊断线索	确诊	治疗
高血糖症/低血糖症	糖尿病病史，口服降糖药	血糖检测	纠正潜在的疾病
电解质紊乱	造成电解质紊乱的诱因，服药史	电解质监测	纠正诱因
偏头痛	亚急性起病，既往头痛病史 偏头痛家族史	排除其他疾病；诱发因素	避免触发物；频繁发作预防性用药，停止激素治疗
痫性发作	先兆症状；既往痫性发作病史；发作后昏睡等症状	脑电图；定期随访	抗癫痫药
转化型反应	神经系统检查未发现器质性病变；有精神症状，继发获益	排除其他疾病；重复查体发现前后不一致的体征	精神疾病评估
脱髓鞘疾病	年轻；亚急性起病	MRI阳性结果；腰椎穿刺结果	免疫疗法
中枢神经系统肿瘤	缺损症状不符合血管分布；肿瘤危险因素	MRI阳性结果；系统性的新生物相关检查	抗肿瘤治疗
硬膜下血肿	头部创伤；出血危险因素	头颅CT或MRI	纠正血液相关疾病，外科引流
药物副作用	与服药相关的症状	排除其他疾病	换药/停药
感染	发热，白细胞增高	颅脑影像，腰椎穿刺，血培养	抗感染，抗病毒

CT，计算机断层扫描；MRI，磁共振成像

另一个重要的问题是卒中的发病时间。因为发病时间决定患者是否能接受急性介入治疗（这是缺血性卒中急性期的一个重要问题）。发病时间的定义是卒中症状开始的时间，经常被假定为患者出现卒中症状的时间。如果处在持续观察中，卒中的发病时间是指首次观察到卒中症状的时间。但是如果患者一个人在家里，卒中症状是家里成员发现的，发病时间是指患者在最后一次被认为是正常的时间（假定患者不能决定发病时间）。因此，如果患者在早晨7点醒来不能说话，发病时间被确定为头天晚上患者正常上床睡觉的时间，除非有明确的文件依据。这种严格的定义基本上排除了许多患者的所谓醒后卒中接受 tPA 的急性溶栓治疗[39]。

神经系统检查为卒中的定位诊断提供有用的信息，提示血管的分布以及受累的血管。就像前面的叙述，这是确定卒中发病机制和病因的关键步骤，包括神经系统检查得到的重要体征；内科检查也会给临床医师提供很多重要的诊断信息。这些评估包括颈部杂音的听诊、心脏检查、血液检查和双上肢的血压和脉搏检查、皮肤检查、头部和颈部外伤的证据。表30-8 提供了已知的脑血管病神经系统评估概况。

临床医生经常会使用各种量表来评估卒中的严重程度。这些量表可以用来指导诊断和治疗指引选择。美国国立卫生研究院的卒中量表（The National Institutes of Health Stroke Scale，NIHSS）常用来评估缺血性卒中患者。NIHSS 量表是正规的神经系统检查评分，分值范围是 0 ~ 42（0 分正常，分数越高病情越严重）。格拉斯昏迷量表（The Glasgow Coma Scale，GCS）用来评价脑出血和蛛网膜下隙出血，评价患者对外界刺激的反应。GCS 分值是 0 ~ 15 分，15 分正常。Hent-Hess 评分是用来评估蛛网膜下隙出血的严重程度，1 分是有症状前的头痛，5 分深昏迷。Fisher 分级是用来评估蛛网膜下隙出血的 CT 表现，分值是 1 ~ 4.1 分 CT 上见不到血液，4 分是脑室或实质可见到血液。

表30-8 卒中相关的主要神经系统查体

检查部位	特殊的功能检查
意识和认知	警戒性，定向力，言语，命名，复述，记忆，人格，失用，失认，忽略
颅神经	检查第Ⅱ～Ⅻ对颅神经主要表现，包括视力、眼底镜检查
运动系统	舌肌，肌容积，异常动作，肌力，精细动作
小脑	协调，快速运动，平衡
步态	能否行走，平衡功能，连带动作
感觉系统	痛觉/针刺，轻触觉，振动觉/本体感觉
反射	腱反射，趾反射（巴宾斯基）；皮肤反射，原始反射（吮吸反射，强握反射，掌下颌反射）
血管系统	心脏，颈部听诊；双侧血压；桡动脉，足背动脉脉搏，肱踝指数评价

大脑的影像学

快速准确的大脑以及脑血管影像学使我们有能力早期确定卒中的种类、部位以及可能的机制[40]。几乎所有美国医院都能在急诊科给患者做头颅 CT。现场人员或远程放射学阅读技术和服务可以在 30 ~ 60 分钟内读片。这种快速阅读脑的影像学技术是初级卒中中心的关键技术[41]。

头部 CT 扫描可以简单、快速和安全地诊断急性卒中，尤其是脑出血。当一个缺血性卒中患者发病后立即做 CT 扫描，CT 上往往阴性或仅有轻微的改变。12 ~ 24 小时后重复 CT 扫描可能发现中到大面积缺

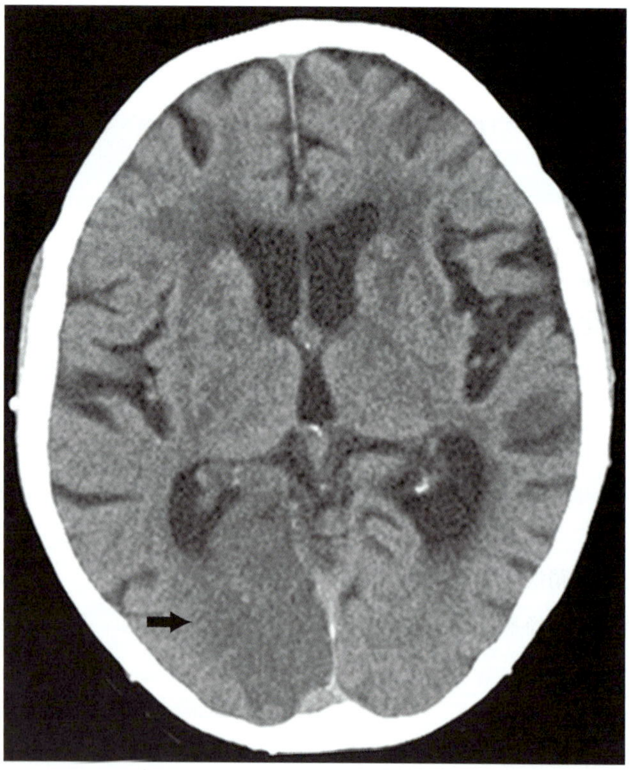

图 30-1 头颅 CT 平扫。新发视野缺损 24 小时患者，箭头所示为右侧枕叶亚急性期梗死病灶 *（暗灰色区域）*

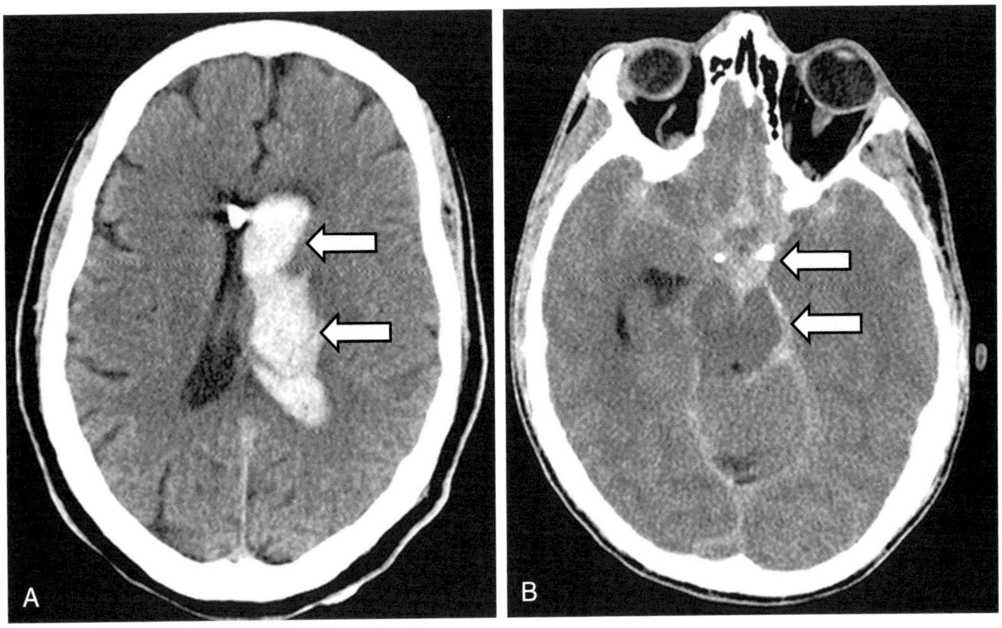

图 30-2 A，头颅 CT 平扫，箭头所示为深部大脑出血并破入脑室系统（*白色区域*）；B，头颅 CT 平扫，箭头所示颅底蛛网膜下隙出血（*白色区域*）充满基底池

血性卒中（图 30-1）。但是，头部 CT 看不到小的或急性卒中，尤其当位于脑干或后颅凹时。

头部 CT 对出血性卒中是十分敏感的，尤其是颅内出血（ICH）。颅内出血在 CT 上是在脑实质出现高密度病灶，代表急性脑出血（图 30-2A）。如 ICH 周围经常可以见到脑水肿的早期表现，水肿在其后的数小时或数天会加重。30% ～ 40% 的脑出血病例急性血肿扩大会导致临床症状加重。大量蛛网膜下隙出血患者在 CT 上可以在颅底和脑沟见到白色信号（图 30-2B）。但是，少量 SAH 或先兆出血在 CT 甚至 MRI 上可能会误诊。因此腰椎穿刺需要用来排除小量 SAH。

很多研究和最新卒中指南都支持使用 MRI 来评估卒中或疑似卒中 [42]。MRI 的 DWI 成像可以准确和方便诊断各种类型缺血性卒中（以及出血性卒中）。MRI 尤其适用于小卒中、急性卒中以及后颅凹的卒中（图 30-3）。磁共振 DWI 联合梯度回声序列可以检测到小量出血。有研究使用这种技术在 40% 缺血区域内可以检测到小出血 [43]。

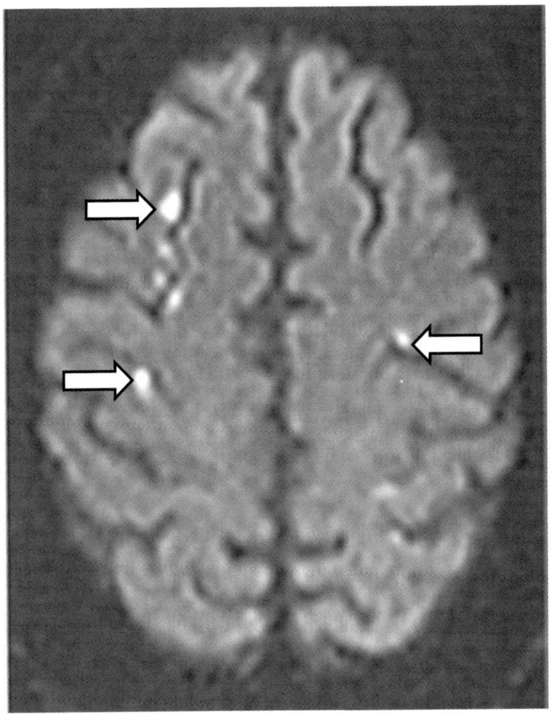

图 30-3 头颅磁共振弥散成像序列。白点（*箭头所示*）显示急性缺血或梗死区域，提示心房纤颤病人的多发梗死病灶

MRI 结果往往也会提供卒中病因学诊断信息，尽管病人症状和临床表现提示其他的病因。例如，病人症状体征提示脑深部小血管的卒中，我们往往认为这种卒中是由像高血压和糖尿病这些典型病患体内的血管危险因子引起。但是，MRI 显示一些小的急性卒中的部位在其他血管的供血区域，这将使我们的视线从小血管病变的卒中转移到其他大血管的卒中，比如心源性脑栓塞（由房颤、高凝状态或者甚至血管炎

框 31-1 随着时间的推移，缺血半暗带的定义

- 脑组织中脑血流量下降、无脑电活动，但存在离子稳态和跨膜电位的区域
- 脑组织中脑血流量下降，但有能力代谢的区域
- 脑组织中蛋白合成受损，但 ATP 水平正常的区域
- 通过临床干预治疗可挽救的脑缺血区域*

*该定义是和临床最相关的定义，并且和影像学定义直接相关。
ATP，三磷腺苷

缺血性卒中的院前及急诊科管理

院前管理和现场治疗对提高卒中患者的存活率至关重要。这个阶段从紧急医疗服务（EMS）呼叫开始继续至医院急诊科（ED）（表 31-1）。由于缺乏当地的服务、设施及社会原因，大多数缺血性卒中患者不能及时送达医院。当首次考虑卒中时，应迅速用适当的设施进行评估诊断和开始治疗[9]。发作 3 ～ 4 小时内的卒中患者可接受静脉溶栓治疗[10-14]。急诊医疗服务与医师首次检查、首次计算机断层扫描（CT）成像和神经系统评估所需的时间密切相关[13,15-17]。几项研究证实 EMS 的获益优于直接与家庭医生或医院联系[18,19]。相对于心肌梗死和创伤，应优先派遣 EMS 处理脑卒中[20]。患者出现超急性脑卒中的症状和体征时，必须按照时间敏感的紧急事件处理，应立即运送到最近的急诊脑卒中治疗机构。

为了使这一过程更加完善，医疗机构和媒体应加强公众对卒中征兆的认识[21]。所有公众都应该能够识别卒中的症状和体征，其中包括突发的局部乏力、说话困难、视力丧失、头痛和头晕[22]。对于成人和儿童而言，患者、家属及护理人员的教育也是卒中护理的一个组成部分，应该在卒中护理的各个阶段加以解决[22]。目前，组织纤溶酶原激活剂（tPA）溶栓是 AIS 唯一获批的治疗方法。国家神经疾病和卒中研究所（the National Institute of Neurological Disorders and Stroke，NINDS）和高级心脏生命支持资源（advanced cardiac life support resources，ACLSR）推荐了潜在溶栓治疗候选药物的时序（表 31-2）。

来自 Thomas Lewis Latané（TLL）Temple 基金会卒中项目对照试验的数据显示了针对患者、EMS、医院和社区医生的卒中识别和管理的教育干预措施的益处。这种方法将缺血性卒中患者的溶栓治疗使用率从 2.21% 提高到了 8.65%，而未使用该方法的社区仅增加了 0.06%。对于有溶栓治疗条件的缺血性卒中患者，tPA 使用率从 14% 上升到 52%[23-24]。院前延误是延迟启动治疗的最主要原因[25]。

紧急医疗服务启动了诊断和管理流程。急救人员应将患者转移到能够为卒中患者提供适当诊断和治疗方式的医疗中心[9]。在救护车到达现场后，应该获得简短的病史和患者检查，稳定生命体征，并迅速转运患者到最近、最合适的医院（表 31-3）。院前评估有助于 ED 医师和住院护理团队规划合理的治疗方案。院前评估工具首选洛杉矶院前卒中筛查和辛辛那提院前卒中量表，其应用最广泛，有助于评估潜在的卒中患者。急诊科的重要医疗干预措施应侧重于插管，血压控制和确定溶栓治疗的风险 / 获益[26]。一般的急诊卒中护理问题见表 31-4[27-28]。

表31-1 急诊卒中处理

检查	卒中症状识别
迅速处理	紧急派遣救护车，优先级 EMS
转运	通知院内相关科室
通道	急诊科快速分诊
资料	急诊科快速实验室检查及影像学评估
判断	快速诊治
药物	合理的药物及其他干预措施

EMS，紧急医疗服务。

Adapted from Adams HP Jr，del Zoppo G，Alberts MJ，et al：Guidelines for the early management of adults with ischemic stroke：a guideline from the American Heart Association/American Stroke Association Stroke Council，Clinical Cardiology Council，Cardiovascular Radiology and Intervention Council，and the Atherosclerotic Peripheral Vascular Disease and Quality of Care Outcomes in Research Interdisciplinary Working Groups：the American Academy of Neurology affirms the value of this guideline as an educational tool for neurologists. Stroke 38：1655-1711，2007[9].

表31-2 潜在脑出血患者的卒中评估时间基准

时间	目标时间
入院到接诊	10 分钟
转运至神经科医生	15 分钟
完成 CT 检查	25 分钟
完成 CT 阅片	45 分钟
开始治疗	60 分钟
转入监护病房	3 小时

CT，电子计算机断层扫描

表31-3 可疑卒中患者的救护车急救指南

推荐	不推荐
心肺复苏 ABCs	非低血糖患者使用含糖液体
心电监护	过度降压
建立静脉通道	静脉输注过多液体
保证血氧饱和度	
在 92% 以上	
测血糖	
禁食	
紧急送往急救部门	
快速联系能处理急性卒中的专业科室	

ABCs，气道，呼吸，循环。

Adapted from Adams HP Jr, del Zoppo G, Alberts MJ, et al: Guidelines for the early management of adults with ischemic stroke: a guideline from the American Heart Association/American Stroke Association Stroke Council, Clinical Cardiology Council, Cardiovascular Radiology and Intervention Council, and the Atherosclerotic Peripheral Vascular Disease and Quality of Care Outcomes in Research Interdisciplinary Working Groups: the American Academy of Neurology affirms the value of this guideline as an educational tool for neurologists. Stroke 38：1655-1711, 2007[9].

表31-4 急性卒中患者的全面管理

血糖	D_{50}治疗低血糖症
血压	评估溶栓候选者和非候选人的推荐方案
心脏监护仪	缺血性改变与心房颤动的连续监测
静脉注射液	避免 D_5 W 和过量的液体给药；IV 等渗氯化钠溶液 50 毫升 / 小时，除非另有说明
口服药物	最初使用 NPO；抽吸风险很大；避免口服摄入直至吞咽评估
给氧	补充说明（$SAO_2 < 93\%$，低血压等）
温度	避免热疗；根据需要，口服或直肠用对乙酰氨基酚和冷却毯

IV，静脉注射；NPO，每 OS NIL；SAO_2，动脉血氧饱和度。

Adapted from Krieger D, Hacke W: The intensive care of the stroke patient. In Barnett HJ, Mohr JP, Stein BM, editors: Stroke: pathophysiology, diagnosis and management, ed 3, New York, 1998, Churchill Livingstone; and SPORTIF Executive Steering Committee for the SPORTIF V Investigators: Ximelagatran vs. warfarin for stroke prevention in patients with nonvalvular atrial fibrillation: a randomized trial. JAMA 293:690-698, 2005[27-28].

急性卒中患者急诊需要静脉通路和心脏监测，最好在救护车中开始。这些患者同时也可能有发生急性心脏疾病如心律失常和心肌梗死（MI）的风险。此外，心房颤动可能与急性卒中相关，既可能是病因（栓塞性疾病），也可能是结果[29-30]。卒中患者的急诊评估应包括详细的病史、体格检查、神经系统检查和卒中量表评分（美国国立卫生研究院卒中量表[NIHSS] 和适当的诊断测试；框 31-2）[9]。

患者出现通气不良需要通过鼻腔吸氧或快速气管插管进行紧急气道控制。充分的组织充氧在脑缺血的急性处理中相当重要，可防止缺氧和进一步脑损伤。急性卒中患者缺氧的最常见原因是部分气道阻塞、通气不足、肺不张或吸入性肺炎[9,26-27,31]。需要用脉搏血氧仪监测血氧饱和度，目标值为 92% 及以上[32]。

框 31-2 立即诊断研究疑似急性缺血性脑卒中患者的过程*

所有患者

非对比脑 CT 或脑 MRI

血糖

血清电解质 / 肾功能

心电图

心脏缺血的标志

CBC，包括血小板计数

凝血酶原时间 / INR

APTT

氧饱和度

选定的患者

肝功能测试毒理学屏幕

血液乙醇水平

怀孕测试

动脉血气检查（如果怀疑缺氧）

胸部 X 线摄影（如果怀疑肺部疾病）

腰椎穿刺（如果怀疑 SAH，CT 扫描阴性）脑电图（如果怀疑有癫痫发作）

* 虽然在给予 rtPA 之前需要知道这些测试结果，但是在等待结果时不应该延迟溶栓治疗，除非（1）临床上怀疑有出血异常或血小板减少，（2）患者接受过肝素或华法林治疗，或（3）抗凝药的使用是未知的。

APTT，激活部分凝血活酶时间；CBC，全血细胞计数；CT，计算机断层扫描；INR，国际标准化比率；MRI，磁共振成像；SAH，蛛网膜下隙出血。

Adapted from Adams HP Jr, del Zoppo G, Alberts MJ, et al: Guidelines for the early management of adults with ischemic stroke: a guideline from the American Heart Association/American Stroke Association Stroke Council, Clinical Cardiology Council, Cardiovascular Radiology and Intervention Council, and the Atherosclerotic Peripheral Vascular Disease and Quality of Care Outcomes in Research Interdisciplinary Working Groups: the American Academy of Neurology affirms the value of this guideline as an educational tool for neurologists.Stroke 38：1655-1711, 1, 2007[9].

增加氧气摄入量可选择气管内插管、鼻导管吸氧和高压氧。如果脑疝存在，机械通气的过度换气可通过减少 CBF 来降低颅内压（ICP），建议终末二氧化碳分压（PCO_2）为 32 ～ 36 mmHg；也可以考虑用静脉用甘露醇降低颅内压。补氧应该用脉搏血氧仪来监测 [26-27,31]。

急性卒中的治疗

目前，唯一由监管机构批准的用于 AIS 治疗的药物是 IV tPA，在发作后 3 小时内开始使用。这种治疗的批准是基于 NINDS tPA 试验结果，该试验证实了包括 mRS，Barthel 指数和 NIHSS 在内的各种指标在 90 天结局方面有显著改善 [33]。在不同卒中亚型和各种基线卒中严重程度从相对轻微到严重的患者中都可见到效果 [34]。尽管在 NINDS 试验中观察到 IV tPA 治疗的症状性颅内出血风险为 6.4%，但整体治疗效果非常显著。在 NINDS 试验之后，还进行了几项其他的 IV tPA 研究，试图将治疗时间窗延长至卒中发作后 6 小时 [35-37]。这些研究都没有显示出对试验选择的主要结局指标有明显的益处。然而，欧洲合作急性卒中研究（ECASS）Ⅰ和Ⅱ以及 ATLANTIS 试验的综合分析显示，卒中发作 4.5 小时后 IV tPA 治疗效果显著 [38]。这一观察结果表明，治疗时间窗 IV tPA 可以延长，并在 ECASS Ⅲ试验中进行评估。该研究评估了 AIS 患者发病后 3 ～ 4.5 小时，也同时反映了欧洲的 tPA 使用许可条件：排除 80 岁以上的患者，卒中非常严重，具有卒中史、糖尿病史以及卒中前使用抗凝药物的患者 [39]。ECASS Ⅲ研究表明，52.4%tPA 治疗的患者在 mRS 上获得 0-1 的有利结果，而安慰剂组为 45.2%（优势比 [OR]，1.34；95% 置信区间 [CI]，1.02 ～ 1.76；$P = 0.04$）。ECASS Ⅲ的结果导致美国心脏协会（AHA）和其他组织推荐在选定的 AIS 患者中 IV tPA 的使用可延长至 4.5 小时 [40]。ECASS Ⅲ数据的亚组分析显示，年龄大于 65 岁的患者、卒中较重的患者比年轻患者或卒中较轻的患者受益少 [41]（框 31-3）。其缺点在于，ECASS Ⅲ试验只采用标准的 CT 扫描，所以还不清楚当缺血半影存活趋于衰退时，扩散 / 灌注磁共振成像（MRI）或灌注 CT 等现代成像技术如何有助于识别 AIS 患者，及在延长的时间窗口使用 IV tPA 的获益多少。

目前，尽管 IA 溶栓使用较为广泛，但仍是未经证实的治疗方法。评估这种治疗方法的唯一Ⅲ期临床

框 31-3 在 3 ～ 4.5 小时的时间窗口内静脉 tPA ECASS Ⅲ试验的亚组分析

患者特征与 tPA 适度或无效益相关

- 女性
- 年龄＞ 65 岁 *
- 中等基线卒中严重程度 *
- 糖尿病
- 高血压 *
- 心房颤动 *

* 表示患有症状性脑出血（ICH）风险增加的患者；tPA，组织纤溶酶原激活剂。

Adapted from Bluhmki E，Chamorro A，Dávalos A，et al：Stroke treatment with alteplase given 3.0-4.5 h after onset of ischaemic stroke (ECASS III)：additional outcomes and subgroup analysis of a randomised controlled trial. Lancet Neurol 8：1095-1102, 2009[42].

试验是 PROACT- Ⅲ试验，试验比较了在严重受损的患者中，血管造影证实的大血管闭塞患者卒中发作后 6 小时内分别采用尿激酶原（$n = 121$）和安慰剂（$n = 59$）治疗的效果 [42]。之前的安全性试验证明了其安全性。在 PROACT- Ⅱ试验中，40% 的治疗患者取得了较好的效果（ mRS 评分 0-2），而安慰剂组为 25%（$P = 0.04$）；部分或完全再通率分别为 66% 和 18%。尿激酶原组的症状性 ICH 增加，但不显著。该试验显示，脑卒中发生 6 小时的颅内血管阻塞患者采用 IA 治疗可能是有益的。监管机构并未基于该中等规模试验而批准尿激酶，第二次确认试验从未进行过，因此尿激酶原不可用于临床。

tPA 的 IA 使用研究仅限于初始Ⅳ tPA 使用后与 IA 治疗的联合试验。在 IMS Ⅰ试验中，观察到联合使用 IA 和 Ⅳ tPA 治疗的 ICH 风险，与在 NINDS IV Ⅳ试验中单独使用 IV Ⅳ tPA 相似 [43]。在 IMS Ⅱ试验中，患者最初在卒中发作 3 小时内接受 IV tPA。然后进行血管造影，如果观察到血凝块，则通过标准导管或 EKOS 微量注入导管启动 IA 治疗 [44]。试验纳入的 81 例患者中，26 例接受 IV tPA 治疗，33 例接受 IV + 经 EKOS 导管 IA tPA 治疗，19 例通过标准导管联合 IA 治疗。没有对照组，但是与 NINDS 试验中的安慰剂组相比，这种联合治疗方法倾向于具有更有利的结果。IMS Ⅲ是一个更大的试验，比较 IV tPA 和各种联合的 IV 和 IA 治疗方法，目前正在进行，但招募滞后。一项欧洲研究（比较 IV 与 IA tPA）也正在进行中。

在日本的 MELT 试验中，对 IA 使用尿激酶的患

者进行了研究，该试验随机将114例血管造影证实的大脑中动脉（MCA）阻塞患者随机分配到卒中发作后6小时内的主动治疗或标准药物治疗组[45]。IA尿激酶组在49.1%的患者中获得了有利的结果（mRS评分0～2），而在对照组中为38.6%，这是在该效力不足的试验中观察到的一个不显著的获益趋势。对随机IA溶栓试验的详细分析得出的结论是，与预后模型中的预期效果比较，没有证据表明这种治疗方法有益[46]。

用MERCI取栓器和PENUMBRA装置评估血管再通。这两种器械都获得了美国食品药品监督管理局（FDA）的批准，可以清除颅内血管中的血块，但是没有被批准用于治疗AIS。若使用其他器械去除凝块，则与批准其上市是相矛盾的。MERCI取栓器的批准是基于对141名AIS患者进行的一项开放的非随机试验，大部分患者有前循环闭塞，卒中发作后8小时内未接受tPA治疗[47]。然后将这些治疗患者与历史对照（安慰剂来自PROACT-Ⅱ试验的小组），部分或完全再通的发生率为48%，用MERCI取栓器治疗的患者在90天时只有27.1%达到了0～2的mRS评分，基本上相当于PROACT-Ⅱ试验对照组中观察到的mRS比例（25%）。7.1%的患者发生器械相关的严重不良事件，但这不包括发生症状性ICH的另外7.8%的患者。

第二代MERCI取栓器的非盲法研究结果难以解释，因为大部分患者（48.3%）同时使用了IV和（或）IA tPA[48]。部分或完全再通率略高（57.3%），90天mRS评分0～2分（36%）。9.8%的患者出现症状性ICH，严重不良事件发生率为7.9%。一项开放性试验也评估了PENUMBRA装置，并与PROACT Ⅱ试验的历史对照进行比较[49]。在本研究中，125例患者在卒中发作后8小时内接受治疗。82%的患者出现部分或完全再通，1.6%出现器械相关严重不良事件，11.2%出现症状性ICH。在第90天，25%的患者达到0～2的mRS评分，与PROACT Ⅱ试验中的对照组相同。

基于这两项开放性研究，将装置结果与PROACT Ⅱ的历史对照进行比较，这两种装置都由FDA批准用于清除颅内血块。这些试验证实，两种装置在卒中发作后8小时内有效地诱导部分/完全血管再通。然而，再通与临床结果改善无关，因为两项试验均显示临床结果与PROACT Ⅱ中未治疗患者的对照组基本相同，而症状性ICH的发生率则与之相关。

尽管缺乏已被证实的临床益处，但在卒中发作后长达8小时甚至更长时间的某些中心，都使用IA tPA和装置清除血凝块。缺乏临床益处令人担忧，因为两种治疗方法明确引起大多数患者的闭塞血管再通，并且这应该转化为基于较早的时间窗IV tPA试验的临床益处。这意味着，尽管许多患者成功开放闭塞血管，但临床获益并非如此，因为在所评估的较晚的时间点不能挽救足够的缺血组织，特别是在两项装置试验中。此外，在MERCI和PENUMBRA研究中观察到的症状性出血率可能已经减少了潜在的临床益处。结果提示单独晚期再通不足以使临床获益，而在如此晚的时间点组织抢救等其他因素必须考虑临床疗效。

除了在卒中发作后4.5小时内开始获得明确益处的再通治疗之外，唯一一个记录显著改善结果的急性干预措施是使用专门的卒中护理单位。在急性冠心病护理方面，专业单位有着悠久的历史和良好的记录。对于AIS来说，专业护理单位的开发和使用更为先进，并且在冠状动脉护理后，才对其效果进行记录。一些研究发现，与卒中团队咨询的一般医疗单位相比，接受卒中护理单位的AIS患者可降低死亡率和减少残疾[50-51]。这些效益的确切原因尚不确定，但可能与一以下因素有关：更严格地遵守护理指导原则、更好的血压和血糖管理，以及早期动员[52]。另外，现在显而易见的是，管理指南如AHA“遵循指南”的建议，可减少AIS后的并发症，所以应尽可能在卒中单位和综合医院实施指导原则。

除了再通/再灌注之外，AIS治疗的另一种方法是神经保护，或者通过针对局灶性脑缺血的多方面治疗来减少梗死，该方法具有长期但效果不显著的记录。在动物卒中模型中，许多类别的神经保护药物减少了梗死面积，有些还改善了功能结果[54-55]（框31-4）。许多神经保护药物使梗死面积的减小在没有再灌注的情况下发生，意味着足够的药物以足够的浓度到达缺血半影区，以阻碍梗死的发展。这可能是因为在半影区有足够的残余CBF来递送神经保护药物并允许该组织存活。

基于不同质量和大量的临床前数据，许多神经保护药物进入临床开发阶段，包括在某些情况下进行的Ⅲ期临床试验[56]。没有一种神经保护药物显示出明显的疗效，目前没有神经保护药物可用于AIS治疗。关于这些药物的临床前评估和临床开发项目[57]（框31-5），提出了许多神经保护药物开发项目的原因。作为AIS治疗策略的神经保护（单一疗法）或与再

框 31-4 已经评估为急性缺血性卒中潜在治疗的神经保护药物类型

- NMDA 拮抗药
- AMPA 拮抗药
- 自由基清除剂
- 增长因素
- 钙通道拮抗药
- GABA 激动药
- 5- 羟色胺拮抗药
- 钾通道激活药
- 抗炎药

AMPA，α- 氨基 -3- 羟基 -5- 甲基 -4- 异恶唑丙酸酯；GABA，γ- 氨基丁酸；NMDA，N- 甲基 -D- 天冬氨酸盐。

Adapted from Schabitz WR, Fisher M: Perspectives on neuroprotective stroke therapy. Biochem Soc Trans 34:1271-1276, 2006; and Donnan GA: A new road map for neuroprotection. Stroke 39:242-248, 2008[55-56].

框 31-5 潜在的临床前和临床试验缺陷，可能已经阻碍神经保护药物的开发

临床前测试缺陷

- 治疗试验中样本量不足
- 缺乏足够的生理监测
- 对治疗结果不感兴趣
- 不在女性、年老者或有合并症时检测药物
- 只在啮齿类动物中检测研究药物
- 只评估组织学终点而不评估行为结果
- 缺乏对缺血性灰质和白质的影响

临床试验缺陷

- 卒中发作后病人治疗时间过长
- 包括不可能对治疗作出反应的卒中亚型，如腔隙性卒中患者
- 没有对研究药物进行充分药理评估，转向Ⅲ期试验
- 副作用排除达到所示的治疗血液水平，在动物中有效
- 缺乏动力的Ⅲ期临床试验发现临床症状不明显
- 有意义的治疗效果
- 使用不敏感或有缺陷的主要结局指标

Adapted from Gladstone DJ, Black SE, Hakim AM: Toward wisdom from failure: lessons from neuroprotective stroke trials and new directions. Stroke 33:2123-2136, 2002[58].

灌注组合保持吸引力。一种安全、适度有效的神经保护药物具有明显的独立疗效，可改善 AIS 后的疗效，尤其是在没有足够基础设施的医院给予 IV tPA 的情况下。神经保护与再灌注治疗的结合可以通过几种方式来设想。神经保护药非常早的启动可能延长缺血半暗带的存活时间，允许以后进行 IV 或 IA 再灌注治疗。在动物中，高流量 100% 氧气递送和粒细胞集落刺激因子（GCSF）都能延长半衰期存活率，但是这种方法尚未在临床试验中进行测试[58-59]。另一种潜在的神经保护与再灌注的组合应该使用合适的药剂以减少成功的再灌注（即再灌注损伤）潜在的有害组织成分[60]。影响自由基或减少炎性白细胞（WBC）吸收的神经保护药物可能特别适合于减轻再灌注损伤，并应考虑在再灌注成功后制订这些药物的临床开发计划。

未来神经保护发展计划的最后一个考虑是使用在 AIS 早期给予后减少梗死面积的药物，同时也能调整数周和数月后的自然恢复过程[61]。这种组合方法具有吸引力，由神经保护作用产生的梗死灶减小和大脑恢复效果的改善将有助于改善卒中的不良后果。目前对 AIS 神经保护的悲观情绪可以用保守乐观来代替，但临床试验的组织和实施将比以往更为复杂和困难。

今后 AIS 治疗的重要方向是延长治疗时间窗，超过目前证实的在卒中发作 4.5 小时内用 IV tPA 治疗，并在目前证实的治疗时间窗口内取得最好的治疗效果。完成这两个目标的一个有吸引力的假设是使用高级成像来识别具有广泛持续性缺血半影的 AIS 患者，这是急性卒中治疗的目标[3]。两种成像模式，扩散或灌注加权 MRI（DWI/PWI；图 31-2）和灌注 CT（图 31-3）可能适合这一任务[62-63]。对于 DWI，发生细胞毒性水肿的高能量代谢衰竭区域可以很容易地被识别和定量为高信号区域，很容易与正常的大脑区域区分。在 PWI 上，可以使用各种方法来识别低灌注组织，但这些方法如平均通过时间图、峰值绘图时间和 CBF 图等均无法可靠区分缺血核心与非常低的 CBF、缺血半暗带与 CBF 的中度降低和不会梗死的血量减少区域[64-65]。目前，有人提出 Tmax 图可以纠正缺血区对侧正常大脑中对比剂的动脉输入，这可能是区分这三种缺血区域的最佳方法。缺血半暗带被认为是由 PWI 上 Tmax 阈值异常的区域表示的，但在 DWI 上是正常的，即所谓的 DWI/PWI 不匹配[66]。初步数据支持这一概念，因为没有治疗，这个 DWI/PWI 不匹配区域很可能在延迟的 T2 或 FLAIR 成像中表现出梗死。磁共振血管造影（MRA）也可以与 DWI 和 PWI 一起采集，并可以显示大中型血管闭塞的位置。

很明显，DWI/PWI 不匹配将应用于卒中发作后的不同时间点识别残留大量缺血半影的患者，然后在临床试验中将这些患者随机分组。一项大型的欧洲病

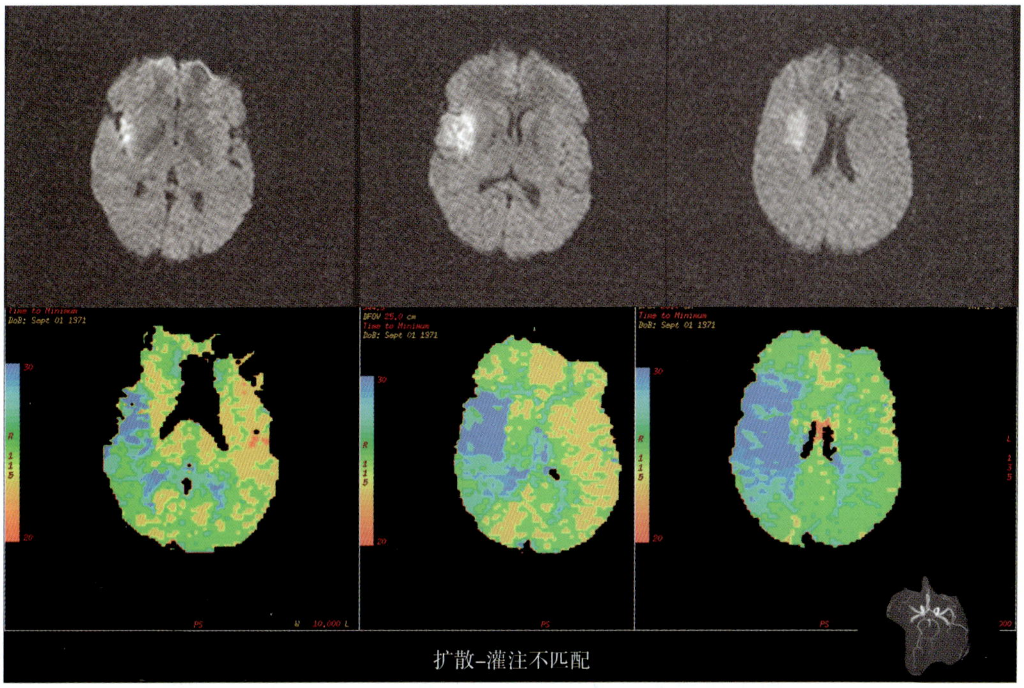

图 31-2　在急性磁共振成像（MRI）扫描上扩散和灌注不匹配的例子

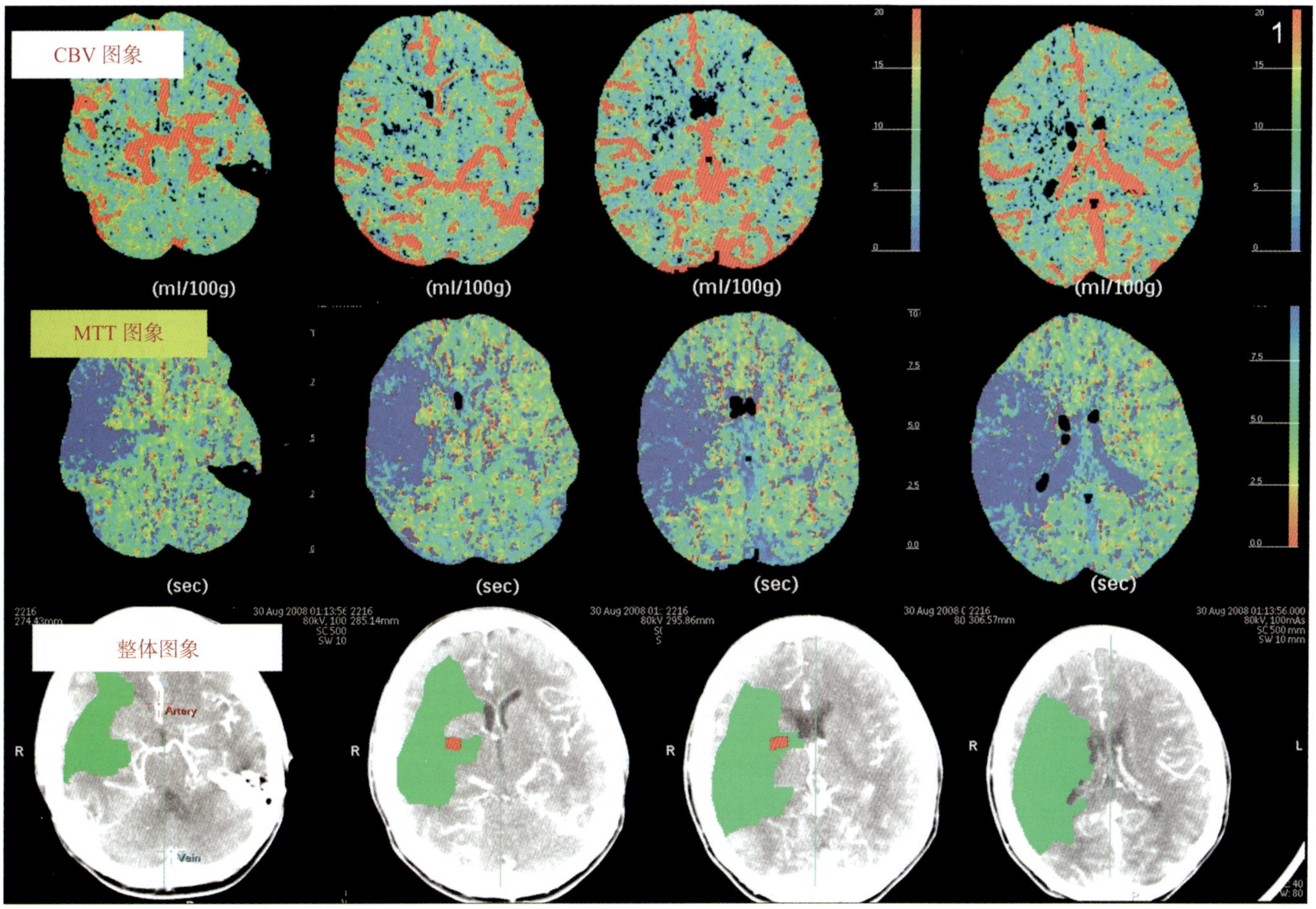

图 31-3　急性缺血性卒中（AIS）患者的灌注计算机断层扫描（CT）扫描显示，脑血容量图上的基底神经节异常很小，脑灌注的平均通过时间图上有大面积的低灌注

例系列研究观察到，AIS 后卒中发作后 3 ~ 6 小时发现的 DWI/PWI 不匹配患者接受 IV tPA 治疗，与在卒中后 0 ~ 3 小时治疗的患者，有基本相同的临床预后获益。两项早期临床试验评估了 DWI/PWI 联合 IV-tPA 治疗在 3 ~ 6 小时的时间窗口中的效果，并且证实其可识别出更可能从治疗中获益的患者 [68-69]。

第三组基于成像的试验使用另一种溶栓药物，——来自蝙蝠唾液的 Desmoteplase。两项小规模的初步 Desmoteplase 试验评估了基线 DWI/PWI 和 MRA，与安慰剂相比，这种新型溶栓药物极大增强了再灌注，缺血病变的增加倾向于减缓 [70-71]。第三项更大规模的去氨普酶试验中，尽管三分之二的患者使用了 DWI/PWI，其余的患者使用了灌注 CT，但是试验并没有显示出临床疗效 [72]。有人观察到，采用 DWI/PWI，发现影像学上扩散 - 灌注不匹配较大的患者对治疗的反应远好于匹配较小的患者。这些使用 DWI/PWI 联合静脉溶栓治疗的初步研究应该被认定可归结为以下假说。DWI/PWI 很可能用于鉴别更可能对治疗有反应的患者，因此可以减少未来试验的样本量，因为对治疗反应较小的患者比例会降低。

急性脑卒中患者的一般医学管理

低血糖应该通过快速 IV 给予浓缩葡萄糖溶液来纠正。低血糖对缺血过程是有害的；另一方面，200 mg/dl（10 mmol/L）或更高的血糖需要立即使用胰岛素。20% ~ 50% 的脑卒中患者发现有高血糖 [73-75]。重度高血糖与脑卒中进展、梗死面积增大和预后不良有关。血糖升高减少溶栓治疗的再灌注以及扩大梗死区域 [76-80]。含葡萄糖的静脉输液不应用于血糖正常的卒中患者，因为这可能导致高血糖，并可能加重缺血性脑损伤。应严格控制血糖，确定血糖正常（90 ~ 140 mg/dl）[9]。

高达 50% 的患者在卒中发作后 48 小时内体核温度升高。无论是否感染，高温都是一个警示征象。发烧的管理可产生明显的有利或不利的后果。热原可增强干扰素（参与免疫反应的分子）的作用，抑制一些微生物的生长，增强白细胞的活性，并加快组织修复。已经发现发烧的存在与脑卒中的预后不良有关，主要是因为代谢需求增加、神经递质释放增加以及自由基产生增加 [35,81-85]。实验证明，发热可增加梗死面积，体温可能促进卒中的进展，使长期后果不良 [86]。高热加重缺血性神经元损伤，退热疗法可用于发热性卒中患者。

对乙酰氨基酚（扑热息痛）治疗卒中（PAIS）试验评估了早期使用扑热息痛治疗能否通过降低体温和预防发热来改善急性卒中患者的功能结局。症状发作后 12 小时内，患者（$n = 1400$）被随机分配接受对乙酰氨基酚（每日 6 g）或安慰剂。3 个月后，对乙酰氨基酚的 mRS 改善未大于预期。这些结果不支持在急性卒中患者中常规使用大剂量对乙酰氨基酚 [89]。在急性卒中治疗的早期，推荐使用退热药，直到温度降至 37.5 ℃。有明显细菌感染的情况下应该使用抗生素。

临床试验正在评价低温疗法作为神经保护方法的效果 [87-88]。实验性和局灶性低氧性脑损伤模型已经表明低温具有神经保护作用。虽然有有力的实验和临床证据表明诱导低温可以在缺氧或缺血（包括心脏骤停后）时保护大脑，但使用低温诱导治疗卒中的资料很少 [90-95]。

当患者仰卧时，脑灌注压高，但卧位可能会增加 ICP，因此在蛛网膜下隙出血或其他 ICH 时不建议平卧。这也适用于运输卒中患者，可强化有利的结果 [96]。危及生命的占位性脑水肿发生在高达 10% 的幕上梗死患者，使死亡率增加约 80% [97]。脑卒中患者在发病 48 ~ 72 小时后出现最严重的脑水肿 [9]。脑水肿通过增加 ICP 和间接作用使缺血性卒中恶化。通常使用过度换气和甘露醇来快速和暂时降低 ICP，但长期价值不确定。两种方法都需要仔细监测血液化学。没有证据支持使用皮质类固醇可减轻 AIS 中的脑水肿。许多发生出血性转化或进行性脑水肿的患者将表现出急性临床恶化。在发生较大 MCA 梗死面积的病例中，早期手术减压现在是 60 岁以下患者首选的“抗水肿”治疗，独立于受影响的脑半球。目前正在测试早期手术减压对老年患者有益，还是在卒中 48 小时后进行有益。在过去的十年中，几项无对照病例系列研究发现，减压性颅骨切除术治疗恶性 MCA 梗死，可降低死亡率，但不增加存活者的严重致残率 [98-103]。

在卒中急性期维持电解质平衡很重要，特别是可避免血浆容量减少。液体平衡的紊乱可能影响脑灌注压。患者应充分水合。所有卒中患者应接受静脉输液治疗，根据脱水程度，通过红细胞压积和血清渗透压维持稍微正向的液体平衡。对于有可能的脑水肿患者应该采取谨慎的方法。因此，所有卒中患者都需要每日监测电解质 [19]。

虽然心脏病患者发生缺血性卒中的风险高，但是心肌缺血和心律失常都是急性脑血管疾病的潜在并发症[30,104]。卒中患者最常见的心律失常是心房颤动，这可能与卒中的病因或并发症有关[9]。其他潜在威胁生命的心律失常相对罕见，但可能会发生猝死[31,105]。没有临床试验验证了对多数缺血性卒中患者进行心脏监测的效用，或使用心脏保护药物防止严重心律失常的效用，但专家共识仍认为AIS患者应进行心脏监护至少24小时，并且应该治疗任何严重的心律失常。在卒中患者中预防性应用抗心律失常药物的效用尚不明确[9]。

高血压对大脑有破坏性的作用，是缺血性和出血性卒中的主要危险因素。高血压改变了脑血管的结构，并破坏了保证大脑血液供应的精细压力调节机制。这些改变会威胁到大脑的血液供应，增加大脑对缺血性损伤的易感性[106]。脑卒中后前几个小时通常会检测到高血压。血压监测和治疗是卒中治疗中最重要的问题之一。由于脑灌注紊乱，低血压和高血压对脑卒中患者都是危险的。必须尽快纠正低血压和心律异常，以确保足够的脑灌注。然而，应根据建议的指南来控制血压升高[107-108]。积极降低血压可能会降低脑灌注压，并使缺血过程恶化。

高血压和低血压与急性卒中患者预后不良相关[109-110]。血压正常化可能会急剧降低缺血性卒中的出血性转化风险，并降低卒中复发和脑水肿的风险。伴高血压性脑病、主动脉夹层、急性肾衰竭、急性肺水肿或AMI的卒中患者应积极进行抗高血压治疗[110-111]。不幸的是，血压的积极治疗可能通过降低缺血性脑区的灌注压力导致神经功能恶化[110,112-113]。缺血性卒中患者急性降低血压与神经功能恶化有关。当降低血压时，首选可滴定的短效静脉用药，以尽量降低脑血流灌注不足的风险[114]。通常在脑卒中发作后的头几个小时内，有时直到24小时后，血压自然下降，与任何特定的药物无关[115]。

几项与急性血压控制有关的研究结果表明：对精确地控制急性卒中期患者的血压存在争议。收缩压（SBP）大于185 mmHg或舒张压大于110 mmHg是溶栓禁忌证，应紧急控制血压以便进行溶栓治疗[35]。不考虑溶栓治疗，也没有高血压相关并发症时，没有资料支持急性卒中患者应用急性降压药物。专家共识推荐，收缩压大于220 mmHg或舒张压大于120 mmHg时才能降低血压[9]。然而，无论高血压程度如何，血压迅速降低实际上可能是有害的。

AIS患者的血压管理包括溶栓治疗和非溶栓治疗。对于不采用tPA，且收缩压（SBP）低于220 mmHg且舒张压低于120 mmHg的患者，如果没有终末器官受累的证据（即肺水肿、主动脉夹层、高血压性脑病），应监测血压（不急性干预），应该治疗卒中症状和并发症（增加ICP，癫痫发作）。对于SBP升高超过220 mmHg或舒张压在120 ~ 140 mmHg的患者，拉贝洛尔（10 ~ 20 mg IV 1 ~ 2分钟）应该是首选药物，除非存在禁忌证[113]，且每10分钟重复或加倍至最大剂量300 mg；或者，每5分钟增加2.5 mg/h滴定到最大剂量15 mg/h的尼卡地平（5 mg/h静脉内初始输注）可用于血压控制。最后，静脉输注0.5 μg/（kg・min）的硝普钠可用于连续血压监测。干预的目标是血压降低10% ~ 15%[9,26]。

对于接受tPA治疗的患者，SBP应低于185 mmHg，舒张压低于110 mmHg。静脉溶栓治疗期间和之后的血压监测和控制至关重要，因为不受控制的高血压与出血并发症有关[35]。静脉溶栓治疗后的前2小时，应每隔15分钟检查血压，然后每30分钟一次监测6小时，最后每小时一次监测16个小时。如果收缩压为180 ~ 230 mmHg或舒张压为105 ~ 120 mmHg，则在1 ~ 2分钟静脉内使用10 mg的拉贝洛尔是合适的。每10 ~ 20分钟可重复用药至最大剂量300 mg。如果血压控制不当，应考虑使用硝普钠[32,116]（表31-5）。

抗凝和抗血小板治疗

静脉抗凝治疗被广泛使用，即使没有数据证实其益处。目前尚不清楚IV肝素是否能防止亚急性期反复发生心脏栓塞性卒中，不太可能减缓卒中缺血期的进展。目前的指南不建议对任何卒中亚组进行静脉抗凝治疗[117-122]。未接受抗凝药的瘫痪卒中患者（例如静脉注射肝素，口服抗凝药）可能受益于低剂量皮下普通肝素（UFH）或低分子量肝素（LMWH），因其降低深静脉血栓形成（DVT）的风险[9]。多项LMWH研究未能显示对AIS有益的效果。虽然抗凝药物治疗AIS的试验正在进行，但没有数据支持其在AIS中使用。

卒中预防指南建议，在心房颤动引起缺血性卒中或短暂性脑缺血发作的患者中，可使用调整剂量的华法林抗凝治疗进行二级预防[目标国际标准化比值（INR）2.5，范围2.0 ~ 3.0][116]。口服华法林抗凝治疗也被推荐用于AMI有左心室附壁血栓的卒中患者\扩张型心肌病患者和心脏瓣膜病患者，以进行二级预

表31-5 卒中患者的血压管理

患者	血压	治疗
纤维蛋白溶解物	*预处理*： 收缩压＞185 mmHg 或舒张压＞110 mmHg	拉贝洛尔静脉肾盂造影 10 ～ 20 毫克，1 ～ 2 剂或依那普利静脉肾盂造影 1.25 毫克
	治疗后： 舒张压＞140 mmHg 收缩压＞230 mmHg 或舒张压 121 ～ 140 mmHg 收缩压 180 ～ 230 mmHg 或舒张压 105 ～ 120 mmHg	硝酸钠（0.5 微克 / 千克 / 分钟）拉贝洛尔 10 ～ 20 mg 静脉肾盂造影并考虑每分钟 1 ～ 2 mg 注射拉贝洛尔或尼卡地平每小时 5 mg 注入或滴定。拉贝洛尔 10 mg 静脉肾盂造影，然后每 10 分钟加倍至最大剂量 150 mg
非纤维蛋白溶解候选物	舒张压＞140 mmHg	硝普钠 0.5 μg/（kg・min），可降低 10% ～ 20%
	收缩压＞220 mmHg 或舒张压 121 ～ 140 mmHg 或平均动脉压＞130 mmHg	拉贝洛尔 10 ～ 20 mg IVP 超过 1 ～ 2 分钟；可重复，每 10 分钟重复一次，最大剂量为 150 毫克或尼卡地平 5 mg/h 静脉滴注和滴定
	收缩压＞220 mmHg 或舒张压 105 ～ 120 mmHg 或平均动脉压＜130 mmHg	抗高血压治疗仅指 AMI、主动脉夹层、严重 CHF 或高血压脑病

Adapted from Krieger D, Hacke W: The intensive care of the stroke patient. In Barnett HJ, Mohr JP, Stein BM, editors: Stroke: pathophysiology, diagnosis and management, ed 3, New York, 1998, Churchill Livingstone; and Sacco RL, Adams R, Albers G, et al: Guidelines for prevention of stroke in patients with ischemic stroke or transient ischemic attack: a statement for healthcare professionals from the American Heart Association/American Stroke Association Council on Stroke: co-sponsored by the Council on Cardiovascular Radiology and Intervention: the American Academy of Neurology affirms the value of this guideline. Stroke 37:577-617, 2006.

防[116]。

非心源性的缺血性卒中或 TIA 患者，包括由大动脉粥样硬化引起的卒中、小穿支动脉疾病和隐源性梗死，推荐使用抗血小板药物而非口服抗凝药物，以降低卒中复发和其他心血管事件的风险。

最近的研究评价了直接凝血酶抑制药，如达比加群酯。对于房颤患者的卒中预防，每天两次给予 110 mg 达比加群，卒中发生率和全身栓塞发生率与华法林相似，但出血副作用发生率较低。达比加群 150 mg，每天两次，与华法林相比，卒中发生率和全身栓塞发生率较低，但主要出血发生率相似[123]。然而，即使这些药物被证实优于剂量调整的华法林，其益处也必须足够大（保持较高疗效且增加安全性和便利性），以抵消其增加的成本[124-125]。

AIS 中的肝素或 LMWH 与出血并发症和症状性出血性转化的风险增加有关。虽然抗血小板药物被证明可用于预防卒中复发或 TIA 后的卒中，但应将其作为一种预防措施，而非急性卒中治疗手段[26]。

国际卒中试验（the international stroke trial，IST）和中国急性卒中试验（chinese acute stroke trial，CAST）证实了阿司匹林在 AIS 中的适度益处。CAST 评估 21 106 例患者，阿司匹林治疗 4 周死亡率降低 3.3%，安慰剂治疗组为 3.9%[126]。另一项研究（IST）也发现阿司匹林和 LMWH 联合治疗并没有显著改善结局[127]。IST 将卒中发作 24 小时内的 20 000 名患者随机分配至 325 mg 阿司匹林治疗组，采用两种不同剂量方案的皮下肝素治疗、阿司匹林加肝素治疗，和安慰剂治疗。该研究发现，阿司匹林治疗降低了早期卒中复发风险[122]。CAST 和 IST 结果提示，在卒中后 48 小时内开始使用阿司匹林，可使卒中后 2 周内卒中和死亡的绝对风险降低 1%[128]。因此，建议在症状出现后的 48 小时内尽早使用阿司匹林，但应延迟至 rtPA 给药后至少 24 小时。阿司匹林不应该被认为是替代静脉溶栓或其他旨在改善卒中后结局的治疗方法[9]。

在缺血性卒中的急性期也评估了其他抗血小板药物的应用。血小板糖蛋白（GP）Ⅱb / Ⅲa 抑制药在 AIS 治疗中进行了评估，因为它们可以增加自发再通的速度并改善微血管通畅[129-130]。初步的探索性研究中，6 小时内给予阿昔单抗以提高安全性。与安慰剂相比，阿昔单抗治疗 3 个月后又有改善结局的趋势[131]。校正基线卒中严重程度、年龄和卒中发生后的时长，3 个月时 mRS 评分未显示有利于阿昔单抗治疗的结局变化。急诊脑卒中阿昔单抗治疗试验（the abciximab in emergent stroke treatment trial，AbESTT）是一项随机双盲安慰剂对照Ⅱ b 期研究，涉及 400 名 AIS 患者，症状发作 3 ～ 6 小时后接受治疗[133]。阿昔单抗可显著改善 mRS、Barthel 指数和 NIHSS 等疗效指标[134]。随后的Ⅲ期试验在 AIS 患者中评价了阿昔单抗的安全性和有效性，因出血率增加和缺乏疗效而停止[133]。

氯吡格雷或双嘧达莫在 AIS 中的应用还没有被评估[135]。在德国 46 个卒中单元中评估了缺血性卒中或 TIA 后的双嘧达莫治疗效果[136]。NIHSS 评分为 20 或更低的患者被随机分配至阿司匹林 25 mg 加缓释双嘧哒莫 200 mg 组，每天两次治疗（早期双嘧达莫方案）（$n = 283$）；或阿司匹林单一治疗（每天 100 mg，每天一次）7 天（$n = 260$）。两组均在卒中发作 24 小时内开始治疗。2 周后，所有患者接受阿司匹林加双嘧达莫达治疗 90 天。在第 90 天时，双嘧达莫组早期患者 154 例（56%），阿司匹林然后加用双嘧达莫组 133 例（52%）无残疾或轻度残疾（$P = 0.45$）。作者认为，与卒中发生 7 天后开始治疗类似，早期开始阿司匹林加缓释双嘧哒莫治疗对预防残疾很可能是安全有效的。这需要更多的临床试验证实。对于卒中的预防，阿司匹林、氯吡格雷和缓释双嘧达莫 / 阿司匹林都显示出疗效，并被治疗指南推荐。

黏度和血液稀释

急性缺血性卒中患者有多种异常，可能会增加血液黏稠度[108-110]。因此，血液稀释可以改善 CBF，使其通过软脑膜侧支供应的潜在存活脑组织过度灌注，以期挽救缺血半影[9,137-140]。在所有试验中，尤其是在血液稀释也不因生活依赖、住院及长期护理而影响生存率。在一些试验中，血液稀释与 3 ～ 6 个月时深静脉血栓（DVT）和肺栓塞（PE）减少的趋势有关。尽管有体积扩张和血液稀释，但主要心脏事件的风险并没有增加[9]。最好维持正常循环血量，并将代谢参数调节到生理范围内[9]。

缺血性卒中的二级预防

继发性卒中预防包括预防 TIA 患者发生卒中的措施以及预防缺血性卒中患者再次发生卒中的措施。TIA 被定义为局灶性缺血引起的神经功能障碍的短暂性发作，最初定义为可持续 24 小时，但现在修改为持续 1 小时[142]。TIA 后卒中的总体风险在随后的 90 天内约为 10%，在事件发生后的第一周内风险最大[143]。持续时间少于 24 小时的暂时性局灶性神经功能缺损的患者，存在 DWI 缺血性病灶时，比没有这种 MRI 异常的患者，具有更高的卒中风险，特别是有 MRA 血管狭窄的证据时[144]。TIA 有很大的卒中风险，所以 TIA 应被视为医学急症，并需要紧急评估和治疗[145]。病史、体检和实验室检查应有助于排除暂时性病灶神经症状的不常见病因，如压力相关或位置相关的外周神经或神经根压迫、外周前庭病和代谢异常（另见第 30 章）。最初的评估也应该排除其他可能的局灶性神经症状，如癫痫发作、偏头痛、晕厥等[146]。

TIA 患者应进行基本的血液检查 [如电解质、血糖、全血细胞计数（CBC）] 及心电图、脑成像和神经血管成像的评估。可以使用 CT 或 MRI 扫描进行脑部成像，但应首选后者，因为 DWI 可以检测到 CT 扫描中看不到的异常，这可以预测后续卒中的高风险。过去，颈动脉超声是评估颈动脉的首选检查。目前，CT 和对比剂增强 MRA 明显优于颈动脉超声。这两种成像方式都可以准确地获得颈部和大脑中的血管图像，提供关于两个位置血管状态的信息，以及隐匿性动脉瘤或血管畸形的存在。CT 和对比剂增强 MRA 的准确性使其可用于手术规划如颈动脉内膜切除术（CEA）或支架术。在少数情况下，可能需要数字减影血管造影（DSA）。如果怀疑心源性 TIA，应该进行超声心动图和心电图监测。

TIA 患者在获得检查信息后应迅速做出治疗决定。TIA 患者的评估和治疗可以在医院或急症门诊进行。急症 TIA 评估诊所可以显著降低后续卒中的发生率，表明 TIA 是一种医疗紧急情况[147]。决定 TIA 患者治疗的基本因素是 CEA 或颈动脉支架置入是否合适，或者是否应该单独使用药物治疗（另见第 32 章和第 33 章）。颈动脉手术不适用于后循环 TIA 症状的患者；此类患者应该接受适当的药物治疗。对于前循环 TIA 症状的患者，颈动脉狭窄的程度是决定是否需要手术的主要因素。对于颈内动脉（ICA）狭窄大于 70% 的有症状患者，北美症状性颈动脉内膜切除术试验（NASCET）显示了 CEA 优于药物治疗的明确证据，对于大多数此类患者，推荐使用该方法[148]。对于颈动脉狭窄程度为 50% ～ 70% 的患者，这项试验的延长随访显示，CEA 对男性有显著的益处，但总体上对女性无效，可能与女性卒中风险降低有关[149]。在50%～70%的狭窄和TIA女性患者，高风险亚组被证明具有显著的益处。没有显示狭窄少于50%的患者从CEA中受益。在NASCET试验中，DSA证实了颈动脉狭窄的程度。目前，这种侵入性手术很少进行，通过计算机断层扫描血管造影术（CTA）或对比剂MRA可以可靠地确定狭窄百分比。

另一种治疗颈动脉狭窄的方法是颈动脉支架置入。颈动脉血运重建内膜切除术与支架置入试验（CREST）直接比较了直接比较了颈动脉支架置入和CEA的益处和副作用。两种方法在卒中、死亡或非致命性心肌梗死的主要结果指标上没有显著差异[150]。然而，CEA组的围术期卒中风险显著降低，支架置入术的MI风险显著降低。观察年龄与治疗效果之间的关系，年龄小于65岁的患者从支架术中获益更多，而年龄大于65岁的患者CEA更好。CREST试验入选的无症状颈动脉狭窄患者多于TIA患者，因此将结果推广到TIA患者是有问题的。在选择向患者推荐哪种手术时，临床医生必须意识到对于因手术操作者操作不当而出现的并发症的发生率。我们的做法是向大多数患者推荐CEA，对高风险患者（如放射导致狭窄患者）和CEA失败后的患者使用支架术。

TIA或缺血性卒中患者应进行高危因素的预防及逆转和抗血小板治疗。应按照卒中后患者来管理潜在的风险因素。患者应该开始使用抗血小板药物，可选择阿司匹林、氯吡格雷或缓释双嘧达莫/低剂量阿司匹林。通常建议使用低剂量阿司匹林（50～81 mg）作为初始方法。在服用阿司匹林的患者中，其他抗血小板药物中的一种可能被替代，或者最初可用于有多种血管危险因素的高危患者。在两项大型临床试验中，缓释双嘧达莫/低剂量阿司匹林联合治疗优于阿司匹林，但与氯吡格雷相比，后续卒中治疗结果无显著差异[151-152]。联合治疗组由于头痛而出现严重出血副作用和停药的风险明显更大。此外，患者应接受他汀类药物治疗，以降低低密度脂蛋白（LDL）胆固醇[116,153-154]。

无症状颈动脉疾病危险因素改变的影响尚待直接研究。AHA/美国卒中协会卒中一级预防指南建议冠心病（CHD）、冠心病危险当量和糖尿病患者积极调整危险因素[155]。

抗高血压治疗可预防复发性卒中。对15 257例既往有卒中或TIA的患者进行荟萃分析，结果显示用多种药物[β-肾上腺素受体阻滞药、利尿药、血管紧张素转换酶（ACE）抑制药]进行抗高血压治疗，可使复发性卒中减少24%[156]。在依普沙坦与尼群地平二级预防卒中后发病率和死亡率（MOSES）研究中，1405名卒中或TIA和高血压患者被随机分配到血管紧张素受体阻滞药（ARB）依普罗沙坦或钙通道阻滞药尼群地平组。尽管血压降低相似，但随机分入依普罗沙坦组的患者总卒中和TIA发生风险降低了25%。值得注意的是，TIAs的减少占脑血管益处的大部分，缺血性卒中的发生率没有显著差异[157]。在6105例有卒中或TIA病史的培哚普利对复发卒中的保护研究（PROGRESS）中，随机分配到培哚普利组的复发性卒中显著减少[158]。在该试验中，治疗医师可酌情使用噻嗪类利尿药吲达帕胺。用培哚普利和吲达帕胺联合治疗的患者卒中减少最多（43%）。有趣的是，在有效避免二次卒中的预防方案（PRoFESS）对20 332例缺血性卒中患者的影响的研究中，与安慰剂相比，替米沙坦并没有显著降低卒中的发生率[159]。这一负面结果被认为原因是安慰剂组进行了积极的降压治疗以及组间血压差异较小。

在他汀类药物出现之前，脂质对脑血管疾病的影响被认为是适度的，LDL水平的降低导致的缺血性卒中减少被出血性卒中的增加抵消。在通过胆固醇水平进行卒中预防（SPARCL）的研究中，4731例卒中或TIA和LDL-C水平介于100～190 mg/dl的患者被随机分配到阿托伐他汀80 mg或安慰剂组中[160]。超过5年的随访发现，复发性卒中风险降低16%。试验结果为阳性（尽管在试验结束时只有78%的试验依从性）。在对SPARCL进行的事后分析中，LDL降低最多的患者卒中降低幅度最大[153]，LDL降低50%或更多的患者卒中风险降低31%，缺血性卒中降低33%。

缺血性卒中的一级预防

无症状颈动脉狭窄患者的处理有些争议。两项较早的随机试验比较了CEA和药物治疗，显示60%以上狭窄患者的卒中发生率显著降低。绝对风险降低仅为每年1%[161-162]。随着无症状颈动脉狭窄的医疗管理水平的提高，有人提出，多数情况下先前确认的CEA益处可能不再适用[163]。在一项颅内多普勒超声研究中，根据更复杂的超声评价斑块特征和/（或）检出颅内栓子，可能识别出高危和低危的无症状颈动脉狭窄患者[164]。CREST的试验结果显示，若患者采用手术治疗，则可以考虑CEA和颈动脉支架术。由于无症状患者的卒中风险较低，接受手术的无症状患者的围术期并发症的可接受率低于有症状的患者。

原发性脑内出血的处理

当脑实质内的血管破裂时，血液渗入脑内，导致 ICH 的发展。口服或静脉注射抗凝药后也可能出现脑内出血，因此被认为“继发于抗凝药使用”，尽管在许多情况下，血管破裂也是可能的原因。脑内出血占急性脑血管事件的 10% ~ 15%，在亚洲人、非洲裔美国人和拉丁美洲人中比在美国高加索人群中更常见[165]。组织损伤的病理生理学与缺血性卒中观察到的明显不同。发展中的血肿通过直接机械作用引起局部细胞损伤，但也可能由于局部对 CBF、水肿发展、线粒体功能障碍和神经递质释放的影响而引起细胞损伤[166]。现在已经确定，大多数 ICH 患者在发病后的头几个小时内经历血肿扩大，ICH 的增长与较差的预后有关[167]（图 31-4）。使用 MRI 或 CT 的现代成像可以很容易地确定存在 ICH，并与缺血性卒中区分[168]。在大多数 ICH 病例中，应进行导管血管造影或 MRA/CTA 检查，以确定是否存在潜在的动静脉畸形（AVM）、动脉瘤或硬脑膜静脉血栓。

ICH 的初始治疗包括气道评估、血压控制，以及 ICP 治疗。中重度功能缺损的 ICH 患者应该在重症监护室（ICU）或专业的卒中护理室进行管理。呼吸困难或有高度误吸风险的患者需要插管，而插管的患者更容易发生诱导性过度通气，这可能有助于降低 ICP 的升高[169]。过度通气可以迅速降低 ICP 升高，但也可能降低 CBF，可能加剧血肿周围损伤。许多 ICH 患者最初血压升高可能是血肿扩大的一个原因。ICH 患者的确切血压目标仍不确定，但根据最近的指南，平均动脉压降低 15% 或目标低于 160/90 mmHg 可能是合理的。可使用多种抗高血压药物[169]（表 31-5）。最近一项中等程度的降压试验表明，积极治疗可能有利于减少血肿扩大，但不会影响临床结果[170]。ICH 患者治疗 ICP 升高的最佳方法仍然存在争议。渗透剂甘露醇广泛应用于 ICH 患者，但仍缺乏明确的疗效证据[171]。甘露醇可引起血容量不足和高渗状态，因此使用时应定期监测血清渗透压（维持在 300 ~

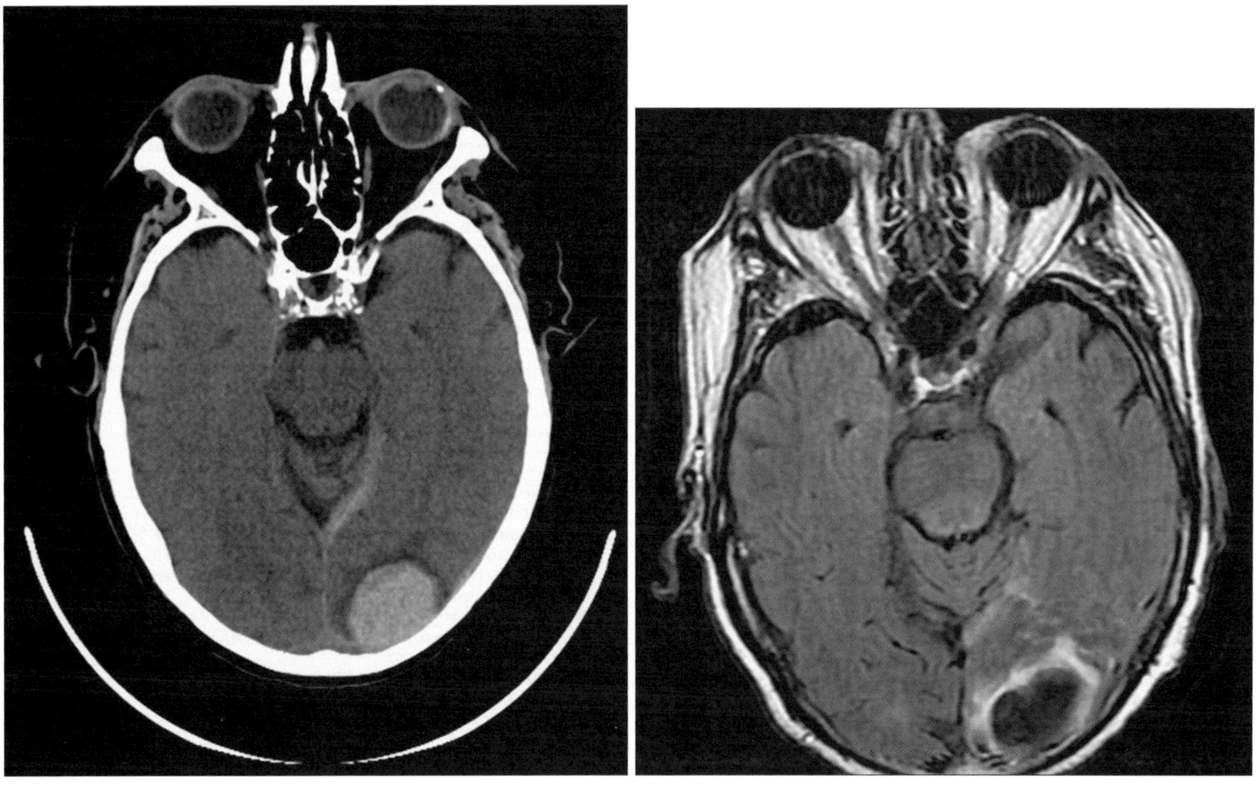

图 31-4 计算机断层扫描（CT）左侧左枕叶急性脑出血（ICH）。右侧，T1 加权磁共振成像（MRI）出血相同（Magdy Selim 博士提供）

320 mOsm/kg）。应避免使用地塞米松，因为试验表明感染的风险增加[172]。如果 ICH 患者发热，应使用肠外对乙酰氨基酚降低体温至正常。低温诱导是否有益尚不清楚。如果临床癫痫发作，应开始使用抗惊厥药物，但可能应避免预防性使用抗惊厥药物[169]。大多数 ICH 患者将被固定一段时间，因有发生 DVT 和 PE 的风险。入院时应开始间歇性充气加压，如果病人保持固定状态，可能会在几天后开始皮下注射低分子量肝素（LMWH）或普通肝素（UFH）[173]。胃溃疡在 ICH 患者中很常见，需要预防性启动 H2 阻滞药。

约 20% 的 ICH 患者在发病时接受了口服抗凝药治疗，与接受治疗的 ZCH 患者相比，未接受治疗的患者预后较差[174]。应开始早期逆转抗凝效应，可有多种选择。与口服抗凝相关的 ICH 的标准方法是给予 IV 维生素 K 和新鲜冷冻血浆。这种治疗方法可能需要很长时间来扭转抗凝血作用，并且与使用新鲜冷冻血浆相关的大流体负荷可能是有问题的。逆转口服抗凝的两种新方法是凝血酶原复合物浓缩物和重组活化的因子Ⅷ（rF Ⅷ a）。这两种方法都可以比维生素 K / 新鲜冷冻血浆更迅速地逆转口服抗凝作用，并且似乎也降低了血肿扩张的速度，但可能与血栓栓塞事件风险增加有关[175-177]。

针对 ICH 诱导损伤的潜在病理生理学的特异性治疗是可用的。鉴于血肿扩大作用预示着更糟的结果，提出了减少这种损伤机制的治疗方案。在两个临床试验中测试非抗凝血 ICH 患者中的重组 F Ⅷ a。在Ⅱ期临床试验中，发病后 3 小时内给予 ICH 患者三剂 rF Ⅷ a（40、80 或 160 μg/ kg）或安慰剂[178]。rF Ⅷ a 组的死亡率降低，血肿扩大减少。一项Ⅲ期试验比较了 20 或 80 μg/kg rF Ⅷ a 和安慰剂的效果。两种 rF Ⅷ a 剂量都使血肿扩大再次降低，但没有观察到临床益处。与安慰剂相比，80 μg/kg 剂量具有增加血栓形成事件的风险。随后的亚组分析显示，年龄小于 70 岁且 ICH 量较小的患者可能受益。

手术清除血肿对 ICH 的治疗具有内在的吸引力，但除了小脑出血外，尚未证实有价值[180]。许多随机试验比较了 ICH 的手术清除与药物治疗，并未显示出效果。目前的治疗指南并不建议对血肿进行常规的手术清除，但对于脑叶出血接近表面且神经功能良好的病人，应该考虑在出血后早期手术[180]。对于较大面积的小脑出血，推荐早期手术清除，特别是如果发生神经功能恶化或脑积水时。

参考文献

1. Hossman KA: Pathophysiology and therapy of experimental stroke, *Cell Mol Neurobiol* 26:1055–1081, 2006.
2. Baron J: Mapping the ischaemic penumbra with PET: implications for acute stroke treatment, *Cerebrovasc Dis* 9:193–201, 1999.
3. Fisher M: The ischemic penumbra: a new opportunity for neuroprotection, *Cerebrovasc Dis* 21(Suppl 2):64–70, 2006.
4. Heiss W: Ischemic penumbra: evidence from functional imaging in man, *J Cereb Blood Flow Metab* 20:1276–1293, 2000.
5. Fisher M: Characterizing the target of acute stroke treatment, *Stroke* 28:866–872, 1997.
6. Bang OY, Saver JL, Buck BH, et al, UCLA Collateral Investigators: Impact of collateral flow on tissue fate in acute ischaemic stroke, *J Neurol Neurosurg Psychiatry* 79:625–629, 2008.
7. Martini SR, Kent TA: Hyperglycemia in acute ischemic stroke: a vascular perspective, *J Cereb Blood Flow Metab* 27:435–451, 2007.
8. Ntaios G, Bath P, Michel P: Blood pressure treatment in acute ischemic stroke: a review of studies and recommendations, *Curr Opin Neurol* 23:46–52, 2010.
9. Adams HP Jr, del Zoppo G, Alberts MJ, et al: Guidelines for the early management of adults with ischemic stroke: a guideline from the American Heart Association/American Stroke Association Stroke Council, Clinical Cardiology Council, Cardiovascular Radiology and Intervention Council, and the Atherosclerotic Peripheral Vascular Disease and Quality of Care Outcomes in Research Interdisciplinary Working Groups: the American Academy of Neurology affirms the value of this guideline as an educational tool for neurologists, *Stroke* 38:1655–1711, 2007.
10. Handschu R, Poppe R, Rauss J, et al: Emergency calls in acute stroke, *Stroke* 34:1005–1009, 2003.
11. Williams JE, Rosamond WD, Morris DL: Stroke symptom attribution and time to emergency department arrival: the delay in accessing stroke healthcare study, *Acad Emerg Med* 7:93–96, 2000.
12. Zweifler RM, Mendizabal JE, Cunningham S, et al: Hospital presentation after stroke in a community sample: the Mobile Stroke Project, *South Med J* 95:1263–1268, 2002.
13. Lacy CR, Suh DC, Bueno M, et al: Delay in presentation and evaluation for acute stroke: Stroke Time Registry for Outcomes Knowledge and Epidemiology (S.T.R.O.K.E.), *Stroke* 32:63–69, 2001.
14. De Luca A, Toni D, Lauria L, et al: An emergency clinical pathway for stroke patients – results of a cluster randomised trial (isrctn41456865) and the "IMPLementazione percorso clinico assistenziale ICtus Acuto (IMPLICA) study group, *BMC Health Serv Res* 9:14, 2009. http://www.biomedcentral.com/1472-6963/9/14.
15. Schroeder EB, Rosamond WD, Morris DL, et al: Determinants of use of emergency medical services in a population with stroke symptoms: the Second Delay in Accessing Stroke Healthcare (DASH II) Study, *Stroke* 31:2591–2596, 2000.
16. Morris DL, Rosamond WD, Hinn AR, et al: Time delays in accessing stroke care in the emergency department, *Acad Emerg Med* 6:218–223, 1999.
17. Menon SC, Pandey DK, Morgenstern LB: Critical factors determining access to acute stroke care, *Neurology* 51:427–432, 1998.
18. Barsan WG, Brott TG, Broderick JP, et al: Time of hospital presentation in patients with acute stroke, *Arch Intern Med* 153:2558–2561, 1993.
19. Wester P, Radberg J, Lundgren B, et al, Seek-Medical-Attention-in-Time Study Group: Factors associated with delayed admission to hospital and in-hospital delays in acute stroke and TIA: a prospective, multicenter study, *Stroke* 30:40–48, 1999.
20. American Heart Association Guidelines for Cardiopulmonary Resuscitation and Emergency Cardiovascular Care, *Circulation* 112(Suppl I):IV–1–IV-203, 2005.
21. Schwamm L, Fayad P, Acker JE 3rd, et al: Translating evidence into practice: a decade of efforts by the American Heart Association/American Stroke Association to reduce death and disability due to stroke: a presidential advisory from the American Heart Association/American Stroke Association, *Stroke* 41:1051–1065, 2010.
22. Lindsay P, Bayley M, Hellings C, et al (Canadian Stroke Strategy Best Practices and Standards Writing Group, on behalf of the Canadian Stroke Strategy, a joint initiative of the Canadian Stroke Network and the Heart and Stroke Foundation of Canada*): Canadian best practice recommendations for stroke care (updated 2008), *CMAJ* 179(12 Suppl):S1–S25, 2008.
23. Morgenstern LB, Bartholomew LK, Grotta JC, et al: Sustained benefit of a community and professional intervention to increase acute stroke therapy, *Arch Intern Med* 163:2198–2202, 2003.
24. Morgenstern LB, Staub L, Chan W, et al: Improving delivery of acute stroke therapy: the TLL Temple Foundation Stroke Project, *Stroke* 33:160–166, 2002.
25. Evenson KR, Foraker R, Morris DL, et al: A comprehensive review of prehospital and in-hospital delay times in acute stroke care, *Int J Stroke* 4:187–199, 2009.
26. Becker JU, Wira CR, Arnold JL: Stroke, ischemic. eMedicine Specialties > Emergency Medicine >, *Neurology* June 4 2010. http://emedicine.medscape.com/article/793904-overview.
27. Krieger D, Hacke W: The intensive care of the stroke patient. In Barnett HJ, Mohr JP, Stein BM, editors: *Stroke: pathophysiology, diagnosis and management*, ed 3, New York, 1998, Churchill Livingstone.
28. SPORTIF Executive Steering Committee for the SPORTIF V Investigators: Ximelagatran vs. warfarin for stroke prevention in patients with nonvalvular atrial fibrillation: a randomized trial, *JAMA* 293:690–698, 2005.
29. Oppenheimer SM, Hachinski VC: The cardiac consequences of stroke, *Neurol Clin* 10(1):167–176, 1992.
30. Kolin A, Norris JW: Myocardial damage from acute cerebral lesions, *Stroke* 15:990–993, 1984.
31. Milhaud D, Popp J, Thouvenot E, et al: Mechanical ventilation in ischemic stroke, *J Stroke Cerebrovasc Dis* 13:183–188, 2004.
32. Treib J, Grauer MT, Woessner R, et al: Treatment of stroke on an intensive stroke unit: a novel concept, *Intensive Care Med* 26:1598–1611, 2000.
33. The NINDS rt-PA Stroke Study Group: Tissue plasminogen activator for acute ischemic stroke. The National Institute of Neurological Disorders and Stroke rt-PA Stroke Study Group, *N Engl J Med* 333:1581–1587, 1995.
34. The National Institute of Neurological Disorders and Stroke rt-PA Stroke Study Group: Generalized efficacy of t-PA for acute stroke: subgroup analysis of the NINDS t-PA Stroke Trial, *Stroke* 28:2119–2125, 1997.

35. Hacke W, Kaste M, Fieschi C, et al: Intravenous thrombolysis with recombinant tissue plasminogen activator for acute hemispheric stroke. The European Cooperative Acute Stroke Study (ECASS), *JAMA* 274:1017–1025, 1995.
36. Hacke W, Kaste M, Fieschi C, et al: Randomised double-blind placebo-controlled trial of thrombolytic therapy with intravenous alteplase in acute ischaemic stroke (ECASS II). Second European-Australasian Acute Stroke Study Investigators, *Lancet* 352:1245–1251, 1998.
37. Clark WM, Wissman S, Albers GW, et al: Recombinant tissue type plasminogen activator (alteplase) for ischemic stroke 3 to 5 hours after symptom onset. The ATLANTIS Study: a randomized controlled trial, Alteplase Thrombolysis for Acute Noninterventional Therapy in Ischemic Stroke, *JAMA* 282:2019–2026, 1999.
38. Hacke W, Donnan G, Fieschi C, et al: Association of outcome with early stroke treatment: pooled analysis of ATLANTIS, ECASS, and NINDS rt-PA stroke trials, *Lancet* 363:768–774, 2004.
39. Hacke W, Kaste M, Bluhrnki E, et al: Thrombolysis with alteplase 3 to 4.5 hours after acute ischemic stroke, *N Engl J Med* 359:1317–1329, 2008.
40. Del Zoppo GJ, Saver JL, Jauch EC, et al, on behalf of the American Heart Association Stroke Council: Expansion of the time window for treatment of acute ischemic stroke with intravenous tissue plasminogen activator. A science advisory from the American Heart Association/American Stroke Association, *Stroke* 40:2945–2948, 2009.
41. Bluhmki E, Chamorro A, Dávalos A, et al: Stroke treatment with alteplase given 3.0–4.5 h after onset of ischaemic stroke (ECASS III): additional outcomes and subgroup analysis of a randomised controlled trial, *Lancet Neurol* 8:1095–1102, 2009.
42. Furlan A, Higashida R, Wechsler L, et al: Intra-arterial prourokinase for acute ischemic stroke. The PROACT II study: a randomized controlled trial. Prolyse in acute cerebral thromboembolism, *JAMA* 282:2003–2011, 1999.
43. IMS Study Investigators: Combined intravenous and intra-arterial recanalization for acute ischemic stroke: the Interventional Management of Stroke Study, *Stroke* 35:904–911, 2004.
44. The IMS II Trial Investigators: The Interventional Management of Stroke (IMS) Study, *Stroke* 38:2127–2135, 2007.
45. Ogawa A, Mori E, Minematsu K, et al: Randomized trial of intraarterial infusion of urokinase within 6 hours of middle cerebral artery stroke, *Stroke* 38:2633–2639, 2007.
46. Mandava P, Kent TA: Intra-arterial therapies for acute ischemic stroke, *Neurology* 68: 2132–2139, 2007.
47. Smith WS, Sung G, Starkman S, et al: Safety and efficacy of mechanical embolectomy in acute ischemic stroke: results of the MERCI trial, *Stroke* 36:1432–1440, 2005.
48. Smith WS, Sung G, Saver J, et al: Mechanical thrombectomy for acute ischemic stroke: final results of the Multi MERCI trial, *Stroke* 39:1205–1211, 2008.
49. The Penumbra Pivotal Stroke Trial Investigators: The penumbra pivotal stroke trial: safety and effectiveness of a new generation of mechanical devices for clot removal in intracranial large vessel occlusion, *Stroke* 2661–2666, 2009.
50. Indredavik B, Bakke F, Slordahl SA, et al: Treatment in a combined acute and rehabilitation stroke unit: which aspects are most important? *Stroke* 30:917–923, 1999.
51. Gilligan AK, Thrift AG, Sturm JW, et al: Stroke units, tissue plasminogen activator, aspirin and neuroprotection: which stroke intervention could provide the greatest community benefit? *Cerebrovasc Dis* 20:239–244, 2005.
52. Cadilhac DA, Ibrahim J, Pearce DC, et al: Multicenter comparison of processes of care between stroke units and conventional care wards in Australia, *Stroke* 35:1035–1040, 2004.
53. Schwamm LH, Foranow GC, Reeves MJ, et al: Get with the guidelines-stroke is associated with sustained improvement in care for patients with stroke or transient ischemic attack, *Circulation* 119:107–115, 2009.
54. Schabitz WR, Fisher M: Perspectives on neuroprotective stroke therapy, *Biochem Soc Trans* 34:1271–1276, 2006.
55. Donnan GA: A new road map for neuroprotection, *Stroke* 39:242–248, 2008.
56. O'Collins VE, Macleod MR, Donnan GA, et al: 1,026 experimental treatments in acute stroke, *Ann Neurol* 59:467–477, 2006.
57. Gladstone DJ, Black SE, Hakim AM: Toward wisdom from failure: lessons from neuroprotective stroke trials and new directions, *Stroke* 33:2123–2136, 2002.
58. Henninger N, Bratane BT, Bastan B, et al: Normobaric hyperoxia and late tPA in a rat embolic stroke model, *J Cereb Blood Flow Metab* 29:119–129, 2009.
59. Bratane B, Bouley J, Schneider A, et al: Granulocyte colony stimulating factor delays mismatch evolution and reduces final infarct volume in permanent suture and embolic rat focal cerebral ischemia models, *Stroke* 40:3102–3106, 2009.
60. Warach SW, Latour LL: Evidence of reperfusion injury, exacerbated by thrombolytic therapy, in human focal brain ischemia using a novel imaging marker of early blood–brain barrier disruption, *Stroke* 35:2559–2661, 2004.
61. Fisher M: New approaches to neuroprotective drug development, *Stroke* 42:S24–S27, 2012.
62. Duong TQ, Fisher M: Applications of diffusion/perfusion MRI in experimental and clinical aspects of stroke, *Curr Atheroscler Rep* 6:257–263, 2004.
63. Pepper EM, Parsons MW, Bateman GA, et al: CT perfusion source images improve identification of early ischaemic change in hyperacute stroke, *J Clin Neurosci* 13:199–205, 2006.
64. Detre J, Duong T: Magnetic resonance imaging of ischemic penumbra: new techniques: c. arterial spin labeling. In Donnan G, et al, editors: *The ischemic penumbra*, New York, 2007, Taylor & Francis Inc, pp 234–240.
65. Kane I, Carpenter T, Chappell F, et al: Comparison of 10 different magnetic resonance perfusion imaging processing methods in acute ischemic stroke, *Stroke* 38:3158–3164, 2007.
66. Butcher KS, Parsons M, MacGregor L, et al: Refining the perfusion-diffusion mismatch hypothesis, *Stroke* 36:1153–1159, 2005.
67. Schellinger PD, Gotz T, Fiehler J, et al: MRI and CT-based thrombolytic therapy in acute stroke within and beyond established time windows, *Stroke* 38:2640–2645, 2007.
68. Albers GW, Thijs VN, Wechsler L, et al: Magnetic resonance imaging profiles predict clinical response to early reperfusion: the diffusion and perfusion imaging evaluation for understanding stroke evolution (DEFUSE) study, *Ann Neurol* 60:508–517, 2006.
69. Davis SM, Donnan GA, Parsons MW, et al: Effects of alteplase beyond 3h after stroke onset in the Echoplanar Imaging Thrombolytic Evaluation Trial (EPITHET): a placebo-controlled randomized trial, *Lancet Neurol* 7:299–399, 2008.
70. Hacke W, Albers GW, Al-Rawi Y, et al: The desmoteplase in acute ischemic stroke trial (DIAS): a phase II MRI-based 9-hour window acute stroke thrombolysis trial with intravenous desmoteplase, *Stroke* 36:66–73, 2005.
71. Furlan AJ, Eyding D, Albers GW, et al: Escalation of Desmoteplase for Acute Ischemic Stroke (DEDAS): evidence of safety and efficacy 3 to 9 hours after stroke onset, *Stroke* 37:1227–1231, 2006.
72. Hacke W, Furlan AJ, Al-Rawi Y, et al: Intravenous desmoteplase in patients with acute ischaemic stroke selected by MRI perfusion-diffusion weighted imaging or perfusion CT (DIAS-2): a prospective, randomized, double-blind, placebo controlled study, *Lancet Neurol* 8:141–150, 2009.
73. Williams LS, Rotich J, Qi R, et al: Effects of admission hyperglycemia on mortality and costs in acute ischemic stroke, *Neurology* 59:67–71, 2002.
74. Scott JF, Robinson GM, French JM, et al: Prevalence of admission hyperglycaemia across clinical subtypes of acute stroke, *Lancet* 353:376–377, 1999.
75. Baird TA, Parsons MW, Barber PA, et al: The influence of diabetes mellitus and hyperglycaemia on stroke incidence and outcome, *J Clin Neurosci* 9:618–626, 2002.
76. Baird TA, Parsons MW, Phanh T, et al: Persistent poststroke hyperglycemia is independently associated with infarct expansion and worse clinical outcome, *Stroke* 34:2208–2214, 2003.
77. Bruno A, Levine SR, Frankel MR, et al, NINDS rt-PA Stroke Study Group: Admission glucose level and clinical outcomes in the NINDS rt-PA Stroke Trial, *Neurology* 59:669–674, 2002.
78. Bruno A, Biller J, Adams HP Jr, et al, Trial of ORG 10172 in Acute Stroke Treatment (TOAST) Investigators: Acute blood glucose level and outcome from ischemic stroke, *Neurology* 52:280–284, 1999.
79. Toni D, Chamorro A, Kaste M, et al, EUSI Executive Committee, EUSI Writing Committee: Acute treatment of ischaemic stroke. European Stroke Initiative, *Cerebrovasc Dis* 17(Suppl 2):30–46, 2004.
80. Bruno A, Kent TA, Coull BM, et al: Treatment of Hyperglycemia In Ischemic Stroke (THIS), a randomized pilot trial, *Stroke* 39:384–389, 2008.
81. Azzimondi G, Bassein L, Nonino F, et al: Fever in acute stroke worsens prognosis: a prospective study, *Stroke* 26:2040–2043, 1995.
82. Castillo J, Davalos A, Marrugat J, et al: Timing for fever-related brain damage in acute ischemic stroke, *Stroke* 29:2455–2460, 1998.
83. Ginsberg MD, Busto R: Combating hyperthermia in acute stroke: a significant clinical concern, *Stroke* 29:529–534, 1998.
84. Wang Y, Lim LL, Levi C, et al: Influence of admission body temperature on stroke mortality, *Stroke* 31:404–409, 2000.
85. Kammersgaard LP, Jorgensen HS, Rungby JA, et al: Admission body temperature predicts long-term mortality after acute stroke: the Copenhagen Stroke Study, *Stroke* 33: 1759–1762, 2002.
86. Alberts MJ, Hademenos G, Latchaw RE, et al, Brain Attack Coalition: Recommendations for the establishment of primary stroke centers, *JAMA* 283:3102–3109, 2000.
87. Marion DW: Controlled normothermia in neurologic intensive care, *Crit Care Med* 32(Suppl):S43–S45, 2004.
88. Olsen TS, Weber UJ, Kammersgaard LP: Therapeutic hypothermia for acute stroke, *Lancet Neurol* 2:410–416, 2003.
89. den Hertog HM, van der Worp HB, et al, PAIS Investigators: The Paracetamol (Acetaminophen) In Stroke (PAIS) trial: a multicentre, randomised, placebo-controlled, phase III trial, *Lancet Neurol* 8:434–440, 2009.
90. Hammer MD, Krieger DW: Hypothermia for acute ischemic stroke: not just another neuroprotectant, *Neurologist* 9:280–289, 2003.
91. Georgiadis D, Schwarz S, Kollmar R, et al: Endovascular cooling for moderate hypothermia in patients with acute stroke: first results of a novel approach, *Stroke* 32:2550–2553, 2001.
92. Krieger DW, De Georgia MA, Abou-Chebl A, et al: Cooling for Acute Ischemic Brain Damage (COOL AID): an open pilot study of induced hypothermia in acute ischemic stroke, *Stroke* 32:1847–1854, 2001.
93. Slotboom J, Kiefer C, Brekenfeld C, et al: Locally induced hypothermia for treatment of acute ischaemic stroke: a physical feasibility study, *Neuroradiology* 46:923–934, 2004.
94. Milhaud D, Thouvenot E, Heroum C, et al: Prolonged moderate hypothermia in massive hemispheric infarction: clinical experience, *J Neurosurg Anesthesiol* 17:49–53, 2005.
95. Correia M, Silva M, Veloso M: Cooling therapy for acute stroke, *Cochrane Database Syst Rev* (2):CD001247, 2000.
96. Paula WK: Heads down: flat positioning improves blood flow velocity in acute ischemic stroke, *Neurology* 65:1514, 2005.
97. Bardutzky J, Schwab S: Section Editor: Fisher M. Antiedema therapy in ischemic stroke, *Stroke* 38:3084–3094, 2007.
98. Gupta R, Connolly ES, Mayer S, et al: Hemicraniectomy for massive middle cerebral artery territory infarction: a systematic review, *Stroke* 35:539–543, 2004.
99. Vahedi K, Hofmeijer J, Juettler E, et al: Early decompressive surgery in malignant infarction of the middle cerebral artery: a pooled analysis of three randomised controlled trials, *Lancet Neurol* 6:215–222, 2007.
100. Juttler E, Schwab S, Schmiedek P, et al: Destiny. Decompressive surgery for the treatment of malignant infarction of the middle cerebral artery—outcome results [abstract], *Int J Stroke* 1:s38, 2006.
101. Vahedi K, Vicaut E, Mateau J, et al: Decimal trial: a sequential design, multicenter, randomized, controlled trial of decompressive craniectomy in malignant middle cerebral artery (MCA) infarction [abstract], *Int J Stroke* 1:s38, 2006.
102. Hofmeijer J, Amelink GJ, Algra A, et al: Hemicraniectomy after middle cerebral artery infarction with life-threatening edema trial (HAMLET). Protocol for a randomised controlled trial of decompressive surgery in space-occupying hemispheric infarction, *Trials* 7:29, 2006.
103. Kocan MJ: Cardiovascular effects of acute stroke, *Prog Cardiovasc Nurs* 14:61–67, 1999.
104. Britton M, de Faire U, Helmers C, et al: Arrhythmias in patients with acute cerebrovascular disease, *Acta Med Scand* 205:425–428, 1979.
105. Iadecola C, Davsson RL: Hypertension and cerebrovascular dysfunction, *Cell Metab* 7: 476–484, 2008.
106. Hacke W, Watkins C, Riesgo LGC, et al: *Improving patient management and outcomes in acute stroke: a coordinated approach*. Act Now Expert Report, Act Now, 2006, Boehringer Ingelheim.

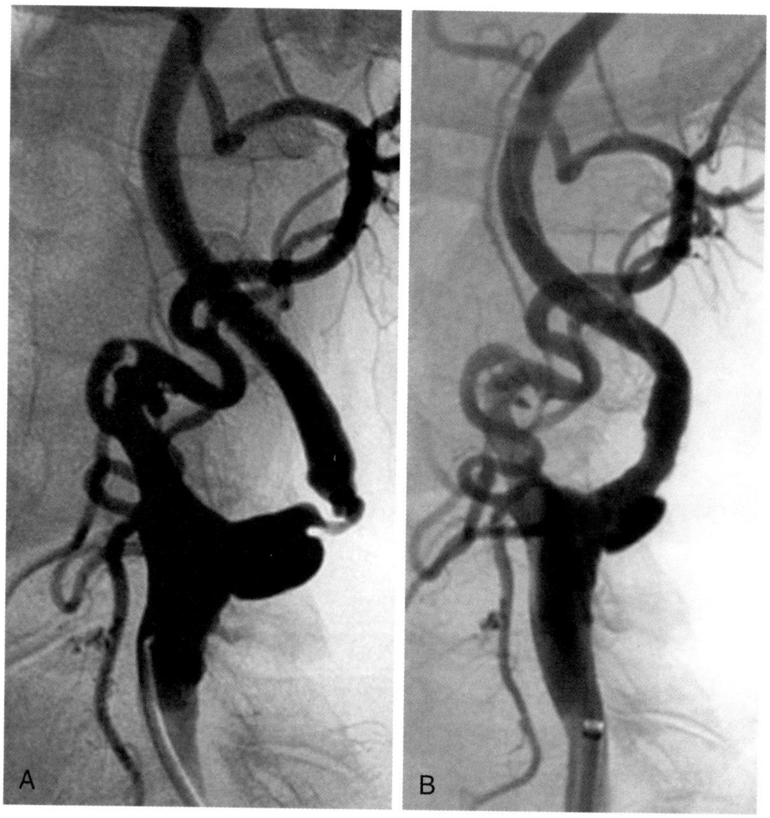

图 32-9 颈动脉血管形态不良。A，不良病变。注意钝颈内动脉 / 颈外动脉（ICA / ECA）角，分叉处远端的高度偏心狭窄和颈动脉球囊近端狭窄近端的溃疡。狭窄远端的血管是直的。**B**，使用 Emboshield（加利福尼亚州圣克拉拉 Abbott Vascular）过滤器治疗后可见的结果。金属丝不依赖过滤器，通过与过滤器元件分离的金属丝，轻松解决不良分叉和严重偏心狭窄的问题。可能需要预训练。开放式支架用于治疗弯曲病变；这种支架设计在 ICA 支架置入后不会引入任何额外的弯曲。应小心将支架的近端与 ICA 的原点齐平。如果它在 ICA 起源和颈总动脉（CCA）之间悬挂，则支架边缘在推进球囊扩张和滤器回收导管方面可能会出现问题。请注意，溃疡被排除在外，不会被消除，也不应该尝试通过使用较大的气球来消除溃疡。流向溃疡火山口将及时封闭

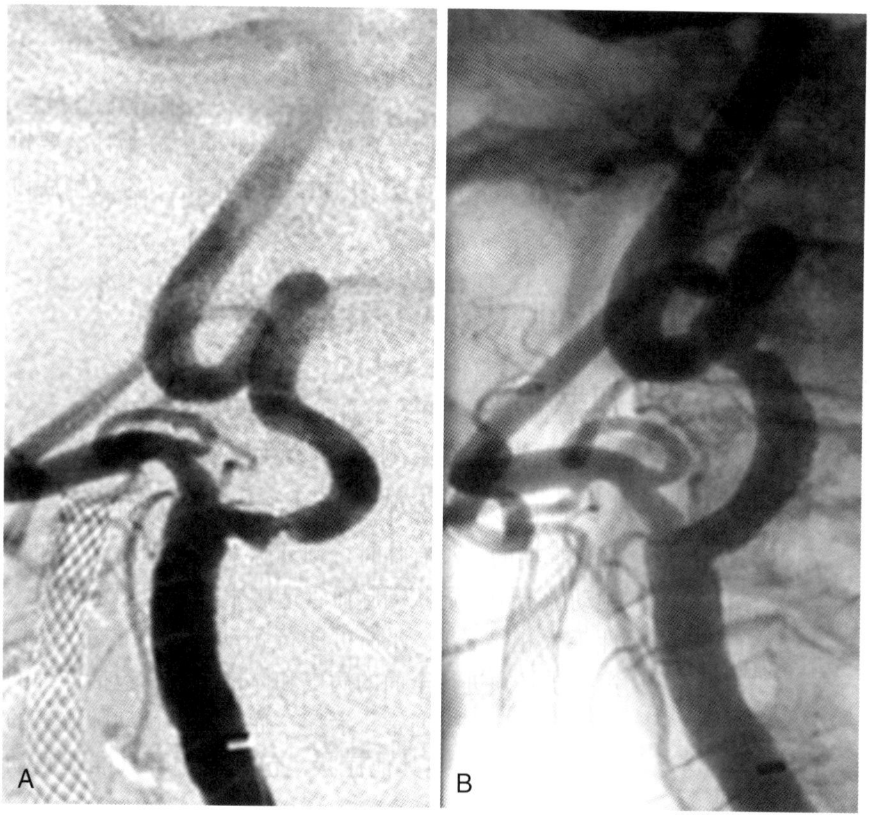

图 32-10 颈动脉支架术的不利血管形态。A，复杂的病变。颈内动脉 / 颈外动脉（ICA / ECA）角度较钝，远端狭窄的 ICA 极度弯曲。注意对侧颈动脉支架。**B**，颈动脉支架术后的最终结果。Percusurge GuardWire[明尼苏达州明尼阿波利斯市的美敦力公司（Medtronic，Minneapolis，MN）] 用于栓塞保护的远端闭塞球囊和开放式细胞支架治疗该病变。远端过滤器是禁忌的。如果拱形解剖结构适合将较大的法式导管置于颈动脉中，则近端血流逆转是一种选择。这种类型的船舶形态将在技术上具有挑战性，并应该是初学者和中低量运营商的禁忌

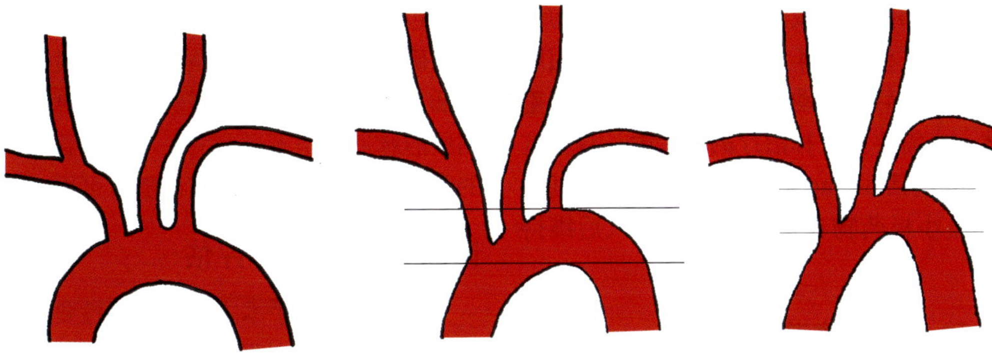

图 32-11 主动脉弓的分类。在正面投影中，横穿左锁骨下动脉的原点绘制水平线。第一类：所有的大血管都起源于同一水平，并符合这条线。进入左颈动脉和无名动脉最容易与主动脉弓配置。Ⅱ型和Ⅲ型：随着主动脉变得更加展开和拉长（增加年龄和高血压的功能），大血管的起源变得更向后移位，并且在正投影上，起源逐渐向下移动到上述的水平线。进入变得越来越困难，因为从降主动脉接近的导管容易脱垂进入升主动脉

脉）疾病、心律失常或心源性栓塞源（例如心房颤动伴心耳凝块）。这些患者有偶然的（即无症状的）颈动脉疾病；这些患者的风险评估和治疗方法与有症状的颈动脉狭窄患者有很大的不同。正式的神经咨询和额外的诊断成像通常有助于区分这些患者。

另一个经常遇到的问题涉及次优图像，导致不可靠的无创诊断研究（颈动脉双功能超声和 MRA）。虽然双功能超声研究的质量和可靠性是技术人员非常依赖的，但是 MRA 研究的质量不仅受设备的生成状态影响，还受到扫描方案（有或没有钆）、正确的时序以及读片放射科医师的技能和经验等的影响。关键是要在 ICAVL 认证的实验室进行超声评估。这些考虑在无症状颈动脉疾病患者中尤为重要。我们强烈建议有经验的家庭成员参加最初的患者面试和随后的交流。除了程序的科学性和理论性外，讨论还应包括监管批准和报销情况。

临床检查（病史，包括神经系统评估在内的身体检查）和诊断检查（无创检查和血管造影）的目标是为以下问题提供答案：

1. 患者是症状性的还是无症状的？
2. 如果有症状，是否与颈动脉分叉处的狭窄相关？
3. 狭窄的严重程度（双功能超声检查，MRA，CTA，血管造影，NASCET 标准）如何？
4. 风险评估：

- 患者是否适合 CAS？
- 患者是否适合 CEA？
- 总体推荐：采用 CAS、CEA 还是继续药物控制？

术前问题

同意头臂动脉造影和可能的支架置入的患者，应接受全面的临床心血管评估，确定是否存在冠状动脉疾病（CAD）、主动脉瓣狭窄和左心室功能不全。这些合并症的存在将影响患者对 CAS 的血液动力学效应的耐受性。所有患者均应进行前期神经科状态评估，记录基线 NIH，Rankin 和 Barthel 卒中量表。所有有症状的患者 \ 既往有卒中史的患者，以及神经系统检查异常的患者，都应该进行脑部 CT 或 MRI 扫描以记录基线状态。

抗血小板药物和抗凝药

在临床方案中，非常重视颈动脉支架术前后的双重抗血小板治疗。服用标准剂量的抗血小板药物进行辅助治疗，则可预计不会发生支架内血栓形成，且围术期和术后栓塞事件的发生率也较低。所有患者在手术前均应接受阿司匹林 81 ～ 325 mg/d 和氯吡格雷 75 mg/d 的治疗，至少 30 天。如果患者没有每天服用阿司匹林和氯吡格雷，则建议其在手术前至少 4 小时接受 600 mg 负荷剂量的氯吡格雷。如果这是不可能的，手术应该重新安排。在接受颈动脉支架术的患者中没有使用普拉格雷的经验。

对使用华法林进行慢性抗凝治疗的患者的方法应当个体化，承认阿司匹林、氯吡格雷和华法林的三联治疗会增加出血风险。患者接受双重抗血小板治疗期间停用华法林对于全身性栓塞风险较低的患者可能是可以接受的。如果患者因为血栓栓塞的风险较高而

框 32-3 颈动脉血管造影采集视图概述

左锁骨下血管造影（PA 视图）

- 左侧椎动脉的开口通常在额叶中可见投影；如果不是，应该尝试饶舌投影。
- 如果要获取左侧椎动脉的选择性血管造影片，推荐便于进入和选择性放置导管的路线图
- 选择性或非选择性的椎基底动脉系统的颅内视图是在外侧和陡峭的 AP 颅骨视野中获得的。

选择性左颈动脉血管造影

- 分叉在 LAO 45° 以及侧向投影中成像。如果分叉是“过度旋转的”，则 AP 尾部视图通常将外部和内部颈动脉很好地分开。
- 左侧颈动脉的颅内图像在侧位和 AP 颅（15 ~ 30°）的视野中获得。

在 RAO Caudal 视图中无名的血管造影

- 最好的颈动脉和右锁骨下动脉分离对定义涉及右锁骨下动脉起源的病变非常有帮助。

选择性右颈动脉血管造影

- 分叉在 RAO 45° 及侧向投影中成像。
- 右侧颈内动脉的颅内图像在侧面获得和 AP 颅（15° ~ 30°）的意见。

AP，正位；LAO，左前斜；PA，后面的；RAO，右前斜

片。一旦确定 ECA 的起源和走形，将 0.038 英寸的 Glidewire（Boston Scientific，Watertown，MA）再次引入导管并用于帮助将导管引入 ECA。将滑线取下，用 0.035 英寸的支撑线代替，拔出导管，并将护套推进交换长度支撑线上的 CCA，将其尽可能远地固定在 ECA 中。这种方法的主要优点是颈动脉不需要重新接合，减少了主动脉弓中的导管操作。

一步（伸缩）方法

如果诊断性血管造影已经在较早的程序中进行，则支架置入程序开始于左锁骨下动脉起点以下一小段距离，将护套放入降主动脉中。从鞘内抽出内扩张器后，通过 Tuohy-Borst 转接器的旋转阀将 125 cm 5 F 诊断导管插入 6 F 鞘中。使用 0.038 英寸的 Glidewire 和导管，无名或左侧的 CCA 被接合，然后将导管推进到颈动脉中（在此阶段，道路测绘通常是有帮助的）。6 F 护套超过诊断导管进入 CCA。如果鞘管前进遇到阻力，则将导管更换为鞘管的内部扩张器，然后推进到 CCA 中。如果需要额外的支持，0.038 英寸的 Glidewire 可以更换更硬的 0.035 英寸或 0.038 英寸的支持导线。一旦鞘被放入动脉系统，患者全身用肝素（70 U/ kg）进行抗凝，将活化的凝血时间（ACT）提高到 225 ~ 250 s。从这一点开始通常的程序需要 20 分钟，所以很少需要进一步的肝素给药。较大剂量的肝素可能会增加灾难性灌注不足的风险。如果使用比伐卢定，则标准推注和输注分别是 0.75 mg/kg 和 1.75 mg/（kg・h）。肾功能损害明显的患者应减少剂量。

同轴套技术的优点

同轴护套技术具有许多优点：

1. 一旦护套位于分叉处以下的 CCA 中，它将允许连续进入 CCA。
2. 一旦护套被放置在 CCA 分叉下方的适当位置，不利的解剖结构（细长的弓形，CCA 的曲折）不会影响手术技术的成功。
3. 当导丝通过狭窄（偏心狭窄、溃疡、ICA 扭结和迂曲，或 ICA 角度偏离）或存在并发症（夹层，颅内栓塞）时，同轴配置提供更多支持并允许简单介绍其他介入工具。
4. 护套带有一个大口径 Tuohy-Borst 适配器，允许导管或其他设备导入，有最小的失血和最小的空气夹带风险。侧臂允许间歇或连续的冲洗和对比剂注射，并且还允许连续的动脉内（IA）血压监测。
5. 整合的扩张器提供了良好的配合和平稳的过渡，这些特征有助于在两步法中促进护套的发展，在大血管 / 主动脉弓的起源处将斑块的刮擦最小化。

同轴系统的缺点（护套或引导导管）

同轴系统也有一些缺点：

1. 如果颈动脉曲折，鞘的放置使现有的扭结和冗余扩大，迂曲和颈动脉分叉频繁地往头移位。这些医源性问题虽然一旦撤回鞘管即消失，但会增加支架手术的复杂性和技术难度。
2. 极少数情况下，在 5 F 诊断导管（伸缩技术）上推进套管后，可能会导致无名动脉或 CCA 的夹层。
3. 在鞘置放置过程中总是有栓塞的可能性，这是不能被神经保护的程序的一部分。

鞘 VS. 导引导管

导引导管在颈动脉中位置相当低，因为它只与

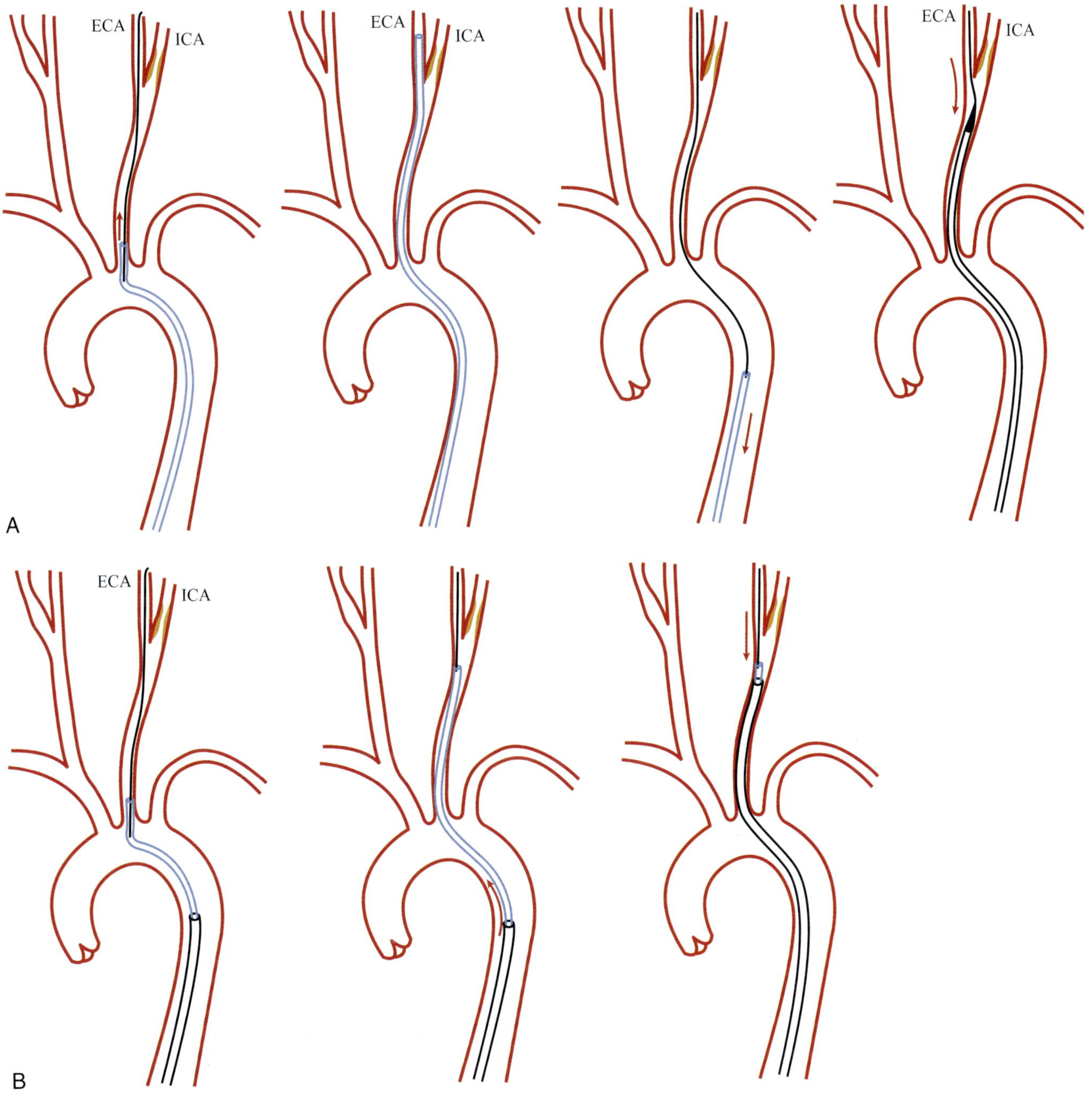

图 32-14　颈动脉鞘置入。A，在使用诊断导管的两步法中，将 Glidewire（Boston Scientific，Watertown，MA）插入颈外动脉（ECA）中。导管前进到 ECA，Glidewire 交换了一根支撑线，例如 Supra Core（加拿大圣克拉拉 Abbott Vascular）电线。然后移除导管，并且用导引器将护套推进至支撑导线至颈总动脉（CCA）。最后，导引器和导线被移除。**B**，在单步或伸缩的方法中，护套置于降主动脉。使用导管将滑线置于 ECA 中，并将导管推进至 CCA。滑丝和导管固定在位，护套推进两个。Glidewire 和导管随着护套位置的变化而删除

颈动脉的起始部位和最初的几厘米接触。因此，如果 CCA 的近端部分有显著的弯曲，则优选使用导引导管，因为将鞘放置在该弯曲段上（假设可能穿过整个 CCA 并矫直弯曲）将导致冗余朝头向移位，有明显的缺点。

鞘放置后的成像

一旦鞘在适当的位置，使用适当角度的视图采集基线血管造影片以帮助显示狭窄的最大严重程度。请注意，进行干预的最佳角度不需要与显示狭窄最大严重程度所需的角度相同。工作投影（即用于支架手术的投影）应最大限度地分离 ICA 和 ECA，并清楚地显示骨性标志。操作者应该清楚地了解与骨性标志相关的狭窄位置，认识到鞘的位置可以通过颈动脉头侧置换环和弯曲来改变关系。

栓子保护装置

不是所有的颈动脉介入步骤都可以被“栓塞保护”，因为鞘管放置发生在使用 EPD 之前。然而，重要的是要认识到，在支架展开和球囊扩张期间，栓塞的风险最高 [64]。

有许多 EPD 可用，可大致分为中断血流（闭塞）和保留血流（非闭塞）装置（图 32-15）。闭塞 EPD 可以细分为远端闭塞和近端闭塞两类。Percusurge GuardWire[明尼苏达州明尼阿波利斯的美敦力公司（Medtronic，Minneapolis，MN）] 是一个在狭窄远端部署的阻断 EPD 的例子。近端闭塞装置包括由 Gore（Flagstaff，Ariz） 和 MoMa 装 置（Medtronic，Minneapolis，MN）开发的装置。虽然阻断血流的闭塞型 EPD 在直觉上是吸引人的（无血流 = 无栓子），但使用中出现了一些问题。例如，为了阻塞同侧颈动脉，中断前向血流，必须证实正在治疗的半球存在侧支循环。Guardwire 装置使用不频繁，偶尔的装置故障 [球囊膨胀不充分和颈动脉密封不良和 (或) 过早放气] 使这种颈动脉介入装置事实上已被放弃。使用近端闭塞装置的基本原理不仅基于前向血流的中断，而且还基于同侧 ICA 中的逆流。这种结合是通过 CCA 和 ECA 的气囊闭塞实现的。虽然使用这些设备对手术结果有利 [65-66]，它们更多归于特殊设备的类别，因为导管是相当大的。在以下两种情况，这种装置特别有用，即远端 ICA 解剖结构迂曲或放置远端 EPD 前导丝通过时可能栓塞的充盈缺损病变。

非闭塞保留血流装置就是过滤器。根据结构，过滤体可以用镍钛合金框架支撑，也可以不支撑，像风向袋。所有过滤器 EPD 的基本原理是相同的：保持前向血流，同时防止栓塞碎片通过。可以预料，这些 EPD 中的每一个都具有某些独特的特征，熟悉它们的构造和属性将允许明智地选择最适合用于特定解剖学的装置。

栓塞保护装置放置

该装置必须放置在距离狭窄头侧大约 2 cm 的位置，以提供足够的空间（EPD 的“着陆区域”）适应支架输送系统的尖端，并允许用支架满意地覆盖病变（图 32-16）。

对于严重的次全闭塞性狭窄，使用细径冠状动

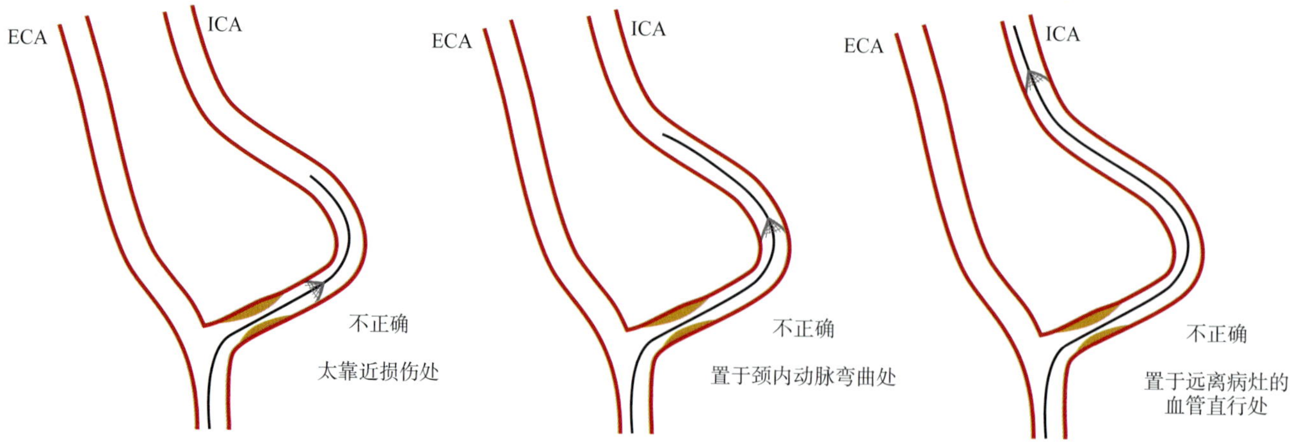

图 32-15 正确放置栓塞保护装置。装置被部署在颈内动脉（ICA）直线段中狭窄的头部，以确保所有的顺行流通过而不是在过滤器周围。它也必须足够远离病变部位，以使支架展开和扩张。 过滤器不能放在 ICA 的曲线上

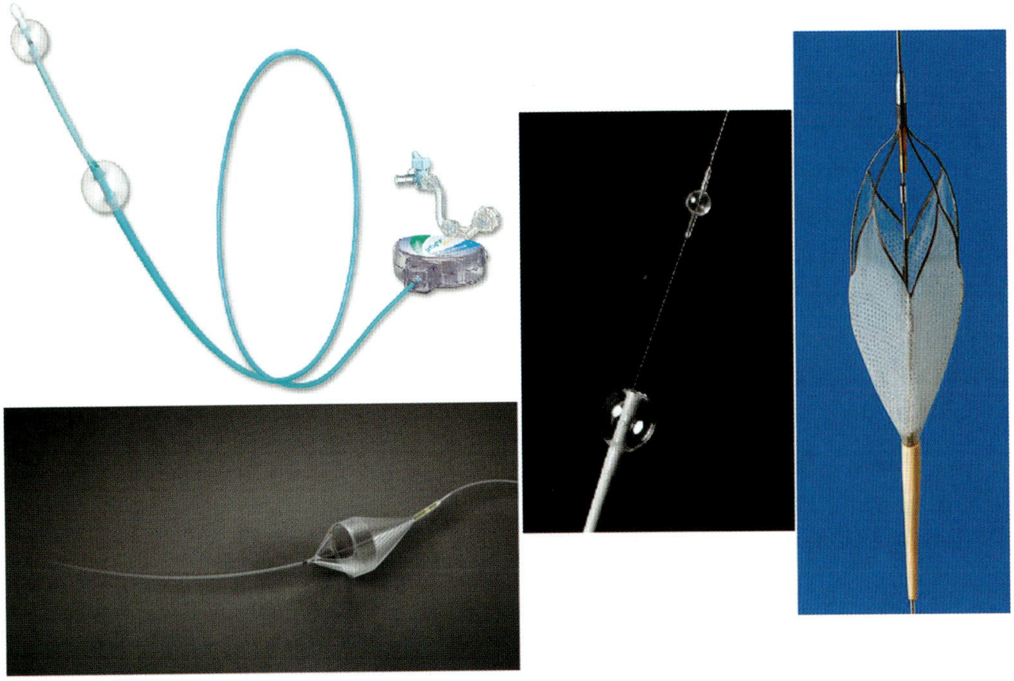

图 32-16 栓塞保护装置的例子。从左上方顺时针方向：MoMa 近端阻塞装置[明尼苏达州明尼阿波利斯的美敦力公司（Medtronic，Minneapolis，MN）]和戈尔（Gore）流量反转系统（戈尔，弗拉格斯塔夫，亚利桑那州）。非闭塞性过滤器是 Accunet 和 Emboshield（均来自加利福尼亚州圣克拉拉的 Abbott Vascular 公司）

脉成形术气囊（直径 2 mm 或 2.5 mm）的“预扩张”是非常有用的。虽然这种扩张方式是无保护的，但其风险可被强迫 EPD 通过非常严重的狭窄病变所抵消。EPD 导丝的尖端在整个手术过程的所有步骤中都应能够通过造影显示，操作者应确保导丝和 EPD 稳定，移动最小或不移动，因为过度移动会导致痉挛和缓慢流动。

病变预扩张

病变预扩张应被视为默认策略，因为：

- 使用离体模型的实验研究[67]已经证明，不经预扩张而行直接支架术会释放大量的栓塞碎片。
- 收缩支架的后扩张会加重支架金属丝对斑块的剪切作用，增加栓塞风险。
- 预扩张有利于 5 F 或 6 F 自膨式支架输送系统的平稳通过。
- 如果没有预扩张，很难将支架输送系统的远侧尖端从狭窄的支架收缩部分撤出。
- 狭窄的支架在球囊通过进行支架后扩张时可能会出现问题。

推荐使用 3 mm 或 3.5 mm × 30 mm 冠状气囊充气至标称压力。30 mm 长球囊末端的标记可帮助操作者选择支架长度（30 mm 或 40 mm）。预扩张一般是短暂的，建议逐步放气。在极少数情况下，当治疗严重钙化病变时，尽管有足够的预扩张，但支架可能也不易通过狭窄。在这种情况下，可能需要更大的 4 mm 或 5 mm 球囊来进行额外的预扩张。在预扩张后和在即将进行支架置入之前，应进行动脉造影以再次建立狭窄与骨性标志的关系。

支架

为了消除球囊扩张支架的变形和破碎风险，自扩张支架专门用于颈动脉支架置入，除了以下明显的例子：

1. 治疗 CCA 的主动脉狭窄。
2. 狭窄和治疗涉及颈部颈动脉远端部分（靠近颅底）。在这个水平上放置的球囊扩张式支架的变形风险最小，并且将较大的 5 F 或 6 F 自扩张支架输送系统推进到远侧 ICA 在技术上可能是困难的。

尽管 Elgiloy（钴铬合金）tracheobronchial Wallstent（波士顿科学公司，Natick，马萨诸塞州）最初被使

用支架填充溃疡口。这种开通的溃疡（通过支架 strut 的溃疡）将被封闭，并且不具有临床后果。

最终血管造影评估

颈部颈内动脉

在支架后扩张后，需要在显示最严重病变的相同投影，采用数字减影和常规格式行最终的血管造影。必须特别注意紧邻支架头侧的 ICA 和 EPD 放置部位。在该部位遇到血管痉挛并不罕见，特别是当 ICA 曲折或者远端 EPD 有一些移动时。应谨慎使用小剂量的 IA 硝酸甘油（作为颈动脉压力感受器伸展的结果，大多数患者会相对低血压，限制使用硝酸甘油；另见关于高灌注出血的讨论）。将鞘拉回到 CCA 起点可以放松动脉，有助于缓解痉挛，并使术者能够更准确地评估支架血管的状态。远端线性边缘夹层不常见，若存在也是短暂的，而且大部分不会导致不良后果。偶尔，这种夹层可能需要治疗，并可能需要额外的支架。

颅内血管

如果患者有任何手术过程中的神经功能缺陷，则应该进行术后颅内血管造影。目前几乎所有的颈动脉支架术研究方案都要求重复颅内观察，这应该在与基线相同的投影中获得。

栓子保护设备和鞘去除和及穿刺点血肿

为了有效地用作栓子捕获装置，过滤器织物中孔隙的直径必须是几微米。血液通过这些小孔刺激过滤器内纤维蛋白的沉积，为过滤器内形成血栓提供了完美的条件。停留时间越长，形成医源性血栓的机会就越大。当使用过滤器 EPD 时，重要的是尽量减少对比剂注射次数和体内停留时间；中位时间不应该超过 7 分钟，持续违反这个时间限制就是一个质量问题。由于若支架太小或定位不当，则支架的近侧边缘与 CCA 的壁不能很好地贴合，可能难以将 EPD 取回套管（或后置消融球囊）推进穿过支架。克服这个困难的最好方法是：①要求患者将头转向一侧；②将鞘推进支架。有些人建议只抓住过滤器的近端部分，因为将过滤器完全拉入捕获鞘可能会挤出栓子。EPD 撤出后，Tuohy-Bourst 转接器应完全打开，允许血液大量回流，以防有颗粒和动脉粥样硬化碎屑在撤出 EPD 装置期间已经释放到引导导管中。

手术完成后，应轻轻将护套向后拉出颈动脉，换上短鞘，在安全止血时可将其取出。对手动鞘管去除和压迫的迷走神经反应可以增加颈动脉支架的压力反射效应，并导致严重的低血压和心动过缓。在大多数患者中，使用闭合装置可以获得穿刺点止血，尽管结果没有得到改善[74]。最后，虽然低血压在紧接着的术后阶段并不罕见，但无法解释的持续性低血压应考虑其他原因（例如与穿刺点出血有关的腹膜后出血）。

患者在遥测床中过夜监测，超过 95% 的患者在手术后大约 24 小时准备好出院。所有患者均应进行术后神经系统检查，并应 NIH 和 Rankin 卒中量表进行评估。一旦患者能够毫无困难地走动，则可出院并在 4 周内返回随访（框 32-4）。

血液动力学管理

由舌咽神经（颅神经Ⅸ）支配的颈动脉窦压力感受器位于颈动脉的外膜，并通过拉伸血管壁而被激活。这种机械感受器的生理作用是检测、反映和调节全身血压。颈动脉窦的压力感受器（通过拉伸）受刺激后可刺激舌咽神经，这反过来经由孤束又刺激髓质血管运动中枢，随后调节自主神经系统的活动（抑制

框 32-4 排放议定书

- 第二天可以忍受。
- 出院前 NIH 卒中量表。
- 阿司匹林 325 mg PO，每日服用，连续 1 个月，然后 81 mg PO 无限期；氯吡格雷 75 mg PO，每日服用，连续至少 4 周。
- 1 个月、6 个月、12 个月以及此后每年的临床评估。
- 1 个月、6 个月、12 个月时的人颈动脉复合超声，此后每年进行。
- 1 个月和 12 个月时的神经评估。
- 支架不是 MRI 评估的禁忌证（例如颈椎）。然而，随访 MRA 评估支架状态是禁忌的，因为在法拉第笼效应中支架内部的图像中会出现辍学现象（提示支架闭塞）。
- 因颈部恶性肿瘤接受过放射治疗的患者应接受终身双联抗血小板治疗。
- 出院时，重新开始用 β- 受体阻滞药、利尿药和其他降压药物的决定是基于血液动力学状况。几乎所有患者将在出院后的几天内重新接受这些药物的预处理剂量。
- 保持细致的追踪记录和数据库，以追踪患者的结果。

MRA，磁共振血管造影；MRI，磁共振成像；NIH，国立卫生研究院；PO，口服

交感神经和刺激副交感神经输出）。刺激颈动脉压力感受器的净效应是心动过缓（负性变时）以及心脏收缩力降低。此外，交感神经输出的降低导致血管舒张，引起低血压。可以预计，当病变和后扩张球囊拉伸涉及颈动脉分叉时，颈动脉窦的刺激和其导致的血液动力学扰动最明显，如果狭窄位于分叉头侧则影响较小。在内膜剥脱术后的患者，因为颈动脉球失去神经支配，所以不会看到这些变化（或强度和频率小得多）。在年轻患者和治疗高度钙化狭窄（使用较高的压力来后扩张支架）时，心动过缓和低血压可能更明显且严重。预期有这些血液动力学变化时：

1. 手术当天早上停用抗高血压药物，如 β 阻滞药和利尿药。开放收缩压（即手术开始时的压力）可能升高。通常这不用处理；第一次球囊充气会降低心率和血压。
2. 确保患者有足够的静脉入路以便管理液体。不再进行临时静脉起搏器的预防性放置。
3. 所有患者在预扩张步骤之前立即接受预防剂量的阿托品。
4. 低血压主要通过 0.9% 生理盐水输注水合作用来控制。严重主动脉瓣狭窄患者和严重 CAD 患者不能耐受低血压和心动过缓。术前可以考虑放置一个临时的经静脉起搏器，并可偶尔放置一个主动脉内气囊泵。这些通常可以在程序结束时去除。
5. 低血压的病理处理包括使用静脉注射（IV）苯肾上腺素等 α 受体激动药。如果在后扩张之前血压已经显著降低，那么在球囊扩张之前给予去氧肾上腺素是一个很好的策略。这将暂时升高血压，并且血液动力学问题不会妨碍操作者在球囊膨胀至合适压力的情况下进行单次充气。
6. 我们不主张使用多巴胺。虽然血压会改善，但是心动过速和（或）心律失常的诱发也有不良副作用，这可能是潜在的冠状动脉疾病患者的问题。

应密切关注手术过程中和手术后的血压管理。在手术过程中使用的阿托品和 α 激动药的血液动力学效应是短暂的。在术后阶段，收缩压低至 70 ～ 80 mmHg 的低血压通常无症状，可以预期进行管理。到第二天早晨收缩压通常会增加 15 ～ 30 mmHg。低血压在两种情况下通常存在问题：①有围术期栓塞事件或对侧颈动脉狭窄严重的患者可能出现症状；②基线肾功能不全患者可能由于低血压和对比剂暴露而导致肾功能恶化。

如果扩张后血压仍然升高（例如内膜剥脱术后的患者有严重的 CEA 后狭窄），则会增加高灌注综合征（后面讨论）发生的风险。

神经并发症的管理

由于颈动脉的每次操作都有可能导致栓塞，所以应该频繁监测患者的神经状态。我们要求患者挤压放在对侧手中的玩具。另外，与患者交谈并判断对简单问题的反应速度和适当性是非常有用的。未镇静的患者任何偏离的基线状态（包括频繁打哈欠）都应用红旗标示，表示可能发生神经事件（有时可能非常微妙）。

当代支架术中重度卒中和任何卒中的发生率很低。EPD 被认为阻止了主要和致命的缺血性卒中。短暂性脑缺血发作和轻微的卒中继续发生，可能是由于栓塞颗粒穿过了过滤器或手术的未保护阶段发生的栓塞。

如果患者在手术过程中出现神经功能缺损，应完成手术，取出 EPD，建立正常血流。患者应该使用等渗液进行水合，并保持足够的血压（低血压和相对脱水使小栓子的影响恶化，否则可能无临床症状）。在手术结束时，应该在临床上重新评估患者，颅内血管造影应重复与基线投影相符的视图。血管造影照片可能显示：

1. 近端血管节段阻塞（例如 M1 或 M2 节段）。这通常需要干预，因为患者不太可能自发恢复。
2. 单个小分支的远端阻塞——最好采用保守措施进行管理。
3. 外观正常，无分支损失——预后良好，全面恢复功能。
4. 在多个分支中流动缓慢和（或）栓子出现——应警惕预后，完全康复的机会通常较少。

如果需要补救性神经血管介入，通常将涉及机械再通（导丝，球囊，套圈），以试图在受影响的部分重建血流。一般而言，禁止使用其他药理学试剂如 IA 组织纤溶酶原激活剂药（tPA）或糖蛋白（GP）Ⅱb / Ⅲa 拮抗剂，因为其导致颅内出血风险过高以及随之而来的高死亡率。

罕见的是，患者可能因视网膜梗死导致同侧部分或全部视力丧失。除非在事件发生后不久自发恢复视力，否则即使眼内压力立即降低，并试图将阻塞的栓塞向远侧移动以使视网膜梗死的程度最小化，视力完全恢复的预后仍较差。

在目前的颈动脉支架置入术中，临床上显著的脑出血（ICH）总体风险很小，为0.5% ~ 1%。在手术过程中使用较低剂量的抗凝药（ACT维持在225 ~ 250秒），避免GP Ⅱ b / Ⅲ a抑制药，并在手术过程中小心使用导丝控制，可以使医源性脑内出血的机会最小化。

脑高灌注综合征

脑高灌注综合征（CHS）是颈动脉血运重建的一种罕见但严重的并发症。在成功进行颈动脉血运重建之后，同侧血流量增加至受影响的大脑半球。大多数情况下患者仍然无症状[75]；然而，在一些患者中，这种增加可能压倒正常的补偿机制，导致流量显著增加。脑高灌注被定义为从基线开始超过100%的血流增加，CHS指伴有神经功能缺损的高灌注。估计的发病率根据方法和定义不同而有所不同，但是大多数已发表的研究报告的发生率低于3%[76]。

CHS的病理生理学尚不完全清楚，但最可能是综合因素。慢性脑低灌注患者的颅内小动脉最大扩张，血运重建后几天或几周内正常的自动调节可能无法恢复。自主调节受损指大脑在微循环水平不能调节血流和血压，使得流量和压力突然增加，不被传递到小血管；相反，压力和流量维持在一个狭窄的范围内。小血管脑血流（CBF）的自主调节受损与实验模型中的CHS有关，这可能是由于自由基积聚导致的内皮功能障碍，或平滑肌调节的神经源性衰竭[78]。正常压力感受性反射的失败是另一种可能性，无补偿的术后高血压导致过度灌注[79]。三叉神经血管反射的损害也可能是因为它在维持正常的脑血管张力方面发挥作用[80]。高灌注导致液体进入间质间隙并引起水肿，主要在后循环中。

重度（> 90%）次全闭塞狭窄且侧支供应有限（孤立半球）的患者最易发生高灌注风险[81]。基线严重的高血压和术后持续高血压（在内膜剥脱术后并不少见）可导致高灌注在术后持续几天[81]。

脑高灌注最常见的临床症状是头痛。并不罕见的是，患者在手术完成后不久在操作台上就会报告这一症状。头痛可能会持续几天，通常是单侧的，并与非局灶性神经检查有关。可能与脑水肿有关的更严重的表现是癫痫发作。CHS患者可出现多种神经功能障碍，包括孤立的言语障碍。在颈动脉血运重建后出现神经症状的患者中，鉴别诊断时必须考虑其他病因。与缺血性梗死有关的手术相关栓塞并发症、低流量状态的表现和CHS的高流量状态特征之间必须进行区分。CHS的诊断最好通过MRI确定[76]。

治疗包括降低血压、减轻脑水肿和抗惊厥疗法。由于血管舒张可能进一步增加脑血流量，所以钙拮抗药和硝酸盐在CHS治疗中是禁忌的。因此，操作者必须抵制施予硝酸盐以缓解痉挛的欲望（例如，在术后血管造影照片上显示的EPD放置处）；随着时间的推移会逐渐解决。虽然硝酸盐会迅速解决痉挛，但它们也易于发生过度灌注。由于能够降低脑灌注压，拉贝洛尔和可乐定[76,82]是首选药物。治疗持续时间尚未确定，治疗可能需要几天或几个月的时间[83]。虽然已经使用了皮质类固醇和巴比妥类药物，但是没有足够的证据支持治疗脑水肿。不推荐预防性应用抗惊厥药，但如果发生癫痫，则应该使用[76]。

这种情况相对少见以及表现的多样性使得CHS后的结果难以概括。然而，CEA文献中的有限数据表明，三分之一的患者可能在CHS后仍然残疾[84]，其他患者的死亡率高达50%[85]。尽管罕见，但颈动脉血运重建后所有发生神经症状的患者都应考虑该诊断。

无栓塞保护的颈动脉支架置入术的结果

与其他动脉介入治疗的情况一样，动脉支架的进展和可用性改变了手术。在20世纪90年代初期，已经开始对颈动脉支架进行前瞻性观察性研究[21]。从一开始，由有经验的操作者进行的颈动脉支架术在卒中和死亡方面产生了可接受的结果。非致残性神经系统事件是明显的，并聚集在高龄、复杂主动脉弓和ICA解剖结构以及严重ICA狭窄的患者中[22,86]。认识到患者选择的重要性和技术的不断完善，很大程度上可以通过引入设备专用于颅外颈动脉，通过减少神经系统并发症来帮助改善预后。

许多病例报告和无栓塞保护的颈动脉支架的临床系列研究结果已经发表[20,22,87-93]。Diethrich等[89]早期报道117例颈动脉支架置入手术记录，围术期神经事件发生率为6.4%，其中大多数是短暂性缺血事件或轻微卒中，最终完全恢复。局部不良事件发生率高与直接颈总动脉入路有关，这种技术大部分已被放弃。

之后，其他有经验的研究中心也有了一些令人鼓舞的报告[20,22,87-88,90-91]，这些是有症状和无症状的不同程度混合型动脉狭窄患者。无症状患者通常需要更严重的狭窄或额外的脑循环受损证据[19,22,89]。一些报道包括CCA病变，这些病变不易通过手术技术获得[22,89,94-95]。这些研究报道了非常高的（> 95%）手术和支架置入成功率，围术期轻微卒中发生率为1.6% ~ 4.8%，主要卒中 / 死亡率为1% ~ 1.5%。

在1998年[96]和2000年[87]发表了关于引入EPD之前颈动脉支架置入情况的研究。这些观察性和未经审核的数据提供了当时支架置入状况的整体视角。共有36个中心参与了调查，其中包括5210个支架手术。这些研究记录了98.4%的技术成功率。30天TIAs、轻微卒中、重度卒中和死亡率分别为2.6%、2.5%、1.4%和0.8%[87]。有人指出，技术失败通常与无法进入CCA有关（2% ~ 7%），手术时间延长与发病率增加有关[96]。大量手术高风险患者的这些结果令人鼓舞；不良结果的发生率与手术治疗的标准CEA风险患者相当。

颈动脉支架置入栓塞保护的结果

在颈动脉支架放置过程中与栓塞相关的围术期神经事件并不出乎意料。为了降低这些不良事件的发生率，经颅多普勒研究调查了哪个手术阶段导致了微栓子。鞘放置过程中释放的微粒很少，在导线交叉和预扩张过程中数量适中。在支架置入和后扩张处理过程中，大部分颗粒被发现从动脉粥样硬化斑块中释放出来[64]。碎片包括斑块碎片、纤维蛋白和血小板聚集体、脂质空泡和钙片段[31,97]。这些发现为在颈动脉支架置入术中开发和常规使用栓塞保护系统提供了基础。

高危颈动脉内膜切除术患者的颈动脉支架术

1998年，美国心脏协会卒中委员会发表了一系列关于颅外分叉动脉狭窄患者CEA表现的建议[98]。这些建议主要基于ECST[7]、NASCET[3]、3和ACAS[80]的结果。三项大规模的随机临床试验证实了CEA相对于现行最佳治疗方法的益处，并为目前治疗颈动脉疾病提供了很多证据基础。美国心脏学会卒中委员会建议，对颈动脉狭窄程度超过70%的有症状（非致残性卒中或TIA的既往症状）患者行手术血运重建术，因为围术期卒中和死亡风险低于6%。狭窄≥ 60%无症状（无症状组）的患者，如果围术期卒中和死亡风险低于3%，患者的预期寿命至少为5年，则推荐血运重建是有效的。

为了尽量减少潜在的混杂因素，如已知会增加手术治疗风险的疾病，NASCET和ACAS研究仔细筛选了患者，排除那些被认为存在高度手术（CEA）风险的患者。框32-5列出了用于定义高CEA风险的解剖特征和合并症。在NASCET研究中，没有排除对侧阻塞，30天卒中和死亡风险为9.4%（≈ 2.2倍无此问题的风险）[6]。除了SAPPHIRE研究（见下文），大型多中心前瞻性试验从未采用独立的神经系统评估和事件裁定来验证高CEA风险患者的手术后果，使得该人群中的手术获益不太明确。

在最初的CAS研究中，将栓塞保护作为CEA的替代治疗，目标人群包括CEA高风险患者。这些临床试验是使用非随机化注册格式设计的。由于FDA认为每一个颈动脉支架和栓子保护系统都是独特的装置，每个都有其自身的风险特征，作为上市（PMA）批准的条件，所以每个制造商都需要进行单独的研究。这一监管要求解释了为什么进行如此多的“CEA高风险注册研究”[73,99-103]，所有这些注册研究入选了相同的目标人群（表32-5）。研究设计、研究假设和统计方法在所有注册研究中大致相似。目标是确定某一申办者支架联合EPD治疗的高危手术患者的结局是否低于或等于来自CEA手术干预的历史对照的客观表现标准（OPC）。事先商定OPC患者15%有合并

框 32-5　用于定义 NASCET 和 ACAS 试验中高内膜切除术风险的患者的临床和解剖学特征

解剖

第二颈椎体前部的显著病变

先前同侧动脉内膜切除术

合并症

年龄在80岁或以上

肾、心脏或肝衰竭的病史

预期寿命少于5年

ACAS，无症状颈动脉粥样硬化研究；NASCET，北美有症状的颈动脉内膜切除术试验

表32-5 所公布的颈动脉内膜切除术风险登记处的结果*

试验	年份（最后入组患者的年份）	赞助者	支架	栓子保护装置	主要卒中率	卒中/心肌梗死率	无症状
SAPPHIRE	2002	Cordis	Smart/Precise	Angioguard	NA	6.90%	71.2%
ARCHeR	2003	Abbott	Acculink	Accunet	2.90%	8.30%	76.2%
SECuRITY	2003	Abbott	Xact	Emboshield	3.00%	7.20%	NA
BEACH	2003	Boston	Wallstent	Filterwire EZ	2.50%	5.40%	76.7%
MAVErIC	2004	Medtronic	AVE	GuardWire	3.00%	5.40%	NA
CAPTURE	2006	Abbott	Acculink	Accunet	2.60%	6.10%	86.2%
EXACT	2007	Abbott	Xact	Emboshield	1.80%	4.60%	90.1%
EMPiRE	2008	Gore	Not specified	Gore Flow Reversal	1.60%	3.70%	68%
CAPTURE 2	2009	Abbott	Acculink	Accunet	1.40%	3.50%	86.9%
PROTECT	2009	Abbott	Xact	Emboshield	0.50%	2.30%	NA
CHOICE	Ongoing	Abbott	Xact/Acculink	Emboshield/Accunet	1.80%	3.90%	NA

* 其中第一个在2000年开始招收患者，到2008年基本完成。NA，不可用

症和11%有解剖风险因素，并经由FDA同意。

SAPPHIRE[101]研究是唯一包括随机分组（CAS vs. 支架）的研究。这项多中心非劣性随机研究在全美29个研究中心进行，结果于2004年公布[101]。研究纳入了有症状的患者（≥50%的狭窄，29%的患者）和无症状患者（双功能超声≥80%狭窄），主要终点定义为治疗30天内死亡、卒中和心肌梗死的累计发生率，或术后第31天至1年的死亡和同侧卒中。尽管纳入标准包括高CEA风险患者，但在随机分组之前，研究组的所有成员（神经科医师、血管或神经外科医师和介入科医师）必须认同该患者适合行CEA或支架置入术。如果外科医生评估患者的结论认为内膜切除术不能安全进行，但介入医师判断支架是可行的，则患者不可被随机化，而是进入支架注册研究（$n = 406$）。同样，如果外科医生认为患者适合进行手术，但是介入医师并不认为支架是可行的，则患者进入外科手术注册研究（$n = 7$）。

2000年8月至2002年7月，共有747名患者入选本研究，334名患者进行随机分组。随机分配到支架组的167例患者中，159例接受了指定的治疗。在分配到手术组的167名患者中，151名接受了指定的治疗。全部334例患者均获得随访。接受CAS的患者接受镍钛合金自膨式Precise支架和Angio Guard过滤器型EPD（Cordis/Johnson & Johnson，Bridgewater，N.J.）。在2002年年初，由于几项颈动脉支架注册研究（非随机化）已经公布结果，所以入选速度突然减慢。因此，试验因入选人数减少而终止，使用1年时间隔删掉的生存数据，对于CAS与CEA相比的非劣效性主要终点进行了分析。

通过意向性治疗分析，20例CAS患者（12.2%）和32例CEA患者（20.1%）发生1年的主要终点事件：$P = 0.05$。5%的CEA患者出现颅神经损伤。研究者得出的结论是，颈动脉支架置入栓塞保护在手术风险高的人群中并不逊于CEA。3年的随访资料支持该患者组颈动脉支架置入术的持久性（持久性是指手术预防卒中的能力，而不是由再狭窄引起的重复介入治疗），使用EPD的患者和接受动脉内膜剥脱术的患者之间的长期结局没有差异[104]。

批准后注册研究

作为设备（支架和EPD）上市批准条件的一部分，申办方Abbott Vascular同意执行FDA规定的批准后注册研究，以评估罕见和意料之外的设备相关事件的发生。这些批准后的研究也提供了一个机会来评估在非试验环境下（现实世界）高CEA风险患者的颈动脉支架成果。2009年，Gray等[73]报道了两个这样的前瞻性多中心（280个美国研究点，672名操作者）的上市后监测研究，该研究涉及使用高CEA风险患者的过滤器进行远端栓塞保护的CAS。这些研究通过手术前后神经学评估和神经事件独立裁定。

表32-6 批准后的Surveillance研究

研究	招募	病例数	有症状	无症状	支架	栓子保护装置
CAPTURE[102]	2004-2006	3500	483（14%）	3017（86%）	Acculink	Accunet
CAPTURE 2[73]	2006-enrolling	4175	548（13%）	3627（87%）	Acculink	Accunet
EXACT[73]	2005-2007	2145	213（10%）	1931（90%）	Xact	Emboshield

表 32-6 总结了这两项研究的结果，以及较早的大的（n=4225 例）批准后研究（CAPTURE）[102] 的结果。

总之，CAPTURE 2 和 EXACT 数据集 [73] 的主要结果是：

- 30 天死亡和卒中：合并的有症状人群占 6.4%（95%CI，4.8% ～ 8.4%），合并的无症状人群为 3.2%（95%CI，2.8% ～ 3.7%）。
- 30 天死亡和重度卒中：合并的人群为 1.5%（95%CI，1.2% ～ 1.8%），合并的有症状和无症状人群分别为 2.6%（95%CI，1.6% ～ 4.0%）和 1.3%（95%CI，1.0 % ～ 1.6%）。
- 具有对手术不利的解剖特征的受试者，与年龄无关：
  - 有症状者（n = 60）：30 天死亡和卒中发生率为 1.7%（95%CI，0.0% ～ 8.9%；单次卒中被裁定为主要卒中）。
  - 无症状者（n = 371）：30 天死亡和卒中发生率为 2.7%（95%CI，1.3% ～ 4.9%，78% 的卒中为小卒中）。
- 对于不适合接受手术的患者，574 例有症状患者的 30 天死亡和卒中合并率为 6.4%（95%CI，4.6% ～ 8.8%），4603 例无症状患者为 3.3 %（95%CI，2.8% ～ 3.9%）。

术者经验

在最近的一篇文章中，CAPTURE 2 研究者 [105] 分析了 3388 名患者（占患者总数的 64%）的颈动脉支架成果，以确定医生或地点相关变量是否影响 CAS 的结果。有症状的患者和 80 岁以上的患者（不良预后的两个已知预测因素）被排除在外。2006 年 3 月至 2009 年 1 月，459 名术者在 180 家美国医院治疗研究人群。完整的 CAPTURE 2 研究队列中，死亡、卒中和 MI 的综合死亡率分别为 3.5% 和 3.3%，在 80 岁以下无症状者分别为 2.9% 和 2.7%。

三分之二的研究中心 [180 家 (66%)] 没有死亡或卒中事件。在剩下的研究中心中，观察到不良事件发生率与住院患者量以及个体操作者量之间的相反关系。介入心脏病专家的死亡率和卒中率低于其他专业。德国注册管理机构的分析 [106] 和最近已发表的研究的荟萃分析得出了类似的结论 [107]。CAPTURE 2 的研究作者得出结论：研究中心和术者的数量是围术期事件最重要的决定因素，并确定实现 30 天的死亡和卒中率低于 3% 的阈值。这 72 例数高于参与 CREST 或 ACT Ⅰ等随机试验的术者阈值。

分析与批判

下面的分析和批评应该考虑到亚组分析和这些亚组内少数患者所施加的限制。

除 SAPPHIRE 外，所有其他关于 CEA 高风险患者颈动脉支架术的研究都是注册研究。尽管有注册管理机构的标签，但应该注意的是，高风险的 CAS 注册是在 FDA 审查的临床方案下进行的，数据收集和事件裁决具有前瞻性。Rothwell 和 Warlow[108] 调查 CEA 后不良事件发生率，证明了前瞻性独立临床评估的重要性。他们发现术者自我报告和独立的神经科医师评估事件之间有三倍的差异。NASCET 和 ACAS 都使用了这种前瞻性的独立评估。

这些注册试验单独和集体性地对大量无症状患者进行了研究，为在美国进行颈动脉支架术的高 CEA 风险患者提供了一个强大的数据集。

累计纳入超过 10 000 例患者，在 3 个后市场性研究中进行分析；并且对该数据的分析已经能够为现实世界中颈动脉支架植入术的关键问题提供了答案。

自美国试验首次引入这些装置以来，颈动脉支架成果显示出持续稳定的改善（图 32-19）。例如，与 ARCHeR 和原 CAPTURE 注册中心的结果相比，CAPTURE 2 和 EXACT 研究的结果显示有改善（30 天死亡和卒中：分别为 6.9% vs. 5.7% vs. 3.6%），这些改善的结果符合 80 岁以下年龄组的 AHA 指南。如后面将讨论的，在 CREST 研究中，大部分神经事

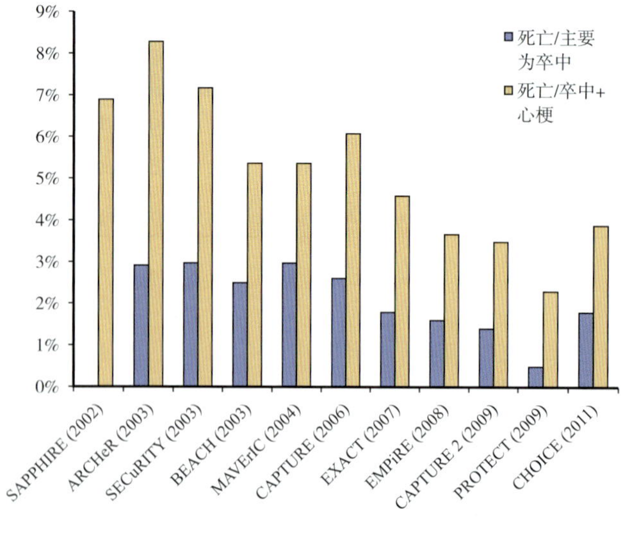

图 32-19 过去 10 年发表的颈动脉支架研究和登记的不良事件发生率。注意随着时间的推移，事件发生率逐渐下降。括号中的年份是上次患者入学的时间

件是轻微的卒中，在随访期间神经功能缺损大部分恢复。

有几个因素促进了颈动脉支架置入结果的改善。首先是确定高支架风险患者的临床特征。当这些注册研究启动的时候，这并没有得到赞赏。随着操作者的经验更丰富，在随后十年间开始的相关研究排除了这些高度支架风险的患者，从而相应地获得了更好的结果。

其次，合格的有经验的术者人数随着时间的推移而扩大，结果也相应得到改善。而且，这些装置已经有了改进。例如，EPD 的尺寸变小，专门用于颈动脉分叉处的各种镍钛支架已被开发出来。技术的改进以及手术方案的微小调整（例如将后扩张限定为一次）可能有助于改善结果。

因此，有症状和无症状的 80 岁以下的高风险患者中，CAS 结果在 AHA 标准的可接受阈值范围内。此外，由于不利的解剖学特征而被认定为高 CEA 风险的患者，在无症状和无症状患者中结果符合 AHA 指南，与年龄无关。

早期（2005 年以前）高风险 CEA 颈动脉支架注册研究（即事件发生率违反 AHA 阈值）的事件发生率较高，这可能是 CMS 对无症状患者接受颈动脉支架置入不予报销的一个可能原因，尽管 FDA 在 2004 年批准了这一适应证。CAPTURE 2 和 EXACT 上市后注册研究的结果是令人信服的，因为至少在 80 岁以下的高 CEA 风险人群中，有症状和无症状（表 32-7）、死亡和卒中的结果在 AHA 指南内。

决定推荐和执行颈动脉支架术对 80 岁以上的老年人仍然是一个挑战，特别是在 80 岁以上的无症状患者中（必须个体化）。

有症状的标准风险患者的颈动脉支架置入

将 CAS 引入临床实践作为 CEA 的替代方案，需要完成随机试验来评估其有效性和安全性。在有症状的颈动脉疾病患者中，有四项已完成的大型、多中心的随机对照试验，其中包括有症状的严重颈动脉狭窄内膜切除术和血管成形术对比试验（EVA-3S）[41]，支架支持的颈动脉经皮血管成形术和内膜剥脱术对比试验（SPACE）[40]，国际颈动脉支架术研究（ICSS）[109] 和 CREST [39]。由于 CREST 研究也包括无症状患者，因此分别进行讨论。虽然这些个别试验的结果仍然是

表32-7 批准后监测研究结果

研究	30天：卒中+死亡	30天：卒中+死亡（小于80年）	30天：卒中+死亡（80年以上）
CAPUTURE	症状 12.1% 无症状 5.4%	4.8%（组合）*	9%（组合）*
CAPUTURE 2	症状 6.2% 无症状 3%	症状：5.3%† 无症状：2.9%†	症状：10.5%† 无症状：4.4%†
EXACT	症状 7% 无症状 3.7		

* CAPTURE 的数据没有针对年龄的症状状态进行分析。

† 将 CAPTURE 2 和 EXACT 的数据汇集起来用于年龄组分析

争议的来源，但结果大致相似，并促使全国性学会发布了指南。

在法国的 30 个研究中心进行了 EVA-3S[41] 非劣效性研究，招募和随机分配常规（标准风险）CEA 患者。这些患者在 TIA 或非致残性卒中后 120 天内，并且在标示（有症状）的颈动脉中具有 60% 或更高的 ICA 狭窄。导管造影或双功能超声和 MRA 检查证实狭窄严重程度。主要终点是治疗 30 天内的任何卒中或死亡。尽管入组的目标是 872 名患者，但在入选 527 例患者后数据安全监测委员会（DSMB）因安全性和无效性提前终止了试验。在支架组 9.6% 的患者中观察到了主要终点，而内膜剥脱术的患者中是 3.9%（P=0.001）。后续的分析证实两组的差异可以持续 4 年[110]。

SPACE[40] 是一项多中心（n=35）多国家（德国、奥地利和瑞士参与）非劣效性研究。该试验在 TIA 或中度卒中（Rankin 评分 < 4）180 天内招募并随机分配标准 CEA 风险患者。患者标示颈动脉狭窄程度 ≥ 70%（ECST 标准；≥ 50%NASCET）。狭窄严重程度由导管血管造影或双功能超声确定。主要终点是治疗 30 天内同侧卒中和死亡。在对 1183 例患者的数据进行分析后停止了试验，得出的结论是需要更大的样本量（将近 2500 例患者）。但是，没有进一步的资金。事件发生率在支架组为 6.84%，而接受 CEA 的患者为 6.34%。虽然两组的结局率相似，但该试验未能证明 CAS 的非劣性（即该研究未能证明接受支架置入术的患者结局并不差于 CEA 的结果）。

ICSS[109] 是多中心（欧洲、澳大利亚、新西兰和加拿大）多国家（欧洲、澳大利亚、新西兰和加拿大）等效性研究，在症状出现后的 12 个月内将标准 -CEA 风险患者（n = 1713）招募和随机分配到 CAS 或 CEA。患者的颈动脉狭窄严重程度为 50% 或更高（按 NASCET 标准）。通过双功能超声或其他颈动脉无创成像来确定狭窄严重程度和入选资格。主要终点是长期（3 年）死亡或任何部位的致残性卒中发生率，尚未报告。2010 年，一项中期分析报告了 120 天卒中、死亡和心肌梗死的复合终点，CAS 组为 72/857（8.5%），CEA 组为 44/857（5.2%）（P = 0.006）。120 天卒中或死亡发生率没有显著差异：CAS 组 34/857（4.0%）与 CEA 组 27/857（3.2%）（P = NS）。在进行中期分析之后，研究者得出结论认为，与 CEA 相比，CAS 的有效性应该等待 3 年随访（2013 年）结果，直到这个时候，CEA 仍然是适合于有症状患者的治疗选择手术。

分析与批判

入选和排除标准

为使两种治疗策略（CAS 和 CEA）的结果比较是有效的，两个患者组应该具有可比较性。具体而言，对于参加这些研究的患者来说，无论他们是采用 CAS 还是 CEA，都没有关系，因为在设计良好的、充分纳入的随机临床试验中，这不是问题。随机化过程应该消除噪音，消除两臂之间的不平衡。然而，尽管是随机分组，但两个治疗组之间的重要不平衡持续存在，这与入选和排除标准有关，这阻碍了 CAS 组的结果。例如，在每一项试验中，若解剖学特征使患者具有较高的 CEA 危险（串联病变，额外的颅内高度狭窄，与事先手术或放射有关的“不友好颈部”），则患者都被从试验中排除。另一方面，试验方案没有规定排除高支架风险。另外，当试验方案允许在双功能超声成像的基础上进行试验入选和随机化时，支架风险高的解剖学特征（扩展的Ⅲ型主动脉弓，颅外颈动脉解剖结构迂曲，原因是新鲜、易碎、松散的血栓）不能排除在外。纳入这些患者对 CEA 的结局几乎没有影响，但可能对 CAS 结果有负面影响。然而，高支架风险患者的概念最近才提出，而 EVA-3 S 研究在 2000—2005 年招募了患者，在此期间，高支架风险的概念既不被理解也不被接受。

抗血小板治疗

当前的颈动脉支架结果是在所有患者开始支架置入术前强制给予足够剂量的双重抗血小板药物并持续至少 4 周后进行的。在所有三项上述试验中，双重抗血小板药物建议使用，但不是强制性的。EVA-3S 和 SPACE 研究中大约有 20% 的患者没有得到足够的抗血小板药物。

栓子防护装置使用不一致

EVA-3S 中，在入选的前三年（2000—2003 年），大约四分之三的手术使用了 EPDs。在 2003 年经过审查后，DSMB 强制使用 EPD。对使用和不使用 EPD 的结果进行分析，发现后者的并发症发生率更高。在 SPACE 中，只有 27% 的病例使用 EPD。在 ICSS 中，推荐使用 EPD，但不是强制性的。不足四分之三的病例是使用 EPD 进行的。由于该方案未要求在使用前需要熟悉这些设备，因此使用这些设备的经验和专业知识极少（如果有的话）。在当代颈动脉支架术中，对颅外颈动脉解剖结构的仔细分析是危险分层过程的重要组成部分。如果与狭窄相关的解剖结构显著弯曲和（或）没有足够的着陆区（即在 EPD 的尾部范围和支架输送系统的远侧末端预期着陆区域之间没有足够的空间），除非该病例适用于近端（血流反转）EPD，否则该病例应被视为支架风险高，且不应进行颈动脉支架置入（而不是进行无保护的颈动脉支架术）。

术者经验

在 CAS 的从业人员中，对这三项研究的主要顾虑是研究者缺乏经验。外科医生是经验丰富的 CEA 操作者，并且需要在参加研究之前的一年（EVA-3S 和 SPACE）进行至少 25 次 CEA 手术，CAS 操作者的入门障碍要低得多[113-115]。例如在 EVA-3 S，具有 12 个 CAS 手术或 5 个 CAS 手术加上 30 个非 CAS 主动脉上支架手术的经验就足以获得参与进入资格[114]。令人惊讶的是，试验允许在监督人在场时进行最初几例 CAS 手术。使用全身麻醉或清醒镇静的 CAS 患者比例过高，这反映了操作者缺乏经验和对 CAS 程序不熟悉，并且与 CAS 当代的实践相反。这导致许多研究者[42,116]质疑在这些试验的基础上建立 CAS 的临床标准和指南的有效性，并需要进一步研究来澄清问题的基本原理。

颈动脉支架术在症状性和无症状的标准风险患者中的应用

在 107 个美国中心和 9 个加拿大中心进行的 CREST 研究[39]中，将标准风险的 CEA 患者随机分配到 CAS 或 CEA。该试验于 2000 年开始，首先征集指示事件发生后 6 个月内有症状的患者。2005 年，入选标准被修改为包括无症状患者。有症状的患者需要在常规血管造影（NASCET 标准）下狭窄严重程度≥ 50%，或颈动脉双功能超声，CTA 或 MRA 狭窄≥ 70%。对于无症状患者，常规血管造影的狭窄合格标准为 60% 或更高，双功能超声检查为 70% 或更高，或 CTA 或 MRA 狭窄合格标准为 80% 或更高。试验申办者包括美国国立卫生研究院和商业合作伙伴 Abbott Vascular，其设备（Accunet 过滤器和 Acculink 支架）用于研究中。

CREST 研究的主要终点是随机分组后 4 年内围术期任何卒中，心肌梗死或任何原因导致的死亡或同侧卒中。数据也使用复合终点进行分析，包括任何卒中，心肌梗死，手术后 30 天内的所有死亡，以及第 31 天和第 365 天之间的同侧卒中。该终点被企业申办者用于 FDA 提交器械批准。次要终点包括 30 天（围术期）的所有死亡、任何卒中或心肌梗死、根据症状和年龄（80 岁）分层的 1 年复合终点、急性手术成功率、12 个月时的靶病变血运重建、需要治疗的穿刺点并发症、在 1 个月和 6 个月时未恢复的颅神经损伤，以及涉及性别和症状的预先指定的相互作用分析。

数据分析使用四个预先设定的分析群体：①意向治疗（ITT）；②事实治疗（AT）；③修改事实治疗（MAT）；④符合方案（PP）。这四个人群在图 32-20 中进行定义。

初步建议 2500 名有症状患者的样本量是基于非劣效性分析，其中 80% 功效和单侧 α 为 0.05，假设复合终点率为 7.48%，非劣效界值为 2.6。2005 年增加无症状患者时，假设有 50% 的患者无症状。假设的复合终点率下降到 6.76%，研究功效稍微增加到 82%，单侧 α 为 0.05。

在符合方案人群的 2307 例患者中，1219 例（52.8%）有症状，1088 例（47.2%）无症状。两组人

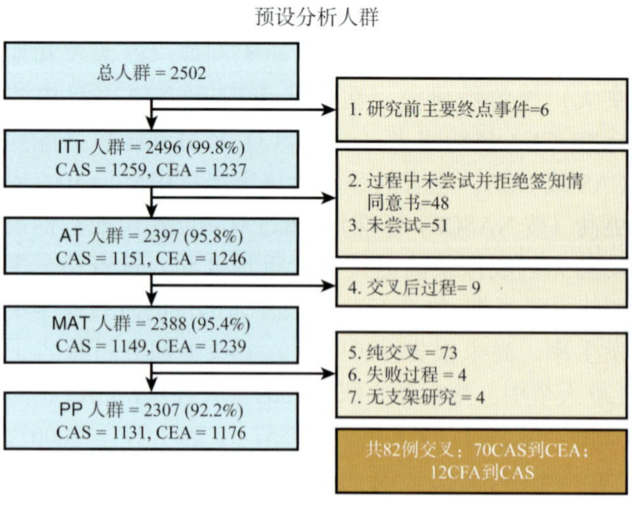

图 32-20　颈动脉血管重建内膜切除术与支架置入术试验（CREST）的预先设定的分析人群。AT，治疗；CAS，颈动脉支架术；CEA，颈动脉内膜剥脱术；ITT，意向治疗；MAT，经过处理改进；PP，每个协议

口统计数据匹配良好，大约 9% 的患者是八旬老人，30% 患有糖尿病，患心血管疾病者约占 45%。

主要终点结果见表 32-8。这两个分析是一致的和互补的，在两个分析中（既定的非劣效性边界 2.6%），CAS 被证明不劣于 CEA。

在围术期间，支架置入的卒中风险较高（4.1% vs. 2.3%；$P = 0.01$），但这种差异是由 CAS 组轻度卒中的增加所致（3.2%vs. 1.7%；$P = 0.01$）。值得注意的是，对于死亡和卒中的终点事件，两组之间不仅没有显著差异，而且 CEA 和 CAS 两个关键终点的事件发生率都较低（表 32-9）。

小卒中

所有对颅外颈动脉疾病（CEA 或 CAS）的干预都是预防性的，手术的具体目标是降低患者未来卒中的风险。虽然无重大卒中的生存是治疗干预的主要目标，但轻微的卒中不容忽视。事实上，尤其是在治疗无症状患者时，术者对任何与手术有关的神经事件都应该有极低的容忍度，无论是主要卒中还是小卒中或颅神经损伤。在 CREST 研究中，轻度卒中的发生率上升是 CAS 组卒中风险过高的主要原因。对围术期小卒中患者的 NIH 卒中量表数据分析显示，尽管 CAS 组在 1 个月时残余缺陷不成比例地较高（1.10%vs. 0.60%），但该差异在 6 个月时不再明显（0.6%vs. 0.6%）。当使用 Rankin 量表对残余缺损进行客观分类时，发现类似的均等趋势。重要的是，轻度卒中的发生并不会对患者的长期生存产生负面影响。因此，虽然 CAS 组轻微卒中更多，但是神经功能损害较小，所以 6 个月时两组的结局相似。

心肌梗死

在 CREST 中，MI 的生物标志物升高 [肌酸激酶（CK）-MB 或肌钙蛋白＞正常上限的两倍]，还有胸痛或心电图（ECG）缺血证据（2 个相邻导联 ST 段抬高或压低＞ 1 mm）。另一预先指定的类别包括没有胸痛或 ECG 异常的生物标志物升高（仅生物标志物阳性）。与没有生物标志物升高的患者相比，心梗患者（HR 3.40；95%CI，1.67 ~ 6.92）或仅生物标志物阳性（HR 3.57；95%CI，1.46 ~ 8.68）时的 4 年死亡率高。调整基线危险因素后，心梗发生率或生物标记物的升高仅与死亡率增加独立相关[117]。在 EVA-3-S、SPACE 和 ICSS 中，心脏生物标志物并未作为方案的

表32-8 CREST试验的主要终点分析*

	颈动脉支架置入	颈动脉内膜切除术	95% CL†	P_{NI}
Abbott PMA 分析：每次协议 1 年	7.1%	6.6%	2.26%	0.0245
美国国立卫生研究院分析的 4 年意向性治疗	7.2%	6.8%	2.26%	0.0259

* 两个单独的计算，一个由试验发起人雅培制作，第二个由美国国立卫生研究院制作。两组的非劣性边界达到了 2.6%。† 预先规定的非劣效性为 2.6%

CL，置信度限制；CREST，颈动脉血运重建内膜切除术与支架术试验；PMA，上市前批准；P_{NI}，非劣性 *P* 值

表32-9 围术期（30天）依据治疗组定义的主要终点事件及终点事件的组成

	颈动脉支架置入术*N*=1240 例患者（% ± SE）	颈动脉内膜剥脱术*N*=1240 例患者（% ± SE）	处理效果（动脉支架置入术VS. 颈动脉内膜剥脱术）百分比（95%）	未调整*P*值
死亡 / 卒中 / 心肌梗死	66 (5.2 ± 0.6)	56 (4.5 ± 0.6)	0.7 (– 1.0 ~ 2.4)	0.38
死亡	9 (0.7 ± 0.2)	4 (0.3 ± 0.2)	0.4 (– 0.2 ~ 1.0)	0.18
任何部位卒中	52 (4.1 ± 0.6)	29 (2.3 ± 0.4)	1.8 (0.4 ~ 3.2)	0.01
主要部位卒中	11 (0.9 ± 0.3)	8 (0.6 ± 0.2)	0.2 (– 0.5 ~ 0.9)	0.52
轻微卒中	41 (3.2 ± 0.5)	21 (1.7 ± 0.4)	1.6 (0.3 ~ 2.8)	0.01
心肌梗死	14 (1.1 ± 0.3)	28 (2.3 ± 0.4)	– 1.1 (– 2.2 ~ – 0.1)	0.03

颈动脉支架在老年人中的应用

颈动脉狭窄的老年患者（通常被解释为＞ 80 岁的患者）对颈动脉血运重建提出了几个挑战。在 CREST 导入队列[141]、SPACE 试验[40]和 ICSS[109]中发现，老年人与 CAS 之后不良事件风险增加之间存在关联[109]。实际上，八十岁以上的患者更可能被排除，因为他们有一个或多个特征显示存在颈动脉支架术的高风险，如框 32-1 所示。通过仔细排除具有不良特征的患者——脑储备减少，过度弯曲（CCA 从主动脉弓发出后或 ICA 从颈动脉分叉后有 2 个弯曲＞ 90°）或重度向心性钙化——已经显示不良事件类似于 CEA[142]手术。

在 CREST 研究中，年龄与疗效之间有交互作用，在约 70 岁时发生交叉。这导致了 CREST 研究者得出结论："颈动脉支架术在较小的年龄段显示出更好的疗效，而在较大年龄段显示 CEA 疗效更好。"因此，老年颈动脉狭窄患者的治疗建议必须高度个体化，并考虑到支架或 CEA 不适合所存在的问题。

颈动脉支架再狭窄的治疗

在罕见的情况下，如果认为有必要治疗，支架内再狭窄的治疗通常通过使用不顺应或切割球囊的扩张来进行[143]。在某些情况下，血管回缩需要额外的支架。据推测，与常规的血管成形术球囊相比，切割球囊的可控创伤可能导致支架内再狭窄的发生率较低，但尚未系统地进行研究。Zhou 等在 7 例患者中有 5 例使用了切割球囊，两名患者需要进一步支架置入[144]。理论上，因为再狭窄病灶一般为纤维化，这些病变（支架内再狭窄或动脉内膜切除术后狭窄复发）的围术期栓塞的风险被认为较低。然而，实际上，即使介入治疗这些病变，也推荐使用远端 EPD。CREST 研究中靶病变血运重建的发生率非常低，在 4 年的随访期内只有 0.8% 的患者需要重复干预[39]。1.5% 是从 EVA-3S[110]公布的 4 年数据中获得的。

合并颈动脉和冠状动脉疾病的治疗

广义的动脉粥样硬化使冠状动脉粥样硬化和颈动脉粥样硬化疾病共同作为相关性病被广泛关注。颈动脉疾病的治疗问题在需要 CABG 的患者管理中特别令人担忧。这些患者至少有中度颈动脉疾病的发生率（15% 的患者年龄＞ 70 岁[145]），围术期卒中与 25% 的死亡率相关[146]。已发表研究的大型荟萃分析发现，卒中作为 CABG 的并发症，发生率为 1.7%[146-147]。无症状的 50% ～ 99% 单侧狭窄患者的风险为 3%，双侧 50% ～ 99% 的狭窄患者为 5%，以及颈动脉闭塞患者为 7% ～ 11%[146]。然而，病理学和放射学检查发现，只有 40% 的这种卒中可能是由于同侧的狭窄。因此，即使 100% 可有效预防同侧缺血，颈动脉干预也只能降低不到一半的围术期（CABG）卒中率。这个问题被进一步笼罩，因为目前还没有随机的试验数据来指导这些患者进行最佳治疗。

观察性研究评估了 CEA 和 CAS 的结果，在 CABG 之前或同时进行。对 CEA/CABG 联合公布的围术期卒中 / 死亡率的荟萃分析显示，联合手术的卒中 / 死亡率为 8.7%，而 CEA 和 CABG 的卒中 / 死亡率分别为 6.1% 和 148%[148]。然而，分阶段手术的代价是心肌梗死的发生率从同步手术的 3.6% 增加到分期的 6.5%[148]。这是一个重要的问题，因为如 CREST 研究所示围术期心肌梗死与死亡风险增加相关[117]。纳入高风险手术患者（包括那些需要 CABG 的患者）的 SAPPHIRE 研究显示，高风险患者 CAS 是比 CEA 更安全的替代方案，1 年时死亡和卒中联合发生率较低[101]。这一发现得到了一项回顾性研究的进一步支持，后者比较了 CEA 和 CAS 后 CABG 的结果。30 天死亡 / 卒中发生率分别为 7.1% 和 12.6%，$P = 0.28$，MI 分别为 3.3% 和 12.6%，$P = 0.06$。这导致许多中心采用的策略是，在停用至少一种抗血小板药物至少 14 天后进行 CAS，然后是 CABG[149]。单中心研究报道了围术期死亡 / 卒中率为 4.8%[150]。

目前还没有随机数据支持无症状患者的治疗方法。三支冠状动脉疾病患者没有参加无症状颈动脉疾病的标志性研究[8,151]；研究结果可能不一定外推到这个高风险人群。总的来说，作者认为双侧颈动脉疾病或颈动脉狭窄加对侧阻塞的患者在 CABG 之前最有可能从颈动脉血运重建中受益，并且 CAS 在可行的情况下是 CEA 更安全的替代方案。

目前的建议和颈动脉支架的未来

卒中是美国第四大死亡原因[152]，也是造成长期身体和智力残疾的唯一最重要的原因。尽管在医学的几个领域取得了惊人的进展，但对于确诊卒中的治疗选择是有限的，对神经缺陷的可逆性或改善的期望是既谨慎又不可预测的。

鉴于症状发生后复发的高风险，几乎毫无争议地认为，大多数（如果不是所有）有70%或更高血管造影狭窄的有症状患者和许多有症状的狭窄患者（狭窄50%～70%）应该给予确定性的血管重建手术（CEA或CAS），除非预期的手术风险违反了AHA 6%的建议阈值。此外，这些患者应采取适当的抗血栓形成风险降低措施。

然而，对于无症状患者，哪个患者需要治疗的问题还远未解决。对于80%或更高狭窄的无症状患者提供血运重建是合理的。在某些情况下（例如那些需要CABG的患者），狭窄少于80%但多于70%的患者也可以提供治疗。只有在操作者和中心有经验并且可证实的围术期风险为3%或更低的情况下，颈动脉支架术在科学和道德上都适合作为无症状患者的治疗选择。如果在无症状患者中与血运重建（CEA或CAS）有关的预期手术风险超过3%，应该保守治疗。

患者选择仍然是并发症唯一最重要的预测指标。虽然EPD常规使用，但保护装置不可取代关键的风险分析和合理的操作者判断。总的来说，对80岁以下有症状的患者推荐CAS是合理的。对于80岁以上的患者，决定必须个体化，血管重建的建议应在对风险和收益进行严格和批判性分析后得出。许多这些患者可能最好用药物治疗——没有CAS或CEA。

对于认为内膜剥脱术风险高的无症状患者，CAS是一个合理的选择，有两个重要的注意事项：①内膜切除术的高风险并不意味着高风险的卒中（保守的药物控制）；②手术风险高的患者CAS风险也高，这些患者应该保守治疗。

治疗颅外颈动脉疾病的常规方法涉及基于假定手术风险的血运重建（传统范例描述于图32-21）。换句话说，如果患者需要治疗颈动脉狭窄，传统上提出的第一个问题是：患者是否具有CEA的标准风险？CEA风险高的患者常常被推荐颈动脉支架置入术，主观上认为颈动脉支架术风险较低，因为没人关注什么构成高支架风险。然而，只有在手术风险分层和选择血运重建患者的过程中发生模式转换，才能开发出颈动脉支架的全部临床潜力。这适用于日常临床实践和随机试验的设计。在图32-22所示的未来方法中描述了纳入这种模式转变的临床决策，其中第一个应该问的问题是：患者是否存在支架标准风险？

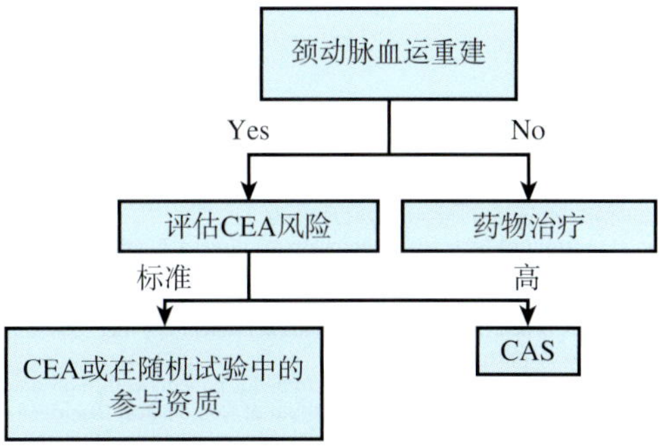

图32-21　传统的治疗颈动脉疾病的方法是基于以下问题的回答：患者是否适合颈动脉内膜剥脱术（CEA）（标准风险）？ CAS，颈动脉支架置入

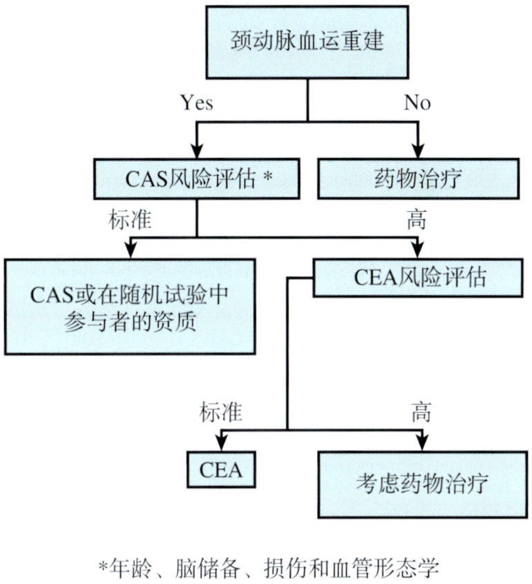

图32-22　将来我们会看到一个模式转变，颈动脉血运重建的方法将基于以下问题的答案：患者是否适合（标准风险）颈动脉支架术（CAS）？ CEA，颈动脉内膜切除术

那么，我们可以期待什么呢？目前正在进行一项随机试验来回答无症状患者现代药物治疗卒中的风险（SPACE Ⅱ），另一项试验（CREST Ⅱ）正在等待资助。ACT Ⅰ是一项涉及无症状患者的大型前瞻性研究，正对患者进行随机分组（CAS与CEA为3∶1）。尽管本研究不包括药物治疗组，但在随机化之前，患者必须适合（即标准风险）CAS和CEA，这是试验设计的重要优势。最后，未来我们可以期待持续的技术和设备改进，以进一步提高颈动脉支架的安全性。

参考文献

1. Department of Health & Human Services: *Summary of the Circulatory System Devices Panel Meeting*, Jan, 26th 2011. Available at: www.fda.gov/downloads/AdvisoryCommittees/CommitteesMeetingMaterials/MedicalDevices/MedicalDevicesAdvisoryCommittee/CirculatorySystemDevicesPanel/UCM241779.pdf.
2. Gurdjian ES: History of occlusive cerebrovascular disease. II. After Moniz, with special reference to surgical treatment, *Arch Neurol* 36:427–432, 1979.
3. Beneficial effect of carotid endarterectomy in symptomatic patients with high-grade carotid stenosis. North American Symptomatic Carotid Endarterectomy Trial Collaborators, *N Engl J Med* 325:445–453, 1991.
4. Clinical alert: benefit of carotid endarterectomy for patients with high-grade stenosis of the internal carotid artery. National Institute of Neurological Disorders and Stroke, Stroke and Trauma Division. North American Symptomatic Carotid Endarterectomy Trial (NASCET) investigators, *Stroke* 22:816–817, 1991.
5. Barnett HJ, Taylor DW, Eliasziw M, et al: Benefit of carotid endarterectomy in patients with symptomatic moderate or severe stenosis. North American Symptomatic Carotid Endarterectomy Trial Collaborators, *N Engl J Med* 339:1415–1425, 1998.
6. Ferguson GG, Eliasziw M, Barr HW, et al: The North American Symptomatic Carotid Endarterectomy Trial: surgical results in 1415 patients, *Stroke* 30:1751–1758, 1999.
7. Randomised trial of endarterectomy for recently symptomatic carotid stenosis: final results of the MRC European Carotid Surgery Trial (ECST), *Lancet* 351:1379–1387, 1998.
8. Endarterectomy for asymptomatic carotid artery stenosis. Executive Committee for the Asymptomatic Carotid Atherosclerosis Study, *JAMA* 273:1421–1428, 1995.
9. Endovascular versus surgical treatment in patients with carotid stenosis in the Carotid and Vertebral Artery Transluminal Angioplasty Study (CAVATAS): a randomised trial, *Lancet* 357:1729–1737, 2001.
10. Dotter CT: Transluminal angioplasty: a long view, *Radiology* 135:561–564, 1980.
11. Gruntzig A, Hopff H: Percutaneous recanalization after chronic arterial occlusion with a new dilator-catheter (modification of the Dotter technique) (author's transl), *Dtsch Med Wochenschr* 99:2502–2510, 2511, 1974.
12. Mathias K: A new catheter system for percutaneous transluminal angioplasty (PTA) of carotid artery stenoses, *Fortschr Med* 95:1007–1011, 1977.
13. Kerber CW, Cromwell LD, Loehden OL: Catheter dilatation of proximal carotid stenosis during distal bifurcation endarterectomy, *AJNR Am J Neuroradiol* 1:348–349, 1980.
14. Mullan S, Duda EE, Patronas NJ: Some examples of balloon technology in neurosurgery, *J Neurosurg* 52:321–329, 1980.
15. Vitek JJ, Raymon BC, Oh SJ: Innominate artery angioplasty, *AJNR Am J Neuroradiol* 5: 113–114, 1984.
16. Theron J, Raymond J, Casasco A, et al: Percutaneous angioplasty of atherosclerotic and postsurgical stenosis of carotid arteries, *AJNR Am J Neuroradiol* 8:495–500, 1987.
17. Kachel R: Results of balloon angioplasty in the carotid arteries, *J Endovasc Surg* 3:22–30, 1996.
18. Rabkin I, Germashev VG: 5-year experience with roentgenologically controlled endovascular nitinol prosthesis, *Kardiologiia* 30:11–17, 1990.
19. Yadav JS, Roubin GS, Iyer S, et al: Elective stenting of the extracranial carotid arteries, *Circulation* 95:376–381, 1997.
20. Yadav JS, Roubin GS, King P, et al: Angioplasty and stenting for restenosis after carotid endarterectomy. Initial experience, *Stroke* 27:2075–2079, 1996.
21. Roubin GS, Yadav S, Iyer SS, et al: Carotid stent-supported angioplasty: a neurovascular intervention to prevent stroke, *Am J Cardiol* 78:8–12, 1996.
22. Roubin GS, New G, Iyer SS, et al: Immediate and late clinical outcomes of carotid artery stenting in patients with symptomatic and asymptomatic carotid artery stenosis: a 5-year prospective analysis, *Circulation* 103:532–537, 2001.
23. Mathur A, Dorros G, Iyer SS, et al: Palmaz stent compression in patients following carotid artery stenting, *Cathet Cardiovasc Diagn* 41:137–140, 1997.
24. Theron JG, Payelle GG, Coskun O, et al: Carotid artery stenosis: treatment with protected balloon angioplasty and stent placement, *Radiology* 201:627–636, 1996.
25. Baldi S, Zander T, Rabellino M, et al: Carotid artery stenting without angioplasty and cerebral protection: a single-center experience with up to 7 years' follow-up, *AJNR Am J Neuroradiol* 32:759–763, 2011.
26. Theron J, Courtheoux P, Alachkar F, et al: New triple coaxial catheter system for carotid angioplasty with cerebral protection, *AJNR Am J Neuroradiol* 11:869–874, 1990; discussion 875–867.
27. Henry M, Amor M, Henry I, et al: Carotid stenting with cerebral protection: first clinical experience using the PercuSurge GuardWire system, *J Endovasc Surg* 6:321–331, 1999.
28. Al-Mubarak N, Roubin GS, Vitek JJ, et al: Effect of the distal-balloon protection system on microembolization during carotid stenting, *Circulation* 104:1999–2002, 2001.
29. Henry M, Henry I, Klonaris C, et al: Benefits of cerebral protection during carotid stenting with the PercuSurge GuardWire system: midterm results, *J Endovasc Surg* 9:1–13, 2002.
30. Al-Mubarak N, Colombo A, Gaines PA, et al: Multicenter evaluation of carotid artery stenting with a filter protection system, *J Am Coll Cardiol* 39:841–846, 2002.
31. Whitlow PL, Lylyk P, Londero H, et al: Carotid artery stenting protected with an emboli containment system, *Stroke* 33:1308–1314, 2002.
32. Brott TG, Halperin JL, Abbara S, et al: ASA/ACCF/AHA/AANN/AANS/ACR/ASNR/CNS/SAIP/SCAI/SIR/SNIS/SVM/SVS guideline on the management of patients with extracranial carotid and vertebral artery disease: executive summary. A report of the American College of Cardiology Foundation/American Heart Association Task Force on Practice Guidelines, and the American Stroke Association, American Association of Neuroscience Nurses, American Association of Neurological Surgeons, American College of Radiology, American Society of Neuroradiology, Congress of Neurological Surgeons, Society of Atherosclerosis Imaging and Prevention, Society for Cardiovascular Angiography and Interventions, Society of Interventional Radiology, Society of NeuroInterventional Surgery, Society for Vascular Medicine, and Society for Vascular Surgery Developed in Collaboration With the American Academy of Neurology and Society of Cardiovascular Computed Tomography, *J Am Coll Cardiol* 57:1002–1044, 2011.
33. Naylor AR: Delay may reduce procedural risk, but at what price to the patient? *Eur J Vasc Endovasc Surg* 35:383–391, 2008.
34. Giles MF, Rothwell PM: Risk of stroke early after transient ischaemic attack: a systematic review and meta-analysis, *Lancet Neurol* 6:1063–1072, 2007.
35. Wu CM, McLaughlin K, Lorenzetti DL, et al: Early risk of stroke after transient ischemic attack: a systematic review and meta-analysis, *Arch Intern Med* 167:2417–2422, 2007.
36. Chandratheva A, Mehta Z, Geraghty OC, et al: Population-based study of risk and predictors of stroke in the first few hours after a TIA, *Neurology* 72:1941–1947, 2009.
37. Ois A, Cuadrado-Godia E, Rodriguez-Campello A, et al: High risk of early neurological recurrence in symptomatic carotid stenosis, *Stroke* 40:2727–2731, 2009.
38. McDonald RJ, Cloft HJ, Kallmes DF: Intracranial hemorrhage is much more common after carotid stenting than after endarterectomy: evidence from the National Inpatient Sample, *Stroke* 42:2782–2787, 2011.
39. Brott TG, Hobson RW 2nd: Howard G, et al: Stenting versus endarterectomy for treatment of carotid-artery stenosis, *N Engl J Med* 363:11–23, 2010.
40. Ringleb PA, Allenberg J, Bruckmann H, et al: 30 day results from the SPACE trial of Stent-Protected Angioplasty versus Carotid Endarterectomy in symptomatic patients: a randomised non-inferiority trial, *Lancet* 368:1239–1247, 2006.
41. Mas JL, Chatellier G, Beyssen B, et al: Endarterectomy versus stenting in patients with symptomatic severe carotid stenosis, *N Engl J Med* 355:1660–1671, 2006.
42. Fiehler J, Bakke SJ, Clifton A, et al: Plea of the defence-critical comments on the interpretation of EVA3S, SPACE and ICSS, *Neuroradiology* 52:601–610, 2010.
43. Spence JD: Asymptomatic carotid stenosis: mainly a medical condition, *Vascular* 18: 123–126, 2010 discussion 127–129.
44. Naylor AR: What is the current status of invasive treatment of extracranial carotid artery disease? *Stroke* 42:2080–2085, 2011.
45. Klein A, Solomon CG, Hamel MB: Clinical decisions. Management of carotid stenosis–polling results, *N Engl J Med* 358:e23, 2008.
46. Whitworth JA: 2003 World Health Organization (WHO)/International Society of Hypertension (ISH) statement on management of hypertension, *J Hypertens* 21:1983–1992, 2003.
47. Diener HC, Weimar C, Weber R: Antiplatelet therapy in secondary stroke prevention–state of the art, *J Cell Mol Med* 14:2552–2560, 2010.
48. Amarenco P, Bogousslavsky J, Callahan A 3rd, et al: High-dose atorvastatin after stroke or transient ischemic attack, *N Engl J Med* 355:549–559, 2006.
49. Amarenco P: Atorvastatin in prevention of stroke and transient ischaemic attack, *Expert Opin Pharmacother* 8:2789–2797, 2007.
50. Lanzino G, Rabinstein AA, Brown RD Jr: Treatment of carotid artery stenosis: medical therapy, surgery, or stenting? *Mayo Clin Proc* 84:362–387, 2009 quiz 367–368.
51. Bock RW, Gray-Weale AC, Mock PA, et al: The natural history of asymptomatic carotid artery disease, *J Vasc Surg* 17:160–169, 1993 discussion 170–161.
52. Hirt LS: Progression rate and ipsilateral neurological events in asymptomatic carotid stenosis, *Stroke* 2011 published online ahead of print. doi: 10.1161/STROKEAHA.111.613711.
53. Nicolaides AN, Kakkos SK, Griffin M, et al: Effect of image normalization on carotid plaque classification and the risk of ipsilateral hemispheric ischemic events: results from the asymptomatic carotid stenosis and risk of stroke study, *Vascular* 13:211–221, 2005.
54. Spence JD: Cerebrovascular disease: identifying high-risk patients from carotid plaque composition, *Nature Reviews Cardiology* 7:426–428, 2010.
55. Abbott AL, Chambers BR, Stork JL, et al: Embolic signals and prediction of ipsilateral stroke or transient ischemic attack in asymptomatic carotid stenosis: a multicenter prospective cohort study, *Stroke* 36:1128–1133, 2005.
56. Markus HS, King A, Shipley M, et al: Asymptomatic embolisation for prediction of stroke in the Asymptomatic Carotid Emboli Study (ACES): a prospective observational study, *Lancet Neurol* 9:663–671, 2010.
57. Spence JD, Tamayo A, Lownie SP, et al: Absence of microemboli on transcranial Doppler identifies low-risk patients with asymptomatic carotid stenosis, *Stroke* 36:2373–2378, 2005.
58. Spence JD, Coates V, Li H, et al: Effects of intensive medical therapy on microemboli and cardiovascular risk in asymptomatic carotid stenosis, *Arch Neurol* 67:180–186, 2010.
59. Norris JW, Zhu CZ: Silent stroke and carotid stenosis, *Stroke* 23:483–485, 1992.
60. AbuRahma AF, Metz MJ, Robinson PA: Natural history of > or = 60% asymptomatic carotid stenosis in patients with contralateral carotid occlusion, *Ann Surg* 238:551–561, 2003; discussion 561–552.
61. Altaf N, Daniels L, Morgan PS, et al: Detection of intraplaque hemorrhage by magnetic resonance imaging in symptomatic patients with mild to moderate carotid stenosis predicts recurrent neurological events, *J Vasc Surg* 47:337–342, 2008.
62. Nicolaides AN, Kakkos SK, Kyriacou E, et al: Asymptomatic internal carotid artery stenosis and cerebrovascular risk stratification, *J Vasc Surg* 52:1486–1496, e1481–e1485, 2010.
63. Roubin GS, Iyer S, Halkin A, et al: Realizing the potential of carotid artery stenting: proposed paradigms for patient selection and procedural technique, *Circulation* 113:2021–2030, 2006.
64. Al-Mubarak N, Roubin GS, Vitek JJ, et al: Microembolization during carotid stenting with the distal-balloon antiemboli system, *Int Angiol* 21:344–348, 2002.
65. Leal JI, Orgaz A, Fontcuberta J, et al: A prospective evaluation of cerebral infarction following transcervical carotid stenting with carotid flow reversal, *Eur J Vasc Endovasc Surg* 39:661–666, 2010.
66. Criado E, Fontcuberta J, Orgaz A, et al: Transcervical carotid stenting with carotid artery flow reversal: 3-year follow-up of 103 stents, *J Vasc Surg* 46:864–869, 2007.
67. Ohki T, Roubin GS, Veith FJ, et al: Efficacy of a filter device in the prevention of embolic events during carotid angioplasty and stenting: an *ex vivo* analysis, *J Vasc Surg* 30:1034–1044, 1999.
68. Iyer SS, White CJ, Hopkins LN, et al: Carotid artery revascularization in high-surgical-risk patients using the Carotid WALLSTENT and FilterWire EX/EZ: 1-year outcomes in the BEACH Pivotal Group, *J Am Coll Cardiol* 51:427–434, 2008.
69. Bosiers M, de Donato G, Deloose K, et al: Does free cell area influence the outcome in carotid artery stenting? *Eur J Vasc Endovasc Surg* 33:135–141, 2007; discussion 142–133.

70. Hart JP, Peeters P, Verbist J, et al: Do device characteristics impact outcome in carotid artery stenting? *J Vasc Surg* 44:725–730, 2006; discussion 730–721.
71. Timaran CH, Rosero EB, Higuera A, et al: Randomized clinical trial of open-cell vs. closed-cell stents for carotid stenting and effects of stent design on cerebral embolization, *J Vasc Surg* 54:1310–1316 e1; discussion 6, 2011.
72. Jim J, Rubin BG, Landis GS, et al: Society for Vascular Surgery Vascular Registry evaluation of stent cell design on carotid artery stenting outcomes, *J Vasc Surg* 54:71–79, 2011.
73. Gray WA, Chaturvedi S, Verta P: Thirty-day outcomes for carotid artery stenting in 6320 patients from 2 prospective, multicenter, high-surgical-risk registries, *Circ Cardiovasc Interv* 2:159–166, 2009.
74. Schneider LM, Polena S, Roubin G, et al: Carotid stenting and bivalirudin with and without vascular closure: 3-year analysis of procedural outcomes, *Catheter Cardiovasc Interv* 75:420–426, 2010.
75. Ogasawara K, Yukawa H, Kobayashi M, et al: Prediction and monitoring of cerebral hyperperfusion after carotid endarterectomy by using single-photon emission computerized tomography scanning, *J Neurosurg* 99:504–510, 2003.
76. van Mook WN, Rennenberg RJ, Schurink GW, et al: Cerebral hyperperfusion syndrome, *Lancet Neurol* 4:877–888, 2005.
77. Holm J, Nilsson U, Waters N, et al: Production of free radicals measured by spin trapping during operations for stenosis of the carotid artery, *Eur J Surg* 167:4–9, 2001.
78. Skydell JL, Machleder HI, Baker JD, et al: Incidence and mechanism of post-carotid endarterectomy hypertension, *Arch Surg* 122:1153–1155, 1987.
79. Timmers HJ, Wieling W, Karemaker JM, et al: Baroreflex failure: a neglected type of secondary hypertension, *Neth J Med* 62:151–155, 2004.
80. Macfarlane R, Moskowitz MA, Sakas DE, et al: The role of neuroeffector mechanisms in cerebral hyperperfusion syndromes, *J Neurosurg* 75:845–855, 1991.
81. Hosoda K, Kawaguchi T, Ishii K, et al: Prediction of hyperperfusion after carotid endarterectomy by brain SPECT analysis with semiquantitative statistical mapping method, *Stroke* 34:1187–1193, 2003.
82. Muzzi DA, Black S, Losasso TJ, et al: Labetalol and esmolol in the control of hypertension after intracranial surgery, *Anesth Analg* 70:68–71, 1990.
83. Dalman JE, Beenakkers IC, Moll FL, et al: Transcranial Doppler monitoring during carotid endarterectomy helps to identify patients at risk of postoperative hyperperfusion, *Eur J Vasc Endovasc Surg* 18:222–227, 1999.
84. Meyers PM, Higashida RT, Phatouros CC, et al: Cerebral hyperperfusion syndrome after percutaneous transluminal stenting of the craniocervical arteries, *Neurosurgery* 47:335–343, 2000; discussion 343–335.
85. Piepgras DG, Morgan MK, Sundt TM Jr, et al: Intracerebral hemorrhage after carotid endarterectomy, *J Neurosurg* 68:532–536, 1988.
86. Mathur A, Roubin GS, Iyer SS, et al: Predictors of stroke complicating carotid artery stenting, *Circulation* 97:1239–1245, 1998.
87. Wholey M, Wholey M., Mathias K, et al: Global experience in cervical carotid artery stent placement, *Catheter Cardiovasc Interv* 50:160–167, 2000.
88. Henry M, Amor M, Klonaris C, et al: Angioplasty and stenting of the extracranial carotid arteries, *Tex Heart Inst J* 27:150–158, 2000.
89. Diethrich EB, Ndiaye M, Reid DB: Stenting in the carotid artery: initial experience in 110 patients, *J Endovasc Surg* 3:42–62, 1996.
90. Al-Mubarak N, Gomez CR, Vitek JJ, et al: Stenting of symptomatic stenosis of the intracranial internal carotid artery, *AJNR Am J Neuroradiol* 19:1949–1951, 1998.
91. Bergeron P, Becquemin JP, Jausseran JM, et al: Percutaneous stenting of the internal carotid artery: the European CAST I Study. Carotid Artery Stent Trial, *J Endovasc Surg* 6:155–159, 1999.
92. Qureshi AI, Luft AR, Janardhan V, et al: Identification of patients at risk for periprocedural neurological deficits associated with carotid angioplasty and stenting, *Stroke* 31:376–382, 2000.
93. Gupta A, Bhatia A, Ahuja A, et al: Carotid stenting in patients older than 65 years with inoperable carotid artery disease: a single-center experience, *Catheter Cardiovasc Interv* 50:1–8, 2000; discussion 9.
94. Wholey MH, Jarmolowski CR, Eles G, et al: Endovascular stents for carotid artery occlusive disease, *J Endovasc Surg* 4:326–338, 1997.
95. Shawl F, Kadro W, Domanski MJ, et al: Safety and efficacy of elective carotid artery stenting in high-risk patients, *J Am Coll Cardiol* 35:1721–1728, 2000.
96. Wholey M, Wholey M, Bergeron P, et al: Current global status of carotid artery stent placement, *Cathet Cardiovasc Diagn* 44:1–6, 1998.
97. Angelini A, Reimers B, Della Barbera M, et al: Cerebral protection during carotid artery stenting: collection and histopathologic analysis of embolized debris, *Stroke* 33:456–461, 2002.
98. Biller J, Feinberg WM, Castaldo JE, et al: Guidelines for carotid endarterectomy: a statement for healthcare professionals from a Special Writing Group of the Stroke Council, American Heart Association, *Circulation* 97:501–509, 1998.
99. Higashida RT, Popma JJ, Apruzzese P, et al: Evaluation of the Medtronic exponent self-expanding carotid stent system with the Medtronic GuardWire temporary occlusion and aspiration system in the treatment of carotid stenosis: combined from the MAVErIC (Medtronic AVE Self-expanding CaRotid Stent System with distal protection In the treatment of Carotid stenosis) I and MAVErIC II trials, *Stroke* 41:e102–e109, 2010.
100. Clair DG, Hopkins LN, Mehta M, et al: Neuroprotection during carotid artery stenting using the GORE flow reversal system: 30-day outcomes in the EMPiRE Clinical Study, *Catheter Cardiovasc Interv* 77:420–429, 2011.
101. Yadav JS, Wholey MH, Kuntz RE, et al: Protected carotid-artery stenting versus endarterectomy in high-risk patients, *N Engl J Med* 351:1493–1501, 2004.
102. Gray WA, Yadav JS, Verta P, et al: The CAPTURE registry: results of carotid stenting with embolic protection in the post approval setting, *Cathet Cardiovasc Interv* 69:341–348, 2007.
103. Gray WA, Hopkins LN, Yadav S, et al: Protected carotid stenting in high-surgical-risk patients: the ARCHeR results, *J Vasc Surg* 44:258–268, 2006.
104. Gurm HS, Yadav JS, Fayad P, et al: Long-term results of carotid stenting versus endarterectomy in high-risk patients, *N Engl J Med* 358:1572–1579, 2008.
105. Gray WA, Rosenfield KA, Jaff MR, et al: Influence of site and operator characteristics on carotid artery stent outcomes: analysis of the CAPTURE 2 (Carotid ACCULINK/ACCUNET Post Approval Trial to Uncover Rare Events) clinical study, *JACC Cardiovasc Interv* 4:235–246, 2011.
106. Theiss W, Hermanek P, Mathias K, et al: Predictors of death and stroke after carotid angioplasty and stenting: a subgroup analysis of the Pro-CAS data, *Stroke* 39:2325–2330, 2008.
107. Smout J, Macdonald S, Weir G, et al: Carotid artery stenting: relationship between experience and complication rate, *Int J Stroke* 5:477–482, 2010.
108. Rothwell PM, Slattery J, Warlow CP: A systematic review of the risks of stroke and death due to endarterectomy for symptomatic carotid stenosis, *Stroke* 27:260–265, 1996.
109. Ederle J, Dobson J, Featherstone RL, et al: Carotid artery stenting compared with endarterectomy in patients with symptomatic carotid stenosis (International Carotid Stenting Study): an interim analysis of a randomised controlled trial, *Lancet* 375:985–997, 2010.
110. Mas JL, Trinquart L, Leys D, et al: Endarterectomy versus Angioplasty in Patients with Symptomatic Severe Carotid Stenosis (EVA-3S) trial: results up to 4 years from a randomised, multicentre trial, *Lancet Neurol* 7:885–892, 2008.
111. McKevitt FM, Randall MS, Cleveland TJ, et al: The benefits of combined anti-platelet treatment in carotid artery stenting, *Eur J Vasc Endovasc Surg* 29:522–527, 2005.
112. Dalainas I, Nano G, Bianchi P, et al: Dual antiplatelet regime versus acetyl-acetic acid for carotid artery stenting, *Cardiovasc Intervent Radiol* 29:519–521, 2006.
113. Featherstone RL, Brown MM, Coward LJ: International carotid stenting study: protocol for a randomised clinical trial comparing carotid stenting with endarterectomy in symptomatic carotid artery stenosis, *Cerebrovasc Dis* 18:69–74, 2004.
114. Endarterectomy vs. Angioplasty in Patients with Symptomatic Severe Carotid Stenosis (EVA-3S) Trial, *Cerebrovasc Dis* 18:62–65, 2004.
115. Ringleb PA, Kunze A, Allenberg JR, et al: The Stent-Supported Percutaneous Angioplasty of the Carotid Artery vs. Endarterectomy Trial, *Cerebrovasc Dis* 18:66–68, 2004.
116. Roffi M, Sievert H, Gray WA, et al: Carotid artery stenting versus surgery: adequate comparisons? *Lancet Neurol* 9:339–341, 2010; author reply 341–332.
117. Blackshear JL, Cutlip DE, Roubin GS, et al: Myocardial infarction after carotid stenting and endarterectomy: results from the Carotid Revascularization Endarterectomy versus Stenting Trial, *Circulation* 123:2571–2578, 2011.
118. Kim LJ, Martinez EA, Faraday N, et al: Cardiac troponin I predicts short-term mortality in vascular surgery patients, *Circulation* 106:2366–2371, 2002.
119. Landesberg G, Shatz V, Akopnik I, et al: Association of cardiac troponin, CK-MB, and postoperative myocardial ischemia with long-term survival after major vascular surgery, *J Am Coll Cardiol* 42:1547–1554, 2003.
120. Chong CP, Lam QT, Ryan JE, et al: Incidence of post-operative troponin I rises and 1-year mortality after emergency orthopaedic surgery in older patients, *Age Ageing* 38:168–174, 2009.
121. Prasad A, Singh M, Lerman A, et al: Isolated elevation in troponin T after percutaneous coronary intervention is associated with higher long-term mortality, *J Am Coll Cardiol* 48:1765–1770, 2006.
122. Eckstein HH, Ringleb P, Allenberg JR, et al: Results of the Stent-Protected Angioplasty versus Carotid Endarterectomy (SPACE) study to treat symptomatic stenoses at 2 years: a multinational, prospective, randomised trial, *Lancet Neurol* 7:893–902, 2008.
123. Arquizan C, Trinquart L, Touboul PJ, et al: Restenosis is more frequent after carotid stenting than after endarterectomy: the EVA-3S study, *Stroke* 42:1015–1020, 2011.
124. Zhou W, Felkai DD, Evans M, et al: Ultrasound criteria for severe in-stent restenosis following carotid artery stenting, *J Vasc Surg* 47:74–80, 2008.
125. Lal BK, Hobson RW 2nd, Tofighi B, et al: Duplex ultrasound velocity criteria for the stented carotid artery, *J Vasc Surg* 47:63–73, 2008.
126. AbuRahma AF, Abu-Halimah S, Bensenhaver J, et al: Optimal carotid duplex velocity criteria for defining the severity of carotid in-stent restenosis, *J Vasc Surg* 48:589–594, 2008.
127. Nolz R, Wibmer A, Beitzke D, et al: Carotid artery stenting and follow-up: Value of 64-MSCT angiography as complementary imaging method to color-coded duplex sonography, *Eur J Radiol* 281:89–94, 2012.
128. Chang CK, Huded CP, Nolan BW, et al: Prevalence and clinical significance of stent fracture and deformation following carotid artery stenting, *J Vasc Surg* 54:685–690, 2011.
129. Cohen DJ, Stolker JM, Wang K, et al: Health-related quality of life after carotid stenting versus carotid endarterectomy results from CREST (Carotid Revascularization Endarterectomy versus Stenting Trial), *J Am Coll Cardiol* 58:1557–1565, 2011.
130. Brown PD, Foote RL, McLaughlin MP, et al: A historical prospective cohort study of carotid artery stenosis after radiotherapy for head and neck malignancies, *Int J Rad Onc Biol Phys* 63:1361–1367, 2005.
131. Tallarita T, Oderich GS, Lanzino G, et al: Outcomes of carotid artery stenting versus historical surgical controls for radiation-induced carotid stenosis, *J Vasc Surg* 53:629–636, e621–e625, 2011.
132. Sadek M, Cayne NS, Shin HJ, et al: Safety and efficacy of carotid angioplasty and stenting for radiation-associated carotid artery stenosis, *J Vasc Surg* 50:1308–1313, 2009.
133. Dorresteijn LD, Vogels OJ, de Leeuw FE, et al: Outcome of carotid artery stenting for radiation-induced stenosis, *Int J Rad Oncol Biol Phys* 77:1386–1390, 2010.
134. van Lammeren GW, Peeters W, de Vries JP, et al: Restenosis after carotid surgery: the importance of clinical presentation and preoperative timing, *Stroke* 42:965–971, 2011.
135. AbuRahma AF, Jennings TG, Wulu JT, et al: Redo carotid endarterectomy versus primary carotid endarterectomy, *Stroke* 32:2787–2792, 2001.
136. AbuRahma AF, Abu-Halimah S, Hass SM, et al: Carotid artery stenting outcomes are equivalent to carotid endarterectomy outcomes for patients with post-carotid endarterectomy stenosis, *J Vasc Surg* 52:1180–1187, 2010.
137. Counsell A, Ghosh J, McCollum CC, et al: Carotid stenting for restenosis after endarterectomy, *Cardiovasc Intervent Radiol* 34:488–492, 2011.
138. Bonati LH, Dobson J, Algra A, et al: Short-term outcome after stenting versus endarterectomy for symptomatic carotid stenosis: a preplanned meta-analysis of individual patient data, *Lancet* 376:1062–1073, 2010.
139. Howard VJ, Lutsep HL, Mackey A, et al: Influence of sex on outcomes of stenting versus

endarterectomy: a subgroup analysis of the Carotid Revascularization Endarterectomy versus Stenting Trial (CREST), *Lancet Neurol* 10:530–537, 2011.
140. Brown MM, Raine R: Should sex influence the choice between carotid stenting and carotid endarterectomy? *Lancet Neurol* 10:494–497, 2011.
141. Hopkins LN, Roubin GS, Chakhtoura EY, et al: The Carotid Revascularization Endarterectomy versus Stenting Trial: credentialing of interventionalists and final results of lead-in phase, *J Stroke Cerebrovasc Dis* 19:153–162, 2010.
142. Chiam PT, Roubin GS, Iyer SS, et al: Carotid artery stenting in elderly patients: importance of case selection, *Catheter Cardiovasc Interv* 72:318–324, 2008.
143. Bendok BR, Hopkins LN: Cutting balloon angioplasty to treat carotid in-stent restenosis, *J Invasive Cardiol* 16:A16, 2004; discussion A16.
144. Zhou W, Lin PH, Bush RL, et al: Management of in-sent restenosis after carotid artery stenting in high-risk patients, *J Vasc Surg* 43:305–312, 2006.
145. Berens ES, Kouchoukos NT, Murphy SF, et al: Preoperative carotid artery screening in elderly patients undergoing cardiac surgery, *J Vasc Surg* 15:313–321, 1992; discussion 322–313.
146. Naylor AR, Mehta Z, Rothwell PM, et al: Carotid artery disease and stroke during coronary artery bypass: a critical review of the literature, *Eur J Vasc Endovasc Surg* 23:283–294, 2002.
147. Yan TD, Padang R, Poh C, et al: Drug-eluting stents versus coronary artery bypass grafting for the treatment of coronary artery disease: a meta-analysis of randomized and nonrandomized studies, *J Thorac Cardiovasc Surg* 141:1134–1144, 2011.
148. Naylor AR, Bell PR: Does the risk of post-CABG stroke merit staged or synchronous reconstruction in patients with asymptomatic carotid disease? *J Cardiovasc Surg* 44: 383–394, 2003.
149. Aqel R, Dorfman TA: The brain first or the heart: the approach to revascularizing severe co-existing carotid and coronary artery disease, *Clin Cardiol* 32:418–425, 2009.
150. Van der Heyden J, Suttorp MJ, Bal ET, et al: Staged carotid angioplasty and stenting followed by cardiac surgery in patients with severe asymptomatic carotid artery stenosis: early and long-term results, *Circulation* 116:2036–2042, 2007.
151. Halliday A, Mansfield A, Marro J, et al: Prevention of disabling and fatal strokes by successful carotid endarterectomy in patients without recent neurological symptoms: randomised controlled trial, *Lancet* 363:1491–1502, 2004.
152. Roger VL, Go AS, Lloyd-Jones DM, et al: Heart disease and stroke statistics–2012 update: a report from the american heart association, *Circulation* 125:e2–e220, 2012.
153. Moneta GL, Edwards JM, Chitwood RW, et al: Correlation of North American Symptomatic Carotid Endarterectomy Trial (NASCET) angiographic definition of 70% to 99% internal carotid artery stenosis with duplex scanning, *J Vasc Surg* 17:152–157, 1993; discussion 157–159.
154. Nicolaides AN, Kakkos S, Griffin M, et al: Severity of asymptomatic carotid stenosis and risk of ipsilateral hemispheric ischaemic events: results from the ACSRS study, Nicolaides, et al: *EJVES* 30:275–284, 2005. *Eur J Vasc Endovasc Surg* 31:336, 2006.

第 33 章 颈动脉内膜切除术

Wesley S.Moore

历史背景

颈动脉疾病外科手术的发展取得了三个重要的进步：①颈动脉分叉处动脉粥样硬化和脑卒中之间关系的认识；②颈动脉分叉处病变的发病前诊断；③血管外科技术在去除颈动脉粥样斑块中的必要性。

多年来，颈动脉病变与脑卒中之间的关系常常被人们忽略，这是因为在尸解过程中并未收集颈部血管，因此，半球脑卒中患者的病理学发现只有颅内血管，最常见的血管是大脑中动脉（MCA）血栓。1856 年 Savory 最早观察到脑卒中与颈动脉疾病的关系。Savory 曾经描述一个左侧单眼失明的患者，右侧偏瘫且右侧感觉迟钝，在颈动脉分叉处发现左颈内动脉（ICA）闭塞[1]。1875 年 Gowers 也做了类似的观察[2]。1914 年，Hunt 描述了颈动脉病变、短暂性脑缺血发作（TIA）和脑卒中之间的关系[3]。直到 1927 年 Moniz 报道了颈动脉造影技术后才可以在患者死亡前鉴定颈动脉分叉处病变情况，这是第一次在活体中提供颈动脉阻塞疾病信息[4]。尽管如此，临床医生还是仅使用脑血管造影技术对颅内循环进行评估。1951 年，Fisher 再次强调了颈动脉的重要性，他指出在动脉闭塞前，狭窄就已经出现了，可以通过手术对狭窄进行矫正[5]。

颈动脉疾病的外科治疗始于 1951 年。Carreal 等切除 ICA 的病变段并将颈外动脉（ECA）吻合到 ICA 远端后恢复血流供应，直到 1955 年对患者进行足够有效随访后才公布研究资料[6]。第一台颈动脉内膜切除术（CEA）可能是由 DeBakey 等在 1953 年进行的，但是直到 1959 年才被报道，1975 年进行了长期随访报道[7]。1954 年 Eastcott 等进行的手术报道后极大地推动了颈动脉外科手术和临床实践的结合。他们报道了一个女性病例，该病例大脑半球出现短暂性脑缺血，同时出现颈动脉球狭窄。医务人员通过切除颈动脉分叉处并将颈总动脉和远端的颈内动脉进行吻合后重新恢复血流，获得了良好的结果且症状消失。这次报道引发了人们对于治疗颈动脉分叉处病变的极大兴趣[8]。

颈动脉分叉疾病的病理学

颈动脉分叉处最常见的病变是累及颈动脉球的动脉粥样硬化斑块。该斑块的位置可以预测，因此为采用 CEA 进行治疗提供了机会。斑块可以钙化或者纤维化或者二者混合，也可以缓慢扩展或很快发生斑块内出血。其他引起颈动脉狭窄病变的因素包括纤维 - 肌肉发育不良（FMD）、多发性大动脉炎（TA）、放射性动脉病变，极少情况下也可见颈动脉瘤。

脑卒中及短暂性缺血事件的发病机制

缺血事件的发病机制主要是血栓形成或动脉栓塞（详见第 30 章），如果颈动脉球部的阻塞性斑块引起血流量进行性减少到某一临界点，ICA 将发展为血栓性闭塞。闭塞发展的速度十分重要。如果闭塞的速度缓慢，可以通过对侧颈动脉和椎动脉建立侧支循环。此外，同侧的颈外动脉也可以作为侧支血流量的来源，该过程可以通过眼动脉向颈内动脉的虹吸段逆流而实现。在存在侧支循环的条件下，颈内动脉的血栓可能不被发现。另一方面，如果斑块快速扩张或者侧支循环不足，将会出现血栓形成蔓延超过颈内动脉的眼支进入到大脑中动脉，从而引起脑梗死和神经功能缺失。

除了 ICA 血栓性闭塞外，缺血性事件更多的共同机制是动脉粥样硬化斑块的内膜破裂，使得动脉粥样硬化碎片进入血流。这些碎片被直接带到远端颅内分支处导致血管分支永久性闭塞、脑梗死或暂时的可逆的神经功能障碍或短暂性脑缺血发作（TIA）。斑块破裂后，栓塞处形成血流主波，斑块缺损处的脑血管造影表现类似溃疡。这种溃疡即斑块缺损，可能是连续动脉血栓形成的根源，也可能成为血小板聚集结点和血栓物形成滞留聚集处。这些物质在溃疡喷口没有附属物，搏动性血流可以去除在溃疡喷口内的其他物质，从而导致第二波栓塞。

临床评价

脑血管疾病患者的临床评价（颈动脉疾病详见第

31. Ringleb PA, Allenberg J, Bruckmann H, et al: 30 day results from the SPACE trial of Stent-Protected Angioplasty versus Carotid Endarterectomy in symptomatic patients: a randomised non-inferiority trial, *Lancet* 368:1239–1247, 2006.
32. Bonati LH, Jongen LM, Haller S, et al: New ischaemic brain lesions on MRI after stenting or endarterectomy for symptomatic carotid stenosis: a substudy of the International Carotid Stenting Study (ICSS), *Lancet Neurol* 9:353–362, 2010.
33. Brott TG, Hobson RW 2nd, Howard G, et al: Stenting versus endarterectomy for treatment of carotid-artery stenosis, *N Engl J Med* 363:11–23, 2010.

第Ⅸ篇

主动脉夹层

第 34 章 主动脉夹层的病理生理、临床评价和药物治疗

Bradley A.Maron，Patrick T.O' Gara

急性主动脉夹层是一种发病率低但危及生命的急症，需要及时识别、迅速分诊和紧急治疗。过去的 15 年里，在几个国际中心的共同努力下，促成了主动脉夹层注册中心的建立，该中心翔实地描述了急性主动脉夹层患者的临床症状、治疗以及预后的主要部容[1]。对于这个古老的疾病，这些纵向的经验注入了一些新的临床观点，并且促发了更多中心努力探究其遗传学及病理学。尽管在急性主动脉夹层患者生命救护转运方面取得了一些收获，但是其院内死亡率仍居高不下，令人痛苦。提高对主动脉夹层危险因素、症状特点、诊断方法以及医疗策略（包括血管内科及外科治疗）的认识水平，是改善其预后的关键的第一步。

流行病学

已发布的主动脉夹层发病率可能低估了其实际发生率，因为误诊是常见的，并且在医院诊断前发生死亡的急性主动脉夹层患者百分比不能被准确估计[2]。尽管如此，主动动脉夹层仍是少见事件。据 1987 年至 2002 年瑞典国家死因注册分析显示，胸主动脉瘤或夹层的发生率为每十万男性 16.3 人，每十万女性 9.1 人；其余一些研究报道每年一百万人中发生主动脉夹层的为 30 人[3]。相对来说，急性心肌梗死更加常见，发生率为其 140 倍[1]。来源于主动脉夹层国际注册研究（IRAD）的数据显示，主动脉夹层的平均患病年龄为 63 岁，男性患者占 63%[1]。

分类

主动脉夹层根据解剖定位和症状出现的时间进行分类，这有助于危险分层，指导初始治疗策略的选择（图 34-1）。Stanford 分类法将夹层累及主动脉近段至头臂动脉（也就是主动脉根部及升主动脉）者称为 A 型；不属于上述部位的为 B 型[4]。这点区别在临床上非常重要，因为累及升主动脉是早期死亡和主要死亡发生率的关键因素。内膜撕裂位置不影响 Stanford 夹层分型。较早的 DeBekey 分类中，Ⅰ型夹层被定义为夹层*始于*升主动脉并延展至无名动脉起始处之后的不同区域，而Ⅱ型夹层被定义为夹层仅局限于升主动脉；Ⅲ型夹层起始于左锁骨下动脉起始远端胸降主动脉，终止于膈上（IIIA 型）或延伸至膈下（IIIB 型）[5]。尽管没有一个被普遍接受的分类方法，但 Stanford 分类法是目前应用最广泛的，本章统一使用 Stanford 分类法。“*连续性*”或“*非连续性*”分别指主动脉中真腔和假腔之间存在或不存在血流。

主动脉夹层出现临床症状的 14 天内被称为*急性期*，而病程 2 周以上为*慢性期*。急性阶段的致残率及死亡率最高。未经治疗，并且存活 2 周以上的主动脉夹层患者被认为短期和中期预后良好。

在实际过程中，主动脉夹层的诊断有赖于影像学上发现内膜瓣，其把血管腔分为真腔及假腔。A 型夹

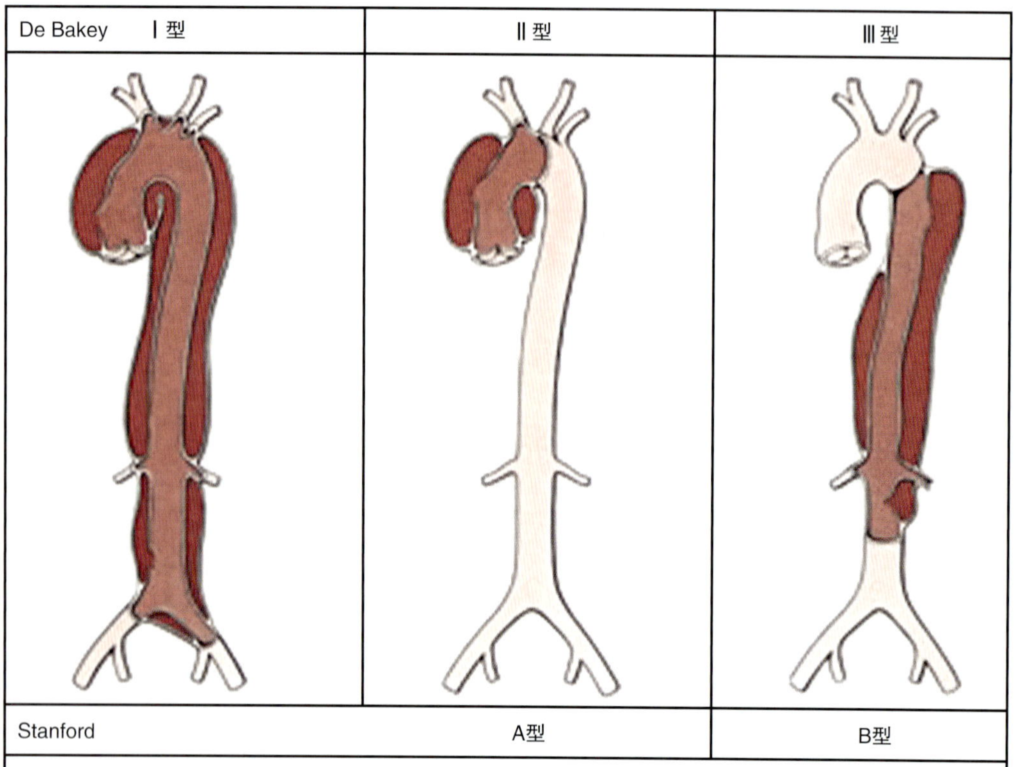

De Bakey

Ⅰ型　夹层始于升主动脉并延展至无名动脉起始处之后的不同区域

Ⅱ型　夹层仅局限于升主动脉

Ⅲ型　夹层起始于左锁骨下动脉起始远端胸降主动脉，终止于膈上或延伸至膈下

Stanford

A型　所有累及升主动脉的夹层

B型　未累及升主动脉的夹层

急性：症状出现后两周内

慢性：症状出现后两周以上

图 34-1　主动脉夹层 De Bakey 分型和 Stanford 分型。(*摘自 Nienaber C，Eagle KA：Aortic dissection：new frontiers in diagnosis and management.Part I：from etiology to diagnostic strategies.Circulation 108：628-635，2003.*) [7]

层中，真腔常沿着主动脉弓的内曲面移行，可达胸降主动脉内面。真假双腔均可向主动脉分支血管供血；也可能出现假腔内血流缓慢、无血流，或分支血管自起始部或近起始部即闭塞。

发病机制

各种破坏主动脉中层的因素增加了中层膨胀、血管瘤形成以及夹层的发生率（框 34-1）。可以影响这一进程的获得性及先天性因素将在后续篇章中讨论。急性主动脉夹层的典型发病过程是：发病早期，血液在收缩期的压力下，通过内膜撕裂口，快速涌进血管壁中层，并向远端冲击，撕裂血管壁，形成内膜瓣，从而分离真腔和假腔。

内膜撕裂

现代影像学及尸检发现证实大约 90% 的病例具有最初的撕裂口。在 A 型夹层或近 60% 夹层患者中，它常位于主动脉瓣膜水平上几厘米较弯曲的血管壁侧。相对于升主动脉的其他位置，这部分区域因距心脏较近，曲面更大，所遭受的血流冲击力、剪切力和旋转力相对更大。第二个常见的撕裂口位置在动脉韧带以远的胸降主动脉中枢区域，此处是主动脉弓与胸降主动脉的移行区域，从此处扩散形成 B 型夹

框 34-1 主动脉夹层的易患因素

先天性

马方综合征（MFS）

Ehlers-Danlos 综合征（EDS）

家族性胸主动脉瘤

二叶式主动脉瓣膜病

右锁骨下动脉异常

主动脉缩窄

Noonan 综合征

Turner 综合征

多囊肾

Loeys-Dietz 综合征

获得性

高血压

医源性

妊娠

大动脉炎

可卡因，（？）长期使用安非他明

层（30% 的病例），主动脉弓撕裂口见于 7% 的患者。腹主动脉撕裂最少见（3%），尽管在动脉粥样硬化的患者中，这部分区域内膜溃疡高发[6-8]。

尽管夹层血肿可逆行扩张，但通常前向发展。根据这种机制，约 20% 的起始于主动脉弓远端或胸降主动脉的夹层可累及升主动脉[9]。第二个撕裂口发生是非常少见的情况，其导致三通道夹层（图 34-2）[10]。

假腔内血流可能在夹层任意处破入真腔，这种血流再通可能是一种保护性机制，其自发降低假腔的压力，减少血管破裂和（或）灌注不良综合征发展的风险。

主动脉破裂和终末器官灌注不良

*主动脉破裂*是指血管壁撕裂，导致出血。通常在外力作用下发生（如汽车碰撞），但也可能是动脉夹层的首发症状[11]。A 型夹层破裂至心包腔，可形成心包填塞，而 B 型夹层则常破入左侧胸膜腔。夹层所致的终末器官缺血或梗死的发生常由于以下三点：①假腔血肿压迫主动脉分支血管；②撕裂腔跨过分支血管开口；③器官的供血动脉入口被活动的内膜瓣堵塞。冠状动脉、头臂干、肠系膜动脉、肾动脉、椎动脉和髂动脉均可能受累，并导致一系列临床症状。左心室（left ventricular，LV）流出道被内膜瓣堵塞也有报道（图 34-3）。

腔内血栓形成

假腔内血栓形成可封闭撕裂口，从而消除与真腔的交通，阻断假腔扩大。然而，局部假腔内血栓形成被认为是 B 型夹层患者远期死亡的危险因素[12-13]。假腔内局部血栓形成可致压力升高，从而增加真腔的外部压力，以及进一步影响重要脏器的血供。此外，假腔内局部血栓形成还可破坏周围血管床，促发血管炎症、缺氧和（或）新生血管生成，增加大动脉破裂

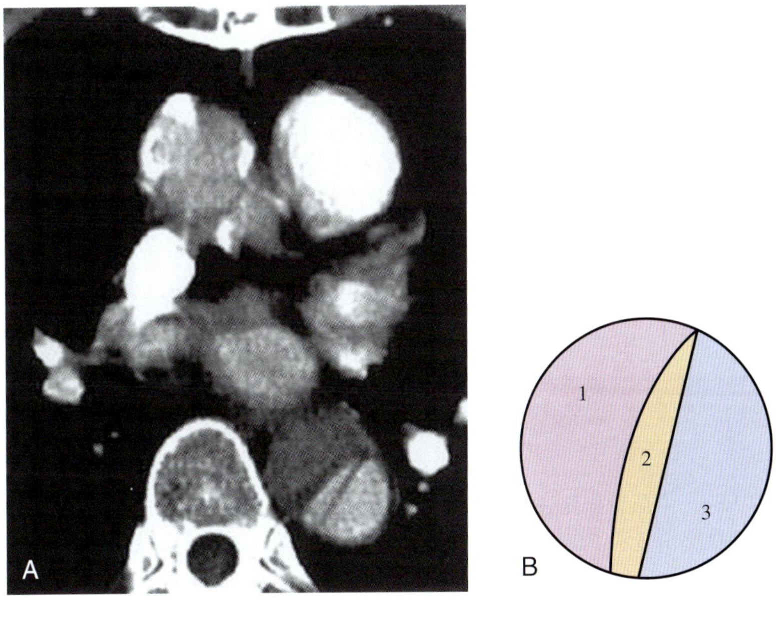

图 34-2 三通道主动脉夹层。**A**，一马方综合征患者 CT 显示降主动脉三通道夹层；**B**，夹层示意图示：区域 1 为已经形成血栓的假腔，区域 2 为明显缩小的真腔，区域 3 为相比增大的假腔。*（摘自 Yoshida S，Shidoh M：Three channeled aortic dissection.Postgrad Med J 79：532，2003.）*

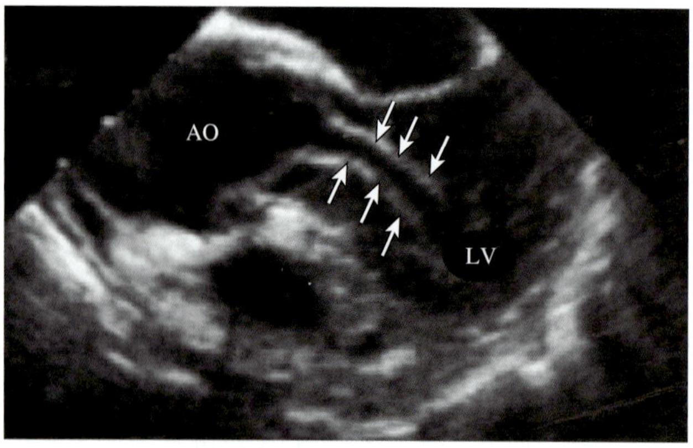

图 34-3 主动脉内膜瓣脱垂至左心室。经食管超声显示 Stanford A 型主动脉（AO）夹层的近端内膜瓣（箭头所示）脱垂至左心室腔（LV）。（摘自 *Rosenszweig BP，Goldstein S，Sherid M，et al：Aortic dissection with flap prolapse into the left ventricle.Am J Cardiol 77：214-216，1996.*）

风险，使临床预后更糟[13-17]。

持续开放的假腔也使远期并发症，诸如晚期血管破裂或者假性动脉瘤形成需要手术干预的风险增高[12,15-17]。尽管主动脉瘤是动脉夹层的常见危险因素，但是动脉夹层不一定导致血管瘤形成。“夹层动脉瘤”是一个不准确的、过时的术语，它们不是同一种疾病，尤其是在考虑病史和治疗时，这个区别尤为重要。

易患的先天因素

与动脉瘤一样，任何导致大动脉中层主要支架成分 [弹性蛋白、胶原、平滑肌细胞（SMC）] 破坏或变性的因素都可以是促进主动脉夹层发展的易患因素。*中层变性*是指胶原和弹力组织发生非炎性的破坏或崩解、平滑肌细胞丢失以及黏多糖基质聚积（并不总是在明显的囊性区域）。中层变性是各种不同因素影响大动脉中层完整性最终的共同通道（图 34-4）。

马方综合征（MFS）是最常见的遗传性结缔组织病，每 3 000 ~ 5 000 人中有 1 人受累，无论种族、人种还是地理环境如何[18-21]。如果不治疗，MFS 患者的大动脉疾病呈现进展性，并且与正常年龄不相符。40 岁之前发生主动脉夹层的一半患者都有 MFS 病史[22]。细胞外基质微原纤维（有助于形成细胞粘连）的重要组成成分原纤维蛋白 -1（fibrillin-1，FBN1）的编码基因发生突变是 MFS 发生的主要原因[20]。血管中层变性不是 MFS 特有的，也可见于许多其他疾病[23]。

马方综合征表型各异，但是具有主动脉根部血管瘤（主动脉直径 *z* 评分 ≥ 2）和晶状体异位足以做出诊断，即使缺乏家族史[24]（框 34-2A）。相反，缺乏上述两个临床特征的任何一个，则需要根据 FBN1 变异和（或）以其他全身主要症状为基础修订的 Ghent 评分做出诊断（框 34-2B）。提示 MFS 的全身症状还包括腕征阳性（以拇指与小指握对侧手腕，拇指可覆盖小指指甲）、拇征阳性（拇指内收时，拇指的整个末节指端超出手掌的尺侧缘）、漏斗胸、气胸、硬脊膜膨出、后足畸形以及髋臼前突。其余临床特征包括二尖瓣脱垂、各种容貌异常以及胸腰椎后凸与 MFS 关联程度不强。

Dietz 等用 MFS 小鼠*在体*模型证明 FBN1 是结合 β 转化生长因子（transforming growth factor-β，TGF-β，

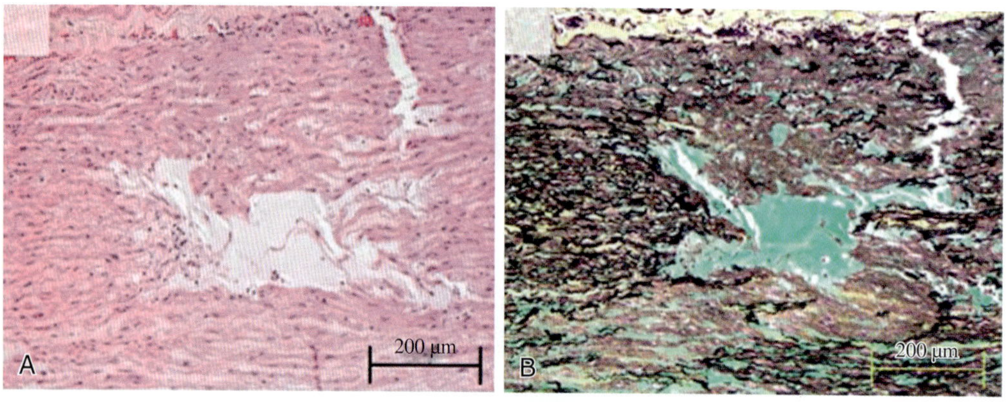

图 34-4 中层囊样变性。A，苏木精 - 伊红染色主动脉显微切片显示中层弹性纤维断裂、丢失的囊样结构出现；**B**，Movat 五色套染突出显示了囊样结构在中层间扩张。（摘自 *Maleszewski JJ，Miller DV，Lu J，et al：Histopathologic findings in ascending aortas from individuals with Loeys-Dietz syndrome[LDS].Am J Surg Pathol 33：194-201，2009.*）

框 34-2A 修订后诊断马方综合征的 Ghent 标准和相关参数*

无家族史

(1) Ao（$z \geq 2$）和 EL=MFS†

(2) Ao（$z \geq 2$）和 FBN1=MFS

(3) Ao（$z \geq 2$）和 Syst（≥ 7 分）=MFS†

(4) EL 和 FBN1 已知 Ao=MFS

EL 有或无 Syst 和 FBN1 未知或者无 FBN1=ELS

Ao（$z < 2$）和 Syst（≥ 5，并且至少有一项骨骼表型）无 EL=MASS

MVP 和 Ao（$z < 2$）and Syst（< 5）无 EL=MVPS

有家族史

(5) EL 和 MFS 家族史 =MFS

(6) Syst ≥ 7 分和 MFS 家族史 =MFS†

(7) Ao（20 岁以上 $z \geq 2$，30 岁以上 $z \geq 3$）和 MFS 家族史 =MFS†

* 通常诊断马方综合征需要同时具备主动脉根部扩张或夹层和晶状体脱位；主动脉根部扩张或夹层合并有 FBN1 变异；主动脉根部扩张合并有全身症状（框 34-2B，≥ 7 分）；晶状体脱位及与先前主动脉疾病相关的 FBN1 变异；或者在有明确家族史群体中，诊断需要有晶状体脱位、或者系统评分≥ 7 分，或者动脉根部扩张。

† 警告：Shprintzen-Goldberg 综合征、Loeys-Dietz 综合征或者 Ehlers-Danlos 综合征三者无明显鉴别特点，如果需要明确，可测定 TGFBA1/2、胶原蛋白生物特性、COL3A1。其他参数和基因将会随时间而明确。

Ao，Valsava 氏窦上主动脉直径所得的 z 评分或者主动脉夹层；EL，晶状体脱位；ELS，晶状体脱位综合征；FBN1，原纤维蛋白 -1 编码基因变异；FBN1 not known with Ao，FBN1 变异与主动脉根部血管瘤或夹层无明显相关；FBN1 with known Ao，在某一个体明确 FBN1 变异同主动脉瘤相关；MASS，具有近视、二尖瓣脱垂、临界的非进展性主动脉根部扩张（$z < 2$）、骨骼病变和皮萎纹临床表型；MFS，马方综合征；MVPS，二尖瓣脱垂综合征；Syst，系统评分（详见框 34-2B）；z，z 评分

框 34-2B 系统症状评分

腕征和拇征：3（腕征或拇征：1）

鸡胸：2（漏斗胸或胸部不对称：1）

后足畸形：2（扁平足 1）

气胸：2

硬脊膜膨出：2

髋臼前突：2

US/LS 减少、臂长 / 身高增加以及没有严重脊柱侧弯：1

脊柱侧弯或胸腰椎后凸：1

肘关节伸展受限：1

面部特征（3/5）：1（长头畸形、眼球内陷、睑裂下斜、颧骨发育不全、缩颌）

皮萎纹：1

近视屈光度 > 3：1

二尖瓣脱垂（所有类型）：1

总分：20 分；≥ 7 分提示全身受累。

US/LS，上身和下身比。

摘 自 *Loeys BL, Dietz HC, Braverman AC, et al: The revised Ghent nosology for the Marfan's syndrome.J Med Genet 47: 476-485, 2010.*[24]

参与炎症、纤维化和金属蛋白酶信号转导通路）的关键靶点[25]。为了研究血管紧张素受体 I（angiotensin I，AT1）介导的 TGF-β 活性是否能成为调节 MFS 患者主动脉扩张的治疗靶点，Habashi 等研究了氯沙坦（一种血管紧张素受体拮抗药）对谷氨酸替代 FBN1 1039 位点半胱氨酸的基因改造小鼠动脉瘤形成的影响。这种 FBN1 变异小鼠是与典型 MFS 相关的最常见的一种变异，这种小鼠较野生型小鼠有显著的、进展性主动脉根部扩张[26]。研究发现，用氯沙坦治疗较对照组（使用安慰剂或 β 受体阻断药普萘洛尔）减弱了主动脉壁 TGF-β 的表达，使得主动脉壁厚度恢复正常，并且明显改善主动脉壁结构（比如降低弹性纤维崩解）。

这些里程碑的研究推进了对 MFS 分子基础的理解，提供了新的治疗靶点。在一些小型针对年轻 MFS 患者的临床试验中，采用氯沙坦治疗显著降低了主动脉根部扩张率（平均变化 0.46±0.62 毫米 / 年 VS. 治疗前 3.5±2.8 毫米 / 年；$P < 0.001$）[27]。Ahimastos 等的血管紧张素转换酶抑制药（angiotensin-converting enzyme inhibitor，ACEI）培哚普利对 17 例 MFS 患者主动脉根部直径及主动脉僵硬度影响的临床随机对照试验为这些研究结果锦上添花[29]。经过 24 周治疗，治疗组循环中 TGF-β 水平及中心脉搏波速度降低，主动脉根部直径变小。几个针对 TGF-β 信号表达调节的大型临床随机试验正在进行（clinicaltrials.gov；NCT00683124，NCT00782327 NCT00429364，NCT00723801）。

马方综合征少数表型（如顿挫型）是以心血管表现为特征，包括二尖瓣脱垂综合征（mitral valve prolapse syndrome，MVPS，二尖瓣脱垂、漏斗胸、脊柱侧凸和蜘蛛指 / 趾）和 MASS 表型（近视、二尖瓣脱垂、临界的非进展性主动脉根部扩张、骨骼病变和皮萎纹）。对家族性胸主动脉瘤应提高认识，尽管具有影响细胞外基质和平滑肌细胞成分的候选基因仅占该类患者的 20%。Ehlers-Danlos' 综合征（EDS）血管型也与包括主动脉在内的动脉破裂和夹层

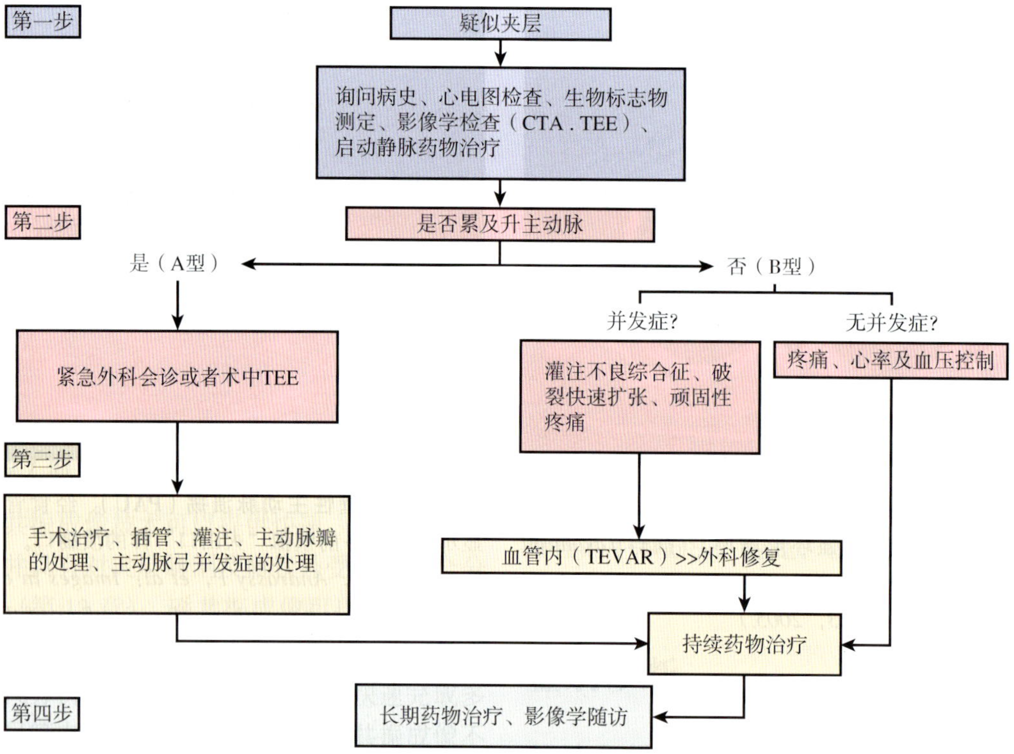

图 34-9　急性主动脉夹层处理流程建议。第一步，只要临床怀疑急性主动脉夹层就应早期行诊断检查，与此同时开始药物治疗；第二步，辨别是否累及升主动脉，这对是否需要外科紧急会诊至关重要；第三步，A 型主动脉夹层患者应行外科手术，有并发症的 B 型主动脉夹层患者可行血管内治疗或者外科手术，无并发症的 B 型主动脉夹层患者应持续药物治疗，并密切观察临床变化；第四步，应建立相应的护理计划，强调长期药物治疗、影像学随访以及减少夹层后并发症危险因素等生活方式改善的重要性，长期药物治疗应包括 β 受体阻断药和血管紧张素受体拮抗药（ARBs）或血管紧张素转换酶抑制药（ACEIs），控制静息心率≤ 60 次 / 分以及血压≤ 120/80 mmHg。*（摘自 Hiratzka LF，Bakris GL，Beckman JA，et al：2010 ACCF/AHA/AATS/ACR/ASA/SCA/SCAI/SIR/STS/SVM guidelines for the diagnosis and management of patients with thoracic aortic disease.J Am Coll Cardiol 55：e27，2010.）*[2]

表34-2　静脉使用β受体阻断药治疗急性主动脉疾病

药物	剂量	受体选择（半衰期）
美托洛尔	5 mg，间隔 5 分钟，连续三次；如需要，可每 4 ~ 6 小时再给予 5 ~ 10 mg	$\beta_1 > \beta_2$（3 ~ 6 h）
拉贝洛尔	10 ~ 20 mg，如需要可 10 ~ 15 min，给予重复 20 ~ 40 mg，维持 1 ~ 2 mg/min 泵入，最大总量 300mg	α_1-，β_1- 及 β_2（≈ 5.5 h）
艾司洛尔	0.5 mg/kg，然后 50 μg/（kg · min）泵入	β_1（9 min）
普萘洛尔	0.05 ~ 0.15 mg/kg，如需要，每 4 ~ 6 小时重复一次	$\beta_1 \approx \beta_2$（5 ~ 7 h）

情况下的首选药物，但是硝普钠不应作为在没有充分的心率控制时的早期治疗药物，因为反射性心动过速对 dP/dT 会产生不利的影响。硝普钠起始剂量为 25 μg/min，持续泵入，可以从 10 μg 到 25 μg 增加剂量。速度大于 2 μg/（kg · min）时，循环中氰化物的生成会超过肾的清除速度。体内硝普钠总负荷量达到 500 μg/kg 时，内源性氰化物缓冲物就会耗竭，这样会增加药物中毒并发症的发生率，其中包括死亡。临床测量硫氰酸盐水平（一种氰化物代谢的副产物）对于预防药物诱导的氰化物中毒至关重要，尤其是合并肾功能不全的患者。紧急情况下，口服依那普利、肼屈嗪和尼卡地平是静脉使用血管扩张药的有效替

代[68]。同时使用镇痛药也是必需的，对血压和心率可以产生有利的影响。

急性主动脉夹层患者出现*低血压*、心源性休克，应考虑心包积血的可能。容量复苏和升压治疗对于保证重要脏器灌注是必需的，但是这些仅仅是临时措施，应立即行外科手术治疗，不推荐行心包穿刺引流术。

外科手术适应证

夹层的解剖位置、患者的合并症、夹层的早期症状以及表现的紧急程度（如急性或慢性）都是影响外科治疗夹层适应证的关键因素（框 34-4）。有证据表明，在修复主动脉疾病的过程中，临床效果和术者的经验有关。越来越多的腹主动脉瘤手术修复提高了患者生存率，特别是在那些每年超过 50 台腹主动脉瘤手术的中心[69-70]。关于胸主动脉疾病有用的临床数据还不清楚。外科修复胸主动脉疾病相应的公共健康措施已经提出，并在优秀的中心实施，包括：流程（术者和设备）、结果、诊断和干预的时间、院外措施（包括最近咨询和提供有效服务的中心）[2,71]。

A 型主动脉夹层

鉴于随机试验的缺乏，对于选择外科、血管内还是药物治疗急性主动脉夹层应当听取专家的意见[2]。无论入口位置在哪，所有急性 A 型夹层都是紧急手术的适应证[2,72]。外科手术可以防止血管破裂出血、心脏压塞或缓解主动脉瓣反流。手术的范围和复杂程度（升主动脉切除或移植术、瓣膜修复或置换、冠状动脉移植术）应逐步评估。当撕裂口位于主动脉弓或动脉瘤急性形成，建议早期行主动脉弓吻合[73]。对于不常见的慢性稳定 A 型夹层的手术适应证和手术时间还没有定论，在这种情况下，外科医师的倾向和患者的合并症决定了治疗策略，并根据主动脉情况随时调整。有限的单中心试验和回顾性数据表明，在慢性阶段，保守治疗的效果不差于外科修补[12,75]。美国食品药品管理局未批准血管内支架置入应用于升主动脉和主动脉弓的夹层。

B 型主动脉夹层

无并发症的 B 型夹层患者可行药物治疗，尤其强调严格控制心率和血压。连续的影像学检查动态监测疾病的进展。生活方式的改善包括职业改变，尽可能避免剧烈的升降、推动和牵拉动作以及需要反复、用力做 Valsalva 动作的活动[2]。

手术一般针对那些保守治疗无效、出现复发性或顽固性胸痛、持续发展、主动脉瘤早期扩张、破裂、低灌注综合征、既往主动脉瘤部位发生的夹层、合并马方综合征的急性 B 型主动夹层患者。在一些不复杂的 B 型夹层患者中应高度重视顽固性胸痛。近期一项纳入 365 例没有传统危险因素的 B 型夹层患者的前瞻性分析表明，尽管经过有效的药物治疗，但胸痛的存在和持续高血压比那些没有临床症状患者的死亡率升高 35 倍。

血管内支架置入、经皮血管开窗术和分支血管支架置入术作为 B 型主动脉夹层外科治疗的替代选择，目前还没有充分的证据提供全面的、恰当的应用指南（表 34-3；或参考第 36 章）。几个非随机、小型的前瞻性和注册研究显示作为外科的替代选择，血管内支

框 34-4　外科手术适应证

急性夹层

A 型

所有患者

B 型

合并下列并发症：
- 破裂
- 延展
- 快速动脉瘤扩张
- 灌注不良综合征
- MFS

慢性夹层

A 型

最大直径≥ 5.5 cm
合并 MFS 最大直径≥ 4.5 ~ 5 cm
直径增加≥ 1 cm/ 年
重度主动脉瓣反流
有提示扩张或压迫进展的相关症状

B 型

最大直径≥ 5.5 ~ 6 cm
直径增加≥ 1 cm/ 年
有提示扩张或压迫进展的相关症状

摘自 *Hiratzka LF, Bakris GL, Beckman JA, et al: 2010 ACCF/AHA/AATS/ACR/ASA/SCA/SCAI/SIR/STS/SVM guidelines for the diagnosis and management of patients with thoracic aortic disease. J Am Coll Cardiol 55: e27, 2010.*[2]

表34-3 胸主动脉支架置入的Ⅰ类和Ⅱ类推荐

患者亚组	等级	证据水平
急性创伤性夹层	Ⅰ	C
合并缺血的急性 B 型夹层	Ⅰ	A
症状性 PUA/AIH	Ⅱa	C
创伤所致的慢性夹层	Ⅱa	B
无缺血的急性 B 型夹层	Ⅱb	C
亚急性夹层	Ⅱb	B
慢性夹层	Ⅱb	B
退行性降主动脉夹层	Ⅱa 有并发症	
> 5.5 cm	Ⅱb 无并发症	B/C
外科手术有禁忌的主动脉弓夹层	Ⅱb	C

AIH，主动脉壁内血肿；PUA，透壁性主动脉溃疡。

摘自 *Svensson LG, et al: Expert consensus document on the treatment of descending thoracic aortic disease using endovascular stent-grafts. Ann Thorac Surg 82: S1, 2008.*

架置入可以有效地降低急性、亚急性或者慢性 B 型夹层的风险[75-77]。近几年，尽管随机试验数据仍不充分，但是采用血管内支架置入治疗复杂 B 型夹层已经明显增加，大多数大中心已经向这个方向发展。在有外科适应证的 B 型夹层患者中进行一项关于支架对照外科手术的关键试验不太可能。

主动脉夹层支架置入治疗研究试验（INSTEAD）选取了 140 名夹层发生两周的稳定 B 型夹层患者，随机采用最佳的药物治疗或者在此基础上加用血管内支架置入治疗[78]。虽然这个试验没有获得随机化后 2 年的主动脉相关死亡的主要终点事件数据，但是绝大多数采用支架置入治疗患者的真腔直径和轮廓及假腔血栓恢复较好（91%），而单一接受药物治疗的患者仅为 19%（$P < 0.001$）。这些数据和其他的一些结果一致显示采用血管内支架置入治疗的 B 型夹层患者有积极的主动脉重新塑形，但是这些积极的主动脉重新塑形是否会有长期的临床效果还不清楚。内漏、卒中以及器械相关的并发症，包括斑块移位、血栓形成均有报道[76]。

经皮球囊开窗术的适应证包括假腔压迫真腔，影响靶器官灌注。手术过程是用球囊导管开通一个经撕裂口通过夹层内膜瓣的窗口，缓解真腔的压迫力，以提高缺血器官的灌注；金属裸支架置入分支血管，重建血流，可以增加相应区域的灌注[7]。

手术治疗慢性 A 型主动脉夹层的适应证包括伴随全身症状、左心室功能不全的主动脉瓣反流患者以及动脉瘤达到相应的尺寸标准（升主动脉瘤 ≥ 5 cm，胸降主动脉瘤 ≥ 5.5 ~ 6 cm，胸腹主动脉瘤 ≥ 5.5 cm 或内径最大增加速度每年 ≥ 1 cm）[2]。值得注意的是，在那些高危患者中，如 MFS 患者，动脉直径更小一点就建议行选择性动脉瘤修复术。动脉瘤扩张和夹层复发似乎更容易合并长期明显或部分假腔血栓形成[2]。对于 B 型主动脉夹层患者，假腔部分血栓形成是个更坏的结果，因为会增加假腔内的压力，导致真腔受压，影响重要器官的灌注[15-17]。

预后

欧洲合作研究小组报道 A 型夹层一年和两年的死亡率分别为 60% 和 50%[54]。首次发病后五年，大约有三分之一的主动脉夹层幸存者可能发生主动脉破裂、夹层延展以及需要外科干预的主动脉瘤形成[7]。急性 A 型夹层的治疗策略严重影响预后，症状出现后采用药物治疗或外科修复的院内死亡率分别为 65% 和 6%[79]。然而，在夹层修复前出现肾、肠系膜或者外周循环缺血征象的患者，手术结果是糟糕的[7]。一个综合了多种因素来预测院内死亡率的简易工具为临床医生、患者及其家属提供了一种理解急性主动脉夹层复杂性和风险性的方法（图 34-10）[72]。

对于 B 型夹层，总体的院内死亡率接近 15%[37]。没有并发症的 B 型夹层患者经过治疗，1 个月的存活率可达 90%；而那些有之前罗列的外科适应证的患者经外科修复治疗后，1 个月的存活率仅为 75%。早期死亡率的独立预测因素包括高龄、破裂和灌注不良综合征。早期并发症或者急性重症患者需要外科治疗带来更大的死亡风险，这促进了有选择的血管内支架置入治疗的研究。近二十年来，经胸血管内主动脉修复术无论是短期还是长期的有效性，都取得了令人鼓舞的结果。一项纳入 87 例患者的回顾性分析显示：尽管 62% 的研究对象存在血流动力学不稳定和休克，但是血管内支架置入治疗 B 型夹层 30 天的患者存活率达到 81%[80]。在 16% 血流动力学不稳定的 B 型主动脉夹层患者中，血管内支架置入治疗的短期和长期存活率分别为 90% 和 87%[81]。

B 型主动脉夹层最令人担心的并发症是破裂、再发夹层以及灌注不良综合征进展。完全或者部分假腔

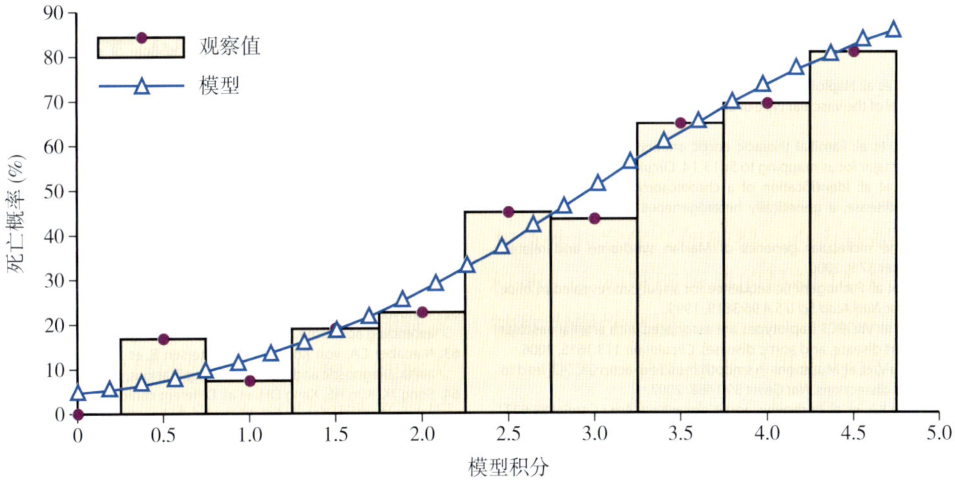

图 34-10 国际主动脉夹层注册研究（中心）建立的急性 A 型主动脉夹层死亡预测模型。模型中危险变量包括年龄、女性、疼痛突然发作、异常的心电图（ECG）、脉搏短绌、肾衰竭、低血压、休克、心包填塞。*（摘自 Mehta RH，Suzuki T，Hagan PG，et al：Predicting death in patients with acute type A aortic dissection.Circulation 105：200-206，2002.）*

通畅、降主动脉直径≥ 4 cm 是将来发生降主动脉瘤的危险因素 [78]。

长期监测

由于主动脉和心血管并发症风险长期存在，所有接受治疗的幸存者必须严格进行临床和影像学的长期随访。药物治疗的目的是严格控制血压（≤ 130/80 mmHg）和心率（≤ 60 次 / 分）[2]，他汀类药物用于治疗动脉粥样硬化；应避免剧烈、过度的运动；医生需要让患者认识到此疾病的慢性特点、相关的临床症状以及药物治疗的重要性。建议出院前及出院后 1 个月、3 个月、6 个月、9 个月和 12 个月时分别行影像学检查，了解整个主动脉情况，此后每年复查一次 [82]。

急性主动脉夹层持续较高的死亡率和致残率说明，目前迫切需要的是积极治疗危险因素（特别是高血压）、遗传学和生物标记物筛查、提高临床意识水平、利用区域性医疗网、制订院内和院外的护理计划，以及尽可能进行完美的主动脉修复。

参考文献

1. Hagan PG, Nienaber CA, Isselbacher EM, et al: The International Registry of Acute Aortic Dissection (IRAD), *JAMA* 283:897, 2000.
2. Hiratzka LF, Bakris GL, Beckman JA, et al: 2010 ACCF/AHA/AATS/ACR/ASA/SCA/SCAI/SIR/STS/SVM guidelines for the diagnosis and management of patients with thoracic aortic disease, *J Am Coll Cardiol* 55:e27, 2010.
3. Olson C, Thelin S, Ståhle E, et al: Thoracic aortic aneurysm and dissection. Increasing prevalence and improved outcomes reported in a nationwide population-based study of more than 14,000 cases from 1987 to 2002, *Circulation* 114:2611, 2006.
4. Karthikesalingam A, Holt PJ, Hinchliffe RJ, et al: The diagnosis and management of aortic dissection, *Vasc Endovascular Surg* 44:165, 2010.
5. DeBakey ME, Beall AC Jr, Cooley DA, et al: Dissecting aneurysms of the aorta, *Surg Clin North Am* 46:1045, 1966.
6. Eggebrecht H, Baumgart D, Schmermund A, et al: Penetrating atherosclerotic ulcer of the aorta: treatment by endovascular stent-graft placement, *Curr Opin Cardiol* 18:431, 2003.
7. Nienaber C, Eagle KA: Aortic dissection: new frontiers in diagnosis and management: part I: from etiology to diagnostic strategies, *Circulation* 108:628, 2003.
8. Hirst AE Jr, Johns VJ Jr, Kime SW Jr: Dissecting aneurysm of the aorta: a review of 505 cases, *Medicine (Baltimore)* 37:217–279, 1958.
9. Lansman SL, McCullough JN, Nguyen KH, et al: Subtypes of acute aortic dissection, *Ann Thorac Surg* 67:1975, 1999.
10. Ando M, Okita Y, Tangusari O, et al: Surgery in three-channeled aortic dissection. A 31-patient review, *Jpn J Thorac Cardiovasc Surg* 48:339, 2000.
11. Richen D, Kotidis K, Neale M, et al: Rupture of the aorta following road traffic accidents in the United Kingdom 1992-199. The results of the co-operative crash injury study, *Eur J Cardiothorac Surg* 23:143, 2003.
12. Trimarchi S, Nienaber CA, Rampoldi V, et al: Results of surgery in acute type B aortic dissection: insights from the International Registry of Acute Aortic Dissection (IRAD), *Circulation* 114:I357, 2006.
13. Tsai TT, Evangelista A, Nienaber CA, et al: Partial thrombosis of the false lumen in patients with acute type B aortic dissection, *N Engl J Med* 357:349, 2007.
14. Li ZY, U-King-Im J, Tang TY, et al: Impact of calcification and intraluminal thrombus on the computed wall stresses of abdominal aortic aneurysm, *J Vasc Surg* 23:47, 2008.
15. Fillinger MF, Racusin J, Baker RK, et al: Anatomic characteristics of ruptured abdominal aortic aneurysm of conventional CT scans: implications for rupture risk, *J Vasc Surg* 39:1243, 2004.
16. Kazi M, Thyberg J, Religa P, et al: Influence of intraluminal thrombus on structural and cellular composition of abdominal aortic aneurysm wall, *J Vasc Surg* 38:1283, 2003.
17. Vorp DA, Lee PC, Wang DH, et al: Association of intraluminal thrombus in abdominal aortic aneurysm with local hypoxia and wall weakening, *J Vasc Surg* 34:291, 2001.
18. Nataatmadja M, West M, West J, et al: Abnormal extracellular matrix protein transport associated with increased apoptosis of vascular smooth muscle cells in Marfan syndrome and bicuspid aortic valve thoracic aortic aneurysm, *Circulation* 108(Suppl 1): II329, 2003.
19. LeMaire SA, Russell: Epidemiology of thoracic aortic dissection, *Nat Rev Cardiol* 8:103, 2011.
20. Judge DP, Dietz HC: Marfan's syndrome, *Lancet* 366:1965, 2005.
21. Keane MG, Pyeritz RE: Medical management of Marfan syndrome, *Circulation* 117:2802, 2008.
22. Januzzi JL, Isselbacher EM, Fattori R, et al: Characterizing the young patient with aortic dissection: results from the International Registry of Aortic Dissection (IRAD), *J Am Coll Cardiol* 43:665, 2004.
23. Gary T, Seinost G, Hafner F, et al: Cystic medial necrosis Erdheim Gsell as a rare reason for spontaneous rupture of the ascending aorta, *Vasa* 40:147, 2011.
24. Loeys BL, Dietz HC, Braverman AC, et al: The revised Ghent nosology for the Marfan syndrome, *J Med Genet* 47:476, 2010.
25. Dietz HC, Cutting GR, Pyeritz RE, et al: Marfan syndrome caused by a recurrent *de novo* missense mutation in the fibrillin gene, *Nature* 352:337, 1991.
26. Habashi JP, Judge DP, Holm TM, et al: Losartan, an AT1 antagonist, prevents aortic aneurysm in a mouse model of Marfan syndrome, *Science* 312:117, 2006.
27. Brooke BS, Habashi JP, Judge DP, et al: Angiotensin II blockade and aortic-root dilation in Marfan's syndrome, *N Engl J Med* 358:2787, 2008.

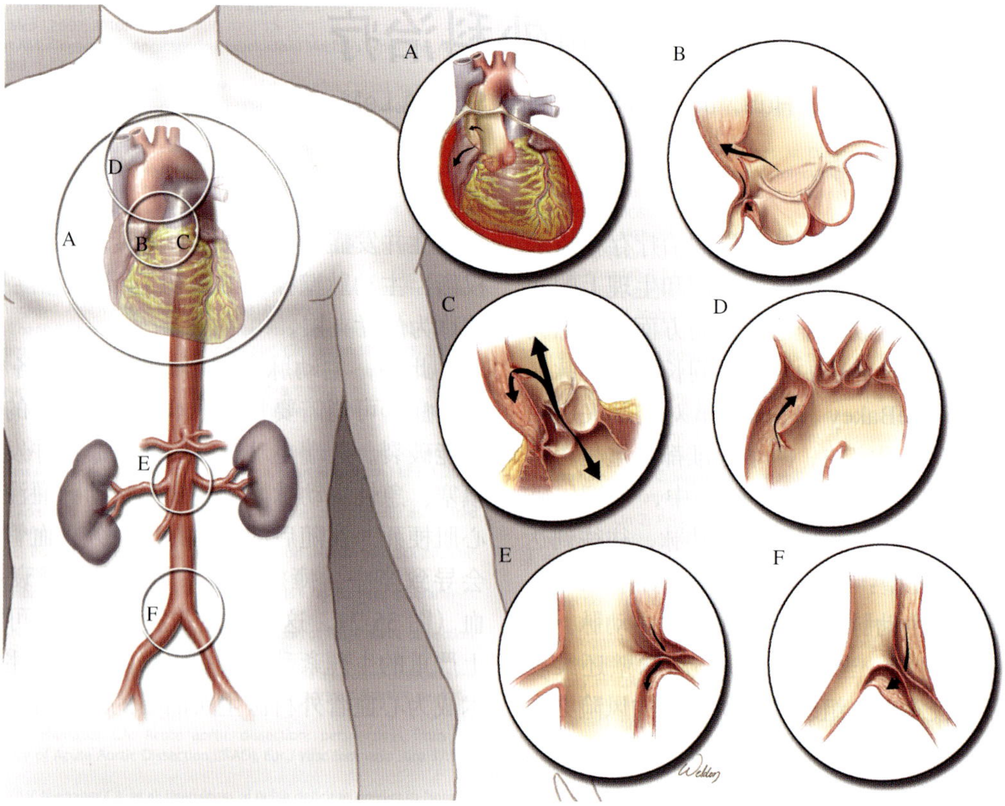

图 35-2 主动脉夹层常见的威胁生命的并发症。脆弱的主动脉壁可以在任何位置发生破裂，并且常导致致死性出血。升主动脉破裂至周围间隙（A）导致心包填塞。主动脉夹层可致急性心衰：通过（B）延伸入冠状动脉发生心肌缺血，且（C）损害瓣膜腱索，导致瓣膜功能不全。分支血管灌注不良的并发症有：(D) 当夹层累及头臂干时，发生卒中或者严重的上肢缺血；当部分肋间动脉和腰动脉受累时，可以发生瘫痪，(E) 当内脏动脉受损时，可发生肾衰竭和肠系膜缺血，且（F）当髂动脉闭塞时，可以发生下肢缺血

一。这些注意事项是判断主动脉夹层手术适应证和手术方式的基础。治疗近端动脉夹层（包括升主动脉和主动脉弓的手术方式）与治疗远端动脉夹层（包括降主动脉和腹主动脉）的方法明显不同，因此，近端和远端的夹层须分开阐述。

急性近端夹层

急性近端夹层的患者如不治疗，将近半数在 48 小时内死亡 [2]。一旦怀疑夹层，须立即进行积极的药物治疗，然后把重点转移到确认诊断和评估治疗方案上（第 34 章）。

手术适应证

在慢性期进行近端主动脉夹层修复比在急性期效果更好。遗憾的是，在治疗期间，发生致命性并发症（如动脉破裂）的风险比早期手术治疗的风险还大。因此，急性近端主动脉夹层的存在一直被认为是一个绝对进行紧急手术修复的适应证。许多作者一直支持此观点 [3,4]。尽管有争议，但面临以下特定的临床情况时建议推迟手术治疗急性近端主动脉夹层：老年患者、严重贫血患者、心脏手术后发生的夹层、能够及时转送到专业治疗中心的患者。

老年患者

关于近端主动脉夹层老年患者的急诊修复手术仍存在争议。最近的文献报道，对于 80 ~ 90 的患者，手术失败率高达 50%[5-6]。Neri 等认为，对于老年人的外科治疗是没有依据的，因为这样并没有改善疾病的预后 [7]。一份人口统计学资料引用了中国台湾人口注册中心的数据，显示了一个显著的趋势非手术治疗急性主动脉夹层（AAD）的比例会随着年龄增加而增加 [8]。然而，手术成功的老年患者生存时间比药物治疗的老年患者长。

显然，急性近端夹层对于老年人是高危疾病。机构和社区的手术必须考虑最佳的优化结果[9-10]。积极的手术治疗，如整体动脉置换、动脉根部置换，应与长时间操作带来的死亡风险相权衡。生理储备受限的患者，不适宜急诊手术治疗；初期药物治疗并择期手术或许是最好的选择。

严重灌注不良

由夹层导致的分支血管阻塞形成的灌注不良，可从轻度（如奇脉）到重度（如肠梗阻）。大多数轻到中度的患者，手术修复近端主动脉，可使血液重新进入真腔并提供足够的外周血流。然而，灌注不良造成严重的终末器官功能障碍，不能受益于升主动脉修复手术[11]。伴发昏迷的卒中和伴随腹膜炎的肠梗死仍是Ⅰ型主动脉夹层的不良预后因素。Deeb 等报道：9 例早期近端主动脉瓣修复术后、伴发严重灌注不良的患者，8 例出院前死亡。所有死因都是不可逆的缺血性器官损害和体外循环后严重的缺血再灌注损伤（框 35-1）。基于这些结果，一些外科医生提出伴有严重缺血的患者需要延期手术治疗。这项策略包括为降低左心室压力进行强化药物治疗、诊断性动脉造影、内膜片开窗术或支架术（如果需要）恢复受累分支血管的灌注，缺血状况缓解后再择期手术。20 例接受此方式治疗的患者中，17 例住院患者平均延迟了 20 天才手术[12]。为减少选择性偏倚，作者的分析数据中包括 3 例未经手术治疗而死亡的患者（一例死于夹层破裂，两例死于再灌注损伤），两例死于延迟手术术后。延迟手术患者的总生存率（15/20，75%）明显高于接受立即手术的患者。Fabre 等也建议，伴严重缺血性后遗症的患者，手术前先进行介入治疗[13]。

框 35-1　严重灌注不良的定义

严重心肌灌注不良

根据心电图改变或心肌酶水平升高，伴有新发的心室功能障碍诊断为急性梗死

严重脑灌注不良

整体无反应或严重局部神经系统缺陷> 48 h

严重内脏灌注不良

腹痛、体格检查符合急腹症，并有相关实验室检查异常

严重肢体灌注不良

新发脉搏消失超过 4 h，伴有疼痛、神经系统症状，体格检查有危及生命的肢体功能障碍

摘自 *Deeb GM, Williams DM, Bolling SF, et al: Surgical delay for acute type A dissection with malperfusion.Ann Thorac Surg 64: 1669-1675, 1997.*

心脏手术相关的夹层

对于之前做过心脏手术的患者，现在多主张择期手术。置换瓣的存在、动脉缝合线、冠脉旁路移植、动脉壁瘢痕形成和纤维化导致的粘连被认为是保护因素。这些因素可预防破裂、瓣膜裂开，并防止冠状动脉缺血这些近端主动脉夹层致命的并发症。国际急性主动脉夹层注册研究（IRAD）显示，患有急性近端动脉夹层并有心脏手术史的患者比没有心脏手术史的患者，更少出现胸痛和心包填塞症状[14]。Hassan 等探究了 10 例升主动脉夹层患者如何在心脏手术之前进行初期的医疗管理。从手术治疗到发生夹层，间隔时间从 2 个月到 20 年不等。8 例患者药物治疗有效（80%），所有患者经过住院治疗后均顺利出院。其中两例患者在夹层发生 4 个月和 2 年后去世[15]。

必须强调的是，心脏手术后最初的 3 周内，发生破裂的风险并没有降低[16]。事实上，急性动脉夹层在术后早期有发生破裂和心包填塞的高风险。这些患者需要早期手术治疗[17]。Estrera 等指出，以前有过心脏手术病史的患者进行急性近端夹层早期手术修复比没有病史的患者手术死亡率（31% 比 14%）和卒中率（10% 比 3%）都要高[18]。在其研究中，有心脏手术史的患者和没有心脏手术病史的患者体现出相近的心包填塞和缺血发生率，尽管研究包括心脏手术后 3 天发生急性夹层的病例。

转运至专科中心

近端主动脉夹层患者经常需要转运到可进行心脏手术的救治中心。即使在能够做心脏手术的救治中心，血流动力学稳定的及有证据表明可以获得更好预后的患者也可以转运至更高级别的救治中心[19-21]。转运之前，患者的情况必须是能耐受转运。转运前需要积极的药物治疗，并纠正代谢紊乱。在患者的运输过程中，可以分别通过中心静脉导管和动脉导管滴注血管活性药物。对于低心输出量、由于主动脉导管闭锁不全导致急性心室扩张、容量负荷过重的患者，应控制使用强心药和利尿药。如果患者有心包填塞，必须立即转运，期间行心包穿刺，间断抽液[22]。只要患者有肢端缺血可能，都应建立血管通路（通常为股动脉 - 股动脉旁路），以便减少长期肢体缺血导致的严

重代谢紊乱，提高主动脉瓣修复术后的生存率[12]。

标准化治疗方案被改进，并用于维持急性动脉夹层患者转运过程中的血流动力学稳定。斯坦福大学医疗保健生活飞行计划协议的实施减少了到达接收中心而血压控制不良的患者的数量[23]。德国的一项研究结果表明，由直升机运送近端主动脉夹层患者，效果并不比紧急地面运输好多少。航空运输覆盖区域是陆地运输的两倍以上，但其成本是陆地运输的 8 倍[24]。

外科修复

术前评估

就像之前讨论过的注意事项，大部分近端夹层手术都是急诊进行的。需要考虑的重要情形可能会改变手术计划，包括结缔组织疾病的存在和先前存在的主动脉根或主动脉弓动脉瘤。起始于动脉瘤的夹层很可能需要替换整段血管。术前计算机断层扫描（CT）可以提供宝贵的真腔压缩和缺血信息。血流动力学监测可提示哪支是真腔，哪支是体外循环管，或后进入的辅助仪器，如股动脉通路。术前超声心动图提示的主动脉瓣反流程度及任何存在的抗凝禁忌证都将影响主动脉瓣置换方式和阀门的种类选择。

心肺旁路

前面正中胸骨切开术是进入心脏和主动脉近端的标准路径。大多数外科医生在形成低温循环期间进行近端主动脉夹层修复术[3,11,25-27]。这种方式允许远端吻合开放，可直接探查整个动脉弓，避免产生额外裂伤。机械循环的外围动脉流入通道包括股动脉、腋动脉。目前许多小组提倡腋动脉作为管道接入口，腋动脉可作为再灌注和简化的脑灌注通路[28]。早先，鉴于股动脉通道在紧急情况下可以迅速建立，其是最常用的动脉循环通道，尽管可以发生再灌注不良和逆行肢体动脉栓塞。中心动脉通路的建立既可通过升主动脉插管[29]，又可通过左心室顶端套管进入动脉。通过右心房的中心静脉置管常有静脉反流。

降低体温和维持脑灌注血流是脑保护的两个方法。低体温只是降低了循环停止时的代谢活动，但外科医生必须意识到时间限制，避免神经系统的损伤[30-31]。过去的十年里，尽管逆行脑灌注的使用在减少，但在一些救治中心这一技术仍在运用。逆行脑灌注是通过放置在上腔静脉的套管来运送冷的氧合血[26,32]。最初的设想是，逆行运输的血液可以给大脑供氧。不幸的是，越来越多的证据表明，这种技术不提供脑氧合[33-35]。这种技术的好处包括维护大脑低温和逆行输送空气和物质。

我们最近使用选择性顺行脑灌注作为近端夹层修复的标准辅助技术[36-37]。可使用灵活的球囊导管直接在无名动脉和左颈总动脉置管。然而，体外循环的右腋通路置管能使血液直接流入右颈总动脉（图 35-3）[28,38-39]。一般来说，循环停止在 18 ℃低体温时启动，但这种级别的低体温对体外循环时间和凝血有负面影响。最近的经验表明，温和的低体温循环是安全的[40]。我们当前的目标体温度是 24 ℃。一旦达到目标体温，体外循环血流就降到 1 ～ 1.5 L/min。一个闭合器用来封闭无名动脉，从而启动循环血流和平稳的脑灌注。主动脉暴露后，我们在预期体外循环时间和近红外光谱（NIRS）脑监测的基础上，通过独立球囊导管选择性地使用左侧颈动脉灌注。当深度低温脑电静默理想时，脑电图（EEG）是有用的。然而，温和的体外循环温度、脑电图静默通常是达不到的。

远端动脉夹层处理策略

随着升主动脉的暴露，可仔细探查主动脉弓横断面，并决定主动脉弓切除的程度（框 35-2）。至少，大多数患者需要移植替代升主动脉窦交界处和无名动脉起始处之间的部分。进行急性夹层紧急手术时，格外积极的主动脉弓修复术与早期的发病率和死亡率增加有关[41]。因此，仅当动脉瘤和破裂位于动脉弓时，才将修复范围扩展到主动脉弓。当只有主动脉弓的近端受累时，用小弧度的斜面斜切的移植替代（图 35-3）。这种开放式半弓替换术是最常用的。整个主动脉弓替换（图 35-4）只适用于原发撕裂口位于主动脉弓，或者主动脉弓整体呈瘤样。如果灌注不良是由术前降主动脉真腔受压造成的，可以通过在降主动脉血管内放支架来辅助开放真腔。

升主动脉和半弓置换

分离真假腔的夹层膜，切除远端主动脉袖口（图 35-3B）。远端主动脉袖口处，把内外壁完全用外科黏合剂粘连并加强（图 35-3C）[11,25]。用导管球囊小心翼翼地膨胀在远端主动脉弓可以有助于防止手术胶粘剂流向远端假腔。在主动脉袖口一端缝合一个聚酯管（图 35-3D）。随着主动脉袖口远端假腔的消失、移植管和动脉的吻合，就形成了单一真腔。这通常可以缓解术前轻微的远端缺血问题。我们经常缝合两线或填充脱脂棉来加强远端。接口处是紧密结合、不留缝隙的，整个体外循环由释放无名动脉上的闭合器开始。复温开始，近端开始修复（图 35-3E）。

整体动脉弓替换

累及整个主动脉弓的广泛动脉瘤样变常常需要替换整个主动脉弓。主要的撕裂影响更大的曲面，或者头臂动脉的分支都要切除。末梢的吻合是把移植管缝合在动脉弓横面，或者降主动脉近端。目前趋向于头臂血管单独吻合，用三叉或两叉管（图 35-4）[42]。把头臂干分支单一吻合到升主动脉移植体上。在最极端的情况下，动脉瘤累及主动脉弓，延伸到降主动脉。这可以使用 Borst 象鼻术行完全主动脉弓置换[43-44]。构造远端吻合，移植物的一部分被暂时留在近端胸主动脉的真腔内。除了增加真腔内的血流外，这种“象鼻”在随后的手术中还用来辅助修补降主动脉。

顺行胸降主动脉支架置入术

即使积极切除内膜原始撕裂，消除动脉吻合远端假腔，假腔仍会在降主动脉水平及以下出现。远端假腔有两种情况，首先，近端主动脉夹层后存在假腔仍

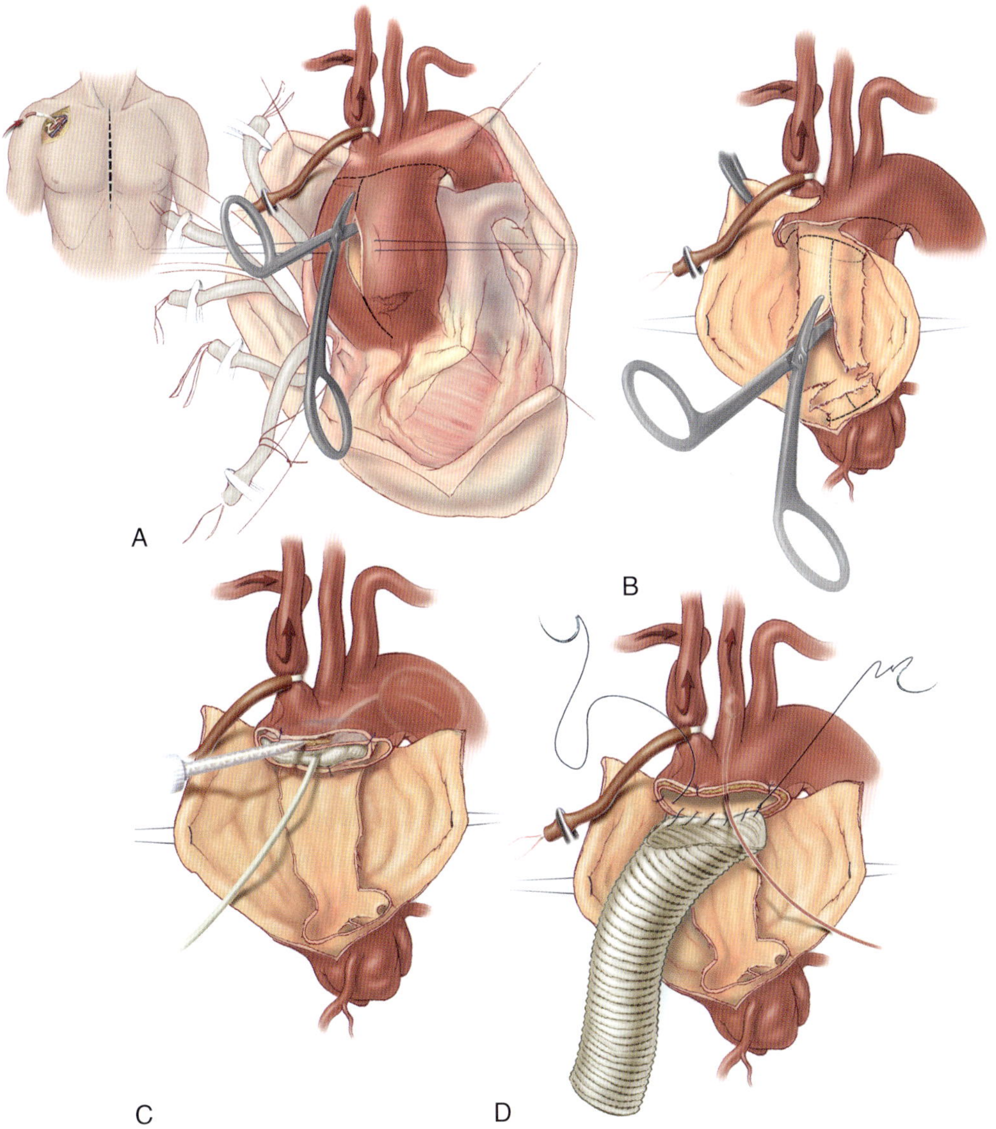

图 35-3　升主动脉和主动脉近端半弓。A，正中胸骨切开术，套管置于右腋动脉（动脉入口）和上、下腔静脉（静脉出口），以建立体外循环，循环停止且顺行脑灌注开始后，开放升主动脉；B，切除夹层膜；C，采用外科缝线制作远端主动脉袖口，降主动脉球囊导管防止连接缝线移位；D，移植物和主动脉吻合完成，缝线进一步加强

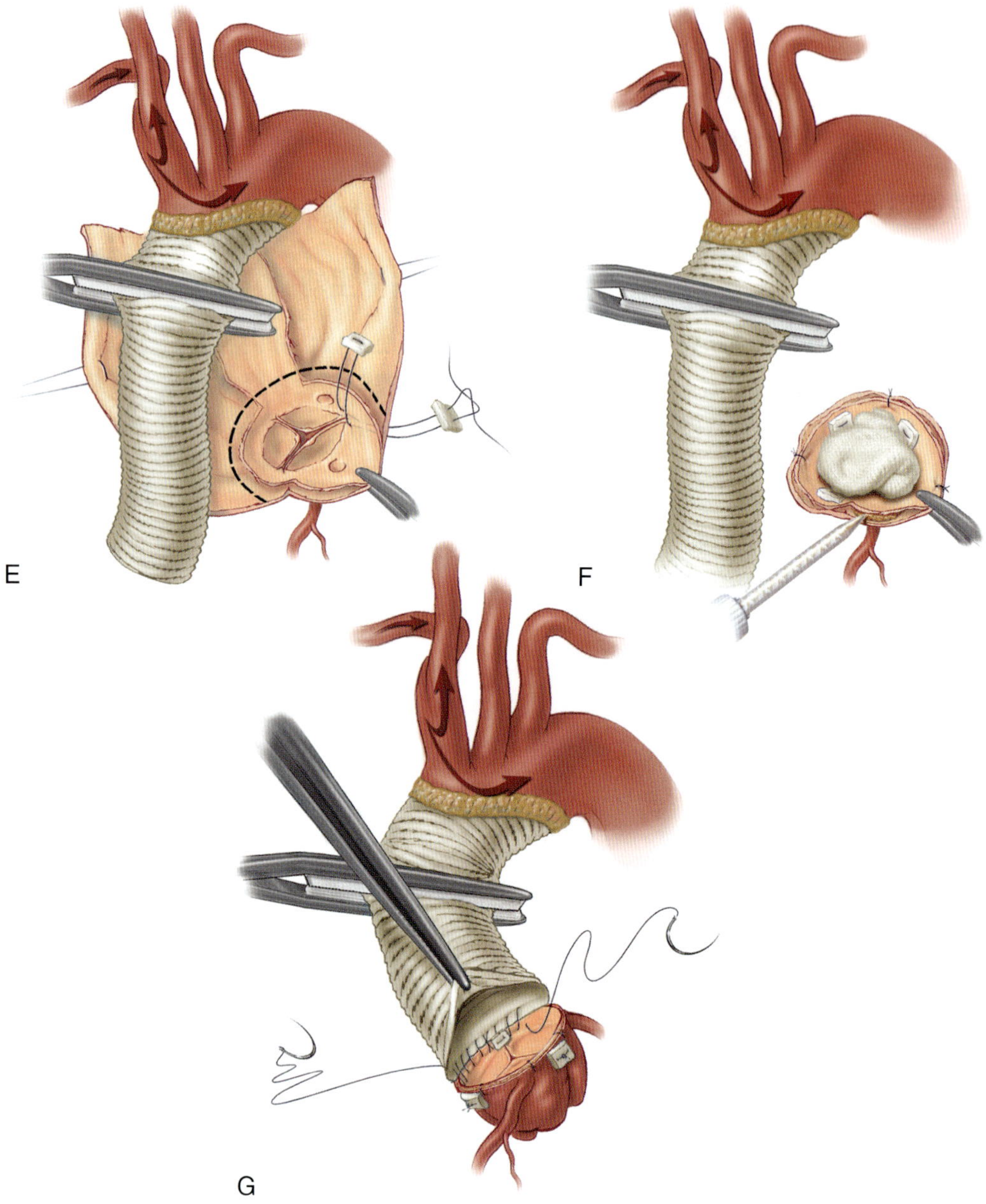

图 35-3（续） **E**，恢复体外循环后，主动脉瓣重置；**F**，主动脉近端袖口黏合剂修补；**G**，近端吻合完成

框 35-2 主动脉近端夹层修复时主动脉弓处理策略选择

仅置换升主动脉
斜面半弓置换
完全主动脉弓置换并头臂干分离复位
完全主动脉弓置换联合头臂干旁路移植
象鼻术

然是动脉瘤形成的一个重要的危险因素，需要再次手术，否则极易导致死亡[45-47]；其次，在紧急情况下更重要的是，降主动脉的真腔受压，可导致肠系膜、肾血管、肢体远端的灌注不良。在降主动脉内置入支架，选择标准的升主动脉或半主动脉弓重建，还是在“固定的象鼻管”内行完整的主动脉弓重建，目前正在进行研究[48-50]。

如果术前临床上有明显的灌注不良存在（如肢体远端缺血、瘫痪、肾衰竭），并有影像学真腔受压的证据，那么我们应在降主动脉中置入支架。支架的大小要仔细选择，在易碎的、发生夹层的主动脉内，既要适合真腔大小，而又不能过大。在停循环期，直视下将一根导丝插入开放的降主动脉真腔中，在左锁骨下动脉远端的近心侧顺行放入支架。支架上设计了

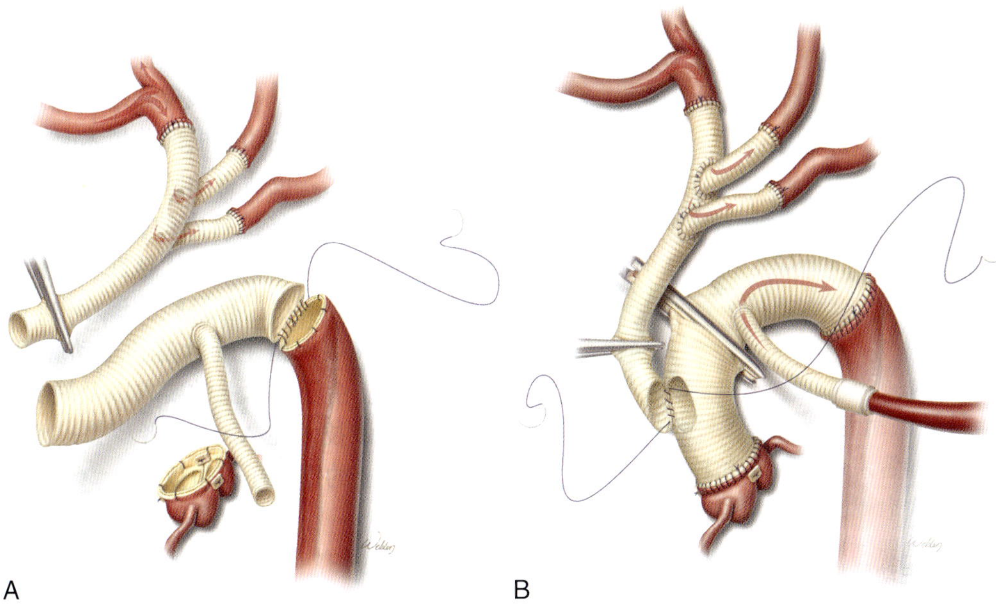

A　　B

图 35-4　全主动脉弓置换包括胸降主动脉远端吻合和头臂干分离复位。这种术式适用于撕裂位于主动脉弓或存在大的主动脉弓动脉瘤的患者。（摘自 *Baylor College of Medicine*）

1～2个固定结构，使支架固定在壁上，以免滑脱。低体温下，我们不扩张支架。远端支架置入的目的是直接进入真腔、缓解灌注不良，并且具有通过促使假腔内血栓形成有益于降主动脉重塑的潜在作用。此外，降主动脉支架置入可以很好地耐受，尽管长远效果还未知。

近端主动脉夹层的处理策略

当对近端夹层修复进行评估时，主动脉环扩张或主动脉根部动脉瘤、结缔组织病、夹层瓣延伸到根部的程度、主动脉瓣变形的程度都是需要考虑的因素。可能需要修复主动脉瓣的情况详见框 35-3。

框 35-3　近端主动脉夹层修复时主动脉瓣处理策略

主动脉瓣修复：
- 交界处再悬术
- 交界处瓣膜成形
- 再悬和成形术

主动脉瓣膜机械瓣或生物瓣置换术

主动脉根部置换
- 联合瓣膜移植
- 同种带瓣主动脉
- 无支架猪主动脉瓣
- 保留主动脉瓣

主动脉瓣吻合修复

先天性主动脉根部病理缺失和显著的主动脉瓣畸形时，动脉根部可以修复。大部分这些患者主动脉瓣与主动脉外壁的联接都有一处或多处分离，由此产生的瓣膜反流可以通过把瓣膜缝合到主动脉瓣正常位置来纠正（图 35-5）[51]。许多外科医生使用外科黏合剂粘连假腔来强化重建的主动脉根部[12,25,52]。在实施动脉吻合术前（图 35-3G），近端的动脉袖口需要外科缝合，并用黏合剂粘连（图 35-3F）。如果有轻到中度的瓣环扩张，瓣膜成形术有利于恢复和维持有效的瓣膜闭合。一旦根部和瓣膜修复完成，近端动脉修复术也就基本完成。

为保护主动脉瓣，应避免长期抗凝治疗，这样会促使假腔内血栓形成，阻止胸腹主动脉继续扩张。保留瓣膜的其他优点是，需要很少的缝合（通常1～6针），并可以很快完成。限制性修复降低了心肌缺血程度、避免体外循环、减少手术时间、降低术后死亡率和发病率。尽管更广泛的修复可以降低再次手术的风险，但是，为了增加存活的机会，初次手术应尽可能选择限制性修复术[53]。近期一份报告中指出，200名A型主动脉夹层患者经过主动脉瓣修复术好转出院，在5年、10年和15年免于因主动脉瓣关闭不全

撕裂就在动脉弓，并且动脉弓有明显扩张。

因为手术治疗急性远端夹层，术后有很高的截瘫风险，所以大量使用脊柱保护辅助器械（稍后讨论）。即使局限于降主动脉上段的修复术，也经常使用脑积液引流和左心流转术。近端控制通常是通过夹闭左侧颈动脉和左锁骨下动脉之间的血管。近端胸降主动脉附近的纵隔血肿应在建立近端控制后进行。打开主动脉，从需要替换的阶段开始切除夹层内膜片。主动脉壁的远端和近端都要全层缝合，从而消除假腔，使血流完全直接在真腔内流动。尽管有多条肋间动脉，但由于周围组织脆，常常无法重新附着。

预后

积极的药物治疗大大减少了急性远端动脉夹层患者的死亡率，但仍有 10% ~ 20% 的患者在治疗期间死亡[69,71,77]。非手术期间导致死亡的主要原因有动脉破裂、灌注不良及心衰。药物治疗失败（定义为死亡或需要手术治疗）相关的危险因素有动脉扩张、给予最大量药物治疗但仍持续的高血压、少尿及外周缺血。

接受手术治疗的急性远端动脉夹层患者是发生动脉破裂、神经系统功能障碍、肾衰竭及外周缺血的高危人群。因此，手术治疗后的患者情况还不如药物治疗的患者，这并不奇怪。同期报道显示，急性远端夹层修复术后患者死亡率和截瘫率高达 34%[67,69,71,74,77-81]。

尽管非手术治疗比手术治疗早期存活率更高，但两者远期预后是类似的。精确的统计数据显示，非手术治疗 5 年的存活率为 58% ~ 76%，10 年存活率为 25% ~ 56%[61,70-71]；修复术后的 5 年和 10 年存活率分别为 63% ~ 80% 和 39% ~ 55%[71,80]。

慢性远端夹层

慢性主动脉夹层是一种进展性疾病，需要终身治疗，依据疾病的自然病程严格监测。25% ~ 35% 的患者最终需要手术干预。15% ~ 30% 的晚期死亡与夹层相关的动脉破裂和缺血事件相关。

手术适应证

对于在早期药物治疗初见成效的Ⅲ型夹层或早期手术成功修复Ⅰ型夹层近端后的远端残存血管疾病，需要手术治疗。长期受损的动脉随后可发生夹层、灌注不良及缺血事件，因而大部分患者需要对动脉瘤的发生进行积极的干预。定期复查是监测动脉瘤扩张的重要措施。虽然整个胸腹主动脉可能有夹层，但夹层本身并不是移植替代的手术适应证。对于没有临床症状的患者，当动脉瘤达到 5 ~ 6 cm 或 1 年内增大超过 1 cm，可以考虑择期手术治疗。结缔组织病患者，如马方综合征、Loeys-Dietz 综合征或者其他家族性主动脉综合征的，手术适应证门槛更低。

如果动脉瘤出现临床症状，应考虑急诊手术。患者出现症状时，动脉破裂的风险大大提高，需要积极评估和治疗。动脉瘤患者开始出现疼痛时，需要格外注意，这可能预示着动脉显著扩张、渗漏或即将破裂。有动脉破裂的临床适应证和影像学发现的患者，需要紧急手术治疗。紧急手术的策略大大不同于择期手术。慢性夹层患者因为剧烈的疼痛或接受移植替代的部位有明显症状而需要紧急修复。虽然整个胸腹主动脉可发生撕裂或动脉瘤，但症状的成因往往是由于其中某段的病变。限制性手术修复使患者术后早期死亡率降至最低。择期行完整降主动脉替换，并且夹层经常扩展到腹主动脉，这些情况是适合手术的（图 35-6 和图 35-7）。

术前评估

考虑到先前存在的疾病对手术效果的影响，仔细进行术前生理储备评估还是很重要的。大部分患者术前都进行了全面的评估。术前评估心功能、肺功能和肾功能。

心血管状态

冠状动脉闭塞在胸主动脉瘤患者中很常见，并导致术后早期和晚期死亡。此外，瓣膜病变和心肌功能障碍也对麻醉管理和主动脉修复策略有重要影响。经胸超声心动图是评估瓣膜和心室功能的常规手段。核素检查和对比成像可选择性用于辨别是否有可逆性心肌缺血。有冠脉疾病证据（以病史或者非侵入性检查为基础）或者射血分数小于 30% 的患者可考虑行冠脉造影。无症状性远端主动脉瘤和严重冠脉疾病的患者，在行动脉瘤修复术之前，可选择经皮血管成形术或外科血管重建术。

胸主动脉修复期间的血流动力学变化可促使有明显脑血管疾病患者卒中的发生。因此，颈动脉超声可常规用来检查是否存在颈动脉的狭窄。推荐在行主动脉弓手术前，对于明显颈动脉狭窄的患者行动脉内膜剥脱术。

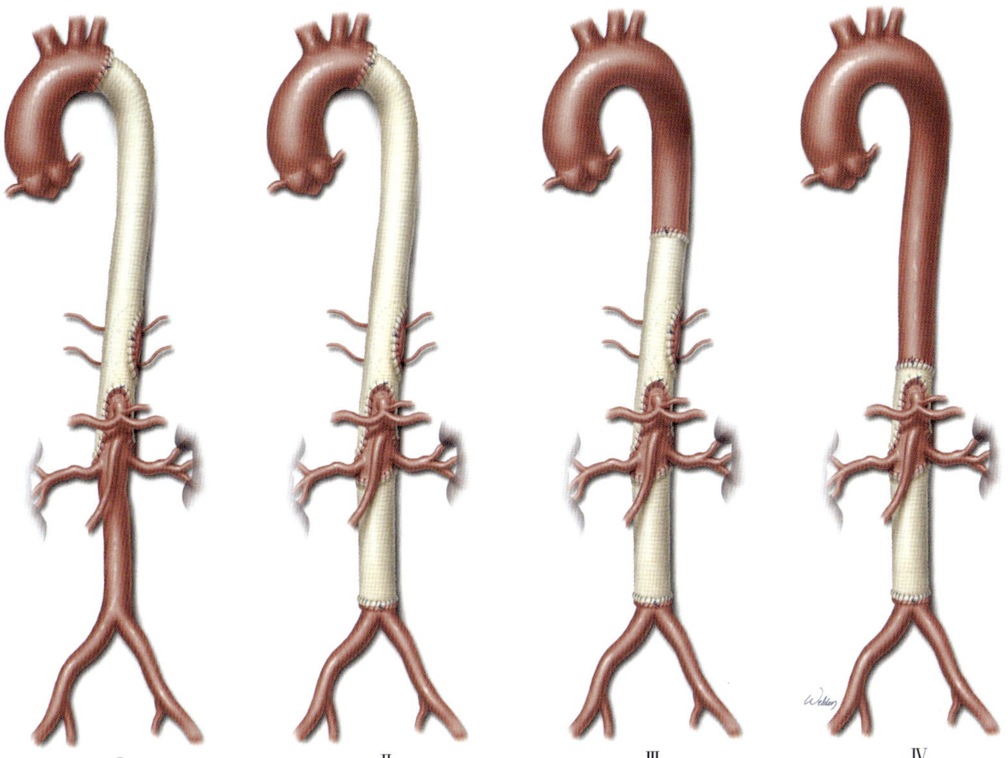

图 35-6 根据主动脉累及范围对胸腹主动脉瘤进行的 Crawford 分类。 Ⅰ型动脉瘤起源于胸降主动脉上部，常邻近左侧锁骨下动脉，并延伸至内脏动脉和肾动脉；Ⅱ型同样累及胸降主动脉上部，但延伸至远端、肾动脉以远区域，常至主动脉分叉；Ⅲ型动脉瘤起源于胸降主动脉下部（第 6 肋骨以下），延伸至腹段；Ⅳ型起源于膈，延伸至远端，经常累及全腹主动脉。*（允许转载自 Coselli JS，Bozinovski J，LeMaire SA：Open surgical repair of 2286 thoracoabdominal aortic aneurysms.Ann Thorac Surg 83：S862-S864，2007[Fig.1，p.S863].）*

肺功能状态

降主动脉和腹主动脉手术后的常见并发症是肺功能不全[83]。因此，在进行手术前肺功能的测定是常规的检查（包括动脉血气分析和肺的呼吸功能测定），这样我们可以进行肺功能评估并使肺功能达到最佳状态。第一秒肺活量超过 1 L 并且 PCO_2 低于 45 mmHg 的患者可以进行择期手术。择期手术的患者，临界肺功能可在 1 ~ 3 个月内通过机体的强化训练来提高，措施包括戒烟、运动、减肥和治疗支气管炎。在大多数情况下，对于那些有症状的动脉瘤和肺功能差的患者应立即进行手术。可通过改良外科手术改善高危患者的预后。例如，应对左侧的喉返神经和膈神经进行保护，保留膈的技术有助于这类患者的恢复[84]。

肾功能状态

术前的肾功能评估主要依据血液电解质、尿素氮和血肌酐。用 CT 和 MRI 评估肾的大小和血液灌注情况。肾功能的状态对于患者的预后和治疗有很重要的影响。例如，肾功能严重损害的患者在做完手术后经常要进行暂时的血液透析。这些患者有很高的死亡风险[85]。其次，输液和围术期的药物应用也是根据肾功能来进行调整的。最后，由于夹层瓣或者血管闭塞病变引起肾灌注不良导致肾功能差的患者需要在胸腹主动脉瘤修复时行肾动脉内膜剥脱术、支架术或者旁路移植术

外科修复

手术技术

我们采用何种外科治疗策略主要是根据所需要修复主动脉瘤的长度决定[86-87]。仅局限于胸腔的降主动脉瘤我们采用左侧开胸手术进行治疗。对于胸腹主动脉瘤的患者我们需要将切口从肋骨边缘延长到腹腔（图 35-8A）。胸腹动脉置换的长度是根据胸腹动脉瘤的 Crawford 分类来划分的（图 35-6）。我们用双腔气

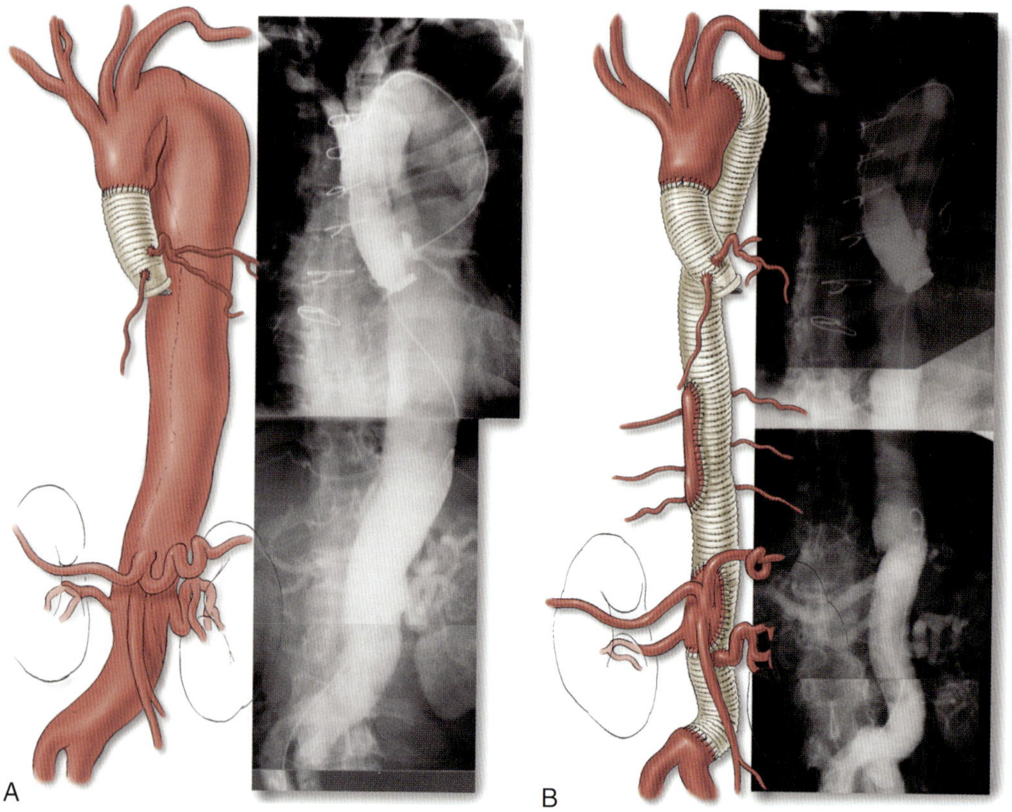

图 35-7 继发于慢性远端主动脉夹层的Ⅱ型胸腹主动脉瘤的表现（A）及修复（B）示意图和造影图。该患者之前曾接受近端主动脉夹层修补术

管插管来选择性地使右肺通畅，左肺萎缩。通过游离膈和旋转内侧腹部脏器来暴露胸腹主动脉。

主动脉修复通常在动脉夹闭期进行。理想的夹闭应该是在左锁骨动脉的远端，但是根据动脉瘤的解剖结构我们需要在左颈总动脉和锁骨下动脉之间进行夹闭。对于那些之前用左侧内乳动脉进行冠脉旁路移植手术的患者，如果在左锁骨动脉近端进行夹闭，会导致严重的心肌缺血和心脏停搏。对于这些患者我们可以采用左颈总动脉 - 锁骨下动脉旁路，这样就可以避免心脏的并发症。在一些情况下必须停止低温循环，主要包括由于主动脉破裂、巨大的动脉瘤、主动脉瘤扩张至主动脉弓远端横切面导致不能夹闭的情况[79]。无论何种技术，一旦近端控制建立后，应用聚酯移植管对有动脉瘤的主动脉段进行置换（图 35-8B-J）。

由于夹层引起主动脉周围炎症，与主动脉壁邻近的迷走神经和左侧喉返神经很容易在近端降主动脉修补时发生损伤。在行近端吻合术前应仔细分离近端胸降主动脉和食管，以降低继发性主动脉食管瘘的风险。重要的分支血管包括肋间动脉、腹腔动脉、肠系膜上动脉、肾动脉和腰动脉，须吻合于移植物上开通。

当夹层延伸至内脏或肾动脉时，可行内膜开窗术；或采取缝合或腔内支架术闭合假腔[88]。不规则的假腔扩张常导致左肾动脉偏移，这常需要单独建立侧支循环或者重建血管。若夹层只扩展到内脏血管水平，远端缝合可斜行跨过腹腔干，直到腹主动脉的分支。虽然切除尽可能多的受损主动脉很容易，但手术的风险也随着替换范围的扩大而增加。保留靠近动脉瘤有分支口的血管部分，将移植管开窗，和这些分支吻合，使血液能通过移植管腔流到分支血管，建立起循环通路。远端吻合是在开放通过细胞保护系统过滤的全血快速、直接灌注下经行的。

器官保护

夹闭胸降主动脉可引起脊髓和腹腔内脏缺血。术后肝、胰和肠明显缺血的情况临床上相对少见。但是，急性肾衰竭和脊髓损伤是导致这些患者术后发病和死亡的主要元凶。因此，应注意减少脊髓和肾缺血

（框 35-4）[86]。多重保护脊髓的措施包括缩短主动脉夹闭时间、全身中度肝素化以预防小血管血栓形成、轻微低体温状态（鼻咽温度 32 ~ 34℃）、近端吻合时通过左心通路维持远端灌注、近端血管吻合完成后缓慢开放夹闭的远端血管通路、部分肋间动脉和腰椎动脉的重新连接。在进行广泛的胸腹主动脉修复（如Ⅰ度和Ⅱ度）时，要运用脑脊液引流。一项随机临床实验已证实这种辅助处理的优点在于可通过降低脑脊液压力改善脊髓灌注[89]。在夹闭期间左心旁路移植可保证远端主动脉及其分支的灌注，也可用于广泛的胸腹主动脉修复期间[90]。由于左心旁路移植可降低心脏负荷，也适用于心力储备不良的患者。内脏及远端血管的吻合是在远侧端夹闭的开放视野下完成的。在血管重新吻合的这段时间里，连接到左心旁路的球囊灌注套管可用于直接运送血液到腹腔轴和肠系膜上动脉（SMA）。减轻肝和肠缺血的潜在益处为降低术后凝血障碍及细菌异位感染的风险。只要有可能，就给肾灌注冷的（4℃）晶体液来强化对肾的保护[91-92]。

预后

在专科中心，这些手术有很高的成功率和低死亡率[67,77-78,81,93-95]。慢性远端夹层修复术的早期死亡率为 6% ~ 10%。手术死亡率的影响因素包括年龄、充血性心衰、主动脉破裂和术前的肾衰竭。截瘫风险在 3% ~ 9%。这些结果明显好于在急性期接受手术的患者。比如，在慢性和急性期需要更换整个胸腹的主动脉（Ⅱ度修复）患者的早期死亡率分别为 5% 和 10%，截瘫 / 下肢轻瘫为 5% 和 11%，肾衰竭为 13% 和 20%[93]。

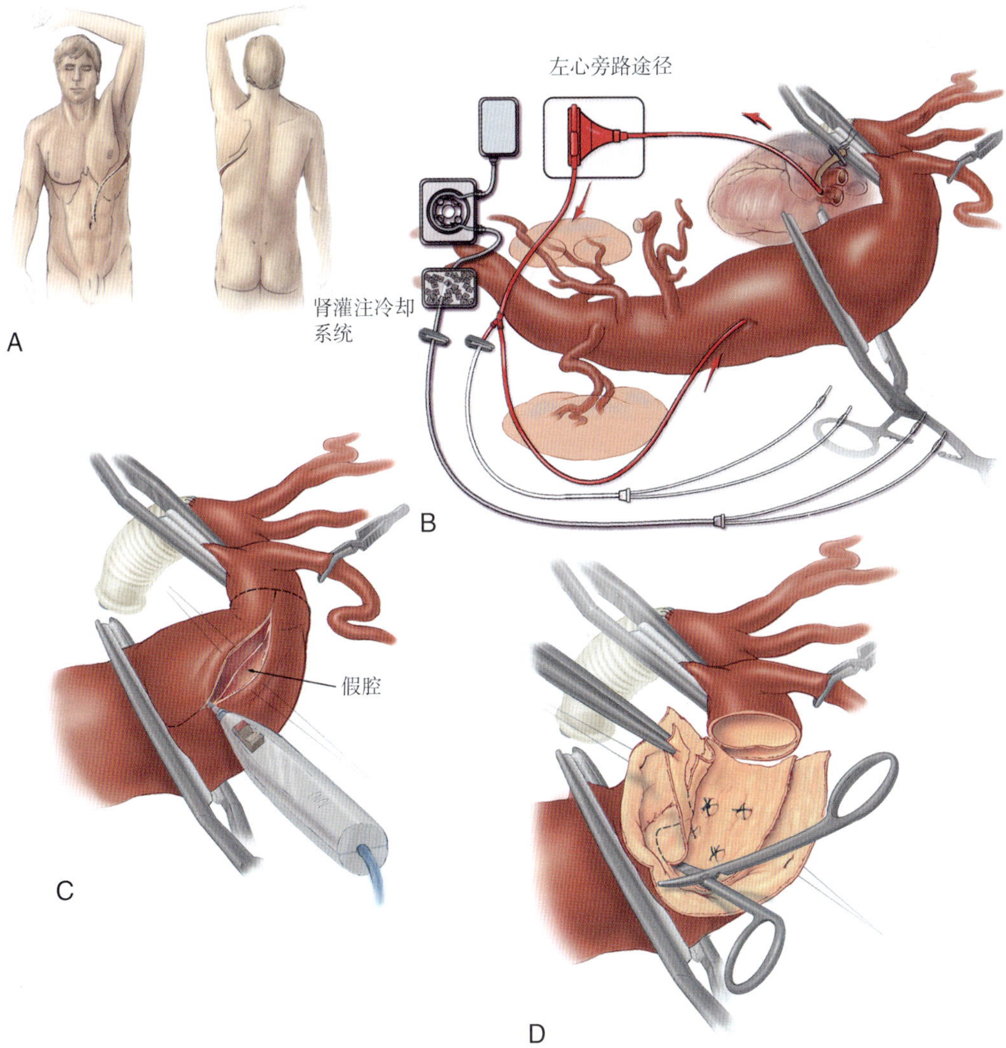

图 35-8 慢性主动脉夹层相关的Ⅱ型胸腹主动脉瘤外科修复术。A，经左胸腹联合切口修复；B，通过左心旁路循环建立主动脉远端灌注后，主动脉夹夹闭主动脉；C，在主动脉夹打开前分离需要修复的主动脉段；D，切除夹层膜，且肋间动脉结扎

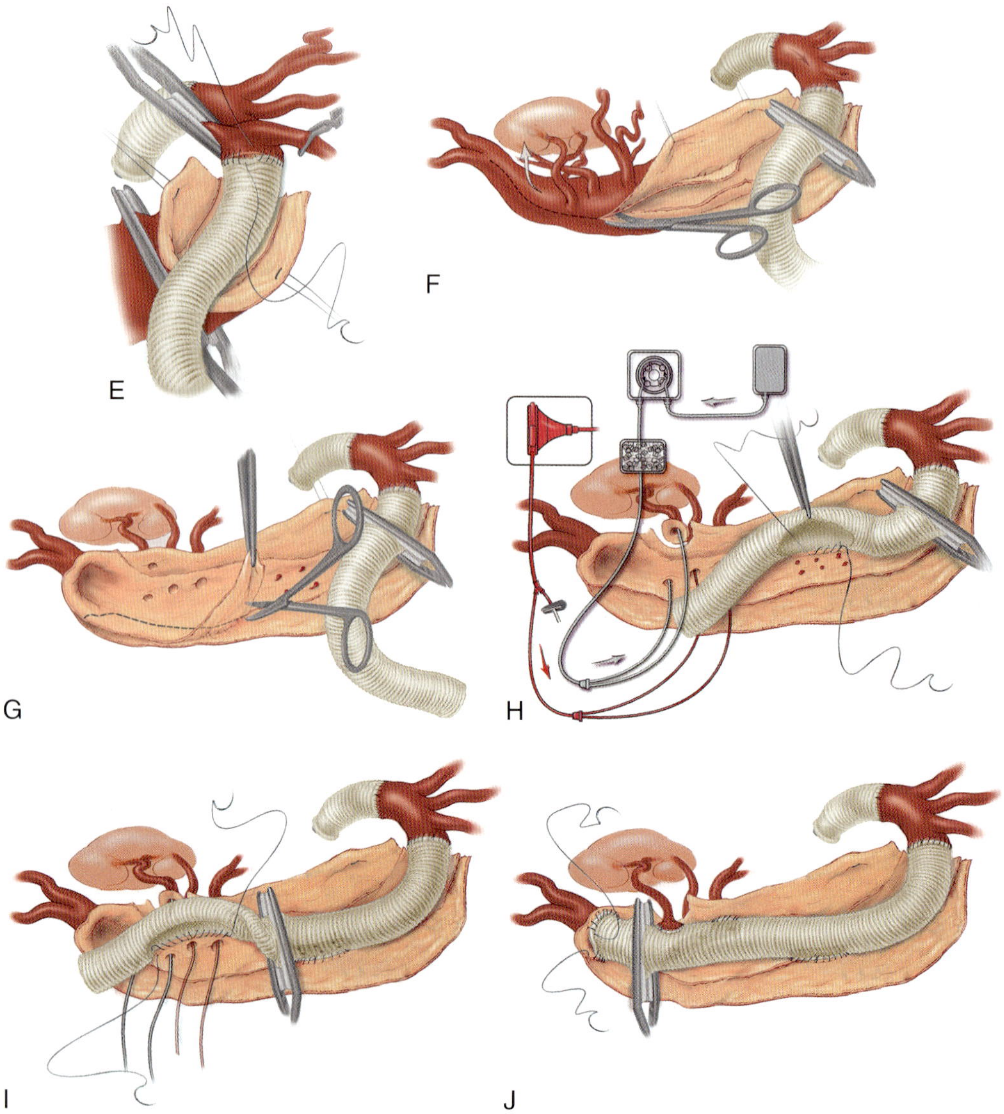

图 35-8（续） E，移植物缝合至胸降主动脉近端；F，移动夹闭位置，恢复左锁骨下动脉灌注，停止左心体外循环，打开动脉瘤；G，切除夹层膜，暴露动脉段，显示内脏动脉和肾动脉起始；H，通过球囊灌注导管，血流从左心体外循环流入腹腔干和肠系膜上动脉；I，吻合内脏动脉分支；J，主动脉远端吻合，修复完成

术后注意事项

术后优化管理的关键是维持脏器功能和预防并发症。维持脏器灌注和预防并发症需要密切监测。在术后早期，吻合的血管是极其脆弱的，尤其是急诊手术的患者。术后，即使短暂的高血压发作，都可以影响缝合、加重出血、促进假性动脉瘤形成。因此，最初的 24 ～ 48 小时，维持血压是为了保护缝合口。常规使用硝普钠和静脉滴注 β 受体阻断药，把平均动脉压维持在 80 ～ 90 mmHg。在动脉组织极其脆弱的患者，如急性夹层或 MFS，经常降得更低一些（70 ～ 80 mmHg）。

预防高血压发作，并维持足够的血压、前负荷及心肌收缩力，是预防术后截瘫和肾衰竭的重要方面。延迟截瘫可能发生在主动脉术后数小时或数天内。术后逆转截瘫的策略包括降低血压、降低脑脊液压、纠正贫血、预防发热及控制使用强心药、甘露醇、类固醇[96]。截瘫是有可能恢复的，但是采取上述措施后，截瘫没有很快恢复，以后就很难恢复。

动脉移植物感染威胁缝合口的完整性，并与高死亡率、发病率有关[97]。最终的治疗通常需要完整切除移植物和复杂的血管重建。作为预防这种并发症的

框 35-4 胸主动脉远端夹层修复时脊髓、内脏、肾脏的保护策略

所有类型

轻度低温（鼻咽温度 32 ~ 34 ℃）

适度肝素化

节段动脉积极复位（特别是 T8 ~ L1）

只要可能，节段动脉关闭

只要可能，肾动脉 4 ℃晶体液灌注

Ⅰ型和Ⅱ型胸腹主动脉修复

脑脊液引流

近端吻合时行左心旁路循环

肋间动脉和内脏 / 肾动脉吻合时，选择性灌注腹腔干和肠系膜上动脉

尝试，建议使用Ⅳ类抗菌药物，直到所有的淤血、胸腔引流管和中心静脉置管移除后。类似的，所有术后感染都要积极地静脉滴注抗生素治疗，以减少二次感染的可能。

声带麻痹在远端动脉夹层中并不少见。继发性声音嘶哑与声带和肺部干咳有关。甲状软骨成形术可以改善功能状态，并且在发生不可逆病变前实施[98]。计划后续的再插管操作可导致异常，再次插管可能影响甲状软骨成形术，在这些情况下，可先通过注射胶原改良声带皱襞，随后进行甲状软骨成形术。

展望

胸主动脉手术发展迅速。患者年龄和疾病复杂程度的增加导致治疗策略创新和技术进展面临诸多挑战。随着主动脉血管内支架经验的不断积累，新的适应证也在探索中（参考第 36 章）。在联合运用和单独运用两个方面，支架的角色越来越重要。随着对夹层的分子机制理解水平的提高，在减少动脉扩张比例和动脉破裂风险方面，可能会促进新的药物治疗方法的产生。

致谢

作者向来自德克萨斯心脏研究所 Chrissie Chambers，MA，ELS 和 Stephen N Palmer，PhD，ELS，表达感谢。并且感谢 Susan Y. Green. MPH 编辑。Scott A.Weldon，MA，CMI 和 Carol Lawson，CMI 帮助书写注解和协助影像图片的挑选。

参考文献

1. Hiratzka LF, Bakris GL, Beckman JA, et al: 2010 ACCF/AHA/AATS/ACR/ASA/SCA/SCAI/SIR/STS/SVM guidelines for the diagnosis and management of patients with thoracic aortic disease: a report of the American College of Cardiology Foundation/American Heart Association Task Force on Practice Guidelines, American Association for Thoracic Surgery, American College of Radiology, American Stroke Association, Society of Cardiovascular Anesthesiologists, Society for Cardiovascular Angiography and Interventions, Society of Interventional Radiology, Society of Thoracic Surgeons, and Society for Vascular Medicine, *Circulation* 121(13):e266–e369, 2010.
2. Fann JI, Miller DC: Aortic dissection, *Ann Vasc Surg* 9(3):311–323, 1995.
3. Ehrlich MP, Ergin MA, McCullough JN, et al: Results of immediate surgical treatment of all acute type A dissections, *Circulation* 102(19 Suppl 3):III248–III252, 2000.
4. Estrera AL, Huynh TT, Porat EE, et al: Is acute type A aortic dissection a true surgical emergency? *Semin Vasc Surg* 15(2):75–82, 2002.
5. Piccardo A, Regesta T, Pansini S, et al: Should octogenarians be denied access to surgery for acute type A aortic dissection? *J Cardiovasc Surg (Torino)* 50(2):205–212, 2009.
6. Piccardo A, Regesta T, Zannis K, et al: Outcomes after surgical treatment for type A acute aortic dissection in octogenarians: a multicenter study, *Ann Thorac Surg* 88(2):491–497, 2009.
7. Neri E, Toscano T, Massetti M, et al: Operation for acute type A aortic dissection in octogenarians: is it justified? *J Thorac Cardiovasc Surg* 121(2):259–267, 2001.
8. Wu IH, Yu HY, Liu CH, et al: Is old age a contraindication for surgical treatment in acute aortic dissection? A demographic study of national database registry in Taiwan, *J Card Surg* 23(2):133–139, 2008.
9. Fehrenbacher J, Halbrook H, Siderys H: Operation for acute type A aortic dissection in octogenarians: is it justified? *J Thorac Cardiovasc Surg* 123(2):393–394, 2002.
10. McKneally MF: "We don't do that here": reflections on the Siena experience with dissecting aneurysms of the thoracic aorta in octogenarians, *J Thorac Cardiovasc Surg* 121(2):202–203, 2001.
11. Westaby S, Saito S, Katsumata T: Acute type A dissection: conservative methods provide consistently low mortality, *Ann Thorac Surg* 73(3):707–713, 2002.
12. Deeb GM, Williams DM, Bolling SF, et al: Surgical delay for acute type A dissection with malperfusion, *Ann Thorac Surg* 64(6):1669–1675, 1997.
13. Fabre O, Vincentelli A, Willoteaux S, et al: Preoperative fenestration for type A acute aortic dissection with mesenteric malperfusion, *Ann Thorac Surg* 73(3):950–951, 2002.
14. Collins JS, Evangelista A, Nienaber CA, et al: Differences in clinical presentation, management, and outcomes of acute type a aortic dissection in patients with and without previous cardiac surgery, *Circulation* 110(11 Suppl 1):II237–II242, 2004.
15. Hassan M, Carvalho EM, Macedo FI, et al: Paradigm change in the management of patients with acute type A aortic dissection who had prior cardiac surgery, *J Card Surg* 25(4):387–389, 2010.
16. Gillinov AM, Lytle BW, Kaplon RJ, et al: Dissection of the ascending aorta after previous cardiac surgery: differences in presentation and management, *J Thorac Cardiovasc Surg* 117(2):252–260, 1999.
17. Murphy DA, Craver JM, Jones EL, et al: Recognition and management of ascending aortic dissection complicating cardiac surgical operations, *J Thorac Cardiovasc Surg* 85(2):247–256, 1983.
18. Estrera AL, Miller CC, Kaneko T, et al: Outcomes of acute type a aortic dissection after previous cardiac surgery, *Ann Thorac Surg* 89(5):1467–1474, 2010.
19. Birkmeyer JD, Stukel TA, Siewers AE, et al: Surgeon volume and operative mortality in the United States, *N Engl J Med* 349(22):2117–2127, 2003.
20. Cowan JA Jr, Dimick JB, Henke PK, et al: Surgical treatment of intact thoracoabdominal aortic aneurysms in the United States: hospital and surgeon volume-related outcomes, *J Vasc Surg* 37(6):1169–1174, 2003.
21. Miyata H, Motomura N, Ueda Y, et al: Toward quality improvement of thoracic aortic surgery: estimating volume-outcome effect from nationwide survey, *Eur J Cardiothorac Surg* 36(3):517–521, 2009.
22. Garcia-Jimenez A, Peraza Torres A, Martinez Lopez G, et al: Cardiac tamponade by aortic dissection in a hospital without cardiothoracic surgery, *Chest* 104(1):290–291, 1993.
23. Perez L, Wise L: A standardized treatment protocol for blood pressure management in transport patients with a reported diagnosis of acute aortic dissection or symptomatic aortic aneurysm, *Air Med J* 18(3):111–113, 1999.
24. Knobloch K, Dehn I, Khaladj N, et al: HEMS vs. EMS transfer for acute aortic dissection type A, *Air Med J* 28(3):146–153, 2009.
25. Bavaria JE, Brinster DR, Gorman RC, et al: Advances in the treatment of acute type A dissection: an integrated approach, *Ann Thorac Surg* 74(5):S1848–S1852, 2002.
26. Deeb GM, Williams DM, Quint LE, et al: Risk analysis for aortic surgery using hypothermic circulatory arrest with retrograde cerebral perfusion, *Ann Thorac Surg* 67(6):1883–1886, 1999; discussion 91–4.
27. Kazui T, Washiyama N, Bashar AH, et al: Surgical outcome of acute type A aortic dissection: analysis of risk factors, *Ann Thorac Surg* 74(1):75–81, 2002.
28. Wong DR, Coselli JS, Palmero L, et al: Axillary artery cannulation in surgery for acute or subacute ascending aortic dissections, *Ann Thorac Surg* 90(3):731–737, 2010.
29. Kamiya H, Kallenbach K, Halmer D, et al: Comparison of ascending aorta versus femoral artery cannulation for acute aortic dissection type A, *Circulation* 120(11 Suppl):S282–S286, 2009.
30. Coselli JS, Crawford ES, Beall AC Jr, et al: Determination of brain temperatures for safe circulatory arrest during cardiovascular operation, *Ann Thorac Surg* 45(6):638–642, 1988.
31. Svensson LG, Crawford ES, Hess KR, et al: Deep hypothermia with circulatory arrest: determinants of stroke and early mortality in 656 patients, *J Thorac Cardiovasc Surg* 106(1):19–28, 1993.
32. Coselli JS, LeMaire SA: Experience with retrograde cerebral perfusion during proximal aortic surgery in 290 patients, *J Card Surg* 12(2 Suppl):322–325, 1997.
33. Hagl C, Khaladj N, Karck M, et al: Hypothermic circulatory arrest during ascending and

aortic arch surgery: the theoretical impact of different cerebral perfusion techniques and other methods of cerebral protection, *Eur J Cardiothorac Surg* 24(3):371–378, 2003.
34. Moon MR, Sundt TM III: Influence of retrograde cerebral perfusion during aortic arch procedures, *Ann Thorac Surg* 74(2):426–431, 2002.
35. Wong CH, Bonser RS: Retrograde cerebral perfusion: clinical and experimental aspects, *Perfusion* 14(4):247–256, 1999.
36. Kazui T, Yamashita K, Washiyama N, et al: Usefulness of antegrade selective cerebral perfusion during aortic arch operations, *Ann Thorac Surg* 74(5):S1806–S1809, 2002.
37. Matalanis G, Hata M, Buxton BF: A retrospective comparative study of deep hypothermic circulatory arrest, retrograde, and antegrade cerebral perfusion in aortic arch surgery, *Ann Thorac Cardiovasc Surg* 9(3):174–179, 2003.
38. Pasic M, Schubel J, Bauer M, et al: Cannulation of the right axillary artery for surgery of acute type A aortic dissection, *Eur J Cardiothorac Surg* 24(2):231–235, 2003; discussion 5–6.
39. Sabik JF, Lytle BW, McCarthy PM, et al: Axillary artery: an alternative site of arterial cannulation for patients with extensive aortic and peripheral vascular disease, *J Thorac Cardiovasc Surg* 109(5):885–890, 1995; discussion 90–1.
40. Leshnower BG, Myung RJ, Kilgo PD, et al: Moderate hypothermia and unilateral selective antegrade cerebral perfusion: a contemporary cerebral protection strategy for aortic arch surgery, *Ann Thorac Surg* 90(2):547–554, 2010.
41. Crawford ES, Kirklin JW, Naftel DC, et al: Surgery for acute dissection of ascending aorta: should the arch be included? *J Thorac Cardiovasc Surg* 104(1):46–59, 1992.
42. LeMaire SA, Price MD, Parenti JL, et al: Early outcomes after aortic arch replacement by using the Y-graft technique, *Ann Thorac Surg* 91(3):700–708, 2011.
43. Borst HG, Frank G, Schaps D: Treatment of extensive aortic aneurysms by a new multiple-stage approach, *J Thorac Cardiovasc Surg* 95(1):11–13, 1988.
44. Schepens MA, Dossche KM, Morshuis WJ, et al: The elephant trunk technique: operative results in 100 consecutive patients, *Eur J Cardiothorac Surg* 21(2):276–281, 2002.
45. Fattouch K, Sampognaro R, Navarra E, et al: Long-term results after repair of type a acute aortic dissection according to false lumen patency, *Ann Thorac Surg* 88(4):1244–1250, 2009.
46. Song JM, Kim SD, Kim JH, et al: Long-term predictors of descending aorta aneurysmal change in patients with aortic dissection, *J Am Coll Cardiol* 50(8):799–804, 2007.
47. Song SW, Chang BC, Cho BK, et al: Effects of partial thrombosis on distal aorta after repair of acute DeBakey type I aortic dissection, *J Thorac Cardiovasc Surg* 139(4):841–847 e1, 2010; discussion 7.
48. Gorlitzer M, Weiss G, Meinhart J, et al: Fate of the false lumen after combined surgical and endovascular repair treating Stanford type A aortic dissections, *Ann Thorac Surg* 89(3):794–799, 2010.
49. Jazayeri S, Tatou E, Gomez MC, et al: Combined treatment of aortic type A dissection: ascending aorta repair and placement of a stent in the descending aorta, *Heart Surg Forum* 6(5):387–389, 2003.
50. Pochettino A, Brinkman WT, Moeller P, et al: Antegrade thoracic stent grafting during repair of acute DeBakey I dissection prevents development of thoracoabdominal aortic aneurysms, *Ann Thorac Surg* 88(2):482–489, 2009; discussion 9–90.
51. Fann JI, Glower DD, Miller DC, et al: Preservation of aortic valve in type A aortic dissection complicated by aortic regurgitation, *J Thorac Cardiovasc Surg* 102(1):62–73, 1991; discussion -5.
52. Murashita T, Kunihara T, Shiiya N, et al: Is preservation of the aortic valve different between acute and chronic type A aortic dissections? *Eur J Cardiothorac Surg* 20(5):967–972, 2001.
53. Kirsch M, Soustelle C, Houel R, et al: Risk factor analysis for proximal and distal reoperations after surgery for acute type A aortic dissection, *J Thorac Cardiovasc Surg* 123(2):318–325, 2002.
54. Piccardo A, Regesta T, Pansini S, et al: Fate of the aortic valve after root reconstruction in type A aortic dissection: a 20-year follow up, *J Heart Valve Dis* 18(5):507–513, 2009.
55. Erasmi AW, Stierle U, Bechtel JF, et al: Up to 7 years' experience with valve-sparing aortic root remodeling/reimplantation for acute type A dissection, *Ann Thorac Surg* 76(1): 99–104, 2003.
56. Kallenbach K, Pethig K, Leyh RG, et al: Acute dissection of the ascending aorta: first results of emergency valve sparing aortic root reconstruction, *Eur J Cardiothorac Surg* 22(2):218–222, 2002.
57. Kerendi F, Guyton RA, Vega JD, et al: Early results of valve-sparing aortic root replacement in high-risk clinical scenarios, *Ann Thorac Surg* 89(2):471–476, 2010; discussion 7–8.
58. von Segesser LK, Lorenzetti E, Lachat M, et al: Aortic valve preservation in acute type A dissection: is it sound? *J Thorac Cardiovasc Surg* 111(2):381–390, 1996; discussion 90–1.
59. Bachet J: Acute type A aortic dissection: can we dramatically reduce the surgical mortality? *Ann Thorac Surg* 73(3):701–703, 2002.
60. Stevens LM, Madsen JC, Isselbacher EM, et al: Surgical management and long-term outcomes for acute ascending aortic dissection, *J Thorac Cardiovasc Surg* 138(6): 1349–1357 e1, 2009.
61. Masuda Y, Yamada Z, Morooka N, et al: Prognosis of patients with medically treated aortic dissections, *Circulation* 84(5 Suppl):III7–III13, 1991.
62. Trimarchi S, Eagle KA, Nienaber CA, et al: Role of age in acute type A aortic dissection outcome: report from the International Registry of Acute Aortic Dissection (IRAD), *J Thorac Cardiovasc Surg* 140(4):784–789, 2010.
63. Fann JI, Smith JA, Miller DC, et al: Surgical management of aortic dissection during a 30-year period, *Circulation* 92(9 Suppl):II113–II121, 1995.
64. Pansini S, Gagliardotto PV, Pompei E, et al: Early and late risk factors in surgical treatment of acute type A aortic dissection, *Ann Thorac Surg* 66(3):779–784, 1998.
65. Kimura N, Tanaka M, Kawahito K, et al: Influence of patent false lumen on long-term outcome after surgery for acute type A aortic dissection, *J Thorac Cardiovasc Surg* 136(5):1160–1166, 6 e1–6 e3, 2008.
66. Kazui T, Yamashita K, Washiyama N, et al: Impact of an aggressive surgical approach on surgical outcome in type A aortic dissection, *Ann Thorac Surg* 74(5):S1844–S1847, 2002; discussion S57–63.
67. Safi HJ, Miller CC III, Reardon MJ, et al: Operation for acute and chronic aortic dissection: recent outcome with regard to neurologic deficit and early death, *Ann Thorac Surg* 66(2):402–411, 1998.
68. Fattori R, Tsai TT, Myrmel T, et al: Complicated acute type B dissection: is surgery still the best option? A report from the International Registry of Acute Aortic Dissection, *JACC Cardiovasc Interv* 1(4):395–402, 2008.
69. Hagan PG, Nienaber CA, Isselbacher EM, et al: The International Registry of Acute Aortic Dissection (IRAD): new insights into an old disease, *JAMA* 283(7):897–903, 2000.
70. Elefteriades JA, Hartleroad J, Gusberg RJ, et al: Long-term experience with descending aortic dissection: the complication-specific approach, *Ann Thorac Surg* 53(1):11–20, 1992.
71. Umana JP, Lai DT, Mitchell RS, et al: Is medical therapy still the optimal treatment strategy for patients with acute type B aortic dissections? *J Thorac Cardiovasc Surg* 124(5):896–910, 2002.
72. Chavan A, Lotz J, Oelert F, et al: Endoluminal treatment of aortic dissection, *Eur Radiol* 13(11):2521–2534, 2003.
73. Vedantham S, Picus D, Sanchez LA, et al: Percutaneous management of ischemic complications in patients with type-B aortic dissection, *J Vasc Interv Radiol* 14(2 Pt 1):181–194, 2003.
74. Kische S, Ehrlich MP, Nienaber CA, et al: Endovascular treatment of acute and chronic aortic dissection: midterm results from the Talent Thoracic Retrospective Registry, *J Thorac Cardiovasc Surg* 138(1):115–124, 2009.
75. Nienaber CA, Rousseau H, Eggebrecht H, et al: Randomized comparison of strategies for type B aortic dissection: the INvestigation of STEnt Grafts in Aortic Dissection (INSTEAD) trial, *Circulation* 120(25):2519–2528, 2009.
76. Panneton JM, Teh SH, Cherry KJ Jr, et al: Aortic fenestration for acute or chronic aortic dissection: an uncommon but effective procedure, *J Vasc Surg* 32(4):711–721, 2000.
77. Gysi J, Schaffner T, Mohacsi P, et al: Early and late outcome of operated and non-operated acute dissection of the descending aorta, *Eur J Cardiothorac Surg* 11(6):1163–1169, 1997.
78. Coselli JS, LeMaire SA, de Figueiredo LP, et al: Paraplegia after thoracoabdominal aortic aneurysm repair: is dissection a risk factor? *Ann Thorac Surg* 63(1):28–35, 1997.
79. Kouchoukos NT, Masetti P, Rokkas CK, et al: Hypothermic cardiopulmonary bypass and circulatory arrest for operations on the descending thoracic and thoracoabdominal aorta, *Ann Thorac Surg* 74(5):S1885–S1887, 2002.
80. Lansman SL, Hagl C, Fink D, et al: Acute type B aortic dissection: surgical therapy, *Ann Thorac Surg* 74(5):S1833–S1835, 2002; discussion S57–63.
81. Svensson LG, Crawford ES, Hess KR, et al: Dissection of the aorta and dissecting aortic aneurysms: improving early and long-term surgical results, *Circulation* 82(5 Suppl):IV24–IV38, 1990.
82. Glower DD, Speier RH, White WD, et al: Management and long-term outcome of aortic dissection, *Ann Surg* 214(1):31–41, 1991.
83. Svensson LG, Hess KR, Coselli JS, et al: A prospective study of respiratory failure after high-risk surgery on the thoracoabdominal aorta, *J Vasc Surg* 14(3):271–282, 1991.
84. Engle J, Safi HJ, Miller CC III, et al: The impact of diaphragm management on prolonged ventilator support after thoracoabdominal aortic repair, *J Vasc Surg* 29(1):150–156, 1999.
85. LeMaire SA, Miller CC III, Conklin LD, et al: A new predictive model for adverse outcomes after elective thoracoabdominal aortic aneurysm repair, *Ann Thorac Surg* 71(4):1233–1238, 2001.
86. Coselli JS, Conklin LD, LeMaire SA: Thoracoabdominal aortic aneurysm repair: review and update of current strategies, *Ann Thorac Surg* 74(5):S1881–S1884, 2002; discussion S92–8.
87. Coselli JS, LeMaire SA: Surgical techniques: thoracoabdominal aorta, *Cardiol Clin* 17(4):751–765, 1999.
88. LeMaire SA, Jamison AL, Carter SA, et al: Deployment of balloon expandable stents during open repair of thoracoabdominal aortic aneurysms: a new strategy for managing renal and mesenteric artery lesions, *Eur J Cardiothorac Surg* 26(3):599–607, 2004.
89. Coselli JS, LeMaire SA, Köksoy C, et al: Cerebrospinal fluid drainage reduces paraplegia after thoracoabdominal aortic aneurysm repair: results of a randomized clinical trial, *J Vasc Surg* 35(4):631–639, 2002.
90. Coselli JS, LeMaire SA: Left heart bypass reduces paraplegia rates after thoracoabdominal aortic aneurysm repair, *Ann Thorac Surg* 67(6):1931–1934, 1999.
91. Köksoy C, LeMaire SA, Curling PE, et al: Renal perfusion during thoracoabdominal aortic operations: cold crystalloid is superior to normothermic blood, *Ann Thorac Surg* 73(3):730–738, 2002.
92. LeMaire SA, Jone MM, Conklin LD, et al: Randomized comparison of cold blood and cold crystalloid renal perfusion for renal protection during thoracoabdominal aortic aneurysm repair, *J Vasc Surg* 49:11–19, 2009.
93. Coselli JS, LeMaire SA, Conklin LD, et al: Morbidity and mortality after extent II thoracoabdominal aortic aneurysm repair, *Ann Thorac Surg* 73(4):1107–1116, 2002.
94. Coselli JS, Bozinovski J, LeMaire SA: Open surgical repair of 2286 thoracoabdominal aortic aneurysms, *Ann Thorac Surg* 83:S862–S864, 2007.
95. Estrera AL, Miller CC III, Huynh TT, et al: Preoperative and operative predictors of delayed neurologic deficit following repair of thoracoabdominal aortic aneurysm, *J Thorac Cardiovasc Surg* 126(5):1288–1294, 2003.
96. Wong DR, Coselli JS, Amerman K, et al: Delayed spinal cord deficits after thoracoabdominal aortic aneurysm repair, *Ann Thorac Surg* 83(4):1345–1355, 2007.
97. Coselli JS, Köksoy C, LeMaire SA: Management of thoracic aortic graft infections, *Ann Thorac Surg* 67(6):1990–1993, 1999.
98. Rosingh HJ, Dikkers FG: Thyroplasty to improve the voice in patients with a unilateral vocal fold paralysis, *Clin Otolaryngol Allied Sci* 20(2):124–126, 1995.
99. Girdauskas E, Kuntze T, Borger MA, et al: Surgical risk of preoperative malperfusion in acute type A aortic dissection, *J Thorac Cardiovasc Surg* 138(6):1363–1369, 2009.
100. Goda M, Imoto K, Suzuki S, et al: Risk analysis for hospital mortality in patients with acute type a aortic dissection, *Ann Thorac Surg* 90(4):1246–1250, 2010.

第 36 章 主动脉夹层的血管内治疗

Michael D.Dake

急性主动脉夹层（ADD）是一个严重事件，其结局从简单到灾难性的，形式多样。目前血管内治疗策略基于明确主动脉夹层可以增加死亡风险或者其他不良结果，而采取介入干预可以预防夹层所致的危及生命的并发症 [1-3]。

在过去二十年，对血管内治疗主动脉夹层的关注持续增加 [4-13]。最初，血管内治疗用于主动脉夹层所致的分支受累及缺血并发症（图 36-1）[8-9]。随后，血管内主动脉支架置入（最初用于修复主动脉瘤）被应用于 B 型夹层，覆盖夹层最初的撕裂口，并且促进胸主动脉假腔血栓形成（图 36-2）[4-5]。这些基本的血管内治疗手段已经成为治疗主动脉夹层的常规方法，而且有很多成功的例子。

血管内治疗是外科手术治疗 A 型夹层和药物治疗简单 B 型夹层两种经典治疗方法的补充。对于合并严重分支血管受压（升主动脉修复前或后）的 A 型夹层、复杂的 B 型夹层（分支血管受累、降主动脉破裂、病情进展或者主动脉早期扩张等）、累及主动脉弓，以及内膜撕裂口位于左锁骨下动脉以远的升主动脉壁内血肿，微创介入治疗是一个作为外科手术和非侵入治疗替代的、有效的策略。

本篇章将综述目前几种用于治疗主动脉夹层的血管内治疗方法、使用这些方法的患者亚组及这些治疗方法的效果。

分支血管介入

主动脉夹层累及分支血管是一个常见的并发症，超过 30% 的患者会发生 [7-8,14]。选择适当的介入干预方法时，关于静态和动态分支受累的病理解剖概念很重要；便于选择再灌注有效的血管床 [15-17]。当夹层从最初的撕裂口向远端扩展，夹层内活瓣可以影响分支血管开口。如果由内膜和部分中膜组成的夹层内活瓣从主动脉壁撕裂，沿分支扩展，两种病理生理状态各自独立，*静态*和*动态分支受累*都可以发生（图 36-3）。

静态分支受累

进展的夹层内活瓣撕入主动脉分支为静态分支受累（图 36-4）。静态受累时，主动脉夹层内活瓣直接向分支延伸一段明显的距离，但夹层的边缘并没有完全累及分支开口，分支开口仅部分被撕裂，夹层内活

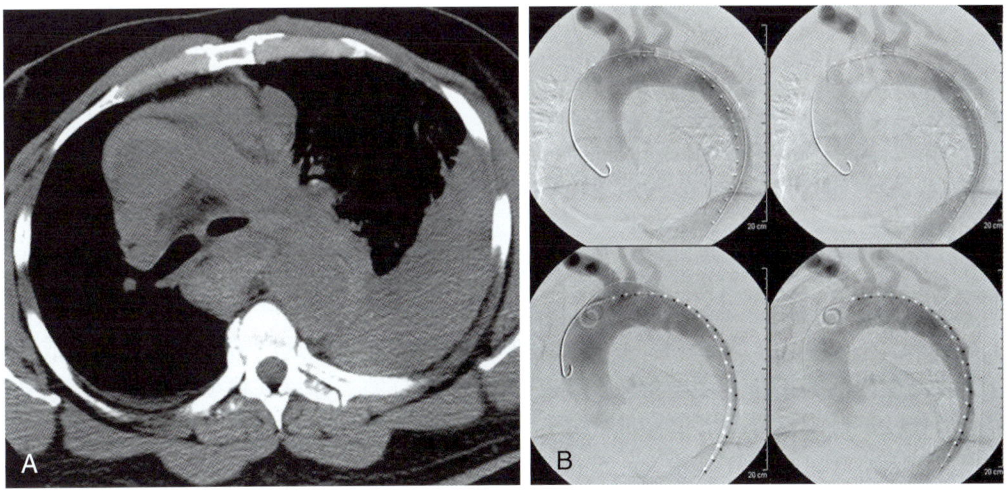

图 36-1 B 型主动脉夹层破裂口位于左锁骨下动脉远侧，逆行进展，升主动脉壁内有血肿，并破裂入左胸。A，无对比剂增强的 CT 图像显示升主动脉壁增强的密度环，表示有壁间血肿。环主动脉的异常血管外组织也非常明显，特征性表现是破裂口凝块。**B**，胸主动脉造影的系列图像显示撕裂口刚超过左锁骨下动脉，真假腔均可见对比剂充盈。不能精确地确定破口位置

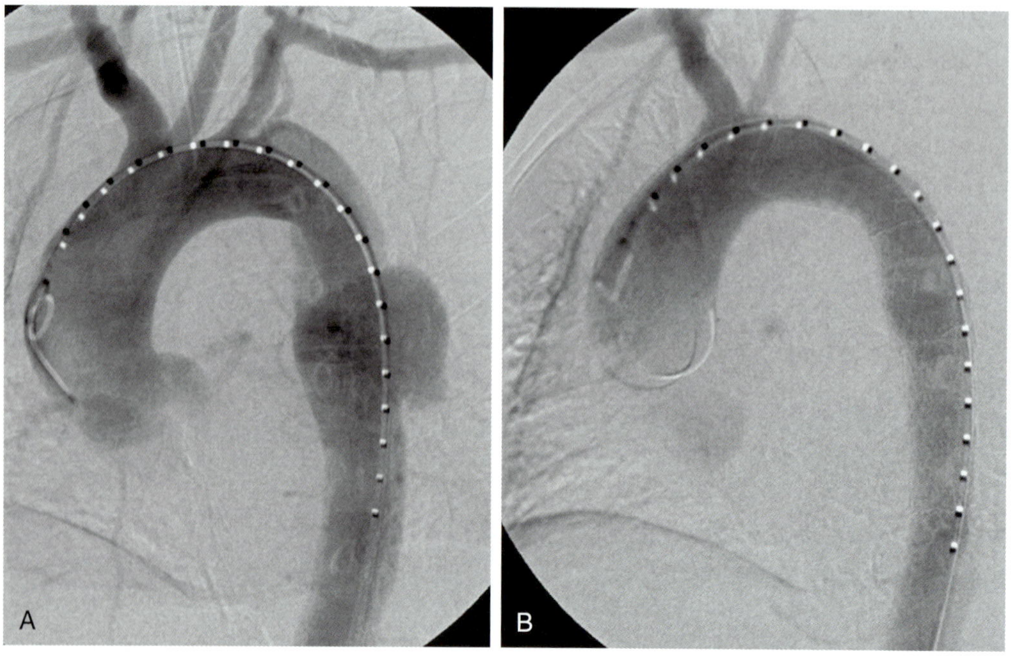

图 36-2 主动脉夹层破裂。**A**，胸主动脉造影 B 型夹层降主动脉中部破裂；**B**，夹层破裂处之上近端撕裂口处放置血管内移植物之后重复造影，无明显残余造影剂外溢

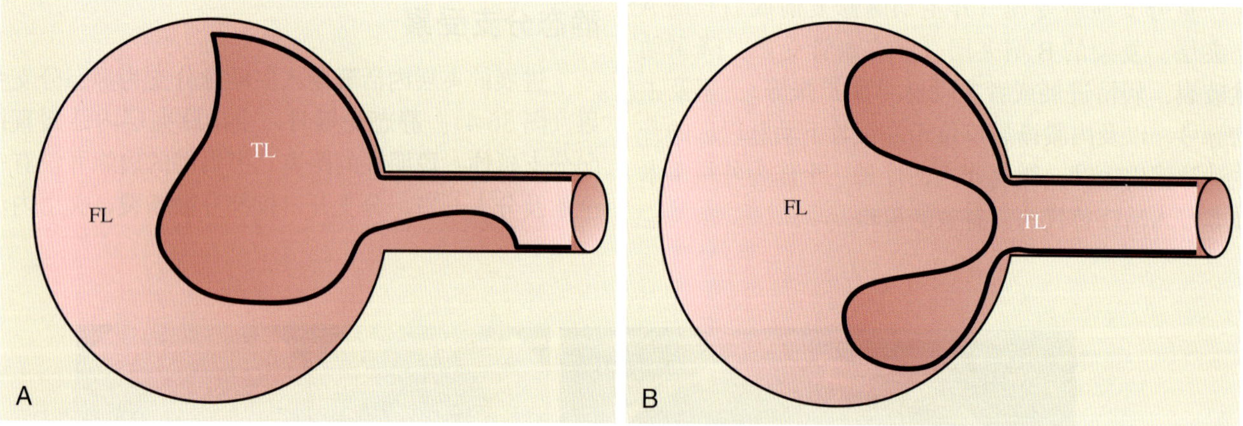

图 36-3 **A**，静态阻塞。夹层扩展进入分支血管。**B**，动态阻塞。膜跨过及阻塞分支血管开口。TL，真腔；FL，假腔

瓣撕入分支，在分支动脉造成一个假腔，结果是分支也和主动脉一样有一个真腔和一个假腔。

和主动脉一样，分支静态受累也可产生多种结果。在分支的夹层内活瓣终止点可能再次发生一个假腔撕裂口。如果这个撕裂口发生在假腔的终止点，假腔和真腔都可以对分支进行灌注。很多病例中，双腔灌注和分支血管缺血的症状不相关。如果没有再撕裂口，分支内假腔则没有血流出口，缺乏同夹层外的血管床分流，会显著影响血流灌注。没有分支假腔的再撕裂口，血流灌注仅能通过有限的真腔供应，不幸的是，真腔还被膨胀的假腔挤压。没有血流出口的假腔盲端在夹层远段膨胀至最大，形成的压力严重压缩扭曲真腔，并显著减少分支血流。通常情况下，受累分支血管缺血的程度非常严重，如果不能迅速缓解，会导致相应组织发生不可逆的坏死。

在没有再撕裂口的情况下，需要改善受累动脉血流的局部解决办法，因为问题局限在特定的分支。血管内治疗有两种方法是可行的。通过在盲端通道内制

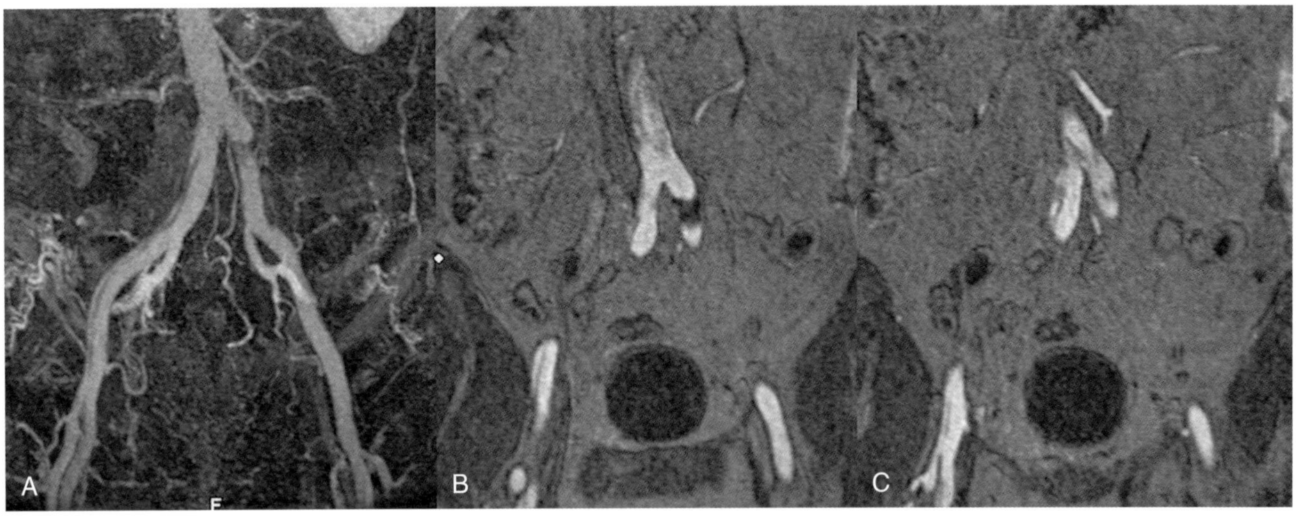

图 36-4 髂动脉静态分支血管受累磁共振影像。A，盆腔冠状位图像显示活瓣进入右侧髂总动脉（CIA）并且下行进入远端髂外动脉（EIA）。右髂动脉内真假腔之间均可见明显血流。这是一个静态分支受累、活瓣直接由主动脉扩展至分支的例子。EIA 内夹层的末端有一个远端的再撕裂口。这个终端的撕裂口在髂动脉内建立了双管血流，因此很少出现缺血症状。**B-C**，相似的冠状图像显示活瓣进入左髂动脉系统，但是左侧 CIA 假腔内可见节段性流空区*（黑色节段）*。这与假腔远端没有再进入条件有关。分支内没有另外的血流入口与假腔内扩张的盲端造成真腔阻塞有关。图示的流空区可能表示盲端通道内的血栓或者无血流。这种现象的通常后果是缺乏假腔内血流灌注和真腔分支血流减少造成的分支血管缺血

造一个远端的撕裂口或者开窗可以降低假腔内的血流流出阻力。这可以通过放置在假腔内的指引导丝或者别的血管内探针的末端来完成。这种方法有一些操作上的挑战，包括避免夹层向远端进展、安全地穿透假腔壁来制造有效的流出口以及处理假腔盲端因血流停滞形成的血栓来避免远端栓塞。

多数情况下，首选策略是通过降低真腔内血流阻力来增加分支内血流。这可以通过主动脉真腔内放置导管从而在分支的真腔内放置支架来实现。支架通常放置在分支假腔末端远侧及主动脉真腔之间。通常放置自膨胀镍钛合金支架，因为这段距离通常大于 2 cm 而且用球囊扩张支架可能挤压假腔外的血凝块。这些支架按照总的分支直径设计，并且在无球囊扩张情况下可以自我逐渐膨胀。许多成功的报道展示了这种方法在肠系膜动脉、肾动脉及髂动脉受无血流再进入或静态受累影响下的应用 [8-9,18-19]。

有时，静态分支受累有血流再进入及双管血流情况下可能需要血管内治疗。这种情况下最常见的支架置入适应证是当肾动脉受累时（图 36-5）。由夹层肾动脉供血的肾可能受分支内活瓣的影响。活瓣导致可变的血流减少，以及真假腔血流灌注的紊乱，可能造成高血压恶化。在高血压持续存在以及对众多静脉内给药抵抗的情况下，血管内介入治疗可以恢复没有活瓣的单腔。治疗方法包括通过主动脉真腔在肾动脉真腔内放置球囊扩张肾动脉支架。多数情况下，相比无血流再进入的情况，有血流再进入时夹层进展的距离没有那么远。因此，通常放置长度小于 2 cm 的支架。这种技术在经常处理主动脉夹层的中心可以很好地掌握。

动态分支受累

除了主要的作为主动脉夹层并发症的分支病变外，另一个机制—多态分支受累可能造成器官缺血。动态分支受累是一种现象，像窗帘一样脱垂到分支开口的主动脉中隔阻塞了分支血管血流。与静态分支受累主动脉活瓣直接延伸进入分支不同，动态阻塞发生在主动脉，而并无分支病变。主动脉活瓣的蔓延可能制造围绕分支开口的主动脉壁环周裂隙（图 36-6）。造成这种现象的因素包括活瓣轨迹、分支近端中隔平面的合力方向以及撕裂的活瓣包含分支开口。这种情形下，夹层中隔向远端撕裂时包围了分支开口。撕裂平面延伸入分支 1 ~ 2 mm，然后环周再进入，制造了圆周撕裂口，形成了分支近端内膜 / 中膜短的节段。中隔缩回主动脉腔，对应于分支开口形成开窗。当正面观时活瓣呈网状，开口数目与分支数目有关。当轴面看时，受累动脉似乎只来源自主动脉假腔。仔

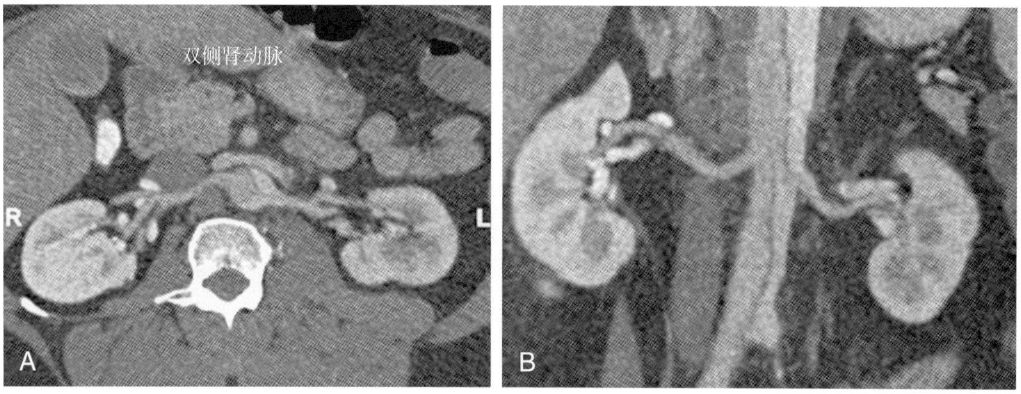

图 36-5　显示肾动脉真假腔关系的 CT 图像。左肾动脉水平的轴位（**A**）及冠状位（**B**）CT 图像显示左肾动脉由假腔供应（左侧主动脉腔）。真腔沿主动脉右侧壁走行，活瓣呈现特征性的左肾门部位自然开窗或缺损。开窗周围的活瓣有小的指向左侧的尾样延伸，代表由可伸缩的主动脉中隔撕裂开的最初几毫米的左肾动脉内膜

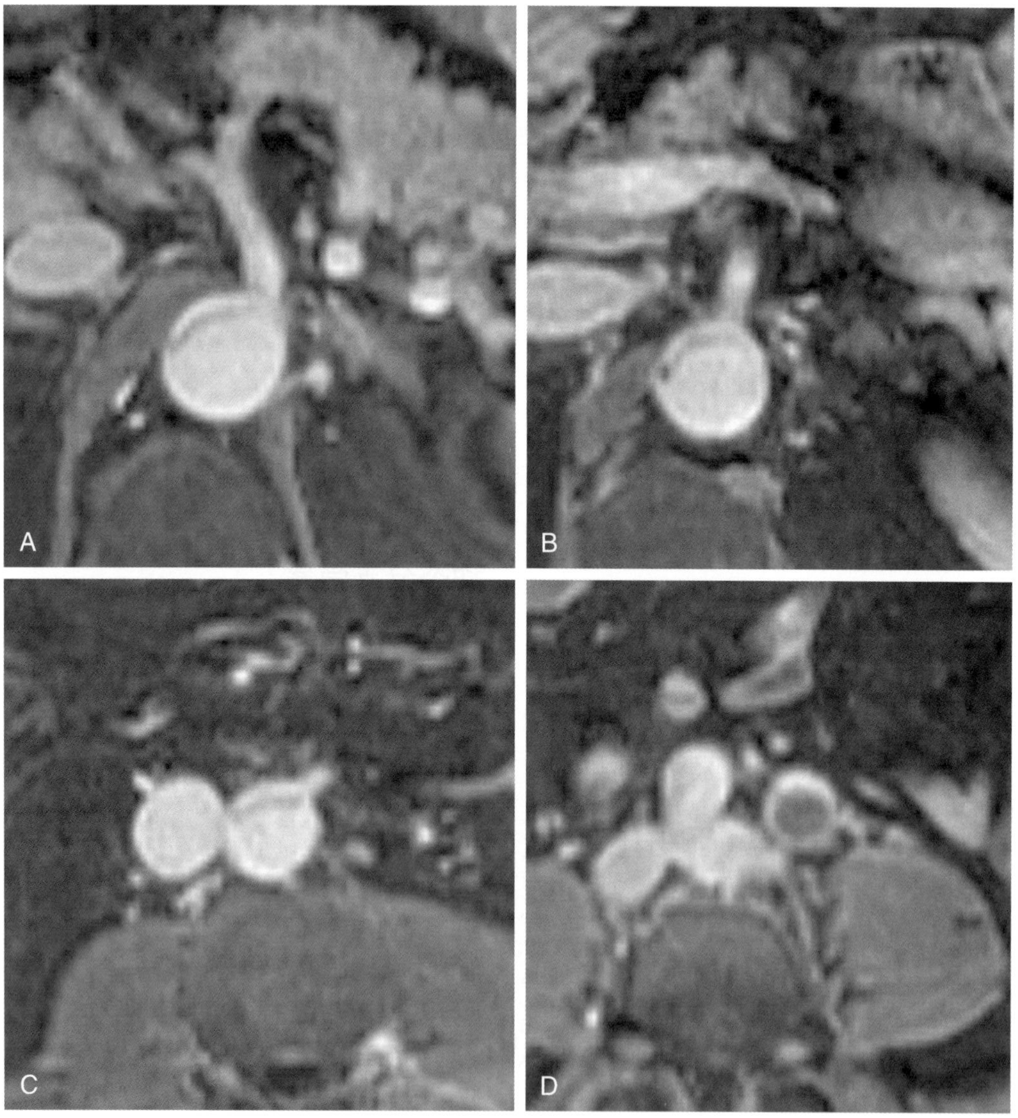

图 36-6　磁共振图像显示动态分支血管受累、主动脉真腔塌陷以及伴随左髂总动脉（CIA）静态无再进入血流阻塞。A-C，轴面磁共振显示内脏动脉水平极薄的新月形真腔塌陷至主动脉前壁。主动脉中隔像门帘样塌陷，盖过源自真腔的分支开口，造成灌注不良及多脏器缺血。**D**，在主动脉分叉下方水平，两侧 CIA 明显不对称。左侧 CIA 由于静态受累合并动态受累出现血流阻滞

细查看通常可发现在分支水平或邻近水平活瓣有撕裂口。活瓣通常与撕裂边缘呈小的投影角度，使其轴面轮廓与金属铆钉类似，对应于分支截断近端短距离延伸。

动态分支阻塞时，血流动力学形式造成大的主动脉假腔及小的、塌陷的真腔。然而，和动态妥协相关的真腔闭塞程度存在变异。

真假腔血流同时存在的大部分主动脉夹层患者（经常叫作*双管血流*）并不出现明显的分支灌注异常。流向分支的血流主要源自假腔，小部分通过主动脉中隔的开窗源自真腔。大部分假腔血流通常发生在舒张期。在收缩期，小部分源自真腔的血流通过中隔窗口进入假腔及分支。如果近端主要撕裂口非常大或者撕裂口离分支近端较近，主要灌注分支的血流形式可能在收缩期。总之，只源自主动脉假腔的分支很少发生缺血并发症。

主动脉塌陷其凸面轮廓朝向受压的新月形真腔。因此，所有源自真腔的分支都有阻塞的风险。在这点上，动态阻塞的主动脉中隔在远端胸降主动脉及近端腹主动脉通常呈现冠状位，从左向右跨过主动脉。因此，朝向前面的肠系膜动脉有缺血的风险，因为它们只源自小的主动脉真腔。临床相关动态分支血管受累可能性部分与近端撕裂口面积有关。尽管动态受累过程取决于多种因素，但一般来说，真腔塌陷越严重，近端撕裂口尺寸越大、越呈环周样。处理与动态分支受累及供应受累分支的真腔闭塞有关的多个血管床时，血管内主动脉干预是迅速而有效的方法，优于直接处理单个分支的策略。

在同一患者中，多个分支受累的机制可以共存。对任何患者来说，其临床表现和影像学分析需要个体化的方法，必须综合信息及主动脉和分支血管受累情况来制订最佳的治疗策略，以安全、成功和持久地解决夹层的影响。

主动脉介入治疗

对有胸腹主动脉瘤的患者来说，血管内主动脉支架置入术相对于开放手术是创伤较小的方法。最近，类似的技术在急性主动脉综合征，包括主动脉夹层中的应用已经引起大家的兴趣并成为研究的焦点[7,10-13,20-21]。像任何新技术一样，关键问题是决定哪些患者可以从新技术中获益。从这点上说，利用传统的主动脉夹层危险分层分类参数可以有效地分析介入治疗的可能获益及风险。

几乎所有的主动脉夹层介入治疗都是针对只有胸主动脉降段受累的B型夹层。A型夹层的介入治疗很少报道。在美国，B型主动脉夹层大约占所有夹层的30%～35%。B型夹层的最初危险分层取决于是否存在并发症。

对于无并发症的急性主动脉夹层来说，药物治疗是传统的治疗方法。目前报道30天死亡率大约10%[22-23]。用支架来治疗稳定的无并发症的B型夹层患者在生存率上相比传统药物治疗并无改善。确实，目前对无并发症患者采用传统非介入治疗方法后1年生存率大约80%。这种结果可能难以通过支架治疗改善[22-23]。

无并发症的B型夹层的支架置入术

在B型主动脉夹层患者的支架置入研究（INSTEAD）中观察到，与药物治疗组相比，无并发症的慢性B型夹层患者的支架置入术并没有改善1年生存率以及不良事件发生率。在这项包含140名患者的前瞻性研究中，支架组的1年生存率为91%，而药物治疗组为97%[34-35]。并且，主动脉相关的死亡率并没有不同，而且主动脉相关的死亡（破裂）和进展（包括变形或另外的血管内或开放手术介入治疗）的联合终点的风险也是相似的。

对于有并发症的主动脉夹层，药物治疗与高死亡率有关，以致多数患者将行手术治疗以应对威胁生命的并发症[2,4]。根据患者基本医疗条件和并发症的性质，手术死亡率在30%～60%，或者更高[24-25]。由于这些高风险存在，介入治疗有机会发挥作用，因此问题变成，*有并发症的B型主动脉夹层的构成是什么?* 对这种疾病没有严格的定义，但是传统上它归于两类模糊的疾病临床表现：*主动脉破裂*（图36-7）和*有症状的分支血管受累*。这些条件是清楚的而且诊断是明确的。夹层进展的其他不良反应如难以控制的高血压、不易缓解的疼痛和持续增加的胸腔积液，使分类变得困难并且对于比较评价没有统一的标准。这些介入治疗的"柔性适应证"在多数已发表的关于急性有并发症的夹层的研究中通常作为手术的适应证[8,26]。

有并发症的B型夹层的血管内支架治疗

对于有并发症的B型夹层进行血管内支架置入治疗的目的是阻止血流流入近端的夹层破口。消除真腔与假腔之间的交通，使血流只流入真腔、促进假腔

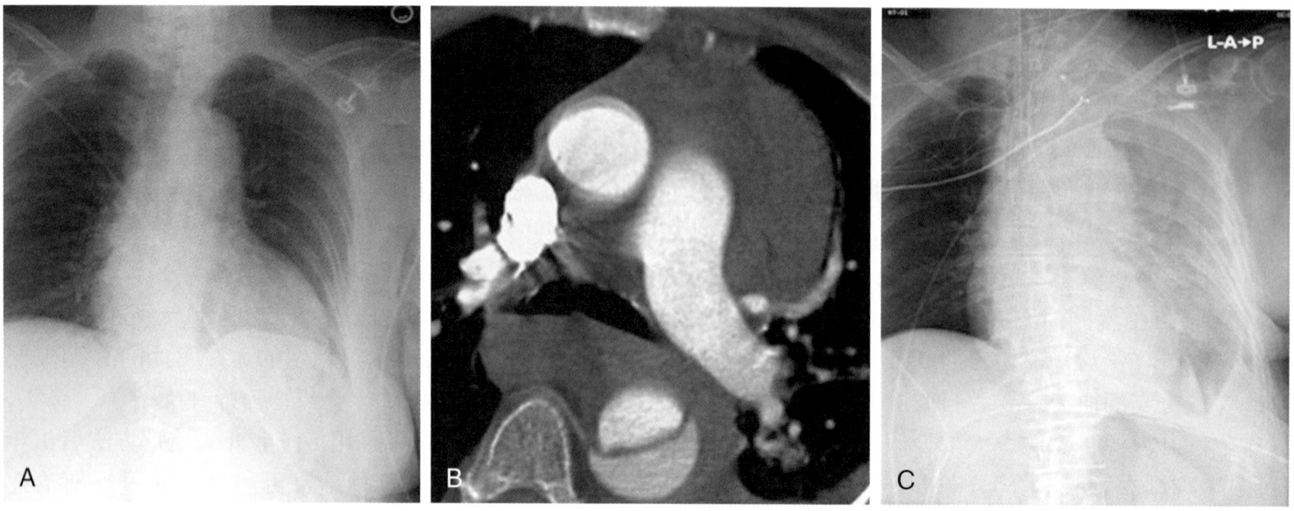

图 36-7　68 岁老年女性急性 B 型主动脉夹层破裂。A，正位胸部 X 线片（从事园林工作时发作严重的背痛及高血压；**B**，CT 增强扫描显示降主动脉中段夹层的典型表现；**C**，4 小时后重复胸部 X 线检查，显示明显的改变，包括血液渗漏导致的左半胸模糊样改变

内血栓形成并且最终通过增加真腔尺寸和缩小假腔来改善主动脉重构（图 36-8）。

根据具体并发症的不同，特定的手术技术也有不同。面对分支血管累及及临床相关梗阻性血流进入一个或多个分支的情况，治疗策略集中在减轻主动脉假腔负荷：通过增加假腔内血流流入阻力或者减少血流流出阻力来实现。前者是在近端主要破口处放置支架，使血液流入真腔。代表性的做法是从主动脉近端无夹层节段到近端内膜破口处放置一个 15 cm（范围是 12 ～ 20 cm）的支架，通常在左颈动脉和左锁骨下动脉起始处之间。这可能要求支架特定的部分或全部覆盖左锁骨下动脉的起始部。支架远端通常在膈之上。支架的直径取决于夹层近端正常主动脉的直径，而不是真腔或者夹层部位主动脉的直径。

分支血管受累的血管内治疗

支架治疗有分支血管受累夹层的效果是明显的，手术成功率为 95%，完全的假腔血栓形成率为 85%[7-9]。支架置入后 67.7% 的患者 5 年无主动脉破裂以及开放手术修复。此外，远离主动脉近端夹层破口的静态分支可能需要单独的定向介入来治疗残留的缺血区域。这在静态分支累及无入口的情况下尤为重要。在这些情况下，应该紧急行血管内分支介入治疗。

对于动态分支来说，另一种方法是远端活瓣开窗术[9,27]。主动脉膈的经皮球囊开窗术已经取代了手术过程。中膈的球囊开窗是通过降低流出阻力来降低主动脉假腔的压力。技术上，初始的主动脉活瓣开窗利用小的心脏跨中膈 TIPS 针和导管，是从小的真腔到大的假腔。针的穿刺点通常在肾下主动脉，主动脉分叉的部位。一旦成功得穿透中隔，一根导丝进入活瓣进而进入目标腔隙。接着对活瓣进行大的球囊扩张，直到最终尺寸在 20 ～ 25 mm。

球囊开窗导致活瓣线性的横断面破口，允许两个主动脉管道的血液大量混合，从而降低真腔的压力。这些效果必须经过主动脉影像或者血管内超声（IVUS）确认，确保动态形式的分支阻滞的释放。两种血管内治疗（支架和开窗）之后，根据影像学（CT、磁共振或者 IVUS）的比较解剖学改变（包括主动脉腔的大小改变），表明支架治疗有更明显的效果。尤其，相比远侧活瓣开窗术，支架置入可以获得更大的真腔扩张程度。由于假腔开窗使假腔内血流增加，而支架置入促进假腔内血栓形成，后者被认识是更好的方法，更加能够减少后期动脉瘤形成。因此，随着胸内支架可用性的改善，经皮球囊开窗的使用机会越来越低。开窗术仅用于支架不适用的情况，或者特别的主动脉结构不适于支架置入的情况。

主动脉破裂

并发于主动脉夹层的破裂需要紧急介入治疗[28-29]。主动脉破裂在常规考虑集中在预防失血过多。主动脉破裂存在时，开放的手术治疗和血管内治疗均和较高的死亡率和罹患率相关。近期的报道表明血管内治疗

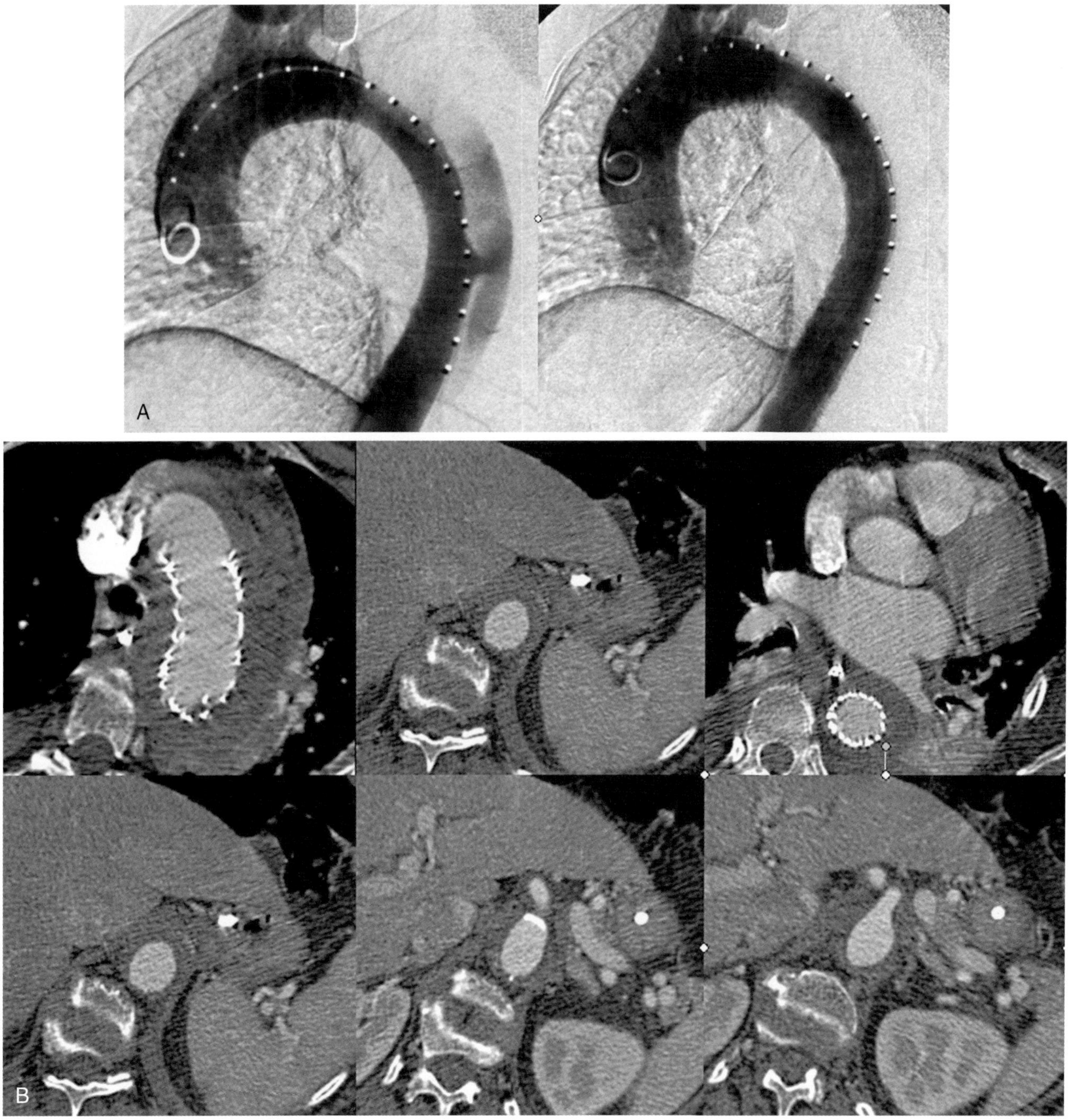

图 36-8 B 型主动脉夹层破裂的治疗影像及随访影像。A，图 36-7 中描述的 68 岁老年女性跨降主动脉中部夹层破口的胸内血管支架置入前及置入后的主动脉影像；**B**，B 型夹层破裂介入治疗后 1 周的连续 CT 图像。支架位置良好，假腔内有血栓形成。有明显的血管外血液残留及血肿

方法可以治疗更多的患者，包括年老体弱有外科手术禁忌的个体 [21,28-29]。

无创方法精确定位破裂位置并不总是可行的。对比增强下假腔壁的破裂开口是明显的，尽管这种情况下会有血流动力学不稳定或者休克（图 36-9）。更常见的是，CT 图像上可见主动脉周围、纵隔和（或）胸膜腔异常密度影，其衰减值与血肿或复杂性液体一致。这种异常表现在局部主动脉节段或者广泛扩散的情况下最为显著。

血管内治疗主动脉破裂的目的在于覆盖近端破口、隔离假腔，确保假腔闭塞及血栓形成。是利用假腔内的血栓来预防主动脉血液外溢。为使假腔内快速

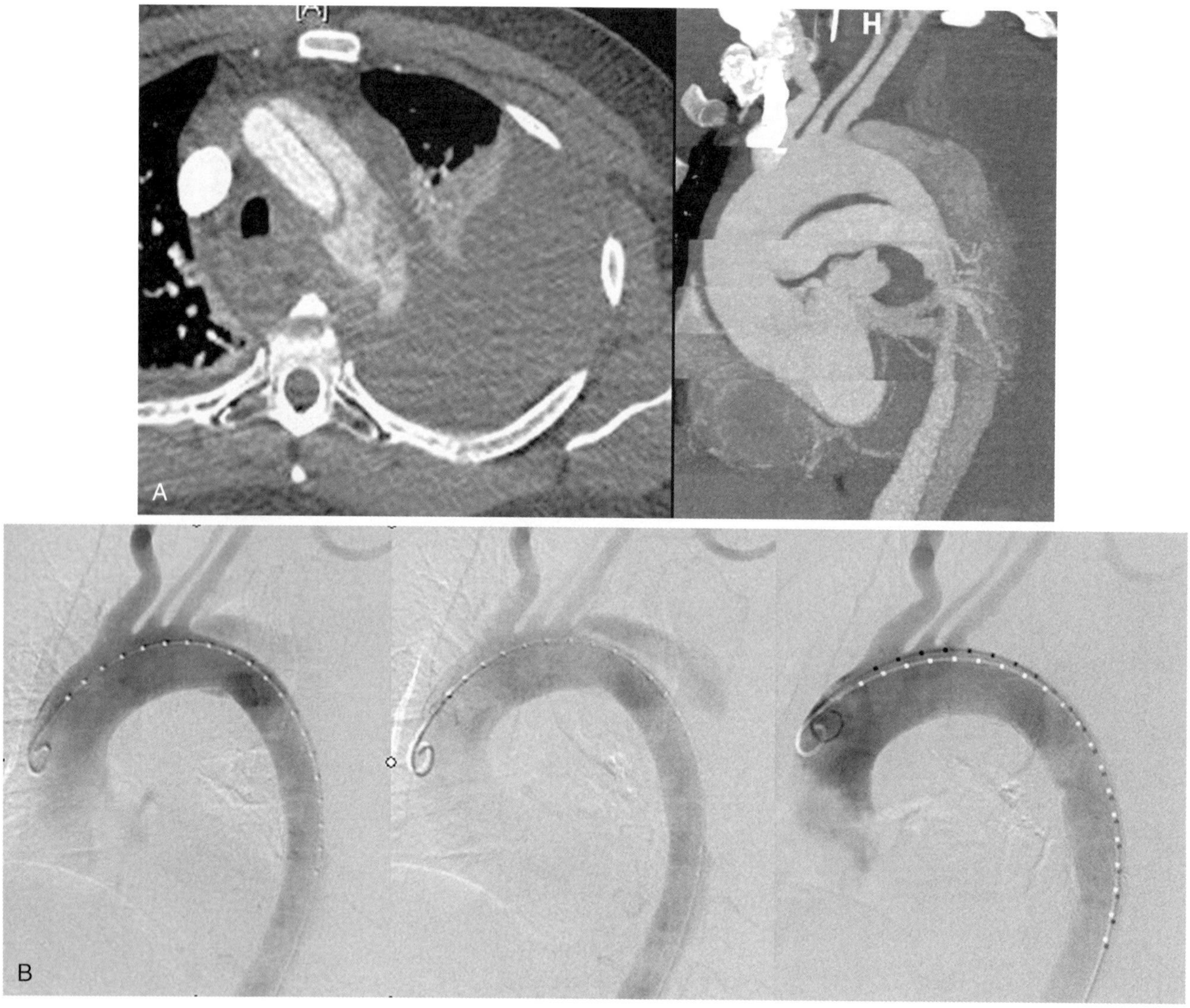

图 36-9　主动脉夹层破裂的血管内治疗。A，59 岁男性主动脉 B 型夹层破裂的轴向和矢状面 CT 图像。主要的破口位于左锁骨下动脉的远端，逆行延伸至主动脉弓（DeBakey ⅢD 型）。轴向投影显示血管外大量液体，矢状面图像显示主动脉之上的对比剂外溢，刚好处于左锁骨下动脉的远端。**B**，支架置入过程的三个视图，左图和中图显示装置置入前，右图为置入后。结果是明显的，对比剂仅在主动脉内可见

形成血栓，主动脉内总的支架覆盖范围要长于其他胸部病变的覆盖范围。通过延长覆盖长度（20 ~ 30 cm）到至少膈或腹腔干的水平，主动脉膈在真腔内被支架支撑，假腔转变为长的、反向的死巷，或者盲袋。然后利用限制于支撑支架的活瓣开窗，假腔内血流停滞并且易于形成血栓 [30-32]。

假腔内血栓形成非常重要，因为精确的破裂开口通常是未知的，并且破口下尾部持续存在。简单的覆盖近端入口可能消除直接流入假腔的血流，但是如果来自远端腹部的逆行血流持续存在，仍有持续外溢和患病的风险。尽管这种方法有很高的死亡率和手术并发症发生率，但除已有的治疗措施外它代表了新的选择。

主动脉支架置入术的其他适应证

无并发症的急性 B 型主动脉夹层且能从支架置入术中受益的患者仍不能确定亚组分型。一些研究者已经确定了无并发症的急性 B 型主动脉夹层患者的高危特点，这些患者早期动脉瘤形成风险及死亡率增加。这些特点包括初诊时不同主动脉尺寸的测量。最初尝试根据 CT 影像提出高危标准是考虑了与不良预后及疾病进展相关的描述性特征，比如明显的假腔、

造成真腔较小且呈裂开的或环周的破口，以及最早有症状（3 个月内出现明显的假腔伴随近端降主动脉梭形扩张）。

Marui 及其同事提出，无并发症的主动脉夹层以及主动脉直径大于 40 mm 的患者出现早期主动脉扩张[36]的风险较大。当应用于较大的夹层患者分组时，这种标准提供了不太大的预测值。这些不好的结果鼓励其他研究者关注这个问题，并寻求更深入的影像分析。此后，Marui 等人提出了改进的预测因子，这是基于初诊时近端降主动脉的扩张程度[37]：*梭形指数*。该指数定义为远端主动脉弓最大直径除以近端主动脉弓最小直径与肺动脉水平主动脉直径的和。大于 0.64 的值预示无症状 B 型主动脉夹层患者存在晚期主动脉事件。研究者推荐具有这些预测因素的患者应进行早期干预：行开放手术治疗或者支架置入术。

Immer 及其同事分析了 84 名急性 A 型主动脉夹层患者的初诊后 18 个月的影像资料（CT 或磁共振）。他们的结论是，初诊时巨大的假腔是后续的下游主动脉扩张最强的预测因子。A 型夹层术后 6 个月如果真腔面积小于主动脉横截面积的 30%，这个结论尤其正确。

初始假腔横径作为晚期临床恶性事件预测因子这一观点在 2007 年由 Song 等人应用在 B 型夹层上。作者们研究 100 名连续急性主动脉夹层患者，其中 51 名患者为 A 型夹层，49 名为 B 型夹层。超过半数的患者通过 CT 检查随访 24 个月。这些患者中，28% 诊断出动脉瘤（直径大于 60 mm），最大主动脉横径位于降段近端。位于上胸节段降主动脉的大于 22 mm 的初始假腔横径预测晚期动脉瘤形成，其敏感性为 100% 和 76%。42 名初始假腔横径大于 22 mm 的患者相比 58 名假腔横径较小的患者具有较高的事件发生率（动脉瘤，42%vs.5%；或者死亡，12%vs.5%）。

最近，Tsai 等研究了源自 IRAD 的数据后，描述了另一早期并发症和临床恶化事件的预测因素[40]。他们研究了 201 名 B 型主动脉夹层患者。住院治疗期间，114 名（56.7%）患者有开放的假腔，68 名患者（33.8%）假腔内有部分血栓，19 名患者（9.5%）假腔内有完全血栓形成。有开放假腔患者平均 3 年死亡率为 13.7%，部分血栓形成者为 31.6%，完全血栓形成者为 22.6%。尽管急性 B 型夹层患者出院后死亡率高，相比完全开放的假腔，部分血栓形成是出院后死亡率的重要独立预测因子（相对危险度，2.69；95% CI，1.45 ～ 4.98；$P = 0.002$）。

将来可能会有相比简单的主动脉大小测量更为精确的分析来确定其他的因素，以更好地预测疾病进展、快速恶化和急性破裂风险增加的急性 B 型主动脉夹层患者的预后。随着主动脉夹层预测分析的改善，血管内治疗方法的应用将更好地改善该疾病的预后。

参考文献

1. Erbel R, Alfonso F, Boileau C, et al: Diagnosis and management of aortic dissection, *Eur Heart J* 22:1642–1681, 2001.
2. Glower DD, Speier RH, White WD, et al: Management and long-term outcome of aortic dissection, *Ann Surg* 214:21–41, 1991.
3. Wong DR, Lemaire SA, Coselli JS: Managing dissections of the thoracic aorta, *Am Surg* 74:364–380, 2008.
4. Dake MD, Kato N, Mitchell RS, et al: Endovascular stent graft placement for the treatment of acute aortic dissection, *N Engl J Med* 340:1546–1552, 1999.
5. Neinaber CA, Fattori R, Lund G, et al: Nonsurgical reconstruction of thoracic aortic dissection by stent-graft placement, *N Engl J Med* 340:1539–1545, 1999.
6. Mukherjee D, Eafle KA: Aortic dissection–an update, *Curr Probl Cardiol* 30:287–325, 2005.
7. Parker JD, Golledge J: Outcome of endovascular treatment of acute type B aortic dissection, *Ann Thorac Surg* 86:1707–1712, 2008.
8. Fattori R, Botta L, Lovato L, et al: Malperfusion syndrome in type B aortic dissection: role of the endovascular procedures, *Acta Chir Belg* 108:192–197, 2008.
9. Patel HJ, Williams DM, Meekov M, et al: Long-term results of percutaneous management of malperfusion in acute type B aortic dissection: implications for thoracic aortic endovascular repair, *J Thorac Cardiovasc Surg* 138:300–308, 2009.
10. Czermak BV, Waldenberger P, Fraedrich G, et al: Treatment of Stanford type B aortic dissection with stent grafts: preliminary results, *Radiology* 217:544–550, 2000.
11. Feezor RJ, Martin TD, Hess PJ, et al: Early outcomes after endovascular management of acute, complicated type B aortic dissection, *J Vasc Surg* 49:561–566, 2009.
12. Pearce BJ, Passman MA, Patterson MA, et al: Early outcomes of thoracic endovascular stent-graft repair for acute complicated type B dissections using the gore TAG endoprosthesis, *Ann Vasc Surg* 22:742–749, 2008.
13. Parsa CJ, Schroder JN, Daneshmand MA, et al: Midterm results for endovascular repair of complicated acute and chronic type B aortic dissection, *Ann Thorac Surg* 89:97–104, 2010.
14. Oderich GS, Panneton JM, Bower TC, et al: Aortic dissection with aortic side branch compromise: impact of malperfusion on patient outcome, *Perspect Vasc Surg Endovasc Ther* 20:190–200, 2008.
15. Apostolakis E, Baikoussis NG, Georgiopoulos M: Acute type-B aortic dissection: the treatment strategy, *Hellenic J Cardiol* 51:338–347, 2010.
16. Williams DM, Lee DY, Hamilton BH, et al: The dissected aorta: part III. Anatomy and radiological diagnosis of branch-vessel compromise, *Radiology* 203:37–44, 1997.
17. Williams DM, Lee DY, Hamilton BH, et al: The dissected aorta: percutaneous treatment of ischemic complications-principles and results, *J Vasc Interv Radiol* 8:605–625, 1997.
18. Shiiya N, Matsuzaki K, Kunihara T, et al: Management of vital organ malperfusion in acute aortic dissection: proposal of a mechanism-specific approach, *Gen Thorac Cardiovasc Surg* 55:85–90, 2007.
19. Deeb GM, Patel HJ, Williams DM: Treatment for malperfusion syndrome in acute type A and B aortic dissection: a long-term analysis, *J Thorac Cardiovasc Surg* 140:98–100, 2010.
20. Kische S, Ehrlich MP, Nienaber CA, et al: Endovascular treatment of acute and chronic aortic dissection: midterm results from the talent thoracic retrospective registry, *J Thorac Cardiovasc Surg* 138:115–124, 2009.
21. Fattori R, Tsai TT, Myrmel T, et al: Complicated acute type B dissection: is surgery still the best option?: a report from the international registry of acute aortic dissection, *JACC Cardiovasc Interv* 1:395–402, 2008.
22. Tefera G, Acher CW, Hoch JR, et al: Effectiveness of intensive medical therapy in type B aortic dissection: a single-center experience, *J Vasc Surg* 45:1114–1118, 2007.
23. Estrera AL, Miller CC, Safi HJ, et al: Outcomes of medical management of acute type B aortic dissection, *Circulation* 114:384–389, 2006.
24. Giersson A, Szeto WY, Pochettino A, et al: *Eur J Cardiothorac Surg* 32:255–262, 2007.
25. Hagan PG, Nienaber CA, Isselbacher EM, et al: The international registry of acute aortic dissection (IRAD): new insight into an old disease, *JAMA* 283:897–903, 2000.
26. Trimarchi S, Eagle KA, Neinaber CA, et al: Importance of refractory pain and hypertension in acute type B aortic dissection: insights from the international registry of acute aortic dissection (IRAD), *Circulation* 122:1283–1289, 2010.
27. Slonim SM, Miller DC, Mitchell RS, et al: Percutaneous balloon fenestration and stenting for life-threatening ischemic complications in patients with acute aortic dissections, *J Thorac Cardiovasc Surg* 117:1118–1127, 1999.
28. Xenos ES, Minion DJ, Davenport DL, et al: Endovascular versus open repair for descending thoracic aortic rupture: institutional experience and meta-analysis, *Eur J Cardiothorac Surg* 35:282–286, 2009.
29. Patel HJ, Williams DM, Upchurch GR, et al: A comparative analysis of open and endovascular repair for the ruptured descending thoracic aorta, *J Vasc Surg* 50:1265–1270, 2009.
30. Resch TA, Delle M, Falkenberg M, et al: Remodeling of the thoracic aorta after stent grafting of type B dissection: a Swedish multicenter study, *J Cardiovasc Surg (Torino)* 47:503–508, 2006.
31. Kusagawa H, Shimono T, Ishida M, et al: Changes in false lumen after transluminal stent-graft placement in aortic dissections: six years' experience, *Circulation* 111:2951–2957, 2005.
32. Sayer D, Bratby M, Brooks M, et al: Aortic morphology following endovascular repair of

acute and chronic type B aortic dissection: implications for management, *Eur J Vasc Endovasc Surg* 36:522–529, 2008.
33. Tsai TT, Fattori R, Trimarchi S, et al: Long-term survival in patients presenting with type B acute aortic dissection: insights from the international registry of acute aortic dissections, *Circulation* 114:2226–2231, 2006.
34. Nienaber CA, Rousseau H, Eggebrecht H, et al: Randomized comparison of strategies for type B aortic dissection. The Investigation of Stent Grafts in Aortic Dissection (INSTEAD) trial, *Circulation* 120:2519–2528, 2009.
35. Nienaber CA, Kische S, Akin I, et al: Strategies for subacute/chronic type B aortic dissection: the Investigation of Stent Grafts in Patients with Type B Aortic Dissection (INSTEAD) trial 1-year outcome, *J Thorac Cardiovasc Surg* 140:101–108, 2010.
36. Marui A, Mochizuki T, Mitsui N, et al: Toward the best treatment for uncomplicated patients with type B acute aortic dissection: a consideration for sound surgical indication, *Circulation* 100(Suppl II):II-275–II-280, 1999.
37. Marui A, Mochizuki T, Koyama T, et al: Degree of fusiform dilation of the proximal descending aorta in type B acute aortic dissection can predict late events, *J Thorac Cardiovasc Surg* 134:1163–1170, 2007.
38. Immer F, Krahenbuhl E, Hagan U, et al: Large area of false lumen favors secondary dilation of the aorta after acute type A aortic dissection, *Circulation* 112(Suppl I):I-249–I-252, 2005.
39. Song JM, Kim JH, Kang DH, et al: Long-term predictors of descending aorta aneurismal change in patients with aortic dissection, *J Am Coll Cardiol* 50:799–804, 2007.
40. Tsai TT, Evangelista A, Nienaber CA, et al: Partial thrombosis of the false lumen in patients with acute type B aortic dissection, *N Engl J Med* 357:349–359, 2007.

第X篇

主动脉瘤

第37章 主动脉瘤的病理生理学、流行病学和预后

Reena L.Pande，Joshua A.Beckman

在美国，每年约55 000例主动脉瘤患者需要住院治疗，其中约13 000人死于该疾病[1]。动脉瘤可发生在主动脉根部到腹部的任何部位，其预后根据发病部位和病因不同而有差异。及时而适当的干预治疗可改善主动脉瘤的自然病程。本章将系统阐述主动脉瘤的病理生理学、流行病学和预后。

正常主动脉

主动脉是从左心室运送血液到全身各器官的大管道。主动脉通过胸部和腹部，在主动脉分叉处移行为左、右髂总动脉。胸主动脉分为三部分，包括升主动脉（起自左室主动脉口，终于无名动脉）、横向主动脉或主动脉弓（发出三条较大的动脉）、降主动脉（起自锁骨下动脉远端，在膈水平移行为腹主动脉）（图37-1）。

同其他动脉结构类似，主动脉壁由三层结构组成：*内膜*、*中膜*和*外膜*。因主动脉富含弹性纤维，因此称为弹性动脉。在主动脉最内层（血液和动脉的接触面）有一单层内皮细胞即内膜，内膜与内弹力层相连。中膜由平滑肌细胞、胶原、成纤维细胞、弹性纤维和基质组成，共同控制血管收缩与舒张的程度。中层弹性纤维的存在使主动脉具有张力和弹性，能适应心脏向主动脉射血所产生的搏动。弹性纤维随着主动脉延伸逐渐减少[2]。最外层即外膜，为一薄层结构，由结缔组织、成纤维细胞和滋养血管组成。

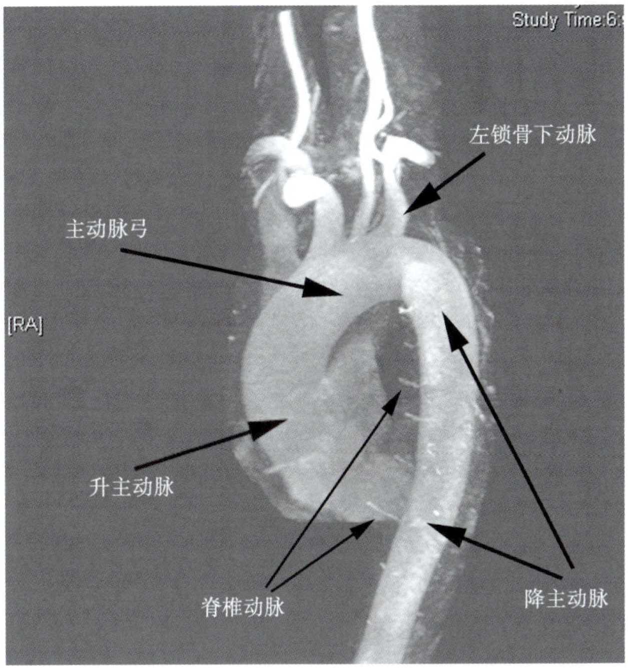

图37-1 胸主动脉的磁共振血管成像。胸主动脉分为三部分：升主动脉、主动脉弓和降主动脉。左锁骨下动脉分隔主动脉弓与降主动脉

主动脉瘤的定义

成人主动脉根部直径约为3 cm，降主动脉约2.5 cm，腹主动脉1.8 ~ 2 cm。管径的中度增大称为扩张。*动脉瘤*的定义是与动脉瘤近端正常主动脉相比管径直径增加3.0 cm以上，或横截面积增加50%。

主动脉管径增粗但程度未达到上述标准的称为*主动脉扩张*。真性动脉瘤根据其形状主要分为两种：①*纺锤状*（图 37-2 和图 37-3），特征为主动脉环周扩张；②*囊袋状*，特征为管壁局部外突（图 37-4）。前者较常见。与*真性动脉瘤*相比，*假性动脉瘤*不是主动脉壁三层结构的共同扩张，而是主动脉破裂形成。

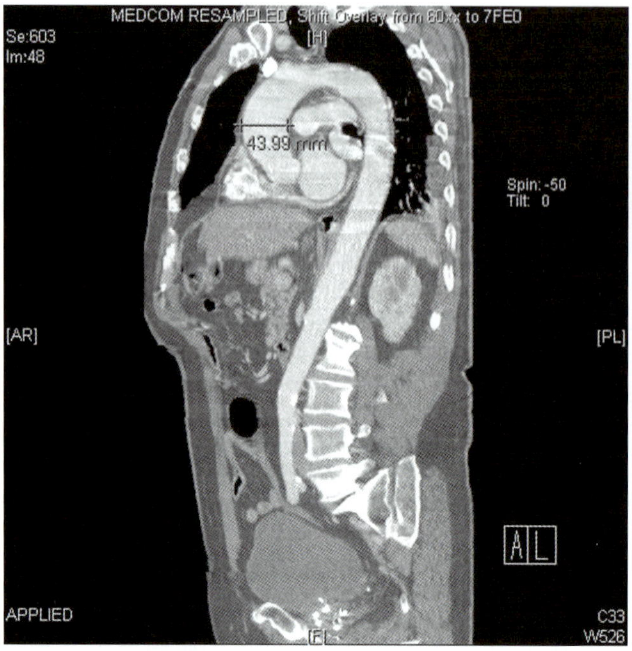

图 37-3　升主动脉瘤的 CT 血管造影片。注意降主动脉近端部分也是扩张的。瘤体环绕整周主动脉，因此是纺锤状的。正常升主动脉直径小于 3 cm

主动脉瘤的病理生理

很多病理状态与主动脉瘤相关（框 37-1），包括退行性疾病、先天性（遗传性）疾病、感染、炎症状态（如血管炎）和外伤。与主动脉瘤相关的特殊疾病将在本章最后部分讨论。主动脉瘤形成的重要因素包括炎症、主动脉结构成分的蛋白水解和异常的生物力学应力（图 37-2）[3]。理解动脉瘤形成的病理生理机制对预防动脉瘤形成以及防止瘤体生长及扩大都是非常重要的。

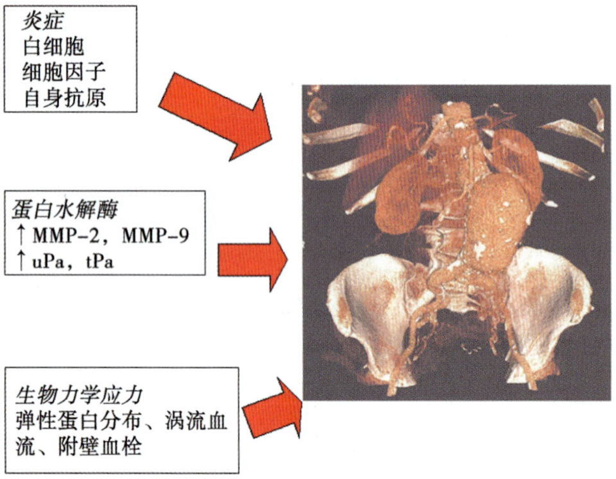

图 37-2　动脉瘤形成的三个病理生理学机制。主动脉瘤标本切片显示白细胞浸润、细胞因子浓度及白细胞黏附分子增加。弹性蛋白及胶原相关自身抗原可能参与主动脉瘤的初始过程。一旦过程开始，蛋白分解酶，尤其是基质金属蛋白酶（matrix metalloproteinase MMP）2 和 9 的浓度增加，并且分解弹性蛋白和胶原。酶共激活剂如尿激酶纤溶酶原激活剂（urokinase plasminogen activator，uPA）和组织纤溶酶原激活剂（tissue plasminogen activator，tPA）含量增加，进一步导致基质降解。蛋白水解作用的增加并不伴随抑制因子的改变，产生了一个降解的环境。腹主动脉更容易形成动脉瘤，因为相比胸主动脉，其血流形式不利并缺乏弹性蛋白及血管平滑肌（*Volume-rendered computed tomography image of abdominal aortic aneurysm used with permission of Joseph Schoepf，MD.*）

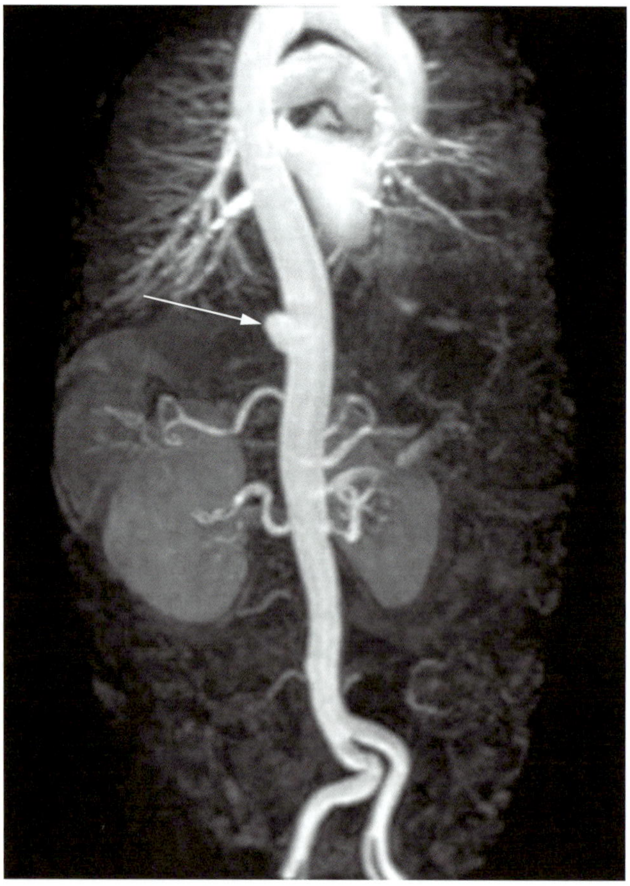

图 37-4　囊袋状瘤的磁共振最大强度投影图像。如箭头所示，另外的正常降主动脉外翻。此种形式的瘤体在感染性动脉瘤中更常见

框 37-1 与主动脉瘤相关的疾病

退行性疾病
囊性中膜坏死
主动脉夹层

先天性疾病
马方综合征
Loeys-Dietz 综合征
二叶主动脉瓣
Turner 综合征
主动脉缩窄

感染
结核病
梅毒
葡萄球菌感染
沙门菌感染

血管炎
Takayasu 动脉炎
巨细胞性动脉炎
BehCet 病
风湿性关节炎
系统性红斑狼疮
肉状瘤病
强直性脊柱炎
Reiter 综合征
复发性多软骨炎
Cogan 综合征

外伤

最初主动脉的病理性扩张过程被认为同动脉粥样硬化的病理过程类似。尽管基础和临床研究显示了两种病理类型的一些共同特征，但研究进展显示动脉瘤的形成机制根本上不同于动脉粥样硬化。与动脉粥样硬化的内膜增厚不同，动脉瘤的外膜和中膜首先发生支撑力减弱，导致主动脉弹力和张力的减小，动脉壁变薄，扩张，管壁应力增加，最终导致动脉破裂。尽管动脉瘤壁上可能见到动脉粥样硬化改变，但并不是动脉瘤形成的原因，而是局部血流紊乱的结果[4-5]。另外，系统动脉粥样硬化的程度与动脉瘤形成的程度并不相关[6]。

动脉瘤形成与动脉壁的两种主要成分——弹性蛋白和胶原的丢失有关。弹性蛋白提供管壁径向和纵向支撑力，使主动脉保持可扩张性，适应心脏搏动血流。动物实验研究中管壁注入弹性蛋白酶使弹性蛋白减少，可形成动脉瘤[7]。然而只有弹性蛋白的减少并不足以引起动脉瘤样扩张和破裂。另一种重要的结构成分——胶原的丢失，是额外的因素，并且弹性蛋白与胶原沉积的相对平衡可能是决定动脉瘤形成的重要原因[8]。动脉瘤形成早期，主动脉通过增加胶原的形成以代偿弹性蛋白的丢失[8]。然而随着弹性蛋白的减少，胶原（张力的主要来源）过度产生，主动脉扩张。胶原酶的上调导致胶原进一步降解，从而加重了主动脉扩张[9]。主动脉壁每一层的结构改变共同促进了主动脉硬化。随后，左心室收缩后血管正常扩张能力降低，使血管壁脆弱，血管扩张与膨胀的倾向性增加[10]。随着老化进程的发展，促进动脉瘤形成的动脉结构改变亦增加。由于正常老化，出现了弹性蛋白碎裂产生的动脉硬化，黏多糖、纤连蛋白和胶原沉积，以及内皮源性一氧化氮生物利用度降低[11-14]。

从病理生理学上看，主动脉瘤形成的主要决定因素包括主动脉结构成分的蛋白水解、炎症和异常的生物力学应力[3]（图 37-2）。主动脉瘤的病理因病变节段和病因的不同而不同。经常观察到的组织学特征包括囊性中膜坏死、黏液浸润、弹性蛋白坏死和平滑肌细胞凋亡所致的囊肿形成。对合并马方综合征、二叶主动脉瓣或 Turner 综合征的患者而言 [与腹主动脉瘤（AAA）不同]，炎症并不是主要致病因素，囊性中膜坏死是主要特征[15-16]。另一方面，囊性中膜坏死在腹主动脉瘤很少见。腹动脉瘤典型病理变化是弹力纤维断裂、炎症、血管平滑肌细胞凋亡以及黏多糖缺乏[17]。弹性蛋白断裂发生在炎性细胞聚集部位。虽然病理生理改变因部位及病因而不同，但所有主动脉瘤的形成机制均可能在某种程度上涉及下述几方面（例如蛋白降解、炎症和生物力学应力改变），它们共同促进动脉瘤形成。

蛋白降解作用

一些蛋白水解酶可降解动脉壁的结构成分，最终增加动脉瘤形成的概率。基质金属蛋白酶（MMP）是一种内肽酶，可降解一种或多种细胞外基质成分。迄今为止，若干类型的 MMP 包括近 30 种蛋白水解酶，其特性已被鉴定，包括胶原酶、白明胶酶、间质溶解素、基质溶素、膜型基质金属蛋白酶（MT-MMP）及其他基质金属蛋白酶[18]。MMP 作为一种典型的蛋白酶原，可以被细胞内、外成分激活，并可能由内皮细胞、血管平滑肌细胞和外膜成纤维细胞分泌。细胞外激活的调节可能是MMP-MT-MMP相互作用的结果，也可能是通过血纤维蛋白溶酶或活性氧簇相互作用的结果[19-21]。MMP的抑制剂是基质金属蛋白酶组织抑制因子（TIMP）和纤溶酶原激活物抑制因子（PAI）1和2[18]。

20年前有报道称动脉瘤局部MMP增加[22-24]。尽管若干MMP被报道含量增加，但其中MMP-1（胶原酶）、MMP-3（间质溶解素）、MMP-2（白明胶酶A）和MMP-9（白明胶酶B）是动脉瘤内导致弹性蛋白和胶原降解的主要弹性蛋白酶[25-26]。MMP-2和MMP-9白明胶酶特异性降解胶原。它们由动脉壁的局部细胞分泌，包括浸润的巨噬细胞和主动脉平滑肌细胞[27-28]。MMP-9多位于血管外膜，邻近滋养血管，由巨噬细胞分泌[29]。MMP-2由血管平滑肌细胞合成[30]，也可由侵入炎症组织的白细胞合成分泌[31]。令人感兴趣的是，MMP-2在远段动脉血管床的生成也增加，提示主动脉瘤是一种全身性疾病，应称之为主动脉瘤病[32]。

上述酶向动脉瘤处聚集已经在实验模型中被证实。研究表明，相比动脉粥样硬化斑块及正常动脉组织，MMP-2和MMP-9在动脉瘤中表达增加[30-31]。在实验模型中，MMP-9和MMP-2敲除鼠并不形成主动脉瘤[33]。再次注入野生型鼠巨噬细胞到MMP-9敲除鼠可以引起动脉瘤形成。另外，MMP-1、MMP-8和MMP-9水平升高与动脉瘤破裂相关，并且含量随着动脉瘤体积的增加而增加[34-36]。对MMP-2来说，与动脉瘤体积的关系并不明确[37-40]。

其他蛋白水解酶如人巨噬细胞金属蛋白酶（MMP-12）和膜型金属蛋白酶1（MTl-MMP）在主动脉瘤中表达也增高[41]。由于巨噬细胞浸润，MMP-12在主动脉瘤中的表达增加。因实验发现MMP-12敲除并不具有防止动脉瘤形成的作用，故它与动脉瘤的相关性并不清楚[42]。MTl-MMP是由巨噬细胞产生的胶原酶，在主动脉瘤表达增加，它的最大作用可能是作为MMP-2酶原的激活子[43-44]。

除了MMP表达增加外，动脉瘤形成也与组织中MMP水平的异常调节有关。炎症和氧化应激在动脉瘤形成中起重要作用，在这两种状态下MMP水平增加。与主动脉的非动脉瘤部分相比，动脉瘤部分超氧阴离子和氧化应激标志物增加，并且活性氧可将MMP由酶原形式转化为活性形式[45-47]。纤溶酶原激活物，比如尿激酶型纤溶酶原激活物（uPA）和组织型纤溶酶原激活物（tPA）可使MMP水平增加。纤溶酶原激活物是MMP-2和MMP-9激活的特异性生理调节因子，在主动脉瘤中过表达，而在正常主动脉中表达不增加[48]。

MMP也被金属蛋白酶组织抑制因子（TIMP）所调节。尽管早期已有报道称金属蛋白酶组织抑制因子（TIMP）在动脉瘤组织的浓度下降[49]，但多数研究者报道TIMP浓度在动脉瘤和正常动脉组织中无差异[36,43,50-51]。然而，MMP与TIMP之间的比例失调可能是更相关的因素[41]。但是实验数据清楚地表明TIMPs在动脉瘤形成中的重要性。TIMP-l局部过表达阻止了鼠主动脉瘤模型中动脉瘤的形成[52]，而TIMP敲除鼠的MMP活性和动脉瘤形成均增加[53]。与TIMP的表达相似，动脉瘤患者纤溶酶原激活物抑制因子1（PAI-1）的表达降低[49,54]。纤溶酶原激活物表达增加，1（PA1-1）却无对应的变化，从而改变了平衡状态，使其倾向于纤维蛋白溶解、MMP激活和组织降解。鼠主动脉瘤模型实验中，PAI-1的过度表达阻止了动脉瘤的形成[55]，确定了二者之间的相对浓度而不是绝对浓度在动脉瘤形成中有重要意义。

我们已经知道一些药物通过降低动脉瘤中MMP的水平发挥有益作用，这进一步证实了MMP在主动脉瘤病理生理机制中的作用。例如，四环素类药（如多西环素）被认为是金属蛋白酶的抑制药[56]。已经在器官培养和啮齿动物动脉瘤模型中证实四环素可减少动脉瘤形成[36,57-59]。在人动脉瘤标本，多西环素通过减少巨噬细胞MMP-9 mRNA的表达和减弱MMP-2酶原的激活，限制了MMP-2和MMP-9的活性[60-62]。在一个小的2期随机临床试验中，多西环素降低了动脉瘤的扩张率[63-64]。尽管这些数据需要更大的实验来验证，但它们的确支持说明了蛋白水解酶在动脉瘤形成中的重要性。

通过降低蛋白水解酶水平，一些其他治疗方法对动脉瘤疾病可能有潜在的治疗作用。通过减少氧化应激和巨噬细胞产生的MMP，羟甲基戊二酰（HMG）辅酶A还原酶抑制药或他汀类药物在实验动物模型中发挥抗动脉瘤作用[65-67]。然而，人体试验中得到的数据结果不一致。一项包含5个研究、涉及697名含有小的主动脉瘤（小于55 mm）的患者（用或不用他汀治疗）的荟萃分析表明，他汀治疗与低的动脉瘤扩展率有相关性[68]。另一方面，别的一些人体研究并没有显示术前他汀治疗（可影响动脉瘤中MMP或TIMP的水平）的益处，主动脉扩张率也并无不同[69-71]。鼠模型中吲哚美辛阻止了主动脉瘤的形成[72]，其机制可能是抑制了环氧合酶2、前列腺素 E_2（PGE_2）和 MMP-9[73-75]。的确，PGE_2 在主动脉瘤中的表达上调了30余倍[76]，聚集在侵入炎症组织的巨噬细胞周围，其表达依赖于环氧合酶的活性[77]。PGE_2 通过激活IL-6增加血管平滑肌细胞的凋亡，进一步削弱了主动脉的结构基础[75-76,78]。

炎症

炎症在许多病理性动脉疾病中的作用已确定[79]。1981年Rose和Dent[80]连续评价了51例腹主动脉瘤（AAA）患者的血管组织成分，发现72.5%的患者有轻度慢性炎症，15.7%的患者有中度炎症表现。随后发现淋巴细胞和巨噬细胞的外膜和中膜表达量在AAA患者中明显多于动脉粥样硬化患者或正常主动脉者[81]。患者主动脉瘤标本显示病变处黏附分子呈高表达，包括细胞内黏附分子（ICAM-1）和血管细胞黏附分子（VCAM-I），均高于动脉粥样硬化血管和正常主动脉。同样，动脉瘤内的促炎细胞因子水平，包括肿瘤坏死因子α（TNF-α）、白介素-1β（1L-1β）、IL-8、单核细胞趋化蛋白-1（MCP-l）、干扰素γ（IFN-γ）和IL-6，与对照组比较均明显增高[82]。尽管数据有不一致的情况[84]，但若干研究提示细胞因子在破裂的主动脉瘤内水平高于无症状主动脉瘤[83]。最后，急性期蛋白，包括C-反应蛋白、D-二聚体和血浆铜蓝蛋白，在血浆和血管壁中的表达水平也升高[82,85-87]。

炎症介质大多由巨噬细胞分泌，但淋巴细胞和主动脉内皮细胞、平滑肌细胞也参与了炎症环境的形成。正电子发射断层显像（FDG-PET）显示相比对照组研究者的非动脉瘤主动脉组织，动脉瘤摄取的氟脱氧葡萄糖（FDG）明显增加，以及先进的磁共振成像技术均证实了主动脉瘤中炎症的存在[88-89]。因此，免疫细胞进入主动脉壁并被激活，创造了炎症环境，使动脉壁内稳定细胞活化，启动弹性蛋白和胶原降解及动脉瘤形成。但是，引起炎性细胞聚集的初始信号仍不清楚。利用动脉瘤模型的动物研究证实了人体中的研究结果，表明炎症的增加促进了动脉瘤的形成[90]。

基于炎症在动脉瘤中的作用，减轻炎症可能减少动脉瘤形成或限制动脉瘤扩大。确实，如之前提到的，一些数据显示除了降胆固醇作用还有抗炎作用的他汀类药物，可能限制动脉瘤生长和膨胀[67,91-92]。最近的研究也表明在动物模型中限制炎症可以减少动脉瘤形成[93-97]。我们仍需要进一步的研究明确在人体中针对炎症的治疗是否可以预防主动脉瘤形成或限制其膨胀。

生物力学应力增加

腹主动脉瘤形成的发生率较高提示腹主动脉区有先天因素。生物力学因素是动脉中首先要注意的变量。动脉壁稳定成分的相对减少以及不利的血流模式使腹主动脉更易形成动脉瘤。动脉瘤形成后产生代偿机制，但这并不足以阻止这个过程。这种生物力学中力和反应的失衡促使动脉瘤形成。

一些特定的结构改变可能使腹主动脉倾向于形成动脉瘤。弹性蛋白在血管壁环周排列成一薄层以适应心脏射血所产生的搏动负荷。每一薄层主要由两条弹性蛋白束和血管平滑肌组成。但是，弹性蛋白在主动脉内的分布并不一致。胸主动脉由35～56条薄层弹性蛋白单位构成，而腹主动脉有28条[98]。因此腹主动脉更易发生弹性蛋白降解，因为与其他血管相比其每个薄层弹性蛋白单位所承受的压力增加。另外，与主动脉近端相比，腹主动脉滋养血管的比率较低[99]。动脉组织灌注减少使管壁僵硬，降低顺应性和抗搏动压力的能力[100]。

主动脉管壁细胞在弹性蛋白降解时，倾向于贮存弹性蛋白成分以补偿扩张力和径向力的减少。人AAA标本显示，与正常对照组相比，原弹性蛋白有4～6倍的增加[101,126]。弹性蛋白由平滑肌细胞和巨噬细胞产生。在巨噬细胞浸润区域，弹性蛋白沉积但未形成有效束带。的确，与正常标本比，动脉瘤标本中的锁链素（一种弹性蛋白成熟交联的标志物）减为1/9[101]。因此血管壁弹性蛋白的替代过程发生紊乱，主动脉顺应性降低。

腹主动脉易于形成动脉瘤的另一个原因是该段血管特殊的血流形式。在实验模型中，主动脉肾下段振荡性血流成分较高，与肾上段血流相比易于产生反射性压力波[102]，导致动脉壁张力较高。湍流和压力也可因动脉瘤形态加重，促进了涡流和湍流的产生[103]。通过放置主动脉内引流管改变这些血流形式可以使患者MMP-9水平迅速下降[104-105]。在注入弹性蛋白酶的啮齿动物动脉瘤的模型中，通过左股动静脉瘘或左髂动脉结扎检测主动脉内血流状态。同结扎相比，瘘的形成使剪应力增加，氧化应激减少，中层巨噬细胞密度下降，主动脉内皮细胞和血管平滑肌细胞增加，凋亡减少，从而使得主动脉管壁结构更稳定[4,106-107]。

这个基因编码一个细胞生长和生存抑制药。另外，在9p21上与心肌梗死有关的同一个基因变异和腹主动脉瘤存在相关性[180-181]。最后，一个英国的小队列研究发现了端粒长度与腹主动脉瘤有相关性，这很有趣，但是意义并不清楚[182]。这可能反映衰老、端粒长度和动脉瘤形成的关系，但是直接的病理生理学联系并不清楚。

预后

AAA的自然病程有两种，一种是无症状生存；另一种是血管致死性破裂。一项历时超过25年的大型尸检研究中，1/4的腹主动脉瘤在尸检中被发现已破裂[126]。动脉瘤破裂的发生率与动脉瘤大小相关，直径小于4 cm时破裂的发生率为9.5%，直径在7.1 ~ 10 cm时动脉瘤破裂的发生率为45.6%。以直径6 cm为分界点将动脉瘤患者分成两组，动脉瘤较大的组的患者存活率明显下降[183]。一个历时超过30年的单中心研究表明，60例动脉瘤破裂的患者中只有2例动脉瘤直径小于5 cm[184]。同样，在明尼苏达州Rochester进行的一项研究中，随访发现，动脉瘤直径小于5 cm者未发生破裂，而大于5 cm的腹主动脉瘤有25%发生破裂[185]。对198例动脉瘤直径大于或等于5.5 cm且因害怕手术风险而拒绝手术的患者，平均随访1.6年发现[186]23%的患者发生破裂。发生主动脉瘤破裂的患者死亡率高达64%[187]。

在上述数据的基础上，进行了两个大规模试验，以期选择最佳治疗策略干预腹主动脉瘤的自然病程。英国小动脉瘤试验入选1 090例年龄60 ~ 76岁的无症状动脉瘤患者，动脉瘤直径4 ~ 5.5 cm，随机接受早期手术治疗或超声监护[188]。监护组动脉瘤直径达5.5 cm时接受手术治疗，结果显示早期手术治疗并不影响总死亡率。随访3年，两组均有接近20%的患者死亡，尽管两组只有1/4的腹主动脉瘤患者死亡。与动脉瘤无关的心血管病死亡率占总死亡率的40%。癌症死亡率稍高于20%。另一个相似的研究在美国退伍军人机构进行，入选1136例年龄50 ~ 79岁、无症状、直径4 ~ 5.5 cm的腹主动脉瘤患者，随机接受早期开放性手术治疗或超声监护[153]（图37-5）。共随访5年，两组间存活率无显著性差异，死亡率均接近25%。在这个研究中，动脉瘤引起的死亡只占全因死亡的3%。最近，PIVOTAL研究表明，直径4 ~ 5 cm的小动脉瘤患者监护与血管内修复并无不同，3年的随访后两组动脉瘤相关的死亡也并无不同[189]。总之，这些数据表明早期修复小的动脉瘤并不能改变预后。

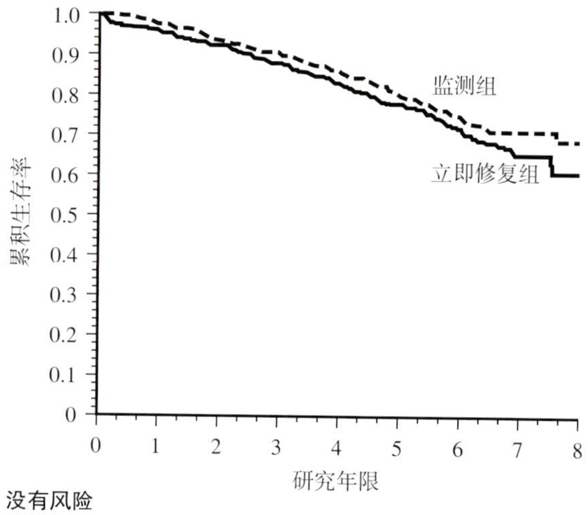

没有风险								
检测组	567	552	530	513	393	274	183	76
立即修复组	569	545	526	502	383	264	172	67

图37-5 与退伍军人事务部合作的动脉瘤检测和管理（ADAM）研究，早期手术组与超声监护组的生存曲线。 两组的死亡率并无明显不同。（*摘自Lederle FA，Wilson SE，Johnson GR，et al：Immediate repair compared with surveillance of small abdominal aortic aneurysms.N Engl J Med 346：1437，2002.*）

预测动脉瘤扩张和破裂的可能性并判断是否需要手术时有几个因素需要考虑。最具有预测价值的因素是动脉瘤的初始大小。最近的一项研究中入选的是因病重不能耐受手术的患者，观察到动脉瘤破裂的发生率从直径5.5 ~ 5.9 cm的9.4%增加到直径大于7 cm的32.5%[186]。在英国小动脉瘤研究中，直径3 ~ 3.9 cm的动脉瘤破裂的发生率为0.9%，直径4 ~ 5.5 cm的动脉瘤破裂的发生率为2.7%，直径大于或等于5.6 cm的动脉瘤破裂的发生率为27.8%[158]。大的动脉瘤更容易扩张[190]。与促进动脉瘤发展的几种因素相同，吸烟和高血压可增加动脉瘤快速扩张和破裂的危险。与女性动脉瘤发生风险降低不同，已有动脉瘤的女性个体动脉瘤破裂和死亡的风险升高[158,191-192]。一项英国小型动脉瘤研究表明，女性动脉瘤破裂的危险比男性高3倍[158]。之前提到，有些人提出利用生物力学因素（管壁应力、管壁强度）来帮助预测风险。未来需要研究来明确这些因素是否可以改进对动脉瘤高风险患者的评估，以及是否可以更好地选择需要进行动脉瘤修复的患者。

胸和胸腹主动脉瘤

患病率

胸主动脉瘤的好发部位是升主动脉和（或）主动脉根部（占60%），降主动脉受累占大约40%，主动脉弓10%[193]。胸腹动脉瘤定义为病变累及胸降主动脉及邻近的腹主动脉，占所有主动脉瘤的5% ~ 10%[193-194]。单独的胸主动脉瘤的患病率资料很少，估计每年10万人中有6人[195]。瑞典Malmo市报道了1958—1985年70 368例死亡病例中63%的尸检记录，205人被诊断为胸主动脉瘤，其中53%为男性[196]。在44 332例尸检中发现，63例死于胸主动脉瘤破裂，占0.14%。胸主动脉瘤相对发病率较低也被明尼苏达州Rochester的一项回顾性分析所证实[197]。随访超过30年，入选患者约45 000例，只有72例诊断为胸主动脉瘤，占0.16%，其中61%为女性，67例只累及胸主动脉。然而大多数研究提示男性发生TAA的概率是女性的2倍[197-198]。胸腹主动脉瘤的发病率更小。瑞典Malmo市44 332名尸检人群中，仅有10人患有胸腹主动脉瘤[196]。在明尼苏达州的Rochester市，在数年的随访中患病率为每10万人中0.37例[197]。因为文献中报道的样本数相对较小，胸腹主动脉瘤的危险因素并不十分清楚。目前与胸腹主动脉瘤有关的危险因素包括吸烟、高血压和动脉粥样硬化血管疾病[193]。

病因和病理生理机制

累及胸主动脉的动脉瘤通常是由于囊性中膜坏死（一种组织学上涉及弹力蛋白纤维和平滑肌细胞退变的退化过程）。囊性中膜退变可以作为一种孤立的变异出现，或者继发于潜在的结缔组织疾病，如MFS或Ehlers-Danlos综合征。主动脉壁中膜退化导致主动脉的结构完整性破坏，最终引起主动脉扩张、动脉瘤形成及破裂风险。

与腹主动脉瘤相似，年龄是胸主动脉瘤发展的重要危险因素。发病的年龄中位数为64 ~ 69岁[193]。一定程度上囊性中膜坏死是衰老的自然结果，并且可能因为合并症如高血压而加速进展[199]。虽然在多数胸主动脉瘤患者中发现动脉瘤的退化过程，但一些别的病因也应该被考虑，包括遗传性胶原异常（如MFS）、BAV病、主动脉夹层、感染和血管炎（例如巨细胞或Takayasu动脉炎）。更少见的胸主动脉瘤病因包括主动脉缩窄和外伤。最后，一些动脉瘤进展是由于一种家族性倾向，术语叫*家族性胸主动脉综合征*。

自然病史及预后

胸主动脉瘤和胸腹主动脉瘤的自然病史和预后仍然较差，但并不能完全判定，一部分原因是现代影像技术允许动脉瘤破裂前进行早期检测和干预，也因为自然病史很大程度上取决于潜在的病因。但是，一项历时超过25年的研究中入选了94例未行手术治疗的胸部主动脉瘤患者，76%的患者在随访2年内死亡，约一半死于动脉瘤破裂[200]。最近的一项研究入选57例未行手术的胸腹主动脉瘤患者，两年存活率为69%，其中19%死于动脉瘤破裂[201]。与动脉瘤扩张和破裂相关的因素包括吸烟、慢性闭塞性肺病和肾功能不全[202]。与退行性因素相比，动脉瘤形成的潜在原因——夹层是破裂的一个更重要的危险因素[203]。相比动脉瘤限制在胸主动脉，胸主动脉瘤延伸入腹部可使破裂风险增加50%[204]。

胸主动脉瘤的自然病史依赖于动脉扩张的速度。诊断时初始动脉瘤大小是胸主动脉瘤生长的最重要预测因子[193]。纵向数据表明胸主动脉的平均生长率为0.1厘米/年[205]。一些因素也与生长率有关。主动脉夹层时生长率增加。一项研究表明，慢性主动脉夹层与0.37厘米/年的生长率有关[205]。降胸主动脉瘤比升胸主动脉瘤增长更快[205-206]。吸烟者胸主动脉瘤生长率是不吸烟者的3倍[207]。

胸主动脉瘤的1年存活率为39% ~ 87%，5年存活率为13% ~ 46%[201,207-208]。一项研究入选67例TAA患者，平均年龄65岁，主动脉直径小于5 cm，3年存活率为90%，而直径大于5 cm的患者为60%[207]。两项其他调查同样显示，动脉瘤直径大于或等于6 cm的胸主动脉瘤患者死亡率高于动脉瘤较小的患者[206]。在上述资料的基础上，建议当升主动脉瘤直径达5.5 cm或以上时考虑手术治疗[209]。

然而，一些因素增加动脉瘤破裂的风险，并且可能促使推荐早期干预。指南推荐有MFS或者其他遗传疾病（血管的Ehlers-Danlos、Loeys-Dietz和Turner综合征，BAV病或者家族性主动脉瘤）的患者可能需要干预，使直径缩小至4.0 ~ 5.0 cm，这取决于临床环境[206,209-214]。此外，比预期增长率（比如，≥ 0.5厘米/年）要快的动脉瘤可能增加破裂的风险，需要将其修复至5.5 cm以下[209]。最后，行主动脉瓣手术的患者如升主动脉直径大于4.5 cm应考虑修复[209]。

若动脉瘤累及主动脉弓，直径达到 5.5 cm 或更大时应考虑手术治疗[209]。对于退化性降部胸主动脉瘤，直径超过 5.5 cm 时推荐修复。对于胸腹主动脉瘤患者或者手术高危患者，当直径大于 6.0cm 时仍然推荐择期手术[209]。已报道的其他显著增加动脉瘤破裂风险或需要手术的危险因素包括老年、慢性闭塞性肺病史、与动脉瘤相关的疼痛、高血压和动脉瘤扩张至腹部[202,204]。

先天性和发育性疾病

马方综合征

马方综合征是由于 *FBN1* 突变导致的结缔组织的常染色体显性遗传病。*FBN1* 基因位于染色体 15 上，编码 ECM 蛋白质原纤维蛋白 1（FBN1）。原纤维蛋白合成异常可能影响多种组织，包括心血管、骨骼肌和视觉系统。TGF-β 信号系统的过度激活被认为是促进因素。验证实验表明马方综合征小鼠模型中 TGF-β 中和抗体可逆转主动脉疾病，并且氯沙坦（有抗 TGF-β 作用的血管紧张素受体拮抗药）能够部分逆转这些小鼠中主动脉缺陷[215]。马方综合征的临床表现包括晶状体异位、韧带过长、瓣膜性心脏病以及皮肤、面部、骨骼肌和脂肪组织的异常。

然而，马方综合征最致命的并发症是升主动脉疾病，可导致动脉瘤、夹层和破裂。马方综合征患者儿童时期即可发生主动脉根部扩张。组织学上，马方综合征患者动脉中层变化包括囊性中膜坏死及弹性纤维断裂和排列紊乱、平滑肌细胞极少、肌纤维被胶原和糖胺聚糖分开[216]。

Ehlers-Danlos 综合征

4 型 Ehlers-Danlos 综合征（血管型）是很少见的先天性Ⅲ型胶原合成缺陷，源于 COL3A1 基因的缺陷[217]。该患者典型的临床表现是肢皮早老（特征性的面部外观）、易擦伤、皮肤簿、血管或内脏破裂。组织学检查显示内弹力层变薄断裂[218]。另外，大动脉中层糖胺聚糖沉积，小动脉内膜增厚[219]。Ⅲ型胶原纤维形成异常降低稳定性或者阻止胶原合成，导致血管壁稳定性下降[218]。一项研究入选 199 例该病患者，其中 25% 的患者在 20 岁前发生血管或内脏破裂，80% 的患者于 40 岁前发生破裂[220]。该病的平均存活时间为 48 年。在 131 例死亡病例中，有 103 例死于血管破裂。该病合并妊娠的女性中有 15% 因妊娠并发症而死亡。

Loeys-Dietz 综合征

Loeys-Dietz 综合征是常染色体显性遗传病，源自 TGF-β 的Ⅰ型或Ⅱ型受体（TGFBR1 或 TGFBR2）的基因突变。Loeys-Dietz 综合征患者有一些特征，包括异常的悬雍垂、眼距过宽和动脉瘤，一些别的异常同马方综合征类似[214]。该综合征特点是侵略性的动脉疾病，表明为有高主动脉夹层和破裂风险的主动脉瘤。因此，平均死亡年龄为 26 岁。由于患病率及死亡率高、主动脉夹层风险大，即使动脉瘤直径小于 5.0 cm，仍推荐早期修复[209,214]。

二叶式主动脉瓣

二叶式主动脉瓣（BAV）的存在增加了发生升主动脉瘤的危险[193]。尽管曾经认为动脉瘤扩张是继发于主动脉瓣疾病引起的血流紊乱的"狭窄后"现象，但更多的最近的数据表明主动脉扩张与瓣膜功能不全、严重程度、年龄和身体形态无关[221]。进一步的证据表明主动脉扩张与瓣膜功能不全无关。一项针对 118 例 BAV 患者的连续研究显示，升主动脉的直径与主动脉的狭窄程度无关[222]。另外，当主动脉瓣疾病并无明显血流动力学异常时仍会出现主动脉壁异常，且瓣膜置换并不能改变主动脉扩张的速度[223]。

一项研究比较了 BAV 和三瓣化主动脉瓣（TAV）患者的主动脉和肺动脉标本，BAV 患者主动脉和肺动脉原纤维蛋白 -1 的浓度减少，提示该病为全身性疾病。BAV 患者的血管平滑肌细胞病理显示，一些结构成分包括原纤维蛋白、纤连蛋白和韧黏素在细胞内沉积，而在细胞外分布减少[16]。手术标本显示，BAV 患者比 TAV 患者有更多的炎性细胞和 MMP-2、MMP-9 的表达[225-226]。Turner 综合征患者发生 BAV 的风险增加，也增加动脉瘤形成的概率[227]。

主动脉缩窄

5% 的先天性心脏病患者有主动脉缩窄。主动脉缩窄的临床结局是不同的，于婴儿期可威胁生命，成人则可能无任何症状[228]。缩窄长时间被认为与主动脉瘤的从头发展有关。手术修补与主动脉瘤形成的速度相关，相关率达 20%，尤其是补片血管成形术更易诱发动脉瘤[229-230]。一些报道显示初始修补术后数十年仍可出现动脉瘤。中期随访提示，经皮球囊血管成形修补术导致 2% ~ 5% 的修补部位主动脉瘤形成[231-232]。对于缩窄和主动脉瘤关系的一个可能的解释是约 15% 的病例合并二叶主动脉瓣[212]。

其他与主动脉瘤相关的疾病

尽管像之前所述，大多数主动脉瘤发病是由于主动脉壁的退行性变，但特定的疾病状态（包括血管炎、感染和结构蛋白的先天性异常）都使患者倾向形成主动脉瘤（框 37-1）。

血管炎

巨细胞动脉炎

巨细胞动脉炎（GCA，见第 43 章）也称颞动脉炎，多见于中等大小的血管，是慢性血管炎症，累及主动脉及其分支。年龄大于 55 岁的老年人最好发，女性发病率是男性的 2 倍[233]。GCA 患者中 1% ~ 2% 发生动脉瘤，多见于胸主动脉[234]。41 例 GCA 相关的 TAA 患者中，16 例发生主动脉夹层，15 例发生瓣环扩张，引起症状性主动脉瓣关闭不全，18 例需要手术[235]。168 例 GCA 患者中，18% 发生主动脉瘤或夹层，其发生率与颅内疾病发生率呈负相关[234]。动脉瘤疾病并不引起死亡率增加，但是 9 例发生主动脉夹层的患者死亡率明显增加[236]。动脉瘤形成的机制与无 GCA 的患者相同，均是 MMP-2 和 MMP-9 增加引起血管壁结构破坏[237-238]。

Takayasu 动脉炎

该病以日本一眼科学教授的名字命名。Takayasu 动脉炎（TA，见第 42 章）是累及大血管的血管炎，发病年龄多在 10 ~ 30 岁。血管最常见的表现是闭塞性疾病，见于 80% ~ 94% 的患者。然而 1/4 的 TA 患者合并主动脉瘤[239-240]。日本一项研究观察了 120 例该病患者，随访 13 年，发现合并动脉瘤疾病的患者预后更差[241]。TA 患者血 MMP-2 和 MMP-9 水平升高，然而该病引起动脉瘤形成的机制仍不清楚[242]。

BehCet 病

BehCet 病（第 41 章）是小血管的血管炎，最初有 3 个特征性症状：口疮性口炎、生殖器溃疡和葡萄膜炎[243]。中等大小动脉、大动脉以及静脉受累不是由于直接的血管炎症，而是因为供应血管壁的滋养血管的血管炎[244]。7% ~ 38% 的患者发生血管病变，包括动脉瘤[243,245]。BehCet 病中动脉瘤疾病的处理主要取决于部位及临床环境。一线治疗包括抗炎的皮质类固醇。对别的血管炎来说，在炎症活跃期干预风险是巨大的，并且血管重建部位的破裂、夹层和（或）将来的动脉瘤扩张风险都增加。

血清反应阴性的脊椎关节病

脊椎关节病是一组脊椎和骶髂关节炎症性疾病（第 41 章），与 HLA-B27 有关，类风湿因子阴性。这些疾病已知与主动脉瘤形成风险增加有关。可引起动脉瘤形成。其疾病包括强直性脊柱炎、Reiter 综合征和复发性多软骨炎。

*强直性脊柱炎*是一种 HLA-B27 相关疾病，包括以下 5 个特征中的 4 个：发病年龄小于 40 岁、背痛超过 3 个月、症状发生隐匿、晨僵、活动后症状可改善。80% 的患者常累及主动脉根及主动脉瓣[242]。44 例门诊患者中，82% 有主动脉根和主动脉瓣疾病，41% 主动脉瓣增厚，25% 主动脉扩张[246]。主动脉瓣增厚是由于主动脉瓣尖形成结节及特征性主动脉下湍流[242]。瓣膜反流见于 50% 的患者，40% 瓣膜有中度病变。

*Reiter 综合征*是一种反应性关节炎，影响到下肢，引起非对称性少关节炎。患者若有如下症状方可诊断：前驱感染、腹泻或 4 周前尿道炎病史[247]，不到 1% 的 Reiter 综合征患者有心血管并发症，其中，主动脉瓣关闭不全最晚发现。

*复发性多软骨炎*是软骨结构的发作性和进展性炎性疾病，影响耳、鼻、气管支气管树的透明软骨。25% ~ 50% 的患者合并心血管疾病，包括主动脉瘤[248]。

感染性主动脉瘤

真菌性动脉瘤

真菌性动脉瘤也称为*感染性动脉内膜炎*，临床非常少见（第 59 章）。在美国两项大型的尸检研究中，分别入选 22 000 例和 20 000 例患者，显示总发病率仅 0.03%[249-250]。平均发病年龄为 65 岁，老年人更常见，男性发病率是女性的 4 倍[251-252]。血源性播散如心内膜炎，影响动脉粥样硬化或先前破损导致高危的血管，是真菌性动脉炎发病的最常见原因[253]。15% 感染性心内膜炎患者在应用抗生素前可发生真菌性动脉瘤[254]。其他病因包括感染性微血栓、病变向邻近部位延展以及创伤部位的直接感染。与典型的血管退化或血管炎纺锤状扩展不同，真菌性动脉瘤更多见囊状外翻于管壁外（图 37-4）。外翻的直径从 1 mm 到 10 cm 不等，包括急慢性炎症成分、出血、脓肿形成和坏死。

真菌性动脉瘤的临床表现最多见疼痛、发热，若发现新的动脉瘤，应立即接受检查。引起真菌性动脉瘤的微生物最常为*葡萄球菌属*和*沙门菌属*，发病率分别为 40% 和 20%[255-256]。如发现应立即手术，因该病 80% 以上会发生破裂[257-258]。脑血管感染的预后非常差，1 年死亡率高达 90%[258]。

结核性动脉瘤

结核病引起的主动脉瘤非常少见。20 世纪前 50 年，在某城市医疗中心一组 22 000 例的尸检报告显示，每 308 例主动脉瘤患者中仅有一例病因为结核病[249]，而乡村 20 000 例尸检中未发现结核性动脉瘤[250]。有 3 种机制可能与结核菌黏附及动脉内膜炎有关。75% 可能与邻近部位如脊椎或肺的直接扩散有关[259]。其他的可能机制包括结核菌黏附到动脉粥样硬化或主动脉内层滋养血管浸润引起损伤的血管[259]。胸主动脉和腹主动脉的发病率相同。结核性动脉瘤患者的临床表现不同，包括无症状、可触及或放射检查可见的主动脉旁团块、主诉胸痛或腹痛、主动脉破裂及低血容量性休克。有症状或快速进展形成假性动脉瘤的结核性动脉瘤均需要手术治疗。

梅毒性动脉瘤

梅毒可能曾经是主动脉疾病的一个常见原因抗生素的应用已大大减少了梅毒性主动脉瘤的发病率，在抗生素应用时期报道的梅毒性动脉瘤少于 50 例[260]。梅毒三期患者多发生中枢神经系统和心血管并发症（一般发生在距初始螺旋体感染 10 ~ 30 年的潜伏期后）。高达 10% 的三期梅毒患者发生梅毒性主动脉炎（图 37-6）。滋养血管周围淋巴浆细胞浸润可导致弹性薄层断裂，原因是主动脉中层的直接螺旋体感染。这最终导致动脉瘤扩张、纤维化和钙化，产生放射影像上经典的“树皮”样改变。梅毒性主动脉瘤经常累及升主动脉，成囊状。冠状动脉口受累引起冠状动脉狭窄和心绞痛症状。梅毒性主动脉瘤患者的存活率低于普通人群。

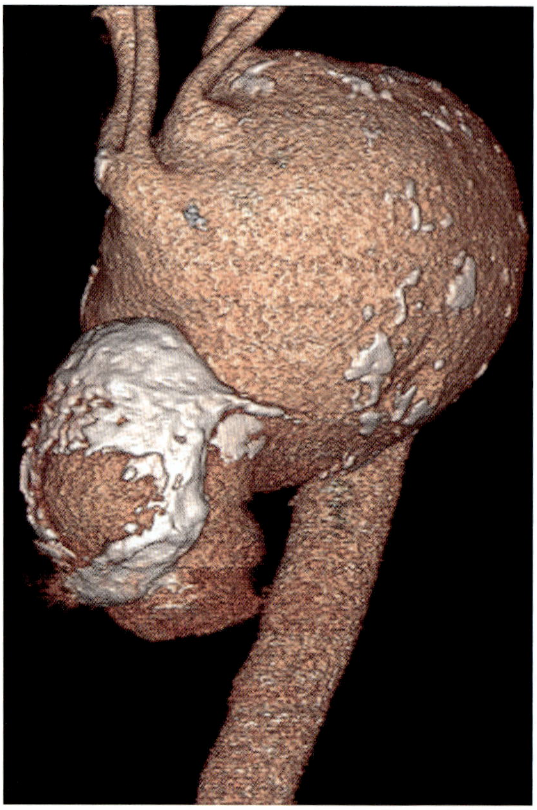

图 37-6　三期梅毒患者胸部 CT 血管成像，应用容积再现最大强度投影，显示广泛的胸主动脉瘤钙化，短轴大小位 11.5 cm × 11.4 cm，长度 18 cm。（*摘自 Tomey MI，Murthy VL，Beckman JA：Giant syphilitic aortic aneurysm：a case report and review of the literature. Vasc Med 16：360-364，2011.*）

外伤

与外伤有关的动脉瘤在第 61 章中讨论。

参考文献

1. Roger VL, Go AS, Lloyd-Jones DM, et al: Heart disease and stroke statistics–2011 update: a report from the American Heart Association, *Circulation* 123(4):e18–e209, 2011.
2. Wolinsky H, Glagov S: A lamellar unit of aortic medial structure and function in mammals, *Circ Res* 20(1):99–111, 1967.
3. Wassef M, Baxter BT, Chisholm RL, et al: Pathogenesis of abdominal aortic aneurysms: a multidisciplinary research program supported by the National Heart, Lung, and Blood Institute, *J Vasc Surg* 34(4):730–738, 2001.
4. Hoshina K, Sho E, Sho M, et al: Wall shear stress and strain modulate experimental aneurysm cellularity, *J Vasc Surg* 37(5):1067–1074, 2003.
5. Golledge J, Norman PE: Atherosclerosis and abdominal aortic aneurysm: cause, response, or common risk factors? *Arterioscler Thromb Vasc Biol* 30(6):1075–1077, 2010.
6. Johnsen SH, Forsdahl SH, Singh K, et al: Atherosclerosis in abdominal aortic aneurysms: a causal event or a process running in parallel? The Tromso study, *Arterioscler Thromb Vasc Biol* 30(6):1263–1268, 2010.
7. Halpern VJ, Nackman GB, Gandhi RH, et al: The elastase infusion model of experimental aortic aneurysms: synchrony of induction of endogenous proteinases with matrix destruction and inflammatory cell response, *J Vasc Surg* 20(1):51–60, 1994.
8. Baxter BT, Davis VA, Minion DJ, et al: Abdominal aortic aneurysms are associated with altered matrix proteins of the nonaneurysmal aortic segments, *J Vasc Surg* 19(5):797–802, 1994 discussion 803.
9. Dobrin PB, Mrkvicka R: Failure of elastin or collagen as possible critical connective tissue alterations underlying aneurysmal dilatation, *Cardiovasc Surg* 2(4):484–488, 1994.
10. Groenink M, Langerak SE, Vanbavel E, et al: The influence of aging and aortic stiffness on

permanent dilation and breaking stress of the thoracic descending aorta, *Cardiovasc Res* 43(2):471–480, 1999.
11. Movat HZ, More RH, Haust MD: The diffuse intimal thickening of the human aorta with aging, *Am J Pathol* 34(6):1023–1031, 1958.
12. Kawasaki T, Sasayama S, Yagi S, et al: Non-invasive assessment of the age related changes in stiffness of major branches of the human arteries, *Cardiovasc Res* 21(9):678–687, 1987.
13. Breithaupt-Grogler K, Belz GG: Epidemiology of the arterial stiffness, *Pathol Biol (Paris)* 47(6):604–613, 1999.
14. Lakatta EG: Arterial and cardiac aging: major shareholders in cardiovascular disease enterprises: part III: cellular and molecular clues to heart and arterial aging, *Circulation* 107(3):490–497, 2003.
15. Lin AE, Lippe BM, Geffner ME, et al: Aortic dilation, dissection, and rupture in patients with Turner syndrome, *J Pediatr* 109(5):820–826, 1986.
16. Nataatmadja M, West M, West J, et al: Abnormal extracellular matrix protein transport associated with increased apoptosis of vascular smooth muscle cells in Marfan syndrome and bicuspid aortic valve thoracic aortic aneurysm, *Circulation* 108(Suppl 1):II329–II334, 2003.
17. Zhang J, Schmidt J, Ryschich E, et al: Increased apoptosis and decreased density of medial smooth muscle cells in human abdominal aortic aneurysms, *Chin Med J (Engl)* 116(10):1549–1552, 2003.
18. Visse R, Nagase H: Matrix metalloproteinases and tissue inhibitors of metalloproteinases: structure, function, and biochemistry, *Circ Res* 92(8):827–839, 2003.
19. Louwrens HD, Kwaan HC, Pearce WH, et al: Plasminogen activator and plasminogen activator inhibitor expression by normal and aneurysmal human aortic smooth muscle cells in culture, *Eur J Vasc Endovasc Surg* 10(3):289–293, 1995.
20. Allaire E, Hasenstab D, Kenagy RD, et al: Prevention of aneurysm development and rupture by local overexpression of plasminogen activator inhibitor-1, *Circulation* 98(3):249–255, 1998.
21. Reilly JM, Sicard GA, Lucore CL: Abnormal expression of plasminogen activators in aortic aneurysmal and occlusive disease, *J Vasc Surg* 19(5):865–872, 1994.
22. Vine N, Powell JT: Metalloproteinases in degenerative aortic disease, *Clin Sci (Lond)* 81(2):233–239, 1991.
23. Brophy CM, Marks WH, Reilly JM, et al: Decreased tissue inhibitor of metalloproteinases (TIMP) in abdominal aortic aneurysm tissue: a preliminary report, *J Surg Res* 50(6): 653–657, 1991.
24. Herron GS, Unemori E, Wong M, et al: Connective tissue proteinases and inhibitors in abdominal aortic aneurysms. Involvement of the vasa vasorum in the pathogenesis of aortic aneurysms, *Arterioscler Thromb* 11(6):1667–1677, 1991.
25. Newman KM, Malon AM, Shin RD, et al: Matrix metalloproteinases in abdominal aortic aneurysm: characterization, purification, and their possible sources, *Connect Tissue Res* 30(4):265–276, 1994.
26. Newman KM, Ogata Y, Malon AM, et al: Identification of matrix metalloproteinases 3 (stromelysin-1) and 9 (gelatinase B) in abdominal aortic aneurysm, *Arterioscler Thromb* 14(8):1315–1320, 1994.
27. Newman KM, Jean-Claude J, Li H, et al: Cellular localization of matrix metalloproteinases in the abdominal aortic aneurysm wall, *J Vasc Surg* 20(5):814–820, 1994.
28. Patel MI, Melrose J, Ghosh P, et al: Increased synthesis of matrix metalloproteinases by aortic smooth muscle cells is implicated in the etiopathogenesis of abdominal aortic aneurysms, *J Vasc Surg* 24(1):82–92, 1996.
29. Thompson RW, Holmes DR, Mertens RA, et al: Production and localization of 92-kilodalton gelatinase in abdominal aortic aneurysms. An elastolytic metalloproteinase expressed by aneurysm-infiltrating macrophages, *J Clin Invest* 96(1):318–326, 1995.
30. Davis V, Persidskaia R, Baca-Regen L, et al: Matrix metalloproteinase-2 production and its binding to the matrix are increased in abdominal aortic aneurysms, *Arterioscler Thromb Vasc Biol* 18(10):1625–1633, 1998.
31. McMillan WD, Patterson BK, Keen RR, et al: *In situ* localization and quantification of seventy-two-kilodalton type IV collagenase in aneurysmal, occlusive, and normal aorta, *J Vasc Surg* 22(3):295–305, 1995.
32. Goodall S, Crowther M, Hemingway DM, et al: Ubiquitous elevation of matrix metalloproteinase-2 expression in the vasculature of patients with abdominal aneurysms, *Circulation* 104(3):304–309, 2001.
33. Longo GM, Xiong W, Greiner TC, et al: Matrix metalloproteinases 2 and 9 work in concert to produce aortic aneurysms, *J Clin Invest* 110(5):625–632, 2002.
34. Wilson WR, Anderton M, Choke EC, et al: Elevated plasma MMP1 and MMP9 are associated with abdominal aortic aneurysm rupture, *Eur J Vasc Endovasc Surg* 35(5):580–584, 2008.
35. Wilson WR, Anderton M, Schwalbe EC, et al: Matrix metalloproteinase-8 and -9 are increased at the site of abdominal aortic aneurysm rupture, *Circulation* 113(3):438–445, 2006.
36. Petersen E, Wagberg F, Angquist KA: Proteolysis of the abdominal aortic aneurysm wall and the association with rupture, *Eur J Vasc Endovasc Surg* 23(2):153–157, 2002.
37. Nishimura K, Ikebuchi M, Kanaoka Y, et al: Relationships between matrix metalloproteinases and tissue inhibitor of metalloproteinases in the wall of abdominal aortic aneurysms, *Int Angiol* 22(3):229–238, 2003.
38. Papalambros E, Sigala F, Georgopoulos S, et al: Immunohistochemical expression of metalloproteinases MMP-2 and MMP-9 in abdominal aortic aneurysms: correlation with symptoms and aortic diameter, *Int J Mol Med* 12(6):965–968, 2003.
39. Petersen E, Gineitis A, Wagberg F, et al: Activity of matrix metalloproteinase-2 and -9 in abdominal aortic aneurysms. Relation to size and rupture, *Eur J Vasc Endovasc Surg* 20(5):457–461, 2000.
40. Petersen E, Wagberg F, Angquist KA: Serum concentrations of elastin-derived peptides in patients with specific manifestations of atherosclerotic disease, *Eur J Vasc Endovasc Surg* 24(5):440–444, 2002.
41. Tamarina NA, McMillan WD, Shively VP, et al: Expression of matrix metalloproteinases and their inhibitors in aneurysms and normal aorta, *Surgery* 122(2):264–271, 1997; discussion 271–262.
42. Pyo R, Lee JK, Shipley JM, et al: Targeted gene disruption of matrix metalloproteinase-9 (gelatinase B) suppresses development of experimental abdominal aortic aneurysms, *J Clin Invest* 105(11):1641–1649, 2000.
43. Annabi B, Shedid D, Ghosn P, et al: Differential regulation of matrix metalloproteinase activities in abdominal aortic aneurysms, *J Vasc Surg* 35(3):539–546, 2002.
44. Crowther M, Goodall S, Jones JL, et al: Localization of matrix metalloproteinase 2 within the aneurysmal and normal aortic wall, *Br J Surg* 87(10):1391–1400, 2000.
45. Henrotin YE, Bruckner P, Pujol JP: The role of reactive oxygen species in homeostasis and degradation of cartilage, *Osteoarthritis Cartilage* 11(10):747–755, 2003.
46. Miller FJ Jr, Sharp WJ, Fang X, et al: Oxidative stress in human abdominal aortic aneurysms: a potential mediator of aneurysmal remodeling, *Arterioscler Thromb Vasc Biol* 22(4): 560–565, 2002.
47. Siwik DA, Colucci WS: Regulation of matrix metalloproteinases by cytokines and reactive oxygen/nitrogen species in the myocardium, *Heart Fail Rev* 9(1):43–51, 2004.
48. Carmeliet P, Moons L, Lijnen R, et al: Urokinase-generated plasmin activates matrix metalloproteinases during aneurysm formation, *Nat Genet* 17(4):439–444, 1997.
49. Defawe OD, Colige A, Lambert CA, et al: TIMP-2 and PAI-1 mRNA levels are lower in aneurysmal as compared to athero-occlusive abdominal aortas, *Cardiovasc Res* 60(1): 205–213, 2003.
50. Saito S, Zempo N, Yamashita A, et al: Matrix metalloproteinase expressions in arteriosclerotic aneurysmal disease, *Vasc Endovasc Surg* 36(1):1–7, 2002.
51. Ailawadi G, Knipp BS, Lu G, et al: A nonintrinsic regional basis for increased infrarenal aortic MMP-9 expression and activity, *J Vasc Surg* 37(5):1059–1066, 2003.
52. Allaire E, Forough R, Clowes M, et al: Local overexpression of TIMP-1 prevents aortic aneurysm degeneration and rupture in a rat model, *J Clin Invest* 102(7):1413–1420, 1998.
53. Silence J, Collen D, Lijnen HR: Reduced atherosclerotic plaque but enhanced aneurysm formation in mice with inactivation of the tissue inhibitor of metalloproteinase-1 (TIMP-1) gene, *Circ Res* 90(8):897–903, 2002.
54. Falkenberg M, Holmdahl L, Tjarnstrom J, et al: Abnormal levels of urokinase plasminogen activator protein and tissue plasminogen activator activity in human aortic aneurysms, *Eur J Surg* 167(1):10–14, 2001.
55. Qian HS, Gu JM, Liu P, et al: Overexpression of PAI-1 prevents the development of abdominal aortic aneurysm in mice, *Gene Ther* 15(3):224–232, 2008.
56. Thompson RW, Liao S, Curci JA: Therapeutic potential of tetracycline derivatives to suppress the growth of abdominal aortic aneurysms, *Adv Dent Res* 12(2):159–165, 1998.
57. Manning MW, Cassis LA, Daugherty A: Differential effects of doxycycline, a broad-spectrum matrix metalloproteinase inhibitor, on angiotensin II-induced atherosclerosis and abdominal aortic aneurysms, *Arterioscler Thromb Vasc Biol* 23(3):483–488, 2003.
58. Bartoli MA, Parodi FE, Chu J, et al: Localized administration of doxycycline suppresses aortic dilatation in an experimental mouse model of abdominal aortic aneurysm, *Ann Vasc Surg* 20(2):228–236, 2006.
59. Chung AW, Yang HH, Radomski MW, et al: Long-term doxycycline is more effective than atenolol to prevent thoracic aortic aneurysm in Marfan syndrome through the inhibition of matrix metalloproteinase-2 and -9, *Circ Res* 102(8):e73–e85, 2008.
60. Curci JA, Mao D, Bohner DG, et al: Preoperative treatment with doxycycline reduces aortic wall expression and activation of matrix metalloproteinases in patients with abdominal aortic aneurysms, *J Vasc Surg* 31(2):325–342, 2000.
61. Baxter BT, Pearce WH, Waltke EA, et al: Prolonged administration of doxycycline in patients with small asymptomatic abdominal aortic aneurysms: report of a prospective (phase II) multicenter study, *J Vasc Surg* 36(1):1–12, 2002.
62. Lindeman JH, Abdul-Hussien H, van Bockel JH, et al: Clinical trial of doxycycline for matrix metalloproteinase-9 inhibition in patients with an abdominal aneurysm: doxycycline selectively depletes aortic wall neutrophils and cytotoxic T cells, *Circulation* 119(16): 2209–2216, 2009.
63. Mosorin M, Juvonen J, Biancari F, et al: Use of doxycycline to decrease the growth rate of abdominal aortic aneurysms: a randomized, double-blind, placebo-controlled pilot study, *J Vasc Surg* 34(4):606–610, 2001.
64. Dodd BR, Spence RA: Doxycycline inhibition of abdominal aortic aneurysm growth–a systematic review of the literature, *Curr Vasc Pharmacol* 9:471–478, 2011.
65. Nagashima H, Aoka Y, Sakomura Y, et al: A 3-hydroxy-3-methylglutaryl coenzyme A reductase inhibitor, cerivastatin, suppresses production of matrix metalloproteinase-9 in human abdominal aortic aneurysm wall, *J Vasc Surg* 36(1):158–163, 2002.
66. Ejiri J, Inoue N, Tsukube T, et al: Oxidative stress in the pathogenesis of thoracic aortic aneurysm: protective role of statin and angiotensin II type 1 receptor blocker, *Cardiovasc Res* 59(4):988–996, 2003.
67. Schouten O, van Laanen JH, Boersma E, et al: Statins are associated with a reduced infrarenal abdominal aortic aneurysm growth, *Eur J Vasc Endovasc Surg* 32(1):21–26, 2006.
68. Takagi H, Matsui M, Umemoto T: A meta-analysis of clinical studies of statins for prevention of abdominal aortic aneurysm expansion, *J Vasc Surg* 52(6):1675–1681, 2010.
69. Rahman MN, Khan JA, Mazari FA, et al: A randomized placebo controlled trial of the effect of preoperative statin use on matrix metalloproteinases and tissue inhibitors of matrix metalloproteinases in areas of low and peak wall stress in patients undergoing elective open repair of abdominal aortic aneurysm, *Ann Vasc Surg* 25(1):32–38, 2011.
70. Hurks R, Hoefer IE, Vink A, et al: Different effects of commonly prescribed statins on abdominal aortic aneurysm wall biology, *Eur J Vasc Endovasc Surg* 39(5):569–576, 2010.
71. Ferguson CD, Clancy P, Bourke B, et al: Association of statin prescription with small abdominal aortic aneurysm progression, *Am Heart J* 159(2):307–313, 2010.
72. Holmes DR, Petrinec D, Wester W, et al: Indomethacin prevents elastase-induced abdominal aortic aneurysms in the rat, *J Surg Res* 63(1):305–309, 1996.
73. Franklin IJ, Walton LJ, Greenhalgh RM, et al: The influence of indomethacin on the metabolism and cytokine secretion of human aneurysmal aorta, *Eur J Vasc Endovasc Surg* 18(1):35–42, 1999.
74. Miralles M, Wester W, Sicard GA, et al: Indomethacin inhibits expansion of experimental aortic aneurysms via inhibition of the COX2 isoform of cyclooxygenase, *J Vasc Surg* 29(5):884–892, 1999; discussion 892–883.
75. Walton LJ, Franklin IJ, Bayston T, et al: Inhibition of prostaglandin E2 synthesis in abdominal aortic aneurysms: implications for smooth muscle cell viability, inflammatory processes, and the expansion of abdominal aortic aneurysms, *Circulation* 100(1):48–54, 1999.
76. Reilly JM, Miralles M, Wester WN, et al: Differential expression of prostaglandin E2 and interleukin-6 in occlusive and aneurysmal aortic disease, *Surgery* 126(4):624–627, 1999; discussion 627–628.

functioning bicuspid aortic valves, *Heart* 82(1):19–22, 1999.
222. Keane MG, Wiegers SE, Plappert T, et al: Bicuspid aortic valves are associated with aortic dilatation out of proportion to coexistent valvular lesions, *Circulation* 102(19 Suppl 3):III35–III39, 2000.
223. Yasuda H, Nakatani S, Stugaard M, et al: Failure to prevent progressive dilation of ascending aorta by aortic valve replacement in patients with bicuspid aortic valve: comparison with tricuspid aortic valve, *Circulation* 108(Suppl 1):II291–II294, 2003.
224. Fedak PW, de Sa MP, Verma S, et al: Vascular matrix remodeling in patients with bicuspid aortic valve malformations: implications for aortic dilatation, *J Thorac Cardiovasc Surg* 126(3):797–806, 2003.
225. Schmid FX, Bielenberg K, Holmer S, et al: Structural and biomolecular changes in aorta and pulmonary trunk of patients with aortic aneurysm and valve disease: implications for the Ross procedure, *Eur J Cardiothorac Surg* 25(5):748–753, 2004.
226. Boyum J, Fellinger EK, Schmoker JD, et al: Matrix metalloproteinase activity in thoracic aortic aneurysms associated with bicuspid and tricuspid aortic valves, *J Thorac Cardiovasc Surg* 127(3):686–691, 2004.
227. Sybert VP: Cardiovascular malformations and complications in Turner syndrome, *Pediatrics* 101(1):E11, 1998.
228. Jenkins NP, Ward C: Coarctation of the aorta: natural history and outcome after surgical treatment, *QJM* 92(7):365–371, 1999.
229. Knyshov GV, Sitar LL, Glagola MD, et al: Aortic aneurysms at the site of the repair of coarctation of the aorta: a review of 48 patients, *Ann Thorac Surg* 61(3):935–939, 1996.
230. Benzaquen BS, Therrien J: Thoracic aortic aneurysm occurring at a coarctation repair site, *Can J Cardiol* 19(5):561–562, 2003.
231. Rao PS, Galal O, Smith PA, et al: Five- to nine-year follow-up results of balloon angioplasty of native aortic coarctation in infants and children, *J Am Coll Cardiol* 27(2):462–470, 1996.
232. Fletcher SE, Nihill MR, Grifka RG, et al: Balloon angioplasty of native coarctation of the aorta: midterm follow-up and prognostic factors, *J Am Coll Cardiol* 25(3):730–734, 1995.
233. Beckman JA: Giant cell arteritis, *Curr Treat Options Cardiovasc Med* 2(3):213–218, 2000.
234. Nuenninghoff DM, Hunder GG, Christianson TJ, et al: Incidence and predictors of large-artery complication (aortic aneurysm, aortic dissection, and/or large-artery stenosis) in patients with giant cell arteritis: a population-based study over 50 years, *Arthritis Rheum* 48(12):3522–3531, 2003.
235. Evans JM, Bowles CA, Bjornsson J, et al: Thoracic aortic aneurysm and rupture in giant cell arteritis. A descriptive study of 41 cases, [published erratum appears in Arthritis Rheum 38(2):290, 1995], *Arthritis Rheum* 37(10):1539–1547, 1994.
236. Nuenninghoff DM, Hunder GG, Christianson TJ, et al: Mortality of large-artery complication (aortic aneurysm, aortic dissection, and/or large-artery stenosis) in patients with giant cell arteritis: a population-based study over 50 years, *Arthritis Rheum* 48(12):3532–3537, 2003.
237. Nikkari ST, Hoyhtya M, Isola J, et al: Macrophages contain 92-kd gelatinase (MMP-9) at the site of degenerated internal elastic lamina in temporal arteritis, *Am J Pathol* 149(5): 1427–1433, 1996.
238. Tomita T, Imakawa K: Matrix metalloproteinases and tissue inhibitors of metalloproteinases in giant cell arteritis: an immunocytochemical study, *Pathology* 30(1):40–50, 1998.
239. Subramanyan R, Joy J, Balakrishnan KG: Natural history of aortoarteritis (Takayasu's disease), *Circulation* 80(3):429–437, 1989.
240. Kerr GS, Hallahan CW, Giordano J, et al: Takayasu arteritis, *Ann Intern Med* 120(11):919–929, 1994.
241. Ishikawa K, Maetani S: Long-term outcome for 120 Japanese patients with Takayasu's disease. Clinical and statistical analyses of related prognostic factors, *Circulation* 90(4):1855–1860, 1994.
242. Roldan CA, Chavez J, Wiest PW, et al: Aortic root disease and valve disease associated with ankylosing spondylitis, *J Am Coll Cardiol* 32(5):1397–1404, 1998.
243. Sakane T, Takeno M, Suzuki N, et al: Behcet's disease, *N Engl J Med* 341(17):1284–1291, 1999.
244. Yazici H, Yurdakul S, Hamuryudan V: Behcet disease, *Curr Opin Rheumatol* 13(1):18–22, 2001.
245. Ehrlich GE: Vasculitis in Behcet's disease, *Int Rev Immunol* 14(1):81–88, 1997.
246. Roldan CA, Chavez J, Wiest PW, et al: Aortic root disease and valve disease associated with ankylosing spondylitis, *J Am Coll Cardiol* 32(5):1397–1404, 1998.
247. Amor B: Reiter's syndrome. Diagnosis and clinical features, *Rheum Dis Clin North Am* 24(4):677–695, vii, 1998.
248. Letko E, Zafirakis P, Baltatzis S, et al: Relapsing polychondritis: a clinical review, *Semin Arthritis Rheum* 31(6):384–395, 2002.
249. Parkhurst GF, Dekcer JP: Bacterial aortitis and mycotic aneurysm of the aorta; a report of twelve cases, *Am J Pathol* 31(5):821–835, 1955.
250. Sommerville RL, Allen EV, Edwards JE: Bland and infected arteriosclerotic abdominal aortic aneurysms: a clinicopathologic study, *Medicine (Baltimore)* 38:207–221, 1959.
251. Bennett DE, Cherry JK: Bacterial infection of aortic aneurysms. A clinicopathologic study, *Am J Surg* 113(3):321–326, 1967.
252. Sedwitz MM, Hye RJ, Stabile BE: The changing epidemiology of pseudoaneurysm. Therapeutic implications, *Arch Surg* 123(4):473–476, 1988.
253. Mansur AJ, Grinberg M, Leao PP, et al: Extracranial mycotic aneurysms in infective endocarditis, *Clin Cardiol* 9(2):65–72, 1986.
254. Anderson CB, Butcher HR Jr, Ballinger WF: Mycotic aneurysms, *Arch Surg* 109(5):712–717, 1974.
255. Jarrett F, Darling RC, Mundth ED, et al: The management of infected arterial aneurysms, *J Cardiovasc Surg (Torino)* 18(4):361–366, 1977.
256. Vogelzang RL, Sohaey R: Infected aortic aneurysms: CT appearance, *J Comput Assist Tomogr* 12(1):109–112, 1988.
257. Taylor LM Jr, Deitz DM, McConnell DB, et al: Treatment of infected abdominal aneurysms by extraanatomic bypass, aneurysm excision, and drainage, *Am J Surg* 155(5):655–658, 1988.
258. Johansen K, Devin J: Mycotic aortic aneurysms. A reappraisal, *Arch Surg* 118(5):583–588, 1983.
259. Long R, Guzman R, Greenberg H, et al: Tuberculous mycotic aneurysm of the aorta: review of published medical and surgical experience, *Chest* 115(2):522–531, 1999.
260. Pugh PJ, Grech ED: Syphilitic aortitis, *N Engl J Med* 346(9):676, 2002.

第 38 章　主动脉瘤的临床评价

Joshua A.Beckman，Mark A.Creager

绝大多数主动脉瘤是无症状的，这说明该病的实际患病率要远大于统计数据所表明的住院率和死亡率（第 37 章）。数据表明主动脉瘤所面临的最严峻问题是这种常见的疾病只有在瘤体破裂或死亡时才能被发现。典型的主动脉瘤进展缓慢，可在数年甚至数十年内无任何症状，所以主动脉瘤治疗为期间需要保持高度的警惕性并对患者进行认真细致的观察，以避免出现不良后果。本章重点强调病史、体格检查和诊断试验对主动脉瘤治疗的重要性。

临床病史

胸主动脉瘤

胸主动脉瘤本身可无症状，但随着瘤体的增大及胸内定位，可同时出现各种各样的症状。

随着胸升主动脉瘤的扩张，主动脉瓣反流，可出现充血性心力衰竭（CHF）的临床表现。主动脉窦扩张压迫冠状动脉或冠状动脉内的血栓栓塞，可引起心肌缺血或心肌梗死。非冠状动脉瘤扩张变形可致右心室（RV）流出道阻塞和三尖瓣反流。Valsalva 窦动脉瘤可直接破入右心室、右心房或肺动脉，导致心力衰竭，并出现连续性心脏杂音。动脉瘤压迫周围组织或侵及邻近骨骼（如肋骨或胸骨），可出现胸痛症状。动脉瘤压迫上腔静脉引起头、颈和上肢静脉充血。这些症状常是动脉瘤破裂或死亡的前兆。动脉瘤还可破入左侧胸腔、心包、肺动脉或上腔静脉。

主动脉弓动脉瘤可因压迫周围组织而产生相应症状，但大多数是无症状的。压迫气管或主支气管可引起呼吸困难或咳嗽；压迫食管可引起吞咽困难；压迫左侧喉返神经可引起左侧声带麻痹，从而出现继发性声嘶；压迫脉管可引起上腔静脉综合征和肺动脉狭窄[1-2]；压迫周围组织或侵及肋骨和椎骨可出现胸痛，这主要与动脉瘤的位置相关。主动脉弓动脉瘤可破入纵隔、胸腔，气管支气管树（引起咯血）或食管（引起呕血）。动脉瘤破入上腔静脉或肺动脉可导致动静脉瘘。结核性动脉瘤与其他原因的胸主动脉瘤（TAA）一样，可以表现为胸疼，但通常是无症状的。瘤体破裂也可表现为低血容量性休克。

胸降主动脉瘤引起的症状包括：压迫周围软组织或侵及椎骨引起胸痛，刺激喉返神经引起声嘶，压迫支气管引起呼吸困难，直接侵犯肺实质引起咯血，压迫侵犯食管引起吞咽困难或呕血。胸主动脉瘤可破入纵隔和左胸腔。

胸腹主动脉瘤

尽管大多数胸腹动脉瘤（TAAA）患者无症状，但偶尔会有胃外区或左上腹不适。患者左侧卧位可有背痛或胁痛。瘤体侵犯椎骨前表面时可致神经根病。还可有内脏动脉闭塞，但是很少出现缺血或梗死。主诉跛行的患者常伴有主动脉、髂动脉或远端动脉闭塞性动脉粥样硬化性疾病。由于粥样硬化性动脉瘤的附壁血栓十分常见，有可能成为周围动脉粥样硬化栓塞的来源，可引起远端血管闭塞。胸主动脉瘤破入左侧胸腔，可产生血胸；腹主动脉瘤可破入膜腹后腔、下腔静脉或十二指肠。

腹主动脉瘤

大多数腹主动脉瘤患者无症状，偶尔可有腹部不适和背痛，一些患者甚至感觉到腹部有搏动。少见的症状包括腿、胸或腹股沟痛，食欲缺乏，恶心，呕吐，便秘和呼吸困难。左侧髂静脉被瘤体压迫可致左腿肿胀；左输尿管受压可致肾盂积水；睾丸静脉受压可致精索静脉曲张。瘤体增大压迫椎骨和腰神经根时可出现下背痛，并向大腿后侧放射。胁痛放射至左大腿前或阴囊说明瘤体压迫左侧生殖股神经。瘤体压迫十二指肠可出现恶心、呕吐；膀胱受压可出现尿频、尿急。

腹主动脉瘤破裂引起相应症状预示着将出现危及生命的急症。腹主动脉瘤破裂的死亡率是 60%，因此，患者一旦出现预示着可能有动脉瘤破裂的症状，需要紧急外科处理。典型的腹主动脉瘤破裂三联征包括低血压、背痛和腹部搏动性包块，不到 50% 的患者具有全部症状。对于这些患者，还应注意与憩室炎、肾绞痛和胃肠出血这些常见疾病的鉴别。

腹主动脉瘤患者往往无主诉，所以医生必须根据患者的临床症状推测是否有主动脉瘤。动脉瘤的危险因素（第 37 章）有助于指导体格检查，如有必要还应进一步做相关的诊断试验。

体格检查

由于肋骨妨碍主动脉触诊，所以通常情况下体格检查对于胸主动脉瘤的诊断是没有帮助的。但体格检查还是可以发现右侧胸锁关节抬高或者气管移位。主动脉根部扩张可引起主动脉瓣反流。

体格检查的关键是在腹部触及搏动的包块。患者应取仰卧位，屈曲双腿，上腹部或脐周可见搏动性包块，亦可触及。为了鉴别腹主动脉瘤和主动脉旁肿块，检查者应将双手置于腹部两侧（图 38-1）。*动脉瘤在收缩期会向两侧膨胀*。这种方法还可帮助估计动脉瘤的横径。在包块上方可闻及杂音，但是腹部杂音不是动脉瘤的特异性表现，只有 40% 的动脉瘤伴有杂音。准确的腹部体格检查可以检出 30% ～ 48% 的腹主动脉瘤患者[3-4]。15 项研究的综合分析显示，腹主动脉瘤的腹部体格检查敏感性为 49%（表 38-1）[4]。

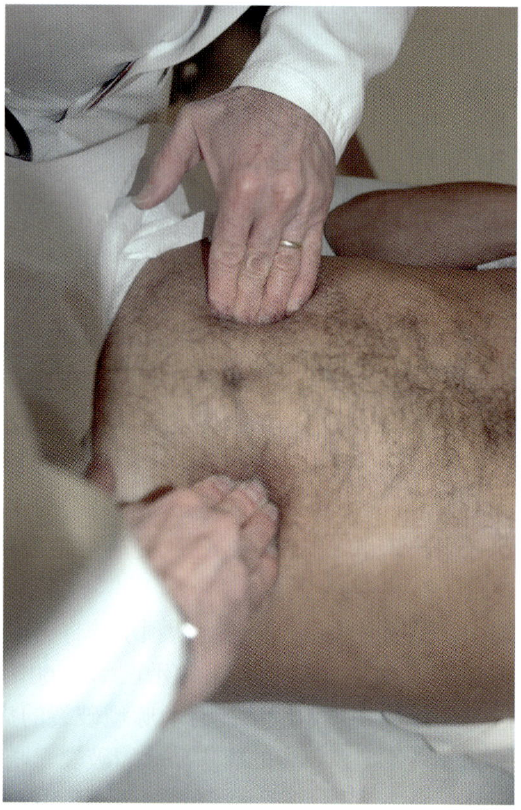

图 38-1 用双手指尖探查主动脉瘤的两侧边缘。动脉瘤在收缩期会向两侧膨胀。可利用两侧手指的最近距离估算动脉瘤的横径

以下几项因素会限制腹主动脉瘤的诊断：第一，动脉瘤的触诊需要在检查之前就已考虑此诊断；常规的体格检查会使敏感性降低。第二，只有当瘤体增大到一定程度才可能检查出肿块的大小。动脉瘤直径达 5 cm 以上时，触诊的敏感性增加到 75%[4]。第三，腹围越大则检查出的可能性越小。在一项有 201 例患者的研究中，6 位腹围小于 100 cm 的动脉瘤患者全部被检出，而 12 位腹围大于 100 cm 的动脉瘤患者只有 3 位被检出[5]。因此，尽管腹主动脉瘤定向体格检查具有中等程度的敏感性和特异性，但是常规体格检查的漏诊率还是高于诊出率。

搏动性包块位于腹股沟说明是髂动脉瘤，位于腘窝则是腘动脉瘤。由于多种动脉瘤可同时存在，所以搏动性包块的发现可提高对腹主动脉瘤的怀疑。颈动脉血管杂音或者远端下肢动脉搏动减低等体征可以反映其他血管的动脉粥样硬化。

作为急腹症，腹主动脉瘤破裂通常产生灾难性的后果。虽然外科技术水平已有了长足进步，但由于腹主动脉瘤破裂往往造成急性循环衰竭，大多数情况下没有足够时间进行抢救，所以死亡率居高不下。患者通常会有剧烈的腹痛或者背痛，但疼痛的性质大相径庭，可以是持续性的也可以是阵发性的，可以是锐痛也可以是钝痛；可以是绞痛也可以是灼痛。动脉瘤可破入腹膜后腔、腹腔或者胸腔。患者可出现低血压、心动过速、面色苍白、出汗甚至休克，这主要依赖于破裂的程度和失血量的多少。有时动脉瘤直接破入十二指肠，引起主动脉十二指肠瘘和急性胃肠出血。对于查体有动脉瘤体征并有胃肠出血的患者应考虑此种可能。腹主动脉瘤还可破入下腔静脉或髂静脉，产生动静脉瘘。腹主动脉瘤患者若迅速出现小腿肿块和“高排血量”充血性心力衰竭，则提示上述情况。

主动脉瘤的筛查和监护

几项实验评价了通过筛查减少主动脉瘤事件的可能性。英国 Chichester 的一项研究，共入选 15 775 名 65 ～ 80 岁的老年人，男性和女性均有，将其分为两组，其中一组接受腹部超声检查[6]。近 70% 的人接受了调查，动脉瘤的检出率是 4%。与对照组相比，检查组动脉瘤破裂比率减少 55%（分别为 2.8‰ 和 6.2‰），显性腹主动脉瘤相关的死亡率减少了

表38-1 腹主动脉瘤体格检查的敏感性和特异性

来源	年龄范围（岁）	筛查人数	所有AAA	敏感性	4～4.9 cmAAA	敏感性	≥5 cmAAA	敏感性
Cabellon[55]	43～79	73	9	22%	NA	NA	NA	NA
Ohman[56]	50～88	50	3	0%	1	0%	0	NA
Twomey[57]	＞50	200	14	64%	3	100%	4	75%
Allen[58]	＞65	168	3	0%	0	NA	1	0%
Allardice[59]	39～90	100	15	33%	3	100%	2	100%
Lederle[5]	60～75	201	20	45%	5	20%	5	80%
Collin[60]	65～74	426	23	35%	NA	NA	NA	NA
Shapira[61]	31～83	101	4	0%	0	NA	2	0%
Andersson[62]	38～86	288	14	29%	NA	NA	NA	NA
Spiridonov[63]	17～67	163	10	70%	4	100%	3	100%
MacSweeney[64]	NA	200	55	24%	16	44%	6	100%
Karanjia[65]	55～82	89	9	100%	5	100%	2	100%
Molnar[66]	65～83	411	7	43%	3	33%	2	50%
al-Zahrani[67]	60～80	392	7	57%	4	50%	2	100%
Arnell[68]	55～81	96	1	100%	0	NA	0	NA
Fink[69]	51～88	200	99	68%	44	69%	14	82%
SUMMARY		3 155	293	49%				

AAA，腹主动脉瘤；NA，不适用。

摘自 *Lederle FA, Simel DL: The rational clinical examination. Does this patient have abdominal aortic aneurysm? JAMA 281: 77-82, 1999.*

42%（分别为3‰和5.3‰）。Denmark的另外一项类似研究中，共入选12 658名65～73岁的男性，其中9 620例接受检查，3038例未接受检查[7]。与未接受检查组相比，检查组腹主动脉瘤相关的死亡率减为1/10（0.006‰和0.06‰）。目前仅有一项研究评价了筛查对于总体死亡率的影响。多中心动脉瘤筛查研究（MASS）共入选67 800名65～74岁的男性[8]，其中一半受试者接受检查，另外一半未接受检查，两组均进行随访监测远期死亡率。检查组动脉瘤相关死亡的相对危险度由0.33%降至0.19%，下降了42%，即减少48例死亡。然而，死亡率下降的绝对值无统计学意义（0.27%）。

如果患者有相应的临床特征，则应进行主动脉瘤检查，某些特殊的患者还应有针对性地进行腹主动脉瘤检查。特别是有动脉瘤家族史、先天性结缔组织病（如马方综合征）、动脉炎（如Takayasu动脉炎和巨细胞动脉炎）的患者。若同胞兄妹有腹主动脉瘤，则其发生动脉瘤的概率有25%[9]。

在这些数据的基础上，美国心脏病学会/美国心脏协会（ACC/AHA）对周围动脉疾病管理的实践指南推荐：同胞兄妹或后代有腹主动脉瘤的60岁以上男性，或者65～75岁吸烟男性应该接受体格检查或一次超声筛查来发现腹主动脉瘤[10]。美国预防服务工作组推荐一次性超声检测用于筛查65～75岁吸烟男性腹主动脉瘤，但是并不推荐作为女性的常规筛查[11]。如果患者有腹主动脉瘤的家族史或者在一生中至少吸过100支烟的65～75岁男性，医疗保险将在"欢迎来到医疗保险"预防性访问中支付一次性超声检测的费用。

胸主动脉瘤的筛查并不完善。最近的数据表明二叶主动脉瓣（BAV）是一种常染色体显性遗传病，可能与胸主动脉瘤形成相关。有趣的是，此病患者可能单独或先后地表现出瓣膜或动脉瘤问题[12]。因此，ACC/AHA胸主动脉疾病指南推荐所有BAV患者应当评估主动脉根部及升主动脉以发现主动脉扩张。在多于500名胸主动脉瘤患者的家谱分析中，Albornoz

出相似的精确性，并且所有三种检查都优于彩色多普勒超声[30]。

超声还可用于诊断和监测胸主动脉瘤。经胸超声心动图（TTA）可见主动脉根部和升主动脉的一部分。经食管超声心动图（TEE）对胸主动脉的成像好（除了被气管遮挡的部位），敏感性和特异性均可达95%以上[31]。作为常规诊断，TEE的局限性在于需要使用镇静药，并且与其他评价胸主动脉瘤的检查方法（如CT、磁共振）相比，TEE是有创的（见后）。

CT

科技的迅猛发展已经将CT血管造影术（CTA）置于主动脉成像的前沿地位（第14章）。现在多排CTA已经达到320排螺旋CT的高分辨显像。与之前相比，多排CTA可提供更高的敏感性和特异性（图38-4和图38-5）[32]。然而，即便是单层扫描，CT对主动脉瘤大小的分辨率也在0.2 mm以内[33]。

由于CTA的准确性，这种方法现在已经是急性动脉瘤术前评价的理想方法。CT可显示腹主动脉瘤近端和远端的延展情况[34]，还可确定动脉瘤与分支动脉的关系[35]。在一项对30例行腹主动脉瘤修补术患者的研究中，将螺旋CT和传统的对比血管造影术进行比较，结果显示在判断动脉瘤的大小和延展方面，螺旋CT优于血管造影术，敏感性可达100%，但是9例中只有2例显示副肾动脉[36]。另一项对比CTA和传统血管造影术的研究显示，在判断动脉瘤及重要分支动脉狭窄（≥85%）方面，CTA的敏感性为93%，特异性为96%[37]。CTA无创伤，并能够

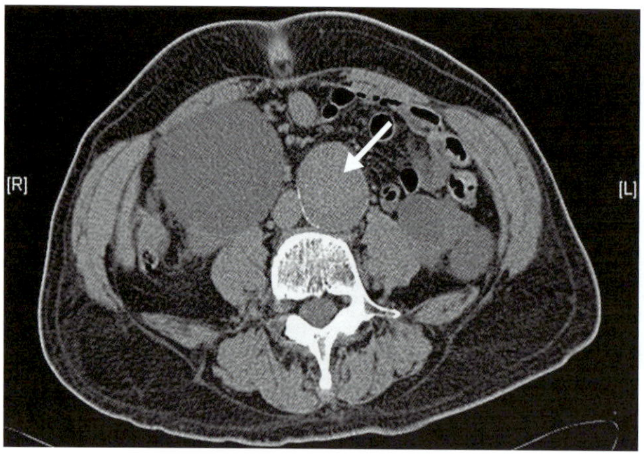

图38-4　腹部的冠状面X线多层CT扫描图像。白色箭头指示腹主动脉瘤

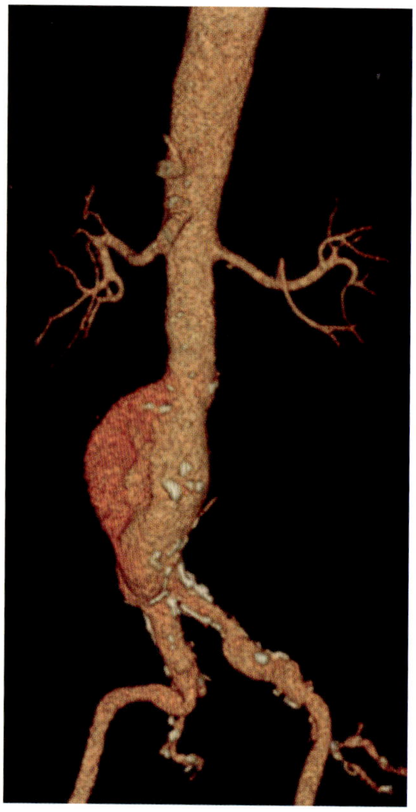

图38-5　腹主动脉瘤的多层CTA扫描的三维重建图。注意动脉瘤位于肾下方，白色表示钙化，髂动脉弯曲

提供血管壁的具体信息，例如炎症、附壁血栓及血管钙化，所以CTA已经取代血管造影术，成为主要的术前检查。另外，通过三维成像技术，CTA还可更好地判断动脉瘤的解剖关系（图38-6）[38]，同时诊断周围结构的异常。最近有数据显示多排CTA在成像的质量和诊断准确性方面可与MRA媲美，敏感性为91%，特异性为98%[39]。

CTA还可显示血管壁钙化，并通过三维重建技术显示主动脉的成角情况[40]。腹主动脉瘤患者行支架置入术前，要获得准确的解剖信息，最重要的数据就是颈部的直径。运用横断面成像的方法（包括CT）可以准确测量血管的直径[41-42]。一项包含61位准备行主动脉支架置入术的患者的前瞻性研究显示[43]，螺旋CT、MRA和数字减影血管造影术相比较，在判断主动脉瘤近端延展程度和测量主动脉直径方面，螺旋CT与MRA的能力相似，然而在副肾动脉成像和判断肾动脉狭窄方面，CT更胜一筹。如今，三维CTA重建已成为常规，可能比二维图像更能提供好的结果[44]。

术后进行CT检查的主要目的是监测支架置入术

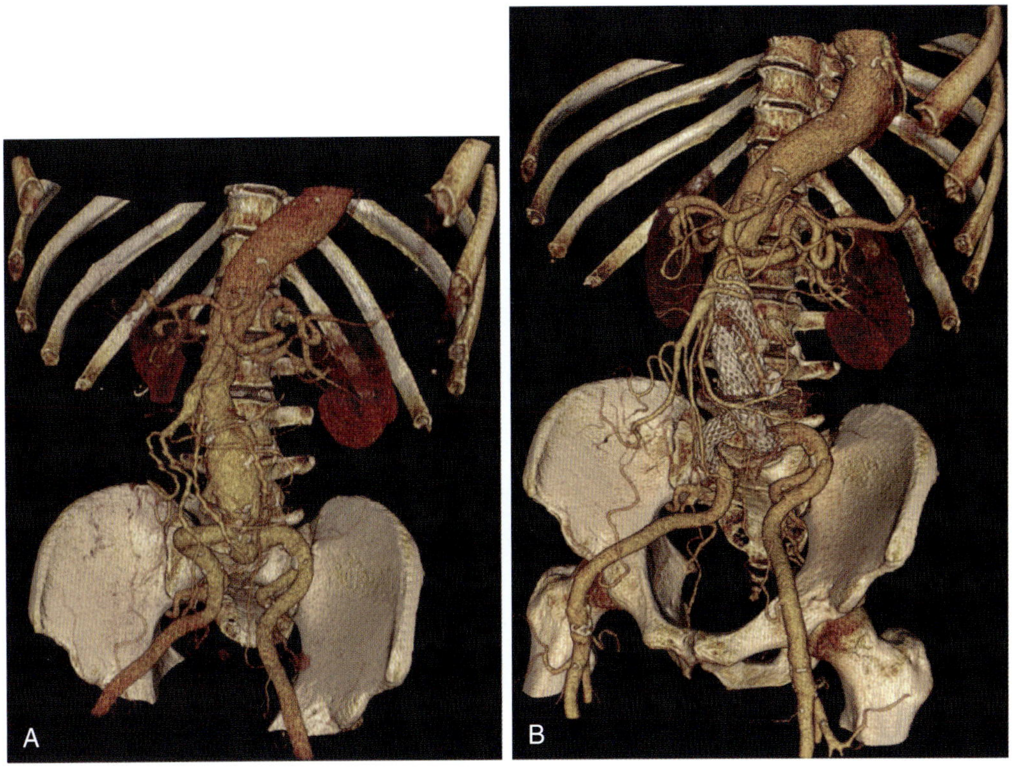

图 38-6　一位 62 岁腹主动脉瘤男性患者行主动脉支架术前（A）及术后 CT 图（B）。A，患者行对比增强 CT 检查进行腹主动脉和动脉瘤的术前评估以及制订手术计划；**B**，成功置入支架后，CT 扫描显示有效地排除了动脉瘤并恢复了主动脉管腔

后的并发症，包括内漏、装置失效、动脉瘤扩张以及动脉脉破裂。判断内漏的类型有助于判断预后。一项对 40 位行主动脉支架置入术的患者进行的研究显示，在判断内漏方面，CTA 优于数字减影血管造影术，CTA 的敏感性为 92%，而数字减影血管造影术的敏感性仅为 63%。CTA 在判断支架移位、变形和破坏方面也有效。因此，CTA 可用于术前制订手术计划，也可用于支架术后监测。建议支架术后 3 个月、6 个月、12 个月各做一次 CTA 检查，之后每年一次[42]。

CTA 还可使胸主动脉成像用于胸主动脉瘤的诊断、随访和围术期管理（图 38-7）。CT 用于监测动脉瘤的生长情况[45]，可精确到毫米。使用造影剂可以观测动脉瘤的任何角度，并可进行三维成像。一项入选 49 例患者的研究显示，在 94% 的情况下，CT 可以准确地评价脊髓循环的情况并预测手术是否需要进行低温循环停止[46]。CT 在胸主动脉瘤支架术后的随访中也起到了重要作用，通过监测动脉瘤和血栓的体积改变来判断手术是否成功[47]。CTA 在术前可以准确评价胸主动脉，辅助制订手术计划，并且是随访的标准成像方法。

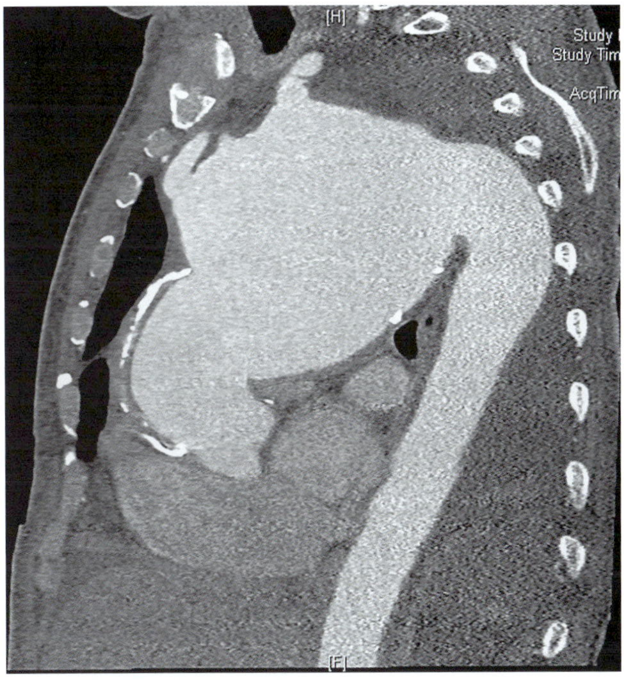

图 38-7　胸部矢状面 CT 图像，显示动脉瘤累及升主动脉及主动脉弓，测量直径大于 10 cm。*（摘自 Tomey MI，Murthy VL，Beckman JA：Giant syphilitic aortic aneurysm：A case report and review of the literature. Vasc Med 16：360-364，2011.）*

磁共振成像

MRI 和 MRA 是主动脉瘤成像和分类的方法（第 13 章）。这项技术用于腹主动脉瘤诊断已经有 20 余年[48]，是非常普遍的术前评价方法（图 38-8）。MRA 可测量动脉瘤的直径、长度以及受累分支血管和肾动脉近端的直径与长度[49]。MRI 和钆增强的 MRA 在诊断胸主动脉瘤方面的敏感性和特异性均可达 90% 以上。另外，MRA 检测内脏动脉、肾动脉和髂动脉狭窄的敏感性和特异性都在 90% 以上[50]。

主动脉移植术前，MRA 是了解主动脉解剖关系的准确方法，优于多普勒超声[41,51]。对于主动脉支架置入术后的随访，MRA 等同或优于 CTA。一项对 108 例患者进行的研究显示，MRA 诊断内漏的敏感性和特异性分别为 96% 和 100%[30]，而 CTA 为 83% 和 100%。血管内支架置入术前后，动态 MRA 均可显示动脉瘤的搏动，并将腹主动脉瘤壁的运动定量化，为诊断支架内漏提供依据。

关于胸主动脉修补术的一个重要观点是一定要找到 Adamkiewicz 动脉（根髓动脉）。此动脉起源于胸 8 至腰 4 水平主动脉左侧，为下 2/3 的脊髓提供血供。CT 和 MRA 都具有较高的空间分辨率，均可见此动脉[52-53]。一项入选 30 例胸主动脉瘤患者的研究显示，通过辨认血管解剖学特征，MRA 和 CTA 都能清楚地见到 Adamkiewcz 动脉[54]。

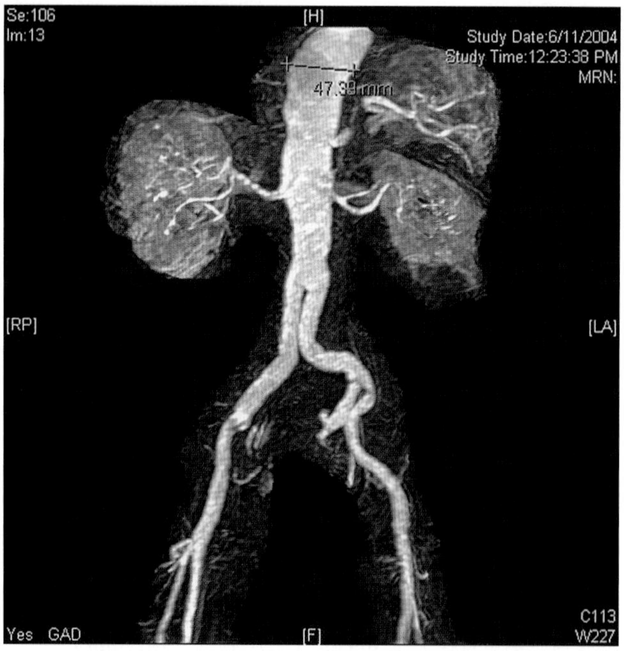

图 38-8　磁共振最大强度投影显示一 4.7 cm 的肾上腹主动脉瘤

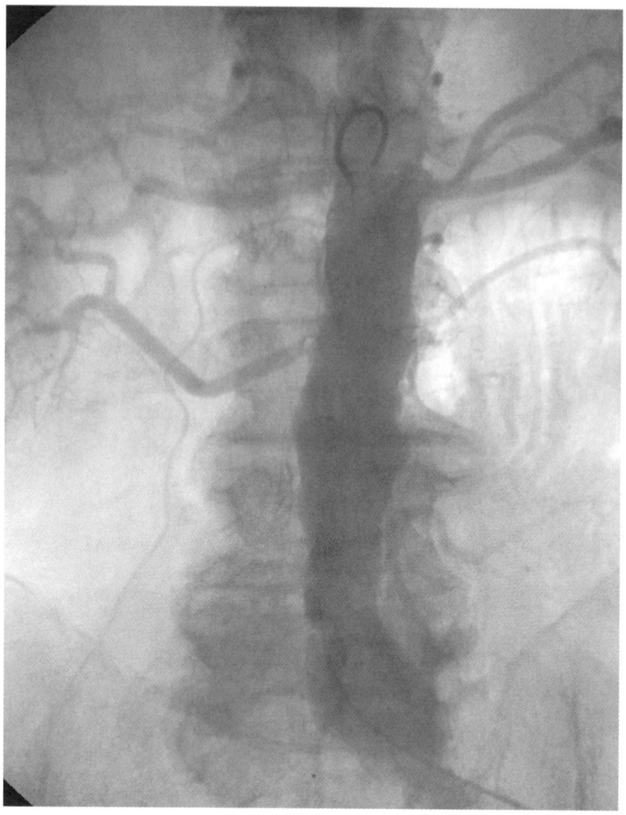

图 38-9　对比增强腹主动脉造影显示肾下腹主动脉瘤。注意血管造影不能确定动脉瘤大小，但是能显示肾动脉没有被累及

对比血管造影术

血管造影术可用于确定血管瘤的长度和分支血管的解剖学特征（图 38-9）。但由于血管造影术只能显示主动脉的管腔，不能显示管壁和动脉瘤内的血栓，所以不能测量动脉瘤的大小。在进行支架置入术前，数字减影血管造影术（DSA）在确定动脉瘤的长度和主动脉的解剖关系方面具有与 MRA 和 CTA 相近的准确率。一项入选 20 例支架置入术患者的研究显示，在术前测量动脉瘤的长度和直径时，MRA 和 CTA 相似，但都优于 DSA[51]。由于对比血管造影术属于有创检查，所以不常用，而且由于造影剂有肾毒性，血管造影术在诊断方面不具有优越性。

一旦急性动脉瘤的诊断成立，每 3 ~ 12 个月就要进行一系列的影像学检查，直至动脉瘤每年增长超过 1 cm 或动脉瘤直径达到适合手术和血管内修补的标准（第 39 章和第 40 章）。

参考文献

1. Tomey MI, Murthy VL, Beckman JA: Giant syphilitic aortic aneurysm: a case report and review of the literature, *Vasc Med* 16:360–364, 2011.
2. Boulia SP, Metaxas E, Augoulea M, et al: Superior vena cava syndrome due to giant aortic aneurysm, *Asian Cardiovasc Thorac Ann* 18:396–397, 2010.
3. Karkos CD, Mukhopadhyay U, Papakostas I, et al: Abdominal aortic aneurysm: the role of clinical examination and opportunistic detection, *Eur J Vasc Endovasc Surg* 19:299–303, 2000.
4. Lederle FA, Simel DL: The rational clinical examination. Does this patient have abdominal aortic aneurysm? *JAMA* 281:77–82, 1999.
5. Lederle FA, Walker JM, Reinke DB: Selective screening for abdominal aortic aneurysms with physical examination and ultrasound, *Arch Intern Med* 148:1753–1756, 1988.
6. Scott RA, Wilson NM, Ashton HA, et al: Influence of screening on the incidence of ruptured abdominal aortic aneurysm: 5-year results of a randomized controlled study, *Br J Surg* 82:1066–1070, 1995.
7. Lindholt JS, Juul S, Fasting H, et al: Hospital costs and benefits of screening for abdominal aortic aneurysms. Results from a randomised population screening trial, *Eur J Vasc Endovasc Surg* 23:55–60, 2002.
8. Ashton HA, Buxton MJ, Day NE, et al: The Multicentre Aneurysm Screening Study (MASS) into the effect of abdominal aortic aneurysm screening on mortality in men: a randomised controlled trial, *Lancet* 360:1531–1539, 2002.
9. Frydman G, Walker PJ, Summers K, et al: The value of screening in siblings of patients with abdominal aortic aneurysm, *Eur J Vasc Endovasc Surg* 26:396–400, 2003.
10. Hirsch AT, Haskal ZJ, Hertzer NR, et al: ACC/AHA 2005 practice guidelines for the management of patients with peripheral arterial disease (lower extremity, renal, mesenteric, and abdominal aortic): a collaborative report from the American Association for Vascular Surgery/Society for Vascular Surgery, Society for Cardiovascular Angiography and Interventions, Society for Vascular Medicine and Biology, Society of Interventional Radiology, and the ACC/AHA Task Force on Practice Guidelines (Writing Committee to Develop Guidelines for the Management of Patients With Peripheral Arterial Disease): endorsed by the American Association of Cardiovascular and Pulmonary Rehabilitation; National Heart, Lung, and Blood Institute; Society for Vascular Nursing; TransAtlantic Inter-Society Consensus; and Vascular Disease Foundation, *Circulation* 113:e463–e654, 2006.
11. Screening for abdominal aortic aneurysm: recommendation statement, *Ann Intern Med* 142:198–202, 2005.
12. Loscalzo ML, Goh DL, Loeys B, et al: Familial thoracic aortic dilation and bicommissural aortic valve: a prospective analysis of natural history and inheritance, *Am J Med Genet A* 143A:1960–1967, 2007.
13. Albornoz G, Coady MA, Roberts M, et al: Familial thoracic aortic aneurysms and dissections–incidence, modes of inheritance, and phenotypic patterns, *Ann Thorac Surg* 82:1400–1405, 2006.
14. Hiratzka LF, Bakris GL, Beckman JA, et al: 2010 ACCF/AHA/AATS/ACR/ASA/SCA/SCAI/SIR/STS/SVM guidelines for the diagnosis and management of patients with thoracic aortic disease: a report of the American College of Cardiology Foundation/American Heart Association Task Force on Practice Guidelines, American Association for Thoracic Surgery, American College of Radiology, American Stroke Association, Society of Cardiovascular Anesthesiologists, Society for Cardiovascular Angiography and Interventions, Society of Interventional Radiology, Society of Thoracic Surgeons, and Society for Vascular Medicine, *Circulation* 121:e266–e369, 2010.
15. Cumming MJ, Hall AJ, Burbridge BE: Psoas muscle hematoma secondary to a ruptured abdominal aortic aneurysm: case report, *Can Assoc Radiol J* 51:279–280, 2000.
16. Kuhn M, Bonnin RL, Davey MJ, et al: Emergency department ultrasound scanning for abdominal aortic aneurysm: accessible, accurate, and advantageous, *Ann Emerg Med* 36:219–223, 2000.
17. Salen P, Melanson S, Buro D: ED screening to identify abdominal aortic aneurysms in asymptomatic geriatric patients, *Am J Emerg Med* 21:133–135, 2003.
18. Tayal VS, Graf CD, Gibbs MA: Prospective study of accuracy and outcome of emergency ultrasound for abdominal aortic aneurysm over two years, *Acad Emerg Med* 10:867–871, 2003.
19. Lee TY, Korn P, Heller JA, et al: The cost-effectiveness of a "quick-screen" program for abdominal aortic aneurysms, *Surgery* 132:399–407, 2002.
20. Lederle FA, Wilson SE, Johnson GR, et al: Variability in measurement of abdominal aortic aneurysms. Abdominal Aortic Aneurysm Detection and Management Veterans Administration Cooperative Study Group, *J Vasc Surg* 21:945–952, 1995.
21. Sprouse LR 2nd, Meier GH 3rd, Lesar CJ, et al: Comparison of abdominal aortic aneurysm diameter measurements obtained with ultrasound and computed tomography: is there a difference? *J Vasc Surg* 38:466–471, 2003 discussion 471–462.
22. Mortality results for randomised controlled trial of early elective surgery or ultrasonographic surveillance for small abdominal aortic aneurysms. The UK Small Aneurysm Trial Participants, *Lancet* 352:1649–1655, 1998.
23. Lederle FA, Wilson SE, Johnson GR, et al: Immediate repair compared with surveillance of small abdominal aortic aneurysms, *N Engl J Med* 346:1437–1444, 2002.
24. Cao P, De Rango P, Verzini F, et al: Comparison of surveillance versus aortic endografting for small aneurysm repair (CAESAR): results from a randomised trial, *Eur J Vasc Endovasc Surg* 41:13–25, 2011.
25. Teodorescu VJ, Morrissey NJ, Olin JW: Duplex ultrasonography and its impact on providing endograft surveillance, *Mt Sinai J Med* 70:364–366, 2003.
26. van Essen JA, Gussenhoven EJ, Blankensteijn JD, et al: Three-dimensional intravascular ultrasound assessment of abdominal aortic aneurysm necks, *J Endovasc Ther* 7:380–388, 2000.
27. Leotta DF, Paun M, Beach KW, et al: Measurement of abdominal aortic aneurysms with three-dimensional ultrasound imaging: preliminary report, *J Vasc Surg* 33:700–707, 2001.
28. Bendick PJ, Bove PG, Long GW, et al: Efficacy of ultrasound scan contrast agents in the noninvasive follow-up of aortic stent grafts, *J Vasc Surg* 37:381–385, 2003.
29. Nagre SB, Taylor SM, Passman MA, et al: Evaluating outcomes of endoleak discrepancies between computed tomography scan and ultrasound imaging after endovascular abdominal aneurysm repair, *Ann Vasc Surg* 25:94–100, 2011.
30. Cantisani V, Ricci P, Grazhdani H, et al: Prospective comparative analysis of colour-Doppler ultrasound, contrast-enhanced ultrasound, computed tomography and magnetic resonance in detecting endoleak after endovascular abdominal aortic aneurysm repair, *Eur J Vasc Endovasc Surg* 41:186–192, 2011.
31. Chirillo F, Cavallini C, Longhini C, et al: Comparative diagnostic value of transesophageal echocardiography and retrograde aortography in the evaluation of thoracic aortic dissection, *Am J Cardiol* 74:590–595, 1994.
32. Hein PA, Romano VC, Lembcke A, et al: Initial experience with a chest pain protocol using 320-slice volume MDCT, *Eur Radiol* 19:1148–1155, 2009.
33. Todd GJ, Nowygrod R, Benvenisty A, et al: The accuracy of CT scanning in the diagnosis of abdominal and thoracoabdominal aortic aneurysms, *J Vasc Surg* 13:302–310, 1991.
34. Simoni G, Perrone R, Cittadini G Jr, et al: Helical CT for the study of abdominal aortic aneurysms in patients undergoing conventional surgical repair, *Eur J Vasc Endovasc Surg* 12:354–358, 1996.
35. Posacioglu H, Islamoglu F, Apaydin AZ, et al: Predictive value of conventional computed tomography in determining proximal extent of abdominal aortic aneurysms and possibility of infrarenal clamping, *Tex Heart Inst J* 29:172–175, 2002.
36. Errington ML, Ferguson JM, Gillespie IN, et al: Complete pre-operative imaging assessment of abdominal aortic aneurysm with spiral CT angiography, *Clin Radiol* 52:369–377, 1997.
37. Raptopoulos V, Rosen MP, Kent KC, et al: Sequential helical CT angiography of aortoiliac disease, *AJR Am J Roentgenol* 166:1347–1354, 1996.
38. Filis KA, Arko FR, Rubin GD, et al: Three-dimensional CT evaluation for endovascular abdominal aortic aneurysm repair. Quantitative assessment of the infrarenal aortic neck, *Acta Chir Belg* 103:81–86, 2003.
39. Willmann JK, Wildermuth S, Pfammatter T, et al: Aortoiliac and renal arteries: prospective intraindividual comparison of contrast-enhanced three-dimensional MR angiography and multi-detector row CT angiography, *Radiology* 226:798–811, 2003.
40. Broeders IA, Blankensteijn JD: Preoperative imaging of the aortoiliac anatomy in endovascular aneurysm surgery, *Semin Vasc Surg* 12:306–314, 1999.
41. Lutz AM, Willmann JK, Pfammatter T, et al: Evaluation of aortoiliac aneurysm before endovascular repair: comparison of contrast-enhanced magnetic resonance angiography with multidetector row computed tomographic angiography with an automated analysis software tool, *J Vasc Surg* 37:619–627, 2003.
42. Whitaker SC: Imaging of abdominal aortic aneurysm before and after endoluminal stent-graft repair, *Eur J Radiol* 39:3–15, 2001.
43. Thurnher SA, Dorffner R, Thurnher MM, et al: Evaluation of abdominal aortic aneurysm for stent-graft placement: comparison of gadolinium-enhanced MR angiography versus helical CT angiography and digital subtraction angiography, *Radiology* 205:341–352, 1997.
44. Pitoulias GA, Donas KP, Schulte S, et al: Two-dimensional versus three-dimensional CT angiography in analysis of anatomical suitability for stentgraft repair of abdominal aortic aneurysms, *Acta Radiol* 52:317–323, 2011.
45. Masuda Y, Takanashi K, Takasu J, et al: Expansion rate of thoracic aortic aneurysms and influencing factors, *Chest* 102:461–466, 1992.
46. Quint LE, Francis IR, Williams DM, et al: Evaluation of thoracic aortic disease with the use of helical CT and multiplanar reconstructions: comparison with surgical findings, *Radiology* 201:37–41, 1996.
47. Czermak BV, Fraedrich G, Schocke MF, et al: Serial CT volume measurements after endovascular aortic aneurysm repair, *J Endovasc Ther* 8:380–389, 2001.
48. Amparo EG, Hoddick WK, Hricak H, et al: Comparison of magnetic resonance imaging and ultrasonography in the evaluation of abdominal aortic aneurysms, *Radiology* 154:451–456, 1985.
49. Krinsky GA, Rofsky NM, DeCorato DR, et al: Thoracic aorta: comparison of gadolinium-enhanced three-dimensional MR angiography with conventional MR imaging, *Radiology* 202:183–193, 1997.
50. Prince MR, Narasimham DL, Stanley JC, et al: Gadolinium-enhanced magnetic resonance angiography of abdominal aortic aneurysms, *J Vasc Surg* 21:656–669, 1995.
51. Engellau L, Albrechtsson U, Dahlstrom N, et al: Measurements before endovascular repair of abdominal aortic aneurysms. MR imaging with MRA vs. angiography and CT, *Acta Radiol* 44:177–184, 2003.
52. Yamada N, Okita Y, Minatoya K, et al: Preoperative demonstration of the Adamkiewicz artery by magnetic resonance angiography in patients with descending or thoracoabdominal aortic aneurysms, *Eur J Cardiothorac Surg* 18:104–111, 2000.
53. Kudo K, Terae S, Asano T, et al: Anterior spinal artery and artery of Adamkiewicz detected by using multi-detector row CT, *AJNR Am J Neuroradiol* 24:13–17, 2003.
54. Yoshioka K, Niinuma H, Ohira A, et al: MR angiography and CT angiography of the artery of Adamkiewicz: noninvasive preoperative assessment of thoracoabdominal aortic aneurysm, *Radiographics* 23:1215–1225, 2003.
55. Cabellon S Jr, Moncrief CL, Pierre DR, et al: Incidence of abdominal aortic aneurysms in patients with atheromatous arterial disease, *Am J Surg* 146:575–576, 1983.
56. Ohman EM, Fitzsimons P, Butler F, et al: The value of ultrasonography in the screening for asymptomatic abdominal aortic aneurysm, *Ir Med J* 78:127–129, 1985.
57. Twomey A, Twomey E, Wilkins RA, et al: Unrecognised aneurysmal disease in male hypertensive patients, *Int Angiol* 5:269–273, 1986.
58. Allen PI, Gourevitch D, McKinley J, et al: Population screening for aortic aneurysms, *Lancet* 2:736, 1987.
59. Allardice JT, Allwright GJ, Wafula JM, et al: High prevalence of abdominal aortic aneurysm in men with peripheral vascular disease: screening by ultrasonography, *Br J Surg* 75:240–242, 1988.
60. Collin J, Araujo L, Walton J, et al: Oxford screening programme for abdominal aortic aneurysm in men aged 65 to 74 years, *Lancet* 2:613–615, 1988.
61. Shapira OM, Pasik S, Wassermann JP, et al: Ultrasound screening for abdominal aortic aneurysms in patients with atherosclerotic peripheral vascular disease, *J Cardiovasc Surg*

(Torino) 31:170–172, 1990.
62. Andersson AP, Ellitsgaard N, Jorgensen B, et al: Screening for abdominal aortic aneurysm in 295 outpatients with intermittent claudication, *Vasc Surg* 25:516–520, 1991.
63. Spiridonov AA, Omirov ShR: Selective screening for abdominal aortic aneurysms by using the clinical examination and ultrasonic scanning, *Grud Serdechnososudistaia Khir* 33–36, 1992.
64. MacSweeney ST, O'Meara M, Alexander C, et al: High prevalence of unsuspected abdominal aortic aneurysm in patients with confirmed symptomatic peripheral or cerebral arterial disease, *Br J Surg* 80:582–584, 1993.
65. Karanjia PN, Madden KP, Lobner S: Coexistence of abdominal aortic aneurysm in patients with carotid stenosis, *Stroke* 25:627–630, 1994.
66. Molnar LJ, Langer B, Serro-Azul J, et al: Prevalence of intraabdominal aneurysm in elderly patients, *Rev Assoc Med Bras* 41:43–46, 1995.
67. al-Zahrani HA, Rawas M, Maimani A, et al: Screening for abdominal aortic aneurysm in the Jeddah area, western Saudi Arabia, *Cardiovasc Surg* 4:87–92, 1996.
68. Arnell TD, de Virgilio C, Donayre C, et al: Abdominal aortic aneurysm screening in elderly males with atherosclerosis: the value of physical exam, *Am Surg* 62:861–864, 1996.
69. Fink HA, Lederle FA, Roth CS, et al: The accuracy of physical examination to detect abdominal aortic aneurysm, *Arch Intern Med* 160:833–836, 2000.

第 39 章　腹主动脉瘤的外科治疗

David H.Stone，Jack L.Cronenwett

腹主动脉瘤（abdominal aortic aneurysms，AAAs）已成为老年人的主要死因。在美国，AAA 破裂位于总体死因的第 15 位，在 55 岁以上的男性中位于第 10 位[1]。据统计，30% ～ 40% 的 AAAs 破裂患者到达医院后未行手术治疗即死亡[2]，而手术死亡率为 40% ～ 50%[3-7]，即 AAA 破裂的总体死亡率高达 80% ～ 90%[8-10]。随着手术技术和围术期管理水平的不断提高，多数择期手术的死亡率下降到 5% 以内[3]，但遗憾的是，在过去 20 年中，AAAs 破裂的高死亡率仍未降低。此外，AAAs 破裂也增加了医疗成本，从而带来了沉重的负担。有报道表明，如果 AAAs 在破裂前得到修补，可节省 5 000 万美元，并挽救 2 000 人的生命[11]。另一项研究表明，AAAs 急诊手术会给医院增加 24 655 美元 / 人的经济支出[12]。在严格控制医疗成本的今天，这些数据有极其重要的意义。因此，AAAs 已成为血管外科医生关注的焦点及所有医生关心的常见健康问题。

定义

多数主动脉瘤为真性动脉瘤，具有主动脉壁全层结构，位于肾下方。Pierce 等指出[13]，正常主动脉直径从胸主动脉（男性 28 mm）到肾下方（男性 20 mm）逐渐减小。正常男性的平均主动脉直径比女性大 2 mm 左右，并随年龄、体表面积的增加而增加[13]。AAA 患者肾动脉下主动脉平均直径为 2 cm，因此建议肾动脉下 AAA 定义为直径超过 3 cm 的主动脉瘤，无须考虑其他复杂因素如性别或体表面积等。虽然该定义适用于大多数人群，但临床上对病人多采用以下标准：较无动脉瘤的邻近血管扩张 ≥ 50%，即定义为动脉瘤[14]。这尤其适用于动脉细小的患者，如果周围主动脉直径只有 1.5 cm，而肾动脉下主动脉有 2 cm 的局部扩张，可能为动脉瘤形成。

择期 AAA 修复术的治疗决策

对 AAA 患者而言，无论观察或是行择期手术修复，都应考虑到以下几点：①观察过程中 AAA 破裂的风险；②修复手术的风险；③患者的生存预期；④患者的个人意愿[15-16]。新近两项随机研究为 AAA 治疗方式的选择提供了重要信息。英国（UK）小动脉瘤研究随机选取了 1090 名年龄在 60 ～ 76 岁的患者，比较了 AAA 直径在 4 ～ 5.5 cm 患者选择早期手术或密切观察的临床效果[17]。AAA 直径在 4 ～ 4.9 cm 的观察组患者每 6 个月复查超声一次，而 AAA 直径在 5 ～ 5.5 cm 的观察组患者每 3 个月复查超声一次。如果 AAA 直径超过 5.5 cm，或者 AAA 内径扩张速度大于 1 厘米 / 年，AAA 逐渐变薄，或者需要行髂动脉瘤或胸主动脉瘤修补术时，这时建议行外科修补术。1998 年初次报道的结果显示，通过平均 4.6 年的随访观察，上述两组患者生存率无显著差异。3 年后，早期手术治疗组患者晚期生存率有所提高，但无显著差异。值得注意的是，约 60% 观察组的患者平均在 2.9 年后均行外科治疗，且动脉瘤破裂率每年约为 1%。

2002 年，UK 试验公布了长期随访研究的结果[18]。早期手术治疗组在 8 年后生存率有所提高（生存率提高了 7.2%），但非手术组因 AAA 破裂所致的死亡率较低（6%）。早期手术组的戒烟率较高，可能也是导致总体死亡率下降的原因。另有 12% 的观察组患者在延期随访中进行了外科修补术，使总手术率达到 74%。在观察组中，仅 5% 的男性发生了致死性 AAA 破裂，而女性占 14%。女性动脉瘤破裂的风险是男性的 4 倍，这也提示研究者在建议女性患者进行 AAA 修复术时应适当减低动脉瘤直径标准。

2002 年报道了在美国退伍军人（VA）医院进行的动脉瘤检测及管理（ADAM）研究[19]，该研究选取了 1 163 名退伍军人（99% 为男性），年龄为 50 ～ 79 岁，动脉瘤直径 4 ～ 5.4 cm，且随机分为观察组及早期手术组。观察组每 6 个月复查超声或 CT，如动脉瘤增长至 5.5 cm，6 个月内扩张超过 0.7 cm 以上或 1 年内超过 1 cm，或出现 AAA 相关症状时行外科手术治疗。CT 检查作为 AAA 直径测量（即在任一垂直于动脉平面测得的横断面的最大值）的初始评价方法。超声检查用于多数观察组患者的随访观察，但当 AAA 直径大于 5.3 cm 时须行 CT 检查。患有严重心肺疾病的患者因无法保证定期复查而予以排除。与 UK 研究结果相似，通过随访 4.9 年，两组患者的生存率无显著差异。同样，观察组有超过 60% 的患者进行了外科手术。在观察组中，初始 AAA 直径用于预测行外科手术治疗的可能性，AAA 直径为 4 ～ 4.4 cm 的患者有 27% 在随访过程中进行了手术治疗，而 AAA 直径为 4.5 ～ 4.9 cm 及 5 ～ 5.4 cm 的患者中，分别有 53% 及 81% 进行了手术治疗。早期手术组及观察组的死亡率分别为 2.7% 及 2.1%，且观察组 AAA 破裂风险为每年 0.6%。该试验进一步证实了 UK 的研究结果：对于 AAA 直径 4 ～ 5.5 cm 的患者，虽然手术死亡率很低，但早期手术并未见明显获益。两项研究中观察组患者依从性均较高。Ouriel 等通过 20±12 个月的观察，比较了超声观察组及 AAA 早期介入治疗组，发现两组 AAA 破裂发生率、动脉瘤相关性死亡率及总体死亡率无显著差异 [20]。

综上所述，上述两项随机研究结果表明，虽然男性患者手术死亡率低，但对于定期复查的男性患者而言，当 AAA 直径增至 5.5 cm 再行手术治疗是安全的。但前提是观察组患者的依从性要好。Valentine 等 [21] 报道了另一组 VA 患者，在 101 名 AAA 观察组患者中有 32 名患者未定期复查，其中的 3 ～ 4 人发生了 AAA 破裂。此外，UK 研究中女性 AAA 破裂发生率更高，这一结果也提示应重视在全面评估患者病情（破裂风险、手术风险、预期寿命、个人意愿等）基础上的个体化治疗。

手术风险

不同患者手术风险的差异取决于特定的危险因素。Steyerberg 等 [22] 进行的 meta 分析结果显示，7 个预后因素对 AAA 修复术后的死亡率具有独立预测价值，并进一步计算出这些因素的相对危险性（表 39-1）。其中死亡率增加最重要的因素为肾功能不全（肌酐 > 1.8 mg/dl）、心功能不全（心源性肺水肿、颈静脉怒张、奔马律）、静息心电图有缺血改变（ST 段压力 > 2 mm）。但当存在心、肾、肺功能异常等与年龄高度相关的合并症时，年龄对手术死亡率的影响不大（每增加 10 岁死亡率仅增加 1.5 倍）。这也可以解释为什么多项研究中八十多岁的 AAA 患者修复术后死亡率与年轻人相当 [23]。

基于上述分析，Steyerberg 等 [22] 设计了一个预测 AAA 修补术后死亡率的公式（表 39-2）。这一评分系统包括 7 个独立危险因素以及某一特定中心的平均总体死亡率。在某中心的总体手术死亡率为 5%，未合并心、肾、肺部并发症的 70 岁患者其预测死亡率为 2%，而如同时有上述并发症，其预测死亡率升至 40%。因此，这一预测对是否选择手术治疗有重要作用。L'Italien 等 [24] 通过建立类似的贝叶斯模型用于评估心血管疾病患者围术期的心脏风险，进一步证实双嘧达莫 - 铊研究对存在心源性死亡可能患者的额外预测价值。该研究同时发现，冠状动脉旁路移植术（CABG）5 年内可将 AAA 术后心肌梗死（MI）或死亡风险降至原来的 1/2.2。虽然该统计模型不能代替临床研究，但有助于筛选高危患者。如果 AAA 破裂风险不高，这些患者可能会从进一步的评价、减少危险因素或内科治疗中获益，而不是从手术中获益。

表 39-1 择期 AAA 修复术后死亡率的独立危险因素

危险因素	ODDS 比率*	95% 的可信区间
Cr > 1.8mg/dl	3.3	1.5 ～ 7.5
CHF	2.3	1.1 ～ 5.2
缺血心电图	2.2	1 ～ 5.1
肺功能障碍	1.9	1 ～ 3.8
年龄（每十岁）	1.5	1.2 ～ 1.8
女性	1.5	0.7 ～ 3

* 是指那些没有这些危险因素人群的相对危险性。

CHF，充血性心力衰竭；Cr，肌酐。

摘自 *Steyerberg EW, Kievit J, de Mol Van Otterloo JC, et al: Perioperative mortality of elective abdominal aortic aneurysm surgery. A clinical prediction rule based on literature and individual patient data.Arch Intern Med 155: 1998-2004, 1995.*[22]

与 Steyerberg 研究组的观点一致，Hallin 等 [5] 认为肾衰竭是死亡率最强的预测因素，可使死亡风险增加 4 ～ 9 倍。心血管疾病（冠心病、心功能不全或既往心肌梗死病史）可使手术死亡风险增加 2.6 ～ 5.3 倍。高龄以及女性似乎也与死亡率增加相关，但相关证据不足。前瞻性研究为手术风险的预测因素提供了有价值的数据。加拿大动脉瘤试验中，总手术死亡率为 4.8%[25]。死亡相关的术前预测包括心电图缺血表现、慢性肺病和肾功能不全。UK 小动脉瘤随机研究通过单因素分析发现，高龄、1 秒钟用力呼吸量（FEV_1）偏低及肌酐水平升高与死亡率密切相关 [26]。通过多变量统计分析消除了年龄因素的影响，而肾及

表39-2 AAA修复术后死亡率的预测

1. 外科医生相关的平均手术死亡率										
死亡率（%）：		3		4	5	6	8		12	
得分：		-5		-2	0	+2	+5		+10	
2. 患者的危险因素										
年龄（岁）：		60			70		80			
得分：		-4			0		+4			
性别：		女性			男性					
得分：		+4			0					
心脏合并症：		MI			CHF		ECG 缺血表现			
得分：		+3			+8		+8			
肾合并症：		Cr ＞ 1.8 mg/dl								
得分：		+12								
肺部合并症：		COPD，呼吸困难								
得分：		+7								
3. 估计手术死亡率									总分：________	
总分：	-5	0	5	10	15	20	25	30	35	40
死亡率：(%)	1	2	3	5	8	12	19	28	39	51

总分为每项危险因素得分总和（第 2 部分），包括外科医生相关的 AAA 修复术平均死亡率（第 1 部分）及根据该表预测患者的死亡率（第 3 部分）。

AAA，腹主动脉瘤；CHF，充血性心力衰竭；COPD，慢性阻塞性肺病；ECG，心电图；MI，心肌梗死。

摘自 *Steyerberg EW, Kievit J, de Mol Van Otterloo JC, et al: Perioperative mortality of elective abdominal aortic aneurysm surgery. A clinical prediction rule based on literature and individual patient data.Arch Intern Med 155: 1998-2004, 1995.*[22]

肺部疾病仍是手术死亡率增加的强预测因素。对于肌酐水平低于平均值，且 FEV_1 高于平均值的年轻患者而言，其预测手术死亡率为 2.7%；而对于肌酐高于平均值，但 FEV_1 低于平均值的高龄患者其预测手术死亡率为 7.8%。U.K. 试验的研究人员认为 Steyerberg 的预测公式并不适用于 U.K. 试验的患者，但他们的随机研究中并未收集心功能不全的病史资料（在 Steyerberg 分析中被认为是最强的预测因素之一）。几项利用现有数据的人群研究发现女性与高手术风险有关[3,22,27-28]，但这些数据对并发症的选择不够精确，因此无法全面衡量合并症对最终结果的影响[29]。此外，一项前瞻性研究并未发现性别与手术死亡率有关[26,30]。

在最近的新英格兰血管研究中，Beck 等评估了开放式动脉瘤修补术及动脉瘤腔内修复术后 1 年死亡率的相关危险因素。在该研究中，选取了 2003—2007 年中进行的动脉瘤修补术的 1 387 名患者，其中 748 名患者行开放式手术，而 639 名患者行腔内修复术。与其他研究结果一致，开放式手术后 1 年死亡率的独立危险因素包括年龄（70 岁以上）、慢性阻塞性肺部疾病（COPD）、慢性肾功能不全（肌酐大于 1.8 mg/dl），以及肾上腺主动脉的位置。同样，动脉瘤腔内修复术后 1 年死亡率的危险因素包括心功能不全以及动脉瘤的直径。术后 1 年死亡率与现存危险因素的数量呈线性相关，因此在选择动脉瘤修补术时也应考虑到这一点[31]。

预期寿命

对预期寿命的评估是判断患者是否可以从预防性 AAA 修复中获益的重要标准。多数 AAA 患者有长期吸烟史，同时合并多种疾病，尤其是冠心病、慢

相比，血管内修复术的手术相关死亡率降低，但术后1年生存率无差别。EVAR Ⅱ研究将研究对象随机分为开放手术联合血管内修补组以及非手术治疗组，该项研究发现与非手术组相比，血管内修复组的生存率无显著增加。但该研究发现，血管内修复组多数AAA破裂发生在手术推迟期间，因此，血管内修复组的预后似乎更差。另外，EVAR Ⅱ研究中27%的患者由非手术治疗组转到血管内修复组，也在一定程度上影响了该研究结果 [71,75-77]。同样，OVER研究将研究对象随机分为开放性手术组及血管内修补组，发现与开放性手术组相比，血管内修复组患者围术期死亡率显著降低（0.5%vs.3.0%）。但术后2年的总体死亡率无差别。该研究也进一步证实与开放性手术相比，血管内修复组可缩短手术时间、减少术中出血及输血、缩短机械通气时间、减少住院及重症监护时间 [78]。

上述研究证实了血管内修补术以及开放性手术的多项优势，但最终治疗方式必须根据患者情况进行选择，尤其对于高手术风险的患者。随着支架置入术应用范围的改变，支架技术的发展在将来应被重视。

围术期管理

术前静脉注射抗生素可降低人造血管感染的风险 [79]。维持静脉通路，常规监测动脉内压并用Foley导管监测尿量应作为常规处理。对于有严重心脏病的患者，不论是在术中还是术后早期，肺动脉导管监测体液平衡有助于指导血管扩张药或收缩药的使用，还可测量混合静脉血氧张力，评价全身的循环状态。对于某些患者而言，经食管超声心动图可用于测量其心室容积，发现室壁运动异常并指导液体输入及血管活性药物的应用。虽然肺动脉导管的应用较为常见，但某些研究发现，在AAA手术期间使用并未显示其优越性 [80-81]。然而这些研究通常排除了高危患者，而这些患者最有可能从中获益。由于该技术并非没有风险，因此选择性应用比常规应用可能更为合适。

AAA修复术中失血常需要输血治疗，为避免同种异体输血感染的风险，术中自体血回输和术前自体采血的应用逐渐增加。但对此进行的价-效研究对这种常规做法提出了质疑 [82-84]。对高龄患者，如预期寿命短于输血相关病毒感染发作所需的时间，则自体采血的必要性下降。由于同种异体输血越来越安全，且择期AAA修复术输血需求有所下降，故自体采血用于高龄心血管病患者的价-效比似乎不高 [82]。目前AAA修复术中自体血回输的安全性已得到证实，因此其应用十分广泛 [85]。由于AAA修复术中很难预测失血量，因此多数外科医生对大量失血患者采用自体血回输。对心输出量减少的患者而言，AAA术中维持足够的红细胞比容以保证氧气输送是很重要的。一项研究表明，行血管外科手术的患者，术后红细胞比容＜28%与心脏病发生率升高密切相关 [86]。

主动脉手术时维持正常体温对预防凝血障碍、及时拔管和维持正常代谢功能非常重要。Bush等 [87] 的综述指出，在行择期AAA修复术的患者中，与体温正常的患者相比，低体温（＜34.5℃）的患者更易发生器官功能障碍（53%vs.29%），且死亡率也更高（12%vs.1.5%）。术中发生低体温唯一的预测因子为女性，但低体温期延长与初期低体温有关，说明使低体温的患者复温较为困难。近期的一项随机研究发现，术中体温正常（36.7℃）的患者较低体温（35.4℃）的患者心脏病发生率降低（1.4%vs.6.3%）[88]。为预防低体温的发生，应使患者置于循环热气毯内，静脉输注的液体（包括从自体回输装置循环的血液）在使用前应提前加温。

在开放性AAA手术中，虽然有大量数据的支持，但缺血预处理对降低围术期心肌梗死发生率的作用仍不明确。在最近的一项大规模研究中，Ali等将82名行开放性AAA修复术的患者随机分为缺血预处理组及对照组。缺血预处理的步骤包括顺序钳夹髂内总动脉10分钟，然后再分别灌注。研究者指出与对照组相比，缺血预处理组围术期心肌梗死发病率降低，且护理时间缩短 [89]。

麻醉

几乎所有患者在AAA修复术时均行全身麻醉。在术前即给予持续硬膜外麻醉直至术后镇痛，应用越来越广泛 [90]。该方法麻醉程度轻于全麻，其通过硬膜外阻滞达到持续镇痛，另外的优点包括减轻交感-儿茶酚胺系统的应激性反应，以减少心脏并发症。一项随机研究对比了全麻和全麻-硬膜外麻醉，发现全麻-硬膜外联合麻醉组的死亡率、心脏事件、感染和总体并发症的发生率均低于全麻组 [91]。但另一项随机研究并未发现上述益处 [92]，说明围术期管理的细节处理和患者选择会影响硬膜外麻醉的效果。此外，硬膜外麻醉的优势可能会在术后，而不是术中体现 [93]。

基于最近的随机对照研究所得的数据，围术期使用β受体阻断药还有争议 [94]。Pasternack等 [95] 的早期研究发现，行血管外科手术的患者术前应用美托洛尔，与未用美托洛尔的对照组相比，心率明显下降，且术中心肌缺血的发生率明显降低。Mangano 等 [96] 进行的第一项随机、安慰剂对照研究，评价了阿替洛尔在有 CAD 风险并行非心脏外科手术的患者中的作用（术前、术后即刻静脉注射，住院期间口服）。在阿替洛尔组，由于心脏事件发生率的降低，出院后 2 年的死亡率均降低（3%vs.14% 出院后一年死亡率）。在另一项独立研究中发现，阿替洛尔组术后 48 小时内及术后 0 ～ 7 天心肌缺血发生率分别降低了 50% 和 40%[97]。围术期发生心肌缺血的患者在术后 2 年更易发生死亡。Poldermans 等 [98] 在一项随机研究中选取了行主动脉或下肢动脉重建术、多巴酚丁胺超声心动图异常的患者为研究对象，发现与对照组相比，术前应用 β 受体阻断药比索洛尔组的围术期心脏死亡事件明显下降（17%vs.3%）。此外，非致死性心肌梗死的发生率在安慰剂组为 17%，比索洛尔组为 0。在随后发表的研究中，Poldermans 等又报道了在平均随访 22 个月后，围术期使用 β 受体阻断药的患者心脏事件发生率明显降低（12%vs.32%）[99]。

然而，在最新的 POISE 随机对照研究中，对 23 个国家、190 家医院的 8 351 名患者进行研究后，却得到了相反的结果。POISE 研究比较了美托洛尔或安慰剂对行非心脏手术患者的影响。研究结果显示，美托洛尔组心血管死亡的复合终点、非致死性心肌梗死、非致死性心搏骤停均有明显降低。但是，该研究也发现了与安慰剂组相比，美托洛尔干预组的死亡率及卒中发生率均有增加 [94]。虽然上述结果看似矛盾，β 受体阻断药适用于对围术期心率的控制，但如初始剂量过大或对患者血流动力学状态不明时不适用 [100]。

综上所述，目前对 β 受体阻断药并未充分应用，可能是对慢性阻塞性肺部疾病（COPD）或曾患心衰的患者的使用有所顾虑。但目前一致认为长期使用 β 受体阻断药可改善心力衰竭患者的预后 [101-102]。此外，Gottlieb 等 [101] 认为慢性阻塞性肺部疾病并不是 β 受体阻断药使用的禁忌证。他们发现与未使用 β 受体阻断药的患者相比，使用 β 受体阻断药的 COPD 患者心肌梗死后死亡率减少 40%。在 Mangano 的研究中，对研究对象唯一的排除标准是 ECG 异常，因为 ECG 异常可能不会观察到新发的缺血事件。在该研究中，仅心率 < 55 次 / 分，收缩压 < 100 mmHg、急性支气管痉挛、存在心力衰竭以及Ⅲ度房室传导阻滞的患者未给予 β 受体阻断药。该研究证实常规使用 β 受体阻断药对所有行 AAA 修复术的患者几乎都适用。

与 ACC/AHA 指南对于非心脏手术治疗的建议一致，在该患者队列中常规应用抗血小板药物。但抗血小板药物（包括阿司匹林及氯吡格雷）的相关出血风险仍是具有争议的。英格兰血管研究小组的一项最新研究通过对 AAA 血管内修补术、开放性手术、颈动脉内膜切除术，以及 AAA 低位搭桥术等再次手术的出血风险进行观察，发现术前使用抗血小板药物（包括单独使用阿司匹林、单独使用氯吡格雷以及联合使用阿司匹林及氯吡格雷）并不会增加上述手术出血相关并发症的发生率 [103]。

切口的选择

AAA 修复术可通过腹膜前切口（正中或横切口）（图 39-1）或腹膜后切口完成（图 39-2）。经腹膜正中切口能较快完成且术野开阔，但术后上腹痛导致肌僵直，肺部并发症较多。腹部横切口在脐上方或下方时，打开及关闭腹腔耗时较长，但肺部并发症和晚期切口疝的发生较少。腹膜后切口从腹直肌外侧缘直至第 10 或 11 肋间，可充分暴露肾下或肾上主动脉，但

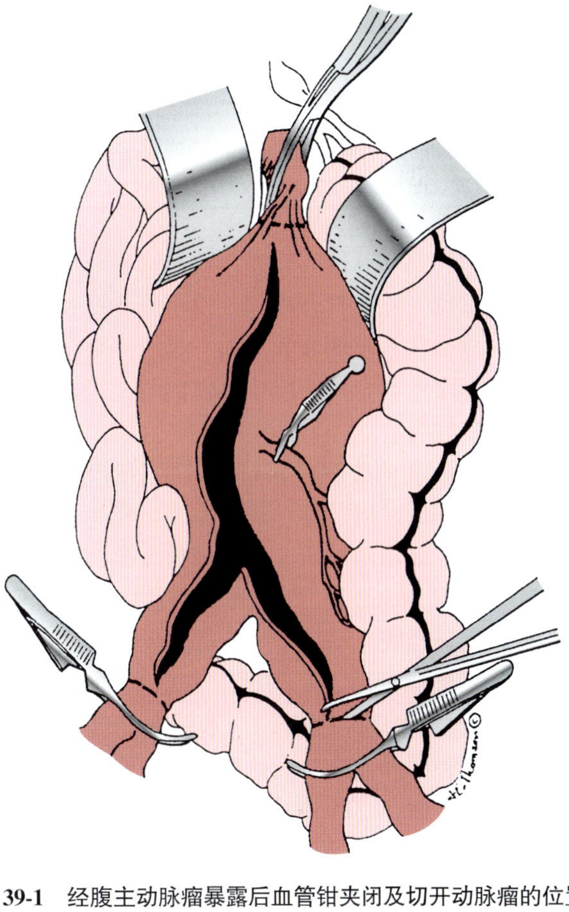

图 39-1　经腹主动脉瘤暴露后血管钳夹闭及切开动脉瘤的位置

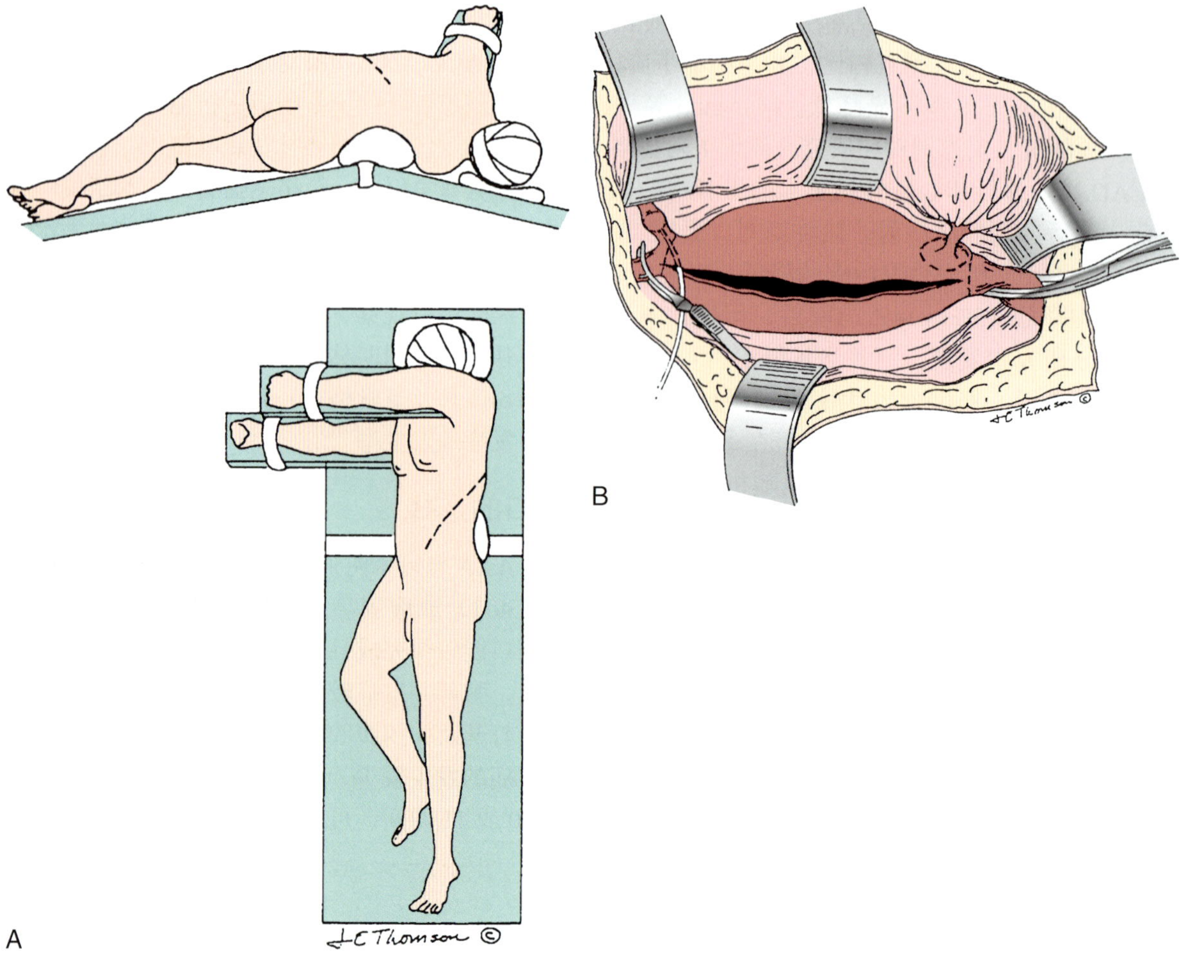

图 39-2 **A**，腹膜后切口修复腹主动脉瘤时皮肤定位及切开位置；**B**，经腹膜后暴露主动脉，须向前牵拉左肾动脉，以便修复肾以上腹主动脉瘤。左肾动脉可作为合适的 Carrel 补片，球囊导管可阻断右髂动脉

对侧肾动脉和髂动脉暴露较差，而且这种方法不能暴露腹腔内脏器，除非打开腹膜。由于脾比肝易于游离和牵拉，故通常从左侧腹膜后而不是右侧显露腹主动脉上段。当腹壁吻合口不能位于左侧时，可采用右侧腹膜后切口[104]。

近年来，左侧腹膜后切口因其术后肺部并发症、肠梗阻发生率低，以及静脉输液需要量较少，再次得到广泛关注。多项随机研究从多种角度探讨腹膜后切口的优势，但 Sicard 等[105]指出，与腹膜后主动脉手术切口相比，经腹主动脉手术肺部并发症的发生率相似，但迟发性肠梗阻、小肠梗阻及总体并发症较多。Cambria 等[106]发现经腹膜切口术后恢复进食时间略有延长，但肺部并发症、输血或输液需要量，或其他术后并发症方面，二者并无差别。

在最近的随机研究中，Sieunarine 等[107]发现经腹膜切口与腹膜后切口相比，在手术时间、血管阻断时间、失血量、补液量、麻醉程度、胃肠功能恢复、ICU 监护时间或住院时间上无差别。在长期随访中发现腹膜后切口组伤口方面存在的问题较多（切口疝、膨出以及疼痛）。上述结果表明，多数情况下 AAA 修复术切口的选择与个人偏好有关。但在不同患者，经腹膜切口和腹膜后切口各有优势。腹膜后切口的相对适应证包括：曾多次经腹膜手术、腹部条件不允许、腹壁造口、马蹄肾、感染性动脉瘤或拟行肾上腺主动脉内膜切除术或吻合术。经腹膜切口的相对适应证包括 AAA 破裂、同时存在腹腔内疾病、诊断不清、左侧腔静脉、双侧髂动脉大动脉瘤或须显露双侧肾动脉。每种途径都各有优势，因此外科医生应熟练掌握这两种技术。

经腹腔途径

经腹膜切口进入腹腔后，应全面探查腹腔脏器以除外其他异常情况，并估测动脉瘤的大小。将横结肠推向上方，分离 Treitz 韧带，将小肠推向右侧。使用固定的自动牵引器对显露术野很有帮助。于肠系膜根部左侧纵向切开腹膜，显露动脉瘤，切口从胰腺下缘直至正常髂动脉水平。应注意避开输尿管，尤其是分离至髂动脉分叉处，因为输尿管通常由此经过。支配盆腔的自主神经走行于左髂总动脉近端的前方，应和周围的腹膜后组织一同牵拉以避免受损，防止男性患者出现性功能障碍。分离出左肾静脉，必要时可牵拉至上方，以充分显露动脉瘤颈。注意避免撕裂肾静脉分支，尤其是向下走行的腰静脉（多位于主动脉左侧），分离出腰静脉后，左肾静脉得以游离才能牵至上方。有时不分离出左肾静脉，就不能显露动脉瘤近端。这种情况下，应在左肾静脉与腔静脉连接处，通过肾上腺和性腺分支静脉保持侧支引流。Sampson 等 [108] 选取 56 名患者在主动脉开放性手术时行左肾静脉分离及结扎术，结果发现并未增加相关的手术并发症。多数情况下不需要行再吻合术，但如果出现肾静脉充血、肿胀，说明侧支引流不充分，可进行再吻合术。

充分暴露主髂动脉后，在动脉瘤近端和远端放置血管钳，阻断正常主动脉和髂动脉。无论肾动脉下 AAA 近端位置如何，最好使主动脉近端吻合口位于肾动脉附近，防止残余的肾动脉下主动脉瘤发生坏死。如 AAA 累及或达到肾动脉水平，将血管钳置于腹腔干动脉近端更为安全，而不要置于肾动脉和肠系膜上动脉（SMA）之间。Green 等 [109] 发现，肾动脉下 AAA 修复术时，将血管钳置于肾动脉和 SMA 之间，与置于腹腔干动脉近端相比，手术死亡率更高（32%vs.3%），需要透析的肾衰竭发生率也更高（23%vs.3%）。他们认为肾旁主动脉对动脉粥样硬化碎片的清除能力比腹腔干动脉更强，因此血管条件更佳。肾、下肢、小肠动脉的粥样硬化斑块栓塞，或者主动脉或肾动脉损伤均可导致并发症的发生。

其他研究者也认为阻断腹腔干上的主动脉相对安全，通过分离胃肝韧带和膈脚很容易完成上述操作 [110]。但经过筛选的患者血管无斑块时，在肾动脉和 SMA 之间阻断主动脉也是安全的 [111]。某些情况下也可阻断动脉瘤远端，但通常因动脉瘤的异常改变或钙化而选择阻断髂动脉。要注意分离主动脉近端及髂动脉的正常血管区域，以减少血管钳夹损伤或斑块碎片导致的动脉栓塞。当髂动脉存在弥漫性钙化时，血管损伤不可避免，此时需要用球囊导管进行腔内阻断或将人工血管延伸至股动脉。多数情况下，可将血管钳置于主动脉和髂动脉前后位，而不需要切开血管后壁，因此不需要完全钳夹主动脉和髂动脉。这样做可最大限度地减小腰静脉和髂静脉损伤的可能。当存在动脉后壁斑块时需要将血管钳横向置于主动脉或髂动脉上，此时需要在动脉后方小心切开，避免损伤静脉。

40% ～ 50% 的 AAA 患者可使用直形（管形）人造血管，不需要延伸至髂动脉 [30,112]。虽然有学者提出在 AAA 修复时采用人工管型血管可导致髂动脉处动脉瘤的进一步发展，但随后的研究显示，如果 AAA 修复时不存在髂动脉瘤，则不会有临床影响 [113]。其余 50% ～ 60% 的患者，由于动脉瘤扩展至髂动脉，或主动脉分叉处有严重钙化，AAA 修复术时须使用延伸至髂动脉的分叉型人造血管。当存在严重的髂动脉阻塞，或偶有与深处盆腔动脉吻合有关的技术困难时，可使用延伸至股动脉的人造血管。与股动脉吻合相比，更多的是进行髂动脉吻合，因为发生感染和假性动脉瘤等并发症较少。

目前 AAA 修复术的人造血管包括针织涤纶、表面覆盖胶原或明胶的针织涤纶（可减少其孔隙）、涤纶布以及聚四氟乙烯（PTFE），但还没有证据显示上述哪种效果更好。一项前瞻性对照研究发现，PTFE 与涤纶的长期作用是相同的，但 PTFE 早期移植失败及移植相关败血症发生率较高 [114]。与此相反，多数外科医生倾向于使用不易通透的人造血管，以避免发生栓塞，因此会选择经浸泡的针织涤纶、PTFE 或涤纶布 [116]。这不仅节约时间，更易于避免出血，而且待打开动脉瘤后再选择人造血管，可选择与邻近的、正常主动脉内径相吻合的人造血管。此外，待打开动脉瘤后再决定选择直型或分叉型血管，而在打开动脉瘤及检查主动脉远端之前则不易判断。

多数外科医生在阻断主动脉时采用肝素抗凝，以减少远端肢体血栓形成。肝素的剂量多根据个人经验而定，一般为 50 ～ 150 U/kg。监测活化凝血时间（ACT）有助于判断手术延长期是否需要追加肝素，以及逆转抗凝时鱼精蛋白的合适剂量 [117]。为减少远端栓塞的风险，在阻断近端和远端血管时，应选取动脉粥样硬化程度最轻的区域进行钳夹。沿动脉瘤前表面纵向切开，如需要后期再移植，则应避开肠系膜下动脉（IMA）。在近端吻合口处水平切开主动脉（图 39-1），为了避免损伤后方静脉，切口不需要延长至主动脉的后壁，但仍有很多外科医生为了更好地显露切口而将主动脉完全切断。取出动脉瘤内的血栓及粥样硬化碎片，缝合结扎后壁腰动脉的出血点。如果IMA较粗大，可用血管钳暂时夹闭（图39-1），以便血管重建完成后评价是否需要行再植手术。如存在髂内动脉病变或技术原因需要结扎髂内动脉，建议行IMA重建。

当被切开的动脉瘤彻底止血后，即可进行近端吻合。一般选取动脉瘤颈部处有明显环形标记的位置作为吻合部位。通常使用聚丙烯缝线牢固缝合主动脉后壁的两层。如主动脉壁较为薄弱，缝合时可加入聚四氟乙烯或涤纶垫片。近端吻合完成后钳夹住人造血管，松开钳夹近端主动脉的血管钳，迅速检查有无缝合点出血并及时止血。如远端吻合口在主动脉附近，方法同上，只是在分叉处以上进行腔内缝合并包绕髂动脉口。如存在髂动脉瘤，则须切开动脉瘤前壁，将人造血管的分支吻合于正常髂动脉（图39-3）。在这种情况下，一般需要将人造血管延伸至髂总动脉分叉处，同时在髂内动脉和髂外动脉进行远端吻合。在少数情况下，髂总动脉远端的动脉瘤不需要同时吻合至髂内动脉（CIA）和髂外动脉（EIA），因为二者分开较远。此时可进行髂外动脉吻合，但要注意保证有足够的盆腔血供，可能需要至少行一侧髂内动脉（IIA）

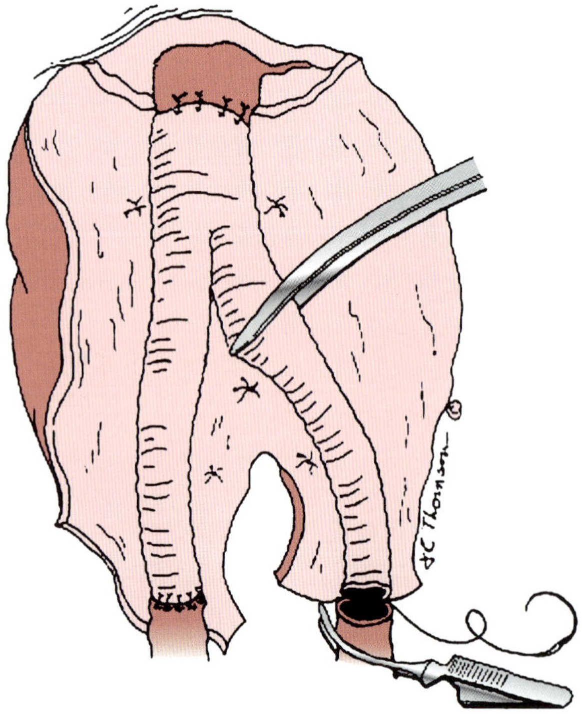

图39-3 AAA修复术中完成髂动脉吻合。腰动脉结扎，循环血流通过右侧移植血管建立

的血管重建。是否需要行髂内动脉血管重建常由后方出血程度来评价，本章下文会详细叙述（孤立性髂动脉瘤）。对左髂动脉的大动脉瘤，乙状结肠系膜的折返有助于通过腹膜后途径吻合至髂总动脉末端，并可避免切断跨过左髂总动脉近端的自主神经。远端吻合结束前，小心移除血管夹，充分冲洗管腔，清除所有的血栓或粥样硬化碎片。

一侧髂动脉（或主动脉远端）吻合完成后，恢复该侧肢体的血流，缓慢释放血管钳，尽量避免出现松钳后低血压。如静脉补液充分，则松钳后较少发生休克。但血流迅速进入远端扩张的血管床，缺血肢端积存的血管活性物质随静脉反流，常会导致低血压的发生。因此血流恢复应逐渐进行，需要适当扩容并与麻醉科医生密切配合，有时需要间断阻断血管，保证充足的血容量，防止低血压的发生。远端肢体和盆腔血流恢复后，检查IMA和乙状结肠。

在下述情况中可贯穿缝合结扎IMA内口，包括：IMA直径较小且与已知的SMA阻塞性疾病无关；放开血管钳后血流良好，乙状结肠颜色、动脉搏动好；至少一侧髂内动脉通畅。当病情不确定时，可能须行乙状结肠多普勒超声检查或IMA残端压力评估，以决定是否需要行IMA重建[118]。如乙状结肠血流灌注欠佳时，应在IMA起始处剪取环状动脉壁（Carrel补片）并与人造血管左侧吻合（图39-4）。然后，观察双足皮肤确定远端动脉搏动情况，或用更复杂的多普勒或脉冲记录，判断远端肢体血供是否充足。如血流减少，动脉造影可鉴别是由于血栓或栓塞所致或是外周血管收缩所致，这种情况在手术时间较长及患者体温低时较常见。栓塞或血栓形成时需要迅速进行外科处理，而血管收缩时要纠正容量不足及恢复体温。

当确认肠道及远端肢体血运良好，且已给予鱼精蛋白中和术中所用的肝素后才算达到止血的条件。在人造血管之上缝合动脉瘤壁及后腹膜，作为人造血管和周围肠管间的组织屏障（图39-5）。关闭过程中，人造血管和上端吻合处必须与其上的十二指肠分开，必要时可将大网膜的蒂放置于人造血管与十二指肠之间，以将二者分开。关腹前仔细检查小肠，并将其归至原位。

腹膜后途径

采用腹膜后切口时，正确的体位对术中充分显露术野非常重要。对多数肾动脉下AAA，采用位于第十一或十二肋的左侧腹膜后切口。患者左肩抬高，与

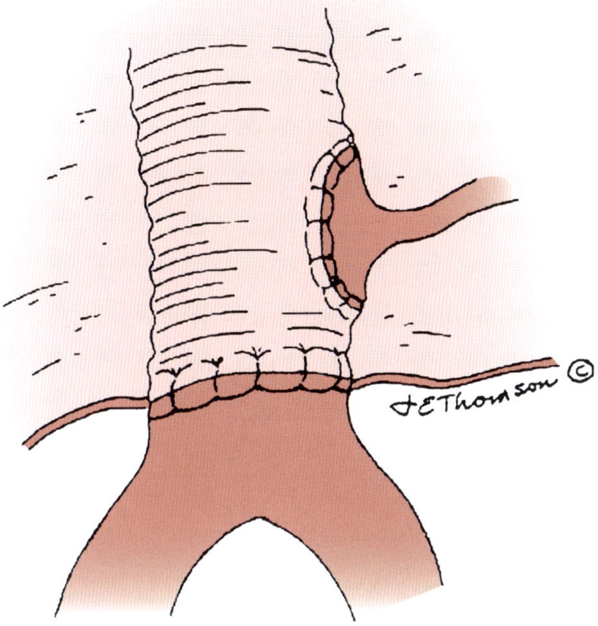

图 39-4　AAA 行人造血管移植修复后用 Carrel 补片技术再植肠系膜下动脉

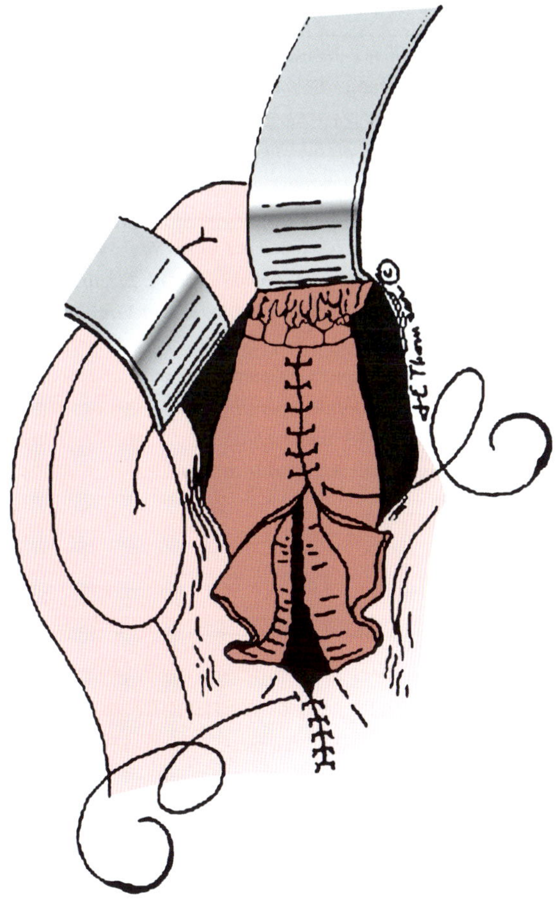

图 39-5　在十二指肠和移植血管之间缝合动脉瘤囊和后腹膜

桌面成 45 ～ 60 度，盆腔保持相对水平。桌面在髂嵴到肋缘中点处屈曲一定角度（图 39-2A），放置豆型气垫有助于保持正确体位。从耻骨至脐连线中点、左侧腹直肌外缘处开始向侧上方弧形切开皮肤，直至第十一或十二肋。如需要充分显露右髂动脉，切口可向下延伸至右下 1/4，或采用右下 1/4 的腹膜后切口。分离腹壁肌肉，在暴露部位的外侧面显露腹膜和腹膜脂肪层前缘。在左肾前方或后方切开后腹膜，分离腹膜后组织，直至显露主动脉。

显露肾动脉下动脉瘤时，打开肾前间隙，保持左肾在正常位置即可。邻近肾动脉或肾动脉上动脉瘤需要向头侧显露更多时，可将肾牵拉至前方，从左肾动脉后方显露主动脉（图 39-2B）。如需要显露的位置较高，切口应更偏向头侧，达第九或第十肋，双肩尽量与桌面垂直，此时需要桌面屈曲角度更大，以打开盆腔与胸廓间术野，同时旋转患者躯干，使盆腔和桌面成 30°。从左肾动脉后显露主动脉时，需要分离出左肾静脉的粗大腰静脉分支，以便将肾和肾静脉推向前方。找到输尿管，从髂动脉分叉处远端小心分离，与肾一起牵拉至中间。

将腹膜组织推向中间可显露 IMA，常分离 IMA 以更完整地显露主动脉分支和右肾动脉，其程度取决于 AAA 的大小。借助于固定的自动牵引器可达到充分显露。必要时打开及松解 AAA 后，更易显露右髂动脉和右肾动脉。进入动脉瘤后多置入球囊导管阻断右髂动脉（图 39-2B），充分显露术野后完成 AAA 修复，方法同前述经腹膜切口。腹膜后途径无法检查结肠和小肠情况，但如果怀疑有腹腔内病变，可打开腹膜进行相关检查。

相关动脉疾病

在择期 AAA 修复术时，同时行肠系膜动脉或肾动脉重建的适应证与单独存在这种动脉疾病时同样适用。这些动脉有严重狭窄的无症状患者，如为低危患者，且 AAA 修复术过程顺利，可同时行预防性血管重建。虽然无症状肠系膜动脉狭窄的自然病程尚未很好阐明，但三支肠系膜动脉均有严重病变的患者似乎是未来肠系膜缺血并发症的高危人群，应该同时行血管重建 [119]。已有研究很好地阐释了肾动脉狭窄的进展过程 [120-121]，但对肾功能正常的非高血压患者来说，该进展过程最终对临床产生的影响很小 [122]。有研究者建议，AAA 修复术中肾动脉在术野附近时，无症状的肾动脉狭窄也应行预防性修复术 [123]。虽然上述情况可能对年龄较轻的低危患者更为适用，但会增加 AAA 修复术的发病率和死亡率，因此有人建议上述预防性修复术只适用于高血压或缺血性肾病患者[124-125]。

AAA 修复术的并发症

虽然择期 AAA 修复术的预后已有较大改善，但还会有严重并发症出现，应尽量避免。一旦发生，应积极纠正，以保证低死亡率，这对决定是否行预防性 AAA 修复术是必要的。AAA 修复术后早期和晚期死因中，心肌梗死均是主要的单器官死亡因素[25]，应仔细评价和积极控制，以降低死亡率。但 Huber 等[84]最近发表的关于择期 AAA 修复术的综述指出，多脏器功能衰竭（MSOF）（57%）比心脏事件（25%）更易导致死亡。继发术后肺炎导致的器官功能障碍是 MSOF 最常见的原因，但多数 MSOF 与恶化器官损伤的心功能不全有关。作为择期 AAA 修复术后的主要死因，MSOF 的发生与某些因素有关。首先，由于现代监护技术的发展，AAA 修复术后死于单系统功能障碍（即使是循环系统）并不多见；其次，对这些患者心脏风险的高度重视可能会减少心脏并发症的不良影响；另外，此研究中 AAA 修复术后伴发的器官疾病和肾动脉疾病较多的老年患者术后发生 MSOF 的可能性最大。择期 AAA 修复术后单系统并发症的相对发生率见表 39-3。

心脏并发症

多数心脏缺血事件发生于术后最初 7 天内，在此期间对高危患者应加强重症监护。最大限度地发挥心脏功能、维持充足的血容量、通过降低心率和血压减少心肌耗氧、保证足够的氧、阻断 β 受体、实施合理有效的麻醉对预防术后心肌缺血非常重要。心功能不全患者术后 HCT（红细胞压积）< 28% 时发生 MI 的风险增加，而心功能正常者则能很好地耐受[126]。术后硬膜外麻醉除了可有效控制疼痛外，通过减少儿茶酚胺应激反应还可减少心肌并发症[91]。

出血

术中或术后出血常由于主动脉近端吻合困难或医源性静脉损伤所致。近端缝线出血，尤其是后方出血且近端吻合口在肾附近时，出血常难以控制。静脉出血多由于手术开始显露术野时损伤了髂静脉或左肾静脉。主动脉远端动脉瘤或髂动脉瘤常与髂静脉紧密相连，切除周围动脉时会非常危险。这种情况下，不必完全切开髂动脉后壁，可充分利用血管钳，或用球囊导管阻塞血管控制出血。切除近端时，后方的左肾静脉或粗大的腰静脉也会带来类似的危险。如术前 CT 扫描未发现这些异常，则静脉损伤的可能性较大。术中失血导致的散在出血多与凝血因子和血小板损耗、低体温有关，须积极恢复体温，补充血小板和凝血因

表39-3 择期AAA修复术后早期（30天内）并发症*

并发症	发生率
死亡	< 5%
所有心脏并发症	15%
心肌梗死	2% ~ 8%
所有肺脏并发症	8% ~ 12%
肺炎	5%
肾功能不全	5% ~ 12%
透析依赖	1% ~ 6%
深静脉血栓形成	8%
出血	2% ~ 5%
输尿管损伤	< 1%
卒中	1%
下肢缺血	1% ~ 4%
结肠缺血	1%
脊髓缺血	< 1%
切口感染	< 5%
移植物感染	< 1%
移植物血栓形成	< 1%

*资料来源于下列研究：*Johnston KW: Multicenter prospective study of nonruptured abdominal aortic aneurysm.Part II.Variables predicting morbidity and mortality.J Vasc Surg 9: 437-447, 1989; Johnston KW, Scobie TK: Multicenter prospective study of nonruptured abdominal aortic aneurysms.I.Population and operative management.J Vasc Surg 7: 69-81, 1988; Olsen PS, Schroeder T, Agerskov K, et al: Surgery for abdominal aortic aneurysms.A survey of 656 patients.J Cardiovasc Surg 32: 636-642, 1991; AbuRahma AF, Robinson PA, Boland JP, et al: Elective resection of 332 abdominal aortic aneurysms in a southern West Virginia community during a recent five-year period.Surgery 109: 244-251, 1991; Diehl JT, Cali RF, Hertzer NR, Beven EG: Complications of abdominal aortic reconstruction.An analysis of perioperative risk factors in 557 patients. Ann Surg 197: 49-56, 1983; and Richardson JD, Main KA: Repair of abdominal aortic aneurysms.A statewide experience.Arch Surg 126: 614-616, 1991.*

子，治疗出血并发症。

肾衰竭

虽然肾动脉下 AAA 修复术后出现肾衰竭很常见，但由于采取了措施使血容量得到补充，保证了正常的心输出量和肾血流，目前肾衰竭已不多见，但仍需要采取预防措施以降低并发症发生的风险。由于静脉使用造影剂有肾毒性，应延迟进行 AAA 修复术，先行动脉造影或增强 CT 扫描以明确是否已有肾功能不全。肾动脉下 AAA 修复术后发生肾衰竭最可能的原因是阻断主动脉近端时，粥样硬化碎片导致肾动脉栓塞。术前 CT 扫描可发现肾旁的粥样硬化碎片或血栓，应暂时在腹腔干上方阻断，直至打开肾动脉下主动脉。术前肾功能不全是术后发生肾衰竭的强预测因素 [25,127]，对这些患者应密切监测。一些证据显示阻断主动脉前静脉输注甘露醇有一定的疗效（≈ 25 g）[127]。有学者曾建议使用呋塞米维持尿量，但这种方法的有效性有待证实；人为增加尿量可能会影响出入量平衡的判断。

胃肠道并发症

任何重要的腹部手术都会出现一定程度的肠道功能障碍，但经腹膜 AAA 修复术、内脏切除术和切断肠系膜根部后出现的麻痹性肠梗阻较其他手术持续时间更长。因此，应严格掌握术后恢复进食的时间。动脉瘤手术后的最初几个星期常发生食欲减退、周期性便秘或腹泻。

择期 AAA 修复术后的乙状结肠缺血是少见但很严重的并发症，发生率占术后患者的 1%，原因可能为 IMA 或髂内动脉的栓塞或结扎 [128-129]。虽然 IMA 常发生慢性阻塞，但离动脉瘤壁太远结扎会阻塞重要的 SMA 侧支循环。幸运的是，有丰富的侧支血管供应乙状结肠，可避免发生缺血。AAA 破裂修复术后发生乙状结肠缺血的概率可增加 3 ～ 4 倍，可能由于相关的低血压和休克增加了缺血的发生风险 [128-130]。人造血管置换后仔细检查乙状结肠非常重要，可通过多普勒超声检查肠壁和肠系膜。主动脉重建后应仔细检查 IMA 后方有无出血，当有搏动性出血、结肠活动良好时才能结扎 IMA。情况不确定时，建议行 IMA 再植或直接行髂内动脉重建 [131]。

术后早期出现腹泻、便血、左下腹疼痛、不明原因的发热或白细胞增多、静脉输液需要量过多时，应考虑是否有结肠缺血，并立即行结肠镜检查。多数可见斑片状局部增厚的黏膜坏死、脱落，给予抗生素并禁食可缓解，但严重者可发生透壁梗死，建议早期再次手术，防止延误病情导致高死亡率。治疗上需要行乙状结肠切除术和结肠造瘘术，如有人造血管感染，需要同时行主动脉移植物切除术，再行旁路移植术。

远端栓塞

AAA 修复术后可能出现肢体远端缺血，多由于动脉瘤移动和阻断主动脉 - 髂动脉时动脉瘤碎片栓塞所致。这种栓子通常较小（*微栓子*），无法通过外科手段清除，会导致一过性的皮肤青紫斑或趾端青紫（第 47 章），患者会出现持续疼痛或皮肤坏死，偶尔需要截肢。有学者建议用低分子右旋糖酐或交感神经切除术治疗这些微栓塞病变，但此法很大程度上只是理想化的。存在较大栓子或远端血管内膜活瓣，尤其是位于病变的髂动脉内时，可能需要手术干预。因此 AAA 修复术后切口关闭前，应仔细检查下肢是否缺血，此时切口仍然开放，而且如果需要，动脉入路也很容易获得。

截瘫

脊髓缺血导致的截瘫在肾动脉下 AAA 修复术后较少见。AAA 修复术中，从髂内动脉或异常低位起源的副脊髓动脉发至脊髓动脉的侧支循环闭塞或栓塞时，可发生脊髓缺血 [132]。由于正常副脊髓动脉源自胸主动脉或腹主动脉上段，故截瘫更常见于胸腹主动脉瘤修复术后。

性功能受损

切除主动脉旁组织时损伤自主神经可导致 AAA 修复术后发生阳痿或逆行射精 [133]。该年龄段阳痿的病因很多，这种并发症的发生率很难确定，常不易发现。近期美国 VA 医院的 ADAM 试验中，有 40% 的男性在 AAA 修复术前即有阳痿 [134]。其他研究多为回顾性调查患者是否术前即有阳痿，相反在 ADAM 试验中，不足 1O% 的患者在术后第一年新发阳痿。新发阳痿的比例随时间增加，术后 4 年超过 60% 的患者出现阳痿，说明该年龄段阳痿病因是多方面的。尤其当神经沿肾动脉下主动脉左侧走行，环绕 IMA，跨过左髂总动脉近端时，注意保护神经以避免损伤，可减少这种并发症，有报道上述情况可见于 25% 的患者 [135-136]。其他可能的原因包括髂内动脉闭塞或栓塞导致的盆腔血流减少。Pettersson 等 [137] 最近的一项研究表明，在一组患者中，当被问及各自性功能时，报道显示在 AAA 修复术后一年内阳痿增加和射精功能增强 [137]。

静脉血栓栓塞

与其他腹部手术相比，肺栓塞和深静脉血栓在 AAA 修复术后较少见，可能是术中抗凝的原因。但发现的深静脉血栓可见于 18% 未治疗的患者 [138]。故术前应积极预防，可间断使用充气加压袜或皮下注射肝素。

功能康复

Williamson 等 [139] 最近总结了开放性 AAA 修复术的功能恢复，他们发现 2/3 的患者在平均 4 个月的时间内完全康复，而 1/3 的患者在平均近 3 年的时间内未完全康复，另外有 18% 的患者表示，虽然对 AAA 破裂的含义有所认识，但经历了康复过程后，他们不会再行 AAA 修复术。11% 最初进入专业护理机构的患者平均住院时间为 3.7 个月，这与 Huber 等的综述中，除家庭康复外，9% 进入专业护理机构的国家管理数据相似。Williamson[140] 在综述中指出，虽然所有患者术前都能行走，但在平均 25 个月的随访期内，仅 64% 能完全独立行走，22% 需要帮助，14% 不能行走。尽管很难确定生活能力丧失的程度与 AAA 修复术的相关性，但报道强调了开放性 AAA 修复术后出现生活能力丧失的概率较高，因此很有必要对长期功能性康复进行更多研究。

长期预后

如前所述，经适当筛选的患者行择期 AAA 修复术后早期（30 天）死亡率 ≤ 5%，而破裂 AAA 修复术后的早期平均死亡率为 54%（不包括修复术前即死于 AAA 破裂的患者）[5,15]。目前研究发现，成功进行 AAA 修复术后 5 年存活率大约为 70%，而在年龄、性别相匹配的普通人群为 80%[41-42,121,141-145]。AAA 修复术后 10 年存活率约 40%，虽然男性和女性生存率相似，但无 AAA 的女性生存期长于男性。因此，AAA 修复术后与性别特异性标准有关的女性生存率低于男性 [146]。一项研究报道 [147] 成功行破裂 AAA 修复术后的生存率与择期修复术是相似的，而在其他研究中是下降的 [148-149]。某项人群分析显示，破裂 AAA 或择期 AAA 修复术后生存率在男性中是相似的，而在破裂 AAA 的女性患者中则明显下降 [146]。总体来说，与年龄、性别相匹配的人群相比，由于动脉瘤患者有更多的相关并发症，AAA 修复术后生存率下降 [33,142]。在老年和男性人群中，AAA 修复术后动脉粥样硬化等系统性并发症可导致多数患者在晚期死亡。AAA 修复术后晚期死亡的原因有心脏病（44%）、癌症（15%）、另一动脉瘤破裂（11%）、卒中（9%）和肺病（6%）[141-142,150]。同时患有心脏病、动脉瘤和卒中表明血管并发症与 AAA 修复术后 2/3 的晚期死亡有关。

根据这些危险因素对预后进行分层，无心脏病的患者 5 年生存率可达 84%，而已确诊心脏病的患者生存率仅为 54%[141]。合并高血压病也会使 AAA 修复术后 5 年生存率由 84% 降至 59%[141]。在无高血压或心脏病的患者，AAA 修复术后晚期生存率与年龄相匹配的正常对照组相同 [142]。多变量分析显示，未纠正的 CAD 与 AAA 修复术后晚期死亡率明显相关。年龄、肾功能不全、COPD 和周围血管阻塞性疾病也与晚期死亡率相关 [41-42,112,151]。一项研究显示 [151]，AAA 修复术前行冠状动脉旁路移植术在年龄小于 70 岁的患者可改善长期生存率，但年龄更大的患者不能从中获益。一项最新的多中心前瞻性研究 [143] 发现，年龄、心脏、颈动脉、肾病为择期 AAA 修复术后晚期死亡率的独立危险因素，除此之外，还包括动脉瘤的情况，如动脉瘤大小、肾动脉进展情况及是否累及髂外动脉等因素。

参考文献

1. Upchurch GR Jr, Schaub TA: Abdominal aortic aneurysm, *Am Fam Physician* 73(7):1198–1204, 2006.
2. Bengtsson H, Nilsson P, Bergqvist D: Natural history of abdominal aortic aneurysm detected by screening, *Br J Surg* 80(6):718–720, 1993.
3. Heller JA, Weinberg A, Arons R, et al: Two decades of abdominal aortic aneurysm repair: have we made any progress? *J Vasc Surg* 32(6):1091–1100, 2000.
4. Adam DJ, Mohan IV, Stuart WP, et al: Community and hospital outcome from ruptured abdominal aortic aneurysm within the catchment area of a regional vascular surgical service, *J Vasc Surg* 30(5):922–928, 1999.
5. Hallin A, Bergqvist D, Holmberg L: Literature review of surgical management of abdominal aortic aneurysm, *Eur J Vasc Endovasc Surg* 22(3):197–204, 2001.
6. Bown MJ, Sutton AJ, Bell PR, et al: A meta-analysis of 50 years of ruptured abdominal aortic aneurysm repair, *Br J Surg* 89(6):714–730, 2002.
7. Ernst CB: Abdominal aortic aneurysm, *N Engl J Med* 328(16):1167–1172, 1993.
8. Heikkinen M, Salenius JP, Auvinen O: Ruptured abdominal aortic aneurysm in a well-defined geographic area, *J Vasc Surg* 36(2):291–296, 2002.
9. Kantonen I, Lepantalo M, Brommels M, et al: Mortality in ruptured abdominal aortic aneurysms. The Finnvasc Study Group, *Eur J Vasc Endovasc Surg* 17(3):208–212, 1999.
10. Bengtsson H, Bergqvist D: Ruptured abdominal aortic aneurysm: a population-based study, *J Vasc Surg* 18(1):74–80, 1993.
11. Pasch AR, Ricotta JJ, May AG, et al: Abdominal aortic aneurysm: the case for elective resection, *Circulation* 70(3 Pt 2):I1–I4, 1984.
12. Breckwoldt WL, Mackey WC, O'Donnell TF Jr: The economic implications of high-risk abdominal aortic aneurysms, *J Vasc Surg* 13(6):798–803, 1991 discussion 803–794.
13. Pearce WH, Slaughter MS, LeMaire S, et al: Aortic diameter as a function of age, gender, and body surface area, *Surgery* 114(4):691–697, 1993.

14. Johnston KW, Rutherford RB, Tilson MD, et al: Suggested standards for reporting on arterial aneurysms. Subcommittee on Reporting Standards for Arterial Aneurysms, Ad Hoc Committee on Reporting Standards, Society for Vascular Surgery and North American Chapter, International Society for Cardiovascular Surgery, *J Vasc Surg* 13(3):452–458, 1991.
15. Katz DA, Littenberg B, Cronenwett JL: Management of small abdominal aortic aneurysms. Early surgery vs. watchful waiting, *JAMA* 268(19):2678–2686, 1992.
16. Brewster DC, Cronenwett JL, Hallett JW Jr, et al: Guidelines for the treatment of abdominal aortic aneurysms. Report of a subcommittee of the Joint Council of the American Association for Vascular Surgery and Society for Vascular Surgery, *J Vasc Surg* 37(5):1106–1117, 2003.
17. Brown LC, Powell JT: Risk factors for aneurysm rupture in patients kept under ultrasound surveillance. UK Small Aneurysm Trial Participants, *Ann Surg* 230(3):289–296, 1999. discussion 296–287.
18. Mortality results for randomised controlled trial of early elective surgery or ultrasonographic surveillance for small abdominal aortic aneurysms. The UK Small Aneurysm Trial Participants, *Lancet* 352(9141):1649–1655, 1998.
19. Lederle FA, Wilson SE, Johnson GR, et al: Immediate repair compared with surveillance of small abdominal aortic aneurysms, *N Engl J Med* 346(19):1437–1444, 2002.
20. Ouriel K, Clair DG, Kent KC, et al: Endovascular repair compared with surveillance for patients with small abdominal aortic aneurysms, *J Vasc Surg* 51(5):1081–1087, 2010.
21. Valentine RJ, Decaprio JD, Castillo JM, et al: Watchful waiting in cases of small abdominal aortic aneurysms–appropriate for all patients? *J Vasc Surg* 32(3):441–448, 2000. discussion 448–450.
22. Steyerberg EW, Kievit J, de Mol Van Otterloo JC, et al: Perioperative mortality of elective abdominal aortic aneurysm surgery. A clinical prediction rule based on literature and individual patient data, *Arch Intern Med* 155(18):1998–2004, 1995.
23. Kazmers A, Perkins AJ, Jacobs LA: Outcomes after abdominal aortic aneurysm repair in those > or = 80 years of age: recent Veterans Affairs experience, *Ann Vasc Surg* 12(2):106–112, 1998.
24. L'Italien GJ, Paul SD, Hendel RC, et al: Development and validation of a Bayesian model for perioperative cardiac risk assessment in a cohort of 1,081 vascular surgical candidates, *J Am Coll Cardiol* 27(4):779–786, 1996.
25. Johnston KW: Multicenter prospective study of nonruptured abdominal aortic aneurysm. Part II. Variables predicting morbidity and mortality, *J Vasc Surg* 9(3):437–447, 1989.
26. Brady AR, Fowkes FG, Greenhalgh RM, et al: Risk factors for postoperative death following elective surgical repair of abdominal aortic aneurysm: results from the UK Small Aneurysm Trial. On behalf of the UK Small Aneurysm Trial participants, *Br J Surg* 87(6):742–749, 2000.
27. Katz DJ, Stanley JC, Zelenock GB: Gender differences in abdominal aortic aneurysm prevalence, treatment, and outcome, *J Vasc Surg* 25(3):561–568, 1997.
28. Katz DA, Cronenwett JL: The cost-effectiveness of early surgery versus watchful waiting in the management of small abdominal aortic aneurysms, *J Vasc Surg* 19(6):980–990, 1994. discussion 990–981.
29. Iezzoni LI: Assessing quality using administrative data, *Ann Intern Med* 127(8 Pt 2):666–674, 1997.
30. Johnston KW, Scobie TK: Multicenter prospective study of nonruptured abdominal aortic aneurysms. I. Population and operative management, *J Vasc Surg* 7(1):69–81, 1988.
31. Beck AW, Goodney PP, Nolan BW, et al: Predicting 1-year mortality after elective abdominal aortic aneurysm repair, *J Vasc Surg* 49(4):838–843, 2009. discussion 843–834.
32. Lederle FA, Johnson GR, Wilson SE, et al: The aneurysm detection and management study screening program: validation cohort and final results. Aneurysm Detection and Management Veterans Affairs Cooperative Study Investigators, *Arch Intern Med* 160(10):1425–1430, 2000.
33. Newman AB, Arnold AM, Burke GL, et al: Cardiovascular disease and mortality in older adults with small abdominal aortic aneurysms detected by ultrasonography: the cardiovascular health study, *Ann Intern Med* 134(3):182–190, 2001.
34. Rodin MB, Daviglus ML, Wong GC, et al: Middle age cardiovascular risk factors and abdominal aortic aneurysm in older age, *Hypertension* 42(1):61–68, 2003.
35. Singh K, Bonaa KH, Jacobsen BK, et al: Prevalence of and risk factors for abdominal aortic aneurysms in a population-based study: the Tromso Study, *Am J Epidemiol* 154(3):236–244, 2001.
36. Tornwall ME, Virtamo J, Haukka JK, et al: Life-style factors and risk for abdominal aortic aneurysm in a cohort of Finnish male smokers, *Epidemiology* 12(1):94–100, 2001.
37. Wilmink AB, Quick CR: Epidemiology and potential for prevention of abdominal aortic aneurysm, *Br J Surg* 85(2):155–162, 1998.
38. Johnston KW: Nonruptured abdominal aortic aneurysm: six-year follow-up results from the multicenter prospective Canadian aneurysm study. Canadian Society for Vascular Surgery Aneurysm Study Group, *J Vasc Surg* 20(2):163–170, 1994.
39. Batt M, Staccini P, Pittaluga P, et al: Late survival after abdominal aortic aneurysm repair, *Eur J Vasc Endovasc Surg* 17(4):338–342, 1999.
40. Aune S, Amundsen SR, Evjensvold J, et al: Operative mortality and long-term relative survival of patients operated on for asymptomatic abdominal aortic aneurysm, *Eur J Vasc Endovasc Surg* 9(3):293–298, 1995.
41. Norman PE, Semmens JB, Lawrence-Brown MM: Long-term relative survival following surgery for abdominal aortic aneurysm: a review, *Cardiovasc Surg* 9(3):219–224, 2001.
42. Hertzer NR, Mascha EJ, Karafa MT, et al: Open infrarenal abdominal aortic aneurysm repair: the Cleveland Clinic experience from 1989 to 1998, *J Vasc Surg* 35(6):1145–1154, 2002.
43. Smoking, lung function and the prognosis of abdominal aortic aneurysm. The UK Small Aneurysm Trial Participants, *Eur J Vasc Endovasc Surg* 19(6):636–642, 2000.
44. De Martino RR, Nolan BW, Goodney PP, et al: Outcomes of symptomatic abdominal aortic aneurysm repair, *J Vasc Surg* 52(1):5–12 e11, 2010.
45. Michaels JA: The management of small abdominal aortic aneurysms: a computer simulation using Monte Carlo methods, *Eur J Vasc Surg* 6(5):551–557, 1992.
46. Schermerhorn ML, Birkmeyer JD, Gould DA, et al: Cost-effectiveness of surgery for small abdominal aortic aneurysms on the basis of data from the United Kingdom small aneurysm trial, *J Vasc Surg* 31(2):217–226, 2000.
47. Long-term outcomes of immediate repair compared with surveillance of small abdominal aortic aneurysms, *N Engl J Med* 346(19):1445–1452, 2002.
48. Eagle KA, Berger PB, Calkins H, et al: ACC/AHA guideline update for perioperative cardiovascular evaluation for noncardiac surgery–executive summary. A report of the American College of Cardiology/American Heart Association Task Force on Practice Guidelines (Committee to Update the 1996 Guidelines on Perioperative Cardiovascular Evaluation for Noncardiac Surgery), *Anesth Analg* 94(5):1052–1064, 2002.
49. Fagevik Olsen M, Hahn I, Nordgren S, et al: Randomized controlled trial of prophylactic chest physiotherapy in major abdominal surgery, *Br J Surg* 84(11):1535–1538, 1997.
50. Hertzer NR, Young JR, Kramer JR, et al: Routine coronary angiography prior to elective aortic reconstruction: results of selective myocardial revascularization in patients with peripheral vascular disease, *Arch Surg* 114(11):1336–1344, 1979.
51. Eagle KA, Coley CM, Newell JB, et al: Combining clinical and thallium data optimizes preoperative assessment of cardiac risk before major vascular surgery, *Ann Intern Med* 110(11):859–866, 1989.
52. Creech O Jr: Endo-aneurysmorrhaphy and treatment of aortic aneurysm, *Ann Surg* 164(6):935–946, 1966.
53. Hollier LH, Reigel MM, Kazmier FJ, et al: Conventional repair of abdominal aortic aneurysm in the high-risk patient: a plea for abandonment of nonresective treatment, *J Vasc Surg* 3(5):712–717, 1986.
54. Inahara T, Geary GL, Mukherjee D, et al: The contrary position to the nonresective treatment for abdominal aortic aneurysm, *J Vasc Surg* 2(1):42–48, 1985.
55. Karmody AM, Leather RP, Goldman M, et al: The current position of nonresective treatment for abdominal aortic aneurysm, *Surgery* 94(4):591–597, 1983.
56. Lynch K, Kohler T, Johansen K: Nonresective therapy for aortic aneurysm: results of a survey, *J Vasc Surg* 4(5):469–472, 1986.
57. Schwartz RA, Nichols WK, Silver D: Is thrombosis of the infrarenal abdominal aortic aneurysm an acceptable alternative? *J Vasc Surg* 3(3):448–455, 1986.
58. Shah DM, Chang BB, Paty PS, et al: Treatment of abdominal aortic aneurysm by exclusion and bypass: an analysis of outcome, *J Vasc Surg* 13(1):15–20, 1991. discussion 20–12.
59. Darling RC 3rd, Ozsvath K, Chang BB, et al: The incidence, natural history, and outcome of secondary intervention for persistent collateral flow in the excluded abdominal aortic aneurysm, *J Vasc Surg* 30(6):968–976, 1999.
60. Kline RG, D'Angelo AJ, Chen MH, et al: Laparoscopically assisted abdominal aortic aneurysm repair: first 20 cases, *J Vasc Surg* 27(1):81–87, 1998. discussion 88.
61. Parodi JC, Palmaz JC, Barone HD: Transfemoral intraluminal graft implantation for abdominal aortic aneurysms, *Ann Vasc Surg* 5(6):491–499, 1991.
62. Moore WS, Brewster DC, Bernhard VM: Aorto-uni-iliac endograft for complex aortoiliac aneurysms compared with tube/bifurcation endografts: results of the EVT/Guidant trials, *J Vasc Surg* 33(Suppl 2):S11–S20, 2001.
63. Matsumura JS, Brewster DC, Makaroun MS, et al: A multicenter controlled clinical trial of open versus endovascular treatment of abdominal aortic aneurysm, *J Vasc Surg* 37(2):262–271, 2003.
64. Zarins CK, White RA, Schwarten D, et al: AneuRx stent graft versus open surgical repair of abdominal aortic aneurysms: multicenter prospective clinical trial, *J Vasc Surg* 29(2):292–305, 1999. discussion 306–298.
65. Lee WA, Carter JW, Upchurch G, et al: Perioperative outcomes after open and endovascular repair of intact abdominal aortic aneurysms in the United States during 2001, *J Vasc Surg* 39(3):491–496, 2004.
66. Aquino RV, Jones MA, Zullo TG, et al: Quality of life assessment in patients undergoing endovascular or conventional AAA repair, *J Endovasc Ther* 8(5):521–528, 2001.
67. Bernhard VM, Mitchell RS, Matsumura JS, et al: Ruptured abdominal aortic aneurysm after endovascular repair, *J Vasc Surg* 35(6):1155–1162, 2002.
68. Harris PL, Vallabhaneni SR, Desgranges P, et al: Incidence and risk factors of late rupture, conversion, and death after endovascular repair of infrarenal aortic aneurysms: the EUROSTAR experience. European Collaborators on Stent/graft techniques for aortic aneurysm repair, *J Vasc Surg* 32(4):739–749, 2000.
69. Holzenbein TJ, Kretschmer G, Thurnher S, et al: Midterm durability of abdominal aortic aneurysm endograft repair: a word of caution, *J Vasc Surg* 33(2 Suppl):S46–S54, 2001.
70. Schermerhorn ML, Finlayson SR, Fillinger MF, et al: Life expectancy after endovascular versus open abdominal aortic aneurysm repair: results of a decision analysis model on the basis of data from EUROSTAR, *J Vasc Surg* 36(6):1112–1120, 2002.
71. Prinssen M, Verhoeven EL, Buth J, et al: A randomized trial comparing conventional and endovascular repair of abdominal aortic aneurysms, *N Engl J Med* 351(16):1607–1618, 2004.
72. Blankensteijn JD, de Jong SE, Prinssen M, et al: Two-year outcomes after conventional or endovascular repair of abdominal aortic aneurysms, *N Engl J Med* 352(23):2398–2405, 2005.
73. Zarins CK, White RA, Fogarty TJ: Aneurysm rupture after endovascular repair using the AneuRx stent graft, *J Vasc Surg* 31(5):960–970, 2000.
74. Ohki T, Veith FJ, Shaw P, et al: Increasing incidence of midterm and long-term complications after endovascular graft repair of abdominal aortic aneurysms: a note of caution based on a 9-year experience, *Ann Surg* 234(3):323–334, 2001. discussion 334–325.
75. Endovascular aneurysm repair versus open repair in patients with abdominal aortic aneurysm (EVAR trial 1): randomised controlled trial, *Lancet* 365(9478):2179–2186, 2005.
76. Endovascular aneurysm repair and outcome in patients unfit for open repair of abdominal aortic aneurysm (EVAR trial 2): randomised controlled trial, *Lancet* 365(9478):2187–2192, 2005.
77. Rutherford RB: Randomized EVAR trials and advent of level I evidence: a paradigm shift in management of large abdominal aortic aneurysms? *Semin Vasc Surg* 19(2):69–74, 2006.
78. Lederle FA, Freischlag JA, Kyriakides TC, et al: Outcomes following endovascular vs. open repair of abdominal aortic aneurysm: a randomized trial, *JAMA* 302(14):1535–1542, 2009.
79. Kaiser AB, Clayson KR, Mulherin JL Jr, et al: Antibiotic prophylaxis in vascular surgery, *Ann Surg* 188(3):283–289, 1978.
80. Bender JS, Smith-Meek MA, Jones CE: Routine pulmonary artery catheterization does not reduce morbidity and mortality of elective vascular surgery: results of a prospective, randomized trial, *Ann Surg* 226(3):229–236, 1997. discussion 236–227.
81. Ziegler DW, Wright JG, Choban PS, et al: A prospective randomized trial of preoperative "optimization" of cardiac function in patients undergoing elective peripheral vascular surgery, *Surgery* 122(3):584–592, 1997.
82. Birkmeyer JD, AuBuchon JP, Littenberg B, et al: Cost-effectiveness of preoperative autologous donation in coronary artery bypass grafting, *Ann Thorac Surg* 57(1):161–168, 1994. discussion 168–169.
83. Goodnough LT, Monk TG, Sicard G, et al: Intraoperative salvage in patients undergoing elective abdominal aortic aneurysm repair: an analysis of cost and benefit, *J Vasc Surg*

24(2):213–218, 1996.
84. Huber TS, Carlton LC, Irwin PB, et al: Intraoperative autologous transfusion during elective infrarenal aortic reconstruction, *J Surg Res* 67(1):14–20, 1997.
85. Ouriel K, Shortell CK, Green RM, et al: Intraoperative autotransfusion in aortic surgery, *J Vasc Surg* 18(1):16–22, 1993.
86. Nelson AH, Fleisher LA, Rosenbaum SH: Relationship between postoperative anemia and cardiac morbidity in high-risk vascular patients in the intensive care unit, *Crit Care Med* 21(6):860–866, 1993.
87. Bush HL Jr, Hydo LJ, Fischer E, et al: Hypothermia during elective abdominal aortic aneurysm repair: the high price of avoidable morbidity, *J Vasc Surg* 21(3):392–400, 1995. discussion 400–392.
88. Frank SM, Fleisher LA, Breslow MJ, et al: Perioperative maintenance of normothermia reduces the incidence of morbid cardiac events. A randomized clinical trial, *JAMA* 277(14):1127–1134, 1997.
89. Ali ZA, Callaghan CJ, Lim E, et al: Remote ischemic preconditioning reduces myocardial and renal injury after elective abdominal aortic aneurysm repair: a randomized controlled trial, *Circulation* 116(11 Suppl):I98–I105, 2007.
90. Mason RA, Newton GB, Cassel W, et al: Combined epidural and general anesthesia in aortic surgery, *J Cardiovasc Surg (Torino)* 31(4):442–447, 1990.
91. Yeager MP, Glass DD, Neff RK, et al: Epidural anesthesia and analgesia in high-risk surgical patients, *Anesthesiology* 66(6):729–736, 1987.
92. Baron JF, Bertrand M, Barre E, et al: Combined epidural and general anesthesia versus general anesthesia for abdominal aortic surgery, *Anesthesiology* 75(4):611–618, 1991.
93. Raggi R, Dardik H, Mauro AL: Continuous epidural anesthesia and postoperative epidural narcotics in vascular surgery, *Am J Surg* 154(2):192–197, 1987.
94. Devereaux PJ, Yang H, Yusuf S, et al: Effects of extended-release metoprolol succinate in patients undergoing non-cardiac surgery (POISE trial): a randomised controlled trial, *Lancet* 371(9627):1839–1847, 2008.
95. Pasternack PF, Grossi EA, Baumann FG, et al: Beta blockade to decrease silent myocardial ischemia during peripheral vascular surgery, *Am J Surg* 158(2):113–116, 1989.
96. Mangano DT, Layug EL, Wallace A, et al: Effect of atenolol on mortality and cardiovascular morbidity after noncardiac surgery. Multicenter Study of Perioperative Ischemia Research Group, *N Engl J Med* 335(23):1713–1720, 1996.
97. Wallace A, Layug B, Tateo I, et al: Prophylactic atenolol reduces postoperative myocardial ischemia. McSPI Research Group, *Anesthesiology* 88(1):7–17, 1998.
98. Poldermans D, Boersma E, Bax JJ, et al: The effect of bisoprolol on perioperative mortality and myocardial infarction in high-risk patients undergoing vascular surgery. Dutch Echocardiographic Cardiac Risk Evaluation Applying Stress Echocardiography Study Group, *N Engl J Med* 341(24):1789–1794, 1999.
99. Poldermans D, Boersma E, Bax JJ, et al: Bisoprolol reduces cardiac death and myocardial infarction in high-risk patients as long as 2 years after successful major vascular surgery, *Eur Heart J* 22(15):1353–1358, 2001.
100. Fleisher LA, Beckman JA, Brown KA, et al: 2009 ACCF/AHA focused update on perioperative beta blockade incorporated into the ACC/AHA 2007 guidelines on perioperative cardiovascular evaluation and care for noncardiac surgery: a report of the American College of Cardiology Foundation/American Heart Association Task Force on Practice Guidelines, *Circulation* 120(21):e169–e276, 2009.
101. Gottlieb SS, McCarter RJ, Vogel RA: Effect of beta-blockade on mortality among high-risk and low-risk patients after myocardial infarction, *N Engl J Med* 339(8):489–497, 1998.
102. Cleland JG, McGowan J, Clark A, et al: The evidence for beta blockers in heart failure, *BMJ* 318(7187):824–825, 1999.
103. Stone DH, Goodney PP, Schanzer A, et al: Clopidogrel is not associated with major bleeding complications during peripheral arterial surgery, *J Vasc Surg* 54(3):779–784, 2011.
104. Chang BB, Paty PS, Shah DM, et al: The right retroperitoneal approach for abdominal aortic surgery, *Am J Surg* 158(2):156–158, 1989.
105. Sicard GA, Reilly JM, Rubin BG, et al: Transabdominal versus retroperitoneal incision for abdominal aortic surgery: report of a prospective randomized trial, *J Vasc Surg* 21(2): 174–181, 1995. discussion 181–173.
106. Cambria RP, Brewster DC, Abbott WM, et al: Transperitoneal versus retroperitoneal approach for aortic reconstruction: a randomized prospective study, *J Vasc Surg* 11(2):314–324, 1990. discussion 324–315.
107. Sieunarine K, Lawrence-Brown MM, Goodman MA: Comparison of transperitoneal and retroperitoneal approaches for infrarenal aortic surgery: early and late results, *Cardiovasc Surg* 5(1):71–76, 1997.
108. Samson RH, Lepore MR Jr, Showalter DP, et al: Long-term safety of left renal vein division and ligation to expedite complex abdominal aortic surgery, *J Vasc Surg* 50(3):500–504, 2009. discussion 504.
109. Green RM, Ricotta JJ, Ouriel K, et al: Results of supraceliac aortic clamping in the difficult elective resection of infrarenal abdominal aortic aneurysm, *J Vasc Surg* 9(1):124–134, 1989.
110. Breckwoldt WL, Mackey WC, Belkin M, et al: The effect of suprarenal cross-clamping on abdominal aortic aneurysm repair, *Arch Surg* 127(5):520–524, 1992.
111. Nypaver TJ, Shepard AD, Reddy DJ, et al: Repair of pararenal abdominal aortic aneurysms. An analysis of operative management, *Arch Surg* 128(7):803–811, 1993. discussion 811–803.
112. Olsen PS, Schroeder T, Agerskov K, et al: Surgery for abdominal aortic aneurysms. A survey of 656 patients, *J Cardiovasc Surg (Torino)* 32(5):636–642, 1991.
113. Provan JL, Fialkov J, Ameli FM, et al: Is tube repair of aortic aneurysm followed by aneurysmal change in the common iliac arteries? *Can J Surg* 33(5):394–397, 1990.
114. Polterauer P, Prager M, Holzenbein T, et al: Dacron versus polytetrafluoroethylene for Y-aortic bifurcation grafts: a six-year prospective, randomized trial, *Surgery* 111(6): 626–633, 1992.
115. Lord RS, Nash PA, Raj BT, et al: Prospective randomized trial of polytetrafluoroethylene and Dacron aortic prosthesis. I. Perioperative results, *Ann Vasc Surg* 2(3):248–254, 1988.
116. Piotrowski JJ, McCroskey BL, Rutherford RB: Selection of grafts currently available for repair of abdominal aortic aneurysms, *Surg Clin North Am* 69(4):827–836, 1989.
117. Mabry CD, Thompson BW, Read RC: Activated clotting time (ACT) monitoring of intraoperative heparinization in peripheral vascular surgery, *Am J Surg* 138(6):894–900, 1979.
118. Ernst CB, Hagihara PF, Daugherty ME, et al: Inferior mesenteric artery stump pressure: a reliable index for safe IMA ligation during abdominal aortic aneurysmectomy, *Ann Surg* 187(6):641–646, 1978.
119. Thomas JH, Blake K, Pierce GE, et al: The clinical course of asymptomatic mesenteric arterial stenosis, *J Vasc Surg* 27(5):840–844, 1998.
120. Tollefson DF, Ernst CB: Natural history of atherosclerotic renal artery stenosis associated with aortic disease, *J Vasc Surg* 14(3):327–331, 1991.
121. Zierler RE, Bergelin RO, Davidson RC, et al: A prospective study of disease progression in patients with atherosclerotic renal artery stenosis, *Am J Hypertens* 9(11):1055–1061, 1996.
122. Dean RH, Benjamin ME, Hansen KJ: Surgical management of renovascular hypertension, *Curr Probl Surg* 34(3):209–308, 1997.
123. Cambria RP, Brewster DC, L'Italien G, et al: Simultaneous aortic and renal artery reconstruction: evolution of an eighteen-year experience, *J Vasc Surg* 21(6):916–924, 1995. discussion 925.
124. Benjamin ME, Hansen KJ, Craven TE, et al: Combined aortic and renal artery surgery. A contemporary experience, *Ann Surg* 223(5):555–565, 1996. discussion 565–557.
125. Williamson WK, Abou-Zamzam AM Jr, Moneta GL, et al: Prophylactic repair of renal artery stenosis is not justified in patients who require infrarenal aortic reconstruction, *J Vasc Surg* 28(1):14–20, 1998. discussion 20–12.
126. Nennhaus HP, Javid H: The distinct syndrome of spontaneous abdominal aortocaval fistula, *Am J Med* 44(3):464–473, 1968.
127. Miller DC, Myers BD: Pathophysiology and prevention of acute renal failure associated with thoracoabdominal or abdominal aortic surgery, *J Vasc Surg* 5(3):518–523, 1987.
128. Jarvinen O, Laurikka J, Salenius JP, et al: Mesenteric infarction after aortoiliac surgery on the basis of 1752 operations from the National Vascular Registry, *World J Surg* 23(3): 243–247, 1999.
129. Bast TJ, van der Biezen JJ, Scherpenisse J, et al: Ischaemic disease of the colon and rectum after surgery for abdominal aortic aneurysm: a prospective study of the incidence and risk factors, *Eur J Vasc Surg* 4(3):253–257, 1990.
130. Welling RE, Roedersheimer LR, Arbaugh JJ, et al: Ischemic colitis following repair of ruptured abdominal aortic aneurysm, *Arch Surg* 120(12):1368–1370, 1985.
131. Ernst CB: Prevention of intestinal ischemia following abdominal aortic reconstruction, *Surgery* 93(1 Pt 1):102–106, 1983.
132. Szilagyi DE, Hageman JH, Smith RF, et al: Spinal cord damage in surgery of the abdominal aorta, *Surgery* 83(1):38–56, 1978.
133. DePalma RG, Levine SB, Feldman S: Preservation of erectile function after aortoiliac reconstruction, *Arch Surg* 113(8):958–962, 1978.
134. Lederle FA, Johnson GR, Wilson SE, et al: Quality of life, impotence, and activity level in a randomized trial of immediate repair versus surveillance of small abdominal aortic aneurysm, *J Vasc Surg* 38(4):745–752, 2003.
135. Flanigan DP, Schuler JJ, Keifer T, et al: Elimination of iatrogenic impotence and improvement of sexual function after aortoiliac revascularization, *Arch Surg* 117(5):544–550, 1982.
136. Weinstein MH, Machleder HI: Sexual function after aorto-iliac surgery, *Ann Surg* 181(6):787–790, 1975.
137. Pettersson M, Mattsson E, Bergbom I: Prospective follow-up of sexual function after elective repair of abdominal aortic aneurysms using open and endovascular techniques, *J Vasc Surg* 50(3):492–499, 2009.
138. Olin JW, Graor RA, O'Hara P, et al: The incidence of deep venous thrombosis in patients undergoing abdominal aortic aneurysm resection, *J Vasc Surg* 18(6):1037–1041, 1993.
139. Williamson WK, Nicoloff AD, Taylor LM Jr, et al: Functional outcome after open repair of abdominal aortic aneurysm, *J Vasc Surg* 33(5):913–920, 2001.
140. Huber TS, Wang JG, Derrow AE, et al: Experience in the United States with intact abdominal aortic aneurysm repair, *J Vasc Surg* 33(2):304–310, 2001. discussion 310–301.
141. Crawford ES, Saleh SA, Babb JW 3rd, et al: Infrarenal abdominal aortic aneurysm: factors influencing survival after operation performed over a 25-year period, *Ann Surg* 193(6):699–709, 1981.
142. Hollier LH, Plate G, O'Brien PC, et al: Late survival after abdominal aortic aneurysm repair: influence of coronary artery disease, *J Vasc Surg* 1(2):290–299, 1984.
143. Koskas F, Kieffer E: Long-term survival after elective repair of infrarenal abdominal aortic aneurysm: results of a prospective multicentric study. Association for Academic Research in Vascular Surgery (AURC), *Ann Vasc Surg* 11(5):473–481, 1997.
144. Soreide O, Lillestol J, Christensen O, et al: Abdominal aortic aneurysms: survival analysis of four hundred thirty-four patients, *Surgery* 91(2):188–193, 1982.
145. Vohra R, Reid D, Groome J, et al: Long-term survival in patients undergoing resection of abdominal aortic aneurysm, *Ann Vasc Surg* 4(5):460–465, 1990.
146. Norman PE, Semmens JB, Lawrence-Brown MM, et al: Long-term relative survival after surgery for abdominal aortic aneurysm in western Australia: population based study, *BMJ* 317(7162):852–856, 1998.
147. Stonebridge PA, Callam MJ, Bradbury AW, et al: Comparison of long-term survival after successful repair of ruptured and non-ruptured abdominal aortic aneurysm, *Br J Surg* 80(5):585–586, 1993.
148. Kazmers A, Perkins AJ, Jacobs LA: Aneurysm rupture is independently associated with increased late mortality in those surviving abdominal aortic aneurysm repair, *J Surg Res* 95(1):50–53, 2001.
149. Cho JS, Gloviczki P, Martelli E, et al: Long-term survival and late complications after repair of ruptured abdominal aortic aneurysms, *J Vasc Surg* 27(5):813–819, 1998. discussion 819–820.
150. Hertzer NR: Fatal myocardial infarction following abdominal aortic aneurysm resection. Three hundred forty-three patients followed 6–11 years postoperatively, *Ann Surg* 192(5):667–673, 1980.
151. Reigel MM, Hollier LH, Kazmier FJ, et al: Late survival in abdominal aortic aneurysm patients: The role of selective myocardial revascularization on the basis of clinical symptoms, *J Vasc Surg* 5(2):222–227, 1987.
152. AbuRahma AF, Robinson PA, Boland JP, et al: Elective resection of 332 abdominal aortic aneurysms in a southern West Virginia community during a recent five-year period, *Surgery* 109(3 Pt 1):244–251, 1991.
153. Diehl JT, Cali RF, Hertzer NR, et al: Complications of abdominal aortic reconstruction. An analysis of perioperative risk factors in 557 patients, *Ann Surg* 197(1):49–56, 1983.
154. Richardson JD, Main KA: Repair of abdominal aortic aneurysms. A statewide experience, *Arch Surg* 126(5):614–616, 1991.

第 40 章　腹主动脉瘤的血管内治疗

Matthew J.Eagleton，Gilbert R.Upchurch，Jr.

腹主动脉瘤（AAA）的外科治疗要追溯到几个世纪前。在形式上，最初的某些方法与现代血管内治疗相似。1684 年 Moore 报道，从血管腔内放置多根导丝到瘤囊中可导致 AAA 血栓形成，而后通过导丝传导的电流进一步促进了血栓形成[1]。20 世纪初期，Colt 报道了在腔内放置自膨胀式封堵伞装置治疗 AAA[2]。20 世纪中叶，在腔内放置导丝并传输电流的治疗方法再次兴起，并且是传统 AAA 手术治疗方式出现后的另一种治疗选择[3]。20 世纪后半期 AAA 的手术修复得到改进。早期手术从简单的主动脉结扎逐步发展到应用胶膜进行主动脉包裹[4-5]，这些手术均没有成功。1951 年 Dubost 首先报道了用主动脉同种移植物行替代治疗[6]。但随着时间的推移，同种移植物也发生瘤样扩张，所以手术逐渐进展到用陶瓷材料重建主动脉[7-8]。该技术后来被 Creech 改良，Creech 报道了腔内置入移植物进行血管瘤成形术，瘤囊放置在原位[9]。后来这种技术成为 AAA 治疗的主流。

虽然传统的动脉瘤修补取得了很好的结果，但它是一个极其复杂、具有挑战性的手术，给患者带来了巨大的生理创伤。随后，追求更小创伤的 AAA 修补方法取得了一些改进。Parodi 等[10]首次报道了血管内 AAA 修复术的临床应用，该方法开创了经股动脉放置血管内移植物进行血管瘤腔内治疗的先河。这为减少血管瘤修复术的致死率和致残率带来了希望，同时为治疗具有严重合并症的患者带来了福音。最早的血管内移植物由 Dacron 管缝合到 Palmaz 支架上。从那以后，多代血管内移植物陆续开发、检测和投入临床使用。随着主动脉血管内移植技术的发展，关于 AAA 病理生理学的认识也发生了巨大变化。人们对这种治疗方式复杂性的理解只是刚刚开始实践和检验。本章综述了目前对主动脉瘤血管内移植物（主要是 AAA）治疗的理解。

适应证

AAA 血管内修复治疗的适应证在血管瘤的大小及其生长速率方面与传统的修复治疗相同。传统的观点认为血管瘤破裂的概率主要由血管瘤的大小决定。直径 5 ~ 7 cm 的血管瘤年破裂率为 5% ~ 7%；更大的血管瘤年破裂率大于 20%[11]。与既往观察相比，巨大血管瘤患者的外科治疗明显降低了死亡率[12]。众所周知，小血管瘤也存在破裂的可能，但是英联邦的小血管瘤试验随机将直径 4.5 ~ 5.5 cm 的 AAA 分为外科手术组和观察组，结果显示早期修复并没有增加存活率[13]。然而，该试验的介入治疗亚组死亡率高达 5.8%，高于其他组。很多患者选择了开放的外科手术修复 AAA[14]。可能随着介入组死亡率的下降，该研究结论将会被推翻[15]。

与开放手术相比，AAA 血管内修复治疗是一种“小创伤”技术。与传统 AAA 修复治疗相比，其具有多种潜在优势，仅需要做股动脉小切口，而无须做腹主动脉大切口。这减少了术后肺部并发症的发生率，避免了广泛腹膜后清除，减少了围术期的出血风险[16]。与开放的外科手术相比，主动脉阻塞时间短，从而减少了术中血流动力学改变和代谢性应激的发生率。除此之外，血管内动脉瘤修复治疗是“不适合”传统 AAA 外科治疗患者的理想治疗方法[17]。在相对健康的患者中，证明其作为传统外科手术治疗替代手段的可靠性是很多临床试验的目的，这将在随后的章节中探讨。

解剖要求

准确放置主动脉血管内移植物的解剖要求根据装置设计的不同而不同。装置和主动脉解剖决定了哪些患者适合血管内移植治疗。准确评价固定点近端和远端位置，对决定释放装置的位置及运行途径很重要。

影像学

成功的血管内移植物置入完全依靠准确和充分的术前计划。开放的血管瘤修复和血管内治疗术前计划的区别主要是后者需要影像学提供更多的必要信息以便进行临床决策。术前的影像学检查有助于外科医生决定患者是否适合血管内主动脉移植治疗以及何种器械最适合此类特殊患者，这最终决定了移植物的适宜大小。

从前，对比主动脉造影术被用作常规的辅助轴影像方法，因为它可以在CT重建广泛应用之前提供更精确的血管长度和角度数据。现在很少应用术前血管造影（只用于需要辅助介入治疗的情况[18]，如弹簧圈栓塞）。最近，平板技术的出现使旋转血管造影技术得到发展，其更有利于三维重建，可与标准的多探测器CTA相比。这种技术被命名为*C臂锥形光束CT*或者*荧光CT*。荧光CT利用改良的C臂和专门的软件，可以精确测量，这并不利用标准的CT图像[19]。它在血管内修复术前的常规应用正在研究中[20]。

腹部和骨盆螺旋CT是主动脉与髂动脉成像的主要方法。成像方法不同于大多数腹部CT扫描的标准。成像应用1 ∶ 1.5螺旋倾斜度和3 ~ 5 mm层厚[21]。2 ~ 3 mm层厚切面可为支架置入提供足够的信息。但是，2D成像常被误解。轴向成像可在一定角度“切割”血管，特别是有一定程度迂曲的髂动脉，这样就构成与血管真腔直径显像相对的椭圆形。因此，很多医师都建议用3D图像处理作为腔内移植治疗评价主髂动脉解剖的更好手段[22]。除进行CT扫描外，应常规进行血管造影，但最近的研究均表明单纯高质量的3D CT扫描也可为血管内移植治疗提供足够的数据[18,23]。目前，用于CT后处理的专利产品具备可快速评价主髂动脉系统的3D重建功能，在屏幕上旋转图像可获得更好的血管直径测量值，并可模拟“虚拟血管内支架”。

MRA可提供与CT扫描相似的信息，也可提供薄的切面重建和3D后处理。但是，其作用受仪器和医师专业知识所限。MRA可为慢性肾功能不全患者提供有用的形态特征以避免含碘造影剂的应用。

血管内超声（IVUS）并不常规用于血管内移植治疗患者的术前评价。它是一种有创性操作，常在造影时进行。IVUS获得的影像会出现同2D CT轴向影像扫描时相同的问题。除非导管在主动脉内保持中线位置，获得的图像会是椭圆形的，否则这会使图像比需要的长度测量值要短。它主要的作用在于支架置入时评价移植物与肾动脉开口的相对位置，这样有利于减少所需造影剂的数量。

主动脉颈

*主动脉颈*指动脉瘤主动脉头端区域，主动脉移植物即放置在该处（图40-1）。两个原因使主动脉颈在主动脉移植物置入时非常重要：首先，它是近端固定区域，可预防移植物向远端移位；其次，为预防血液

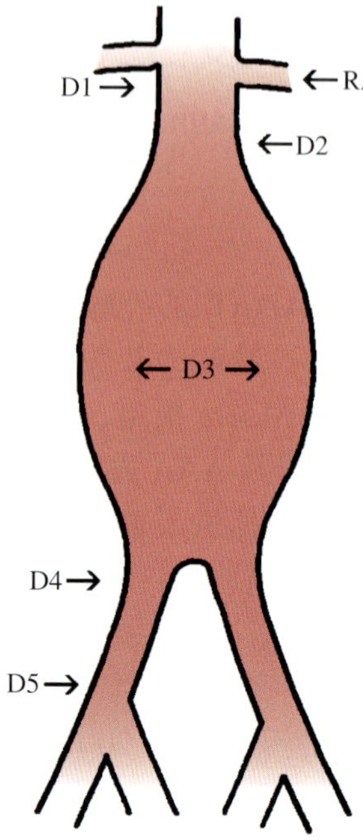

图40-1 腹主动脉瘤(AAA)示意图。D1表示主动脉颈近端，D2表示主动脉颈远端。一般来讲，D1与D1之间的距离必须为10 ~ 15 cm，以充分地放置支架。D1与D2直径的差别不能大于10%。D3代表主动脉直径。D4和D5代表髂总动脉直径，是主动脉支架远端的固定点。D4与D5之间的距离应当超过15 cm。RA是左侧尾端肾动脉

渗漏到瘤囊内，必须在移植物和主动脉间的区域进行四周固定。所需主动脉颈的准确长度取决于设备，但是大多数可用的设备要求主动脉颈在肾动脉尾端水平以下10 ~ 15 mm。多数研究所用设备要求主动脉颈较短，设备需要放置在肾动脉以上，无包被（裸的）支架可对移植物提供额外保护。特别是主动脉颈较短的患者，肾上支架固定非常有用，因为其将预防支架移位的保护作用转移到主动脉正常节段。然而，肾上支架并不能提供四周固定。

除了主动脉颈的长度以外，在决定患者是否适合行血管内动脉瘤修补时，其他解剖特点也非常重要，包括主动脉颈的角度、形状和质量。*颈角度*是指在中心线位置上主动脉方向的改变。主动脉颈锐利的角度可极大地影响移植物获取四周固定的能力。与中心线相比，主动脉颈大于60°常被看作血管内动脉瘤治疗的禁忌证。主动脉颈的形状也会影响移植物获取封闭和固定的能力。锥形主动脉颈（图40-2）常被认为不够稳定，易发生远端移位[24]。主动脉颈头端内径比底部内径大10%，常被认为是常规主动脉血管内

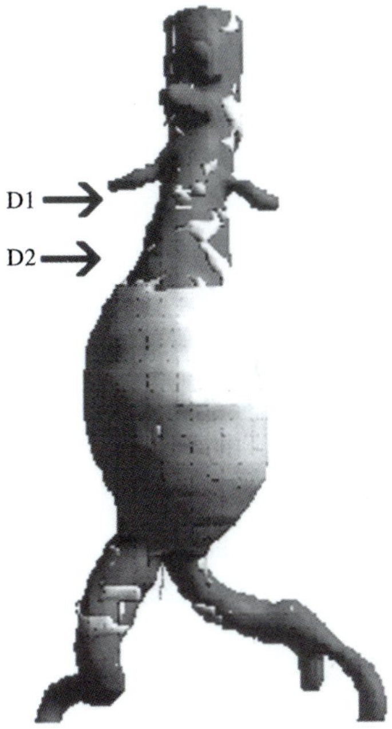

图 40-2　腹主动脉瘤的螺旋 CT 扫描三维重建图。这是锥形颈的代表。D1 与 D2 之间的距离是 15 cm。D1 直径为 23 cm，D2 为 28 cm，差距大于 10%。患者不适于放置主动脉支架

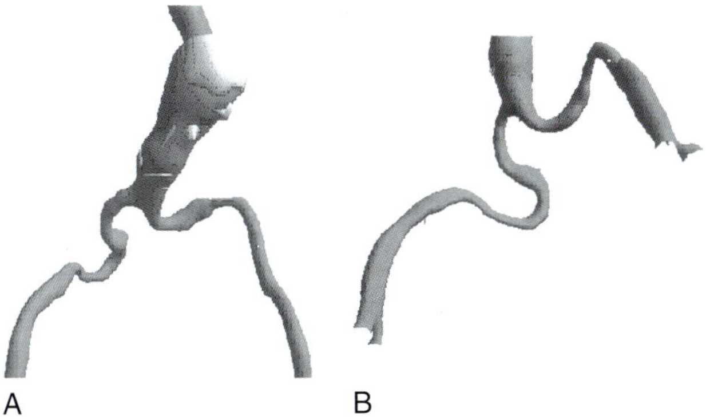

图 40-3　腹主动脉瘤的螺旋 CT 扫描三维重建图。注意迂曲的髂动脉（**A**）。直接的前后位视图可低估迂曲度，在倾向的角度（**B**）可看到更严重的迂曲

移植治疗的禁忌证。四周血栓或主动脉钙化也对血管内移植物获取近端封闭的能力有不良影响。

髂动脉

髂股动脉系统在血管内移植物置入过程中非常重要，有以下两个原因：首先，大多数移植物通过股总动脉放置，且必须通过髂股动脉系统到达主动脉。髂动脉内径和弯曲度可阻止移植物通过该区域，这将在之后详细阐述。当然，严重动脉粥样硬化性疾病可造成动脉狭窄，不利于移植物的放置。另外，髂动脉弯曲度也会阻碍移植物的置入（图 40-3）。其次，髂股动脉系统非常重要是由于其为移植物与髂动脉之间远端固定的部位，可防止血流逆行进入瘤囊内。主动脉颈的很多特征对远端固定区域也非常重要。出现血栓、钙化和迂曲可明显阻碍髂动脉分支的固定。髂动脉的膨胀或动脉瘤可明显影响移植物在髂动脉上的固定。大多数可用的移植物均需要至少 15 mm 的髂动脉节段、足够的管径和无明显病变，以便取得远端固定。如果不存在这些条件，则需要辅助措施协助放置移植物（例如放置髂动脉管或髂内动脉弹簧圈栓塞）。下文将详细讨论这些合并情况的处理。

血管内移植物设计

血管内移植物的设计可极大地影响器械置入的能力，特别是在解剖复杂的患者中。不同制造商之间的区别在于移植物的特点不同。血管内移植物设计的重要因素概括如下。

输送系统

标准血管内移植物置入通过切开股总动脉放置器械，血管内移植物从股总动脉经髂外动脉和髂总动脉上行。这种情况下，血管内移植物安全有效地输送是有效修复的前提。以下三个因素决定了器械的传输能力 [25]。

输送系统尺寸

由于大多数血管内移植物均通过髂股动脉系统放置，所以该路径上任何部位都有尺寸限制，最常见的是髂外动脉。直径太小或明显钙化都会影响标准的血管内移植物置入。输送系统尺寸不能大于其通过的髂动脉尺寸。很多鞘是根据内径大小设计的，故了解鞘的外径对安全放置移植物非常重要。不同制造商的器械传输系统有不同的尺寸测量方法，有的器械适合放置，而有些不适合。大多数直径 7 ～ 8 mm 的输送系统可很容易地通过髂股动脉节段（或鞘不超过 21 F），尽管美国一些提供小尺寸系统的设计正在临床试验中。

可塑性

除动脉狭窄外，另一个影响血管内移植系统输送

能力的解剖变异就是血管迂曲。迂曲的髂动脉可用弯导丝使其"变直"，但这并不能够总是有效或成功。本身具有可塑性的理想输送系统可很容易地通过这些动脉。并且，不同的输送系统具有不同的通过迂曲髂动脉的能力，因此某些系统比其他一些系统更容易通过变异的髂动脉。长的、柔韧的和锥形头的输送系统比短的、硬的和钝头的输送系统更容易通过。另外，在器械制造的其他方面，如提供柱形支撑的金属杆可增加器械的坚硬度，限制在迂曲血管中的应用[25]。

输送性能

已注意到很多特征都可影响血管内移植物的输送性能。如前所述，长的、柔韧的、锥形头的比短的、硬的和钝头的输送系统更容易通过。这使其通过迂曲血管和狭窄部位时更容易操作。直径更大的器械不容易输送，特别是对于直径较小的血管[25]。有些输送系统可放置不同的血管内移植物，而某些移植物则需要制造商自己的输送系统，这大大影响了在特定的变异血管中特定血管内移植物的放置。详细了解患者动脉解剖和各种不同血管内移植系统的局限性变得极其重要。输送系统的复杂程度也影响了其放置的难易度。一些器械通常会提供简单的释放移植物说明书，而有些释放步骤却很复杂。

血管内移植物的特点

理想的血管内移植物应足够柔顺，以便通过迂曲和成角的血管，但也必须足够坚硬以防打结。其外形应小巧（具有小内径），以使其尽可能地通过小血管。血管内移植物包括两种：单体式和组件式。单体器械是一片移植物——包括主体和两个分支。虽然这种设计减少了移植物与移植物交接部位内渗的危险，但是该设计常需要更大的输送系统，尺寸设计变得更难。组件系统由两片或三片移植物构成。一般而言，主体存在一个连接分支和一个或两个对接分支。这些器械可通过更小的输送系统放置，并具有更大的柔韧性以方便放置。但是，多部位的移植物 - 移植物连接面内渗的风险可增加，这将在随后进行解释。

移植物的材料因移植物不同而不同：从薄壁聚四氟乙烯到聚酯纤维。移植材料常用金属骨架支撑，一般是不锈钢或其变异体、非磁性合金或镍。移植支撑物可放置在移植材料内（内骨架）或移植物外（外骨架）。移植物可被完全支撑，内有支架材料贯穿或仅部分支撑，器械由移植物材料组成，不含金属。移植物骨架为血管内移植物构成提供了几个关键要素。首先，协助移植物固定并取得吻合。这些支架提供了某种程度的放射状力，有助于吻合并提供固定点。某些装置在骨架近段有钩或倒刺，可协助移植物固定到动脉壁上并预防移位。另外，有些装置在其纤维表面带有金属骨架，可在肾旁或肾上位置固定到主动脉上。尽管肾旁主动脉血管内治疗的长期效果尚不清楚，但中期研究结果表明并未出现明显的肾功能不全或肾动脉闭塞。骨架的第二个功能是提供柱形支撑以防止移植物移位。骨架也能预防其通过主髂动脉时发生分支扭结和闭塞。但是，缺乏支架可使移植物更易适应形态改变，而不会出现结合部位的错位。支架与纤维材料的相互作用最终会导致纤维材料的腐蚀。

特殊移植物

目前美国有各种不同的血管内移植物可供商业或临床试验使用。表 40-1 概括了美国目前市售的血管内移植系统，图 40-4 做了详细描述。

移植物置入和术后治疗

一旦确定患者适合血管内移植治疗，选择最好的移植物和最合适的尺寸后就可以接受置入治疗。大多数移植物通过手术暴露股动脉进行置入。多数医生倾向于用横切口，因为可降低伤口并发症发生率（横切口 12.7%，纵切口 47.5%）[26]。经皮移植治疗越来越受欢迎，随着小尺寸设备的发展其利用会越来越广泛。缝线介导的闭合器促进了这个过程，并且利用"预关闭"技术可以关闭 24 F 的鞘管[27]。用这种方法可有 70% ～ 100% 的技术成功率，并且失败后可以手术暴露股动脉。前瞻性分析表明利用经皮技术可以缩短手术时间，减少伤口相关的并发症发生率，并且不大幅增加总的成本[27-29]。然后将导丝和导管通过主动脉，可注射少量造影剂进一步显示解剖结构，并定位肾动脉。对成角的主动脉，必须记住肾动脉和固定区域最好的投照角度不是直接的前后位，而是足位或头位。然后装置顺着硬导丝前行，准确定位使其完全覆盖主动脉颈，而无须侵入肾动脉开口。每种装置都有其独特的实际释放说明。一旦主体和同侧分支释放后，就需要放置对侧分支。这种顺序的变化主要依据移植物的设计——是单体还是组件。

动脉瘤血管内修补术后恢复是很快的，并发症少，多数病人术后第一天或第二天即可出院。相比开

表40-1　一些商用的血管内移植物

公司	装置	初始FDA批准日期	展开方式	移植物材料	支架材料	分叉装置设计	主体鞘大小（外径）	固定位置
Cook（Bloomington，Ind.）	Zenith	2003 年 5 月	自膨胀	涤纶	不锈钢	组件式	21 F ~ 26 F	肾上
Gore（Flagstaff，Ariz.）	Excluder	2002 年 11 月	自膨胀	ePTFE	镍钛合金	组件式	20 F ~ 23 F	肾下
Endologix（Irvine，Calif.）	Powe-rlink	2004 年 10 月	自膨胀	高密度 ePTFE	钴铬合金	单体式	21 F	肾上或肾下
Medtronic（Minneapolis，Minn.）	AneuRx	1999 年 9 月	自膨胀	涤纶	镍钛合金	组件式	21 F	肾下
Medtronic（Minneapolis，Minn.）	Talent	2008 年 6 月	自膨胀	涤纶	镍钛合金	组件式	22 F ~ 24 F	肾上

ePTFE，膨胀聚四氟乙烯；FDA，美国食品药品监督管理局

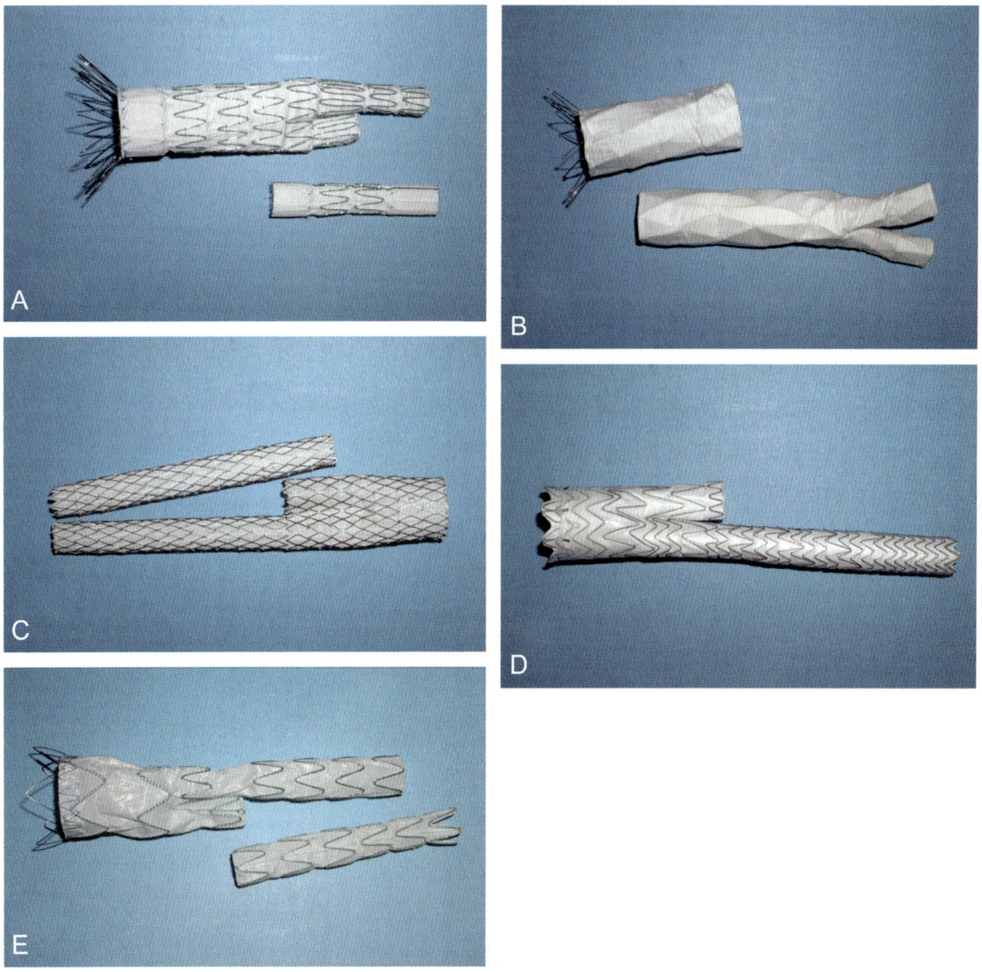

图 40-4　一些血管内移植物系统有不同的特点。A，Zenith 血管内移植物（Cook Inc.，Bloomington，Ind.）是一个三片式组件系统，有一个主体和两个分支。此设计在封闭区利用一个裸支架和内部支架，由不锈钢外部支架支撑。**B**，Powerlink 移植物（Endologix，Irvine，Calif.）由膨胀聚四氟乙烯（ePTFE）和钴合金骨架构成。**C**，AneuRx 支架移植入系统（Medtronic AVE，Santa Rosa，Calif.）由镍钛合金外骨架组成。**D**，Excluder 血管内移植物（WL Gore and Associates，Flagstaff，Ariz.）是两片式组件系统。移植物由 ePTFE 组成，完全由镍钛合金外骨架支撑。**E**，Talent 血管内移植物系统（Medtronic AVE，Santa Rosa，Calif.）是两片式组件系统，由肾上裸支架和镍钛合金内骨架组成

放手术，血管内修补术后患者可更快地恢复正常活动。另外，大多数患者有更少的手术后疼痛。但是，动脉瘤血管内修补术后的主动脉重塑是一个缓慢的过程，可长达数年。血管，尤其是近端颈部的解剖改变可以导致置入装置的构象改变，需要密切随访。此外，后期的失败需要再次手术[30]。因此，普遍推荐动脉瘤血管内修补术后常规监护，尽管没有标准的方案，而且对标准的强化方案的需求是有争议的。基于同时期的移植物置入，Nordon 等人对二次手术率进行了荟萃分析[31]。他们发现单独的影像监护引发了1.4% 到 9% 的二次干预率。超过 90% 的手术患者并没有从监护中获益。基于这些发现，他们推荐监护应当用于有较高术后并发症风险的患者。这组人群的识别是不明显的，但是对于有复杂主动脉颈解剖或者适应证以外的手术患者是必要的。

对比加强 CT 是动脉瘤血管内修复手术后最广泛应用的随访方式。它应用广泛，可快速取得数据，可重复，并且跨机构通用。利用这种方式主要的担心是对比剂的利用可能导致肾毒性、辐射照射以及费用。它被认为是评估主动脉直径的金标准，有接近100% 的敏感性和特异性。对于内漏检测的敏感性和特异性，CT 均优于传统的血管造影：CT 的敏感性和特异性分别是 92% 和 90% 而血管造影是 63% 和77%[32-34]。三期 CT（非对比期、动脉期和延迟期）可提供大量的信息，但是以增加辐射量为代价[35]。

非加强 CT 对于区分内漏和钙化以及支架移植物的金属部分是有用的，可以检测小的移植物周围漏，优于动脉期影像。相比单独的动脉期，联合动脉期和延迟期扫描有更高的诊断价值。50 岁以上接受一次腹部 CT 扫描的患者死于癌症的预期寿命归因风险度是 0.02%[31,36]。尽管此种效应本身较小，但是重复影像检查的累积效应是巨大的。重复应用碘对比剂可对肾功能有累积损害，尤其对老年人及本来有肾损害者[37]。基于这个原因以及费用因素，其他的监护方式已经被评估。

磁共振成像（MRI）和磁共振血管造影（MRA）能提供和 CT 扫描同样的影像信息。多种形式的磁共振影像（T1，T2，钆增强）可以二维形式查看，也能进行三维成像，可以进行尺寸测量、管腔开放度的评估、装置定位以及检测内漏。MRA/MRI 的局限性包括磁诱导的体内代谢产热，不利于手术后的立即成像。此外，置入人工产品，尤其是磁性的金属支架，不利于形态学分析。而且，在肾功能不全患者中应用钆对比剂增加肾源性全身纤维化的风险[38]。MRI 的优点在于没有离子辐射的暴露，并且对比剂的肾毒性比较低。MRI 的缺点是其缺乏广泛的可用性、检查过程比 CT 长、幽闭恐惧症以及置入心脏起搏器患者禁用。

彩色多普勒超声（US）是血管内治疗后随访的方便、无创、经济便携的方法。但是其作为随访工具的可靠性仍然存在争议。灰度超声可以精确测量主动脉瘤的直径。内漏的检测需要彩色多普勒超声。据报道，彩色多普勒超声检测内漏的特异性很高（89% ~ 97%），但敏感性以及诊断能力相比 CT 仍有不足[39]。多普勒超声检测内漏的敏感性大约为 77%，特异性接近 94%[40]。超声造影剂的应用增加敏感性到98%，对特异性无明显改变[40]。造影剂在检测 CT 不易发现的慢性渗漏方面是有用的[41-42]。能够检测内漏的血流方向是超声的另一个优势，而 CT 上无法辨认[43]。“往复”的血流形式表明内漏的自发关闭，单相或双相的波形说明内漏持续存在[43]。彩色多普勒超声的局限性包括依赖操作者、基于患者外形尺寸的变化以及需要患者最佳的准备。然而，用多普勒超声来替代 CT 可降低长期的花费。

血管内移植的问题和处理

腹主动脉血管内移植物的设计和放置过程中可出现各种问题。移植物一旦置入后，随着时间的推移，会出现各种并发症，需要介入治疗以预防既往排除的血管瘤随后发生的扩张和破裂。下文将会描述血管内移植后常见的几个问题。

髂动脉病变

如果存在髂动脉病变，无论是动脉瘤病变、动脉粥样硬化病变还是严重的迂曲病变，应用髂动脉导管为输送移植物提供了一种安全的路径[45]。在动脉粥样硬化性疾病或明显的血管迂曲导致的髂动脉管腔狭窄的患者中，出现阻力仍强行前行器械会导致髂动脉破裂。髂动脉破裂概率是 1% ~ 2%[46-47]。为了避开髂动脉解剖造成的限制，可应用髂动脉导管。髂动脉导管是一种缝合的假移植物（一般直径在 8 ~ 10 mm）。即使存在瘤样扩张，也可到达髂总动脉中段。这可通过端端吻合或端侧吻合进行，虽然后者可提供更大的管腔便于器械通过。装置通过假移植物放置，血管内移植物的髂动脉分支跨过髂总动脉，在导管内吻合和固定。移植物的远端顺着髂动脉自然弯曲前行，并吻合到股动脉上。髂总动脉远端缝合后可使血流逆行通过髂外动脉供应同侧髂内动脉。另一种方法就是髂内动脉直接缝合在导管上。

髂动脉瘤样扩张或动脉瘤在行远端缝合时会出现问题。在行血管内动脉瘤修补的患者中，髂总动脉扩张高达30%[48-51]。由于很多血管内移植物未考虑到髂总动脉瘤样扩张或动脉瘤，所以常需要在管腔正常的髂外动脉找到吻合点。如果远端吻合发生在髂外动脉，髂内动脉常被弹簧圈封堵而丧失功能。髂内出现动脉瘤也需要使用相同的方法。很少需要行双侧髂内动脉栓塞。可在血管瘤修复前或同时进行髂内动脉栓塞。虽然不常进行栓塞，但如果计划进行双侧髂内栓塞则需要分期进行。髂内动脉栓塞不是没有危险，其副作用发生率可高达 50%[49]。臀部下垂是行髂内动脉栓塞患者最常见的主诉，发生率为 12% ～ 50%，但多数几个月后可缓解[48-53]；5% ～ 25% 的患者诉勃起功能障碍[51-52]。需要行切除术的臀部缺血和结肠缺血是理论的焦点，但很多大规模研究中并没有进行描述。需要行髂内动脉远端分支栓塞（比如出现髂股内动脉瘤）和弹簧圈置入的患者均有发生骨盆病变的危险[53]。与单侧阻塞相比，双侧髂内动脉栓塞与症状加重无关[49,50,52]。如果髂内动脉无动脉瘤，则无须行髂内动脉栓塞。如果出现髂总动脉瘤，Wyers 等[54]研究表明若髂内动脉近端髂动脉有 5 mm 的颈，并在髂外动脉有大于 15 mm 的颈，则无须行髂内动脉弹簧圈栓塞以获得远端固定。这可能导致 2/3 的患者需要覆盖髂内动脉。

内漏

*内漏*是指血管内移植物外持续存在血流，而瘤腔内无血流存在。根据病因不同可分为 5 种类型（表 40-2）[47-48]。1 型内漏（图 40-5）是由于近端主动脉（存在顺行性血流）或远端髂动脉（存在逆行性血流）黏结部位固定不足所致；2 型内漏（图 40-6）来自远离主动脉瘤腔的完整分支血管，可允许血流逆行进入瘤腔，这些分支包括腰动脉或肠系膜下动脉；3 型内漏是由于移植物纤维或不同组分成分间结合区域的缺损所致；4 型内漏继发于纤维组织连接处广泛的血液“渗漏”或发生在移植物缝合到支架上的部位；5 型内漏为瘤腔受压且动脉瘤扩大，但是目前的影像学检查并不能发现明显的血流进入瘤腔。这可能是由于影像学检查不够精密，不能检测到渗漏或者是间歇性渗漏[49]。作用于瘤腔的压力导致其不断扩大，这种情况称为“*内压力*”[50-51]。关于这种概念，特别是

表40-2　内漏的分类

内漏	原因	血流进入瘤腔
1 型	主动脉或髂动脉附着部位密封不严	顺行或逆行
2 型	分支血管流入管腔	逆行
3 型	纤维或结合区域缺损	顺行
4 型	纤维间隙渗漏	顺行
5 型	内压力	无明确渗漏

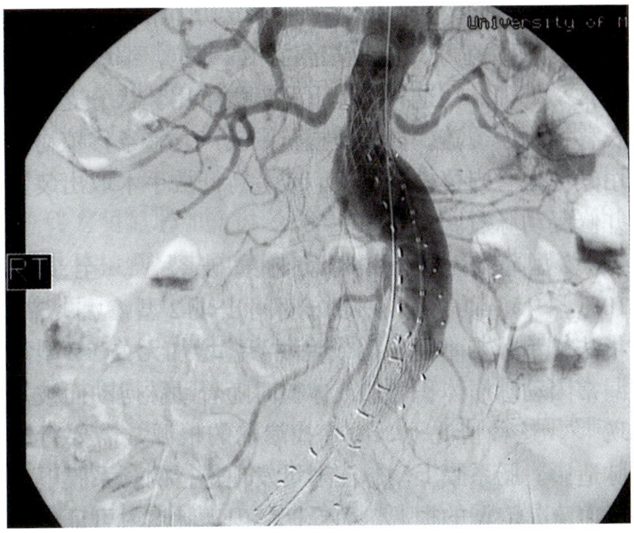

图 40-5　血管造影显示 1 型内漏。对比造影可看到移植物近端渗漏并充满瘤腔。患者之后于主动脉颈处置入一枚大的 Palmaz 支架，减少了内漏

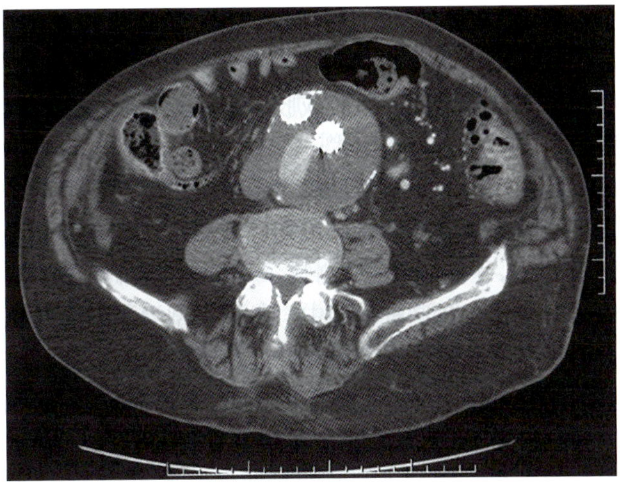

图 40-6　CT 扫描显示 2 型渗漏。动脉瘤腔内血管内移植物分支外有对比剂。动脉瘤会继续膨胀直到栓塞肠系膜下动脉

第XI篇

血 管 炎

第 41 章 血管炎概述

Peter A.Merkel

血管炎是一系列血管炎症引起的病理表现，包括受累器官出血、缺血及梗死（框 41-1）。然而，这些疾病的临床谱很广泛，临床表现和病理表现也多种多样。并不是所有血管炎的临床表现都是由真正的“血管炎症”（即血管壁的炎症）引起的。血管炎的某些损伤是非血管炎症导致的，例如，关节炎、葡萄膜炎和肺结节病是血管炎临床表现的一部分，但它们都不是由于血流中断所致。第 9 章、第 42 章（大动脉炎）、第 43 章（巨细胞动脉炎）和第 45 章（川崎病）都对血管炎的病理生理学改变进行了阐述。

本章所概述的疾病都是罕见病，在美国，患病人数少于 200 000。关于罕见病的临床治疗对照试验很少，许多临床研究是源于对各大转诊中心的病人的队列研究。然而在过去的 20 年中，国际上越来越多的血管炎研究中心加强了合作，开展了一些关于血管炎治疗的随机对照试验，对血管炎患者的治疗及护理产生了极其重要的影响。同样，影像学诊断方法和实验室检查水平的提高，使临床医生对血管炎患者的诊断和评估能力得到了提高。

本章回顾了血管炎的主要类型，探讨了疑似病例的评估，并概述了这些疾病的治疗和管理方法。我们专注于区分它属于*炎症*还是*非炎症性*疾病，是因为这涉及医生们对血管炎药物的选择（表 41-1）。同时，本章还对本病在诊断和治疗上的最新进展做了简要介绍。

框 41-1 按照主要受累血管的大小对血管炎分类*

大血管炎

巨细胞动脉炎（GCA）
大动脉炎（TA）
白塞病
复发性多软骨炎
科甘综合征（cogan's 综合征）
脊柱关节病相关的主动脉炎
腹膜后纤维化
特发性主动脉炎

中血管炎

结节性多动脉炎（PAN）
肉芽肿性多血管炎（韦格肉芽肿）（GPA）
显微镜下多血管炎（GPA）
变应性肉芽肿性血管炎（Churg-Strauss 综合征）
川崎病

小血管炎

过敏性紫癜（HSP）
冷球蛋白血症性血管炎（CV）
原发性中枢神经系统血管炎（PACNS）
抗肾小球基底膜病
肺出血肾炎综合征（Goodpasture's 综合征）
类风湿关节炎（类风湿脉管炎）
干燥综合征
系统性红斑狼疮（SLE）
系统性硬化症（硬皮病）
药物诱导的血管炎

* 表中的大部分疾病都可累及各种大小的血管，但是为了方便起见，我们这里按照病变最常受累的血管大小将疾病进行分类。本框中并未列出所有的血管炎

血管炎的分类

血管炎的分类和命名仍较混乱。对于临床医生来

表41-1 血管炎中类似非炎性心血管病的临床表现

血管炎	胸主动脉病变	腹主动脉病变	颈/椎动脉病变	中小动脉病变所致的脑卒中	上、下肢动脉狭窄	肾动脉病变	冠状动脉病变	肠系膜动脉病变	心肌炎	心包炎
GCA	++[*]	+[†]			+	+	罕见[‡]	罕见		
TA	+++[§]	++			+++	++	+	+	罕见	罕见
白塞病	+	++	罕见	罕见	+	罕见	罕见		+	
其他大血管病（RPC，CS，RPF，IA）	++	+	+	罕见	+	+	罕见	+	罕见	罕见
PAN				+	+	+	罕见	+++	+	+
GPA	罕见			罕见	+	罕见	罕见	+	罕见	+
MPA				罕见		罕见	罕见	+	罕见	+
CSS				罕见			罕见	+	++	++
川崎病			罕见	罕见			+++		++	+
HSP								+++		
CV				罕见			罕见	罕见	+++	
PACNS			++	++						
RA、SS、SLE、SSc 所致的小血管炎			罕见	+	罕见	+	+	++	+	+++

[*]，相对较为常见的临床表现；[†]，较不常见的临床表现；[‡]，曾有报道但相对罕见；[§]，常见的临床表现。

CNS，中枢神经系统；CS，科甘综合征；CSS，Churg-Strauss' s 综合征；CV，冷球蛋白血症性血管炎；GCA，巨细胞动脉炎；GPA，肉芽肿性多血管炎；HSP，过敏性紫癜；IA，特发性主动脉炎；MPA，显微镜下多血管炎；PAN，结节性多动脉炎；RPC，复发性多软骨炎；RA，类风湿关节炎；RPF，腹膜后纤维化；SLE，系统性红斑狼疮；SS，干燥综合征；SSc，系统性硬化症（硬皮病）；TA，多发性大动脉炎说，目前最重要的是在碰到这类患者时首先能想到患者可能患有“某种血管炎”，而且一旦有诊断依据，则应进一步确定血管炎类型。血管炎的分类对临床治疗和预后是相当重要的。血管炎患者治疗方案的制订一方面有赖于对特定类型血管炎预后的了解，另一方面也有赖于不同类型血管炎临床试验的效果。例如，如果一个病人临床表现为关节炎、皮肤紫癜及腹痛，当考虑诊断为过敏性紫癜时，单用激素治疗的效果较好。但是，如果怀疑是韦格肉芽肿时，则需要加用氨甲蝶呤及环磷酰胺等免疫抑制药。同样，不同类型的血管炎将明显影响患者的预后、所需要的检查及并发症的出现。例如，处于治疗缓解期的巨细胞动脉炎患者若新出现咯血，则我们会担心有感染或肿瘤；而韦格肉芽肿的患者若出现相同的症状，即使已经存在感染等远期并发症，我们仍然会应用大剂量的糖皮质激素来治疗可能存在的肺泡出血。

目前血管炎主要有两种分类方法，即美国风湿病学会（ACR）的分类方法[1]和 CHCC 分类命名方法[2]。这两种分类方法并不是严格的诊断方法，而仅仅是用以确定血管炎诊断、区分血管炎类型的分类方法。它们的用途主要体现在临床试验和其他一些临床研究中，而在临床实践中也已经起到了指导作用。这两种分类方法都未包括所有类型的血管炎，目前都在重新评估及修改[3]。

能用于鉴别炎症性血管炎类型的自身抗体目前只有抗中性粒细胞胞浆抗体（ANCAs）。*ANCA 相关性血管炎*包括韦格肉芽肿（GPA）、显微镜下多血管炎（MPA）、只累及肾的寡免疫复合物肾小球肾炎及 Churg-Strauss 综合征。尽管将它们都归类为 ANCA 相关小血管炎显得很方便，但重要的是，我们要想到病人可能是其中的任何一种血管炎，并且还可能出现 ANCA 阴性的情况。

按照血管大小将血管炎分为*小血管炎*、*中血管炎*及*大血管炎*（框 41-1）或许是最简单且主要的分类方式，但是这种方法并不够准确和全面，也不是血管炎唯一的分类方法。尽管这种分类方式并不用于临床试验及治疗，但这是描述这种疾病和主要临床表现的首选方式。本章也是按照这种分类方法来概述血管炎的，当需要对疾病及治疗结果进行鉴别时，我们也会提到美国风湿病学会（ACR）和 CHCC 分类方法。

大血管炎

大血管炎是指主要累及主动脉及其主要分支的血管炎，包括锁骨下动脉、颈动脉、椎动脉、肠系膜动脉及髂动脉（图 41-1）[4]。因为许多非炎性血管病变常常累及上述血管，这些患者经常到血管专科就诊，我们将重点介绍这些疾病。同时还包括第 42 章的动脉炎、第 43 章的巨细胞动脉炎、第 45 章的川崎病。本部分将简要概述累及大血管的血管炎，我们还须认识到，一些大血管炎同样还可累及小血管。

巨细胞动脉炎

巨细胞动脉炎是最常见的原发性血管炎，通常也被称为*颞动脉炎*，详见第 43 章[4-5]。可累及 50 岁以上的人群，尤以 70 岁以上老年人更常见。该病可有许多血管和全身表现。血管病变常发生在主动脉及其分支，主要累及颈动脉及其分支，尤其是眼动脉更为常见。头痛、间歇性下颌运动障碍（又称“颌跛行”）以及视力障碍是常见的临床表现。快速发生的不可逆的单眼失明是该病最严重的并发症。而发病初的几年

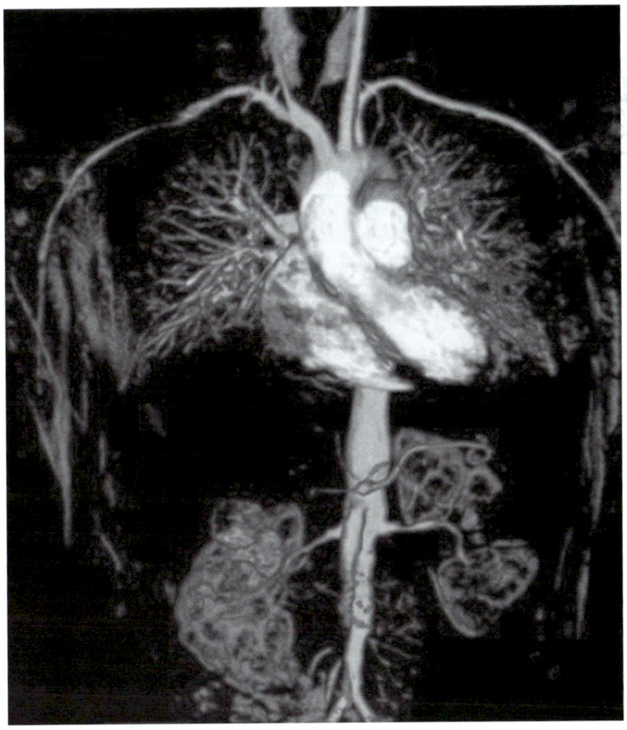

图 41-1 应用钆增强的动态 3D 磁共振血管显像（MRA）显示大血管炎患者存在腹主动脉、左锁骨下动脉、左颈动脉及双肾动脉的狭窄

内还可出现脑卒中、肢体缺血和主动脉病变。常见的全身表现包括发热、贫血、近端多肌痛（风湿性多肌痛）和乏力。巨细胞动脉炎的诊断常常依赖颞动脉活检，但颞动脉活检并不是诊断的必要条件。90% 的患者还可出现急性炎症反应物的升高。大剂量糖皮质激素治疗非常有效，但经常导致药物相关的不良反应。

大动脉炎

第 42 章中介绍的大动脉炎也是血管炎的一种。大动脉炎可累及主动脉及包括头臂动脉、颈动脉、椎动脉、锁骨下动脉、肾动脉、股动脉和冠状动脉在内的所有主动脉分支，同时还可累及肺动脉。该病常常导致血管狭窄、闭塞，引起相应器官和肢体缺血性损伤[4,6]。脑卒中、心肌梗死（MI）、下肢跛行、严重的肾血管性高血压等都是本病常见的并发症。本病以 20 ～ 40 岁的年轻女性多见，也可在老年发病。许多患者伴有发热、关节痛和全身不适等临床表现。因为本病呈反复发作和交替缓解的过程，故常常被延误诊治。几乎所有的患者都使用了糖皮质激素，这些患者还常常联合应用了免疫抑制药；而一些患者可能还需要外科手术治疗。

白塞病

白塞病是一种以口腔溃疡、外生殖器溃疡和眼炎等皮肤黏膜表现为主要临床症状的全身炎症性疾病[7]。此外，该病还可出现关节炎、胃肠道疾病（包括黏膜病变）、附睾炎和继发性淀粉样变性。白塞病在全世界均有发病，但东地中海、中东、东南亚国家的人民及这些地区的后裔中的患病率明显增加。

多达 1/3 的白塞病患者存在血管炎，而且在一些累及静脉的患者中血管炎可能是唯一的病变。有时同一个患者病变可能同时累及动脉和静脉。其中，静脉受累的表现有浅静脉炎，静脉曲张，和深静脉、下腔静脉、大脑静脉窦及其他主要静脉的血栓形成。

白塞病的动脉病变通常发生在大血管，引起动脉瘤、动脉狭窄或破裂。动脉炎最常见的受累部位是主动脉及其分支和肺动脉，同时也可累及中小血管。

白塞病的组织病理学多种多样，这与其临床表现的多样性相一致。口腔溃疡和生殖器溃疡并没有特异的临床特征。同样，胃肠道病变活检也不能鉴别白塞病与炎症性肠病。尽管血管病变可以累及大小动静脉，但是这些血管病变和其他血管炎均类似。

白塞病的治疗随着临床表现的不同而不同。口腔溃疡患者可能会应用秋水仙碱和外用的糖皮质激素，而其他如皮肤黏膜病变、血管病变及眼部病变的患者可能会应用大剂量的糖皮质激素治疗。眼葡萄膜炎患者需要长期应用包括环孢素、硫唑嘌呤、环磷酰胺、苯丁酸氮芥及环磷酰胺之类的免疫抑制药治疗。此外，肿瘤坏死因子 TNF-α 抑制药目前也被应用于眼葡萄膜炎的治疗中。白塞病的很多治疗方案都是建立在专家共识基础上的，而近些年，越来越多的临床对照试验（尤其是关于眼病的临床试验）已经完成。白塞病可能是一种高度侵袭性的血管炎，它常常引起很高的发病率和死亡率。

复发性多软骨炎

复发性多软骨炎是一种罕见的结缔组织病，主要影响眼睛、鼻子、耳朵和声门下 / 气管的软骨结构，但也可能影响其他器官系统，同时合并有血管炎，特别是大血管炎[8]。复发性多软骨炎的主要临床特点是耳郭软骨炎及外耳炎症，通常不累及耳垂。耳郭软骨炎也是韦格肉芽肿和 Churg-Strauss 综合征的一个临床特点，通常需要糖皮质激素治疗，如果不进行治疗将会导致毁容。其他常见的临床表现还有眼炎、鼻软骨炎等引起的失明、毁容，有的患者可出现听力损伤、眩晕、关节炎，有些患者可因声门下区炎症引起呼吸道狭窄，重者可危及生命。尽管耳郭软骨炎在韦格肉芽肿患者中较为少见，但上述临床表现仍可出现；而复发性多软骨炎并不出现肺实质受累表现。

复发性多软骨炎的血管炎可以累及任何血管，但以大血管受累最为常见。伴有主动脉炎的患者出现主动脉瓣功能障碍、胸主动脉瘤或腹主动脉瘤的现象很常见，这些情况下，往往会引起心衰、动脉瘤破裂或夹层形成，并累及周围的分支动脉。小血管的病变常常会影响到眼、肾、神经和其他系统。

复发性多软骨炎的组织病理学表现包括各种软骨的严重破坏，坏死性动脉炎，皮肤、肾小球等小动脉炎和眼睛、心瓣膜、心包、皮肤及其他组织的炎性物质渗出。

复发性多软骨炎通常合并其他原发性自身免疫性疾病，如炎症性肠病、红斑狼疮等。对该病的综合性研究不但能更好地鉴别本病，而且可以更多地了解本病的组织病理学改变。但是因为本病较为少见，阻碍了研究的发展。治疗上通常需要全身应用糖皮质激素，而且本病进展较快，通常需要加用免疫抑制药治疗。

Cogan 综合征（科甘综合征）

Cogan 综合征是一种以眼炎、内耳或前庭病变为特征的罕见病，该病也可出现炎性血管炎[9]。它好发于 40 岁以前的年轻成人，但儿童和老年人亦可受累。

Cogan 综合征的特征性临床表现是间质性角膜炎、感音神经性听力损失和前庭功能障碍。间质性角膜炎是科甘综合征最常见的眼部病变，其他还有巩膜炎、葡萄膜炎和许多其他类型的眼炎。眼和耳损伤通常是永久性的，而且可能损伤较重。炎症性眼病和内耳病变是诊断科甘综合征的必要条件。但是眼及耳的这些病变同样可以出现在其他疾病中，如感染、恶性肿瘤、结节病及包括韦格肉芽肿、复发性多软骨炎、白塞病等血管炎在内的多种自身免疫性疾病。科甘综合征较少出现其他器官系统受累。

高达 15% 的 Cogan 综合征患者存在血管炎，其中大部分为大血管炎，也有部分中血管炎的报道。Cogan 综合征的大血管病变与多发性动脉炎相似，可以出现伴主动脉瓣关闭不全的大动脉炎及颈动脉、锁骨下动脉、其他动脉分支，甚至是冠状动脉的狭窄。Cogan 综合征的治疗包括激素和免疫抑制药，此外，还有诸如前庭功能训练之类的康复治疗、眼科矫正手术，听力受损的患者还可使用助听器或者进行相应的手术治疗。

特发性主动脉炎

在全身性炎症性疾病中，主动脉炎可能没有任何临床表现[10-12]。通常，当血管外科医生对患者进行主动脉瘤或主动脉夹层手术时才发现存在主动脉炎。对大量外科标本解剖和研究后发现，非感染性主动脉炎占 4% ～ 15%。尽管通过详细的回顾性研究我们发现，这些患者中很多人可能有巨细胞动脉炎（GCA）、大动脉炎（TA）、复发性多软骨炎、韦格肉芽肿（GPA）或者其他类型的血管炎，但是通常在他们身上找不到其他系统炎性病变的依据。大多数主动脉炎存在胸部病变，相比之下，大多数腹主动脉病变是非炎症性的疾病。

磁共振成像（MRI）可以显示出血管壁的炎症。随着 MRI 技术的发展，我们可以越来越早地发现一些孤立性的炎性主动脉瘤。然而，很难通过磁共振来区分是特发性主动脉炎或血管炎引起的炎症，还是动脉粥样硬化伴发的血管及血管周围炎症。因此，如果缺乏病理结果或其他血管炎的依据，仅仅依靠 MRI 是不能诊断血管炎的；而大血管病变的正电子发射断层（PET）扫描的出现也有助于此类病人病情的评估。

特发性主动脉炎的治疗目前尚不明确。许多患者不会出现血管炎的其他表现。但是，在一些病例中可能会有新发的动脉瘤或是明显的血管病变出现[11]。通过详细的体格检查、影像学诊断方法、实验室检查及本章中提到的其他方法对这些系统性疾病进行综合评估是很有必要的。除了手术病理证实外，一旦发现血管炎性病变，就应该进行适当的治疗。但是，并不是所有的患者都需要糖皮质激素治疗，尤其是刚刚手术后的患者。而且，专科医生对这些患者进行规律的随访相当重要，因为病情发展较为缓慢，可能需要经过很多年的随访才能对疾病做出诊断。

其他形式的大血管

虽然大血管炎仅见于少数全身炎症性疾病，但是我们仍须知道它们可能出现的潜在的合并症。长期患有强直性脊柱炎、反应性关节炎、银屑病关节炎及炎性肠病等血清阴性脊柱关节病的患者很少合并主动脉炎，而主动脉炎患者可能会出现主动脉瓣关闭不全。腹膜后纤维化是一种成纤维细胞增生性疾病，也可引起炎性主动脉炎。腹膜后纤维化的患者可出现输尿管梗阻，有时也可出现主动脉狭窄及主动脉周围炎。其他还有几例关于类风湿关节炎、系统性红斑狼疮及韦格肉芽肿合并大血管炎的报道。

中等大小的血管炎

中等大小的血管炎中涉及的受累血管分布广泛，因此中等大小的血管炎的临床表现也多种多样。如前所述，按照受累血管的大小对血管炎尤其是中等大小的血管病变进行分类存在一定的问题。

正如大血管病变一样，中等大小的血管炎性病变可能与那些非炎性的心血管、肾血管、脑血管和其他血管病变的临床表现相似。而血管专科医生需要对其千变万化的临床表现以及最终可能引起的损害有所了解。关于这类血管炎的临床研究数据对指导治疗是有帮助的。

结节性多动脉炎

结节性多动脉炎是真正的血管炎症[13]。随着它与其他血管炎鉴别的不断完善，过去 50 年中，结节性多动脉炎的诊断范围不断缩小。尽管结节性多动脉

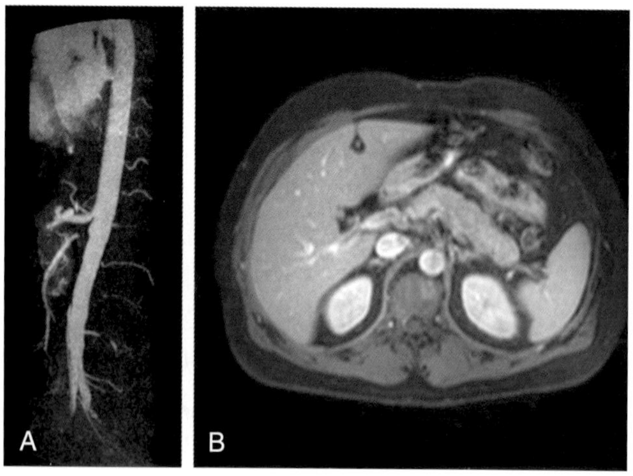

图 41-2 通过动态增强 3D 磁共振血管显像（MRA），提示结节性多动脉炎患者出现动脉狭窄病变（A）及腹部动脉和肠系膜上动脉的增厚、增宽（B）

炎被定义为中等大小的血管炎，但是它仍然可以累及诸如皮肤等的小血管。多动脉炎的血管炎症经常会引起多发小动脉瘤，因此血管造影中通常会出现“串珠样”改变。肾、肠及皮肤的缺血和梗死较为常见，其他常见的临床表现还有关节痛、肌痛和发热。结节性多动脉炎的诊断通常有赖于血管造影显像（图 41-2）或是缺血段小肠的术后病理[13-14]。有趣的是，有一小部分的结节性多动脉炎患者伴有乙型肝炎病毒感染或是合并肝炎病毒感染。更重要的是，合并丙型肝炎的结节性多动脉炎患者与合并丙型肝炎的冷球蛋白血症性脉管炎（CV）患者存在一定的差异。结节性多动脉可以有心肌缺血、心功能衰竭及心律失常等临床表现，这主要由冠状动脉炎或是继发于肾动脉病变的恶性高血压所致。

结节性多动脉炎常常需要应用大剂量糖皮质激素治疗，之后再缓慢减量。对于一些严重的患者，还需要加用免疫抑制药。合并肝炎的结节性多动脉炎糖皮质激素的应用疗程较短，且抗病毒治疗的疗程常需要延长；而该病的预后较好，复发率明显低于其他类型的血管炎，因此在制订治疗方案时还须考虑到这一点。由于多发性动脉炎的发病率低，难以开展相应的临床对照试验，因此，本病的治疗方法都是借鉴既往病例和专家意见。

肉芽肿性多血管炎（韦格纳肉芽肿）

肉芽肿性多血管炎（GPA）是一种以上呼吸道及鼻窦（图 41-3）、下呼吸道（图 41-4）及肾（图 41-5）的炎症和破坏为主要临床特征的自身免疫性疾病，同时伴有 ANCA 阳性[15-16]。有将近 70% 的患者在诊断为 GPA 时 ANCA 已经呈阳性，还有一部分患者在病程后期 ANCA 也会变为阳性。而 GPA 合并肾小球肾炎的患者中 ANCA 阳性率达 90%。GPA 患者中这些临床特点常合并出现，但是也有一部分患者仅有部分临床表现。肉芽肿性多血管炎也常累及其他多

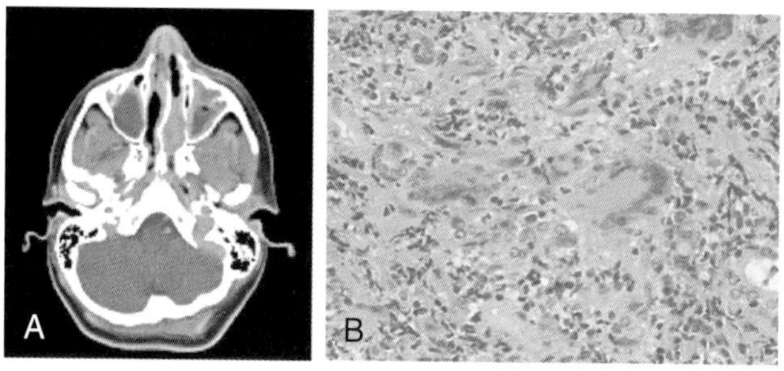

图 41-3 韦格肉芽肿患者出现严重的鼻窦炎。A，急性期 CT 扫描图；B，该患者鼻窦活检的 HE 染色提示典型的炎症病变，其中包含一个巨细胞

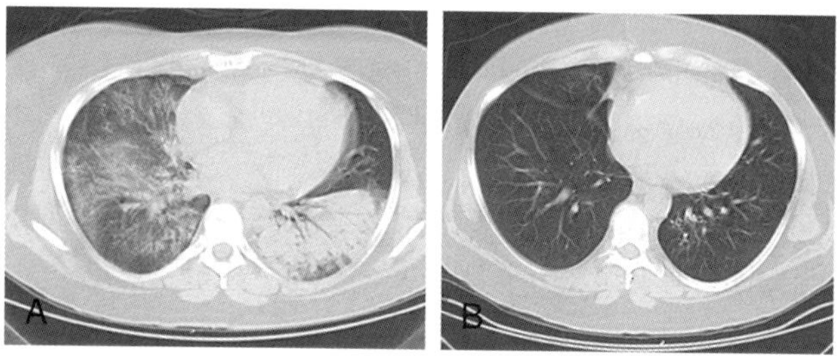

图 41-4 韦格肉芽肿患者胸部 CT 扫描提示存在肺出血。A，急性期表现；B，该患者经过糖皮质激素和环磷酰胺治疗后的肺部表现。经过糖皮质激素治疗 2 周后患者的呼吸困难和影像学改变基本消失

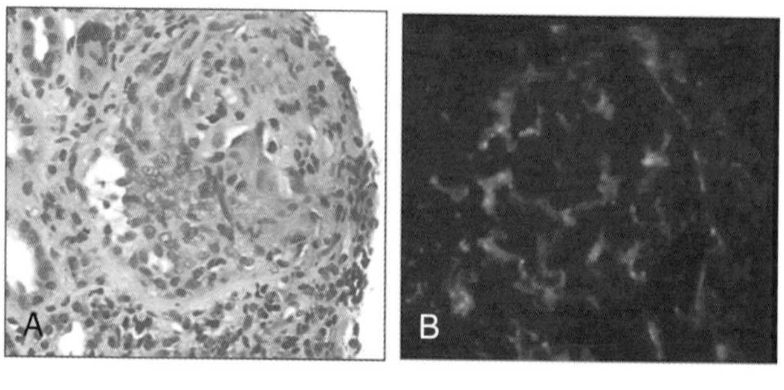

图 41-5 图 41-4 的韦格肉芽肿患者的肾穿刺活检术提示该患者为快速进展性肾小球肾炎。A，HE 染色提示肾小球出现严重破坏，而且在片子左上角还出现了一个多核巨细胞（*左上*）；B，GPA 和 MAP 的免疫荧光染色中出现典型的“寡克隆免疫复合物”

个系统。上呼吸道病变包括严重的鼻炎、鼻窦炎、声门下炎症反应，使患者出现鼻梁塌陷、鞍鼻，严重的可因气道狭窄危及生命。GPA 最严重肺部病变是肺泡出血，这也是 GPA 患者早期死亡的常见原因。其他肺部病变还有伴或不伴空洞形成的肺结节和气管支气管炎。GPA 还可有眶后假瘤形成，可引起眼球突出，其他还有传导性和感音神经性耳聋、多发性单神经炎、关节炎和紫癜。肉芽肿性多血管炎患者还可出现因外周血管受累引起的坏疽（图 41-6）。

除心肌炎和心包炎外，肉芽肿性多血管炎患者较少出现炎性心脏病，而主动脉和大血管受累则更为罕见。

肉芽肿性多血管炎还可出现静脉血栓，包括深静脉血栓形成和肺栓塞；而静脉血栓的出现可能与疾病活动相关 [17-18]。虽然有些肉芽肿性多血管炎的确有肉芽肿形成，它可以有组织细胞增生、散在的坏死、偶伴有巨细胞和嗜酸性粒细胞浸润，但是它还可以出现其他炎性反应相关的临床表现。真正的血管炎还可累及微血管。肉芽肿性多血管炎的肾病变和 ANCA 阳性疾病的肾病变一样，病理类型都是急进性肾小球肾炎。

肉芽肿性多血管炎若不经治疗，常可引起严重损伤，甚至死亡 [19]。糖皮质激素常被用于该病的治疗。然而自从 20 世纪 70 年代美国国立卫生研究所（NIH）引入环磷酰胺治疗之后，肉芽肿性多血管炎的预后就明显改变了。细胞毒药物使 GPA 的患病率和死亡率得到了明显改善，其中 1 年死亡率从 80% 下降到了 20% 以下 [16,19-20]。然而，使用环磷酰胺治疗的不良反应非常明显，而且疾病的复发率超过了 50%。近年来，不断进行着有关新的治疗方案的对照试验，其中也包括氨甲蝶呤和硫唑嘌呤在内的毒性作用较小的免疫抑制药 [21-23]。利妥昔单抗是一种能直接与 B 淋巴细胞上 CD20 受体结合的单克隆抗体。有两个多中心随机对照试验已经证实，利妥昔单抗诱导 ANCA 相关血管炎（肉芽肿性多血管炎和显微镜下多血管炎）缓解的效果与环磷酰胺类似 [24-25]。2011 年，美国食品药品监督管理局（FDA）正式批准利妥昔单抗用于治疗肉芽肿性多血管炎和显微镜下血管炎，利妥昔单抗迅速成为环磷酰胺的替代品。

显微镜下多血管炎

CHCC 分类系统将显微镜下血管炎（MPA）列为一种独立的系统性血管炎 [2,13]。MPA 是一种累及中

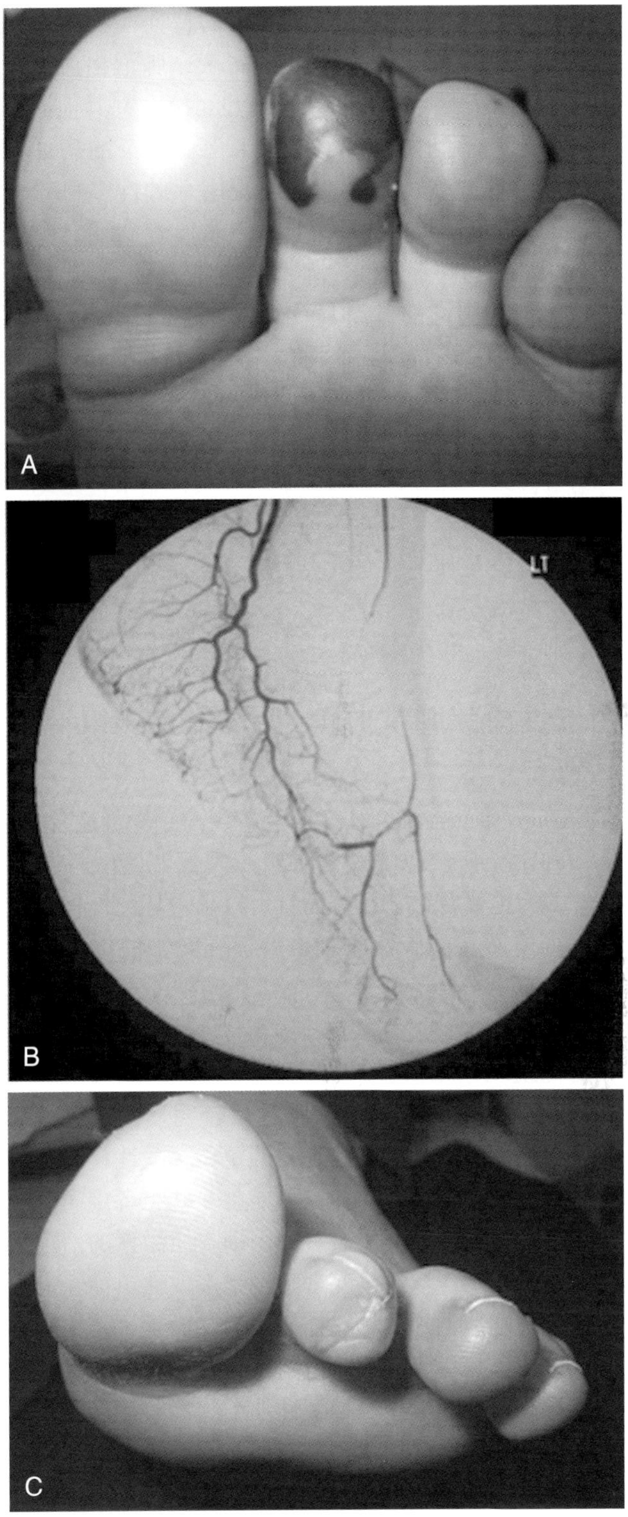

图 41-6　GPA 患者出现足趾坏疽。A，治疗前左足第 2 趾出现坏疽；**B**，治疗前的左足常规血管造影提示足背动脉狭窄闭塞以及血流情况；**C**，经过糖皮质激素和环磷酰胺治疗后的患趾情况；仅有局部的组织缺失，而且现在患趾的血流灌注较好

小血管的 ANCA 相关血管炎，它的特征性临床表现大多与 GPA 一致，包括肾小球肾炎、肺泡出血、皮肤病变及多发性单神经炎，同时也可能合并其他器官系统受累。不同的是，显微镜下多血管炎的病理为非肉芽肿性改变，并且不会出现肉芽肿性多血管炎和 Churg-Strauss 综合征中出现的非血管病变。它的肾小球肾炎与肉芽肿性多血管炎一样。大多数患者的 ANCA 都是阳性的，而其较有特异性的 ANCA 抗体是髓过氧化物酶抗体。心脏的表现并不常见，但是可以出现外周血管病变和坏疽，这些容易使它与非炎性的血管疾病相混淆。我们还需要将显微镜下多血管炎与结节性多动脉炎（PAN）鉴别开来，结节性多动脉炎更多的是中等大小的血管受累，而且通常不会引起肾小球肾炎及肺毛细血管炎；而显微镜下多血管炎则不会出现微动脉瘤。在治疗上，显微镜下多血管炎与肉芽肿性多血管炎本质上是一样的。

变应性肉芽肿性血管炎（Chur-Strauss 综合征）

Chur-Strauss 综合征又叫*变应性肉芽肿性血管炎*，是一种罕见病，以哮喘、肺组织浸润和嗜酸性粒细胞增多为主要特征[26-27]；而且可以出现坏死性肉芽肿性血管炎所有的临床表现，30% ~ 40% 的患者还可出现 ANCA 阳性。和韦格肉芽肿一样，它的病理改变是血管炎症引起的损伤。尽管其他类型的血管炎亦可出现组织内嗜酸性粒细胞浸润，但是这种情况在 Chur-Strauss 综合征中更为常见且较明显。超过 90% 的患者存在哮喘，而且常常较严重。嗜酸性粒细胞增多并不总是存在，它的存在可能是一些患者疾病活动的标志。肺浸润等临床表现可因糖皮质激素的治疗很快消失。此外，神经病变（特别是多发性单神经炎和胃肠道缺血）也是常见的临床表现，而且可以很有破坏性。结合其临床症状、嗜酸性粒细胞增多，及病理提示的肉芽肿性炎症及嗜酸性粒细胞性炎症可以对本病进行诊断。

Chur-Strauss 综合征的心血管表现较为常见，它可以出现心肌炎，引起充血性心力衰竭，也可以出现心包炎，而心绞痛较少见。心脏病变进展较为迅速，常常可以致命。

糖皮质激素是主要的治疗方式，而对于一些较重的患者，免疫抑制药的应用也越来越广泛，而且免疫抑制药被用来帮助患者脱离糖皮质激素的治疗。避免对存在哮喘的本病患者过度治疗是很重要的。哮喘并不是应用细胞毒药物治疗的适应证。

Kawasaki 病（川崎病）

川崎病见于儿童，主要累及中小动脉，是儿童获得性冠状动脉病变的主要原因[28]。本病是一种全身性疾病，主要表现为高热、结膜充血、口腔黏膜病变、皮肤红斑及脱屑、淋巴结肿大以及其他症状和体征。心脏受累较为常见，而且可以引起长期病变。常见的心脏受累表现有心肌炎和心包炎，而且病情可以较重，但是本病最可怕的病变是冠状动脉瘤。病变累及血管全层并伴有肉芽肿形成，之后可伴有瘢痕及动脉瘤形成。治疗上包括阿司匹林及静脉用人免疫球蛋白，而且已经证实，这可以显著减少冠状动脉并发症的出现。第 45 章中将对川崎病进行详细描述。

小血管炎

过敏性紫癜

过敏性紫癜是一种小血管炎，炎性关节炎、缺血性腹痛和紫癜是常见的临床三联征，但并不是所有的患者都会同时出现这些症状[29]。肾小球肾炎是本病最可怕的表现，它可引起肾衰竭。心脏病变并不是本病的特征表现，而肾功能不全则可引起严重的高血压。本病还常有外周血白细胞破裂及免疫球蛋白 IgA 的沉积。过敏性紫癜患者的血清 IgA 水平通常增高。

过敏性紫癜好发于小儿，是小儿最常见的血管炎。但是，成人也可出现过敏性紫癜。小儿的过敏性紫癜通常有自限性，而成人的过敏性紫癜很可能会发展成为慢性肾功能不全。本病在各个年龄段都易复发。治疗则因人而异，一些小儿仅需要严密观察，而另一些患者可能需要应用大剂量糖皮质激素或者加用免疫抑制药治疗。但是，目前尚不明确免疫抑制药的治疗是否可以真正改变患者的远期疗效。

冷球蛋白血症性血管炎

冷球蛋白是血清中存在的一种蛋白。当温度低于体温时，血清中的免疫球蛋白发生沉积形成的异常免疫球蛋白——冷球蛋白。它可以在人体的任何器官诱导发生免疫复合物介导的炎症反应过程，并引起冷球蛋白血症性血管炎[30]。冷球蛋白分为几种类型，而冷球蛋白血症的分型是依赖血清中形成冷球蛋白的 IgG 和 IgM 抗体的混合情况及残留的冷沉淀蛋白为单克隆还是多克隆的情况。

我们通常认为，冷球蛋白血症性血管炎（CV）较为少见。在一些慢性炎性疾病中可出现冷球蛋白血症性血管炎，如红斑狼疮、类风湿关节炎或者相应的淋巴增生性疾病。然而，丙型肝炎病毒感染和 2 型混合型冷球蛋白血症性血管炎有一定的相关性。丙肝病毒的感染率在不断升高，而冷球蛋白血症性血管炎可以引起血管病变的观点也越来越得到大家的认同。目前发现，极大一部分冷球蛋白性血管炎的患者常合并有丙型肝炎病毒感染。

冷球蛋白血症性血管炎的主要临床表现包括皮肤血管炎（过敏性紫癜）、关节痛、周围神经病变以及合并肾功能不全和（或）肾病综合征的肾病。心血管受累时可以出现雷诺现象、高血压和充血性心力衰竭。而合并高血压的冷球蛋白血症性血管炎的患者通常较为严重，且易出现心功能衰竭，同时还常伴有肾病。

病理改变主要包括坏死性血管炎，而使用免疫荧光染色法通常可以检测到免疫球蛋白和补体的沉积。

治疗上目前还存在争议，但对合并丙肝病毒感染的冷球蛋白血症性血管炎的患者目前一致认为，即使不存在肝病，抗病毒治疗也是相当重要的。对于病情急性加重或是无法应用抗病毒治疗或抗病毒治疗无效的患者，常常需要加用糖皮质激素、细胞毒药物以及血浆置换的治疗，而且越来越多的证据表明利妥昔单抗对治疗也有效。

原发性中枢神经系统血管炎

原发性中枢神经系统血管炎（PACNS）是一种非常罕见的局限于中枢神经系统（CNS）的坏死性血管炎[31-32]。本病常可出现亚急性弥漫性神经性损伤和慢性脑膜炎，同时也可引起脑梗死和脑出血。

常规的血管造影术可以鉴别血管瘤和血栓等其他疾病，但是由于某些原因（图 41-7）不能将它用于血管炎的诊断。首先，老年患者动脉粥样硬化内皮细胞的改变可能与血管炎内皮细胞的改变相似。其次，血管痉挛可以与动脉粥样硬化或血管炎症引起的狭窄相混淆。最后，由于常规血管造影中小血管无法很好地显像，因此会使一些血管炎被漏诊。脑膜或受累脑组织的活检为 PACNS 的诊断和起始治疗提供了依据。虽然本病的病理表现为血管炎，但是，肉芽肿形成和巨细胞浸润并不常见，而且痉挛血管可能并无炎症。另外，尽管脑脊液检查常无明显异常，但是却相当重要，可以帮助我们将诸如炎症和恶性肿瘤之类的其他中枢神经系统病变鉴别开来。

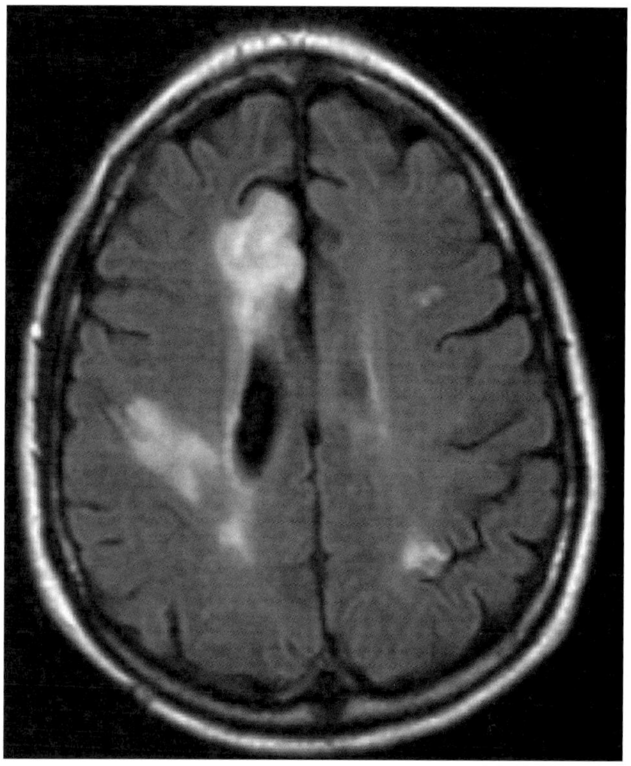

图 41-7　增强 MRA 显示继发于 PACNS 的多发脑梗。该患者脑血管造影显像无明显特殊，但是脑组织活检提示为小血管炎

PACNS 极为罕见，血管科医生需要对该病有所了解，因为它很容易被误诊为动脉粥样硬化病。而本病的治疗方法与动脉粥样硬化治疗明显不同。

治疗主要依据既往病例的治疗经验和目前对本病的有限了解。通常需要加用糖皮质激素和免疫抑制药。

以前认为可逆性脑血管收缩综合征（RCVS）是 PACNS 中的一种良性病变，但其实它并不是血管炎，因此有必要将其与 *PACNS* 区别开来[33]。可逆性血管收缩综合征的首发临床表现通常是剧烈头痛，即“爆裂样头痛”和局灶神经病变，治疗上通常需要积极应用血管扩张药物，如钙通道受体阻滞药；此外还应戒烟。缩血管物质如咖啡因、可卡因、拟交感神经药物和 5- 羟色胺受体激动药（如舒马曲坦）也可用于治疗。

继发性血管炎（继发于结缔组织病）

血管炎，特别是小血管，可以继发于各种全身性自身免疫性疾病，如系统性红斑狼疮、类风湿关节炎、干燥综合征及系统性硬化症（硬皮病）。血管炎通常出现在慢性疾病（如类风湿关节炎）患者中，而且这些患者若出现血管炎，则往往还存在着其他系统的严重病变。其中，皮肤的血管炎较为常见，而肠系膜和中枢神经系统的血管炎是最可怕且最危险的。

尽管在系统性红斑狼疮、类风湿关节炎和其他慢性炎症性疾病等全身性自身免疫性疾病中，血管病变很少累及冠状动脉炎，但是这些疾病可以使冠状动脉出现早期粥样硬化样改变的观点越来越被大家认同。我们正在积极地研究疾病的病理生理过程，与此同时，血管专家也越来越关注炎症在动脉粥样硬化中所起的作用。当系统性红斑狼疮、类风湿关节炎患者出现血管炎时，病情往往已经较严重，而且往往需要应用大剂量的糖皮质激素和环磷酰胺治疗。

药物诱导的血管炎

许多药物和毒物也可引起血管炎，累及各种血管，尤其是小动脉更易受累。近期有文章列出了可能引起血管炎的一系列药物及关于药物诱导的血管炎的相应临床表现[34-35]。其中有一部分 ANCA 相关血管炎是由某些药物引起的[36]。

药物性血管炎临床表现多种多样，有些患者可能仅有皮肤受累，而另一些患者病变可能累及全身各个系统。目前尚无特异的临床表现、实验室检查或是病理检查结果可以将药物诱导的血管炎与其他类型的血管炎区分开来。绝大多数的药物均可引起血管炎，临床医生不但要考虑患者在出现临床症状时所服用的药物，还要考虑此前的一年内患者曾服用的药物、补品甚至毒品。了解患者用药史与病变出现的时间关系、已经出现的疾病谱、有无其他类型血管炎的依据，均对诊断药物性血管炎有一定的帮助。

临床上一致认为，如果可以，应尽可能停止应用可能引起血管炎的药物，密切观察病情变化，必要时可加用糖皮质激素或免疫抑制药。而且，即使这些患者的病情已经得到明显缓解，我们仍需要对其进行长期随访，以确保他们真的是药物性血管炎而不是特发性血管炎。

血管炎的诊断及评估

在评估潜在的血管炎患者时，临床医生面临的首要挑战是要相信患者可能患有其中某一种罕见的疾病；而后要思考是否存在“某种类型”血管炎而马上将注意力集中在某个特定的血管炎上。当获得更多有效的信息之后开始试着确定具体的血管炎类型。当临床医生考虑患者为血管炎时，他很可能同时还在考虑类似血管炎的非血管炎性疾病，如感染。

血管炎的临床表现千变万化，因此综合评估患者的情况非常重要。临床医生通过详细询问病史了解全身各个器官系统的情况，并仔细进行体格检查，完善相应的实验室和影像学检查，以寻找血管炎的诊断依据，并明确受累血管的大小。了解疾病发生的最严重的临床表现相当重要。但是我们的目标是明确血管炎的诊断，确保所有的临床表现都可用该诊断来解释。根据疾病的发展程度治疗方案有所不同。而对疗效的评估则取决于疾病所有特征的基础状态。

除了组织病理学检查外，没有一种检查可单独用来诊断血管炎。通过了解病史、体格检查和常规的实验室检查，临床医生可以获取大部分的信息。根据这些信息，临床医生再决定排除血管炎的诊断还是需要进一步检查明确诊断。最后，当疾病的临床过程发生改变或治疗反应与血管炎不符时，临床医生需要重新考虑血管炎的诊断或应考虑是否还存在其他病变。

病史

病史和体格检查是评价血管炎的关键因素。系统回顾相当重要，很多临床表现都可能与血管炎相关。病史采集时须了解有无任何视力改变或是眼部症状，有无听力变化、流涕或鼻出血、鼻窦炎、头痛、精神状态改变、神经系统症状、喘鸣、气喘、咳嗽、咯血、胸膜炎性胸痛、间歇性下颌运动障碍或肢体跛行、腹痛、皮肤病变、关节痛、关节炎、肌肉疼痛、乏力、发热、体重减轻和其他症状。

必须询问完整而准确的用药史，包括*6～12个月内*所使用的任何处方药、非处方药、毒品和中草药，此外还应详细了解用药的起始时间。如果病人已经开始应用某些药物治疗一些血管炎症状，那么记录应用这些药物治疗的反应也很重要。

体格检查

当怀疑患者有血管炎时，需要对其进行全面的体格检查，而很多体征都提示患者可能存在血管炎。我们应该测量双上肢的血压了解患者双上肢的血压差。如果怀疑患者有下肢血管狭窄，则还需要测量下肢血压。高血压可能是血管炎所致的肾动脉和（或）肾上腺动脉狭窄引起的。除了全面检查双侧桡动脉、尺动脉、肱动脉、颈动脉、股动脉、腘动脉、胫骨后窝动脉和足背动脉的搏动外，还需要听诊主动脉、颈动脉、股动脉、腋窝动脉、锁骨下动脉和肾动脉是否存在杂音。血压差的出现、无脉或是血管杂音都是重要动脉病变的高度特异的体征，但在大血管炎患者中敏感性并不高[37]。

仔细检查皮肤黏膜表面也会发现很多与血管炎相关的表现。尽管紫癜是血管炎的典型皮损，但是并不是所有的紫癜都是血管炎引起的，也不是所有的血管炎的皮肤损害都表现为紫癜。血管炎患者还可出现黄斑病变、肺大泡和非红斑性病变。网状青斑是血管炎或血管痉挛的表现。此外，还需要检查患者是否存在口腔溃疡或是生殖器溃疡，而随着周围温度和肢体位置的变化可能会出现手足变紫变白的情况。还应了解患者是否存在鼻咽部溃疡及结痂。通过使用检眼镜进行床旁观察可以了解是否存在甲襞毛细血管病变；而应用血压带或止血带可以进行毛细血管脆性试验。

其他的系统体检对评估血管炎也相当重要。肺的检查可以发现很多与血管炎相关的异常体征，如干啰音、胸膜摩擦音、胸腔积液所致的叩浊音和哮鸣音。仔细听诊心脏还可能听到主动脉炎所致的主动脉关闭不全的杂音或心包摩擦音。眼部查体可以发现眼炎，而眼底检查可发现视网膜苍白或其他缺血表现。对伴有眼部症状的疑似血管炎的患者，还有必要进行裂隙灯的检查。全面的关节查体还可发现无症状的关节腔积液。此外，详细的神经系统体格检查也很重要，细微的颅神经和周围神经病变往往未被患者和医生注意到，但这些提示可能存在严重的病变。

实验室检查

急性时相反应物

急性时相反应物包括红细胞沉降率（ESR）、C反应蛋白（CRP）和其他。在血管炎的评估中，它们的临床意义常被误解，且常应用不当。红细胞沉降率不能用作任何一种血管炎的筛选试验，因为急性时相反应物不但敏感性不高，特异性也不高。有证据表明，多发性大动脉炎、巨细胞动脉炎、肉芽肿性多血管炎、原发性中枢神经系统血管炎、药物性血管炎和其他类型血管炎的患者急性期红细胞沉降率也可能是正常的。尽管，红细胞沉降率对怀疑多发性大动脉炎的患者病情评估是最有帮助的，但是多达10%的确诊患者在诊断时红细胞沉降率却是正常的。此外，红细胞沉降率升高可以见于大部分需要进行鉴别的病变，尤其是感染和肿瘤，因此，通常不将它列为诊断标准。急性时相反应物对判断疾病的活动性有一定的帮助，因此，某些患者的红细胞沉降率升高可能提示疾病活动。

肾功能检查

对怀疑血管炎的患者有必要进行肾功能检查，尤其是尿液检查。很多中小血管炎肾主要的病变是肾小球肾炎，这种病变可能首先在尿检中以蛋白尿和血尿的形式表现出来。如果尿检出现异常，那么临床医生需要进一步检查尿沉渣。我们不能指望医院和实验室进行手工尿沉渣分析，因为当检测者进行手工检查时尿中的管型早已溶解。假如临床医生对自己做的尿沉渣检查结果不是很确定，则应请教肾科医生和相应的专家。肌酐水平的升高提示存在急性或是慢性的肾病，而了解患者肌酐的基础水平是相当重要的。此外，还应根据肾功能情况及时调整血管炎患者的药物剂量，这些药物包括环磷酰胺、氨甲蝶呤、环孢素和非甾体抗炎药（NSAIDs）。应用环磷酰胺治疗的患者若出现血尿，则提示可能存在该药引起的膀胱损伤，如出血性膀胱炎、膀胱移行细胞癌。

外周血象及白细胞分类

虽然全血细胞计数和血涂片不能用于诊断血管炎，但是它们可以为其他诊断提供线索。很多系统性血管炎的患者首发临床表现就是贫血。尽管Churg-Strauss综合征、肉芽肿性血管炎、药物诱导的病变和其他一些血管炎常出现嗜酸性粒细胞增多，但这也不能用于诊断血管炎，因为它的敏感性和特异性均不高；而嗜酸性粒细胞显著增多可以帮助我们缩小诊断范围，并有助于我们对血管炎进行分类。此外，Churg-Strauss综合征患者可能在发病前或发病期间就已出现嗜酸性粒细胞数增加，而且这种现象并不罕见。

抗中性粒细胞胞浆抗体检测

ANCA抗体的发现以及它与肉芽肿性多血管炎、显微镜下多血管炎、Churg-Strauss综合征和只累及肾的寡免疫复合物肾小球肾炎之间的关系，在血管炎的诊断中极其重要。正确的ANCA检测方法对这些血管炎的诊断有很高的特异性，而且即使没有组织活检，也可以通过检测ANCA来做出诊断。此外，已经确诊为血管炎的患者，若ANCA阳性，那就可以将其诊断为四种 ANCA 相关疾病中的一种。

目前，ANCA 的检测尚不规范，这使实验结果及其可靠性存在问题。但是，至少，相应的实验室能有两种方法进行检测，即通过免疫荧光试验检测 cANCA 和 pANCA，或是通过 ELISA 法检测抗 -PR3 抗体和抗 -MPO 抗体。诊断血管炎时，抗原特异性酶联免疫吸附试验比免疫荧光试验更少出现假阳性结果。若 cANCA 和抗 -PR3 均阳性，或 pANCA 和抗 -MPO 均阳性，对血管炎的诊断有极高的特异性，其他类型的 ANCA 则对血管炎的诊断并无太大帮助。

ANCA 的特异性超过 90%，有的实验室甚至达到了 99%[38,39]。而敏感性则视不同疾病和临床表现存在差异。尽管高达 90% 的累及肾的肉芽肿性血管炎患者 ANCA 都是阳性的，而不累及肾的肉芽肿性血管炎患者中 ANCA 阳性率则仅为 70%。显微镜下多血管炎和只累及肾的寡免疫复合物肾小球肾炎患者 ANCA 多为阳性，而 Churg-Strauss 综合征患者 ANCA 阳性率则仅为 40% ~ 80%。因此，即使 ANCA 阳性对诊断血管炎的特异性很高，但 ANCA 阴性并不能排除血管炎的诊断。

其他免疫学检查

某些情况下，还需要检测抗核抗体（ANA）和类风湿因子抗体（RF）。抗核抗体有助于系统性红斑狼疮的筛查，因为近 99% 的系统性红斑狼疮（SLE）患者，特别是合并血管炎的 SLE 患者抗核抗体都是阳性的。但是抗核抗体没有特异性。如果不存在关节炎，那么类风湿因子（RF）的检测对疾病的诊断也没有太大帮助，因为 2 型冷球蛋白血症及很多感染性疾病均可有 RF 的阳性。而且，检查结果通常存在假阳性的可能。此外，RF 对类风湿关节炎并没有诊断价值，但是类风湿关节炎患者 RF 通常多是阳性的。

冷球蛋白的检测也很重要。若冷球蛋白阳性，那么这不但有助于丙肝相关病变的诊断，而且也意味着可能存在治疗上的差异，譬如需要进行血浆置换或抗病毒治疗。冷球蛋白的检测较复杂，而且操作上常常出现错误。患者的血标本必须保管在 37 ℃的环境中进行运送，以确保血液达到实验室后能在温水浴或加热箱中凝集。一旦血液在 37 ℃时就凝集了，那么就需要进一步特殊处理。从贝斯定理的角度来说，如果冷球蛋白呈中度或高度增高，重复测试也是合理的，尤其是当患者已经感染丙肝病毒的时候。

微生物学检查

当对血管炎患者病情进行评估时，也可对患者的血、尿或其他标本进行培养。此外，当对确诊血管炎的患者进行免疫抑制治疗时，其感染风险也大大增加了，因此，对于这些患者，我们应该更加积极检查是否存在感染。最后，将组织活检标本（尤其是肺组织）进行典型菌、不典型菌和机会致病菌的培养也相当重要。

影像学检查

血管结构的影像学检查一直是诊断血管炎的重要方法，尤其是对于中大血管的血管炎来说更是如此，因为目前的影像学检查方法能够对中大血管进行显像[40]。尽管组织活检或术后标本可以观察到中小血管，但是大血管通常不能通过组织活检进行观察。因此，影像学诊断方法对大血管炎的评估至关重要。大血管显像目前存在两个问题：一是如何鉴别炎性病变和动脉粥样硬化性病变；另一个则是确定血管病变是否是活动性病变。近年来，随着血管炎研究者和临床医生努力使各种影像学进展变为现实，学者们对大血管成像越来越感兴趣。对一些特定的综合征来说，组织器官显影比动脉显影本身更有助于评估病变的严重程度，便于组织活检的选择及除外其他病变。

血管专科医生需要了解各种不同的血管成像术的优越性和局限性，还需要鉴别动脉粥样硬化性病变和炎症性病变。血管成像更常用于评估动脉粥样硬化和血管结构病变，因此，将炎性疾病从中鉴别出来至关重要。而动脉粥样硬化可能有炎性因素的参与和血管炎可引起动脉粥样硬化的一些改变这两个观点已经越来越广泛地得到认同，这使得区分动脉粥样硬化性病变和炎症性病变更具挑战性。这些疾病治疗和预后的显著差异使得在评估患者病情和解释影像学信息时，各个科室（心脏科、风湿免疫、影像科、血管外科和其他专科）之间的合作显得至关重要。以下各部分将概述迄今为止用于评估炎性血管炎患者血管病变的各种成像方式的进展。

常规血管造影

传统的血管造影术仍然是鉴别大中动脉狭窄与动脉瘤、诊断多发性大动脉炎和结节性多动脉炎的金标准。我们常常过分关注近端血管病变而忽略远端血管（如腋动脉）重要的病变，因此，应提醒放射科医生更多关注远端动脉是很重要的。传统的血管造影另外的优点就是可以直接测量动脉内压。这种方法对监测锁骨下动脉及主动脉近端狭窄的病人的血压是很有意义的，因为这些患者若用传统的方法测得的血压通常是不准确的。另外，常规的血管造影术是目前能应用于血管成形术和支架置入术等导管介入术的唯一成像方法。

在评估血管炎患者的病情时，常规的血管造影术还存在很多问题和局限性，例如，造影剂本身可以引起过敏反应、肾功能不全和容量负荷过重等问题。导管可能会引起血管损伤，而其分辨率也有限。当一些小血管（如脑血管和肠系膜血管）受累时，常规血管造影术通常无法很好地显影。而且，尽管有时有必要反复进行常规血管造影，但实际上这是不可能实现的。它可能会引起额外的毒副作用，因此我们不会常规用它来监测患者病情。此外，常规血管造影术并不能使我们了解动脉壁的情况，因此，除了获得一系列的图像外，我们无法用它来判断病情是否活动。

磁共振成像

尽管目前关于使用MRI技术来帮助诊断和处理血管炎的研究极少，但是MRI已经越来越被大家所接受。磁共振成像（MRI）和磁共振血管造影（MRA）可以使管腔结构、血管壁厚度和水肿情况、组织强化情况以及大动脉和一些中动脉的血流情况显影更加清楚，这些改变被认为有助于判断疾病的活动度。MRI和MRA风险较小，患者可以反复使用，我们也可以从中获得一系列连续的重要数据。磁共振（MR）技术仍在不断进步。接下来的几年，在评估血管炎（特别是大血管炎）患者的病情时，它所能提供的信息的可靠性和范围也会大幅增加。

然而，磁共振（MR）在血管炎的诊断和随访中的应用仍存在很多问题。首先，并不是所有的血管结构都很容易成像，而且可能还会出现因伪影（或其他原因）引起的假阳性的情况。其次，由于数据采集和图像分析都没有统一的标准，因此要将不同研究机构甚至不同机器所采集的数据进行比对存在一定问题。MR评估病情活动度的特异性存在争议。不同于传统的血管造影术，MR无法用于血压测量和导管介入术。另外，虽然MR的分辨率在不断提高，但是它对小血管甚至大多数中等大小的血管病变都没有意义。

CT

计算机断层扫描（CT）是另一种有用的大血管炎的成像技术。CT能清楚地显示动脉钙化。随着新的机器和软件的出现，CT图像可以相当精确。CT主要的缺点是电离辐射和碘造影剂相关的不良反应。最理想的方法是将CT与其他方法联合使用，尤其是PET。

超声

超声评价血管病已经应用多年，且有很多好的文献可供参考。这是一项无创检查，且费用较低，被广泛用于血管成像。但目前超声技术主要还是用于动脉粥样硬化病变，而且观察的范围主要集中在颈动脉、椎动脉、眼动脉系统和腹主动脉。最近研究者们已经开始关注超声在炎症性疾病中的应用，然而目前这一领域的研究还相当有限。

当我们在怀疑患者存在颈动脉或椎动脉病变或主动脉瘤时，通常首先会选择超声检查。超声科医生意识到病变可能是除了动脉粥样硬化之外的其他病变，这对疾病的早期诊断是相当重要的。此外，进一步认识动脉粥样硬化和血管炎病变在累及血管部位、大小和病变表现上的差异也是至关重要的。

今后，超声在评估炎症性血管病变中的应用取决于以下两方面：一是改进技术，使它能更好地用于评估血管壁的结构及小血管的检查；二是证实超声可以比其他显像技术（如核磁）更有价值。

PET（正电子断层扫描）

正电子发射计算机断层扫描（PET）是一种应用于血管疾病的有趣的成像方式。它需要通过同位素的吸收才能显像，因此或许可以将它用于判断疾病的活动性。通过观察使用PET评估血管炎的病例我们发现，PET有助于发现和诊断尚不明显的大动脉炎。但是目前尚不清楚PET的假阳性率有多少，临床上必须认真思考PET所提供的资料。系列的PET研究对评估疾病活动度及指导大血管炎的治疗是否有帮助目前也未得到证实。此外，PET在大血管炎中的应用尚处于早期阶段，目前尚无统一标准，无法与MRI进行直接比较，且费用很高，这些都是需要考虑的重要问题。

皮质激素会引起孕妇和胎儿的一些严重问题。在妊娠期间，框 41-2 中的其他治疗药物被直接禁用，否则孕妇的安全将面临极大风险。

对于育龄期的患者，从被诊断的那一刻开始到之后的随访中，对其生育、妊娠及节育进行指导至关重要。只有对这些问题充分探讨，才能制订周密的方案，这些方案可能涉及冷冻精子、经验性地予以卵巢保护药，以及重新制订避孕方案。

预防骨质疏松症

因为炎性血管炎患者需要长期大剂量地使用糖皮质激素，因此医生必须考虑定期评估骨密度，预防骨质疏松的发生。大多数患者还需要补充一定量的钙和维生素 D，许多患者可能随时需要使用双磷酸盐类药物等来预防或治疗糖皮质激素诱导的骨质疏松症。基础状态的骨密度扫描有助于骨质疏松危险分层。

加速动脉粥样硬化

尽管目前尚无确凿的证据，但是和其他慢性炎性病变（如类风湿关节炎和红斑狼疮）一样，炎性血管炎患者患动脉粥样硬化和冠脉病变的风险正在不断增加，人们也越来越关注这一点[45]。动脉粥样硬化的病因是多因素的，其中包括糖皮质激素的应用、与疾病和治疗相关的脂质代谢紊乱，以及其他治疗相关问题如肾病综合征和糖尿病。然而慢性炎症本身的影响可能是动脉粥样硬化发展的最重要因素。目前正在进行的研究主要是针对炎症和动脉粥样硬化之间的相互关系。通过他汀类药物或其他药物进行降脂或消炎的长期治疗方法是否适当还有待临床证实。

参考文献

1. Bloch DA, Michel BA, Hunder GG, et al: The American College of Rheumatology 1990 criteria for the classification of vasculitis. Patients and methods, *Arthritis Rheum* 33: 1068–1073, 1990.
2. Jennette JC, Falk RJ, Andrassy K, et al: Nomenclature of systemic vasculitides. Proposal of an international consensus conference, *Arthritis Rheum* 37:187–192, 1994.
3. Watts RA, Suppiah R, Merkel PA, et al: Systemic vasculitis--is it time to reclassify? *Rheumatology (Oxford)* 50:643–645, 2011.
4. Kissin GY, Merkel PA: Large-vessel vasculitis. In Coffman JD, Eberhardt RT, editors: *Peripheral arterial disease: diagnosis and treatment*, Totawa, NJ, 2002, Humana Press, pp 319.
5. Weyand CM, Goronzy JJ: Giant-cell arteritis and polymyalgia rheumatica, *Ann Intern Med* 139:505–515, 2003.
6. Kerr GS, Hallahan CW, Giordano J, et al: Takayasu arteritis, *Ann Intern Med* 120:919–929, 1994.
7. Sakane T, Takeno M, Suzuki N, et al: Behcet's disease, *N Engl J Med* 341:1284–1291, 1999.
8. Sridharan ST: Relapsing polychondritis. In Hoffman GS, Weyand CM, editors: *Inflammatory diseases of blood vessels*, New York, 2001, Marcel Dekker, pp 675.
9. St Clair EW, McCallum RM: Cogan's syndrome, *Curr Opin Rheumatol* 11:47–52, 1999.
10. Liang KP, Chowdhary VR, Michet CJ, et al: Noninfectious ascending aortitis: a case series of 64 patients, *J Rheumatol* 36:2290–2297, 2009.
11. Merkel PA: Noninfectious ascending aortitis: staying ahead of the curve, *J Rheumatol* 36:2137–2140, 2009.
12. Rojo-Leyva F, Ratliff NB, Cosgrove DM 3rd, et al: Study of 52 patients with idiopathic aortitis from a cohort of 1,204 surgical cases, *Arthritis Rheum* 43:901–907, 2000.
13. Guillevin L: Polyarteritis nodosa and microscopic polyangiitis. In Ball GV, Bridges L, editors: *Vasculitis*, New York, 2002, Oxford University Press, pp 300.
14. Guillevin L, Lhote F, Cohen P, et al: Polyarteritis nodosa related to hepatitis B virus. A prospective study with long-term observation of 41 patients, *Medicine (Baltimore)* 74: 238–253, 1995.
15. Hoffman GS, Gross WL: Wegener's granulomatosis: clinical aspects. In Hoffman GS, Weyand CM, editors: *Inflammatory diseases of blood vessels*, New York, 2001, Marcel Dekker, pp 381.
16. Hoffman GS, Kerr GS, Leavitt RY, et al: Wegener's granulomatosis: an analysis of 158 patients, *Ann Intern Med* 116:488–498, 1992.
17. Allenbach Y, Seror R, Pagnoux C, et al: High frequency of venous thromboembolic events in Churg-Strauss syndrome, Wegener's granulomatosis and microscopic polyangiitis but not polyarteritis nodosa: a systematic retrospective study on 1130 patients, *Ann Rheum Dis* 68:564–567, 2009.
18. Merkel PA, Lo GH, Holbrook JT, et al: Brief communication: high incidence of venous thrombotic events among patients with Wegener granulomatosis: the Wegener's Clinical Occurrence of Thrombosis (WeCLOT) Study, *Ann Intern Med* 142:620–626, 2005.
19. Walton EW: Giant-cell granuloma of the respiratory tract (Wegener's granulomatosis), *BMJ* 2:265–270, 1958.
20. Reinhold-Keller E, Beuge N, Latza U, et al: An interdisciplinary approach to the care of patients with Wegener's granulomatosis: long-term outcome in 155 patients, *Arthritis Rheum* 43:1021–1032, 2000.
21. Jayne D, Rasmussen N, Andrassy K, et al: A randomized trial of maintenance therapy for vasculitis associated with antineutrophil cytoplasmic autoantibodies, *N Engl J Med* 349: 36–44, 2003.
22. Langford CA: Treatment of ANCA-associated vasculitis, *N Engl J Med* 349:3–4, 2003.
23. Langford CA, Sneller MC: Biologic therapies in the vasculitides, *Curr Opin Rheumatol* 15:3–10, 2003.
24. Jones RB, Tervaert JW, Hauser T, et al: Rituximab versus cyclophosphamide in ANCA-associated renal vasculitis, *N Engl J Med* 363:211–220, 2010.
25. Stone JH, Merkel PA, Spiera R, et al: Rituximab versus cyclophosphamide for ANCA-associated vasculitis, *N Engl J Med* 363:221–232, 2010.
26. Guillevin L, Lhote F, Cohen P: Churg-Strauss syndrome: clinical aspects. In Hoffman GS, Weyand CM, editors: *Inflammatory diseases of blood vessels*, New York, 2001, Marcel Dekker, pp 399.
27. Guillevin L, Cohen P, Gayraud M, et al: Churg-Strauss syndrome. Clinical study and long-term follow-up of 96 patients, *Medicine (Baltimore)* 78:26–37, 1999.
28. Barron KS: Kawasaki disease: etiology, pathogenesis, and treatment, *Cleve Clin J Med* 69(Suppl 2):SII69–SII78, 2002.
29. Saulsbury FT: Henoch-Schonlein purpura, *Curr Opin Rheumatol* 13:35–40, 2001.
30. Cacoub P, Costedoat-Chalumeau N, Lidove O, et al: Cryoglobulinemia vasculitis, *Curr Opin Rheumatol* 14:29–35, 2002.
31. Calabrese LH, Duna GF, Lie JT: Vasculitis in the central nervous system, *Arthritis Rheum* 40:1189–1201, 1997.
32. Hajj-Ali RA, Singhal AB, Benseler S, et al: Primary angiitis of the CNS, *Lancet Neurol* 10: 561–572, 2011.
33. Calabrese LH, Dodick DW, Schwedt TJ, et al: Narrative review: reversible cerebral vasoconstriction syndromes, *Ann Intern Med* 146:34–44, 2007.
34. Merkel PA: Drug-induced vasculitis, *Rheum Dis Clin North Am* 27:849–862, 2001.
35. Merkel PA: Drug-induced vasculitis. In Hoffman GS, Weyand CM, editors: *Inflammatory diseases of blood vessels*, New York, 2001, Marcel Dekker, pp 727.
36. Choi HK, Merkel PA, Walker AM, et al: Drug-associated antineutrophil cytoplasmic antibody-positive vasculitis: prevalence among patients with high titers of antimyeloperoxidase antibodies, *Arthritis Rheum* 43:405–413, 2000.
37. Grayson PC, Tomasson G, Cuthbertson D, et al: Association of vascular physical examination findings and arteriographic lesions in large vessel vasculitis, *J Rheumatol* 39:303–309, 2012.
38. Niles JL: Antineutrophil cytoplasmic antibodies in the classification of vasculitis, *Annu Rev Med* 47:303–313, 1996.
39. Merkel PA, Polisson RP, Chang Y, et al: Prevalence of antineutrophil cytoplasmic antibodies in a large inception cohort of patients with connective tissue disease, *Ann Intern Med* 126:866–873, 1997.
40. Kissin EY, Merkel PA: Diagnostic imaging in Takayasu arteritis, *Curr Opin Rheumatol* 16: 31–37, 2004.
41. Langford CA, Sneller MC, Hoffman GS: Methotrexate use in systemic vasculitis, *Rheum Dis Clin North Am* 23:841–853, 1997.
42. WGET Research Group: Etanercept plus standard therapy for Wegener's granulomatosis, *N Engl J Med* 352:351–361, 2005.
43. Hoffman GS, Cid MC, Rendt-Zagar KE, et al: Infliximab for maintenance of glucocorticosteroid-induced remission of giant cell arteritis: a randomized trial, *Ann Intern Med* 146:621–630, 2007.
44. Langford CA, Kerr GS: Pregnancy in vasculitis, *Curr Opin Rheumatol* 14:36–41, 2002.
45. Hahn BH: Systemic lupus erythematosus and accelerated atherosclerosis, *N Engl J Med* 349:2379–2380, 2003.

第 42 章　大动脉炎

Kathleen Maksimowicz-McKinnon，Gary S.Hoffman

大动脉炎（Takayasu's arteritis，TA）是一种罕见的慢性大血管炎，多见于女性，主要累及主动脉及其主要分支。本病最初被认为只发生于亚洲年轻女性患者，现在全世界均有报道。慢性血管壁炎症可导致血管狭窄和动脉瘤形成（较少见）。

流行病学

TA 是一种罕见的疾病，其发病率和患病率具有地域性差异。美国明尼苏达州奥姆斯特德县报道的本病发病率约为每年 2.6 例 / 百万，在瑞典约为每年 1.2 例 / 百万 [1-2]。尸检研究证明 TA 在日本人群中患病率较高，每 3 000 人中可有 1 例 TA[3]，其他地区并未进行可与之比较的尸检研究。

TA 发病的高峰期是 30 岁左右，但并不意味着将超出生育年龄的女性排除在外。因此，部分病例可见超过 70 岁发病的女性患者。

发病机制

TA 在不同种族和民族之间存在患病率和特征差异，提示该病具有遗传倾向性。然而，在 TA 患者中没有发现任何普遍存在的明确等位基因关联。某些感染与继发性血管炎密切相关，推动人们对 TA 相关的传染性病因进行研究。在某些国家（如印度、韩国和墨西哥）发现感染*结核杆菌*（TB）的患者具有较高的 TA 患病率，且 TA 的发病与以往感染过分枝杆菌相关，以及 TA 患者皮肤结核菌素试验阳性，使得分枝杆菌感染在 TA 发病中的作用引起了普遍关注。在一些小型研究中证明 TA 患者较健康对照组对分枝杆菌蛋白具有更强的免疫应答，但这些炎症反应可能是非特异性的，并不能证明两者的因果关系 [4-5]。

TA 的血管损伤是由巨噬细胞、细胞毒 T 细胞、γδT 细胞、自然杀伤细胞和 B 细胞的大量浸润和作用所导致 [6]。白细胞经血管滋养管通过血管壁后，迁移至血管腔内膜从而发挥作用。多种细胞因子 [包括穿孔素、白细胞介素（IL）-6] 通过调节活化正常 T 细胞表达与分泌的趋化因子（RANTES）、肿瘤坏死因子（TNF）-α[7-8] 和 B 细胞活化因子（BAFF），均可增强血管的炎症反应 [9]。血管壁炎症最常见的反应为肌内膜增生，从而导致血管管壁增厚和管腔狭窄，除此之外，平滑肌细胞（SMCs）和弹性纤维以及其他基质蛋白的破坏可能导致动脉瘤形成，尤其是主动脉根部和主动脉弓（图 42-1）。随着疾病的进展，晚期 TA 可出现与动脉粥样硬化相关的继发性血管硬化 [10]。

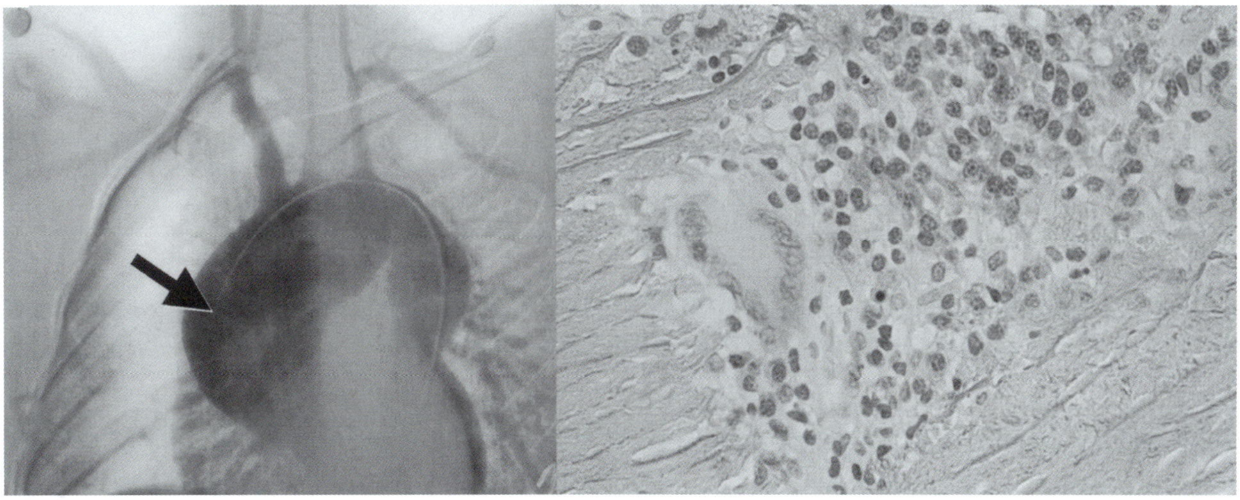

图 42-1　胸主动脉肌纤维和弹性纤维的破坏以及动脉瘤的形成（箭头）

临床表现

不到一半的 TA 患者可出现全身症状和体征，包括发烧、体重下降、乏力、全身关节痛和肌痛等。患者常表现出组织缺血的症状和（或）体征，且从未有过任何组织缺血相关的系统性疾病。上肢间歇性运动障碍是 TA 最常见的症状，可发生于 60% 以上的患者，提示病变可能累及主动脉弓（约 90%）（图 42-2、图 42-3、图 42-4）[11]。临床上最常观察到的体征包括不对称的双上肢或下肢血压，以及可在颈动脉，锁骨上、下动脉和主动脉听到血管杂音[12]。动脉瘤常累及主动脉根部，使房室瓣环拉伸，从而导致瓣膜反流（约 20%）。瓣叶并非炎症累及部位。合并动脉瘤的患者大部分需要外科手术干预。

在美国队列研究中，高血压可见于 40% 的 TA 患者，在日本和印度队列研究中这一症状更为常见（80%）。肾动脉狭窄（RAS）是高血压最常见的原因，但也可由肾上腺动脉狭窄和主动脉顺应性降低导致（图 42-5、图 42-6、图 42-7）[11,13]。当病变累及 TA 患者双上肢时，任一侧上肢所测量的血压值都不能准确反映中心动脉压，因此易漏诊高血压。

在高血压合并血管杂音或跛行的患者，尤其是年轻患者，应高度怀疑 TA 的诊断，并应对四肢脉搏及血压的不对称性进行进一步评估。血管成像技术可显示主动脉及其主要分支血管的解剖学异常，从而可确认是否与诊断相符，并对疾病的程度及病变的类型进行描述。

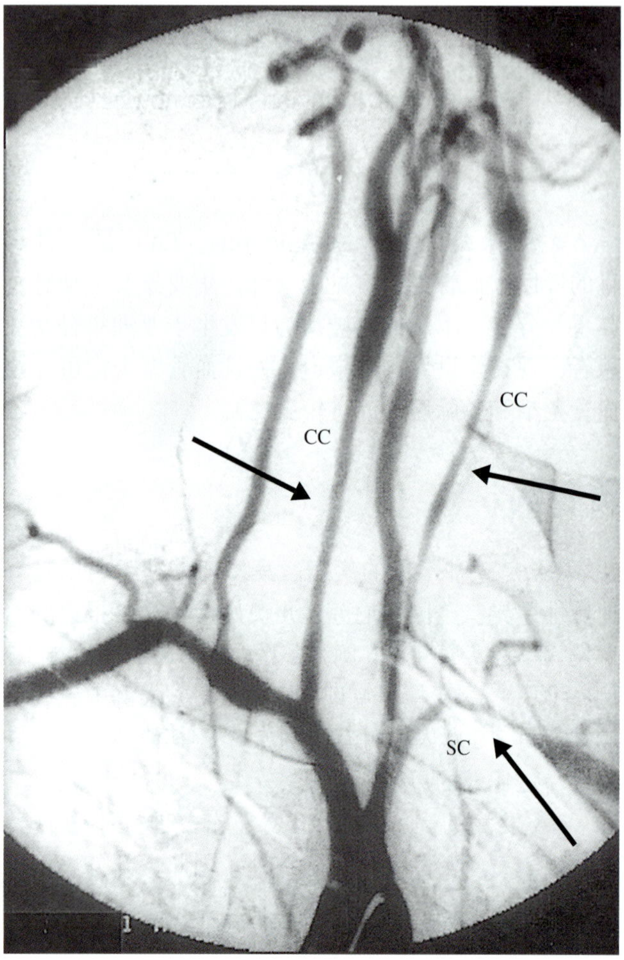

图 42-3 血管造影显示左锁骨下动脉（SC）和双侧颈总动脉（CC）狭窄

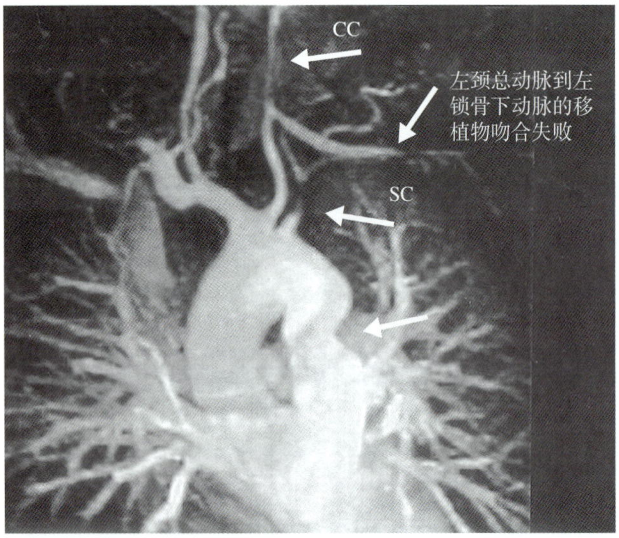

图 42-2 MRA 显示狭窄病变累及主动脉、左颈总动脉（CC）及左锁骨下动脉（SC）

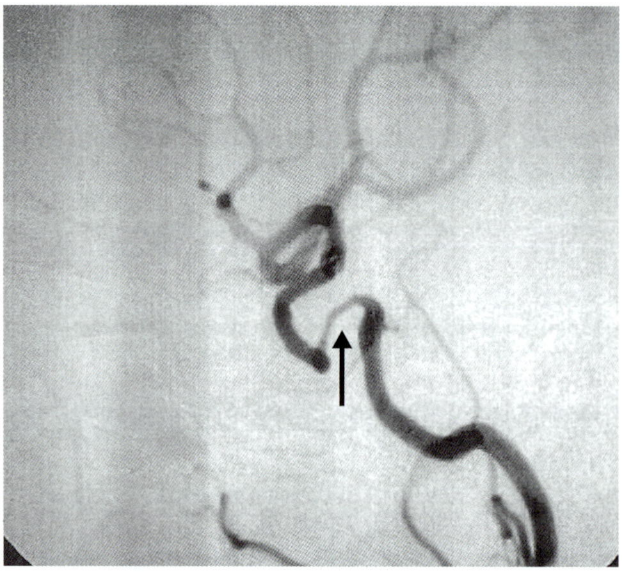

图 42-4 血管造影显示远端颈内动脉（ICA）狭窄

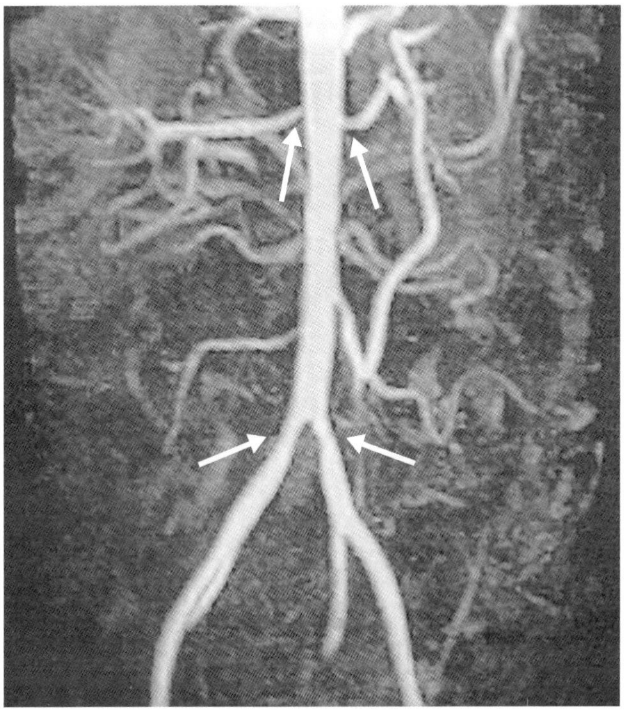

图 42-5 **MRA** 显示双侧髂总动脉和肾动脉狭窄

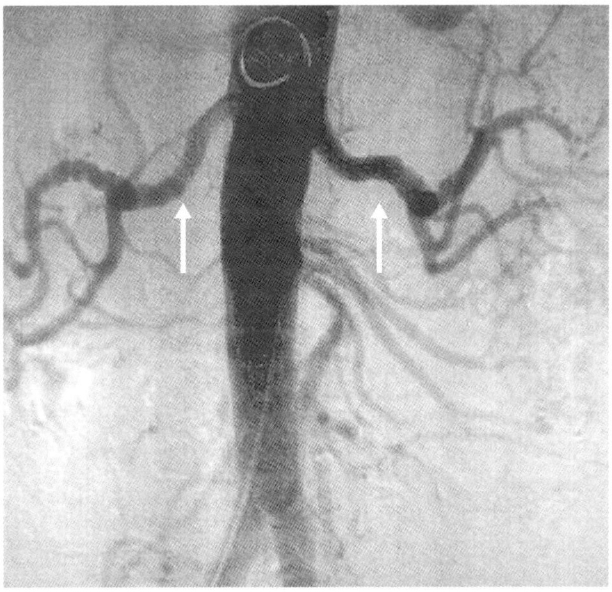

图 42-6 血管造影显示模仿纤维肌性发育不良（**FMD**）的双侧肾动脉病变

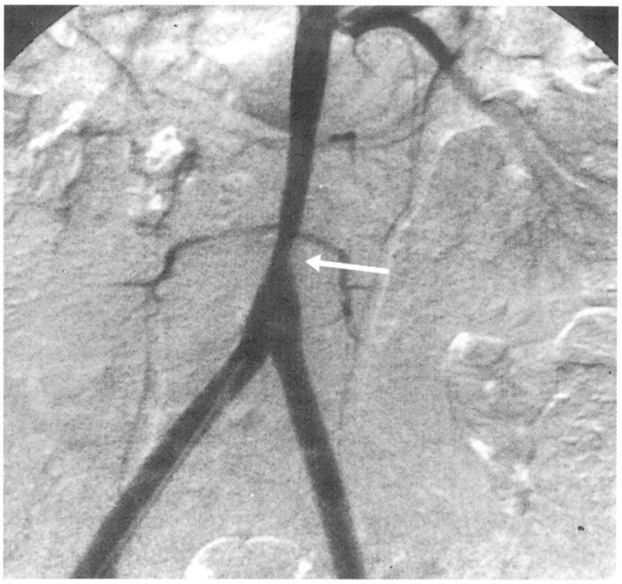

图 42-7 血管造影显示腹主动脉狭窄

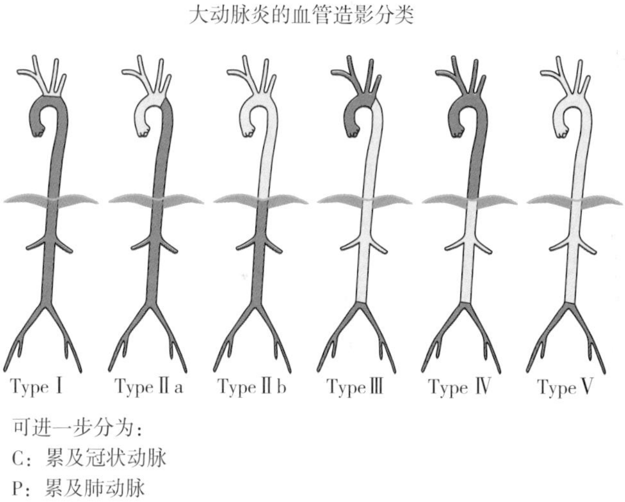

图 42-8 大动脉炎国际会议根据血管受累部位制订的 **TA** 分类标准（**1994**）

冠状动脉炎可引起阻塞性冠状动脉疾病（CAD）或冠状动脉瘤。患者可发展为心肌缺血、心律不齐、充血性心力衰竭（CHF）或心肌炎。

根据动脉受累的部位可对 TA 进行分类，其中最广为接受的分类方法如下（图 42-8）：

- Ⅰ型：主动脉弓及其分支。
- Ⅱa 型：升主动脉和主动脉弓及其分支。
- Ⅱb 型：Ⅱa 型合并胸降主动脉。
- Ⅲ型：胸降主动脉、腹主动脉和（或）肾动脉，或二者均有。
- Ⅳ型：仅有腹主动脉或肾动脉，或二者都有。
- Ⅴ型：整个主动脉及其分支。

其中，Ⅴ型最为常见。

TA 的发病主要起自下肢跛行，较少起自心脏、肾和中枢神经系统（CNS）血管疾病。未被发现和

（或）未经治疗的高血压是该病产生后遗症的一个重要的辅助因素。死亡率从随访 8 年死亡率 3% 至随访 5 年死亡率 35% 不等。死亡原因包括卒中、充血性心力衰竭、不明原因的猝死，以及未被识别或处理不当的高血压 [14-15]。

鉴别诊断

为了鉴别 TA 及与其相似的疾病，彻底和仔细的检查是非常必要的（框 42-1）。组织基质的先天性和获得性疾病可表现为主动脉根部扩张、瓣膜功能不全以及动脉瘤；但是，这类疾病一般不会出现大血管狭窄，即 TA 的标志特征。大部分情况下，遗传研究和血管外特征也可帮助识别综合征疾病（如 Marfan 综合征、Loeys-Dietz 综合征、Ehlers-Danlos 综合征）。值得注意的是，纤维肌性发育不良和 Grange 综合征也可导致血管狭窄 [16]。

其他自身免疫性疾病合并的大血管炎，常可通过这些疾病的显著临床表现和好发年龄进行区分。主动脉炎的病变仅限于主动脉弓，已成为单器官血管炎典型例子之一。主动脉炎和 TA 的鉴别需要完整评估大血管的解剖学特点以及认真进行长期随访来确认主动脉病变并非 TA 的首发表现。鉴别 TA 和单动脉炎非常重要，因为单动脉炎经手术治疗后通常不需要进一步的治疗，而 TA 则需要 [10,17-18]。

巨细胞动脉炎（giant cell arteritis，GCA）是一种常常与 TA 重叠但又极易被忽视的疾病，常好发于老年人（平均诊断年龄约为 70 岁）。近期有一项大队列研究发现 TA 和 GCA 具有很多共同的特征，这些共同特征的发现与无创血管成像技术应用的普及密切相关 [19]。当患者的发病年龄在中年时期（45 ~ 55 岁），且合并大动脉狭窄和少见的主动脉根部的动脉瘤时，TA 和 GCA 可能无法进行区分。

无论年龄和性别如何，都应当考虑感染导致的大血管动脉瘤发生的可能性。大动脉狭窄在感染状态下是不常发生的，动脉瘤发生的可能更大。

框 42-1　大动脉炎的鉴别诊断

自身免疫性疾病
白塞病
Cogan 综合征
复发性软骨炎
强直性脊柱炎
结节病
川崎病
干燥综合征 *
系统性红斑狼疮 *
韦格纳肉芽肿 *
类风湿关节炎 *
幼年特发性关节炎 *
合并主动脉炎 IgG4 相关疾病
主动脉根部原发性单器官血管炎

胶原血管疾病（先天性或获得性）
纤维肌性发育不良（FMD）
Marfan 综合征（MFS）
Loeys-Dietz 综合征
Ehlers-Danlos 综合征（EDS）
Grange 综合征
特发性主动脉夹层 / 动脉瘤

感染
结核
梅毒
金黄葡萄球菌
鼠伤寒沙门菌
伯纳特立克次体

其他
动脉硬化性血管疾病
主动脉瘤伴先天性二叶式主动脉瓣（BAV）

* 血管炎作为上表所列疾病的并发症时，常以小血管病变的形式出现

诊断

血清学检查没有可以识别 TA 的方法。由外科术后提供的活检标本进行初次诊断也是极少见的。最常见诊断方法是根据患者的临床表现，同时存在血管影像学检查的异常 [20-21]。

传统的血管造影可进行管腔成像和压力测量，并为干预治疗（如血管成形术）提供契机，但它能提供管壁相关的直接信息很少。计算机断层扫描（CT）或磁共振成像及血管造影（MRI/MRA）技术可提供关于血管壁厚度及水肿的更多信息，这些发现的临床意义虽提示存在活动的血管疾病，但并不总是与疾病活动度及进展相关 [22]。对于 PET-CT 检查的应用研究正在进行，目的是确定是否可以获得血管管腔和管壁更多有用的信息。大血管是否存在增加摄取标记葡萄糖对识别 TA 活动度具有更高的灵敏度和特异性 [23-24]。

虽然通过患者的全身症状和体征以及升高的急性时相反应物可提示疾病活动，但对于只有血管症状的患者并不敏感。连续的血管造影通过发现存在新生的血管异常可揭示疾病正在进展，超过 50% 上述患者的 ESR 都是正常的 [13]。此外，记录在案被认为疾病处于静止状态一段时间的 TA 患者中，有 44% 的患者在进行搭桥手术时取得的病理组织标本证实存在血管炎症。

治疗

准确地判断疾病活动度是有效治疗必不可少的前提，但这个目标并不容易实现。Kerr 等定义了*疾病活动*的标准为下列各症状中两项或两项以上新出现或加重的症状 [13]：

- 血管性缺血或炎症的体征或症状；
- 红细胞沉降率增快；
- 典型的血管造影损害；
- 排除其他疾病的系统性症状。

虽然上述症状的存在对 TA 疾病活动度的判断有一定的帮助，但是这些症状的消失并不意味着病情得到了缓解。该标准联合连续血管成像来监测 TA 的疾病活动度这一方法虽然并不完美，但的确是目前最好的方法。

糖皮质激素可改善几乎所有 TA 患者的症状，并使 50% 的患者达到病情缓解，但 96% 的患者在糖皮质激素减量的过程中可出现复发（一项研究显示每个病人平均可复发 2.8 次）[13,19]。联合应用免疫抑制药有助于减少糖皮质激素的用量，或适用于那些在激素减量过程中复发的 TA 患者。一项美国国立卫生研究院（NIH）的研究显示，小剂量氨甲蝶呤的应用可有效地减少 16 名 TA 患者中 13 名患者糖皮质激素的用量 [25]。Shelhamer 等研究表明 [26]，在 6 名单纯应用糖皮质激素治疗后复发的 TA 患者中，有 4 名在联合应用环磷酰胺后病情缓解。该研究还建议环磷酰胺仅可用于重度活动的 TA 患者。患者一般在 3 ~ 6 个月内病情缓解，为了尽量减少环磷酰胺的毒性，病情缓解后应将环磷酰胺改为其他免疫抑制药如氨甲蝶呤或硫唑嘌呤进行维持治疗。最近，Molloy 等使用 TNF 抑制药（主要为英夫利昔单抗）治疗了 25 例难治性的 TA 患者 [27]，结果发现 60% 的患者在完全停用糖皮质激素可缓解，此外另有 28% 的患者在泼尼松减量至 10 mg/d 以下时病情缓解。TNF 抑制药治疗 TA 的疗效需要在大样本队列中进行随机对照试验，以评估这种疗法的影响，尤其应特别关注结核重新活动的风险。

约 80% 的患者需要长期使用免疫抑制药进行治疗。在长达 15 年的调查研究中发现，TA 是一种慢性和复发性疾病。多项进行了连续血管造影的研究均证实，大部分 TA 患者虽然达到了临床缓解，但仍可在新的部位出现新生的病变血管 [11,13,15,19]。由于通过临床症状和血清学试验监测疾病活动度常不可靠，故连续影像学检查是评估 TA 病情进展的常规方法。

高血压是 TA 发病和死亡的主要原因。由于病变常累及锁骨下动脉和无名动脉，从而无法获得准确的中心动脉压，导致高血压的诊断被延误。狭窄病变也可发生于下肢血管，致使部分患者四肢血压都无法可靠地代表主动脉根部的压力（图 42-9 和图 42-10）。这种情况强调了在诊断和长期随访时需要进行完整的血管影像学检查。血管影像学检查应包括整个主动脉及其主要分支。如果当四肢血管和（或）腹主动脉狭窄妨碍了中心动脉压的准确测量，即通过袖带测量法无法获得准确的血压值时，应考虑进行侵入性血管造影来直接测量中心动脉压和梯度。对 TA 患者进行有

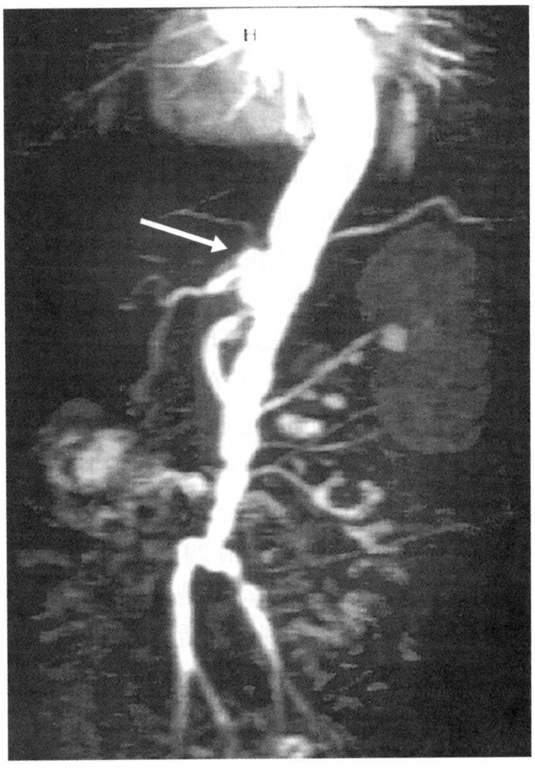

图 42-9 血管造影显示主动脉和双侧髂总动脉弥漫性扩张、左髂动脉显著狭窄，以及腹腔动脉起始部位扩张（箭头）

第 43 章　巨细胞动脉炎

Maria C.Cid，Peter A.Merkel

巨细胞动脉炎（GCA）又称颞动脉炎，是一种累及大动脉和中动脉的慢性血管炎，主要发生在 50 岁以上的患者。虽然解剖学研究证实主动脉及其主要分支均有累及，但临床表现及并发症主要累及颈动脉分支，表现为头痛、视力丧失及卒中 [1-3]。主动脉炎引发的动脉瘤、终末动脉闭塞及跛行也同样是巨细胞动脉炎的表现，尤其是疾病晚期的表现 [4-5]。通常通过颞浅动脉组织活检得到最终的组织病理学诊断（图 43-1 及图 43-2）。

约 50% 的 GCA 患者发展到*风湿性多肌痛*（PMR）。风湿性多肌痛是一种临床综合征，主要表现为颈部、肩部或骨盆带肌肉疼痛和僵硬。风湿性多肌痛也可不表现为血管受累而独立存在 [6]。

本章主要内容是 GCA 的流行病学、病理生理学、临床表现及治疗方法，特别涉及作为血管病专科医生所见的情况。

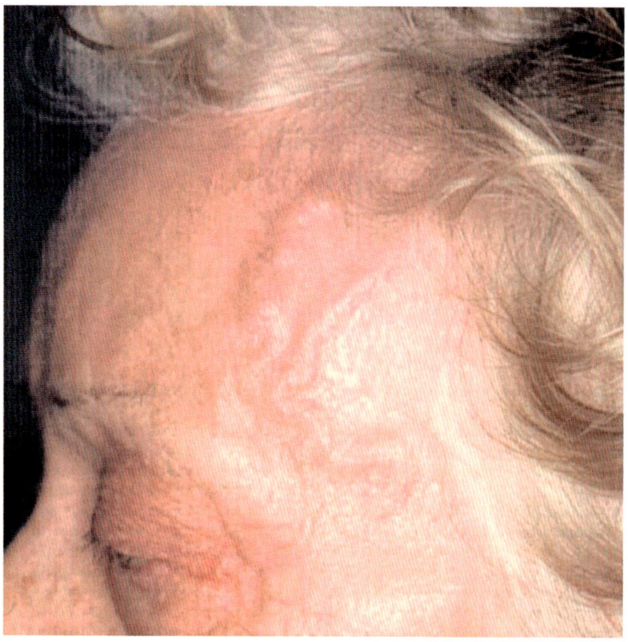

图 43-1　巨细胞动脉炎的病人颞动脉和额动脉变粗、变硬、脉搏消失

流行病学

巨细胞动脉炎主要发生在 50 岁以上的患者，其发病率随年龄增长而递增。75 ~ 85 岁的患者 GCA 发病率最高，女性的发病率为男性的 2 倍。虽然 GCA 的发病率在北欧白种人中发病率显著增高并且有相似的种族背景 [7]，但是该病可发生于所有人群中。在北欧及北美地区进行的研究表明，该病在 50 岁以上人群中的年发病率为 19 ~ 23/100 000[8-9]，而在 80 ~ 89 岁这一年龄段的发病率为 49/100 000[7,9]。在地中海地区，年发病率略低，为 6 ~ 10/100 000[10-11]。单纯的 PMR 发病率更高，在 50 岁以上人群的年发病率为 52/100 000[6-7]。

病理学

包含 GCA 在内的大、中动脉炎中，T 淋巴细胞及巨噬细胞浸润受累血管壁，常形成表现为多核巨细胞的肉芽肿反应（图 43-2）[12]，偶可见分叶的多形核白细胞。B 淋巴细胞极罕见，自然杀伤细胞（NK）也难以见到 [13]。

炎性浸润多穿通血管外膜随后扩展到动脉血管壁全层。炎症浸润的范围在不同病人之间甚至同一份标本的不同部分的变异程度都极大。内膜弹性层常常遭到破坏，巨细胞常常出现在这附近，但这不是诊断的必要条件。损伤发展到一定阶段，由于内膜增生造成管腔闭塞。某些标本中，颞动脉周围的滋养血管及小血管炎症是唯一的明显异常 [14]。当血管小分支的炎症是唯一的异常表现时，一定要除外其他形式的小血管及中血管血管炎。

典型的炎性病变是节段性的，主要累及颈动脉及椎动脉。颅内血管较少涉及。而颞浅动脉附近的小动脉及微动脉总是受累 [14]。解剖学研究表明在主动脉及其主要分支常常能检测到炎性浸润 [15]。

组织病理学研究发现 PMR 有邻近关节慢性滑膜炎及滑囊炎的表现 [16-17]。滑膜炎通常很轻，并表现为包含 $CD4^+$T 细胞和巨噬细胞但极少出现粒细胞的炎性浸润。肌肉活检不会表现出明显异常。

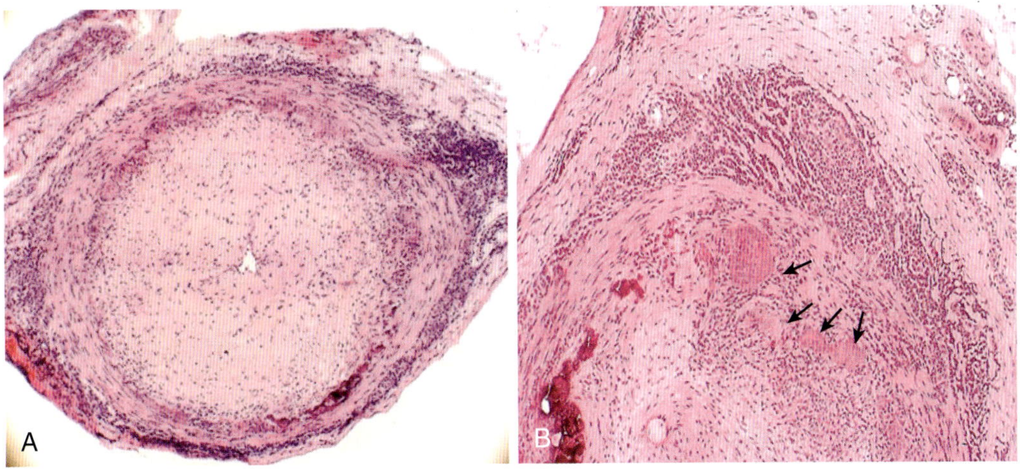

图 43-2 GCA 病人颞动脉病理组织活检的典型表现。A，代表整个动脉壁的炎性浸润和内膜弹性层周围肉芽肿反应造成的内膜损伤；**B**，代表另一个放大了的标本。箭头指向多核巨细胞

发病机制

遗传因素

白种人（特别是北欧人种）中，GCA 和 PMR 的高发病率明显提示 GCA 和 PMR 的发病机制中包括了遗传因素。GCA 和 PMR 患者中 HLA Ⅱ类 DRB1*4 等位基因的频率显著高于正常人 [18]。GCA 患者某些免疫和炎症反应的基因多态性高于正常人，比如 TNF-α、VEGF[19-20]、eNOS[21]、ICAM-1[22]、IL-6 及甘露糖结合凝集素 [23-24]。这些基因多态性在疾病发展中的作用还不明确，但正在积极研究之中。

可能的诱发机制

一些观察显示 GCA 可能是由一些尚不明确的环境因素诱发的。有报道称 GCA 的发病率呈现每 6 ~ 7 年为一个循环的波动状态 [9]。此外，特征性的多核巨细胞参与的肉芽肿反应提示感染可能造成迟发过敏反应可能与该病发病相关。但是一些试着识别特异性病原体的研究，包括*肺炎衣原体*、细小病毒 B19 在内，都出现了相互矛盾的结果 [25-26]，但是关于 GCA 感染方面病因学的研究仍在继续 [27]。

免疫病理机制

据推测，GCA 发展为炎性病变是对呈现在血管壁上的抗原的抗原特异性免疫应答的结果。GCA 的炎性病变部位能检测到活化的树突状细胞 [13,28]，它们作为抗原呈递细胞，向 $CD4^+T$ 细胞提供共刺激的活化信号。先天免疫系统通过 Toll 样受体（TLRs）的激活，似乎与活化的树突状细胞有关 [29]。免疫病理的研究已经证明 GCA 炎性浸润主要包括活化的巨噬细胞和 T 淋巴细胞（特别的 $CD4^+T$ 淋巴细胞）[13]。来源于不同领域颞动脉活检标本 $CD4^+T$ 淋巴细胞克隆的增殖已经表明，T 细胞受体的第三互补决定区共享相同的序列 [30]，表明免疫识别一个特定的疾病相关的抗原。$CD4^+T$ 淋巴细胞经过 T 辅助 1（T_H1）分化，大量生产干扰素（IFN）-γ（一个关键的巨噬细胞活化的细胞因子并参与肉芽肿形成）[31]。GCA 病变部位还产生白细胞介素 -17，说明 T_H-17 也参与介导的 GCA 病理生理反应 [32]。

血管损伤的机制

多种机制与 GCA 血管损伤相关。活化巨噬细胞产生氧自由基和蛋白水解酶，参与血管壁的破坏和组织的破坏 [33-34]。已经证实在 GCA 中脂质过氧化物、醛糖还原酶、诱导型一氧化氮合酶（iNOS）和功能活性基质金属蛋白酶 MMP-2 和 MMP-9 的水平升高 [33,35]。

全身炎症反应

活化的巨噬细胞产生促炎细胞因子 IL-1、TNF-α 和 IL-6（在 GCA 患者往往大量生成），这是全身性炎症反应（发热，体重减轻，贫血，肝合成急性时相蛋白）的主要诱导物。这些细胞因子如 TNF-α 和 IL-6 在患者的动脉组织以及循环中的表达水平与全身炎症反应的强度相关 [36]。如后面所讨论的，这些细胞因子能够激活促炎症级联反应，例如趋化因子释

放、黏附分子的表达和血管生成。虽然这些级联可以放大和维护炎症过程[37]，但它们对血管壁的影响可能包括预防血管闭塞。

血管炎症反应

血管壁成分[特别是内皮细胞（ECs）和平滑肌细胞（SMCs）]对细胞因子和由白细胞浸润释放的生长因子产生积极的炎症反应。血管炎症反应导致炎症效应放大、过程延长并造成血管闭塞[37]。GCA病变处炎症诱导的血管生成优先发生在外膜层和炎性浸润内，特别是肉芽肿在内膜中层交界地区[38-39]。

在提供新鲜血供的远端位置，新生血管有保护作用，可预防器官缺血[39]。此外，新生血管内皮细胞可能诱导多种促炎活性[38]。血管炎症反应可能最终导致血管闭塞，继而发展到由受累血管供应的组织缺血。GCA所引起的血管闭塞大多通过增殖和基质生产由肌内膜驱动细胞诱发内膜增生；血小板衍生的生长因子（PDGF）和转化生长因子（TGF）-β似乎在这个过程中是关键的细胞因子[37]。

临床表现

GCA患者可以表现出各种各样的临床特征，归纳于表43-1。与疾病相关的表现可能会迅速出现或急速发展。出现临床症状及诊断发病之间常常存在数周到数月的延迟，尤其是患者的主要表现不具有特异性的全身不适时，通常怀疑为更为常见的疾病（例如感染、恶性肿瘤）。缺血并发症往往发生在某一些患者身上，并且经常作为该疾病早期的临床表现[40-41]。

一些数据表明，GCA的首发症状与临床疾病的特定模式相关，这些首发症状包括全身炎症反应的症状和体征（高滴度的急性期反应物，发热，贫血，体重减轻）。由于某些不明确的原因，患者具有强烈的全身性炎症反应时缺血性事件的风险较低但更难治疗[40,42]。同样，初期较弱的全身炎症反应、颅脑缺血并发症、大血管狭窄已被证明与诊断所需要的主要炎症标志物负相关[43]。

全身反应

GCA或PMR患者常感到乏力、厌食、体重减轻和抑郁[1,3,44]。近50%的GCA患者有发热，在某些患者，发热或全身症状是最显著的发现。约10%的患者目前有原因不明的发热且头部症状很轻微[6]。

表43-1 250位GCA患者的临床表现

一般特征	
年龄（均值，范围）	75（50～94）
性别（女/男）	178/72
体重减轻	61%
发热	47%
头部表现	**86%**
头疼	77%
颞动脉异常（肿胀、压痛、脉搏减弱或消失）	74%
间歇性下颌运动障碍	44%
头皮压痛	39%
面部疼痛	18%
耳痛	18%
吞咽痛	12%
眼痛	8%
舌痛	5%
颈动脉痛	5%
牙痛	5%
牙关紧闭	1%
眼部症状	**22%**
失明（永久性）	14%
一过性黑矇	10%
暂时性复视	4%
脑血管意外	2%
有症状的大动脉受累[跛行和（或）血管杂音]	**5%**
风湿性多肌痛（PMR）	**48%**

摘自Cid MC，Hernandez-Rodriquez J，Grau JM：Vascular manifestations in giant-cell arteritis.In Asherson RA，Cervera R，editors：Vascular manifestations of systemic autoimmune diseases，London，2001，CRC Press.

颅动脉受累的临床表现

头痛是最常见、最典型的症状之一，发生在60%～98%GCA病例中[6]。头痛的强度和位置是高度可变的，但是它最常见于颞区。头皮压痛也很常见。约40%患者体验到吃饭的时候下颚活动受限，为GCA高度特异性症状，但偶尔可见于其他血管疾病（如坏死性血管炎、系统性淀粉样变）。其他表现较不常见，如面部肿胀、舌头缺血或水肿（表43-1）[6,45]。患者也可能存在颅面部不同部位的疼痛，包括眼部疼痛、耳痛、牙痛及吞咽疼痛和颈动脉痛。

当这些症状中的某些症状成为主要表现时，常常会严重延误诊断。视觉障碍是GCA最可怕的并发症，发生率约15%。失明最常见的原因是供应视神经的睫状后动脉炎性病变造成的前部缺血性视神经病变。偶尔可见的视网膜中央动脉阻塞、球后神经炎或皮质盲均可发生。视力丧失可以是双侧或单侧、完全或部分。它通常突然出现，但之前通常有短暂视力丧失（*一过性黑矇*）、复视或者偶尔蓝视症。

不太常见的缺血性并发症包括卒中，常见于颈动脉或椎体支流受累，还会发生头皮或舌头坏死。但是，卒中一旦发生，常常累及椎动脉控制的区域（图43-3）。另外，缺血性表现包括听力损失和前庭功能障碍[46]。

冠状动脉、主动脉及外周动脉受累的主要表现

主动脉炎和主动脉主要分支的炎性受损在GCA中更为常见（图43-4）。一项小样本尸检研究显示，13例GCA患者中有12例可观察到主动脉炎。在活着的患者中可用成像技术间接检测主动脉炎。50%～65%的患者在诊断时可以通过正电子发射断层扫描（PET）或电脑断层血管造影（CTA）检测到可能的主动脉受累的证据（图43-4）[47-48]。主动脉受累是无症状的，除非主动脉夹层或扩张时（图43-5）。系统筛选54例经过中位随访5.6年的患者发现主动脉扩张发生率为22.5%。有趣的是，不同于非炎性主动脉疾病，GCA患者胸部腹主动脉瘤发生率显著升高，有GCA病史的患者胸部疾病的发病率可能是正常人的17倍[49]。

巨细胞动脉炎也可累及主动脉分支（图43-4）。正电子发射断层扫描（PET）研究表明，70%的患者锁骨下动脉受累；40%腋动脉受累；37%髂动脉受累；37%股动脉受累。使用色彩研究多普勒超声（美国）已经发现三分之一的患者出现异常[50]。远端下肢动脉（例如股腘动脉、胫骨动脉、腓骨动脉）也可能受到影响[5]。虽然在大多数情况下，肢体受累是无症状的，但一些患者出现跛行，一些患者甚至出现重要血管堵塞所致的显著缺血大血管闭塞。GCA的晚期表现常发生在初步诊断后数年。当他们出现明显临床症状时，往往被误诊为继发于动脉粥样硬化性疾病。出于这个原因，GCA在临床相关的外周动脉疾病的发病率是未知的。

即使没有其他活动性疾病的证据，GCA患者也应该终身随访大血管病变的并发症。在GCA患者，主动脉瓣膜病、主动脉瘤或夹层和周围血管闭塞都应该考虑可能与血管炎相关。新血管杂音或心脏杂音，双侧血压不对称、脉搏减弱或消失以及肢体跛行或缺血都是危险信号，应认真询问病史并做体格检查。

由GCA引发的心肌梗死或肠系膜缺血很少见[51]。

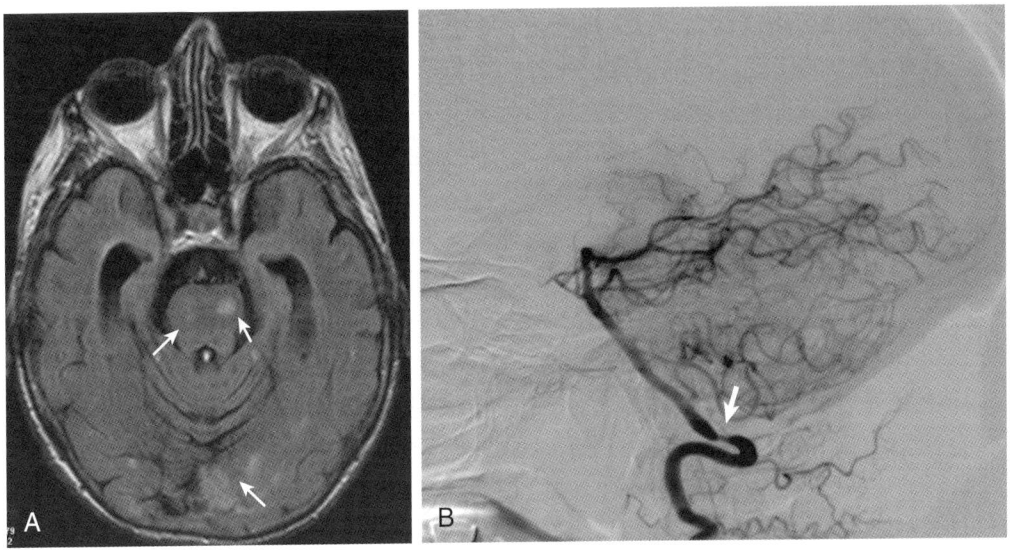

图43-3 巨细胞动脉炎神经系统并发症。**A**，磁共振成像（MRI）揭示了患者椎动脉所控制的区域多个局部缺血性病变，患者表现为亚急性痴呆和共济失调；**B**，GCA患者左侧椎动脉狭窄，表现为复发性短暂性脑缺血发作（TIA）

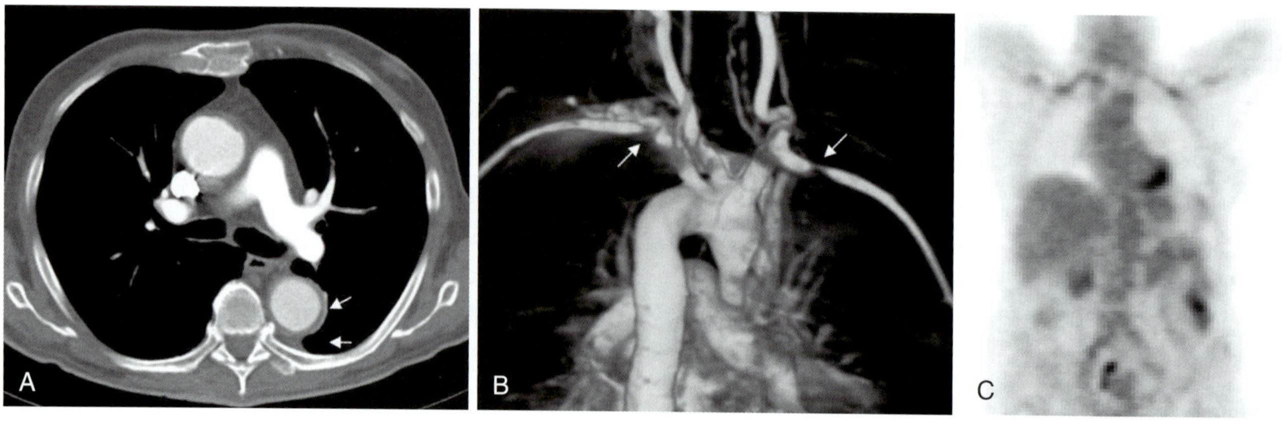

图 43-4 GCA 大动脉受累表现。A，初诊 GCA 的病人胸部降主动脉向心性增厚，对比扫描增强（CTA 扫描结果）；**B**，初诊 GCA 患者双侧锁骨下动脉狭窄、血管杂音（MRA）；**C**，活动性 GCA 病人锁骨下动脉、腋下动脉、主动脉和髂动脉摄取 ^{18}F-FDG（PET 扫描）

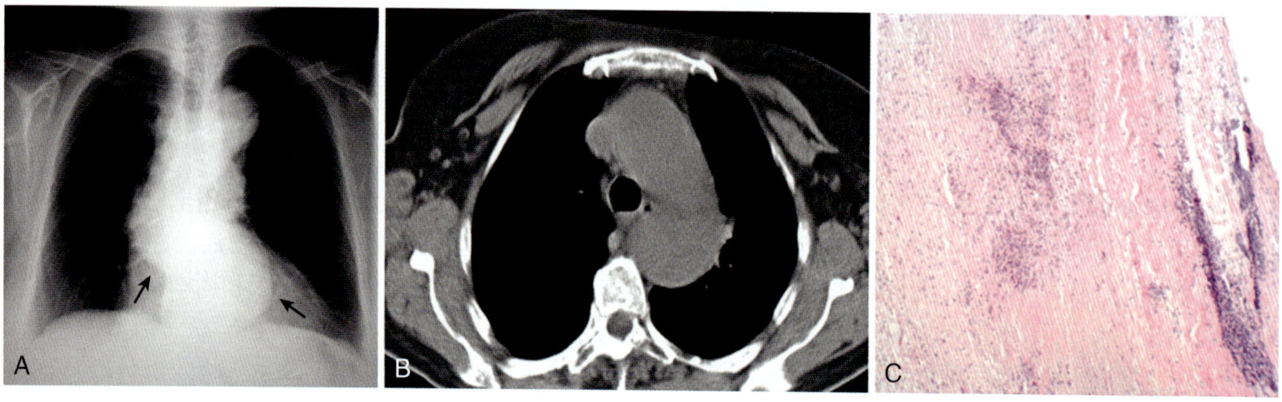

图 43-5 诊断 GCA 5 年后发现主动脉瘤。A，胸部平片；**B**，CT；**C**，手术标本组织病理学示持续存在的散在炎性浸润

由于 GCA 多发生在老年人身上，某些情况下，炎症性冠状动脉或肠系膜动脉炎可被误诊为动脉粥样硬化性疾病。即使是患有 GCA 的患者，动脉粥样硬化与血管炎相比较，是造成心脏或肠系膜缺血更为常见的原因。随着炎症在冠状动脉疾病中的研究不断深入，研究方法不断增加，研究人员就可以更好地对动脉炎症在患有巨细胞动脉炎或其他血管炎患者发生冠脉疾病时所起到的作用进行研究。

风湿多肌痛

PMR 是临床上表现为颈部、肩部及骨盆带疼痛、僵硬的一种综合征，约 50% 的巨细胞动脉炎患者会出现风湿性多肌痛的表现。疼痛会随着运动而加剧。晨僵明显，并可持续几个小时。近端肌肉会出现压痛，但不会出现肌力减退或肌病。超声检查、磁共振成像（MRI）和 PET 显示近端关节滑膜炎和滑囊炎 [44,52]。

巨细胞动脉炎患者可在出现头部症状的同时出现风湿性多肌痛的症状，也可先于头部症状几个月甚至几年就出现风湿性多肌痛的症状。部分本来不表现为风湿性多肌痛的巨细胞动脉炎患者在疾病复发后出现风湿性多肌痛症状，有些以风湿性多肌痛为其唯一的临床表现 [53]。

风湿性多肌痛可以不存在任何血管炎的证据而单独存在。PMR 和 GCA 两种疾病流行病学和免疫遗传学背景是类似的。颞动脉活检证实的巨细胞动脉炎中 10% ～ 20% 的患者以 PMR 为唯一的临床表现。对于表现为风湿多肌痛的患者，通过对头部症状的问诊及针对颞动脉的体格检查排除巨细胞动脉炎的概率很低。所以对单独表现为 PMR 的患者要严格按照 GCA 的诊断标准进行诊断。

GCA 患者可发展为外周关节滑膜炎，膝关节、腕关节和掌指关节是最常见的受累部位。PMR 患者也可能有类似的外周关节表现，有些 PMR 患者甚至没有主要的临床表现而仅表现为外周关节受累，包括腱鞘炎、腕管综合征和远端肢体凹陷性水肿 [44,54]。一些患者甚至出现与血清阴性类风湿关节炎难以区分的临床表现 [44]。

病理学检查发现的巨细胞动脉炎

某些 GCA 仅仅是通过外科手术中的血管标本中发现伴或不伴有巨细胞存在的动脉炎表现而诊断出来的。通过回顾性研究发现，这些通过病理学检查确诊巨细胞动脉炎的患者可早于临床症状、体征出现巨细胞动脉炎的病理学异常。一些针对外科或尸检标本的回顾性研究显示，非梅毒主动脉炎的检出率为 1% ~ 15%[55-56]。在大多数情况下，主动脉炎累及胸主动脉，且大多数为女性。不到 50% 的患者有特异性的临床表现，比如巨细胞动脉炎的表现。一项针对 1 204 例主动脉外科手术标本的研究结果显示，52 例（4.3%）为特发性主动脉炎，但这 52 例中只有 12 例是非 GCA 的血管炎性疾病 [55]。由于一个亚群的特发性主动脉炎患者可能逐渐表现出一些 GCA 的重要临床表现，所以对于此类患者需要小心评估并坚持随访，因为其中一部分患者将来可能会确诊为巨细胞动脉炎 [57]。

体格检查

体格检查是非常重要的，不仅可以帮助初诊患者确定诊断，还可以对确诊患者的病情做出评估。每次访视都应测量双臂的血压（并定期检查双腿血压）。双侧血压不对称可能表明主动脉、锁骨下动脉或其他外周动脉受累。对动脉搏动细致全面的检查是评估 GCA 的关键。尽管部分患者颞动脉表现完全正常，但是活检发现有活动性动脉炎之前，巨细胞动脉炎的患者可表现为颞动脉肿大、质硬或者无脉，甚至有时表现为颞动脉或其他颅动脉脉搏轻微的不对称、减弱或不规则。血管杂音的听诊应包括颈动脉、锁骨下动脉、腋动脉、肾动脉、髂动脉等外周动脉和主动脉。体格检查应注意头皮是否有压痛。眼科检查是为了发现视神经缺血或巨细胞动脉炎，其他视力异常的证据包括对眼底、视野和视力的检查。滑膜炎或肌腱附着点炎的检查也应该完善。全面检查对鉴别其他疾病与 GCA 重叠的临床特征有重要的意义。

实验室检查

绝大多数 GCA 和 PMR 的表现为强大的急性期反应。红细胞沉降率（ESR）通常显著升高，约 100 mm/h（魏氏法）。急性时相蛋白的血浆浓度也显著升高，例如 C- 反应蛋白（CRP）、结合珠蛋白、纤维蛋白原。蛋白电泳显示了 α_2 球蛋白的增加。血小板增多症和慢性病型贫血也很常见，有些患者出现肝功能异常，特别是碱性磷酸酶水平的升高 [6]。高胆红素血症与黄疸偶有发生。有症状的贫血偶尔为巨细胞动脉炎的首发症状。非特异性的免疫学异常在 GCA 和 PMR 患者中很常见，例如外周血 $CD8^+$ 淋巴细胞数量减少和可溶性 IL-2 受体的水平升高 [6]。

GCA 和 PMR 患者的几种单核细胞和内皮细胞活化产物血浆浓度升高。这些活化产物包括 IL-6 和 TNF-α 等细胞因子、ICAM-1 等可溶性黏附分子和血管性血友病因子（vWF）抗原 [6,37,58-59]。这些或其他细胞因子或细胞标记在 GCA 的诊断和治疗中的作用是研究的热点。

诊断

巨细胞动脉炎的诊断应综合病史、体格检查、实验室检查及动脉活检结果。仅靠任何一种阳性结果是不能得到巨细胞动脉炎诊断的，因为颞动脉活检的“阳性结果”也可能出现在其他类型的动脉炎中，而其他疾病也可以出现类似的全身表现、头痛或视力异常改变。尽管如此，颞动脉活检的阳性结果仍是一个非常重要的发现，大多数时候就可以据此得到诊断。同样，没有任何一项症状、体征或阳性检查结果是确诊 GCA 所必需的。例如，高达 10% 的患者红细胞沉降率是正常的，但出现某些症状和阳性检查结果应高度怀疑 GCA。在初诊时就能考虑到巨细胞动脉炎的诊断是极为重要的，甚至在完全确诊巨细胞动脉炎之前就应该开始经验性治疗。

巨细胞动脉炎需要与其他一些疾病相鉴别，如脑损伤、感染或恶性肿瘤。即使病史和活检结果都提示诊断为 GCA，但必须通过检查排除其他类型的血管炎，如肉芽肿性血管炎（GPA，韦格纳肉芽肿）或结节性多动脉炎（PAN），因为它们偶尔会累及颞动脉。最后，虽然 GCA 患者和多发性大动脉炎（TA）之间在发病率、具体的临床表现、对治疗方法的反应、是否使用非糖皮质激素的免疫抑制药和转归上有很多差

持剂量。临床症状的缓解情况可以指导减药。虽然ESR也是很好的监测指标，但是不能单纯依靠ESR决定用药策略[6]。单纯PMR患者推荐的激素初始剂量为每天10～20 mg泼尼松。减药原则与GCA患者类似。非甾体类抗炎药可能对某些症状较轻的PMR患者有效[54]。

治疗时间长短因人而异，大多数病人需要2～3年。达到维持剂量之后激素的减量更应该循序渐进，防止反弹，这一过程大概发生在诊断之后的两年之内。有40%～60%的患者需要长时间维持小剂量糖皮质激素治疗，有些甚至终身需要使用激素[77]。

大多数病人接受糖皮质激素治疗后红细胞沉降率很快就能恢复正常。但是很多临床缓解的病人其他炎性指标（如IL-6、CRP、结合珠蛋白及vWF抗原）依然持续异常升高，甚至长期处在一种低水平的炎症活动状态[37,78]。我们尚不清楚长期处于亚临床的疾病活动的后果。亚临床的炎症活动并不会增加GCA迟发性并发症的发病率，如动脉瘤或动脉闭塞[4]。糖皮质激素的使用量不会因为疾病缓解过程中炎性标志物长期轻度升高而增加。

GCA和PMR患者中发生糖皮质激素的并发症是很常见的。长期使用糖皮质激素会导致骨质疏松、体重增加、情绪及睡眠障碍、糖耐量异常、慢性心力衰竭（CHF）、白内障、青光眼、高血压和其他问题。GCA患者多是老年人，他们更容易出现糖皮质激素的并发症。内科医生在对这些患者进行糖皮质激素治疗时，应该提前考虑到这些并发症，并积极采取预防措施，如适当补充钙、维生素D及双磷酸盐来预防骨质疏松。

合并使用免疫抑制药以减少激素用量能减少激素的副作用。氨甲蝶呤是研究最为广泛的药物，已有3个双盲随机安慰剂对照研究评估了它的作用[79-81]。一项针对患者的meta分析研究证实了氨甲蝶呤具有温和但是显著的作用，包括可以防止疾病复发、减少激素用量[82]。虽然小样本研究显示TNF阻断药对GCA有效，但是一项双盲随机安慰剂对照研究显示，对维持剂量糖皮质激素的病人而言，英夫利昔单抗的疗效不优于安慰剂[83]。阿巴西普能干扰CD28介导的T细胞活化，目前正在通过临床试验评估其治疗GCA的疗效。虽然B细胞耗竭（利妥昔单抗）和IL-6受体抑制药（托珠单抗）可能成为潜在的GCA治疗手段，但是小样本的报道并不能作为确定药物疗效的充分证据。如有必要，对于这些药物的疗效还需要随机对照试验来证实。

GCA和PMR患者都需要长期随访，即使不是终身随访，疾病缓解后通常也会坚持随访很多年。疾病复发是常见的，并且长期大血管病变产生的问题现在已得到充分的认识。最后，当务之急是患者和他们的家庭成员接受健康教育，提醒他们注意警惕GCA的症状，一旦出现应该立即就诊。

参考文献

1. Hunder G: Giant cell arteritis and polymyalgia rheumatica, *Med Clin North Am* 81:195–219, 1997.
2. Cid MC, Coll-Vinent B, Grau JM: Large vessel vasculitides, *Curr Opin Rheumatol* 10:18–28, 1998.
3. Salvarani C, Cantini F, Boiardi L: Polymyalgia rheumatica and giant-cell arteritis, *N Engl J Med* 347:261–271, 2002.
4. Garcia-Martinez A, Hernandez-Rodriguez J, Arguis P, et al: Development of aortic aneurysm/dilatation during the followup of patients with giant cell arteritis: a cross-sectional screening of fifty-four prospectively followed patients, *Arthritis Rheum* 59:422–430, 2008.
5. Assie C, Janvresse A, Plissonnier D: Long-term follow-up of upper and lower extremity vasculitis related to giant cell arteritis: a series of 36 patients, *Medicine (Baltimore)* 90:40–51, 2011.
6. Salvarani C, Cantini F, Hunder GG: Polymyalgia rheumatica and giant-cell arteritis, *Lancet* 372:234–245, 2008.
7. Hunder GG: Epidemiology of giant-cell arteritis, *Cleve Clin J Med* 69(Suppl 2):SII79–SII82, 2002.
8. Baldursson O, Steinsson K, Bjornsson J: Giant cell arteritis in Iceland. An epidemiologic and histopathologic analysis, *Arthritis Rheum* 37:1007–1012, 1994.
9. Salvarani C, Gabriel SE, O'Fallon WM: The incidence of giant cell arteritis in Olmsted County, Minnesota: apparent fluctuations in a cyclic pattern, *Ann Intern Med* 123:192–194, 1995.
10. Gonzalez-Gay MA, Vazquez-Rodriguez TR, Lopez-Diaz MJ, et al: Epidemiology of giant cell arteritis and polymyalgia rheumatica, *Arthritis Rheum* 61:1454–1461, 2009.
11. Sonnenblick M, Nesher G, Friedlander Y: Giant cell arteritis in Jerusalem: a 12-year epidemiological study, *Br J Rheumatol* 33:938–941, 1994.
12. Lie J: Histopathologic specificity of systemic vasculitis, *Rheum Dis Clin North Am* 21:883–909, 1995.
13. Cid MC, Campo E, Ercilla G, et al: Immunohistochemical analysis of lymphoid and macrophage cell subsets and their immunologic activation markers in temporal arteritis. Influence of corticosteroid treatment, *Arthritis Rheum* 32:884–893, 1989.
14. Esteban MJ, Font C, Hernandez-Rodriguez J, et al: Small-vessel vasculitis surrounding a spared temporal artery: clinical and pathological findings in a series of twenty-eight patients, *Arthritis Rheum* 44:1387–1395, 2001.
15. Ostberg G: Temporal arteritis in a large necropsy series, *Ann Rheum Dis* 30:224–235, 1971.
16. Meliconi R, Pulsatelli L, Uguccioni M, et al: Leukocyte infiltration in synovial tissue from the shoulder of patients with polymyalgia rheumatica. Quantitative analysis and influence of corticosteroid treatment, *Arthritis Rheum* 39:1199–1207, 1996.
17. Meliconi R, Pulsatelli L, Melchiorri C, et al: Synovial expression of cell adhesion molecules in polymyalgia rheumatica, *Clin Exp Immunol* 107:494–500, 1997.
18. Weyand CM, Hicok KC, Hunder GG: The HLA-DRB1 locus as a genetic component in giant cell arteritis. Mapping of a disease-linked sequence motif to the antigen binding site of the HLA-DR molecule, *J Clin Invest* 90:2355–2361, 1992.
19. Mattey DL, Hajeer AH, Dababneh A, et al: Association of giant cell arteritis and polymyalgia rheumatica with different tumor necrosis factor microsatellite polymorphisms, *Arthritis Rheum* 43:1749–1755, 2000.
20. Boiardi L, Casali B, Nicoli D, et al: Vascular endothelial growth factor gene polymorphisms in giant cell arteritis, *J Rheumatol* 30:2160–2164, 2003.
21. Salvarani C, Casali B, Nicoli D, et al: Endothelial nitric oxide synthase gene polymorphisms in giant cell arteritis, *Arthritis Rheum* 48:3219–3223, 2003.
22. Salvarani CC, Boiardi B, Ranzi L, et al: Intercellular adhesion molecule 1 gene polymorphisms in polymyalgia rheumatica/giant cell arteritis: association with disease risk and severity, *J Rheumatol* 27:1215–1221, 2000.
23. Jacobsen S, Baslund B, Madsen HO, et al: Mannose-binding lectin variant alleles and HLA-DR4 alleles are associated with giant cell arteritis, *J Rheumatol* 29:2148–2153, 2002.
24. Martinez-Taboada VM, Alvarez L, RuizSoto M, et al: Giant cell arteritis and polymyalgia rheumatica: role of cytokines in the pathogenesis and implications for treatment, *Cytokine* 44:207–220, 2008.
25. Regan MJ, Wood BJ, Hsieh YH, et al: Temporal arteritis and *Chlamydia pneumoniae*: failure to detect the organism by polymerase chain reaction in ninety cases and ninety controls, *Arthritis Rheum* 46:1056–1060, 2002.
26. Salvarani C, Farnetti E, Casali B, et al: Detection of parvovirus B19 DNA by polymerase chain reaction in giant cell arteritis: a case-control study, *Arthritis Rheum* 46:3099–3101, 2002.
27. Weck KE, Dal Canto AJ, Gould JD, et al: Murine gamma-herpesvirus 68 causes severe large-vessel arteritis in mice lacking interferon-gamma responsiveness: a new model for virus- induced vascular disease, *Nat Med* 3:1346–1353, 1997.

28. Krupa WM, Dewan M, Jeon MS, et al: Trapping of misdirected dendritic cells in the granulomatous lesions of giant cell arteritis, *Am J Pathol* 161:1815–1823, 2002.
29. Palomino-Morales R, Torres O, Vazquez-Rodriguez TR, et al: Association between toll-like receptor 4 gene polymorphism and biopsy-proven giant cell arteritis, *J Rheumatol* 36:1501–1506, 2009.
30. Weyand CM, Schonberger J, Oppitz U, et al: Distinct vascular lesions in giant cell arteritis share identical T cell clonotypes, *J Exp Med* 179:951–960, 1994.
31. Weyand CM, Tetzlaff N, Bjornsson J, et al: Disease patterns and tissue cytokine profiles in giant cell arteritis, *Arthritis Rheum* 40:19–26, 1997.
32. Deng J, Younge BR, Olshen RA, et al: Th17 and Th1 T-cell responses in giant cell arteritis, *Circulation* 121:906–915, 2010.
33. Rittner HL, Kaiser M, Brack A, et al: Tissue-destructive macrophages in giant cell arteritis, *Circ Res* 84:1050–1058, 1999.
34. Weyand CM, Goronzy JJ: Medium- and large-vessel vasculitis, *N Engl J Med* 349:160–169, 2003.
35. Segarra M, Garcia-Martinez A, Sanchez M, et al: Gelatinase expression and proteolytic activity in giant-cell arteritis, *Ann Rheum Dis* 66:1429–1435, 2007.
36. Hernandez-Rodriguez J, Segarra M, Vilardell C, et al: Tissue production of pro-inflammatory cytokines (IL-1beta, TNF-alpha and IL-6) correlates with the intensity of the systemic inflammatory response and with corticosteroid requirements in giant-cell arteritis, *Rheumatology (Oxford)* 43:294–301, 2004.
37. Lozano E, Segarra M, Garcia-Martinez A, et al: New therapeutic targets in giant-cell arteritis. Considerations based on the current pathogenic model and the availability of new therapeutic agents, *Clin Exp Rheumatol* 26:S141–S150, 2008.
38. Cid MC, Cebrian M, Font C, et al: Cell adhesion molecules in the development of inflammatory infiltrates in giant cell arteritis: inflammation-induced angiogenesis as the preferential site of leukocyte-endothelial cell interactions, *Arthritis Rheum* 43:184–194, 2000.
39. Cid MC, Hernandez-Rodriguez J, Esteban MJ, et al: Tissue and serum angiogenic activity is associated with low prevalence of ischemic complications in patients with giant-cell arteritis, *Circulation* 106:1664–1671, 2002.
40. Cid MC, Ercilla G, Vilaseca J, et al: Polymyalgia rheumatica: a syndrome associated with HLA-DR4 antigen, *Arthritis Rheum* 31:678–682, 1988.
41. Font CC, Cid MC, Coll-Vinent B, et al: Clinical features in patients with permanent visual loss due to biopsy–Proven giant cell arteritis, *Br J Rheumatol* 36:251–254, 1997.
42. Hernandez-Rodriguez J, Segarra M, Vilardell C, et al: Elevated production of interleukin-6 is associated with a lower incidence of disease-related ischemic events in patients with giant-cell arteritis: angiogenic activity of interleukin-6 as a potential protective mechanism, *Circulation* 107:2428–2434, 2003.
43. Nuenninghoff DM, Hunder GG, Christianson TJ, et al: Incidence and predictors of large-artery complication (aortic aneurysm, aortic dissection, and/or large-artery stenosis) in patients with giant cell arteritis: a population-based study over 50 years, *Arthritis Rheum* 48:3522–3531, 2003.
44. Salvarani C, Macchioni P, Boiardi L: Polymyalgia rheumatica, *Lancet* 350:43–47, 1997.
45. Huston KA, Hunder GG, Lie JT, et al: Temporal arteritis: a 25-year epidemiologic, clinical, and pathologic study, *Ann Intern Med* 88:162–167, 1978.
46. Amor-Dorado JC, Llorca J, Garcia-Porrua C, et al: Audiovestibular manifestations in giant cell arteritis: a prospective study, *Medicine (Baltimore)* 82:13–26, 2003.
47. Blockmans D, de Ceuninck L, Vanderschueren S, et al: Repetitive 18F-fluorodeoxyglucose positron emission tomography in giant cell arteritis: a prospective study of 35 patients, *Arthritis Rheum* 55:131–137, 2006.
48. Cid MC, Prieto-Gonzalez S, Arguis P, et al: The spectrum of vascular involvement in giant-cell arteritis: clinical consequences of detrimental vascular remodelling at different sites, *APMIS Suppl* 10–20, 2009.
49. Evans JM, O'Fallon WM, Hunder GG: Increased incidence of aortic aneurysm and dissection in giant cell (temporal) arteritis. A population-based study, *Ann Intern Med* 122:502–507, 1995.
50. Schmidt WA, Seifert A, Gromnica-Ihle E, et al: Ultrasound of proximal upper extremity arteries to increase the diagnostic yield in large-vessel giant cell arteritis, *Rheumatology (Oxford)* 47:96–101, 2008.
51. Scola CJ, Li C, Upchurch KS: Mesenteric involvement in giant cell arteritis. An underrecognized complication? Analysis of a case series with clinicoanatomic correlation, *Medicine (Baltimore)* 87:45–51, 2008.
52. Camellino D, Cimmino MA: Imaging of polymyalgia rheumatica: indications on its pathogenesis, diagnosis and prognosis, *Rheumatology (Oxford)* 2011 May 12 [Epub ahead of print].
53. Hernandez-Rodriguez J, Font C, Garcia-Martinez A, et al: Development of ischemic complications in patients with giant cell arteritis presenting with apparently isolated polymyalgia rheumatica: study of a series of 100 patients, *Medicine (Baltimore)* 86:233–241, 2007.
54. Chuang TY, Hunder GG, Ilstrup DM, et al: Polymyalgia rheumatica: a 10-year epidemiologic and clinical study, *Ann Intern Med* 97:672–680, 1982.
55. Rojo-Leyva F, Ratliff NB, Cosgrove DM 3rd, et al: Study of 52 patients with idiopathic aortitis from a cohort of 1,204 surgical cases, *Arthritis Rheum* 43:901–907, 2000.
56. Liang KP, Chowdhary VR, Michet CJ, et al: Noninfectious ascending aortitis: a case series of 64 patients, *J Rheumatol* 36:2290–2297, 2009.
57. Merkel PA: Noninfectious ascending aortitis: staying ahead of the curve, *J Rheumatol* 36:2137–2140, 2009.
58. Roche NE, Fulbright JW, Wagner AD, et al: Correlation of interleukin-6 production and disease activity in polymyalgia rheumatica and giant cell arteritis, *Arthritis Rheum* 36:1286–1294, 1993.
59. Coll-Vinent B, Vilardell C, Font C, et al: Circulating soluble adhesion molecules in patients with giant cell arteritis. Correlation between soluble intercellular adhesion molecule-1 (sICAM-1) concentrations and disease activity, *Ann Rheum Dis* 58:189–192, 1999.
60. Vilaseca J, Gonzalez A, Cid MC, et al: Clinical usefulness of temporal artery biopsy, *Ann Rheum Dis* 46:282–285, 1987.
61. Genereau T, Lortholary O, Pottier MA, et al: Temporal artery biopsy: a diagnostic tool for systemic necrotizing vasculitis. French Vasculitis Study Group, *Arthritis Rheum* 42:2674–2681, 1999.
62. Duran E, Merkel PA, Sweet S, et al: ANCA-associated small vessel vasculitis presenting with ischemic optic neuropathy, *Neurology* 62:152–153, 2004.
63. Hunder GG, Bloch DA, Michel BA, et al: The American College of Rheumatology 1990 criteria for the classification of giant cell arteritis, *Arthritis Rheum* 33:1122–1128, 1990.
64. Basu N, Watts R, Bajema I, et al: EULAR points to consider in the development of classification and diagnostic criteria in systemic vasculitis, *Ann Rheum Dis* 69:1744–1750, 2010.
65. Kissin EY, Merkel PA: Diagnostic imaging in Takayasu arteritis, *Curr Opin Rheumatol* 16:31–37, 2004.
66. Arida A, Kyprianou M, Kanakis M, et al: The diagnostic value of ultrasonography-derived edema of the temporal artery wall in giant cell arteritis: a second meta-analysis, *BMC Musculoskelet Disord* 11:44, 2010.
67. Blockmans D: Utility of imaging studies in assessment of vascular inflammation, *Cleve Clin J Med* 69(Suppl 2):SII95–SII99, 2002.
68. Tso E, Flamm SD, White RD, et al: Takayasu arteritis: utility and limitations of magnetic resonance imaging in diagnosis and treatment, *Arthritis Rheum* 46:1634–1642, 2002.
69. Blockmans D, Stroobants S, Maes A, et al: Positron emission tomography in giant cell arteritis and polymyalgia rheumatica: evidence for inflammation of the aortic arch, *Am J Med* 108:246–249, 2000.
70. Yun M, Jang S, Cucchiara A, et al: 18F FDG uptake in the large arteries: a correlation study with the atherogenic risk factors, *Semin Nucl Med* 32:70–76, 2002.
71. Dasgupta B, Cimmino MA, Maradit-Kremers H, et al: European League Against Rheumatism/American College of Rheumatology classification criteria for polymyalgia rheumatica, *Ann Rheum Dis* 71:484–492, 2012.
72. Cantini F, Salvarani C, Olivieri I, et al: Shoulder ultrasonography in the diagnosis of polymyalgia rheumatica: a case-control study, *J Rheumatol* 28:1049–1055, 2001.
73. Achkar AA, Lie JT, Hunder GG, et al: How does previous corticosteroid treatment affect the biopsy findings in giant cell (temporal) arteritis? *Ann Intern Med* 120:987–992, 1994.
74. Hayreh SP PA, Zimmerman B: Occult giant cell arteritis: ocular manifestations, *Am J Ophthalmol* 125:521–526, 1998.
75. Foroozan R, Deramo VA, Buono LM, et al: Recovery of visual function in patients with biopsy-proven giant cell arteritis, *Ophthalmology* 110:539–542, 2003.
76. Gonzalez-Gay MA, Blanco R, Rodriguez-Valverde V, et al: Permanent visual loss and cerebrovascular accidents in giant cell arteritis: predictors and response to treatment, *Arthritis Rheum* 41:1497–1504, 1998.
77. Proven A, Gabriel SE, Orces C, et al: Glucocorticoid therapy in giant cell arteritis: duration and adverse outcomes, *Arthritis Rheum* 49:703–708, 2003.
78. Weyand CM, Fulbright JW, Hunder GG, et al: Treatment of giant cell arteritis: interleukin-6 as a biologic marker of disease activity, *Arthritis Rheum* 43:1041–1048, 2000.
79. Jover JA, Hernandez-Garcia C, Morado IC, et al: Combined treatment of giant-cell arteritis with methotrexate and prednisone. a randomized, double-blind, placebo-controlled trial, *Ann Intern Med* 134:106–114, 2001.
80. Spiera RF, Mitnick HJ, Kupersmith M, et al: A prospective, double-blind, randomized, placebo controlled trial of methotrexate in the treatment of giant cell arteritis (GCA), *Clin Exp Rheumatol* 19:495–501, 2001.
81. Hoffman G, Cid M, Hellmann D, et al: A multicenter placebo-controlled study of methotrexate (MTX) in giant cell arteritis (GCA) [abstract], *Arthritis Rheum* 43, 2002.
82. Mahr AD, Jover JA, Spiera RF, et al: Adjunctive methotrexate for treatment of giant cell arteritis: an individual patient data meta-analysis, *Arthritis Rheum* 56:2789–2797, 2007.
83. Hoffman GS, Cid MC, Rendt-Zagar KE, et al: Infliximab for maintenance of glucocorticosteroid-induced remission of giant cell arteritis: a randomized trial, *Ann Intern Med* 146:621–630, 2007.

第 44 章 血栓闭塞性脉管炎

Gregory Piazza，Jeffrey W.Olin

血栓闭塞性脉管炎（thromboangiitis obliterans，TAO）又叫 *Buerger 病*，是阶段性非动脉粥样硬化性炎症性疾病，病初累及小动脉和中等动脉、静脉和末梢神经[1-3]。虽然最初认为 TAO 只见于男性，但是最近的流行病学研究证实女性患病人数正在增长。TAO 与烟草（大量的卷烟）的使用有极强的病理生理学联系。

1879 年，von Winiwarter 报告了第一例 TAO 患者。这是一位 57 岁的老年男性患者，主诉双足疼痛 12 年。患者截肢后做组织病理学检查证实血管内膜增生、网状血栓形成和纤维化。von Winiwarter 推测这例患者的动脉内膜炎和静脉内膜炎与动脉粥样硬化的不同[4]。29 年后，Leo Buerger 发表了标志性文章[5]，详细报道了因此病而截肢的 11 例组织标本的病理发现，并且提出了*血栓闭塞性脉管炎*这一新病名以描述动脉内膜炎和静脉内膜炎的特征性观察结果。与 von Winiwarter 一样，Leo Buerger 明确提出 TAO 与动脉粥样硬化鉴别的临床特点和病理特点。

1928 年，Allen 和 Brown 整理了 1922—1926 年在梅奥诊所就诊的 200 例 TAO 患者并报道了其临床和病理特点[6]。这些病例中的大多数是犹太男性，而且所有患者都是重度吸烟者。这一报道中的病理发现实际上与 Buerger 最初的文章是一致的。

流行病学

虽然 TAO 全球都有发病，但在中东和远东地区比北美和西欧更常见[7-8]。1933—1963 年在西奈山医院最初诊断为 TAO 的 205 例患者中，后来认为只有 33 例符合诊断，28 例的诊断有疑问，而 144 例的诊断被认为是错误的[9]。

更严格诊断标准的采用和烟草使用量的减少，导致 TAO 在美国和欧洲新诊断病例数下降，而 TAO 在烟草使用越多的地区总发病率也越高。在 40 年中，梅奥诊所 TAO 的总发病率从 1947 年的 104/100 000 下降到了 1986 年的 13/100 000。患有外周血管病的患者中 TAO 的发病率在欧洲和亚洲是不同的：瑞士 1% ～ 3%，西德 0.5% ～ 5%，法国 1.2% ～ 5.6%，比利时 4%，意大利 0.5%，英国 0.25%，波兰 3.3%，东德 6.7%，捷克斯洛伐克 11.5%，南斯拉夫 39%，以色列（北欧犹太教徒）80%，印度 45% ～ 53%，日本和韩国 16% ～ 66%[10]。在亚洲，患者肢体缺血更多被归位 TAO，这要高于美国和欧洲。

TAO 的总发病率似乎在南亚和日本有所下降[11-12]。在日本的一个血管病门诊，1990 年新诊断的 TAO 患者和新诊断的动脉粥样硬化性外周血管病（peripheral artery disease，PAD）的比例是 1 ∶ 3[13]。自 2000 年以来，这一比例已经下降到了 1 ∶ 10[13]。

在一些病例研究系列中，TAO 被认为与体力劳动和低的社会经济地位相关。在包括印度、东南亚的一些特定地区，TAO 与低的社会经济地位和不精炼的*自制卷烟*相关。一项来自朝鲜民主主义人民共和国的 28 例研究中，23 名患者是农民或体力劳动者，属于社会最低阶层[14]。另一项来自印度尼西亚爪哇岛的研究中有 106 例 TAO，大多数来自社会最低层[15]。然而，一项来自日本的包括 8 858 例 TAO 患者的研究发现，体力劳动者中没有如此高的发病率[16]。

虽然 TAO 被认为是青年男性特有的病，但女性中也有发病。1970 年前发表的大多数病例系列中，女性发病率小于 2%。最近的研究证实女性发病率显著升高了 11% ～ 23%[17-20]。这一趋势被归为女性烟草产品消耗量的增长。

病因学和发病机制

TAO 是血管炎性疾病，主要以细胞性炎症性血栓形成为特点，血管壁受累相对少见。准确的发病机制仍然不明。相对正常的红细胞沉降率和 C 反应蛋白等急性期反应物可以把 TAO 从其他血管炎中区分开来。常规检查的自身抗体通常是正常的，但免疫反应的异常和其他的因素可能在炎症过程中起一定作用。

烟草

接触烟草在 TAO 的起始、维持和进展中起至关重要的作用。虽然到目前为止，吸烟是最常见的诱发因素，但是咀嚼烟草、鼻烟[21]和大麻烟也与疾病发展相关[22-23]。重度吸烟和TAO的关联非常密切，以至于重度吸烟被认为是TAO诊断的一个绝对必要条件[17,24]。TAO患者与动脉粥样硬化性血管疾病患者和健康人相比，烟草使用量和碳氧血红蛋白水平更高[25]。据推测，一些患者对烟草中的某一成分发生了免疫反应，这可能触发了小血管的闭塞性疾病[26-27]。因为在世界范围内，只有一小部分的吸烟者最终发生了TAO，推测其他因素在发病机制中也起一定作用。

正如前面提到的，在东南亚，诊断为TAO的很大一部分患者属于社会经济最底层并且吸食bidi（不精炼的自制卷烟）的人群。吸食bidi是印度人口TAO高发的一个原因。来自孟加拉国的一项病例对照研究报道，相比较于健康对照组中有69.9%吸食卷烟和30.1%吸食bidi，TAO患者中有35%吸食卷烟，而65%的患者吸食bidi[28]。调整混杂因素后，将每日10次吸食bidi作为参考，吸食11～20次的研究对象患TAO的风险增加了7倍，而吸食大于20次的研究对象风险增加了35倍。作者推断对于最终结果TAO来说，吸食bidi的风险显著高于吸食卷烟[28]。

除了在疾病起始中的关键作用，烟草的使用在TAO的疾病进展和与其相关的症状持续中也是至关重要的因素[2]。虽然二手烟和被动吸烟与TAO的起病无关，但是可能在疾病过程的持续中起一个重要作用。在一项40例TAO患者的研究中，将可替宁（尼古丁的主要代谢产物）作为暴露与吸食烟草的一项测量指标。测量研究人群尿液中的可替宁，并将其分为吸烟者（可替宁水平＞50 ng/mg）、被动吸烟者（可替宁水平10～50 ng/mg）和没有明显被动吸烟经历的非吸烟者（可替宁水平＜10 ng/mg）[29]。使用这一标准，其中10例患者被分为吸烟者，9例为被动吸烟者，21例是非吸烟者。10例吸烟者中有7例、9例被动吸烟者中有0例、21例非吸烟者中有4例经历了疾病恶化。经历疾病恶化的4例非吸烟者在疾病复发时，3例已经吸烟，1例在工作场所已经暴露于二手烟。在主动吸烟者中，7例患者病情恶化时尿可替宁水平显著高于其余3例病情仍然处于缓解期的患者。

遗传易感性

几项研究提示在TAO的发病中可能有遗传易感因素参与。虽然人淋巴细胞抗原（human lymphocyte antigen，HLA）单体型与TAO的发病似乎有关联，但是在各患者人群中没有鉴定出一致的模式。在英国，TAO患者中HLA-A9和HLA-B5尤其普遍[30]。但在一项美国的研究中，11例TAO患者中没有鉴定出特异的表型[18]。在各个TAO患者人群中缺乏HLA单体型优势的一致性，可能是由于遗传多样性和各研究中方法学的差异[31]。

在基因多态性研究中发现TAO患者CD14（细菌脂多糖的主要受体）（37.4%vs.24.2%；P=0.008；OR=1.87；95%CI，1.18～2.97）、HLD-DRB1（34.4%vs.13.2%；$P<0.001$；OR=3.14；95%CI，2.06～5.73）和HLA-DPB1（79.4%vs.55.1%；$P<0.001$；OR=3.14；95%CI，1.93～5.11）比健康对照组出现的频率更高[32]。对这些多态性分层分析提示：对于每个个体带进这3个标志中的任何2个进行分析，OR的协同作用在4.72～12.57中变动。这些数据提示TAO的易感性部分是由固有免疫和适应性免疫相关的基因所控制。

在一项比较了21例TAO患者与年龄、性别和种族匹配的对照研究中，评估了与血管痉挛相关基因（基质溶解素15A/6A和内皮型一氧化氮合酶T-786C）的突变频率[33]。21个TAO患者中的7人（33%）出现了基质溶解素1的5A/6A纯合体型，而对照组21人只出现了5人（24%）（危险比1.4；95%CI 0.5～3.7）。21个TAO患者中的3人（14%）出现了内皮型一氧化氮合酶的纯合体型，而对照组21人中只出现了1人（5%）（危险比3.0；95%CI 0.3～26.6）。

在另一项最新的研究中评估了内皮型一氧化氮合酶894G→T和内皮素1（ET-1）8000T→C的多态性，以明确它们是否在TAO的发病中起作用[34]。研究发现，内皮型一氧化氮合酶894G→T的T等位基因多态性是TAO的保护性因素。

高凝状态

高凝状态在TAO发病机制中的作用仍然不明，关联的一致模式至今没有被证实。在TAO患者和健康对照的比较中，患者尿激酶型纤维蛋白溶酶原激活剂（urokinase-plasminogen activator，uPA）的水平升高了两倍，而纤溶酶原激活物抑制物1（plasminogen activator inhibitor-1，PAI-1）降低了40%[35]。在TAO患者静脉闭塞中，组织型纤维蛋白溶酶原激活剂（tissue plasminogen activator，tPA）抗原的浓度升高到了一个很高的程度，而同时PAI-1的水平却是降低的。TAO 患者也似乎对血清素有一个增强的血小板反应[36]和更高的血小板收缩力[37]。

在一项病例对照研究中，V Leiden 因子和凝血酶原基因 20210A 的突变在 TAO 患者和健康人中是类似的[38]。然而，在另一项病例对照研究中，TAO 患者凝血酶原 20210A 等位基因与 G 等位基因相比，OR 是 7.98（95%CI，2.45 ～ 25.93）[39]。也有 TAO 患者中血浆高半胱氨酸水平的升高与高的截肢率相关的报道[40]。

也有报道 TAO 患者中抗心脂抗体的水平更高[40-42]。在一项包含 47 例 TAO 患者、48 例早期动脉粥样硬化患者和 48 例其他方面健康的个体的研究中[42]，TAO 患者中抗心脂抗体的阳性率（36%）显著高于早期动脉粥样硬化患者（8%；P=0.01）和健康对照（2%，$P < 0.001$）。与抗体阴性的患者相比，高滴度抗心脂抗体阳性的 TAO 患者起病年龄更年轻，且有一个更高的肢体截肢比例。然而，在一项小型的研究中，抗心脂抗体阳性的 TAO 患者中并没有证实截肢率升高[40]。

免疫机制

免疫异常在 TAO 的特征性炎症过程中起关键作用。在一项 39 例 TAO 患者的研究中评价了对天然Ⅰ型和Ⅲ型胶原的细胞和体液免疫反应[43]。采用抗原敏感的胸腺嘧啶脱氧核苷核素掺入法，细胞介导的对这些胶原的敏感性在 TAO 患者中显著高于动脉粥样硬化患者和健康男性对照。来自 77% 的 TAO 患者的淋巴细胞证实了对Ⅰ型或Ⅲ型胶原或两者的细胞敏感性。39 例 TAO 患者的血清样本中有 17 例（44%）显示了较低但是显著的抗胶原抗体活性，反之，在健康对照组的血清中没有测到抗体活性。TAO 患者的外周血管中发现了循环免疫复合物，进一步为这一疾病提供了免疫学证据[44-45]。

在一项包含 9 例 TAO 患者的研究中，对 33 例标本进行了免疫组织化学分析[46]。血管壁的结构与疾病分级无关且无明显损害，但是观察到了血栓和血管内膜中的细胞浸润。在浸润的细胞中，$CD3^+$T 数目多于 $CD20^+$B 细胞，在急性和亚急性阶段，血管内膜中检测到了 $CD68^+$ 的巨噬细胞和 S-100^+ 树突状细胞。免疫球蛋白 IgG、IgA 和 IgM、补体成分 C3d 和 C4c 沉积在内弹力膜。这些数据提示 TAO 具有免疫性动脉内膜炎的特点，以 T 细胞（细胞免疫）和 B 细胞（体液免疫）与血管内膜部位的抗原呈递细胞的激活相关为特征。

采用免疫组化和 TUNEL 法对 8 例 TAO 患者的动脉壁活检标本检测浸润的 $CD4^+$（Th 细胞）、$CD8^+$（细胞毒 T 细胞）、CD56（NK 细胞）、CD68（巨噬细胞）的细胞表型，以达到如下目标：①鉴别血管细胞黏附分子 -1（vascular cell adhesion molecule-1，VCAM-1）和诱导性一氧化氮合酶（inducible nitric oxide synthase，iNOS）的激活；②确定细胞死亡的出现（采用 TUNEL 法）；③测定炎症因子的基因表达（采用 RT-PCR）[47]。主要在血栓、血管内膜和血管外膜中发现了 T 细胞。在浸润的细胞中，$CD4^+$T 细胞明显多于 $CD8^+$T 细胞。在血管病变未闭合部分或在闭合部分的内皮细胞中有 VCAM-1 和 iNOS 的表达。这些发现提示 T 细胞介导的免疫反应在 TAO 的发展中起重要作用。

在一项比较了 58 例下肢截肢的标本与 5 例尸检的免疫组化研究中[48]，正如临床诊断标准所明确的，确诊 TAO 的患者中发现了沿着血管弹力纤维层线状排列的巨噬细胞、B 细胞和 T 细胞，这是对受累血管的内弹力层可预见的且特异的炎症反应。这一发现提示在 TAO 的发病机制中，弹力纤维是重要的免疫原。

内皮细胞的功能失调

内皮细胞的功能失调似乎也在 TAO 的发病机制中起作用。虽然血管炎病中常见的各种自身抗体在 TAO 中是阴性的，但抗内皮细胞抗体滴度在活动性 TAO 患者中升高是有文献可循的[49]。在一项研究中，7 例活动性 TAO 患者的抗内皮细胞抗体的滴度是 1857±450AU（arbitrary units，AU），显著高于 21 例缓解期 TAO 患者（461±41AU，$P < 0.01$），也高于 30 例健康对照（126±15AU，$P < 0.001$）[49]。如果这一发现能被进一步证实，测定抗内皮细胞抗体滴度则可以用作随访疾病活动度的有用工具。

在 TAO 患者中，外周血管中内皮细胞依赖性的血管舒张功能的损害也得到了证实。8 例 TAO 患者和 8 例年龄和吸烟状况匹配的健康对照组中，采用体积描记法测量非患病上肢中内皮细胞依赖的血管扩张药（乙酰胆碱）、内皮细胞非依赖的血管扩张药（硝普钠）和阻塞触发的反应性充血所诱发的前臂血流的改变[50]。前臂血流量对动脉内乙酰胆碱输注的反应在 TAO 患者中的增加明显低于健康对照 [22.9±2.9 ml/（min・dl）vs.14.1±2.8 ml/（min・dl）的组织量；$P < 0.01$]。相反，对于硝普钠输注和反应性充

血，前臂血流的增加在两组中没有差异。这些数据提示即使是 TAO 患者未患病的肢体，其外周内皮细胞依赖的血管舒张也是受损的。

在一项对 TAO 患者和动脉粥样硬化性闭塞患者的研究中就内皮的功能评估了循环中祖细胞的作用。研究者对 30 例 TAO 患者、30 例年龄和性别匹配的健康对照和 40 例动脉粥样硬化性闭塞患者测定了血流介导的血管舒张、硝酸甘油介导的血管舒张和循环中祖细胞[51]。血流介导的血管舒张在 TAO 组和动脉粥样硬化性闭塞组中显著低于对照组（6.6%±2.7%，5.7%±3.3%vs.9.5%±3.1%，均为 $P < 0.0001$）。但是血流介导的血管舒张在 TAO 组和动脉粥样硬化性闭塞组中没有差异。硝酸甘油诱发的血管舒张在三组中是类似的。循环祖细胞的数量和迁移在 TAO 组和对照组是类似的，但在动脉粥样硬化性闭塞组中是显著降低的。循环祖细胞的数量和迁移与血流介导的血管舒张之间有一个很好的相关性（r=0.43 和 r=0.40，均为 $P < 0.0001$）。较之于健康对照，血流介导的血管舒张在 TAO 患者和动脉粥样硬化性闭塞患者中是受损的，但循环性祖细胞的数量和功能在 TAO 患者中没有降低。

在一项对 TAO 患者股动脉和髂动脉手术活检标本的研究中，增厚的血管内膜中的内皮细胞和炎症细胞中的细胞间黏附分子 -1（intercellular adhesion molecule-1，ICAM-1）、VCAM-1 和 E- 选择素明显上调[52]。免疫组化证实单核细胞和形态学上激活的表达 ICAM-1 和 E- 选择素的内皮细胞的接触。这些发现为 TAO 中内皮细胞的激活、组织中浸润的炎症细胞中肿瘤坏死因子（tumor necrosis factor，TNF）-α 的分泌、ICAM-1、VCAM-1 和 E- 选择素在内皮细胞的表达和白细胞的黏附提供了证据。

感染

慢性厌氧性牙周感染可能是 TAO 进展的另一危险因子[53]。几乎 2/3 的 TAO 患者有严重的牙周疾病。PCR 法从 TAO 患者的动脉损害和口腔中证实了来自厌氧菌的 DNA 片段，特别是*齿垢密螺旋体*的 DNA 片段，但在健康对照组的动脉样本中没有发现。TAO 患者中牙周感染的高发病率可能仅仅是更低的社会经济地位的一个标志，而与 TAO 没有直接的病理性关联。

病理学

病理上能区分 TAO 的特征是影响中小动脉和静脉的炎症性血栓。按照组织标本的采集时期，受累血管可进行组织病理学分期。TAO 分三期：急性期、亚急性期和慢性期（图 44-1）。在疾病急性期获得组织标本，组织病理学上是最可能诊断 TAO 的。随着疾病从亚急性期进展到慢性期，TAO 的组织病理学与其他阻塞性血管病实际上变得没有差别了。阻塞性血管病在终末期导致了血管壁的纤维化。由于组织学表现患者和患者不同，而且依赖于病期，所以 TAO 的病理学诊断在某些病例是有挑战性的[54]。而且，如果仅仅检查截肢的样本或闭塞的动脉和静脉，病理诊断可能是不确定的。亚急性期和慢性期的损伤很少有特征性表现，因此，很少被诊断为 TAO。

急性期

TAO 急性期的特征是闭塞性、高度细胞化的炎症性血栓形成。多形核中性粒细胞、微脓肿和多核巨细胞经常出现在血栓的周围（图 44-2）。多核巨细胞的出现对 TAO 来说是特征性的，但不是特异性的[55]。

对于 TAO 患者，从确诊的急性表浅性血栓性静脉炎的部位进行活检，发现炎症性血栓的频率很高。虽然 TAO 患者的血管损伤是原发血栓性或是炎症性仍不清楚，但是在急性期观察到的强烈的炎症细胞浸润和细胞增殖模式尤其是特征性的。如果活检标本是在疾病早期获得的，那么在共同受累的静脉的不同阶段可能共存没有血栓形成的急性静脉炎、伴有血栓形成的急性静脉炎和血栓中含有微脓肿和巨细胞的急性静脉炎。这些损伤与游走性血栓性静脉炎的临床发现相符[56]。

亚急性（中间）期

在亚急性期或中间期，炎症性血栓的持续机化发生在受累的动脉和静脉。虽然血栓内有一定程度的炎症性浸润，但是血管壁不受累。血管的部分再通和微脓肿的消失也发生在亚急性期[46]。

慢性（终末）期

慢性期的特点是机化的血栓广泛再通，其内有显著的血管形成以及动脉外膜和血管周围的纤维化。因为慢性期的动脉损伤代表血管损伤和闭塞性血栓形成

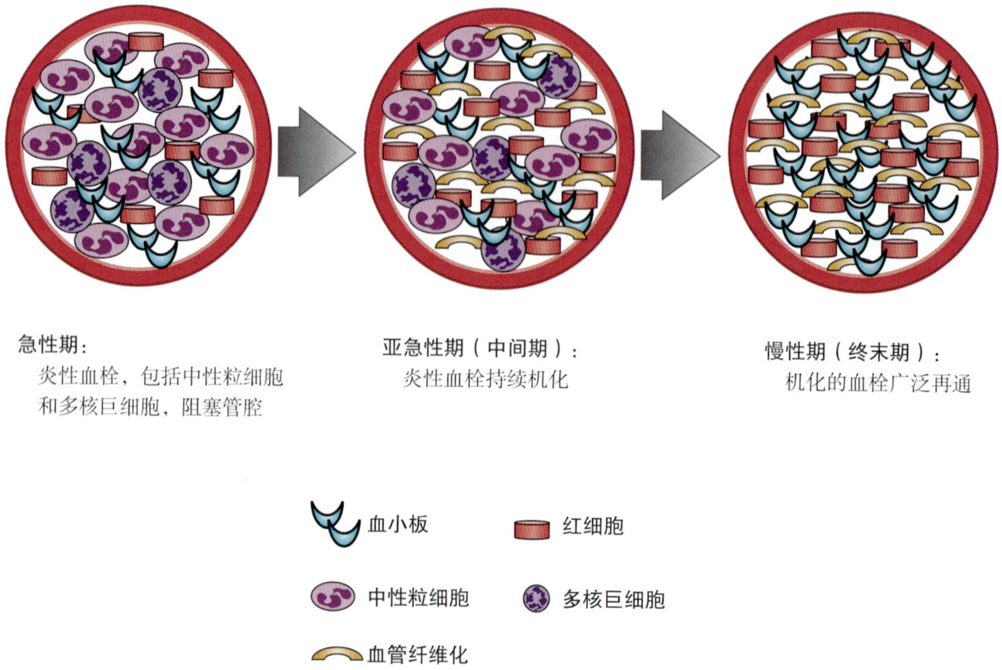

图 44-1　TAO 组织病理学分级

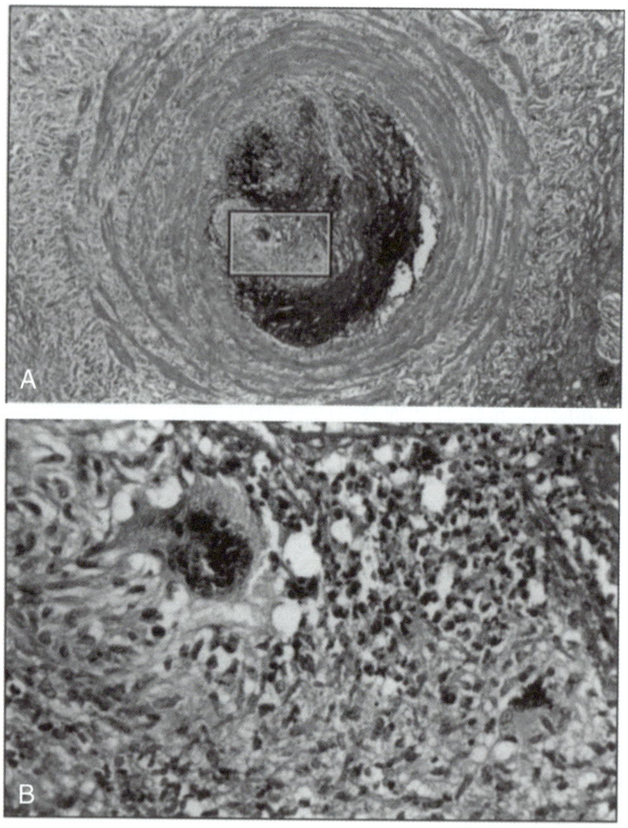

图 44-2　A，TAO 患者的静脉标本的典型急性组织学损伤；**B**，放大后的图 A 中方框内的部分，证实了血栓内的一个微脓肿和两个多核巨细胞 [苏木精和伊红染色，×64（A）和 ×400（B）]。*（经 Lie JT 许可：Thromboangiitis obliterans [Buerger's disease]revisited. Pathol Annu 23：257-291，1988.）*

的终产物，所以是 TAO 三期中最不具特征性的。然而，机化血栓内的残留炎症可能提示 TAO 处于终末损伤期。在 TAO 中，慢性期的损伤常常与动脉粥样硬化性血管疾病相似。在一些患者，尤其是年龄大于 40 岁的患者，TAO 和动脉粥样硬化性血管疾病可能共存，从而造成诊断的不确定性。

其他的组织病理学特征

在 TAO 的三期中，毗邻闭塞性血栓的正常血管壁结构包括内弹力膜是完好的。在动脉粥样硬化性血管疾病和其他系统性血管炎中，内弹力膜和血管中层有典型的破坏，所以易于将 TAO 从这些疾病中区分出。病变血管的中间有正常血管，这在 TAO 中是常见的。另外，外膜周围的炎症反应强度在同一血管的不同阶段是显著不同的。

免疫组化特征

集中在免疫组化上的几个研究对细胞骨架和其他细胞成分在 TAO 中的作用的认识是有限的[44-48,52,57]。炎症性血栓形成后不久，血管腔被阻断，血管中层的梭形细胞经过内弹力膜移行入内膜，定植在血栓周围。这些梭形细胞起源于中层的平滑肌细胞，表达波形蛋白和 α_1- 肌动蛋白。沿着血栓边缘形成了毛细血管。内皮细胞表达Ⅷ因子相关的抗原和*荆豆凝集素*。

在疾病的后期，随着血栓机化，梭形细胞分化成成纤维细胞并丢失 α_1- 肌动蛋白的阳性染色。采用Ⅳ型胶原的标志证实了内弹力膜在 TAO 中是完好的，平滑肌细胞从中层通过穿孔移行入血管内膜。血栓内有新形成的毛细血管。

从免疫组化的角度来说，除了特征性的炎症组分外，TAO 中血栓机化的过程实际上与常规血栓是一致的。但是来自中膜的平滑肌细胞浸润导致了多细胞血栓和快速机化。

临床特征

典型的 TAO 患者多见于有重度吸烟史的青年男性，表现为 45 岁前起病的指端缺血症状。然而，如果患者否认吸烟而表现与 TAO 相符的话，应该询问这些患者是否咀嚼烟草、使用鼻烟和大麻烟。缺血症状源于末梢小动脉和小静脉的狭窄和阻塞。TAO 常常反复进展，累及多个肢体和近端肢体。大动脉受累不是典型表现，且很少出现在没有小血管阻塞性疾病的患者中[58]。最常见的症状起源于动脉闭塞病、继发性血管痉挛和血栓性浅静脉炎（表 44-1）。

动脉闭塞性疾病

TAO 造成的动脉闭塞性疾病常常表现为双足、双下肢、双手和双臂的间歇性跛行。在一项来自克利夫兰医学中心的 1970—1987 年的 112 例 TAO 患者中，间歇性跛行出现在 70 例患者中（63%）[17]。来自土耳其的对 344 例因 TAO 做了手术治疗的患者的回顾性研究中，双足冰凉的主诉出现在了 312 例患者中（90.6%），肤色改变出现在了 290 例患者中（84.3%），静息痛出现在了 160 例的患者中（46.5%），跛行出现在了 166 例的患者中（48.2%），坏死性溃疡出现在了 185 的患者中（53.1%）[59]。足和足弓的跛行可能是主要症状，但常常归于矫形外科的问题，所以导致诊断延误。随着指端病损进展到近端，TAO 患者可能会报告经典的腓肠肌跛行。

表44-1　1970—1987年克利夫兰医学中心112例TAO患者的主要症状和体征*

临床所见	例数（%）
间歇性跛行	70（63）
静息痛	91（81）
缺血性溃疡形成	85（76）
上肢	24（28）
下肢	39（46）
上下都有	22（26）
血栓性静脉炎	43（38）
雷诺现象	49（44）
感觉异常	77（69）
Allen 实验异常	71（63）

* 数据源自 *Olin JW, Young JR, Graor RA, et al: The changing clinical spectrum of thromboangiitis obliterans(Buerger's disease).Circulation 82: 3-8, 1990.*

临界性肢体缺血的症状和体征包括静息痛、溃疡和指端坏疽，与进展性的动脉闭塞性疾病一起出现。就诊时，76% 的患者有缺血性溃疡（图 44-3A 和图 44-4）[17]。由于能早期识别 TAO 的症状和体征，多数患者在进展到临界性肢体缺血前被鉴别出并予以治疗。

虽然临床上只有一个肢体受累，但在动脉造影评估时，动脉闭塞性疾病常常累及两个或更多的肢体。在一项 TAO 病例系列研究中，两个肢体受累的占 16%，3 个肢体受累的占 41%，4 个肢体受累的占 43%[60]。日本的难治性血管炎综合征研究组报道孤立的下肢受累见于 75% 的患者，孤立的上肢受累见于 5% 的患者，上肢和下肢同时受累的见于 20% 的 TAO 患者中[61]。

雷诺现象

寒冷过敏是 TAO 患者常见的主诉，可能是疾病最早期的症状。的确，TAO 的症状似乎在冬天更容易出现[62]。冷过敏可能起源于缺血或肌肉交感神经活性亢进。肌肉交感神经的活性比对照组显著增强在 TAO 中已经得到了证实[63]。雷诺现象出现在超过 40% 的 TAO 患者，可能是不对称的[2]。四肢，尤其是指端具有发红或发紫的特点，这个变色现象已经被命名为“*Buerger* 色”。

血栓性浅静脉炎

虽然血栓性浅静脉炎也见于白塞病，但借助于它可以从其他的血管炎病和动脉粥样硬化性血管疾病中鉴别出 TAO（图 44-3B）。血栓性浅静脉炎出现在大约 40% 的 TAO 患者[17]。血栓性浅静脉炎可能先于动脉闭塞性疾病造成缺血症状的出现[56]，并且与疾病活动性有很好的相关性[65]。一些患者可能会描述

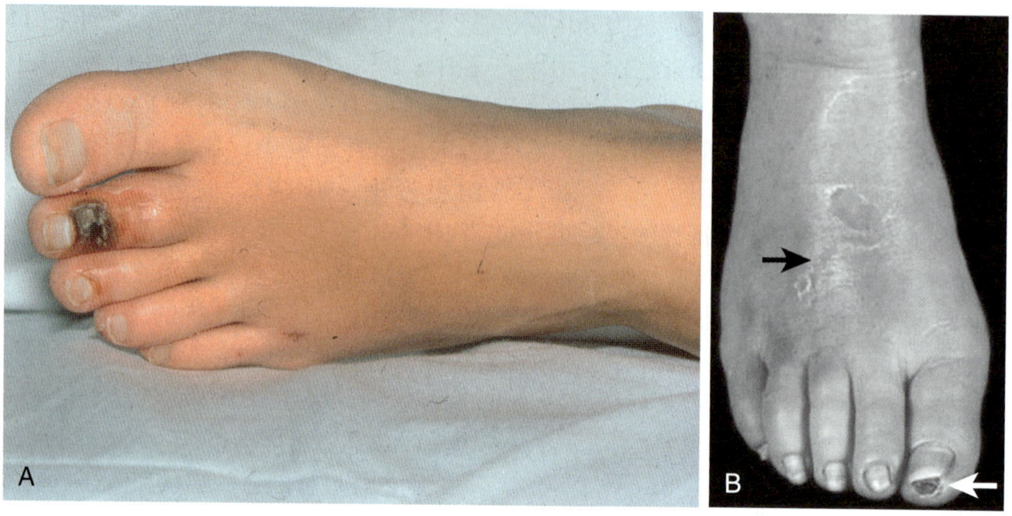

图 44-3 A，年轻女性 TAO 患者的第 2 足趾缺血性溃疡；**B**，TAO 患者右足的血栓性浅静脉炎（*黑箭头*）。右足大脚趾末端有明显的缺血性溃疡。*[经许可摘自 Olin JW，Lie JT：Current management of hypertension and vascular disease.In Cooke JP，Frohlich ED，editors：Thromboangiitis obliterans（Buerger' s disease），St.Louis，1992，Mosby-Yearbook，p65.]*

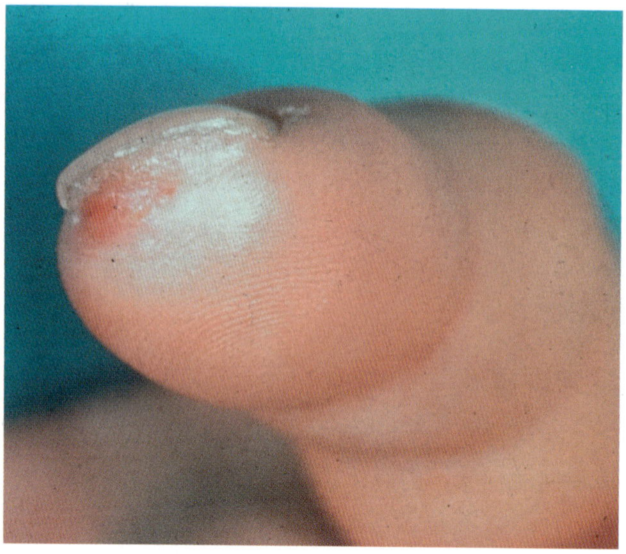

图 44-4 TAO 患者示指的缺血性溃疡

沿着静脉分布的触痛结节的移行模式（移行性血栓性静脉炎）[56]。

神经病学发现

在一项来自克利夫兰医学中心的 TAO 病例系列中，感觉异常是常见的，70% 的患者出现了感觉异常 [17]。缺血性神经病是 TAO 的晚期表现，且是造成感觉异常的最可能原因。感觉异常也可能是原发性神经受累的表现，因为更早期的研究中提示了围绕神经的炎症细胞浸润 [5]。

罕见表现

典型的 TAO 累及四肢远端血管，但也有累及罕见的血管床的报道，如大动脉、肺动脉、近端动脉、肠系膜动脉、脑动脉、冠状动脉、肾动脉、骨盆动脉和眼动脉。TAO 累及非典型血管床的特点与四肢血管床受累的病理检查发现类似。值得注意的是非典型部位 TAO 的报告应该谨慎地解释，因为 TAO 在这些患者中的诊断可能不符合本章中建议的标准。

像肺动脉 [66] 和髂动脉 [58] 这样的大弹力动脉受累的 TAO 很少有文献记载。内脏受累的症状可能表现为腹痛、恶心、呕吐、腹泻、黑便、便血、体重减轻、厌食和肠系膜缺血或梗死相关的症状 [67-72]。脑血管受累可能表现为短暂性脑缺血发作、缺血性卒中和精神病 [73-77]。

冠状动脉受累可能表现为心肌缺血或心肌梗死 [78-82]。TAO 累及肾内动脉的分支已经有了报道 [83]。TAO 很少累及骨盆内血管包括阴部动脉和静脉，会造成勃起功能障碍 [84]。累及颞动脉和眼动脉的 TAO 临床表现与巨细胞动脉炎相似 [85-86]。

TAO 中累及隐静脉旁路移植部位的病例非常罕见 [87]。

鉴别诊断

TAO 的临床诊断需要排除有类似表现的一组疾

病（框 44-1）。需要排除的最重要的疾病是动脉粥样硬化性血管疾病、血栓栓塞性疾病和像硬皮病或 CREST（钙质沉着、雷诺现象、食管活动障碍、指端硬化和毛细血管扩张）综合征的自身免疫性疾病。在大多数病例中，结合血清学检查、超声心动图和动脉造影就可以排除这些疾病并有助于建立 TAO 的诊断。

典型的皮肤临床表现提示硬皮病或 CREST 综合征的诊断。这些患者应行甲襞毛细管显微镜检查，且检查结果常常有鉴别意义。但是，在硬皮病和 CREST 中出现的典型表现（毛细血管袢的丢失）也可能见于个别 TAO 患者中。像抗 SCL-70 或抗着丝点抗体这样的血清标志物检测可以为硬皮病和 CREST 综合征提供进一步的证据。

临床医生应该评估患者其他自身免疫病的特征，如系统性红斑狼疮、类风湿关节炎和其他的血管炎病。血清学标记常有助于排除这类疾病。抗磷脂抗体综合征患者尤其提出了一个诊断的挑战，因为这类患者中动脉和静脉血栓事件都可能出现。狼疮抗凝物的测定或抗心磷脂抗体的滴度升高提示抗磷脂抗体综合征。值得注意的是，虽然狼疮抗凝物和抗心磷脂抗体也可见于个别 TAO 患者，但可能也提示一个无关联的血栓形成倾向[1]。抗磷脂抗体综合征的病理特征是无菌性血栓形成，而 TAO 造成了炎症性血栓，所以病理检查可以清晰地区分抗磷脂抗体综合征和 TAO。

TAO 易引起远端肢体缺血，而大动脉炎和巨细胞动脉炎患者近端动脉更易累及，所以可以把 TAO 从别的血管炎病中区分开。TAO 动脉造影特征与大动脉炎和巨细胞动脉炎的特征不同。另外，像大动脉炎和巨细胞动脉炎这类血管炎病特征性地与升高的红细胞沉降率和 C 反应蛋白等炎症指标相关。

除了像震动诱发的血管损伤和小鱼际锤打综合征这些反复的损伤机制外，临床医生对可疑 TAO 患者进行评估时应询问麦角胺和可卡因的滥用情况。测定血清麦角胺的水平以排除麦角胺造成的血管损伤。因为可卡因的滥用会引起与 TAO 类似的症状，所以对所有的患者都应该询问可卡因的使用情况。对于有与 TAO 相符的病史和体检结果，尤其是在否认吸烟时，对这些患者应该进行完整的毒理学筛查。

框 44-1　与血栓闭塞性脉管炎临床表现相似的疾病

- 动脉粥样硬化性血管疾病
- 血栓栓塞性疾病
- 风湿性疾病
  - 硬皮病
  - CREST 综合征
  - 系统性红斑狼疮
  - 类风湿关节炎
  - 混合型结缔组织病
  - 其他的血管炎病
- 高凝状态
  - 抗磷脂抗体综合征
- 反复机械创伤综合征
  - 小鱼际锤打综合征
  - 震动相关的血管损伤
- 胸廓出口综合征
- 腘动脉受压综合征
- 囊性外膜病
- 药物
  - 麦角胺滥用
  - 可卡因滥用
  - 安非他明滥用

CREST，钙化、雷诺现象、食管动力障碍、指端硬皮病、毛细血管扩张

诊断

TAO 的临床诊断需要病史相符、体检结果的支持和影像学检查的血管异常（图 44-5）。

体格检查

可疑的 TAO 患者的体格检查应该包括详细的血管评估（外周血管搏动的触诊、动脉杂音的听诊、踝肱指数的计算）。四肢应该仔细检查是否患有血栓性浅静脉炎，涉及所有浅静脉窦和血管。在发现数字化缺血方面手部和足部也应进行检测。神经检查可能体现出外围神经参与睡眠障碍的形成过程。

尽管不特异，但年轻的吸烟者若 Allen 试验阳性且出现肢端缺血，则强烈提示 TAO，因为这是小血管疾病的证据（图 44-6）。在克利夫兰诊所的一组患者中，63% 的 TAO 患者可出现 Allen 试验阳性[17]。因 TAO 以上下肢远端受累为特点，而动脉粥样硬化除糖尿病肾病和肾移植患者外，手部不受累且锁骨下动脉远端较少受累，所以记录 Allen 试验有助于 TAO 与动脉粥样硬化性疾病的鉴别。

诊断标准

疑诊为 TAO 的患者曾有数个推荐诊断标准。

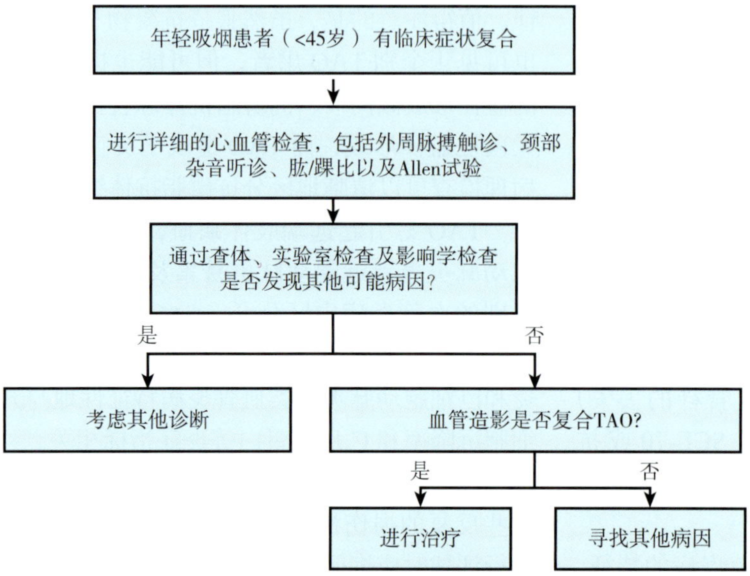

图 44-5　疑诊 TAO 的诊断流程

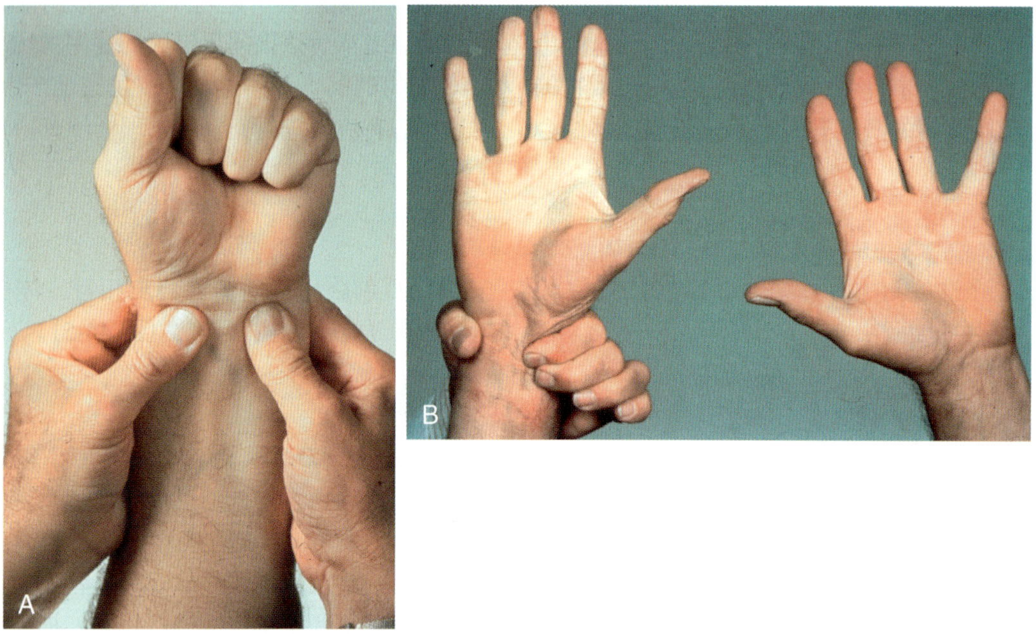

图 44-6　**A**，经人工加压闭塞桡动脉和尺动脉搏动的 Allen 试验，**B**，当尺动脉压迫解除，同时持续压迫桡动脉时，手不能充血。和左手相比右手苍白，考虑是尺动脉远端闭塞性疾病导致的。*[经许可摘自 Olin JW，Lie JT：Current management of hypertension and vascular disease.In Cooke JP，Frohlich ED，editors：Thromboangiitis obliterans（Buerger's disease），St.Louis，1992，Mosby-Yearbook，p65.]*

Shionoya 标准中需要完全满足以下 5 个方面方可确诊 TAO：吸烟史、50 岁前起病、膝关节以下动脉闭塞性疾病、上肢受累或出现血栓性浅静脉炎、除吸烟外无其他动脉硬化的危险因素 [88]。

Papa 和 Adar 提议的诊断标准纳入了临床、血管造影、组织病理学及排除标准，最终制订了诊断 TAO 的评分系统 [89-90]。

Mills 及 Porter 使用的标准包括主要和次要标准 [91]。常用的临床标准包括年龄小于 45 岁、吸烟或有吸烟史、非侵入性检查证实肢体远端缺血、自身免疫病、糖尿病以及近端血栓（框 44-2）[2]。

越来越多符合 TAO 临床标准的患者存在动脉粥

框 44-2 TAO 的常用诊断标准

- 发病年龄小于 45 岁
- 吸烟或有吸烟史
- 非侵入性检查证实肢体远端缺血
- 血管造影证实
- 除外易栓症、自身免疫性疾病、糖尿病以及近端血栓
- 症状不典型的患者有大动脉受累或发病年龄大于 45 ~ 50 岁的患者组织活检证实

样硬化的危险因素（例如高血压、高脂血症）。此类患者中有一部分在诊断 TAO 后合并出现动脉粥样硬化。因此，若患者出现远端肢体受累、吸烟、无近端血管血栓、动脉硬化以及易栓症，即使存在高脂血症及高血压，也不能排除 TAO 诊断。

实验室检查

尽管 TAO 的诊断没有特异性血液学检查，但疑诊 TAO 患者的实验室检查有助于鉴别其他疾病。初诊的实验室检查应包括全血细胞分析、化学指标、肝功能、空腹血糖、血尿素氮、炎症指标如红细胞沉降率及 C 反应蛋白、冷凝集素及冷球蛋白。此外，还应检测自身免疫病的血清学指标，包括抗核抗体、类风湿因子、抗着丝点抗体及抗 SCL-70 抗体，TAO 患者上述抗体均为阴性。另外，还需要检测患者是否存在高凝状态。需要注意的是，某些 TAO 患者体内可检测到抗磷脂抗体及抗心磷脂抗体，此种情况也可能提示独立的易栓症的存在。

影像学检查

影像学检查不仅用于疑诊 TAO 患者的确诊，也用于除外其他治疗方法迥异的疾病。如超声心动图常用于除外心源性血栓导致的急性动脉栓塞。同样，经导管血管成像可作为 TAO 的诊断依据，同样也有助于排除由于近端血栓导致的动脉栓塞。

非侵入性检查包括使用脉搏容量记录仪检测节段性动脉压，显示远端血管异常，排除近端血管疾病后则提示为 TAO。使用远端体积描记、手指及足趾压力以及经皮氧含量测试可能有助于记录无上下肢近端异常 TAO 患者的远端小血管疾病。动脉多普勒扫描也常用于排除近端动脉硬化性改变以及远端动脉阻塞性疾病。TAO 患者动脉多普勒扫描还可见到“螺旋形侧支”[92]。腹部主动脉超声用于排除腹主动脉瘤及动脉粥样硬化引起的下肢远端栓塞。

CT 血管造影（CTA）、磁共振血流成像或经导管造影可用于排除近端动脉来源的栓塞以及分析远端动脉阻塞性疾病的解剖及病变程度。尽管 CTA 及 MRI 在远端血管显像方面取得了进展，但是大部分患者需要经导管造影以达到检测小动脉病变所需的空间分辨率，尤其是手与足的检查。值得注意的是，MRI 有助于判断缺血性溃疡及继发感染相关的骨髓炎[93]。

导管造影对于确诊 TAO 以及排除近端血管病变导致的远端动脉阻塞性疾病十分关键[94-95]。尽管 TAO 没有特异性诊断的血管造影征象，但当合并存在多种临床表现时，血管造影有助于确诊。TAO 典型的血管造影包括限于远端的动脉阻塞性疾病，多数在膝关节下或肘下，而近端动脉无动脉斑块、动脉瘤及其他来源的栓子（图 44-7）。血管造影尚可发现表面正常的血管的节段性异常。若无糖尿病，几乎不会出现腘动脉远端孤立性动脉阻塞。血管造影异常往往出现在手足的末端动脉、手掌及足底动脉、桡动脉、尺动脉、胫前动脉、胫后动脉及腓动脉[96-97]。

TAO 特征性血管造影改变为远端中小血管受累、节段性阻塞以及阻塞部位的“螺旋形侧支”（图 44-8）。然而，螺旋形侧支并非 TAO 特异性改变，也可见于其他任何引起小血管阻塞的疾病。硬皮病或 CREST 综合征相关的动脉阻塞性疾病血管造影表现与 TAO 类似。若血管造影显示动脉壁不规则、血管钙化及近端血管受累，应该怀疑 TAO 的诊断是否正确。

活检的作用

除病变累及不常见血管区域或起病年龄大于 45 岁或 50 岁外，均无须进行组织活检以确诊 TAO。急性期有浅表性血栓性静脉炎时进行血管活检有益于诊断。TAO 血管活检特征性的组织学变化是与血管壁关系不大的高度炎性血栓，动脉弹性内膜完整。

预后

TAO 患者的预后与能否戒烟高度相关。一项回顾性研究中纳入 110 名患者，男性 106 名，女性 4 名，平均年龄 40 岁，比较戒烟与非戒烟者的自然病程[98]。研究平均随访 10.6 年，7 名（6%）患者死亡，47 名（43%）患者进行截肢手术，13 名患者为上肢或下肢的大手术，34 名为小手术。继续吸烟的 69 名

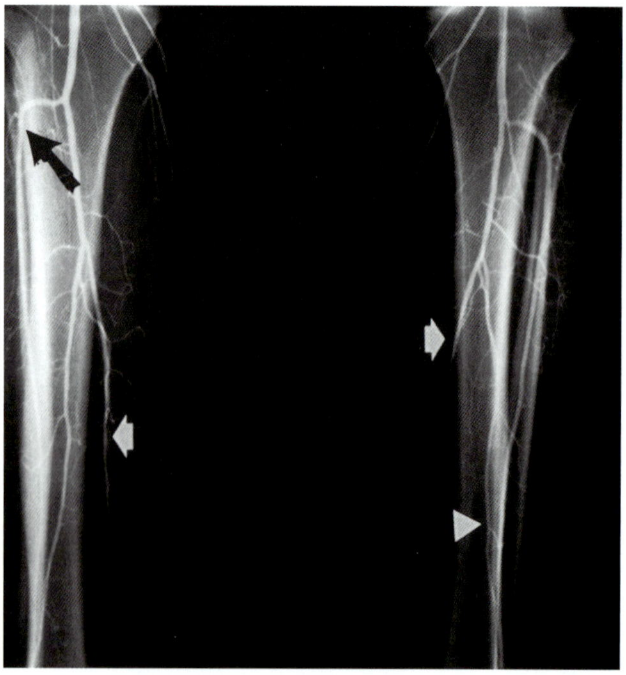

图 44-7 导管造影提示 TAO 患者膝关节以下动脉严重阻塞。 右腿胫前动脉（*黑色箭头*）起始处远端阻塞。胫后动脉逐渐变窄，在中至远端的位置阻塞（*白色箭头*）。左腿胫前动脉显影清晰，但胫后动脉（*白色箭头*）在起始处之后有数厘米阻塞。腓动脉（*箭头*）在小腿处变窄

患者中，13 名（19%）进行了大的截肢手术。戒烟患者中无一进行截肢手术，继续吸烟与截肢术相关（P=0.007）。

TAO 患者的生活质量明显受限 [98-99]。在上述回顾性研究中，13 名进行下肢大截肢手术的患者中 11 名（85%）失业，而未进行大截肢手术的 97 名患者中只有 9 名（9%）失业 [98]。截肢术与失业强相关（$P < 0.0001$）。

治疗

尽管 TAO 的治疗有多种方法，但戒烟是最明确、最有效的方法（框 44-3）。其他治疗方法的疗效受到继续吸烟的影响。

戒烟

*彻底戒烟*是 TAO 治疗最重要的部分（框 44-4）。即使每天只吸数支烟，疾病也可能进展并最终导致截肢 [1,17,100-101]。无烟香烟以及大麻均与 TAO 有关，应建议患者避免 [21-23]。在疾病开始、维持及进展阶段对患者进行教育并告知香烟在 TAO 中的作用非常必要。

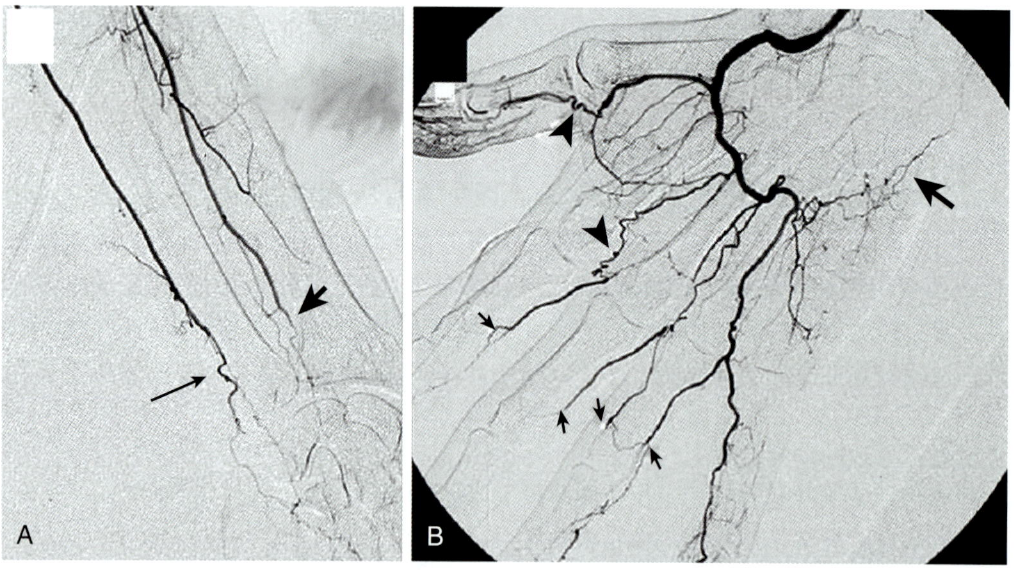

图 44-8 A，左前臂及左手导管造影显示左桡动脉（*箭头*）及腕部尺动脉（*箭头*）。所有近端动脉均正常。**B**，同一患者右侧腕部尺动脉阻塞（*大箭头*）。浅表桡动脉汇入掌深弓，小箭头所示有末端动脉多发阶段性阻塞。在阻塞部位周围可见许多“螺旋状侧支”（*箭头*）代表侧支化。[*经许可摘自 Olin JW，Shih A：Thromboangiitisobliterans（Buerger's disease）. CurrOpinRheumatol 18：18–24，2006.*]

框 44-3　血栓闭塞性脉管炎的治疗方法

- 戒烟
- 血管扩张药
  - 前列环素类似物
  - 肾上腺受体拮抗药
  - 钙通道拮抗药
  - 磷酸二酯酶（PDE）抑制药（西洛他唑，西地那非）
  - 经皮硝酸盐贴剂
- 外周动脉周围交感神经切除术
- 区域性交感神经阻滞
- 脊髓刺激
- 间歇气压疗法
- 治疗性血管再生
- 血管内治疗
- 外科血管重建术
  - 动脉旁路手术
  - 大网膜转移
  - 截肢
- 局部患处护理
  - 清创术
  - 真空辅助闭合伤口

框 44-4　关于血栓闭塞性脉管炎患者戒烟的建议

- 教育患者：烟草在血栓闭塞性脉管炎（TAO）的发生、维持和进展中起关键作用。
- 就二手烟暴露在延续疾病过程中的作用向患者及其家庭成员提供咨询。
- 在每一次办公室访问中询问患者是否戒烟成功。这种方法让患者知道戒烟是治疗这种疾病唯一最重要的方面。
- 向患者解释在没有完全和持续戒烟的情况下，TAO替代疗法的有效性有限。
- 尽管有戒烟的声明，但仍需要监测那些仍有与活动性疾病一致的体征和症状的患者尿中尼古丁、可替宁和大麻的水平。
- 提供辅助治疗，如药物治疗和戒烟小组，以协助停止使用烟草。
- 处方安非他酮和伐伦克林作为辅助戒烟的优选药理学辅助药物，因为尼古丁替代疗法可能有助于疾病的持续进展。

同时，戒烟药物、戒烟组可协助患者过渡阶段的戒烟。此外，为了避免尼古丁替代治疗导致疾病活动的可能性，可选用安非拉酮及伐尼克兰等不含尼古丁的药物辅助戒烟治疗。尽管目前被动吸烟与TAO的相关性尚不明确，但我们仍然建议疾病活动患者尽量避免接触二手烟。

过去一直认为TAO患者比冠状动脉粥样硬化性心脏病患者对吸烟的依赖性更强，但事实并非如此。TAO患者的戒烟率较冠心病患者更高。一项纳入112名TAO患者的调查发现，平均92个月中43名患者（48%）平均停止吸烟80个月[17]。一项病例对照研究以通过问卷调查形式记录患者对香烟的依赖性，比较了103名通过血管造影、活检或非侵入性检查确诊TAO的患者与273名经冠脉造影证实为冠心病患者对香烟的依赖性[102]。KM曲线分析提示初诊到戒烟的时间两组无差异。TAO患者每天的吸烟量少于冠心病患者（22.3±10.7vs.27.7±15.3支/天，P=0.003）。170名调查时正在吸烟的患者中，TAO患者吸烟量更少（20.2±8.2vs.24.6±12.7，P=0.03）、戒烟的决心更强烈（97%vs.90%，P=0.03）。基于以上数据，研究者推断，TAO患者对于香烟的依赖性并不比冠心病患者强。

应该反复确认TAO患者能否戒烟，若无严重肢端缺血，戒烟后患者疾病将稳定且截肢风险会大大降低。若发展为严重的动脉阻塞，间歇性跛行以及继发性血管痉挛（雷诺现象）症状会持续但不会进行性加重。其他治疗方法包括应用血管扩张药，也有助于减轻患者的症状。

血管扩张药

TAO患者使用血管扩张药只能缓解症状。TAO患者使用血管扩张药的最广泛的临床经验来源于前列环素类似物伊洛前列素的临床试验。一项前瞻性随机双盲对照研究纳入133名有严重肢体缺血症状的TAO患者，其中98名有下肢肢端缺血性溃疡。患者随机接受伊洛前列素或小剂量阿司匹林共28天[103]，随访1个月，68名接受伊洛前列素的患者中58名（85%）溃疡愈合或休息痛缓解，而65名接受小剂量阿司匹林的患者中只有11名（17%）溃疡愈合或休息痛缓解。43名（13%）使用伊洛前列素患者疼痛完全缓解，而阿司匹林组仅有18名患者（28%）。52名使用伊洛前列素患者中有18（35%）名溃疡完全愈合，而使用小剂量阿司匹林的46名患者中仅有6名（13%）溃疡完全愈合。随访6个月，使用伊洛前列素组反应率为45/51（88%），小剂量阿司匹林组为12/44（21%）。

药代动力学研究显示，口服缓释伊洛前列素制剂与静脉制剂治疗TAO的药效相似[104]。基于上述发

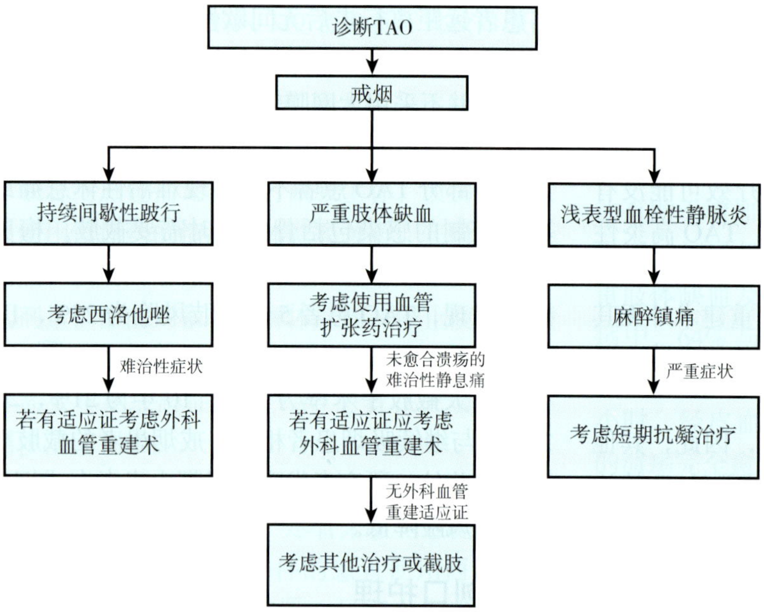

图 44-9 TAO 患者总体治疗流程

有效，然而其对于 TAO 患者的治疗作用尚待探讨。高压氧治疗由多因素导致的皮肤创口的愈合方面有效，但治疗 TAO 患者方面的疗效尚无研究。他汀类药物具有包括调节炎症通路在内的多方面作用，可能使 TAO 患者受益，但治疗 TAO 的作用尚不明确。

总体治疗流程

TAO 的总体治疗流程强调戒烟以及根据动脉及静脉阻塞的程度改善症状（图 44-9）。

未来展望

尽管 TAO 的病理生理学没有完全明确，但吸烟在发病及病情活动中的作用毋庸置疑。群体及个体持续努力以降低吸烟的频率不仅能预防 TAO，而且能减少其他吸烟相关的疾病包括肺癌、慢性阻塞性肺病以及冠心病。

不能戒烟的患者或者需要对症治疗来度过严重肢体缺血期的患者应采取更有效的治疗措施。基因治疗或细胞治疗有广阔的研究前景。治疗性血管再生对于 TAO 的益处需要前瞻性随机试验来证实。由于 TAO 是一种以炎性栓子为主要特征的血管炎，因此，增加对此疾病炎症机制以及血管炎症治疗药物的认识可能会更有效地治疗疾病。

参考文献

1. Piazza G, Creager MA: Thromboangiitis obliterans, *Circulation* 121:1858–1861, 2010.
2. Olin JW: Thromboangiitis obliterans (Buerger's disease), *N Engl J Med* 343:864–869, 2000.
3. Mills JL Sr: Buerger's disease in the 21st century: diagnosis, clinical features, and therapy, *Semin Vasc Surg* 16:179–189, 2003.
4. von Winiwarter F: Ueber eine eigenthumliche form von endarteritis und endophlebitis mit gangran des fusses, *Arch Klin Chir* 23:202–225, 1879.
5. Buerger L: Thrombo-angiitis obliterans: a study of the vascular lesions leading to presenile spontaneous gangrene, *Am J Med Sci* 136:567–580, 1908.
6. Allen EV, Brown GE: Thrombo-angiitis obliterans: a clinical study of 200 cases, *Ann Intern Med* 1:535–549, 1928.
7. Lie JT: The rise and fall and resurgence of thromboangiitis obliterans (Buerger's disease), *Acta Pathol Jpn* 39:153–158, 1989.
8. Lie JT: Thromboangiitis obliterans (Buerger's disease) revisited, *Pathol Annu* 23(Pt 2):257–291, 1988.
9. Herman BE: Buerger's syndrome, *Angiology* 26:713–716, 1975.
10. Cachovan M: Epidemiologie und geographisches verteilungsmuster der thromboangiitis obliterans. In Heidrich J, editor: *Thromboangiitis obliterans morbus Winiwarter-Buerger*, Stuttgart, New York, 1988, George Thieme, pp 31–36.
11. Matsushita M, Nishikimi N, Sakurai T, et al: Decrease in prevalence of Buerger's disease in Japan, *Surgery* 124:498–502, 1998.
12. Laohapensang K, Rerkasem K, Kattipattanapong V: Decrease in the incidence of Buerger's disease recurrence in northern Thailand, *Surg Today* 35:1060–1065, 2005.
13. Kobayashi M, Nishikimi N, Komori K: Current pathological and clinical aspects of Buerger's disease in Japan, *Ann Vasc Surg* 20:148–156, 2006.
14. McKusick VA, Harris WS: The Buerger syndrome in the Orient, 1961 *Bull Johns Hopkins Hosp*.
15. Hill GL, Moeliono J, Tumewu F, et al: The Buerger syndrome in Java A description of the clinical syndrome and some aspects of its aetiology, *Br J Surg* 60:606–613, 1973.
16. Nishikimi N, Shionoya S, Mizuno S: Result of national epidemiological study of Buerger's disease, *J Jpn Coll Angiol* 27:1125–1130, 1987.
17. Olin JW, Young JR, Graor RA, et al: The changing clinical spectrum of thromboangiitis obliterans (Buerger's disease), *Circulation* 82:IV3–IV8, 1990.
18. Mills JL, Taylor LM Jr, Porter JM: Buerger's disease in the modern era, *Am J Surg* 154: 123–129, 1987.
19. Lie JT: Thromboangiitis obliterans (Buerger's disease) in women, *Medicine (Baltimore)* 66:65–72, 1987.
20. Leu HJ: Buerger's thromboangiitis obliterans. Pathologico-anatomical analysis of 53 cases, *Schweiz Med Wochenschr* 115:1080–1086, 1985.
21. Lie JT: Thromboangiitis obliterans (Buerger's disease) and smokeless tobacco, *Arthritis Rheum* 31:812–813, 1988.
22. Disdier P, Granel B, Serratrice J, et al: Cannabis arteritis revisited–ten new case reports, *Angiology* 52:1–5, 2001.
23. Combemale P, Consort T, Denis-Thelis L, et al: Cannabis arteritis, *Br J Dermatol* 152: 166–169, 2005.
24. Olin JW, Shih A: Thromboangiitis obliterans (Buerger's disease), *Curr Opin Rheumatol* 18:18–24, 2006.

25. Kjeldsen K, Mozes M: Buerger's disease in Israel. Investigations on carboxyhemoglobin and serum cholesterol levels after smoking, *Acta Chir Scand* 135:495–498, 1969.
26. Westcott FN, Wright IS: Tobacco allergy and thromboangiitis obliterans, *J Allergy* 9:555–564, 1938.
27. Harkavy J: Tobacco sensitivities in thromboangiitis obliterans, migratory phlebitis, and coronary artery disease, *Bull N Y Acad Med* 9:318–322, 1933.
28. Rahman M, Chowdhury AS, Fukui T, et al: Association of thromboangiitis obliterans with cigarette and bidi smoking in Bangladesh: a case-control study, *Int J Epidemiol* 29: 266–270, 2000.
29. Matsushita M, Shionoya S, Matsumoto T: Urinary cotinine measurement in patients with Buerger's disease–effects of active and passive smoking on the disease process, *J Vasc Surg* 14:53–58, 1991.
30. McLoughlin GA, Helsby CR, Evans CC, et al: Association of HLA-A9 and HLA-B5 with Buerger's disease, *BMJ* 2:1165–1166, 1976.
31. Papa M, Bass A, Adar R, et al: Autoimmune mechanisms in thromboangiitis obliterans (Buerger's disease): the role of tobacco antigen and the major histocompatibility complex, *Surgery* 111:527–531, 1992.
32. Chen Z, Takahashi M, Naruse T, et al: Synergistic contribution of CD14 and HLA loci in the susceptibility to Buerger disease, *Hum Genet* 122:367–372, 2007.
33. Glueck CJ, Haque M, Winarska M, et al: Stromelysin-1 5A/6A and eNOS T-786C polymorphisms, MTHFR C677T and A1298C mutations, and cigarette-cannabis smoking: a pilot, hypothesis-generating study of gene-environment pathophysiological associations with Buerger's disease, *Clin Appl Thromb Hemost* 12:427–439, 2006.
34. Adiguzel Y, Yilmaz E, Akar N: Effect of eNOS and ET-1 polymorphisms in thromboangiitis obliterans, *Clin Appl Thromb Hemost* 16:103–106, 2010.
35. Choudhury NA, Pietraszek MH, Hachiya T, et al: Plasminogen activators and plasminogen activator inhibitor 1 before and after venous occlusion of the upper limb in thromboangiitis obliterans (Buerger's disease), *Thromb Res* 66:321–329, 1992.
36. Pietraszek MH, Choudhury NA, Koyano K, et al: Enhanced platelet response to serotonin in Buerger's disease, *Thromb Res* 60:241–246, 1990.
37. Carr ME Jr, Hackney MH, Hines SJ, et al: Enhanced platelet force development despite drug-induced inhibition of platelet aggregation in patients with thromboangiitis obliterans–two case reports, *Vasc Endovascular Surg* 36:473–480, 2002.
38. Brodmann M, Renner W, Stark G, et al: Prothrombotic risk factors in patients with thrombangitis obliterans, *Thromb Res* 99:483–486, 2000.
39. Avcu F, Akar E, Demirkilic U, et al: The role of prothrombotic mutations in patients with Buerger's disease, *Thromb Res* 100:143–147, 2000.
40. Olin JW, Childs MB, Bartholomew JR, et al: Anticardiolipin antibodies and homocysteine levels in patients with thromboangiitis obliterans, *Arthritis Rheum* 39:S-47, 1996.
41. Olin JW: Are anticardiolipin antibodies really important in thromboangiitis obliterans (Buerger's disease)? *Vasc Med* 7:257–258, 2002.
42. Maslowski L, McBane R, Alexewicz P, et al: Antiphospholipid antibodies in thromboangiitis obliterans, *Vasc Med* 7:259–264, 2002.
43. Adar R, Papa MZ, Halpern Z, et al: Cellular sensitivity to collagen in thromboangiitis obliterans, *N Engl J Med* 308:1113–1116, 1983.
44. Roncon de Albuquerque R, Delgado L, Correia P, et al: Circulating immune complexes in Buerger's disease. Endarteritis obliterans in young men, *J Cardiovasc Surg (Torino)* 30:821–825, 1989.
45. Gulati SM, Saha K, Kant L, et al: Significance of circulatory immune complexes in thromboangiitis obliterans (Buerger's disease), *Angiology* 35:276–281, 1984.
46. Kobayashi M, Ito M, Nakagawa A, et al: Immunohistochemical analysis of arterial wall cellular infiltration in Buerger's disease (endarteritis obliterans), *J Vasc Surg* 29:451–458, 1999.
47. Lee T, Seo JW, Sumpio BE, et al: Immunobiologic analysis of arterial tissue in Buerger's disease, *Eur J Vasc Endovasc Surg* 25:451–457, 2003.
48. Kurata A, Machinami R, Schulz A, et al: Different immunophenotypes in Buerger's disease, *Pathol Int* 53:608–615, 2003.
49. Eichhorn J, Sima D, Lindschau C, et al: Antiendothelial cell antibodies in thromboangiitis obliterans, *Am J Med Sci* 315:17–23, 1998.
50. Makita S, Nakamura M, Murakami H, et al: Impaired endothelium-dependent vasorelaxation in peripheral vasculature of patients with thromboangiitis obliterans (Buerger's disease), *Circulation* 94:II211–II215, 1996.
51. Idei N, Nishioka K, Soga J, et al: Vascular function and circulating progenitor cells in thromboangitis obliterans (Buerger's disease) and atherosclerosis obliterans, *Hypertension* 57:70–78, 2011.
52. Halacheva K, Gulubova MV, Manolova I, et al: Expression of ICAM-1, VCAM-1, E-selectin and TNF-alpha on the endothelium of femoral and iliac arteries in thromboangiitis obliterans, *Acta Histochem* 104:177–184, 2002.
53. Iwai T, Inoue Y, Umeda M, et al: Oral bacteria in the occluded arteries of patients with Buerger disease, *J Vasc Surg* 42:107–115, 2005.
54. Dible JH: *The pathology of limb ischemia*, Edinburgh, 1966, Oliver & Boyd.
55. Leu HJ, Bollinger A: Migrating phlebitis, *Vasa* 7:440–442, 1978.
56. Fazeli B, Modaghegh H, Ravrai H, et al: Thrombophlebitis migrans as a footprint of Buerger's disease: a prospective-descriptive study in north-east of Iran, *Clin Rheumatol* 27:55–57, 2008.
57. Wang MH, Jin X, Wu XJ, et al: Phosphatidylcholine-specific phospholipase C activity and level increase evidently in thromboangiitis obliterans, *Biofactors* 36:196–200, 2010.
58. Shionoya S, Ban I, Nakata Y, et al: Involvement of the iliac artery in Buerger's disease (pathogenesis and arterial reconstruction), *J Cardiovasc Surg (Torino)* 19:69–76, 1978.
59. Ates A, Yekeler I, Ceviz M, et al: One of the most frequent vascular diseases in northeastern of Turkey: thromboangiitis obliterans or Buerger's disease (experience with 344 cases), *Int J Cardiol* 111:147–153, 2006.
60. Shionoya S: Buerger's disease (thromboangiitis obliterans). In Rutherford RB, editor: *Vascular surgery*, ed 3, Philadelphia, 1989, WB Saunders, pp 207–217.
61. Sasaki S, Sakuma M, Kunihara T, et al: Distribution of arterial involvement in thromboangiitis obliterans (Buerger's disease): results of a study conducted by the Intractable Vasculitis Syndromes Research Group in Japan, *Surg Today* 30:600–605, 2000.
62. Tavakoli H, Rezaii J, Esfandiari K, et al: Buerger's disease: a 10-year experience in Tehran, Iran, *Clin Rheumatol* 27:369–371, 2008.
63. Yamamoto K, Iwase S, Mano T, et al: Muscle sympathetic outflow in Buerger's disease, *J Auton Nerv Syst* 44:67–75, 1993.
64. Kimura T, Yoshizaki S, Tsushima N, et al: Buerger's colour, *Br J Surg* 77:1299–1301, 1990.
65. Papa MZ, Adar R: A critical look at thromboangiitis obliterans (Buerger's disease), *Vasc Surg* 5:1–21, 1992.
66. Alpaslan M, Akgun G, Doven O, et al: Thrombus in the main pulmonary artery of a patient with thromboangiitis obliterans: observation by transthoracic echocardiography, *Eur J Echocardiogr* 2:139–140, 2001.
67. Siddiqui MZ, Reis ED, Soundararajan K, et al: Buerger's disease affecting mesenteric arteries: a rare cause of intestinal ischemia–a case report, *Vasc Surg* 35:235–238, 2001.
68. Leung DK, Haskal ZJ: SIR 2006 film panel case: mesenteric involvement and bowel infarction due to Buerger disease, *J Vasc Interv Radiol* 17:1087–1089, 2006.
69. Kobayashi M, Kurose K, Kobata T, et al: Ischemic intestinal involvement in a patient with Buerger disease: case report and literature review, *J Vasc Surg* 38:170–174, 2003.
70. Hassoun Z, Lacrosse M, De Ronde T: Intestinal involvement in Buerger's disease, *J Clin Gastroenterol* 32:85–89, 2001.
71. Cho YP, Kwon YM, Kwon TW, et al: Mesenteric Buerger's disease, *Ann Vasc Surg* 17:221–223, 2003.
72. Cho YP, Kang GH, Han MS, et al: Mesenteric involvement of acute-stage Buerger's disease as the initial clinical manifestation: report of a case, *Surg Today* 35:499–501, 2005.
73. Zulch KJ: The cerebral form of von Winiwarter-Buerger's disease: does it exist? *Angiology* 20:61–69, 1969.
74. No YJ, Lee EM, Lee DH, et al: Cerebral angiographic findings in thromboangiitis obliterans, *Neuroradiology* 47:912–915, 2005.
75. Lippmann HI: Cerebrovascular thrombosis in patients with Buerger's disease, *Circulation* 5:680–692, 1952.
76. Bozikas VP, Vlaikidis N, Petrikis P, et al: Schizophrenic-like symptoms in a patient with thrombo-angiitis obliterans (Winiwarter-Buerger's disease), *Int J Psychiatry Med* 31:341–346, 2001.
77. Berlit P, Kessler C, Reuther R, et al: New aspects of thromboangiitis obliterans (von Winiwarter-Buerger's disease), *Eur Neurol* 23:394–399, 1984.
78. Tamura A, Aso N, Kadota J: Corkscrew appearance in the right coronary artery in a patient with Buerger's disease, *Heart* 92:944, 2006.
79. Hsu PC, Lin TH, Su HM, et al: Frequent accelerated idioventricular rhythm in a young male of Buerger's disease with acute myocardial infarction, *Int J Cardiol* 127:e64–e66, 2008.
80. Hoppe B, Lu JT, Thistlewaite P, et al: Beyond peripheral arteries in Buerger's disease: angiographic considerations in thromboangiitis obliterans, *Catheter Cardiovasc Interv* 57:363–366, 2002.
81. Hong TE, Faxon DP: Coronary artery disease in patients with Buerger's disease, *Rev Cardiovasc Med* 6:222–226, 2005.
82. Abe M, Kimura T, Furukawa Y, et al: Coronary Buerger's disease with a peripheral arterial aneurysm, *Eur Heart J* 28:928, 2007.
83. Goktas S, Bedir S, Bozlar U, et al: Intrarenal arterial stenosis in a patient with thromboangiitis obliterans, *Int J Urol* 13:1243–1244, 2006.
84. Yavas US, Calisir C, Kaya T: Vasculogenic impotence as a symptom in late-onset Buerger's disease, *J Clin Ultrasound* 35:469–472, 2007.
85. Lie JT, Michet CJ Jr: Thromboangiitis obliterans with eosinophilia (Buerger's disease) of the temporal arteries, *Hum Pathol* 19:598–602, 1988.
86. Flammer J, Pache M, Resink T: Vasospasm, its role in the pathogenesis of diseases with particular reference to the eye, *Prog Retin Eye Res* 20:319–349, 2001.
87. Lie JT: Thromboangiitis obliterans (Buerger's disease) in a saphenous vein arterial graft, *Hum Pathol* 18:402–404, 1987.
88. Shionoya S: What is Buerger's disease? *World J Surg* 7:544–551, 1983.
89. Papa MZ, Rabi I, Adar R: A point scoring system for the clinical diagnosis of Buerger's disease, *Eur J Vasc Endovasc Surg* 11:335–339, 1996.
90. Adar R, Papa MZ, Schneiderman J: Thromboangiitis obliterans: an old disease in need of a new look, *Int J Cardiol* 75(Suppl 1):S167–S170, 2000; discussion S171–S163.
91. Mills JL, Porter JM: Buerger's disease: a review and update, *Semin Vasc Surg* 6:14–23, 1993.
92. Fujii Y, Nishioka K, Yoshizumi M, et al: Images in cardiovascular medicine. Corkscrew collaterals in thromboangiitis obliterans (Buerger's disease), *Circulation* 116:e539–e540, 2007.
93. Jaccard Y, Walther S, Anderson S, et al: Influence of secondary infection on amputation in chronic critical limb ischemia, *Eur J Vasc Endovasc Surg* 33:605–609, 2007.
94. Olin JW, Lie JT: Thromboangiitis obliterans (Buerger's disease). In Cooke JP, Frohlich ED, editors: *Current management of hypertension and vascular disease*, St. Louis, 1992, Mosby-Yearbook, pp 265–271.
95. Lambeth JT, Yong NK: Arteriographic findings in thromboangiitis obliterans with emphasis on femoropopliteal involvement, *Am J Roentgenol Radium Ther Nucl Med* 109:553–562, 1970.
96. McKusick VA, Harris WS, Ottsen OE: Buerger's disease: a distinct clinical and pathologic entity, *JAMA* 181:93–100, 1962.
97. McKusick VA, Harris WS, Ottsen OE: The Buerger's syndrome in the United States: arteriographic observations with special reference to involvement of the upper extremities and the differentiation from atherosclerosis and embolism, *Bull Johns Hopkins Hosp* 110:145–176, 1962.
98. Ohta T, Ishioashi H, Hosaka M, et al: Clinical and social consequences of Buerger disease, *J Vasc Surg* 39:176–180, 2004.
99. Cooper LT, Tse TS, Mikhail MA, et al: Long-term survival and amputation risk in thromboangiitis obliterans (Buerger's disease), *J Am Coll Cardiol* 44:2410–2411, 2004.
100. Gifford RW Jr, EA Hines Jr: Complete clinical remission in thromboangiitis obliterans during abstinence from tobacco: report of case, *Proc Staff Meet Mayo Clin* 26:241–245, 1951.
101. Corelli F: Buerger's disease: cigarette smoker disease may always be cured by medical therapy alone. Uselessness of operative treatment, *J Cardiovasc Surg (Torino)* 14:28–36, 1973.
102. Cooper LT, Henderson SS, Ballman KV, et al: A prospective, case-control study of tobacco dependence in thromboangiitis obliterans (Buerger's disease), *Angiology* 57:73–78, 2006.
103. Fiessinger JN, Schafer M: Trial of iloprost versus aspirin treatment for critical limb ischaemia of thromboangiitis obliterans. The TAO Study, *Lancet* 335:555–557, 1990.
104. Hildebrand M: Pharmacokinetics and tolerability of oral iloprost in thromboangiitis obliterans patients, *Eur J Clin Pharmacol* 53:51–56, 1997.

105. The European TAO Study Group: Oral iloprost in the treatment of thromboangiitis obliterans (Buerger's disease): a double-blind, randomised, placebo-controlled trial, *Eur J Vasc Endovasc Surg* 15:300–307, 1998.
106. Dean SM, Vaccaro PS: Successful pharmacologic treatment of lower extremity ulcerations in 5 patients with chronic critical limb ischemia, *J Am Board Fam Pract* 15:55–62, 2002.
107. Dean SM, Satiani B: Three cases of digital ischemia successfully treated with cilostazol, *Vasc Med* 6:245–248, 2001.
108. Paraskevas KI, Trigka AA, Samara M: Successful intravenous regional sympathetic blockade (Bier's Block) with guanethidine and lidocaine in a patient with advanced Buerger's disease (thromboangiitis obliterans)–a case report, *Angiology* 56:493–496, 2005.
109. Swigris JJ, Olin JW, Mekhail NA: Implantable spinal cord stimulator to treat the ischemic manifestations of thromboangiitis obliterans (Buerger's disease), *J Vasc Surg* 29:928–935, 1999.
110. Pace AV, Saratzis N, Karokis D, et al: Spinal cord stimulation in Buerger's disease, *Ann Rheum Dis* 61:1114, 2002.
111. Chierichetti F, Mambrini S, Bagliani A, et al: Treatment of Buerger's disease with electrical spinal cord stimulation–review of three cases, *Angiology* 53:341–347, 2002.
112. Boari B, Salmi R, Manfredini R: Buerger's disease: spinal cord stimulation may represent a useful tool for delaying amputation in young patients, *Eur J Intern Med* 18:259, 2007.
113. Donas KP, Schulte S, Ktenidis K, et al: The role of epidural spinal cord stimulation in the treatment of Buerger's disease, *J Vasc Surg* 41:830–836, 2005.
114. Montori VM, Kavros SJ, Walsh EE, et al: Intermittent compression pump for nonhealing wounds in patients with limb ischemia. The Mayo Clinic experience (1998-2000), *Int Angiol* 21:360–366, 2002.
115. Isner JM, Baumgartner I, Rauh G, et al: Treatment of thromboangiitis obliterans (Buerger's disease) by intramuscular gene transfer of vascular endothelial growth factor: preliminary clinical results, *J Vasc Surg* 28:964–973, 1998; discussion 973–965.
116. Saito Y, Sasaki K, Katsuda Y, et al: Effect of autologous bone-marrow cell transplantation on ischemic ulcer in patients with Buerger's disease, *Circ J* 71:1187–1192, 2007.
117. Saito S, Nishikawa K, Obata H, et al: Autologous bone marrow transplantation and hyperbaric oxygen therapy for patients with thromboangiitis obliterans, *Angiology* 58:429–434, 2007.
118. Matoba S, Tatsumi T, Murohara T, et al: Long-term clinical outcome after intramuscular implantation of bone marrow mononuclear cells (Therapeutic Angiogenesis by Cell Transplantation [TACT] trial) in patients with chronic limb ischemia, *Am Heart J* 156:1010–1018, 2008.
119. Durdu S, Akar AR, Arat M, et al: Autologous bone-marrow mononuclear cell implantation for patients with Rutherford grade II-III thromboangiitis obliterans, *J Vasc Surg* 44:732–739, 2006.
120. Miyamoto K, Nishigami K, Nagaya N, et al: Unblinded pilot study of autologous transplantation of bone marrow mononuclear cells in patients with thromboangiitis obliterans, *Circulation* 114:2679–2684, 2006.
121. Kim SW, Han H, Chae GT, et al: Successful stem cell therapy using umbilical cord blood-derived multipotent stem cells for Buerger's disease and ischemic limb disease animal model, *Stem Cells* 24:1620–1626, 2006.
122. Kim DI, Kim MJ, Joh JH, et al: Angiogenesis facilitated by autologous whole bone marrow stem cell transplantation for Buerger's disease, *Stem Cells* 24:1194–1200, 2006.
123. Lang EV, Bookstein JJ: Accelerated thrombolysis and angioplasty for hand ischemia in Buerger's disease, *Cardiovasc Intervent Radiol* 12:95–97, 1989.
124. Kubota Y, Kichikawa K, Uchida H, et al: Superselective urokinase infusion therapy for dorsalis pedis artery occlusion in Buerger's disease, *Cardiovasc Intervent Radiol* 20:380–382, 1997.
125. Hussein EA, A el Dorri: Intra-arterial streptokinase as adjuvant therapy for complicated Buerger's disease: early trials, *Int Surg* 78:54–58, 1993.
126. Hodgson TJ, Gaines PA, Beard JD: Thrombolysis and angioplasty for acute lower limb ischemia in Buerger's disease, *Cardiovasc Intervent Radiol* 17:333–335, 1994.
127. Inada K, Iwashima Y, Okada A, et al: Nonatherosclerotic segmental arterial occlusion of the extremity, *Arch Surg* 108:663–667, 1974.
128. Sasajima T, Kubo Y, Inaba M, et al: Role of infrainguinal bypass in Buerger's disease: an eighteen-year experience, *Eur J Vasc Endovasc Surg* 13:186–192, 1997.
129. Dilege S, Aksoy M, Kayabali M, et al: Vascular reconstruction in Buerger's disease: is it feasible? *Surg Today* 32:1042–1047, 2002.
130. Talwar S, Prasad P: Single-stage lumbar sympathectomy and omentopexy: a new surgical approach towards patients with Buerger's disease, *Trop Doct* 31:73–75, 2001.
131. Talwar S, Jain S, Porwal R, et al: Free versus pedicled omental grafts for limb salvage in Buerger's disease, *Aust N Z J Surg* 68:38–40, 1998.
132. Talwar S, Jain S, Porwal R, et al: Pedicled omental transfer for limb salvage in Buerger's disease, *Int J Cardiol* 72:127–132, 2000.
133. Talwar S, Choudhary SK: Omentopexy for limb salvage in Buerger's disease: indications, technique and results, *J Postgrad Med* 47:137–142, 2001.
134. Singh I, Ramteke VK: The role of omental transfer in Buerger's disease: New Delhi's experience, *Aust N Z J Surg* 66:372–376, 1996.
135. Canter HI, Isci E, Erk Y: Vacuum-assisted wound closure for the management of a foot ulcer due to Buerger's disease, *J Plast Reconstr Aesthet Surg* 62:250–253, 2009.
136. Geerts WH, Bergqvist D, Pineo GF, et al: Prevention of venous thromboembolism: American College of Chest Physicians evidence-based clinical practice guidelines (8th edition), *Chest* 133:381S–453S, 2008.
137. Decousus H, Prandoni P, Mismetti P, et al: Fondaparinux for the treatment of superficial-vein thrombosis in the legs, *N Engl J Med* 363:1222–1232, 2010.

第 45 章 川 崎 病

David R.Fulton，Jane W.Newburger

1967 年，日本医生川崎最先报道了川崎病[1]。这是一种病因不明的急性系统性血管炎，好发于婴幼儿。各地均有相关报道，几乎所有人种均可发病。本病典型的临床表现有：持续 4 天以上不明原因的发热、口腔黏膜炎、非渗出性结膜炎、非水泡状红色斑疹、手足硬性水肿、掌趾红斑及颈部淋巴结病变（框 45-1）[2]。对于那些未在起病初及时应用免疫球蛋白的患者，冠状动脉扩张或冠状动脉瘤发生的概率高达 25%；而在病变急性期、几个月甚至几年之后出现冠状动脉瘤的患者中，一部分人会并发心绞痛、心肌梗死甚至死亡[3-4]。

流行病学

尽管世界各地均有川崎病的相关报道，但迄今为止，日本报道的发病率最高。事实上，2007—2008 年日本的一次全国抽样调查显示，每 100 000 个 5 岁以下的儿童中就有超过 200 个儿童发病[5]。在日本，1.4% 的患儿有家族史。该病也可复发（日本的复发率约为 3.5%），但是人与人之间传播并不常见。在美国，川崎病并未强制要求传报，所以没有相应的流行病学分析。但是部分医院的出院记录表明：2000 年的住院患者中有超过 4 000 例的川崎病患儿[6]。小于 5 岁的患儿中，亚洲人的发病率最高（达 33.3/100 000），其次为非裔美国人（达 23.4/100 000），白种人发病率最低（为 12.7/100 000）[6]。冬末春初是该病的好发季节，这表明感染可能是川崎病的病因之一。但是在其他季节，本病的发病率并无明显差异。且男性发病率高于女性，为 1.4 ∶ 1。尽管川崎病常发生于 5 岁以下的儿童，但 5 岁以上的儿童及青少年的发病率也在不断增高[7]。

框 45-1 川崎病的主要临床特点*

持续 4 天以上的不明原因发热，并伴有以下 5 点中的 4 点：

1. 口腔病变（包括嘴唇干裂或红斑、草莓舌、口腔黏膜红斑）；
2. 双侧非渗出性结膜炎；
3. 多形红斑（非水泡样，主要累及躯干）；
4. 四肢的变化（包括红斑、手足硬性水肿、发病 1 ～ 3 周后出现手指和足趾的脱皮）；
5. 颈部淋巴结病变（通常为单侧性，且至少 1 个淋巴结直径≥ 1.5 cm）。

* 通过二维心脏冠脉超声和冠脉造影，患者能够诊断为川崎病（有低于或等于 4 个标准）。

摘自 American Heart Association Scientific Statement：Diagnosis，treatment，and long-term management of Kawasaki disease.Circulation 110：2751，2004.

病因和发病机制

虽然过去 30 年间对川崎病的病因学展开了广泛的研究，但到目前为止川崎病的病因仍不清楚。尽管川崎病并非传染病，但本病的种种特点（例如幼儿发病率最高，发热、皮疹、结膜炎等临床特点，冬季及初春发病率增高以及日本曾经出现过的大流行）均表明感染可能是本病的病因之一[8]。有人报道，接触刚清洁过的地毯是发病的危险因素之一[9]，也有人认为两者并不存在关联，而且在这些地毯中并没有找到相应的病原微生物及毒素。有一些学者认为川崎病是由单一因素所致[10]，而另一些学者则认为一系列不同的因素均可触发川崎病的免疫反应[11]。TCR-V_β2 和 TCR-V_β8 选择性的增殖提示了超抗原的存在，这些超抗原包括金黄色葡萄球菌的 TSST-1 分泌菌株及产生制热外毒素 B、C 的*链球菌*[12]。通过*干酪乳杆菌*诱导小鼠产生冠状动脉炎是川崎病唯一的动物实验，这个实验表明川崎病可能与毒素介导相关[13]。同样，Rowley 等在川崎病死亡患者的受累动脉中找到了单克隆 IgA 浆细胞、IgA 重链基因、巨噬细胞及 CD8 淋巴细胞，这也支持川崎病是典型的抗原介导的炎症反应[14]。通过人工合成的 IgA 抗体的应用，研究者们在对川崎病患者的尸检中发现，其近端支气管上皮细胞及冠状动脉内有含核酸及病毒蛋白的包涵体[15]。在 85% 的尸检病例中有这种含 RNA 的包涵体，但是在年幼的儿童中却极为少见。不仅如此，在 25% 的年长儿童及对照组中也可找到这种包涵体。这就与某些学者所提出的假说是一致的，即川崎病可能是由于

RNA 病毒持续感染引起的，并在易感儿童引起典型的临床表现[16-17]。

川崎病患者存在明显的免疫系统紊乱，这使得一些患者会出现冠状动脉炎症及冠状动脉病变（如冠状动脉扩张、冠状动脉瘤形成、巨大动脉瘤）。促炎因子和生长因子的释放，内皮细胞的激活，冠状动脉先后出现中性粒细胞、CD68$^+$ 单核 / 巨噬细胞、CD8$^+$、CD3$^+$、CD20$^+$ 淋巴细胞及 IgA 浆细胞的浸润，这些均提示了免疫反应的激活[18-26]。

MMPs（基质金属蛋白酶）的释放可能会进一步破坏血管壁的完整性，导致出现冠状动脉瘤及其他系统中型肌动脉瘤[27]。合并有冠状动脉病变的川崎病患者 MMPs 水平增高，且 MMPs 与 TIMPs 的比值也较高。这说明这些循环蛋白可能在冠状动脉重构中发挥积极作用[28]。MMPs 在动脉瘤发病中的作用来自近期对川崎病病因的遗传因素的研究，研究显示，MMP-3 rs3025058（-/T）及包含 MMP-3 rs3025058（-/T）和 MMP-12 rs2276109（A/G）的单倍体形成动脉瘤的风险更高[29]。

长期以来，一直认为遗传因素在川崎病发病中起重要作用。不管是生活在日本本土还是美国的日本儿童，发病风险均比白种儿童高 10 ~ 15 倍[30]。此外，有家族史的儿童其患病风险亦比没有家族史的儿童高 6 ~ 10 倍。川崎病患儿的父母童年时期患川崎病的比例也比普通人高 2 倍。除了 MMP 基因外，川崎病的易感性还与 TGF-β 旁路、CCR5 和（或）其配体 CCL3L1[32] 及 ITPKC（T 细胞活化的负向调节因子）[33] 的遗传变异有关。在一项基因组的研究中，研究者最近发现了一些功能基因，包括 LNX1、CAMK2D、ZFHX3、CSMD1 和 TCP1，可能与炎症反应和细胞凋亡相关[34]。这些基因组的发现或许可以提供新的诊断试验及治疗方法。

病理学

川崎病的死亡并不常见（美国发生率为 0 ~ 0.17%），有关早期川崎病的组织病理学改变的报道也不多[35-36]。Fujiwara 和 Hamashima 两位医师关于川崎病病理改变的研究结果是在没有静脉应用免疫球蛋白而在疾病的急性期和亚急性期死亡的患儿进行尸检时得出的[35]。在他们的早期研究中，将本病分为急性期（0 ~ 9 天）、亚急性期（12 ~ 25 天）、恢复期（28 ~ 31 天）和慢性期（40 天 ~ 4 年）共 4 期。急性期的特点是小血管及微血管炎、血管周围炎、冠状动脉内膜炎及全心炎。全心炎同样也可见于亚急性期，有时伴随冠状动脉血管炎，有时伴随动脉瘤形成及冠状动脉血栓形成。到了恢复期，急性炎症已经消退，但是冠状动脉肌内膜增殖仍明显。而慢性期则开始出现冠状动脉狭窄。急性期的死因往往是心肌缺血或心肌梗死所致的心律失常和心肌炎。事实上，那些川崎病晚期死亡的患者也往往存在冠状动脉内膜增生及纤维化导致的冠状动脉狭窄[35-36]。而那些存在冠状动脉瘤的病人的冠状动脉内弹性膜也被破坏，并且内侧光滑的肌肉也被成纤维细胞和胞外基质（ECM）所替代[37]。最后，生长因子在那些承受最大压力的区域（特别是在动脉瘤的近端和远端）高表达[38]。而且只在那些存在巨大冠状动脉瘤的患者身上能找到外周动脉瘤（比如说腋窝或髂动脉瘤）。

临床表现

川崎病没有特异性的实验室检查及特点，通常通过临床表现来诊断川崎病。川崎先生通过对日本患儿的观察首先提出了该病的诊断标准[39]，之后美国心脏病协会继续沿用了此标准来诊断川崎病（框 45-1）[2]。该诊断标准提出诊断川崎病必须要有持续至少 4 天以上的不明原因发热，并存在以下 5 项中的 4 项：①双侧非渗出性结膜炎；②口腔红斑样改变或嘴唇干裂、草莓舌、咽炎；③非疱疹样皮疹，常累及躯干、会阴和四肢；④掌跖红斑、手足水肿或发病 2 周后出现甲周脱皮；⑤通常为单侧的颈前淋巴结肿大，且肿大淋巴结直径超高 1.5 cm。对于存在冠状动脉异常的病人，即使不能满足 5 项诊断标准中的 4 项亦可以诊断川崎病。而且，不是所有的症状必须同时存在才能确诊，经常出现某些问题刚被解决其他问题刚刚显现的情况，因此对儿童的系统评估是必不可少的。

大约有 1/3 合并冠状动脉瘤的患儿并不完全符合该标准[40]。为了诊断不完全川崎病，2004 年美国心脏病协会提出建议，其中包含对持续 5 天以上发热且仅仅符合 2 条或 3 条诊断标准的疑似川崎病的患儿病情及治疗的评估。此外，小于 6 个月的患儿临床表现并不完全，但是其发展为冠状动脉异常的风险更高。那些发热 7 天以上且实验室检查提示存在系统性炎症的小婴儿，也需要考虑川崎病，并进行超声心动图检查[2]。

除了以上典型的临床表现外，川崎病患儿也可出现其他临床表现（框 45-2）。会阴部的皮疹通常在患病的第 1 周开始剥脱。在疾病早期，83% 的患者可以通过裂隙灯检查发现前葡萄膜炎[41]。关节痛及大小关节的炎症可能相当严重，以至于患儿不愿行走及活动双手，但是川崎病的关节炎几乎不会发展为慢性。腹部表现中呕吐、腹泻及胆囊水肿较为常见。

急性期实验室检查符合全身性炎症的表现，包括红细胞沉降率（ESR）和 C- 反应蛋白（CRP）在内的急性时相反应物明显升高。而且在病程的第一周即会出现白细胞计数升高伴核左移及正细胞正色素性贫血。病程第二周开始出现血小板增多，通常血小板最高可超过 $1\ 000 \times 10^9$/L，并出现高凝状态[3]。而在病程的第一个月，这些实验室检查结果常持续在异常水平，随后逐渐恢复正常。γ- 谷氨酰转移酶的升高提示肝细胞的炎症损伤[42]。伴有单核细胞增多的无菌性脓尿和脑脊液单核细胞增多在本病也很常见。全身性炎症的实验室指标通常在发病后 6 ～ 8 周内恢复正常。

框 45-2　川崎病其他重要的临床表现和实验室检查

心血管系统

听诊奔马律或心音遥远；心电图改变 [心律失常、异常 Q 波、PR 间期或（和）QT 间期延长、ST-T 的改变]；胸部 X 线片异常（心影扩大）；超声心动图改变（心包积液、冠状动脉瘤或收缩功能减退）；二尖瓣或（和）主动脉瓣功能不全；外周动脉瘤（如腋动脉）少见；心绞痛或心肌梗死

消化系统

腹泻、呕吐、腹痛、胆囊积液，麻痹性肠梗阻，轻度黄疸，转氨酶轻度升高

血液系统

ESR、CRP 升高，白细胞升高伴核左移，低白蛋白血症及急性期轻度贫血（亚急性期血小板增多）

泌尿系统

无菌性脓尿；偶有蛋白尿

皮肤

会阴部皮疹，亚急性期脓尿，恢复期指甲横沟（博氏线）

呼吸系统

咳嗽、鼻涕和肺渗出

关节

关节痛及关节炎

神经系统

脑脊液中单核细胞增多，易怒，少数出现面瘫。

CRP，C 反应蛋白；ESR，红细胞沉降率

摘自 *American Heart Association Scientific Statement: Diagnosis, treatment, and long-term management of Kawasaki disease. Circulation 110: 2751, 2004.*

川崎病心血管系统表现

冠状动脉病变

在急性期未应用大剂量免疫球蛋白治疗的川崎病患者中，15% ～ 25% 的患者会出现冠状动脉病变。在发热开始的 1 周内我们就可通过超声心动图观察到心脏病变，在随后的 3 ～ 4 周进一步进展为动脉瘤。考虑到通过经典的诊断标准确诊川崎病较为困难，而对那些易引起冠状动脉病变的患者进行早期干预可以减轻疾病的症状，这使得研究者将重点放在了寻找冠状动脉病变的危险因素上。很多研究都在探讨冠状动脉瘤的危险因素。延误诊断及未及时应用免疫球蛋白治疗是最重要的可变危险因素[43]。年龄小于 6 岁的婴幼儿，即使在病程发展的 10 天之内便进行治疗，其发展为冠状动脉瘤的风险仍是最高的，尤其是那些特别年幼的频繁出现不完全性或不典型表现的患儿，因为延误诊断及未能及时应用免疫球蛋白治疗而增加了发生动脉瘤的风险。即使是年龄稍大的患儿，其发生冠状动脉瘤的风险也相对较高，部分原因是医务人员没有意识到在发热的大龄患儿中川崎病的发生率也是较高的[44]。很多研究还强调冠状动脉瘤的发生与反复的持续性发热及免疫球蛋白抵抗相关[45-46]。同样，急性期实验室检查也有指示作用，其异常越明显，表明血管炎越严重。这些实验室检查异常包括血细胞比容降低或血红蛋白（Hb）减少，血清白蛋白降低，低血钠，谷丙转氨酶升高，CRP 升高，红细胞沉降率增快，血清 IgG 降低，白介素 6、白介素 8 和其他生物指标的升高[47-49]。此外，遗传多态性（例如 MMP 单倍型[29]、多态性血管内皮细胞生长因子 [VEGF] 及其受体[50]）也可影响宿主动脉瘤易感性。

心肌炎

在川崎病的急性期，活检和尸检中心肌炎均较常见[51-52]。镓 -67 扫描[53] 和锝 -99 标记的白细胞扫描[54] 均发现 50% ～ 70% 的患者存在心肌炎性改变。

通常在病变的急性期出现充血性心力衰竭是由心肌炎引起的，并且心衰可以因为免疫球蛋白的应用得到迅速改善，很多患者甚至可以在治疗的 24 小时之内改善 [55]。这种早期改变对患者以后的影响也只是猜测，但是有一些学者也对晚期的川崎病患者进行了病理和临床评估。对长期随访的患者进行心肌活检表明，心肌纤维化、异常分支和心肌肥大与疾病的发作及持续时间无关 [56]。尽管后来关于心肌功能的无创性研究是令人鼓舞的，但是对心肌功能的研究需要从患儿极小的时候一直随访到中年 [57]。

瓣膜关闭不全

二尖瓣和主动脉瓣关闭不全与川崎病的早期及慢性期均相关。在急性期，约 1/4 的患者二维超声心动图可观察到轻度至中度的二尖瓣关闭不全，而在恢复期这些患者的二尖瓣关闭不全渐渐康复 [58]。据报道，日本川崎病患儿二尖瓣关闭不全的发生率可达 5%[59]，而在北美仅为 1%[58]，并且因迟发型主动脉瓣反流而行瓣膜置换术的报道极罕见 [60-61]。主动脉瓣关闭不全的原因仍不明，然而有报道指出，主动脉根部扩大并在发病后 1 年维持扩张状态 [58,62]，这增加了各瓣膜小叶闭合紊乱的可能性。

其他关于心血管的研究

尽管超过 1mm 的心包积液的发生率少于 5%，但是在极少情况下，川崎病患儿在急性期或者亚急性期会因心包积液引起心包填塞 [58,63]。巨大动脉瘤破裂进入心包间隙导致心包填塞更罕见 [64-66]。

心脏检查

心电图表现没有特异性，主要包括窦性心动过速、PR 间期延长以及弥漫性 ST-T 改变。在合并冠状动脉瘤的患儿，心电图检查的异常可以帮助发现心肌缺血及心肌梗死。

我们可以通过二维超声心动图观察幼儿冠状动脉近段，其检查结果与冠脉造影相一致。除了观察左主干近端外，同样还可以了解前降支，回旋支，右冠近、中段及后降支的情况，评估心功能，且可以发现心包积液、二尖瓣、主动脉瓣关闭不全。冠状动脉扩张可能在病程的第一周末即可出现。此外，那些存在发热但是其他临床表现并不完全符合诊断标准的疑似川崎病的患儿的超声心动图检查结果对人免疫球蛋白的应用具有指导作用 [2]。因此，对诊断川崎病的患者，尤其是那些虽然临床症状不完全，但因存在冠状动脉病变而足以诊断川崎病且需要接受治疗的患者，应行超声心动图检查。为了评估动脉瘤的发展情况，我们对发病 10 ～ 14 天的急性期患者以及发病 6 ～ 8 周的亚急性期患者进行了一系列的研究 [2,67]。对于那些冠状动脉扩张、持续发热以及存在可能增加冠状动脉瘤形成风险的因素的患儿需要更频繁地行超声心动图检查。最后，存在巨大冠状动脉瘤的患儿在发病后的头几个月冠状动脉内血栓形成的风险最高。正因为此，这些患儿需要每周查 1 ～ 2 次超声心动图，直至发病 8 周后或冠状动脉停止扩张且全身炎症反应消退。

正常冠状动脉的大小是存在很多争议的主题。1984 年，日本卫生部提出，5 岁以下的儿童若冠状动脉管径超过 3 mm，或者 5 岁以上的儿童管径超过 4mm 为异常。同时，若病变处管径是邻近部位冠状动脉管径的 1.5 倍或者管腔不规则均被视为是异常的 [68]。另外有一些报道提出，健康儿童的冠状动脉大小与身高呈线性相关。然而，根据日本卫生部的标准诊断为冠状动脉正常的川崎病患儿中，在病程所有阶段测得的冠状动脉内径均较按体表面积计算得出的内径宽 [69]。事实上，在多中心试验中，冠状动脉 Z 值的中位数值为 1.43，明显高于无发热患儿的值（0）[49]。发热患儿的标准值并无有效性。

超声心动图亦可用于川崎病急性期评估左室功能障碍情况 [55]。在没有冠状动脉瘤的患儿中，随着免疫球蛋白的应用，收缩功能可以得到迅速改善 [58]。川崎病急性期，心脏舒张功能是受损的，冠状动脉瘤患者即使可以保持其收缩功能，但仍可能会长期存在舒张功能障碍 [70]。

尽管超声心动图对冠状动脉近端扩张的检测具有很高的敏感性和特异性，但是对于远端冠状动脉血管中冠状动脉狭窄及动脉瘤检测的意义不大。随着儿童的成长，超声心动图冠状动脉成像的效果也开始下降，这就限制了它在长期随访的川崎病患者中的实用性 [71-75]。因此，我们就使用冠状动脉 CT 及核磁共振成像来获取高分辨率的冠状动脉图像。因为电离辐射对孩子的长期影响备受关注，所以我们对冠状动脉 CT 的应用较为谨慎。尽管冠状动脉 CT 的显像会优于冠状动脉核磁，但是冠状动脉核磁没有电离辐射；而且，对于那些年纪太小而不能做平板运动试验的儿童来说，冠状动脉核磁可用于多巴酚丁胺或腺苷负荷试验，帮助评估可逆性心肌缺血。

诱导心肌缺血的负荷试验是定期评估川崎病患者的一个重要部分，但是相关的病例报道相当有限[76-79]。川崎病患儿的治疗在其他领域也是一样，如何选择负荷试验，主要是参照冠状动脉粥样硬化症的成人患者。一些文献还提到了其他注意事项，即对于一些有反复暴露于辐射的危险及无法完成运动试验的婴幼儿来说，必须进行药物负荷试验。为了避免出现假阳性结果，药物负荷试验只能对曾有冠状动脉瘤的患儿进行。

冠状动脉造影已被广泛应用于冠状动脉病变的诊断。随着非侵入性成像技术的改善，且为了避免患儿遭受更多的辐射，侵入性检查通常仅应用在有动脉瘤的患儿身上，这是因为非侵入性检查对治疗的指导意义不大，另一原因是需要通过侵入性的治疗进行血管重建。动脉瘤分为局限性和弥漫性两种。局限性的动脉瘤又被细分为*梭状*或*囊状*（图 45-1）。弥漫性动脉瘤累及多个节段，有的呈*均匀扩张*（图 45-2），有的呈*节段性扩张*（正常和狭窄段同时存在）。动脉瘤同样也可累及其他大中型动脉，尤其是锁骨下动脉、腋动脉、股动脉、髂动脉、肾动脉和肠系膜动脉。有的甚至可能发生在主动脉。

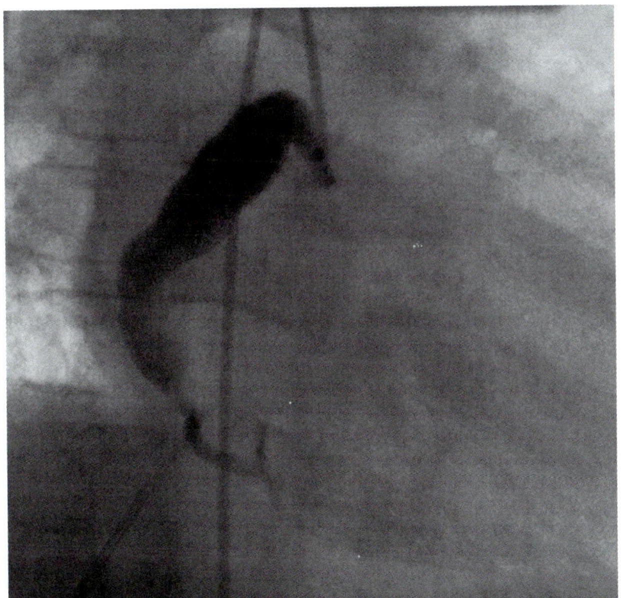

图 45-1 冠状动脉左前降支巨大的动脉瘤：一名 7 岁男孩因持续性发烧多次静脉注射丙种球蛋白和血浆置换。

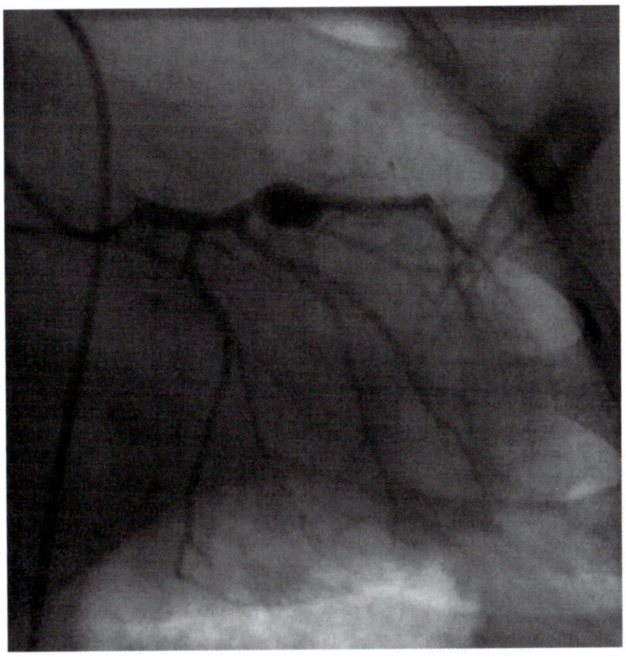

图 45-2 图为同一患者（图 45-1）右侧冠状动脉（最大直径为 11 mm）的巨大动脉瘤。

临床过程

持续存在冠状动脉瘤的患者

川崎病冠状动脉管径的扩张一直要持续到起病后 4 ~ 6 周，之后患儿的冠状动脉瘤随着时间的推移逐渐恢复。在对 594 名患者进行的研究中发现，在 13.6 年中，54% 的患儿冠状动脉瘤恢复，其中约 90% 在发病后 2 年内恢复[80]。而在发病两年后冠状动脉管径大幅度恢复的可能性不大。动脉瘤能否恢复到正常管腔内径是由动脉瘤大小所决定的，也就是说动脉瘤越小恢复的可能性越大[81]。管径≥ 8 mm 的巨大动脉瘤恢复的可能性最小[82]。血管超声检查可以发现恢复的动脉瘤血管肌内膜增厚，冠状动脉内径越大的患儿其内膜增厚越严重[83]。此外，无论是冠状动脉瘤持续存在的患者还是已经恢复的患者，冠状动脉及周围动脉的反应性均有可能受损[84]。

在冠状动脉瘤持续存在的患儿中，由于动脉瘤出入口两端肌内膜增厚，冠状动脉狭窄的发生率随着时间的推移呈线性增加。巨大动脉瘤（直径＞ 8mm）发生狭窄的风险最高。狭窄通常发生在病变的远端（图 45-3），并且伴有扩张动脉段的血流瘀滞，易形成血栓及心肌梗死。相比较小的动脉瘤而言，巨大的

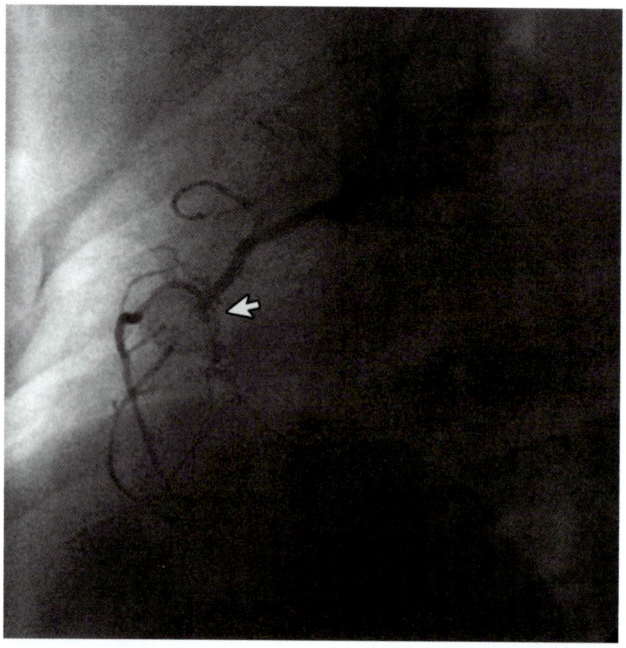

图 45-3 一名 1 岁时被诊断为川崎病的男孩右冠状动脉上的钙化血栓，病灶处几乎全部狭窄（箭头处），并且远端血管有再通。

动脉瘤更容易出现因心肌梗死所致的猝死。最近的一次研究表明，对最大管径超过 6 mm 的冠状动脉瘤患者进行长达 15 年的随访中，有一半的患者出现了冠状动脉狭窄[85]。一项巨大动脉瘤的大样本调查显示（中位观察年龄为 19 岁），10 年、20 年、30 年的患者生存率分别是 95%、88%、88%；而且，5 年、15 年、25 年冠状动脉介入治疗的累计发生率分别为 28%、43%、59%[82]。

除了狭窄之外，受动脉瘤内血栓形成的影响，冠状动脉可能会变得更加弯曲，钙化更为严重且易于发生血栓闭塞。动脉瘤破裂很少发生，其通常仅出现在起病后第一个月动脉瘤迅速扩张的患者。

尽管川崎病所致的心肌梗死发生率较低，但是心肌梗死仍是其极为凶险的并发症。日本的一项大样本调查显示，许多患者在心肌梗死发生前并无明显症状[86]。大部分的心肌梗死（约 73%）发生在起病的第一年，并且几乎约 50% 的心肌梗死发生在起病后 3 个月。年龄超过 4 岁的患儿出现哭泣、胸痛、休克、腹痛、呕吐、呼吸困难和心律不齐等症状，（约为 83%）比年幼的患儿（约 17%）常见。心肌梗死通常在睡眠或休息时发生，而不是运动或玩耍时。初发心肌梗死的死亡率为 22%，通常是因为冠状动脉左主干阻塞或右冠状动脉及左前降支双支同时阻塞。幸存者通常是除了左主干之外的单支病变。第二次心肌梗死的死亡率则上升至 62.5%，而第三次心肌梗死死亡率为 100%。继续随访发现，相当大比例（41%）的患者无任何症状，这一点也不奇怪。射血分数是评估心肌梗死后长期生存率的一个重要因素。当射血分数低于 45% 时，30 年的生存率极低[87]。

恢复后冠状动脉瘤患者

通过尸检及管腔内超声检查表明，动脉瘤的恢复是血管平滑肌内膜增厚的结果[88]。恢复的动脉瘤的组织病理学改变与动脉粥样硬化相似[89]，这提示我们一点，即川崎病患者更易出现早发冠心病。在对川崎病患者静脉应用硝酸异山梨酯的一项研究中显示，相比那些从未出现过冠状动脉扩张的区域或相比对照组的冠状动脉而言，那些曾出现过或目前仍存在冠状动脉瘤的区域反应性均降低了[84]。此外，随着病情加重，病变区域的反应性持续降低。

未发现病变的患者

无冠状动脉瘤的川崎病患者的成人标准死亡率并没有增加。猝死的相关尸检研究极为有限。有一项研究是对 5 个川崎病后发生猝死的患儿进行尸检[56]。通过冠状动脉镜检发现其动脉内膜的增厚及纤维化无法与动脉粥样硬化区分开来，但是两者的临床阶段并不具有相关性。通过 PET 检查，将不伴动脉瘤形成的川崎病患儿与对照组进行比较发现，其心肌灌注正常区域的心肌储备更低且冠状动脉阻力更高，这表明其可能存在冠状动脉微循环的异常[90]。为了测试冠状动脉的内皮功能，分别对川崎病患儿及对照组冠状动脉内注射乙酰胆碱[91-92]，最终两组结果完全相反[93-96]。最后，一些研究者推测，疾病晚期的后遗症可能与疾病急性期的急性心肌炎有关[57]。对于任何阶段都没出现冠状动脉扩张的川崎病患者，鉴于轻易诊断"心脏无病"的不良后果，冠状动脉和心肌方面后遗症的相关理论应该进一步完善[97]。

川崎病的治疗

急性期治疗的目的是减少全身炎症反应及冠状动脉瘤的发生，并防止冠状动脉瘤患者急性血栓形成。病程晚期治疗的重点在于防止那些持续存在动脉瘤的患者出现心肌缺血和梗死，并减少所有患者冠状动脉粥样硬化的危险因素。

川崎病急性期的抗炎治疗

阿司匹林

阿司匹林因其抗炎及抗血栓作用，是川崎病治疗的核心。临床上阿司匹林的应用通常为 80 ~ 100mg/（kg·d）（分 4 次服用），直到热退。为了减少 Reye's 综合征及胃肠道出血的发生，须逐渐减量，在亚急性期末（病程 6 ~ 8 周时，框 45-3）渐减为 3 ~ 5mg/（kg·d）顿服。Meta 分析显示，应用小剂量的阿司匹林联合免疫球蛋白治疗及应用大剂量的阿司匹林联合免疫球蛋白治疗的患者，在病程 30 ~ 60 天冠状动脉病变的发生率相似[98]。合并有冠状动脉瘤的患者，需要长期应用小剂量的阿司匹林治疗，有时还需要联合应用抗凝药或其他抗血小板药物。

免疫球蛋白

1984 年首次对川崎病患儿静脉注射免疫球蛋白，结果显示其可以减少急性期冠状动脉瘤的形成及炎症反应的出现[99]。随后，很多研究均证实了大剂量免疫球蛋白的作用，那些间隔 8 ~ 12 小时即以 2 g/kg 剂量静脉应用免疫球蛋白的患儿冠状动脉病变的发生率降低（框 45-3）[98,100]。其作用机制仍未明。对那些病情较重的川崎病患儿，应在发病 10 天内（最好是在 7 天内）每次以 2g/kg 的剂量静脉输注免疫球蛋白[101]。发热已超过 10 天或已经形成冠状动脉瘤或炎症反应持续存在的患儿也应接受免疫球蛋白的治疗[102]。有将近 15% 的患儿在应用免疫球蛋白治疗后仍持续发热或再次出现发热，即所谓的免疫球蛋白抵抗[103]。尽管没有相应的随机试验，但是，如果在使用免疫球蛋白治疗 36 小时后再次出现发热，通常仍可再次以 2 g/kg 的剂量静脉应用免疫球蛋白[2]。如果第二次应用免疫球蛋白后热退仍不明显（特别是那些出现冠状动脉进行性扩张的患者），选择性的抗炎治疗应继续探讨（见下文）。

框 45-3　急性川崎病的治疗

间隔 8 ~ 12 小时以 2 g/kg 剂量静脉注射免疫球蛋白

联合

阿司匹林 80 ~ 100 mg/（kg·d）（分 4 次服用），直到热退后 48 小时

随后

逐渐减量至阿司匹林 3 ~ 5 mg/kg 顿服，如果第 6 ~ 8 周查超声心动图正常则停药

糖皮质激素

糖皮质激素被广泛应用于其他血管炎的治疗，但是糖皮质激素作为一线治疗还是二线治疗仍存在争议。尽管非对照试验和多中心临床试验均显示病程初期应用糖皮质激素治疗是有益的[104-109]，但是一项多中心的随机双盲对照试验显示，在病程初期常规应用免疫球蛋白及阿司匹林治疗的基础上，加上大剂量静脉应用甲泼尼龙冲击并不能改善冠状动脉预后；而其他剂量的糖皮质激素治疗疗效正在进一步的研究中。

大多数的病例报道中，糖皮质激素通常被用于免疫球蛋白抵抗的患儿[110-112]。据一项关于糖皮质激素冲击治疗的随机试验报道，与此前在病程初期应用糖皮质激素治疗的研究结果相似，补救性地应用糖皮质激素冲击治疗可以缩短发热及住院时间，但是并不能改善冠状动脉预后[112]。通过使用不同的治疗剂量研究糖皮质激素对冠状动脉预后的影响以及随机试验中补救性治疗的有限作用所得到的数据，来定论糖皮质激素治疗是否对免疫球蛋白抵抗的川崎病患儿有效，证据是不充分的。多数专家认为，对那些至少两次足量使用免疫球蛋白治疗后仍持续或再次发热的川崎病患儿，可以考虑使用糖皮质激素冲击或者长期口服治疗。

其他治疗方式

免疫球蛋白抵抗的患者可以使用的其他有效治疗方式不多。据报道，血浆置换可以降低冠心病的发生率[113]，但是这种方法较为复杂，需要在静脉中安置导管并需要当地血库配合。阿昔单抗是一种血小板糖蛋白Ⅱb/Ⅲa 受体抑制药，它可以抗血小板聚集，并已经作为一种抗血栓的药物应用在川崎病急性期。一项回顾性研究分析指出，相比那些没有使用阿昔单抗治疗的患儿，应用阿昔单抗治疗的患儿形成的动脉瘤更小且动脉瘤直径减小的发生率更高。英夫利昔单抗是一种抗 TNF-α 的嵌合性单克隆抗体，一直用于免疫球蛋白抵抗的患儿治疗[115-116]。一项双中心的回顾性分析显示，英夫利昔单抗作为补救治疗可以缩短发热时间，但不能减少动脉瘤的发生及动脉瘤的大小[117]。最后，对于那些虽然已经接受了其他所有的治疗但动脉瘤仍在不断扩大的难治性的川崎病患儿，也可尝试使用细胞毒药物[111,118]。

第Ⅹ篇 血管炎

Kawasaki disease, *Eur J Pediatr* 166(5):421–425, 2007.
47. Beiser AS, Takahashi M, Baker AL, et al: A predictive instrument for coronary artery aneurysms in Kawasaki disease, *Am J Cardiol* 81(9):1116–1120, 1998.
48. Sabharwal T, Manlhiot C, Benseler SM, et al: Comparison of factors associated with coronary artery dilation only versus coronary artery aneurysms in patients with Kawasaki disease, *Am J Cardiol* 104(12):1743–1747, 2009.
49. McCrindle BW, Li JS, Minich LL, et al: Coronary artery involvement in children with Kawasaki disease: risk factors from analysis of serial normalized measurements, *Circulation* 116(2):174–179, 2007.
50. Kariyazono H, Ohno T, Khajoee V, et al: Association of vascular endothelial growth factor (VEGF) and VEGF receptor gene polymorphisms with coronary artery lesions of Kawasaki disease, *Pediatr Res* 56(6):953–959, 2004.
51. Fujiwara H, Hamashima Y: Pathology of the heart in Kawasaki disease, *Pediatrics* 61(1):100–107, 1978.
52. Yutani C, Okano K, Kamiya T, et al: Histopathological study on right endomyocardial biopsy of Kawasaki disease, *Br Heart J* 43(5):589–592, 1980.
53. Matsuura H, Ishikita T, Yamamoto S, et al: Gallium-67 myocardial imaging for the detection of myocarditis, *Br Heart J* 58(4):385–392, 1987.
54. Kao CH, Hsieh KS, Wang YL, et al: Tc-99m HMPAO labeled WBC scan for the detection of myocarditis in different phases of Kawasaki disease, *Clin Nucl Med* 17(3):185–190, 1992.
55. Moran AM, Newburger JW, Sanders SP, et al: Abnormal myocardial mechanics in Kawasaki disease: rapid response to gamma-globulin, *Am Heart J* 139(2 Pt 1):217–223, 2000.
56. Tanaka N, Naoe S, Masuda H, et al: Pathological study of sequelae of Kawasaki disease (MCLS). With special reference to the heart and coronary arterial lesions, *Acta Pathol Jpn* 36(10):1513–1527, 1986.
57. Gordon JB, Kahn AM, Burns JC: When children with Kawasaki disease grow up: myocardial and vascular complications in adulthood, *J Am Coll Cardiol* 54(21):1911–1920, 2009.
58. Printz BF, Sleeper LA, Newburger JW, et al: Noncoronary cardiac abnormalities are associated with coronary artery dilation and with laboratory inflammatory markers in acute Kawasaki disease, *J Am Coll Cardiol* 57(1):86–92, 2010.
59. Nakano H, Nojima K, Saito A, et al: High incidence of aortic regurgitation following Kawasaki disease, *J Pediatr* 107(1):59–63, 1985.
60. Gidding SS: Late onset valvular dysfunction in Kawasaki disease, *Prog Clin Biol Res* 250:305–309, 1987.
61. Gidding SS, Shulman ST, Ilbawi M, et al: Mucocutaneous lymph node syndrome (Kawasaki disease): delayed aortic and mitral insufficiency secondary to active valvulitis, *J Am Coll Cardiol* 7(4):894–897, 1986.
62. Ravekes WJ, Colan SD, Gauvreau K, et al: Aortic root dilation in Kawasaki disease, *Am J Cardiol* 87(7):919–922, 2001.
63. Ozdogu H, Boga C: Fatal cardiac tamponade in a patient with Kawasaki disease, *Heart Lung* 34(4):257–259, 2005.
64. Kuppuswamy M, Gukop P, Sutherland G, et al: Kawasaki disease presenting as cardiac tamponade with ruptured giant aneurysm of the right coronary artery, *Interact Cardiovasc Thorac Surg* 10(2):317–318, 2010.
65. Imai Y, Sunagawa K, Ayusawa M, et al: A fatal case of ruptured giant coronary artery aneurysm, *Eur J Pediatr* 165(2):1–4, 2005.
66. Maresi E, Passantino R, Midulla R, et al: Sudden infant death caused by a ruptured coronary aneurysm during acute phase of atypical Kawasaki disease, *Hum Pathol* 32(12):1407–1409, 2001.
67. Council on Cardiovascular Disease in the Young Committee on Rheumatic Fever Endocarditis and Kawasaki Disease American Heart Association: Diagnostic guidelines for Kawasaki disease, *Circulation* 103(2):335–336, 2001.
68. Research Committee on Kawasaki Disease: *Report of subcommittee on standardization of diagnostic criteria and reporting of coronary artery lesions in Kawasaki disease*, Tokyo, Japan, 1984, Ministry of Health and Welfare.
69. de Zorzi A, Colan SD, Gauvreau K, et al: Coronary artery dimensions may be misclassified as normal in Kawasaki disease, *J Pediatr* 133(2):254–258, 1998.
70. Tierney ES, Newburger JW, Graham D, et al: Diastolic function in children with Kawasaki Disease, *Int J Cardiol* 148(3):309–312, 2009.
71. Greil GF, Stuber M, Botnar RM, et al: Coronary magnetic resonance angiography in adolescents and young adults with Kawasaki disease, *Circulation* 105(8):908–911, 2002.
72. Danias PG, Stuber M, Botnar RM, et al: Coronary MR angiography: clinical applications and potential for imaging coronary artery disease, *Magn Reson Imaging Clin N Am* 11(1): 81–99, 2003.
73. Mavrogeni S, Papadopoulos G, Douskou M, et al: Magnetic resonance angiography is equivalent to x-ray coronary angiography for the evaluation of coronary arteries in Kawasaki disease, *J Am Coll Cardiol* 43(4):649–652, 2004.
74. Sohn S, Kim HS, Lee SW: Multidetector row computed tomography for follow-up of patients with coronary artery aneurysms due to Kawasaki disease, *Pediatr Cardiol* 25(1):35–39, 2004.
75. Schmidt WA: Use of imaging studies in the diagnosis of vasculitis, *Curr Rheumatol Rep* 6(3):203–211, 2004.
76. Muhling O, Jerosch-Herold M, Nabauer M, et al: Assessment of ischemic heart disease using magnetic resonance first-pass perfusion imaging, *Herz* 28(2):82–89, 2003.
77. Kaul S, Ito H: Microvasculature in acute myocardial ischemia: part I: evolving concepts in pathophysiology, diagnosis, and treatment, *Circulation* 109(2):146–149, 2004.
78. Zilberman MV, Witt SA, Kimball TR: Is there a role for intravenous transpulmonary contrast imaging in pediatric stress echocardiography? *J Am Soc Echocardiogr* 16(1):9–14, 2003.
79. Ishii M, Himeno W, Sawa M, et al: Assessment of the ability of myocardial contrast echocardiography with harmonic power Doppler imaging to identify perfusion abnormalities in patients with Kawasaki disease at rest and during dipyridamole stress, *Pediatr Cardiol* 23(2):192–199, 2002.
80. Kato H, Sugimura T, Akagi T, et al: Long-term consequences of Kawasaki disease. A 10- to 21-year follow-up study of 594 patients, *Circulation* 94(6):1379–1385, 1996.
81. Kamiya T, Suzuki A, Ono Y, et al: Angiographic follow-up study of coronary artery lesion in the cases with a history of Kawasaki disease - with a focus on the follow-up more than ten years after the onset of the disease. In Kato H, editor: *Kawasaki disease. Proceedings of the 5th International Kawasaki Disease Symposium, Fukuoka, Japan, May 22-25, 1995*, The Netherlands, 1995, Elsevier Science B.V, pp 569–573.
82. Suda K, Iemura M, Nishiono H, et al: Long-term prognosis of patients with Kawasaki disease complicated by giant coronary aneurysms: a single-institution experience, *Circulation* 123(17):1836–1842, 2011.
83. Tsuda E, Kamiya T, Kimura K, et al: Coronary artery dilatation exceeding 4.0 mm during acute Kawasaki disease predicts a high probability of subsequent late intima-medial thickening, *Pediatr Cardiol* 23(1):9–14, 2002.
84. Iemura M, Ishii M, Sugimura T, et al: Long term consequences of regressed coronary aneurysms after Kawasaki disease: vascular wall morphology and function, *Heart* 83(3):307–311, 2000.
85. Tsuda E, Kamiya T, Ono Y, et al: Incidence of stenotic lesions predicted by acute phase changes in coronary arterial diameter during Kawasaki disease, *Pediatr Cardiol* 26(1):73–79, 2005.
86. Kato H, Ichinose E, Kawasaki T: Myocardial infarction in Kawasaki disease: clinical analyses in 195 cases, *J Pediatr* (6);108:923–927, 1986.
87. Tsuda E, Hirata T, Matsuo O, et al: The 30-year outcome for patients after myocardial infarction due to coronary artery lesions caused by Kawasaki disease, *Pediatr Cardiol* 32(2):176–182, 2010.
88. Sugimura T, Kato H, Inoue O, et al: Intravascular ultrasound of coronary arteries in children. Assessment of the wall morphology and the lumen after Kawasaki disease, *Circulation* 89(1):258–265, 1994.
89. Sasaguri Y, Kato H: Regression of aneurysms in Kawasaki disease: a pathological study? *J Pediatr* 100(2):225–231, 1982.
90. Muzik O, Paridon SM, Singh TP, et al: Quantification of myocardial blood flow and flow reserve in children with a history of Kawasaki disease and normal coronary arteries using positron emission tomography, *J Am Coll Cardiol* 28(3):757–762, 1996.
91. Mitani Y, Okuda Y, Shimpo H, et al: Impaired endothelial function in epicardial coronary arteries after Kawasaki disease, *Circulation* 96:454–461, 1997.
92. Yamakawa R, Ishii M, Sugimura T, et al: Coronary endothelial dysfunction after Kawasaki disease: evaluation by intracoronary injection of acetylcholine, *J Am Coll Cardiol* 31(5):1074–1080, 1998.
93. Cheung YF, Wong SJ, Ho MH: Relationship between carotid intima-media thickness and arterial stiffness in children after Kawasaki disease, *Arch Dis Child* 92(1):43–47, 2007.
94. McCrindle BW, McIntyre S, Kim C, et al: Are patients after Kawasaki disease at increased risk for accelerated atherosclerosis? *J Pediatr* 151(3):244–248, 2007.
95. Deng YB, Li TL, Xiang HJ, et al: Impaired endothelial function in the brachial artery after Kawasaki disease and the effects of intravenous administration of vitamin C, *Pediatr Infect Dis J* 22(1):34–39, 2003.
96. Gupta-Malhotra M, Gruber D, Abraham SS, et al: Atherosclerosis in survivors of Kawasaki disease, *J Pediatr* 155(4):572–577, 2009.
97. Gersony WM: The adult after Kawasaki disease: the risks for late coronary events, *J Am Coll Cardiol* 54(21):1921–1923, 2009.
98. Durongpisitkul K, Gururaj VJ, Park JM, et al: The prevention of coronary artery aneurysm in Kawasaki disease: a meta-analysis on the efficacy of aspirin and immunoglobulin treatment, *Pediatrics* 96(6):1057–1061, 1995.
99. Furusho K, Kamiya T, Nakano H, et al: High-dose intravenous gammaglobulin for Kawasaki disease, *Lancet* 2(8411):1055–1058, 1984.
100. Red Book: Report of the Committee on Infectious Disease. Kawasaki Disease. In Pickering LK, editor: ed 26, Elk Grove Village, IL, 2003, American Academy of Pediatrics, p 394.
101. Tse SM, Silverman ED, McCrindle BW, et al: Early treatment with intravenous immunoglobulin in patients with Kawasaki disease, *J Pediatr* 140(4):450–455, 2002.
102. Marasini M, Pongiglione G, Gazzolo D, et al: Late intravenous gamma globulin treatment in infants and children with Kawasaki disease and coronary artery abnormalities, *Am J Cardiol* 68(8):796–797, 1991.
103. Newburger JW, Sleeper LA, McCrindle BW, et al: Randomized trial of pulsed corticosteroid therapy for primary treatment of Kawasaki disease, *N Engl J Med* 356(7):663–675, 2007.
104. Sundel RP, Baker AL, Fulton DR, et al: Corticosteroids in the initial treatment of Kawasaki disease: report of a randomized trial, *J Pediatr* 142(6):611–616, 2003.
105. Okada Y, Shinohara M, Kobayashi T, et al: Effect of corticosteroids in addition to intravenous gamma globulin therapy on serum cytokine levels in the acute phase of Kawasaki disease in children, *J Pediatr* 143(3):363–367, 2003.
106. Shinohara M, Sone K, Tomomasa T, et al: Corticosteroids in the treatment of the acute phase of Kawasaki disease, *J Pediatr* 135(4):465–469, 1999.
107. Nonaka Z, Maekawa K, Okabe T, et al: Randomized controlled study of intravenous prednisolone and gamma globulin treatment in 100 cases with Kawasaki disease. In *Proceedings of the Fifth International Symposium on Kawasaki Disease*, 1995, pp 328–331.
108. Asano T, Sudoh M, Watanabe M, et al: Transient thrombocytopenia with large platelets in Kawasaki disease, *Pediatr Hematol Oncol* 24(7):551–554, 2007.
109. Wooditch AC, Aronoff SC: Effect of initial corticosteroid therapy on coronary artery aneurysm formation in Kawasaki disease: a meta-analysis of 862 children, *Pediatrics* 116(4):989–995, 2005.
110. Dale RC, Saleem MA, Daw S, et al: Treatment of severe complicated Kawasaki disease with oral prednisolone and aspirin, *J Pediatr* 137(5):723–726, 2000.
111. Wallace CA, French JW, Kahn SJ, et al: Initial intravenous gammaglobulin treatment failure in Kawasaki disease, *Pediatrics* 105(6):E78, 2000.
112. Hashino K, Ishii M, Iemura M, et al: Re-treatment for immune globulin-resistant Kawasaki disease: a comparative study of additional immune globulin and steroid pulse therapy, *Pediatr Int* 43(3):211–217, 2001.
113. Imagawa T, Mori M, Miyamae T, et al: Plasma exchange for refractory Kawasaki disease, *Eur J Pediatr* 163(4–5):263–264, 2004.
114. Williams RV, Wilke VM, Tani LY, et al: Does abciximab enhance regression of coronary aneurysms resulting from Kawasaki disease? *Pediatrics* 109(1):E4, 2002.
115. Weiss JE, Eberhard BA, Chowdhury D, et al: Infliximab as a novel therapy for refractory Kawasaki disease, *J Rheumatol* 31(4):808–810, 2004.
116. Burns JC, Best BM, Mejias A, et al: Infliximab treatment of intravenous immunoglobulin-resistant Kawasaki disease, *J Pediatr* 153(6):833–838, 2008.
117. Son MB, Gauvreau K, Burns JC, et al: Infliximab for intravenous immunoglobulin resistance in Kawasaki disease: a retrospective study, *J Pediatr* 158(4):644–649, 2011.
118. Kuijpers TW, Biezeveld M, Achterhuis A, et al: Longstanding obliterative panarteritis in

Kawasaki disease: lack of cyclosporin A effect, *Pediatrics* 112(4):986–992, 2003.
119. Manlhiot C, Brandao LR, Somji Z, et al: Long-term anticoagulation in Kawasaki disease: initial use of low molecular weight heparin is a viable option for patients with severe coronary artery abnormalities, *Pediatr Cardiol* 31(6):834–842, 2010.
120. Sugahara Y, Ishii M, Muta H, et al: Warfarin therapy for giant aneurysm prevents myocardial infarction in Kawasaki disease, *Pediatr Cardiol* 29(2):398–401, 2008.
121. Tsuda E, Ishihara Y, Kawamata K, et al: Pregnancy and delivery in patients with coronary artery lesions caused by Kawasaki disease, *Heart* 91(11):1481–1482, 2005.
122. Tsuda E, Kitamura S, Kimura K, et al: Long-term patency of internal thoracic artery grafts for coronary artery stenosis due to Kawasaki disease: comparison of early with recent results in small children, *Am Heart J* 153(6):995–1000, 2007.
123. Tsuda E, Kitamura S: National survey of coronary artery bypass grafting for coronary stenosis caused by Kawasaki disease in Japan, *Circulation* 110(11 Suppl 1):II61–II66, 2004.
124. Kitamura S, Tsuda E, Kobayashi J, et al: Twenty-five-year outcome of pediatric coronary artery bypass surgery for Kawasaki disease, *Circulation* 120(1):60–68, 2009.
125. Akagi T: Interventions in Kawasaki disease, *Pediatr Cardiol* 26(2):206–212, 2005.
126. Subcommittee of Cardiovascular Sequelae, Subcommittee of Surgical Treatment, Kawasaki Disease Research Committee: Guidelines for treatment and management of cardiovascular in Kawasaki disease, *Heart Vessels* 3(1):50–54, 1987.
127. Ishii M, Ueno T, Akagi T, et al: Guidelines for catheter intervention in coronary artery lesion in Kawasaki disease, *Pediatr Int* 43(5):558–562, 2001.
128. Ishii M, Ueno T, Ikeda H, et al: Sequential follow-up results of catheter intervention for coronary artery lesions after Kawasaki disease: quantitative coronary artery angiography and intravascular ultrasound imaging study, *Circulation* 105(25):3004–3010, 2002.
129. Muta H, Ishii M: Percutaneous coronary intervention versus coronary artery bypass grafting for stenotic lesions after Kawasaki disease, *J Pediatr* 157(1):120–126, 2010.
130. Takahashi K, Oharaseki T, Naoe S: Pathological study of postcoronary arteritis in adolescents and young adults: with reference to the relationship between sequelae of Kawasaki disease and atherosclerosis, *Pediatr Cardiol* 22(2):138–142, 2001.
131. Noto N, Okada T, Yamasuge M, et al: Noninvasive assessment of the early progression of atherosclerosis in adolescents with Kawasaki disease and coronary artery lesions, *Pediatrics* 107(5):1095–1099, 2001.
132. Cheung YF, Ho MH, Tam SC, et al: Increased high sensitivity C reactive protein concentrations and increased arterial stiffness in children with a history of Kawasaki disease, *Heart* 90(11):1281–1285, 2004.
133. Mitani Y, Sawada H, Hayakawa H, et al: Elevated levels of high-sensitivity c-reactive protein and serum amyloid-A late after Kawasaki disease. Association between inflammation and late coronary sequelae in Kawasaki disease, *Circulation* 111(1):38–43, 2005.
134. Kavey RE, Allada V, Daniels SR, et al: Cardiovascular risk reduction in high-risk pediatric patients: a scientific statement from the American Heart Association Expert Panel on Population and Prevention Science; the Councils on Cardiovascular Disease in the Young, Epidemiology and Prevention, Nutrition, Physical Activity and Metabolism, High Blood Pressure Research, Cardiovascular Nursing, and the Kidney in Heart Disease; and the Interdisciplinary Working Group on Quality of Care and Outcomes Research, *Circulation* 114(24):2710–2738, 2006.
135. Graham TP Jr, Driscoll DJ, Gersony WM, et al: Task Force 2: congenital heart disease, *J Am Coll Cardiol* 45(8):1326–1333, 2005.

第Ⅻ篇

急性肢体缺血

第 46 章　急性动脉闭塞

Piotr S.Sobieszczyk

肢体或者器官的供应动脉发生非创伤性急性闭塞后，会出现一系列与组织突然缺血相关的特异性症状。无论累及哪段动脉，症状的出现都意味着血管急症。大脑中动脉（MCA）急性血栓性闭塞后数秒钟或下肢动脉闭塞数小时后可以发生不可逆的器官损伤。在临床工作中，*急性动脉闭塞*即指*急性肢体缺血*。快速诊断和治疗可以防止截肢或死亡的发生。急性肢体缺血定义为 14 天内急性肢体持续动脉灌注减少，它继发于栓塞或者动脉*原位*血栓形成。数十年来，急性肢体缺血的病因随着致病因素流行的改变在不断改变；对于疾病症状的管理也在不断优化，但是临床上明确诊断的方法没有变化。

急性肢体缺血的流行病学

急性肢体缺血是一种罕见的血管事件，其发病率难以精确量化，并且受医学卫生环境的变化影响。抗血小板和抗栓治疗患者数目的增加、房颤的有效治疗以及瓣膜病和缺血性心脏病治疗的进展都降低了血栓事件的发生，从而影响急性肢体缺血的发病率。这种结果可能会被择期手术及血管内血运重建治疗（可造成低风险和可控的移植物或支架内血栓）患者数量的增加而抵消。1990 年的一项研究估计，一个服务于 50 万人群社区的血管中心，每年可能有 75 人发生下肢急性缺血[1]，其他研究所得的数据类似，估计下肢急性缺血的发病率为每年每 10 万人中有 13 ~ 17 人，并且死亡率高达 18%，即使现代也如此[2-3]。目前研究报道，下肢急性肢体缺血患者截肢率高达 13%[4]。

急性肢体缺血对男性和女性的影响一样。急性肢体缺血在已确诊周围动脉疾病（PAD）的患者中较为少见，但在行外科手术、血管内血运重建术以及已经发生急性导管、移植物或者支架内血栓的患者中较为多见。急性肢体缺血是典型的中老年人群疾病，但是也可见于发生反常栓塞、心脏内肿块、心内膜炎及影响动脉循环的高凝状态等少见临床事件的年轻患者。

上肢非创伤性急性缺血更加少见，很少导致截肢，所以它的重要性被急性下肢缺血所取代。很少有研究报道，也没有随机试验评估其临床症状和治疗。然而，急性上肢缺血功能性损害的后果对于患者来说同样致命[5]。急性上肢缺血平均占总缺血的 16.6%，由此推断，其发病率为每年每 10 万人中有 1.2 ~ 3.5 例[6]。然而，这些估算主要基于手术例数，通常只包括接受手术治疗的患者。一项关于急性上肢缺血患者的调查估计，其发生率为每年每 10 万人中有 1.13 例[7]。由于缺少更准确的人群研究，因此确切的发生率只能被估计。急性上肢缺血患者通常比下肢缺血患者年龄大，平均年龄分别为 74 岁和 70 岁[8]。

未截肢患者的生存率通常被可控和不可控的因素所影响[9]。对于前者来说，延迟诊断为主要因素。以下危险因素如：有色人种、高龄、恶性肿瘤、充血性心力衰竭、低体重和全身动脉粥样硬化，均降低了未截肢患者的生存率。对于超过 75 岁的患者，30 天内的总死亡率可达 42%[11]。急性肢体缺血的生存和功能恢复与潜在的并存病和诊断治疗的延迟直接相关。

急性肢体缺血的病因学

急性上肢缺血

上肢最常见的动脉闭塞位点在臂动脉和腋动脉，占栓塞性闭塞的病例的 85%[6]。锁骨下动脉被认为是不常见的原位血栓形成病例中最常发生的闭塞位点（图 46-1）。

医源性因素

在过去，急性上肢缺血主要由臂动脉途径的心脏导管术引起（图 46-2）。在 19 世纪 80 年代 5 年期间报道的 37 例用手术治疗的急性上肢缺血病例中，56% 的病例是由这种医源性并发症导致的，24% 的病例与栓塞事件相关，剩余的由戳伤因素导致[12]。自从臂动脉导管术应用逐渐减少，上肢缺血的致病因素开始发生改变。随后有一项持续 8 年的调查，在急性上肢缺血手术治疗的 65 个患者中，心因性血栓来源占 41%，动脉栓塞来源占 17%，还有 28% 和医源性闭塞相关，主要由于心脏导管术所致[13]。冠状动脉手术的桡动脉通路再次广泛应用并没有导致上肢缺血比例的增加。桡动脉闭塞可见于 5% 的导管术，如果术前对掌弓动脉有恰当的评估，也不太可能发生手掌的血液灌注不良。

栓塞

栓塞性闭塞是急性上肢缺血最常见的致病因素，占所有报道病例的 74% ～ 100%[6,7,13-15]。在这些病例中，72% 被认为是源自心因性血栓，12% 源自近端血管，剩下的来源未知[6]。房颤和心功能不全患者中左室内血栓是导致心源性栓塞的最常见因素。常见致栓塞因素包括心房黏液瘤[16-17]和反常栓塞[18]。上肢近端动脉可以是动脉栓塞的一个来源。动脉到动脉的

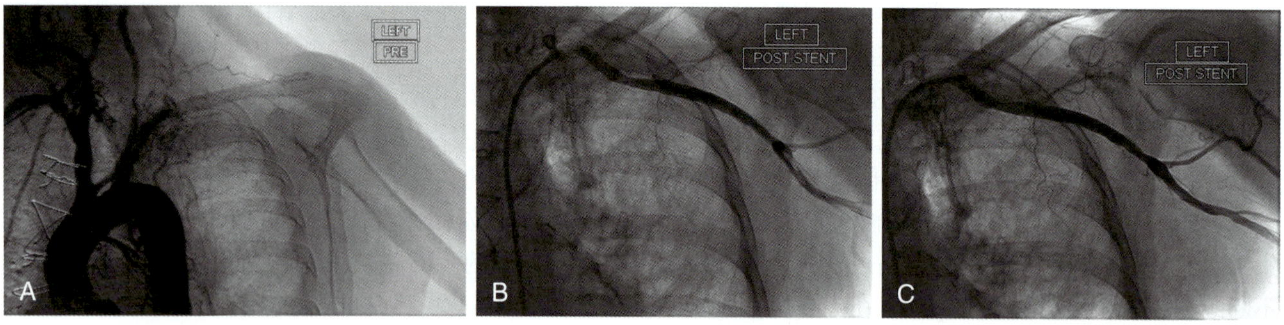

图 46-1 一位表现为下壁 ST 段抬高的心肌梗死患者的锁骨下动脉*原位*血栓形成，患者有左手和左臂缺血症状。A，锁骨上动脉闭塞，血管造影变化显示原位血栓形成；**B**，锁骨下动脉球囊血管形成和支架术后，血栓部分落入腋动脉的栓子保护滤器中；**C**，滤器取出后的血管

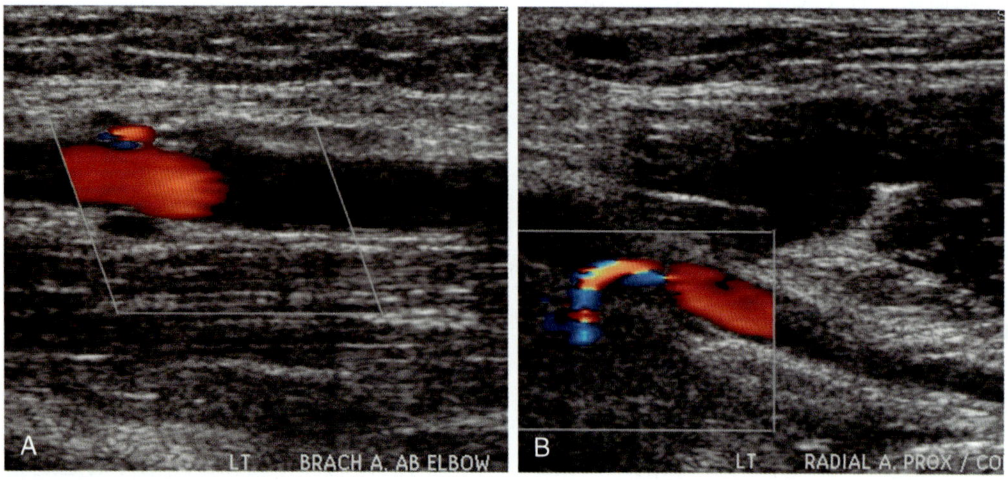

图 46-2 左侧桡动脉穿刺行冠状动脉造影后的急性手部缺血。A，左侧臂动脉闭塞；**B**，通过旁路桡动脉血运重建

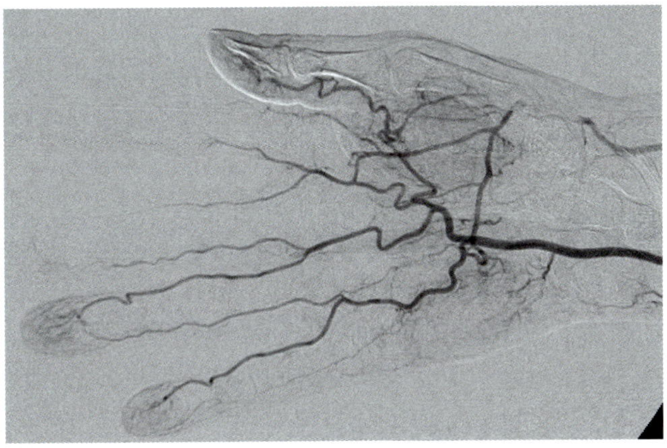

图 46-3 卵圆孔未闭的患者右侧桡动脉栓塞性闭塞导致示指和中指缺血

栓子可能是大中动脉闭塞的原因，但可能更常表现为指端栓塞。锁骨下动脉的动脉粥样硬化性狭窄是导致栓塞的一个罕见原因，但是可以导致急性手或上肢缺血[19-21]。罕见的原发性锁骨下动脉血管瘤或在胸廓出口综合征中的外部压迫因素可导致上肢动脉的原位血栓形成[20,22-24]。主动脉弓粥样硬化也被认为是急性上肢缺血的来源之一。其他罕见的栓塞事件的动脉来源因素为恶性栓子或通过心内分流的反常栓塞（图 46-3）[26-27]。

血栓形成

动脉粥样硬化在上肢的发生率比下肢低得多。结果，*原位*血栓不常见，在人群研究中占缺血病例的 5%，并占手术病例的 5% ~ 35%[7,14-15,28]。许多近端动脉病变导致的末梢栓塞可以引起原位血栓形成。动脉炎、放射性损伤、高凝综合征被认为是上肢*原位*动脉血栓形成的罕见原因[20,22,29-30]。

急性下肢缺血

因为需要建立快速诊断或立即制订治疗方案，栓塞和*原位*血栓形成的区别不应该被忽视。然而，栓塞的病因学和迅速发作的症状、心脏病病史以及缺乏周围动脉疾病病史关系更加密切。其对侧肢体很可能检查正常，无全身动脉硬化的皮肤红斑。其中，一些急性肢体缺血的原因列在框 46-1。

原位血栓形成

溶栓或周围动脉手术（TOPAS）试验中，*原位*血栓形成而非栓塞占急性缺血病例的 85%。栓塞病

框 46-1 急性肢体缺血的病因

栓塞
心源性栓塞
房颤
左室血栓
心房黏液瘤
瓣膜性心脏病
感染性心内膜炎
人工瓣膜血栓形成
风湿性瓣膜病
卵圆孔未闭患者的反常栓塞

动脉至动脉来源
动脉瘤
动脉粥样硬化斑块

医源性
导管相关栓塞
血管闭合装置故障

其他
肿瘤栓塞
羊水栓塞
脂肪栓塞
空气栓塞

原位血栓形成
动脉粥样硬化性周围动脉疾病
医源性
导管相关的原位血栓形成

支架和移植物血栓
再狭窄
内膜增生
支架或支架移植物膨胀不良
机械因素

动脉瘤
腘动脉瘤血栓

高凝状态
抗磷脂抗体综合征
晚期恶性肿瘤
高黏滞血综合征

低血流状态
心源性休克和原有的周围动脉疾病（PAD）
升压药引起的血管痉挛

动脉夹层
穿刺部位动脉夹层
主动脉夹层

其他因素
外伤
血管痉挛
麦角中毒
可卡因使用
疼痛性蓝肿

例的发生率在过去的几十年里逐渐降低。在一个转诊中心评估 2000—2004 年急性肢体缺血病因的一项希腊研究中，40% 的病例由栓塞事件引起，50% 由原位血栓引起，10% 由外伤引起，剩下的 10% 由外伤、医源性损伤、血管炎或夹层引起 [31]。高达 78% 的栓塞事件由心源性因素导致；9% 的栓塞事件原因不明。在原位血栓形成的病例中，30% 累及本身动脉，70% 为介入治疗后血管血栓形成（65% 为移植物血栓，5% 为髂骨或腹股沟下支架内血栓）。手术移植物血栓占急性肢体缺血总病例的 30%。有手术移植物的患者由于移植物变性或如吻合口狭窄、瓣膜滞留等机械性问题可发展为移植物血栓形成和急性肢体缺血症状。移植物压迫或扭曲也可导致血栓形成。随着主髂动脉瘤支架置入术的出现，急性支架血栓形成成为急性肢体缺血新的原因（图 46-4）。

腘动脉瘤*原位*血栓形成经常表现出急性肢体缺血症状。一篇收纳了接近 900 名继发于有血栓腘动脉瘤的急性肢体缺血患者的研究报道了截肢率为 14%。在这项研究中，手术之前置管溶栓并未降低截肢的可能性，但明显改善了人工血管的长期开放状况，这很有可能与其最大限度开放胫侧血管有关 [32]。置管溶栓的决定必须依赖于临床情况和血管重建的紧迫程度。在一个瑞典的血管研究中，腘动脉瘤的急性血栓形成的截肢率占总急性缺血患者的 17%，其中 1.8% 的患者为无症状可修复动脉瘤 [33]。

栓塞

急性肢体缺血经常由栓塞事件导致，通常为心源性因素。栓子常在腹主动脉与髂动脉分叉、股动脉分叉、腘动脉分叉处停留。在过去的几十年里，心因性血栓事件的病因逐渐变化。伴有左房扩大的风湿性二尖瓣狭窄导致的栓塞事件由于风湿性瓣膜疾病的急剧减少而变得罕见。年龄相关的房颤和伴有左室心尖部血栓形成的左室功能不全是心源性栓塞事件的主要原因（图 46-5）。更少见的致病因素包括心内膜炎、心脏内黏液瘤或由于卵圆孔未闭导致静脉血栓向动脉循环移动而形成的反常栓塞。主动脉瘤及壁内血栓相关的急性栓塞性闭塞非常罕见。

医源性因素

医源性急性肢体缺血可由股总动脉（CFA）的动脉穿刺以及穿刺部位的血管损伤引起，原因是血管闭

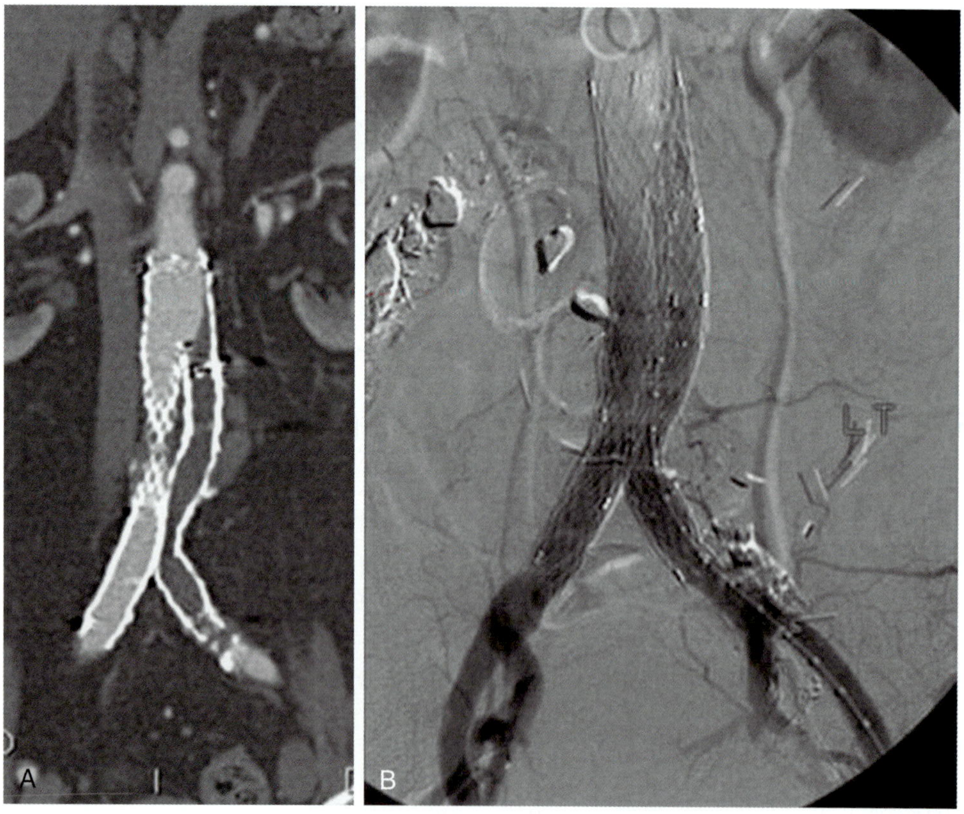

图 46-4 **A**，由右髂内血管移植物塌陷引起的急性肢体缺血；**B**，超声加速溶栓治疗

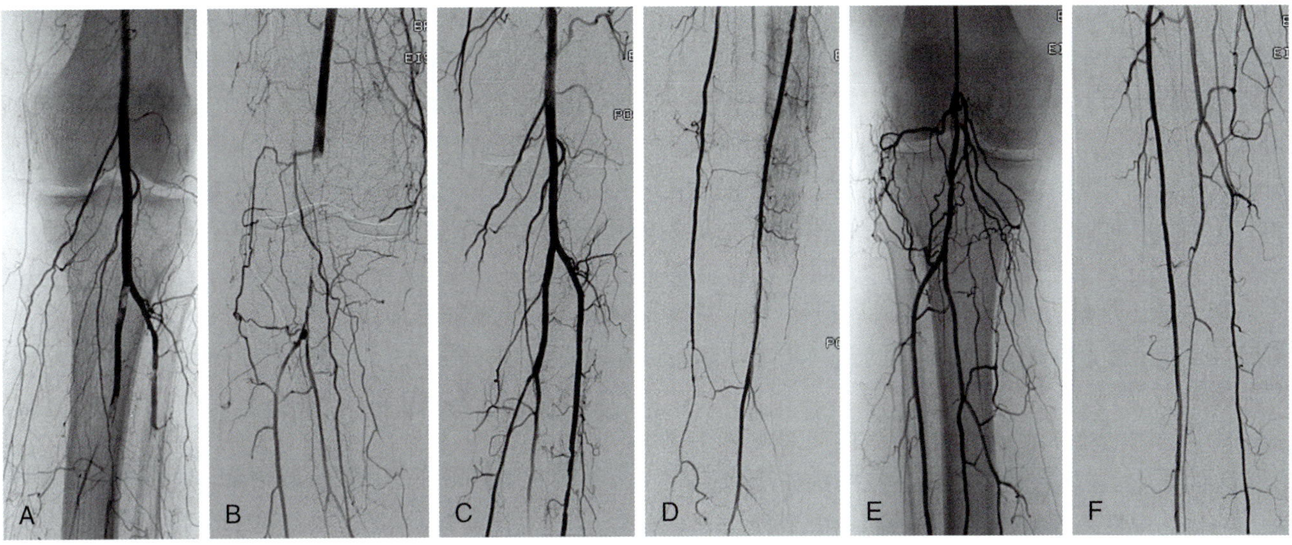

图 46-5 患有房颤并中断抗凝治疗患者的双侧急性肢体缺血。左胫前动脉和胫腓主干闭塞（**A**）以及右腘动脉闭塞（**B**）。机械性血栓切除术和导管血栓抽吸术恢复了左侧（**C ~ D**）和右侧小腿（**E ~ F**）血流

合装置的释放或股总动脉或髂动脉的直接损伤。与之类似，可出现导管相关的血栓形成和股动脉栓塞。

其他因素

强烈的血管痉挛比如麦角中毒[34-35]或者可卡因摄入[36]，为急性肢体缺血的致病因素。主动脉夹层的真腔被假腔压迫会导致远端的主动脉和髂部血管急性闭塞。伴有股部严重水肿的髂股深静脉血栓形成（DVT）会阻碍到腿部的动脉血流。疼痛性蓝肿综合征需要紧急针对静脉血栓的导管溶栓术来恢复静脉血流，从而使动脉血流流入腿部。

急性肢体缺血的病理生理学

大部分栓子停留在动脉分支处：腿部大动脉，髂部、股部、膝后窝的动脉分支，或手臂肱动脉分支处。*原位*血栓形成最常影响腘动脉或股动脉，尤其是在已有动脉旁路、破裂的粥样硬化斑块或低排血量等的基础上。流向肢体的动脉血流终止会引发一系列复杂的病理生理学改变。灌注不良的组织从需氧代谢到厌氧代谢转变。乳酸和丙酮酸比率的转变进一步增加了乳酸堆积，从而导致酸中毒。进展性缺血会导致细胞功能障碍，进而导致细胞死亡。肌肉低氧状态耗尽细胞内 ATP 储备，随之发生 Na/K ATP 酶和 Ca/Na 泵功能障碍，导致细胞内钙流入肌丝层[37]。细胞内游离钙水平上升并与肌动蛋白、肌球蛋白和蛋白酶相互作用，导致肌纤维坏死。细胞膜和微血管完整性破坏，细胞内钾离子、磷酸盐、肌酸激酶和肌红蛋白渗漏到体循环中。再灌注会进一步放大这些细胞的变化。

神经和肌肉组织对缺血性损伤非常敏感，所以有无神经运动系统的缺陷对于评估急性肢体缺血严重程度极为重要。不可逆的肌肉损伤在缺血后 3 小时发生，在 6 小时后几乎完全损伤[38]。除了肌细胞损伤外，进展性微血管损伤会导致肌肉损伤。细胞损伤越严重，微血管病变越严重。肌肉坏死后，微血管血流会在数小时内停滞。传统上认为，6 小时的时间窗后可发生不可逆功能损伤。这个时间窗在有侧支旁路的肢体上可能要更长些。

缺血损伤会继发再灌注损伤，这一过程由灌注的恢复、一系列复杂的细胞因子、活性氧（ROS）和中性粒细胞等级联反应介导。活性氧（比如超氧阴离子、氢过氧化物、羟基自由基、过氧硝酸盐）由活化的中性粒细胞和存在于骨骼肌内皮细胞并在缺血状态下活化的黄嘌呤氧化酶产生[39]。在正常条件下，黄嘌呤脱氢酶利用还原型烟酰胺腺嘌呤二核苷酸（NADH）将次黄嘌呤变为黄嘌呤。黄嘌呤脱氢酶在缺血后 2 小时变为黄嘌呤氧化酶[40]。在缺血过程中，ATP 降解为次黄嘌呤，但黄嘌呤氧化酶需要氧气才能将次黄嘌呤变为黄嘌呤。所以，次黄嘌呤在缺血状态下聚积。当再灌注时氧气充足，黄嘌呤脱氢酶再次活化，大量次黄嘌呤的转化产生大量活性氧[41]。

产生这些自由基及分子氧的必需物质源自再灌注过程。黄嘌呤氧化酶衍生的氧化剂介导缺血后肌肉的血管通透性增加。在再灌注损伤中，原子氧的重要性和氧自由基的作用在多个研究中被强调，这些研究显示缺氧自体血引发的再灌注可阻止缺血后渗透性的增加。在再灌注时将灌注液变为含氧血可模仿出含氧量正常的再灌注后微血管损伤反应 [42]。同样，在再灌注早期逐渐增加氧含量会减轻缺血后损伤 [42]。额外增加自由基清除剂和减少氧输送量可进一步减少缺血后坏死损伤 [43]。

活化的中性粒细胞是再灌注导致的局部或全身损伤的主要物质。白细胞在再灌注损伤中的作用同等重要。活化的中性粒细胞在再灌注的肌肉中聚集，产生活性氧代谢物，并释放有细胞毒性的酶阻断微循环通路 [44]。白细胞缺乏可以减轻缺血再灌注损伤。用滤器清除白细胞的含氧血再灌注犬类骨骼肌完全预防了血管通透性的发展 [45-46]。有趣的是，在缺血前诱导白细胞减少可恢复缺血后大鼠肌肉的跨膜电位和收缩功能 [47-48]。

骨骼肌缺血和再灌注触发了一系列炎症级联反应，包括补体激活、黏附分子表达上调、细胞因子释放、类花生酸合成、自由基形成、细胞骨架改变、腺苷酸耗竭、钙和磷脂代谢改变、白细胞激活和内皮细胞功能障碍 [40]。白介素（IL）-1β 和肿瘤坏死因子（TNF）-α 在再灌注后不久就可被检测出来，并使内皮细胞表面黏附分子表达增加、毛细血管渗漏增加，同时促进 IL-6 及 IL-8 的产生，这会进一步增加内皮细胞通透性，破坏内皮细胞完整性，并活化白细胞 [49-53]。

再灌注产生的细胞反应在临床上会导致组织水肿，这在前壁、大腿、小腿和臀部的封闭空间不失为恶性事件。筋膜分隔内筋膜室压力增加会导致*骨筋膜室综合征*：上升的骨筋膜室压力会逐渐减少血流灌注，加之毛细血管血流满足不了代谢需求，会进一步导致缺血和坏死。肌红蛋白释放会导致肾损伤。内皮细胞通透性增加会导致急性肺损伤，在动物模型中这一过程会被化学性药物诱发的中性粒细胞减少弱化，表明中性粒细胞激活和迁移以及内皮细胞完整性丧失在再灌注损伤的急性肺损伤中至关重要 [54]。因此，下肢再灌注后会出现非心源性肺水肿，粒细胞缺乏会防止这一过程发生 [54-55]。

再灌注综合征由两部分组成。局部反应引发组织肿胀，全身反应可导致多器官衰竭和死亡。后者提前干预可以缓和不可逆的肢体缺血。再灌注后炎症反应的程度不同。肌肉坏死一致时，炎症反应很轻微。然而，缺血性损伤的程度取决于组织与闭塞处距离和侧支供血的效能。炎症程度的大小由缺血程度决定，而不是完全坏死的区域。因此，伴有晚期缺血和组织坏死的肌肉群的再灌注会导致大量毒性炎性介质释放入全身循环。由于再灌注的负面作用，不可逆缺血损伤的患者应行截肢处理。

急性肢体缺血的诊断

急性肢体缺血的诊断比较困难，特别是对于呈现感觉或运动缺陷的患者，这些缺陷会将注意力转移到神经功能评价上。急性肢体缺血的体征和症状会表现为与严重缺血和持续动脉低灌注相关的一连串现象。急性肢体缺血的诊断主要建立在体格检查的基础上。用 CT 血管成像或磁共振血管成像确诊，能够降低后期因延误而导致的高昂治疗费用。床旁双功能超声波检查可快速操作并提供闭塞程度和进行血管内操作的动脉通路的信息。一个全面的体格检查包括动静脉信号的多普勒评估通常可以提供较为全面的信息。标准的体格检查即可判定动脉闭塞的程度，不需要额外影像检查。

急性缺血肢体的典型症状和体格检查的结果可归结为 6P：*无脉（pulselessness）*、*苍白（pallor）*、*疼痛（pain）*、*变温（poikilothermia）*、*感觉异常（paresthesia）和麻痹（paralysis）*。疼痛是最常见的症状并随着缺血进展；苍白通常是肢体缺血的早期表现，通常由动脉的完全瘀滞和血管痉挛导致（图 46-6）。微循环随之阻滞会导致皮肤花斑，其最初会因压力而变白。随着缺血进展，感觉异常表现出来，麻木代替了疼痛感，这经常使患者和医生误以为病情好转。在缺血的最后阶段出现麻痹，出现皮肤的花斑固定而不变苍白。运动功能丧失和皮肤大理石样表现预示着不可逆的缺血损伤。

仔细的体格检查可以通过肢体的温度梯度来明确闭塞的程度，并且通过触诊或动脉多普勒检查来确定脉搏的缺失。皮肤苍白和温度变化在闭塞动脉区域下的一个平面检测出来。体格检查必须包括寻找急性肢体缺血的潜在来源。房颤的识别、瓣膜疾病的心脏杂音和慢性心衰的症状提示为心源性栓塞。发烧、夜间盗汗、寒战的系统症状提示心内膜炎可能为心源性栓塞的病因。对侧肢体 PAD 的皮肤红斑或手术血管

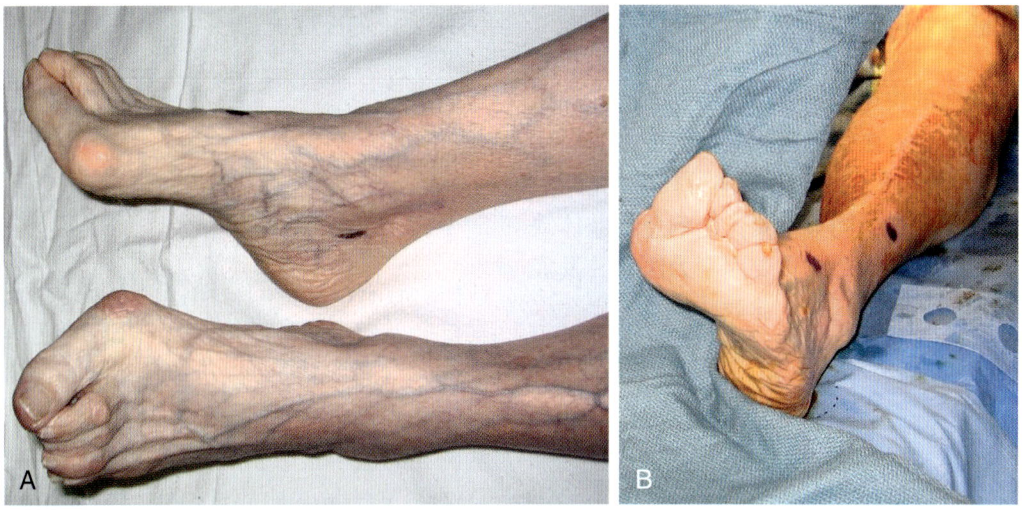

图 46-6　由左侧股总动脉栓塞导致的急性肢体缺血。A. 左足明显苍白；**B.** 手术去栓后恢复*(图片由 Dr.Edwin Gravereaux 提供)*

重建的标志表明有*原位*动脉血栓形成的可能，然而胸痛、高血压、上肢动脉搏动不对称可能需要额外的影像学诊断来排除主动脉夹层。

更重要的是，体格检查可以对缺血严重程度、血管重建的紧急程度及血管重建后的预后进行分级（表46-1）[56]。这种临床分级对决定最佳干预措施很有用。一般来说，Rutherford Ⅰ级代表肢体可存活，危险性不大，对应慢性非紧急缺血的患者。Rutherford Ⅱ级症状对应直接受到威胁的肢体。Ⅱa级特征是体检有完整的肢体感觉和运动功能，尽管足部动脉多普勒信号缺失，肢体轻度受威胁。Ⅱb级包括肢体直接受威胁的患者，以感觉丧失，轻度运动功能损害为特征，动脉多普勒信号缺失。若立即治疗，肢体可保住。不可逆的肢体缺血直接进入Rutherford Ⅲ级，伴有永久性神经损伤、广泛的感觉丧失和运动麻痹，动静脉多普勒信号缺如。对这种肢体进行血管重建是有害的，需要截肢。

原有动脉闭塞性疾病的存在可能会通过促进侧支循环的形成、减轻急性闭塞发生时组织低灌注的严重程度来“预处理”患肢。所以，同动脉硬化血管中有*原位*血栓形成的患者和人工血管移植失败的患者相比，那些没有因心源性血栓或医源性因素导致急性肢体缺血等潜在动脉疾病的患者能更好地耐受急性缺血。栓塞事件和*原位*血栓形成事件可以被一些临床特征区分开，前者疼痛发作更突然，缺血温度变化和皮肤花斑的界限更明显。这些患者的症状和体征通常符合Rutherford Ⅱb级和Ⅲ级。动脉*原位*血栓形成的患者通常已有周围动脉疾病的体征，症状更为模糊。体格检查的发现不显著，缺血界限更难以界定，通常为皮肤发绀而非苍白。这些患者常归为Rutherford Ⅰ和Ⅱa级。

表46-1　急性肢体缺血的Rutherford分级

RUTHERFORD分级	预后	感觉检查	运动检查	动脉多普勒信号	静脉多普勒信号	皮肤检查
Ⅰ级：可存活，无危险	有风险	正常	正常	可见	可见	正常毛细血管搏动
Ⅱa级：低危	积极治疗有效	轻微感觉缺失	正常	通常可见	可见	毛细血管搏动减弱
Ⅱb级：紧急危险	紧急治疗有效	轻度感觉缺失及静息痛	轻到中度异常	通常不可见	可见	苍白
Ⅲ级：不可逆	不可逆组织神经损害	重度感觉缺失	麻痹及僵硬	不可见	不可见	无毛细血管搏动，皮肤大理石样花纹

摘自 *Rutherford RB, Baker JD, Ernst C, et al: Recommended standards for reports dealing with lower extremity ischemia: revised version. J Vasc Surg 26: 517-538, 1997.*[56]

急性肢体缺血的治疗

急性肢体缺血的快速识别和迅速恢复动脉灌注血流是治疗的基础。进行血管重建或早期截肢的决定很大程度上依赖患肢的活力。对于肢体可拯救的患者，血管重建治疗类型的选择同等重要。影响急性肢体缺血患者患病率和死亡率的两大重要因素为医学并发症和缺血肢体识别和治疗的延误。非截肢患者低生存率的其他相关因素包括年龄、种族、糖尿病和快速启动抗凝的缺失[57]。

手术治疗传统上与围术期高死亡率相关。在一个汇集了30个中心、1963—1978年的3 000多例手术治疗急性肢体缺血的患者的调查中，30天死亡率高达25%[58]。尽管手术和麻醉技术飞速发展，但Jivegard在十年后报道的手术死亡率为20%[10]。即使在1990年，入选到TOPAS，下肢缺血的手术和溶栓治疗（STILE）和Rochester随机试验的患者手术治疗后30天的死亡率仍在5%～18%[9,59-60]。

受急性肢体缺血影响的人群患心肺疾病的高风险和手术的高死亡率推动了微创介入治疗的发展。随机试验的证据表明，特定的患者中，介入和手术治疗较为均衡，特别是Ⅰ和Ⅱa级症状的患者。肢体缺血的原因、闭塞的位置、Rochester的分级和患者的特点在血运重建的合理选择上有至关重要的作用。Rochester、STILE和TOPAS试验为特定患者的血运重建构建了框架[9,59-60]。这些试验表明，有潜在周围动脉疾病或移植物血栓形成以及Ⅰ和Ⅱa级（Rochester分级）患者溶栓基础上的介入治疗有更好的效果。有心源性血栓的患者通常表现出Rochester Ⅱb级的症状，且最适合快速手术取栓[4]。

在现代实践中，开放手术治疗和介入治疗的严密区分通常是人为的。尽管很多患者可以采取完全介入的方式治疗，但其他一些患者需要传统手术取栓的方式，大量的患者采取混合的方式治疗。的确，围术期例行的血管造影显示残余血栓高发，迫使额外手术和介入结合治疗在复杂病例中的比例高达90%[61]。

除了血运重建治疗外，急性肢体缺血的后遗症包括缺血再灌注损伤。缺血再灌注损伤可以从没有功能障碍或全身疾病的轻微损伤到全身炎症反应和多器官衰竭。急性肢体缺血导致的这些代谢后果的治疗对患者的存活至关重要。

初始药物治疗

尽管有血运重建措施，但最初治疗的基本原则是一样的：液体复苏、镇痛、抗凝及抗血小板治疗。经过几十年临床经验的积累，肝素治疗已被证明有减少缺血损伤的功能，可以减少血栓扩散和提高生存率[4,62-64]。一些研究质疑抗凝治疗，甚至是在有心源性栓子患者治疗中的益处，但海量数据支持围术期肝素抗凝治疗[65]。普通肝素（UFH）应该给予高剂量（100～150 U/kg），以迅速达到抗凝的治疗剂量以及部分凝血活酶时间（PTT）比基线上升2～2.5。肝素诱导的血小板减少症（HIT）应该用凝血酶抑制药（DTI）来拮抗，比如重组水蛭素或阿加曲班。比伐卢定（另一种常用在冠状动脉和介入术中的凝血酶抑制药），半衰期较短且更为多数血管专家所熟知。长期抗凝这一决定必须建立在缺血的病因、血运重建的结果以及出血和血栓风险的平衡之上。

纠正实验室异常和稳定潜在急性医学条件对达到最好的临床效果非常必要。某些实验室特点预示着最终治疗的成功。Cr激酶和中性粒细胞上升的患者有50%的截肢风险，而酶和中性粒细胞水平正常的患者仅有5%的风险[66]。这些发现强调了骨骼肌进行性缺血损伤的患者临床预后较差。不可逆组织缺损的患者，可能需要碱化尿液来预防肌红蛋白造成的肾损伤。在一些病例中，急性肢体缺血的病因本身就极为致命，比如伴有左室血栓和心源性休克的心肌梗死、或主动脉夹层或由瓣膜功能不全导致的伴有血流动力学异常的感染性心内膜炎。在这些病例中，“生命重于患肢”的原则应用于指导制订最佳的治疗策略。

急性肢体缺血的介入治疗

介入治疗的基本原则是恢复动脉血流，不管是通过溶栓或者发现和治疗潜在病变，都是为了避免手术或减轻手术程度。

Tillet和Garner在1933年发现溶血性链球菌的纤维蛋白溶解特性后，急性肢体缺血的介入治疗成为可能[67]。1955年Tillet等首次将健康志愿者体内的Ⅳ代链激酶应用到临床。不久后，Clifton等在1957年报道了链激酶溶解动静脉病理性血栓的治疗[68-69]。1974年Charles Dotter等倡导导管介导的动脉注射链激酶[70]。随后Berridge等确认了直接将纤溶物运送到受损动脉优于Ⅳ代链激酶溶栓，保肢率明显升高（80%vs.45%），出血并发症明显减低[71]。

现代溶栓剂通过激活纤溶酶原并促进其转化为纤溶酶降解纤维蛋白来加强固有纤溶过程（表 46-2）。纤溶酶原向纤溶酶的转化需要赖氨酸 - 精氨酸组合酶的水解作用，这一步被组织型纤溶酶原激活物（tPA）催化，其为重组纤溶酶原激活物的原型。置管溶栓技术的成功被定义为前向血流的恢复和血栓的完全及近乎完全消退。临床上的成功被定义为急性缺血症状的缓解以及随后外科手术、截肢事件的减少[72]。血栓的酶溶解相对取栓术更完全，特别是在末梢动脉床和末梢栓塞事件中。19 世纪 80 及 90 年代介入治疗技术不断进步，并随着经验的积累变得更加有效。多孔输注导管的发展以及认识到用输注导管穿过血栓闭塞并将药物输送到凝块处而非闭塞近端的重要性增加了这些手术的效能。

19 世纪 90 年代的三个随机试验比较了急性肢体缺血患者介入治疗和手术治疗。Rochester 试验将 114 名有肢体缺血风险的患者从自体血管或人工血管的栓塞和血栓闭塞到尿激酶 IA 输送或手术的治疗随机分配[60]。置管溶栓中 70% 的患者血栓溶解。1 年后，双上肢截肢率均在 18%，但手术治疗组中的死亡率明显高：16% vs. 42%，大部分手术治疗组的死亡同心肺并发症相关。溶栓治疗成本也较低。

更大规模的 STILE 试验囊括了 393 名形成 6 个月内自身血管或人工血管血栓的患者，这些患者被随机分成手术治疗组和溶栓组[59]。这个试验由于有慢性缺血症状的患者不易对溶栓治疗有反应而存在缺陷。的确，70% 溶栓治疗组的患者表现为慢性症状。技术上的失败占纤溶治疗上肢临床失败的绝大部分。其中，无法穿过闭塞损伤的患者占 28%。导管成功到位的患者中，81% 旁路人工血管和 69% 自身血管重新开放（*P*=NS）。导丝可穿过损伤处预示着治疗的成功，这个重大发现从此指导介入疗法治疗急性肢体缺血。

溶栓组中，患者接受 0.05 mg/（kg・h）的重组 tPA（rtPA）长至 12 小时或尿激酶长至 36 小时。在这项试验中，tPA 的剂量比临床实践中的常规剂量 1 mg/h 要大得多。这项研究在得到死亡、大截肢术和复发缺血的发生率在溶栓组和手术组中分别为 61.7% 和 36.1%（$P < 0.001$）的终点不久后结束，在溶栓组和手术组的 30 天死亡率分别为 4.0% 和 4.9%（*P*=NS），截肢率分别为 5.2% 和 6.3%（*P*=NS）。溶栓组和手术组的主要发病率分别为 21% 和 16%，这个差异主要源于前者出血、血管通路并发症和再发缺血。溶栓组患者手术血运重建的程度减轻。

一项根据症状的持续时间对患者分层的事后分析显示：对于症状持续时间 14 天内的患者，溶栓治疗中大截肢术的发生率较手术治疗者低（5.7%vs.17.9%；*P*=0.06）。对于症状持续时间较长的患者，溶栓组的 5.3% 以及手术组的 2.1% 行截肢术（*P*=NS）。症状持续时间 14 天的患者，6 个月的死亡和截肢率在溶栓组为 15.3%，在手术组为 37.5%（*P*=0.01）。这项研究确立了溶栓治疗在多数慢性肢

表46-2 用于治疗急性肢体缺血的溶栓药物的特性

溶栓药物	特性	半衰期	剂量	主要出血并发症	纤维蛋白亲和力	纤维蛋白特异性
尿激酶	直接人纤溶酶原激活剂；裂解人纤溶酶原使之转化为纤溶酶	7 ~ 20 分钟	240 000 U/h 应用 4 小时，然后 120 000 U/h	5.6% ~ 12.5%	低	低
阿替普酶（rtPA）	重组组织人纤溶酶原激活剂；纤维蛋白介导将人纤溶酶原转化为纤溶酶	3 ~ 6 分钟	0.5 ~ 1 mg/h，最大剂量 40 mg	6.1% ~ 6.8%	高	高
瑞替普酶（rPA）	更佳的血栓渗透度	14 ~ 18 分钟	0.25 ~ 2 units/h，最大剂量每 24 小时 20 units	6.1% ~ 6.8%	低	中等
替奈普酶（TNK-rtPA）	更强的纤维蛋白亲和力以及更长的半衰期	20 ~ 24 分钟	0.25 ~ 1 mg/h 低剂量方案：0.125 mg/h	5.4% ~ 13.3% 2.9%	低	非常高

U，国际单位

体缺血患者中并不有效。

TOPAS 试验为第三项比较手术治疗和导管介导的溶栓试验，仅纳入了症状持续时间小于 14 天的患者 [9]。血栓事件是急性肢体缺血的主要病因，占总事件的 85%，在动脉人工血管中的发生率比在自体血管中的发生率更高。此外，仅有 19% 的移植血管包含自体静脉管，这背离了当今临床实践。该试验的第一个低剂量探索阶段纳入了 213 名患者，初始注入了不同剂量的尿激酶，随后持续低剂量的输注。71% 的患者血栓完全溶解，手术组和应用尿激酶组的 12 个月保肢率和死亡率无明显统计学差异。使用尿激酶的患者有较高的颅内出血率（2.1%），并与高剂量尿激酶的使用相关。在试验的第二阶段，542 名患者随机分为手术干预组和安全剂量的尿激酶治疗组。79.7% 的患者血管再通，67.9% 的患者血栓完全溶解。1 年后，溶栓组和手术组的肢体存活率相近（65%vs.69.9%；P=NS），但在溶栓组人群中颅内出血率要高 1.6%。颅内出血同肝素治疗输注量相关，在接受全身系统抗凝剂量的患者中占 4.8%，相比之下，接受亚治疗肝素的患者出血率为 0.5%。

主要的出血并发症在溶栓组中较手术组高（12.5%vs.5.5%；P=0.005）。出院时，手术组患者死亡率为 5.9%，尿激酶治疗组死亡率为 8.8%（P=NS）。尿激酶溶栓治疗同高出血并发症相关，但在不影响保肢率的情况下，有效减少了初始血栓形成而非栓塞病导致的急性肢体缺血患者手术的必要性。

一篇包含了 5 个置管溶栓试验的循证医学综述中纳入了 1 283 名患者，其报道了 2 组治疗方案在 30 天或者 1 年的保肢率和死亡率无明显差异。置管溶栓患者出血风险（8.8%vs.3.3%；95% 可信区间 1.7 ～ 4.6）和卒中率更高（1.3%vs.0%；95% 可信区间 1.57，26.22）[73]。关于急性下肢缺血溶栓的国家审计（NATALI）中，置管溶栓的“现实经验”报道纳入了 1990—1999 年 1 133 个接受溶栓治疗的患者。本研究显示保肢率为 75%，前 30 天截肢率和死亡率占 12%，主要出血并发症为 7.8%。目前并不清楚此研究是否包括那些由于高围术期死亡率而被选择的患者 [74]。

多变量分析确定了预测溶栓治疗是否成功的若干因素 [75]。能够穿过血栓及将溶栓导管直接输注到血栓部位更易溶解血栓。同样，自体血管或人工血管对溶栓的反应性更佳，而糖尿病患者治疗的成功率较低。

溶栓治疗的成功促使人们通过持续不断的努力更加积极地寻找最佳的药物和给药方案，以达到最好的溶栓效果以及最少的出血并发症。动脉溶栓的最大经验是从链激酶、尿激酶和 rtPA 中获得。尿激酶与链激酶相比，显示出更快速的溶栓效果和更少的出血并发症 [76]。链激酶同后几代药物相比，由于其自身的免疫原性、血小板激活作用和高出血风险而被弃用。于对生产过程中污染的担忧，尿激酶于 1999 年停产。此后，rtPA 成为临床实践中主要的纤溶药物。这类药物中有三种药物被应用：阿替普酶、瑞替普酶和替耐普酶。

与纤维蛋白特异性较低的尿激酶和瑞替普酶相比，阿替普酶和替耐普酶对纤溶酶原的激活的亲和力更高。瑞替普酶对纤维蛋白结合的减少使血栓渗透的非结合药物有更高的可用性以及更短的作用时间相比 tPA。阿替普酶通常用于导管介导的溶栓。用 rtPA 置管溶栓优于链激酶，其造影结果更佳，30 天保肢率更高 [71]。同尿激酶相比，阿替普酶溶栓效力更佳，但穿刺部位的血肿发生率更高 [77]。然而在 STILE 试验中，尿激酶和阿替普酶无明显差异。一篇纳入多项试验的评估阿替普酶的综述总结到：阿替普酶出血率同输注时间和输注剂量直接相关，但出血并发症同尿激酶相比无差异 [78]。瑞替普酶是第三代 tPA 衍生物，有 13 ～ 16 分钟的更长的半衰期，并在少数急性肢体缺血患者中成功被测试 [79-80]。辅助介入治疗的广泛应用让多种溶栓药物的直接比较越来越困难，但没有确凿证据说明一种 rtPA 药物在效果和安全性上优于另一种。

一个小型的应用瑞替普酶溶栓的试验中，试用糖蛋白（GP）Ⅱb/ Ⅲa 抑制药阿昔单抗来辅助治疗。研究结果表明，这种结合治疗可以在不增加出血并发症的基础上有效缩短溶栓药物输注时间 [81]。纤溶药物和 GP Ⅱb/ Ⅲa 抑制药结合输注的疗效在随机 RELAX 试验中被进一步评价（标题为：PDE-5 抑制药改善舒张性心衰的临床状态和运动能力）。在这项研究中，74 名急性闭塞患者接受了不同剂量的瑞替普酶单一治疗或瑞替普酶和阿昔单抗结合输注 [82]。在 90 天时，复合终点在使用 1 mg/h 剂量的 tPA 患者中无差异（不管是同时接受安慰剂还是阿昔单抗）。有趣的是，两种治疗均未出现颅内出血。辅助药物的应用还未作为标准治疗被接受。另一方面，在置管侧手臂常规应用普通肝素，以使 PTT 达到 40 ～ 50。STILE 试验的亚组分析表明阿替普酶输注过程中的肝素管理同死亡、截肢、主要发病和再发缺血的复合终点事件的减少相关。更重要的是，用肝素辅助尿激酶或阿替普酶治疗不增加出血风险 [56]。输注肝素也可降低置管溶栓的风险 [83]。因此，肝素应该给予低剂量 400 ～ 600 units/h；一些专家建议应用 100 units/h 的更低剂量。

出血并发症的风险随着治疗的持续而增加。据估计，溶栓治疗的主要并发症风险随着治疗的持续而增加，从 8 小时的 14% 增加到 40 小时的 34%[84]。溶栓治疗的最佳持续时间并无定论。药物输注的持续时间从早期试验的 48 小时逐渐减少到现今伴有辅助治疗的 6 ～ 18 个小时。溶栓输注过程中提倡监测纤维蛋白原的水平。纤维蛋白原水平在输注过程中被连续检测，其低于 100 ～ 150 mg/dl 时，说明纤维蛋白原明显异常，需要降低药物剂量或停药。在 STILE 试验中，较低的纤维蛋白原水平同出血相关，但纤维蛋白原水平是否是出血并发症的可靠预测因素尚不清楚。

置管溶栓的一个缺点是药物输注时间延长、溶栓药物花费高、需要重复血管造影以及需要在重症监护病房（ICUs）中监护患者。血管重建的延误使这种治疗不适合急需血管重建的患者，所以提倡 Rutherford Ⅱb 级的患者进行手术治疗。为了克服这些缺点、减少可以达到临床效果的溶栓药的用量以及降低出血并发症，一些辅助技术和仪器得以发展，从而使高危的肢体得到更快速的灌注 [85-87]。机械血栓清除术、脉冲喷射血栓清除术和超声波加速溶栓是这些技术中的几种。在现今实践中，对急性肢体缺血的介入治疗联合了置管溶栓术同机械血栓清除术、脉冲喷射血栓清除术、导管吸栓术、超声波加速溶栓术、远端栓塞保护设备、血管成形术和支架置入术。尽管有如此之多的辅助治疗，但介入溶栓的基本原则是确定的：需要穿过整个闭塞区域，并且需要多边孔方位穿过血栓将输注药物直接输送到血栓处。重组组织纤溶酶原激活剂是溶栓药物中最常用的，其输注速度在 0.5 ～ 1.0 mg/h，至少持续 12 小时。

机械血栓切除装置

AngioJet Xpeedior 流变去栓导管是最常见的机械去栓导管。这种小口径导管使用其尖端的压力盐水喷射系统粉碎血栓，同时，由文丘里效应造成喷头近端的真空可进一步粉碎血栓残骸。可以用盐水替代溶栓药物来进一步改进此仪器，药物可喷入血栓内部而不伴有负压产生。等到脉冲喷射治疗 20 ～ 30 分钟后，含有纤溶成分的血栓以标准的血栓切除模式被粉碎和吸入，从而减少了血栓负荷并恢复了动脉血流 [88]。机械去栓术可以不用脉冲喷射技术，以恢复不耐受溶栓药物患者的血流。在早期临床试验中，90% 自体血管和旁路移植血管急性肢体缺血的患者用 AngioJet 恢复了动脉血流。82% 的患者临床症状得以改善，血栓的末梢栓塞发生率仅有 2%[89]。置管溶栓常规作为这种疗法的辅助治疗，但纤溶治疗的剂量和持续时间相应减少 [90]。

一个小型多中心研究评估了流变去栓术，此研究纳入了Ⅱb 和Ⅲb 级症状并在流变去栓术之前或之后行置管溶栓的患者。其中，80% 的患者施行了辅助造影、支架或选择性手术，30 天的截肢率为 7.1%，死亡率为 4%[91]。流变去栓术的临床经验证实了它在*原位*血栓形成中的有效作用，此作用同导管类型无关 [90]（图 46-7）。去栓装置无法去除规则的附壁血栓，其更有利于治疗急性血栓。AngioJet 的总体成功率在 56% ～ 95%，末梢血栓率为 9.5%，2 年的保肢率可达到 75%。这种装置可不常规加用纤溶药物，保肢率可高达 95%[90,92-94]。

一些其他的经皮器械去栓装置也得到应用。Trellis 装置包含一个可以多孔输注的且充气时近端和远端都有气囊膨起的导管，将溶栓药物局限在血栓形成的部分，并潜在限制了这些药物的系统效应。这些气囊放气前，气囊之间的残骸被抽吸掉。这种仪器的使用在静脉血栓中更加常见，并在一小部分动脉闭塞的患者中得以应用，但它有 11.5% 的末梢栓塞率 [95]。Rotarex 装置在欧洲得以应用，并被证实在周围动脉血栓疾病中安全有效 [96]。这种导丝基础上的导管被设计用来去除外周血管的血栓。导管尖端的螺旋转速可达到 40 000 rpm，血栓碎片和抽吸微粒的速度在 180 ml/min。导管进入血栓处并在抽吸过程中缓慢撤回。抽吸的力道须不断调适，以避免血栓碎裂和导管周围的血管损伤。Hydrolyser 导管最初设计用来渗入血栓。这个 6 F 0.018 英寸的导丝兼容的导管利用一个充满盐水的标准对比注射剂产生文丘里效应，创造真空环境。这种导管在移植物血栓的治疗中有效，在体外评估中，其末梢栓塞的发生率较 AngioJet 低 [97]。此技术的成功率在人工血管中占 88%，在*自体*血管中占 73%，据报道截肢率为 11%[98]。

所有的血栓去除装置都需要频繁使用溶栓药物。这些装置均未被严谨地研究过，但毫无疑问，它们一直作为辅助仪器来使用，以加速再灌注和减少溶栓药

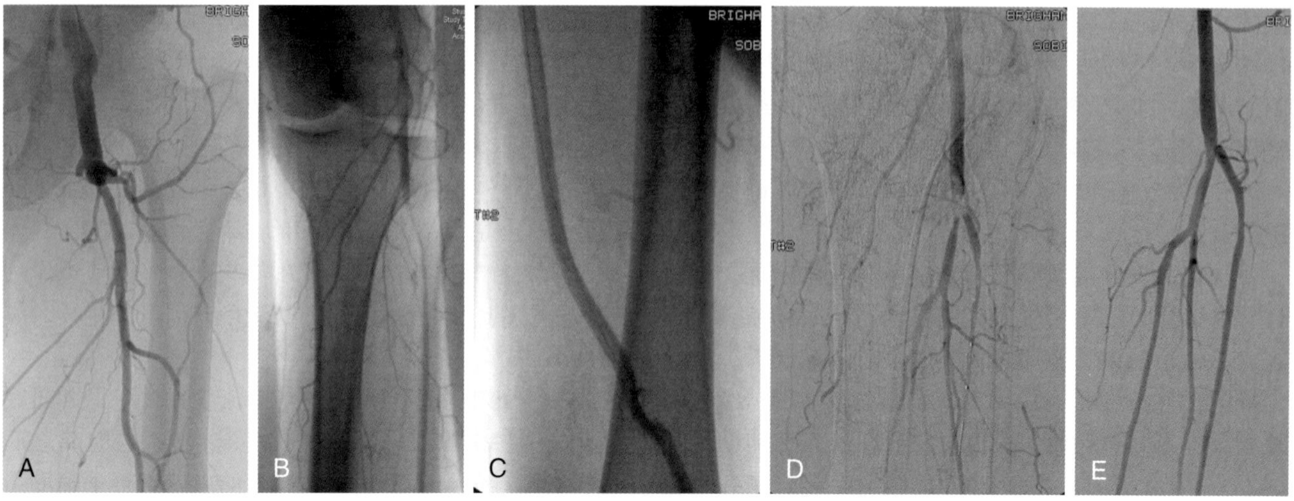

图 46-7 由左侧股动脉旁路移植术（A）和腘动脉远端栓塞（B）导致的急性肢体缺血。用脉冲喷射去栓恢复移植处血流（**C**）并减少腘动脉的血栓负荷（**D**），使置管溶栓术可以恢复血流（**E**）

物使用量。与单纯药物治疗相比，程序上时间的缩短和溶栓药物剂量的减少可能被其造成的创伤抵消。对于那些太小的以至于不能用这些装置治疗的分支和侧支血管，溶栓药物也可影响这些血管的开放。

血栓抽吸术

经皮吸栓术对腘部和胫部的血管尤其有效（图 46-8 和图 46-9）。一个连接 60 ml 注射器的大腔导管（6 F-8 F）伸入闭塞的近端，通过注射器抽吸产生负压，血栓被吸入导管而从动脉移除 [99-100]。溶栓术和导管吸栓术相结合可使成功率上升至 90%，4 年随访的保肢率可达 86%[101]。

超声辅助溶栓

超声导管被用来辅助和加速溶栓进程。高能超声的使用可以机械粉碎血栓 [102-103]，而低能超声可通过粉碎纤维束、暴露更多纤维蛋白结合位点、增加血栓渗透性和溶栓剂的渗透来加速酶促血栓溶解 [104-105]。这些作用可以加速再通和减少溶栓治疗过程中的出血并发症。

有四个小型试验研究了急性肢体缺血的超声辅助溶栓治疗。EKOS EndoWave 低能系统在 25 个急性下肢动脉闭塞的患者中测试。在只有平均 16.9 ±10.9 小时的治疗时间后，88% 的患者血栓完全溶解 [106]。另外一项纳入 20 名急性股腘移植血管闭塞患者的研究中，利用 Rotarex 装置比较了超声加速溶栓和器械去栓治疗 [107]。Motarjeme 用超声加速溶栓治疗 24 个亚急性动脉闭塞，技术成功率为 100%，平均治疗 16.4 小时（范围：3 ～ 25 小时）后 96% 的病例达到完全血栓溶解 [108]。超声组溶栓药物平均输注时间为 15 小时，技术成功率达 90%。另外一个包含了 21 名用超声加速溶栓治疗患者的前瞻性试验显示 20 名患者血栓完全溶解，无出血并发症发生，30 天血管和桥血管的通畅度为 81%[109]。Dutch DUET 研究将在一项关于Ⅰ和Ⅱ a 级症状的急慢性自身和旁路下肢血管血栓形成的随机试验中比较标准置管溶栓和超声辅助溶栓的功效 [94]。

血栓的逐渐溶解会使小的血栓碎片进入末端循环形成远端栓塞。这种并发症出现在 5% 的操作中，主要表现为突然的疼痛恶化或末端无脉 [2]。这种并发症出现后需要立即增加溶栓剂量，如果症状在 1 到 2 个小时无改善，需要重复做血管造影。

在现今实践中，手术和介入治疗的区别较为模糊，有急性缺血症状的患者经常在置管溶栓后进行介入或者开放式手术或两者结合 [110]。在最近的 119 名急性肢体缺血患者的病例中，54% 的病例采用了单纯介入手术，13% 采用了开放式手术，25% 采用了两者结合的手术 [110]。股腘和胫部的血栓形成同主髂动脉部位的闭塞相比预后较差，11% 的患者出现了穿刺部位血肿，8% 出现了需要输血的出血，4% 的患者出现了骨筋膜室综合征。30 天死亡率为 6%，大部分同手术截肢相关，1 年的保肢率和生存率分别为 74.6% 和 85.7%。

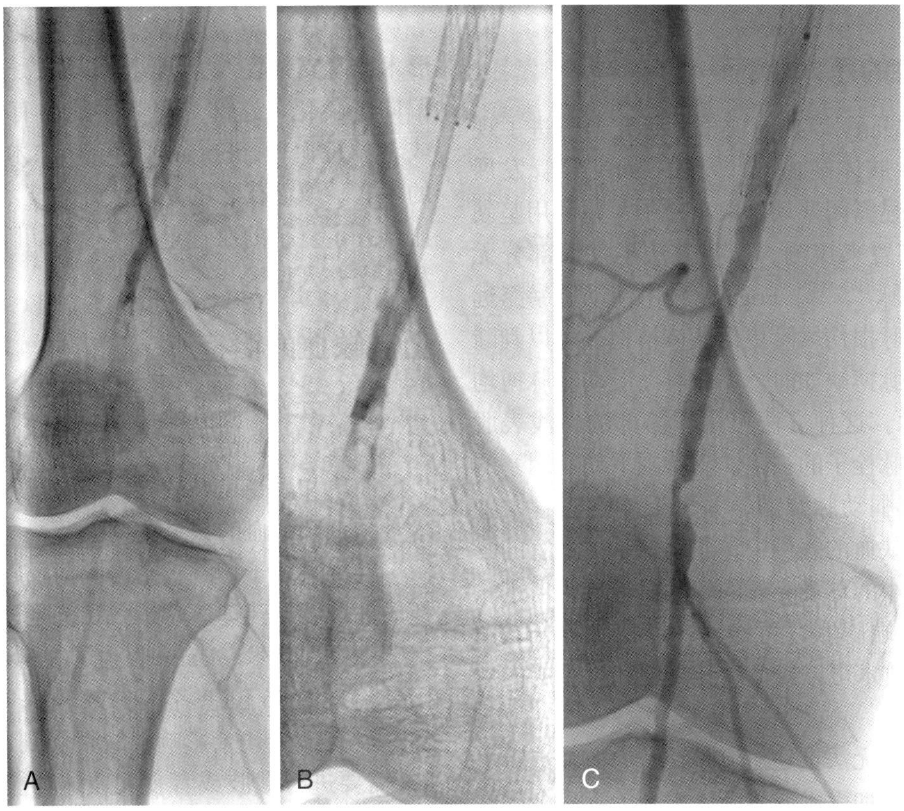

图 46-8　由股浅动脉（SFA）再狭窄和血栓形成导致的急性肢体缺血。支架远端栓塞性闭塞（**A**）用导管抽吸（**B**）撤回并暴露出动脉硬化栓塞性疾病

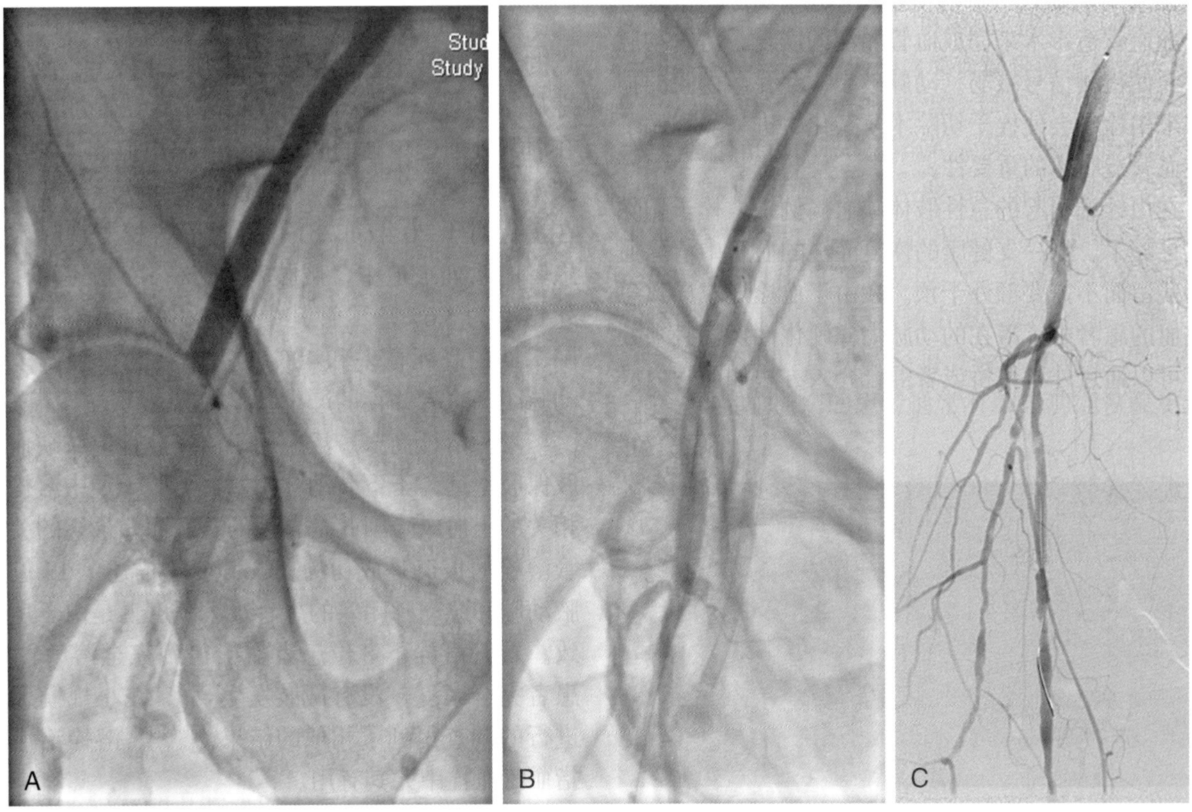

图 46-9　人工压迫股总动脉穿刺部位后的急性肢体缺血。A，右股总动脉血栓性闭塞；**B**，血栓困在栓塞保护滤器中由动脉向外撤出。经皮血栓移除后动脉血流立即恢复，有动脉粥样硬化钙化的证据（C）

参考文献

1. Earnshaw JJ: Demography and etiology of acute leg ischemia, *Semin Vasc Surg* 14:86–92, 2001.
2. Davies B, Braithwaite BD, Birch PA, et al: Acute leg ischaemia in Gloucestershire, *Br J Surg* 84:504–508, 1997.
3. Bergqvist D, Troeng T, Elfstrom J, et al: Auditing surgical outcome: ten years with the Swedish Vascular Registry--Swedvasc. The Steering Committee of Swedvasc, *Eur J Surg Suppl* 3–8, 1998.
4. Eliason JL, Wainess RM, Proctor MC, et al: A national and single institutional experience in the contemporary treatment of acute lower extremity ischemia, *Ann Surg* 238:382–389, 2003 discussion 9–90.
5. Williams N, Bell PR: Acute ischaemia of the upper limb, *Br J Hosp Med* 50:579–582, 1993.
6. Eyers P, Earnshaw JJ: Acute non-traumatic arm ischaemia, *Br J Surg* 85:1340–1346, 1998.
7. Dryjski M, Swedenborg J: Acute ischemia of the extremities in a metropolitan area during one year, *J Cardiovasc Surg (Torino)* 25:518–522, 1984.
8. Stonebridge PA, Clason AE, Duncan AJ, et al: Acute ischaemia of the upper limb compared with acute lower limb ischaemia; a 5-year review, *Br J Surg* 76:515–516, 1989.
9. Ouriel K, Veith FJ, Sasahara AA: A comparison of recombinant urokinase with vascular surgery as initial treatment for acute arterial occlusion of the legs. Thrombolysis or Peripheral Arterial Surgery (TOPAS) Investigators, *N Engl J Med* 338:1105–1111, 1998.
10. Jivegard L, Holm J, Schersten T: Acute limb ischemia due to arterial embolism or thrombosis: influence of limb ischemia versus pre-existing cardiac disease on postoperative mortality rate, *J Cardiovasc Surg (Torino)* 29:32–36, 1988.
11. Braithwaite BD, Davies B, Birch PA, et al: Management of acute leg ischaemia in the elderly, *Br J Surg* 85:217–220, 1998.
12. Lambert M, Ball C, Hancock B: Management of acute brachial artery occlusion due to trauma or emboli, *Br J Surg* 70:639–640, 1983.
13. Katz SG, Kohl RD: Direct revascularization for the treatment of forearm and hand ischemia, *Am J Surg* 165:312–316, 1993.
14. Wirsing P, Andriopoulos A, Botticher R: Arterial embolectomies in the upper extremity after acute occlusion. Report on 79 cases, *J Cardiovasc Surg (Torino)* 24:40–42, 1983.
15. James EC, Khuri NT, Fedde CW, et al: Upper limb ischemia resulting from arterial thromboembolism, *Am J Surg* 137:739–744, 1979.
16. Darling RC, Austen WG, Linton RR: Arterial embolism, *Surg Gynecol Obstet* 124:106–114, 1967.
17. Kaar G, Broe PJ, Bouchier-Hayes DJ: Upper limb emboli. A review of 55 patients managed surgically, *J Cardiovasc Surg (Torino)* 30:165–168, 1989.
18. Gazzaniga AB, Dalen JE: Paradoxical embolism: its pathophysiology and clinical recognition, *Ann Surg* 171:137–142, 1970.
19. Bryan AJ, Hicks E, Lewis MH: Unilateral digital ischaemia secondary to embolisation from subclavian atheroma, *Ann R Coll Surg Engl* 71:140–142, 1989.
20. Rapp JH, Reilly LM, Goldstone J, et al: Ischemia of the upper extremity: significance of proximal arterial disease, *Am J Surg* 152:122–126, 1986.
21. Keen RR, McCarthy WJ, Shireman PK, et al: Surgical management of atheroembolization, *J Vasc Surg* 21:773–780, 1995 discussion 80–1.
22. Ricotta JJ, Scudder PA, McAndrew JA, et al: Management of acute ischemia of the upper extremity, *Am J Surg* 145:661–666, 1983.
23. Banis JC Jr, Rich N, Whelan TJ Jr: Ischemia of the upper extremity due to noncardiac emboli, *Am J Surg* 134:131–139, 1977.
24. Nehler MR, Taylor LM Jr, Moneta GL, et al: Upper extremity ischemia from subclavian artery aneurysm caused by bony abnormalities of the thoracic outlet, *Arch Surg* 132: 527–532, 1997.
25. Sachatello CR, Ernst CB, Griffen WO Jr: The acutely ischemic upper extremity: selective management, *Surgery* 76:1002–1009, 1974.
26. Prioleau PG, Katzenstein AL: Major peripheral arterial occlusion due to malignant tumor embolism: histologic recognition and surgical management, *Cancer* 42:2009–2014, 1978.
27. Lorentzen JE, Roder OC, Hansen HJ: Peripheral arterial embolism. A follow-up of 130 consecutive patients submitted to embolectomy, *Acta Chir Scand Suppl* 502:111–116, 1980.
28. Jivegard LE, Arfvidsson B, Holm J, et al: Selective conservative and routine early operative treatment in acute limb ischaemia, *Br J Surg* 74:798–801, 1987.
29. Vohra R, Lieberman DP: Arterial emboli to the arm, *J R Coll Surg Edinb* 36:83–85, 1991.
30. Quraishy MS, Cawthorn SJ, Giddings AE: Critical ischaemia of the upper limb, *J R Soc Med* 85:269–273, 1992.
31. Klonaris C, Georgopoulos S, Katsargyris A, et al: Changing patterns in the etiology of acute lower limb ischemia, *Int Angiol* 26:49–52, 2007.
32. Kropman RH, Schrijver AM, Kelder JC, et al: Clinical outcome of acute leg ischaemia due to thrombosed popliteal artery aneurysm: systematic review of 895 cases, *Eur J Vasc Endovasc Surg* 39:452–457, 2010.
33. Ravn H, Bergqvist D, Bjorck M: Nationwide study of the outcome of popliteal artery aneurysms treated surgically, *Br J Surg* 94:970–977, 2007.
34. Marine L, Castro P, Enriquez A, et al: Four-limb acute ischemia induced by ergotamine in an AIDS patient treated with protease inhibitors, *Circulation* 124:1395–1397, 2011.
35. Zavaleta EG, Fernandez BB, Grove MK, et al: St. Anthony's fire (ergotamine induced leg ischemia)--a case report and review of the literature, *Angiology* 52:349–356, 2001.
36. Mirzayan R, Hanks SE, Weaver FA: Cocaine-induced thrombosis of common iliac and popliteal arteries, *Ann Vasc Surg* 12:476–481, 1998.
37. Knochel JP: Mechanisms of rhabdomyolysis, *Curr Opin Rheumatol* 5:725–731, 1993.
38. Blaisdell FW: The pathophysiology of skeletal muscle ischemia and the reperfusion syndrome: a review, *Cardiovasc Surg* 10:620–630, 2002.
39. Gillani S, Cao J, Suzuki T, et al: The effect of ischemia reperfusion injury on skeletal muscle, *Injury* 2011, epub ahead of print; http://dx.doi.org/10.1016/j.injury.2011.03.008.
40. Rubin BB, Romaschin A, Walker PM, et al: Mechanisms of postischemic injury in skeletal muscle: intervention strategies, *J Appl Physiol* 80:369–387, 1996.
41. Collard CD, Gelman S: Pathophysiology, clinical manifestations, and prevention of ischemia-reperfusion injury, *Anesthesiology* 94:1133–1138, 2001.
42. Korthuis RJ, Smith JK, Carden DL: Hypoxic reperfusion attenuates postischemic microvascular injury, *Am J Physiol* 256:H315–H319, 1989.
43. Walker PM, Lindsay TF, Labbe R, et al: Salvage of skeletal muscle with free radical scavengers, *J Vasc Surg* 5:68–75, 1987.
44. Jerome SN, Akimitsu T, Korthuis RJ: Leukocyte adhesion, edema, and development of postischemic capillary no-reflow, *Am J Physiol* 267:H1329–H1336, 1994.
45. Korthuis RJ, Grisham MB, Granger DN: Leukocyte depletion attenuates vascular injury in postischemic skeletal muscle, *Am J Physiol* 254:H823–H827, 1988.
46. Carden DL, Smith JK, Korthuis RJ: Neutrophil-mediated microvascular dysfunction in postischemic canine skeletal muscle. Role of granulocyte adherence, *Circ Res* 66: 1436–1444, 1990.
47. Walden DL, McCutchan HJ, Enquist EG, et al: Neutrophils accumulate and contribute to skeletal muscle dysfunction after ischemia-reperfusion, *Am J Physiol* 259:H1809–H1812, 1990.
48. Yokota J, Minei JP, Fantini GA, et al: Role of leukocytes in reperfusion injury of skeletal muscle after partial ischemia, *Am J Physiol* 257:H1068–H1075, 1989.
49. Welbourn R, Goldman G, O'Riordain M, et al: Role for tumor necrosis factor as mediator of lung injury following lower torso ischemia, *J Appl Physiol* 70:2645–2649, 1991.
50. Yassin MM, Harkin DW, Barros D'Sa AA, et al: Lower limb ischemia-reperfusion injury triggers a systemic inflammatory response and multiple organ dysfunction, *World J Surg* 26:115–121, 2002.
51. Ascer E, Mohan C, Gennaro M, et al: Interleukin-1 and thromboxane release after skeletal muscle ischemia and reperfusion, *Ann Vasc Surg* 6:69–73, 1992.
52. Hashimoto M, Shingu M, Ezaki I, et al: Production of soluble ICAM-1 from human endothelial cells induced by IL-1 beta and TNF-alpha, *Inflammation* 18:163–173, 1994.
53. Sato N, Goto T, Haranaka K, et al: Actions of tumor necrosis factor on cultured vascular endothelial cells: morphologic modulation, growth inhibition, and cytotoxicity, *J Natl Cancer Inst* 76:1113–1121, 1986.
54. Klausner JM, Anner H, Paterson IS, et al: Lower torso ischemia-induced lung injury is leukocyte dependent, *Ann Surg* 208:761–767, 1988.
55. Welbourn CR, Goldman G, Paterson IS, et al: Pathophysiology of ischaemia reperfusion injury: central role of the neutrophil, *Br J Surg* 78:651–655, 1991.
56. Rutherford RB, Baker JD, Ernst C, et al: Recommended standards for reports dealing with lower extremity ischemia: revised version, *J Vasc Surg* 26:517–538, 1997.
57. Henke PK: Contemporary management of acute limb ischemia: factors associated with amputation and in-hospital mortality, *Semin Vasc Surg* 22:34–40, 2009.
58. Blaisdell FW, Steele M, Allen RE: Management of acute lower extremity arterial ischemia due to embolism and thrombosis, *Surgery* 84:822–834, 1978.
59. Results of a prospective randomized trial evaluating surgery versus thrombolysis for ischemia of the lower extremity. The STILE trial, *Ann Surg* 220:251–266, 1994 discussion 66–8.
60. Ouriel K, Shortell CK, DeWeese JA, et al: A comparison of thrombolytic therapy with operative revascularization in the initial treatment of acute peripheral arterial ischemia, *J Vasc Surg* 19:1021–1030, 1994.
61. Zaraca F, Stringari C, Ebner JA, et al: Routine versus selective use of intraoperative angiography during thromboembolectomy for acute lower limb ischemia: analysis of outcomes, *Ann Vasc Surg* 24:621–627, 2010.
62. Tawes RL Jr, Harris EJ, Brown WH, et al: Arterial thromboembolism. A 20-year perspective, *Arch Surg* 120:595–599, 1985.
63. Hobson RW 2nd, Neville R, Watanabe B, et al: Role of heparin in reducing skeletal muscle infarction in ischemia-reperfusion, *Microcirc Endothelium Lymphatics* 5:259–276, 1989.
64. Wright JG, Kerr JC, Valeri CR, et al: Heparin decreases ischemia-reperfusion injury in isolated canine gracilis model, *Arch Surg* 123:470–472, 1988.
65. Jivegard L, Holm J, Bergqvist D, et al: Acute lower limb ischemia: failure of anticoagulant treatment to improve one-month results of arterial thromboembolectomy. A prospective randomized multi-center study, *Surgery* 109:610–616, 1991.
66. Currie IS, Wakelin SJ, Lee AJ, et al: Plasma creatine kinase indicates major amputation or limb preservation in acute lower limb ischemia, *J Vasc Surg* 45:733–739, 2007.
67. Tillet WS: The fibrinolytic activity of hemolytic streptococci, *J Exp Med* 58:485–502, 1933.
68. Tillett WS, Johnson AJ, McCarty WR: The intravenous infusion of the streptococcal fibrinolytic principle (streptokinase) into patients, *J Clin Invest* 34:169–185, 1955.
69. Clifton EE: The use of plasmin in humans, *Ann N Y Acad Sci* 68:209–229, 1957.
70. Dotter CT, Rosch J, Seaman AJ: Selective clot lysis with low-dose streptokinase, *Radiology* 111:31–37, 1974.
71. Berridge DC, Gregson RH, Hopkinson BR, et al: Randomized trial of intra-arterial recombinant tissue plasminogen activator, intravenous recombinant tissue plasminogen activator and intra-arterial streptokinase in peripheral arterial thrombolysis, *Br J Surg* 78:988–995, 1991.
72. Karnabatidis D, Spiliopoulos S, Tsetis D, et al: Quality improvement guidelines for percutaneous catheter-directed intra-arterial thrombolysis and mechanical thrombectomy for acute lower-limb ischemia, *Cardiovasc Intervent Radiol* 34:1123–1136, 2011.
73. Berridge DC, Kessel D, Robertson I: Surgery versus thrombolysis for acute limb ischaemia: initial management, *Cochrane Database Syst Rev* 2002 CD002784.
74. Earnshaw JJ, Whitman B, Foy C: National Audit of Thrombolysis for Acute Leg Ischemia (NATALI): clinical factors associated with early outcome, *J Vasc Surg* 39:1018–1025, 2004.
75. Ouriel K, Shortell CK, Azodo MV, et al: Acute peripheral arterial occlusion: predictors of success in catheter-directed thrombolytic therapy, *Radiology* 193:561–566, 1994.
76. Olin JW, Graor RA: Thrombolytic therapy in the treatment of peripheral arterial occlusions, *Ann Emerg Med* 17:1210–1215, 1988.
77. Schweizer J, Altmann E, Stosslein F, et al: Comparison of tissue plasminogen activator and urokinase in the local infiltration thrombolysis of peripheral arterial occlusions, *Eur J Radiol* 22:129–132, 1996.
78. Semba CP, Murphy TP, Bakal CW, et al: Thrombolytic therapy with use of alteplase (rt-PA) in peripheral arterial occlusive disease: review of the clinical literature. The Advisory Panel, *J Vasc Interv Radiol* 11:149–161, 2000.
79. Hanover TM, Kalbaugh CA, Gray BH, et al: Safety and efficacy of reteplase for the treatment of acute arterial occlusion: complexity of underlying lesion predicts outcome, *Ann Vasc Surg* 19:817–822, 2005.

80. Laird JR, Dangas G, Jaff M, et al: Intra-arterial reteplase for the treatment of acute limb ischemia, *J Invasive Cardiol* 11:757–762, 1999.
81. Drescher P, Crain MR, Rilling WS: Initial experience with the combination of reteplase and abciximab for thrombolytic therapy in peripheral arterial occlusive disease: a pilot study, *J Vasc Interv Radiol* 13:37–43, 2002.
82. Ouriel K, Castaneda F, McNamara T, et al: Reteplase monotherapy and reteplase/abciximab combination therapy in peripheral arterial occlusive disease: results from the RELAX trial, *J Vasc Interv Radiol* 15:229–238, 2004.
83. McNamara TO, Fischer JR: Thrombolysis of peripheral arterial and graft occlusions: improved results using high-dose urokinase, *AJR Am J Roentgenol* 144:769–775, 1985.
84. Sullivan KL, Gardiner GA Jr, Shapiro MJ, et al: Acceleration of thrombolysis with a high-dose transthrombus bolus technique, *Radiology* 173:805–808, 1989.
85. Ritchie JL, Hansen DD, Vracko R, et al: Mechanical thrombolysis: a new rotational catheter approach for acute thrombi, *Circulation* 73:1006–1012, 1986.
86. Drasler WJ, Jenson ML, Wilson GJ, et al: Rheolytic catheter for percutaneous removal of thrombus, *Radiology* 182:263–267, 1992.
87. Schmitz-Rode T, Gunther RW, Muller-Leisse C: US-assisted aspiration thrombectomy: *in vitro* investigations, *Radiology* 178:677–679, 1991.
88. Allie DE, Hebert CJ, Lirtzman MD, et al: Novel simultaneous combination chemical thrombolysis/rheolytic thrombectomy therapy for acute critical limb ischemia: the power-pulse spray technique, *Catheter Cardiovasc Interv* 63:512–522, 2004.
89. Mathie AG, Bell SD, Saibil EA: Mechanical thromboembolectomy in acute embolic peripheral arterial occlusions with use of the AngioJet Rapid Thrombectomy System, *J Vasc Interv Radiol* 10:583–590, 1999.
90. Kasirajan K, Gray B, Beavers FP, et al: Rheolytic thrombectomy in the management of acute and subacute limb-threatening ischemia, *J Vasc Interv Radiol* 12:413–421, 2001.
91. Ansel GM, George BS, Botti CF, et al: Rheolytic thrombectomy in the management of limb ischemia: 30-day results from a multicenter registry, *J Endovasc Ther* 9:395–402, 2002.
92. Wagner HJ, Muller-Hulsbeck S, Pitton MB, et al: Rapid thrombectomy with a hydrodynamic catheter: results from a prospective, multicenter trial, *Radiology* 205:675–681, 1997.
93. Silva JA, Ramee SR, Collins TJ, et al: Rheolytic thrombectomy in the treatment of acute limb-threatening ischemia: immediate results and six-month follow-up of the multicenter AngioJet registry. Possis Peripheral AngioJet Study AngioJet Investigators, *Cathet Cardiovasc Diagn* 45:386–393, 1998.
94. Muller-Hulsbeck S, Kalinowski M, Heller M, et al: Rheolytic hydrodynamic thrombectomy for percutaneous treatment of acutely occluded infra-aortic native arteries and bypass grafts: midterm follow-up results, *Invest Radiol* 35:131–140, 2000.
95. Sarac TP, Hilleman D, Arko FR, et al: Clinical and economic evaluation of the trellis thrombectomy device for arterial occlusions: preliminary analysis, *J Vasc Surg* 39:556–559, 2004.
96. Stanek F, Ouhrabkova R, Prochazka D: Mechanical thrombectomy using the Rotarex catheter--safe and effective method in the treatment of peripheral arterial thromboembolic occlusions, *Vasa* 39:334–340, 2010.
97. Bucker A, Schmitz-Rode T, Vorwerk D, et al: Comparative *in vitro* study of two percutaneous hydrodynamic thrombectomy systems, *J Vasc Interv Radiol* 7:445–449, 1996.
98. Reekers JA, Kromhout JG, Spithoven HG, et al: Arterial thrombosis below the inguinal ligament: percutaneous treatment with a thrombosuction catheter, *Radiology* 198:49–53, 1996.
99. Wagner HJ, Starck EE: Acute embolic occlusions of the infrainguinal arteries: percutaneous aspiration embolectomy in 102 patients, *Radiology* 182:403–407, 1992.
100. Zehnder T, Birrer M, Do DD, et al: Percutaneous catheter thrombus aspiration for acute or subacute arterial occlusion of the legs: how much thrombolysis is needed? *Eur J Vasc Endovasc Surg* 20:41–46, 2000.
101. Wagner HJ, Starck EE, Reuter P: Long-term results of percutaneous aspiration embolectomy, *Cardiovasc Intervent Radiol* 17:241–246, 1994.
102. Siegel RJ, Fishbein MC, Forrester J, et al: Ultrasonic plaque ablation. A new method for recanalization of partially or totally occluded arteries, *Circulation* 78:1443–1448, 1988.
103. Steffen W, Fishbein MC, Luo H, et al: High intensity, low frequency catheter-delivered ultrasound dissolution of occlusive coronary artery thrombi: an *in vitro* and *in vivo* study, *J Am Coll Cardiol* 24:1571–1579, 1994.
104. Braaten JV, Goss RA, Francis CW: Ultrasound reversibly disaggregates fibrin fibers, *Thromb Haemost* 78:1063–1068, 1997.
105. Francis CW, Blinc A, Lee S, et al: Ultrasound accelerates transport of recombinant tissue plasminogen activator into clots, *Ultrasound Med Biol* 21:419–424, 1995.
106. Wissgott C, Richter A, Kamusella P, et al: Treatment of critical limb ischemia using ultrasound-enhanced thrombolysis (PARES Trial): final results, *J Endovasc Ther* 14:438–443, 2007.
107. Wissgott C, Kamusella P, Richter A, et al: Treatment of acute femoropopliteal bypass graft occlusion: comparison of mechanical rotational thrombectomy with ultrasound-enhanced lysis, *Rofo* 180:547–552, 2008.
108. Motarjeme A: Ultrasound-enhanced thrombolysis, *J Endovasc Ther* 14:251–256, 2007.
109. Schrijver AM, Reijnen MM, van Oostayen JA, et al: Initial results of catheter-directed ultrasound-accelerated thrombolysis for thromboembolic obstructions of the aortofemoral arteries: a feasibility study, *Cardiovasc Intervent Radiol* 35:279–285, 2012.
110. Kashyap VS, Gilani R, Bena JF, et al: Endovascular therapy for acute limb ischemia, *J Vasc Surg* 53:340–346, 2011.
111. Fogarty TJ, Cranley JJ, Krause RJ, et al: A method for extraction of arterial emboli and thrombi, *Surg Gynecol Obstet* 116:241–244, 1963.
112. Dale WA: Endovascular suction catheters for thrombectomy and embolectomy, *J Thorac Cardiovasc Surg* 44:557–558, 1962.
113. Green RM, DeWeese JA, Rob CG: Arterial embolectomy before and after the Fogarty catheter, *Surgery* 77:24–33, 1975.
114. Hill SL, Donato AT: The simple Fogarty embolectomy: an operation of the past? *Am Surg* 60:907–911, 1994.
115. Plecha FR, Pories WJ: Intraoperative angiography in the immediate assessment of arterial reconstruction, *Arch Surg* 105:902–907, 1972.
116. Galbraith K, Collin J, Morris PJ, et al: Recent experience with arterial embolism of the limbs in a vascular unit, *Ann R Coll Surg Engl* 67:30–33, 1985.
117. Davies MG, O'Malley K, Feeley M, et al: Upper limb embolus: a timely diagnosis, *Ann Vasc Surg* 5:85–87, 1991.
118. Pentti J, Salenius JP, Kuukasjarvi P, et al: Outcome of surgical treatment in acute upper limb ischaemia, *Ann Chir Gynaecol* 84:25–28, 1995.
119. Hernandez-Richter T, Angele MK, Helmberger T, et al: Acute ischemia of the upper extremity: long-term results following thrombembolectomy with the Fogarty catheter, *Langenbecks Arch Surg* 386:261–266, 2001.
120. Coulon M, Goffette P, Dondelinger RF: Local thrombolytic infusion in arterial ischemia of the upper limb: mid-term results, *Cardiovasc Intervent Radiol* 17:81–86, 1994.
121. Michaels JA, Torrie EP, Galland RB: The treatment of upper limb vascular occlusions using intraarterial thrombolysis, *Eur J Vasc Surg* 7:744–746, 1993.
122. Widlus DM, Venbrux AC, Benenati JF, et al: Fibrinolytic therapy for upper-extremity arterial occlusions, *Radiology* 175:393–399, 1990.
123. Beyersdorf F: Protection of the ischemic skeletal muscle, *Thorac Cardiovasc Surg* 39: 19–28, 1991.
124. Dormandy J, Heeck L, Vig S: Acute limb ischemia, *Semin Vasc Surg* 12:148–153, 1999.
125. Abbott WM, Maloney RD, McCabe CC, et al: Arterial embolism: a 44 year perspective, *Am J Surg* 143:460–464, 1982.
126. Perry MO: Compartment syndromes and reperfusion injury, *Surg Clin North Am* 68: 853–864, 1988.
127. McCord JM: Oxygen-derived free radicals in postischemic tissue injury, *N Engl J Med* 312:159–163, 1985.
128. Mubarak SJ, Hargens AR: Acute compartment syndromes, *Surg Clin North Am* 63: 539–565, 1983.
129. Hyde GL, Peck D, Powell DC: Compartment syndromes. Early diagnosis and a bedside operation, *Am Surg* 49:563–568, 1983.
130. Vaillancourt C, Shrier I, Vandal A, et al: Acute compartment syndrome: how long before muscle necrosis occurs? *CJEM* 6:147–154, 2004.
131. Mubarak SJ, Owen CA, Hargens AR, et al: Acute compartment syndromes: diagnosis and treatment with the aid of the wick catheter, *J Bone Joint Surg Am* 60:1091–1095, 1978.
132. Rorabeck CH: The treatment of compartment syndromes of the leg, *J Bone Joint Surg Br* 66:93–97, 1984.
133. Matsen FA 3rd, Winquist RA, Krugmire RB Jr: Diagnosis and management of compartmental syndromes, *J Bone Joint Surg Am* 62:286–291, 1980.
134. Whitesides TE, Haney TC, Morimoto K, et al: Tissue pressure measurements as a determinant for the need of fasciotomy, *Clin Orthop Relat Res* 43–51, 1975.
135. Frink M, Hildebrand F, Krettek C, et al: Compartment syndrome of the lower leg and foot, *Clin Orthop Relat Res* 468:940–950, 2010.
136. Rush DS, Frame SB, Bell RM, et al: Does open fasciotomy contribute to morbidity and mortality after acute lower extremity ischemia and revascularization? *J Vasc Surg* 10: 343–350, 1989.
137. Jensen SL, Sandermann J: Compartment syndrome and fasciotomy in vascular surgery. A review of 57 cases, *Eur J Vasc Endovasc Surg* 13:48–53, 1997.
138. Finkelstein JA, Hunter GA, Hu RW: Lower limb compartment syndrome: course after delayed fasciotomy, *J Trauma* 40:342–344, 1996.
139. Heemskerk J, Kitslaar P: Acute compartment syndrome of the lower leg: retrospective study on prevalence, technique, and outcome of fasciotomies, *World J Surg* 27:744–747, 2003.
140. Papalambros EL, Panayiotopoulos YP, Bastounis E, et al: Prophylactic fasciotomy of the legs following acute arterial occlusion procedures, *Int Angiol* 8:120–124, 1989.
141. Allenberg JR, Meybier H: The compartment syndrome from the vascular surgery viewpoint, *Chirurg* 59:722–727, 1988.
142. Qvarfordt P, Christenson JT, Eklof B, et al: Intramuscular pressure after revascularization of the popliteal artery in severe ischaemia, *Br J Surg* 70:539–541, 1983.
143. Melberg PE, Styf J, Biber B, et al: Muscular compartment pressure following reconstructive arterial surgery of the lower limbs, *Acta Chir Scand* 150:129–133, 1984.
144. Patman RD: Compartmental syndromes in peripheral vascular surgery, *Clin Orthop Relat Res* 103–110, 1975.
145. Wright JG, Belkin M, Hobson RW 2nd: Hypothermia and controlled reperfusion: two non-pharmacologic methods which diminish ischemia-reperfusion injury in skeletal muscle, *Microcirc Endothelium Lymphatics* 5:315–334, 1989.
146. Beyersdorf F, Schlensak C: Controlled reperfusion after acute and persistent limb ischemia, *Semin Vasc Surg* 22:52–57, 2009.
147. Dick F, Li J, Giraud MN, et al: Basic control of reperfusion effectively protects against reperfusion injury in a realistic rodent model of acute limb ischemia, *Circulation* 118:1920–1928, 2008.
148. Anderson RJ, Cambria R, Kerr J, et al: Sustained benefit of temporary limited reperfusion in skeletal muscle following ischemia, *J Surg Res* 49:271–275, 1990.
149. Defraigne JO, Pincemail J, Laroche C, et al: Successful controlled limb reperfusion after severe prolonged ischemia, *J Vasc Surg* 26:346–350, 1997.
150. Walker PM, Romaschin AD, Davis S, et al: Lower limb ischemia: phase 1 results of salvage perfusion, *J Surg Res* 84:193–198, 1999.
151. Mowlavi A, Neumeister MW, Wilhelmi BJ, et al: Local hypothermia during early reperfusion protects skeletal muscle from ischemia-reperfusion injury, *Plast Reconstr Surg* 111: 242–250, 2003.
152. Wilhelm MP, Schlensak C, Hoh A, et al: Controlled reperfusion using a simplified perfusion system preserves function after acute and persistent limb ischemia: a preliminary study, *J Vasc Surg* 42:690–694, 2005.
153. de Donato G, Gussoni G, de Donato G, et al: The ILAILL study: iloprost as adjuvant to surgery for acute ischemia of lower limbs: a randomized, placebo-controlled, double-blind study by the Italian Society for Vascular and Endovascular Surgery, *Ann Surg* 244:185–193, 2006.

第 47 章　动脉粥样硬化栓塞

Roger F.J.Shepherd

动脉粥样硬化栓塞是一种罕见但伴有较高卒中、肾衰以及肢体损伤发病率的严重疾病。这种机体紊乱会影响多个器官并且有很高的死亡率。动脉粥样硬化栓塞可以单发或复发，其可以自发或者发生在有创血管手术后。它往往来源于动脉粥样硬化或动脉瘤性疾病，并且涉及一个或多个部位。目前还没有具体的可靠实验可以将胆固醇栓塞和其他疾病区分开来。明确的诊断只能通过相关组织的活检以及组织学检查。临床上高度怀疑是必需的，因为动脉粥样硬化栓塞也许同许多其他疾病的表现类似，而这有可能导致误诊。这一章的重点是回顾动脉粥样硬化栓塞疾病的病理生理学、诱发因素、临床症状以及治疗措施。预后取决于全身累及的程度以及复发的风险，正如许多血管性疾病一样，预防是最好的治疗方法。

当一个近端动脉的粥样硬化斑块破裂时，它的小碎片（尤其是胆固醇晶体）通过血液循环从来源处到下游的小动脉滞留下来便形成了动脉粥样硬化栓塞，其结果即形成微血管阻塞及相应组织的缺血。腹主动脉是腹部器官及下肢发生动脉粥样硬化栓塞最常见的来源，但是任何有动脉粥样硬化疾病的动脉可能都是栓子的一个潜在来源。终末靶器官包括大脑、眼睛、心脏、肾、胃肠道、手指、脚趾以及皮肤，其中在许多病例中肾和皮肤是最常见的靶器官[1]。当一个老年人突然出现远端肢体疼痛、缺血以及在有创性血管造影术后不明原因的肾衰竭，这时候动脉粥样硬化栓塞的诊断就有很大的可能性[2]。

动脉粥样硬化栓塞可以表现出许多不同的临床症状（框 47-1）。当供应脚和脚趾的动脉远端发生阻塞，即动脉粥样硬化栓塞导致脚趾缺血时，便发生了*蓝趾综合征*（图 47-1）。网状青斑（皮肤的局部斑点状阴影）是动脉粥样硬化栓塞侵袭小的皮肤血管后发生的（图 47-2 以及图 47-3），它的出现可以是诊断动脉硬化栓塞的一个重要指标。急性或慢性肾衰可以是主动脉或肾动脉栓塞引起的。动脉栓子可以随血流到达肠系膜动脉造成肠坏死，或者到达脾、肝或胰腺动脉引起局部梗死。主动脉弓、颈内动脉或椎动脉的动脉粥样硬化性疾病可能导致短暂性脑缺血发作或卒中。动脉硬化栓塞发生于视网膜动脉可能表现为暂时

框 47-1　动脉粥样硬化栓塞的临床综合征和临床表现

皮肤
网状青斑
瘀点
紫癜
裂片形出血
裂纹和结节
溃疡以及皮肤坏死

四肢
蓝趾综合征
手指坏疽
垃圾足

肾
急性和慢性肾衰
进行性肾衰
蛋白尿
肾梗死
恶性或难控制性高血压

胃肠道
腹痛
恶心 / 呕吐
胃肠道出血
穿孔 / 梗死
胰腺炎
胆囊炎
脾梗死
肝转氨酶异常

中枢神经系统
一过性黑矇
Hollenhorst 斑块
短暂性脑缺血发作（TIA）/ 卒中
脊髓梗死

心脏
心肌梗死（MI）

一般症状
肌痛
发热
全身不适
体重减轻
食欲缺乏

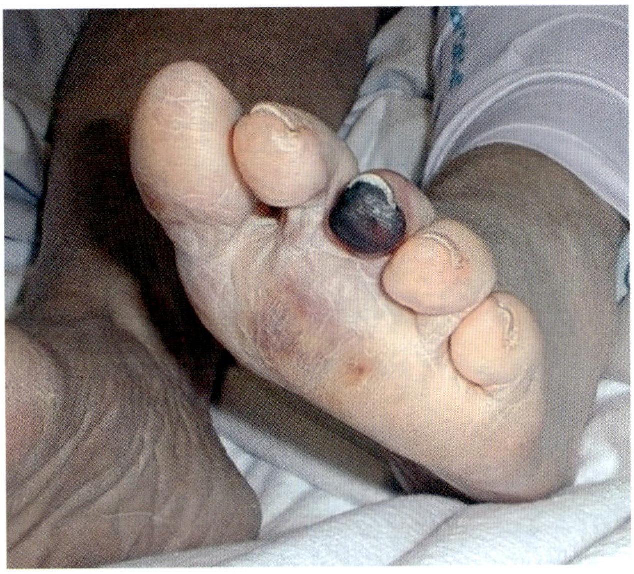

图 47-1 典型蓝趾综合征。注意受累的第三趾即将发生梗死，并出现跖面青斑

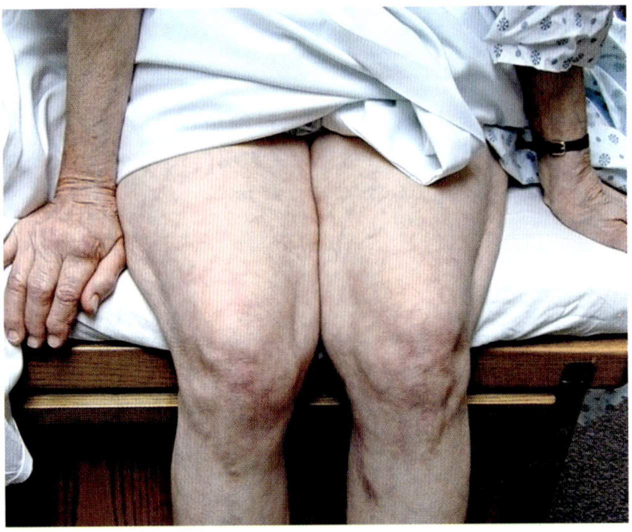

图 47-2 先前未诊断腹主动脉瘤（AAA）的患者出现下肢动脉粥样硬化栓塞。注意两大腿皮肤典型的网状花边

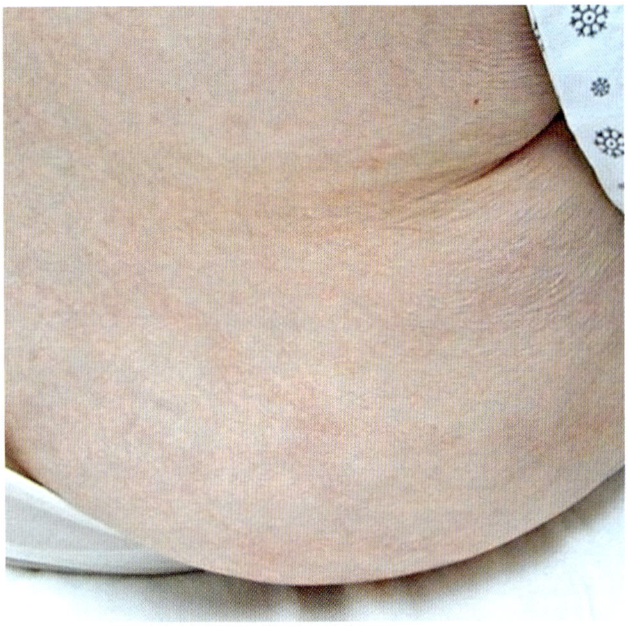

图 47-3 臀部及侧面的动脉粥样硬化栓塞。与图 47-2 为同一患者，先前未知的腹主动脉瘤（AAA）表现出肾衰及网状青斑的症状

性的单眼水平视觉丧失，即一过性黑矇，眼底镜检查可以辨认出视网膜动脉胆固醇晶体的一个明亮的反光点，即 *Hollenhorst 斑块* [3]。所有动粥样硬化栓塞综合征的共同原因都是在近端动脉存在粥样硬化性疾病，斑块的碎片栓塞或者停留在远端血管从而造成终末器官或者肢体缺血性损伤。

文献中有许多可以互换的术语用来描述这种综合征，包括*胆固醇晶体栓塞*、*动脉粥样硬化的栓塞*以及*动脉粥样硬化栓塞*。血管医学涵盖大量的内科学知识，动脉粥样硬化栓塞应该与许多疾病进行鉴别诊断，包括血管炎、感染性心内膜炎、恶性肿瘤、血液疾病、非典型感染、雷诺综合征以及急性和慢性肾衰。动脉粥样硬化栓塞因为与其他疾病的表现很相似而被称为“大伪装者”[4]。动脉粥样硬化栓塞的诊断通常是在通过病史及检查取得的临床怀疑的基础上得出的，但最重要的是有一位敏锐的临床医生，当出现不寻常的血管疾病时能考虑到动脉粥样硬化栓塞。

病理学

动脉粥样硬化栓塞来源于动脉粥样硬化斑块，动脉粥样硬化的病理学在第 8 章中已详细陈述。

病因

动脉粥样硬化栓塞可能自发或由于血管造影术或手术所导致（医源性），之前的报道显示自发性动脉粥样硬化栓塞更为常见[5-6]。现如今，随着血管手术的患者数目增多，医源性导管所诱发的动脉粥样硬化栓塞数目超过自发性栓塞。目前，四分之三以上的动脉粥样硬化栓塞肾病是与手术相关的，发生在血管造影术或血管内手术期间或之后（图 47-4，图 47-5，图 47-6）[7-8]。

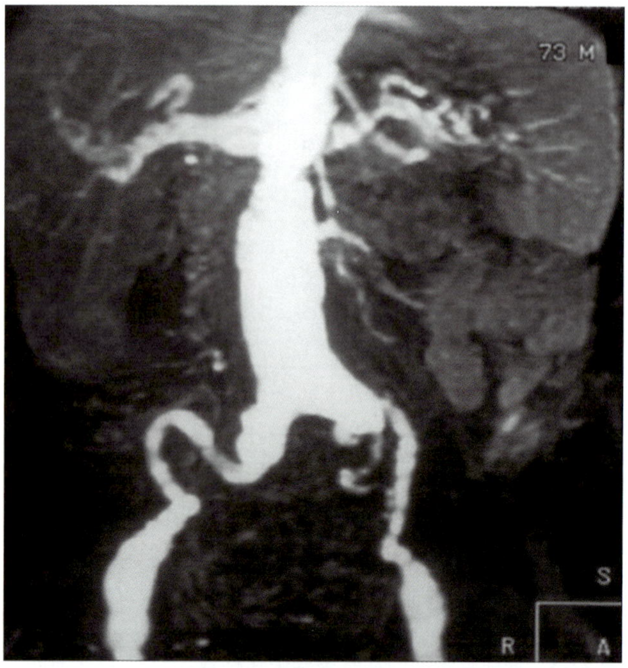

图 47-4 腹部磁共振成像（MRI）表现为弥漫性主动脉粥样硬化，并发“动脉肿大”。这种疾病发生动脉粥样硬化栓塞的风险较高

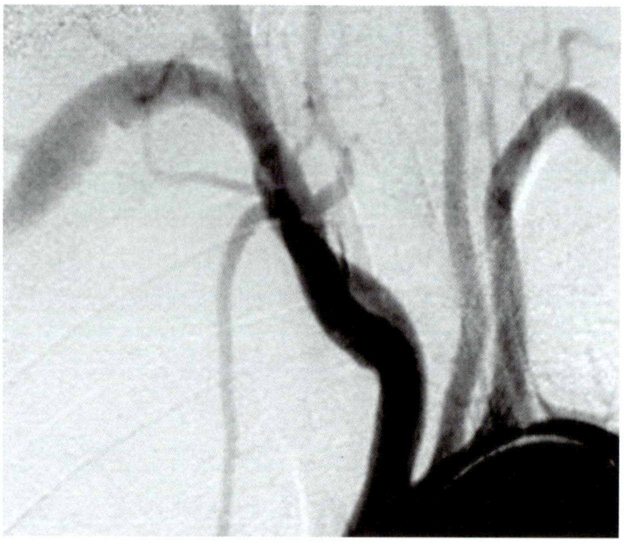

图 47-5 主动脉弓造影显示一位不吸烟的患有胸廓出口综合征的年轻女性患者右锁骨下动脉瘤，并发溃疡性动脉粥样硬化性疾病，出现手指的动脉粥样硬化栓塞

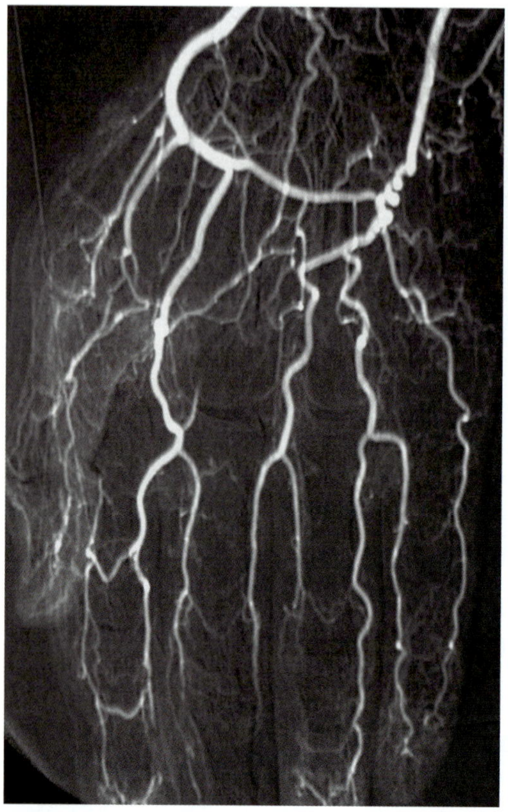

图 47-6 对患有小鱼际锤击综合征的患者上肢进行血管造影，手指动脉多处闭塞导致手指关键部位缺血。注意尺动脉的异常迂曲继发于手的局部创伤

自发性动脉粥样硬化栓塞

谁会有风险?

自发性动脉粥样硬化栓塞发生在有动脉硬化的年老患者。一篇国外文献中，对 221 例动脉硬化栓塞进行回顾性分析，观察到患有潜在的包括心脏、颈动脉和肾动脉粥样硬化性疾病的患者风险更高，尤其是通过升高的血清肌酐值（Cr）可以断定许多患者先前有明显的慢性肾病（CKD）（CKD3 期或 4 期）。主动脉瘤也有很高的发生率，在这些患者中占 25%[5]。许多发生过动脉栓塞事件的患者常伴随有多器官的临床表现。常见的自发性动脉粥样硬化栓塞疾病的表现包括蓝趾综合征、网状青斑以及渐进性肾衰竭。颈动脉粥样硬化所导致的卒中或者短暂性脑缺血事件的发生是自发性动脉粥样硬化栓塞最好的例子之一。蓝趾综合征发生的机制与大脑短暂性脑缺血发作（TIA）相似，只是其发生在手足末端。如今，很多情况下无法解释的进行性肾衰竭也许是由于未知的动脉粥样硬化栓塞引起的。

在大多数病例中，男性显著多于女性，其平均年龄为 63 ~ 69 岁[1,5,10]。皮肤损伤及肾衰竭是最常见的两种临床表现[1,5]。皮肤损伤也许是动脉粥样硬化栓塞最初的临床征象（图 47-3），其中蓝趾综合征和网

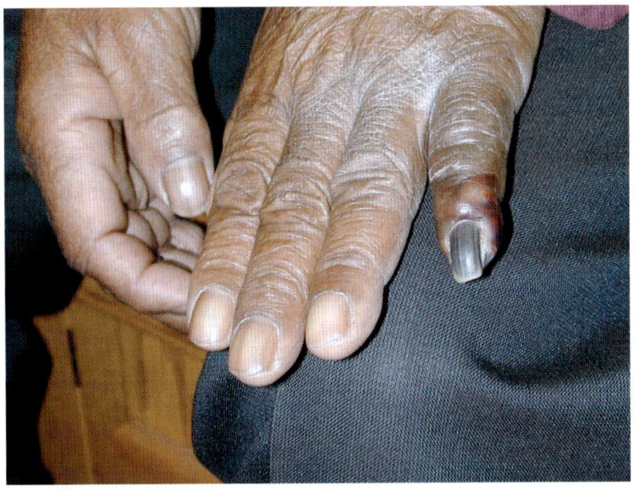

图 47-7　动脉粥样硬化栓塞至左小指。栓子起源于锁骨下动脉粥样硬化斑块

状青斑占 88%[1]。非裔美国人不太可能被诊断为动脉粥样硬化栓塞，也许是因为在黑色的皮肤上很难看到青斑浅显的皮肤症状（图 47-7）[11]。

自发性动脉粥样硬化栓塞有多常见?

20 世纪 40 年代的尸体解剖研究发现，动脉粥样硬化栓塞的发生率是 3.4%（在 267 例动脉粥样硬化患者中有 9 例）[12]。一项规模更大、时间更近的涉及 2126 例年老患者长达 7 年的解剖研究发现，只有 16 例存在自发性动脉粥样硬化栓塞（发生率< 0.1%）（尽管有严重的高发的主动脉髂动脉粥样硬化性疾病以及主动脉瘤）[13]。另一个纳入 372 例患者的解剖研究发现，只有 7 人存在自发性胆固醇栓塞，他们都超过 60 岁，且除了一人外其他都是男性，发病率为 1.9%。不同年龄的损伤记录表明肾和脾的复发[10]。Johns Hopkins 从 1973 年到 1995 年的一项解剖研究发现，仅 0.7% 的患者有动脉粥样硬化栓塞的组织学特征[14]。

自发性动脉粥样硬化栓塞的实际发病率是很难确定的，因为症状可能不典型，以及临床特征很隐匿或者很难辨认[15]。

手术相关性动脉粥样硬化栓塞

心血管手术

动脉粥样硬化栓塞可以是任何有创性心脏或者血管操作或手术的并发症之一。据报道，动脉粥样硬化栓塞可以发生在腹主动脉瘤（AAA）修复、主动脉髂动脉搭桥以及主动脉、肾动脉造影术后。动脉粥样硬化的碎片常常在左心导管术、心脏外膜手术、腹部钝伤、冠状动脉搭桥手术以及许多血管内的操作中脱落[2,16]。

20 世纪 30 年代动脉造影术的出现增强了我们对血管疾病做出准确诊断的能力，同时拓宽了治疗方案的选择，但是却增加了动脉粥样硬化栓塞发生的风险，尤其是对患有动脉粥样硬化或者动脉瘤性疾病的患者。据报道，在腹部动脉造影术后 6 个月内死亡的病人中，动脉粥样硬化栓塞的发生率是 30%。最常见的受累器官是肾和脾[17]。

在 20 世纪 50 年代，Thurlbeck 和 Castleman 首先报道出动脉粥样硬化栓塞与血管手术相关，并且将其归因于手术操作，包括动脉切口、导管以及主动脉钳夹。对那些死于 AAA 修复术后的患者进行尸解发现胆固醇栓塞肾的多达 77%[18]。最近的一个更大的回顾性研究表明，接受了主动脉或其他血管手术前动脉造影术的 1 011 名患者，其中 2.9%（29 名患者）被证实有动脉粥样硬化栓塞。医源性因素所造成的大部分病例中，动脉造影是更为主要的原因（相对于手术），在这些患者中，栓子主要来源于主动脉、髂动脉以及腘动脉[19]。

许多因动脉瘤性疾病而行主髂动脉支架置入术后的动脉粥样硬化栓塞已经被报道，但是不常见[20-21]。一项用多普勒超声来探查微小栓子的研究表明，与传统的外科动脉瘤修复手术相比，血管内动脉瘤修复手术发生周围栓塞的程度更高[22]。

动脉粥样硬化栓塞也经常发生在冠状动脉搭桥术（CABG）后以及瓣膜手术后。在冠状动脉搭桥手术过程中发生的动脉粥样硬化栓塞所诱发的致命性心肌梗死（MI）现已报道[23]。由于操作而诱发的动脉粥样硬化栓塞包括大动脉导管心肺分流术的初始段（CPB）以及在心外科手术期间对升主动脉旁路移植的横断面以及吻合口处。动脉栓子可能来源于静脉移植起始处的主动脉根部或来源于冠状动脉斑块破裂。在心脏手术后死亡的 29 例患者中，动脉粥样硬化栓塞作为死亡主要原因的占 22%，其中，动脉硬化栓塞发生于冠状动脉循环中导致心力衰竭，栓塞于脑引起大面积卒中，栓塞于胃肠道引起腹部疼痛及出血[14]。幸运的是这很罕见。在 4 095 例 CABG 术中，只有 9 例发现动脉粥样硬化栓塞，其发病率为 0.22%[23]。那些需要进行再次手术的患者其发病率更高，为 2.3%[23]。

在心脏手术中，升主动脉存在动脉粥样硬化是卒中发生的一个主要危险因素。一项大规模的尸体解剖研究发现，221 例死于心脏手术后的动脉粥样硬化栓塞患者其升主动脉存在严重的动脉粥样硬化。123 例有严重升主动脉疾病的患者中有 46 例发生动脉粥样硬化栓塞，但是在 98 例没有升主动脉疾病的患者中只有 2 例（2%）发生了动脉硬化栓塞[24]。CABG 术后与瓣膜手术后相比，动脉粥样硬化栓塞的发生率高 3 倍（26.1%vs.8.9%）[24]。患有升主动脉晚期动脉粥样硬化疾病的年老患者发病风险最高，动脉栓子栓塞于脑的占 16%，栓塞于脾的占 11%，栓塞于肾的占 10% 以及栓塞于胰腺的占 7%。三分之二的患者有多位点的动脉硬化栓塞[24]。更为近期的一项研究表明，CBP 术中经食管超声心动图（TEE）发现如果主动脉弓有动脉硬化，其卒中的发生风险为 12%[25]。

经颅多普勒超声（TCD）曾表明微栓塞大部分发生于主动脉钳夹处以及旁路的起始段[26]。一项在病人主动脉内置入主动脉内过滤器直到病人从搭桥术中脱离危险后撤离的研究发现，62% 的过滤器除了含有血小板及纤维蛋白丝外还包含有动脉粥样硬化斑块[27]。

非体外循环 CABG 术可以减少因微栓塞而导致的脑损伤[28]。一项研究通过荧光素血管造影和眼底照相来评估比较 CABG 术在有或无体外循环时对视网膜微栓塞的影响。多普勒高强度瞬态信号（HITS）用来评估大脑的栓子。九个有体外循环的病人中有五个存在视网膜微血管损伤，但是在无体外循环患者中没有发现；在有体外循环病人中 HITS 的频率高出 20 倍[28]。无体外循环 CABG 术因为避免了动脉插管以及 CBP 对动脉壁的摩擦作用而使得动脉粥样硬化栓塞发生的风险较小[24,28]。

心脏导管术

左心导管插入术后胆固醇栓塞是罕见的，但是其一旦发生，就可能是灾难性的。冠状动脉造影术是与动脉粥样硬化栓塞相关的最常见的侵入性操作[8]。在心脏导管术后发生的临床表现较为明显的胆固醇栓塞可导致卒中、肾衰、肠系膜缺血以及下肢组织缺血损伤或坏疽。在某些情况下，它甚至具有较高的致死率[29-33]。

英国 Drost 等所做的一项回顾性研究报道，在总共 4587 例心导管术中有 7 例出现栓塞现象。大部分有广泛的动脉粥样硬化以及多系统的动脉粥样硬化栓塞，其中一例为视网膜动脉栓塞，5 位患者中存在肾衰以及 3 例需要脚趾截肢。7 例中的 6 位患者存在广泛的动脉粥样硬化，这些患者中因这项操作而在 4.5 个月内死亡的有 4 例[29]。

在日本一项大规模的前瞻性研究中，Fukumoto 等前瞻性地连续对 1786 例接受了左心导管术的患者进行了多中心研究。动脉粥样硬化栓塞的诊断标准包括网状青斑、蓝趾综合征、肢体坏疽或者肾衰。他们发现发病率为 1.4%（25 例患者），其中皮肤损伤和肾衰是两种最常见的临床表现。如果仅计入诊断较为明确的病例，那么发生率较低，为 0.75%。一些患者预后较差，其院内死亡率达 16%[34]。

Saklayen 等在退伍军人管理局（VA）医疗中心前瞻性评估了 267 例接受冠状动脉造影的患者，他们发现，在术后 3 周 Cr 升高 0.5 mg/dl 或更多是动脉粥样硬化栓塞的主要指标，动脉硬化性肾功能不全的发生率为 1.9%（263 例接受了冠状动脉造影的患者中有 5 人发生）[31]。Frock 指出，在 14 998 例接受了冠状动脉造影术的病人中有 17 人发生了动脉粥样硬化性肾病，发生率约为 0.1%[35]。Johnson 等人在一项对 1579 例患者的前瞻性研究中发现胆固醇栓塞的发生率是很低的：1579 例接受了冠状动脉造影的患者中仅有 1 例发生了栓塞（0.06%）[36]。

通道导管插入主动脉的任何血管内手术不仅可以松弛动脉粥样硬化斑块，而且也可以刮去主动脉内的杂物使其进入冠状动脉的指引导管中。当向导管中注射造影剂时，这些碎片可能会被注入冠状动脉或脑动脉中。一项包含有 1 000 例连续冠状动脉介入治疗的研究通过对导管内的血液被动反流到导管出口的无菌巾来评估从主动脉以上进入指引导管通道中的动脉粥样硬化物质的数量，根据导管形状的不同，在这些介入治疗的病例中，24% ~ 65% 的主动脉碎片被回收，出人意料的是发现主动脉碎片与临床上明显的神经系统、冠状动脉以及肾缺血事件并无明显的相关性。有学者建议在造影剂注入之前允许指引导管中血液适当回流，以降低指引导管在主动脉内放置过程中对主动脉壁刮擦所产生的动脉粥样硬化栓塞的风险[37]。

如今，随着更为先进的外科手术技术以及对动脉粥样硬化栓塞风险的更深刻认识，在血管以及心脏手术期间动脉粥样硬化栓塞的发生不再很常见。期待用远端保护装置以降低操作过程中动脉粥样硬化栓塞的风险的设想仍在评估中。动脉粥样硬化碎片可以从大部分血管成形术中恢复。为使今后动脉粥样硬化栓塞事件的发生率更低，应该使导管更具有灵活性，使装置尺寸更小，同时提高操作人员的技术水平[38]。

主动脉内球囊泵

Karalis 等对患有所谓的蓬松主动脉而接受导管术的患者进行动脉粥样硬化栓塞风险的评估，在这项研究中，70 例患者在超声心动图上发现有主动脉碎片，10 例患者有操作相关性栓塞事件发生。在这些患者中，经臂途径可能是一个更好的选择[39]。

当主动脉内球囊泵被放置在有动脉粥样硬化碎片的主动脉内时，其发生栓塞的潜在风险特别高。在一项研究中，10 位患者中有 5 位（50%）存在因主动脉内球囊泵放置相关的栓塞事件发生[39]。如果主动脉碎片是非固定的，那么栓塞发生的风险就非常高。

脊髓动脉粥样硬化栓塞是血管造影术非常罕见的一种并发症。脊髓梗死很可能是继发于小脊髓动脉的栓子栓塞。

抗凝 / 溶栓问题

在 1961 年，由 Fedar 和 Auerbach 首次提出华法林可能引发动脉粥样硬化栓塞，他们报道出 6 例患者在开始口服抗凝药物之后出现了疼痛难忍的紫色脚趾[42]。从那以后，很多有趣的报道将华法林与自发性动脉粥样硬化栓塞联系在一起，有报道称，动脉粥样硬化栓塞的临床表现包括网状青斑、腹部疼痛甚至肾功能恶化等在抗凝药停用后得到改善[43-44]。其他零星报道也表明，皮肤坏死以及网状青斑等症状在低分子肝素（LMWH）停用后也得到了改善[43-45]：据猜测，原因可能是抗凝药能够溶解或者防止形成动脉粥样硬化斑块上的保护性血栓，使得斑块容易破裂和栓塞。

与此相反，一些大型研究表明用华法林治疗的患者中其动脉粥样硬化栓塞发生的风险并没有增高。Blackshear 等着力于解决房颤患者应用华法林抗凝治疗的顾虑并记录了主动脉斑块。SPAF Ⅲ（心房纤颤卒中预防）试验研究患有房颤并通过 TEE 检测有主动脉斑块的患者，发现华法林治疗的患者每年胆固醇栓塞率为 0.7 每人每年，这比那些经华法林加阿司匹林治疗的患者低。作者的结论是“患有房颤及主动脉斑块的老年患者可以接受调整剂量的华法林治疗并有相对低的胆固醇栓塞风险”[46]。法国卒中主动脉斑块研究发现接受华法林或阿司匹林治疗的患者其复发脑梗死的风险并无不同[47]。

许多心血管疾病患者服用抗凝药，并且大部分个案报道中，因果关系难以证明。老年患者更容易出现晚期动脉粥样硬化并因此患有慢性疾病，例如需要长期抗凝治疗的房颤。通常这些患者已经做了其他的手术包括血管造影术，这更有可能是动脉粥样硬化栓塞的原因。对患有蓬松主动脉的患者来说，急性事件或复发事件识别的延误可能是因为动脉粥样硬化栓塞和口服抗凝药时间上的关系[48]。

合理的结论是当显著的病情如房颤和血栓栓塞存在时继续抗凝药治疗，但是如适应证较少可考虑停药[38]。

动脉粥样硬化栓塞也被报道发生在心肌梗死溶栓治疗后[49-52]。一些个案报道表明在没有任何有创操作的情况下出现动脉粥样硬化栓塞，因此溶栓治疗是可能的原因。动脉粥样硬化栓塞的机制被认为是覆盖动脉粥样硬化的血栓溶解，使溃疡性斑块暴露在动脉血液循环中，从而发生远端栓塞。关于急性心肌梗死（AMI）溶栓的大型试验，包括 GISSI 2 和 GUSTO，并没有将动脉粥样硬化栓塞列为溶栓治疗的一个并发症，因此对动脉粥样硬化栓塞的担忧不应该成为放弃溶栓的理由[53]。

Blankenship 等前瞻性地随访了 60 位患有 AMI 并行 CABG 术的患者。一半患者接受了溶栓治疗，另一半没有。结论是在接受溶栓治疗的患者中胆固醇栓塞的发生率并没有升高[54]。

动脉粥样硬化栓塞综合征

青斑和皮肤动脉粥样硬化栓塞

皮肤表现是动脉粥样硬化栓塞最早并且有时是唯一的临床表现。网状青斑是皮肤受累的最常见表现，占全部患者的 49%[55-56]。动脉粥样硬化栓塞皮肤临床表现的发生率为 35% ~ 96%[1,57-58]。青斑被称为诊断动脉粥样硬化栓塞未充分利用的线索，因为它应该是别处的，尤其是肾或肠系膜器官动脉粥样硬化栓塞一个重要的和常见的表现[55,59]。例如，如发现躯干或腹部的网状青斑，更加要怀疑肾的动脉粥样硬化栓塞。

网状青斑的经典表现是皮肤的红蓝色花边或网状颜色改变（图 47-8）。当静脉血饱和度降低造成皮肤静脉丛可见时，青斑显著出现。动脉粥样硬化栓塞存在时，小动脉梗阻，静脉丛血流减少，导致缺氧的血液瘀积[60]。网状青斑的特征包括局部按压后变苍白。

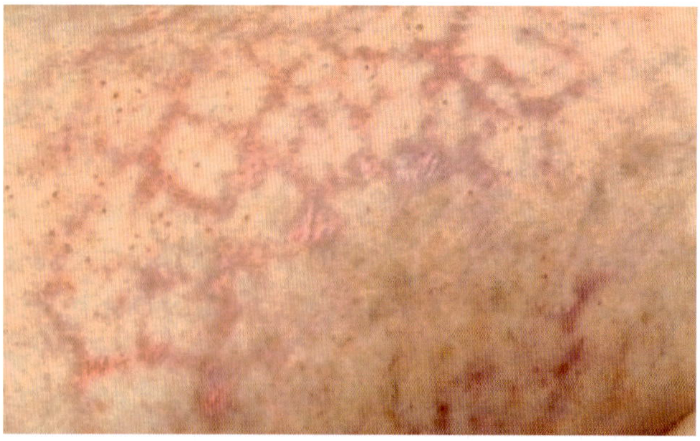

图 47-8　可疑青斑脉管炎患者大腿部位不寻常的不能变白的网状青斑

当患者直立位时这种现象比较显著，而卧位时可能并不明显[55]。动脉粥样硬化栓塞的诊断在有色人种中不经常出现，因为深色的皮肤可能掩盖可见的临床表现[11]。青斑在足和腿最常见，但是大腿、臀部、下背部、腹部和上肢也可出现，取决于动脉粥样硬化栓塞的来源[1]。

动脉粥样硬化栓塞不常见的皮肤表现包括碎片状出血、瘀点、紫癜和红斑结节。皮肤的胆固醇栓塞被称为*假性脉管炎综合征*[61]。有 16% 的患者动脉粥样硬化导致的青斑被误诊为小血管脉管炎[62]。动脉粥样硬化栓塞的诊断可经皮肤活检确诊，有 92% 的患者是阳性的[57,62]。

在年轻女性人群，网状青斑可能是常见的正常表现，原因是寒冷诱发的皮肤血管痉挛升温后消失。也可见于一些疾病包括胶原血管疾病、抗磷脂抗体综合征、弥散性血管内凝血（DIC）、血管炎如系统性红斑狼疮（SLE）和结节性多动脉炎、感染性心内膜炎、冷沉球蛋白血症和高黏血症[38]。

动脉粥样硬化栓塞肾病

所有报道的动脉粥样硬化栓塞案例中大约一半有肾的受累[7]。肾接受心输出量的很大一部分，是动脉粥样硬化栓塞的最常见部位，其次是皮肤和胃肠道[1,63]。临床实践中，据估计多达 10% 的急性肾衰竭的可能原因是动脉粥样硬化栓塞[64]。

*动脉粥样硬化栓塞肾病*定义为由于主动脉或近端肾动脉来源的胆固醇结晶栓塞了肾小动脉、小动脉及肾小球毛细血管而造成的肾衰竭综合征[65]。肾动脉粥样硬化栓塞可能自发于有腹主动脉晚期动脉粥样硬化的患者，但更经常的是作为血管造影术或血管内手术的一个并发症。如之前所述，主动脉或肾动脉内输送导管或导丝可能使动脉粥样硬化斑块碎片剥离并转移至肾，在小血管滞留下来。如今，大约四分之三的肾动脉粥样硬化栓塞是医源性的，继发于有创手术，尤其是血管造影术。冠状动脉造影是最常见的血管造影手术[7-8]。

精确的自发性动脉粥样硬化栓塞肾病发病率很难确定，因为大多数研究是回顾性的。但是，大约 20% 的肾动脉粥样硬化栓塞被认为是自发性的[65]。此外，许多动脉粥样硬化栓塞是亚临床的，很难诊断，如果不是刻意去寻找很可能会被忽略。

在肾活检研究中，肾动脉粥样硬化栓塞的发病率在所有患者和年龄组中是很低的，为 0.31% ～ 2.4%[8,10]。Moolenaar 和 Lamers 回顾了在荷兰国家病理信息系统中胆固醇结晶栓塞的 842 位患者，发现发病率为每百万人中有 6 例。在尸检报道中，也发现了低达 0.31% 的发病率[63]。在别的肾活检系列研究中，Greenberg 等发现 24/500 有动脉粥样硬化栓塞表现[66]。在另一有 755 例肾活检的研究中，8 位患者中发现动脉粥样硬化栓塞（1.1%）[67]。选择偏倚可能造成低发病率；这些患者行肾活检是因为未明确的近期肾功能恶化。

肾的动脉粥样硬化栓塞也可以发生在任何血管手术过程中，尤其是 AAA 切除术、肾血管化以及主髂动脉或主股动脉旁路术。在那些主动脉手术或血管造影术后死亡的患者中，尸检中发现 12% ～ 77% 有动脉粥样硬化栓塞[8]。行腹主动脉瘤手术修复的患者有 77% 有累及肾的动脉粥样硬化栓塞[2]。

肾的动脉粥样硬化栓塞也可以是血管内手术的并发症（框 47-2）。Modi 和 Rao 报道，85% 表现出动脉粥样硬化肾病的患者在之前 3 个月内做过有创性血管手术（腹主动脉、冠状动脉或颈动脉造影）[65]。Olin 认为动脉粥样硬化栓塞好发于每一位因动脉粥样硬化肾病行血管内手术（肾动脉血管成形术和支架置入术）的患者[68]。Kawarada 等的一项研究利用肾内的双功能超声来探查微小栓塞信号并发现所有 13 位行肾动脉支架置入术，尤其是行支架后扩的患者中均有栓塞发生[69]。对这种常见现象的忽视是由于临床医生将术后的急性肾衰竭归结于别的原因比如造影剂诱导的肾病。

退伍军人（VA）医学中心的一项回顾性研究着眼于心脏导管术后的肾衰竭。冠状动脉造影后 3 周 Cr 为 0.5 mg/dl 或更高则怀疑有动脉粥样硬化栓塞。

框 47-2 术后肾衰竭的鉴别诊断

造影剂诱导的肾病
ATN：Cr 快速升高、3 天到达高峰并且 2 周内恢复正常

缺血性肾衰竭
肾动脉狭窄、常伴严重高血压

小血管脉管炎
尿沉积活跃、自身免疫标志物（ANA 或 ANCA）

药物诱导的间质性肾炎
药物热、皮疹、嗜酸性粒细胞增多

血栓性血小板减少性紫癜
裂细胞涂片

细菌性心内膜炎
TEE

ANA，抗核抗体；ANCA，抗中性粒细胞胞浆抗体；ATN，急性肾小管坏死；Cr，肌酐；TEE，经食管超声

尽管这组患者中肾损害的发生率较低，但五位中的两位死于肾衰竭。值得注意的是，五位中均没有青斑的皮肤表现，动脉粥样硬化栓塞的诊断在检查中被遗漏了[31]。

肾的动脉粥样硬化栓塞是未被认识的急性和慢性肾病的一个原因。一项研究回顾了 259 位因急性肾衰竭行肾活检的患者，6.9% 的患者被发现有胆固醇栓塞。值得注意的是，这 18 位患者中的 15 位临床上未被怀疑动脉粥样硬化栓塞是肾衰竭的一个原因。另一项研究发现，急性肾衰竭患者中 7.5% 有经肾活检证明的动脉粥样硬化栓塞[70]。

在一篇综述中，Mayo 和 Swartz 估计所有住院肾病患者中有 4% 是因为动脉粥样硬化栓塞[64]。这可能是一个保守的估计，因为在住院肾病患者中有多个危险因素的老年患者占了很大一部分。这些急性肾衰竭的就诊者中，有 5% ~ 10% 可能因为动脉粥样硬化栓塞肾病[64]。

动脉粥样硬化栓子和胆固醇结晶倾向于滞留在直径 150 ~ 200 微米的弓形和叶间动脉[8,65]。胆固醇结晶栓子不仅导致机械性血管阻塞，而且会引起内皮炎症反应，其中一些被称为微晶体脉管炎[8]。其特征是血管周围多形核白细胞和嗜酸性粒细胞浸润，随后血管周围组织单核细胞巨细胞形成。可以看到内皮畸变、内膜增生、血管周围纤维化和有时发生的晶体管强化[67]。随着血栓形成，有进一步的肾血管微血管阻塞。急性动脉粥样硬化栓塞事件后 2 ~ 4 周出现肾功能逐渐下降。肾梗死或坏死比较少见是因为此过程不完整，并且没有阻塞肾的大的供血动脉。

动脉粥样硬化栓塞肾病在老年患者中表现出急性或亚急性肾功能不全，很少影响小于 50 岁的患者，通常累及已有肾功能不全的患者[5,35,65,71]。动脉粥样硬化栓塞患者有多个危险因素包括吸烟、糖尿病、高血压和高脂血症。一项研究回顾了 1981—1990 年马萨诸塞州总医院 52 例动脉粥样硬化栓塞肾衰竭患者，发现这些患者更容易有严重的高血压以及冠状动脉和周围动脉疾病（PAD）[72]。

临床过程可能是不同的。在造影剂诱导的肾病，试剂注入后立刻出现肾衰竭，几天之内出现 Cr 高峰并且 2 周内分解[8]。与造影剂诱导的肾衰竭不同，动脉粥样硬化栓塞肾衰竭可能在数周至数月之间逐渐恶化，可能因为栓子的反复自发性栓塞。肾对缺血损害的反应是炎症改变，导致肾小球硬化、肾小管萎缩和间质纤维化[38,65]。有时，肾活检标本中可见节段坏死性肾小球肾炎和新月形肾小球肾炎的特征[65-66,73]。

肾的动脉粥样硬化栓塞可能是亚临床性的。亚急性表现更常见的是持续数周的进展性肾衰竭。一项报道称，血管造影术和动脉粥样硬化栓塞肾病诊断的平均时间间隔是 5 周[35]。在 3 ~ 8 周肾功能逐渐下降[72]。

慢性的肾衰竭可能是轻微的并且临床表现不明显。动脉粥样硬化栓塞可能是急性的，在 1 周内发作，或者是亚急性的，肾损害在刺激性手术后 2 ~ 6 周才延迟发作。肾功能的逐级下降已被描述，原因可能是一定时期内胆固醇结晶的反复栓塞。1/3 ~ 2/3 的动脉粥样硬化栓塞肾病患者需要透析。Lye 等人回顾了 1993 年的英文文献，发现 40% 的患者需要透析[6]。只有 20% ~ 30% 的患者恢复肾功能停止透析[6,8,74]。

临床特点通常缺少但是可能包括肾梗死造成的侧腹痛和肉眼血尿。腹痛、恶心、呕吐和失血是由于胃肠道的栓塞。这些患者中大约一半可能会有皮肤胆固醇栓塞造成的网状青斑或者足趾紫癜。发热、不适和体重减轻可能是伴随的系统症状[65]。

严重或顽固的高血压被发现在多达一半的动脉粥样硬化栓塞肾病患者中出现[6,15]。高血压的原因可能是肾素血管紧张素系统的激活，或者是肾功能不全不能排除过多的体液导致的容量介导的高血压。肾的动脉粥样硬化栓塞可并发恶性高血压[75]。

实验室检查

实验室检查一般表现为非特异性改变。尽管80%的患者急性节段可有肌酐、尿蛋白和嗜酸性粒细胞升高，但这些改变并不一致[15,76]。偶尔可有贫血、白细胞增多、血小板减少以及炎症标志物包括沉降率和C反应蛋白（CRP）升高[1]。

尿中发现嗜酸性粒细胞被认为是肾动脉粥样硬化栓塞的一个非常重要的诊断特征。Wilson等的一项报道表明，24位有活检证明的动脉粥样硬化栓塞疾病患者中，有8位发现尿嗜酸性粒细胞。8位中有6位超过5%的尿白细胞是嗜酸性粒细胞[77]。Hansel染色或许可以更加确定尿嗜酸性粒细胞。但是，尿嗜酸性粒细胞可见于别的肾病比如急性间质性肾炎和其他过敏性疾病。尿液分析可以表现透明样或颗粒样管型。可能会出现蛋白尿，但是很少会严重到引起肾病综合征[78]。尿沉淀通常是不活跃和不显著的[78-79]。

血液检查可能显示嗜酸性粒细胞在14%～80%，但是这仍然是不一致的[8,72]。嗜酸性粒细胞被认为是由于免疫激活的肾出现的炎症改变。Kasinath等回顾研究文献，并观察到36项嗜血性粒细胞增多的报道中有29项和肾动脉粥样硬化栓塞有关。在患者系列研究中，他们发现嗜酸性粒细胞计数为540～2000个细胞每立方毫米[76]。Modi和Rao发现60%的患者有嗜酸性粒细胞增多[65]，Lye等人报道发病率为71%[6]。嗜酸性粒细胞增多可能是一过性的并且只见于急性期。尽管不总是出现，但如果嗜酸性粒细胞计数大于500个细胞每微升，许多临床医生感觉是有价值的发现；有助于确立动脉粥样硬化栓塞的可能诊断[7]。

动脉粥样硬化栓塞肾病的确诊是依靠组织学发现肾弓形及叶间动脉出现胆固醇晶体。因为动脉粥样硬化栓塞的片状分布，单个肾活检的敏感性可能只有75%；但是利用两个活检，94%是阳性的[65]。

并不是每一位有肾功能不全的患者都行肾活检，但是为明确诊断，在适当的情况下（如有创血管术后）高度怀疑动脉粥样硬化栓塞是必要的。在血管疾病患者中注意到肾衰竭许多潜在的原因是非常重要的，包括造影剂肾病、利尿药导致的容量减少、肾动脉或静脉血栓、肾动脉狭窄、肾毒性药物（如抗炎药、血管紧张素抑制药）、药物诱导的间质性肾炎以及肾小球肾炎。动脉粥样硬化栓塞肾病也可以和血管炎混淆。许多案例中，血管造影术后肾衰竭错误地归因于造影剂诱导的急性肾小管坏死。两者的临床鉴别很重要。

预后和治疗

动脉粥样硬化栓塞肾病的预后通常较差[1]。30%～40%有反复动脉粥样硬化栓塞事件的患者有不可逆的终末期肾衰竭，需要长期血液透析。一项研究发现，进展到终末期肾衰竭的患者死亡率为75%，而恢复肾功能的患者为17%[35]。Scolari等报道了2年随访期间354位患者差的结局，其中116位需要透析，102位死亡。这些患者是老年人并且有晚期心血管疾病和并存疾病，包括心力衰竭和肾病[7,82]。另一系列研究也报道了15个月总死亡率为58%。这些患者大部分死于心力衰竭[1]。总的结局和预后受动脉粥样硬化栓塞严重性和已有的肾和心血管并存疾病的影响。

肾的动脉粥样硬化栓塞的治疗是预防性的（避免进一步栓塞）和支持性的[8]。一般措施包括避免肾毒性药物，包括造影剂和抗炎药物。高血压和充血性心力衰竭（CHF）应该应用合适的药物治疗，比如血管扩张药和利尿药。积极治疗高血压可能降低蛋白尿[79]。如有尿毒症、容量过多和电解质紊乱可能需要透析。

Belenfant等的研究表明，对于多系统胆固醇栓塞情况下进入肾加护病房（ICU）治疗急性肾衰竭的67位患者，积极的支持治疗收到了好的效果。临床特征包括肺水肿、胃肠道缺血、皮肤缺血和视网膜栓塞。治疗包括停用抗凝药、避免有创操作、利用血管紧张素转换酶（ACE）抑制药来治疗CHF以及袢利尿药。需要肾支持时进行超滤或血液透析。必要时提供肠内或肠外营养补充。一些患者经验性地应用类固醇。已有报道多器官胆固醇栓塞的结局获得改善，尽管住院死亡率为16%。初次住院存活并最终出院的56位患者中，1年和4年生存率分别为77%和52%；32%仍有不可逆肾衰竭需要透析维持[80]。

肾的动脉粥样硬化栓塞的药物治疗是经验性的，因为前瞻性的临床试验并没有确立明确的治疗方法。单例报道提示利用类固醇来降低肾动脉粥样硬化栓塞相关的炎症反应[83-84]。胆固醇晶体类似外来物质，引起炎症反应及逐级炎性介质释放。类固醇降低炎性反应，可能具有良好的效果[85-86]。Belenfant等利用皮质类固醇来治疗新发胆固醇栓塞患者以及临床状态下降的患者，发现全身症状和营养状态得到改善[80]。

Scolari 等发现经类固醇治疗的患者透析和死亡的风险较低 [7]。

一项单例报道中，辛伐他汀（每天 40 mg）治疗使肾活检证明的动脉粥样硬化栓塞患者肾功能获得改善 [87]。动脉粥样硬化栓塞肾病治疗上尝试过皮质类固醇和血浆置换 [88]。一项个案报道中提出了利用洛伐他汀对一位有弥漫性动脉粥样硬化疾病和坏疽性足趾的男性患者进行发绀性足趾的治疗 [89]。

预防是最好的治疗，尤其是对于有严重主动脉粥样硬化的高危患者应避免额外的血管造影手术。如果手术是必需的，远端栓塞保护装置可能改善动脉介入手术的结局 [90]。

胃肠道动脉粥样硬化栓塞

胃肠道是主动脉动脉粥样硬化栓塞最常见的部位之一，在最常受累的器官系统中排名第三，仅次于皮肤和肾 [63]。所有动脉粥样硬化患者血管介入治疗后若出现胃肠道症状，鉴别诊断应包括胆固醇栓塞。症状可能无特异性并且诊断困难，但是包含腹痛、发热和腹泻。肠缺血引起的黏膜梗死和溃疡可能造成胃肠道出血 [57,91-92]。严重情况下，肠梗死可能需要急症手术治疗肠坏死或肠穿孔。结肠最常受累。长时间多个栓子栓塞可能导致狭窄形成、肠梗阻或者息肉样损害 [93-95]。肠道的动脉粥样硬化栓塞很少出现结肠癌 [96]。有时症状可能误诊数月之久，直到恶性事件发生，比如小肠穿孔并发腹膜炎或出血 [97]。肝、胆囊及胰腺不是动脉粥样硬化栓塞常见的部位，但是有个案报道是关于主动脉动脉粥样硬化栓塞造成的急性胰腺炎和急性无结石性胆囊炎 [98-103]。已有长期呕吐后造成胆固醇栓塞的报道 [104]。胃部很少受累。内镜活检应包括黏膜下层以发现小动脉内的胆固醇结晶 [91]。多数动脉粥样硬化栓塞累及胃肠道的患者属于晚期动脉粥样硬化，并且栓塞累及多个器官 [92]。当动脉粥样硬化栓塞累及胃肠道时，胆固醇栓塞也能够呈现网状青斑或者蓝趾综合征 [97]。至少一半的这些案例是由血管造影术导致，并且有高死亡率 [91]。

下肢和蓝趾综合征

1961 年，Feder 和 Auerbach 描述了六名患者出现疼痛的紫色足趾，并且发现双侧第一及第二脚趾足底面及侧面有深颜色着色。他指出，接触足趾后有疼痛感及脆弱感，并且局部按压后皮肤由蓝色变为苍白色，这使他感觉与局部血肿和紫癜不同。这些患者年龄较大，为 53 ～ 69 岁，并且患有动脉粥样硬化性心血管疾病（包括糖尿病、卒中或充血性心力衰竭）。多数患者有完整的周围动脉搏动 [42]。Feder 和 Auerbach 认为这些皮肤改变与应用华法林抗凝药有关，但是也意识到这些特点并不是华法林诱导的皮肤坏死。

15 年后的 1976 年，Karmody 等确定了术语*蓝趾综合征*，意识到突发的疼痛和发绀是由于远端动脉的微小栓塞。这些患者中一部分行动脉造影定位，发现栓塞来源于股动脉、腘动脉或主动脉髂动脉 [9]。

有典型蓝趾综合征的患者表现出累及一个或多个脚趾的疼痛性皮肤发绀改变。发绀是由于动脉血流入减少及静脉血流出受损，导致不饱和血瘀滞。最初，发绀随着压力改变可发白，但是随着局部缺血恶化及组织坏死，蓝色不再变白。受累的足趾呈深蓝色、缺血引起疼痛（缺血引起）以及对接触敏感。足趾缺血进展可引起皮肤坏死、溃疡和黑色坏疽。也可能出现足的网状青斑累及受累足趾的底面、趾尖、跖面或踵部（图 47-9 至图 47-13）。可能出现肌肉动脉粥样硬化栓塞导致的肌痛，临床特点为局部的肌肉触痛，有时并发急性肌肉坏死 [105]。

临床检查应当是确定动脉粥样硬化栓塞的首要步骤。78% 的患者外周脉搏包括足脉搏是完整的 [1]。尽管典型蓝趾综合征远端脉搏是可触及的，但基于踝肱指数小于 0.9，多数患者患有动脉闭塞疾病 [106]。通过听诊杂音进行仔细的脉搏检查可以发现近端动脉疾病。宽的膨胀的股动脉或腘动脉脉搏可能提示有动脉瘤。腹部触诊可能发现主动脉瘤。青斑的部位如出现

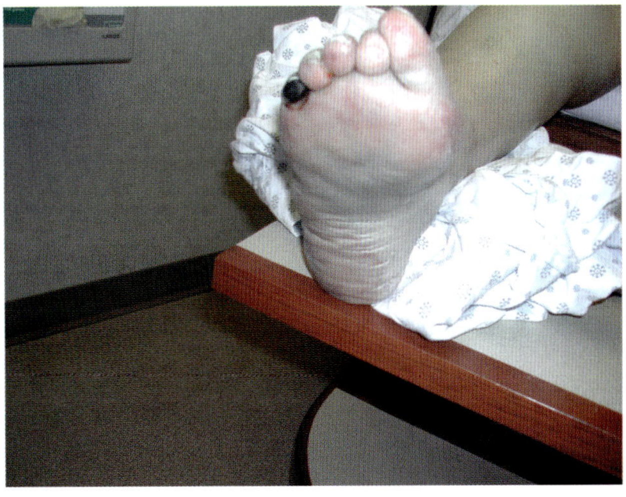

图 47-9　第五趾的蓝趾综合征并发梗死

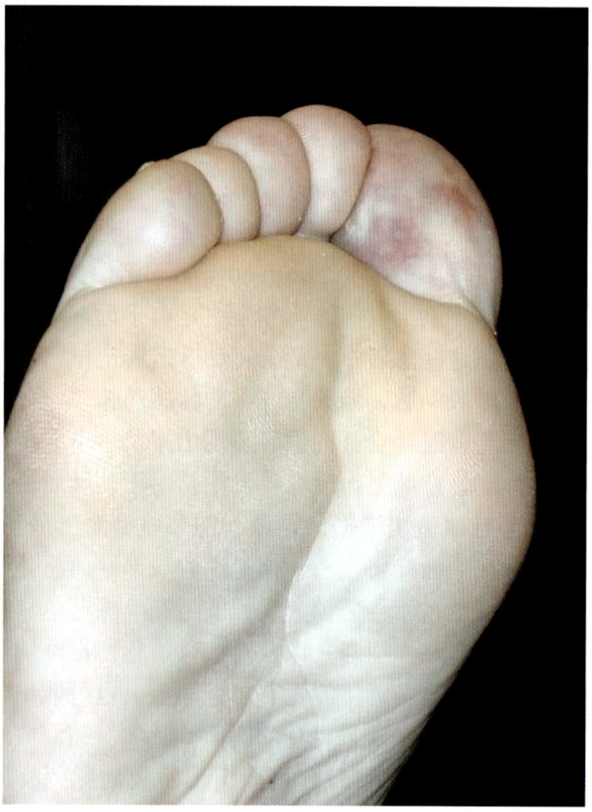

图 **47-10** 大足趾的动脉粥样硬化栓塞斑点

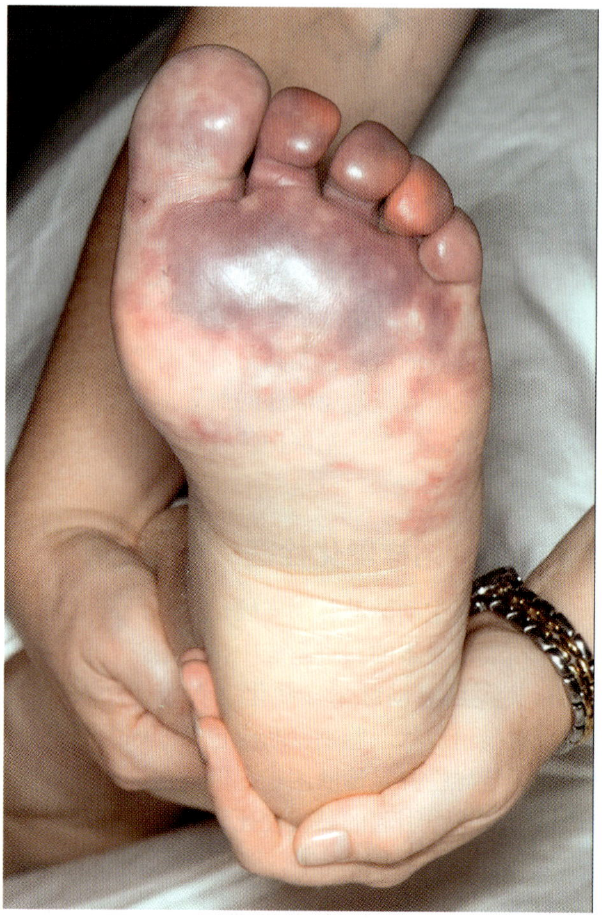

图 **47-12** 图 **47-11** 的同一位患者跖面显示紫色足趾和前脚掌严重的动脉粥样硬化栓塞

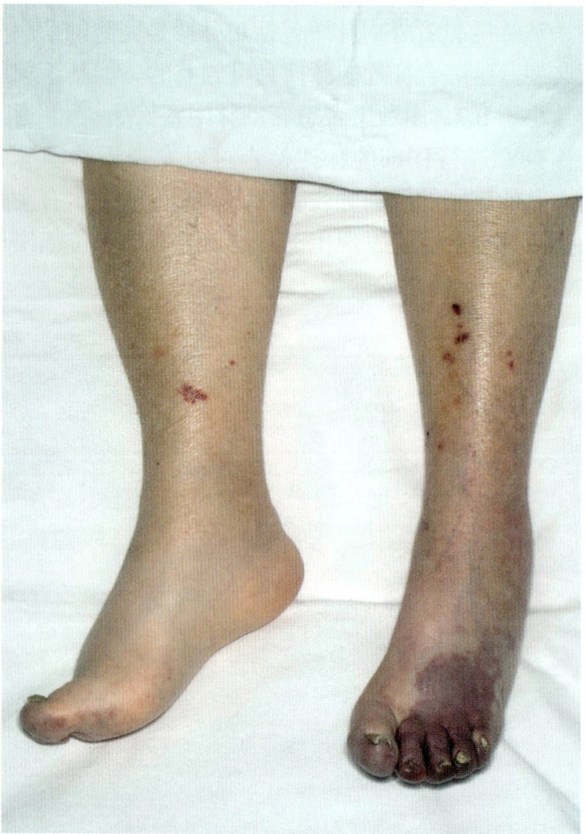

图 **47-11** 前足掌严重动脉粥样硬化栓塞

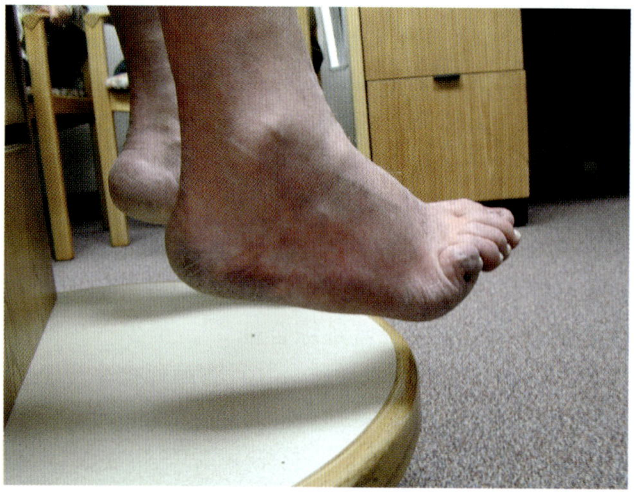

图 **47-13** 累及足侧面的动脉粥样硬化栓塞导致的网状青斑

在足、股部或腹部，提示为更加近端的位置。

下肢动脉粥样硬化栓塞可以来自局部或弥散的动脉粥样硬化，来自狭窄性或动脉瘤性疾病，以及来自腹股沟韧带上部或下部的疾病[106]。如果双侧下肢均累及，提示动脉粥样硬化栓塞来自于主动脉分叉的近端。在单侧蓝趾综合征，"罪犯"部位可能在髂动脉或其远端。常见的动脉粥样硬化部位是髂总或髂外动脉（EIA）、位于内收肌空隙的浅表股动脉（SFA）（由于狭窄性疾病）和腘动脉（源自局部动脉瘤）。主髂动脉段是最常见的动脉粥样硬化栓塞来源，占总数的三分之二[106-109]。三分之一案例源自股腘动脉[106]。

当栓塞来源不容易确定时，胸主动脉影像比较重要，可能发现珊瑚礁样斑块（讨论见后）或移动斑块是远端动脉粥样硬化栓塞的来源。有时一个独立的栓塞来源不能孤立看待，因为动脉粥样硬化有弥散的性质。例如在一项研究中，动脉脉搏图显示 40% 的患者主髂动脉和股腘动脉水平均有弥散病变，使得辨别动脉粥样硬化栓塞来源比较困难。

仅在几年前，血管造影是寻找"罪犯"病变的金标准，但是现在随着无创影像技术的发展，CT 血管造影（CTA）、磁共振血管造影（MAR）、双功能超声和 TEE 都是一线的已得到确认的主动脉显像方法[110-111]。

动脉粥样硬化栓塞导致的蓝趾应该与其他皮肤或系统疾病鉴别（图 47-14）。蓝趾也可由良性的寒冷诱导的可逆性血管痉挛导致，与手指的 Raynaud 现象相似。别的可出现蓝趾的血管疾病包括冻疮、血栓脉管炎闭塞（TAO）（Buerger 病）和远端动脉血栓形成。病变蛋白血症（如骨髓瘤）或骨髓增生性疾病（如真性红细胞增多症和原发性血小板增多症）可能导致小血管血栓形成。冷纤维蛋白原血症由因寒冷沉积的纤维蛋白原、纤维蛋白和蛋白质复合物引起。次级形式与癌症、风湿疾病和感染有关。冷沉球蛋白血症由寒冷中沉淀的免疫球蛋白（Igs）引起。分为 3 型：1 型冷沉球蛋白血症与淋巴组织增生疾病（如慢性淋巴细胞淋巴瘤）有关；2 型和 3 型可能与病毒性肝炎感染有关。Hirschmann 和 Raugi 将蓝趾综合征定义为"在排除创伤（骨折或扭伤）、寒冷诱导损伤（冻疮或冻伤）或可引起系统紫癜的疾病（高铁血红蛋白症或缺氧）时，一个或多个脚趾出现的蓝色或紫色改变"[60]。

动脉粥样硬化栓塞的短期和长期后果取决于栓塞程度和组织损伤程度。对大多数患者来讲，动脉粥样硬化栓塞的预后是差的，有时需要截肢。可出现改善，但是可能要经历数周使疼痛缓解以及更长的时间使皮肤颜色改善。严重情况时，受累脚趾可能进展至坏死并发黑色坏疽。如果仔细治疗，坏疽可能保持干燥并且与健康组织隔离，允许将来的远端或整个脚趾自我离断。湿性坏疽可能导致感染并需要手术截肢。如果大血管动脉供血未受损，脚趾截肢可能在分界线处有令人满意的治愈效果。

尽管一些患者从动脉粥样硬化栓塞中恢复，但栓塞复发可能导致进一步不可挽回的损害，引起广泛的组织损害和坏死。自发性栓塞发作常复发。随着非常广泛的动脉粥样硬化栓塞，可出现皮肤坏死，累及足更多的部位，这被称为*垃圾足*（图 47-15）。这是潜在的肢体威胁并和高死亡率相关，因为并发了多系统疾病。一项研究中，29 名患者中有 19 名患者（7 位双侧）在腹主动脉或下肢再血管化治疗后出现垃圾

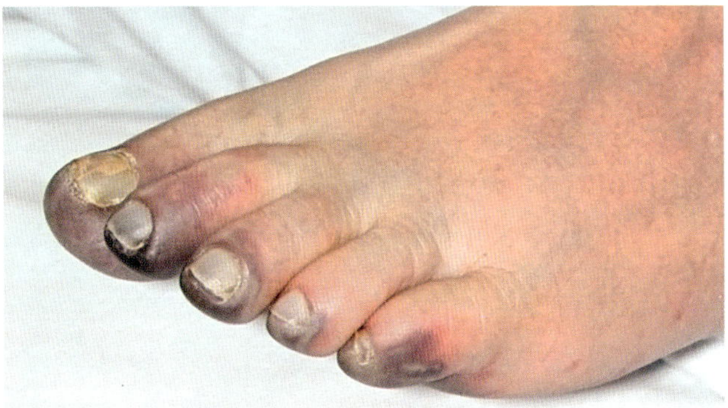

图 47-14 未知原因的蓝趾

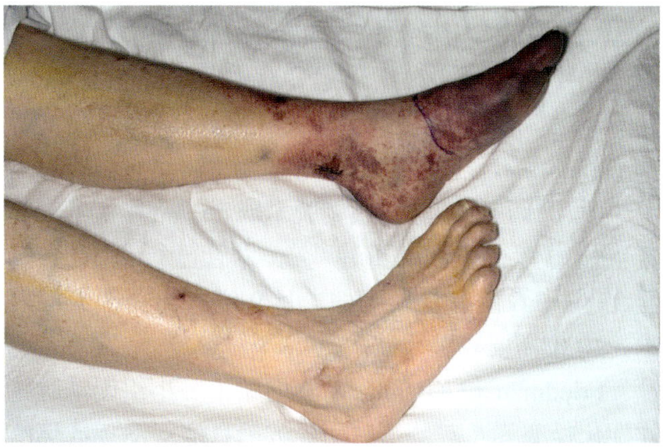

图 47-15 血管造影术后足动脉粥样硬化栓塞，导致严重的不可逆足缺血，需要膝关节下截肢

足，8 名患者行大截肢术，5 位行小截肢术 [19]。广泛动脉粥样硬化栓塞后大截肢术的风险为 10% ～ 27%（取决于报道的系列 [9,106,112]）。死亡率在多系统动脉粥样硬化栓塞中也是显著的，一项最近的研究报道 15 个月的随访期中 31% 的患者死亡 [113]。

手术治疗

一旦发生下肢动脉粥样硬化栓塞，治疗原则是预防复发性栓塞发作以及提供患肢的局部护理。一般治疗方法将在之后的治疗部分讨论。

由于动脉粥样硬化栓塞的复发风险高并可导致恶化的不可逆组织缺血并有截肢危险，手术或者血管内介入治疗得到提倡 [9,112]。栓塞复发率可能高达 50% ～ 80%，并有 40% ～ 60% 的组织缺失风险 [106-107]。手术干预的目的是移除或隔离栓塞源，预防引起器官和肢端缺失的复发事件。处理选择取决于疾病的部位和严重程度。最佳的手术方法取决于个体患者。动脉旁路术、动脉内膜切除术和动脉成形术并支架置入已经被报道，在经选择的患者中对预防复发栓塞是有效的 [107,114]。

华盛顿大学医学中心的一项回顾性研究发现 62 名患者有动脉粥样硬化栓塞的肾及皮肤临床表现。几乎所有的患者都行动脉造影术。主动脉和髂动脉（80%）被认为是最常见的动脉粥样硬化栓塞来源，其次是股动脉（13%）、腘动脉（3%）和锁骨下动脉（3%）[108]。42 名患者行旁路移植术来隔离病变动脉。别的患者行动脉内膜切除术和旁路移植术联合治疗。98% 完成保肢术，尽管有 31% 行小截肢术。在平均 20 个月的随访期内无另外的动脉粥样硬化栓塞发生 [108]。

Ken 及其同事回顾了做过动脉粥样硬化栓塞手术的患有下肢、内脏和上肢栓塞的 100 位患者，他们均随访了 12 年 [109]。47 位患者有主髂动脉闭塞疾病，20 位患者有主动脉瘤（平均大小为 3.5 cm）。隔离栓塞来源的手术包括主动脉旁路术或主髂动脉内膜剥脱术、股动脉和腘动脉内膜剥脱术或者旁路移植术。有若干位患者行解剖外重建 [109]。尽管已行手术治疗，但 97 位中 6 位有复发事件，且 9 位需要腿部大截肢术，10 位需要脚趾截肢术。

Friedman 和 Krishnasastry 回顾了一小组因动脉粥样硬化栓塞累及双侧下肢而导致静息痛、溃疡或坏疽的高危手术风险患者。这些患者因已存的并发症不适于行直接的主动脉重建术，他们结扎了髂外动脉并行腋 - 双股动脉旁路术。所有患者完成了患肢抢救，术后 52 个月内没有肢体缺失 [115]。Kaufman 及其同事也报道了一小组高危患者行隔离髂外动脉的腋下 - 双股动脉旁路术，大部分完成了患肢抢救并治愈足溃疡 [116]。

Hollier 等回顾了 88 位患有动脉粥样硬化栓塞的主动脉蓬松综合征患者（图 47-16）。27 位患者行手术矫正，包括动脉内膜剥脱术、髂外动脉结扎和旁路替代术。这些下肢动脉粥样硬化栓塞患者最好的结果（最低的患病率和死亡率）是行远端髂外动脉结扎和解剖外旁路术 [117]。作者指出，手术治疗在预防内脏梗死和肾衰竭方面不总是成功的 [117]。

髂动脉或浅表股动脉病变的首次血管成形术对于局部高度狭窄的髂动脉或浅表股动脉也是有效的 [114,118]。尽管有引发进一步栓塞的担忧，但一些研究还是展现了好的结果。在行首次血管成形术的 10 名患者中，没有发生术中栓塞的情况，其中 8 位没有发生再次动脉粥样硬化栓塞事件。这些患者有单个局灶的髂动脉或浅表股动脉高度狭窄更易于行血管成形

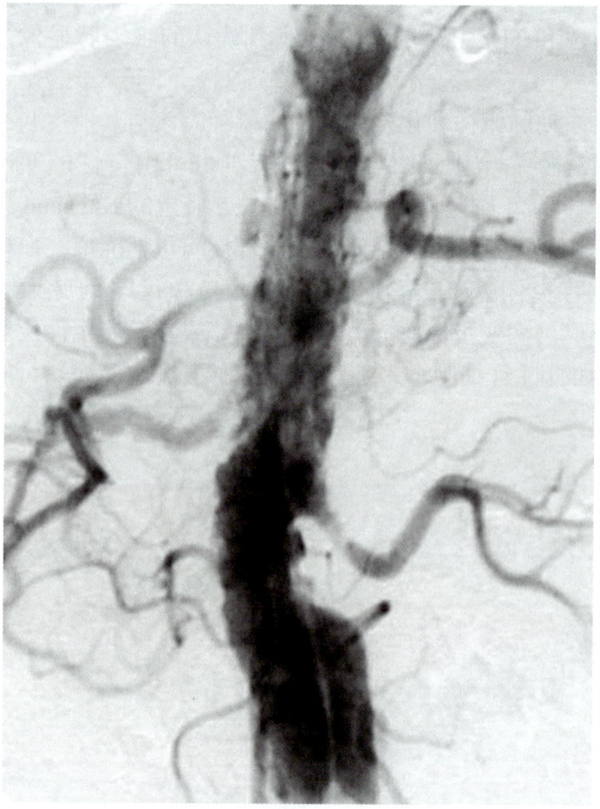

图 47-16 主动脉造影显示弥散的动脉粥样硬化性疾病、所谓的主动脉蓬松，动脉粥样硬化栓塞风险高

术，与更加弥散的近端动脉粥样硬化斑块相反[112,114]。

自膨胀支架被用来治疗源自髂动脉孤立节段的动脉粥样硬化栓塞[107]。对于更为复杂的斑块，覆膜支架已被成功地应用，优点是通过在覆膜支架下密封粥样硬化斑块和血栓来消除病变节段[107,119]。一个个案报道有髂动脉疾病的三名患者行自膨胀涤纶覆膜支架，16 个月后未发现复发的微小栓塞，并且脚趾病变得以治愈[107]。

主动脉支架置入现在通常用于治疗腹主动脉瘤。一项回顾性研究中，19 名有症状的下肢动脉粥样硬化栓塞患者出现缺血性溃疡或趾坏疽和腹动脉瘤，应用主动脉支架置入术来治疗腹主动脉瘤。1 年的随访期内，9 名患者中的 8 位消除了趾缺血症状[113]。作者指出，尽管腹主动脉瘤的支架修复可能预防未来的栓塞，重要的是不要遗忘并存的胸主动脉疾病。

动脉滤器也已经在浅表股动脉、颈动脉、肾动脉和许多其他血管中应用。滤器的不断发展，将来可能成为一个附加的手术程序。

上肢动脉粥样硬化栓塞

在上肢，动脉粥样硬化栓塞被认为是不常见的[108]。动脉粥样硬化可能累及主动脉弓和分支血管，这两处位置尤其重要。锁骨下动脉是动脉粥样硬化的常见部位。如上肢血压不相等，应该怀疑病变在锁骨下动脉水平或其近端水平。大部分患有锁骨下动脉粥样硬化的个体是没有症状的，但是这可以成为上肢和手指动脉粥样硬化栓塞的来源（图 47-17）。因锁骨下动脉在锁骨下走行并穿过第一肋，胸廓出口综合征可导致其外源性受压。这是动脉瘤形成和随后手及手指动脉粥样硬化栓塞的部位。最终，在腕水平，手掌小鱼际侧重复的冲击损伤如木匠及汽车修理师的动作，能够导致尺动脉瘤并发手及手指动脉粥样硬化栓塞。

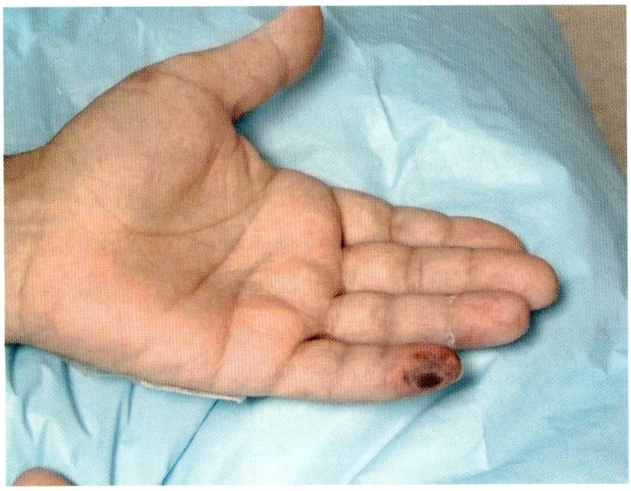

图 47-17　动脉粥样硬化栓塞导致的第五手指皮肤梗死。注意别的手指的微小缺血斑

珊瑚礁样斑块

珊瑚礁样斑块是易于发生远端栓塞的外生型钙化不连续团块[121]。这些斑块好发于肾上主动脉的后壁[122]。尽管不常见，但它们发生在有广泛动脉粥样硬化的患者。它们可以通过血栓动脉内膜剥脱术或旁路术来治疗[123-124]。对于因珊瑚礁样斑块导致主动脉腔狭窄而引起跛行的患者，血管内支架置入术已成功地应用。

升主动脉 / 主动脉弓粥样斑块和卒中

60 年前，脑血管痉挛被认为可导致卒中。如今，颈动脉疾病和房颤是已知的引起非出血性卒中的主要原因。随着经食管超声心动图（TEE）的出现，主动脉弓斑块已经确认是脑栓塞卒中的重要潜在来源[126-127]。病例对照前瞻性研究已经表明，升主动脉 / 主动脉弓粥样硬化疾病和缺血性卒中风险之间有明确的关系[128]。尸检发现 239 名脑血管疾病患者（卒中和脑出血）中有 26% 存在主动脉弓处溃疡性斑块，而只有 5% 的患者有另外的神经性诊断[128-129]。另一项应用 TEE 来探测主动脉粥样硬化斑块的大型研究比较了 215 名首次卒中或短暂脑缺血发作（TIA）的患者和 202 名对照志愿者，确认了升主动脉和主动脉弓的粥样硬化斑块是卒中的一个重要危险因素。

主动脉斑块形态学特征（低回声斑块、溃疡、钙化、固定或移动的血栓）对预测卒中非常重要[131]。尤其是，升主动脉和主动脉弓处的斑块厚度与卒中风险相关。当急性卒中患者与连续的对照组相比较时，28%4 mm 或更厚的斑块有不能解释的卒中，而 172 名患者中的 8% 有已知的或可疑的脑梗死原因[128]。在卒中主动脉斑块的法国研究中，331 名 60 岁或以上因急性卒中住院的患者行 TEE 来定量研究主动脉弓粥样硬化斑块。对于主动脉斑块厚度大于 4 mm 的患者复发脑梗死的风险是 11.9%（每 100 人年），而小斑块（小于 1 mm）患者是 2.8%。主动脉弓粥样硬化斑块厚度为 4 mm 或以上被发现是复发脑梗死和心血管事件的独立预测因素[132]；甚至中度的动脉粥样硬化疾病（定义为升主动脉及主动脉弓内膜厚度大于2 mm）是心脏手术后卒中的重要危险因素。

可移动的粥样硬化斑块

外突的有蒂的动脉粥样硬化斑块与卒中危险增加有关，但是，移动性成分的存在表示卒中风险最高[109,132,134-141]。在118名老年患者术中TEE研究中，12位有移动性主动脉弓斑块的患者中有3位（25%）患有围术期卒中，而118位无移动性斑块的患者中仅有2位（2%）有围术期卒中[134]。覆盖粥样硬化斑块的移动性团块容易黏附血栓，因此相比下方的粥样硬化斑块本身更加容易对抗凝药起反应。然而，对于主动脉的移动性血栓是否应用抗凝药仍存在争议。

华法林抗凝被提倡用来治疗移动性主动脉粥样硬化斑块。Dressler等的一项研究对有症状的胸主动脉移动性斑块患者评估了华法林在预防复发栓塞事件上的有效性（和没有行抗凝治疗的患者进行对比[142]）。此研究回顾了31位有移动性主动脉粥样硬化斑块且出现系统性栓塞事件的患者。在随访期，没有接受华法林治疗的患者有更高的血管事件发生率（45% vs. 5%）。38%的患者复发卒中。华法林治疗患者没有出现卒中[142]。值得注意的是，有小的移动性动脉粥样硬化斑块的患者没有接受华法林治疗，其中37%的患者复发卒中[142]。

另一项对于患有严重升主动脉粥样硬化疾病患者的研究中，华法林被认为相比其他抗血小板药物更为有效[140]。对于这一重要的问题，需要进一步的随机对照试验来比较抗凝与抗血小板治疗。

在案例研究中，胸主动脉斑块相关的移动性血栓造成的外周栓塞被成功地应用华法林治疗。一项个案报道中，一位71岁老年男性患者呕吐后出现脚趾的动脉粥样硬化栓塞。TEE发现胸主动脉降段有一个大的移动性团块。经过3个月的华法林抗凝治疗后，主动脉团块得到了“解决”，提示有血栓覆盖在动脉粥样硬化斑块上。动脉粥样硬化栓塞造成的脚趾疼痛和变色也完全解决[104]。

动脉粥样硬化栓塞造成的卒中可以发生在颈动脉手术中。颈动脉内膜切除术中可发生微小栓塞，并可以被经颅多普勒超声发现。Ackerstaff等发现颈动脉内膜切除术中微小栓塞的出现和围术期TIA及卒中呈正相关。这些患者中利用磁共振影像也发现新的脑缺血病变[143]。

颈动脉窦按摩可能在颈动脉窦高敏感的患者中产生眩晕，但也可以在颈动脉粥样硬化患者中导致动脉粥样硬化栓塞性卒中[144]。

在特有的临床环境中也应该考虑栓塞导致卒中。患有不能解释的栓塞的年轻患者，TEE检测到了确定的动脉粥样硬化斑块上的移动性主动脉弓血栓[127]。大脑影像可特征性地显示多处小缺血病变。大脑病理也显示有多处胆固醇栓子。腔隙性梗死被认为源于高血压导致的小脑梗死。也有可能一些腔隙性梗死由胆固醇栓塞导致[146]。

动脉粥样硬化栓塞疾病的一般治疗

预防

曾强调过很多次，对于大部分疾病来说最好的治疗方式是预防[147]。血管造影术是最常见的医源性动脉粥样硬化栓塞原因，占全部病例的比例高达80%，所以更安全的血管造影术和最新的技术可以降低导管诱导的动脉粥样硬化栓塞的发病率[8]。例如，提倡用“不接触技术”在肾动脉支架置入术中减少潜在的对内膜的破坏。第二根导丝放在指引导管内使导管和主动脉的接触最小化[148]。动脉过滤器也被成功应用于浅表动脉[120]；末梢保护设备也被应用于肾和大脑的血管成形术中[149-151]。大脑保护装置可能会减少颈动脉支架术后卒中，但是会发生设备相关的并发症[147,152]。

减轻动脉粥样硬化负担和保持斑块稳定是预防冠状动脉事件的主要着眼点，也应该是预防动脉粥样硬化栓塞的重点。减少斑块中的脂质含量、减少炎症和炎性细胞以及减少新生滋养血管是未来趋势。

控制与生活方式相关的危险因素包括戒烟及远离所有烟草制品，避免肥胖、成年型糖尿病、升高的三酰甘油，识别和治疗代谢综合征以及减少饮食中盐分摄入。通过有氧运动来避免身体活动不足是预防动脉粥样硬化进展并因此降低动脉粥样硬化栓塞风险的重要步骤。

药物治疗包括他汀类药物、抗血小板药物及ACE抑制药，通常也联合应用控制高血糖和高血压的药物。

HMG-CoA还原酶抑制药或他汀类药物是降低胆固醇、降低心血管病死亡率明确有效的药物。他汀类药物可能有多重效应，包括抗炎、改善内皮功能和减缓血液凝集。它们可能也有免疫调节作用：减少单核细胞和 T 细胞在动脉壁的聚集以及稳定动脉斑块，从而减少斑块破裂的风险 [154]。

许多大型试验已经明确了他汀类药物在心血管事件二级预防上的益处 [153,155]。延缓动脉粥样硬化进展是一个值得称赞的目标。最近，ASTEROID 试验已发现动脉粥样斑块体积减小（约 7%），并且平均低密度脂蛋白（LDL）从 130.4 mg/dl 下降到 60.8 mg/dl，高密度脂蛋白（HDL）增加了 14.7%[156]。针对调脂治疗的胆固醇教育项目指南建议，LDL 的初治目标应该低于 100 mg/dl，除了那些已经确定的有最高风险的动脉粥样硬化疾病患者，应将 LDL 控制目标定在 70 mg/dl 以下 [153]。

对于动脉粥样硬化栓塞没有关于他汀类药物治疗的大型随机试验，但有一些观察性病例报道。Tunick 等研究了 519 例经 TEE 发现有复杂主动脉斑块的患者，此回顾性研究中 21% 发生动脉粥样硬化栓塞。虽然治疗并不是随机的，但多变量分析显示他汀类药物的益处，使得绝对风险降低了 17%。未发现华法林或抗血小板药物有保护作用 [157]。

抗血小板药物防止血小板活化和血栓形成。常用的口服抗血小板药物包括阿司匹林（75 ~ 365 mg/d）、双嘧达莫加阿司匹林以及氯吡格雷每天 75 mg。许多临床试验证明了联合抗血小板药物治疗冠状动脉疾病的有效性。阿司匹林通过阻断环氧化酶（COX）-1 来预防血栓素 A_2（TxA_2）的合成，从而抑制了血小板凝集。噻吩并吡啶通过糖蛋白（GP）- Ⅱ b/ Ⅲ a 受体阻断二磷腺苷（ADP）介导的血小板凝集。双嘧达莫是一种磷酸二酯酶（PDE）抑制药，可减少环磷腺苷和单磷酸鸟苷（cAMP 和 cGMP）的降解以及增加环前列腺素（PGI_2）的活性，从而抑制血小板聚集 [158]。尚不明确抗血小板药物是否能预防动脉粥样硬化栓塞的复发。

西洛地唑具有抗血小板和血管扩张性作用。一项包含 5 位患者的小型研究报道了此药可促进远端肢体溃疡愈合并改善大血管及小血管灌注，但是没有设置对照组，因此并没有令人信服的证据表明这种药物与溃疡的愈合有关 [159]。Iloprost 疗法已经用于胆固醇栓塞综合征的治疗 [160]。蓝趾综合征的治疗包括硝苯地平和已酮可可碱。对于顽固性的微血管疾病，血管扩张药对于大多数动脉粥样硬化栓塞患者并无裨益。

虽然抗凝治疗可能有利于治疗动脉粥样硬化斑块上覆盖的移动性血栓，但是这种方法无法应用于具有无症状非移动性动脉粥样硬化斑块的患者 [162]。

支持治疗

器官衰竭需要进行治疗。肾病需要检测，并纠正电解质紊乱、容量过多和尿毒症。利用透析的肾替代疗法可能是暂时的或者永久性的。心衰和高血压需要用利尿药、肾素 - 血管紧张素 - 醛固酮系统（RAAS）拮抗药、β- 受体阻滞药和血管扩张药来治疗。HOPE 试验表明，ACE 抑制药在血管疾病或糖尿病患者治疗中是有益的，可降低卒中、心肌梗死的发生率和整体死亡率 [163]。肾素 - 血管紧张素系统抑制药在预防动脉粥样硬化栓塞复发中的疗效并不明确。

下肢坏疽患者需要伤口护理，应用外科伤口清创术以及局部用药和敷料。部分患者有必要进行局部脚趾或者前脚截肢，对于一些不可逆的局部缺血坏疽患者截肢也是有必要的。可能需要抗生素来预防感染。蓬松舒适的靴子可以保护缺血足防止外伤，气动式动脉泵可以改善部分患者的动脉灌注。

有效的疼痛控制是非常重要的；下肢动脉粥样硬化栓塞后缺血性疼痛会非常严重并持续数周。蓝趾综合征的疼痛程度可能与组织受累程度并无比例关系，但是可反映微血管坏死。除了麻醉药和神经递质药外，其他几种药物也被应用于下肢缺血引起的疼痛。

腰部交感神经切除手术在手术治疗 PAD 受限的 50 年前相当流行。对于动脉粥样硬化患者是否有实际受益一直颇有争议 [165-168]。历史上腰部交感神经切除术已经用于腿部缺血坏疽、缺血性溃疡以及静息疼痛。据报道，好转率接近 60%，尽管不是所有的患者都有好的反应。一项回顾性研究分析了 45 位有足趾坏疽并进行过腰部交感神经切除术的患者，截肢率仍高达 40%[169-170]。近来，一些外科医生继续提倡在一些经挑选的面临组织缺失危险的病人中进行腰部交感神经切除术 [162]。希望可以通过减缓平滑肌收缩来提高侧支循环血流量以及打开动静脉连接 [162]。一些研究表明，除手术重建外，腰部交感神经切除术也可以增加组织灌注和促进愈合。

如今，可以通过局部注射实现腰部交感神经阻滞来达到改善皮肤温度和疼痛的目的。脊髓刺激器对于部分患者有效 [164]。

其他治疗方法包括在经选择的肢体动脉粥样硬化栓塞患者中利用高压氧或气动腿部压力器来改善远端灌注[171]。

结论

动脉粥样硬化栓塞是一种罕见但是严重的疾病，可以自发或者是有创性心脏和血管手术的一个并发症。血管造影术是最常见的医源性原因，占全部病例多达80%[8]。应注意动脉粥样硬化栓塞引起的皮肤改变易与其他疾病混淆。

初步诊断通常基于临床特征。诊断需要在特定的临床情况下有高度怀疑，例如暴露在一个诱因下、原因不明的肾衰以及动脉粥样硬化栓塞的皮肤表现。

明确诊断需要从组织学上证实，需要在肌肉、皮肤或者受累器官活检中发现胆固醇晶体。除了受累组织的活检外，没有单一决定性的实验室检查来确诊动脉粥样硬化栓塞性疾病。

确定最可能的栓子来源是非常重要的。当动脉粥样硬化栓塞累及下肢时，主髂动脉节段的动脉粥样硬化或动脉瘤疾病就占到了三分之二[107-108]。

动脉粥样硬化可复发，这些患者中40%～60%会有组织缺失的风险[106-107]。外科手术和血管内治疗的目的是排除栓子的来源和阻止复发。覆膜支架或者解剖外的旁路术可能对于高危患者是一个选择。

对于移动性动脉粥样硬化斑块的治疗是有争议的，但是华法林在一些患者中对于预防有症状的血栓栓塞似乎是有效的[142]。抗凝在患有弥漫性动脉粥样硬化的患者中不是常规治疗。

最好的对动脉粥样硬化栓塞的治疗是预防。最终，预防动脉粥样硬化将可以预防动脉粥样硬化栓塞。

参考文献

1. Jucgla A, Moreso F, Muniesa C, et al: Cholesterol embolism: still an unrecognized entity with a high mortality rate, *J Am Acad Dermatol* 55:786–793, 2006.
2. Kiechle FL, McLaughlin JH, Yang SS, et al: Atheromatous embolization, *Am J Emerg Med* 1:299–301, 1983.
3. Hollenhorst RW: Significance of bright plaques in the retinal arterioles, *Trans Am Ophthalmol Soc* 59:252–273, 1961.
4. Lie JT: Cholesterol atheromatous embolism. The great masquerader revisited, *Pathol Annu* 27(Pt 2):17–50, 1992.
5. Fine MJ, Kapoor W, Falanga V: Cholesterol crystal embolization: a review of 221 cases in the English literature, *Angiology* 38:769–784, 1987.
6. Lye WC, Cheah JS, Sinniah R: Renal cholesterol embolic disease. Case report and review of the literature, *Am J Nephrol* 13:489–493, 1993.
7. Scolari F, Ravani P, Gaggi R, et al: The challenge of diagnosing atheroembolic renal disease: clinical features and prognostic factors, *Circulation* 116:298–304, 2007.
8. Scolari F, Ravani P: Atheroembolic renal disease, *Lancet* 375:1650–1660, 2010.
9. Karmody AM, Powers SR, Monaco VJ, et al: "Blue toe" syndrome. An indication for limb salvage surgery, *Arch Surg* 111:1263–1268, 1976.
10. Cross SS: How common is cholesterol embolism? *J Clin Pathol* 44:859–861, 1991.
11. Saklayen MG: Atheroembolic renal disease: preferential occurrence in whites only, *Am J Nephrol* 9:87–88, 1989.
12. Flory C: Arterial occlusions produced by emboli from eroded aortic atheromatous plaques, *Am J Pathol* 21:549–565, 1945.
13. Kealy WF: Atheroembolism, *J Clin Pathol* 31:984–989, 1978.
14. Doty JR, Wilentz RE, Salazar JD, et al: Atheroembolism in cardiac surgery, *Ann Thorac Surg* 75:1221–1226, 2003.
15. Rosman HS, Davis TP, Reddy D, et al: Cholesterol embolization: clinical findings and implications, *J Am Coll Cardiol* 15:1296–1299, 1990.
16. Hertzer NR: Peripheral atheromatous embolization following blunt abdominal trauma, *Surgery* 82:244–247, 1977.
17. Ramirez G, O'Neill WM Jr, Lambert R, et al: Cholesterol embolization: a complication of angiography, *Arch Internal Med* 138:1430–1432, 1978.
18. Thurlbeck WM, Castleman B: Atheromatous emboli to the kidneys after aortic surgery, *N Engl J Med* 257:442–447, 1957.
19. Sharma PV, Babu SC, Shah PM, et al: Changing patterns of atheroembolism, *Cardiovasc Surg* 4:573–579, 1996.
20. Lindholt JS, Sandermann J, Bruun-Petersen J, et al: Fatal late multiple emboli after endovascular treatment of abdominal aortic aneurysm. Case report, *Int Angiol* 17:241–243, 1998.
21. Zempo N, Sakano H, Ikenaga S, et al: Fatal diffuse atheromatous embolization following endovascular grafting for an abdominal aortic aneurysm: report of a case, *Surg Today* 31:269–273, 2001.
22. Thompson MM, Smith J, Naylor AR, et al: Microembolization during endovascular and conventional aneurysm repair, *J Vasc Surg* 25:179–186, 1997.
23. Keon WJ, Heggtveit HA, Leduc J: Perioperative myocardial infarction caused by atheroembolism, *J Thorac Cardiovasc Surg* 84:849–855, 1982.
24. Blauth CI, Cosgrove DM, Webb BW, et al: Atheroembolism from the ascending aorta. An emerging problem in cardiac surgery, *J Thorac Cardiovasc Surg* 103:1104–1111, 1992; discussion 1111–1102.
25. Tunick PA, Krinsky GA, Lee VS, et al: Diagnostic imaging of thoracic aortic atherosclerosis, *AJR Am J Roentgenol* 174:1119–1125, 2000.
26. Baker AJ, Naser B, Benaroia M, et al: Cerebral microemboli during coronary artery bypass using different cardioplegia techniques, *Ann Thorac Surg* 59:1187–1191, 1995.
27. Harringer W: Capture of particulate emboli during cardiac procedures in which aortic cross-clamp is used. International Council of Emboli Management Study Group, *Ann Thorac Surg* 70:1119–1123, 2000.
28. Ascione R, Ghosh A, Reeves BC, et al: Retinal and cerebral microembolization during coronary artery bypass surgery: a randomized, controlled trial, *Circulation* 112:3833–3838, 2005.
29. Drost H, Buis B, Haan D, et al: Cholesterol embolism as a complication of left heart catheterisation. Report of seven cases, *Br Heart J* 52:339–342, 1984.
30. Colt HG, Begg RJ, Saporito JJ, et al: Cholesterol emboli after cardiac catheterization. Eight cases and a review of the literature, *Medicine* 67:389–400, 1988.
31. Saklayen MG, Gupta S, Suryaprasad A, et al: Incidence of atheroembolic renal failure after coronary angiography. A prospective study, *Angiology* 48:609–613, 1997.
32. Gaines PA, Cumberland DC, Kennedy A, et al: Cholesterol embolisation: a lethal complication of vascular catheterisation, *Lancet* 1:168–170, 1988.
33. Gjesdal K, Orning OM, Smith E: Fatal atheromatous emboli to the kidneys after left-heart catheterisation, *Lancet* 2:405, 1977.
34. Fukumoto Y, Tsutsui H, Tsuchihashi M, et al: Cholesterol Embolism Study I. The incidence and risk factors of cholesterol embolization syndrome, a complication of cardiac catheterization: a prospective study, *J Am Coll Cardiol* 42:211–216, 2003.
35. Frock J, Bierman M, Hammeke M, et al: Atheroembolic renal disease: experience with 22 patients, *Nebr Med J* 79:317–321, 1994.
36. Johnson LW, Esente P, Giambartolomei A, et al: Peripheral vascular complications of coronary angioplasty by the femoral and brachial techniques, *Cathet Cardiovasc Diagn* 31:165–172, 1994.
37. Keeley EC, Grines CL: Scraping of aortic debris by coronary guiding catheters: a prospective evaluation of 1,000 cases, *J Am Coll Cardiol* 32:1861–1865, 1998.
38. Liew YP, Bartholomew JR: Atheromatous embolization, *Vasc Med* 10:309–326, 2005.
39. Karalis DG, Quinn V, Victor MF, et al: Risk of catheter-related emboli in patients with atherosclerotic debris in the thoracic aorta, *Am Heart J* 131:1149–1155, 1996.
40. Blankenship JC, Mickel S: Spinal cord infarction resulting from cardiac catheterization, *Am J Med* 87:239–240, 1989.
41. Harrington D, Amplatz K: Cholesterol embolization and spinal infarction following aortic catheterization, *Am J Roentgenol Radium Ther Nucl Med* 115:171–174, 1972.
42. Feder W, Auerbach R: "Purple toes": an uncommon sequela of oral coumarin drug therapy, *Ann Intern Med* 55:911–917, 1961.
43. Bruns FJ, Segel DP, Adler S: Control of cholesterol embolization by discontinuation of anticoagulant therapy, *Am J Med Sci* 275:105–108, 1978.
44. Hyman BT, Landas SK, Ashman RF, et al: Warfarin-related purple toes syndrome and cholesterol microembolization, *Am J Med* 82:1233–1237, 1987.
45. Carron PL, Florea A, Ducloux D, et al: Atheroembolic disease associated with the use of low-molecular-weight heparin during haemodialysis, *Nephrol Dial Transplant* 14:520–521, 1999.
46. Blackshear JL, Zabalgoitia M, Pennock G, et al: Warfarin safety and efficacy in patients with thoracic aortic plaque and atrial fibrillation. SPAF TEE Investigators. Stroke Prevention and Atrial Fibrillation. Transesophageal echocardiography, *Am J Cardiol* 83:453–455.
47. Atherosclerotic disease of the aortic arch as a risk factor for recurrent ischemic stroke. The French Study of Aortic Plaques in Stroke Group, *N Engl J Med* 334:1216–1221, 1996.
48. Bols A, Nevelsteen A, Verhaeghe R: Atheromatous embolization precipitated by oral anticoagulants, *Int Angiol* 13:271–274, 1994.

49. Boudes P: Cholesterol emboli and streptokinase therapy, *JAMA* 259:1180, 1988.
50. Gupta BK, Spinowitz BS, Charytan C, et al: Cholesterol crystal embolization-associated renal failure after therapy with recombinant tissue-type plasminogen activator, *Am J Kidney Dis* 21:659–662, 1993.
51. Wong FK, Chan SK, Ing TS, et al: Acute renal failure after streptokinase therapy in a patient with acute myocardial infarction, *Am J Kidney Dis* 26:508–510, 1995.
52. Arora RR, Magun AM, Grossman M, et al: Cholesterol embolization syndrome after intravenous tissue plasminogen activator for acute myocardial infarction, *Am Heart J* 126:225–228, 1993.
53. GUSTO: An international randomized trial comparing four thrombolytic strategies for acute myocardial infarction. The GUSTO investigators, *N Engl J Med* 329:673–682, 1993.
54. Blankenship JC, Butler M, Garbes A: Prospective assessment of cholesterol embolization in patients with acute myocardial infarction treated with thrombolytic vs. conservative therapy, *Chest* 107:662–668, 1995.
55. Chaudhary K, Wall BM, Rasberry RD: Livedo reticularis: an underutilized diagnostic clue in cholesterol embolization syndrome, *Am J Med Sci* 321:348–351, 2001.
56. Faraggiana T, Muda AO: Atheromatous embolism, *Contrib Nephrol* 119:67–73, 1996.
57. Ben-Horin S, Bardan E, Barshack I, et al: Cholesterol crystal embolization to the digestive system: characterization of a common, yet overlooked presentation of atheroembolism, *Am J Gastroenterol* 98:1471–1479, 2003.
58. Scolari F, Tardanico R, Zani R, et al: Cholesterol crystal embolism: a recognizable cause of renal disease, *Am J Kidney Dis* 36:1089–1109, 2000.
59. Chesney TM: Atheromatous embolization to the skin, *Am J Dermatopathol* 4:271–273, 1982.
60. Hirschmann JV, Raugi GJ: Blue (or purple) toe syndrome, *J Am Acad Dermatol* 60:1–20, 2009 quiz 21–22.
61. Cappiello RA, Espinoza LR, Adelman H, et al: Cholesterol embolism: a pseudovasculitic syndrome, *Semin Arthritis Rheum* 18:240–246, 1989.
62. Falanga V, Fine MJ, Kapoor WN: The cutaneous manifestations of cholesterol crystal embolization, *Arch Dermatol* 122:1194–1198, 1986.
63. Moolenaar W, Lamers CB: Cholesterol crystal embolization in the Netherlands, *Arch Internal Med* 156:653–657, 1996.
64. Mayo RR, Swartz RD: Redefining the incidence of clinically detectable atheroembolism, *Am J Med* 100:524–529, 1996.
65. Modi KS, Rao VK: Atheroembolic renal disease, *J Am Soc Nephrol* 12:1781–1787, 2001.
66. Greenberg A, Bastacky SI, Iqbal A, et al: Focal segmental glomerulosclerosis associated with nephrotic syndrome in cholesterol atheroembolism: clinicopathological correlations, *Am J Kidney Dis* 29:334–344, 1997.
67. Jones DB, Iannaccone PM: Atheromatous emboli in renal biopsies. An ultrastructural study, *Am J Pathol* 78:261–276, 1975.
68. Olin JW: Atheroembolic renal disease: underdiagnosed and misunderstood, *Catheter Cardiovasc Interv* 70:789–790, 2007.
69. Kawarada O, Yokoi Y, Takemoto K: The characteristics of dissemination of embolic materials during renal artery stenting, *Catheter Cardiovasc Interv* 70:784–788, 2007.
70. Haas M, Spargo BH, Wit EJ, et al: Etiologies and outcome of acute renal insufficiency in older adults: a renal biopsy study of 259 cases, *Am J Kidney Dis* 35:433–447, 2000.
71. Hara S, Asada Y, Fujimoto S, et al: Atheroembolic renal disease: clinical findings of 11 cases, *J Atheroscler Thromb* 9:288–291, 2002.
72. Thadhani RI, Camargo CA Jr, Xavier RJ, et al: Atheroembolic renal failure after invasive procedures. Natural history based on 52 histologically proven cases, *Medicine* 74:350–358, 1995.
73. Goldman M, Thoua Y, Dhaene M, et al: Necrotising glomerulonephritis associated with cholesterol microemboli, *Br Med J (Clin Res Ed)* 290:205–206, 1985.
74. Theriault J, Agharazzi M, Dumont M, et al: Atheroembolic renal failure requiring dialysis: potential for renal recovery? A review of 43 cases, *Nephron* 94:c11–c18, 2003.
75. Dalakos TG, Streeten DH, Jones D, et al: "Malignant" hypertension resulting from atheromatous embolization predominantly of one kidney, *Am J Med* 57:135–138, 1974.
76. Kasinath BS, Corwin HL, Bidani AK, et al: Eosinophilia in the diagnosis of atheroembolic renal disease, *Am J Nephrol* 7:173–177, 1987.
77. Wilson DM, Salazer TL, Farkouh ME: Eosinophiluria in atheroembolic renal disease, *Am J Med* 91:186–189, 1991.
78. Haqqie SS, Urizar RE, Singh J: Nephrotic-range proteinuria in renal atheroembolic disease: report of four cases, *Am J Kidney Dis* 28:493–501, 1996.
79. Williams HH, Wall BM, Cooke CR: Reversible nephrotic range proteinuria and renal failure in atheroembolic renal disease, *Am J Med Sci* 299:58–61, 1990.
80. Belenfant X, Meyrier A, Jacquot C: Supportive treatment improves survival in multivisceral cholesterol crystal embolism, *Am J Kidney Dis* 33:840–850, 1999.
81. Herzog AL, Wanner C: Case report: atheroembolic renal disease in a 72-year-old patient through coronary intervention after myocardial infarction, *Hemodial Int* 12:406–411, 2008.
82. Scolari F, Ravani P, Pola A, et al: Predictors of renal and patient outcomes in atheroembolic renal disease: a prospective study, *J Am Soc Nephrol* 14:1584–1590, 2003.
83. Fabbian F, Catalano C, Lambertini D, et al: A possible role of corticosteroids in cholesterol crystal embolization, *Nephron* 83:189–190, 1999.
84. Nakayama M, Nagata M, Hirano T, et al: Low-dose prednisolone ameliorates acute renal failure caused by cholesterol crystal embolism, *Clin Nephrol* 66:232–239, 2006.
85. Graziani G, Santostasi S, Angelini C, et al: Corticosteroids in cholesterol emboli syndrome, *Nephron* 87:371–373, 2001.
86. Hasegawa M, Sugiyama S: Apheresis in the treatment of cholesterol embolic disease, *Ther Apher Dial* 7:435–438, 2003.
87. Woolfson RG, Lachmann H: Improvement in renal cholesterol emboli syndrome after simvastatin, *Lancet* 351:1331–1332, 1998.
88. Hasegawa M, Kawashima S, Shikano M, et al: The evaluation of corticosteroid therapy in conjunction with plasma exchange in the treatment of renal cholesterol embolic disease. A report of 5 cases, *Am J Nephrol* 20:263–267, 2000.
89. Cabili S, Hochman I, Goor Y: Reversal of gangrenous lesions in the blue toe syndrome with lovastatin–a case report, *Angiology* 44:821–825, 1993.
90. Dubel GJ, Murphy TP: Distal embolic protection for renal arterial interventions, *Cardiovasc Intervent Radiol* 31:14–22, 2008.
91. Moolenaar W, Lamers CB: Gastrointestinal blood loss due to cholesterol crystal embolization, *J Clin Gastroenterol* 21:220–223, 1995.
92. Paraf F, Jacquot C, Bloch F, et al: Cholesterol crystal embolization demonstrated on GI biopsy, *Am J Gastroenterol* 96:3301–3304, 2001.
93. Blundell JW: Small bowel stricture secondary to multiple cholesterol emboli, *Histopathology* 13:459–462, 1988.
94. Mulliken JB, Bartlett MK: Small bowel obstruction secondary to atheromatous embolism. A case report and review of the literature, *Ann Surg* 174:145–150, 1971.
95. Gramlich TL, Hunter SB: Focal polypoid ischemia of the colon: atheroemboli presenting as a colonic polyp, *Arch Pathol Lab Med* 118:308–309, 1994.
96. Chan T, Levine MS, Park Y: Cholesterol embolization as a cause of cecal infarct mimicking carcinoma, *AJR Am J Roentgenol* 150:1315–1316, 1988.
97. Fujiyama A, Mori Y, Yamamoto S, et al: Multiple spontaneous small bowel perforations due to systemic cholesterol atheromatous embolism, *Intern Med* 38:580–584, 1999.
98. Funabiki K, Masuoka H, Shimizu H, et al: Cholesterol crystal embolization (CCE) after cardiac catheterization: a case report and a review of 36 cases in the Japanese literature, *Japan Heart J* 44:767–774, 2003.
99. Orvar K, Johlin FC: Atheromatous embolization resulting in acute pancreatitis after cardiac catheterization and angiographic studies, *Arch Intern Med* 154:1755–1761, 1994.
100. Moolenaar W, Kreuning J, Eulderink F, et al: Ischemic colitis and acalculous necrotizing cholecystitis as rare manifestations of cholesterol emboli in the same patient, *Am J Gastroenterol* 84:1421–1422, 1989.
101. Moolenaar W, Lamers CB: Cholesterol crystal embolization and the digestive system, *Scand J Gastroenterol* 188:69–72, 1991.
102. Harvey RL, Doberneck RC, Black WC 3rd: Infarction of the stomach following atheromatous embolization. Report of a case and literature review, *Gastroenterology* 62:469–472, 1972.
103. Bourdages R, Prentice RS, Beck IT, et al: Atheromatous embolization to the stomach: an unusual cause of gastrointestinal bleeding, *Am J Dig Dis* 21:889–894, 1976.
104. Blackshear JL, Jahangir A, Oldenburg WA, et al: Digital embolization from plaque-related thrombus in the thoracic aorta: identification with transesophageal echocardiography and resolution with warfarin therapy, *Mayo Clin Proc* 68:268–272, 1993.
105. Donohue KG, Saap L, Falanga V: Cholesterol crystal embolization: an atherosclerotic disease with frequent and varied cutaneous manifestations, *J Eur Acad Dermatol Venereol* 17:504–511, 2003.
106. Wingo JP, Nix ML, Greenfield LJ, et al: The blue toe syndrome: hemodynamics and therapeutic correlates of outcome, *J Vasc Surg* 3:475–480, 1986.
107. Kumins NH, Owens EL, Oglevie SB, et al: Early experience using the wall graft in the management of distal microembolism from common iliac artery pathology, *Ann Vasc Surg* 16:181–186, 2002.
108. Baumann DS, McGraw D, Rubin BG, et al: An institutional experience with arterial atheroembolism, *Ann Vasc Surg* 8:258–265, 1994.
109. Keen RR, McCarthy WJ, Shireman PK, et al: Surgical management of atheroembolization, *J Vasc Surg* 21:773–780, 1995; discussion 780–771.
110. Applebaum RM, Kronzon I: Evaluation and management of cholesterol embolization and the blue toe syndrome, *Curr Opin Cardiol* 11:533–542, 1996.
111. Spittell PC, Seward JB, Hallett JW Jr: Mobile thrombi in the abdominal aorta in cases of lower extremity embolic arterial occlusion: value of extended transthoracic echocardiography, *Am Heart J* 139:241–244, 2000.
112. Matchett WJ, McFarland DR, Eidt JF, et al: Blue toe syndrome: treatment with intra-arterial stents and review of therapies, *J Vasc Interv Radiol* 11:585–592, 2000.
113. Carroccio A, Olin JW, Ellozy SH, et al: The role of aortic stent grafting in the treatment of atheromatous embolization syndrome: results after a mean of 15 months follow-up, *J Vasc Surg* 40:424–429, 2004.
114. Kumpe DA, Zwerdlinger S, Griffin DJ: Blue digit syndrome: treatment with percutaneous transluminal angioplasty, *Radiology* 166:37–44, 1988.
115. Friedman SG, Krishnasastry KV: External iliac ligation and axillary-bifemoral bypass for blue toe syndrome, *Surgery* 115:27–30, 1994.
116. Kaufman JL, Saifi J, Chang BB, et al: The role of extraanatomic exclusion bypass in the treatment of disseminated atheroembolism syndrome, *Ann Vasc Surg* 4:260–263, 1990.
117. Hollier LH, Kazmier FJ, Ochsner J, et al: "Shaggy" aorta syndrome with atheromatous embolization to visceral vessels, *Ann Vasc Surg* 5:439–444, 1991.
118. Brewer ML, Kinnison ML, Perler BA, et al: Blue toe syndrome: treatment with anticoagulants and delayed percutaneous transluminal angioplasty, *Radiology* 166:31–36, 1988.
119. Dougherty MJ, Calligaro KD: Endovascular treatment of embolization of aortic plaque with covered stents, *J Vasc Surg* 36:727–731, 2002.
120 Van Thielen J, Hendriks JMH, Hertoghs M, et al: Filters placed in the superficial femoral arteries for limb salvage in a high-surgical-risk patient with atheroembolism: results at 2 years, *J Endovasc Ther* 17:399–401.
121. Rosenberg GD, Killewich LA: Blue toe syndrome from a "coral reef" aorta, *Ann Vasc Surg* 9:561–564, 1995.
122. Schlieper G, Grotemeyer D, Aretz A, et al: Analysis of calcifications in patients with coral reef aorta, *Ann Vasc Surg* 24:408–414, 2010.
123. Schulte KM, Reiher L, Grabitz L, et al: Coral reef aorta: a long-term study of 21 patients, *Ann Vasc Surg* 14:626–633, 2000.
124. Teebken OE, Pichlmaier MA, Kuhn C, et al: Severe obstructive calcifications affecting the descending and suprarenal abdominal aorta without coexisting peripheral atherosclerotic disease–coral reef aorta, *Vasa* 35:206–208, 2006.
125. Holfeld J, Gottardi R, Zimpfer D, et al: Treatment of symptomatic coral reef aorta by endovascular stent-graft placement, *Ann Thorac Surg* 85:1817–1819, 2008.
126. Bernard Y: Value of transoesophageal echocardiography for the diagnosis of embolic lesions from the thoracic aorta, *J Neuroradiol* 32:266–272, 2005.
127. Laperche T, Laurian C, Roudaut R, et al: Mobile thromboses of the aortic arch without aortic debris. A transesophageal echocardiographic finding associated with unexplained arterial embolism. The Filiale Echocardiographie de la Société Française de Cardiologie, *Circulation* 96:288–294, 1997.
128. Amarenco P, Cohen A, Tzourio C, et al: Atherosclerotic disease of the aortic arch and the risk of ischemic stroke, *N Engl J Med* 331:1474–1479, 1994.

129. Amarenco P, Duyckaerts C, Tzourio C, et al: The prevalence of ulcerated plaques in the aortic arch in patients with stroke, *N Engl J Med* 326:221–225, 1992.
130. Jones EF, Kalman JM, Calafiore P, et al: Proximal aortic atheroma. An independent risk factor for cerebral ischemia, *Stroke* 26:218–224, 1995.
131. Cohen A, Tzourio C, Bertrand B, et al: Aortic plaque morphology and vascular events: a follow-up study in patients with ischemic stroke. FAPS Investigators. French Study of Aortic Plaques in Stroke, *Circulation* 96:3838–3841, 1997.
132. Di Tullio MR, Homma S, Jin Z, et al: Aortic atherosclerosis, hypercoagulability, and stroke the APRIS (Aortic Plaque and Risk of Ischemic Stroke) study, *J Am Coll Cardiol* 52:855–861, 2008.
133. Djaiani G, Fedorko L, Borger M, et al: Mild to moderate atheromatous disease of the thoracic aorta and new ischemic brain lesions after conventional coronary artery bypass graft surgery, *Stroke* 35:e356–e358, 2004.
134. Katz ES, Tunick PA, Rusinek H, et al: Protruding aortic atheromas predict stroke in elderly patients undergoing cardiopulmonary bypass: experience with intraoperative transesophageal echocardiography, *J Am Coll Cardiol* 20:70–77, 1992.
135. Karalis DG, Chandrasekaran K, Victor MF, et al: Recognition and embolic potential of intraaortic atherosclerotic debris, *J Am Coll Cardiol* 17:73–78, 1991.
136. Tunick PA, Kronzon I: Protruding atherosclerotic plaque in the aortic arch of patients with systemic embolization: a new finding seen by transesophageal echocardiography, *Am Heart J* 120:658–660, 1990.
137. Tunick PA, Perez JL, Kronzon I: Protruding atheromas in the thoracic aorta and systemic embolization, *Ann Intern Med* 115:423–427, 1991.
138. Tunick PA, Rosenzweig BP, Katz ES, et al: High risk for vascular events in patients with protruding aortic atheromas: a prospective study, *J Am Coll Cardiol* 23:1085–1090, 1994.
139. Tunick PA, Kronzon I: Atheromas of the thoracic aorta: clinical and therapeutic update, *J Am Coll Cardiol* 35:545–554, 2000.
140. Ferrari E, Vidal R, Chevallier T, et al: Atherosclerosis of the thoracic aorta and aortic debris as a marker of poor prognosis: benefit of oral anticoagulants, *J Am Coll Cardiol* 33:1317–1322, 1999.
141. Naghavi M, Libby P, Falk E, et al: From vulnerable plaque to vulnerable patient: a call for new definitions and risk assessment strategies: Part I, *Circulation* 108:1664–1672, 2003.
142. Dressler FA, Craig WR, Castello R, et al: Mobile aortic atheroma and systemic emboli: efficacy of anticoagulation and influence of plaque morphology on recurrent stroke, *J Am Coll Cardiol* 31:134–138, 1998.
143. Ackerstaff RG, Jansen C, Moll FL, et al: The significance of microemboli detection by means of transcranial Doppler ultrasonography monitoring in carotid endarterectomy, *J Vasc Surg* 21:963–969, 1995.
144. Beal MF, Park TS, Fisher CM: Cerebral atheromatous embolism following carotid sinus pressure, *Arch Neurol* 38:310–312, 1981.
145. Ezzeddine MA, Primavera JM, Rosand J, et al: Clinical characteristics of pathologically proved cholesterol emboli to the brain, *Neurology* 54:1681–1683, 2000.
146. Laloux P, Brucher JM: Lacunar infarctions due to cholesterol emboli, *Stroke* 22: 1440–1444, 1991.
147. Cremonesi A, Manetti R, Setacci F, et al: Protected carotid stenting: clinical advantages and complications of embolic protection devices in 442 consecutive patients, *Stroke* 34:1936–1941, 2003.
148. Feldman RL, Wargovich TJ, Bittl JA: No-touch technique for reducing aortic wall trauma during renal artery stenting, *Catheter Cardiovasc Interv* 46:245–248, 1999.
149. Henry M, Henry I, Klonaris C, Polydorou, et al: Renal angioplasty and stenting under protection: the way for the future? *Catheter Cardiovasc Interv* 60:299–312, 2003.
150. Henry M, Henry I, Klonaris C, et al: Benefits of cerebral protection during carotid stenting with the PercuSurge GuardWire system: midterm results, *J Endovasc Ther* 9:1–13, 2002.
151. Kawarada O, Yokoi Y, Takemoto K, et al: Double-wire technique in balloon-protected carotid artery stenting, *J Interv Cardiol* 20:55–62, 2007.
152. Kastrup A, Groschel K, Krapf H, et al: Early outcome of carotid angioplasty and stenting with and without cerebral protection devices: a systematic review of the literature, *Stroke* 34:813–819, 2003.
153. Grundy SM, Cleeman JI, Merz CNB, et al: Coordinating Committee of the National Cholesterol Education Program. Implications of recent clinical trials for the National Cholesterol Education Program Adult Treatment Panel III Guidelines, *J Am Coll Cardiol* 44: 720–732, 2004.
154. Blanco-Colio LM, Tunon J, Martin-Ventura JL, et al: Anti-inflammatory and immunomodulatory effects of statins, *Kidney Int* 63:12–23, 2003.
155. Cannon CP, Steinberg BA, Murphy SA, et al: Meta-analysis of cardiovascular outcomes trials comparing intensive versus moderate statin therapy, *J Am Coll Cardiol* 48: 438–445, 2006.
156. Nissen SE, Nicholls SJ, Sipahi I, et al: Effect of very high-intensity statin therapy on regression of coronary atherosclerosis: the ASTEROID trial, *JAMA* 295:1556–1565, 2006.
157. Tunick PA, Nayar AC, Goodkin GM, et al: Effect of treatment on the incidence of stroke and other emboli in 519 patients with severe thoracic aortic plaque, *Am J Cardiol* 90: 1320–1325, 2002.
158. Ling G, Ovbiagele B: Oral antiplatelet therapy in the secondary prevention of atherothrombotic events, *Am J Cardiovasc Drugs* 9:197–209, 2009.
159. Dean SM, Vaccaro PS: Successful pharmacologic treatment of lower-extremity ulcerations in 5 patients with chronic critical limb ischemia, *J Am Board Fam Pract* 15:55–62, 2002.
160. Elinav E, Chajek-Shaul T, Stern M: Improvement in cholesterol emboli syndrome after iloprost therapy, *BMJ* 324:268–269, 2002.
161. Carr ME Jr, Sanders K, Todd WM: Pain relief and clinical improvement temporally related to the use of pentoxifylline in a patient with documented cholesterol emboli–a case report, *Angiology* 45:65–69, 1994.
162. Jennings WC, Corder CN, Jarolim DR, et al: Atheromatous embolism: varied clinical presentation and prognosis, *South Med J* 82:849–852, 1989.
163. Yusuf S, Sleight P, Pogue J, et al: Effects of an angiotensin-converting-enzyme inhibitor, ramipril, on cardiovascular events in high-risk patients. The Heart Outcomes Prevention Evaluation Study Investigators, [Erratum appears in *N Engl J Med* 2000 Mar 9;342(10):748.] [Erratum appears in 2000 May 4;342(18):1376.] *N Engl J Med* 342:145–153, 2000.
164. Ghilardi G, Massaro F, Gobatti D, et al: Temporary spinal cord stimulation for peripheral cholesterol embolism, *J Cardiovasc Surg (Torino)* 43:255–258, 2002.
165. Haimovici H, Steinman C, Karson IH: Evaluation of lumbar sympathectomy. Advanced occlusive arterial disease, *Arch Surg* 89:1089–1095, 1964.
166. Fulton RL, Blakeley WR: Lumbar sympathectomy: a procedure of questionable value in the treatment of arteriosclerosis obliterans of the legs, *Am J Surg* 116:735–744, 1968.
167. Berardi RS, Siroospour D: Lumbar sympathectomy in the treatment of peripheral vascular occlusive disease. Ten-year study, *Am J Surg* 130:309–314, 1975.
168. Berry RE, Flotte CT, Coller FA: A critical evaluation of lumbar sympathectomy for peripheral arteriosclerotic vascular disease, *Surgery* 37:115–129, 1955.
169. Kim GE, Ibrahim IM, Imparato AM: Lumbar sympathectomy in end stage arterial occlusive disease, *Ann Surg* 183:157–160, 1976.
170. Lee BY, Madden JL, Thoden WR, et al: Lumbar sympathectomy for toe gangrene. Long-term follow-up, *Am J Surg* 145:398–401, 1983.
171. Vella A, Carlson LA, Blier B, et al: Circulator boot therapy alters the natural history of ischemic limb ulceration, [Erratum appears in *Vasc Med* 2000;5(2):128.] *Vasc Med* 5: 21–25, 2000.

第XIII篇

血管痉挛及其他相关血管疾病

第48章 雷诺现象

Mark A.Creager，Todd S.Perlstein，Jonathan L.Halperin

局部痉挛为该病最简单的表现形式，是一种可与健康完美兼容的状态。好发人群通常为女性。非常小的刺激或没有任何明显诱因的情况下，单个或多个手指可突然变白和发冷；大多数情况下，有症状的手指可首先出现坏死，其余手指按照症状出现的顺序逐渐受累。这种现象被称为“死指”。整个发作过程无痛，持续时间从几分钟到几小时不等。虽然寒冷的感觉常为决定性的因素，但那通常仅在极其低温的环境下才会产生，实际上有些病人在温度轻微降低的情况下即可出现症状，有时甚至单纯的情绪变化就足以诱发…受累皮肤表现为灰白色或黄色，近乎于完全失血的状态。皮肤的感觉首先变得迟钝，随后可完全消失，病人自觉手指有异物感…这种局部循环的不通畅没有得到足够的重视可能跟它太过短暂有关…每次发作后可出现一系列非常痛苦的反应，以类似于冻伤后出现的麻木感为主…在很多病例记录中，有患者将这种感觉比作因寒冷产生的刺痛感，有患者将其描述为跟荨麻刺到的感觉一样…最后，手指末端处的皮肤会变成深红色。发作终止后，这片皮肤的颜色会逐渐被正常的粉红色替代，最后皮肤将完全恢复到原始状态。

—莫里斯·雷诺[1]

指（趾）端发作性血管痉挛缺血最初由莫里斯·雷诺医生在上述引文中进行描述（图48-1）[1]。雷诺现象（Raynaud's phenomenon，RP）的发展有一定的顺序，指（趾）端在暴露于寒冷环境后皮肤苍白、发绀，复温后皮肤颜色变为潮红（图48-2）[2]。情绪紧张也可促使RP的发生。发生颜色变化的皮肤通常边界清楚，且主要局限于手或足等指（趾）端。皮肤发白出现于RP的缺血阶段，继发于指（趾）端血管

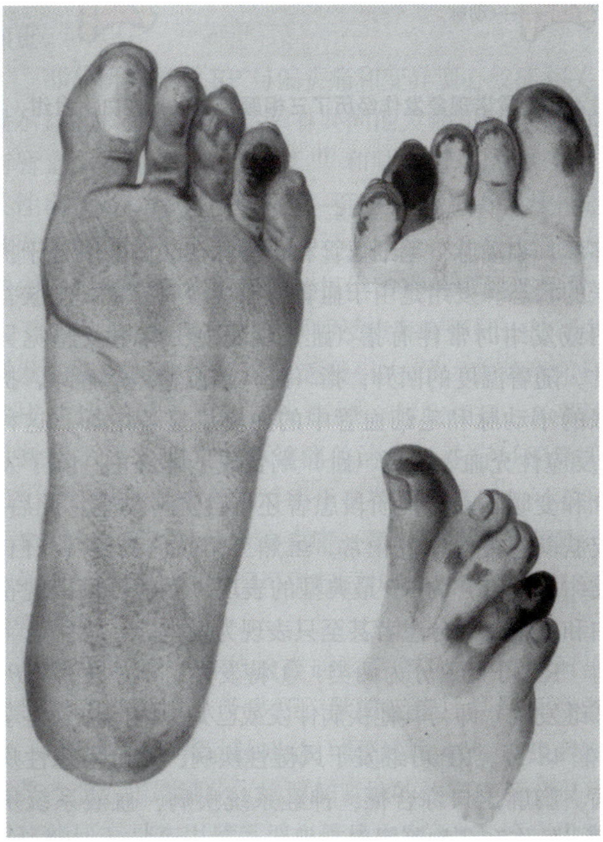

图48-1 雷诺现象（*摘自 Raynaud M：Local asphyxia and symmetrical gangrene of the extremities，London，1862，New Sydenham Society.Courtesy Boston Medical Library in the Francis A.CountwayLibrary of Medicine.*）

RP患者出现阵发性指（趾）端血管痉挛可能是突触后 α_2 受体占优势的结果。

交感神经系统活性增强

作为指（趾）端血管痉挛潜在发病机制之一，虽然非常引人入胜，但反射性交感神经在寒冷环境下过度兴奋从而导致血管收缩的假设尚未得到明确证明。有研究者发现，原发性RP患者腕部外周静脉血中的肾上腺素和去甲肾上腺素浓度高于正常对照[33]，但另有研究发现肱动脉和静脉的血液样本中的去甲肾上腺素处于正常水平[34]。后一组研究者报道，RP患者的手经冷刺激后的反射性血管收缩反应与对照组相似，在输注对羟基苯乙胺——一种通过交感神经末梢释放去甲肾上腺素从而引起血管收缩的药物后，血管收缩反应也相差无几。还有报道称体温调节中枢对皮肤温度的调控作用在正常个体和原发性RP患者也是类似的[35]。最后，应用微电极对原发性RP患者皮肤交感神经的活动进行记录，结果没有发现任何异常[36]。皮肤血管对强交感刺激或交感传出活动异常增强没有表现出很高的敏感性。

β受体阻断药

服用β受体阻断药的患者常可出现RP[37-39]。据此推断β受体介导的血管舒张作用通常可削弱血管收缩神经的紧张度。Cohen和Coffman研究了异丙肾上腺素和普萘洛尔对血管收缩者指尖循环的作用[40]，研究对象分为两组，一组为肱动脉注射去甲肾上腺素或血管紧张素引起血管收缩者，另一组为降温导致血管收缩者。在输注去甲肾上腺素和血管紧张素期间，动脉给予异丙肾上腺素可增加指尖血流量，对反射性交感血管收缩则无此现象。相反，普萘洛尔可促进去甲肾上腺素引起的血管收缩，对反射性交感血管收缩无效。这些研究者得出结论，β受体介导的血管舒张作用在指（趾）端循环可能起着积极影响，但并不能调节交感血管收缩。在没有应用药物拮抗β受体的前提下，没有证据支持β受体的敏感性或水平下降参与了RP的病理生理机制。

循环血管平滑肌激动药导致的血管收缩

多种神经递质、激素和血小板释放物，包括血管紧张素Ⅱ、血清素、血栓素 A_2 和内皮素-1，均具有收缩血管平滑肌并引起指（趾）端血管收缩的作用。虽然不能将RP的发病完全归因于这些物质的过表达，但在部分继发性RP中，它们有可能促进血管收缩。

血清素又称5-羟色胺（5-hydroxytryptamine，5-HT），是由选择性神经元和肠嗜铬细胞合成和释放的一种神经递质。血清素可通过活化平滑肌细胞（smooth muscle cells，SMCs）表面的血清素受体和α受体直接引起血管收缩，也可通过促进肾上腺素能神经末梢释放去甲肾上腺素间接引起血管收缩。虽然部分证据提示血清素可能参与了RP的病理生理机制，但其对指（趾）端血管痉挛的作用还需要进一步研究。

有学者通过测定血栓素 A_2（thromboxane A_2，TxA_2）水平或服用血栓素合成酶抑制药的方法，对血小板聚集过程中释放的血管收缩物质与RP的病理生理机制的相关性做了进一步研究[41-42]。Coffman和Rasmussen对血栓素合成酶抑制药—达唑氧苯和安慰剂在原发或继发性RP患者中的疗效进行了比较[41]。不管是在温暖（28.3 ℃）的环境还是凉爽（20 ℃）的环境中，达唑氧苯对指尖总血流量或指尖毛细血管血流量都没有丝毫影响。长期应用达唑氧苯治疗的原发性RP患者，血管痉挛的发作频率可出现小幅下降。然而，至今为止尚没有足够的证据支持 TxA_2 在指（趾）端血管痉挛中有意义。

在赛诺病患者中，Ⅱ型血管收缩剂的浓度很少会升高。因此，这种激素不大可能对血管痉挛的病理生理过程产生影响。

内皮素-1是一种内皮来源的、强大并具有延展性的血管收缩剂，其在雷诺现象的发病机制中发挥作用，在冷压力反应和皮肤血管收缩时升高。在原发和激发性雷诺病中ET-1浓度不同。在有对照组的临床实验中发现ET-1变体血管紧张素，在治疗雷诺病中展现了初步疗效。因此，它在雷诺现象中所扮演的角色存在争议。

血管内压力降低

血管通畅需要动脉壁张力（有利于血管闭合）和血管内压力之间保持平衡。Landis通过对指（趾）端较粗的毛细血管插入微型导管的方法，对RP患者的血管内压力进行了测量[47]。结果发现当指（趾）端出现发绀时，毛细血管压力可降至约5 mmHg，且血流停止。这项研究表明动脉闭合的部位邻近毛细血管。有趣的是，Thulesius报道称原发性RP患者的肱动脉血压显著低于正常对照人群[48]。Cohen和

Coffman 的研究也发现原发性 RP 患者的血压明显低于正常人[49]。除了肱动脉血压有所下降以外，近端和远端指（趾）端动脉的收缩压经测量后的平均值为 18mmHg，也低于正常水平。

指（趾）端动脉低血压可出现于多种与 RP 有关的疾病，如动脉粥样硬化引起的大动脉闭塞、血栓栓塞或胸廓出口综合征等。当施以外源性血管收缩力时，这些血管极易塌陷并导致指（趾）端缺血。继发于血栓闭塞性脉管炎、血管炎或振动损伤的远端血管闭塞也可降低远离病变血管的指（趾）端动脉压。

血液黏滞度过高可降低血液流速，导致血管内压力降低。事实上，RP 患者的血液高黏滞度多由真性红细胞增多症或 Waldenström 巨球蛋白血症导致[50-51]。继发于冷球蛋白血症和冷凝集素综合征的 RP 患者遇冷后血液黏滞度升高，可促进指（趾）端血管痉挛的发生[52-54]。冷凝集素综合征患者遇冷后可出现手部循环停止，可能由凝集的红细胞阻塞血管造成[54]。然而，对于没有合并这些血液系统异常的 RP 患者，血液高黏滞度作为 RP 的病因不那么让人信服。

继发性雷诺现象

RP 可继发于风湿性疾病、动脉阻塞性疾病、胸廓出口综合征、神经系统疾病、血液系统疾病、外伤和某些药物（框 48-1）。

风湿性疾病

系统性硬化（硬皮病）

80% ~ 90% 的系统性硬化（systemic sclerosis，SSc）患者可发生 RP；33% 的患者以 RP 为主要表现。硬皮病出现之前，RP 可为 SSc 多年来的唯一症状。伴有 SSc 的 RP 患者的发作频率和病情常比原发性 RP 患者更为严重。指（趾）端溃疡和坏疽的发生率增加，并有截肢的可能。通过典型的皮肤硬化改变对 SSc 进行诊断，包括四肢、面部、颈部和躯干皮肤的水肿、硬化和萎缩。当累及指（趾）端时，皮肤病变可表现为手指和脚趾的外观发生改变，称为*指（趾）端硬化*。其他表现包括指尖凹陷性瘢痕、色素沉着和毛细血管扩张等。内脏损害包括肺间质纤维化、食管功能障碍以及结肠袋的形成。肾和心脏也可出现异常表现。随着病情的进展，手指皮肤和皮下组织变得僵硬，关节活动障碍，晚期发生挛缩导致关节固定。CREST 综合征是 SSc 的一个亚型，主要表现为钙质沉着（calcinosis，C）、雷诺现象（Raynaud's phenomenon，R）、食管功能障碍（esophageal dysfunction，E）、指（趾）端硬化（sclerodactyly，S）和毛细血管扩张（telangiectasia，T），内脏受累少见。

血清学研究符合 SSc 的诊断。ESR 可升高，大部分患者抗核抗体阳性。SSc 患者具有抗核仁、细胞核核糖核蛋白和中期染色体着丝点区的抗体。伴有 RP 的 SSc 患者甲襞微循环检查示毛细血管袢减少，管袢扩张及管袢畸形[55]。血管造影可见指（趾）端血管阻塞。

系统性红斑狼疮

10% ~ 35% 的系统性红斑狼疮（systemic lupus erythematosus，SLE）患者可出现 RP。SLE 的增生性动脉内膜炎可导致持续性指（趾）端血管痉挛，甚至引起坏疽。以下 11 条标准中，符合 4 条或 4 条以上可诊断 SLE。

1. 颊部红斑。
2. 盘状红斑。
3. 光过敏。
4. 口腔溃疡。
5. 关节炎。
6. 浆膜炎，包括胸膜炎或心包炎。
7. 肾病，包括持续尿蛋白或管型。
8. 神经系统异常，如癫痫发作和精神病。
9. 血液系统异常，包括溶血性贫血、白细胞减少、淋巴细胞减少、血小板减少。
10. 免疫学异常。
11. 抗核抗体阳性，尤其是抗 dsDNA 抗体阳性[56]。

类风湿关节炎

类风湿关节炎（rheumatoid arthritis，RA）患者也可出现 RP。RA 患者可出现中等动脉血管炎以及小动脉增生性动脉内膜炎。甲床和指腹处可见片状的褐色斑点。RA 患者可出现指（趾）端血流减少，血管造影常见一个或多个指（趾）端动脉闭塞[57]。患者如果按下列标准评分 6 分或以上[58]，可确诊为 RA。

1. 2 ~ 10 个中大关节（1 分）。
2. 1 ~ 3 个小关节（2 分）。
3. 4 ~ 10 个小关节（3 分）。

4．超过 10 个小关节（5 分）。
5．RF 或抗 CCP 抗体至少一项低滴度阳性（2 分）。
6．RF 或抗 CCP 抗体至少一项高滴度阳性（3 分）。
7．CRP 或 ESR 升高（1 分）。
8．症状持续 6 周以上（1 分）。

皮肌炎和多肌炎

30% 的皮肌炎（dermatomyositis，DM）和多肌炎（polymyositis，PM）患者可伴发 RP。肌肉表现包括近端肌无力，尤其易引起下肢肌肉群、及臀部、大腿和小腿肌肉压痛。部分患者有吞咽困难或呼吸困难。约 1/3 的患者有心肌炎。DM 的皮肤表现多样，包括局限性或弥漫性红斑、斑丘疹和和湿疹样皮炎。眶周的水肿性淡紫色斑疹可扩展至面部、前胸部、四肢或甲周，称为向阳性皮疹。DM 和 PM 的实验室检查主要是肌酶谱的检测，包括肌酸激酶（CK）、醛缩酶、谷草转氨酶（AST）和乳酸脱氢酶（LDH）。此外，还可出现肌红蛋白尿及 ESR 升高。肌电图示肌源性损害。

原发性干燥综合征

干燥综合征（Sjögren's syndrome，SS）是一种以侵犯外分泌腺为主的自身免疫病，以眼干和口干为主要症状，但也可伴有腺体外表现。RP 可见于 13% ～ 33% 的 SS 患者，且可在干燥症状之前出现 [59]。当出现抗着丝点抗体时，增加了伴发 RP 的可能性，这可能与纤维化组织的增加有一定联系 [60]。SS 的病情进展通常比 SSc 缓和。虽然 SS 的抗核抗体多为阳性，但一般通过临床表现进行诊断。

混合性结缔组织病

混合性结缔组织病（mixed connective tissue disease，MCTD）以具有多种结缔组织病（SLE、SSc、DM/PM 和 RA）的混合临床表现为特征，血中常有高效价的抗 U1-RNP 抗体的结缔组织病。RP 是 MCTD 主要的临床特征，常可见手指异常改变。高滴度的抗 U1-RNP 抗体和异常的毛细血管镜下表现是 MCTD 的特异性表现 [61]。

动脉闭塞性疾病

靠近指（趾）端血管的动脉闭塞性疾病易出现 RP。近端动脉闭塞可降低管内压力，从而扰乱了管壁张力和管内压力之间的平衡。这使得血管在受到交感神经刺激后更容易出现痉挛。

四肢动脉粥样硬化好发于年龄＞ 50 岁的男性和＞ 60 岁的女性。动脉粥样硬化闭塞所致 RP 多为单侧受累，通常只累及一或两个手指。通过病史和体格检查可进行诊断。如出现间歇性跛行或冠状动脉或大脑动脉粥样硬化的表现，提示有四肢动脉粥样硬化的可能。值得注意的是患肢脉搏减弱或消失。这些异常可通过无创血管检查来证实。严重缺血可导致持续性指（趾）端苍白或发绀，须与 RP 的阵发性指（趾）端血管痉挛区别。

血栓闭塞性脉管炎（thromboangiitis obliterans，TAO）又称 Buerger 病，是一种累及中、小动脉和静脉的闭塞性炎症性疾病，多见于青壮年，常伴有 RP 的发生（详见第 44 章）。此外，该病还可出现患肢跛行和游走性表浅静脉血栓。

胸廓出口综合征

胸廓出口综合征（thoracic outlet syndrome，TOS）是指肩部和颈部的神经血管束在胸廓上口受压迫而产生的一系列复杂症状，可出现 RP、肩部和前臂疼痛无力及感觉异常，以及上肢功能障碍（详见第 62 章）。RP 的发生可能与锁骨下动脉受压有关。是否由于臂丛神经受压导致交感神经系统活性改变尚不知晓。

神经系统疾病

多种神经系统疾病，尤其是那些导致肢体废用的疾病，可与循环血管收缩异常有关，包括卒中、脊髓空洞症、椎间盘疾病、脊髓肿瘤和脊髓灰质炎。患肢可出现发冷和发绀，与 RP 的发作呈阵发性相比，这些变化往往是持续的。

约 10% 的腕管综合征患者可出现 RP[62]。这是一种由于腕管内压力增高导致正中神经受压的神经病变。发病原因包括妊娠、局部腱鞘炎、外伤、甲状腺功能减退、淀粉样变性和手腕反复活动。常见症状为正中神经支配区感觉异常或无力。通过诱发诊断试验，如 Tinel 征（沿正中神经走行，从前臂向远端叩击，如果在腕管区域叩击时出现正中神经支配区域的麻木不适感为阳性）和 Phalen 试验（患者手腕保持于最大屈曲位，若 60 秒内出现桡侧三个手指的麻木不适感为阳性）有助于腕管综合征的诊断。神经传导检查可反映手腕正中神经的异常，有助于该病的诊断。非手术保守治疗包括夹板固定和应用消炎药。若症状持续加重，可行腕管松解手术治疗。

复杂性局部疼痛综合征（complex regional pain syndrome，CRPS）曾称为*反射性交感神经营养不良*或*灼痛*，是另一种与肢体缺血发绀、下肢远端疼痛和压痛、血管舒缩功能不稳定等症状相关的神经系统疾病（详见第 52 章）。

血液系统疾病

高黏血症、冷沉淀血浆蛋白、红细胞凝集异常和某些骨髓增殖性疾病都与 RP 和持续性指（趾）端缺血有关。

冷凝集素综合征偶尔会出现 RP。该疾病的特点是在寒冷诱因刺激下自身反应性红细胞凝集，阻塞肢体末梢微循环，从而发生 RP。持续冷刺激可引起血栓形成和指（趾）端坏疽。冷凝集素综合征主要由免疫球蛋白 M（IgM）抗体与 I 抗原发生抗原抗体反应引起 [63]。该抗体在 4 ℃时为高滴度，37 ℃时为低滴度，在低温下也可诱发溶血。温度高于 32 ℃时这种冷抗体通常不会出现凝集。冷凝集素综合征可以是自发性的，也可继发于支原体肺炎、传染性单核细胞增多症和淋巴细胞增殖性疾病。冷凝集素综合征可在感染患者中短暂存在，但在淋巴组织增殖性疾病患者中可持续性存在。

冷球蛋白是一组遇冷沉淀并可能导致 RP 的血清蛋白 [64]。冷球蛋白在 Waldenström 巨球蛋白血症、SLE 和 RA 等疾病中与单克隆和多克隆免疫球蛋白有关。根据免疫球蛋白组成可将冷球蛋白血症分为 3 个亚型。Ⅰ型冷球蛋白血症只出现一种单克隆免疫球蛋白，通常与淋巴增殖性疾病如多发性骨髓瘤相关。Ⅱ型冷球蛋白血症包括单克隆性 IgM 和 RF 结合而成的混合性冷球蛋白或多克隆性 IgG，基础疾病有 Waldenström 巨球蛋白血症或慢性活动性肝炎。Waldenström 巨球蛋白血症中约 10% 的巨球蛋白为冷球蛋白。Ⅲ型冷球蛋白血症由多克隆 IgM 和 IgG 免疫球蛋白组成，见于 SLE。事实上，80% 的 SLE 患者可在低温条件下出现球蛋白沉淀。这些患者 IgM-RF 冷球蛋白的水平相比其他患者显著增高。多数混合型冷球蛋白血症伴有慢性丙型肝炎病毒感染。

冷纤维蛋白原血症是一种与指（趾）端血管痉挛相关的罕见病 [65]。患者的血浆（并非血清）在 4 ℃下可形成凝胶状沉淀物。常伴发 DIC、风湿性疾病，血栓栓塞和糖尿病。

创伤

由创伤引起的 RP 被归为*创伤性血管痉挛性疾病*，多种创伤性损伤与 RP 相关。原因包括电击损伤、冻伤以及弹钢琴和打字导致的机械冲击损伤等。长期反复接触机械性手传振动是 RP 最常见的外伤原因。这种疾病状态曾被称为*振动白指综合征*。该病在长期接触电锯、空气锤，气动手摇砂轮机、气动扳手和钻孔机等手传振动工具的职业中均有报道。在这类人群中，RP 的发病率为 33% ~ 71%，且发病率可随着接触振动的时间延长而增加 [66-67]。振动和寒冷可联合促进这些职业人群 RP 的进展 [68]。血管和神经系统可能共同参与了病理生理变化，并有助于指（趾）端血管痉挛的发生。动物实验证明，长期暴露于反复振动外力下，动物的外周动脉内膜增厚，但是否存在血管病变没有得到统一的结果 [69]。有学者对患者指（趾）端动脉组织活检标本进行了研究，发现内侧肌肉肥大和内膜下纤维化，然而在其他研究中并没有得到这个结果。甲襞毛细血管检查示毛细血管数量减少。动脉造影可见远端桡、尺动脉和掌动脉弓血管闭塞。

继发于振动的 RP 的神经电生理异常机制尚未得出一致的结论。虽有研究认为肌电图异常可能与发病相关，但另有研究认为 RP 的发作独立于肌电图异常 [70]。长期使用振动工具者的周围神经传导速度常出现异常，振动白指综合征患者的神经病变包括轴突变性、脱髓鞘以及神经束膜和神经束膜内皮胶原化。因此，继发于长期接触振动的 RP 发病机制尚不明确。有些人认为过度刺激环层小体可导致反射性传出交感神经兴奋；也有人认为接触振动后，皮肤血管更倾向于对交感神经刺激做出反应。

另一引起 RP 的创伤因素为小鱼际锤打综合征。当手掌经常受到锤打时，可形成尺动脉血栓。好发于空手道爱好者。

药物和毒素

多种药物可诱发 RP 或指（趾）端血管痉挛（框 48-1）。部分药物可通过直接导致血管收缩致病，其他药物通过何种机制致病并不清楚。

麦角类衍生物主要通过刺激 α 受体引起血管痉挛。麦角胺还可作用于血清素受体。过量服用该类药物可诱发血管痉挛。痉挛可累及指（趾）端血管，以及冠状动脉、颈动脉、股动脉和内脏动脉。甲磺酸溴隐亭是一种具有多巴胺激动剂活性的麦角类衍生物，用于治疗帕金森病、高催乳素血症和指（趾）端肥大症，与RP的发生相关。二甲麦角新碱用于治疗偏头痛，是另一个与指（趾）端局部缺血有关的麦角类衍生物。此外，有报道称三环抗抑郁药、丙咪嗪和安非他明也可引起动脉痉挛。

化疗药物如长春碱、吉西他滨和博来霉素也可诱发RP。虽然不清楚这些化合物如何引起RP，但有报道称博来霉素可引小血管病变。长春碱可诱发外周神经病变来干扰自主反射。吉西他滨对RP和指（趾）端缺血的致病机制与炎症引起的内皮细胞损伤和血栓性微血管病有关[71]。

接触工业氯乙烯聚合物可致远端指骨出现溶骨，偶尔伴发RP，但最近的一项研究发现，该现象在频繁接触氯乙烯聚合物的群体中发病率低于其他人群[72]。

β受体阻断药可诱发RP。其作用机制尚不清楚，可能由于血管平滑肌β_2受体被阻断后，相对兴奋了α受体以及心动能受抑制，心输出量降低，反射性交感神经兴奋引起血管收缩。选择性β受体阻断药以及有阻断α受体或内在拟交感活性的β受体阻断药是否优于非选择性β受体阻断药仍存在争议。一项安慰剂对照研究分析了RP患者使用选择性和非选择性β受体阻断药的情况[73]。尽管暴露于寒冷环境，无论是美托洛尔还是普萘洛尔，与安慰剂相比都没有降低指尖血流量的作用。此外，长期服用这两种药物，血管痉挛发作的次数与安慰剂相比也没有增加。从这项研究得出的结论是，β受体阻断药在某些个体中可能会诱发RP，但这些药物对血管痉挛发作次数似乎没有不利的影响，也不会降低RP患者手指血流量。

其他原因

甲状腺功能减退症可能与RP有关[74]。在这些情况下，甲状腺制剂替代治疗可减轻指（趾）端痉挛的发作。甲状腺功能减退患者可通过外周血管收缩来减少散热，但其具体机制尚不清楚。此外，由于血管壁水肿增厚，即使正常的交感刺激也可导致血管闭合。

动静脉瘘（AVF）患者也可发生RP，尤其好发于正在进行血液透析的AVF患者[75]。其原因可能与血流减少和患肢血压降低相关。

部分SSc患者可同时出现肺动脉高压（pulmonary artery hypertension，PAH）和RP[76]。约30%的PAH患者抗核抗体呈高滴度[77-78]。PAH女性患者出现RP的发病率为10%[78]。由于该频率与一般人群相比没有显著差异，所以原发性PAH和RP的关联性是巧合还是有共同的神经体液或免疫机制还不得而知。

RP是多种类型恶性肿瘤（如癌、肉瘤、淋巴瘤、白血病）的一种罕见并发症，有时可在皮肌炎合并恶性肿瘤中出现，其甲襞毛细血管表现与硬皮病相似[79-80]。

诊断方法

无创血管检查可以用来评估RP患者的病情程度（详见第12章）。遇冷后缺血手指收缩压变化的监测是RP的一项客观检查方法[81]。由于该项检查需要记录手指在四个不同的温度下遇冷后且缺血5分钟后收缩压的变化（图48-5），故作为常规检查太过烦琐。RP患者遇冷后，手指收缩压较正常人可有大幅度下降甚至消失，而在正常人，手指收缩压逐渐下降。

脉搏波波形分析可用于鉴别RP的指（趾）端缺血是否继发于血管闭塞性病变（图48-6）。局部肢体变暖时，血管可出现扩张。当没有阻塞性病变存在时，RP患者的脉搏波波形在升温后通常是正常的，但当合并动脉粥样硬化、TAO或其他不可逆的阻塞性指（趾）端血管病变时也可不正常。

血清学检查有助于发现RP的原发病（如风湿性

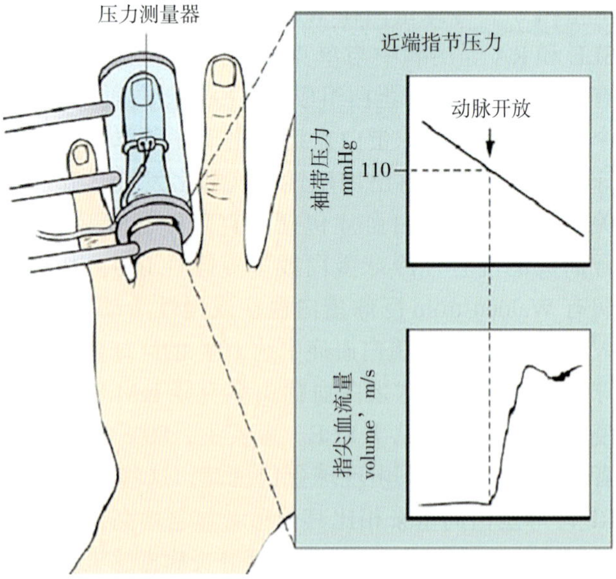

图48-5 使用压力测量器测量手指近端收缩压（SBP），随着近端袖套慢慢放气减压，前收缩压下降，指尖血流量上升。直至袖带压力降至110 mmHg，即指（趾）端动脉开放的临界值，指尖脉动和指尖血量增多才可被检测到

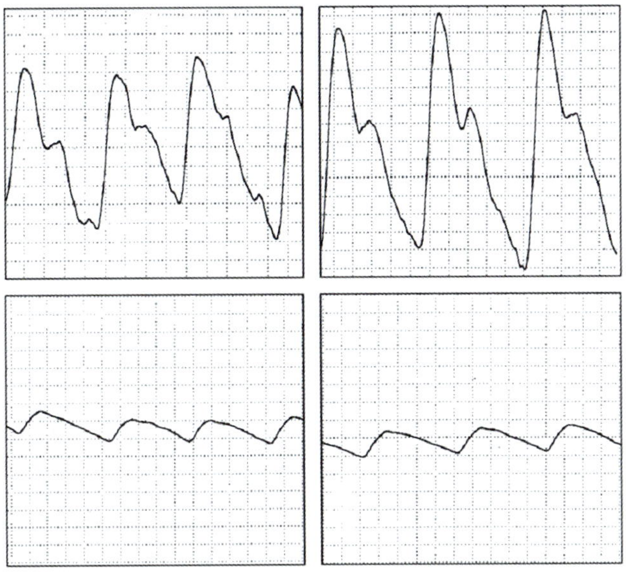

图 48-6 指（趾）端脉搏波波形记录。在冷却（*左图，24℃*）和复温（*右图，44℃*）时记录的指（趾）端脉搏波波形。健康受试者（*上图*）复温期脉搏波波幅增强。继发于血管闭塞的指（趾）端缺血患者，脉搏波波幅在冷却期和复温期均减弱（*下图*）

疾病或血液系统疾病），包括红细胞沉降率、蛋白电泳、抗核抗体、类风湿因子、冷球蛋白和冷凝集素等。可通过病史和体格检查来判断进行何种血清学检查。甲襞毛细血管镜检查可用于显示变形的毛细血管袢和风湿性疾病典型的无血管区（图 48-7）[55]。颈部 X 线检查可显示是否存在颈肋。

由于 RP 主要根据病史进行诊断，故很少需要进行血管造影。但是，对继发于动脉粥样硬化、TAO 和锁骨下动脉瘤血栓的持续性指（趾）端缺血患者，血管造影可为血管重建的实施提供依据（图 48-8）。

治疗

治疗方案必须根据 RP 的原发病和病情严重程度进行个体化设计。RP 的治疗包括①保守治疗；②药物治疗；③交感神经切除术（框 48-3）。对已经确定了病因的继发性 RP 患者，治疗方案应依据具体情况制订。如患者有血管活性药物（如麦角类生物碱）用药史，或曾使用 β 受体阻断药治疗高血压，停用该类药物可减少或消除 RP 的发生。此外，继发于动脉闭塞性疾病、结缔组织疾病和血液系统疾病的 RP 患者也可应用个体化方案进行治疗。下面主要对缓解 RP 的治疗措施进行论述。

保守治疗

宽慰疗法对原发性 RP 患者的病情往往是有益的。将疾病发生率、诱发因素以及良好的预后对患者进行说明，可以起到缓解病患情绪的作用，并且可消除患者对于截肢的担忧和恐惧。患者应尽量避免寒冷的环境，应穿宽松、保暖的衣服。除了做好手脚的保暖以外，躯干和头部也应注意保暖，以避免出现反射性血管收缩。为了治疗是否要迁居到温暖的环境中？首先可行性不高，其次环境温度出现很小的变化也可诱发血管痉挛。为了防止皮肤干燥和皲裂，患者可在四肢涂上保湿霜。由于尼古丁可导致皮肤血管收缩，

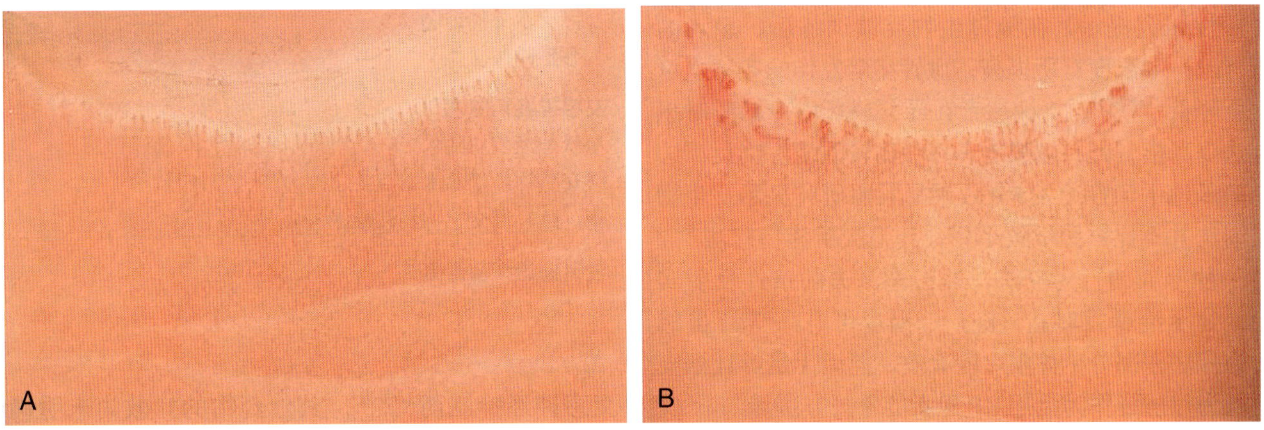

图 48-7 通过放大镜、眼底镜或复合式显微镜（10×）对盖有浸油的清洁甲襞进行甲襞毛细血管镜检查。A，正常的甲襞毛细血管袢呈发夹型规则排列；**B**，该检查在结缔组织疾病患者中异常。硬皮病患者甲襞毛细血管袢消失或扩张变形。皮肌炎和多发性肌炎患者无血管区出现周围毛细血管袢排列杂乱且多伴有出血（10×）。*(Courtesy H.Maricq，MD.)*

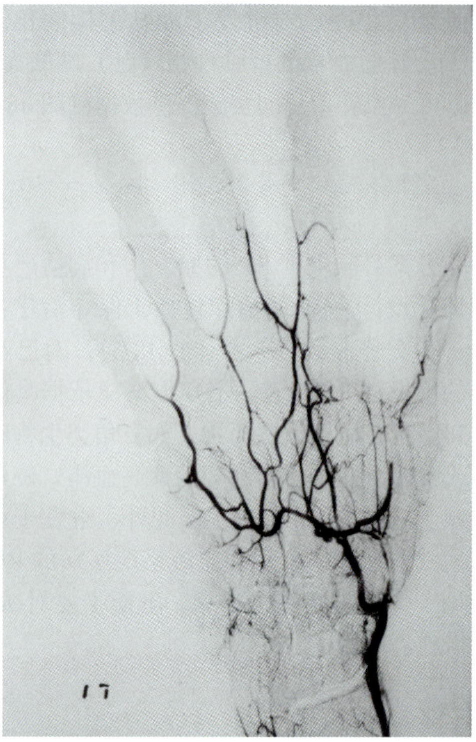

图 48-8 血管造影检查示年轻女性持续性指（趾）端缺血。 多个区域均显示指（趾）端血管闭塞。血管组织活检诊断坏死性血管炎

应劝患者戒烟。交感神经系统对冷刺激和情绪变化起反应而导致血管收缩，故有人提出通过行为疗法改善 RP 患者的病情。支持和反驳生物反馈训练效果的研究均有报道[78,82-87]。这些研究中所使用的生物反馈训练技术各有不同。此外，评估反应的客观方法也各有不同，有的通过测量暴露低温环境中的指（趾）端温度，有的通过询问有关症状改善的情况。部分非对照性研究提示，在经过生物反馈训练后，患者的指（趾）端温度有所提高，血管痉挛发作的频率也可有所降低[78,82-85]。培训患者在局部或环境冷暴露时想办法提高指（趾）端温度。一项比较温度生物反馈法和硝苯地平治疗原发 RP 效果的对照研究显示，生物反馈法并不比对照组效果好，甚至次于药物疗法[88]。另一种形式的行为疗法，即巴甫洛夫的条件反射实验，显示冷暴露时指（趾）端温度可升高[89]。虽然行为疗法在部分个体中可能有效，但尚无足够证据支持行为疗法可作为治疗 RP 患者的常规方法。

药物干预

以下两类药物可有效治疗 RP：钙通道拮抗药和交感神经抑制药[2,90-91]。其他药物的疗效尚未明确，包括 5- 羟色胺受体拮抗药、血管紧张素转换酶抑制药、直接作用的平滑肌松弛药硝酸盐、内皮素受体拮抗药、5 型磷酸二酯酶抑制药和血管舒张药前列环素。

框 48-3 雷诺现象的治疗

保守治疗
- 保暖
- 避免着凉
- 戒烟
- 戒毒
- 行为疗法

药物治疗

钙通道拮抗药
- 硝苯地平
- 地尔硫䓬
- 非洛地平
- 伊拉地平
- 氨氯地平

交感神经抑制药
- 哌唑嗪
- 利舍平
- 胍乙啶
- 酚苄明

5 型磷酸二酯酶抑制药
- 西地那非
- 他达拉非

尚未证实有效的药物
- 血清素抑制药
- 酮色林
- 氟西汀
- 前列腺素
- 伊洛前列素
- 血栓素抑制药
- 血管紧张素转换酶抑制药
- 血管紧张素受体抑制药
- 内皮素受体抑制药
- 有机硝酸盐类

交感神经切除术
- 星状神经节切除术
- 腰交感神经切除术
- 指（趾）端交感神经切除术

注射肉毒杆菌毒素

钙通道拮抗药

钙通道拮抗药（calcium channel blockers，CCB）是治疗 RP 最有效的药物。至今为止证据累积最多的 CCB 是硝苯地平，它通过阻断钙离子内流来抑制血管平滑肌收缩。该药可降低环境冷暴露下 RP 患者指（趾）端的血管阻力，并可增加局部冷暴露下 RP 患者的指（趾）端 SBP 和皮温 [92-93]。多个安慰剂对照试验均显示硝苯地平可降低 RP 的发作频率和严重程度 [2,90]。并有报道称该药可有效治疗儿童 [94]。尽管硝苯地平并非对所有患者有效，但约三分之二的患者症状可改善。原发和继发性 RP 患者的病情均可出现明显改善。应使用缓释制剂，初始剂量为 30 mg/d，如有必要可增至 60 mg、90 mg 和 120 mg[2,95]。副作用包括低血压、头晕、消化不良和外周性水肿。

使用其他 CCB 治疗 RP 的报道很少。只有少数的几个报道称地尔硫䓬可改善 RP 的症状 [96-97]。一个初步报道，提示地尔硫䓬对继发于振动损伤的 RP 有效 [98]。2.5 mg 或 5 mg 非洛地平与硝苯地平的疗效可能相当，但尚未得到进一步的验证 [99-100]。伊拉地平和氨氯地平在部分小规模研究中报道有效。相反，维拉帕米治疗 RP 患者无效 [101]。

交感神经抑制药

通过冷暴露或情绪紧张引起的血管收缩反应均由交感神经系统介导。已用于治疗 RP 的交感神经抑制药包括哌唑嗪、利舍平、胍乙啶、酚苄明和甲基多巴。

盐酸哌唑嗪是一种 α_1 受体阻滞药。由于在指（趾）端血管发现有突触后 α_1 受体，预计给予该药可改进临床症状 [2,91]。然而，一项研究报道称动脉给予哌唑嗪只能轻微增加指（趾）端血流量。非对照观察研究提示哌唑嗪对约 50% 的 RP 患者有效。极少数小规模安慰剂对照双盲研究表明，每天 2 次 1 ~ 4 mg 的哌唑嗪可降低 RP 的发作频率 [102-104]。哌唑嗪可出现快速耐药性，通常须将剂量递增至 10 mg，每天三次。副作用包括低血压，在用药初期尤其明显，进而可导致头晕甚至晕厥。此外，患者可出现头痛、嗜睡和乏力等症状。长效 α_1 受体阻滞药，如多沙唑嗪和特拉唑嗪，尚未在 RP 患者中进行研究，但可能与哌唑嗪具有相似的功效。

选择性血清素再摄取抑制药

氟西汀为一种选择性血清素再摄取抑制药（selective serotonin reuptake inhibitor，SSRI）。一项小规模研究发现，与硝苯地平相比，氟西汀可降低 53 例原发或继发性 RP 患者血管痉挛的发作次数以及病情的严重程度；但还需要更多的临床试验数据支持 [105]。有报道称红斑性肢痛症为 SSRI 治疗 RP 的并发症 [106]。

肾素 - 血管紧张素系统抑制药

Ang Ⅱ介导 RP 患者指（趾）端血管痉挛的可能性较小 [107]。Ang Ⅱ升高可由其他疾病状态（如 SSc 和恶性高血压）引起，那么对于这种倾向于发生 RP 的患者来说，Ang Ⅱ绝对是导致指（趾）端血管痉挛的有力因素。一份使用血管紧张素转化酶抑制药（angiotensin-converting enzyme inhibitors，ACEI）卡托普利治疗 2 名同时患有 SSc、恶性高血压、肾功能不全和指（趾）端缺血患者的研究报道显示，经卡托普利治疗后高血压、肾功能不全和指（趾）端缺血症状均有所改善 [108]。然而，另一项研究结果显示卡托普利可降低原发性 RP 患者血管痉挛的发作频率，但对继发于硬皮病的 RP 患者无效 [109]。非对照研究提示卡托普利还可有效缓解 RP 的症状。有研究使用血管紧张素受体拮抗药（angiotensin receptor antagonist，ARB）氯沙坦治疗 15 名原发性 RP 患者，结果显示氯沙坦可有效降低血管痉挛的发作频率，以及减轻病情的严重程度 [110]。有必要对这类药物做进一步研究。

内皮素受体拮抗药

有病例报道分析描述了内皮素受体拮抗道治疗难治性 RP 的成功案例 [111-113]。在一项安慰剂对照试验中，波生坦（一种双重内皮素受体拮抗药）并没有降低 SSc 患者 RP 发作的频率、持续时间、疼痛程度以及严重程度 [45]。另一项多中心双盲安慰剂对照试验应用波生坦治疗 188 例 SSc 患者 24 周后，结果显示波生坦可减少新发指（趾）端溃疡，但对溃疡的愈合无效；对其他次要终点如疼痛和残疾也没有影响 [46]。

5 型磷酸二酯酶抑制药

5 型磷酸二酯酶（phosphodiesterase type 5，PDE5）抑制药通过抑制降解 cGMP 的 PDE5 活性，导致血管平滑肌松弛和血管舒张。越来越多的证据支持 PDE5 抑制药用于治疗 RP[114]。有研究显示，西地那非对血管舒张药物效果不好的继发性 RP 患者有效，西地那非可显著降低痉挛发作的频率和时间，并可同时提高平均毛细血管流速[115]。在实验设计类似的研究中，他达拉非也可降低痉挛发作的频率及严重度，有助于肢端溃疡愈合[116]。此外，西地那非也可降低局限皮肤型 SSc 患者 RP 发作的频率[117]。

直接血管平滑肌松弛剂

血管舒张药可使总血管阻力降低，从而导致患肢血流转移。患者常有低血压等不良反应，不能有效缓解 RP。

有机硝酸盐如硝酸甘油常可用于 RP 的治疗。外用硝酸甘油可有效地治疗 RP，但不适用于合并头痛的患者[118]。一种新型的外用硝酸甘油—MQX-503 凝胶，可用于缓解 RP，且患者对该药的耐受性优于硝酸甘油[119]。硝普钠已被用于治疗麦角碱中毒引起的重度血管痉挛。但至今尚无其他有力证据表明长期使用硝酸盐可改善 RP[90]。

前列腺素

前列腺素（prostaglandins，PG）具有抑制血小板聚集和扩血管的作用。部分非对照研究显示，静脉注射前列腺素 E_1（PGE_1）可促进硬皮病患者肢端溃疡愈合[2,90]。然而，一项多中心安慰剂对照研究显示，静脉注射 PGE_1 组无论是对 RP 的缓解，还是肢端溃疡愈合，均不比安慰剂组更有效。但另有研究显示，静脉注射伊洛前列素（一种前列环素类似物）3 ~ 5 天，或连续使用 PG 治疗 3 周，对重度 RP 的缓解均有长期疗效[2,90]。除了可显著降低痉挛发作的频率、持续时间及严重度以外，还可使手指血流指数增高长达 9 周。在一项比较静脉注射伊洛前列素和口服硝苯地平的研究中，从病人的主观感觉上来说这两种都有效，但手指血流系数在静脉注射伊洛前列素组有所增高。伊洛前列素的副作用取决于使用剂量，包括头痛、潮红、恶心、呕吐和下颚疼痛。不幸的是，没有证据支持口服前列环素制剂在 RP 治疗上存在价值。

他汀类药物

HMG-CoA 还原酶抑制药（即他汀类药物）对内皮功能具有多重作用，因此预计该药可抑制 RP 出现血管病变。一项前瞻性安慰剂对照试验证明，每天 40 mg 阿托伐他汀可有效改善 SSc 患者的指（趾）端溃疡[120]。

N- 乙酰半胱氨酸

N- 乙酰半胱氨酸是一种强效抗氧化剂，可减少自由基对内皮组织的损伤。在 22 例有 RP 的 SSc 患者连续静脉注射 *N*- 乙酰半胱氨酸治疗 5 天后，与治疗前相比痉挛发作的频率和严重程度均显著下降[121]。该药已可安全应用于其他疾病的治疗，但在 RP 的治疗上仍需要更多对照研究。

其他药物

不常用的 RP 治疗药物包括利血平和胍乙啶（减少神经末梢去甲肾上腺素的释放）、肾上腺素能拮抗药 α- 甲基多巴和酚苄明、血清素拮抗药酮色林以及血栓素合成酶抑制药达唑氧苯。

交感神经切除术

交感神经切除术治疗阵发性指端血管痉挛的成功率并不如预期那么高，大部分患者可复发 RP[2,122-123]。继发性 RP 指（趾）端缺血的有效缓解率不如原发性 RP。另外，腰交感神经切除术可显著改善大多数患者的下肢症状，原因可能是腰交感神经切除术可更为彻底地切除腰交感神经，而胸交感神经切除术可残留部分交感神经通路，可能需要二次手术。

部分外科医生建议使用指（趾）端交感神经切除术（又称为*动脉外膜剥离术*）治疗继发性 RP 患者的指（趾）端缺血[124]。这种手术可提高指（趾）端血流量，从而促进溃疡愈合[2,88,90]。

肉毒杆菌注射

A 型肉毒杆菌毒素作为一种神经毒素，可导致肌肉麻痹。一些系列病例报道称在腕或掌远端周围的神经血管组织或沿手指注射肉毒杆菌毒素，可有效缓解顽固性 RP，但尚无对照性临床试验报道[125-126]。

参考文献

1. Raynaud M: *L'Asphyxie Locale et de la Gangrene Symmetrique des Extremities*, London, 1862, New Sydenham Society.
2. Wigley FM: Clinical practice. Raynaud's Phenomenon, *N Engl J Med* 347:1001–1008, 2002.
3. Allen EV, Brown GE: Raynaud's disease: a critical review of minimal requisites for diagnosis, *Am J Med Sci* 183, 1932.
4. Gifford RW Jr, Hines EA Jr: Raynaud's disease among women and girls, *Circulation* 16:1012–1021, 1957.
5. Guntheroth WG, Morgan BC, Harbinson JA, et al: Raynaud's disease in children, *Circulation* 36:724–729, 1967.
6. Maricq HR, Carpentier PH, Weinrich MC, et al: Geographic variation in the prevalence of Raynaud's phenomenon: Charleston, SC, USA, vs Tarentaise, Savoie, France, *J Rheumatol* 20:70–76, 1993.

7. Freedman RR, Mayes MD: Familial aggregation of primary Raynaud's disease, *Arthritis Rheum* 39:1189–1191, 1996.
8. O'Keeffe ST, Tsapatsaris NP, Beetham WP Jr: Increased prevalence of migraine and chest pain in patients with primary Raynaud disease, *Ann Intern Med* 116:985-989, 1992.
9. Miller D, Waters DD, Warnica W, et al: Is variant angina the coronary manifestation of a generalized vasospastic disorder? *N Engl J Med* 304:763–766, 1981.
10. Zahavi I, Chagnac A, Hering R, et al: Prevalence of Raynaud's phenomenon in patients with migraine, *Arch Intern Med* 144:742–744, 1984.
11. Cannon PJ, Hassar M, Case DB, et al: The relationship of hypertension and renal failure in scleroderma (progressive systemic sclerosis) to structural and functional abnormalities of the renal cortical circulation, *Medicine (Baltimore)* 53:1–46, 1974.
12. Salmenson BD, Reisman J, Sinclair SH, et al: Macular capillary hemodynamic changes associated with Raynaud's phenomenon, *Ophthalmology* 99:914–919, 1992.
13. Vergnon JM, Barthelemy JC, Riffat J, et al: Raynaud's phenomenon of the lung. A reality both in primary and secondary Raynaud syndrome, *Chest* 101:1312–1317, 1992.
14. Krumholz HM, Goldberger AL: Systemic arterial vasospastic syndrome: familial occurrence with variant angina, *Am J Med* 92:334–335, 1992.
15. Coffman JD, Cohen RA: Vasospasm–ubiquitous? *N Engl J Med* 304:780–782, 1981.
16. Tokola R, Hokkanen E: Propranolol for acute migraine, *Br Med J* 2:1089, 1978.
17. Marshall AJ, Roberts CJ, Barritt DW: Raynaud's phenomenon as side effect of beta-blockers in hypertension, *BMJ* 1:1498–1499, 1976.
18. Yasue H, Touyama M, Shimamoto M, et al: Role of autonomic nervous system in the pathogenesis of Prinzmetal's variant form of angina, *Circulation* 50:534–539, 1974.
19. Curry RC Jr, Pepine CJ, Sabom MB, et al: Effects of ergonovine in patients with and without coronary artery disease, *Circulation* 56:803–809, 1977.
20. Schroeder JS, Bolen JL, Quint RA, et al: Provocation of coronary spasm with ergonovine maleate. New test with results in 57 patients undergoing coronary arteriography, *Am J Cardiol* 40:487–491, 1977.
21. Wollersheim H, Thien T, Hoet MH, et al: The diagnostic value of several immunological tests for anti-nuclear antibody in predicting the development of connective tissue disease in patients presenting with Raynaud's phenomenon, *Eur J Clin Invest* 19:535–541, 1989.
22. Lewis T: Experiments relating to the peripheral mechanism involved in spasmodic arrest of the circulation in the fingers, a variety of Raynaud's disease, *Heart* 15:7-101, 1929.
23. Freedman RR, Mayes MD, Sabharwal SC: Induction of vasospastic attacks despite digital nerve block in Raynaud's disease and phenomenon, *Circulation* 80:859–862, 1989.
24. Jamieson GG, Ludbrook J, Wilson A: Cold hypersensitivity in Raynaud's phenomenon, *Circulation* 44:254–264, 1971.
25. Vanhoutte PM, Cooke JP, Lindblad LE, et al: Modulation of postjunctional alpha-adrenergic responsiveness by local changes in temperature, *Clin Sci (Lond)* 68(Suppl 10):121s–123s, 1985.
26. Cooke JP, Shepherd JT, Vanhoutte PM: The effect of warming on adrenergic neurotransmission in canine cutaneous vein, *Circ Res* 54:547–553, 1984.
27. Flavahan NA, Cooke JP, Shepherd JT, et al: Human postjunctional alpha-1 and alpha-2 adrenoceptors: differential distribution in arteries of the limbs, *J Pharmacol Exp Ther* 241:361–365, 1987.
28. Chotani MA, Mitra S, Su BY, et al: Regulation of alpha(2)-adrenoceptors in human vascular smooth muscle cells, *Am J Physiol Heart Circ Physiol* 286:H59–H67, 2004.
29. Jeyaraj SC, Chotani MA, Mitra S, et al: Cooling evokes redistribution of alpha2C-adrenoceptors from Golgi to plasma membrane in transfected human embryonic kidney 293 cells, *Mol Pharmacol* 60:1195–1200, 2001.
30. Keenan EJ, Porter JM: Alpha-adrenergic receptors in platelets from patients with Raynaud's syndrome, *Surgery* 94:204–209, 1983.
31. Coffman JD, Cohen RA: Role of alpha-adrenoceptor subtypes mediating sympathetic vasoconstriction in human digits, *Eur J Clin Invest* 18:309–313, 1988.
32. Cooke JP, Creager SJ, Scales KM, et al: Role of digital artery adrenoceptors in Raynaud's disease, *Vasc Med* 2:1–7, 1997.
33. Peacock JH: Peripheral venous blood concentrations of epinephrine and norepinephrine in primary Raynaud's disease, *Circ Res* 7:821–827, 1959.
34. Kontos HA, Wasserman AJ: Effect of reserpine in Raynaud's phenomenon, *Circulation* 39:259–266, 1969.
35. Downey JA, LeRoy EC, Miller JM 3rd, et al: Thermoregulation and Raynaud's phenomenon, *Clin Sci* 40:211–219, 1971.
36. Fagius J, Blumberg H: Sympathetic outflow to the hand in patients with Raynaud's phenomenon, *Cardiovasc Res* 19:249–253, 1985.
37. Greenblatt DJ, Koch-Weser J: Adverse reactions to beta-adrenergic receptor blocking drugs: a report from the Boston collaborative drug surveillance program, *Drugs* 7:118–129, 1974.
38. Marshall A, Barritt DW, Roberts CJ: Letter: Raynaud's phenomenon as side effect of beta-blockers, *Br Med J* 2:301, 1976.
39. Eliasson K, Lins LE, Sundqvist K: Peripheral vasospasm during beta-receptor blockade - a comparison between metoprolol and pindolol, *Acta Med Scand Suppl* 665:109–112, 1982.
40. Cohen RA, Coffman JD: Beta-adrenergic vasodilator mechanism in the finger, *Circ Res* 49:1196–1201, 1981.
41. Coffman JD, Rasmussen HM: Effect of thromboxane synthetase inhibition in Raynaud's phenomenon, *Clin Pharmacol Ther* 36:369–373, 1984.
42. Luderer JR, Nicholas GG, Neumyer MM, et al: Dazoxiben, a thromboxane synthetase inhibitor, in Raynaud's phenomenon, *Clin Pharmacol Ther* 36:105–115, 1984.
43. Zamora MR, O'Brien RF, Rutherford RB, et al: Serum endothelin-1 concentrations and cold provocation in primary Raynaud's phenomenon, *Lancet* 336:1144–1147, 1990.
44. Smyth AE, Bell AL, Bruce IN, et al: Digital vascular responses and serum endothelin-1 concentrations in primary and secondary Raynaud's phenomenon, *Ann Rheum Dis* 59:870–874, 2000.
45. Nguyen VA, Eisendle K, Gruber I, et al: Effect of the dual endothelin receptor antagonist bosentan on Raynaud's phenomenon secondary to systemic sclerosis: a double-blind prospective, randomized, placebo-controlled pilot study, *Rheumatology (Oxford)* 49:583–587, 2010.
46. Matucci-Cerinic M, Denton CP, Furst DE, et al: Bosentan treatment of digital ulcers related to systemic sclerosis: results from the RAPIDS-2 randomised, double-blind, placebo-controlled trial, *Ann Rheum Dis* 70:32–38, 2011.
47. Landis EM: Micro-injection studies of capillary blood pressure in Raynaud's disease, *Heart* 15:247, 1930.
48. Thulesius O: Methods for the evaluation of peripheral vascular function in the upper extremities, *Acta Chir Scand Suppl* 465:53–54, 1976.
49. Cohen RA, Coffman JD: Reduced fingertip arterial pressure in Raynaud's disease, *J Vasc Med Biol* 1:21, 1989.
50. Imhof JW, Baars H, Verloop MC: Clinical and haematological aspects of macroglobulinaemia Waldenstrom, *Acta Med Scand* 163:349–366, 1959.
51. Jahnsen T, Nielsen SL, Skovborg F: Blood viscosity and local response to cold in primary Raynaud's phenomenon, *Lancet* 2:1001–1002, 1977.
52. Marshall RJ, Shepherd JT, Thompson ID: Vascular responses in patients with high serum titres of cold agglutinins, *Clin Sci (Lond)* 12:255–264, 1953.
53. McGrath MA, Penny R: Blood hyperviscosity in cryoglobulinaemia: temperature sensitivity and correlation with reduced skin blood flow, *Aust J Exp Biol Med Sci* 56:127–137, 1978.
54. Hillestad LK: The peripheral circulation during exposure to cold in normals and in patients with the syndrome of high-titre cold haemagglutination. I. The vascular response to cold exposure in normal subjects, *Acta Med Scand* 164:203–229, 1959.
55. Maricq HR, LeRoy EC, D'Angelo WA, et al: Diagnostic potential of *in vivo* capillary microscopy in scleroderma and related disorders, *Arthritis Rheum* 23:183–189, 1980.
56. Tan EM, Cohen AS, Fries JF, et al: The 1982 revised criteria for the classification of systemic lupus erythematosus, *Arthritis Rheum* 25:1271–1277, 1982.
57. Fischer M, Mielke H, Glaefke S, et al: Generalized vasculopathy and finger blood flow abnormalities in rheumatoid arthritis, *J Rheumatol* 11:33–37, 1984.
58. Aletaha D, Neogi T, Silman AJ, et al: 2010 Rheumatoid arthritis classification criteria: an American College of Rheumatology/European League Against Rheumatism collaborative initiative, *Arthritis Rheum* 62:2569–2581, 2010.
59. Garcia-Carrasco M, Siso A, Ramos-Casals M, et al: Raynaud's phenomenon in primary Sjogren's syndrome. Prevalence and clinical characteristics in a series of 320 patients, *J Rheumatol* 29:726–730, 2002.
60. Nakamura H, Kawakami A, Hayashi T, et al: Anti-centromere antibody-seropositive Sjogren's syndrome differs from conventional subgroup in clinical and pathological study, *BMC Musculoskelet Disord* 11:140, 2010.
61. Lambova SN, Kuzmanova SI: Raynaud's phenomenon in common rheumatic diseases, *Folia Med (Plovdiv)* 48:22–28, 2006.
62. Waller DG, Dathan JR: Raynaud's syndrome and carpal tunnel syndrome, *Postgrad Med J* 61:161–162, 1985.
63. Cooper RA, Bunn HF: Hemolytic anemia. In Braunwald E, et al, editors: *Harrison's Principles of Internal Medicine*, New York, 1987, McGraw-Hill.
64. Trejo O, Ramos-Casals M, Garcia-Carrasco M, et al: Cryoglobulinemia: study of etiologic factors and clinical and immunologic features in 443 patients from a single center, *Medicine (Baltimore)* 80:252–262, 2001.
65. Jager BV: Cryofibrinogenemia, *N Engl J Med* 266:579–583, 1962.
66. Letz R, Cherniack MG, Gerr F, et al: A cross sectional epidemiological survey of shipyard workers exposed to hand-arm vibration, *Br J Ind Med* 49:53–62, 1992.
67. Mirbod SM, Yoshida H, Nagata C, et al: Hand-arm vibration syndrome and its prevalence in the present status of private forestry enterprises in Japan, *Int Arch Occup Environ Health* 64:93–99, 1992.
68. Davies TA, Glaser EM, Collins CP: Absence of Raynaud's phenomenon in workers using vibratory tools in a warm climate, *Lancet* 272:1014–1016, 1957.
69. Okada A, Inaba R, Furuno T: Occurrence of intimal thickening of the peripheral arteries in response to local vibration, *Br J Ind Med* 44:470–475, 1987.
70. Hisanaga H: Studies of peripheral nerve conduction velocities in vibrating tool operators, *Sangyo Igaku* 24:284–293, 1982.
71. Kuhar CG, Mesti T, Zakotnik B: Digital ischemic events related to gemcitabine: report of two cases and a systematic review, *Radiol Oncol* 44:257–261, 2010.
72. Laplanche A, Clavel-Chapelon F, Contassot JC, et al: Exposure to vinyl chloride monomer: results of a cohort study after a seven-year follow up. The French VCM Group, *Br J Ind Med* 49:134–137, 1992.
73. Coffman JD, Rasmussen HM: Effects of beta-adrenoreceptor-blocking drugs in patients with Raynaud's phenomenon, *Circulation* 72:466–470, 1985.
74. Nielsen SL, Parving HH, Hansen JE: Myxoedema and Raynaud's phenomenon, *Acta Endocrinol (Copenh)* 101:32–34, 1982.
75. Nielsen SL, Lokkegaard H: Cold hypersensitivity and finger systolic blood pressure in hemodialysis patients, *Scand J Urol Nephrol* 15:319–322, 1981.
76. Preston IR, Hill NS: Evaluation and management of pulmonary hypertension in systemic sclerosis, *Curr Opin Rheumatol* 15:761–765, 2003.
77. Fuster V, Steele PM, Edwards WD, et al: Primary pulmonary hypertension: natural history and the importance of thrombosis, *Circulation* 70:580–587, 1984.
78. Rich S, Dantzker DR, Ayres SM, et al: Primary pulmonary hypertension. A national prospective study, *Ann Intern Med* 107:216–223, 1987.
79. Schildmann EK, Davies AN: Paraneoplastic Raynaud's phenomenon–good palliation after a multidisciplinary approach, *J Pain Symptom Manage* 39:779–783, 2010.
80. Lambova S, Muller-Ladner U: Capillaroscopic pattern in paraneoplastic Raynaud's phenomenon, *Rheumatol Int* published online 21 Jan 2011 (DOI: 10.1007/s00296-010-1715-8).
81. Nielsen SL: Raynaud phenomena and finger systolic pressure during cooling, *Scand J Clin Lab Invest* 38:765–770, 1978.
82. Keefe FJ, Surwit RS, Pilon RN: A 1-year follow-up of Raynaud's patients treated with behavioral therapy techniques, *J Behav Med* 2:385–391, 1979.
83. Keefe FJ, Surwit RS, Pilon RN: Biofeedback, autogenic training, and progressive relaxation in the treatment of Raynaud's disease: a comparative study, *J Appl Behav Anal* 13:3–11, 1980.
84. Yocum DE, Hodes R, Sundstrom WR, et al: Use of biofeedback training in treatment of Raynaud's disease and phenomenon, *J Rheumatol* 12:90–93, 1985.
85. Stambrook M, Hamel ER, Carter SA: Training to vasodilate in a cooling environment: a valid treatment for Raynaud's phenomenon? *Biofeedback Self Regul* 13:9–23, 1988.
86. Guglielmi RS, Roberts AH, Patterson R: Skin temperature biofeedback for Raynaud's disease: a double-blind study, *Biofeedback Self Regul* 7:99–120, 1982.

87. Freedman RR, Ianni P, Wenig P: Behavioral treatment of Raynaud's phenomenon in scleroderma, *J Behav Med* 7:343–353, 1984.
88. Comparison of sustained-release nifedipine and temperature biofeedback for treatment of primary Raynaud phenomenon. Results from a randomized clinical trial with 1-year follow-up, *Arch Intern Med* 160:1101–1108, 2000.
89. Jobe JB, Sampson JB, Roberts DE, et al: Induced vasodilation as treatment for Raynaud's disease, *Ann Intern Med* 97:706–709, 1982.
90. Coffman JD: Raynaud's phenomenon, *Curr Treat Options Cardiovasc Med* 2:219–226, 2000.
91. Belch JJ, Ho M: Pharmacotherapy of Raynaud's phenomenon, *Drugs* 52:682–695, 1996.
92. Creager MA, Pariser KM, Winston EM, et al: Nifedipine-induced fingertip vasodilation in patients with Raynaud's phenomenon, *Am Heart J* 108:370–373, 1984.
93. Nilsson H, Jonason T, Leppert J, et al: The effect of the calcium-entry blocker nifedipine on cold-induced digital vasospasm. A double-blind crossover study versus placebo, *Acta Med Scand* 221:53–60, 1987.
94. Matucci Cerinic M, Falcini F, Bartolozzi G, et al: Nifedipine treatment of Raynaud's phenomenon in a paediatric age, *Int J Clin Pharmacol Res* 5:67–69, 1985.
95. Jobe JB, Beetham WP Jr, Roberts DE, et al: Induced vasodilation as a home treatment for Raynaud's disease, *J Rheumatol* 12:953–956, 1985.
96. Kahan A, Amor B, Menkes CJ: A randomised double-blind trial of diltiazem in the treatment of Raynaud's phenomenon, *Ann Rheum Dis* 44:30–33, 1985.
97. Rhedda A, McCans J, Willan AR, et al: A double blind placebo controlled crossover randomized trial of diltiazem in Raynaud's phenomenon, *J Rheumatol* 12:724–727, 1985.
98. Matoba T, Chiba M: Effects of diltiazem on occupational Raynaud's syndrome (vibration disease), *Angiology* 36:850–856, 1985.
99. Schmidt JF, Valentin N, Nielsen SL: The clinical effect of felodipine and nifedipine in Raynaud's phenomenon, *Eur J Clin Pharmacol* 37:191–192, 1989.
100. Kallenberg CG, Wouda AA, Meems L, et al: Once daily felodipine in patients with primary Raynaud's phenomenon, *Eur J Clin Pharmacol* 40:313–315, 1991.
101. Kinney EL, Nicholas GG, Gallo J, et al: The treatment of severe Raynaud's phenomenon with verapamil, *J Clin Pharmacol* 22:74–76, 1982.
102. Nielsen SL, Vitting K, Rasmussen K: Prazosin treatment of primary Raynaud's phenomenon, *Eur J Clin Pharmacol* 24:421–423, 1983.
103. Wollersheim H, Thien T, Fennis J, et al: Double-blind, placebo-controlled study of prazosin in Raynaud's phenomenon, *Clin Pharmacol Ther* 40:219–225, 1986.
104. Russell IJ, Lessard JA: Prazosin treatment of Raynaud's phenomenon: a double blind single crossover study, *J Rheumatol* 12:94–98, 1985.
105. Coleiro B, Marshall SE, Denton CP, et al: Treatment of Raynaud's phenomenon with the selective serotonin reuptake inhibitor fluoxetine, *Rheumatology (Oxford)* 40:1038–1043, 2001.
106. Rey J, Cretel E, Jean R, et al: Serotonin reuptake inhibitors, Raynaud's phenomenon and erythromelalgia, *Rheumatology (Oxford)* 42:601–602, 2003.
107. Challenor VF: Angiotensin converting enzyme inhibitors in Raynaud's phenomenon, *Drugs* 48:864–867, 1994.
108. Lopez-Ovejero JA, Saal SD, D'Angelo WA, et al: Reversal of vascular and renal crises of scleroderma by oral angiotensin-converting-enzyme blockade, *N Engl J Med* 300:1417–1419, 1979.
109. Tosi S, Marchesoni A, Messina K, et al: Treatment of Raynaud's phenomenon with captopril, *Drugs Exp Clin Res* 13:37–42, 1987.
110. Dziadzio M, Denton CP, Smith R, et al: Losartan therapy for Raynaud's phenomenon and scleroderma: clinical and biochemical findings in a fifteen-week, randomized, parallel-group, controlled trial, *Arthritis Rheum* 42:2646–2655, 1999.
111. Selenko-Gebauer N, Duschek N, Minimair G, et al: Successful treatment of patients with severe secondary Raynaud's phenomenon with the endothelin receptor antagonist bosentan, *Rheumatology (Oxford)* 45(Suppl 3):iii45–iii48, 2006.
112. Ramos-Casals M, Brito-Zeron P, Nardi N, et al: Successful treatment of severe Raynaud's phenomenon with bosentan in four patients with systemic sclerosis, *Rheumatology (Oxford)* 43:1454–1456, 2004.
113. Tsifetaki N, Botzoris V, Alamanos Y, et al: Bosentan for digital ulcers in patients with systemic sclerosis: a prospective 3-year followup study, *J Rheumatol* 36:1550–1552, 2009.
114. Levien TL: Phosphodiesterase inhibitors in Raynaud's phenomenon, *Ann Pharmacother* 40:1388–1393, 2006.
115. Fries R, Shariat K, von Wilmowsky H, et al: Sildenafil in the treatment of Raynaud's phenomenon resistant to vasodilatory therapy, *Circulation* 112:2980–2985, 2005.
116. Shenoy PD, Kumar S, Jha LK, et al: Efficacy of tadalafil in secondary Raynaud's phenomenon resistant to vasodilator therapy: a double-blind randomized cross-over trial, *Rheumatology (Oxford)* 49:2420–2428, 2010.
117. Herrick AL, van den Hoogen F, Gabrielli A, et al: Modified-release sildenafil reduces Raynaud's phenomenon attack frequency in limited cutaneous systemic sclerosis, *Arthritis Rheum* 63:775–782, 2011.
118. Teh LS, Manning J, Moore T, et al: Sustained-release transdermal glyceryl trinitrate patches as a treatment for primary and secondary Raynaud's phenomenon, *Br J Rheumatol* 34:636–641, 1995.
119. Chung L, Shapiro L, Fiorentino D, et al: MQX-503, a novel formulation of nitroglycerin, improves the severity of Raynaud's phenomenon: a randomized, controlled trial, *Arthritis Rheum* 60:870–877, 2009.
120. Abou-Raya A, Abou-Raya S, Helmii M: Statins: potentially useful in therapy of systemic sclerosis-related Raynaud's phenomenon and digital ulcers, *J Rheumatol* 35:1801–1808, 2008.
121. Sambo P, Amico D, Giacomelli R, et al: Intravenous N-acetylcysteine for treatment of Raynaud's phenomenon secondary to systemic sclerosis: a pilot study, *J Rheumatol* 28:2257–2262, 2001.
122. Coffman JD: *Raynaud phenomenon*, New York, 1989, Oxford University Press.
123. de Trafford JC, Lafferty K, Potter CE, et al: An epidemiological survey of Raynaud's phenomenon, *Eur J Vasc Surg* 2:167–170, 1988.
124. Yee AM, Hotchkiss RN, Paget SA: Adventitial stripping: a digit saving procedure in refractory Raynaud's phenomenon, *J Rheumatol* 25:269–276, 1998.
125. Fregene A, Ditmars D, Siddiqui A: Botulinum toxin type A: a treatment option for digital ischemia in patients with Raynaud's phenomenon, *J Hand Surg Am* 34:446–452, 2009.
126. Neumeister MW: Botulinum toxin type A in the treatment of Raynaud's phenomenon, *J Hand Surg Am* 35:2085–2092, 2010.

第 49 章　手足发绀

Veerendra Chadachan，Robert T.Eberhardt

手足发绀（*acrocyanosis*）这个词源自希腊文中的"*akron*"（肢端）和"*kyanos*"（蓝色）。作为一种病理状态，手足发绀是一种少见的功能性血管痉挛，其主要特征为皮肤持续呈青紫色，主要累及手和脚。1896 年，Crocq 首先描述了手足发绀这一征象，因此也被命名为"*Crocq 氏病*"。典型的手足发绀见于寒冷地区的年轻、体弱女性。和雷诺现象不同的是，手足发绀的皮肤青紫色为持续性而非阵发性，且不会伴随疼痛[1]。*原发性手足发绀*多找不到病因，通常为良性疾病，预后良好，极少见皮肤溃疡及软组织缺损。原发性手足发绀患者只要能够避免暴露于寒冷环境，极少需要用药。*继发性手足发绀*由其他基础疾病引起。任何引起中央型发绀或周围血流减少的疾病均可导致继发性手足发绀。其治疗方案及预后取决于基础疾病状态[1]。

流行病学

原发性手足发绀的流行病学资料十分有限，甚至其发病率及患病率亦尚不明确。一般认为，手足发绀患者更多见低体重指数（BMI）、从事户外工作及生活环境寒冷[2]。虽然早期研究没有发现该病存在性别差异，但手足发绀更好发于女性，女：男（患病比例）为 6 ： 1[3]。该病常见于青年人，典型患病年龄为 20 ～ 45 岁[4]。此外，该病的发病率随年龄的增加而递减[5]。手足发绀易与神经性厌食伴发，可见于 20% 女性神经性厌食患者[6]。10% 患者的一级亲属有手足发绀家族史，提示该病有一定的遗传背景[4]。

病因学

如前所述，手足发绀经常是原发性的，找不到特殊病因。该病也可继发于结缔组织病、某些血液系统疾病、神经性厌食症、血管神经性疾病、药物、感染、遗传代谢病及某些恶性肿瘤[7]。任何引起中央型发绀或周围血流明显减少的疾病均可出现手足发绀（框 49-1）。

病理生理学

手足发绀是由于肢端组织供氧减少所致。针对原发性手足发绀的发病机制有很多种推测，但确切机制尚不明确。可能的病理生理紊乱包括小动脉音异常、微血管响应改变、毛细血管和小静脉扩张瘀滞以及异常交感神经系统活动（框 49-2）。

原发性手足发绀的病理基础是小动脉紧张度增加致使皮肤周围血管收缩，继发毛细血管及真皮乳头层下静脉扩张。小动脉收缩引起肢端青紫，而继发的毛细血管后括约肌内小静脉扩张导致大量出汗[8]。毛细血管前括约肌持续收缩造成局部组织缺氧，从而引起毛细血管床释放扩血管物质，如腺苷等[9]，并进一步导致毛细血管后小静脉扩张。血管紧张度不同引发逆流交换，以保存热量，从而导致出汗。可能参与这一过程的介质还包括 5 羟色胺、肾上腺素、去甲肾上腺素及内皮素（ET）-1。在手足发绀患者体内上述介质水平升高[3,10]。

目前还不清楚引起手足发绀患者血管紧张度紊乱的确切原因，多数研究认为由小动脉对寒冷过分敏感及交感神经系统过度兴奋所致。较早的研究认为寒冷可诱发肢端小动脉过度收缩[11]，而近年的研究发现交感神经系统激活也有类似效果[1]。一项有趣的研究发现，一位年轻手足发绀的女性患者被苯巴比妥诱导入睡后，其手部血管对温度的反应恢复正常。在睡眠状态下，她的手部对暴露在冷热环境中的反应与身体其他部位相同。这一发现支持了血管紧张度异常是手足发绀的中心环节这一假说[12]。其他有关手足发绀发病机制的假说还包括血管黏稠度增加[13]、低温时肢端血流减少、内皮素 -1 等血管收缩介质持续释放增多等[14]，但都没有得到证实。

临床表现

典型的手足发绀见于年轻、瘦弱、体力活动较少的女性。这一人群经常表现出持续、对称的手足青紫[5]。较少见的受累部位还包括前臂、耳朵、嘴唇、

框 49-1 手足发绀的不同诊断

原发性或特发性肢端发绀

继发性手足发绀

结缔组织病
硬皮病
系统性红斑狼疮
类风湿性关节
混合性结缔组织病
抗磷脂抗体综合征

血液性因子
冷球蛋白
冷凝集素
淋巴增殖性疾病

感染性因子
支原体肺炎
单核细胞增多症
丙型肝炎

药物和毒素
三环抗抑郁药，干扰素 α，两性霉素 B，去氧胆碱，Blasticidin S
砷，硝酸丁酯

神经性厌食症

遗传疾病
乙基丙二酸尿酸症
线粒体疾病
岩藻糖代谢病
法布瑞氏症

神经血管疾病
脊髓损伤
复杂区域性疼痛综合征
体位性心动过速综合征

恶性瘤
淋巴瘤

心肺疾病
肺动脉高压
青紫型心脏病
呼吸衰竭

动脉闭塞性疾病
动脉粥样硬化性栓塞
弥散性血管内凝血
肝素 - 诱导型血小板减少症
败血症性栓塞

框 49-2 原始手足发绀的病理生理学机制

非动脉性状态
微血管反应性改变
异常交感神经系统反应
增加血液黏度
持续升高的血管收缩介质

鼻尖及乳头。患者多因发绀就诊。患者可以主诉受累部位发凉，但多无痛感。可以出现局部轻微肿胀及出汗增多。虽然发绀持续存在，但寒冷和情绪激动可使发绀加重，而温暖可使发绀减轻 [1]。手足发绀在寒冷的冬季最为严重，但典型手足发绀即使在夏季也依然存在。

查体可见受累的手足青紫，皮温降低，常有多汗（图 49-1）。手足颜色为粉青色或橙红色，可在不同时间呈现不同颜色。手背或足背可呈棕黄色，这是由日晒引起的，最常见于夏季。对受累部位施压可观察到皮肤变白，且褪色过程缓慢而不规则。患者可以出现肢端肿胀，但不出现组织缺血坏死。

原发性手足发绀患者无其他异常体征。动脉搏动正常，提示无大血管闭塞 [8]。将患肢抬至高于心脏水平可观察到肢体变白，提示无静脉阻塞。继发性手足发绀患者可表现出基础疾病的体征。除合并雷诺现象外，均不出现阵发性皮肤变白或变红。合并雷诺现象的手足发绀最常继发于硬皮病或系统性红斑狼疮。

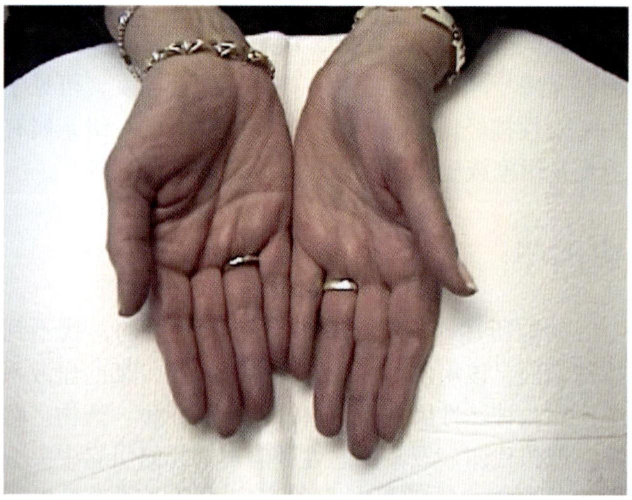

图 49-1 原发性手足发绀受累双手

诊断

原发性手足发绀的诊断主要依靠详细的病史及体征。一般不需要进行实验室或影像学检查[15]。发绀多对称性分布在肢端，在查体过程中持续存在。此外不应出现皮肤缺血坏死、局部疼痛或溃疡。周围动脉搏动正常，以除外外周血管闭塞性疾病。脉氧监测提示氧饱和度正常。

继发性手足发绀分布多不对称，伴有手指或足趾疼痛或组织坏死。脉氧饱和度降低或无脉提示中心型发绀或动脉闭塞性疾病。需要进行实验室检查以明确基础疾病。血气分析有助于发现低氧血症。抗核抗体（ANA）多为阴性，如为阳性则提示合并结缔组织病。如有相关病史及体征，应积极完善冷球蛋白、抗磷脂抗体、冷凝集素或EB病毒抗体等的检查。

手足发绀患者的甲皱微循环检查多存在异常，包括毛细血管形态异常、毛细血管周围水肿甚至出血。甲皱微循环检查结果多不具备诊断意义，可能与基础疾病有关。研究表明手足发绀患者的平均毛细血管密度低于正常人，但未低至硬皮病导致雷诺现象患者的水平[16]。其他毛细血管异常包括毛细血管袢直径较正常人增粗。出现巨大毛细血管袢或毛细血管稀疏缺失常提示合并硬皮病或混合性结缔组织病，而毛细血管密集多提示合并系统性红斑狼疮。其他检查如血管多普勒可见桡动脉振幅降低及肢端血管回声减少，但都无特异性[17]。

组织病理学

手足发绀的诊断通常不需要皮肤活检。皮肤活检可见小动脉中层增厚、真皮乳头及乳头下毛细血管扩张。其他病理特征包括轻度血管周围浸润、轻度皮肤水肿、皮肤纤维化伴新生血管[4]。

鉴别诊断

原发性手足发绀需要与其他由寒冷诱发的血管痉挛性疾病相鉴别，如雷诺综合征、冻疮及网状青斑[15]。鉴别要点在于整体表现、受累部位及发绀的持续情况。所有手足发绀患者均应注意排除继发于其他基础疾病的可能[18]。

系统性低氧血症伴脱氧血红蛋白增加是较为常见的继发手足发绀病因。对中心型发绀伴低氧血症患者应积极进行心肺疾病的排查[19]。外周型发绀的原因多为血红蛋白异常伴其过氧化形式——高铁血红蛋白的累积，可见于暴露于过氧化物的患者，如苯胺、苯佐卡因、氨苯砜、非那吡啶、硝酸盐和磷[20]。冷凝集素血症及巨球蛋白血症亦可导致手足发绀[21-22]。冷凝集素可与传染性单核细胞增多症及支原体肺炎相关，也可见于淋巴增殖性疾病[23]。另外，手足发绀还可见于丙型肝炎病毒感染或其他严重疾病引起的巨球蛋白血症患者[24]。

神经性厌食也是继发性手足发绀的常见病因之一[25]，尤其常见于较严重及营养状态较差的患者。这些患者通常面部及躯干苍白、心动过缓、空腹血糖增高。这些患者同样会出现肢端血流减少及温度介导的血管扩张功能受损[6]。

多种结缔组织病可表现出手足发绀，但多数同时伴有其他与疾病相关的症状或体征。硬皮病或系统性红斑狼疮患者可同时出现手足发绀及发作性雷诺现象[16,26]。抗核抗体常可在结缔组织病患者中检出。手足发绀亦可见于1/3的抗磷脂综合征患者，并常与其他皮肤黏膜征象共存，如皮肤划痕征、荨麻疹、网状青斑、皮下结节、溃疡及紫癜等[27-28]。

一些药物或毒素也可引起手足发绀，包括三环类抗抑郁药、干扰素α（IFN-α）-2a、两性霉素B、砷和亚硝酸丁酯[29-33]。因此，在鉴别诊断时亦须注意排查药物或毒物因素。

手足发绀还可见于一些伴有血管神经调节失衡的神经系统疾患。在脊索受损或复杂区域疼痛综合征患者中，也可出现手足发绀[34]。后者常发生于外伤后，其特征是疼痛及自主神经失调。手足发绀伴肢端水肿也见于体位性心动过速综合征，其原因是静脉淤积[35]。

先天性代谢疾病患者也可出现手足发绀，多见于儿童或青年患者。如有其他相关症状或体征，应考虑到这类疾病。乙基丙二酸尿症的婴儿会有瘀斑、腹泻、锥体束征及精神发育迟缓[36]；而线粒体疾病患儿可有毛发异常、色素沉着及多毛症[37]。

手足发绀也可存在于微栓塞、微血栓或动脉粥样硬化栓塞患者。动脉粥样硬化栓塞患者常较为年长，有动脉粥样硬化的典型表现及一些其他皮肤黏膜征象，如瘀点、网状青斑及足趾痛性皮损（蓝趾综合征）[38]。微栓塞和（或）微血栓则可见于弥散性血管内凝血（DIC）、肝素诱导血小板减少症（HIT）或感染性心内膜炎[39]。

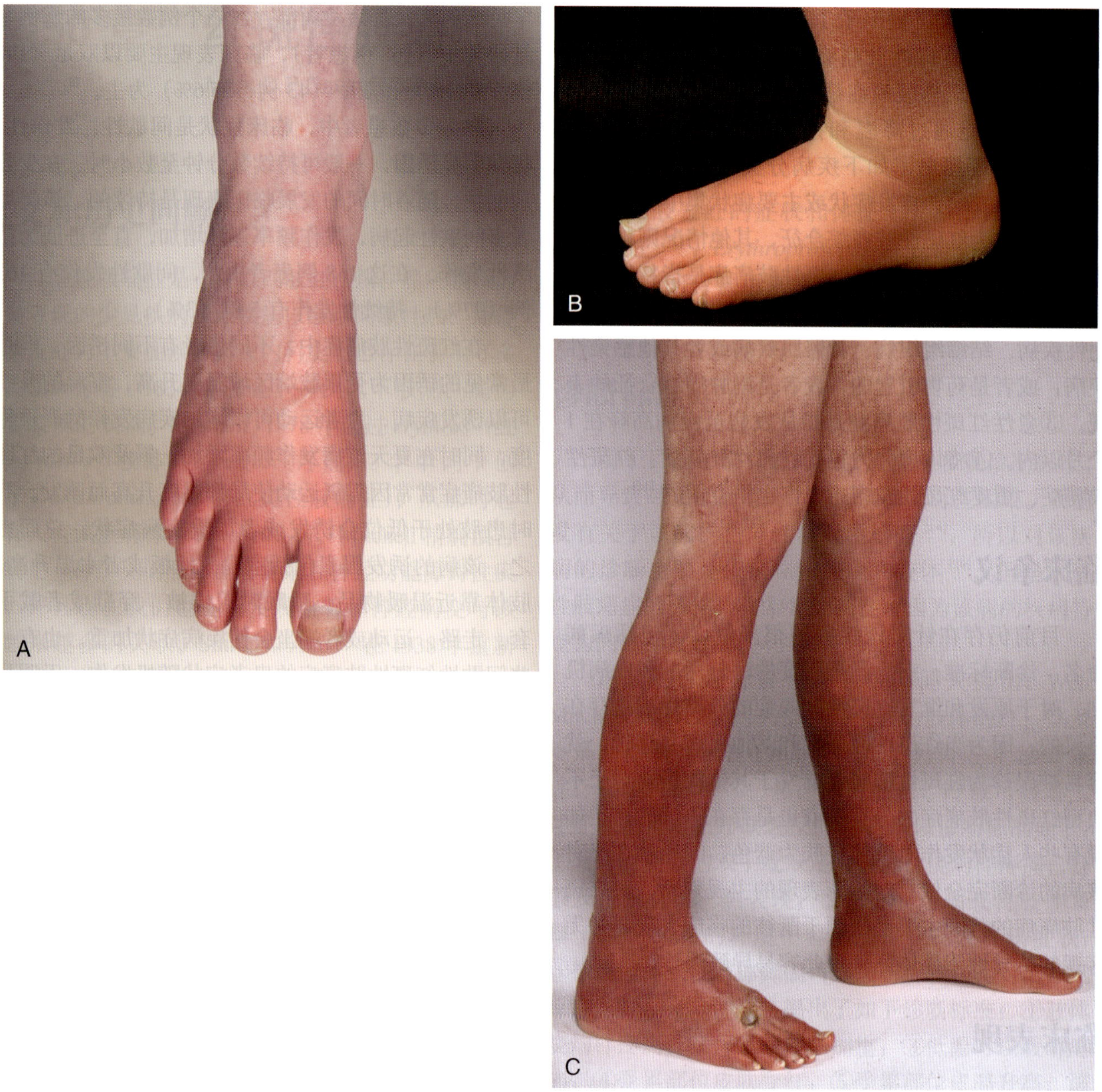

图 50-1 红斑性肢痛症（红、热、肢端区域）累及双下肢，也可以只累及双足趾或者双足远端（**A**）；全足受累（**B**）；病变累及双下肢甚至到膝盖之上，大部分为对称性（**C**）

加重下肢水肿、静脉功能不全及淋巴水肿。患者对药物镇痛有较高需求且容易对麻醉类药品产生依赖。一些精神心理方面的问题比如抑郁、担心症状发作的强迫性行为等也经常发生，该病会使患者逐渐丧失社会能力，因为患者担心疾病发作而避免锻炼、走路、参加活动，从而使他们产生一种残疾、孤独和寂寞的感觉。该病也经常影响患者在工作（尤其是需要长期站立的手工作业）和家中的表现。

红斑性肢痛症可在任何年龄发病，多发生于白种人。在最大规模的临床研究中[8]，168 例患者全是白种人，男女比例为 1 ∶ 3，平均发病年龄是 55.8 岁（5 ～ 91 岁），7 例患者（4.2%）于儿童时期发病，6 例（3.6%）患者有红斑性肢痛症的家族史。

红斑性肢痛症可以在小儿人群中起病，在一个例数最多的儿科病例研究中，报道了 32 例就诊于梅约诊所的患儿 [女性 22 例（69%），平均年龄为 14.1 岁（5 ～ 18 岁）]，大部分均被误诊，平均确诊时间为 5.2 年。7 例患儿（22%）有红斑性肢痛症家族史，21 例患者（66%）出现肢体活动受限，11 例患儿（34%）影响上学。在这些患者中高血压并不是一个显著的特点。Drenth 等[33]报道了 9 例红斑性肢痛症患儿，其中 7 例女性和 2 例男性，平均年龄为 11.6 岁。在 7 例患者中，疾病症状和血压升高有关，静脉使用硝普钠降压可以缓解症状。

诊断

对该疾病的诊断大多是回顾性分析，体格检查多无客观阳性证据，所以诊断是比较困难的，然而由于该病需要和很多疾病鉴别，所以最好还是要找到能支持诊断的依据，比如：①在疾病发作期和间歇期对患者进行评估，让患者进行活动如爬楼梯来试图诱发症状发作；②如果在疾病发作时无法对患者进行检查，则嘱托患者在发病时将病患处拍照。

分类

大部分学者同意目前红斑性肢痛症的诊断标准，但是仍有许多针对诊断及分类标准的讨论[28,29,34]。现在常用的分类是原发性和继发性红斑性肢痛症。

原发性红斑性肢痛症

原发性红斑性肢痛症是指找不到明确病因的类型，包括遗传因素导致的疾病。

继发性红斑性肢痛症

继发性红斑性肢痛症可能病因见框 50-1。有研究发现红斑性肢痛症可能与骨髓增殖性疾病、血液病、药物、感染性疾病、食物（菌类）消化吸收、肿瘤、结缔组织病、生理状态（如妊娠）和神经性疾病有关。该病在中国的流行情况还在研究中[66]。一些疾病和红斑性肢痛症的关系目前还不清楚，也许这些疾病是与红斑性肢痛症伴随的疾病而不是并发症。

在既往报道过的病例中，骨髓增殖性疾病与该病的关联是最常见的[8,35-37]，在诊断和随访的过程中都应该警惕骨髓增殖性疾病的相关迹象。红斑性肢痛症可以是某些骨髓增殖性疾病的先兆表现。在一个病例研究中报道了 40 例患者，其中 26 例患者（65%）红斑性肢痛症是血小板增多症的短暂表现[36]；另一个研究报道了 268 例患者，其中有 11 例患者（4%）红斑性肢痛症是血小板增多症的短暂表现[37]。

框 50-1　引起继发性红斑性肢痛症的常见病因

条件性致病因素

骨髓或外骨髓增殖性疾病或血液疾病
骨髓或外骨髓增殖性疾病[8,35]
原发性血小板增多症[36-41]
真性红细胞增多症[42,43]
骨髓增生异常综合征[44]
恶性贫血[45]
血栓性血小板减少性紫癜[46]
特发性血小板减少性紫癜[47]

药物
环孢素[48]
苯丙醇胺[49]
维拉帕米[50]
尼卡地平[51,52]
硝苯地平[53-55]
培高利特[56]
溴隐亭[57-59]

感染性疾病
HIV 感染[60,61]
乙肝疫苗[62]
流感疫苗[63]
传染性单核细胞增多症[64]
痘病毒[65]
不明病原体[66]

食物
菌类[22,60]

肿瘤性疾病
腹部肿瘤[67]
副肿瘤[68]
星形细胞瘤[69]
恶性胸腺瘤[70]

结缔组织病
系统性红斑狼疮[71-74]
血管炎[75]

生理状态
妊娠[76]

神经系统疾病
遗传性感觉神经病变[77]
神经病变[78]
多发性神经病[79]
Riley-Day's 综合征[80]
多发性硬化[81]
急性糖尿病神经病变[82]
多发性神经纤维素瘤[83]

遗传性疾病
X 染色体显性遗传？[84]
常染色体显性遗传[85]
未知遗传方式[86]
家族性发病[87-88]

发病率

来自明尼苏达州奥姆斯特德市人群的研究数据显示，红斑性肢痛症的发病率为每年 1.3/100 000（95%CI 0.8 ~ 1.7），原发性和继发性红斑性肢痛症每年的发病率分别为 1.1（0.7 ~ 1.5）/100 000 和 0.2（0.02 ~ 0.4）/100 000[89]。在挪威的近 30 年的调查数据显示，红斑性肢痛症的发病率由之前的 2.5 ~ 3.3/100 000 上升至 18 ~ 20/100 000[10]，由此可见该病的发病率较前上升大约 5 倍，而且文献报道的病例并不包括在上述数据中[9-10]。

病理生理机制

目前对于该病的病理生理机制还不完全清楚，其中比较难解释的是该病发病人群的不同[90]。皮肤血流的失调甚至皮肤缺血有可能是相关的病理机制，要明确皮肤血流失调的机制是比较困难的，因为这与机体内局部错综复杂的相互作用相关[90]。小纤维神经病变对这种血流失调也许是起作用的[91-92]。

红斑性肢痛症：一种血管病？

在应对温度变化时，通过皮肤血流调节体温是一种重要的保持正常体温的方式。皮肤血流交感神经控制流程包括去甲肾上腺素血管收缩系统和交感神经活性血管扩张系统，在全身热应激时所发生的皮肤血管舒张，后者所起作用占 80% ~ 90%。随着体温逐渐上升，皮肤血管扩张的幅度是惊人的，皮肤血流量可以达到 6 ~ 8 升 / 分钟。[93]

红斑性肢痛症是一种皮肤微血管病。病理生理机制可能与皮肤血液循环进行体温调节反射有关[93]。对于红斑性肢痛症发作时皮肤血流情况得出了矛盾的结果：在疾病发作时皮肤血流增快；Sandroni 等[92]、Mørk 等[9]、Kvernebo 等[10]发现疾病发作时局部血流增快导致了红斑和皮温升高。Sandroni 等使用多普勒超声发现疾病发作时血流和灌注增加，矛盾的是，这种血流的增加却伴随着局部缺氧，因为随着灌注增加经皮氧分压却降低甚至不变，换言之，在疾病发作时，经皮氧分压是减低的[9,10,91-92]。为了解释这一现象，Mørk 等[23]推理并且证实这种灌注增加是通过动静脉分流实现的，从而导致表层小血管低灌注。如果有血流从正常毛细血管中分流就会导致缺氧。Mørk 等证实尽管皮肤血流是增加的，但是缓解疾病症状还要靠降低表面血管丛的灌注。因此他们假设动静脉分支的扩张直接分流了表层毛细血管的血流。此外，Mørk 等更假设红斑性肢痛症并不是一种疾病[21]，而是对感染、哮喘、肿瘤等做出的一种反应，或者机体通过血流改变来调节体温时导致皮肤微血管血流分布不均和灌注不足，引起组织缺氧而出现的红斑性肢痛症的症状。

Sandroni 等[92]推测体温升高导致局部代谢增强从而加剧局部灌注不足，引起组织缺氧性损伤和疼痛。降温可以减少局部代谢率从而相应减少需氧量，这样可以缓解疼痛。

Littleford 等[30]提出红斑性肢痛症患者存在血管收缩倾向，这与皮肤毛细血管结构和功能的改变有关，并且与正常人相比，患者局部皮肤血流量及皮温是减低的。早前发现，红斑性肢痛症的患者有雷诺现象[94-95]，Acrocyanosis 也报道过此现象，Davis 等[91]发现在疾病发作时约有 2/3 的患者皮肤发亮，偶尔有发绀现象。

红斑性肢痛症：一种神经病变？

一些研究证据表明，红斑性肢痛症和神经病变有关，因为该疾病症状也出现在许多神经系统疾病中。在红斑性肢痛症患者中可以发现一些大大小小的神经病变（框 50-1）[91-92,96]。

在 57 例红斑性肢痛症患者中进行自主神经反射弧检测，其中有 49 例（86%）是不正常的，存在一些小神经病变。最常见的异常为泌汗异常（如汗液分泌减少或缺失）[91]，在之前 27 例患者的研究中，有 17 例（63%）有类似的异常，到底是不是这种神经病变导致红斑性肢痛症目前还不清楚[92,98]。为了寻求依据，在 32 例患者中进行体温调节泌汗测试，其中有 28 例（88%）患者异常，定量泌汗轴突反射在 22 例（69%）患者中存在异常，体温调节泌汗测试的异常从局部少汗或无汗到全身无汗都有[96]。

相反，在 321 例自主神经功能失调的患者中，大部分患者有红斑性肢痛症[99]。Orstavik 等[100]用红斑性肢痛症患者作为研究慢性疼痛的模型，并且发现在这些患者中如果有 C 纤维导电功能异常说明存在小纤维神经病变。此外，对机械刺激不敏感的神经纤维导致慢性疼痛只是一种假说。Uno 和 Parker[101]发现在受累肢体的动脉周围及汗腺丛周围，乙酰胆碱能和肾上腺能神经纤维的密度比未受累部位减低，比正常人更低。

Layzer[102] 等提出，把红斑性肢痛症视为致敏部位多型 C 纤维受体的病变也是合情合理的。病变部位 C 纤维的热刺激阈值会降低至 32℃～36℃，C 纤维活化后通过轴突反射会引起血管扩张，从而导致发红、发热、肿胀。随着温度降低，这种致病性受体的阈值会增加。

Kazemi 等 [97] 发现 72.7% 患者存在交感神经病变导致的异常交感神经反射。但是在一个患者中发现了与血管收缩无关的正常的交感神经反射 [103]。Littleford 等 [104] 发现红斑性肢痛症患者无论是受累对侧肢体在寒冷刺激下还是患者吸气时交感缩血管反射都是减弱的，神经和缩血管活性物质之间关联只是一种假说。

遗传性红斑性肢痛症

遗传性红斑性肢痛症是红斑性肢痛症的一种亚型。在一个大规模的病例研究中发现，遗传性肢痛症大约占 5%[8]，目前报道过 8 例家族性常染色体显性遗传（5 代人中有 29 人患病）和 X 连锁显性遗传的遗传性红斑性肢痛症。在家族聚集性病例中，大部分在儿童时期发病，最常见的是 5 岁或者 6 岁之前，偶尔能上升至 10～12 岁，极少数家族发病年龄会更晚。

感觉神经的增敏和神经的过度兴奋

关于红斑性肢痛症的遗传方式有了新的观点。目前看来感觉神经伤害性感受器钠离子通道的突变导致感觉神经在较低刺激下就会兴奋，换言之，感觉神经是过度兴奋的。2001 年，Drenth 等通过对五个家族遗传性红斑性肢痛症患者的 DNA 进行连锁分析，发现致病基因位于染色体 2q31-32[105]。基于该项研究，Yang 等随后报道，在该染色体上基因 SCN9A 突变引起原发性红斑性肢痛症 [106]。Cummins 等发现该基因在功能上是编码钠离子通道 1.7，该部位的基因突变会导致神经纤维通道功能的改变 [107]。这些基因突变优先表达于背根神经节和交感神经节神经元。2005 年，Michiels 等报道在一个佛兰芒家族中，该基因突变存在于 5 个患病的人中，而在 5 个未患病的患者中则不存在该基因突变 [108]。Han 等报道了 1 例 20 多岁发病的红斑性肢痛症患者，在该患者中上述基因突变导致钠离子通道活性较小改变，这与较小的神经元兴奋性和之后出现的临床表现是相关的 [109]。

这些研究结果的影响是很显著的，因为这些突变的钠离子通道可以作为治疗的靶标，推而广之，其他疼痛综合征也和钠离子通道功能的改变有关 [110]。2005 年的一篇社论中，Waxman 和 Dib-Hajj 提出红斑性肢痛症是目前发现的离子通道突变和慢性神经痛相关的第一个疾病，红斑性肢痛症可以成为分子神经生物学改变导致慢性疼痛的典型疾病模型 [111]。

值得注意的是，目前上述机制只是存在于遗传性红斑性肢痛症中，在非遗传性红斑性肢痛症中并未发现。此外，在遗传性红斑性肢痛症中也并不是都存在 SCN9A 基因突变。Drenth 等发现在 15 例家族性遗传红斑性肢痛症患者中只有 1 例存在该基因突变 [112]。

骨髓增殖性疾病相关的红斑性肢痛症

与血小板增多症和骨髓增殖性疾病相关的红斑性肢痛症尽管与其他类型的红斑性肢痛症表现相似，但是该类型看起来还像是一个独立的疾病。认识到和骨髓增殖性疾病的关联是非常重要的，因为阿司匹林可以给该类型的红斑性肢痛症患者带来短暂或长期的症状缓解。凝血机制、血小板功能和遗传因素也是红斑性肢痛症的研究范围。Van Genderen 等 [113] 发现血小板增多相关的红斑性肢痛症患者中，尽管患者口服抗凝药或肝素行抗凝治疗，但是疾病仍然会发作，这说明凝血酶的产生并不是红斑性肢痛症发作的前提条件。血小板功能紊乱和血小板增多症相关的红斑性止痛症是有关的 [114]。

有关病理生理机制的争议

关于红斑性肢痛症的几个争议仍然存在：是神经病变导致的血管病变，还是血管病变导致的神经病变 [91]？如果没有导致血管病变，那是什么因素导致的神经病变？在遗传性红斑性肢痛症患者中，钠离子通道基因突变导致神经元兴奋性过高，但是在其他类型的患者中并未发现该种基因突变，那是什么因素导致这 95% 患者发病的呢？此疾病的病理生理学机制是什么？为什么在该疾病中会有毛细血管前括约肌功能失调？Schechner[90] 指出，目前还不清楚单纯动静脉分流引起的血流增快是否足够导致局部缺氧而引起疼痛，尤其是在动静脉分流并不常见的部位。代偿性扩张潜力不足或者不恰当的毛细血管前括约肌收缩也许会引起这种相对的缺氧，是什么原因导致血管功能失调？在红斑性肢痛症患者中发现自主神经病变 [21,92] 和内皮细胞损伤 [115]，但是目前还不清楚上述导致血管调节功能异常的因素是导致慢性缺氧的原发因素还是慢性缺氧的继发改变。

鉴别诊断

任何导致肢体疼痛的疾病都有可能误诊为红斑性肢痛症，尤其是有四肢烧灼样疼痛临床表现的疾病易误诊为红斑性肢痛症 [116]。然而，红斑性肢痛症的特异性临床表现为肢体红、热，易出现误诊的疾病如下。

- 神经病变：外周神经病变、小纤维神经病变、反射性交感神经营养不良。
- 血管病变：大血管病变、小血管病变、雷诺现象、雷诺病、动脉供血不足、静脉营养不良（这种病变会导致卧床时双足发热、水肿）。
- 代谢性疾病：和 Fabry’s 病（一种 X 染色体遗传的神经类脂增多症，多发生于男性，儿童时期起病，有四肢烧灼样感觉）相关的疼痛危象。
- 皮肤病：皮炎、浸泡足。
- 感染性疾病：丹毒。
- 骨骼系统：骨髓炎。
- 外感性疾病：肢痛症（过多摄入汞而导致的一种少见病，尿中汞的水平升高，临床表现主要是四肢血管舒缩功能障碍，双周及双足发红，并且有强烈的、阵发性烧灼样疼痛）。

病情评估

临床医生可按下列步骤来评估红斑性肢痛症的病情。

1. 详细询问病史，并且对之前提到的任何可疑因素进行仔细的体格检查。
2. 如果在检查过程中未见明显红斑性肢痛症的迹象，可以让患者在疾病发作时给发病肢体拍照。
3. 分析全血细胞计数，包括总细胞数和白细胞分类。
4. 根据病人的年龄、病史和体格检查分析可能的疾病。
5. 考虑进一步需要的检查，尤其是小纤维神经病变和大纤维神经病变。在疾病发作期和发作间歇期采用非侵入性血管检查来研究该病的病理生理机制（像 Davis 描述的一样 [91]）。这些检查有助于我们明确诊断，指导进一步治疗。
6. 用分子生物学方法检测 SCN9A 基因突变也可以作为一个临床依据。

活检

关于红斑性肢痛症患者皮肤活检的报道非常少。Davis 等 [8] 报道了 168 例原发性红斑性肢痛症患者中仅有 12 例行皮肤活检，且活检切片并无明显异常。Drenth 等 [115] 报道了 3 例原发性红斑性肢痛症患者行皮肤活检，同样的病理结果也无特异性改变。

Michiels 等 [36] 描述了与血小板增多症相关的红斑性肢痛症患者的组织病理学改变，其中有小动脉炎、纤维肌内膜增殖和血栓闭塞 [117]。Croue 等 [118] 发现在与原发性血小板增多症相关的红斑性肢痛症患者中也有类似表现。药物相关的红斑性肢痛症皮肤活检也有少量报道。1 例维拉帕米诱导的红斑性肢痛症患者皮肤活检结果可见轻度血管周围单核细胞浸润和中度血管周围水肿 [50]。3 例溴隐亭诱导的红斑肢痛症患者皮肤活检可见显著的淋巴细胞浸润和真皮层血管周围水肿，并无明显血管炎表现 [58]。

自然病程和预后

有关该疾病预后的研究是比较有限的 [8,12]。有一个研究，报道了 168 例红斑性肢痛症患者，平均随访时间为 8.7 年（1.3 ～ 20 年），Kaplan-Meier 生存曲线显示该人群的生存率和年龄、性别均匹配的美国人群相比是显著降低的（$P < 0.001$）。在 94 例患者中 [8]，8 例患者不能确定症状有无变化，30 例（31.9%）患者症状加重，25 例（26.6%）患者症状无改善，29 例（30.9%）患者症状得到改善，10 例（10.6%）患者症状完全改善。

在最近的随访中，上述 168 例患者中有 45 例（26.8%）患者已经死亡，死亡原因包括骨髓增殖性疾病、心血管疾病和癌症。其中三位患者有严重临床表现（自杀）。在一个有关儿童时期红斑性肢痛症患者的研究中，1 位患者自杀。[32]

Kalgaard 等 [12] 的研究报道了 87 例患者，其中有 2/3 患者存在原发病，3/4 的患者存在慢性病，随着时间的进展，患者的症状一般会逐渐加重。原发性或继发性急性红斑性肢痛症患者症状会改善，原发性或继发性慢性红斑性肢痛症患者症状保持稳定。

总而言之，从这些研究中可以得出以下结论：随着时间的进展，有些红斑性肢痛症患者症状逐渐加重，有些保持稳定，有些会好转甚至全面改善。值得注意的是，有些患者也可以痊愈[8]。

生活质量

红斑性肢痛症对生活质量有显著的负面影响。有一个研究使用36项健康调查表来评价患者生活质量[8]，该调查同时在美国一部分人群中实行，两组数据进行比较。该调查问卷是一项与健康相关生活质量的标准调查，它使用Likert量表对8个和健康相关的问题进行调查，每个都采用五分度进行评分，这8个方面包括：身体功能、因为身体疾病导致的角色限制、身体疼痛、总体健康、活力（精力和疲乏感）、因情绪问题导致社会功能角色限制、精神健康（心理压力和心理幸福感）。与普通人群相比，红斑性肢痛症患者这8项中除1项之外其余得分均明显降低，身体功能这一项得分是最低的。

治疗

红斑性肢痛症的治疗是非常困难的。目前并没有针对该病治疗的随机对照研究，在所有病例报道中也没有单个有效的治疗方法。目前相关的文献基本都是个案报道或者是探索对某种治疗方法的反应的小样本分析。大样本的报道中，结果大部分是并无有效治疗方法。以下对应用过的治疗方法进行了复习[119]。

常用的治疗方法的分类如下。

1．一般措施

a．患者教育，加强对该病的认识。

b．避免可以诱发疾病发作的因素。

c．在疾病发作时，明智地采取缓解措施。

d．加强对患者的支持，如成立红斑性肢痛症协会。

2．外用药物

a．利多卡因贴剂[120-121]；

b．阿米替林/氯胺酮[122]。

3．全身用药（详见后面讨论）

4．疼痛康复计划。[123]

在比较早期的报道中，已经发现阿司匹林可以终止红斑性肢痛症的发作[3,36,42]，越来越多的证据表明，阿司匹林在骨髓增殖性疾病相关的红斑性肢痛症患者中是有效的，但是在其他类型的患者中无效[8,124]。

目前逐渐发现作用于神经系统的药物对缓解疾病症状或者控制症状也是有效的，这些药物包括选择性血清素再摄取抑制药（SSRI）如文拉法辛和舍曲林[125-126]、三环类抗抑郁药如阿米替林[77]和抗抑郁药加巴喷丁等[127]。在一个持续性红斑性肢痛症患者中，静脉使用利多卡因以及口服降心率药物有助于缓解症状[128]。有一例病例报道局部应用辣椒素是有效的[129]，但是在其他报道中未见有效性结论[8]。苯二氮䓬类如硝西泮有时也是有效的[72]，也有交感神经结或交感神经阻滞可以缓解或加剧症状的报道[16,130-133]，定位丘脑切除[134]、踝神经切除[135]、脊髓刺激[136]对缓解症状也是有效的[138]。在少数病例中，β受体阻断药如普萘洛尔和拉贝洛尔是有效的；关于钙离子拮抗药，以往既有有效也有加剧疾病症状的报道[8,124]。不同剂量的镁剂对缓解症状都是有效的[138]；儿童时期红斑性肢痛症的患者，静脉使用硝普钠也许是有效的[139-142]，但是在一个成人病例报道中则加剧了疾病症状[124]。静脉使用前列腺素 E_1（一种强烈的血管扩张药及血小板抑制因子）可成功缓解疾病症状[10,30,139]。伊洛前列腺素是一种合成前列腺素类似物，与安慰剂相比可以明显缓解患者症状[143]。一些散在病例报道中有使用麦角生物碱，如马来酸麦角新碱[82,144]。有报道称，低分子量肝素可以加重红斑性肢痛症的症状[140]。

控制疼痛是治疗红斑性肢痛症患者非常重要的方面，已经使用过麻醉药，如利多卡因（利多卡因贴剂）[145]、联合外用阿米替林和氯胺酮[122]、硬膜外使用麻醉用镇痛药如丁哌卡因，有时联合其他麻醉药品[146-149]。麻醉用镇痛药可通过多种途径给药，包括口服、静脉注射、肌内注射[150]、硬膜外[149]注入、鞘内[151]注射，或者联合其他麻醉药品使用。非甾体类解热镇痛药如吡罗昔康有时也是有作用的[152]。

苯噻啶原来是偏头疼的预防用药，也曾被用于红斑性肢痛症患[33,153-154]者。在一些散在病例报道中，全身应用激素如泼尼松[155]、泼尼松龙[156]、生长激素也是有效的[157]。少数患者认为抗组胺药如赛庚啶有效[158]，大部分患者则无效。联合用药是有益的[63,159]，非药物疗法如针灸、生物反馈、催眠等可以达到不同的效果[124,160]。

在严重红斑性肢痛症患者中，疼痛康复是一种有效减轻疼痛造成的身体和心理障碍的方法[123]。

参考文献

1. Graves RJ: *Clinical lectures on the practice of medicine*, Dublin, 1834, Fannin.
2. Mitchell SW: On a rare vaso-motor neurosis of the extremities and on the maladies with which it may be confounded, *Am J Med Sci* 76:17, 1878.
3. Smith LA, Allen EV: Erythermalgia (erythromelalgia) of the extremities: a syndrome characterized by redness, heat, and pain, *Am Heart J* 16:175, 1938.
4. Housley E: What is erythromelalgia and how should it be treated? *BMJ* 293:117, 1986.
5. Lewis T: Clinical observations and experiments relating to burning pain in extremities and to so-called "erythromelalgia" in particular, *Clin Sci* 1:175, 1933.
6. Snapper I, Kahn AI: *Bedside medicine*, ed 2, London, 1967, William Heinemann Medical Books p 106.
7. Babb RR, Alarcon-Segovia D, Fairbairn JF II: Erythermalgia: review of 51 cases, *Circulation* 29:136, 1964.
8. Davis MD, O'Fallon WM, Rogers RS III, et al: Natural history of erythromelalgia: presentation and outcome in 168 patients, *Arch Dermatol* 136:330, 2000.
9. Mørk C, Kalgaard OM, Kvernebo K: Erythromelalgia: a clinical study of 102 cases (abstract), *Australas J Dermatol* 38(Suppl 2):50, 1997.
10. Kvernebo K: Erythromelalgia: a condition caused by microvascular arteriovenous shunting, *VASA J Vasc Dis Suppl* 51:1, 1998.
11. Hart FD: William Harvey and his gout, *Ann Rheum Dis* 43:125, 1984.
12. Kalgaard OM, Seem E, Kvernebo K: Erythromelalgia: a clinical study of 87 cases, *J Intern Med* 242:191, 1997.
13. Levesque H: Classification of erythermalgia [French], *J Mal Vasc* 21:80, 1996.
14. Mørk C, Kvernebo K: Erythromelalgia: a mysterious condition? *Arch Dermatol* 136:406, 2000.
15. Michiels JJ, Drenth JP, Van Genderen PJ: Classification and diagnosis of erythromelalgia and erythermalgia, *Int J Dermatol* 34:97, 1995.
16. Zoppi M, Zamponi A, Pagni E, et al: A way to understand erythromelalgia, *J Auton Nerv Syst* 13:85, 1985.
17. Regli F: Facial neuralgia and vascular facial pain [German], *Praxis* 58:210, 1969.
18. Brown GE: Erythromelalgia and other disturbances of the extremities accompanied by vasodilatation and burning, *Am J Med Sci* 183:468, 1932.
19. Thompson GH, Hahn G, Rang M: Erythromelalgia, *Clin Orthop* 144:249, 1979.
20. Mørk C, Asker CL, Salerud EG, et al: Microvascular arteriovenous shunting is a probable pathogenetic mechanism in erythromelalgia, *J Invest Dermatol* 114:643, 2000.
21. Mørk C, Kalgaard OM, Kvernebo K: Impaired neurogenic control of skin perfusion in erythromelalgia, *J Invest Dermatol* 118:699, 2002.
22. Mørk C, Kalgaard OM, Myrvang B, et al: Erythromelalgia in a patient with AIDS, *J Eur Acad Dermatol Venereol* 14:498, 2000.
23. Mørk C, Kvernebo K, Asker CL, et al: Reduced skin capillary density during attacks of erythromelalgia implies arteriovenous shunting as pathogenetic mechanism, *J Invest Dermatol* 119:949, 2002.
24. Lazareth I, Fiessinger JN, Priollet P: Erythermalgia, rare acrosyndrome: 13 cases [French], *Presse Med* 17:2235, 1988.
25. Drenth JP, Michiels JJ, van Joost T: Primary and secondary erythermalgia [Dutch], *Ned Tijdschr Geneeskd* 138:2231, 1994.
26. Drenth JP, Michiels JJ: Erythromelalgia and erythermalgia: diagnostic differentiation, *Int J Dermatol* 33:393, 1994.
27. Drenth JP, Michiels JJ: Erythromelalgia versus primary and secondary erythermalgia, *Angiology* 45:329, 1994.
28. Drenth JP, van Genderen PJ, Michiels JJ: Thrombocythemic erythromelalgia, primary erythermalgia, and secondary erythermalgia: three distinct clinicopathologic entities, *Angiology* 45:451, 1994.
29. Kurzrock R, Cohen PR: Classification and diagnosis of erythromelalgia, *Int J Dermatol* 34:146, 1995.
30. Littleford RC, Khan F, Belch JJ: Skin perfusion in patients with erythromelalgia, *Eur J Clin Invest* 29:588, 1999.
31. Davis MD, Wilkins F, Rooke TW: Between episodes of erythromelalgia: a spectrum of colors, *Arch Dermatol* 142:1085, 2006.
32. Cook-Norris RH, Tollefson MM, Cruz-Inigo AE, et al: Pediatric erythromelalgia: a retrospective review of 32 cases evaluated at Mayo Clinic over a 37-year period, *J Am Acad Dermatol* 66:416, 2012.
33. Drenth JPH, Michiels JJ, Özsoylu S: Erythermlgia Multidisciplinary Study Group: acute secondary erythermalgia and hypertension in children, *Eur J Pediatr* 154:882, 1995.
34. Michiels JJ, Drenth JP: Erythromelalgia and erythermalgia: lumpers and splitters, *Int J Dermatol* 33:412, 1994.
35. Kurzrock R, Cohen PR: Erythromelalgia and myeloproliferative disorders, *Arch Intern Med* 149:105, 1989.
36. Michiels JJ, Abels J, Steketee J, et al: Erythromelalgia caused by platelet-mediated arteriolar inflammation and thrombosis in thrombocythemia, *Ann Intern Med* 102:466, 1985.
37. Itin PH, Winkelmann RK: Cutaneous manifestations in patients with essential thrombocythemia, *J Am Acad Dermatol* 24:59, 1991.
38. Michiels JJ, ten Kate FJ: Erythromelalgia in thrombocythemia of various myeloproliferative disorders, *Am J Hematol* 39:131, 1992.
39. McCarthy L, Eichelberger L, Skipworth E, et al: Erythromelalgia due to essential thrombocythemia, *Transfusion* 42:1245, 2002.
40. Michiels JJ, van Genderen PJ, Lindemans J, et al: Erythromelalgic, thrombotic and hemorrhagic manifestations in 50 cases of thrombocythemia, *Leuk Lymphoma* 22(Suppl 1): 47, 1996.
41. Naldi L, Brevi A, Cavalieri d'Oro L, et al: Painful distal erythema and thrombocytosis: erythromelalgia secondary to thrombocytosis, *Arch Dermatol* 129:105, 1993.
42. Ongenae K, Janssens A, Noens L, et al: Erythromelalgia: a clue to the diagnosis of polycythemia vera, *Dermatology* 192:408, 1996.
43. Kudo I, Soejima K, Morimoto S, et al: Polycythemia vera associated with erythromelalgia [Japanese], *Rinsho Ketsueki* 29:1055, 1988.
44. Coppa LM, Nehal KS, Young JW, et al: Erythromelalgia precipitated by acral erythema in the setting of thrombocytopenia, *J Am Acad Dermatol* 48:973, 2003.
45. Mehle AL, Nedorost S, Camisa C: Erythromelalgia, *Int J Dermatol* 29:567, 1990.
46. Yosipovitch G, Krause I, Blickstein D: Erythromelalgia in a patient with thrombotic thrombocytopenic purpura, *J Am Acad Dermatol* 26:825, 1992.
47. Rey J, Cretel E, Jean R, et al: Erythromelalgia in a patient with idiopathic thrombocytopenic purpura (letter), *Br J Dermatol* 148:177, 2003.
48. Thami GP, Bhalla M: Erythromelalgia induced by possible calcium channel blockade by ciclosporin, *BMJ* 326:910, 2003.
49. Wagner DR, Spengel F, Middeke M: Erythromelalgia unmasked during norephedrine therapy: a case report, *Angiology* 44:244, 1993.
50. Drenth JP, Michiels JJ, Van Joost T, et al: Verapamil-induced secondary erythermalgia, *Br J Dermatol* 127:292, 1992.
51. Levesque H, Moore N, Wolfe LM, et al: Erythromelalgia induced by nicardipine (inverse Raynaud's phenomenon?), *BMJ* 298:1252, 1989.
52. Drenth JP: Erythromelalgia induced by nicardipine (letter), *BMJ* 298:1582, 1989.
53. Albers GW, Simon LT, Hamik A, et al: Nifedipine versus propranolol for the initial prophylaxis of migraine, *Headache* 29:215, 1989.
54. Brodmerkel GJ Jr: Nifedipine and erythromelalgia (letter), *Ann Intern Med* 99:415, 1983.
55. Fisher JR, Padnick MB, Olstein S: Nifedipine and erythromelalgia, *Ann Intern Med* 98:671, 1983.
56. Monk BE, Parkes JD, Du Vivier A: Erythromelalgia following pergolide administration, *Br J Dermatol* 111:97, 1984.
57. Dupont E, Illum F, Olivarius BF: Bromocriptine and erythromelalgia-like eruptions (letter), *Neurology* 33:670, 1983.
58. Eisler T, Hall RP, Kalavar KA, et al: Erythromelalgia-like eruption in parkinsonian patients treated with bromocriptine, *Neurology* 31:1368, 1981.
59. Calne DB, Plotkin C, Williams AC, et al: Long-term treatment of parkinsonism with bromocriptine, *Lancet* 1:735, 1978.
60. Dolan CK, Hall MA, Turlansky GW: Secondary erythermalgia in an HIV-1-positive patient, *AIDS Read* 113:91, 2003.
61. Itin PH, Courvoisier S, Stoll A, et al: Secondary erythermalgia in an HIV-infected patient: is there a pathogenic relationship? *Acta Derm Venereol* 76:332, 1996.
62. Rabaud C, Barbaud A, Trechot P: First case of erythermalgia related to hepatitis B vaccination, *J Rheumatol* 26:233, 1999.
63. Confino I, Passwell JH, Padeh S: Erythromelalgia following influenza vaccine in a child, *Clin Exp Rheumatol* 15:111, 1997.
64. Clayton C, Faden H: Erythromelalgia in a twenty-year-old with infectious mononucleosis, *Pediatr Infect Dis J* 12:101, 1993.
65. Zheng ZM, Specter S, Zhang JH, et al: Further characterization of the biological and pathogenic properties of erythromelalgia-related poxviruses, *J Gen Virol* 73:2011, 1992.
66. Mo YM: An epidemiological study on erythromelalgia [Chinese], *Zhonghua Liu Xing Bing Xue Za Zhi* 10:291, 1989.
67. Mørk C, Kalgaard OM, Kvernebo K: Erythromelalgia as a paraneoplastic syndrome in a patient with abdominal cancer (letter), *Acta Derm Venereol* 79:394, 1999.
68. Kurzrock R, Cohen PR: Paraneoplastic erythromelalgia, *Clin Dermatol* 11:73, 1993.
69. Levine AM, Gustafson PR: Erythromelalgia: case report and literature review, *Arch Phys Med Rehabil* 68:119, 1987.
70. Lantrade P, Didier A, Ille H, et al: Thymome malin et acrosyndromes vasculaires paroxystiques: une observation, *Ann Med Interne (Paris)* 131:228, 1980.
71. Cailleux N, Levesque H, Courtois H: Erythermalgia and systemic lupus erythematosus [French], *J Mal Vasc* 21:88, 1996.
72. Kraus A: Erythromelalgia in a patient with systemic lupus erythematosus treated with clonazepam, *J Rheumatol* 17:120, 1990.
73. Michiels JJ: Erythermalgia in SLE, *J Rheumatol* 18:481, 1991.
74. Alarcon-Segovia D, Diaz-Jouanen E: Case report: erythermalgia in systemic lupus erythematosus, *Am J Med Sci* 266:149, 1973.
75. Drenth JP, Michiels JJ, Van Joost T, et al: Erythermalgia secondary to vasculitis, *Am J Med* 94:549, 1993.
76. Garrett SJ, Robinson JK: Erythromelalgia and pregnancy, *Arch Dermatol* 126:157, 1990.
77. Herskovitz S, Loh F, Berger AR, et al: Erythromelalgia: association with hereditary sensory neuropathy and response to amitriptyline, *Neurology* 43:621, 1993.
78. Staub DB, Munger BL, Uno H, et al: Erythromelalgia as a form of neuropathy, *Arch Dermatol* 128:1654, 1992.
79. Nagamatsu M, Ueno S, Teramoto J, et al: A case of erythromelalgia with polyneuropathy [Japanese], *Nippon Naika Gakkai Zasshi* 78:418, 1989.
80. Tridon P, Vidailhet C, Schweitzer F: The acrodynic form of the Riley-Day syndrome [French], *Pediatrie* 44:455, 1989.
81. Cendrowski W: Secondary erythromelalgia in multiple sclerosis [Polish], *Wiad Lek* 41:1477, 1988.
82. Vendrell J, Nubiola A, Goday A, et al: Erythromelalgia associated with acute diabetic neuropathy: an unusual condition, *Diabetes Res* 7:149, 1988.
83. Kikuchi I, Inoue S, Tada S: A unique erythermalgia in a patient with von Recklinghausen neurofibromatosis, *J Dermatol* 12:436, 1985.
84. van Genderen PJ, Michiels JJ, Drenth JP: Hereditary erythermalgia and acquired erythromelalgia, *Am J Med Genet* 45:530, 1993.
85. Finley WH, Lindsey JR Jr, Fine JD, et al: Autosomal dominant erythromelalgia, *Am J Med Genet* 42:310, 1992.
86. Michiels JJ, van Joost T, Vuzevski VD: Idiopathic erythermalgia: a congenital disorder, *J Am Acad Dermatol* 21:1128, 1989.
87. Cohen IJ, Samorodin CS: Familial erythromelalgia, *Arch Dermatol* 118:953, 1982.
88. Krebs A, Andres HU: On the clinical features of erythromelalgia: familial incidence of an idiopathic form in mother and daughter [German], *Schweiz Med Wochenschr* 99:344, 1969.
89. Reed KB, Davis MD: Incidence of erythromelalgia: a population-based study in Olmsted County, Minnesota, *J Eur Acad Dermatol Venereol* 23:13, 2009.
90. Schechner J: Red skin re-read, *J Invest Dermatol* 119:781, 2002.
91. Davis MDP, Sandroni P, Rooke TW, et al: Erythromelalgia: vasculopathy, neuropathy, or

both? A prospective study of vascular and neurophysiologic studies in erythromelalgia, *Arch Dermatol* 139:1337, 2003.
92. Sandroni P, Davis MDP, Harper CM Jr, et al: Neurophysiologic and vascular studies in erythromelalgia: a retrospective analysis, *J Clin Neuromuscul Dis* 1:57, 1999.
93. Charkoudian N: Skin blood flow in adult human thermoregulation: how it works, when it does not, and why, *Mayo Clin Proc* 78:603, 2003.
94. Lazareth I, Priollet P: Coexistence of Raynaud's syndrome and erythromelalgia (letter), *Lancet* 335:1286, 1990.
95. Slutsker GE: Coexistence of Raynaud's syndrome and erythromelalgia (letter), *Lancet* 335:853, 1990.
96. Davis MD, Genebriera J, Sandroni P, et al: Thermoregulatory sweat testing in patients with erythromelalgia, *Arch Dermatol* 142:1583–1588, 2006.
97. Kazemi B, Shooshtari SM, Nasab MR, et al: Sympathetic skin response (SSR) in erythromelalgia, *Electromyogr Clin Neurophysiol* 43:165, 2003.
98. Davis MD, Rooke TW, Sandroni P: Mechanisms other than shunting are likely contributing to the pathophysiology of erythromelalgia, *J Invest Dermatol* 115:1166, 2000.
99. Liu Y: A study of erythromelalgia in relation to the autonomic nervous system: report of 321 cases of functional disorders of the autonomic nervous system [Chinese], *Zhonghua Shen Jing Jing Shen Ke Za Zhi* 23:47, 1990.
100. Orstavik K, Weidner C, Schmidt R, et al: Pathological C-fibres in patients with a chronic painful condition, *Brain* 126:567, 2003.
101. Uno H, Parker F: Autonomic innervation of the skin in primary erythermalgia, *Arch Dermatol* 119:65, 1983.
102. Layzer RB: Hot feet: erythromelalgia and related disorders, *J Child Neurol* 16:199, 2001.
103. Sugiyama Y, Hakusui S, Takahashi A, et al: Primary erythromelalgia: the role of skin sympathetic nerve activity, *Jpn J Med* 30:564, 1991.
104. Littleford RC, Khan F, Belch JJ: Impaired skin vasomotor reflexes in patients with erythromelalgia, *Clin Sci (Lond)* 96:507, 1999.
105. Drenth JP, Finley WH, Breedveld GJ, et al: The primary erythermalgia-susceptibility gene is located on chromosome 32, *Am J Hum Genet* 68:1277, 2001.
106. Yang Y, Wang Y, Li S, et al: Mutations in SCN9A, encoding a sodium channel alpha subunit, in patients with primary erythermalgia, *J Med Genet* 41:171, 2004.
107. Cummins TR, Dib-Hajj SD, Waxman SG: Electrophysiological properties of mutant Nav1.7 sodium channels in a painful inherited neuropathy, *J Neurosci* 24:8232, 2004.
108. Michiels JJ, te Morsche RH, Jansen JB, et al: Autosomal dominant erythermalgia associated with a novel mutation in the voltage-gated sodium channel alpha subunit Nav1.7, *Arch Neurol* 62:1587, 2005.
109. Han C, Dib-Hajj SD, Lin Z, et al: Early- and late-onset inherited erythromelalgia: genotype-phenotype correlation, *Brain* 132:1711, 2009.
110. Estacion M, Waxman SG, Dib-Hajj SD: Effects of ranolazine on wild-type and mutant hNav1.7 channels and on DRG neuron excitability, *Mol Pain* 6:35, 2010.
111. Waxman SG, Dib-Hajj S: Erythermalgia: molecular basis for an inherited pain syndrome, *Trends Mol Med* 11:555, 2005.
112. Drenth JP, Te Morsche RH, Mansour S, et al: Primary erythermalgia as a sodium channelopathy: screening for SCN9A mutations: exclusion of a causal role of SCN10A and SCN11A, *Arch Dermatol* 144:320, 2008.
113. van Genderen PJ, Lucas IS, van Strik R, et al: Erythromelalgia in essential thrombocythemia is characterized by platelet activation and endothelial cell damage but not by thrombin generation, *Thromb Haemost* 76:333, 1996.
114. Kurzrock R, Cohen PR: Erythromelalgia: review of clinical characteristics and pathophysiology, *Am J Med* 91:416, 1991.
115. Drenth JP, Vuzevski V, Van Joost T, et al: Cutaneous pathology in primary erythermalgia, *Am J Dermatopathol* 18:30, 1996.
116. Lazareth I: False erythermalgia [French], *J Mal Vasc* 21:84, 1996.
117. Michiels JJ, ten Kate FW, Vuzevski VD, et al: Histopathology of erythromelalgia in thrombocythaemia, *Histopathology* 8:669, 1984.
118. Croue A, Gardembas-Pain M, Verret JL, et al: Histopathologic lesions in erythromelalgia during essential thrombocythemia [French], *Ann Pathol* 13:128, 1993.
119. Davis MD, Rooke T: Erythromelalgia, *Curr Treat Options Cardiovasc Med* 4:207, 2002.
120. Davis MD, Sandroni P: Lidocaine patch for pain of erythromelalgia: follow-up of 34 patients, *Arch Dermatol* 141:1320, 2005.
121. Davis MD, Sandroni P: Lidocaine patch for pain of erythromelalgia, *Arch Dermatol* 138:17–19, 2002.
122. Sandroni P, Davis MD: Combination gel of 1% amitriptyline and 0.5% ketamine to treat refractory erythromelalgia pain: a new treatment option? *Arch Dermatol* 142:283, 2006.
123. Durosaro O, Davis MD, Hooten WM, et al: Intervention for erythromelalgia, a chronic pain syndrome: comprehensive pain rehabilitation center, Mayo Clinic, *Arch Dermatol* 144:1578, 2008.
124. Cohen JS: Erythromelalgia: new theories and new therapies, *J Am Acad Dermatol* 43:841, 2000.
125. Rudikoff D, Jaffe IA: Erythromelalgia: response to serotonin reuptake inhibitors, *J Am Acad Dermatol* 37:281, 1997.
126. Moiin A, Yashar SS, Sanchez JE, et al: Treatment of erythromelalgia with a serotonin/noradrenaline reuptake inhibitor, *Br J Dermatol* 146:336, 2002.
127. McGraw T, Kosek P: Erythromelalgia pain managed with gabapentin, *Anesthesiology* 86:988, 1997.
128. Kuhnert SM, Phillips WJ, Davis MD: Lidocaine and mexiletine therapy for erythromelalgia, *Arch Dermatol* 135:1447, 1999.
129. Muhiddin KA, Gallen IW, Harries S, et al: The use of capsaicin cream in a case of erythromelalgia, *Postgrad Med J* 70:841, 1994.
130. Postlethwaite JC: Lumbar sympathectomy: a retrospective study of 142 operations on 100 patients, *Br J Surg* 60:878, 1973.
131. Shiga T, Sakamoto A, Koizumi K, et al: Endoscopic thoracic sympathectomy for primary erythromelalgia in the upper extremities, *Anesth Analg* 88:865, 1999.
132. Takeda S, Tomaru T, Higuchi M: A case of primary erythromelalgia (erythermalgia) treated with neural blockade [Japanese], *Masui* 38:388, 1989.
133. Seishima M, Kanoh H, Izumi T, et al: A refractory case of secondary erythermalgia successfully treated with lumbar sympathetic ganglion block, *Br J Dermatol* 143:868, 2000.
134. Kandel EI: Stereotactic surgery of erythromelalgia, *Stereotact Funct Neurosurg* 54–55:96, 1990.
135. Sadighi PJ, Arbid EJ: Neurectomy for palliation of primary erythermalgia, *Ann Vasc Surg* 9:197, 1995.
136. Graziotti PJ, Goucke CR: Control of intractable pain in erythromelalgia by using spinal cord stimulation, *J Pain Symptom Manage* 8:502, 1993.
137. Bada JL: Treatment of erythromelalgia with propranolol, *Lancet* 2:412, 1977.
138. Cohen JS: High-dose oral magnesium treatment of chronic, intractable erythromelalgia, *Ann Pharmacother* 36:255, 2002.
139. Kvernebo K, Seem E: Erythromelalgia—pathophysiological and therapeutic aspects: a preliminary report, *J Oslo City Hosp* 37:9, 1987.
140. Conri CL, Azoulai P, Constans J, et al: Erythromelalgia and low molecular weight heparin [French], *Therapie* 49:518, 1994.
141. Ozsoylu S, Coskun T: Sodium nitroprusside treatment in erythromelalgia, *Eur J Pediatr* 141:185, 1984.
142. Stone JD, Rivey MP, Allington DR: Nitroprusside treatment of erythromelalgia in an adolescent female, *Ann Pharmacother* 31:590, 1997.
143. Kalgaard OM, Mørk C, Kvernebo K: Prostacyclin reduces symptoms and sympathetic dysfunction in erythromelalgia in a double-blind randomized pilot study, *Acta Derm Venereol* 83:442, 2003.
144. Pepper H: Primary erythermalgia: report of a patient treated with methysergide maleate, *JAMA* 203:1066, 1968.
145. Davis MD, Sandroni P: Lidocaine patch for pain of erythromelalgia, *Arch Dermatol* 138:17, 2002.
146. Stricker LJ, Green CR: Resolution of refractory symptoms of secondary erythermalgia with intermittent epidural bupivacaine, *Reg Anesth Pain Med* 26:488, 2001.
147. D'Angelo R, Cohen IT, Brandom BW: Continuous epidural infusion of bupivacaine and fentanyl for erythromelalgia in an adolescent, *Anesth Analg* 74:142, 1992.
148. Rauck RL, Naveira F, Speight KL, et al: Refractory idiopathic erythromelalgia, *Anesth Analg* 82:1097, 1996.
149. Mohr M, Schneider K, Grosche M, et al: Cervical epidural infusion of morphine and bupivacaine in severe erythromelalgia [German], *Anasthesiol Intensivmed Notfallmed Schmerzther* 29:371, 1994.
150. Trapiella Martinez L, Quiros JF, Caminal Montero L, et al: Treatment of erythromelalgia with buprenorphine (letter) [Spanish], *Rev Clin Esp* 197:792, 1997.
151. Macres S, Richeimer S: Successful treatment of erythromelalgia with intrathecal hydromorphone and clonidine, *Clin J Pain* 16:310, 2000.
152. Calderone DC, Finzi E: Treatment of primary erythromelalgia with piroxicam, *J Am Acad Dermatol* 24:145, 1991.
153. H'Mila R, Samoud A, Souid M, et al: Erythermalgia: a rare vascular acrosyndrome [French], *Arch Fr Pediatr* 48:555, 1991.
154. Guillet MH, Le Noach E, Milochau P, et al: Familial erythermalgia treated with pizotifen [French], *Ann Dermatol Venereol* 122:777, 1995.
155. Drenth JP, Michiels JJ: Treatment options in primary erythermalgia? (letter), *Am J Hematol* 43:154, 1993.
156. Kasapcopur O, Akkus S, Erdem A, et al: Erythromelalgia associated with hypertension and leukocytoclastic vasculitis in a child, *Clin Exp Rheumatol* 16:184, 1998.
157. Cimaz R, Rusconi R, Fossali E, et al: Unexpected healing of cutaneous ulcers in a short child, *Lancet* 358:211, 2001.
158. Sakakibara R, Fukutake T, Kita K, et al: Treatment of primary erythromelalgia with cyproheptadine, *J Auton Nerv Syst* 58:121, 1996.
159. Suh DH, Kim SD, Ahn JS, et al: A case of erythromelalgia successfully controlled by systemic steroids and pentazocine: is it related to a unique subtype of neutrophilic dermatosis? *J Dermatol* 27:204, 2000.
160. Chakravarty K, Pharoah PD, Scott DG, et al: Erythromelalgia: the role of hypnotherapy, *Postgrad Med J* 68:44, 1992.

静脉血栓栓塞性疾病

第 52 章 静脉血栓形成

Jeffrey I.Weitz，John W.Eikelboom

定义

深静脉血栓形成（DVT）是指血栓形成导致深静脉阻塞，通常发生在下肢、盆腔，偶尔也发生在上肢。这些部位的血栓可到达肺部，阻塞肺动脉时引起肺栓塞（PE）。这个过程被称为*静脉血栓栓塞*（VTE）。肺部的血流被阻断，导致右心室压力升高，引起 PE 的症状和体征 [1]；当上下肢血流阻塞时，出现 DVT 的症状和体征。

流行病学

静脉血栓栓塞，包括深静脉血栓形成和肺栓塞，是仅次于心肌梗死（MI）和卒中的引起心血管疾病死亡的第三个主要原因。在美国大约每 1 000 人中就有 1 人首次发生静脉血栓栓塞事件 [2]。发病率随年龄的增长呈指数增加，80 岁的老年人每年每 1 000 人就发生 5 例。尽管男性和女性的发病率没有区别，但是白种人和非洲裔美国人发病率高于拉美裔人和亚洲太平洋岛民 [3]。

大约 1/3 有症状的静脉血栓栓塞患者会伴发肺栓塞，其余仅为 DVT[4]。高达半数的静脉血栓栓塞患者，初次发病时没有明确的危险因素，被称为无原因或特发性静脉血栓栓塞；其余为继发于明确的、临时危险因素所致的静脉血栓栓塞，如手术或制动。肺栓塞占住院患者死亡人数的 15%，美国每年至少有 10 万人死于 PE。

病理学

肺栓塞和 DVT 是 VTE 的一部分，所有患者罹患静脉血栓栓塞的本质风险均由相同的先天性和获得性危险因素决定 [5]（图 52-1）。先天性危险因素包括与血液高凝相关的异常，最常见的原因是凝血因子 V 基因 Leiden 突变和凝血酶原基因 20210 位点突变；获得性危险因素包括高龄、静脉血栓栓塞（VTE）病史、肥胖及肿瘤活跃，这些因素使血液流动变缓，并与血液高凝状态有关。在这些危险因素存在的情况下，VTE 经常由一个增加风险超过临界的促发因素诱发。这些诱发因素（如手术、妊娠、服用雌激素）导致血管损伤、血流淤滞和（或）血液高凝状态，即 *Virchow 三联征*。

至少在 90% 的患者中，PE 起源于下肢 DVT，70% 的 PE 患者发病时还伴随有明显的 DVT。血栓常从小腿静脉形成 [4]，大约 20% 的小腿静脉血栓会扩展到腘窝和大腿的近心端静脉，它们更有可能引起栓塞。尽管通常没有症状，在近端 DVT 患者中，50% 左右可检测到肺栓塞。上肢 DVT 形成，包括腋静脉和（或）锁骨下静脉，也可以引起 PE，但只有 10% ～ 15% 的患者发展成 PE。上肢 DVT 通常发生在肿瘤患者中，尤其是那些中心静脉置管的肿瘤患者。无原因的上肢深静脉血栓形成，通常涉及优势手臂，与上肢剧烈活动有关，即 Paget-Schroetter 综合征 [6]。

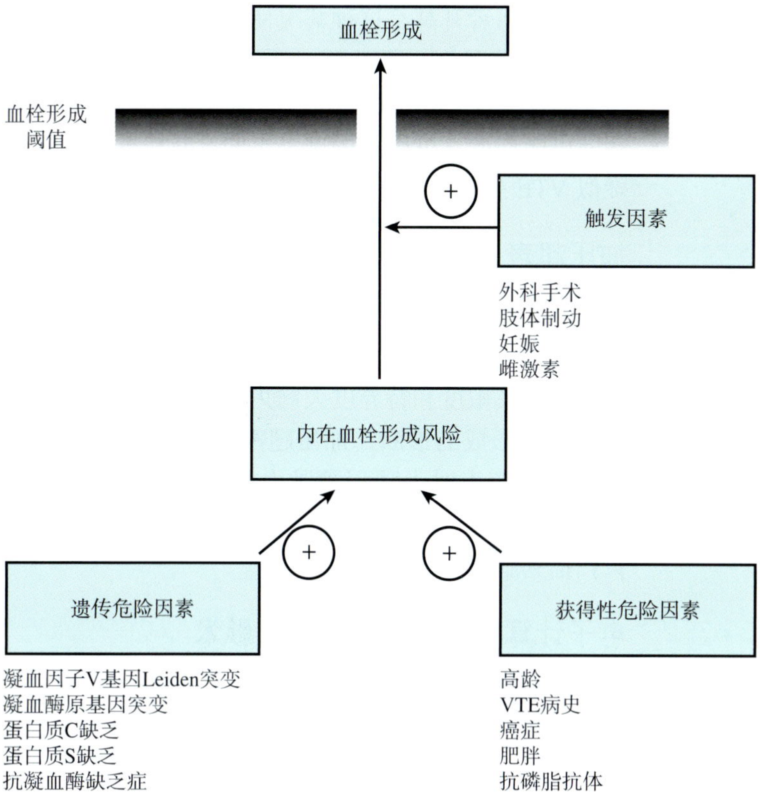

图 52-1 血栓形成。先天性和获得性危险因素共同导致内在血栓形成风险，在外界触发因素影响下，这种风险增加，如果内在和外界因素共同作用，超过关键的阈值，此时凝血酶生成大于机体保护机制，就会发生血栓。VTE，静脉血栓栓塞

临床表现

深静脉血栓形成和肺栓塞的症状和体征既不敏感也不特异，因此识别 VTE 颇具挑战[1]。因为深静脉血栓形成通常是无症状的，并且很多致死性肺栓塞死亡之前毫无征兆，所以临床需要高度警惕。临床上的许多危险因素、症状、体征、心电图异常、X 线胸片、超声心动图和血液检测结果化验，应怀疑静脉血栓栓塞。尽管仅行临床评估还不足以确诊或排除静脉血栓栓塞的诊断，但是对于预测患者出现深静脉血栓形成和（或）肺栓塞的可能，并将患者按此分为低、中、高危，临床预测指标还是有作用的。因此，临床预测性评估是诊断深静脉血栓形成或肺栓塞的基础。

症状和体征

尽管大多数深静脉血栓形成（DVT）起源于小腿静脉，但是只有血栓发展到近端血管，影响到腿部血液回流时，症状才明显。深静脉血栓形成（DVT）的症状和体征可能是急性进展性的，也可能自发溶解或栓塞其他部位。深静脉血栓形成（DVT）的临床表现包括压痛、疼痛、皮肤红斑及发热。足背屈时出现疼痛（Homans 征）也不是深静脉形成的敏感和特异性指征。深静脉血栓形成（DVT）的诊断应基于临床表现和潜在静脉血栓栓塞的危险因素。此外，外伤、蜂窝织炎、Baker 囊肿破裂、肌肉骨骼痛及与深静脉血栓形成无关的非对称性肿胀，与急性深静脉血栓形成有相近的症状和体征。

深静脉血栓形成的诊断

深静脉血栓形成的临床特征是非特异性的，诊断需要客观的检查。对于疑似患者，可通过 DVT 的预测的可能性加以甄别，该临床预测准则（表 52-1）包括临床评价、VTE 危险因素、其他疾病不能解释的症状和体征[8]。依据评估结果，VTE 的预测的可能性可被区分为高度、中度、低度或者可能与不可能，这些评估结果可以对随后选择血液化验（如 D- 二聚体检测）、采用侵入性还是非侵入性诊断方法提供指导意义。诊断深静脉血栓形成所进行的检测，对于疑似肺栓塞的患者也有用，这类患者的诊断类似近端深静脉血栓形成，并且早期治疗有充足的理由，因为深静脉血栓形成和肺栓塞的治疗方法通常是相同的。非

表52-1 Wells预测深静脉血栓形成的可能性的临床模型

变量	分数
诱发因素	
肿瘤活跃期	1
瘫痪、麻痹或者近期石膏固定	1
卧床 3 日以上或者近期行重大外科手术	1
VTE 病史	1
症状	
沿着深静脉的局部压痛	1
腿部肿胀	1
体征	
小腿肿胀，无症状肢体周径大于 3 cm	1
凹陷性水肿	1
浅表静脉侧支	1
临床判断	
可能的其他诊断	–2
临床可能性	**得分**
低度	< 1
中度	1 ~ 2
高度	> 2
不可能	< 2
可能	≥ 2

VTE，静脉血栓形成。

Adapted from Scarvelis D，Wells PS：Diagnosis and treatment of deep-vein thrombosis.CMAJ 175：1087-1092，2006.

侵入性检查包括肺动脉 CT 造影、诊断肺栓塞的肺通气 / 血流灌注（V/Q）显像以及诊断深静脉血栓形成的加压静脉超声。这些检查在很大程度上取代了肺动脉造影（诊断肺栓塞）和静脉造影（诊断深静脉血栓形成）。

诊断性检测

D- 二聚体

D- 二聚体是一种交联纤维蛋白经纤溶酶溶解的产物，可以在全血或血浆中定量，为一个间接反映凝血系统激活的指标。D- 二聚体水平明显升高，诊断静脉血栓栓塞的灵敏度在 85% ~ 98%，但是特异度较低 [9]。高龄、慢性炎症状态、恶性肿瘤、妊娠后期及产后可出现假阳性。此外，住院患者 D- 二聚体水平较院外患者升高，这种情况使其诊断价值降低。因其诊断特异度差，所以 D- 二聚体检测的阴性预测值高更有价值，D- 二聚体水平正常的患者静脉血栓栓塞的可能性低，可以不用进一步的诊断检查，30% 的疑似 VTE 患者可有低或中度水平升高。

加压超声

深静脉血栓形成的诊断（第 12 章）常基于加压静脉超声（图 52-2），其对近端血管深静脉血栓形成的诊断，灵敏度和特异度大约为 95%[10]。对于小腿深静脉血栓形成的诊断，加压超声的灵敏度只有 73%。因为加压超声对小腿深静脉血栓形成诊断的灵敏度低，许多治疗中心仅对近端静脉做超声检查，向远端只扫描到腘静脉。

电子计算机断层扫描静脉造影术

在 CT 肺动脉造影时，同时行 CT 静脉造影是诊断深静脉血栓形成的一种简单方法，因为两种检测方式只须注射一种造影剂。与单独 CT 肺动脉造影相比，CT 肺动脉造影和 CT 静脉造影相结合，诊断灵敏度由 83% 提高到 90%，但是特异度没什么变化，因此只是提高了阴性预测值 [8]。CT 静脉造影有大量的辐射暴露和略微增加的总体检出率，所以加压静脉超声是首选的检测方法，因为它提供了相同的信息且没有把患者暴露在电离辐射下。标准静脉造影术在疑似肺栓塞患者中，不推荐使用。

对比静脉造影

尽管对比静脉造影仍是诊断深静脉血栓形成的金标准 [11]，但这种检测方法在大多数治疗机构中很少使用（图 52-2）。静脉造影术一般是安全的，但操作起来患者会感觉不舒服，也可能发生过敏反应和浅表性静脉炎。当非侵入性检查不足以确诊时，才考虑此方法。

诊断策略

诊断策略通常开始于对静脉血栓栓塞发生的可能性的评估，根据不同的临床表现，使用临床评估模型对深静脉血栓形成（表 52-1）或肺栓塞（第 14 章）进行评估 [12]。患者罹患静脉血栓栓塞的风险可划分为低、中、高度，或可能与不可能，然后可以根据相应的模式进行进一步评估。

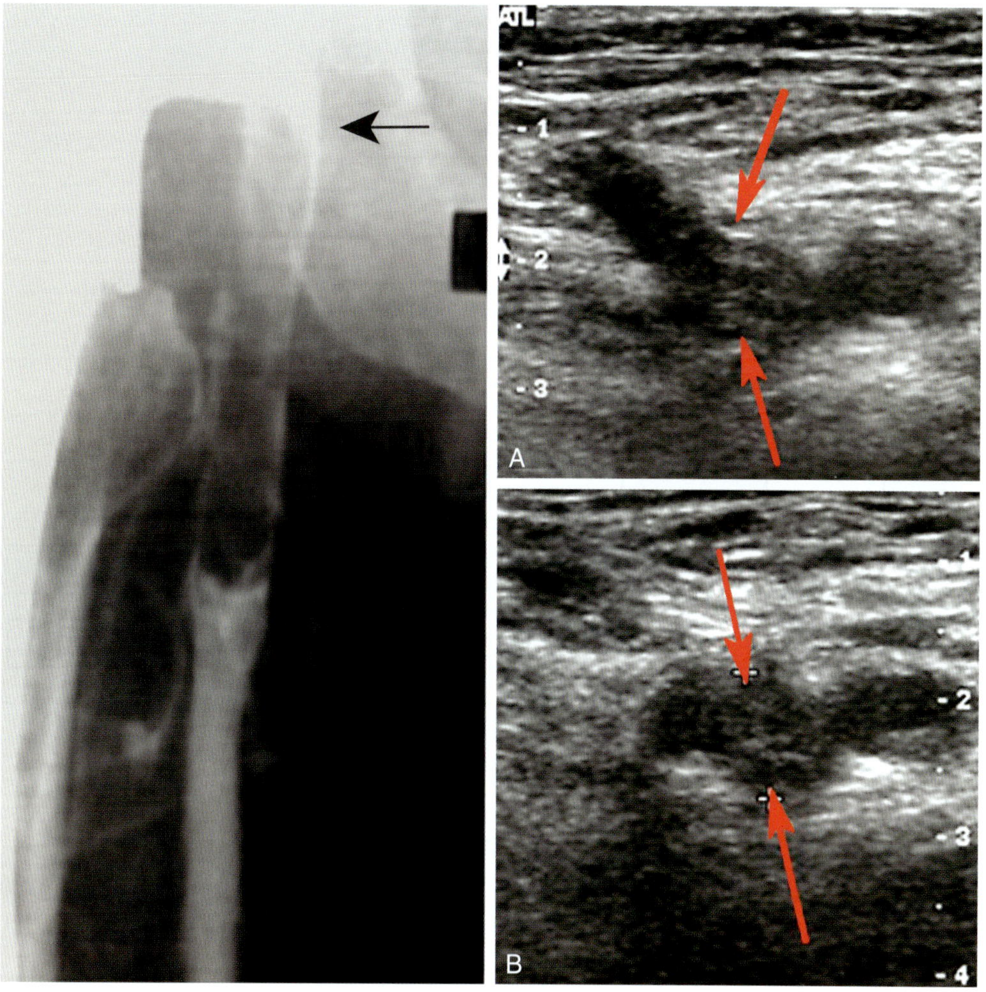

图 52-2 静脉造影片和加压静脉超声（CUS）显示深静脉血栓形成（DVT）。静脉造影片显示血管内近端股静脉线性充盈缺损，扩展到髋静脉。加压静脉超声（CUS）检测显示了未压缩的股总静脉（A 和 B）

静脉血栓栓塞的诊断流程

DVT 可能性低或者患静脉血栓栓塞（VTE）可能性低的患者，须进行 D- 二聚体测定（图 52-3）。阴性结果可排除静脉血栓栓塞的诊断，阳性结果就要进行静脉超声检查[13]。超声检查阴性结果可排除静脉血栓栓塞的诊断，否则需要进一步检查。中、高风险或者患静脉血栓栓塞可能性大的患者，须直接进行加压静脉超声检查，超声结果阳性就可以确诊。如果超声结果是阴性的，行 D- 二聚体测定也是有帮助的，如果 D- 二聚体测定结果阴性，就可以排除静脉血栓栓塞的诊断。相反，如果 D- 二聚体测定结果阳性，应在 1 周内复查加压超声，排除小腿深静脉血栓形成的可能性。如果没有进行 D- 二聚体测定，也应常规在 1 周内复查超声。超声复查结果阴性可排除静脉血栓栓塞的诊断。

整条腿部加压超声检查后，就不需要 1 周的随访检查了[14]。这项更耗时的技术，包括对整个静脉系统的仔细评估、一个高性能的扫描仪和一个有经验的操作人员。这种方法的优点是在发现近端静脉血栓栓塞的同时，可发现小腿 DVT。然而，小腿深静脉血栓形成的血管加压超声检测的准确性低于近端 DVT 的检测。因此，只有在有资格进行整条腿部血管加压超声检查的治疗中心，才能进行此项检查。

其他检查

一旦确诊深静脉血栓形成，其他常规检查应包括全血细胞计数（CBC）、血小板计数、国际标准化比值（INR）及部分活化凝血酶原时间（APTT）测定，

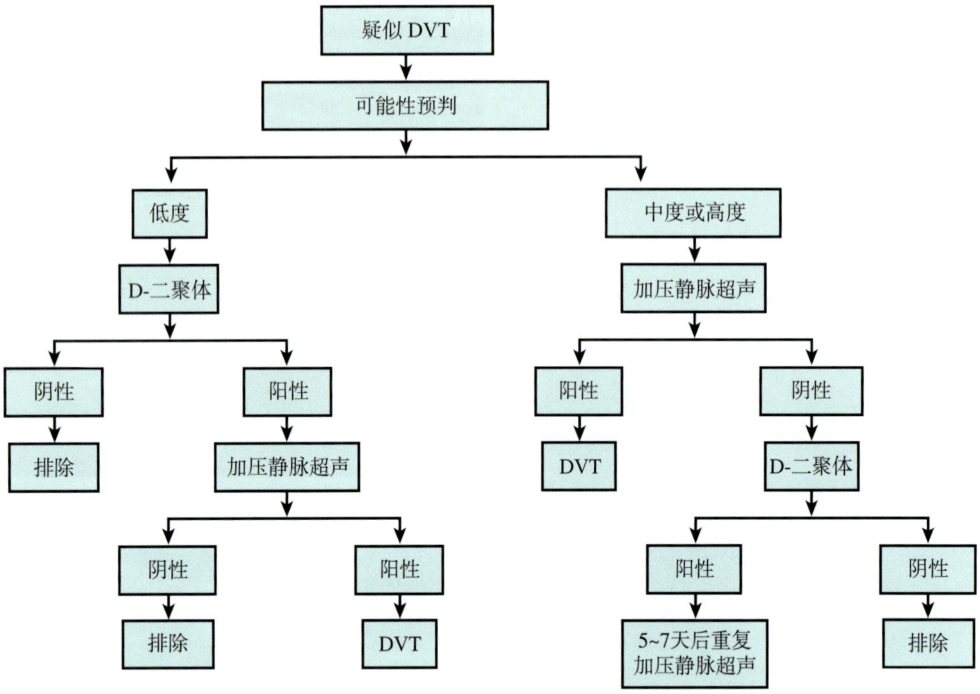

图 52-3　疑似深静脉血栓形成（DVT）的临床诊断策略

指导抗凝治疗。肌酐（Cr）和尿素氮水平（BUN）对治疗也有指导意义，也要做电解质和肝酶谱的测定。

推荐进行血栓形成测试来区分无原因的（特发性）静脉血栓栓塞患者，这些患者具有高度复发可能性，可能在长期抗凝治疗中获益。尽管遗传性血栓形成倾向性疾病（图 52-1）可以预测初发深静脉血栓形成的高危性，但似乎与患者复发深静脉血栓形成的风险增加无关。因此，血栓形成测试的结果很少影响临床处理的选择[15]。例外情况可能包括罕见的凝血因子 V 基因 Leiden 突变的纯合子患者或凝血酶原基因突变患者，抗凝血酶、蛋白质 C 或蛋白质 S 不足的患者，有血栓形成倾向性疾病患者，伴发抗磷脂抗体综合征的患者，这些患者可能受益于长期抗凝治疗（参考治疗部分）。

治疗

虽然抗凝治疗仍然是静脉血栓栓塞的最主要治疗方法，但是严重 PE 患者可能需要紧急再灌注治疗增加肺血管的血流量，从而降低肺动脉压力。因此，快速风险分层对于指导治疗是至关重要的（第 14 章）。再灌注治疗对 DVT 患者的作用尚不明朗。静脉血栓栓塞患者有抗凝治疗禁忌证的，可能须植入下腔静脉过滤器。

再灌注治疗

严重 PE 合并低血压或休克的患者，可能受益于药物、器械或手术的再灌注治疗。药物再灌注治疗为全身使用纤维蛋白溶解剂。器械再灌注包括经皮导管碎栓术伴栓子切除术，这种方法可以避免同时使用溶栓药物[16]，或者经导管直接纤维蛋白溶解治疗。这种溶解治疗只需较低剂量的纤维蛋白溶解剂。在一些治疗中心，有严重的 PE 和使用全身纤维蛋白溶解治疗有出血高风险的，或者经过其治疗失败的患者，可以考虑外科切开取栓术[17]。器械再灌注治疗需要技术娴熟的操作者，为严重 PE 和有高出血风险的患者，提供了全身使用纤维蛋白溶解剂的有效替代治疗方法。

再灌注治疗 DVT 的作用不太肯定[18]。一般来说，只在广泛的、累及髋和股静脉的 DVT 患者行再灌注治疗。此时，全身溶栓治疗一般无效，因此优先选择直接导管纤维蛋白溶解治疗，或者药物联合器械再灌注治疗。药物联合器械再灌注治疗，用纤维蛋白溶解剂使血凝块变软，配合血栓抽吸设备，不仅比导管直接溶栓速度快，而且因为溶栓药物使用剂量低，所以很少出血。

尽管越来越多的证据表明再灌注治疗比仅用抗凝治疗血管通畅率高，但是，在降低血栓形成后综合征的风险、远期获益方面，缺乏确凿的证据。因此，只对低出血风险和可以预期延长寿命的患者，考虑进行再灌注治疗，可以显示出其长期的益处。对于有广泛髂股静脉血栓形成或者威胁到肢体的下腔静脉血栓形成患者，再灌注治疗可能是最好的选择。在包括髂静脉到髋静脉、股静脉到腘静脉，小范围的深静脉血栓形成患者当中，一项正在进行的临床试验正在评估，与单独抗凝治疗相比，再灌注治疗是否能更迅速改善症状和降低血栓形成后综合征的风险（www.clinicaltrials.gov：NCT00790335）。

抗凝治疗

抗凝治疗是 VTE 治疗的基础，应该立即开始使用胃外抗凝剂，如肝素、低分子肝素（LMWH）或磺达肝癸钠，即使疑似 VTE 患者，在确诊前，也应注射[19]。严重肺栓塞或广泛 DVT 患者，优先选用肝素，因为在这种情况下，使用低分子肝素或磺达肝癸钠缺乏证据。有严重肾功能损害（肌酐清除率< 30 ml/min）的患者也应使用肝素，因为低分子肝素或磺达肝癸钠是通过肾代谢的；在轻度肾损害（肌酐清除率为 30 ~ 50 ml/min）的患者中如果长期使用低分子肝素或磺达肝癸钠，应该测量抗 Xa 因子水平，以确保体内没有蓄积。

肝素应该持续静脉注射，剂量须根据体重计算。通常是 80 U/kg 的总量，输注速度为 18U/（kg・h），随后的用量根据部分活化凝血酶原时间（APTT）的结果进行调整[20]。快速达到并维持相应的 APTT 值对于减少静脉血栓栓塞的复发很重要。因为有肝素诱导血小板减少症（HIT）的情况存在，除监测 APTT 外，血小板计数也应经常监测。

低分子肝素或磺达肝癸钠作为治疗 DVT 的主要药物，用法参照表 52-2[19]。与肝素不同，这些药物不须监测凝血功能；此外，使用低分子肝素比使用肝素发生肝素诱导血小板减少症的风险要小，使用磺达肝癸钠发生肝素诱导血小板减少症的风险最小。对于低风险的肺栓塞患者和大多数 DVT 的患者，院外治疗是安全的；对于中度风险的肺栓塞患者，院外治疗应谨慎，短期住院治疗是安全的选择。

表52-2　低分子肝素和磺达肝癸钠治疗静脉血栓栓塞的方案

药物名称	剂量	用法
依诺肝素	1 mg/kg	一天 2 次
	1.5 mg/kg	一天 1 次
达肝素	100 U/kg	一天 2 次
	200 U/kg	一天 1 次
亭扎肝素钠	175 U/kg	一天 1 次
磺达肝癸钠	5 mg（体重< 50 kg）	一天 1 次
	7.5 mg（体重 50 ~ 100 kg）	一天 1 次
	10 mg（体重> 100 kg）	一天 1 次

在初始静注抗凝治疗后，大部分 VTE 患者都要接受长期维生素 K 拮抗剂（如华法林）的治疗，来预防 DVT 和 PE 的复发。大部分 DVT 患者，在接受注射抗凝剂治疗同时开始使用华法林治疗；注射药物的抗凝治疗应持续至少 5 天，当 INR 在治疗范围 2 ~ 3（长期治疗需要维持的目标）时，并连续 2 天维持该值，停止用药。对于广泛的 DVT，包括髂股静脉的 DVT 患者，应稍后再开始使用华法林治疗，这类患者应该接受注射抗凝剂治疗，直到他们病情稳定。

有几个可替代华法林的新药物，如达比加群酯，一种口服的凝血酶抑制剂[21]，还有利伐沙班、阿匹沙班、依度沙班，这些是口服的 Xa 因子抑制剂。上述药物没有与食物间的相互作用，以及药物间的相互作用，这些固定剂量的新型口服抗凝剂可产生一个可预测的抗凝治疗水平，不用常规监测凝血功能[22]。在静脉血栓栓塞的患者中，使用达比加群酯（150 mg，一天 2 次）与使用调整剂量的华法林，复发率和出血率相近。达比加群酯已被批准替代华法林预防心房颤动患者的卒中[23]，但该药物尚未被批准用于 VTE 治疗。

利伐沙班与常规抗凝治疗（先使用华法林，随后是低分子肝素）在 DVT 患者中的研究已经完成，结果还未公布。在 DVT 患者中，使用利伐沙班治疗（15 mg，每天 2 次，连续 3 周，然后 20mg，每天 1 次），两组的复发率与出血率相近。正在进行的研究，包括阿匹沙班及依度沙班，也可作为华法林的替代品。

血栓形成后综合征是下肢深静脉血栓形成的主要并发症[49]（第55章）。特点是腿部肿胀和不适、皮肤硬化、瘙痒和毛细管扩张，血栓形成后综合征的发病率在20%～40%。即使使用弹力袜，严重血栓形成后综合征导致的静脉溃疡发生率，1年大约是3%，5年是9%。

血栓形成后综合征是由损伤静脉瓣所触发的。由于残余血栓和血液通过功能不全的瓣膜反流，增加静脉压力，引起小腿肌肉灌注减少、血管通透性增加、水肿和不适。导管定向溶栓和药物联合机械溶栓治疗可以开放深静脉血栓形成患者的静脉，防止瓣膜损坏，从而减少血栓形成后综合征的风险。

不恰当的抗凝治疗和复发性DVT是血栓形成后综合征的危险因素[50]。因此，维持适当抗凝治疗强度和持续时间是DVT的治疗目标。广泛近端DVT的患者比远端DVT患者更容易患血栓形成后综合征。深静脉血栓形成患者使用弹力袜似乎减少血栓形成后综合征的风险。

尽管经充分抗凝治疗，仍大约有6%的患者会在6个月内患复发性静脉血栓栓塞。在抗凝治疗期间，无明显诱因的VTE患者和那些继发的VTE患者有类似的复发风险。相比之下，当停止抗凝治疗时，无明显诱因的静脉血栓栓塞患者1年内复发的风险为10%，5年内为30%，而那些继发的静脉血栓栓塞患者1年内复发率为3%，5年内为10%。复发事件通常和之前一样，在最初的肺栓塞患者中，约60%的复发是PE，而最初DVT后，大约60%的复发是DVT。因为无明显诱因的VTE患者有高复发风险，许多专家建议这类患者需无限期抗凝治疗[19]。相比之下，由于低复发的风险，继发VTE患者的危险因素解决后，抗凝治疗3个月可以停止。

参考文献

1. Torbicki A, Perrier A, Konstantinides S, et al: Guidelines on the diagnosis and management of acute pulmonary embolism: the Task Force for the Diagnosis and Management of Acute Pulmonary Embolism of the European Society of Cardiology (ESC), *Eur Heart J* 29(18): 2276–2315, 2008.
2. Silverstein MD, Heit JA, Mohr DN, et al: Trends in the incidence of deep vein thrombosis and pulmonary embolism: a 25-year population-based study, *Arch Intern Med* 158(6):585–593, 1998.
3. White RH, Zhou H, Romano RS: Incidence of idiopathic deep venous thrombosis and secondary thromboembolism among ethnic groups in California, *Ann Intern Med* 128(9):737–740, 1998.
4. Kearon C: Natural history of venous thromboembolism, *Circulation* 107(23 Suppl 1):122–130, 2003.
5. Lijfering WM, Rosendaal FR, Cannegieter SC: Risk factors for venous thrombosis – current understanding from an epidemiological point of view, *Br J Haematol* 149(6):824–833, 2010.
6. Bernardi E, Pesavento R, Prandoni P: Upper extremity deep venous thrombosis, *Semin Thromb Hemost* 32(7):729–736, 2006.
7. Agnelli G, Becattini C: Acute pulmonary embolism, *N Engl J Med* 363(3):266–274, 2010.
8. van Belle A, Buller HR, Huisman MV, et al: Effectiveness of managing suspected pulmonary embolism under an algorithm combining clinical probability, D-dimer testing and computed tomography, *JAMA* 295(2):172–179, 2006.
9. Stein PD, Hull RD, Patel KC, et al: D-dimer for the exclusion of acute venous thrombosis and pulmonary embolism: a systematic review, *Ann Intern Med* 140(8):589–602, 2004.
10. Lensing AWA, Prandoni P, Brandjes DPM, et al: Detection of deep-vein thrombosis by real-time B-mode ultrasonography, *N Engl J Med* 320(6):342–345, 1989.
11. Lensing AWA, Buller HR, Prandoni P, et al: Contrast venography, the gold standard for the diagnosis of deep-vein thrombosis: improvement in observer agreement, *Thromb Haemost* 67(1):8–12, 1992.
12. Goodacre S, Sutton AJ, Sampson FC: Meta-analysis: the value of clinical assessment in the diagnosis of deep venous thrombosis, *Ann Intern Med* 143(2):129–139, 2005.
13. Wells PS, Anderson DR, Bormanis J, et al: Value of assessment of pretest probability of deep-vein thrombosis in clinical management, *Lancet* 350(9094):1795–1798, 1997.
14. Elias AD, Colombier D, Victor G, et al: Diagnostic performance of complete lower limb venous ultrasound in patients with clinically suspected acute pulmonary embolism, *Thromb Haemost* 91(1):187–195, 2004.
15. Middeldorp S, van Hylckama Vlieg A: Does thrombophilia testing help in the clinical management of patients? *Br J Haematol* 143(3):321–335, 2008.
16. Brady AJ, Crake T, Oakley CM: Percutaneous catheter fragmentation and distal dispersion of proximal pulmonary embolus, *Lancet* 338(8776):1186–1189, 1991.
17. Leacche M, Unic D, Goldhaber SZ, et al: Modern surgical treatment of massive pulmonary embolism: results in 47 consecutive patients after rapid diagnosis and aggressive surgical approach, *J Thorac Cardiovasc Surg* 129(5):1018–1023, 2005.
18. Watson LI, Armon MP: Thrombolysis for acute deep vein thrombosis, *Cochrane Database Syst Rev* 4: CD002783, 2004.
19. Kearon C, Kahn SR, Agnelli G, et al: Antithrombotic therapy for venous thromboembolic disease: American College of Chest Physicians Evidence-Based Clinical Practice Guidelines (8th edition), *Chest* 133(6 Suppl):454S–545S, 2008.
20. Raschke RA, Gollihare B, Peirce JC: The effectiveness of implementing the weight-based heparin nomogram as a practice guideline, *Arch Intern Med* 156(15):1645–1649, 1996.
21. Schulman S, Kearon C, Kakkar AK, et al: Dabigatran versus warfarin in the treatment of acute venous thromboembolism, *N Engl J Med* 361(24):2342–2352, 2009.
22. Eikelboom JW, Weitz JI: New anticoagulants, *Circulation* 121(13):1523–1532, 2010.
23. Connolly SJ, Ezekowitz MD, Yusuf S, et al: Dabigatran versus warfarin in patients with atrial fibrillation, *N Engl J Med* 361(12):1139–1151, 2009.
24. Einstein Investigators, Bauersachs R, Berkowitz SD, et al: Oral rivaroxaban for symptomatic venous thromboembolism, *N Engl J Med* 363(26):2499–2510, 2010.
25. Bruinstroop E, Klok FA, Van De Ree MA, et al: Elevated D-dimer levels predict recurrence in patients with idiopathic venous thromboembolism: a meta-analysis, *J Thromb Haemost* 7(4):611–618, 2009.
26. Prandoni P, Lensing AWA, Prins MH, et al: Residual venous thrombosis as a predictive factor of recurrent venous thromboembolism, *Ann Intern Med* 137(12):955–960, 2002.
27. Ridker PM, Goldhaber SZ, Danielson E, et al: Long-term, low-intensity warfarin therapy for the prevention of recurrent venous thromboembolism, *N Engl J Med* 348(15):1425–1434, 2003.
28. PREPIC Study Group: Eight-year follow-up of patients with permanent vena cava filters in the prevention of pulmonary embolism: the PREPIC (Prevention du Risque d'Embolie Pulmonaire par Interruption Cave) randomized study, *Circulation* 112(3):416–422, 2005.
29. Decousus H, Leizorovicz A, Parent F, et al: A clinical trial of vena caval filters in the prevention of pulmonary embolism in patients with proximal deep-vein thrombosis, *N Engl J Med* 338(7):409–415, 1998.
30. Heit JA, Silverstein MD, Mohr DN, et al: Risk factors for deep vein thrombosis and pulmonary embolism: a population-based case-control study, *Arch Intern Med* 160(6):809–815, 2000.
31. Blom JW, Doggen CJ, Osanto S, et al: Malignancies, prothrombotic mutations, and the risk of venous thrombosis, *JAMA* 293(6):715–722, 2005.
32. Monreal M, Lensing AWA, Prins MH, et al: Screening for occult cancer in patients with acute deep vein thrombosis or pulmonary embolism, *J Thromb Haemost* 2(6):876–881, 2004.
33. Lee AYY, Levine MN, Baker RI, et al: Low-molecular-weight heparin versus a coumarin for the prevention of recurrent venous thromboembolism in patients with cancer, *N Engl J Med* 349(2):146–153, 2003.
34. Bates SM, Greer IA, Pabinger I, et al: Venous thromboembolism, thrombophilia, antithrombotic therapy, and pregnancy: American College of Chest Physicians: evidence-based clinical practice guidelines (8th edition), *Chest* 133(6 Suppl):844S–886S, 2008.
35. Bourjeily G, Paidas MJ, Khalil H, et al: Pulmonary embolism in pregnancy, *Lancet* 375(9713):500–512, 2010.
36. Shaul WL, Hall JG: Multiple congenital anomalies associated with oral anticoagulants, *Am J Obstet Gynecol* 127(2):191–198, 1977.
37. Horlocker TT, Wedel DJ, Benzon H, et al: Regional anesthesia in the anticoagulated patient: defining the risks (the second ASRA Consensus Conference on Neuraxial Anesthesia and Anticoagulation), *Reg Anesth Pain Med* 28(3):172–197, 2003.
38. Joffe HV, Kucher N, Tapson VF, et al: Upper-extremity deep vein thrombosis: a prospective registry of 592 patients, *Circulation* 110(12):1605–1611, 2004.
39. Prandoni P, Polistena P, Bernardi E, et al: Upper-extremity deep vein thrombosis. Risk factors, diagnosis and complications, *Arch Intern Med* 157(1):57–62, 1997.
40. Elman EE, Kahn SR: The post-thrombotic syndrome after upper extremity deep venous thrombosis in adults: a systematic review, *Thromb Res* 117(6):609–614, 2006.
41. Becker DM, Philbrick JT, Walker FB IV: Axillary and subclavian venous thrombosis. Prognosis and treatment, *Arch Intern Med* 151(10):1934–1943, 1991.
42. Leon L, Giannoukas AD, Dodd D, et al: Clinical significance of superficial vein thrombosis, *Eur J Vasc Endovasc Surg* 29(1):10–17, 2005.
43. Decousus H, Quere I, Presles E, et al: Superficial venous thrombosis and venous thromboembolism in a large, prospective epidemiologic study, *Ann Intern Med* 152(4):218–224, 2010.
44. Di Nisio M, Wichers IM, Middeldorp S: Treatment for superficial thrombophlebitis of the leg, *Cochrane Database Syst Rev* 2: CD004982, 2007.

45. Decousus H, Prandoni P, Mismetti P, et al: Fondaparinux for the treatment of superficial-vein thrombosis of the legs, *N Engl J Med* 363(13):1222–1232, 2010.
46. Geerts WH, Bergqvist D, Pineo GF, et al: Prevention of venous thromboembolism: American College of Chest Physicians evidence-based clinical practice guidelines (8th edition), *Chest* 133(6 Suppl):381S–453S, 2008.
47. Kasper W, Konstantinides S, Geibel A, et al: Management strategies and determinants of outcome in acute major pulmonary embolism: results of a multicenter registry, *J Am Coll Cardiol* 30(5):1165–1171, 1997.
48. Goldhaber SZ, Visani L, De Rosa M: Acute pulmonary embolism: clinical outcomes in the International Cooperative Pulmonary Embolism Registry (ICOPER), *Lancet* 353(9162):1386–1389, 1999.
49. Prandoni P, Lensing AWA, Cogo A, et al: The long-term clinical course of acute deep venous thrombosis, *Ann Intern Med* 125(1):1–7, 1996.
50. van Dongen CJ, Prandoni P, Frulla M, et al: Relation between quality of anticoagulant treatment and the development of the postthrombotic syndrome, *J Thromb Haemost* 3(5):939–942, 2005.

第 53 章 肺栓塞

Samuel Z.Goldhaber，Jeffrey I.Weitz，Gregory Piazza

肺栓塞（PE）和深静脉血栓形成（DVT），包括静脉血栓栓塞（VTE），是一组复杂的疾病，它们的主要治疗及处理都须咨询医疗专家。美国卫生部长估计，仅在美国，肺栓塞就导致 100 000 ~ 180 000 人死亡，并指出其为住院期间患者死亡最可预防的病因之一[1]。PE 和 DVT 已经引起了包括医疗服务人员、政策制定者乃至公众的社会性关注。因此，了解 PE 的流行病学、预防措施、诊断和治疗流程显得非常重要。

静脉血栓栓塞的流行病学

人们普遍错误地认为 PE 要远比动脉心血管疾病如急性心肌梗死（AMI）缓和。事实上，PE 的病死率是远高于 MI 的，这主要因为 PE 更难以发现，并且缺乏确实有效的权威治疗措施，不像溶栓治疗或冠状动脉血运重建那样广泛应用。国际上 7 个国家 52 个注册机构的资料中显示 PE 后 3 个月随访的死亡率为 17%，但在该项注册中没有排除标准[2]。

PE 后的高死亡率只是冰山一角，更与一连串的不良事件相关联。在一组荷兰注册的 866 例 PE 患者中，随着随访时间的推移，不良事件相继出现，包括死亡、复发性 VTE、动脉心血管事件、癌症和慢性血栓栓塞性肺动脉高压（CTEPH）等。其中一年内发生不良事件的比例为 30%，2 年后提高到超过 40%，4 年后会超过 50%[3]。CTEPH[4] 过去曾经认为是 PE 的一种罕见并发症。现代流行病学研究表明，它出现在 1% ~ 3% 的急性 PE 患者中，这种并发症引起显著的呼吸困难，并使患者更容易发生心源性猝死。约半数 VTE 患者会发展成慢性静脉功能不全，也被称为*血栓形成后综合征*（第 55 章）。这个问题引起慢性下肢肿胀和不适，尤其是在站立过多时容易发生。皮肤色素沉着也可以发展，特别是在内踝。在极个别的情况下，静脉溃疡也可能发生。血栓形成后综合征不会引起死亡，但却会降低患者的生活质量[5]。

尽管 PE 在美国住院患者中的诊断率越来越高，但死亡率却在下降。但资料显示，1998 年估计有 127 000 例患者确诊 PE，而到 2005 年，数字上升到 230 000 例。这些数据反映了之前我们低估了这个疾病，因为大多数的 PE 可能会被误诊为心脏类疾病如 AMI 或心源性猝死。尽管如此，PE 病死率仍然从 1998 年的 12.3% 下降到 2005 年的 8.2%。在同一时期，每个 PE 患者的大体住院费用几乎增加了一倍，从 1995 年 25 000 美元上升至 2005 年的 44 000 美元[6]。

美国成年人静脉血栓栓塞的发生率为 1/1 000 ~ 2/1 000，患病率无明显性别差异，但随着年龄增长而增加，深静脉血栓的发生率大约是肺栓塞的 2 倍。其中大约一半为特发性（称为*原发性 PE*），另一半称为*继发性 PE*，且多发生在手术后、创伤、制动或癌症、使用避孕药、妊娠，或与绝经后激素替代治疗相关。某些遗传突变，如因子 V Leiden 突变或凝血酶原基因突变易患 VTE（第 10 章）。

在大约一半的病例中，VTE 与危险因子的获得（框 53-1）或遗传（框 53-2）有关，它们同时增加了静脉血栓栓塞复发的风险。VTE 的危险因素往往与冠状动脉疾病（CAD）危险因素部分相同。戒烟、减轻体重、限制红肉的摄入量、控制高血压等可能会降低 PE 和 DVT 的风险。住院患者包括老年人、癌症患者、充血性心力衰竭（CHF）患者[7]，或慢性阻塞性肺疾病（COPD）患者，他们以及那些正在接受手术的患者均存在高风险[8]。

3/4 的 PE 发生在门诊机构。目前导致门诊 PE 患者出现不良事件的高危因素包括充血性心力衰竭病史、癌症和重症感染[9]。

在 5 451 例前瞻性 DVT FREE 注册患者中[10]，最常见的并发症为高血压（50%），3 个月内需手术的比例为 38%，30 天内瘫痪为 34%，发生癌症为 32%，发生肥胖症为 27%[11]。

癌症增加 VTE 风险的机制包括内在的肿瘤促凝血活性和外在因素，如化学治疗剂和留置的中心静脉导管。胰腺癌、肺癌、胃癌、泌尿生殖道及乳腺恶性肿瘤都是 DVT 和 PE 发生的高危因素。在加州癌症登记处[12]，癌症患者发生 VTE 的最高风险在随访后的第 1 年内。每 100 例癌症患者中，1 年内发生 VTE 事件的数目分别是：胰腺癌 20 例，胃癌 11 例，膀胱

框 53-1 静脉血栓栓塞常见的获得性危险因素

固定 / 外伤 / 手术
癌症
既往静脉血栓栓塞（VTE）
医疗合并症，包括肥胖、心力衰竭、慢性肾疾病、慢性阻塞性肺疾病（COPD）、感染和动脉粥样硬化
年龄增长
妊娠 / 产后
口服避孕药 / 激素替代疗法
留置中心静脉导管
狼疮抗凝 / 抗磷脂抗体综合征
长途航空旅行

框 53-2 静脉血栓栓塞的遗传因素

凝血因子 V 的 Leiden 突变
凝血酶原 G20210 基因突变
蛋白质 C 缺乏症
蛋白质 S 缺乏症
抗凝血酶Ⅲ缺乏症
异常纤维蛋白原血症
血纤维蛋白溶酶原障碍

癌 8 例，肾癌及子宫癌均为 6 例，肺癌 5 例。癌症化疗增加了凝血因子、抑制抗凝及纤溶活性的水平，并直接损害内皮。有些初诊静脉血栓栓塞的患者，尤其是特发性和无症状的，可能都有较隐蔽的癌症[13]。

长途航空旅行相关的致死性 PE 引起了普通公众的关注。虽然 PE 罕见，但当飞行距离超过 5 000 km 时，PE 的发生风险逐渐增大[14]。它似乎有一个剂量反应关系，每次增加 2 h 的旅游时间，可能会使 VTE 发生的风险增加 18%[15]。

静脉血栓栓塞可对女性的健康造成不利影响。口服避孕药、妊娠[16-17]和绝经后激素替代疗法增加[18] PE 和 DVT 的风险。大多数口服避孕药是第二代，这使静脉血栓栓塞发生的风险增加了 2 ~ 3 倍。较新的第三代药物有去氧孕烯或孕二烯酮。作为孕激素成分，可以减少痤疮和多毛症的发生，但由于它们导致获得性活化蛋白质 C（APC）的激活，与第二代避孕药相比，静脉血栓栓塞的风险增加 1 ~ 2 倍。

抗磷脂抗体综合征是最凶险的获得性危险因素，其与动静脉血栓栓塞以及反复流产有关。自身抗体结合到内皮受体，促进组织因子的释放并抑制细胞表面纤维蛋白溶解酶原激活[19]。

血栓形成大多与遗传有关。VTE 的家族史可以在所有 DVT 或 PE 的患者中发现。是否对 PE 患者定期进行实验室测试是有争议的。凝血因子 V 的 Leiden 突变、单个碱基突变（在 506 位置 A 碱基被 G 置换），是一种常见的遗传多态性，与 APC 抵抗（图 53-1）相关联。或许由于胎盘静脉血栓形成，这种遗传基因突变也是导致反复流产的危险因素。凝血酶基因突变主要发生在 3′ 端凝血酶原基因的非转录区（在 20210 位置 A 碱基被 G 置换）。这种突变会导致凝血酶原的增加，并与静脉血栓栓塞的风险增加相关联。凝血因子 V 的 Leiden 突变或凝血酶原基因突变的患者使用口服避孕药，也使 VTE 发生的风险增高。

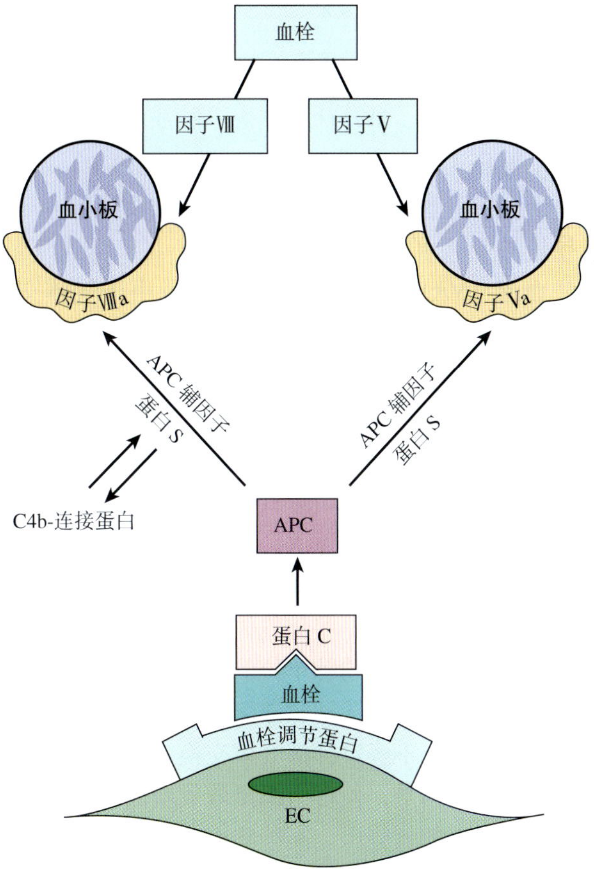

图 53-1 因子Ⅷ和 V 转化为有活性的因子Ⅷa 和 Va。Ⅷa 和内皮细胞（EC）受体凝血调节蛋白激活蛋白质 C（APC）。因子Ⅷa 和 Va 使 APC 在血小板表面失活。此反应中 APC 以及游离蛋白质 S 为加速辅因子，它被认为是灭活的因子 V（*From Bauer KA：Hypercoagulability—a new cofactor in the protein C anticoagulant pathway.N Engl J Med 330：566，1994.*）

病理生理

1856年，Rudolf Virchow推测出易患VTE的一系列因素：血管壁的局部损伤、高凝状态和淤血。静脉血栓，主要由纤维蛋白和红细胞组成，经常出现在血管损伤部位。它们通常先在小腿的静脉上形成血栓，然后延伸到近侧腘窝、股骨和骨盆静脉。至于血栓为什么从腿和盆腔静脉分离后栓塞到肺动脉，仍然不明确。约半数的深静脉血栓形成的PE患者不具备DVT超声检查的证据，可能是因为血栓已经折断或栓塞到肺部。肺栓塞后，肺动脉压（PAP）升高使右心室（RV）后负荷增加，右室室壁张力升高，导致RV扩张和功能障碍。室间隔向左室偏移，随后的底部填充和左侧下降导致左心室（LV）舒张期扩张。这种变化可以减少心输出量，影响冠状动脉灌注并导致心肌缺血、接下来会降低右冠状动脉血流量、增加RV心肌耗氧需求，最终出现RV梗死、循环衰竭，甚至死亡。

肺栓塞能导致下列病理生理的心肺效应[20]：①由于血管阻塞、神经体液因素、肺动脉压力感受器或肺动脉压力增加均导致肺血管阻力（PVR）增加；②由于血管阻塞导致的肺泡无效腔增加及肺泡通气不足导致的低氧血症、肺泡通气血流不足、低通气量/灌注血流（V/Q）、右向左分流，以及由于气体交换面积减少导致的一氧化碳排出障碍，均导致气体交换障碍；③兴奋性受体反射性刺激肺泡过度通气；④由于支气管收缩导致气道阻力增加；⑤由于肺水肿、肺出血、肺泡表面活性剂缺乏导致肺顺应性下降。

动脉缺氧和肺泡-动脉氧张力梯度的增加是导致气体交换异常最常见的原因。通气与血流灌注比例失调是肺泡气体交换障碍最常见的原因。肺栓塞引起血流的重新分布，使得一些肺气体交换单元具有较低的通气灌注率，而其他的肺单位的通气灌注率过高。右向左分流进一步加重了动脉缺氧，因为静脉血液进入全身动脉系统，不经过肺部气体交换。右心室功能不全导致低心输出量，使得组织摄取氧增加，从而进一步降低静脉血的氧分压。高碳酸血症提示大面积肺栓塞及解剖和生理无效腔增加的结果。

血流动力学改变在急性PE患者中较常见。肺静脉阻力和肺动脉压力的增加，使右室受到的剪切应力增加，甚至出现右室小面积梗死。心肌剪切应力的增加可以增加脑利钠肽（BNP）水平[21]。肌钙蛋白水平升高提示心肌缺血和微梗死[22]。造成心肌缺血和微梗死可能有两种机制：右心室功能不全导致需氧量的增加和心输出量降低导致的冠状动脉灌注不足。

预防

同肺栓塞的诊断及治疗相比较，肺栓塞的预防要更容易及经济。常规VTE预防的方针是符合成本效益的[23]。事实上，住院一天以上的所有患者均应接受抗静脉血栓栓塞的预防措施。预防VTE的详细内容可从各项会议共识中得到。影响力最广泛的共识由美国胸内科医师学会制定，建议每个医院都要制定一个预防静脉血栓栓塞的正式策略[24]。选中的预防策略类型应与静脉血栓形成风险水平相匹配（表53-1）。

尽管预防静脉血栓栓塞的有效措施是可行的，预防措施仍未得到充分考虑，即使是在高风险的住院患者中。来自12个国家52家医院的15 000重病医疗

表53-1　可能的预防策略

情况	预防策略
普通外科手术	依诺肝素40 mg，每日1次
	达肝素2 500 U或5 000 U，每日1次
	普通肝素5 000 U，每日2～3次
全髋关节置换	依诺肝素40 mg，每日1次
	磺达肝癸钠2.5 mg，每日1次
	华法林
全膝关节置换	依诺肝素40 mg，每日1次
	磺达肝癸钠2.5 mg，每日1次
髋部骨折	依诺肝素40 mg，每日1次
	磺达肝癸钠2.5 mg，每日1次
神经外科手术	普通肝素5 000 U，每日2次，加GCS和IPC；或者依诺肝素40 mg，每日1次，出院前静脉超声检查患者的脑肿瘤
创伤（非脑部）	依诺肝素40 mg，每日1次
胸科手术	普通肝素5 000 U加GCS和IPC，每日3次
内科患者	UFH5 000 U，每日3次，SC
	GCS或IPC
	依诺肝素40 mg，每日1次
	达肝素5 000 U，每日1次

GCS，梯度加压弹力袜；IPC，间歇性充气加压；SC，皮下。

患者参加的调查中，只有一半的高风险患者接受了预防[25]。在更大样本的ENDORSE研究中，有从6大洲32个国家参加的68 000例中等或高风险的VTE患者，只有58%的手术治疗患者及40%的药物治疗患者得到了预防性治疗[26]。然而，院内PE及DVT的预防失败，将不再被政府监管部门容忍，包括医院质量改进委员会或法医学系统。例如，医疗保险已经对那些发展为DVT的全髋关节或膝关节置换术患者的医疗费用不予以报销。尽管这项新政策是明智的还是有失公平仍然存在争议，但是其在增强预防VTE的影响及减少术后静脉血栓栓塞的比例上的效果却是不容置疑的。

预防项目应建立并得以实施，并且要实行精简和标准化的流程[29]。计算机的问世可以提高预防措施的利用率[30-31]。在一个2 500名高风险患者的随机试验中，计算机的警报程序提高了医生对VTE预防的注意，减少了超过40%的有症状的DVT和PE发病率[32]。在Brigham妇女儿童医院（波士顿，马萨诸塞州），电脑警报系统从最初的单屏版本升级为多屏幕的警报系统。该先进的系统使那些曾经使用最初传统的单屏警报提醒下拒绝预防措施的医生越来越多地使用预防措施[33]。多屏警报还提供了VTE预防自动默认选项菜单，除非医生特别选择退出。

许多医院不具备必要的电子和信息技术基础设施以支持复杂的VTE电子警报预防系统。另一种策略为人为保持警觉。当高风险住院患者未接受预防，该系统都会将页面直接呈现在医院工作人员及主治医师面前。在一项多中心随机试验中，这个程序可以使工作人员直接通知医生，增加了疾病预防使用、减少了约20%的DVT和PE，但这种改善没有统计学意义[34]。

静脉血栓栓塞症有关的并发症困扰着2%的重症医疗住院患者，常见的并发症包括心力衰竭、呼吸衰竭、肺炎及癌症。如果普遍应用概率模型预防措施，静脉血栓栓塞发展为DVT、PE及死亡的概率会减少一半[35]。此外，从远期影响来说，晚期的并发症，如血栓形成后综合征和CTEPH的发生至少延迟5年[36]。

机械预防措施包括使用梯度加压弹力袜（GCS）、间歇性充气加压（IPC）。梯度加压弹力袜增加静脉血流，防止围术期腿部的静脉扩张。IPC装置压缩静脉比GCS更有力，也刺激内源性纤维蛋白溶解系统。机械VTE预防措施禁用于有活动性出血或严重出血高风险的患者。然而，对于普通外科手术的VTE患者预防来说，药物预防似乎比IPC更有效[37]。而且，大规模研究证实，非常虚弱的脑卒中患者如果单纯对大腿部使用GCS而没有采用药物预防的话，则大腿近端DVT将不会得到任何的保护[38]。

普通肝素（UFH）或皮下低分子肝素（LMWH）给药有助于防止静脉血栓栓塞。低分子肝素相比UFH拥有几个优点，它与血浆蛋白和内皮细胞的结合比普通肝素少。因此，与普通肝素相比，LMWH的剂量效应更具有可预测性，清除率与剂量无关，并具有较长的血浆半衰期。低分子肝素导致的骨质疏松症和肝素诱导的血小板减少症（HIT）似乎比普通肝素更少见。在大多数VTE预防试验中，LMWH给药为每日1次、皮下注射，剂量固定或根据体重调整，无需实验室监测或剂量调整。

磺达肝素，是抗因子Xa剂，可在骨科手术后有效预防VTE，固定低剂量为每天2.5mg。这似乎也使高危医疗患者的VTE发生率显著降低[39]。

除了抗凝血剂，两种新型药物似乎对VTE预防有希望：补充维生素E和瑞舒伐他汀。妇女健康研究随机将39 876妇女分成两组，一组接受600个单位的维生素E，另一组接受安慰剂。平均随访10年，那些接受维生素E的女性发生VTE的风险减少21%。这种差异尤其在随机化分组之前的VTE妇女以及有凝血因子V的Leiden突变或凝血酶原基因突变的妇女中更显著[40]。

JUPITER试验研究在接受他汀类药物预防治疗VTE的17 802名外观健康的正常男性和女性中，有正常的低密度脂蛋白（LDL）胆固醇水平和升高的高灵敏度的C-反应蛋白（CRP）水平。他们被随机分配每天接受瑞舒伐他汀或安慰剂20 mg，中位随访时间为1.9年，结果是瑞舒伐他汀组有症状的VTE降低43%[41]。

在中年妇女接受手术治疗的研究中，第一次手术后12周期间静脉血栓栓塞的风险大幅增加，特别是对那些接受髋关节或膝关节置换或癌症手术患者来说[42]。在大的VTE的RIETE登记处，从手术到VTE的平均时间是3周[43]。这些发现提示，需要增加高危患者VTE的预防的时间持续至出院后。

对急症入院的行动减少的患者进行了延长VTE预防持续时间的大规模、随机对照试验[44]。所有患者最初都接受了6～14天依诺肝素40 mg来开放性预防VTE。完成了初期预防的患者作为门诊患者。另一部分高风险患者随后随机分为依诺肝素40 mg每天组或安慰剂组，时间是28天。延长预防时间后依诺肝素预防组静脉血栓栓塞率从 4% 降至 2.5%，严重出血事件成本从 0.3% 上升到 0.8%。延长依诺肝素持续时间试验的益处似乎限于妇女、超过 75 岁的老年患者。其对于肝素出现的出血等并发症相对敏感但该试验因为在试验的中途修改了标准，使行动不便的标准过于严格而饱受质疑 [45]。

诊断

临床疑诊的肺栓塞

尽管目前影像技术广泛应用，如胸部计算机断层扫描（CT），但肺栓塞诊断仍较困难。因此，对临床怀疑 PE 的患者保持高度警惕是非常重要的，其最常见的症状和体征无特异性：包括呼吸困难、呼吸急促、胸痛、心动过速等。通常情况下，有胸部疼痛或咯血的患者，很可能在肺周边有解剖学上的小 PE（此处由于肺部周围侧支循环差、神经支配广泛，很有可能发生肺梗死）。但是，威胁患者生命的 PE 的临床特点为没有疼痛，而只是呼吸困难、晕厥或发绀。

临床评估可提高怀疑 PE 患者诊断的准确性。Wells 及其团队 [46] 通过测试床边评估得分来预测临床 PE 发生概率。参与的临床样本须计算以下参数得分：深静脉血栓的症状或体征（3 分）、无其他诊断（3 分）、心率大于 100 次 / 分（1.5 分）、内固定或手术后 4 周内（1.5 分）、VTE 病史（1.5 分）、咯血（1 分）及癌症（1 分）。在这项研究中，有 1/3 以上的患者得分小于 2 分，有 2% 的患者确诊为肺栓塞。与此相反，对于 Wells 评分高于 6 分的一半患者，需要进一步的测试来确诊 PE。

当低血压患者出现以下情况时应怀疑肺栓塞：①有静脉血栓形成证据或诱发因素；②有急性肺心病的临床证据，如颈静脉怒张、S3 奔马律或第三心音，尤其是如果有急性肺心病心电图（ECG）的证据（心电图呈 S1Q3T3、新的不完全性右束支传导阻滞，或 V_1 至 V_4 导联 T 波倒置表现）（框 53-3）。

框 53-3　肺栓塞的心电图结果

窦性心动过速
不完全或完全性右束支传导阻滞
S1Q3T3
在 $V_1 \sim V_4$ 导联 T 波倒置

肺栓塞的辅助检查

心电图

心电图可以正常或可能会显示窦性心动过速，更多具体结果有时会出现在右心室功能不全时，包括心电图呈 S1Q3T3 或 V_1 至 V_4 导联 T 波倒置。

胸部 X 线片

严重呼吸道患者接近正常的 X 线胸片仍不能排除大面积 PE。局部血流显著减少（Westermark 征象）提示大块的栓子阻塞。横膈膜以上的楔形密度（Hampton 驼峰）提示肺梗死。X 线胸片也可以帮助排除如大叶性肺炎或气胸等疾病，这类疾病 X 线胸片表现可能与 PE 有类似的地方，但是，这些患者也可以伴随 PE。

动脉血气分析

无论是动脉血气分析还是肺泡 - 动脉氧梯度，都不能区别那些已经由肺动脉造影确认正常和其确认的 PE 患者 [47]。因此，动脉血气不宜作为怀疑患者 PE 的筛查试验。

D- 二聚体

D- 二聚体是释放到循环中的特定蛋白水解降解产物，为交联的纤维蛋白的内源性降解产物。对血管造影证实血浆 D- 二聚体异常升高（> 500 ng/ml）的 PE 患者进行了定量酶联免疫吸附测定（ELISA，图 53-2），灵敏度大于 90%[48]。虽然血浆中 D- 二聚体浓度升高对诊断 PE 是灵敏的，但是缺乏特异性。D- 二聚体升高可发生在术后 1 周，并且在患者存在妊娠、心肌梗死、脓毒症、癌症或几乎任何其他全身性疾病情况下，D- 二聚体也会升高。因此，对于门诊或急诊没有急性全身性疾病而怀疑 PE 的患者，检测 D- 二聚体有较大的实用性。

通气 / 灌注扫描

通气 / 肺灌注扫描曾经是主要的非侵入性诊断测试，但它已经被胸部 CT 扫描取代了。当患者对 X 线造影剂过敏、严重肾功能不全，或妊娠时可以考虑使用。在大多数怀疑 PE 的患者中，通气 / 灌注扫描是非诊断性的（低或中度可能性扫描）。当与临床相结合时，肺扫描的诊断准确率可提高（表 53-2）[49]。

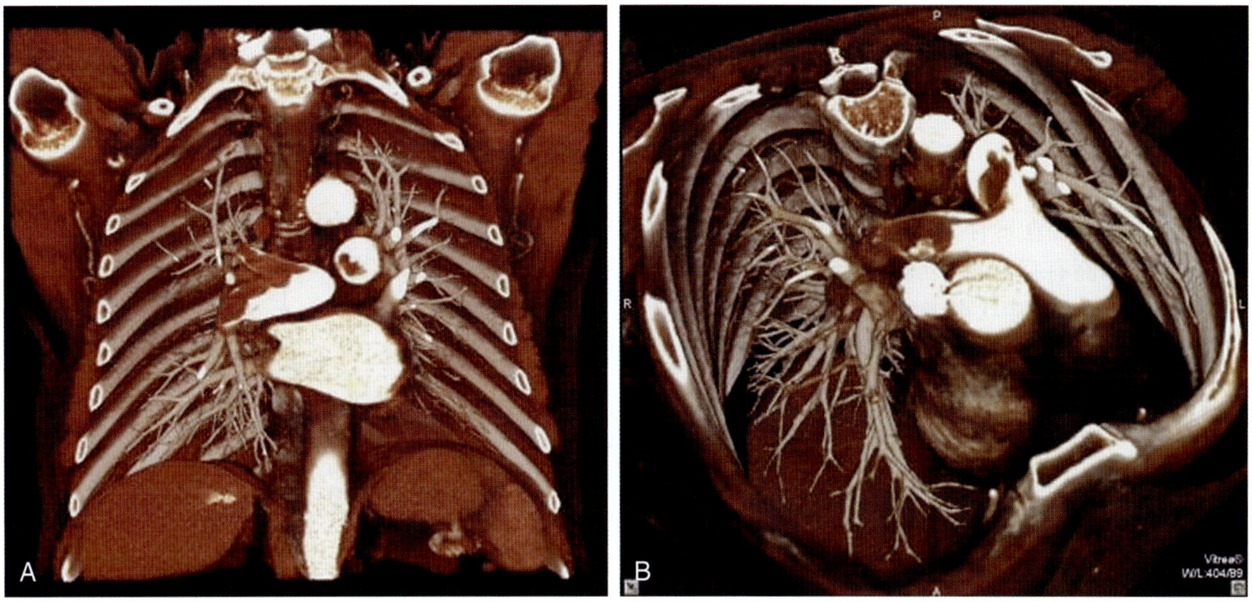

图 53-2 72 岁老年男性的胸部强化 CT 证实存在急性中央型肺动脉栓塞，呈“马鞍形血栓”。从颅前（A）和前方（B）使用彩色体积描绘技术可以直观地显示肺动脉栓塞的位置和栓塞的程度（*Figures kindly provided by Joseph Schoepf，MD，Department of Radiology，Brigham and Women's Hospital，Boston，MA.*）

表53-2 PIOPED：肺栓塞情况

肺扫描类型	临床概率（%）			
	80 ~ 100 n/n（%）	20 ~ 79 n/n（%）	0 ~ 19 n/n（%）	0 ~ 100 n/n（%）
高	28/29（96）	70/80（88）	5/9（56）	103/118（87）
中	27/41（66）	66/236（28）	11/68（16）	104/345（30）
低	6/16（40）	30/191（16）	4/90（4）	40/296（14）
极低	0/5（0）	4/62（6）	1/61（2）	5/128（4）
合计	61/90（68）	170/569（30）	21/228（9）	252/887（28）

Modified from the PIOPED Investigators：Value of the ventilation/perfusion（V/Q）scan in acute pulmonary embolism.Results of the prospective investigation of pulmonary embolism diagnosis（PIOPED）.JAMA 263：2753-2759，1990.

对比增强胸部 CT

胸部 CT 已成为临床怀疑急性 PTE 患者最有用的成像检测方法[50]。临床使用 CT 排除 PE 的有效性类似侵入性肺造影[51]。快速、在一个呼吸周期连续成像使其更适合危重患者。最新一代的多层 CT（图 53-2）分辨率可达 1 mm 或亚毫米，整个胸部的图像采集屏气时间小于 10 s。胸部 CT 还可发现另一种或伴随的心肺疾病如主动脉夹层、肺炎或心包压塞。

肺动脉造影

传统侵入性肺动脉对比造影以前是诊断 PE 的金标准。目前，进行肺动脉造影很少用于诊断目的，因为多平面胸部 CT 扫描同样准确。然而，肺动脉造影可以用于例如导管取栓术的治疗性干预。

钆增强磁共振血管造影

磁共振血管造影（MRA）避免电离辐射或碘对比

剂注入，可以更好地评估左、右室功能及大小，但是对患有呼吸困难和呼吸急促的患者来说 MRA 对呼吸时间有要求，并且用于急性 PE 的诊断灵敏度较低[52]。

静脉超声检查

深静脉超声检查具有无创性、性价比高的特点，并且能准确诊断有症状的小腿近端深静脉血栓形成患者[53]。对于有 PE 症状患者可以使用超声诊断确认 DVT。然而，1/3 ～ 1/2 的腿部深静脉血栓形成的 PE 患者没有超声或静脉造影证据，可能是因为血栓已经栓塞到肺部。因此，如果临床上高度怀疑为 PE 的患者，无 DVT 的临床或影像学证据，还要进一步检查。

超声心动图

超声心动图对于 PE 的常规诊断是没有用的，因为对于疑似 PE 的患者有一半超声心动图检查是正常的。然而，对于大的 PE 患者，超声心动图可以检测出右室负荷增加、中度或重度 RV、运动功能减退、持续性肺性高血压（PH）、卵圆孔未闭，并且 PE 患者右心房或右心室发现自由漂浮的血栓是预后不佳的标志。超声心动图也有助于确定与 PE 进行鉴别的疾病如心肌梗死或心包疾病。对于那些经胸部成像不满意的患者，可以行经食管超声心动图（TEE）检查，尤其是那些不能安全移动的 ICU 患者，床旁 TEE 检查更有用。

总的诊断策略

初步评估包括病史、体格检查、心电图和 X 线胸片。血浆 D- 二聚体测定适用于所有门诊或急诊室的患者。如果 D- 二聚体低于测试水平，临床怀疑度不高，PE 可基本上排除在外。胸部 CT 扫描被批准用于大多数 D- 二聚体水平升高或临床怀疑为高危 PE 患者的诊断中（图 53-3）。如果患者肾功能受损，妊娠或对造影剂过敏，V/Q 扫描可作为主要成像测试。当诊断仍不明朗，下一步就要行静脉超声检查。此后，如果临床高度怀疑 PE 的患者超声检查是阴性的，要考虑经验性抗凝血治疗或侵入性诊断性肺血管造影检查。

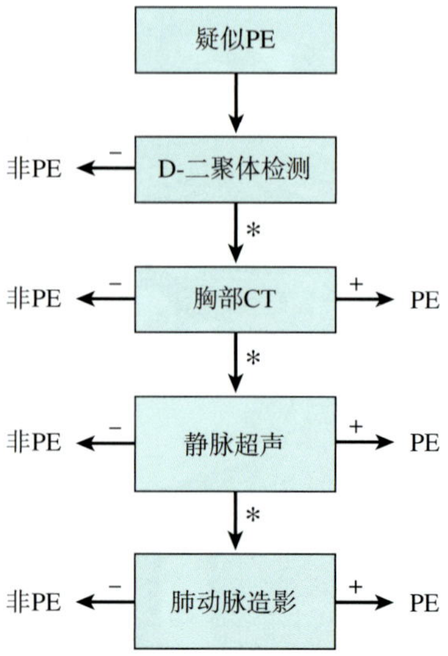

图 53-3 临床疑诊肺动脉栓塞（PE）而无心源性休克患者的诊疗策略。该策略中胸部 CT 作为主要的成像检查方式

* 当没有确诊或仍怀疑 PE 时，进一步的检查是可以考虑的

处理

危险分层

肺栓塞的预后差异很大，可以较好，也可以导致死亡。如果迅速接受抗凝的治疗，大多数患者预后良好，但一些临床急剧恶化的 PE 患者会有右心衰竭的表现[55]。如果治疗仅局限于抗凝，这些患者往往预后很差。他们可能需要溶栓、栓子切除术、机械通气、强心剂或应用血管加压药物。

因此，快速准确的危险分层对于选择相应的管理策略非常重要[56]。既往认为只有当全身动脉收缩压低于 90 mmHg、对升压药无反应、*大面积的 PE* 才是高危的。当代危险分层定义的重点是快速和早期发现*亚大面积的 PE*、尽管体循环动脉压正常，但是有严重的右心室功能不全就要划分为中重度危险级别，这类患者如果仅仅抗凝治疗往往预后不好[57]。

临床评估

出现严重的呼吸困难、发绀、晕厥，通常表明 PE 危及生命。临床检查可发现严重的右心室功能障碍体征，如心动过速、低动脉血压、颈静脉怒张、肺动脉瓣第二心音亢进或出现三尖瓣反流的杂音。肺栓塞严重度指数已经成为一种半定量的临床评估工具，来帮助急性 PE 患者分诊和评估预后[58]。尽管如此，因为它需要基于 11 个不同的加权变量计算分数，使用起来比较麻烦。现在该指数的使用已被简化[59]。在修订版中，如果它们具有以下分类临床变量之一：年龄大于 80 岁、癌症、慢性心肺疾病、心率 110 次 / 分以上、收缩压（SBP）小于 100 mmHg 或氧饱和度低于 90%，就被认为是为高风险 PE 患者。

超声心动图

经胸超声心动图（TTE）已成为风险评估最重要的成像工具，因为它能计算右室的大小和功能。右心室收缩功能通常是定性评估。急性 PE 患者右心室可能会显示节段性室壁运动异常（*McConnell* 征象）：右室游离壁运动功能减退与右室心尖部保持收缩期收缩[60]。右心室扩张是 RV 压力超负荷的间接征象。心尖四腔心切面右室与左室的直径之比大于 1 提示扩张。右心室压力超负荷可能导致室间隔运动朝向左心室的矛盾收缩。在胸骨旁短轴切面，室间隔变平并可能导致 D 形左心室（图 53-4）。其他右室功能障碍的间接征象包括三尖瓣反流速度增加至大于 2.6 m/s 及下腔静脉（IVC）扩张。

心脏生物标志物

心肌肌钙蛋白 I 和 T、NT-proBNP 水平和 BNP，已成为有用的 PE 危险分层指标。心肌肌钙蛋白是心肌细胞损伤最灵敏和特异的标志物。相比于急性冠脉综合征（ACS），PE 患者肌钙蛋白水平升高是次要的。急性 PE 患者的 BNP 合成和分泌可以刺激心肌细胞舒展。对于血压正常的急性 PE 患者，心脏型脂肪酸结合蛋白质似乎是一个特别有用的进行风险分层的生物标志物[61]。

抗凝

当确诊或高度怀疑 DVT、PE，除非有禁忌证存在，否则应立即启动抗凝治疗。

从普通肝素过渡为华法林

静脉推注普通肝素（80 U/kg），然后 18 U/（kg · h）启动有效和安全的抗凝方法，每间隔 6 h 应检测活化部分凝血活酶时间（APTT），直到它达到正常上限的 1.5 ~ 2.5 倍，否则需要继续使用。普通肝素的半衰期短，对于那些可能需要溶栓或取栓术的患者较有利。APTT 在治疗范围内，口服抗凝药与华法林可以尽早开始。患者应接受至少 5 天的肝素确立口服抗凝药的适当水平。

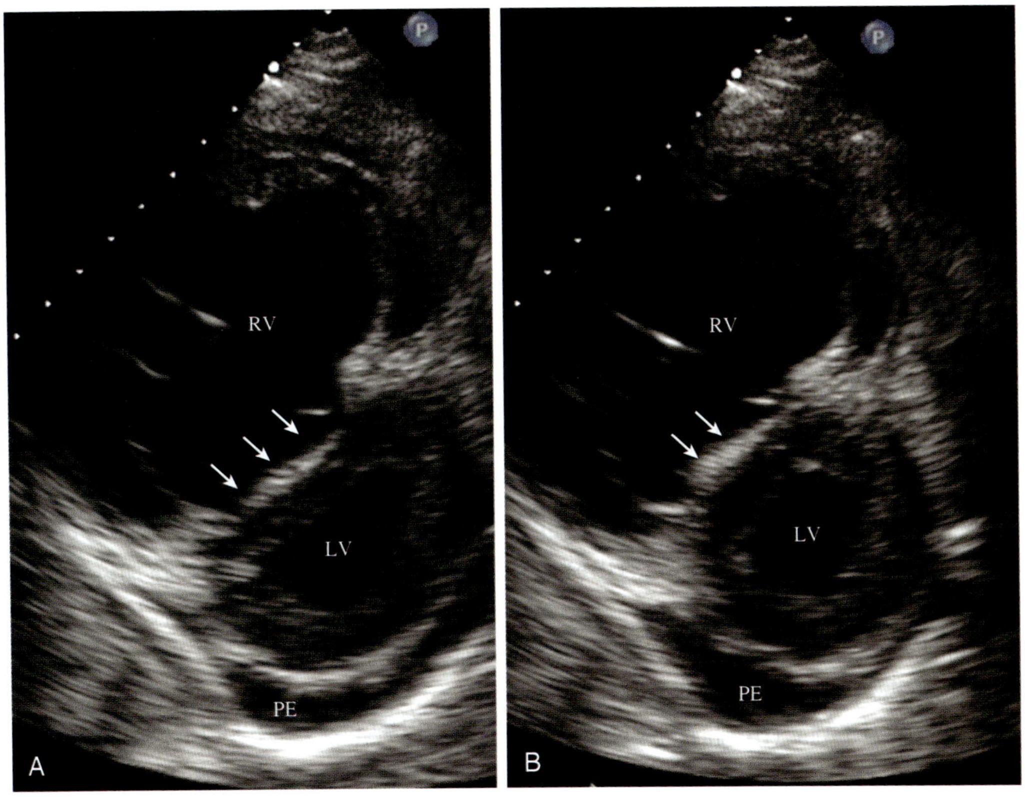

图 53-4　胸骨旁短轴观察舒张期（A）和收缩期（B）的左心室（*LV*）及右心室（*RV*）。箭头指示室间隔舒张期和收缩期弓入左心室，右心室显著扩张、动力减低。伴舒张期至收缩期的 RV 区域的无改变。PE，小心包积液

表53-3 大面积肺栓塞的介入器械治疗

器械	机制
Greenfield 导管	血栓抽吸
猪尾巴导管	通过旋转导管破碎血栓，不抽吸
Amplatz 装置	通过高速旋转的叶片使小颗粒凝固、粉碎、粒子再循环
AngioJet 取栓术	通过高压盐水注射软化血栓，然后抽吸（文氏效应）
Aspirex 导管	血栓软化和抽吸
EKOS	超声促进血栓溶解

禁忌和积极治疗后栓塞复发。滤过器可以减少 PE 的风险，但却增加 DVT 的风险[83]。IVC 滤过器置入失败的并发症包括滤过器迁移或滤过器定位不当，使血栓性栓塞绕过滤过器。偶尔，由于完整的滤过器血栓形成，下腔静脉阻塞可能发生。临时的可回收滤过器可以在之后可纠正的抗凝禁忌患者中使用。

总体管理策略

急性 PE 的治疗策略主要基于患者血流动力学的状况（图 53-5）。快速抗凝治疗仍然是治疗的基础。大面积 PE 和心源性休克患者应该接受再灌注治疗方案，如溶栓、导管栓子切除术或手术栓子切除术。动脉压正常和右心室功能不全的亚大面积 PE 患者最佳治疗仍存在争议，特别是对于既有 RV 增大又有肌钙蛋白升高的高风险、但血压正常的 PE 患者（最初从临床表现可能看似稳定）[84]。

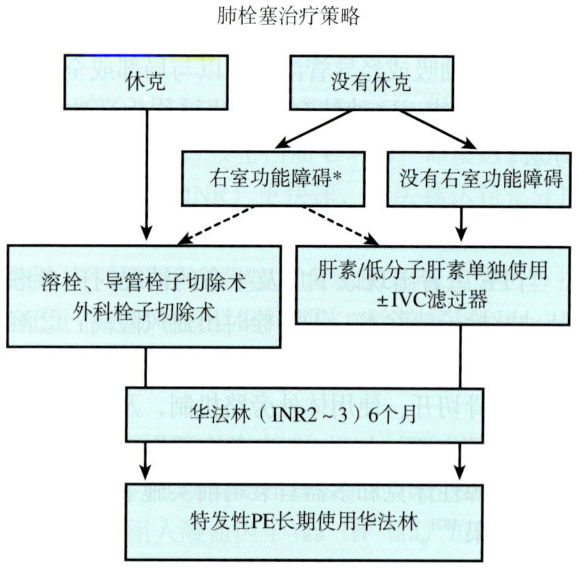

图 53-5 肺栓塞（PE）的推荐治疗策略。当患者出现右心室功能异常和动脉血压稳定，且无禁忌证时，可考虑溶栓治疗。INR，国际标准化比值

对于有短暂 VTE 危险因素的患者，如有手术或外伤，抗凝治疗 3 ～ 6 个月后，通常停药。对于大多数特发性 PE 患者，长时间的华法林抗凝治疗是有效和安全的。

情感支持

尽管 PE 与心肌梗死一样都是致命性的，但是 PE 患者的心理负担可能更大，因为普通大众对 PE 大多没有正确的认识，特别是关于其不能治愈及长期残疾的可能性。年轻 PE 患者反复讨论的同一个主题就是虽然他们看起来健康，但他们往往对家人和朋友难以表达自己对潜在的危及生命疾病的恐惧和感受。

与患者和家属讨论静脉血栓栓塞的影响可以帮助减轻他们的精神负担。一个例子是一个由护士、医生组成的团队，虽然主要对患者讲授教育内容，但是通过同行的支持，以减轻发生 PE 患者对疾病后来的忧虑。

非血栓形成性肺栓塞

非血栓形成性物质包括脂肪、空气、羊水、肿瘤细胞、静脉吸毒者使用的滑石粉和可栓塞肺部的医疗设备。

脂肪栓塞综合征

流行病学

脂肪栓塞综合征通常发生在创伤，尤其是在长骨或骨盆骨折后[85]。其发生风险随着骨折数目的增加而增加，与开放性骨折相比更常发生在闭合性骨折。脂肪栓塞在含有丰富脂肪的组织中行复杂骨科手术或创伤时发生，如在行抽脂术时发生。

病理学

脂肪栓塞的特点包括呼吸、神经、血液系统及皮肤的表现，涉及血管脂肪阻塞，以及由于脂蛋白脂酶的作用使脂肪球释放游离脂肪酸等不利影响[86]。这些游离脂肪酸增加血管通透性，诱发毛细血管渗漏综合征，并且可以触发血小板聚集。

临床表现

创伤或手术后 24 ～ 72 h 出现症状[87]。患者通常

感觉到胸痛和气促。与呼吸急促和发热不成比例的心动过速常见。该综合征可迅速进展为严重的低氧血症，需要机械通气。神经系统表现往往出现在呼吸困难之后，出现包括嗜睡、神志模糊、意识水平下降和癫痫发作。患者可有瘀点，尤其累及结膜、口腔黏膜和身体的上半部分。

诊断

在重大创伤或骨科手术 1 天后发生呼吸窘迫，应怀疑有脂肪栓塞综合征，特别是出现有关的神经缺陷和瘀斑。胸部 X 线检查可发现弥漫性肺泡浸润 [88]。虽然支气管肺泡灌洗可找到脂肪滴，但这一发现缺乏脂肪栓塞综合征的特异性。

预防、治疗和预后

长骨骨折的早日稳定可以减少脂肪栓塞的风险。应该提供支持治疗，包括吸氧和机械通气。皮质激素的效用仍存在争议。据报道，虽然死亡率高达 10%，但预后一般良好 [85]。

静脉空气栓塞

流行病学

静脉空气栓塞涉及滞留在静脉系统中的空气或外源性气体，需要空气和静脉直接相通，以及一个有利于空气进入静脉的压力梯度 [89]。空气可以通过留置中心静脉导管侵入，外科手术、医疗过程或气压伤后也会发生。

病理学

大的空气栓子阻塞肺动脉、右室流出道，而气泡和纤维蛋白血栓的混合物可以阻塞肺小动脉。在这两种情况下，都可能会发生右心室衰竭。静脉的空气栓子可以进入冠状动脉、脑或全身血液循环。

临床表现

症状和体征取决于空气的体积和进入血液循环的速度 [90]。患者对快速空气推注的耐受不如少量缓慢推注。小栓子可无症状。对于较大的栓子，患者常感觉呼吸困难、胸骨后不适，还可能会感到头晕、视物模糊。查体发现包括呼吸急促、心动过速和呼吸窘迫的体征。患者可有右心衰竭的迹象。可能会听到咚咚的水车轮样杂音，可能提示右心室的空气栓塞。

诊断

患者可能会有右室功能不全的心电图证据以及相关肌钙蛋白的水平升高，这些都提示心肌受到损害。超声心动图或胸部 CT 可发现右心室的空气栓子。患者可有低氧血症和高碳酸血症，血小板计数可能降低 [91]。

预防和治疗

所有的导管应使用技术移除，最大限度地减少空气栓塞。在注射前导管应排除空气，并注意在手术过程中确保血管内不会形成空气气泡 [92]。为避免气压伤相关的空气栓塞，潜水员需要培训如何保证在表面及深层潜水的安全。

任何空气栓塞的来源都应进一步确定，以避免栓塞的发生。左侧卧位可能对右室流出道有大量气泡的患者有益，这样的体位流出道在 RV 腔的下面，从而使气泡迁移到一个没有阻碍的位置。通过中心静脉导管取出右心室的气栓也可能是有益的。须给予患者高流量供氧，那些有心脏或神经功能障碍的患者需要高压氧。

预后

此病的预后取决于空气栓塞的程度。即使是在患者主要器官的空气栓子，因为有良好的支持治疗，死亡率可小于 10%。但是，因栓塞导致的神经功能障碍大多会持续。

羊水栓塞

流行病学及病理学

羊水栓塞是发生于妊娠过程中罕见却致命的并发症，在妊娠妇女中的发生率为 1/8 000 到 1/80 000 [93]。分娩过程中，当羊水及胎儿细胞通过子宫动脉的小裂口进入母体血液时，可发生此综合征。栓子到达心脏和肺部引起心脏功能障碍和呼吸窘迫。此外，羊水和其他碎片可以激活凝血系统，并一起触发纤维蛋白形成和血小板活化，诱发弥散性血管内凝血（DIC）。

临床表现及诊断

该综合征起病开始常表现为突发的呼吸困难、发绀、低血压，可迅速进展为心血管功能衰竭而死亡。这个阶段生存的患者经常发生 DIC，特征性表现是弥漫性血管出血、瘀点及瘀斑 [94]。

慢性静脉疾病

第 54 章　静脉曲张

Jeffrey I.Weitz，John W.Eikelboom

流行病学

静脉曲张（VV）是指曲折的、扩张的、鼓胀的浅静脉，典型的为 4 mm 或更大。静脉曲张是慢性静脉功能不全（CVI）最常见的表现，影响高达 25% 的女性和 15% 的男性 [1-2]。在 Framingham 的研究中，包括马萨诸塞州 Framingham 市在内，年龄在 30 ～ 62 岁之间的男性和女性中，女性的年发病率为 2.6%，男性为 1.9%[3]。危险因素包括性别为女性、高龄、家族史、怀孕、长期站立、肥胖、血管畸形和激素治疗。静脉曲张在欧洲患者中，比黑人或亚洲人更常见。有 VV 的妇女中约有 4% 的患者有盆腔静脉反流，这可能是潜在的病因 [5]。妊娠及深静脉回流也与治疗后 VV 复发有关 [4]。

其他形式的静脉病变包括网状静脉，其直径为 1 ～ 3 mm、扁平、蓝绿色，脉络较少。毛细血管扩张或蜘蛛状静脉为 1 mm 或更小，蓝色、黑色、紫色或淡红色。一项横断面研究显示，从苏格兰一般人群中随机抽取 1 866 名年龄在 18 岁～ 64 岁的受试者，发现其中大约 80% 的男性和女性患有毛细血管扩张和网状静脉，其中 85% 为女性 [6]。

VV 的慢性病变对医疗资源有重大影响。据估计，静脉性溃疡每年导致大约 200 万个工作日的损失，仅在美国每年产生超过 30 亿美元的损失成本。此外，除了 VV 的纯经济影响之外，慢性静脉疾病会引起生活质量下降，对疼痛、身体功能和活动性措施的影响尤为明显。对于发生静脉溃疡的患者也是如此，这对与疾病严重程度直接相关的生活质量有影响。

解剖学

大体上，下肢静脉被分成 3 个系统汇合在一个网络中，最终流入髂外静脉。该静脉网络包括相互连接的浅静脉、深静脉系统，以及交通支（图 54-1）。深层隔室包括深静脉系统，并以肌肉筋膜为界。浅层隔室的外部与真皮相接 [7]。位于真皮下的组织称为皮下组织并包含隐静脉。在浅层隔室内，可以通过超声评估识别称为隐静脉隔室的狭窄解剖空间。外面以隐静脉筋膜为界，这个隔室覆盖了适当的隐静脉及其起始部。术语穿静脉或“穿支”仅保留于穿刺筋膜肌肉以将浅表系统连接至深静脉系统的静脉。 相反，交通静脉连接同一静脉系统的静脉。

大隐静脉（GSV）是整个人体内最长的静脉。它起始于足内侧，沿小腿内侧近端走行，作为边缘内侧静脉与隐神经同走行 [7]。其主要分支是后部 GSV 和前部 GSV。静脉一直在大腿内侧继续，并穿过隐静脉裂孔进入股总静脉。GSV 通常的直径是 3 ～ 4 mm，有 10 ～ 20 个静脉瓣 [7]。GSV 为二瓣者在双腿静脉系中约占 20%，但是在同一个隔室内的 GSV 的 2 个静脉干构成真正的重叠，仅发生在 1% 的情况下。小隐静脉（SSV）是下肢第二大静脉。它从脚背侧面开始，沿着脚的侧缘作为侧缘静脉。它穿透盆腔脏器筋膜进入腘静脉。在 1/3 的情况下，血液通过各种交通静脉流向大隐静脉系统。在 1/10 的情况下，它通过腓肠静脉和穿静脉进入深静脉系统。 SSV 通常宽 3 mm，包含 7 ～ 13 个静脉瓣。它伴有小隐动脉，静脉注射时不能与静脉混淆 [7]。

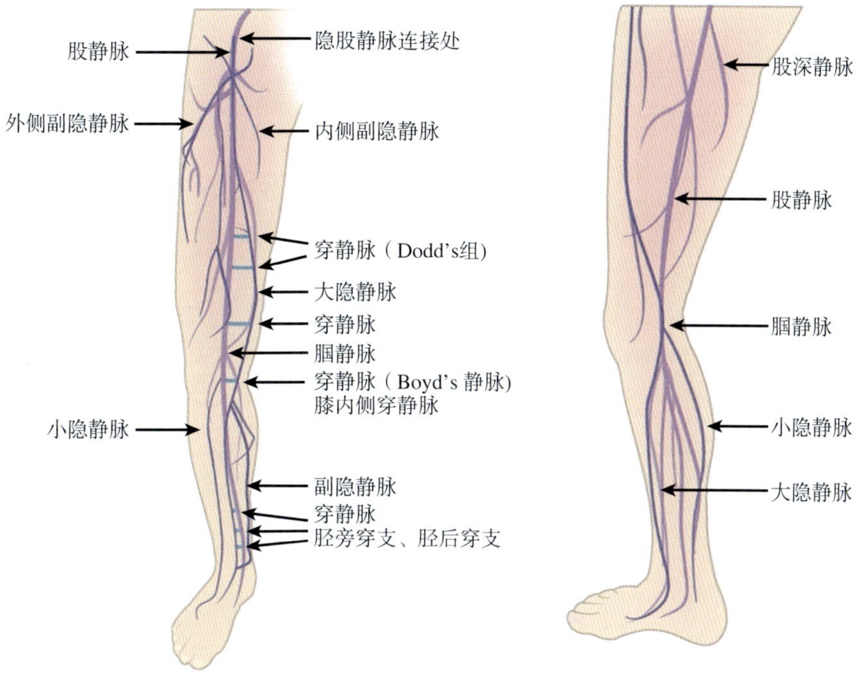

图 54-1　下肢静脉解剖图。GSV，大隐静脉；SSV，小隐静脉

一些穿静脉的位置一直不变。大腿穿支包括大腿内侧穿静脉（原 Hunter's 穿支）、大腿前侧穿静脉、大腿外侧穿静脉、大腿后侧穿静脉和阴部穿静脉。膝盖穿支包括内侧膝穿静脉（原 Boyd's 穿支）、髌上穿静脉、外侧膝穿静脉、髌下穿静脉和腘窝穿静脉。腿部穿支包括胫骨旁穿静脉、胫骨后穿静脉（原 Cockett 穿静脉）、前腿穿静脉、外侧腿穿静脉和后腿穿静脉（内侧和外侧腓肠肌、瓣间肌、Achillean 旁肌）。其他静脉群包括臀部穿静脉、脚踝穿静脉和足部穿静脉。穿静脉系统的确在小腿肌肉泵功能中起着关键作用（图 54-2A）。

皮下静脉系统在大腿和小腿的侧面作为胚胎侧缘静脉的发育散布，并逐渐被隐静脉系统所代替，并可能在 Klippel-Trénaunay 或 Parkes-weber 综合征患者中异常发育。相对于表面，皮下有 3 个级别的静脉丛：真皮，皮下和深层。皮肤静脉涉及浅表的真皮乳头下静脉丛和深部真皮静脉丛[7]（图 54-3）。

发病机制

静脉曲张是由于静脉壁薄弱所致，根据其病因可分为原发性或继发性。原发性 VV 由静脉系统中的特发性结构或功能缺陷引起。继发性 VV 是由相关静脉下面的静脉阻塞引起的，最常见的是深静脉血栓形成（DVT）或潜在的深静脉功能不全（图 54-2B-C）。原发性瓣膜功能不全较为常见，约有 8/10 的 VV 患者具有原发性瓣膜功能不全。次级瓣膜反流通常是由于创伤或血栓形成。先天性异常仅发生在约 2% 的病例中[3]。继发性慢性静脉疾病进展速度比原发性快。

VV 发展的关键因素是静脉高血压。静脉压力与从右心房到脚的血液柱的重量成正比，并且由肌肉收缩产生的压力降低。站立时，静脉压力高达 90 mmHg。它随着肌肉动作而暂时增加，但随着功能性静脉瓣引导血液流向心脏而迅速减少。功能良好的小腿肌肉泵机制将静脉压力降低至 30 mmHg 以下[3]。不断增加的静脉压力使瓣膜的拉伸、分裂、撕开、变薄和粘连退化，从而导致炎症[3]。过度的静脉高血压形成的辅助因素包括小腿肌肉泵的功能丧失和肥胖。最终，长时间的静脉高压导致静脉瓣膜功能不全或反流和静脉扩张[1]。静脉缺陷导致静脉高压增加、静脉壁薄弱、周围结缔组织异常扩张，瓣叶分离。

静脉压力升高也可能引起水肿。显著的肿胀不是 VV 的常见特征，但是发作性踝关节水肿是常见的[8]。一小部分患者出现并发症，包括皮炎、浅表性血栓性静脉炎或出血。血栓性静脉炎可能自发地发生或由于

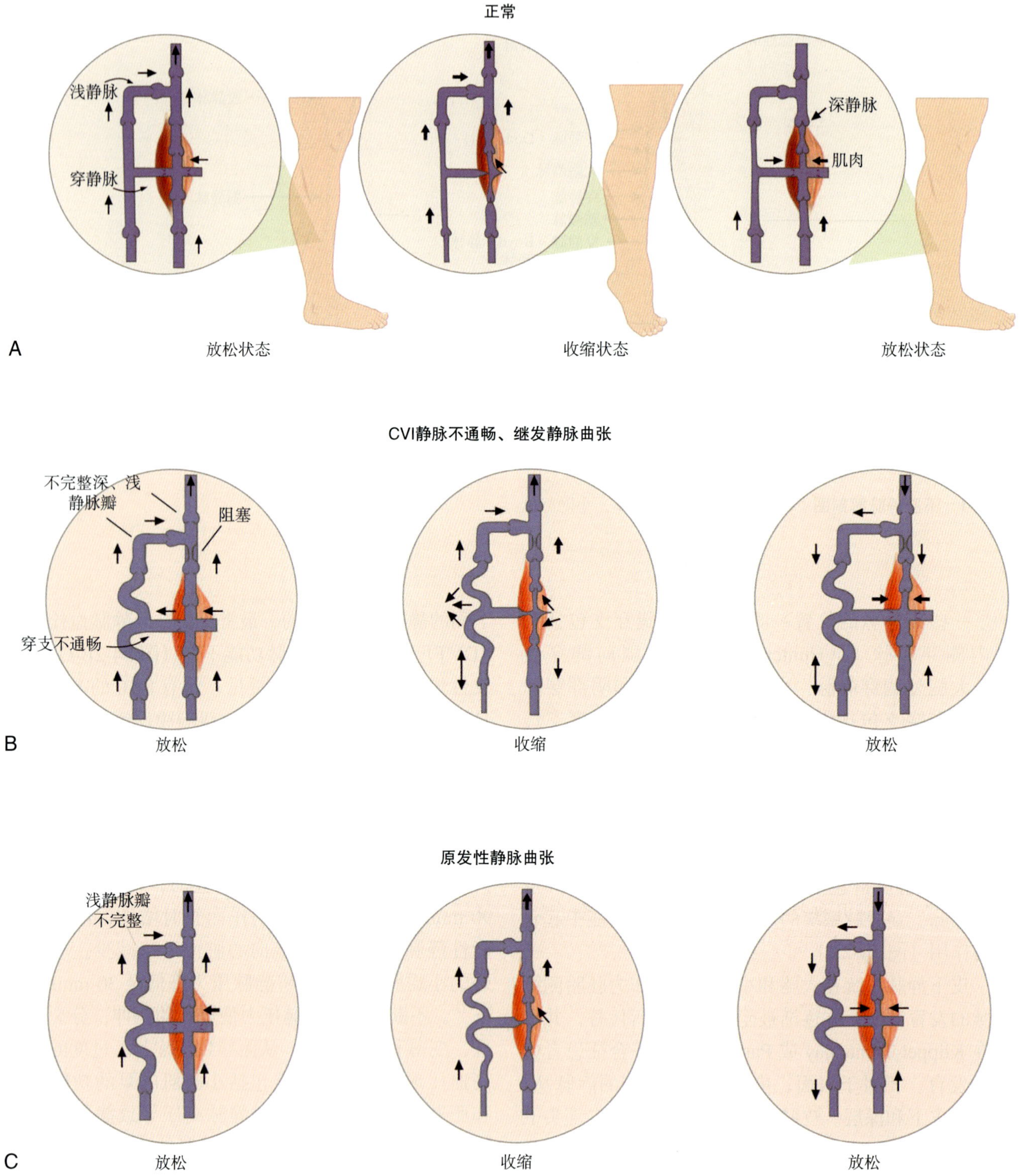

图 54-2　小腿“肌肉泵”与静脉曲张。A，小腿肌肉生理性正常舒缩的泵血效应。**B**，在穿静脉功能不全和继发性静脉曲张前的深静脉阻塞。**C**，原发性静脉曲张与深静脉系统与穿静脉系统情况无关。CVI，慢性静脉功能不全（Adapted from Sumner DS：venous dynamics-varicosities.Clin Obstet Gynecol 24：743-760，1981.）

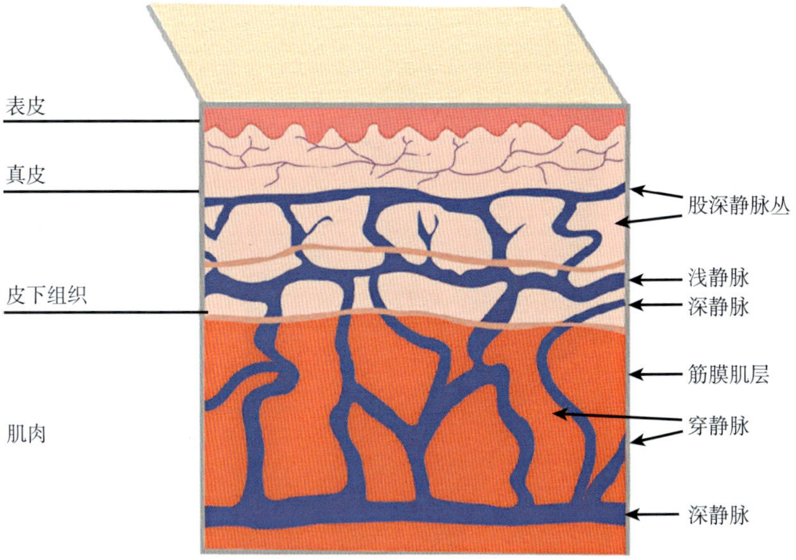

图 54-3 下肢静脉回流（Adapted from Kachlik D，Pechacek V，Baca V，Musil V：The superficial venous system of the lower extremity：new nomenclature.Phlebology 25：113-123，2010.）

受伤而造成。慢性静脉疾病的皮肤变化与静脉高血压的严重程度成正比。高达 100% 的运动后静脉压超过 90 mmHg 的患者会出现静脉性溃疡[3]。CVI 和深静脉功能不全的患者发生溃疡的风险大大增加。相反，踝关节背屈和有效的小腿肌肉泵是保护性因素（图 54-2A）。促进进展的不良预后因素包括反流和梗阻的结合，同侧复发的 DVT 和多节段的累及[10]。

炎性变化也有助于 VV 的发生。40 ~ 60 min 被动返回到足部的血液中白细胞耗尽表明白细胞聚集并参与局部炎症级联反应[3]。循环白细胞和血管内皮细胞（ECs）表达几种类型的黏附分子。整联蛋白结合促进了白细胞的牢固黏附，它们从脉管系统迁移出来并脱离。活化的白细胞将 L- 选择素释放到血浆中，并表达整联蛋白。这是微血管白细胞俘获假说的主要理论。与细胞间黏附分子（ICAM）-1 表达相关的局部炎症增加了单核细胞和巨噬细胞的黏附。瓣膜因过度合成的 I 型胶原蛋白而损伤加重，结果导致静脉变硬。最终，基质金属蛋白酶（MMPs）和丝氨酸蛋白酶利于 VVs 中细胞外基质（ECM）物质的积累[3,11]。

临床表现

VV 的临床表现从表面美观问题到严重症状，包括溃疡。慢性静脉功能不全临床表现可以通过病因、解剖学和病理生理学（CEAP 分类）[8,12]（第 55 章）进行分类。但临床上，这些模式可能被分类为复杂和不复杂的静脉曲张。简单的 VV 可能只需要美容治疗或安慰治疗。复杂 VV 患者可出现沉重、疲劳、局部疼痛、自发性出血和浅表性血栓性静脉炎。静脉曲张可能引起水肿、疼痛和皮肤变化，如淤滞性皮炎和溃疡。一项研究报道，66% 的溃疡持续时间超过 5 年[1]。所有这些症状都会影响日常活动[1]。

相关问卷和仪器测量表明静脉疾病对生活质量有影响。其问卷大部分是主观的，由患者完成。慢性静脉功能不全问卷（CIVIQ）在 2001 年的样本中得到验证，并测量了心理，社会，身体和疼痛的区域。该文书的修订版本 CIVIQ 2 对 20 个问题的类别进行了相等的权重，以提供一个全球评分。这项措施用于追踪慢性静脉功能不全（包括 VV）治疗后的生活质量（QOL）改善。Aberdeen 静脉曲张问卷（AVVQ）有 13 个关于身体症状和社会问题，包括疼痛、踝关节水肿、溃疡、压迫疗法的使用，以及 VV 对日常活动的影响。疾病特异性指数从 0 到 100（极端静脉症状）分级[13]。这项措施的重点在于静脉疾病的身体症状，特别是血栓后综合征。此方法已经在 DVT 患者中得到验证。2004 年，Kahn 等比较 VEINES 和 36 项短程健康调查（SF-36），将来自 4 个国家的 1 531 名患者的 CEAP 进行分类，以检查患者相关 QOL 报告对

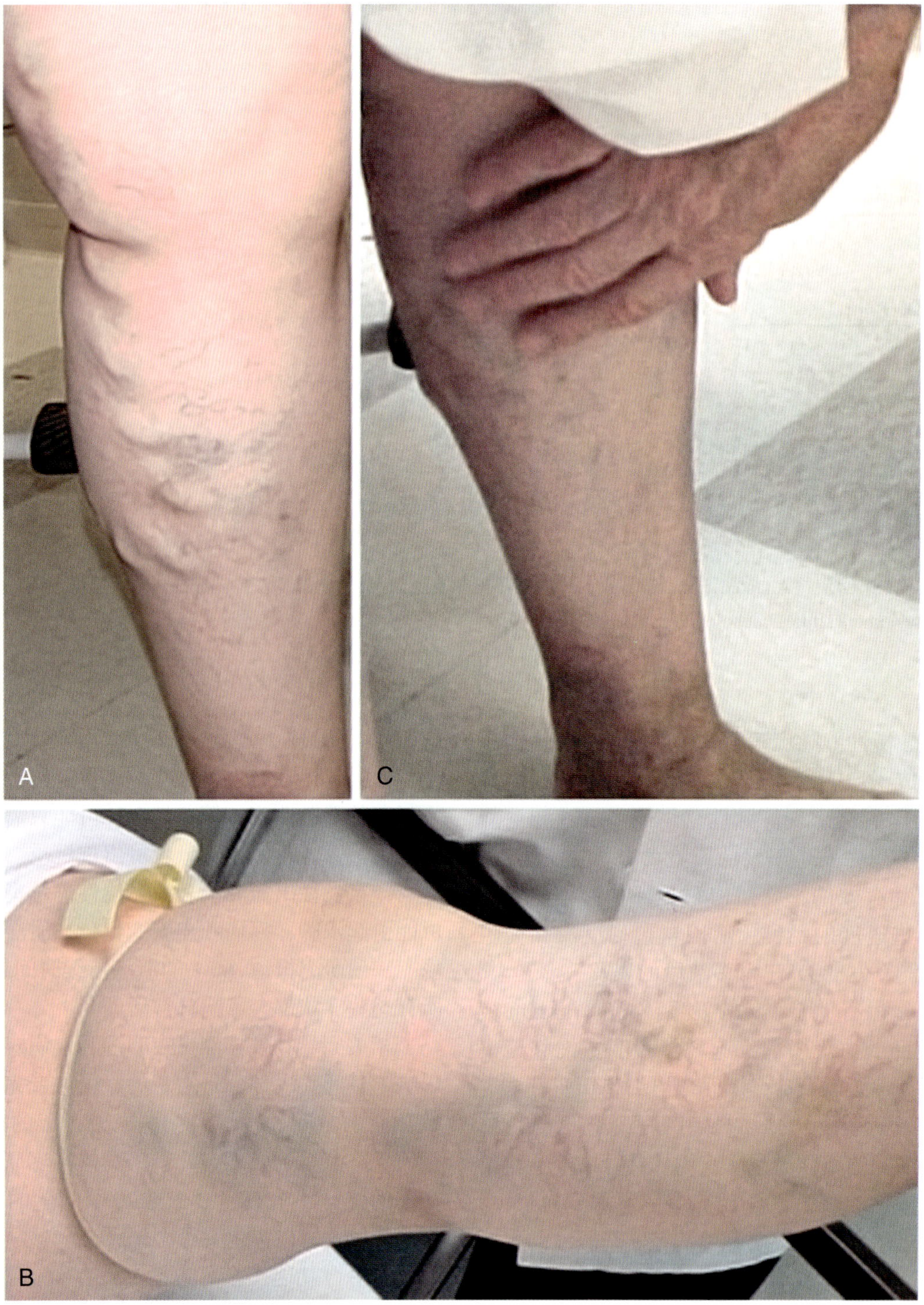

图 54-4 静脉曲张的体格检查。**A**，右下肢大隐静脉内侧可见迂曲的曲张静脉。**B**，抬高患肢，在膝关节以上绑止血带，并嘱患者站立，可见静脉曲张不明显，提示为原发性静脉功能不全

静脉研究结果解释的影响。研究表明更高的 CEAP 级别与 VEINES-QOL 直接相关并可预测。Charing Cross 静脉溃疡问卷（CXVUQ）是为静脉溃疡患者开发的，其功能不受所选治疗方案影响[14]。最后，静脉严重度评分（VSS）系统是从 CEAP 分类中推导出来的，有 3 个要素：静脉伤残评分（VDS）、静脉节段疾病评分（VSDS）和静脉临床严重度评分（VCSS）。VCSS 最近进行了修订，包括多个参数：

疼痛、VV、炎症、水肿、皮肤硬结、色素沉着、溃疡（大小、数量、持续时间）和压迫疗法等多种参数[15]。VCSS 评分对于随访治疗很有用[14-15]。

体格检查

对腿部进行初步检查可能会发现水肿，严重的VV 会出现发绀、多血质、色素过度沉着、脂肪皮质硬化或溃疡。在检查时，VV 可能被观察为弯曲、扩张、鼓胀，表面静脉直径测量约 4 mm 或更大。理想情况下，患者在立位时进行静脉回流检查[1]。脂肪皮肤硬化是局部慢性炎症和腿下部皮肤和皮下组织纤维化的结果[16]。皮肤变化通常发生在内侧脚踝以上区域。萎缩白斑的表现是局部的圆形、白色、无血管，在毛细血管周围萎缩皮肤区域，有时色素沉着，符合严重的慢性静脉功能不全。类似地，一个环状血管环（在脚的内侧或外侧的扇形小的真皮内静脉）可能预示着严重的静脉功能不全。

在检查过程中使用 Trendelenburg 和 Perthes 试验，以区分浅表和深静脉功能不全（第 55 章）。在 Trendelenburg 试验中，腿部抬高，并在膝盖上方应用止血带。这阻碍了浅静脉，如果患者有深静脉功能不全（继发性 VV），这些静脉在站立后立即填充。如果站立后，静脉需要 20 s 以上的时间来填充，但是在取下止血带后立即进行填充，检查结果与原发性 VV 一致。在 Perthes 试验中，腿抬高，止血带放置在大腿或小腿近端。当患者站立和行走时，由于穿支功能异常，VV 将被重新填充（图 54-4 和图 55-5）[16]。这些试验可以用 Brodie Trendelenburg 叩诊来补充：手指放置在 VV 的远端区域上，而叩诊静脉的近端部分。

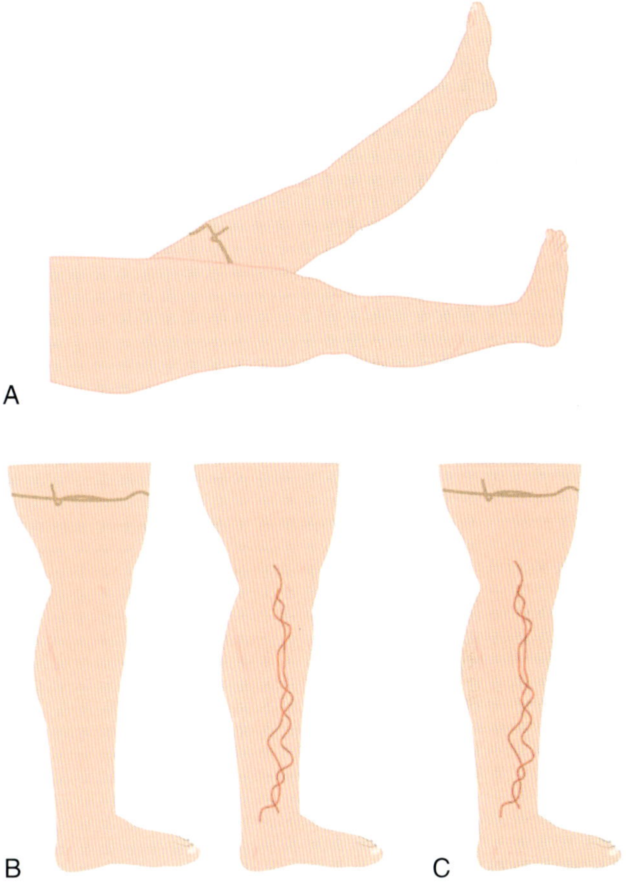

图 54-5 静脉曲张的体格检查。**A**，下肢抬高，曲张静脉回流。**B**，松开止血带后曲张静脉回流。**C**，穿静脉不通畅的表现，提示为继发性 VV

影像学和生理测试

双功能超声检查对 VV 的评估很有用（第 12 章）。该测试是在患者站立或反向 Trendelenburg 的检查中进行的，用于检测深静脉中的急性或慢性血栓形成、血栓形成后变化、出现阻塞性流动和深静脉的功能不全。反流，表现为血流逆转，只要超过 0.5 s 就是病理性的[17]。双功能超声检查对评估髂静脉和腔静脉是不可靠的，但对于隐静脉反流的评估是敏感的，对于不通畅的穿静脉的识别也很有用。

体积描记术、应变仪体积描记术和空气体积描记术可用于检测膝盖以上大静脉的静脉阻塞和反流。最常用的有无止血带的光学体积描记术，可用于评估浅静脉功能不全。没有止血带时，静脉补液时间应少于 20 s，若使用止血带时，静脉补液时间应超过 20 s，与 GSV 的效果相同。

静脉造影可以提供有关血栓形成后疾病患者的盆腔静脉阻塞的信息。上行静脉造影是在患者呈 45°进行的，非负重，腿部向下时注入造影剂。造影剂填充浅表静脉表示静脉功能不全。上行静脉造影可用于确定静脉阻塞、侧支循环和再狭窄，下行静脉造影对于诊断静脉功能不全更有用。在这种情况下，造影剂注射到股隐静脉连接处上方的股静脉。患者最初处于仰卧位，注射造影剂后，操作台向下倾斜。膝盖或远端的渗漏是异常的[17]。静脉造影通常在静脉干预的情况下显示，但在肿胀的腿部中较为困难。磁共振静脉造影（MRV）或计算机断层扫描（CT）在评估静脉功能不全和 VV 上经验有限。

处理

治疗适宜性

静脉曲张治疗可分为保守型和介入型。VV和随后的CVI的保守治疗方式包括改变生活方式、加压治疗和药物治疗。所有患者都适合采取保守措施。更多介入性技术的使用取决于静脉的大小和并发症的存在。最常见的是，首先进行静脉曲张或功能不全的大隐静脉射频消融，以减轻更多的远端静脉曲张。然而，大多数患者需要额外的治疗，以获得足够的治疗和美观效果。其中使用静脉内激光疗法（EVLT）或射频消融（RFA）GSV的热消融是最常用的技术。直径3 ~ 12 mm的GSV是RFA的候选者，EVLT是大于3 mm的静脉的选择。一种微创技术，GSV泡沫硬化治疗，也可以在小于1 cm的静脉中进行，但也可用于治疗较大的静脉[18]。当GSV直径大于12 mm时，手术是一种选择[19]。血管的迂曲也是相关的。对于RFA和EVLT，GSV的直线段应该在距离隐股连接处远端延伸15 ~ 20 cm[18]。

在577例GSV反流患者的研究中，55%适用于RFA或EVLT，57%适用于硬化疗法。强调在需要仔细观察的患者中，只有41%的患肢适合所有的手术[18]。在一项评估复发性VV患者的研究中发现，少于40%的患者有适合RFA或EVLT的患肢，而在58%的病例中泡沫硬化剂是一种选择。由于有皮肤灼伤的风险，浅表分支不适合导管为基础的热消融。最佳的治疗效果可以通过联合的方式来实现。

保守处理

饮食和生活方式的变化

长时间的站立或坐姿可能加剧VV的症状和体征。患者应尽可能提高腿部至心脏以上的高度、减轻体重、锻炼，以减轻肿胀和改善小腿肌肉功能[20]。此外，中等强度的下肢运动训练可改善VV患者术后微血管内皮扩张功能[21]。

压迫

外部压迫是VV治疗的基石。压迫疗法，包括梯度弹力压迫袜和短伸展绷带，可有效减少下肢疼痛和肿胀，并防止VVs和CVI发展为静脉溃疡[20]。在静脉溃疡患者中，多组分压迫系统可以帮助达到治愈。压力衣应该个性化以达到患者最大的依从性[20,22]。

药物治疗

低剂量利尿剂通常用于由VV引起的显著水肿的患者，但是它们对于减轻疼痛和不适的症状的效果最小[20]。患有淤滞性皮炎的患者可用短期的局部皮质类固醇治疗以减轻炎症。革兰氏阳性覆盖的抗生素被用来治疗蜂窝织炎或感染的溃疡。由于细菌对抗生素的抗药性问题越来越多，目前的处方指南建议，抗菌制剂只能用于临床感染病例，而不能用于细菌定植。目前尚无证据支持常规使用全身抗生素促进下肢静脉溃疡愈合[23]。

草药补充剂

短期研究表明，七叶树种子（欧洲七叶树）提取物在减轻水肿、踝关节和小腿周长以及伴功能不全的VV症状上有功效[24]。

它可以以20或50 mg的剂量口服给药。在Suter等的meta分析中，219名CVI Ⅰ/Ⅱ期成年患者的治疗人群显示出改善效果，8名患者报告胃肠不适。

微粉化的纯化类黄酮制剂（MPFF）由90%的地奥司明和10%的类黄酮组成。MPFF保护微循环免于动态静脉压力提高。它通过抑制内皮细胞ICAM-1和血管细胞黏附分子（VCAM）的表达来减少白细胞和EC之间的相互作用[25]。包括使用MPFF的随机前瞻性研究、包含723例静脉溃疡的meta分析提示在6个月时使用MPFF的患者比单独使用传统治疗的患者治愈效果好[20]。

法国海洋松树皮提取物和芸香苷显示出不同的结构[20]，尽管草药产品短期内可能是有益的，但其疗效和安全性尚未被长期证明，而且这些具有不同量的活性成分和非活性成分的制剂不受FDA的管制。

介入性治疗

对于大型VV，介入性治疗分为静脉内治疗和手术治疗，静脉内治疗分为化学治疗和热消融治疗（表54-1）。

化学硬化疗法

近一个世纪以来，液体硬化剂一直是VV的治疗手段。1944年引入静脉内泡沫硬化疗法（EFS），并在90年代初由Cabrera将方法标准化，改善了VV的非手术性闭塞。当使用超声引导进行给药时，EFS特别有效[20]。

表54-1 下肢静脉曲张疗效比较

治疗	闭塞率（95% CI）			并发症
	1年	3年	5年	
隐股静脉结扎剥脱术	79.7%（71.8 ~ 85.8）	77.8%（70.0 ~ 84.0）	75.7%（67.9 ~ 2.1）	血肿（< 30%） 感觉异常（4% ~ 25%） 伤口感染（2% ~ 15%） DVT（< 2%）
EVLT	93.3%（91.1 ~ 95.0）	94.5%（87.2 ~ 97.7）	95.4%（79.7 ~ 99.1）	疼痛（50%） 瘀斑（40%） 血肿（24%） 静脉炎（12%） 感觉异常（10%） DVT（7%） 色素沉着（< 4%）
RFA	87.7%（83.1 ~ 91.2）	84.2%（75.5 ~ 90.4）	79.9%（59.9 ~ 91.5）	擦伤（50%） 感觉异常（3% ~ 20%） DVT（16%） 血肿（< 7%） 烧伤（2% ~ 7%） 感染（< 2%）
EFS	80.9%（71.8 ~ 87.6）	77.4%（68.7 ~ 84.3）	73.5%（62.8 ~ 82.1）	疼痛（常见） 静脉炎（5%） DVT（< 1%） 色素沉着（常见） TIA（< 1%） 皮肤坏死（罕见）

CI，置信区间；DVT，深静脉血栓；EFS，静脉内泡沫硬化疗法；EVLT，静脉内激光疗法；RFA，射频消融；TIA，短暂性脑缺血发作。

From Nael R，Rathbun S：Treatment of varicose veins.Curr Treat Options Cardiovasc Med 11：91-103，2009；and van den Bos R，Arends L，Kockaert M，et al：Endovenous therapies of lower extremity varicosities：a meta-analysis.J Vasc Surg 49：230-239，2009.

过程

用2个注射剂将化学硬化剂（例如聚桂醇、鱼肝油酸钠、十四烷基硫酸钠）与二氧化碳/氧气（CO_2/O_2）或室内空气混合以产生泡沫（浓度1% ~ 3%；体积6 ~ 10 ml）或者用Tessari方法[26]（图54-6）。由于CO_2/O_2比室内空气中的氮更易溶于血液和水中，因此可降低微泡栓塞的风险。Tessari方法通过将2个一次性注射器（一个含有硬化剂，另一个含有空气）通过双向活塞向前和向后泵来产生泡沫[26]。通过进行超声检查以确定表面的、易到达的静脉曲张节段或导管易于插入的GSV。在手术前立即制备泡沫，并在超声引导下注入GSV或其支流[26]。注射时腿部升高45°，泡沫向远端按摩以填充支流。随后，将压力衣施加到经治疗的腿上[26-27]。

泡沫取代静脉血液，导致局部炎症、硬化，并在1 ~ 2周内VV闭塞[26,28]。泡沫硬化疗法的有效性在于利用通过蛋白质变性起作用的洗涤剂硬化剂。通过形成脂质双分子层，内皮表面在没有必需蛋白的情况下被破坏，从而导致细胞死亡延迟[27]。

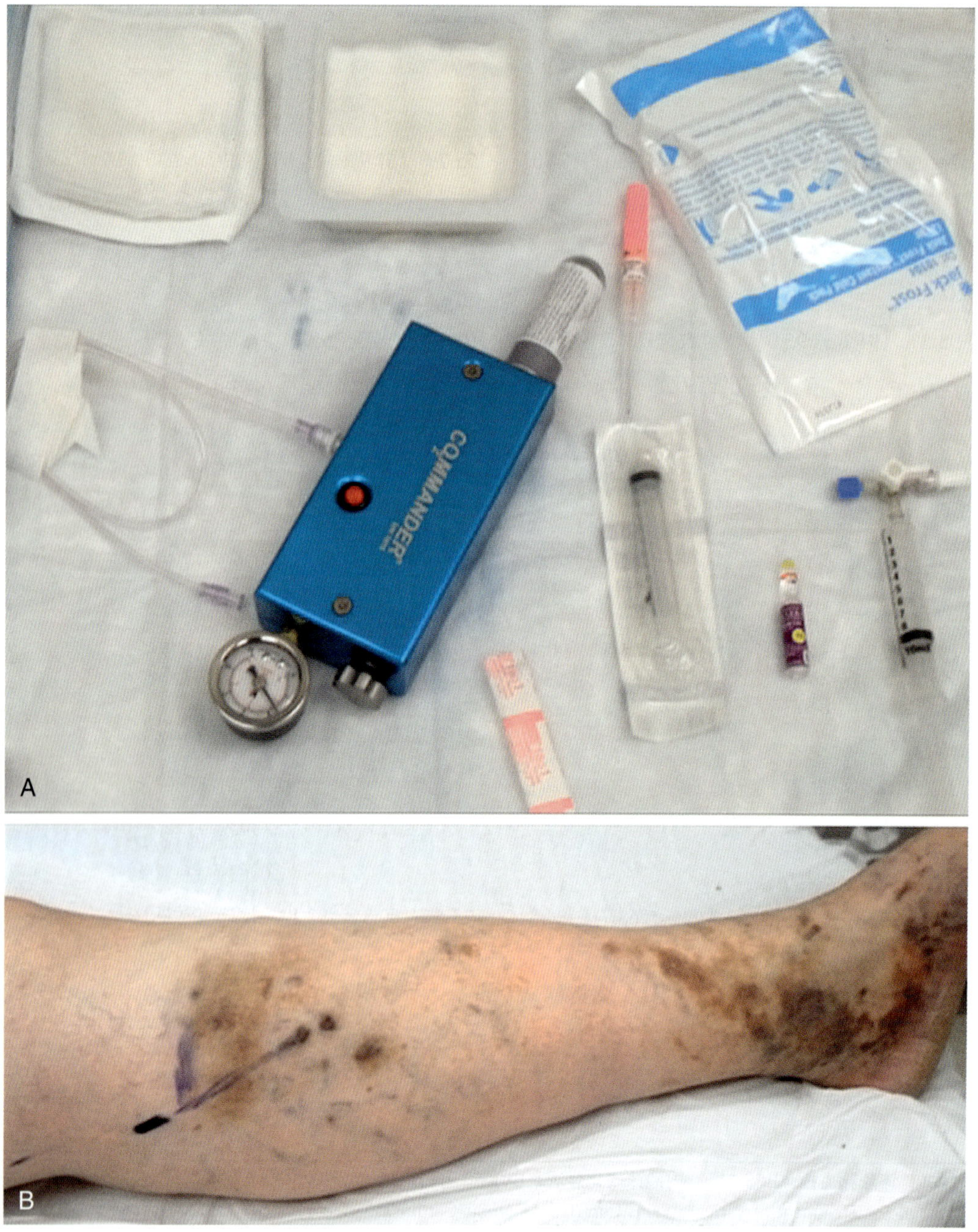

图 54-6 硬化治疗术前准备，穿刺置管部位已标记

Vanden Bos 等选择了 64 项研究并评估了 12 320 个肢体，对 EFS 做了一个系统综述，平均随访 32 个月，测定的 3 个月总闭塞率为 82.1%（95% 置信区间为 72.5 ~ 88.9），1 年为 80.9%（95% 置信区间为 71.8 ~ 87.6），5 年为 73.5%（95% 置信区间为 62.8 ~ 82.1）（表 54-1）。与导管热敏技术相反，年龄的增加并不影响硬化剂适应性[18]。泡沫硬化剂对于治疗静脉淤血溃疡和先天性血管畸形也有效[1]。Barrett 等对共 100 个随机选择的使用超声引导的 EFS 治疗的有 VVs 的腿进行分析，患者满意度被评为高度，使用 EFS 治疗 2 年后 90% 的患者有生活质量改善（表 54-1）[1]。在 van den Bos 的综述中，在调整了随访之后，泡沫疗法和 RFA 与手术剥离同样有效[29]。在多项技术之间缺乏大规模比较性随机临床试验的情况下，微创技术似乎至少与手术治疗下肢 VVs 同样有效。静脉内泡沫硬化疗法经常与支气管硬化的热消融结合使用。

在一项包括 852 例接受超声引导下 EFS 治疗的

患者的 1 931 例治疗过程研究中，当治疗直径小于 5 mm 的静脉时，以及泡沫限制注射量低于 10 ml 时，深静脉闭塞的风险较低。最常见的并发症包括轻度到中度的疼痛和色素沉着过度（高达 30%）[1,13]。色素沉着通常在 6 ~ 12 个月内消退 [1]。不常见的不良事件包括浅表性血栓性静脉炎、DVT 和肺栓塞（PE）、血凝块阻塞、血肿、皮肤坏死、暂时性神经事件（偏头痛、视力障碍）和肺部症状（咳嗽）。阻塞的血凝块导致表面血栓静脉炎发生率低于治疗静脉的 5%。深静脉血栓形成是由于泡沫扩散进入深静脉系统，通常涉及腘静脉和小腿静脉。DVT / PE 发生率低于 1%[1,12]。在卵圆孔未闭的患者中使用大量泡沫可能会出现暂时性神经系统事件。迄今为止，已有 3 例报道的疑似与 EFS 有关的主要治疗后神经事件 [短暂性脑缺血发作（TIA）和脑血管意外]。在所有 3 种情况下，症状都与卵圆孔未闭有关，并在 2 周内缓解 [1,12,31]。

最近被 FDA 批准的 ClariVein 是一种新型的硬化疗法，用于大型 VV 的诊疗，使用机械旋转分散金属丝在容器壁上混合并分散硬化剂。潜在的优点是不需要肿胀麻醉，可以在神经束附近使用，是完全的一次性用品，而且不需要发生器。但是，迄今为止，尚未发表大规模的比较研究。

静脉内激光治疗

1999 年引入了静脉内激光治疗，用于消除 GSV 及其分支。激光对静脉壁的直接作用和静脉血液的加热导致静脉壁的损伤，在数周至数月的时间内，会使静脉曲张消失 [30]。损伤模式呈偏心分布，激光接触路径损伤最严重。EVLT 期间的温度可能会达到纤维尖端的 1 000℃和燃烧区域的 300℃。在光热过程中也产生了蒸汽，但这只占所施加能量的 2%[33]。EVLT 后的闭塞和并发症发生率与每厘米静脉的总能量（焦耳）成正比（J / cm）。激光能量可以以连续或脉冲模式施加，连续模式更有效。

程序

静脉内激光治疗使用肿胀麻醉进行。可以使用具有 25 号针头的 5 ml 注射器在接入部位上皮下渗入 2 ml 肿胀麻醉剂溶液（420 ml 生理盐水，60 ml 含肾上腺素的 1% 利多卡因和 20 ml 碳酸氢钠）。该解决方案是通过手动或在超声引导下用输液泵输送，旨在围绕待治疗的静脉段 [20,34]。将激光导管插入 GSV 的膝关节水平，并在股隐静脉的远侧行进，与超声引导连接。当连续的能量施加到静脉时，激光在 GSV 中不断向远端移动。

van den Bos 等的系统综述（表 54-1）得出 3 个月的总体闭塞率为 92.9%（95%CI 为 90.2 ~ 94.8），1 年为 93.3%（95%CI 为 91.1 ~ 95.0），5 年为 95.4%（95% CI 为 79.7 ~ 99.1）。一些研究报道 EVLT 比静脉剥脱术和其他静脉内手术在减少闭塞和复发率方面更为有效 [1]。静脉内激光疗法后静脉中的反流复发是继发于大腿和小腿新的功能不全性穿孔，新的股隐静脉连接处功能不全是导致新的静脉疾病进展的原因 [35]。在 Ravi 等对 3 000 个治疗过的肢体进行的一项研究中，通过症状缓解和消融后无 VV 评估，总体患者满意度为 86%[36]。EVLT 没有绝对禁忌证 [37]，相对禁忌证包括不可纠正的凝血功能障碍、限制使用局部麻醉药的肝功能不全、制动、怀孕和哺乳。

更高的能量导致闭塞率增加，但与更高的并发症发生率相关，包括感觉异常和热损伤。其他并发症包括疼痛、水肿、红斑、瘀斑、血肿、囊泡化、过度或过轻色素沉着、浅表性血栓性静脉炎和 DVT。在对 29 项研究进行的一项 meta 分析中，Luebke 和 Brunkwall 在其中 12 篇报道此并发症的研究中描述了 50% 以上的瘀斑发生率 [13]。在同一 meta 分析中，感觉异常的发生率为 1.7% 。在治疗的静脉中，中度疼痛和浅表性血栓性静脉炎分别发生在高达 50% 和 12% 的肢体 [39]。在相同的 meta 分析中，7 项研究共 9 317 例患者仅报告了 27 例 DVT 事件（0.3%）。在其他研究中，据报道 DVT 的发生率高达 7%[1,13]。并未有报道称肺栓塞是 EVLT 的并发症 [13]。因为 EVLT 通常在门诊进行，所以比 VV 的手术治疗更具成本效益 [1]。

射频消融

1999 年在美国引入射频消融术，使用通过静脉内电极的射频能量传递受控热量，导致 GSV 及其分支消失 [1]。

节段式 RFA 的理论优势使静脉治疗的一致性更高，消融速度更快，每个 7 cm 的片段可以在 20 s 内处理。

程序

射频消融在全身或局部麻醉下进行。需要肿胀麻醉，可以使用生理盐水稀释的利多卡因稀释混合液（50 ml1% 利多卡因与 1 ∶ 200 000 肾上腺素在 500 ml

0.9% 盐水中进行单侧手术，或在 1 000 ml 0.9% 盐水中进行双侧手术）。通常每 10 cm 静脉肿胀的体积为 75 ～ 100 ml。在手术过程中使用超声进行导管放置和引导（图 54-7）。GSV 在膝关节处插管，导管前进到股隐静脉连接处。

射频消融的作用机制是基于由电流引起的电阻（或欧姆）加热。静脉壁（不在导管尖端）产生的热量随后消散，引起受控的胶原蛋白收缩或静脉的总体热凝固术。结果是受控制的组织破坏，最终以最小的血栓或凝块密封腔。热效应与温度和治疗时间成正比。例如，温度为 85℃ ～ 90℃，回撤速度为 3 ～ 4 cm/min，热效应足以引起胶原蛋白收缩并闭塞管腔[41]。

手术后几天应用压力衣。恢复时间是 3 ～ 5 天。并发症包括感觉异常、血肿、皮肤灼伤 / 感染 / 淤伤和血栓性静脉炎 / 血栓栓塞。286 例患者肢体出现短暂性感觉异常者占 15%，血肿者占 5%，皮肤灼伤者占 2.1%，浅表性血栓性静脉炎者占 2.1%，DVT 者占 16%，非致命性 PE 者占 1%[1]。小于 2 mm 或超过 15 mm、既往有残余梗阻的浅表性血栓性静脉炎和 GSV 迂曲是 RFA 的相对禁忌证。

在对 12 000 多例接受静脉剥脱术、泡沫硬化剂治疗或热消融的患者进行系统综述时，3 个月时 RFA 总体闭塞率为 88.8%（95%CI 为 83.6 ～ 92.5），1 年时为 87.7%（95% CI 为 83.1 ～ 91.2），5 年时为 79.9%（95% CI 为 59.5 ～ 91.5）[29]。在解剖学上成功的肢

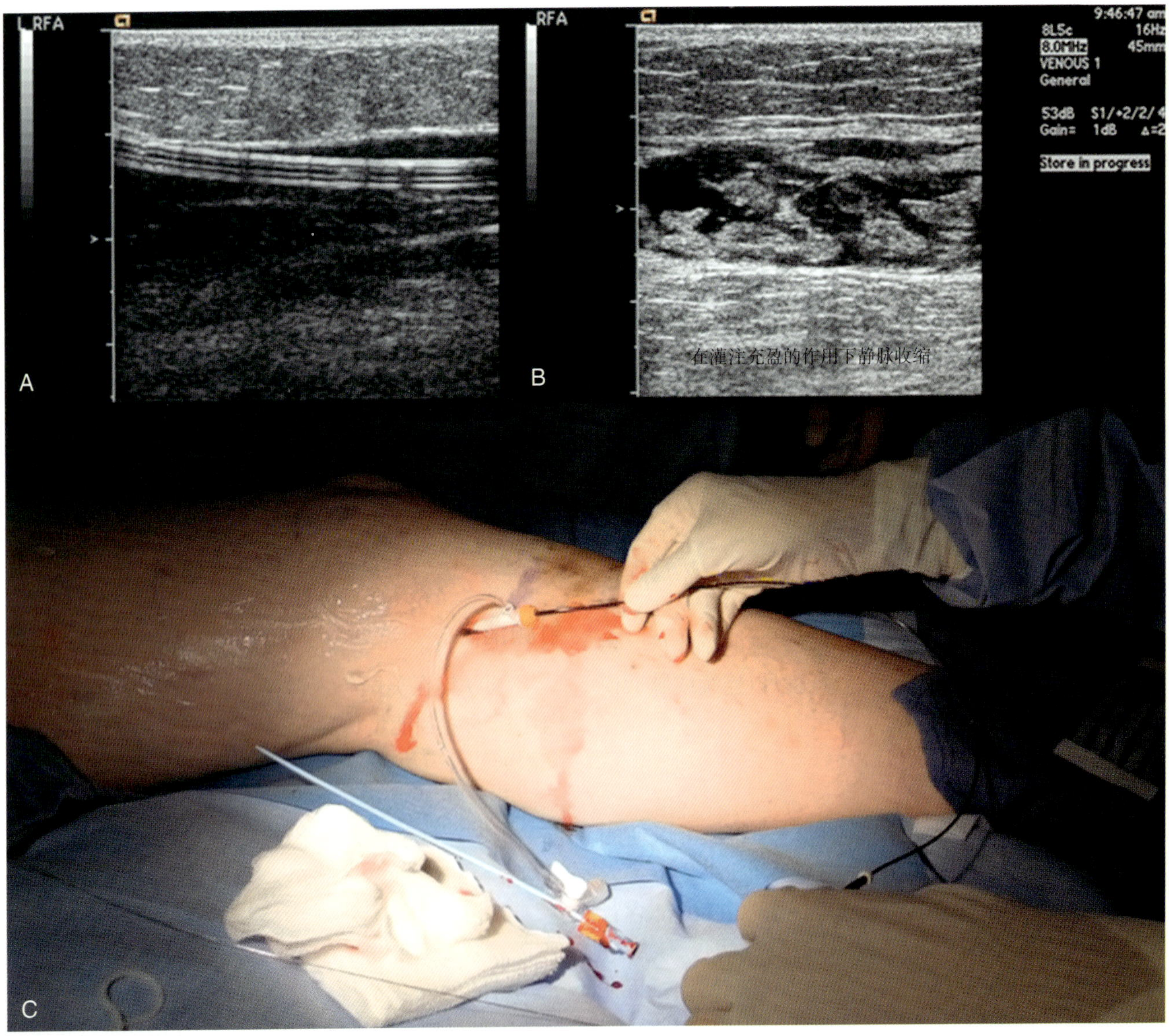

图 54-7　导管置入及超声成像

体中有 85% ～ 94% 有症状上的改善，在解剖学上失败的肢体中有 70% ～ 80% 有症状上的改善[1]。在 Luebke 等的 meta 分析中，RFA 组 72 h 和 1 周的 QOL 明显好于手术组[19]。

术后 72 h 至 1 周内推荐超声检查评估 DVT。尽管目前还没有研究证实静脉血栓栓塞预防的有效性和安全性，但高血栓栓塞风险的患者在手术后可以考虑用药物预防血栓[1]。射频消融术的住院时间和恢复时间要少于手术。在一项对 458 例接受 RFA 治疗的患者进行 3 个月和 1 年随访的研究中，长期闭塞的主要预测因子是回撤速度［比值比（OR）为 3.7；95% CI 为 1.1 ～ 12.4］和 CEAP 分类（OR = 3.1；95% CI 为 1.7 ～ 5.6）[42]。

外科手术

在保守治疗失败的情况下，手术干预通常是 VV 的替代治疗手段。它们现在很少施行。VV 的手术治疗包括隐静脉剥脱术、股隐静脉连接处结扎和门诊静脉切除术[1]。空气体积描记术研究支持手术的血流动力学有效性。Park 等对 2 120 例肢体进行的研究显示，静脉体积、静脉充盈指数、剩余体积功能和射血分数等血流动力学参数明显改善。

隐静脉剥脱术

在 1844 年首次报道，此过程在有不通畅的 GSVs 或 SSVs 的患者中施行，反流通过隐股静脉或隐腘静脉连接处，或由双功能超声识别浅表血栓性静脉炎。残余分支 VV 常常需要额外的化学硬化疗法[44]。

隐静脉剥脱术在全身麻醉下进行，并涉及腹股沟处切开，同时结扎 GSV 及其主要分支。一条坚硬但有弹性的金属线被插入 GSV 的自由端并沿其长度前进，并通过小腿上部的第二个切口出来。然后将静脉绑在腹股沟的金属丝上，通过小腿上部的第二个切口取出，剥离整个 GSV。然后关闭切口并应用压迫绷带。

值得注意的是，从脚踝静脉剥离到腹股沟并不总是必要的。在股隐静脉连接处静脉的结扎以及静脉的大腿部分的移除也可以减少静脉反流。静脉剥脱术可以与结扎股隐静脉连接处、静脉切除术或化学硬化治疗联合进行。隐静脉剥脱术由于住院治疗而导致初始费用较高，并且与静脉手术相比，导致更多的工作时间损失。恢复时间以 2 ～ 3 周不等。有 DVT 病史、Klippel-Trenaunay 综合征或严重的周围动脉疾病（PAD）或神经病的存在，可能妨碍伤口愈合，并增加感染的风险。

在一项大型的系统综述中，在隐静脉剥脱术后 3 个月时有 80.4%（95% CI 为 72.3 ～ 86.5）的持续 GSV 和 SSV 阻塞，1 年时为 79.7%（95% CI 为 71.8 ～ 85.8），5 年时为 75.7%（95% CI 为 67.9 ～ 82.1）[1,29]。在一项对 210 名 GSV 或 SSV 不通畅的患者的 245 个肢体进行的一项研究中，在术后 14 年超声检查发现了 VV 复发率为 30%，只有 6.9% 的患者在临床上有 VV 明显复发[11]。一项多中心研究评估了 1 638 例肢体持续反流或反流再发展的预测因素。调整随访数据后，发现独立的预测因素是通过超声定位腹股沟（OR = 0.28，95% CI 为 0.20 ～ 0.40）、在腹股沟处或下方的切口小于 3 cm（OR = 0.50、95 CI 为 0.32 ～ 0.78）、之前有分娩史（OR = 2.69；95% CI 为 1.45 ～ 2.97）体重指数（BMI）超过 29（OR = 1.65；95%CI 为 1.12 ～ 2.43）、腹股沟上方的切口小于 3 cm（OR = 3.71；95% CI 为 1.70 ～ 5.88）、剥离到脚踝（OR = 2.43；95% CI 为 1.71 ～ 3.46）和中期妊娠（OR = 4.74；95% CI 为 2.47 ～ 9.12）。VV 复发的确切原因是推测性的，但可能包括新血管形成、浅表静脉和深静脉功能不全、穿静脉功能不全或手术失败[4,8]。

尽管隐静脉剥离可改善有症状 VV 患者的生活质量，但对 296 例由于 GSV 功能不全导致的原发性 VV 患者进行的多中心回顾性分析显示，患者满意率从 1 年的 86% 降至 5 年的 74% 。静脉剥离并发症包括疼痛、出血（24%）、感染（2% ～ 15%），神经损伤（25%），浅表性血栓性静脉炎和静脉血栓栓塞（＜ 2%）[47]。

隐静脉连接处的结扎

股隐静脉连接处的结扎可以在患有股隐静脉反流的患者中进行。然而，由于 VV 复发率高，通常与静脉剥脱术、静脉切除术或 EFS 联合进行。

结扎是在局部麻醉下通过平行于股隐静脉连接处腹股沟韧带的切口进行的。隐静脉支流被识别并结扎，直到达到隐股骨连接处。然后 GSV 在其与股总静脉的交界处结扎。然后关闭切口，并应用压力衣[1]。结扎已经与静脉内消融技术一起使用，以改善功效和安全性。在 182 例原发性股隐静脉连接处功能不全患者的 210 个肢体中，患者股隐静脉连接处结扎复发率为 5.4%，4 年为 35.5%。单独结扎股隐静脉连接处的相对复发风险是静脉剥脱术的 2.4 倍[48]。然而，有症状的静脉曲张复发患者比例较低[1]。在一项对 210 例 GSV 或 SSV 无力患者的 245 个肢体进行长达 10 年的随访研究中，只有 7% 的肢体复发（直径＞ 3mm），以新血管形成为主要原因[49]。隐静脉结扎并发症包括疼痛、出血和血肿（＜ 30%）、感染（2% ～ 15%）、神经损伤（4% ～ 25%）、血栓性静脉炎和 DVT / PE（＜ 2%）[47]。禁忌证与隐静脉剥脱术类似[1]。

刺入或透视性静脉切除术

2000 年提出透视性静脉切除术（TIPP）作为一种更可靠、创伤小的取代隐静脉剥离术的技术。与传统的刺入静脉切除术相比，使用 TIPP 切口较少，但成本较高，手术时间较长，并发症发生率较高。

对于切开静脉切除术，沿 GSV 及其分支创建小切口，使用静脉切除术钩取出并随后抽出[1]。透视性静脉切开术是在插入 GSV 的纤维性光通道进行的。将盐水和局部麻醉剂的混合物注入皮下组织以产生肿胀并透视静脉。使用带有旋转刀片和抽吸通道的内镜解剖器，切除并抽吸 GSV 及其支架[50]。禁忌证与隐静脉剥脱术类似。

对 188 例患者进行了一项随机前瞻性试验，比较了 TAP 和 TIPP 术后 2 组患者的静脉切除术切口数量，有显著差异（29±1.28 vs 5±0.17；$P < 0.001$）。但 TIPP 术后 52 周复发率较高（21.2%vs. 6.2%），并发症发生率无显著差异[51]。并发症包括疼痛、过度色素沉着（＜ 2%）、蜂窝织炎（＜ 3%）、血肿（5% ～ 12%）和神经损伤（高达 25%）[1]。TIPP 的小腿血肿发生率高于刺入静脉切除术（25%vs. 2.5%）。静脉切除术对于较大的躯干静脉是有用的，其中较高的静脉血流限制了静脉内的操作，而较年轻患者静脉壁较厚[1]。这种手术通常与传统的股隐静脉连接处结扎手术一起进行[1]。刺入静脉切除术和 TIPP 均可延长恢复工作和恢复日常生活。但是，大多数患者在术后 6 周后才能完全恢复。

微创静脉切除术

瑞士 Neuchate 的皮肤科医生 Robert Muller 于 1956 年重新发现了这一技术。门诊静脉切除术是一种微创技术，可以在办公室中练习。这种技术可能适用于 GSV、SSV 和腹股沟中的阴部静脉，但更常用于治疗腘窝或大腿外侧部的网状静脉曲张。

在患者站立的时候，使用记号笔仔细识别 VV。在肿胀麻醉后，患者为 Trendelenburg 位，皮肤切口用＃ 11 手术刀或 18 号针沿着大腿和小腿竖直地定向，沿着膝盖或脚踝处的皮肤纹。切口由经验、解剖学和静脉炎史决定。然后用静脉切除术钩和蚊子镊子将静脉切开。可以通过轻微的牵引或扭转来分离和消除功能不全的穿静脉，但是这更困难。静脉结扎不是必要的，因为在手术期间和手术后可以通过局部压迫实现止血。 1 ～ 3 mm 的小切口不需要闭合皮肤。术后包扎是必需的[54]。敷料 24 或 48 h 后取出。使用弹性绷带或压力袜进行持续压迫治疗，建议时间达 3 周。补充性化学硬化疗法可以在初始手术后数周使用。

并发症是轻微和良性的，通常能自发缓解。并发症包括水肿、出血、血肿形成、瘢痕、创伤引起的毛细血管扩张性纠缠、新生血管扩张症，偶发性神经损伤伴感觉障碍和由伤口敷料引起的水肿[54]。向麻醉溶液中添加过量的碳酸氢盐导致高 pH 引起的皮肤坏死很少发生。尚未有深静脉血栓形成报道[54]。门诊静脉切除术的禁忌证包括股隐静脉或隐腘静脉连接处的反流。这些连接处可以通过热消融治疗，在小型研究和病例系列报告中，这一过程的成功率很高。

CHIVA 治疗

这是 Franceschi 在 1988 年描述的一种相对较新的门诊方法。“静脉曲张维持和血流动力学管理”（CHIVA）或“静脉曲张门诊保守性血流动力学管理”旨在保护浅表静脉系统、其皮肤和皮下引流。CHIVA 方法包括通过断开静脉分流来破坏静水压力柱。这通过使用由深静脉和浅静脉系统衍生的血流动力学和双功能超声数据指导的静脉结扎来实现[55]。CHIVA 技术的一个变种可以使用硬化疗法来完成[56]。Pares 等[55]研究在随访 5 年后显示治愈率为 44.3%，改善率为 24.6%，失败率为 31.1%。未发生 DVT、肺血栓栓塞、隐静脉神经痛或死亡。潜在的并发症包括挫伤（47.5%）、伤口感染（2.5%）和静脉炎（1.3%）[55]。尽管该技术是在 1988 年发明的，但在美国尚未广泛使用。美国静脉论坛和血管外科协会的实践指南目前并不支持广泛使用 CHIVA 技术[37]。

功能不全的穿静脉的处理

静脉反流阻塞或小腿肌肉泵功能衰竭导致的深静脉功能不良最终会导致门静脉压力增加和 VV 毛细血管扩张，功能不全的穿静脉导致慢性静脉功能不全。有静脉溃疡的患者的功能不全的穿静脉使用开放

Linton 结扎方式以前实施过，现在偶尔用筋膜下内镜穿支手术（SEPS）治疗[1]。更常见的是，腔内消融或硬化疗法是保守压缩治疗失败的静脉溃疡首选方法，须消融不通畅的穿静脉。目前血管外科协会和美国静脉论坛指南建议做所谓的病理性穿刺静脉治疗，定义为 500 ms 持续时间的向外流动，直径为 3.5 mm，位于愈合或活动性静脉溃疡之下[37]。

功能不全的穿静脉的手术治疗

穿静脉结扎的患者通常具有严重的持续性 CVI 并发静脉溃疡。Linton 过程是在 20 世纪 50 年代引进的，用于治疗穿静脉，大部分被 SEPS 所取代。约 45% 的不通畅的穿静脉位于内踝以上 10 ~ 15 cm 处，典型的 Cockett 2/3 区域，但是亚筋膜隔室的解剖学结构仅使 Cockett 2 的 32%、Cockett 3 的 4% 和 Cockett 4 的 40% 的穿静脉通过 SEPS 过程后在浅表后隔室中可以干预[57]。

LINTON 或亚临床内镜手术程序

Linton 过程为在包括病变组织在内的小腿上形成一个长切口，形成皮肤 / 软组织 / 筋膜瓣，并在直视下结扎穿静脉[1]。SEPS 可以在门诊环境中进行，不需要请假太久。SEPS 手术包括在膝下方做 2 个切口，并将端口插入筋膜下间隙[1]。通过输入 CO_2 保持打开筋膜下层面，以便观察结构。识别和结扎穿静脉。

正如所指出的那样，由于更高的并发症率，包括伤口感染（40% ~ 50%）、神经损伤（11%）和 DVT（4%），Linton 过程在很大程度上被 SEPS 所取代。与 SEPS 有关的并发症较少，包括伤口感染（5% ~ 7%）、神经损伤（6%）、浅表性血栓性静脉炎（3%）和蜂窝织炎（2.5%）[18,20,51]。存在周围动脉疾病具有伤口愈合不良的风险，是这些手术的相对禁忌证。同样，这些方式在深静脉闭塞患者中的操作也与结局相关[58]。

下肢活动受限 5 ~ 7 天[1]。SEPS 可以结合能消除功能不全的 GSV 的其他手术和静脉内过程进行。

硬化疗法

超声引导的硬化疗法使用相对较小的导管来接近功能不全的穿静脉或其分支。Masuda 等 68 例患者使用液态鱼肝油钠硬化剂治疗 80 个肢体。最初不通畅的穿静脉闭合率为 90%，平均随访 20 个月后降至 70%[57]。治疗后，VCSS 从中位数 8 分改善至 2 分。皮肤坏死是报告的不良反应。

静脉内消融

功能不全的穿静脉的经皮静脉内 RFA 可以在小腿的小切口或穿刺部位进行。然而，由于这个入口部位通常是直接在穿静脉上方受累的皮肤上，所以可能存在感染或伤口加重的风险。在一项对 RFA 治疗的 1 573 例的不通畅穿静脉的 meta 分析中，短期随访期间闭塞率为 64% ~ 99%[57]。37 例患者在不通畅的穿静脉消融 5 年后接受多普勒超声监测，分析了 125 例穿静脉功能不全，其中 101 例闭合（81%）[59]。尽管这是一个很有前途的手术，但关于溃疡愈合率和长期疗效的数据是有限的。

毛细血管扩张 / 网状静脉的管理

表面经皮激光治疗

20 世纪 70 年代以来，表面经皮激光治疗已被用于治疗毛细血管扩张和网状静脉。激光通过加热血管内的血红蛋白（Hb）并损伤内皮来消除静脉。激光技术的新进展已经允许提供足够的能量来实现泛内皮坏死而不影响表皮层中的结构。1990 年开发了高强度脉冲光疗法治疗小型 VV。它不同于激光，通过发射光谱而不是波长来消除静脉。

步骤

患者在手术前后用水进行皮肤冷却，冷却耦合凝胶、吹气冷却装置或冷冻冷却喷雾，在术前、术后应用，以在手术过程中提供舒适感，并使术后不良反应最小。预冷却的时间长短取决于患者的皮肤类型和静脉曲张的大小。皮肤中黑色素含量较高的人需要较长时间的预冷却。后冷却量取决于待处理容器的尺寸，较小的容器需要较长的后冷却时间。

将激光施加到皮肤的表面，并将光的波长指向血管内的 Hb，导致血管加热和阻塞。用较短的波长（580 ~ 1 064 nm）、较短的脉冲持续时间（15 ~ 30 ms）、较高的通量（350 ~ 600 J / cm^2）和较小的焦点尺寸来处理具有较高含氧 Hb 含量的小（< 1 mm）浅表血管[40]。更大、更深的含氧 Hb 含量较低的血管需要更长的波长（800 ~ 1 064 nm）、更长的脉冲持续时间（30 ~ 50 ms）、中等的通量（100 ~ 350 J/cm^2）和更大的焦点尺寸（2 ~ 8 mm）[1]。脉冲光疗法给血

管提供高强度的光谱，导致其消除。脉冲光疗法通常用于较长的血管。通常情况下，1 ～ 3 次激光治疗的时间间隔为 6 ～ 12 周[1]。

报告的有效性是基于病例系列报告少数患者。在一项对 40 位 24 ～ 58 岁女性患者的研究中，使用长脉冲 1 064-nm Nd ： YAG 激光、6 mm 直径焦点尺寸和 130 和 140 J/cm^2 的同步微脉冲处理腿静脉。经过 1 ～ 3 次激光治疗后，4 周时约 60% 的肢体出现 50% ～ 75% 的静脉消失，12 周时超过 80% 的肢体出现静脉沙堆。患者主观满意度指数从 6 个月时的 42.5% 上升到 12 个月时的 75%。通过计算机评估的医学摄影测量，外观的客观改善从 6 个月时的 57% 上升到 12 个月时的 82.5%[60]。

术后疼痛是激光和光疗常见的副作用。其他并发症包括水肿、红斑、挫伤、囊泡化、过轻 / 过度色素沉着、一过性含铁血黄素染色、毛细血管扩张性纠缠和瘢痕。妊娠期间以及皮肤黝黑或晒黑，有光敏性疾病史或瘢痕疙瘩的患者，这一手术是禁忌的。建议患者在手术前避免晒黑，以避免阳光诱导的黑色素吸收较短波长的激光，导致起泡和过度色素沉着[3]。激光治疗后建议使用防晒霜。

由于设备的成本，激光和光疗比液体硬化疗法更昂贵。

化学硬化疗法

通常治疗毛细血管扩张和网状静脉的硬化疗法使用液体硬化剂（甘油、高渗盐水、聚多卡醇和十四烷基硫酸钠）而不是泡沫，尽管泡沫也可以以较小的体积使用。为了减少毛细血管扩张性纠缠和过度色素沉着的过度调节，对于毛细血管扩张和网状静脉，推荐每次注射（0.5 ml），每次治疗时用少量泡沫。毛细血管扩张性纠缠描述了在硬化疗法治疗之后可能出现的直径小于 0.2 mm 的微小血管网络[61]。在对 2 120 例患者进行的大型回顾性分析中，毛细血管扩张消融的总发生率为 16%[61]。

随访和预后

在治疗 VV 患者之前须向他们告知，目前的方法仍然需要长期随访和再治疗。5 年复发的可能性为 5% ～ 30%，这取决于所使用的治疗和持续的危险因素。肥胖、多胎妊娠、功能不全的穿静脉和股隐静脉连接处功能不全是常见的复发风险因素。常规压迫方法将与复发性 VV 和慢性静脉功能不全相关的体征和症状降低到最小。但是，患者一般需要在一生中重复治疗[45-46]。

参考文献

1. Nael R, Rathbun S: Treatment of varicose veins, *Curr Treat Options Cardiovasc Med* 11(2): 91–103, 2009.
2. Callam MJ: Epidemiology of varicose veins, *Br J Surg* 81(2):167–173, 1994.
3. Bergan JJ, et al: Chronic venous disease, *N Engl J Med* 355(5):488–498, 2006.
4. Miyazaki K, et al: Long-term results of treatments for varicose veins due to greater saphenous vein insufficiency, *Int Angiol* 24(3):282–286, 2005.
5. Marsh P, et al: Pelvic vein reflux in female patients with varicose veins: comparison of incidence between a specialist private vein clinic and the vascular department of a National Health Service District General Hospital, *Phlebology* 24(3):108–113, 2009.
6. Evans CJ, et al: Prevalence of varicose veins and chronic venous insufficiency in men and women in the general population: Edinburgh Vein Study, *J Epidemiol Community Health* 53(3):149–153, 1999.
7. Kachlik D, Pechacek V, Baca V, et al: The superficial venous system of the lower extremity: new nomenclature, *Phlebology* 25:113–123, 2010.
8. Raju S, Neglen P: Clinical practice. Chronic venous insufficiency and varicose veins, *N Engl J Med* 360(22):2319–2327, 2009.
9. Robertson L, et al: Risk factors for chronic ulceration in patients with varicose veins: a case control study, *J Vasc Surg* 49(6):1490–1498, 2009.
10. Labropoulos N, et al: Secondary chronic venous disease progresses faster than primary, *J Vasc Surg* 49(3):704–710, 2009.
11. Raffetto JD, Khalil RA: Matrix metalloproteinases in venous tissue remodeling and varicose vein formation, *Curr Vasc Pharmacol* 6(3):158–172, 2008.
12. Rutherford RB, et al: Venous severity scoring: an adjunct to venous outcome assessment, *J Vasc Surg* 31(6):1307–1312, 2000.
13. Luebke T, Brunkwall J: Systematic review and meta-analysis of endovenous radiofrequency obliteration, endovenous laser therapy, and foam sclerotherapy for primary varicosis, *J Cardiovasc Surg (Torino)* 49(2):213–233, 2008.
14. Vasquez MA, Munschauer CE: Venous Clinical Severity Score and quality-of-life assessment tools: application to vein practice, *Phlebology* 23(6):259–275, 2008.
15. Vasquez MA, et al: Revision of the Venous Clinical Severity Score: venous outcomes consensus statement: special communication of the American Venous Forum Ad Hoc Outcomes Working Group, *J Vasc Surg.* 52:1387–1396, 2010.
16. Rathbun S: Chronic venous disease and lymphatic disease. In Rooke T, editor: *Vascular medicine and endvascular interventions,* Oxford, UK, 2009, Blackwell, pp 44–58.
17. Rumwell C, McPharlin M: *Vascular technology,* ed 4, Pasadena, CA, 2009, Davies.
18. Goode SD, et al: Suitability of varicose veins for endovenous treatments, *Cardiovasc Intervent Radiol* 32(5):988–991, 2009.
19. Luebke T, et al: Meta-analysis of endovenous radiofrequency obliteration of the great saphenous vein in primary varicosis, *J Endovasc Ther* 15(2):213–223, 2008.
20. Rathbun SW, Kirkpatrick AC: Treatment of chronic venous insufficiency, *Curr Treat Options Cardiovasc Med* 9(2):115–126, 2007.
21. Klonizakis M, et al: Exercise training improves cutaneous microvascular endothelial function in post-surgical varicose vein patients, *Microvasc Res* 78(1):67–70, 2009.
22. Milic DJ, et al: The influence of different sub-bandage pressure values on venous leg ulcers healing when treated with compression therapy, *J Vasc Surg* 51(3):655–661, 2010.
23. O'Meara S, et al: Antibiotics and antiseptics for venous leg ulcers, *Cochrane Database Syst Rev* (1): CD003557, 2010.
24. Suter A, Bommer S, Rechner J: Treatment of patients with venous insufficiency with fresh plant horse chestnut seed extract: a review of 5 clinical studies, *Adv Ther* 23(1):179–190, 2006.
25. Coleridge-Smith P, Lok C, Ramelet AA: Venous leg ulcer: a meta-analysis of adjunctive therapy with micronized purified flavonoid fraction, *Eur J Vasc Endovasc Surg* 30(2): 198–208, 2005.
26. Breu FX, Guggenbichler S: European Consensus Meeting on Foam Sclerotherapy, April, 4-6, 2003, Tegernsee, Germany, *Dermatol Surg* 30(5):709–717, 2004 discussion 717.
27. Bergan J, Cheng V: Foam sclerotherapy for the treatment of varicose veins, *Vascular* 15(5):269–272, 2007.
28. Belcaro G, et al: Foam-sclerotherapy, surgery, sclerotherapy, and combined treatment for varicose veins: a 10-year, prospective, randomized, controlled, trial (VEDICO trial), *Angiology* 54(3):307–315, 2003.
29. van den Bos R, et al: Endovenous therapies of lower extremity varicosities: a meta-analysis, *J Vasc Surg* 49(1):230–239, 2009.
30. Myers KA, Jolley D: Factors affecting the risk of deep venous occlusion after ultrasound-guided sclerotherapy for varicose veins, *Eur J Vasc Endovasc Surg* 36(5):602–605, 2008.
31. Morrison N, Neuhardt DL: Foam sclerotherapy: cardiac and cerebral monitoring, *Phlebology* 24(6):252–259, 2009.
32. PRNewswire: *ClariVein®: New method for vein ablation introduced in Europe,* 2010. [cited 2010 October 3, 2010]; Available from: http://www.vasculardiseasemanagement.com/content/clarivein%C2%AE-new-method-vein-ablation-introduced-europe.
33. Fan CM, Rox-Anderson R: Endovenous laser ablation: mechanism of action, *Phlebology* 23(5):206–213, 2008.
34. Perkowski P, et al: Endovenous laser ablation of the saphenous vein for treatment of venous insufficiency and varicose veins: early results from a large single-center experience, *J Endovasc Ther* 11(2):132–138, 2004.
35. King J: Progression and recurrence of vein disease in patients treated with endovenous laser ablation: one year experience. In *The 11th Annual Scientific Meeting & Workshops,* Sydney, Australia, 2007.

36. Ravi R, et al: Endovenous thermal ablation of superficial venous insufficiency of the lower extremity: single-center experience with 3000 limbs treated in a 7-year period, *J Endovasc Ther* 16(4):500–505, 2009.
37. Gloviczki P, et al: The care of patients with varicose veins and associated chronic venous diseases: clinical practice guidelines of the Society for Vascular Surgery and the American Venous Forum, *J Vasc Surg* 53(5 Suppl):2S–48S.
38. Nwaejike N, Srodon PD, Kyriakides C: 5-years of endovenous laser ablation (EVLA) for the treatment of varicose veins - a prospective study, *Int J Surg* 7(4):347–349, 2009.
39. Pannier-Fischer F, Rabe E: Endovenous laser therapy and radiofrequency ablation of saphenous varicose veins, *J Cardiovasc Surg (Torino)* 47(1):3–8, 2006.
40. Gohel MS, Davies AH: Radiofrequency ablation for uncomplicated varicose veins, *Phlebology* 24(Suppl 1):42–49, 2009.
41. Roth SM: Endovenous radiofrequency ablation of superficial and perforator veins, *Surg Clin North Am* 87(5):1267–1284, xii, 2007.
42. Boon R, Akkersdijk GJ, Nio D: Percutaneous treatment of varicose veins with bipolar radiofrequency ablation, *Eur J Radiol* 75(1):43–47.
43. Park UJ, et al: Analysis of the postoperative hemodynamic changes in varicose vein surgery using air plethysmography, *J Vasc Surg* 51(3):634–638, 2010.
44. Nishibe T, et al: Fate of varicose veins after great saphenous vein stripping alone, *Int Angiol* 28(4):311–314, 2009.
45. Fischer R, et al: Patient characteristics and physician-determined variables affecting saphenofemoral reflux recurrence after ligation and stripping of the great saphenous vein, *J Vasc Surg* 43(1):81–87, 2006.
46. Allegra C, Antignani PL, Carlizza A: Recurrent varicose veins following surgical treatment: our experience with five years follow-up, *Eur J Vasc Endovasc Surg* 33(6):751–756, 2007.
47. Beale RJ, Gough MJ: Treatment options for primary varicose veins–a review, *Eur J Vasc Endovasc Surg* 30(1):83–95, 2005.
48. Winterborn RJ, et al: Randomised trial of flush saphenofemoral ligation for primary great saphenous varicose veins, *Eur J Vasc Endovasc Surg* 36(4):477–484, 2008.
49. Hartmann K, et al: Recurrent varicose veins: sonography-based re-examination of 210 patients 14 years after ligation and saphenous vein stripping, *Vasa J Vasc Dis* 35(1):21–26, 2006.
50. Beale RJ, Gough MJ: Treatment options for primary varicose veins - a review, *Eur J Vasc Endovasc Surg* 30(1):83–95, 2005.
51. Aremu MA, et al: Prospective randomized controlled trial: conventional versus powered phlebectomy, *J Vasc Surg* 39(1):88–94, 2004.
52. Chetter IC, et al: Randomized clinical trial comparing multiple stab incision phlebectomy and transilluminated powered phlebectomy for varicose veins, *Br J Surg* 93(2):169–174, 2006.
53. Ramelet AA: Phlebectomy. Technique, indications and complications, *Int Angiol* 21(2 Suppl 1):46–51, 2002.
54. Weiss RA, Dover JS: Leg vein management: sclerotherapy, ambulatory phlebectomy, and laser surgery, *Semin Cutan Med Surg* 21(1):76–103, 2002.
55. Pares JO, et al: Varicose vein surgery: stripping versus the CHIVA method: a randomized controlled trial, *Ann Surg* 251(4):624–631, 2010.
56. Bernardini E, et al: Echo-sclerosis hemodynamic conservative: a new technique for varicose vein treatment, *Ann Vasc Surg* 21(4):535–543, 2007.
57. Donnell TF: The role of perforators in chronic venous insufficiency, *Phlebology* 25(1):3–10, 2010.
58. Gloviczki P, et al: Mid-term results of endoscopic perforator vein interruption for chronic venous insufficiency: lessons learned from the North American subfascial endoscopic perforator surgery registry. The North American Study Group, *J Vasc Surg* 29(3):489–502, 1999.
59. Bacon JL, et al: Five-year results of incompetent perforator vein closure using trans-luminal occlusion of perforator, *Phlebology* 24(2):74–78, 2009.
60. Trelles MA, et al: Long pulse Nd:YAG laser for treatment of leg veins in 40 patients with assessments at 6 and 12 months, *Lasers Surg Med* 35(1):68–76, 2004.
61. Davis LT, Duffy DM: Determination of incidence and risk factors for postsclerotherapy telangiectatic matting of the lower extremity: a retrospective analysis, *J Dermatol Surg Oncol* 16(4):327–330, 1990.

第 55 章 慢性静脉功能不全

Nitin Garg，Peter Gloviczki

美国据估计有 2.5 ~ 40 千万的人患有静脉曲张，而有超过 200 万的人患有慢性静脉功能不全，表现为静脉水肿、皮肤改变或静脉溃疡[1]。在美国，静脉溃疡的护理成本超过 30 亿美元；而在英国，每年护理成本估计超过 10 亿美元[2-3]。明显的静脉疾病患者会导致生活质量下降，有时严重病变可导致截肢[4-5]。

定义

慢性静脉疾病（CVD）包括一系列严重程度不等的临床症状，可表现为最轻的静脉曲张到最严重的静脉溃疡。慢性静脉功能不全（CVI）通常指患者静脉功能障碍致水肿、皮肤改变或溃疡病变（CEAP 3 ~ 6 级，框 55-1）。CEAP 分级用于所有慢性静脉功能障碍的定义、分类和严重程度分级[6]。此分级法有助于了解潜在静脉功能障碍的临床表现（C）、病因（E）、解剖学结构（A）和病理生理学（P）。

临床表现

静脉曲张（CEAP C2 级）表现为浅表静脉扩张（直立位时静脉直径＞ 3 mm）（第 54 章）[7]。慢性静脉功能不全包含病变进展更重的患者，可伴或不伴有静脉曲张。这些患者出现水肿以及硬皮病、色素沉着、湿疹或愈合 / 活动性静脉溃疡等皮肤改变（框 55-1）[8,9]。

静脉回流不良可导致一系列皮下组织和皮肤改变，最常见于大腿“束裤带”区域和踝关节及其上段区域（图 55-1）。引起这些改变的原因包括内皮细胞激活、大分子物质和红细胞溢出、白细胞渗出、组织水肿和慢性炎症性改变[7]。所有这些病变均由静脉瓣功能不全和（或）静脉阻塞所致。

病因

多数静脉功能不全的病例均有潜在的主要病因。最多见的病因可能是静脉壁内在形态或生化功能的异常。患有静脉曲张的患者出现静脉反流的起始因素可能是静脉壁局部或多部位的结构弱化，可由大隐静脉瓣膜功能障碍引起[10]。慢性静脉功能不全也可继发于某些疾病如深静脉血栓形成（DVT）、深静脉闭塞、浅表静脉炎或动静脉瘘（AVF）。May-Thurner 综合征（由于右髂总动脉骑跨压迫导致左髂静脉狭窄或闭塞），也是 CVI 的病因之一，而且其发生率较之前认为的更高（图 55-2）。静脉曲张也可能是先天

框 55-1 CEAP 分级（基本）

1．临床分类
C0 不可见或可触及的静脉疾病
C1 毛细血管扩张或网状静脉
C2 静脉曲张
C3 水肿
C4a 色素沉着 / 湿疹
C4b 脂性硬皮病 / 白色萎缩
C5 愈合的静脉溃疡
C6 活动性静脉溃疡
症状包括疼痛、发紧感、皮肤敏感、沉重感、肌肉抽搐及其他可归因于静脉功能不全的并发症
A 无症状
2．病理分类
Ec 先天
Ep 原发
Es 继发（栓塞后）
En 非静脉病理分类
3．解剖学分类
As 浅静脉
Ap 穿静脉
Ad 深静脉
An 非静脉位置分类
4．病理生理分类
Pr 反流
Po 阻塞
Pr 反流和阻塞
Pn 非静脉病理生理分类

Adapted from Eklof B，Rutherford RB，Bergan JJ，et al：Revision of the CEAP classification for chronic venous disorders：consensus statement.J Vasc Surg 40：1248-1252，2004；used with permission.

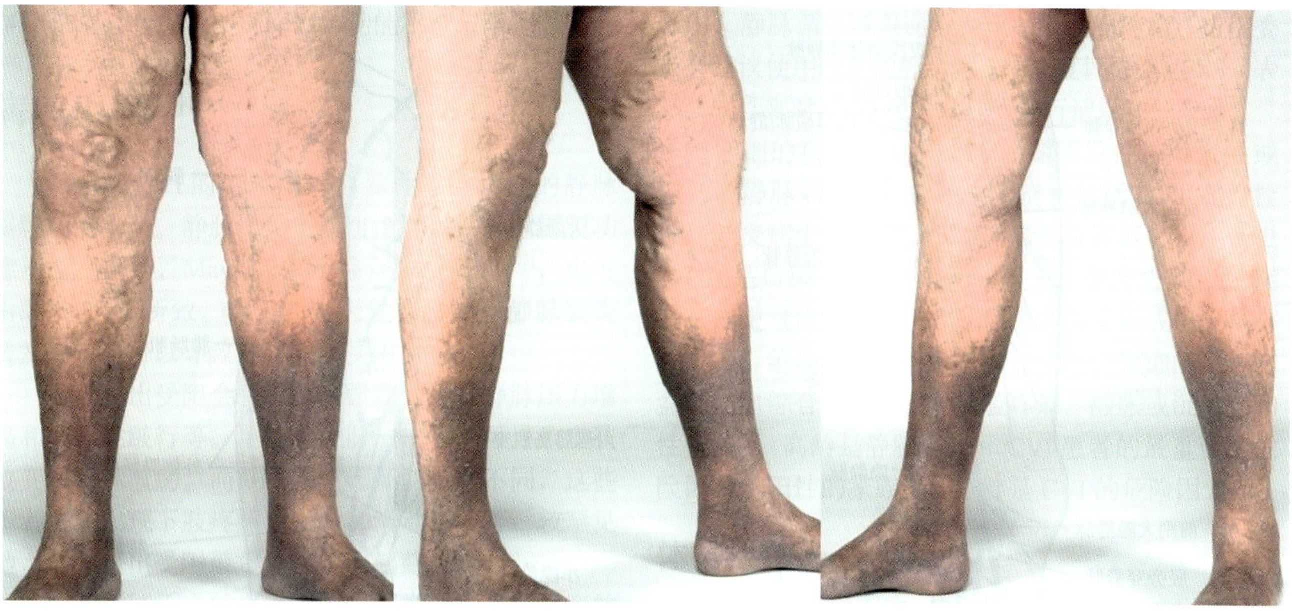

图 55-1 53 岁慢性静脉功能不全男性，CEAP 分级 C4 级，由于静脉压升高所致的色素沉着、湿疹、脂性硬皮病等大范围皮肤改变

性的，表现为静脉畸形，最终可导致 CVI。原发性静脉功能不全约占所有进展的 CVI 病例（4 ～ 6 级）的 70%，而剩余病例发生于深静脉血栓形成的患肢中 [11-12]。

解剖

过去的十年中静脉的术语有明显的变化，这些改变被国际血管学会广泛接受和推广 [13-14]。下肢的*浅表静脉*位于深静脉之间，范围覆盖肢体肌肉和皮肤。主要的浅表静脉包括*大隐静脉*（GSV）和*小隐静脉*（SSV，图 55-3）。之前用于描述这些血管的所有命名（如*更大的*、*长的*或*较小的*）必须摒弃。GSV 起源于足背部中间的浅表静脉，在内踝前上升，沿着胫骨内侧缘行走，位于隐神经背侧。在小腿和大腿前和后均有副隐静脉。隐股静脉连接点（SFJ）由腹股沟浅静脉、GSV 和旋髂浅静脉、腹壁浅静脉和阴部外静脉等汇合而成。在大腿部的 GSV 位于隐筋膜和深筋膜间的浅表隔室内的隐静脉亚隔室中。SSV 是腿部下段背侧的主要浅表静脉，起源于外踝后侧，沿着小腿后外侧汇入腘静脉，位于膝部后面。隐间静脉（Giacomini 静脉）把大腿后侧的 SSV 与 GSV 连接起来 [15]。

*深静脉*沿着肢体和盆腔的动脉循环走行，在下

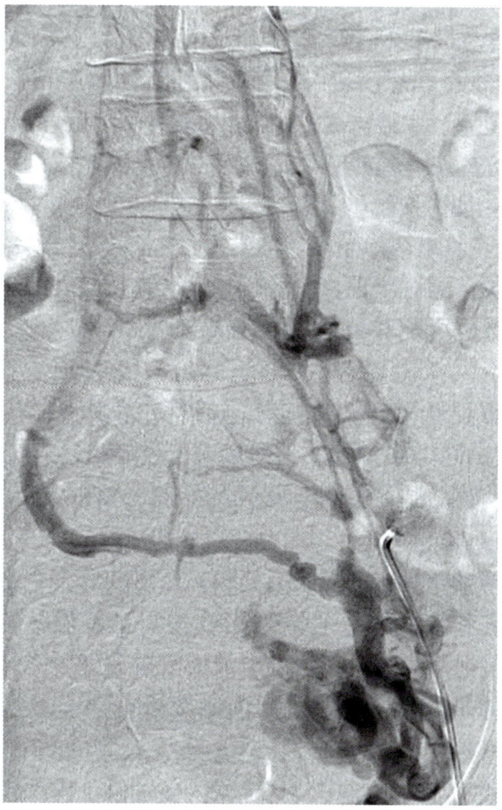

图 55-2 一例 44 岁女性，左下肢水肿、耻骨弓上部静脉曲张，髂静脉造影提示慢性左髂静脉塞，可能由于髂动脉压迫所致（May-Thurner 综合征）

表55-1 静脉临床严重程度评分

疼痛	**NONE：0**	**轻：1**	**中：2**	**重：3**
或其他不适（疼痛、发酸、无力、酸痛、烧灼）；推测静脉起源		偶发疼痛或其他不适（不限制日常活动）	日常疼痛或其他不适（干扰但不妨碍日常活动）	日常疼痛和不适（限制大多日常活动）
静脉曲张	**NONE：0**	**轻：1**	**中：2**	**重：3**
直立位“曲张”静脉直径须≥ 3 mm 才符合标准		几乎没有分散（即分离的静脉分支或静脉簇）；还包括毛细血管扩张晕（ankle flare）	大腿或小腿	包括大脑和小腿
静脉水肿	**NONE：0**	**轻：1**	**中：2**	**重：3**
假定静脉起源		局限在脚和踝部	延伸至脚踝以上踝以下	延伸至脚趾及以上
皮肤色素沉着	**NONE：0**	**轻：1**	**中：2**	**重：3**
假设为静脉来源的不包括静脉曲张处的色素沉着或其他慢性疾病导致的色素沉着（如紫癜性血管炎）	无或局灶	局限在踝周区域	1/3 以下的小腿部分分布	小腿 1/3 以上的更广泛的分布
炎症	**NONE：0**	**轻：1**	**中：2**	**重：3**
不仅是近期色素沉着（红斑、蜂窝织炎、慢性湿疹、皮炎）		局限在踝周区域	1/3 以下的小腿部分分布	小腿 1/3 以上的更广泛的分布
持续变化	**NONE：0**	**轻：1**	**中：2**	**重：3**
推测继发性皮肤和皮下变化是静脉来源（慢性水肿伴纤维化、皮下炎症）；包括白色萎缩和脂性硬皮病		局限在踝周区域	1/3 以下的小腿部分分布	小腿 1/3 以上的更广泛的分布
活动期溃疡	**0**	**1**	**2**	**≥3**
活动性溃疡持续时间（最长）	N/A	＜ 3 个月	＞ 3 个月但＜ 1 年	没有治愈＞ 1 年
活动性溃疡大小（最大）	N/A	直径＜ 2cm	直径为 2 ～ 6 cm	直径＞ 6 cm
使用压迫治疗法	**NONE：0**	**OCCASIONAL：1**	**FREQUENT：2**	**ALWAYS：3**
	不使用	间断使用长袜	大部分时间穿长袜	一直穿长袜

Adapted from Vasquez MA，Rabe E，McLafferty RB，et al：Revision of the venous clinical severity score：venous outcomes consensus statement：special communication of the American Venous Forum Ad Hoc Outcomes Working Group.J Vasc Surg 52：1387-1396，2010；used with permission.

隐静脉容易被误诊为腹股沟疝，反之亦然。出生后发现肢体较长、外侧静脉曲张，与血管畸形相关，是先天性静脉畸形（Klippel-Trénaunay's 综合征）的表现[33]。足背水肿、方形脚趾、皮肤厚、非凹陷性水肿是慢性淋巴水肿的表现。对患者进行完整脉搏检查，以排除潜在的周围动脉疾病。便携式多普勒可作为体检的补充，但不能取代彩色双功能扫描对静脉循环的评估发挥的作用。

临床评估的目的是明确静脉疾病的症状、体征和类型（原发性、继发性、先天性），同时排除其他病因（周围动脉疾病、类风湿性疾病、感染、肿瘤或过敏）。医生也须评估静脉疾病的伤残程度和疾病对患者生活质量的影响。

双功能超声

双功能超声安全、无创、性价比高、值得信赖是所有疑似CVD患者的首选检查（第12章）[27,34-35]。B型超声成像允许精确测量脉冲多普勒样本体积对于静脉功能不全患者评估阻塞、湍流和血流方向等优于连续波多普勒[37]。双功能超声对于腹股沟下方静脉阻塞和瓣膜功能不全的评估较好（图55-4）[38]。

静脉双功能超声的具体操作已有作者在文献中详述[39]。深静脉所用多普勒探头在8.4～9 MHz左右，而对于浅表静脉的仔细评估则应选用较高频的探头（可达18 MHz）。评估反流情况时，患者应取直立位，下肢外旋、脚跟着地，以对侧肢体承重[35]。平卧位检测时可出现反流的假阳性和假阴性结果[40]。完整的血管超声检查应先检测所有下肢深静脉，然后到浅表静脉，包括GSV、SSV、副隐静脉，以及穿静脉等。

一个完整的CVD双功能扫描由4个基本部分组成：能见度、可压缩性、静脉血流、增强。血流不对称、静脉血流不随呼吸变化、流速增强时股静脉呈现静息波幅提示近端阻塞。以下2种方式可引出反流：①Valsalva动作使腹内压增高，反流见于股静脉及SFJ；②在检查肢体远端进行手动/袖带加压及释放。第一种方法适用于股静脉及SFJ，第二种更适用于下肢远端静脉[40]。指南推荐1.0 s作为股静脉异常反流的临界值，浅表静脉和穿静脉是500 ms[27]。

CEAP分级在C5～C6的进展期或治疗后复发的患者须评估穿静脉的情况。临床相关的"病理性穿支"（如已愈合或开放的静脉溃疡下方）的直径可以预测瓣膜不全的情况。SVS/AVF指南委员会提出病理性穿静脉的定义是：位于已愈合或开放的静脉溃疡下方，流出超过500 ms，直径大于3.5 mm的静脉（CEAP分级C5～C6）[27]。

体积描记术

静脉体积描记术应用空气或应变计对小腿肌肉的泵功能、静脉反流、静脉流出受阻进行无创评估（图55-5和55-6）[41-44]。应变计体积描记术通常采用已修正的Struckmann法[45]，它被动态静脉压力测量同时

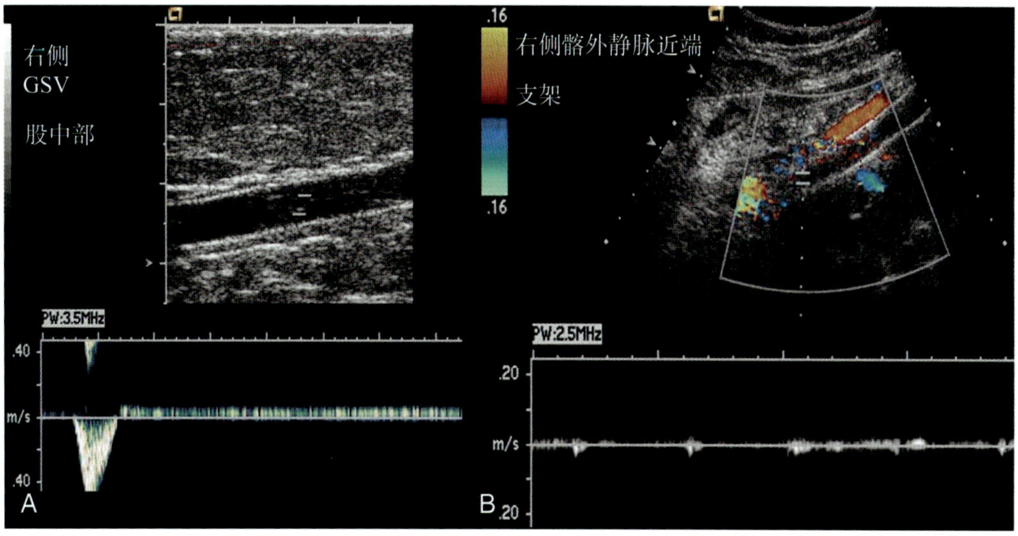

图55-4 **A**，大隐静脉的双功能超声提示显著功能不全；**B**，彩色双功能血管超声显示左髂静脉支架植入节段静脉无血流，提示静脉阻塞

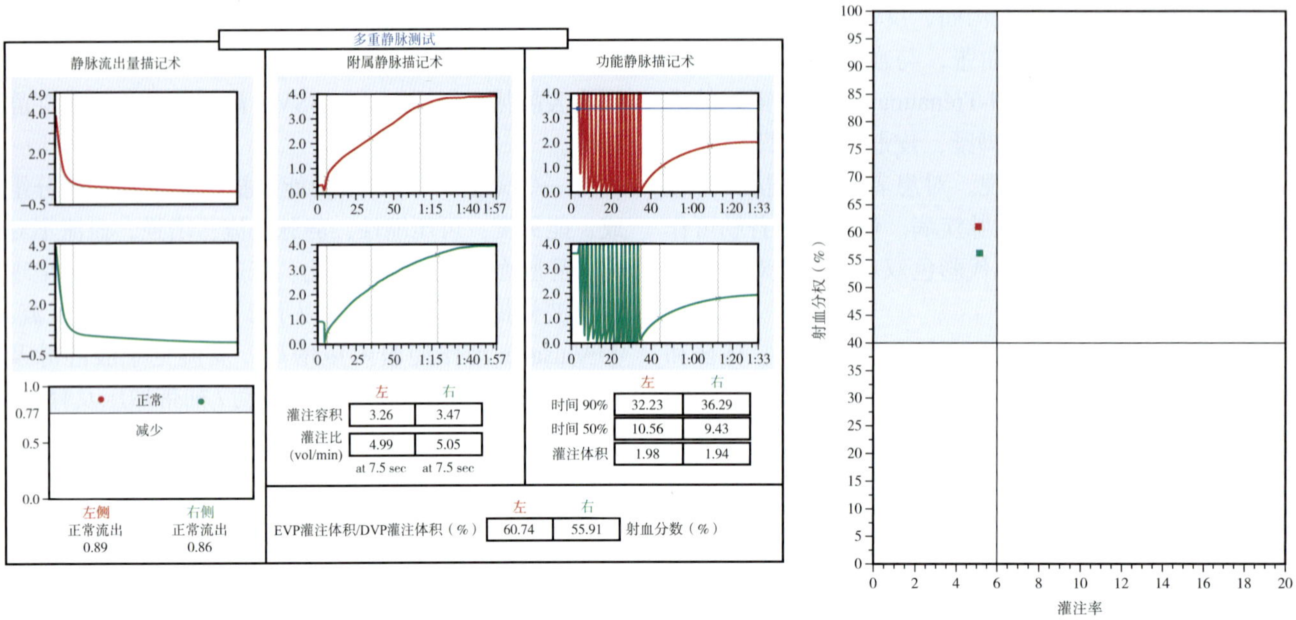

图 55-5 多相静脉体积描记术显示双下肢静脉正常生理变化

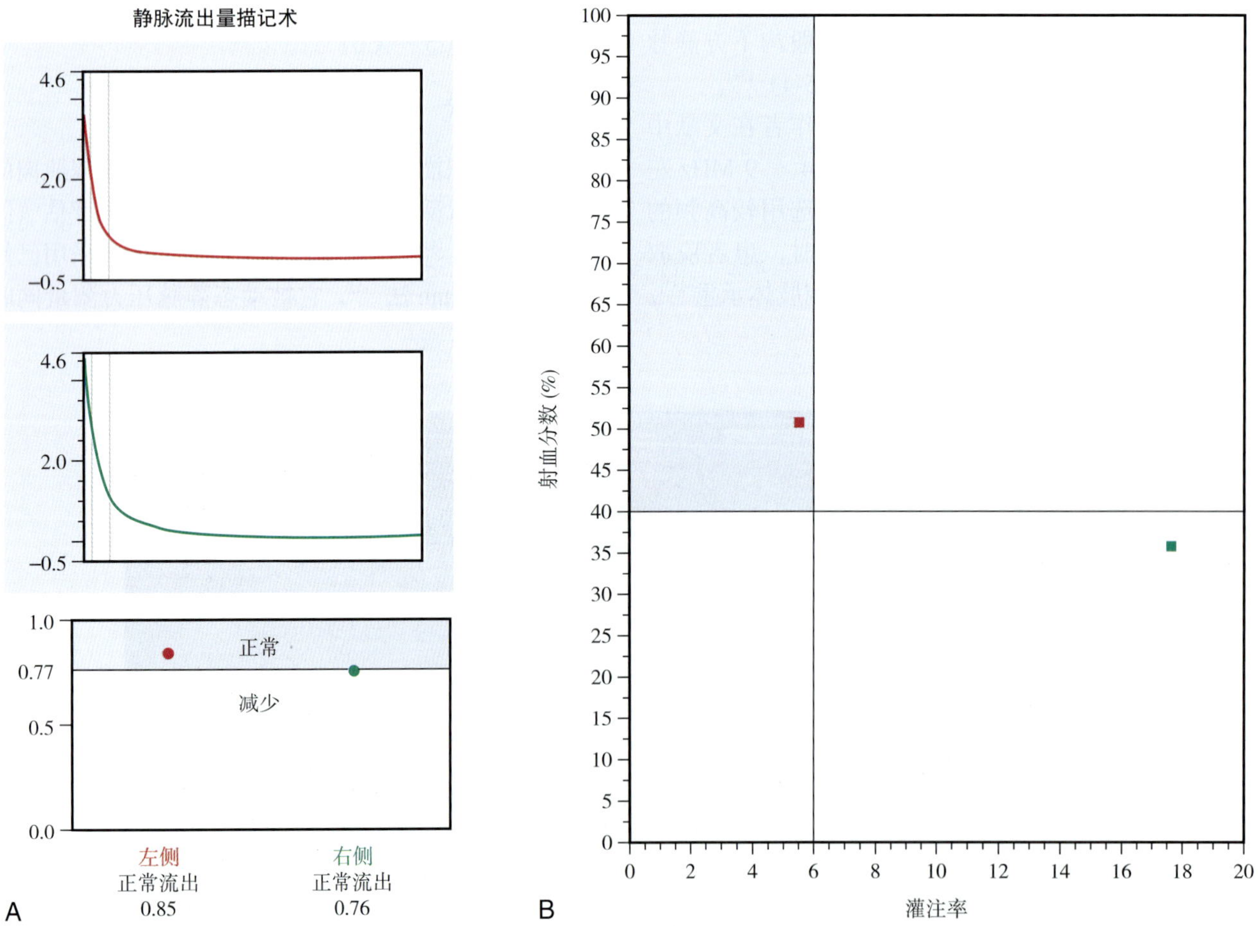

图 55-6 多相静脉体积描记术显示静脉流出减少，提示右侧流出道梗阻（A），以及充盈增加，提示静脉功能不全（B）

的压力记录所验证。空气或应变计体积描记法包括运动静脉体积描记、被动充盈和排出的检测、流出道体积描记等。体积描记术可量化静脉反流和阻塞的程度，并评估外科治疗后的生理疗效 [46-47]。体积描记术对于 CVI 患者的静脉功能评价提供了有用的信息，可作为双功能超声的有益补充，尤其是对怀疑流出道受阻但双功能超声提示正常的患者，或由于小腿肌肉泵血功能障碍怀疑有静脉疾病，但是双功能超声上未提示反流或阻塞的患者。空气体积描记术是几乎无创的方法，可量化反流程度，并获得其他有用的数据 [44,47]。最新的指南建议对 CVI 患者（C3 ~ C6）进行空气体积描记术 [27]。

血管内超声

近来对髂股静脉闭塞患者的研究表明，血管内超声 IVUS 应当应用于所有疑似或确诊髂静脉阻塞的患者。IVUS 用于已有阻塞但未闭塞的静脉，可评估管壁形态、管壁厚度、小梁和血管再通、瓣膜僵硬、外部压迫情况。正如 Raju 和 Neglen 所强调的，IVUS 可以发现常规静脉显像检查无法发现的病变，并能评估血管狭窄程度 [48]。对于已接受静脉干预治疗的患者而言，IVUS 能明确支架的具体位置及治疗后狭窄的改善情况 [48]。

对比静脉造影和血流动力学研究

对患有深静脉阻塞、血栓后综合征、血栓性或者非血栓性盆腔静脉阻塞（May-Turner's 综合征）、盆腔充血综合征、胡桃夹综合征、血管畸形、静脉创伤，肿瘤和须进行静脉内或开放性手术治疗的患者，选择性进行 CVI 顺行或逆行（或同时）对比静脉造影。逆行静脉造影用于研究静脉瓣膜功能不全。Valsalva 动作用于评估反流的严重程度（1 ~ 4 级：1 为到大腿上部，2 为到大腿远端，3 为腘反流，4 为反流到胫静脉、穿静脉）[49-50]。鉴于开放性瓣膜修复手术目前已几乎不再进行，这个测试近年来已少用。顺行静脉造影在站立姿势进行，评估浅表静脉和（或）深静脉系统是否通畅（图 55-7）。与直接静脉压力测量一起，对患有静脉曲张、髂静脉阻塞相关疾病的患者进行评估。静脉造影经常应用静脉内治疗 CVD，如血管成形术或静脉支架置入、开放性静脉重建等。静息

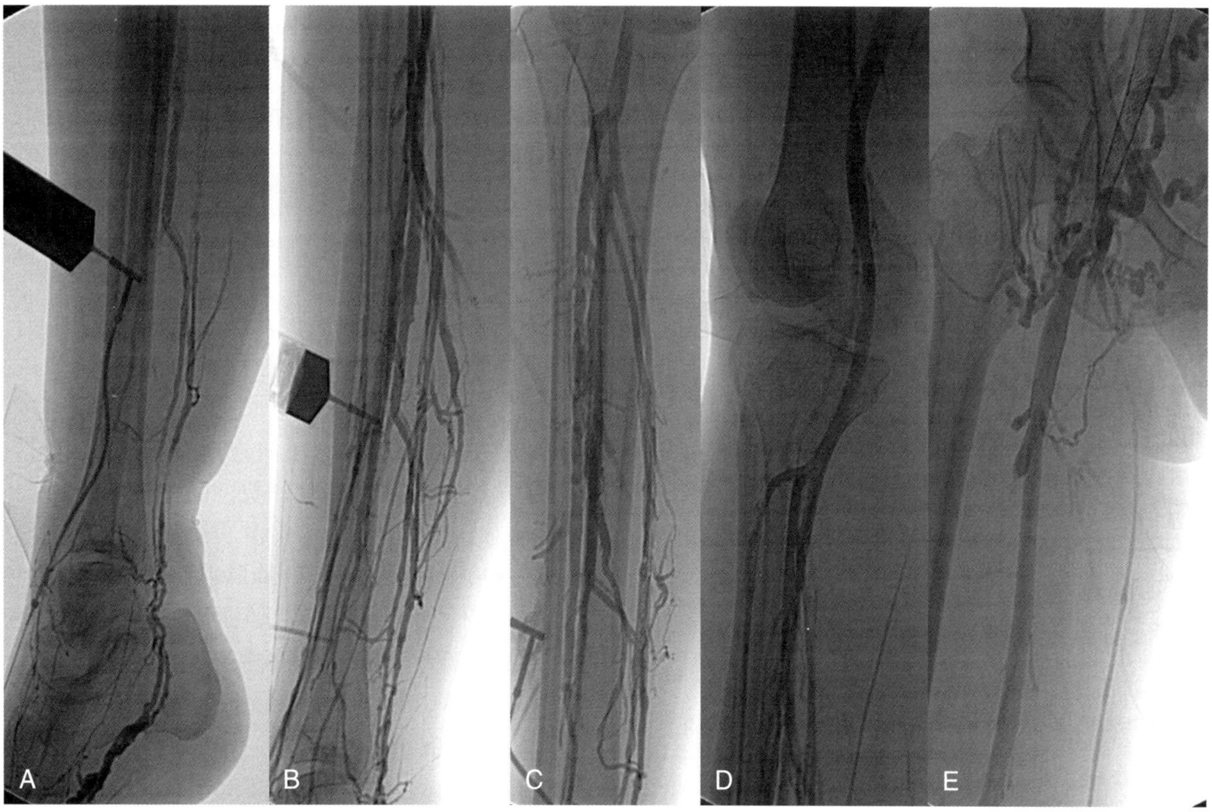

图 55-7 A-E，将足静脉注入造影剂进行静脉逆行造影，示慢性血栓性改变、对称的胫静脉的不规则（**C**）。正常腘静脉和股静脉（**D**）。大静脉侧支和右侧髂静脉支架未显影提示阻塞（**E**）

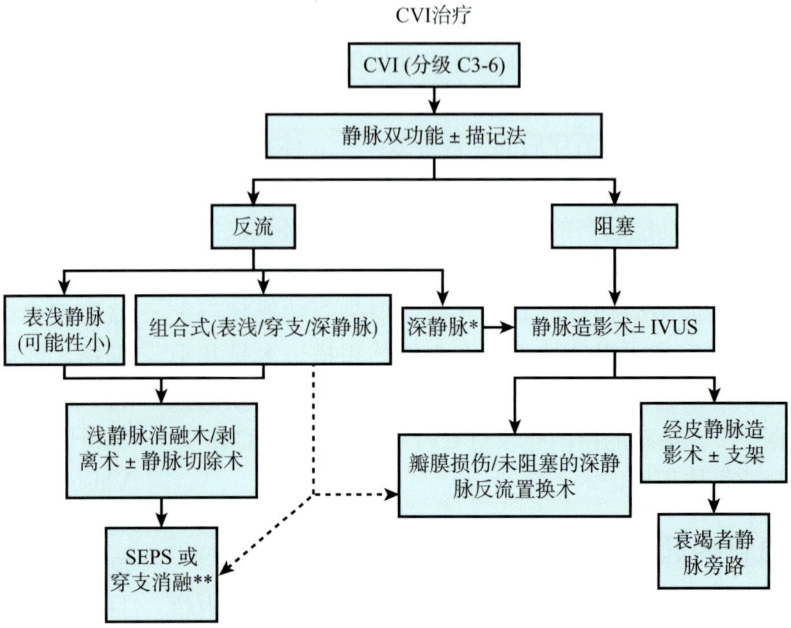

图 55-8 慢性静脉功能不全 CVI 的评估。 加压治疗虽未标出，对治疗是必需的。排除潜在的阻塞；*，排除隐匿性梗阻很重要；** 和虚线，仅在选定的情况下。IVUS，血管内超声；SEPS，筋膜下内镜穿支手术

时仰卧位患者髂股压力梯度（3 mmHg）提示功能性静脉阻塞。手臂 / 足静脉压力测定和非卧床状态下足背静脉压力测定（AVP）可作为辅助测试。已有共识声明提供了这些检查的详细介绍和方法 [2]。

计算机断层扫描和磁共振静脉造影术

静脉疾病的早期（C1 ～ 2）不须进行除双功能超声以外的其他的先进的影像学检查。过去的几十年里，CT 和 MRI 发展迅速，为临床提供了大量优质的静脉三维（3D）显像。对于疑似有近端阻塞或髂静脉压迫（May-Thurners 综合征）的下肢静脉曲张患者，这两种检查都能分辨出阻塞部位是盆腔还是髂静脉 [48]。左肾静脉受压（胡桃夹综合征）[51]、性腺静脉功能不全、盆腔静脉充血综合征的患者也适用钆增强 MRI，尤其适用于评估静脉畸形，包括先天性静脉曲张患者 [52]。

实验室检查

基于病史，对反复发作 DVT 的年轻患者，异常部位血栓的患者进行血栓形成倾向相关筛查 [27]。对于长期顽固静脉溃疡的患者，须进行实验室检查。由于小部分患者可能存在继发性病因，包括肿瘤、慢性炎症和其他疾病等 [53]。对接受 CVI 全麻手术的 CVI 患者应进行检查，评估其对治疗的耐受性。

静脉疾病的严重程度

对静脉疾病进行量化和分级，可用 CEAP 分级、VCSS 等 [6,30]。校正 VCSS 用于首诊检查时记录疾病严重程度，随访时量化评估疾病的改善或恶化情况。基本 CEAP 分级只用最高得分来表示临床分级，并且只记录静脉的主要解剖学情况（浅表静脉、穿静脉、深静脉）。

校正分级 CEAP 添加了 2 种指标，即评估日期和诊断水平分级：

- 1 级：病史、查体、多普勒检查（便携式）；
- 2 级：非侵袭性——双功能检查、体积描记术；
- 3 级：侵袭性——静脉造影术、静脉压力、IVUS、CT 静脉造影术、MR 静脉造影术。

在 CEAP 完成后，增加记录日期和所用检查的信息，可以在括号中添加印象。

静脉曲张患者应用 CEAP 分级的主要目的是：鉴别原发性静脉疾病引起的静脉曲张与继发性血栓后静脉功能不全 [7]。2 种疾病的评估和治疗是截然不同的。推荐在治疗前后进行完整的 CEAP 分级和生活质量 QOL 评分，以帮助患者认识疾病带来的负担，以研究疾病。应用 QOL 工具，如 SF-36 和一份疾病特异的 QOL 评分（例如 VEINES、CIVIQ 2，Aberdeen、Charing Cross）对患者进行评估 [4,54-56]。

慢性静脉功能不全的治疗

CVI 需要多方面的治疗方法，药物治疗和介入治疗都有规则。简明手术 / 介入治疗流程图如图 55-8 所示。

无创治疗

药物治疗

在美国，FDA 暂时没有批准静脉充血剂用于 VCI。在其他国家，多种静脉充血剂批准用于治疗 CVI 的症状，也用于减少脚踝水肿和促进溃疡愈合。许多化合物已成功应用于 CVI，最有效的药物包括：γ- 苯并吡喃酮（黄酮类）如芦丁、地奥司明和橙皮苷，微粉纯化黄酮（MPFF），皂甙像七叶树籽提取物（七叶皂甙钠），己酮可可碱，以及法国沿海松树皮提取物等。合成药物包括羟苯磺酸钙、萘醌腙、色烯卡等[57]。

大部分药物的作用机制目前尚不清楚，但是这些药物可以提高静脉张力和血管通透性。类黄酮通过调整炎症程度和减轻水肿影响白细胞和内皮功能[9]。2 个不同的 Cochrane 系统评价发现黄酮类化合物[58]和七叶皂甙钠[59]有治疗不宁腿和水肿的效果，但是这些 meta 分析未能为静脉充血剂治疗 CVD 的全球性应用提供足够的证据。

近期的一些随机对照试验（RCT）提示己酮可可碱治疗静脉溃疡有效，但这三项试验结果无显著统计学差异[60-62]。美国胸内科静脉指南建议静脉溃疡患者口服己酮可可碱（400 mg，每日 3 次）加上局部治疗，压迫或间歇性压力泵（ICP；2B）[63]。一项 5 个 RCT 研究的 meta 分析纳入了静脉溃疡的 723 名患者，接受治疗 6 个月后，MPPF 治疗组与接受常规治疗组相比，治愈率高 32%（相对危险度 32%，95%CI 为 3 ～ 70%）[64]。指南建议持续静脉溃疡的患者，给予 MPFF 形式的类黄酮口服或舒洛地特注射液先肌内注射后口服治疗（2B）[63]。

加压治疗

加压治疗是 CVI 和静脉溃疡（C3 ～ C6）患者的标准治疗手段。加压治疗推荐用于 CVI 患者减少活动性静脉压力，同时须改变生活习惯，包括减肥、锻炼、尽可能抬高腿部。门诊加压技术和装置包括弹力袜、粘贴纱布靴（Unna 靴）、多层弹性外套、敷料、弹性和非弹性绷带，以及非弹性的衣服。充气加压装置（例如 ICP），主要在夜间应用，也可用于治疗难治性水肿和静脉溃疡[65]。加压治疗的基本原理是代偿性升高的静脉压。仰卧位浅表静脉压力为 20 ～ 25 mmHg。在直立位时，35 ～ 40 mmHg 的压力使浅表静脉狭窄，压力＞ 60 mmHg 时血管闭塞[66]。

加压治疗改善小腿肌肉泵功能，减少 CVI 患者的静脉反流[67-68]。梯度压迫可应用于静脉溃疡初始治疗，对复发的溃疡进行干预，但依从性很重要。一项研究表明，依从性好的患者中 97% 溃疡愈合，而依从性差的患者仅为 55%（$P < 0.001$）；依从性好的患者仅 16% 复发，而依从性差的患者则 100% 复发[69]。

加压治疗静脉溃疡的系统性回顾提示，与不加压治疗相比，加压治疗可以改善溃疡愈合，高压比低压更有效[70-71]。近期一项 meta 分析纳入 8 项 RCT 研究，共 692 名溃疡患者。接受 3 周弹力袜治疗的患者与接受绷带治疗的患者相比，溃疡愈合更迅速（P=0.0002）、疼痛减轻（$P < 0.0001$）[72]。没有证据证明在弹力袜下增加敷料或水状胶质能改善疗效[73]。

ESCHAR 研究随机纳入 500 例腿部溃疡的患者，分为单纯加压治疗组、加压治疗加浅表静脉手术治疗组[74-75]。加压治疗为多重弹力绷带压迫，随后为 2 级（中等压力，18 ～ 24 mmHg）膝下弹力袜。单纯加压治疗与加压手术治疗组效果相当（65% vs. 65%，HR = 0.84，95% CI 为 0.77 ～ 1.24），但加压加手术治疗组 12 月溃疡复发率降低（12% vs. 28%，HR = –2.76，95% CI 为 –1.78 ～ –4.27），并且这个优势持续 4 年[76]。这个试验缺乏单纯手术组，有数据表明隐静脉切断改善静脉功能，在无压力绷带的情况下，亦可能治愈深静脉正常患者的静脉溃疡[77]。

手术治疗

浅表静脉功能不全的治疗

浅表静脉反流治疗是 CVI 的主要治疗方式。正如 ESCHAR 试验所述，浅表静脉反流治疗可减少溃疡复发率[74-75]。有关手术技术和浅表静脉功能不全的治疗细节请参考 54 章。

高位结扎、分离和剥脱

随着腔内消融技术的出现，手术剥脱 GSV 和（或）SSV 可作为治疗的选择。非常浅表的大隐静脉或副隐静脉、严重扭曲或隐静脉瘤患者，以及无法使

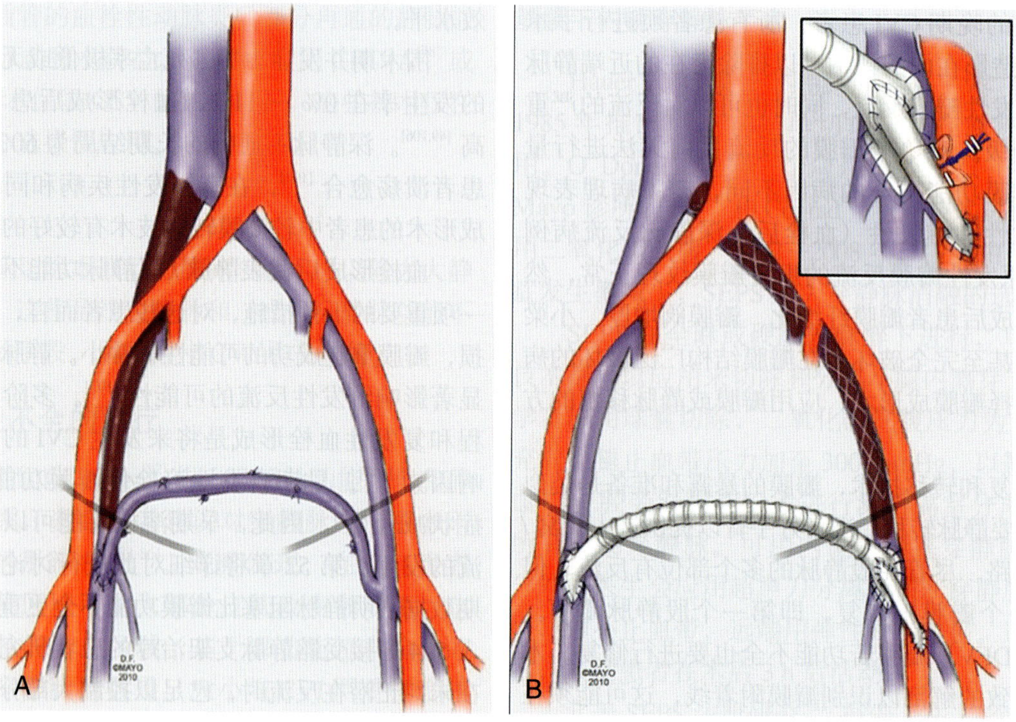

图 55-9 应用 GSV（A）或人工血管（B）进行股股交叉点旁路术（*Used with permission of Mayo Foundation for Medical Education and Research.*）

口暴露。这些短旁路由于其长度和快的血流速度，血流动力学有优势。按照作者的经验，更倾向于使用 10 ～ 14 mm 直径的 PTFE 人工血管作为外部支持。

股腔静脉或复杂旁路

由于血流动力学影响，从股静脉到下腔静脉的长旁路手术疗效较差。大部分患者的股静脉及远端静脉有静脉炎后广泛改变，对旁路手术难度的加大有一定影响。双侧静脉病变的患者，或有肾上 IVC、肝上 IVC 阻塞的患者接受血管介入治疗失败后，要评估是否须应用分叉移植物、对侧跳跃式管状移植物等进行复杂重建。

大隐腘静脉旁路

大隐腘静脉旁路术（又称 *May-Husni* 手术）用于股静脉或近端腘静脉阻塞的患者。在这种情况下，通常大隐静脉是主要流出道，收集侧支循环的血液。在膝关节以上暴露大隐静脉，对大隐静脉和腘静脉进行端侧吻合。若同侧大隐静脉血管情况欠佳，可使用其他静脉或人工血管替代。

一项近期开放性手术治疗慢性股髂静脉阻塞的研究，纳入的 50 位患者 25 年来接受了 52 次开放性重建手术 [113]。29 位患者接受股股交叉点旁路，17 位患者接受短旁路（股髂静脉或髂腔静脉旁路）。早期移植血管阻塞、需要再次手术的发生率为 17%，出院后血管通畅率为 96%。未发生肺栓塞（PE）及死亡。5 年原发和继发通畅率如下：Palma 静脉移植为 70%、78%，股髂静脉和髂肝下 IVC 旁路为 63%、86%，股髂静脉或髂腔静脉旁路为 31%、57%。超过 60% 的患者没有静脉性跛行，无或极少肿胀。Palma 术式在大规模临床试验中的中、远期随访中均保持着 70% ～ 80% 的良好通畅率 [114]。

腔内治疗

浅表静脉功能不全的治疗

应用射频消融（RFA）、激光消融（腔内激光治疗，EVLT）或泡沫硬化疗法治疗浅表静脉功能不全疗效显著。这些技术在过去十年中取得长足的进步，并逐渐取代开放性手术。了解静脉内治疗浅静脉功能不全的技术请参照第 54 章。

穿静脉功能不全的治疗

超声引导下热消融以及硬化疗法近年来改变了穿静脉的治疗方式 [96,115-117]。

经皮穿静脉消融术（PAPS）的优点是创伤小，可重复性高，且可以在局麻下进行[118]。PAPS 在超声引导下进行，患者处于反 Trendelenburg 位，使静脉怒张。局麻下，直接穿刺到穿静脉。针尖抵达或略低于静脉平面的筋膜，减小深静脉和血管损伤。确定探针位置后，进行局麻，随后摆为 Trendelenburg 位。

*传统穿静脉射频消融*采用新型静脉内消融设备（ClosureRFS Stylet，VNUS Medical Technologies，San Jose，Calif.）。在超声引导下，在管腔内放置 RF 探针，同时测量阻抗。阻抗在 150 ~ 360 欧姆之间，表示探针针尖到位。应用 85℃的目标温度进行消融。静脉壁的 4 个象限各处理 1 min。导管退出 1 ~ 2 mm 后进行第二次消融。治疗结束后，压迫治疗区域的静脉。

*穿静脉 EVLT 术*使用 16 号（600 μm）或 21 号（400 μm）细针完成[119]。使用超声和抽吸血液的放置导管确认在管腔内，或在筋膜下方。对于消融所需能量有多种方案，一般在 3 个位置进行操作，每 1 ~ 2 次消融使用 60 ~ 120 J 的能量[117,119]。剩下的操作同 RFA 一样。

用 25-、27-、30- 号针头进行*硬化疗法*。导管置入位置较深，以便操作。超声引导下注射，可采用不同的硬化剂。将 0.5 ~ 1 ml 的硬化剂注入，抬高大腿以避免流入深静脉系统。避免硬化剂注入伴行动脉，加压治疗应用于治疗后的穿支[119]。

PAPS 的疗效目前尚不明确。大部分研究局限在短期，且治疗的是较轻的患者（分级为 C2 ~ C3）。大部分数据围绕安全性和替代终点，如穿静脉阻塞，而并非临床或功能终点。一项系统综述回顾了 5 个近期发表的队列研究和 7 个未发表的病理系列，发现平均阻塞率为 80%，平均随访时间小于 2 个月[96]。超声引导下硬化治疗被广泛接受，由于穿静脉可用细针轻易穿刺，痛感较低。VCSS 疗效显著，超声引导下注射鱼肝油酸钠硬化剂到 80 个患肢的一项研究发现，肢体 86.5% 的溃疡愈合，平均愈合时间为 36 天[116]。尽管压迫软管的顺应性差（15%），但 20 个月内溃疡复发率仅为 32%。33% 的肢体可见新的或复发的穿支，溃疡复发率与穿支的循环、血栓后综合征有关。

深静脉不通畅的治疗

应用天然或人工瓣膜进行血管介入支架治疗深静脉功能不全仍面临着成功率较低的问题。新的治疗方式仍在起步阶段，需要进一步的临床数据验证[120]。

深静脉阻塞的治疗

深静脉阻塞，病因无论是血栓形成后还是非血栓性，近期都发现与 CVD 的发生、发展有关。深静脉阻塞在其中发挥的作用目前尚无量化标准。专家推荐常规应用 IVUS 详细评估静脉情况[111]。一项研究发现静脉造影未发现阻塞的患者中，有超过 1/4 患者 IVUS 检查发现静脉狭窄至少 50%[121]。

静脉内支架置入手术（图 55-10）须在管腔内介入相关器械，可在局麻或全麻下进行。在超声引导下进入股静脉或颈静脉血管通路。在完成静脉造影（必要时 IVUS 检查）后，将亲水性导丝通过阻塞病变。先用高压球囊进行预扩张（破裂的风险极低）。然后通过直径从小到大的球囊（12 ~ 18 mm）对慢性阻塞性病变进行系列扩张。最后在病变节段置入自膨式支架。由于髂总静脉辐射状受力过高，导致外部受压，多数血管腔内介入医生倾向于选用 Wallstent 支架（Boston Scientific，USA）。支架伸展一般较易穿过腹股沟韧带区的静脉节段[122]。下腔静脉阻塞患者，可选用较大的 Gianturco（Cook Inc.USA）或 Wallstent 自膨式支架，并进行后续的髂支架操作[123]。根据我们的经验，并不须对肾静脉进行支架植入覆盖[124]。

对于股总静脉阻塞或近端病变的患者，可能无法建立血运通路，因此需要*杂交重建手术*。在这些病例中，腔内血运重建术、支架置入术，与股静脉腔内切除和补片成形术需联合。一般在补片成形术完成前或同时进行球囊扩张和支架植入术[113]。

文献报道，血管腔内髂静脉成形术的手术再通率为 87% ~ 100%[123]。下腔静脉阻塞会引起穿过病变节段的能力下降，在一项研究中报道技术成功率为 66%[124]。对于手术成功的患者，中远期的血管通畅率可达 75%（48 个月随访）至 93%（36 个月随访）[123]。术后无血栓阻塞的患者疗效更好[125]。在一项研究中，术后 5 年疼痛和肿胀的累计发生率分别为 78% 和 55%，且在一项大型研究中反流情况并未加重[26]。Mayo 诊所的一项研究发现，静脉流出段梗阻的患者，接受支架植入手术（图 55-11）后血流动力学、静脉功能及临床症状的改善显著[126]。我们注意到静脉血流和小腿肌肉功能的改善，并且残余体积指数以静脉反流增加为代价而降低（中位静脉充盈指数增加 24%）。

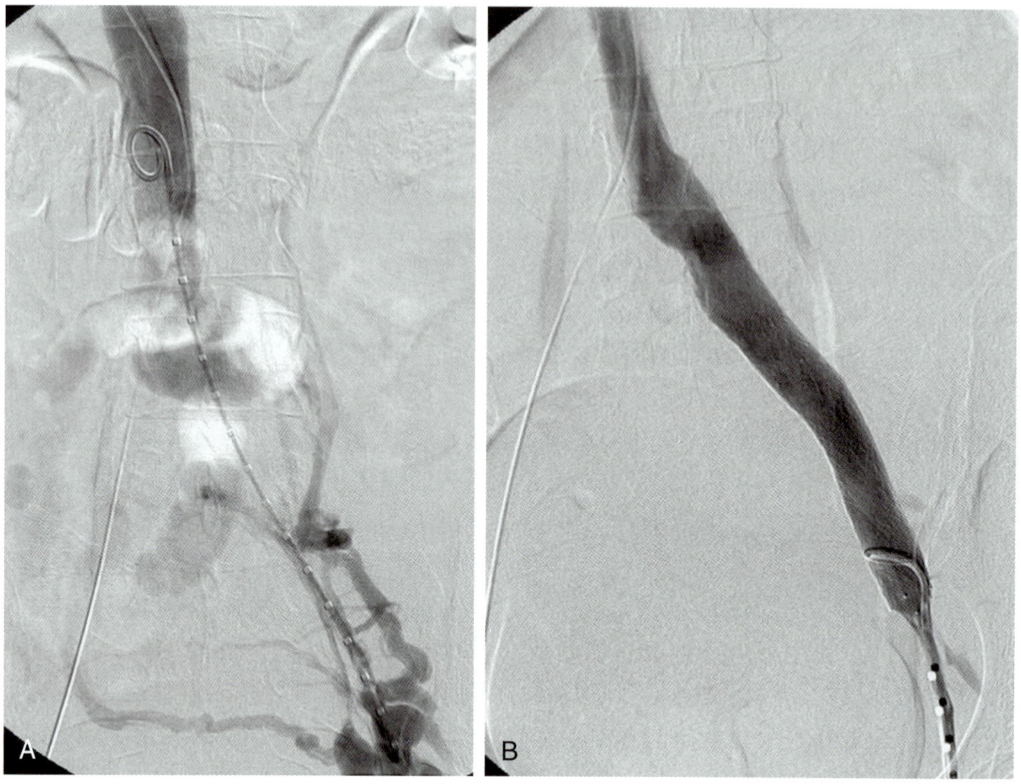

图 55-10 女，43 岁支架置入后左髂静脉成功再通（B），效果很好，血流经髂静脉（B）而不是盆腔侧支（A）

支架置入术可改善患者的 CEAP 临床分级。62.5% 术前存在严重静脉跛行症状的患者，术后症状基本消失。Mayo 诊所研究发现，慢性静脉功能不全的静脉流出段梗阻的患者，介入术后临床改善显著，包括跛行症状减轻、静脉反流恢复正常、小腿肌肉泵血功能改善。支架置入术后的患肢静脉反流增加，提示弹性或非弹性的加压治疗支持可能有助于预防疾病进展。根据该研究的结果，静脉阻塞比静脉瓣功能不全的临床意义可能更加重要[126]。

临床预后的评估

评估外科治疗的临床预后，一般使用以患者为中心的参数，如症状的改善、静脉曲张的复发、皮肤溃疡的愈合或再发、慢性静脉功能不全的疾病进展、QOL 的改善、外观的改善等[127]。可通过问卷的形式评估，包括通过 QOL 参数评估症状的改善情况及 CEAP 分级，并结合改良 VCSS 评估疾病的严重程度（读者可参考之前的部分“静脉疾病的严重程度”）。对于外观改善的情况，可采用静脉曲张术后复发分级（REVAS）进行评估[128]。这是由临床医生对复发和残余的静脉曲张进行的描述性评估，有一定的局限性。

尽管使用谨慎，一些研究常使用替代终点来报告术后的疗效，包括消融后大隐静脉或穿静脉的通畅率、旁路或支架的通畅率以及血流动力学参数。

结论

得益于对静脉疾病的病理生理学认识加深、患者和医务人员对疾病并发症的意识提高，以及血管腔内介入和微创手术的技术发展，慢性静脉功能不全的治疗在过去十年来进展迅速。加压治疗以及早期血管腔内热消融术对预防皮肤并发症十分重要。对于浅表静脉反流和穿静脉功能不全的患者，血管腔内消融手术已逐渐取代开放性手术。静脉支架置入手术目前已提升为深静脉流出道阻塞的一线治疗术式，而对无法接受支架手术或支架手术失败的患者才考虑开放性手术。对于深静脉瓣膜功能不全，则需要更进一步的研究来提高治疗的有效性。

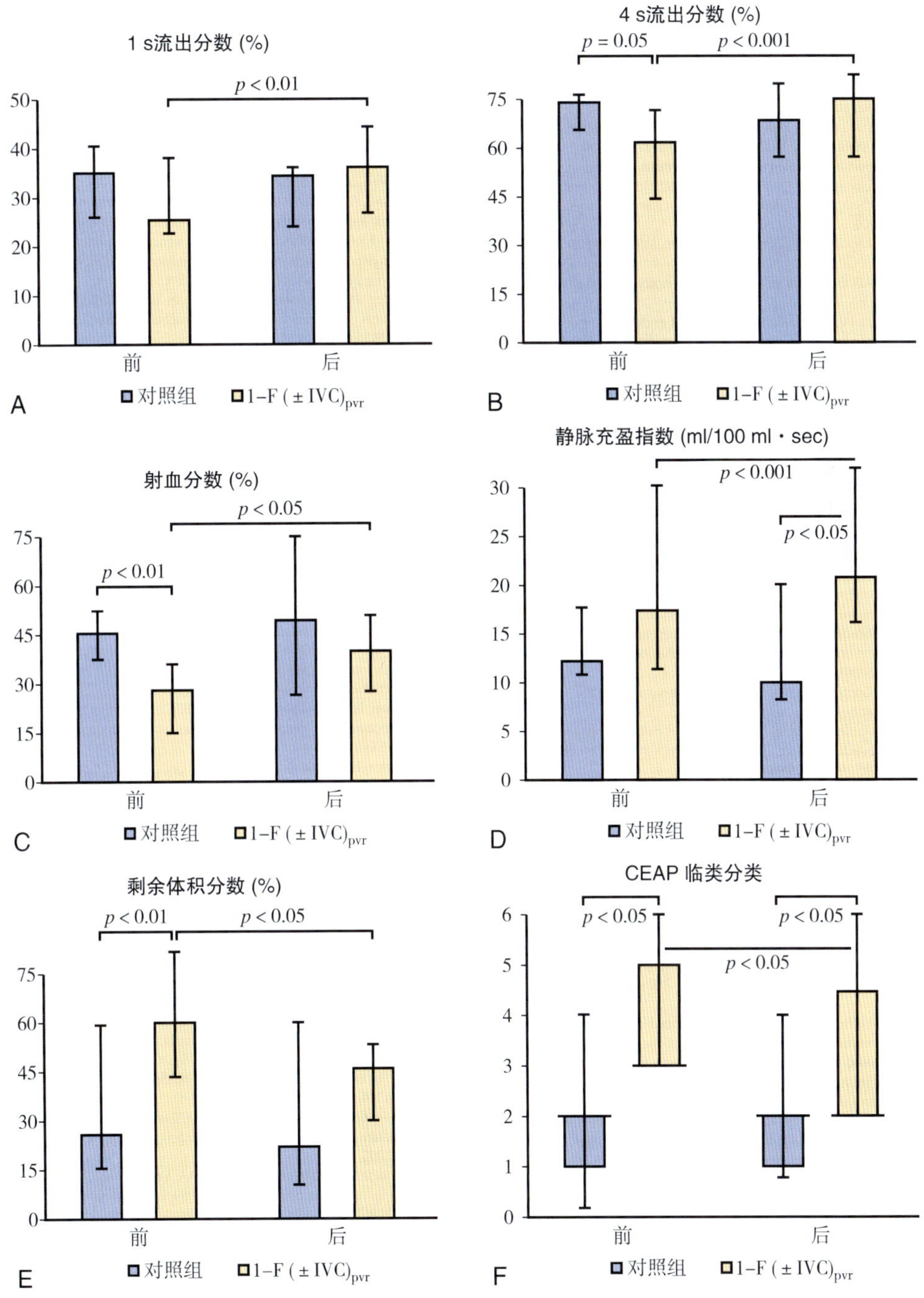

图 55-11　A-F，利用静脉支架能够有效治疗静脉流出受阻。静脉血流动力学包括静脉流出（流出分数在 1 s 和 4 s，A-B）、腓肠肌泵功能（射血分数，C）、静脉反流数量（静脉充盈指数，D）和静脉高压（剩余体积分数，E），以及 CEAP 临床分级（F）。此数据来源于 23 个有慢性髂股下腔静脉血栓形成肢体和 9 个对照肢体。数据为中位数和四分位数区间（*From Delis KT, Bjarnason H, Wennberg PW, et al: Successful iliac vein and inferior vena cava stenting ameliorates venous claudication and improves venous outflow, calf muscle pump function, and clinical status in post-thrombotic syndrome. Ann Surg 245: 130-139, 2007, with permission.*）

参考文献

1. Kaplan RM, Criqui MH, Denenberg JO, et al: Quality of life in patients with chronic venous disease: San Diego population study, *J Vasc Surg* 37(5):1047–1053, 2003.
2. Nicolaides AN: Investigation of chronic venous insufficiency: a consensus statement (France, March 5-9, 1997), *Circulation* 102(20):E126–E163, 2000.
3. Gillespie DL, Kistner B, Glass C, et al: Venous ulcer diagnosis, treatment, and prevention of recurrences, *J Vasc Surg* 52(Suppl 5):8S–14S, 2010.
4. Smith JJ, Guest MG, Greenhalgh RM, et al: Measuring the quality of life in patients with venous ulcers, *J Vasc Surg* 31(4):642–649, 2000.
5. Korn P, Patel ST, Heller JA, et al: Why insurers should reimburse for compression stockings in patients with chronic venous stasis, *J Vasc Surg* 35(5):950–957, 2002.
6. Eklof B, Rutherford RB, Bergan JJ, et al: Revision of the CEAP classification for chronic venous disorders: consensus statement, *J Vasc Surg* 40(6):1248–1252, 2004.
7. Kistner R, Eklof B: Classification and etiology of chronic venous disease. In Gloviczki P, editor: *Handbook of venous disorders*, vol 1, ed 3, London, 2009, Hodder Arnold, pp 37–46.
8. Raju S, Neglen P: Clinical practice. Chronic venous insufficiency and varicose veins, *N Engl J Med* 360(22):2319–2327, 2009.
9. Eberhardt RT, Raffetto JD: Chronic venous insufficiency, *Circulation* 111(18):2398–2409, 2005.
10. Labropoulos N, Giannoukas AD, Delis K, et al: Where does venous reflux start? *J Vasc Surg* 26(5):736–742, 1997.
11. Gloviczki P, Bergan JJ, Rhodes JM, et al: Mid-term results of endoscopic perforator vein interruption for chronic venous insufficiency: lessons learned from the North American subfascial endoscopic perforator surgery registry. The North American Study Group, *J Vasc Surg* 29(3):489–502, 1999.
12. Kalra M, Gloviczki P, Noel AA, et al: Subfascial endoscopic perforator vein surgery in patients with post-thrombotic venous insufficiency–is it justified? *Vasc Endovascular Surg* 36(1):41–50, 2002.
13. Caggiati A, Bergan JJ, Gloviczki P, et al: Nomenclature of the veins of the lower limb: extensions, refinements, and clinical application, *J Vasc Surg* 41(4):719–724, 2005.
14. Caggiati A, Bergan JJ, Gloviczki P, et al: Nomenclature of the veins of the lower limbs: an international interdisciplinary consensus statement, *J Vasc Surg* 36(2):416–422, 2002.
15. Delis KT, Knaggs AL, Khodabakhsh P: Prevalence, anatomic patterns, valvular competence, and clinical significance of the Giacomini vein, *J Vasc Surg* 40(6):1174–1183, 2004.
16. Mozes G, Gloviczki P, Menawat SS, et al: Surgical anatomy for endoscopic subfascial division of perforating veins, *J Vasc Surg* 24(5):800–808, 1996.
17. Gloviczki P, Mozes G: Development and anatomy of the venous system. In Gloviczki P, editor: *Handbook of venous disorders*, vol 1, ed 3, London, 2009, Hodder Arnold, pp 12–24.
18. Pang AS: Location of valves and competence of the great saphenous vein above the knee, *Ann Acad Med Singapore* 20(2):248–250, 1991.
19. LePage PA, Villavicencio JL, Gomez ER, et al: The valvular anatomy of the iliac venous system and its clinical implications, *J Vasc Surg* 14(5):678–683, 1991.
20. Labropoulos N, Delis K, Nicolaides AN, et al: The role of the distribution and anatomic extent of reflux in the development of signs and symptoms in chronic venous insufficiency, *J Vasc Surg* 23(3):504–510, 1996.
21. van Rij AM, Solomon C, Christie R: Anatomic and physiologic characteristics of venous ulceration, *J Vasc Surg* 20(5):759–764, 1994.
22. Labropoulos N, Giannoukas AD, Nicolaides AN, et al: The role of venous reflux and calf muscle pump function in nonthrombotic chronic venous insufficiency. Correlation with severity of signs and symptoms, *Arch Surg* 131(4):403–406, 1996.
23. Labropoulos N, Leon M, Geroulakos G, et al: Venous hemodynamic abnormalities in patients with leg ulceration, *Am J Surg* 169(6):572–574, 1995.
24. Hanrahan LM, Araki CT, Rodriguez AA, et al: Distribution of valvular incompetence in patients with venous stasis ulceration, *J Vasc Surg* 13(6):805–811, 1991 discussion 811–802.
25. May R, Thurner J: A vascular spur in the vena iliaca communis sinistra as a cause of predominantly left-sided thrombosis of the pelvic veins, *Z Kreislaufforsch* 45(23–24): 912–922, 1956.
26. Raju S, Darcey R, Neglen P: Unexpected major role for venous stenting in deep reflux disease, *J Vasc Surg* 51(2):401–408, 2010 discussion 408.
27. Gloviczki P, Comerota A, Dalsing M, et al: The care of patients with varicose veins and associated chronic venous diseases: clinical practice guidelines of the Society for Vascular Surgery and the American Venous Forum, *J Vasc Surg* 53(5 Suppl):2S–48S, 2011.
28. Langer RD, Ho E, Denenberg JO, et al: Relationships between symptoms and venous disease: the San Diego population study, *Arch Intern Med* 165(12):1420–1424, 2005.
29. Eklof B, Perrin M, Delis KT, et al: Updated terminology of chronic venous disorders: the VEIN-TERM transatlantic interdisciplinary consensus document, *J Vasc Surg* 49(2):498–501, 2009.
30. Vasquez MA, Rabe E, McLafferty RB, et al: Revision of the venous clinical severity score: venous outcomes consensus statement: special communication of the American Venous Forum Ad Hoc Outcomes Working Group, *J Vasc Surg* 52(5):1387–1396, 2010.
31. Rabe E, Pannier F: Epidemiology of chronic venous disorders. In Gloviczki P, editor: *Handbook of venous disorders*, vol 1, ed 3, London, 2009, Hodder Arnold, pp 105–112.
32. Bradbury A, Ruckley CV: Clinical presentation and assessment of patients with venous disease. In Gloviczki P, editor: *Handbook of venous disorders*, vol 1, ed 3, London, 2009, Hodder Arnold, pp 331–341.
33. Gloviczki P, Driscoll DJ: Klippel-Trenaunay syndrome: current management, *Phlebology* 22(6):291–298, 2007.
34. Cavezzi A, Labropoulos N, Partsch H, et al: Duplex ultrasound investigation of the veins in chronic venous disease of the lower limbs–UIP consensus document. Part II. Anatomy, *Eur J Vasc Endovasc Surg* 31(3):288–299, 2006.
35. Coleridge-Smith P, Labropoulos N, Partsch H, et al: Duplex ultrasound investigation of the veins in chronic venous disease of the lower limbs–UIP consensus document. Part I. Basic principles, *Eur J Vasc Endovasc Surg* 31(1):83–92, 2006.
36. Meissner MH, Moneta G, Burnand K, et al: The hemodynamics and diagnosis of venous disease, *J Vasc Surg* 46(Suppl S):4S–24S, 2007.
37. McMullin GM, Coleridge Smith PD: An evaluation of Doppler ultrasound and photoplethysmography in the investigation of venous insufficiency, *Aust N Z J Surg* 62(4):270–275, 1992.
38. Labropoulos N, Tiongson J, Pryor L, et al: Definition of venous reflux in lower-extremity veins, *J Vasc Surg* 38(4):793–798, 2003.
39. Abai B, Labropoulos N: Duplex scanning for chronic venous obstruction and valvular incompetence. In Gloviczki P, editor: *Handbook of venous disorders*, 1, ed 3 , London, 2009, Hodder Arnold, pp 142–155.
40. Markel A, Meissner MH, Manzo RA, et al: A comparison of the cuff deflation method with Valsalva's maneuver and limb compression in detecting venous valvular reflux, *Arch Surg* 129(7):701–705, 1994.
41. Struckmann J: Venous investigations: the current position, *Angiology* 45(6 Pt 2):505–511, 1994.
42. Struckmann JR: Assessment of the venous muscle pump function by ambulatory strain gauge plethysmography. Methodological and clinical aspects, *Dan Med Bull* 40(4):460–477, 1993.
43. Rooke TW, Heser JL, Osmundson PJ: Exercise strain-gauge venous plethysmography: evaluation of a "new" device for assessing lower limb venous incompetence, *Angiology* 43(3 Pt 1):219–228, 1992.
44. Criado E, Farber MA, Marston WA, et al: The role of air plethysmography in the diagnosis of chronic venous insufficiency, *J Vasc Surg* 27(4):660–670, 1998.
45. Lurie F, Rooke T: Evaluation of venous function by indirect noninvasive tests (plethysmography). In Gloviczki P, editor: *Handbook of venous disorders*, vol 1, ed 3, London, 2009, Hodder Arnold, pp 156–159.
46. Rhodes JM, Gloviczki P, Canton L, et al: Endoscopic perforator vein division with ablation of superficial reflux improves venous hemodynamics, *J Vasc Surg* 28(5):839–847, 1998.
47. Park UJ, Yun WS, Lee KB, et al: Analysis of the postoperative hemodynamic changes in varicose vein surgery using air plethysmography, *J Vasc Surg* 51(3):634–638, 2010.
48. Neglen P, Raju S: Intravascular ultrasound scan evaluation of the obstructed vein, *J Vasc Surg* 35(4):694–700, 2002.
49. Masuda EM, Kistner RL: Long-term results of venous valve reconstruction: a four- to twenty-one-year follow-up, *J Vasc Surg* 19(3):391–403, 1994.
50. Kistner RL, Ferris EB, Randhawa G, et al: A method of performing descending venography, *J Vasc Surg* 4(5):464–468, 1986.
51. Reed NR, Kalra M, Bower TC, et al: Left renal vein transposition for nutcracker syndrome, *J Vasc Surg* 49(2):386–393, 2009 discussion 393–384.
52. Lee BB, Bergan J, Gloviczki P, et al: Diagnosis and treatment of venous malformations. Consensus document of the International Union of Phlebology (IUP)-2009, *Int Angiol* 28(6):434–451, 2009.
53. Labropoulos N, Manalo D, Patel NP, et al: Uncommon leg ulcers in the lower extremity, *J Vasc Surg* 45(3):568–573, 2007.
54. Kahn SR, M'Lan CE, Lamping DL, et al: Relationship between clinical classification of chronic venous disease and patient-reported quality of life: results from an international cohort study, *J Vasc Surg* 39(4):823–828, 2004.
55. Launois R, Reboul-Marty J, Henry B: Construction and validation of a quality of life questionnaire in chronic lower limb venous insufficiency (CIVIQ), *Qual Life Res* 5(6): 539– 554, 1996.
56. Lamping DL, Schroter S, Kurz X, et al: Evaluation of outcomes in chronic venous disorders of the leg: development of a scientifically rigorous, patient-reported measure of symptoms and quality of life, *J Vasc Surg* 37(2):410–419, 2003.
57. Coleridge Smith P: Drug treatment of varicose veins, venous edema and ulcers. In Gloviczki P, editor: *Handbook of venous disorders*, vol 1, ed 3, London, 2009, Hodder Arnold, pp 359–365.
58. Martinez MJ, Bonfill X, Moreno RM, et al: Phlebotonics for venous insufficiency, *Cochrane Database Syst Rev* (3):CD003229, 2005.
59. Pittler MH, Ernst E: Horse chestnut seed extract for chronic venous insufficiency, *Cochrane Database Syst Rev* (1):CD003230, 2006.
60. Nelson EA, Prescott RJ, Harper DR, et al: A factorial, randomized trial of pentoxifylline or placebo, four-layer or single-layer compression, and knitted viscose or hydrocolloid dressings for venous ulcers, *J Vasc Surg* 45(1):134–141, 2007.
61. Dale JJ, Ruckley CV, Harper DR, et al: Randomised, double blind placebo controlled trial of pentoxifylline in the treatment of venous leg ulcers, *BMJ* 319(7214):875–878, 1999.
62. Falanga V, Fujitani RM, Diaz C, et al: Systemic treatment of venous leg ulcers with high doses of pentoxifylline: efficacy in a randomized, placebo-controlled trial, *Wound Repair Regen* 7(4):208–213, 1999.
63. Hirsh J, Guyatt G, Albers GW, et al: Executive summary: American College of Chest Physicians evidence-based clinical practice guidelines (8th edition), *Chest* 133(Suppl 6): 71S–109S, 2008.
64. Coleridge-Smith P, Lok C, Ramelet AA: Venous leg ulcer: a meta-analysis of adjunctive therapy with micronized purified flavonoid fraction, *Eur J Vasc Endovasc Surg* 30(2): 198–208, 2005.
65. Moneta G, Partsch B: Compression therapy for venous ulceration. In Gloviczki P, editor: *Handbook of venous disorders*, vol 1, ed 3, London, 2009, Hodder Arnold, pp 348–358.
66. Partsch B, Partsch H: Calf compression pressure required to achieve venous closure from supine to standing positions, *J Vasc Surg* 42(4):734–738, 2005.
67. Ibegbuna V, Delis KT, Nicolaides AN, et al: Effect of elastic compression stockings on venous hemodynamics during walking, *J Vasc Surg* 37(2):420–425, 2003.
68. Zajkowski PJ, Proctor MC, Wakefield TW, et al: Compression stockings and venous function, *Arch Surg* 137(9):1064–1068, 2002.
69. Mayberry JC, Moneta GL, Taylor LM Jr, et al: Fifteen-year results of ambulatory compression therapy for chronic venous ulcers, *Surgery* 109(5):575–581, 1991.
70. Fletcher A, Cullum N, Sheldon TA: A systematic review of compression treatment for venous leg ulcers, *BMJ* 315(7108):576–580, 1997.
71. Partsch H, Flour M, Smith PC: Indications for compression therapy in venous and lymphatic disease consensus based on experimental data and scientific evidence. Under the auspices of the IUP, *Int Angiol* 27(3):193–219, 2008.
72. Amsler F, Willenberg T, Blattler W: In search of optimal compression therapy for venous leg ulcers: a meta-analysis of studies comparing diverse [corrected] bandages with

specifically designed stockings, *J Vasc Surg* 50(3):668–674, 2009.
73. Palfreyman S, Nelson EA, Michaels JA: Dressings for venous leg ulcers: systematic review and meta-analysis, *BMJ* 335(7613):244, 2007.
74. Barwell JR, Davies CE, Deacon J, et al: Comparison of surgery and compression with compression alone in chronic venous ulceration (ESCHAR study): randomised controlled trial, *Lancet* 363(9424):1854–1859, 2004.
75. Gohel MS, Barwell JR, Taylor M, et al: Long term results of compression therapy alone versus compression plus surgery in chronic venous ulceration (ESCHAR): randomised controlled trial, *BMJ* 335(7610):83, 2007.
76. Geerts WH, Bergqvist D, Pineo GF, et al: Prevention of venous thromboembolism: American College of Chest Physicians evidence-based clinical practice guidelines (8th edition), *Chest* 133(Suppl 6):381S–453S, 2008.
77. Scriven JM, Hartshorne T, Thrush AJ, et al: Role of saphenous vein surgery in the treatment of venous ulceration, *Br J Surg* 85(6):781–784, 1998.
78. Criado E, Lujan S, Izquierdo L, et al: Conservative hemodynamic surgery for varicose veins, *Semin Vasc Surg* 15(1):27–33, 2002.
79. Pittaluga P, Chastanet S, Rea B, et al: Midterm results of the surgical treatment of varices by phlebectomy with conservation of a refluxing saphenous vein, *J Vasc Surg* 50(1):107–118, 2009.
80. Passman M: Transilluminated powered phlebectomy in the treatment of varicose veins, *Vascular* 15(5):262–268, 2007.
81. Bergan JJ: Varicose veins: hooks, clamps, and suction. Application of new techniques to enhance varicose vein surgery, *Semin Vasc Surg* 15(1):21–26, 2002.
82. Gay J: On varicose disease of the lower extremities and its allied disorders: skin discoloration, induration, and ulcer: being the Lettsomian Lectures delivered before the Medical Society of London in 1867, London, 1868, John Churchill and Sons.
83. Linton RR: The communicating veins of the lower leg and the operative technic for their ligation, *Ann Surg* 107(4):582–593, 1938.
84. Cockett FB: The pathology and treatment of venous ulcers of the leg, *Br J Surg* 43(179): 260–278, 1955.
85. Dodd H: The diagnosis and ligation of incompetent ankle perforating veins, *Ann R Coll Surg Engl* 34:186–196, 1964.
86. Homans J: The operative treatment of varicose veins and ulcers, based open a classification of these lesions, *Surg Gynecol Obstet* 22:143–158, 1916.
87. Mendes RR, Marston WA, Farber MA, et al: Treatment of superficial and perforator venous incompetence without deep venous insufficiency: is routine perforator ligation necessary? *J Vasc Surg* 38(5):891–895, 2003.
88. Stuart WP, Adam DJ, Allan PL, et al: Saphenous surgery does not correct perforator incompetence in the presence of deep venous reflux, *J Vasc Surg* 28(5):834–838, 1998.
89. Wilkinson GE Jr, Maclaren IF: Long term review of procedures for venous perforator insufficiency, *Surg Gynecol Obstet* 163(2):117–120, 1986.
90. Negus D, Friedgood A: The effective management of venous ulceration, *Br J Surg* 70(10):623–627, 1983.
91. Pierik EG, van Urk H, Hop WC, et al: Endoscopic versus open subfascial division of incompetent perforating veins in the treatment of venous leg ulceration: a randomized trial, *J Vasc Surg* 26(6):1049–1054, 1997.
92. Hauer G: Endoscopic subfascial discussion of perforating veins–preliminary report, *Vasa* 14(1):59–61, 1985.
93. O'Donnell TJ Jr: Surgical treatment of incompetent perforating veins. In Bergan JJ, Kistner RL, editors: *Atlas of venous surgery*, Philadelphia, 1992, W. B. Saunders Company, pp 111–124.
94. Gloviczki P, Cambria RA, Rhee RY, et al: Surgical technique and preliminary results of endoscopic subfascial division of perforating veins, *J Vasc Surg* 23(3):517–523, 1996.
95. Conrad P: Endoscopic exploration of the subfascial space of the lower leg with perforator vein interruption using laparoscopic equipment: a preliminary report, *Phlebology* 9(4):154–157, 1994.
96. O'Donnell TF: The role of perforators in chronic venous insufficiency, *Phlebology* 25(1): 3–10, 2010.
97. Gloviczki P, Bergan JJ, editors: *Atlas of endoscopic perforator vein surgery*, London, 1998, Springer.
98. Tenbrook JA Jr, Iafrati MD, O'Donnell TF Jr, et al: Systematic review of outcomes after surgical management of venous disease incorporating subfascial endoscopic perforator surgery, *J Vasc Surg* 39(3):583–589, 2004.
99. Luebke T, Brunkwall J: Meta-analysis of subfascial endoscopic perforator vein surgery (SEPS) for chronic venous insufficiency, *Phlebology* 24(1):8–16, 2009.
100. Kistner RL: Surgical repair of a venous valve, *Straub Clin Proc* 34:41–43, 1968.
101. Kistner RL: Surgical repair of the incompetent femoral vein valve, *Arch Surg* 110(11): 1336–1342, 1975.
102. Raju S: Surgical repair of deep vein valve incompetence. In Gloviczki P, editor: *Handbook of venous disorders*, vol 1, ed 3, London, 2009, Hodder Arnold, pp 472–482.
103. Gloviczki P, Merrell SW, Bower TC: Femoral vein valve repair under direct vision without venotomy: a modified technique with use of angioscopy, *J Vasc Surg* 14(5):645–648, 1991.
104. Raju S, Fountain T, Neglen P, et al: Axial transformation of the profunda femoris vein, *J Vasc Surg* 27(4):651–659, 1998.
105. Lugli M, Guerzoni S, Garofalo M, et al: Neovalve construction in deep venous incompetence, *J Vasc Surg* 49(1):156–162, 162 e151–152, 2009; discussion 162.
106. Raju S, Fredericks R: Valve reconstruction procedures for nonobstructive venous insufficiency: rationale, techniques, and results in 107 procedures with two- to eight-year follow-up, *J Vasc Surg* 7(2):301–310, 1988.
107. Meissner MH, Manzo RA, Bergelin RO, et al: Deep venous insufficiency: the relationship between lysis and subsequent reflux, *J Vasc Surg* 18(4):596–605, 1993 discussion 606–598.
108. Ziegler S, Schillinger M, Maca TH, et al: Post-thrombotic syndrome after primary event of deep venous thrombosis 10 to 20 years ago, *Thromb Res* 101(2):23–33, 2001.
109. O'Shaughnessy AM, Fitzgerald DE: Natural history of proximal deep vein thrombosis assessed by duplex ultrasound, *Int Angiol* 16(1):45–49, 1997.
110. Gloviczki P, Hollier LH, Dewanjee MK, et al: Experimental replacement of the inferior vena cava: factors affecting patency, *Surgery* 95(6):657–666, 1984.
111. Neglen P: Endovascular reconstruction for chronic iliofemoral vein obstruction. In Gloviczki P, editor: *Handbook of venous disorders*, vol 1, ed 3, London, 2009, Hodder Arnold, pp 491–502.
112. Raju S, Neglen P: Percutaneous recanalization of total occlusions of the iliac vein, *J Vasc Surg* 50(2):360–368, 2009.
113. Garg N, Gloviczki P, Karimi KM, et al: Factors affecting outcome of open and hybrid reconstructions for nonmalignant obstruction of iliofemoral veins and inferior vena cava, *J Vasc Surg* 53(2):383–393, 2011.
114. Jost CJ, Gloviczki P, Cherry KJ Jr, et al: Surgical reconstruction of iliofemoral veins and the inferior vena cava for nonmalignant occlusive disease, *J Vasc Surg* 33(2):320–327, 2001 discussion 327–328.
115. Hingorani AP, Ascher E, Marks N, et al: Predictive factors of success following radio-frequency stylet (RFS) ablation of incompetent perforating veins (IPV), *J Vasc Surg* 50(4):844–848, 2009.
116. Masuda EM, Kessler DM, Lurie F, et al: The effect of ultrasound-guided sclerotherapy of incompetent perforator veins on venous clinical severity and disability scores, *J Vasc Surg* 43(3):551–556, 2006 discussion 556–557.
117. Proebstle TM, Herdemann S: Early results and feasibility of incompetent perforator vein ablation by endovenous laser treatment, *Dermatol Surg* 33(2):162–168, 2007.
118. Marks N, Hingorani A, Ascher E: New office-based vascular interventions, *Perspect Vasc Surg Endovasc Ther* 20(4):340–345, 2008.
119. Elias S: Percutaneous ablation of perforating veins. In Gloviczki P, editor: *Handbook of venous disorders*, vol 1, ed 3, London, 2009, Hodder Arnold, pp 536–544.
120. Dalsing M: Artificial venous valves. In Gloviczki P, editor: *Handbook of venous disorders*, vol 1, ed 3, London, 2009, Hodder Arnold, pp 483–490.
121. Neglen P, Berry MA, Raju S: Endovascular surgery in the treatment of chronic primary and post-thrombotic iliac vein obstruction, *Eur J Vasc Endovasc Surg* 20(6):560–571, 2000.
122. Neglen P, Tackett TP Jr, Raju S: Venous stenting across the inguinal ligament, *J Vasc Surg* 48(5):1255–1261, 2008.
123. Bjarnason H: Endovascular reconstruction of complex iliocaval venous occlusions. In Gloviczki P, editor: *Handbook of venous disorders*, vol 1, ed 3, London, 2009, Hodder Arnold, pp 503–513.
124. Raju S, Hollis K, Neglen P: Obstructive lesions of the inferior vena cava: clinical features and endovenous treatment, *J Vasc Surg* 44(4):820–827, 2006.
125. Neglen P, Hollis KC, Olivier J, et al: Stenting of the venous outflow in chronic venous disease: long-term stent-related outcome, clinical, and hemodynamic result, *J Vasc Surg* 46(5):979–990, 2007.
126. Delis KT, Bjarnason H, Wennberg PW, et al: Successful iliac vein and inferior vena cava stenting ameliorates venous claudication and improves venous outflow, calf muscle pump function, and clinical status in post-thrombotic syndrome, *Ann Surg* 245(1):130–139, 2007.
127. Kundu S, Lurie F, Millward SF, et al: Recommended reporting standards for endovenous ablation for the treatment of venous insufficiency: joint statement of the American Venous Forum and the Society of Interventional Radiology, *J Vasc Surg* 46(3):582–589, 2007.
128. Perrin M, Allaert FA: Intra- and inter-observer reproducibility of the Recurrent Varicose Veins after Surgery (REVAS) classification, *Eur J Vasc Endovasc Surg* 32(3):326–332, 2006.

第XVI篇

肺性高血压

第 56 章 肺动脉高压

Stephen Y.Chan，Joseph Loscalzo

肺动脉高压的定义与分类

肺动脉高压（PAH）通常定义为静息时肺动脉压（PAP）≥ 25 mmHg，或运动时 PAP ≥ 30 mmHg。在排除已知的肺性高血压（PH）病因且肺动脉楔压正常（< 15 mmHg）的情况下，出现肺血管阻力超过 3 个 Wood 单位（WU）为肺动脉高压。按照最新的分类方法，肺动脉高压包括了 5 类肺性高血压（PH）之一[1]。其他 4 类肺性高血压（例如左心疾病相关的 PH、肺疾病 / 慢性低氧血症、血栓栓塞性 PH 和其他类型）的病理生理学机制和临床特点将在第 57 章中阐述。本章我们将集中阐述 PH 的第一类即肺动脉高压，包括特发性和家族性肺动脉高压以及相关疾病（框 56-1）。近 20 年间各种治疗手段不断进步，而在过去 PAH 一直是进展、可引起右心衰竭，并导致死亡的严重疾病，确诊后患者的平均存活时间为 2.8 年[2]。近年来，确立了更好的理论体系来阐明 PAH 的发病机制和临床表现，同时针对性的治疗方法也得到进步。然而，PAH 仍然具有 15% 的年死亡率，目前的治疗还停留在主要使疾病进展延缓而不能逆转或治愈该病的水平。本章将重点阐述当今对于此复杂疾病的分子水平解析，包括仍然有待阐明的遗传学影响以及具有下游血管作用效应的上游外界刺激因素。分子水平解析会与对于肺动脉高压临床特征和疾病进展的最新理解以及现有资料与治疗方法的进步相结合。

流行病学

早期的流行病学数据来自 80 年代估算的 PAH 发病率，美国普通人群中的发病率为 1 ～ 2/100 万[2]。最新欧洲的估算数据中发病率和患病率分别为法国的 2.4/100 万和 15/100 万[3]，以及苏格兰的 7.6/100 万和 26/100 万。全球来讲，因为有更多的危险因素存在，PAH 的患病率可能更高，如 HIV 病毒和血吸虫

框 56-1　肺动脉高压的临床分类

特发性
家族性
相关性疾病：
- 胶原蛋白性血管病
- 先天性体循环 - 肺循环分流
- 门静脉高压
- 人类免疫缺陷病毒（HIV）感染
- 药物及毒素
- 其他：甲状腺疾病、糖原贮积症、Gaucher 病、遗传性出血性毛细血管扩张症（HHT）、血红蛋白病、骨髓增生性障碍、脾切除术

与重要静脉和毛细血管相关：
- 肺静脉闭塞性疾病
- 肺毛细血管瘤
- 新生儿持续肺性高血压（PPHN）

Adapted with Simmoneau G，Galiè N，Rubin L，et al：Clinical classification of pulmonary hypertension.J Am Coll Cardiol 43：5S-12S，2004.

病在发展中国家的存在更广泛。按照全球标准评估出准确的数值是困难的，不仅 PAH 难以诊断，而且总的来讲能够获得的医疗服务也是有限的[4]。女性发病率高于男性（1.7∶1）。这种差异在黑人中更明显（4.3∶1），但总的种族分布情况反映了一般人群的情况。

原发性 PAH 常在 40 岁左右发病，年龄范围在 1 ~ 81 岁，9% 的患者年龄在 60 岁以上[5]。在儿童中发病无性别差异[6]。原发性 PAH 很难诊断，在美国国家健康研究所的登记中从出现症状到确诊的平均时间为 2 年[2]。最近，随着临床认识的加深，侵入性和非侵入性精密诊断技术的发展，发达国家确诊所需时间明显减少。

肺动脉高压发病的分子机制

人类 PAH 病变的自然病程尚不清楚，只有当疾病进展到一定阶段才表现出来。严重 PAH 的病理改变很相似，尽管病因各异，但均为终末期肺血管损伤后的共同表现。几乎所有类型 PAH 的常见组织学改变都出现在小的肺动脉末梢血管（100 ~ 1 000 μm）（图 56-1），包括内膜纤维化、血管平滑肌增生和肺动脉闭塞[7]。严重终末期疾病的一个标志就是血管“新生内膜”，特征为肌成纤维细胞和细胞外基质（ECM）的沉积。病变以丛状病变为主，以过度增殖的类内皮细胞侵犯血管腔为特征。

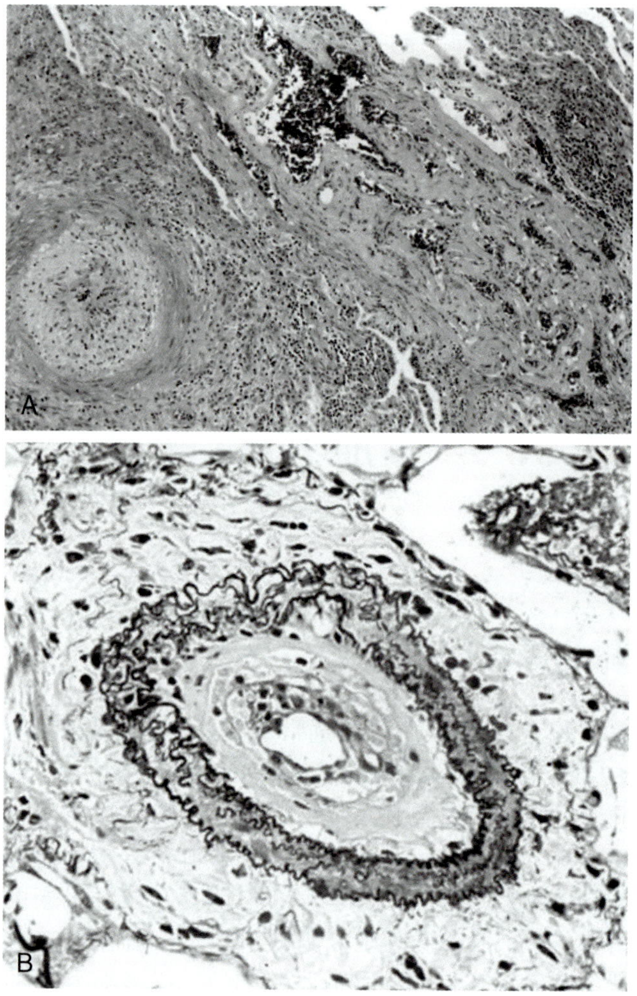

图 56-1　肺动脉高压（PAH）组织病理。A，苏木素和伊红染色组织切片的肺组织表现出特发性肺动脉高压（PAH）血管病变的特点。完全闭塞的静脉出现严重的同心内膜纤维化和中度增厚的丛状病灶与多个假腔（左图）。B，弹性蛋白染色发现，特发性 PAH 患者内部和外部的弹性薄膜有内侧肥大和新生内膜形成（Courtesy JL Faul, MD, Stanford University.）

肺动脉壁和肺动脉循环中的多种细胞参与了损伤的特异反应和血管重塑（图 56-2）[8]。在缺氧、剪切力、炎症和毒素这些有害刺激发生时，内皮起到了核心感受器的作用。早期的内皮细胞（EC）损害或功能障碍可能会导致大量下游血管效应器的失调。有推测认为，在 PAH 早期的内皮细胞凋亡就开始选择那些通过在丛状组织的单克隆扩增中可进一步增殖的抗凋亡内皮细胞。这可导致在 PAH 晚期出现类似于癌症进展时以细胞周期失调和凋亡为主要特征的推测。同样，肺动脉平滑肌细胞（SMCs）的增生失调也在肺动脉高压形成中起到了关键作用，因为凋亡会被增殖的增强所抑制。

除了内皮和平滑肌，血管交换功能的障碍也参与了病理过程。最为突出的表现就是，PAH 时外膜的成纤维细胞对 5- 羟色胺的灵敏度增强，增殖能力增强。细胞外基质金属蛋白酶活化会导致细胞迁移及产生更多的促有丝分裂因子。其结果引起大量分泌的下游血管活性因子的产生失衡，通过病理性细胞进程促使血管重塑发生。这些将进一步加剧伴随更加复杂的炎症和血管生成过程的细胞增殖失调、血管收缩和血栓形成，内皮细胞转分化成血管平滑肌细胞可能也参与其中。在 PAH 的晚期和其伴发结缔组织病、寄生虫感染例如血吸虫病时，炎性细胞和激活的血小板显著增加，但目前对这些细胞水平的改变在疾病进展中的作用还知之甚少。最后，循环中和原位的祖细胞也被认为是血管壁损伤和修复的关键因子，这些功能的失调也参与了肺动脉高压的形成。

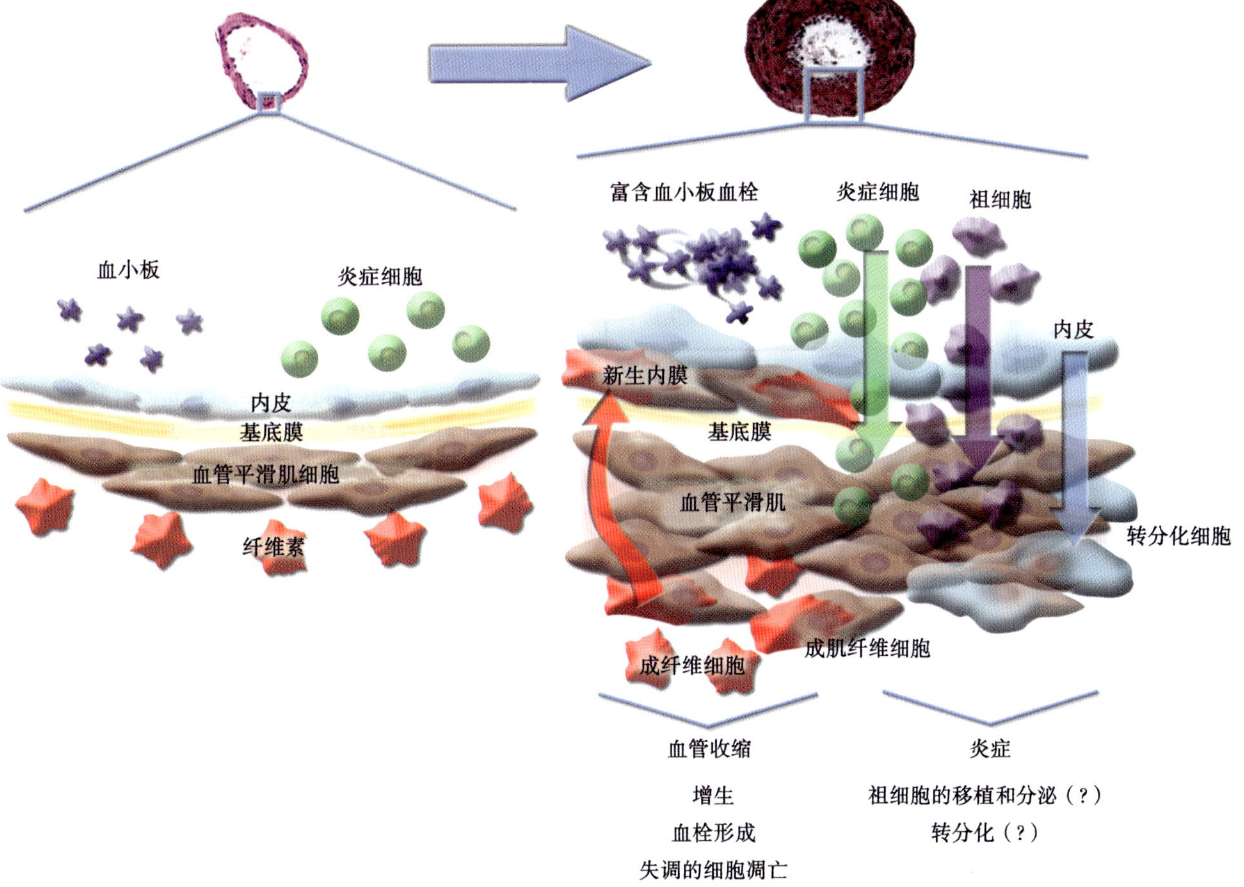

图 56-2 肺动脉的病理生理学涉及多种细胞类型的协调作用。在肺动脉高压（PAH）的患者中肺血管的组织学进展从静止到病理学的激活，涉及大量血管细胞的类型和表型反应。对内皮细胞和（或）动脉外膜的成纤维细胞的初始损伤可能激活致病性信号通路。这些物质激活了分泌型血管介质的不平衡分布，从而驱动血管收缩、增殖、血栓形成和细胞凋亡反应，导致新生内膜形成。血管源性炎症细胞和血小板也可能在这些过程中发挥作用，但其确切的机制尚不清楚。可能影响疾病进展的病情表型，包括内皮细胞（ECs）向血管平滑肌细胞的转分化、成纤维细胞和 VSMCs 向成肌纤维细胞的转分化，血管祖细胞的移植和分化在该过程中也起到一定作用（*Adapted from Chan S，Loscalzo J：Pathogenic mechanisms of pulmonary arterial hypertension. J Mol Cell Cardiol 44：14-30，2008.Micrographs of pulmonary arteries courtesy www.scleroderma.org and Humbert M，et al：Treatment of pulmonary arterial hypertension.N Engl J Med，2004，351：1425-1436，2004.Copyright 2004，Massachusetts Medical Society.All rights reserved.*）

遗传相关性

认识遗传因素在发病机制中的重要性对于认识肺动脉高压发病机制的根本十分重要（图 56-3）。呈家族多样性的特发性 PAH 至少占全部 PAH 患者的 6%。家系分析显示为常染色体遗传但有不同的外显率[7]，只有 10% ~ 20% 被认定的基因携带者会发展成有临床表现的 PAH。因为发现受累家族的子代发病更早、病情更严重，遗传预测现在已被应用。

Ⅱ型骨形成蛋白受体

转化生长因子 β（TGF-β）受体超家族的变异和肺动脉高压有关，在疾病形成中发挥重要作用。极少数患者为遗传性出血性毛细血管扩张症（HHT）和特发性 PAH，出现激活素受体样激酶 -1（ALK1）或转化生长因子 β Ⅲ型受体特定编码基因变异[9-10]，而更多的肺动脉高压患者携带Ⅱ型骨形成蛋白受体（BMPR2）的变异基因[11-12]（BMPR2 基因编码 BMPR2）。在家族性 PAH 患者中有超过 140 种

附加的遗传学途径

除了 BMPR2 单独作用不足，涉及互补“修饰”的基因替代机制也可能作用于 PAH 的遗传易感性。最有前途的数据识别修饰基因的方法已经用于分析特定单核苷酸多态性（SNPs）与 PAH 进展的关系。到目前为止，发现某些基因表现为单核苷酸多态性变异，如羟色胺转运蛋白（SERT）、Kv1.5 和 trp 阳离子通道亚家族 C 成员 6（TRPC6）[3]。这种关联并不总能提出一个因果关系，所以需要更多关于机制研究的数据，来正确地解释。

关于 SERT 和 5- 羟色胺信号的支持性研究数据更多。5- 羟色胺是一种血管收缩剂和促有丝分裂剂，能够促进平滑肌增生和肥大（图 56-4B），主要储存在血小板颗粒，分泌的 5- 羟色胺结合 G 蛋白偶联 5- 羟色胺受体（GPCR），存在于肺动脉平滑肌细胞。这些受体的激活使腺苷酸环化酶和环腺苷酸（cAMP）减少，收缩增加。此外，在细胞表面的 SERT 允许转运细胞外 5- 羟色胺进入平滑肌细胞质中，从而通过 5- 羟色胺的作用或间接地通过潜在的多效性机制直接激活细胞增殖。

研究发现一些特发性疾病、家族性疾病、先天性疾病、环境暴露与 5- 羟色胺在 PAH 中的增殖作用有关 [19]。特发性 PAH 的 5- 羟色胺受体在肺中表达是增加的，其血浆水平长期升高。缺氧诱导 PH 的小鼠模型也表现出类似的变化 [20]。患者中先天性血小板 5- 羟色胺摄取缺陷（即 delta 贮积池病）和 PAH 的进展呈正相关。长期暴露于食欲抑制剂，例如右芬氟拉明（5- 羟色胺再摄取的抑制剂与 5- 羟色胺分泌的刺激剂），导致循环水平的游离 5- 羟色胺增加。在小鼠中，这些变化伴随着 5- 羟色胺受体 2B 反应的增强和 SERT 反应的减弱。在人类，这些变化和 PAH 进展的风险相关。此外，SERT 的 L 等位基因变异型与转运体的表达增强以及平滑肌细胞增殖活跃相关。在一些人群的研究 [21]，这种变异型已与在纯合体种群的 PAH 发病风险的增加有关。

PH 动物模型的研究表明疾病进展中 5- 羟色胺通路的激活。5- 羟色胺治疗和长期低氧的大鼠模型导致血流动力学恶化并出现血管重塑增强 [22]。暴露于增多的 5- 羟色胺会导致 $BMPR2^{+/-}$ 杂合子小鼠模型的 PH 加重。同样，缺氧刺激后，即使在没有低氧血症和 PH 加重的情况下，在小鼠体内也会出现 SERT 的过表达，导致 PAH 的自发进展 [24]。相反，5HT 1B 受体敲除小鼠血管重塑和缺氧性 PH 减轻 [25]，而 5HT 2B 受体敲除小鼠中 2 种病变都没有出现 [20]。因此，5- 羟色胺信号系统调控正常和疾病状态下的肺平滑肌功能，并且可能参与 PAH 的疾病病程。但是，目前从尝试使用选择性 5- 羟色胺再摄取抑制剂（SSRIs）作为一种治疗方法的研究中取得的结果是混乱的 [3]，这一机制在 PAH 中的确切作用还有待进一步研究。

获得性 / 外源性因素

除了遗传因素的影响，PAH 的进展可能还取决于多种生理性的获得性的和（或）外源性的刺激。这些因素的一部分已经得到深入研究，可以用来推测潜在的致病机制（图 56-3）。

慢性缺氧

关于缺氧时肺血管的反应已经进行了细胞学和动物模型的深入研究 [26]，但缺氧对于 PAH 的影响还不清楚。通常，急性缺氧和慢性缺氧时的肺血管反应会导致 PAH 的发生，并且参与以后的病程。急性缺氧时全身其他血管舒张，肺血管却收缩。肺血管平滑肌细胞中这个急性、可逆的作用，部分由内皮素 -1 和 5- 羟色胺上调介导，部分由缺氧和氧化还原敏感的钾通道激活介导。与之相适应，这些事件导致平滑肌细胞去极化、钙内流增加、血管收缩加强 [27]。相反，长期缺氧导致血管重塑和不可逆改变，包括血管平滑肌细胞（VSMC）移位、增殖以及细胞外基质（ECM）沉积。慢性缺氧所致的细胞事件和 PAH 终末期的重塑事件相关。然而，由于缺氧性 PH 的组织病理学不能涵盖 PAH 的各个方面，某些发病机制的差异仍未完全阐明。这些都是要考虑的重要因素，尤其是在解释缺氧性 PH 的研究，以及推断这些发现为 PAH 的发病机制的情况下。

血红蛋白病

肺动脉高压伴随血红蛋白病，尤其是地中海贫血和镰状细胞贫血 [28]。伴随溶血的这些疾病可能导致通过游离血红蛋白或活性氧类（ROS）破坏具有生物活性的一氧化氮（NO）。此外，ROS 使含氧血红蛋白增加，这将破坏血管壁中 NO 的转运。结果，在肺动脉高压病程的高峰期，由于可利用的 NO 的减少，一个炎症和增生的级联被启动。因此，溶血的镰状细胞病（SCD）小鼠模型中 NO 生物利用度的降低伴随着肺性高血压的进展[29]，而在血管内溶血小鼠模型中这个表现更明显[30]。关于人类疾病的*体内*研究还无明确的结论。

门肺高压

*门肺高压*是指伴有门静脉高压的 PAH（门静脉压力 > 10 mmHg），伴或不伴肝病[31]。据报道重症 PAH 患者中约 9% 患有门静脉高压。门肺高压累计影响 4% ～ 6% 的肝移植患者。平均 PAP > 35 mmHg 的肝移植患者围术期死亡率显著增加。确诊门静脉高压到确诊 PH 通常需要 4 ～ 7 年，偶尔也有早于门静脉高压发病的。随着疾病的持续，PH 的风险增高。关于门静脉高压的严重程度和 PH 之间的关系还存在争议。门肺高压发病没有原发性 PAH 显现的女性较多的特点。

它的生存期与其他原因所致的 PAH 相比更低，平均为 6 个月。因为发现非肝病因的门静脉高压患者也会患此疾病，说明是门静脉高压，而不是肝硬化和 PAH 的进展有关，而门肺高压的机制还不清楚。关于机制的推测还包括肝无法代谢 5- 羟色胺和其他血管活性物质。肺动脉血流增加导致的剪切应力使内皮受损，引起导致如上所述的有害的重塑事件的级联反应。

胶原蛋白性血管病

肺动脉病使自身免疫性疾病变得复杂，尤其是在有 CREST 情况时（钙质沉着症、雷诺现象、食管功能障碍、指端硬化、毛细血管扩张）以及限制性系统性硬化病的变体；而在混合性结缔组织病、系统性红斑狼疮（SLE），类风湿关节炎情况中的影响较小[32]。10% ～ 30% 的患者伴有混合性结缔组织病，5% ～ 10% 的患者伴有系统性红斑狼疮，罕见伴有类风湿关节炎、皮肌炎和多肌炎。干燥综合征很少伴有急进性 PAH。区分 PAH 和伴 SLE 的血栓栓塞性 PH 以及抗磷脂综合征显得尤为重要。每种疾病出现 PAH 都会伴有雷诺现象，说明有一些发病机制是相似的[34]。在这些自身免疫疾病中都不同程度地存在肺间质疾病和肺纤维化，表明在 PAH 的形成中有共同的致病因素。相应地，在肺纤维化、缺氧条件下，明显的血管周围炎症和 ECM 沉积，会使血管收缩、增生和血管重塑。间质性肺病小鼠模型在将来阐明发病机制的研究中会起到重要作用。

人类免疫缺陷病毒

HIV 感染人群中大约 0.5% 的患者患 PH，比普通人群高 6 ～ 12 倍[35]。值得注意的是，HIV 不感染肺动脉内皮，所以考虑致病机制可能和 HIV 感染这种疾病本身有关[36]。这包括了平滑肌细胞感染后的增生减弱，HIV 感染造成的血管促有丝分裂失调，以及 HIV 感染 T 细胞造成的内皮损伤。HIV 编码蛋白的直接作用也是 PAH 的致病因素[8]。HIVgp 120 蛋白可导致肺内皮功能障碍和凋亡。在免疫缺陷病毒感染恒河猴模型中，病毒 Nef 蛋白与肺血管壁之间的相互作用被报道，它引起肺动脉疾病。培养细胞中的研究表明 HIV Tat 蛋白在抑制 BMPR2 转录中发挥作用，并可能引起血管壁的增生反应。

人类疱疹病毒 8 型（HHV-8）、Kaposi 肉瘤致病因子、机会致病菌与 HIV 感染高度相关，可能在 PAH 发展为丛状病变中起作用。报道称，人类疱疹病毒 8 型感染与特发性 PAH 相关[37]，该相关性还未在其他人群研究中得到一致的证实。尽管如此，HIV 感染合并的 PAH 是多因素作用的结果，根本的致病机制可能包括病毒感染的直接作用以及相关病原体非直接的作用。

分流生理学

PAH 进展和肺循环血流增加一直有关。某些类型的先天性的心脏疾病与功能性体循环 - 肺循环分流，如非限制性室间隔缺损（VSD）和大的动脉导管未闭（PDA），不可避免地导致肺血管重塑和儿童期 PAH 临床综合征（Eisenmenger's 综合征）[38]。约 1/3 未矫正的 VSD 和 PDA 患者死于 PAH。修补手术的时间也严重影响预后。如果分流可以在 8 个月内修复，无论病理结果如何，患者往往有正常的肺动脉压；相反，如果在患者 2 岁时手术，PAH 将持续存在。重要的是，当 PVR 等于或超过体循环血管阻力，手术矫正分流会使已经负担过重的右心室（RV）负荷增加，加重患者的临床症状，并且不能逆转肺动脉高压。

房间隔缺损（ASD）与体循环 - 肺循环分流，随着时间的推移也会引起肺动脉高压[39]。不同于非限制性 VSD 和 PDA，只有 10% ～ 20% 的 ASD 会发展成 PAH。这个现象也反映出肺血管系统对于压力过负荷（如 VSD 和 PDA 中分流所见）和容量过负荷（如 ASD 中分流所见）的反应不同。更多的是，含有特殊不明确遗传易感性的 ASD 患者发生 PAH，可加剧已增加的肺循环的容量负荷。

在分子水平上，层剪切应力的生理流动模式、湍流和循环张力都由内皮细胞承受，会导致细胞内的信号转导和各种各样的表型变化的调控发生[40]。以前的研究主要侧重于周围血管系统的内皮细胞，表明层流诱导血管保护的静止状态，而湍流会导致促炎症和血栓形成的状态。目前还不清楚这些血流相关表型是否主要存在于肺血管。在某种程度上，是因为*在体内*条件下研究肺小血管解剖学水平的血流模式还存在困难。体内模型中搏动血流的高剪切应力和长期血管内皮生长因子（VEGF）的抑制可以引起EC的凋亡，继而出现增殖的抗凋亡细胞的生长和选择[41]。因此，长期血流增强可导致对于生长失调的血管内皮细胞进行选择，使克隆或多克隆扩张成为丛状病变。

新生儿持续肺性高血压

新生儿持续肺性高血压（PPHN）特征为PVR持续升高，右向左分流和严重的低氧血症。它可以伴有肺实质病变如脓毒症、胎粪吸入、肺炎、肺血管床适应性失调或无明确病因[42]。持续的PH会导致新生儿在新生期死亡，或者它是一过性的，可自发和彻底痊愈。NO生成不足也是婴儿持续的PH的病因，NO吸入在治疗中有效。

各种失调

在患其他临床综合征的患者中很少发现肺动脉高压，如肺静脉闭塞性疾病、伴血小板增多的慢性骨髓发育异常综合征、特发性血小板增多症，还有长期服用中枢神经系统兴奋剂（如盐酸去氧麻黄碱和可卡因）。5-羟色胺源性信号失调可能起作用[8]，但不能解释全部相互关系。特发性PAH发病有性别差异，女性患者比例明显高，病因学还有待研究[43]。

血管效应器

PAH形成中遗传学的下游作用物、获得性诱发因素，以及在疾病晚期占主要地位的组织病理学变化过程的因素为血管收缩、细胞增殖和血栓形成。这些过程受到一系列复杂的平衡失调的影响，包括控制血管收缩与舒张的血管效应器、生长抑制和生长因子、促进和对抗血栓形成的介质。关于这些效应器的大部分，在以往很多综述中已经做了总结，在这里将它们在肺动脉高压发病机制中的作用做了归纳（表56-1）。

一氧化氮

作用于血管的气体分子调节肺血管内环境，其内源性产物的改变和PAH的形成有关。一氧化氮是这些因子中研究最深入的（图56-4C）[44]。它不仅是有效的肺血管舒张剂，还能抑制血小板的激活和VSMC的增殖。一氧化氮弥散进入受体细胞（如血管肌肉等），激活可溶性鸟苷酸环化酶（sGC），产生环鸟苷酸（cGMP）。接着，cGMP和至少3组不同的效应器相互作用：cGMP依赖蛋白激酶、cGMP调节的磷酸二酯酶（PDE），以及环核苷酸门控通道。NO生成由NO合成酶（NOS）家族介导。在肺血管系统，内皮来源的同型一氧化氮（eNOS）的作用突出，受到多种血管作用因子和生理性刺激物的调节，包括缺氧、炎症和氧化应激。人体和（或）动物模型的研究均表明，降低eNOS水平和活性、降低NO生物利用度、通过胞膜小窝使NO胞内转运失调以及增加cGMP降解都会加重PAH的进展。

表56-1　血管效应在肺动脉高压发病机制中的作用

血管效应	PAH中活性的变化	血管收缩的影响	细胞增殖的影响	血栓形成的影响
5-羟色胺	增高	增高	增高	增高
一氧化氮	降低（在丛状病变中增高）	增高	（？）在丛状病变中增高	增高
血栓素 A_2	增高	增高	增高	增高
前列环素	降低	增高	增高	增高
内皮素-1	增高	增高	增高	（N/A）
血管活性肠肽（VIP）	降低	增高	增高	增高
过氧化物酶体增殖物激活受体（PPAR）-γ	降低	（N/A）	增高	（N/A）

一氧化氮失调可能也建立在未具有血液转运NO的全部特征的过程中[45]。NOS多态性也和PH有关。总之，这些作用的共同机制就是使血管收缩失调。与之相对应，基因缺乏eNOS、GTP环化脱水酶-1（NOS合成必需因子四氢生物蝶呤的限速酶）或二甲基精氨酸二甲氨基水解酶（DDAH，NOS抑制物降解的关键酶）的小鼠模型，在PH形成中对于内源性刺激的敏感性增强[3]。最终，NO的影响体现在PAH的治疗准则中，如吸入NO和NO依赖的5型磷酸二酯酶（PDE5）抑制剂（后续详细讨论）[46]。

前列环素/血栓素

花生四烯酸代谢产物前列环素和血栓素A_2（TxA_2）在血管收缩、血栓形成和血管壁增生中起到关键作用（图56-4C）。前列环素（前列环素I_2）激活cAMP依赖通路，作为血管平滑肌舒张剂和抗增殖剂，还能抗血小板激活和聚集。与之相反，血栓素A_2促进血管收缩并激活血小板[47]。PAH，尤其是特发性PAH患者中小肺动脉的前列环素合成酶的活性降低[48]。PAH患者尿液生化检验显示前列环素分解产物（6-酮洛芬$F_2\alpha$）的水平下降，伴随着血栓素A_2代谢物（血栓烷B_2）水平的增高[49]。在PAH形成中，这些效应器的产物的平衡被打破，倾向于血栓素A_2起主要作用。这个调节模式还有待明确。尽管如此，对于这一失衡的认识促进了前列环素治疗的成功，使严重PAH患者的血流动力学、临床症状和生存期得到了改善[50]。

内皮素-1

内皮素-1在肺内皮细胞表达，是PAH形成中的重要介质（图56-4C）[51]。它不仅是强烈的肺动脉收缩剂，还是肺平滑肌细胞的促有丝分裂原。血管收缩反应依赖于与血管平滑肌细胞上的内皮素受体A（ET-A）结合发挥收缩作用，受体结合后引起细胞内钙增加，蛋白激酶C（PKC）、促丝裂原活化的蛋白激酶（MAPK），以及早期生长反应基因c-fox和c-jun的激活[52]。依靠细胞的解剖学定位，ET-1通过ET-A受体和（或）ET-B受体发挥促肺血管平滑肌细胞有丝分裂的作用。内皮素受体A主要介导肺动脉主干的促有丝分裂作用，而阻力动脉的促有丝分裂作用由A、B两型受体介导。结果出现的血管收缩、有丝分裂和血管重塑引起肺脉管系统显著的血流动力学改变，最终形成PAH。各种病因造成的人类或动物PAH都伴有血浆ET-1水平升高[53]，与疾病严重程度相关[54]。与之相对应，内皮素受体拮抗剂能够改善PAH患者的血流动力学、临床状态和生存期也证明了前述的这些作用[55]。

血管活性肠肽

下调血管活性肠肽（VIP）可能也起到致病作用。VIP是肺血管扩张剂、VSMC增生抑制剂、血小板聚集抑制剂和自由基清除剂。有报道称PAH患者血浆中VIP浓度降低，血清中和肺组织的VIP受体减少[56]。VIP敲除小鼠会患中度的肺动脉高压[57]。在人类中，使用血管活性肠肽后，肺动脉压（PAP）和PVR都会下降[58-59]。VIP表达调节和在PAH患者中可能的致病作用这些关键问题还有待解决。

过氧化物酶体增殖物激活受体-γ

过氧化物酶体增殖物激活受体-γ（PPAR-γ）和载脂蛋白E（apoE）可能是作用于PAH的基本因子[60-61]。PPAR是配体激活核转录因子，杂合类视黄醇X受体，随后结合PPAR反应元件来启动目标基因。特发性PAH患者携带降低的肺转录水平的PPAR-γ和apoE。PPAR-γ在人类PASMC中是BMP2的作用靶点，继而刺激apoE合成并且在下游抑制血管平滑肌增殖。PPAR-γ还调节许多参与PASMC增生和迁移的蛋白激酶。PPAR-γ激动剂能够抗炎症反应和诱导促进凋亡的表型，从理论上抑制PAH的发病机制。特异敲除小鼠PPAR-γ会导致PAH。相似地，给予apoE敲除雄性小鼠高脂饮食会有患PAH的倾向。这种状况可以被PPAR-γ激动剂——罗格列酮所逆转。然而，给予低氧性PH大鼠罗格列酮后没有看到显著的效果，说明了这些结果只是部分解释了BMPR2信号和PAH的复杂的分子致病机制。

利尿钠肽

心房钠尿肽和脑钠肽（ANP和BNP）是心肌受张力作用时产生。他们结合鸟苷酸环化酶受体（NPR-A和NPR-B）产生cGMP。PAH患者血浆中这些肽浓度的上升可作为评价右心室功能不全程度的标志物[62]。基因灭活小鼠NPR-A引起PH[63]。与之相反，在啮齿类动物模型中给药ANP可以改善PAH[64]。另外，在PAH的动物研究中，发现通过中性内肽酶抑制剂抑制利尿钠肽的代谢分解是个有希望的方法，在人体的研究还有待确认其效应。

肾上腺髓质素

肾上腺髓质素是内生肽，能激动信号通路（如cAMP、NO-cGMP、磷脂酰肌醇-3激酶/Akt）引起血管舒张和抑制增殖。在缺氧大鼠中能降低平均PAP和改善右心室肥厚[65]。肾上腺髓质类一种相关肽——肾上腺髓质素-2可以结合同样的细胞受体，它在啮齿类动物的PAH中增多。

各种效应器

其他潜在的相关因子包括血管生成素-1、血管舒张气体（CO和H_2S）、磷酸二酯酶Ⅰ、存活蛋白、钙结合蛋白S100A4/Mts，瞬时型受体潜在通道和Notch3[66]。这些都很重要，但还不是全部致病因素[8]。其他促有丝分裂和血管生成生长因子，如血管内皮生长因子、血小板衍生生长因子（PDGF）、碱性成纤维细胞生长因子（bFGF）-2、胰岛素样生长因子（IGF）-1，表皮生长因子（EGF）都可能在PAH的晚期起作用。

致病途径

虽然对于单独效应器的特定功能的了解有了提升，但它们在肺动脉高压形成中是如何对应上游遗传或外源启动因素的，还不清楚。其实，这些因素和疾病根本致病机制的关系还没有确定。这些已知的效应器由上游控制，参与调控通路作用于多种血管作用分子的事实提供了关于此话题的想法[67]。这些调节机制的特异性也许最终会使我们发现疾病最根本的诱发因素，同时为药物治疗的进步提供潜在的治疗目标（图56-3）。

线粒体代谢

PAH常发生线粒体和代谢障碍。研究人类PAH的组织中获得的内皮和VSMC，发现同质异型的和超极化的线粒体[68]。这些细胞主要表现为线粒体代谢下调伴产生能量的糖酵解的诱导[69]。在缺氧条件下，这个所谓的Pasteur效应是个正常的适应事件，它能够优化ATP的产生，而降低线粒体电子传导链产生的活性氧类。氧含量正常条件下，糖酵解转换（*Warburg效应*）被认为会导致抗凋亡的失常，这种现象主要在癌症谱系中被观察到。线粒体的代谢变化依赖于缺氧的精确转录因子，即缺氧诱发因子1α（HIF-1α），它下游重要的作用目标包括丙酮酸脱氢酶激酶（PDK1）等[70]。在PAH中，HIF-1α和PDK1功能失调；相反地，用PDK抑制剂——氯乙酸盐治疗能改善多种啮齿类动物模型的各类型PAH（慢性低氧性PH、野百合碱PAH和颜色不同的大鼠PAH）[71]。可以想到的是以这些代谢失常为治疗目标可能会改善和（或）逆转肺动脉高压的表型。

右心室功能不全

出生后PAP典型地下降，导致成年后右心室退化成薄壁结构。在病理状态下PAH引起右心室肥厚（RVH）和随后的应变，不经治疗会发展成右心室衰竭。以往左心衰竭相关的分子通路得到充分的研究，据推测这些机制在右心室衰竭中也起到主要作用。同时也有证据表明左、右心室衰竭的分子和生理学机制有所不同，这方面的研究已经开始[72]。例如，磷酸二酯酶-5在胚胎期右心室表达，在肥大的右心室也会选择性地表达上调。PDE5能够增加右心室的收缩力，对左心室却没有作用，左心室也没有PDE5表达。

右心室的唯一代谢改变已经被报道。正常的右心室可以利用脂肪酸和葡萄糖作为能量产物。右心室高压时，它几乎全部依赖糖酵解。腺苷酸（AMP）激活的蛋白激酶在右心室高压时被活化，通过增加葡萄糖转运和糖酵解来维持ATP水平，同时通过抑制乙酰辅酶A羧化酶来制约三羧酸（TCA）循环[73]。此外，右心室高压时，PDK被激活，引起从氧化磷酸化到糖酵解的代谢转变。结果，肥大的右心室被认为会表现为"冬眠心肌"，这可能表明右心室可以作为PAH治疗的一个目标[3]。

钾通道生物学

电压门控钾通道（Kv）调整也可能代表PAH的首要致病机制[71]。Kv通道为四聚体跨膜通道，其选择性地通过钾离子。在PASMC中，Kv通道调节静息膜电位。对应Kv通道抑制或下调，去极化引起的电压门控钙通道开放，增加细胞内钙离子，开始许多细胞内的信号级联反应，促进血管收缩和增殖，抑制细胞凋亡。表达阵列分析显示PAH患者的肺组织中Kv 1.5通道缺失[74]。目前尚不清楚这些Kv通道的异常是先天性还是获得性的，但许多多态性在Kv1.5的通道基因（KCNA5）已被发现，其可以提示通道缺失是有遗传易感性的[75]。食欲抑制剂（例如右芬氟拉明、阿米雷司），这些都是发生PAH的危险因素，因为它们可以直接抑制Kv 1.5通道和Kv 2.1通道。多种转录因子（HIF-1α、NFAT 和 c-Jun）在发生 PAH 时增加，可导致下调 Kv 1.5 在 PASMC 的表达，抑制这些因素会增加 Kv 1.5 的表达，改善 Kv 通道电流、在缺氧啮齿动物模型中改善肺动脉重构。钾通道在肺平滑肌细胞的抑制可通过 5- 羟色胺、TxA_2 和 NO 进行调节。此外，BMP 信号能调节 Kv 通道受体的表达。总之，Kv 通道途径可能是调控发病机制的共通点。因此，Kv 通道激活的增强预计会诱导血管扩张，或许能使血管重塑逆转。在慢性缺氧大鼠*体内* Kv 通道基因转移可以使 PH 改善，表明其具有用于治疗的潜力[76]。

酪氨酸激酶

PAH 的终末期表现为多种生长因子，包括 PDGF、成纤维细胞生长因子 1（FGF-1）、FGF-2、EGF 和 VEGF 都过度表达或激活。它们都通过协同和组合的途径，参与了 PAH 特色的阻塞性动脉重塑。这些生长因子的一部分受体是跨膜受体酪氨酸激酶，可以激活不同的一系列细胞内信号通路。抑制 EGF[77] 和 PDGF[78] 受体可以改善 PAH 的血流动力学和生存期。有病例报道将伊马替尼（一种非选择性酪氨酸激酶抑制剂）[79] 或索拉非尼[80]（一种“多激酶抑制剂”）加入到 PAH 的基本治疗当中，然而，酪氨酸激酶在肺动脉高压的发病机制中的具体作用机制还需进一步明晰。

RHO 激酶信号

多种血管细胞类型依赖于 Rho 激酶信号通路实现内环境稳定功能和应对伤害[81]。Rho 是一种鸟苷三磷酸（GTP）结合蛋白，激活下游靶点和 rho 激酶、应对各种 G 蛋白偶联受体的活化（包括那些与 BMP/SMAD 信号和 5- 羟色胺信号相关的）。*体外*激活这些信号级联会导致多种细胞过程的调节，包括增强血管收缩、增殖、受损内皮对血管扩张剂的反应、慢性肺重塑和通过核转录因子的 β（NFκB）转录通路上调血管活性细胞因子。Rho 激酶激活和 PAH 的效应因子有特别的关联，包括 ET-1、5- 羟色胺和 eNOS 等。升高的 Rho 激酶活动已在 PAH 的动物模型中得到证明[82-83]，并且，静脉注射法舒地尔，一种选择性 Rho 激酶抑制剂，在各种动物模型和对常规治疗不敏感的重症肺动脉高压患者中引起肺血管的扩张和肺动脉高压的恢复（如文献[8]）[84-85]。综上所述，这些数据表明，Rho 激酶可控制肺动脉的一个精确的分子“开关”，从健康的静止状态到疾病时开始活化的状态。因此，Rho 激酶是治疗 PAH 的一个有吸引力的和新颖的上游治疗靶点。

炎症

因为 PAH 和各种自身免疫以及感染状态关系密切，且 T 细胞、B 细胞、巨噬细胞在丛状病变的显著存在，重度炎症状态在终末期 PAH 占主导地位。无胸腺裸鼠，缺乏正常功能的 T 细胞，表现出对于 PAH 更高的易感性[86]。在特发性 PAH 中，T 细胞失调可能占有重要地位，因为调节性 T 细胞（T_{reg}）的增加，而 $CD8^+$ 细胞毒性细胞均有所下降[87]。在严重肺动脉高压的人类和动物模型中，可溶性趋化因子和促炎性细胞因子会上调，包括白细胞介素（IL）-1β、TGF-β_1、缓激肽、单核细胞趋化蛋白 -1、分形趋化因子、RANTES 和白细胞三烯等。5- 脂加氧酶（5-LO）调节白三烯的合成，继而又可以促进细胞因子的释放。5-LO 代表了可能涉及激活这种炎症状态的上游因子，在特发性 PAH 患者来源的巨噬细胞和内皮细胞中也已发现 5-LO 水平升高[88]。在 PAH 的各种小鼠模型中，5-LO 过表达可以导致 PH 恶化和血管重塑[89]，同时 5-LO 抑制剂可以改善 PH。因此，这是很有吸引力的推测，5-LO 本身可能在 PAH 的进展中具备上游管理作用。

细胞外基质生物学

血管特异性丝氨酸弹性蛋白酶活性已通过在细胞外基质重塑反应的调控与 PAH 的发病机制相关联[90]。在肺小动脉，丝氨酸弹性蛋白酶被分泌到细胞外空间，可以激活基质金属蛋白酶（MMP）和抑制 MMP 的组织抑制剂（TIMP）。MMP 和弹性蛋白酶降解的 ECM 的大部分内容物可以使纤维连接蛋白（FN）上调，继而增强细胞迁移。基质的降解也增加了整联蛋白信号，伴有糖蛋白生腱蛋白 C 的表达。生腱蛋白 C 和其他因素共同作用提高平滑肌增生。已经从先天性心脏病和由此产生的 PAH 患者中观察到肺动脉弹性蛋白的降解增加[91]。已经有报道在有 BMPR2 突变的 PAH 患者和 PAH 大鼠模型的肺组织中血管弹性蛋白酶[92] 和生腱蛋白 C[93] 的产生和活性增加。在 PAH 中，这种上调弹性蛋白酶的功能可能是通过诱导一些血管感受器导致的，包括 NO、5- 羟色胺，和理论上的 BMP 途径。在细胞培养中弹性蛋白酶抑制剂可以诱导 SMC 凋亡，同时在动物模型中

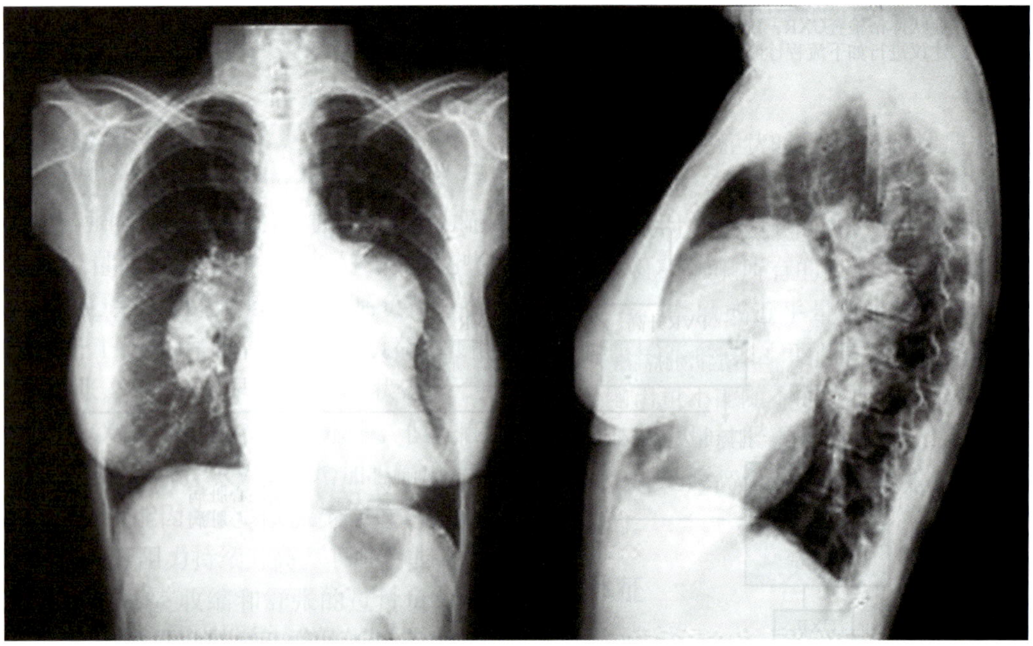

图 56-6 肺动脉高血压患者的胸片。肺动脉是双侧明显的血管，由于增加的周围血管阻力（PVR）和降低的血流量而突然变细。存在左心房和左心室扩张。肺实质是正常的

典型的 PAH 表现。心电图右心张力的证据和生存下降相关 [2]。

肺功能检查

肺功能检查对排除继发性 PH 的原因很重要，尤其是慢性阻塞性气道疾病。虽然有扩张的肺动脉导致支气管阻塞的病例报道，气道阻塞不是典型的 PAH 表现。肺动脉高压患者的典型表现为边缘限制性通气障碍，一氧化碳弥散能力下降（DLCO）和低氧低碳酸血症 [5]。DLCO 是因为肺泡毛细血管血流量减少。在一项 79 例肺动脉高压患者肺功能的研究中，观察到 75% 的患者 DLCO 明显降低（平均预测值的 68%），50% 的患者存在轻度限制性通气功能障碍 [99]。

超声心动图

经胸超声心动图是评估 PH 患者的一个关键的诊断工具 [96]。它可以明确左心疾病、瓣膜病、心内分流的存在，是一种非侵入性的测量肺动脉压的方法。一旦发现肺动脉压力升高就须进一步行动脉导管检查评估。晚期肺动脉高压患者的超声心动图常常提示右心室肥厚和扩大、右心房增大和由于室间隔突出导致的左心室腔减小。在进展期病例中，下腔静脉扩张而不是塌陷。收缩期 PAP 可以通过使用多普勒测量三尖瓣反流的速度来估计。静息状态下的正常收缩期肺动脉压力上限通常是 40 ~ 50 mmHg，与三尖瓣回流速度 3 ~ 3.5 m/s 相对应 [虽然这个值可以随年龄、体重指数（BMI）和右心房压力变化而变化]。

然而多普勒测量肺动脉压力也存在局限，在成像差或者是 PAP 中度升高的患者中可能存在假阴性结果。多普勒对肺动脉压力的评估还取决于操作者。研究比较多普勒和动脉导管测量的 PAP 值，有报道多普勒测量的收缩期肺动脉压力偏低 [98]。最好采用超声心动图的阴性预测值，虽然肺动脉高压的一些超声心动图特点提示预后不佳 [100]。这些大多包括超声心动图右心室功能障碍的指标（即右心房或心室的大小、心脏舒张时室间隔向左心室的移位、三尖瓣环平面偏移至接近右心室射血分数、右心室心肌指数）。然后，值得注意的是，超声心动图对右心室收缩期压力的评估不能预测生存 [101]。

运动超声心动图是发现早期肺动脉高压的一个比较敏感的检查，尤其在儿科中特别有价值，可能影响手术的决策。运动超声心动图已经作为筛选工具用于研究识别 PAH 家族中无症状 BMPR2 突变携带者 [102]。静息状态下的正常肺动脉压力通常可以排除 PH 的诊断。当高度怀疑肺动脉高压或患者有不明原因的呼吸困难时，运动过程中行运动超声心动图检查可以发现

运动诱发的 PAH。

心导管检查

心导管检查仍是 PAH 诊断和分型的金标准。可以直接测量右心和肺动脉的压力，以及肺毛细血管楔压和 CO。它也可以被用来评估血管舒张储备（详见后面血管扩张剂治疗部分），同时也是决定 PH 预后的主要因素。在静息状态下肺动脉压力正常但是运动下 PAP 异常升高时，心导管检查也可以在运动状态下进行，用于评估运动诱导 PH 的可能性。

运动试验

诊断 PH 不须行运动试验，但是运动试验对于评估预后可能存在价值。6 min 步行试验是应用最广泛并可以重复的检查。这个检查通常是在心导管明确诊断后，用于定期监测功能状态。6 min 走过的距离减少的比例用于 NYHA 功能分级，同时也是死亡率的一个强有力的独立预测因子。6 min 步行试验中只能走 300 m 或小于 300 m，在最大距离时动脉血氧饱和度下降达 10% 的肺动脉高压患者，死亡率显著增加[98]。因为已经有报道试验中有晕厥和猝死，所以要尽量避免行最大运动试验。带或不带超声心动图的心肺运动试验已经越来越多地应用于研究中，并且有助于从 PAH 中区分继发于舒张期心力衰竭的 PH。

筛查

建议有 PAH 高风险的无症状患者行筛查[103]。在风险不断增加的人群中疾病的发病率也很低，因此推荐用于筛查的准确人口数存在争议。可能从筛查中获益的患者群包括已知有诱发肺动脉高压的基因突变、一级亲属有家族性 PAH 者，以及硬皮病、肝移植前门静脉高压、先天性体循环 - 肺循环分流的患者[104]。有些患者只有当出现症状提示以下疾病时才应进行 PAH 的评估：除了硬皮病的其他胶原蛋白性血管病、HIV、静脉吸毒者、接触食欲抑制剂的患者、不考虑行肝移植的门静脉高压的患者。筛查无症状或轻微症状的患者应首先彻底询问病史和进行体格检查得到与 PH 一致的症状或体征，如果不能明确再行诊断检查。经胸超声心动图是最好的无创筛查项目。

基因检测

考虑到即使有诱发突变的存在但是疾病的外显率低，因此目前不提倡无症状个体的基因检测作为一种有效的诊断方法。肺动脉高压患者的一级亲属患病风险较低，导致不确定他们的家庭成员是否须行基因筛查。提倡者认为，筛查无症状的患者可以提高对家族性 PAH 患病率的认识，揭示早期治疗是否可以影响疾病的发病机制。在存在风险的个体也允许行筛查，已经发现的风险理论上可能会增加疾病的外显率[105]。然而，基因检测的结果可能令人困惑，即使家庭成员继承了一个易感突变，大约有 80% 的概率，疾病表型不会表现出来。值得注意的是，这种情况可能对心理、就业、保险等产生不利影响，如果继续追踪，必须通过适当的基因咨询支持。

治疗

目前没有可以治愈 PAH 的方法，但是目前的治疗方法可以显著提高肺动脉高压患者的生存率和生活质量。最近，美国心脏协会（AHA）和美国心脏病学会，与美国胸内科医师学会、美国胸科协会和肺动脉高压协会合作发布了肺动脉高压治疗的共识建议（图 56-7）[103]。

一般治疗措施

任何耗氧量或心输出量（CO）增加都会加重肺动脉高压的症状和右心室衰竭。应避免重体力劳动。高海拔和未加压机舱会诱发低氧血症或低氧血症引起的 PH。若患者在高海拔地区，则需要吸氧。PAH 是妊娠的绝对禁忌证，因为它可能引发致命的右心衰竭。口服避孕药理论上可以增加凝固性过高的风险，导致血栓栓塞事件，可能会加剧 PAH。尽管如此，口服避孕药通常在不吸烟且无血栓栓塞性疾病病史的 PAH 女性患者中使用。

抗凝治疗

肺小动脉中存在栓塞、PAH 合并血栓并发症或低心输出量合并高深静脉血栓（DVT）风险，则须进行抗凝治疗。目前并没有抗凝剂在 PAH 中使用的对照实验，但有基于使用华法林改善患者生存率的小型研究[106]。通常推荐的 INR 为 2 ～ 2.5[107]。通常在无禁忌证的情况下会使用其他的抗凝剂——前列腺素，尽管它有抑制血小板聚集的作用。但一些执业医生不推荐在一些先天性体循环 - 肺循环分流的患者上使用，因为会有咯血的风险[108]。

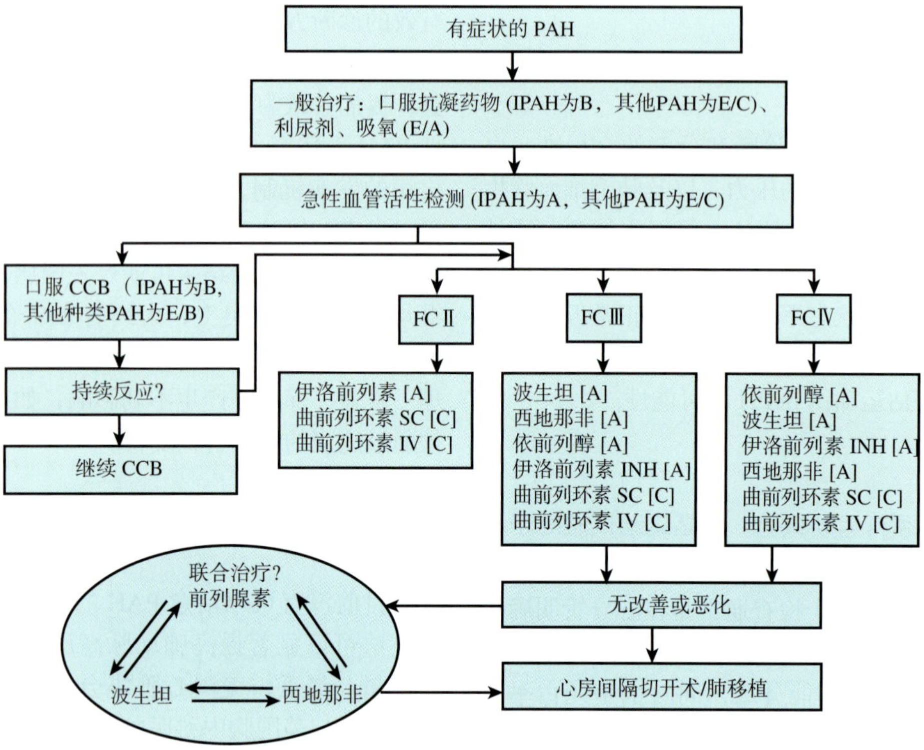

图 56-7 肺动脉高压需要的治疗方法，摘自 2007 AHA/ACC/ACCP 指南。以下推荐建议是基于证据水平和获益相结合。A，强推荐；B，适度推荐；C，弱推荐。E 级推荐是基于专家意见而不是临床证据。CCB，钙通道阻断药；FC，功能级别；INH，吸入；IPAH，特发性肺动脉高压；IV，静脉注射；SC，皮下（*Adapted from Badesch DB，Abman SH，Simonneau G，et al：Medical therapy for pulmonary arterial hypertension：updated ACCP evidence-based clinical practice guidelines.Chest 131：1917-1928，2007.*）

吸氧疗法

当患者在静息情况下伴随低氧血症（即氧分压 PaO_2 < 55 mmHg 或血氧饱和度 SaO_2 < 88%）则需吸氧。伴有大的卵圆孔或心内分流的低氧血症称为分流引起的低氧血症，补充吸氧对其效果不佳。对照研究尚未进行，虽然吸氧设备会对活动度产生一定的局限性，但还是可以通过改善呼吸困难症状和锻炼肺活量，提高生活质量。

右心衰竭的治疗

使用利尿剂减轻心室负荷和肝淤血。谨慎使用袢利尿剂和噻嗪类利尿剂，并且必须避免过量使用利尿剂，因为这会减小右心室的前负荷而降低心输出量。除了控制心律失常，一般 PAH 不使用地高辛。静脉注射强心剂能够快速改善右心衰竭的症状，但不可长期使用。

肺部血管——具体治疗

血管舒张剂储备的初筛

急性血管反应性测试通常用作评估血管舒张剂储备和对血管舒张剂治疗的潜在反应的初筛[109]。一般对血管舒张药的测试反应明显的是：PVR 降低大于 25%，平均肺动脉压（PAP）降低少于 40 mmHg。其他一些参数还包括肺动脉收缩压（SPAP）大于 20%，平均 PAP 降低大于 10 mmHg，或心脏指数增加 30% 及以上。急性血管反应性测试最常用药是吸入性 NO 和静脉注射前列腺素（依前列醇），腺苷、强心剂和前列腺素类似物对全身心血管系统影响较小。在测试中使用 1 种以上药物并无优势。血管舒张剂的使用必须非常小心，因为药物导致的全身性高血压（例如使用前列腺素）会降低右心室冠脉血流，导致右心室缺血。

多数对 PAH 的研究报告表明，对血管舒张剂有反应的患者人群为 12% ～ 25%[96]。目前没有临床特征或疾病特征可以依赖性地预测血管舒张剂反应性。对急性血管舒张剂不敏感的患者通常对口服血管舒张剂也不敏感（例如，对于吸入性一氧化碳治疗不敏感的患者对于口服 CCB 药物也不敏感）。但对于急性血管舒张剂敏感的，并不意味着对前列腺素敏感。一项临床试验表明，通常对血管舒张剂敏感且 PVR 降低 50 以上的 PAH 患者，推荐长期服用 CCB。

钙通道阻断药

钙通道阻断药（CCB）是治疗对急性血管舒张剂显著敏感患者的口服药物[109]。它可以改善血流动力学、右心室的功能，以及对急性血管舒张剂测试敏感的 PAH 患者的生存率[110]。由于失败率较高，故不推荐经验性治疗。硝苯地平和地尔硫卓对合适的患者有效，根据患者的静息心率选择合适的药物。对于低 PVR 患者（相对于其他适应证），药物剂量适当加大，但同时也会导致一系列全身性副作用，尤其是低血压和下肢水肿。维拉帕米由于负性肌力作用而不被使用。急性运用氨氯地平会引起肺血管扩张，但长期疗效尚未研究。

内皮素 -1 受体拮抗剂

目前，3 个内皮素受体拮抗剂可以口服治疗 PAH：2 个在美国［波生坦（Tracleer）和安利生坦（Letairs）］，1 个在欧洲和加拿大［西他生坦（Thelin）］[111]。波生坦是非特异性拮抗剂，识别内皮素受体亚型 A（ET-A）和 B（ET-B），安利生坦和西他生坦特异性识别 ET-A。人们认为通过特异性抑制 ET-A 减少由于 ET-A 引起的血管收缩，同时允许血管舒张剂和 ET-1 对 ET-B 受体的清除功能，可提供更多的益处。这三种都在临床试验中证实能够在 12 ～ 16 周内提高运动能力和血流动力学[112-114]。在非盲研究中，与历史对照数据相比，波生坦能够改善生存率[96]。长期预后数据也同样表现出了特异性内皮素抑制剂的优势。一些初步数据发现应用西他生坦后临床恶化情况快于波生坦。目前还没有从合理设计的临床试验中获得明确的预后数据。因为波生坦的功效和易用性，目前推荐它在稳定心功能Ⅲ级的 PAH 患者作为一线或二线用药。

应用波生坦的一个主要并发症包括剂量依赖性肝转氨酶升高，2% 的患者须中止服用药物，并且 8% ～ 12% 的患者须调整用药剂量。肝毒性可能会发生。致畸性是这些药物的一类效应。相对于前列腺素的即刻影响，它们对血流动力学的影响较迟。与口服避孕药、PDE 抑制剂或者抗 HIV 逆转录病毒药物同时服用，会改变血药浓度水平。西他生坦的使用被疗效较好的抗凝治疗复杂化了。

磷酸二酯酶抑制剂

最初针对勃起功能障碍（ED），口服 5- 磷酸二酯酶抑制剂，如西地那非（Revatio），选择性地抑制 cGMP 特异性酶，使得大量内源性 NO 持续释放[115]。在肺血管中 PDE 非常丰富，以至于药物只能是相对选择性的肺血管扩张剂。最近批准的 PDE5 抑制剂包括他达拉非，用于治疗 PAH。对于肺纤维化和 PAH 患者，大量运用西地那非以超越 NO 的血管舒张作用。效果类似于静脉注射依前列腺素，西地那非能更有针对性地改善肺的通气区域，提高气体交换能力。有报道称使用西地那非的原发性 PAH 患者和伴有先天性分流、SLE、HIV 的 PAH 患者症状明显缓解，血流动力学改善，6 min 步行距离增加。一个多中心的随机双盲对照试验表明，应用西地那非治疗 PAH 患者能够显著增强运动能力和改善生活质量。一项非盲随访研究也表明，1 年后的 PAH 患者生存率达 95%[116]。

PDE5 抑制剂主要副作用包括全身性低血压，尤其是在使用硝酸甘油时。被认可的西地那非治疗 PAH 的剂量是每日 3 次，而他达拉非是典型的每日 1 次的药物。目前，PDE 抑制剂被批准功能Ⅱ～Ⅲ级 PAH 患者的一线药物，对于Ⅳ级患者作为二线药物。

前列环素和前列腺素类似物

前列环素是一种内源性前列腺素（前列腺素 I_2），可以导致血管舒张和抑制血小板聚集。它还有抗增殖和弱的纤溶作用。静脉注射用前列环素［依前列醇（Flolan）］在 20 世纪 80 年代早期，就是第一个用于治疗 PAH 的药物。从那时起，多项试验证明使用依前列醇能较传统治疗更有效地改善预后，增强运动能力和改善血流动力学[117]。1995 年依前列醇被批准用于 PAH 治疗，作为心功能Ⅳ级 PAH 患者的首选治疗，同时也作为等待肺移植患者的姑息治疗[107]。根据一些研究发现，依前列醇可能还存在对组织长期的重塑效应。对急性血管舒张不敏感的患者，血流动力学的改善不会即刻显现。反之，患者的血流动力学会有即刻明显改善，并且长期治疗后的右心室功能不全也会随之提高。

依前列醇的半衰期非常短暂（3～6 min），所以必须冷藏，并从中央静脉通路输入。通常都是在医院里进行使用，通过肺动脉导管给药并持续监测。有些医生会持续给药，直至副作用产生限制或者到血流动力学反应的平台期。值得注意的是，开始使用依前列醇会增加左心室后负荷，从而提高心输出量，或临床急速恶化而发生孤立性肺水肿。长期给药剂量根据患者情况有所不同，并且后续门诊随访剂量的增加是基于临床症状、运动测试和血流动力学检测参数来决定的。常见副作用包括下颌疼痛、头痛、腹泻、皮疹、腿部疼痛、恶心、呕吐。患者过量使用也会发生急性免疫反应。

使用依前列醇的主要限制包括需要永久性中央静脉通路而伴随的导管相关性感染和空气栓塞、对于导管的护理以及药物昂贵的费用。依前列醇使用的复杂性让一些学者开始对其他制剂进行探索[118]。

前列腺素类似物曲前列环素（Remondulin），伊洛前列素（Ventavis）和贝前列素已经在12周的安慰剂对照试验中进行过测试[117]。这些药物能够显著提高平均运动能力。曲罗尼尔（Remondulin，UT-15）具有比依前列醇更长的半衰期（≈ 4 h），所以能够静脉推注或类似于皮下胰岛素泵一样持续静脉泵注。曲罗尼尔无需冷藏。在8%～12%的患者中会出现皮下注射区域的疼痛。伊洛前列素是另一类化学合成类似物，可以静脉推注或吸入给药。为保证持续性疗效，每日须吸入6～9次伊洛前列素。贝前列素则只需每日口服4次。曲罗尼尔和伊洛前列素已经被批准用于PAH治疗，均适用于心功能Ⅱ～Ⅳ级的患者。

伴随其他疾病的肺动脉高压治疗方案

在最初的治疗建议中，目前对于PAH亚组的分类疗法指南并不明朗，但大部分引用数据均支持对特发性PAH患者使用血管舒张剂。对于伴随胶原蛋白性血管病的PAH患者，血管舒张剂也在一系列研究中表现出优势[119]。像特发性PAH患者一样，伴随有硬皮病的PAH患者，其基准血流动力学参数不能预测依前列醇的反应。在胶原蛋白性血管病的PAH患者中，其急性血管舒张剂反应较在特发性PAH患者中比例更小，并且这群患者中使用CCB药物优势也不明显[120]。尽管如此，依前列醇还是能够有效改善临床症状、血流动力学和预后，甚至也能逐渐改善硬皮病导致的皮肤损害[121]。存在一些伴随SLE的PAH患者使用依前列醇成功的病例，但对这一群体使用依前列醇会产生严重的血小板减少症。也有研究表明，伴随有CREST或硬皮病的患者在使用口服内皮素受体拮抗剂后，能有效改善症状和血流动力学。

对于PAH亚组的有效性治疗研究还在继续，但只是一小部分患者。在患有Eisehmenger综合征、NYHA分级为Ⅲ和Ⅳ的成年患者中，使用依前列醇被证明能够有效改善心功能，提高氧饱和度和血流动力学[122]。一部分修复的和未修复的先天型心脏病患者被选入使用内皮素受体拮抗剂和PDE5抑制剂的临床试验，发现其临床症状、运动能力和血流动力学都明显改善[123-125]。在继发于HIV感染的PAH患者中使用依前列醇也获得了非常好的效果。在门肺动脉高压患者中类似的治疗使肝移植术得以成功[96]，还有一些报道是关于使用β受体拮抗剂和硝酸酯类药物也可能减少内脏出血的概率。目前对于这类特殊患者的PAH治疗已经中止。在这些患者中，由于有导致出血的风险，所以抗凝治疗一直是有争论性的一个话题。此外，由于波生坦和西他生坦会导致肝毒性，所以患有肝疾病的PAH患者也无法使用这类药物。

疾病进程、预后和监测

先前介绍了1981—1985年在美国确诊为PAH的患者，在使用血管舒张剂治疗后，平均生存时间为2.8年，1年生存率为68%，3年生存率为48%，5年生存率为34%[2]。介于如此低的生存率，大多数患者在确诊后就寄希望于肺移植。随着有效的药物治疗对疾病的缓解，患者的生存率和生存质量也会不断提高。近年来对患者使用药物治疗后的一系列评估发现，使用依前列醇的患者5年生存率可达47%～55%，而心功能Ⅰ或Ⅱ级的患者5年生存率更是高达70%[126-127]。

服用药物之后，只有一小部分患者的血流动力学会得到即刻改善[96]。大多数情况下，血流动力学需要几个月的时间才会有所改善，一般通过6 min步行测试和症状缓解来表现，在服用药物12～16周之后达到最高峰，并能维持数年，但可变性还不明确。

通常间隔3个月进行随访，内容包括每年评估PAP和右心室功能，从而评估治疗是否失败和肺移植的可能性。相较于单纯PAP升高的患者，出现明显右心衰竭的患者生存率较低。提示预后差的指标包括：升高的右心房压、低心功能指数、低混合静脉氧饱和度、持续性出现心功能Ⅲ或Ⅳ级的症状、运动能力差、心包积液或B型利钠尿肽升高[100,126,128]。早期NIH统计数据表明，低DLCO和雷诺症状存在也是预后较差的一项标志[2]。当右心室功能相对正常，但肺动脉压单独升高也是不良信号。最终，预后较差与症状、运动能力和血流动力学改善不佳息息相关。出现这些情况，须考虑复合治疗方案、心房间隔切开术或肺移植。

对难治性PAH的处理

复合治疗方案

复合治疗方案指的是考虑其潜在辅助性或协同性后，至少使用2种不同类型的治疗药物。有报道称在12～16周后，那些对规范用药无反应的患者使用复合治疗后，血流动力学、运动能力和症状有明显改善[129]。尤其是与单一用药的患者相比，复合治疗的患者的6 min步行距离（20～26 m）占优。一项非对照长期临床研究表明，对于没有达到运动目标的患者有计划的复合治疗与传统单一用药相比，有较好的生存率（1年、2年、3年生存率分别为93%，83%和80%）[130]。针对于生存率和死亡率的长期对照临床研究正在进行。目前对于使用单一药物治疗超过6个月却还是存在右心衰竭症状、6 min步行距离少于380 m，持续存在心功能Ⅲ～Ⅳ级症状的患者，推荐采用复合治疗方案。

心房间隔切开术

由于发现PAH患者的生存率严格取决于右心室功能、右心室负荷减轻所以手术创新的指导思想是在心房间造孔，从而改善PAH[131]。例如，相较于没有心内缺陷的患者，伴随卵圆孔未闭和Eisenmenger综合征的PAH患者有较好的心功能和更长的生存期。一项综述发现，在64例进行心房间隔切开术的患者中有50例中的47例改善了临床症状。54名患者中平均术后生存期为19.5个月（2～96个月），相较于之前服用依前列醇有了明显的改善。然而，目前心房间隔切开术只是针对严重PAH患者和已经使用最大剂量药物却持续恶化的患者的一项姑息性手术，因为它只是基于改善了目前可用的血管舒张剂的有效性。并且这类手术只有在有条件、有经验的临床中心才能开展。

肺移植

在依前列醇诞生之前，肺移植是治疗严重PAH的不二选择，并且至今也还是能够治愈严重PAH的治疗方法[132]。持续伴有心功能Ⅲ～Ⅳ级症状、右心房压力高于15 mmHg，或心功能指数低于2 L/min·m^{2}的患者就应该考虑肺移植。使用依前列醇3个月后血流动力学改善良好的患者也被视为可以从早期肺移植得到更多的益处。使用依前列醇3个月后PVR未降低30%或NYHA分级为Ⅲ和Ⅳ的患者预后通常不佳。

在PAH患者中已经成功实施了心肺联合移植、单侧肺和双侧肺移植。肺移植预示着不可逆的严重右心室功能衰竭，一般不需要心脏移植，除非患者具有和PH不相关的心脏疾病。考虑到供体器官的稀少，单侧肺移植较好，但也有其局限性，包括通气/灌注不匹配和潜在的脏器损伤。单侧肺移植术后功能恢复较弱，且移植相关并发症较多，但长期生存率略高于双侧肺移植术。

PAH肺移植术后早期的生存率比其他疾病患者肺移植术后要低，而长期生存率则接近[133]，其1年、3年和5年的生存率分别为65%、55%和44%。移植术后未有PAH复发的报道，但在那些有遗传倾向性的患者中并未做仔细的检查。

早先伴随胶原蛋白性血管病的PAH患者是移植的禁忌证，但现在有研究报道发现其生存率与其他亚组相接近，所以肺移植可以适用于那些肺外症状不严重的胶原蛋白性血管病的PAH患者。而由于围术期和手术中的高风险，通常那些具有门肺动脉高压的患者不采用肝移植。但肝移植能够有效改善肺部血流动力学，所以若平均PAP小于35 mmHg，则肝移植手术中的风险就会降至最小。如果肺动脉压高于35 mmHg，移植术前使用依前列醇能够减少死亡的风险，故称其为通往移植之桥。

经验性治疗

除外目前比较成熟的治疗方案之外，一些有趣的治疗也正在进行（表56-2）。与目前只是改善疾病的目的不同，这些不断发展的方案有可能促使肺血管重塑或使得PAH得到治愈。

替代性一氧化氮——基础治疗

除PDE5抑制剂之外，大量研究希望能够提高在肺血管中NO的产量、释放量以及活性。吸入NO气

表56-2 肺动脉高压的实际与试验治疗

靶点	目标	药物
L-型 Ca^{2+} 通道	减少 SMC Ca^{2+}	L-型 Ca^{2+} 通道阻断药
凝血级联	减少血栓形成	华法林
前列环素受体	增加 cAMP	依前列醇
内皮素受体 A 和 B	抑制收缩和增殖	波生坦
内皮素受体 A	抑制收缩和增殖	西他生坦
PDE5 抑制剂	增加 cGMP	西地那非
鸟苷酸环化酶激活剂	增加 cGMP	iNO
新靶点		
Rho 激酶	减少 SMCs Ca^{2+} 的敏感性	Rho 激酶抑制剂：法舒地尔
RhoA 异戊烯	减少 SMCs Ca^{2+} 的敏感性	他汀
丝氨酸弹性蛋白酶	增加 MMP 活性	弹性蛋白酶抑制剂
激酶相关受体	抑制 PDGE 或 EGF 活性	酪氨酸激酶抑制剂
PDF 激酶	正常的线粒体功能	二氯乙酸盐
NFAT	减少抗凋亡的 bcl-2，减慢增殖	环孢素 A
免疫系统	免疫抑制	霉酚酸酯
存活蛋白	存活蛋白的抑制抗凋亡作用	显性负转运
鸟苷酸环化酶	增加 cGMP	直接的 sGC 活化剂［例如利奥西呱（BAY 63-2521）-DHEA］
COX	抑制 TxA_2	阿司匹林
鸟氨酸脱羧酶	抑制多胺合成	α-二氟甲基鸟氨酸
CDKIγ27	抑制 SMC 增殖	华法林
PPAR-γ	增加 PPAR-γ 活性	罗格列酮
血管生成素及 TIE2	抑制 SMC 增殖	腺病毒基因转染
5-羟色胺转运蛋白	抑制 SMC 增殖	SSRI
VPAC 1 及 2 受体	抑制 SMC 增殖	VIP，吸入
肾上腺髓质素受体	抑制 SMC 增殖，血管舒张	肾上腺髓质素
BMPR2	BMPR2 信号增加	腺病毒 转染和（或）加强受体运送到膜
eNOS	增加 cGMP 和 NO 信号	eNOS 基因转染的 EPCs
eNOS	增加 cGMP 和 NO 信号	VEGF 转染的成纤维细胞

体能够有效降低肺动脉压并且改善不同类型 PAH 的氧饱和度和血流动力学。然而，长期的 NO 治疗是很麻烦的，需要连续吸入，必须认真监测避免氮氧化合物和高铁血红蛋白中毒。给予 NO 的替代策略包括 NONOates 的使用，此化合物在生理 pH 环境下可以释放可预测的 NO。这类化合物已作为日常雾化在啮齿动物 PAH 模型中使用，可以降低肺动脉压力而不会引起全身性低血压[134]。

肺动脉高压增加 NO 水平的另一途径依赖于增强 NOS 的活性。四氢生物蝶呤（BH4）是一种重要的 NOS 辅助因子，通过酶促使 L-精氨酸氧化生成 NO 和 L-瓜氨酸。BH4 水平在 PAH 患者可能减少，因此给予人工合成的 BH4（沙丙蝶呤）可能使 PAH 患者 NOS 活性增加、肺血管 NO 水平升高[3]。

NO-独立 sGC 活化剂已被开发用于 PAH 患者[44]。有依赖血红素的（BAY 41-2272）和独立血红素的

（BAY 58-2667 及 HMR-1766）sGC 活化剂存在[135]。BAY 41-2272 直接刺激 sGC 并使 sGC 对 NO 敏感，造成协同作用。在 PH 模型中，它可以改善肺血流动力学。NO- 独立 sGC 活化剂与 NO 供体结合时表现的是附加的作用而不是协同作用。BAY 41-2272 和 BAY 58-2667 都可以改善啮齿类动物模型中的 PAH，但是部分依赖于内源性 NOS 活性。BAY63-2521 是一种具有良好安全性的口服剂，目前用于 PAH 的Ⅲ期临床研究。有趣的是，脱氢表雄酮（DHEA），一种内源类固醇激素，也可以增加 sGC 的表达，激活血管平滑肌中的血管舒张钙敏感的钾通道（BKCa 通道），并可以抑制大鼠缺氧性 PH[136]。在人类临床试验前还需要更多的数据。

5- 羟色胺和 5- 羟色胺转运体抑制剂

特麦角脲是一种强有效的 5- 羟色胺受体拮抗剂，目前正在进行 PAH 患者的二期研究[3]。欧洲已接受它为孤本药物。PRX-08066 是一种选择性 5- 羟色胺 2B 受体抑制剂，可以抑制人类缺氧介导的 PAP 升高，也正在进行二期研究。考虑到 SERT 在 5- 羟色胺生物学信号传递上的重要性，协同抑制 SERT 和 5-羟色胺受体可能是未来有效治疗的重要方法。

BMPR2- 靶向治疗方法

近期研究发现 BMPR2 单倍剂量不足和 PAH 有关，提示可以通过提高 BMPR2 表达或活性来改善 PAH 或逆转 PAH 的进展。已经提出使用基因替代疗法，但是有待先在动物模型上取得成功。还发现在 PAH 有一些突变的 BMPR2 导致细胞表面转运受损，而不是表达下降[137]。在那些病例中，改善蛋白转运的药物（即 4- 苯基丁酸钠盐用于囊性纤维化）可能有效。但是，目前仍不明确活*体内*需要多少突变的 BMPR2 才能达到导致细胞膜出现相关的改变。最后，BMPR2 功能紊乱可以通过 TGF 受体超家族其他成员如 TGF-β/ 激活素受体样激酶 5 导致信号传递增加。值得关注的是，SB525334 是一种 TGF-β/ 激活素受体样激酶 5 抑制剂，可以逆转啮齿动物模型的 PAH 和 RVH，可能有治疗效益[138]。

酪氨酸激酶抑制剂

酪氨酸激酶抑制剂伊马替尼和“多重激酶抑制剂”索拉非尼在 PAH 患者中的初步试验结果令人鼓舞，但是结果只是初步的。有报道在人类传统治疗上加上伊马替尼可以获益[79]。在野百合碱处理的大鼠中，索拉非尼可以逆转 PAH 和右心室重塑[80]。近期两种药物都在进行一期临床药物试验。

RHO 激酶抑制剂

Rho 激酶抑制剂（即 Y-27632，法舒地尔）已经被开发出来用于 PAH 人群的研究[139]。在多个啮齿动物 PAH 模型中，这些药物可以降低 PAP。在人类，法舒地尔作用温和，但迅速降低 PVR。然而，都有一个共同的副作用包括全身性的血管舒张和低血压。为了避免这个不良反应可以使用吸入或喷雾制剂替代。

有趣的是，HMG CoA 还原酶抑制剂（他汀类药物）的多效性作用包括 Rho 激酶抑制活性。在一些啮齿动物研究中，辛伐他汀可以降低 PAH，并显著提高生存率[140-141]。然而，这些有利作用不能在所有的啮齿动物模型中被重复。尽管如此，一些他汀类药物的人类 PAH 试验正在进行中。

其他方法

一些其他致病途径的治疗靶点也已经有了不同程度的研究。在人类 PAH 中，适当地吸入肾上腺髓质激素可以降低 PVR，并增加运动时的峰值耗氧量[143]。肾上腺素 VIP 可以很大程度上改善 PAH 的肺血流动力学，如果维持 3 个月，可以降低 PVR 并提高 6 min 步行距离[56]。然而，VIP 容易快速降解。目前正在开发一种可以缓释的脂质体 VIP 制品。肝素与血管生成素 I 抑制剂、STAT3、多胺、存活蛋白还有细胞周期也被提出对治疗有效，已取得不同程度的成功[3]。

内皮祖细胞

祖细胞输注标志着一个潜在强力但目前作用模糊的治疗的可能性。具体而言，内皮祖细胞（EPCs）起源于中胚层干细胞或骨髓中的成血管细胞。从那里它们被释放到血液循环中，直到它们停留在缺血或损伤部位引起血管形成和再生。Eisenmenger 综合征患者的血液循环中 EPCs（被 $CD34^+/KDR^+$ 和 $CD34^+/CD133^+/KDR^+$ 细胞定义）较低[144]。有报道显示，在特发性 PAH 患者中 EPCs 水平降低。此外，从 PAH 患者分离出的 EPCs 与正常的 EPCs 在细胞培养中的功能（即集落形成活性、黏附、迁移、凋亡的潜能）相比，存在不同[144-146]。给予大鼠 PAH 模型 EPCs 可以改善肺血流动力学、血管重塑和生存情况[147]。此外，两个关于成年人[148]和儿童[149]特发性肺动脉高压自体单核细胞单次输注的小研究分别为此类疗法的治疗潜力提供了支持。已经有治疗试验开始评估给予PAH患者这些细胞的安全性。

关于再生细胞治疗仍有很多不清楚的方面。用于识别EPCs的不同标志物的结果分析十分复杂。EPCs移植的复杂生物学特性尚未明确，在某些临床环境中可能带来不利的后果。先前关于祖细胞的有利影响的报道，很可能是由于旁分泌作用产生的，而不是真正移植成功后分化为健康的内皮细胞。此外，一些研究者认为EPCs会促进丛状病变的发展，提示疾病晚期使用EPCs可能会导致疾病恶化。在这个治疗方法投入大规模的试验前，谨慎是非常必要的。

结论

肺动脉高压是一种具有相同组织病理学的血管疾病的临床综合征和一系列由此继发的相关疾病。非常明显，PAH的发生需要一个复杂的综合多方面的病理生理学发病机制。虽然基因突变，外源性风险和获得性疾病可以诱发肺动脉高压，确定迄今没有一个因素足以独自完全驱动致病过程。与致癌作用相似，它是一个有特定基因突变的易感者需要额外的伤害才能显现的疾病，一个“多重打击”假说已成为解释临床肺动脉高压的进展（图56-8）。更多机制都集中在终末期状态和多个血管效应器的不平衡的影响。疾病形成中的某些统一机制已经变得更加显而易见，这些效应器的调节和一些模型紧密联系。其结果是，有效的治疗方法已被开发，来改善疾病和提高生存率。

尽管如此，我们对这些复杂细胞化的过程理解还不够全面。在某种程度上，这一事实源于驱动这种独特疾病的重叠致病机制的复杂性。在后基因组时代，可以想象依据基因组、转录和蛋白质组学数据来重新定义复杂的临床综合征，如肺动脉高压。因此，基于系统的结构性分析可能有助于确定发病机制的共同途径，并有助于理解原发疾病的触发因素和终末期疾病之间的遗传和机制联系。

此外，研究肺动脉高压的一个挑战是缺乏可以跟踪，并从基因操纵发展为严重疾病的小动物模型。目前已在PAH大型哺乳动物的生理研究中取得了一些成功，但在鉴别肺重塑的分子过程中有所突破已经很难，因为存在不完整的基因数据和特定的模型[150-151]。相反，尽管小鼠遗传和分子生物学研究现

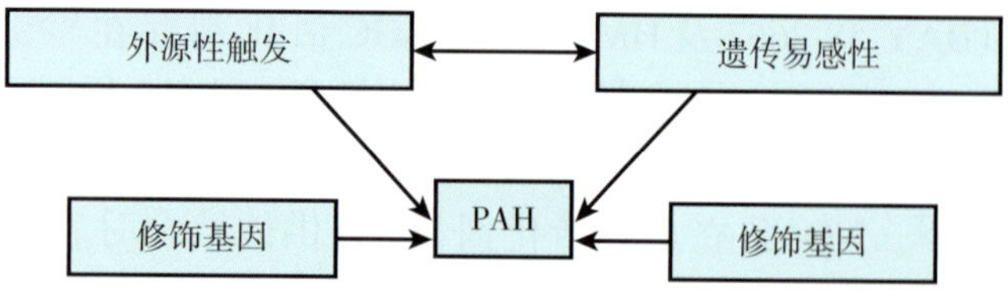

图56-8 “多重打击”解释PAH进展示例。具有遗传或获得性状的易感人群在没有遭受到与疾病病理有相同作用的损伤时不会进展为肺动脉高压

在更容易做到，但诱导小鼠模型出现显著的肺动脉高压仍然具有挑战性。最近的进步已经显示会有更易操作的肺动脉高压动物模型，这将使结合遗传学研究和病理生理学暴露变得可能。

最后，随着肺动脉高压患者接受移植的人数减少，研究者通过获取肺动脉高压患者组织的传统途径来进行分子生物学分析的方式会逐步减少。然而，在如肺动脉插管、诱导干细胞生物学等领域的进步，使我们可以预见到即使是复杂的人体病变如PAH的复杂的分子研究在未来几年都会有所进步。未来十年研究将有望在疾病高危个体预防上取得巨大的进步。疾病更早确诊、明确治疗目标对于致病过程本身的逆转会有帮助。

参考文献

1. Simonneau G, Robbins IM, Beghetti M, et al: Updated clinical classification of pulmonary hypertension, *J Am Coll Cardiol* 54(1 Suppl):S43–S54, 2009.
2. D'Alonzo GE, Barst RJ, Ayres SM, et al: Survival in patients with primary pulmonary hypertension. Results from a national prospective registry, *Ann Intern Med* 115(5):343–349, 1991.
3. Archer SL, Weir EK, Wilkins MR: Basic science of pulmonary arterial hypertension for clinicians: new concepts and experimental therapies, *Circulation* 121(18):2045–2066, 2010.
4. Butrous G, Ghofrani HA, Grimminger F: Pulmonary vascular disease in the developing world, *Circulation* 118(17):1758–1766, 2008.
5. Rich S, Dantzker DR, Ayres SM, et al: Primary pulmonary hypertension. A national prospective study, *Ann Intern Med* 107(2):216–223, 1987.
6. Widlitz A, Barst RJ: Pulmonary arterial hypertension in children, *Eur Respir J* 21(1):155–176, 2003.
7. Farber H, Loscalzo J: Pulmonary arterial hypertension, *N Engl J Med* 351(16):1655–1665, 2004.
8. Chan SY, Loscalzo J: Pathogenic mechanisms of pulmonary arterial hypertension, *J Mol Cell Cardiol* 44(1):14–30, 2008.
9. Trembath R, Thomson J, Machado R, et al: Clinical and molecular genetic features of pulmonary hypertension in patients with hereditary hemorrhagic telangiectasia, *N Engl J Med* 345(5):325–334, 2001.
10. Chaouat A, Coulet F, Favre C, et al: Endoglin germline mutation in a patient with hereditary haemorrhagic telangiectasia and dexfenfluramine associated pulmonary arterial hypertension, *Thorax* 59(5):446–448, 2004.
11. Lane K, Machado R, Pauciulo M, et al: Heterozygous germline mutations in BMPR2, encoding a TGF-beta receptor, cause familial primary pulmonary hypertension. The International PPH Consortium, *Nat Genet* 26(1):81–84, 2000.
12. Newman J, Wheeler L, Lane K, et al: Mutation in the gene for bone morphogenetic protein receptor II as a cause of primary pulmonary hypertension in a large kindred, *N Engl J Med* 345(5):319–324, 2001 [Erratum, *N Engl J Med* 2345:1506, 2001, 2346:1258, 2002].
13. Aldred M, Machado R, James V, et al: Characterization of the BMPR2 5′-untranslated region and a novel mutation in pulmonary hypertension, *Am J Respir Crit Care Med* Epublication.
14. Shi Y, Massagueé J: Mechanisms of TGF-beta signaling from cell membrane to nucleus, *Cell* 113(6):685–700, 2003.

15. Atkinson C, Stewart S, Upton P, et al: Primary pulmonary hypertension is associated with reduced pulmonary vascular expression of type II bone morphogenetic protein receptor, *Circulation* 105(14):1672–1678, 2002.
16. Teichert-Kuliszewska K, Kutryk M, Kuliszewski M, et al: Bone morphogenetic protein receptor-2 signaling promotes pulmonary arterial endothelial cell survival: implications for loss-of-function mutations in the pathogenesis of pulmonary hypertension, *Circ Res* 98(2):209–217, 2006.
17. Beppu H, Ichinose F, Kawai N, et al: BMPR-II heterozygous mice have mild pulmonary hypertension and an impaired pulmonary vascular remodeling response to prolonged hypoxia, *Am J Physiol Lung Cell Mol Physiol* 287(6):L1241–L1247, 2004.
18. West J, Fagan K, Steudel W, et al: Pulmonary hypertension in transgenic mice expressing a dominant-negative BMPRII gene in smooth muscle, *Circ Res* 94(8):1109–1114, 2004.
19. Morrell NW, Adnot S, Archer SL, et al: Cellular and molecular basis of pulmonary arterial hypertension, *J Am Coll Cardiol* 54(1 Suppl):S20–S31, 2009.
20. Launay J, Herveé P, Peoc'h KT, et al: Function of the serotonin 5-hydroxytryptamine 2B receptor in pulmonary hypertension, *Nat Med* 8(10):1129–1135, 2002.
21. Eddahibi S, Chaouat A, Morrell N, et al: Polymorphism of the serotonin transporter gene and pulmonary hypertension in chronic obstructive pulmonary disease, *Circulation* 108(15):1839–1844, 2003.
22. Eddahibi S, Raffestin B, Launay J, et al: Effect of dexfenfluramine treatment in rats exposed to acute and chronic hypoxia, *Am J Respir Crit Care Med* 157(4 Pt 1):1111–1119, 1998.
23. Long L, MacLean M, Jeffery T, et al: Serotonin increases susceptibility to pulmonary hypertension in BMPR2-deficient mice, *Circ Res* 98(6):818–827, 2006.
24. MacLean M, Deuchar G, Hicks M, et al: Overexpression of the 5-hydroxytryptamine transporter gene: effect on pulmonary hemodynamics and hypoxia-induced pulmonary hypertension, *Circulation* 109(17):2150–2155, 2004.
25. Keegan A, Morecroft I, Smillie D, et al: Contribution of the 5-HT(1B) receptor to hypoxia-induced pulmonary hypertension: converging evidence using 5-HT(1B)-receptor knockout mice and the 5-HT(1B/1D)-receptor antagonist GR127935, *Circ Res* 89(12):1231–1239, 2001.
26. Moudgil R, Michelakis E, Archer S: Hypoxic pulmonary vasoconstriction, *J Appl Physiol* 98(1):390–403, 2005.
27. Sweeney M, Yuan J: Hypoxic pulmonary vasoconstriction: role of voltage-gated potassium channels, *Respir Res* 1(1):40–48, 2000.
28. Vij R, Machado RF: Pulmonary complications of hemoglobinopathies, *Chest* 138(4):973–983.
29. Hsu L, Champion H, Campbell-Lee S, et al: Hemolysis in sickle cell mice causes pulmonary hypertension due to global impairment in nitric oxide bioavailability, *Blood* 109(7):3088–3098, 2007.
30. Hu W, Jin R, Zhang J, et al: The critical roles of platelet activation and reduced NO bioavailability in fatal pulmonary arterial hypertension in a murine hemolysis model, *Blood* 116(9):1613–1622.
31. Stauber RE, Olschewski H: Portopulmonary hypertension: short review, *Eur J Gastroenterol Hepatol* 22(4):385–390.
32. Le Pavec J, Humbert M, Mouthon L, et al: Systemic sclerosis-associated pulmonary arterial hypertension, *Am J Respir Crit Care Med* 181(12):1285–1293.
33. Hassoun PM: Pulmonary arterial hypertension complicating connective tissue diseases, *Semin Respir Crit Care Med* 30(4):429–439, 2009.
34. Peacock A: Primary pulmonary hypertension, *Thorax* 54(12):1107–1118, 1999 [*Thorax* 1155(1103):1254, 2000].
35. Degano B, Sitbon O, Simonneau G: Pulmonary arterial hypertension and HIV infection, *Semin Respir Crit Care Med* 30(4):440–447, 2009.
36. Galiè N, Manes A, Uguccioni L, et al: Primary pulmonary hypertension: insights into pathogenesis from epidemiology, *Chest* 114(3 Suppl):184S–194S, 1998.
37. Cool C, Rai P, Yeager M, et al: Expression of human herpesvirus 8 in primary pulmonary hypertension, *N Engl J Med* 349(12):1113–1122, 2003.
38. Beghetti M, Tissot C: Pulmonary arterial hypertension in congenital heart diseases, *Semin Respir Crit Care Med* 30(4):421–428, 2009.
39. Webb G, Gatzoulis M: Atrial septal defects in the adult: recent progress and overview, *Circulation* 114(15):1645–1653, 2006.
40. Topper J, Gimbrone MJ: Blood flow and vascular gene expression: fluid shear stress as a modulator of endothelial phenotype, *Mol Med Today* 5(1):40–46, 1999.
41. Sakao S, Taraseviciene-Stewart L, Lee J, et al: Initial apoptosis is followed by increased proliferation of apoptosis-resistant endothelial cells, *FASEB J* 19(9):1178–1180, 2005.
42. Cool CD, Deutsch G: Pulmonary arterial hypertension from a pediatric perspective, *Pediatr Dev Pathol* 11(3):169–177, 2008.
43. Robles A, Shure D: Gender issues in pulmonary vascular disease, *Clin Chest Med* 25(2):373–377, 2004.
44. Coggins MP, Bloch KD: Nitric oxide in the pulmonary vasculature, *Arterioscler Thromb Vasc Biol* 27(9):1877–1885, 2007.
45. Gladwin M, Schechter A: NO contest: nitrite versus S-nitroso-hemoglobin, *Circ Res* 94(7):851–855, 2004.
46. Griffiths M, Evans T: Inhaled nitric oxide therapy in adults, *N Engl J Med* 353(25):2683–2695, 2005.
47. Gerber J, Voelkel N, Nies A, et al: Moderation of hypoxic vasoconstriction by infused arachidonic acid: role of PGI2, *J Appl Physiol Respir Env Exercise Physiol* 49:107–112, 1980.
48. Tuder R, Cool C, Geraci M, et al: Prostacyclin synthase expression is decreased in lungs from patients with severe pulmonary hypertension, *Am J Respir Crit Care Med* 159(6):1925–1932, 1999.
49. Christman B, McPherson C, Newman J, et al: An imbalance between the excretion of thromboxane and prostacyclin metabolites in pulmonary hypertension, *N Engl J Med* 327(2):70–75, 1992.
50. Strauss W, Edelman J: Prostanoid therapy for pulmonary arterial hypertension, *Clin Chest Med* 28(1):127–142, 2007.
51. Davie NJ, Schermuly RT, Weissmann N, et al: The science of endothelin-1 and endothelin receptor antagonists in the management of pulmonary arterial hypertension: current understanding and future studies, *Eur J Clin Invest* 39(Suppl 2):38–49, 2009.
52. Jeffery T, Morrell N: Molecular and cellular basis of pulmonary vascular remodeling in pulmonary hypertension, *Prog Cardiovasc Dis* 45(3):173–202, 2002.
53. Allen S, Chatfield B, Koppenhafer S, et al: Circulating immunoreactive endothelin-1 in children with pulmonary hypertension. Association with acute hypoxic pulmonary vasoreactivity, *Am Rev Respir Dis* 148(2):519–522, 1993.
54. Giaid A, Yanagisawa M, Langleben D, et al: Expression of endothelin-1 in the lungs of patients with pulmonary hypertension, *N Engl J Med* 328(24):1732–1739, 1993.
55. Langleben D: Endothelin receptor antagonists in the treatment of pulmonary arterial hypertension, *Clin Chest Med* 28(1):117–125, 2007.
56. Petkov V, Mosgoeller W, Ziesche R, et al: Vasoactive intestinal peptide as a new drug for treatment of primary pulmonary hypertension, *J Clin Invest* 111(9):1339–1346, 2003.
57. Said S, Hamidi S, Dickman K, et al: Moderate pulmonary arterial hypertension in male mice lacking the vasoactive intestinal peptide gene, *Circulation* 115(10):1260–1268, 2007.
58. Söderman C, Eriksson L, Juhlin-Dannfelt A, et al: Effect of vasoactive intestinal polypeptide (VIP) on pulmonary ventilation-perfusion relationships and central haemodynamics in healthy subjects, *Clin Physiol* 13(6):677–685, 1993.
59. Haydar S, Sarti J, Grisoni E: Intravenous vasoactive intestinal polypeptide lowers pulmonary-to-systemic vascular resistance ratio in a neonatal piglet model of pulmonary arterial hypertension, *J Pediatr Surg* 42(5):758–764, 2007.
60. Hansmann G, Wagner R, Schellong S, et al: Pulmonary arterial hypertension is linked to insulin resistance and reversed by peroxisome proliferator-activated receptor-gamma activation, *Circulation* 115(10):1275–1284, 2007.
61. Hansmann G, de Jesus Perez VA, Alastalo TP, et al: An antiproliferative BMP-2/PPARgamma/apoE axis in human and murine SMCs and its role in pulmonary hypertension, *J Clin Invest* 118(5):1846–1857, 2008.
62. Nagaya N, Nishikimi T, Okano Y, et al: Plasma brain natriuretic peptide levels increase in proportion to the extent of right ventricular dysfunction in pulmonary hypertension, *J Am Coll Cardiol* 31(1):202–208, 1998.
63. Zhao L, Winter RJ, Krausz T, et al: Effects of continuous infusion of atrial natriuretic peptide on the pulmonary hypertension induced by chronic hypoxia in rats, *Clin Sci (Lond)* 81(3):379–385, 1991.
64. Baliga RS, Zhao L, Madhani M, et al: Synergy between natriuretic peptides and phosphodiesterase 5 inhibitors ameliorates pulmonary arterial hypertension, *Am J Respir Crit Care Med* 178(8):861–869, 2008.
65. Qi JG, Ding YG, Tang CS, et al: Chronic administration of adrenomedullin attenuates hypoxic pulmonary vascular structural remodeling and inhibits proadrenomedullin N-terminal 20-peptide production in rats, *Peptides* 28(4):910–919, 2007.
66. Li X, Zhang X, Leathers R, et al: Notch3 signaling promotes the development of pulmonary arterial hypertension, *Nat Med* 15(11):1289–1297, 2009.
67. Loscalzo J, Kohane I, Barabasi A: Human disease classification in the postgenomic era: complex systems approach to human pathobiology, *Mol Syst Biol* 3:124, 2007.
68. Bonnet S, Michelakis ED, Porter CJ, et al: An abnormal mitochondrial-hypoxia inducible factor-1alpha-Kv channel pathway disrupts oxygen sensing and triggers pulmonary arterial hypertension in fawn hooded rats: similarities to human pulmonary arterial hypertension, *Circulation* 113(22):2630–2641, 2006.
69. Xu W, Koeck T, Lara AR, et al: Alterations of cellular bioenergetics in pulmonary artery endothelial cells, *Proc Natl Acad Sci U S A* 104(4):1342–1347, 2007.
70. Semenza GL: Hypoxia-inducible factor 1: regulator of mitochondrial metabolism and mediator of ischemic preconditioning, *Biochim Biophys Acta* 2010; Aug 21 [Epub ahead of print].
71. Archer SL, Gomberg-Maitland M, Maitland ML, et al: Mitochondrial metabolism, redox signaling, and fusion: a mitochondria-ROS-HIF-1alpha-Kv1.5 O2-sensing pathway at the intersection of pulmonary hypertension and cancer, *Am J Physiol Heart Circ Physiol* 294(2):H570–H578, 2008.
72. Sharma S, Taegtmeyer H, Adrogue J, et al: Dynamic changes of gene expression in hypoxia-induced right ventricular hypertrophy, *Am J Physiol Heart Circ Physiol* 286(3):H1185–H1192, 2004.
73. Young LH, Li J, Baron SJ, et al: AMP-activated protein kinase: a key stress signaling pathway in the heart, *Trends Cardiovasc Med* 15(3):110–118, 2005.
74. Yuan X, Wang J, Juhaszova M, et al: Attenuated K^+ channel gene transcription in primary pulmonary hypertension, *Lancet* 351(9104):726–727, 1998.
75. Remillard C, Tigno D, Platoshyn O, et al: Function of Kv1.5 channels and genetic variations of KCNA5 in patients with idiopathic pulmonary arterial hypertension, *Am J Physiol Cell Physiol* 292(5):C1837–C1853, 2007.
76. Pozeg Z, Michelakis E, McMurtry M, et al: *In vivo* gene transfer of the O_2-sensitive potassium channel Kv1.5 reduces pulmonary hypertension and restores hypoxic pulmonary vasoconstriction in chronically hypoxic rats, *Circulation* 107(15):2037–2044, 2003.
77. Merklinger SL, Jones PL, Martinez EC, et al: Epidermal growth factor receptor blockade mediates smooth muscle cell apoptosis and improves survival in rats with pulmonary hypertension, *Circulation* 112(3):423–431, 2005.
78. Schermuly RT, Dony E, Ghofrani HA, et al: Reversal of experimental pulmonary hypertension by PDGF inhibition, *J Clin Invest* 115(10):2811–2821, 2005.
79. Ghofrani HA, Seeger W, Grimminger F: Imatinib for the treatment of pulmonary arterial hypertension, *N Engl J Med* 353(13):1412–1413, 2005.
80. Moreno-Vinasco L, Gomberg-Maitland M, Maitland ML, et al: Genomic assessment of a multikinase inhibitor, sorafenib, in a rodent model of pulmonary hypertension, *Physiol Genomics* 33(2):278–291, 2008.
81. Shimokawa H, Takeshita A: Rho-kinase is an important therapeutic target in cardiovascular medicine, *Arterioscler Thromb Vasc Biol* 25(9):1767–1775, 2005.
82. Nagaoka T, Morio Y, Casanova N, et al: Rho/Rho kinase signaling mediates increased basal pulmonary vascular tone in chronically hypoxic rats, *Am J Physiol Lung Cell Mol Physiol* 287(4):L665–L672, 2004.
83. Oka M, Homma N, Taraseviciene-Stewart L, et al: Rho kinase-mediated vasoconstriction is important in severe occlusive pulmonary arterial hypertension in rats, *Circ Res* 100(6):923–929, 2007.
84. Fukumoto Y, Matoba T, Ito A, et al: Acute vasodilator effects of a Rho-kinase inhibitor, fasudil, in patients with severe pulmonary hypertension, *Heart* 91(3):391–392, 2005.

肺性高血压”这个名称经常被用来形容这些患者。

流行病学、诊断和自然病程

PH在普通人群中的患病率还不是很清楚，它的发病率根据原发疾病亚型变化很大。最近的一份报告指出455例有左心室舒张期末压升高的患者中（不含左心瓣膜病），超过一半有PH[6]，而PH存在于90%以上慢性阻塞性肺疾病（COPD）的患者中[7-8]。PH发病率在特定的原发病亚群中变化更大。例如，Handa等报道在患无症状或轻度症状结节病的一个队列中，尽管合并有X线胸片异常，肺功能试验（PFT）呈限制性及周围血氧饱和度降低。此队列仅有约5%的PH患病率，但是如果有结节病并存在持续的呼吸困难，肺动脉高压患病率增加至50%以上[9-10]。

发展成为*临床上明显的*肺动脉高压的可能性往往和合并心脏或肺部疾病的特征紧密相关。例如，由慢性全身性高血压导致左心室舒张功能受损进而出现有症状的肺动脉高压是一个进展缓慢的病程，伴随着心肌顺应性下降[11]。与此相反，通过缺氧介导肺微血管收缩和充血导致的急性高原病形成严重的PH，不论肺储备如何，都可以独立地发生[12]。

PH的预后、治疗方法的选择，以及对治疗的临床反应是和肺动脉高压疾病亚型紧密相连的。目前，用钙通道阻断药、内皮素受体拮抗剂（ERAs）、吸入一氧化氮（iNO）、选择性5型磷酸二酯酶（PDE5）抑制剂或前列腺素替代疗法等目标导向药物治疗以恢复肺微血管功能。这是由FDA批准的，只限用于PAH患者。正如下文将会更详细讨论的那样，从小型临床试验中得出的证明对各种治疗PAH的方法如对肺血流动力学和运动耐量存在有利影响的结论，在WHO证据级别为2/5级[13]。但是对非肺动脉高压性肺性高血压患者*不恰当地*使用以上提及的治疗很可能是无效的，也有可能是有害的[1,6]。因此，当代诊断方法的重点是从非PAH患者中鉴别出PAH的患者（图57-1A）[1]。因此综合临床、影像学、血清学、超声心动图和（或）有创血流动力学检测往往是必要的，在诊断PAH之前确认不存在易患PH的疾病状态（图57-1B）[7]。

PH在临床实践中常被低估[14]。因此对PH的诊断试验的启动，需要执业医生从提示PH的病理生理的一些临床体征开始，如促进肺动脉压力升高的家族性或遗传危险因素，或已知可促进肺动脉压力升高的共病情况。

肺静脉高压

左心疾病导致肺动脉高压的病理生理

急性左心衰竭

其中PH最常见的原因是左心疾病，左心室收缩或舒张功能不全或左心瓣膜病（表57-1）。在非瓣膜病性的左心疾病中，左室舒张末期充盈压的增加（血液）逆向传送到肺静脉和动脉循环床。正常左心室压力-体积血流动力学的急性改变，如发生在急性心肌梗死（MI）期间或作为二尖瓣瓣叶破裂的后果，易突然并急剧增加左心房压力和PAP（图57-2）[15]。由于右心室（RV）是不紧密的、薄壁的结构[16]，对急性压力负荷的耐受性很差，且压力负荷会导致右心室收缩功能不全，这是PH的一个主要的决定因素。急性增加的肺动脉压导致充血性血管病变，其特点是肺小动脉顺应性减低和肺血管正常舒缩自动调节能力的损失。这些病理生理变化使用药物治疗通常是可逆的，这些药物的机制为促进肺血管扩张、降低心脏前负荷（如一氧化氮供体），或直接减轻肺血管淤血（如袢利尿剂）。

慢性非瓣膜性左心衰竭

除了被动肺血管充血，循环内血管活性肽内皮素-1（ET-1）在慢性左心衰竭中与PAH的严重程度成正相关[18]。病理生理浓度的ET-1通过激活血管平滑肌细胞上的$ET_{A/B}$受体来增加细胞内钙水平，进而破坏正常血管舒缩张力。内皮素-1也可以促进儿茶酚胺（如去甲肾上腺素）的释放[19-20]。这些过程都与血管平滑肌细胞的收缩和PH血管扩张抵消细胞信号通路相关，导致肺血管平滑肌细胞收缩。

慢性肺静脉压升高诱导肺小动脉细胞内环境的改变，其特征是肺小动脉的炎症和活性氧类（ROS）的产生水平的增加。随着时间的推移，这些不良性适应的分子过程开始转变为正常肺血管床的不可逆的病理变化，包括内膜纤维化和血管平滑肌细胞肥大和增生。慢性右心室压力负荷过重也与恶化性*左心衰竭*的进展有关，通过促进右心室腔异常变形进而影响左心室的几何构型[21]。

诊断、治疗和自然病程

从左心衰竭发展成的PH的诊断在临床症状上往往是很明显的。主诉运动耐量降低、呼吸困难和下肢

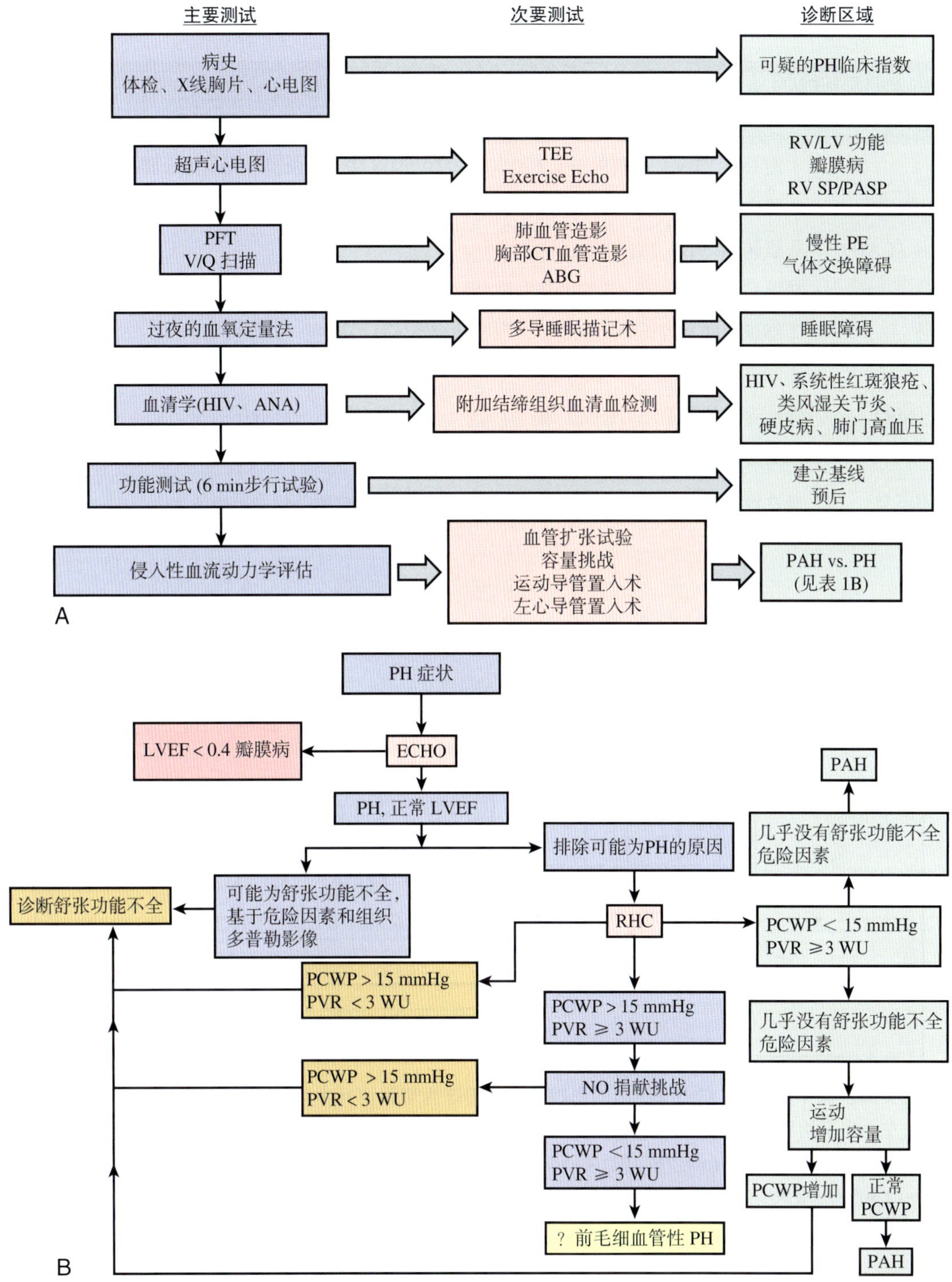

图 57-1 肺性高血压（PH）的诊断方法。A，低临床怀疑指数时启动 PH 的临床评估。主要测试结果有助于临床医生确定 PH 的诊断，并确定最可能的 PH 分类。次要测试主要测试结果，并提供确定 PH 病因的其他信息。B，一种可能的诊断算法，用于区分肺动脉高压和左心疾病导致的 PH。ABG，动脉血气；ANA，抗核抗体；CT，计算机断层扫描；CXR，X 线胸片；DD，舒张功能不全；ECG，心电图；ECHO，超声心动图；HIV，人类免疫缺陷病毒；LV，左心室；LVEF，左心室射血分数；NO，一氧化氮；PASP，肺动脉收缩压；PCWP，肺毛细血管楔压；PE，肺栓塞；PFT，肺功能检查；PVR，肺血管阻力；RHC，右心导管置入术；RV，右心室；RVSP，右心室收缩压；SLE，系统性红斑狼疮；TEE，经食管超声心动图；V/Q，通气 / 灌注；WU，Wood 单位（*Adapted from McLaughlin VV，Archer SL，Badesch DB，et al：CCF/AHA 2009 expert consensus document on pulmonary hypertension：a report of the American College of Cardiology Foundation Task Force on Expert Consensus Documents and the American Heart Association：developed in collaboration with the American College of Chest Physicians，American Thoracic Society，Inc.，and the Pulmonary Hypertension Association.J Am Coll Cardiol 53：1573-1619，2009.Badapted from Hoeper MM，Barbera JA，Channick RN，et al：Diagnosis，assessment，and treatment of non-pulmonary arterial hypertension pulmonary hypertension.J Am Coll Cardiol 54[1 Suppl]：S85-S96，2009.*）

表57-1 易患肺动脉高压的心血管疾病

临床特征	机制
慢性高血压	↑左心室（LV）后负荷→LV肥大→↓LV顺应性→舒张末期充盈性→肺静脉高压
糖尿病	心肌内微循环和心外膜冠状动脉血管功能障碍→LV收缩或舒张功能障碍→肺静脉高压
冠状动脉疾病（CAD）	心肌缺血→LV收缩或舒张功能障碍→肺静脉高压
心房颤动	缺乏“心房收缩”→↑左心房和肺静脉淤血
舒张功能受损	↑舒张末期充盈压继发限制性、浸润性或遗传性心肌病→肺静脉高压
二尖瓣狭窄	↑二尖瓣瓣膜压力 ± 心房颤动→↑肺静脉高压
二尖瓣反流（MR）	慢性容量超负荷→LV腔扩张→↑LV舒张末期充盈压→肺静脉高压 二尖瓣反流分数升高，肺动脉压（PAP）升高，肺循环压力和容量再次超负荷，特别是在运动时
主动脉瓣关闭不全	慢性容量超负荷→LV腔扩张→↑LV舒张末期充盈压→肺静脉高压

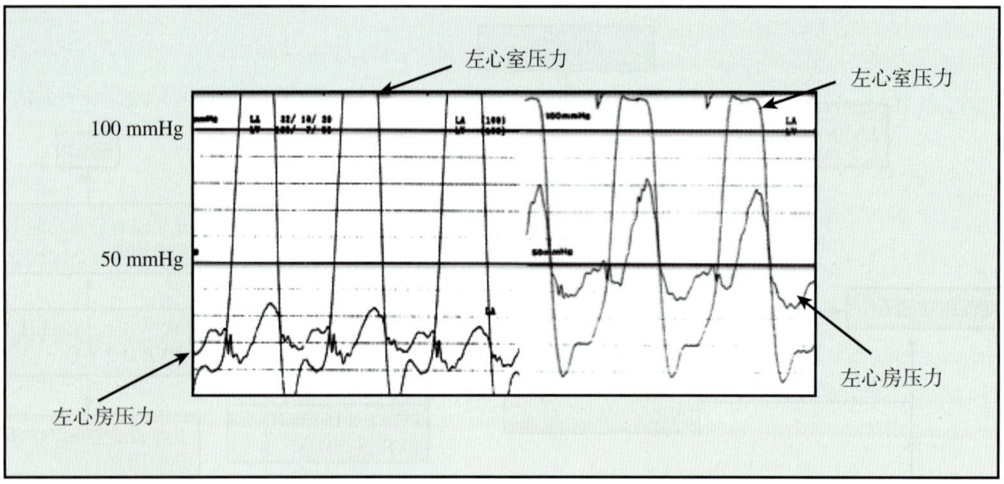

图57-2 急性二尖瓣反流（MR）对左心房压力的影响。二尖瓣球囊瓣膜切开术的术中的血流动力学检测发现由于急性二尖瓣关闭不全导致左心房平均压力从20 mmHg增加至48 mmHg。左房和肺动脉压力的突然改变会导致左心室无法耐受并可能诱发肺心病。LV，左心室（*Adapted from Ha JW，Chung N，Chang BC，et al：Acute mitral regurgitation due to leaflet tear after balloon valvotomy.Circulation 98：2095-2097，1998.*）

水肿在肺动脉高压中是很常见的，但对于鉴别右心衰竭和左侧充血性心力衰竭不是必需的。因此，超声心动图用来估计肺动脉收缩压和评估右心室的大小和功能。右心有创血流动力学监测用于确认PH的诊断和排除其他病因引起的与PH相似的临床症状，如缩窄性心包疾病，其中肺血管阻力通常是正常的。

肺动脉压、肺血管阻力和右心室收缩功能在慢性左心衰竭中是预后的独立预测因子。在一项377例接受右心导管置入术检查的低LVEF充血性心力衰竭中，平均肺动脉压（mPAP）超过29 mmHg的患者和平均肺动脉压正常的患者相比，预示着36个月内随访期间死亡率约为3倍（不论患者右心室功能如何）[22]。但是对肺血流动力学的解释，必须根据患者的具体临床情况来进行。虽然典型过程中，肺动脉压水平与慢性左心衰竭导致的PH的严重程度相关，但这并非总是如此。由于肺动脉压力的产生依赖于右心室收缩功能，有时候在存在严重的右心室衰竭的PH患者中可以观察到异常低的肺动脉压。在这种情况下，左心衰竭介导的肺血管充血，导致肺血管阻力增加，即使肺动脉压力正常或偏低[18]。临床实践中常用的肺血流动力学指标如表 57-2。

传统治疗心力衰竭的药物是治疗非瓣膜性左心疾病所致肺动脉高压的基石。血管紧张素转换酶（ACE）抑制剂，β- 肾上腺素能受体拮抗剂、袢利尿剂和血管扩张剂（如肼屈嗪）往往能有效降低肺血管阻力和肺动脉压，从而促进右心室收缩功能。慢性左心衰竭患者的一个亚组，往往会表现出一定程度的PH，似乎左心室功能障碍的严重程度和临床及血流动力学并不成比例，因此有理由怀疑在被动血管充血之外的替代过程也参与其中[1,7]。总体而言，效力不足的随机临床试验（包括评价吸入一氧化氮、前列环素替代物，及内皮素受体拮抗剂对基于慢性左心衰竭导致的 PH 的影响），要么未能证明对肺血管血流动力学产生有益的影响，或虽有有益影响，但会产生显著不良临床事件，例如在静脉注射依前列醇的一个大型试验中增加早期死亡率[23]。西地那非，通过消耗环鸟苷酸（cGMP）来抑制肺血管平滑肌细胞内的PDE5，进而促进血管扩张，似乎安全地降低肺动脉压和肺血管阻力，而没有影响心输出量（图 57-3）[13]。然而西地那非对慢性心力衰竭患者长期临床预后和生存率的作用目前还不知道。

基于左心瓣膜病的肺性高血压

基于左心瓣膜病的 PH 最常发生在继发于二尖瓣反流（MR）或二尖瓣狭窄，较少见于严重主动脉瓣反流。在主动脉瓣狭窄时，初始压力负荷诱导的左心室肥厚可预防 PH。然而，在失代偿期主动脉瓣狭窄中，因容量超负荷导致的左室容量扩张与渐进 PH 有关[24]。然而，只有在二尖瓣关闭不全中，PH 是外科手术换瓣治疗时机的关键决定因素。美国心脏病学会 / 美国心脏协会（ACC/AHA）指南推荐在*无症状*且并存严重的二尖瓣反流、左室功能尚存，及肺动脉高压（肺动脉收缩压＞ 50 mmHg）的患者中行二尖瓣手术[25]。Magne 等报道了一个有 78 例无症状患者的队列，其中患者伴有至少中度以上的二尖瓣退行性病变导致的二尖瓣关闭不全、静息 PH（肺动脉收缩压＞ 60 mmHg），运动诱发的 PH 和 2 年内显著低的无症状生存率有关，分别为（36±14%vs.59±7%，35±8%vs.5±7%）。运动诱发的 PH（特别是肺动脉收缩压＞ 56 mmHg）也是症状发展的独立危险因素[26]。这些数据支持运动诱发的 PH 作为一种潜在有用的临床标记，用于估计外科干预尖瓣关闭不全的时机。

在肺性高血压患者中行心脏手术，原位心脏移植和心肺移植的注意事项

相比之下，对于终末期 PH 患者，双侧肺移植可能会被应用。在需要体外循环（CPB）的心脏手术中[27]，非 PAH 的患者术前重度 PH 与不良事件发生率增加相关。尽管术前采用 NO 供体或者选择性PDE5 抑制剂药物治疗，在原位心脏移植候选者中，

表57-2 肺血流动力学及正常范围

测量	方程	正常范围
平均 RA BP	直接测量（PA 导管）	0 ～ 8 mmHg
肺动脉（PA）BP	直接测量（PA 导管）	收缩压（PASP）：15 ～ 25 mmHg
		舒张压（PADP）：4 ～ 12 mmHg
		mPAP 10 ～ 20 mmHg
肺毛细血管楔压	直接测量（PA 导管）	6 ～ 12 mmHg
	PASP+（2×PADP）/3	
心输出量	心率 × 每搏输出量 /1 000	4 ～ 7 L/min
PVR	80×（mPAP-PCWP）/ 心输出量	20 ～ 130 dynes/s·cm^{-5} 或 0.25 ～ 1.6Wood 单位
跨肺梯度	平均 SBP- 平均 RABP	5 ～ 8 mmHg

BP，血压；mPAP，肺动脉平均压；PA，肺动脉；PADP，肺动脉舒张压；PASP，肺动脉收缩压；PCWP，肺毛细血管楔压；PVR，肺血管阻力；RA，右心房；SBP，收缩压。

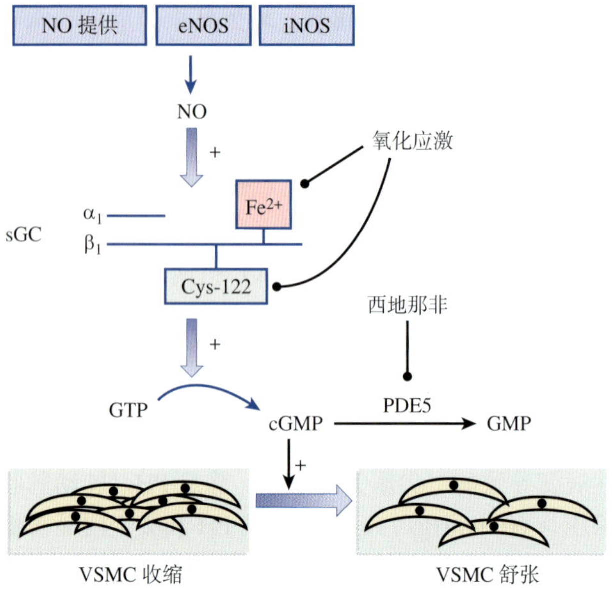

图 57-3 血管平滑肌细胞（VSMC）中的一氧化氮（NO）-可溶性鸟苷酸环化酶信号。由一氧化氮合成酶（NOS）产生的或药理学来源（例如，硝酸甘油、iNO）NO 激活异二聚体可溶性鸟苷酸环化酶（sGC）以催化胞质鸟苷三磷酸（GTP）向环鸟苷酸（cGMP）的转化，这导致血管平滑肌细胞的松弛。在肺血管系统中，磷酸二酯酶 -5（PDE5）水解 cGMP 以形成鸟苷一磷酸（GMP），从而降低生物活性的 cGMP 水平。西地那非是一种选择性 PDE5 抑制剂，可增加 cGMP 水平，促进 VSMC 扩张。在各种形式的 PH 中发生的肺血管活性氧类（ROS）形成的增加也可能通过位于催化活性 β1 亚基中的假体血红素基团或半胱氨酸 -122 的氧化而损害 sGC 活化酶。eNOS，内皮细胞一氧化氮合酶；iNOS，诱导型一氧化氮合酶

跨肺梯度压大于 15 mmHg 或肺血管阻力大于 5Wood 单位是绝对不变的手术禁忌证，它会导致早期移植失败发生率和早期死亡率高[28]。

对肺血管扩张剂治疗有反应的 PH 可逆性和有固定性肺动脉高压的患者相比，似乎会增加移植术后 30 天死亡率。虽然观念上普遍接受的肺血流动力学阈值不存在，但目标肺血管阻力小于 2.5 Wood 单位或跨肺梯度小于 12 mmHg 的标准，通常用在临床实践中，用以定义需要手术的患者术前最佳体外循环值。对于固定 PH 患者须做心脏移植时，左心室辅助装置（LVAD）治疗可提高手术的候选资格。Zimpfer 学报告，在 35 个患有固定 PH 的连续心脏移植候选人接受 LVAD 治疗，肺血管阻力从基线的 5.1 Wood 单位到 3 天的 3.2 Wood 单位，这个效果可持续 6 周以上[30]。需要有更大的临床试验以确定 LVAD 完整的风险 / 利益（包括财务成本）。右心室辅助装置（RVAD）治疗是否有改善 PH 的作用目前是未知的。

低氧血症条件下的肺性高血压

PH 是大多数导致低氧血症的慢性的肺部疾病综合征的潜在组成部分。一直以来，肺动脉高压严重程度在 COPD、间质性肺病（ILD）、囊性纤维化、支气管扩张症中是发病率和死亡率的预测因素[1,31]。在过去十年中，人们关于 PH 在睡眠障碍性呼吸（SDB）和肺泡低通气障碍的自然病程中的核心作用有了更深的理解。

缺氧性肺血管收缩是常见的肺疾病相关的 PH 形成的基础病理生理学过程。肺小血管和前毛细血管对于低氧反应介导的血管收缩有别于冠状动脉、颅内和骨骼肌循环。在肺泡氧分压下降（PO_2）至小于 50 mmHg 时会导致 PVR 增加 50%[32-33]。

有许多的细胞信号转导机制被认为与缺氧调解的肺血管收缩有关，包括 ET-1 的产生增加、细胞内的 Ca^{2+} 介导的在血管平滑肌细胞中对氧敏感的 Ca^{2+} 通道的激活，以及 α- 肾上腺素能受体的本地激活。此外，缺氧诱导因子（HIF）-1α，一个应对缺氧而激活的主要转录因子，可能通过核因子 NF-κB 超介导的肺血管平滑肌细胞增殖来调节慢性肺部疾病的 PH 发病机制，其中其他病理细胞信号传导通路促进负性肺血管重塑[34]。另外，抑制 HIF-1α 需要铁［FeI（Ⅱ）］，可以推测，对于 PH 的 HIF-1α 依赖的病理性细胞信号转导通路衰减，铁补充是一个潜在的治疗目标。例如，Smith 等最近有报道说，对暴露在高海拔地区低氧条件导致 PH 的健康成年人输注铁（铁的氢氧化物，200 mg）可以将平均肺动脉收缩压从平均的 37 mmHg 升高至 31 mmHg（P=0.01）[35]。

在低氧介导的 PH 的后期发现小动脉平滑肌细胞肥大和增生，这将导致内膜增厚，并且可以通过减少肺血管管腔面积造成 PH。

慢性阻塞性肺疾病

慢性阻塞性肺疾病（COPD）是导致低氧血症引起的 PH 和肺心病最常见的原因，占病例的 80% 以上[36]。在一个被广泛引用的回顾性分析中，平均肺动脉压为 20 mmHg 的“截点值”能够“捕捉到”120 例重度肺气肿患者的 91%[1,8]。在 COPD 患者中，肺

动脉压超过 40 mmHg 是不常见的，如果用这个值来定义肺动脉压，那么 PH 的患病率将大幅度下降[1]。

诊断

颈静脉压测定和第二心音中响亮的肺动脉瓣成分的检测可能会被 COPD 患者 PH 所致的肺过度充气而遮蔽。在 COPD 患者中诊断 PH，超声心动图检查一般是足够的。但在一些严重过度充气的患者中，正常心脏解剖的旋转变化可能扭曲声窗和限制检测所需的估计肺动脉收缩压的三尖瓣反流束。在这些患者中，建议使用右心导管置入术。

自然病程

在 COPD 患者中，PH 的进展是缓慢的，肺动脉压的变化为平均每年 0.5 mmHg[37]。在一个病例研究中，84 例严重 COPD 患者开始长期氧疗后行右心导管置入术。肺动脉压大于 25 mmHg 的患者，5 年死亡率为 36%，而其余的研究对象为 62%[38]。但是，鉴别慢性阻塞性肺疾病患者右心室功能不全并不一定需要超声心动图或有创血流动力学监测。在 COPD 患者中，存在肺心病的一个或多个心电图表现和显著寿命下降相关[39]。

间质性肺病

间质性肺病的特点是气体交换障碍、斑片状胶原蛋白纤维化、成纤维细胞灶状沉积，在某些情况下，对肺组织病理学分析可见非干酪肉芽肿[40]。由于纤维化压迫肺血管，在大多数形式的间质性肺病中，PH 是潜在并发症。在特发性肺纤维化（IPF），一种最有攻击性的间质性肺病亚型，组织病理学发现包括小的肌肺动脉不良血管重塑、毛细血管床破坏、肺周围血管外膜增厚、血管平滑肌细胞肥大伴胶原蛋白增加和弹性蛋白的积累[41]。总之，在这种情况下，这些变化导致经典特征性的低弥散量（DLCO）和肺动脉高压的发展。

诊断和治疗

计算机断层扫描（CT）上平均肺动脉直径大于 29 mm 高度怀疑 PH，但超声心动图或右心导管置入术检查在间质性肺病中仍然是 PH 诊断试验的金标准[42]。吸入一氧化氮、PDE5 抑制剂、内皮素受体拮抗剂、前列环素替代疗法治疗间质性肺病的通用指南是不存在的。目前的治疗方案强调改善低氧血症的少量气体补充和改善肺泡的气体交换（如适当使用糖皮质激素）。一项评估伊洛前列素在合并 PE 的特发性肺纤维化患者中作用的随机临床试验已经完成，但结果尚未公布（clinicaltrials.gov；NCT00109681）。

阻塞性睡眠呼吸暂停引起的肺性高血压

阻塞性睡眠呼吸暂停（OSA）是睡眠中咽部肌肉不自主的塌陷导致的一种临床综合征。动脉血氧分压（PaO_2）的降低、睡眠觉醒的增加和交感神经紧张增加了心室后负荷、血压和心率，进而对心血管功能造成不利影响。这些病理的总和效应增加了阻塞性睡眠呼吸暂停相关的缺血性心脏疾病、充血性心力衰竭和心律失常的发病率。进一步，左心室衰竭引起肺血管淤血，进而造成 PH。相比瘦的个体，肥胖和心输出量的增加以及气道阻力相关，而与 OSA 状态无关[43]。观察显示肥胖或 OSA 或两者兼有的患者，其循环血量的增加导致反应性肺血管收缩，肺动脉压力随之升高，进而导致心输出量增加。

持续性气道正压通气（CPAP）可以改善 OSA 患者的左心室舒张功能，降低 PAP（使用超过 4 个月 CPAP 后，约为 5 mmHg），并与 OSA 患者的死亡率和住院率降低相关[43-45]。

长期的高海拔暴露

超过 140 万人生活在高海拔地区（高于海平面 2 500 m 以上）[46]。在高海拔地区的当地民众中 PAP 和脉搏血氧饱和度（SaO_2）之间呈抛物线反比关系[46]。我们充分相信慢性缺氧介导的血管收缩会导致以下心肺适应，包括右心室肥大、远端肺小动脉血管平滑肌细胞肥大，反应性红细胞增多造成的携氧能力的增加以及基线和劳累状态下心率的增加[46]。如果典型的通气不足介导的恶化缺氧这些存在，保护效应被打乱，适应不良的级联反应随之而来，进而导致慢性高原病综合征（CMS）、重度 PH、肺心病。过多的红细胞增多症是 CMS 的临床特点。相比之下，急性高原反应严重的 PH 造成的肺水肿不典型。降低海拔高度通常是治愈 CMS 所必需的[47]。

应的患者[55]。建议对所有不适合手术的患者采用终生抗凝。

肺性高血压与血红蛋白病

血红蛋白病造成的PH以不正常的红细胞结构或一系列降低NO生物相容性、增加微血栓的形成，并可能增加血管内皮素ET-1合成的溶血反应为特点（详细机制见后）。例子包括镰状细胞病（SCD）、遗传性球形细胞增多症、β-地中海贫血（特别是脾切除的患者）和口形红细胞增多。

PH的约40%的患者是镰状细胞病的一部分。有肺动脉高压的SCD患者4年死亡率为40%，当右心室收缩压力高于30 mmHg时，较非PH的SCD患者增加了10倍死亡率[67]。PAH患者中SCD和溶血相关的PH的病理结果在肺动脉表现上是相似的。特别是在存在肺血管平滑肌细胞肥大的情况下，各种各样红细胞结构的血管病变尸检患者中有小型和中型肺动脉、管腔微血栓和丛状病变的描述（图57-5）[68]。

连接肺性高血压和镰状细胞病的潜在机制

降低的一氧化氮生物利用度

NO是肺血管中一个重要的促进血管舒张、降低血小板聚集和拮抗血管炎症的因子。在镰状细胞病和溶血性贫血中，红细胞变形或破裂导致游离血红蛋白（Hb）释放到血浆中。在微循环中，游离血红蛋白与NO相互作用形成高铁血红蛋白和硝酸盐（NO_3^-）[$Hb\text{-}Fe^{2+}=O_2^+NO \rightarrow Hb\text{-}Fe^{3+}+NO_3^-$]，所以低的NO生物利用度增加了肺血管的反应性。

肺小动脉和毛细血管内的缺血-再灌注损伤是镰状细胞病阻塞性病变的病理生理的一个标志功能[69-70]。这些事件的下游分子效应包括通过与超氧离子O_2^-反应生成过氧亚硝基阴离子（$ONOO^-$）导致的生物可利用NO的清除[71]。超氧化物在缺血-再灌注损伤过程中通过以下4种途径产生：①直接激活ROS产生的酶（例如黄嘌呤氧化酶）；②通过增强白细胞招募至血管内皮细胞增加NADPH氧化酶活性调节，③由于酶的辅因子耗尽（例如BH_4）内皮细胞一氧化氮合成酶（eNOS）解偶联；④诱导性一氧化氮合酶（iNOS）依赖性NO介导的活性氧类的形成[70]。除了NO的清除，O_2^-被转换为过氧化氢（H_2O_2），这已在体外证明通过氧化修饰关键的半胱氨酰巯基参与用sGC感应正常的NO损伤内皮细胞依赖的血管舒张信号通路（图57-3）[72]。

精氨酸酶（一种使L-精氨酸转换为鸟氨酸的酶）的细胞内水平在镰状红细胞升高，并释放到血浆引起溶血[73]。已经假定L-精氨酸作为NO的合成底物，所以这可能是一个在镰状细胞病中生物可利用NO减少的机制。数据研究精氨酸替代疗法，西地那非抑制PDE5，或吸入NO，治疗SCD中的PH。虽然结果令人鼓舞，但这仅限于病例报告或非常少的患者队列中[74]。

精氨酸酶的作用在其他血液恶病质的PH患者中已经得到了评估。在阵发性睡眠性血红蛋白尿症（PNH）中，一个获得性的导致红细胞的膜结合糖基磷脂酰肌醇-锚定蛋白的突变存在容易产生复合物介导的溶血和NO游离血红蛋白的清除。PNH患者在以下几个方面表达一种低生物活性的NO状态，包括PH、胃肠道平滑肌细胞（SMC）的功能亢进和勃起功能障碍（ED）[75]。在从依库珠单抗治疗PNH患者的输血减少功效和安全性的临床研究（TRIUMPH）提取的数据表明，血浆精氨酸酶的活性是正常范围的10倍或更高，NO的消耗大约呈30倍增加。有趣的是，通过阻断C5复合物降低红细胞溶血，依库珠单抗治疗导致溶血的发生率、N端脑钠肽水平和患者报告的呼吸困难数量明显降低[76]。

不太确定的影响NO生物有效率的机制可能涉及

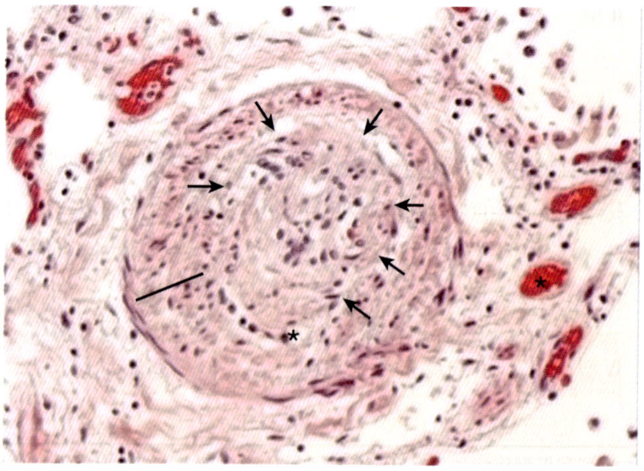

图57-5　镰状细胞疾病相关的肺性高血压的组胚表现。 镰状细胞贫血患者肺远端血管的苏木精和伊红制备显示血管平滑肌肥大、内膜增厚（直线）和丛状病灶导致的血管腔次全闭塞（箭头所示），微血管血栓也被标记（星标）*(From Machado RF，Gladwin MT：pulmonary hypertension in hemolytic disorders：pulmonary vascular disease：the global perspective.Chest 137[6 Suppl]：30S-38S，2010.)*

非对称二甲基精氨酸（ADMA），它是一种在 SCD 患者血浆中浓度很高的一氧化氮合酶抑制剂[77]。

高凝状态

SCD、脑卒中、静脉阻塞和 PH 可能被认为继发于大脑和肺微循环血栓形成的一部分。通过损失血小板聚集的拮抗作用减少生物可利用 NO，增加了全血组织因子表达与凝血酶的形成，降低凝血途径抑制剂的活化蛋白质 C（APC）及其辅因子蛋白质 S 的水平，从而导致高凝状态。在 SCD、β- 地中海贫血和（或）无脾患者中，红细胞膜偏位导致磷脂酰胆碱的大量产生，这与红细胞血管内皮细胞（ED）的黏附和凝血酶的激活相关联[78]。阿司匹林进行抗血小板治疗建议用于选择性高风险的 SCD 患者缺血性脑卒中的一级预防，然而这些方法在降低 PAP 上并未经过充分的测试。

尽管有这些观察，游离血红蛋白清除 NO 有助于 PH 的病理生理学机制仍未解决。SCD 患者中伴或不伴 PH 在网织红细胞计数和乳酸脱氢酶（LDH）水平上有着令人惊奇的低差异，溶血程度和 PH 疾病的严重度缺乏正相关，血液学外临床体征或症状的存在表现为生物可利用 NO 的降低，如食管痉挛或 ED（即阳痿但不是阴茎异常勃起），这些可能的选择性机制均可能在 SCD 促进 PH 方面发挥未被公认的作用[52]。

增加内皮素 -1 合成

一项研究观察到与年龄匹配的正常对照组相比，SCD 患者循环的 ET-1 水平增加了 3 倍[79]。推测可能是 SCD 患者微血管和剪切力增加的结果触发了肺血管内皮细胞分泌 ET-1。在*体外*，血管内皮细胞暴露于镰状红细胞显著增加 ET-1 基因的转录，这表明 ET-1 可能作为一个血管收缩剂的中介[80]。因 ET-1 在 PH 的病理生理中起着核心作用，研究者们已经在验证 $ET_{A/B}$ 受体拮抗剂可能会减弱 SCD 患者 PH 疾病严重程度的假说。早期的小规模临床试验表明，用波生坦治疗 6 个月的 PH 患者，其 6 min 步行试验的距离大约增加 10%。在同一研究中，超声心动图观察到收缩肺动脉平均下降 6 mmHg[81]。一项大型的随机双盲安慰剂对照临床试验进一步调查波生坦治疗方案，正在进行中（ASSET-1，-2，clinicaltrials.gov）[82]。

肺性高血压的其他继发原因

许多其他不太常见的与 PH 相关联的疾病状态是通过引起肺血管的直接压力或血管壁浸润引起的。纤维性纵隔炎是一种由干酪样结节免疫介导，与肉芽肿性疾病（如组织胞浆菌病）相关联的疾病。当这种情况包括重度 PH，大大小小的肺纤维化动脉和静脉已经在尸检被观察到。结节病患者中类似的 PH 病理生理学已暗示在广泛的实质性肺病或肉芽肿直接侵袭肺血管内膜的情况下，肺纤维化导致肺血流量的阻力会导致血管侵蚀。

包括肺毛细血管瘤在内的原发性血管炎症性疾病的特点是毛细血管浸润血管。支气管及肺组织间质结构和大动脉炎（第 42 章）是 PH 罕见的原因。PH 一个重要的医源性病因是继发于肺静脉狭窄，如治疗心房颤动的隔离射频消融导致的肺静脉并发症。在过去十年，高达 20% 的接受该方法的患者被报道发生肺静脉狭窄。然而，技术的改善和操作者意识的增强已经导致这种潜在的破坏性并发症的发生率大幅度下降，目前这类事件的发生率为 1% ～ 3%[83]。

参考文献

1. McLaughlin VV, Archer SL, Badesch DB, et al: ACCF/AHA 2009 expert consensus document on pulmonary hypertension a report of the American College of Cardiology Foundation Task Force on Expert Consensus Documents and the American Heart Association developed in collaboration with the American College of Chest Physicians; American Thoracic Society, Inc.; and the Pulmonary Hypertension Association, *J Am Coll Cardiol* 53(17):1573–1619, 2009.
2. Farber HW, Loscalzo J: Pulmonary arterial hypertension, *N Engl J Med* 351(16):1655–1665, 2004.
3. Benza RL, Miller DP, Gomberg-Maitland M, et al: Predicting survival in pulmonary arterial hypertension: insights from the Registry to Evaluate Early and Long-Term Pulmonary Arterial Hypertension Disease Management (REVEAL), *Circulation* 122(2):164–172, 2010.
4. Proceedings of the 4th World Symposium on Pulmonary Hypertension, February 2008, Dana Point, California, USA, *J Am Coll Cardiol* 54(1 Suppl):S1–S117, 2009.
5. Simonneau G, Robbins IM, Beghetti M, et al: Updated clinical classification of pulmonary hypertension, *J Am Coll Cardiol* 54(1 Suppl):S43–S54, 2009.
6. Leung CC, Moondra V, Catherwood E, et al: Prevalence and risk factors of pulmonary hypertension in patients with elevated pulmonary venous pressure and preserved ejection fraction, *Am J Cardiol* 106(2):284–286, 2010.
7. Hoeper MM, Barbera JA, Channick RN, et al: Diagnosis, assessment, and treatment of non-pulmonary arterial hypertension pulmonary hypertension, *J Am Coll Cardiol* 54(1 Suppl):S85–S96, 2009.
8. Scharf SM, Iqbal M, Keller C, et al: Hemodynamic characterization of patients with severe emphysema, *Am J Respir Crit Care Med* 166(3):314–322, 2002.
9. Handa T, Nagai S, Miki S, et al: Incidence of pulmonary hypertension and its clinical relevance in patients with sarcoidosis, *Chest* 129(5):1246–1252, 2006.
10. Baughman RP, Engel PJ, Taylor L, et al: Survival in sarcoidosis associated pulmonary hypertension: the importance of hemodynamic evaluation, *Chest* 2010.
11. Damy T, Goode KM, Kallvikbacka-Bennett A, et al: Determinants and prognostic value of pulmonary arterial pressure in patients with chronic heart failure, *Eur Heart J* 31(18):2280–2290, 2010.
12. Maggiorini M, Melot C, Pierre S, et al: High-altitude pulmonary edema is initially caused by an increase in capillary pressure, *Circulation* 103(16):2078–2083, 2001.
13. Lewis GD, Shah R, Shahzad K, et al: Sildenafil improves exercise capacity and quality of life in patients with systolic heart failure and secondary pulmonary hypertension, *Circulation* 116(14):1555–1562, 2007.
14. Pengo V, Lensing AW, Prins MH, et al: Incidence of chronic thromboembolic pulmonary hypertension after pulmonary embolism, *N Engl J Med* 350(22):2257–2264, 2004.
15. Ha JW, Chung N, Chang BC, et al: Acute mitral regurgitation due to leaflet tear after balloon valvotomy, *Circulation* 98(19):2095–2097, 1998.
16. Zafrir N, Zingerman B, Solodky A, et al: Use of noninvasive tools in primary pulmonary hypertension to assess the correlation of right ventricular function with functional capacity and to predict outcome, *Int J Cardiovasc Imaging* 23(2):209–215, 2007.
17. Hirakawa S, Suzuki T, Gotoh K, et al: Human pulmonary vascular and venous compliances are reduced before and during left-sided heart failure, *J Appl Physiol* 78(1):323–333, 1995.
18. Moraes DL, Colucci WS, Givertz MM: Secondary pulmonary hypertension in chronic heart failure: the role of the endothelium in pathophysiology and management, *Circulation* 102(14):1718–1723, 2000.

19. Furutani H, Zhang XF, Iwamuro Y, et al: Ca2+ entry channels involved in contractions of rat aorta induced by endothelin-1, noradrenaline, and vasopressin, *J Cardiovasc Pharmacol* 40(2):265–276, 2002.
20. Kaddoura S, Firth JD, Boheler KR, et al: Endothelin-1 is involved in norepinephrine-induced ventricular hypertrophy *in vivo*. Acute effects of bosentan, an orally active, mixed endothelin ETA and ETB receptor antagonist, *Circulation* 93(11):2068–2079, 1996.
21. Puwanant S, Park M, Popovic ZB, et al: Ventricular geometry, strain, and rotational mechanics in pulmonary hypertension, *Circulation* 121(2):259–266, 2010.
22. Ghio S, Gavazzi A, Campana C, et al: Independent and additive prognostic value of right ventricular systolic function and pulmonary artery pressure in patients with chronic heart failure, *J Am Coll Cardiol* 37(1):183–188, 2001.
23. Califf RM, Adams KF, McKenna WJ, et al: A randomized controlled trial of epoprostenol therapy for severe congestive heart failure: The Flolan International Randomized Survival Trial (FIRST), *Am Heart J* 134(1):44–54, 1997.
24. Malouf JF, Enriquez-Sarano M, Pellikka PA, et al: Severe pulmonary hypertension in patients with severe aortic valve stenosis: clinical profile and prognostic implications, *J Am Coll Cardiol* 40(4):789–795, 2002.
25. Bonow RO, Carabello BA, Chatterjee K, et al: 2008 focused update incorporated into the ACC/AHA 2006 guidelines for the management of patients with valvular heart disease: a report of the American College of Cardiology/American Heart Association Task Force on Practice Guidelines (Writing Committee to revise the 1998 guidelines for the management of patients with valvular heart disease). Endorsed by the Society of Cardiovascular Anesthesiologists, Society for Cardiovascular Angiography and Interventions, and Society of Thoracic Surgeons, *J Am Coll Cardiol* 52(13):e1–e142, 2008.
26. Magne J, Lancellotti P, Pierard LA: Exercise pulmonary hypertension in asymptomatic degenerative mitral regurgitation, *Circulation* 122(1):33–41, 2010.
27. Murali S, Kormos RL, Uretsky BF, et al: Preoperative pulmonary hemodynamics and early mortality after orthotopic cardiac transplantation: the Pittsburgh experience, *Am Heart J* 126(4):896–904, 1993.
28. Gorlitzer M, Ankersmit J, Fiegl N, et al: Is the transpulmonary pressure gradient a predictor for mortality after orthotopic cardiac transplantation? *Transpl Int* 18(4):390–395, 2005.
29. Chen JM, Levin HR, Michler RE, et al: Reevaluating the significance of pulmonary hypertension before cardiac transplantation: determination of optimal thresholds and quantification of the effect of reversibility on perioperative mortality, *J Thorac Cardiovasc Surg* 114(4):627–634, 1997.
30. Zimpfer D, Zrunek P, Sandner S, et al: Post-transplant survival after lowering fixed pulmonary hypertension using left ventricular assist devices, *Eur J Cardiothorac Surg* 31(4):698–702, 2007.
31. Hopkins N, McLoughlin P: The structural basis of pulmonary hypertension in chronic lung disease: remodelling, rarefaction or angiogenesis? *J Anat* 201(4):335–348, 2002.
32. Harris P, Heath D: Influence of respiratory gases. In Harris P, Heath D, editors: *The human pulmonary circulation*, ed 2, London, 1986, Churchill Livingston, pp 456–483.
33. Dumas JP, Bardou M, Goirand F, et al: Hypoxic pulmonary vasoconstriction, *Gen Pharmacol* 33(4):289–297, 1999.
34. Diebold I, Djordjevic T, Hess J, et al: Rac-1 promotes pulmonary artery smooth muscle cell proliferation by upregulation of plasminogen activator inhibitor-1: role of NFkappaB-dependent hypoxia-inducible factor-1alpha transcription, *Thromb Haemost* 100(6):1021–1028, 2008.
35. Smith TG, Talbot NP, Privat C, et al: Effects of iron supplementation and depletion on hypoxic pulmonary hypertension: two randomized controlled trials, *JAMA* 302(13):1444–1450, 2009.
36. Hyduk A, Croft JB, Ayala C, et al: Pulmonary hypertension surveillance–United States, 1980–2002, *MMWR Surveill Summ* 54(5):1–28, 2005.
37. Weitzenblum E: Chronic cor pulmonale, *Heart* 89(2):225–230, 2003.
38. Oswald-Mammosser M, Weitzenblum E, Quoix E, et al: Prognostic factors in COPD patients receiving long-term oxygen therapy. Importance of pulmonary artery pressure, *Chest* 107(5):1193–1198, 1995.
39. Incalzi RA, Fuso L, De Rosa M, et al: Electrocardiographic signs of chronic cor pulmonale: a negative prognostic finding in chronic obstructive pulmonary disease, *Circulation* 99(12):1600–1605, 1999.
40. Ryu JH, Daniels CE, Hartman TE, et al: Diagnosis of interstitial lung diseases, *Mayo Clin Proc* 82(8):976–986, 2007.
41. Patel NM, Lederer DJ, Borczuk AC, et al: Pulmonary hypertension in idiopathic pulmonary fibrosis, *Chest* 132(3):998–1006, 2007.
42. Tan RT, Kuzo R, Goodman LR, et al: Utility of CT scan evaluation for predicting pulmonary hypertension in patients with parenchymal lung disease. Medical College of Wisconsin Transplant Group, *Chest* 113(5):1250–1256, 1998.
43. McQuillan BM, Picard MH, Leavitt M, et al: Clinical correlates and reference intervals for pulmonary artery systolic pressure among echocardiographically normal subjects, *Circulation* 104(23):2797–2802, 2001.
44. Devaraj A, Wells AU, Meister MG, et al: Detection of pulmonary hypertension with multidetector CT and echocardiography alone and in combination, *Radiology* 254(2):609–616, 2010.
45. Shahar E, Whitney CW, Redline S, et al: Sleep-disordered breathing and cardiovascular disease: cross-sectional results of the Sleep Heart Health Study, *Am J Respir Crit Care Med* 163(1):19–25, 2001.
46. Penaloza D, Arias-Stella J: The heart and pulmonary circulation at high altitudes: healthy highlanders and chronic mountain sickness, *Circulation* 115(9):1132–1146, 2007.
47. Penaloza D, Sime F: Chronic cor pulmonale due to loss of altitude acclimatization (chronic mountain sickness), *Am J Med* 50(6):728–743, 1971.
48. Ribeiro A, Lindmarker P, Johnsson H, et al: Pulmonary embolism: one-year follow-up with echocardiography Doppler and five-year survival analysis, *Circulation* 99(10):1325–1330, 1999.
49. Hoeper MM, Mayer E, Simonneau G, et al: Chronic thromboembolic pulmonary hypertension, *Circulation* 113(16):2011–2020, 2006.
50. Klepetko W, Mayer E, Sandoval J, et al: Interventional and surgical modalities of treatment for pulmonary arterial hypertension, *J Am Coll Cardiol* 43(12 Suppl S):73S–80S, 2004.
51. Jais X, Ioos V, Jardim C, et al: Splenectomy and chronic thromboembolic pulmonary hypertension, *Thorax* 60(12):1031–1034, 2005.
52. Bunn HF, Nathan DG, Dover GJ, et al: Pulmonary hypertension and nitric oxide depletion in sickle cell disease, *Blood* 116(5):687–692, 2010.
53. Eldor A, Rachmilewitz EA: The hypercoagulable state in thalassemia, *Blood* 99(1):36–43, 2002.
54. Bonderman D, Jakowitsch J, Adlbrecht C, et al: Medical conditions increasing the risk of chronic thromboembolic pulmonary hypertension, *Thromb Haemost* 93(3):512–516, 2005.
55. Fedullo PF, Auger WR, Kerr KM, et al: Chronic thromboembolic pulmonary hypertension, *N Engl J Med* 345(20):1465–1472, 2001.
56. Tardivon AA, Musset D, Maitre S, et al: Role of CT in chronic pulmonary embolism: comparison with pulmonary angiography, *J Comput Assist Tomogr* 17(3):345–351, 1993.
57. Riedel M, Stanek V, Widimsky J, et al: Long-term follow-up of patients with pulmonary thromboembolism. Late prognosis and evolution of hemodynamic and respiratory data, *Chest* 81(2):151–158, 1982.
58. Saouti N, de Man F, Westerhof N, et al: Predictors of mortality in inoperable chronic thromboembolic pulmonary hypertension, *Respir Med* 103(7):1013–1019, 2009.
59. Jais X, D'Armini AM, Jansa P, et al: Bosentan for treatment of inoperable chronic thromboembolic pulmonary hypertension: BENEFiT (Bosentan Effects in iNopErable Forms of chronIc Thromboembolic pulmonary hypertension), a randomized, placebo-controlled trial, *J Am Coll Cardiol* 52(25):2127–2134, 2008.
60. Suntharalingam J, Hughes RJ, Goldsmith K, et al: Acute haemodynamic responses to inhaled nitric oxide and intravenous sildenafil in distal chronic thromboembolic pulmonary hypertension (CTEPH), *Vasc Pharmacol* 46(6):449–455, 2007.
61. Jamieson SW: Pulmonary thromboendarterectomy, *Heart* 79(2):118–120, 1998.
62. Thistlethwaite PA, Madani M, Jamieson SW: Pulmonary thromboendarterectomy surgery, *Cardiol Clin* 22(3):467–478, vii, 2004.
63. Jamieson SW, Kapelanski DP, Sakakibara N, et al: Pulmonary endarterectomy: experience and lessons learned in 1,500 cases, *Ann Thorac Surg* 76(5):1457–1462, 2003; discussion 1462–1454.
64. Skoro-Sajer N, Hack N, Sadushi-Kolici R, et al: Pulmonary vascular reactivity and prognosis in patients with chronic thromboembolic pulmonary hypertension: a pilot study, *Circulation* 119(2):298–305, 2009.
65. Hamilton-Craig C, Kermeen F, Dunning JJ, et al: Cardiovascular magnetic resonance prior to surgical treatment of chronic thrombo-embolic pulmonary hypertension, *Eur Heart J* 31(9):1040, 2010.
66. Bonderman D, Skoro-Sajer N, Jakowitsch J, et al: Predictors of outcome in chronic thromboembolic pulmonary hypertension, *Circulation* 115(16):2153–2158, 2007.
67. Gladwin MT, Sachdev V, Jison ML, et al: Pulmonary hypertension as a risk factor for death in patients with sickle cell disease, *N Engl J Med* 350(9):886–895, 2004.
68. Haque AK, Gokhale S, Rampy BA, et al: Pulmonary hypertension in sickle cell hemoglobinopathy: a clinicopathologic study of 20 cases, *Hum Pathol* 33(10):1037–1043, 2002.
69. Gibson WH, Roughton FJ: The kinetics and equilibria of the reactions of nitric oxide with sheep haemoglobin, *J Physiol* 136(3):507–524, 1957.
70. Aslan M, Freeman BA: Redox-dependent impairment of vascular function in sickle cell disease, *Free Radic Biol Med* 43(11):1469–1483, 2007.
71. Hammerman SI, Klings ES, Hendra KP, et al: Endothelial cell nitric oxide production in acute chest syndrome, *Am J Physiol* 277(4 Pt 2):H1579–H1592, 1999.
72. Maron BA, Zhang YY, Handy DE, et al: Aldosterone increases oxidant stress to impair guanylyl cyclase activity by cysteinyl thiol oxidation in vascular smooth muscle cells, *J Biol Chem* 284(12):7665–7672, 2009.
73. Iyamu EW, Cecil R, Parkin L, et al: Modulation of erythrocyte arginase activity in sickle cell disease patients during hydroxyurea therapy, *Br J Haematol* 131(3):389–394, 2005.
74. Morris CR, Morris SM Jr, Hagar W, et al: Arginine therapy: a new treatment for pulmonary hypertension in sickle cell disease? *Am J Respir Crit Care Med* 168(1):63–69, 2003.
75. Brodsky RA: Advances in the diagnosis and therapy of paroxysmal nocturnal hemoglobinuria, *Blood Rev* 22(2):65–74, 2008.
76. Hill A, Rother RP, Wang X, et al: Effect of eculizumab on haemolysis-associated nitric oxide depletion, dyspnoea, and measures of pulmonary hypertension in patients with paroxysmal nocturnal haemoglobinuria, *Br J Haematol* 149(3):414–425, 2010.
77. Kato GJ, Wang Z, Machado RF, et al: Endogenous nitric oxide synthase inhibitors in sickle cell disease: abnormal levels and correlations with pulmonary hypertension, desaturation, haemolysis, organ dysfunction and death, *Br J Haematol* 145(4):506–513, 2009.
78. Manodori AB, Barabino GA, Lubin BH, et al: Adherence of phosphatidylserine-exposing erythrocytes to endothelial matrix thrombospondin, *Blood* 95(4):1293–1300, 2000.
79. Werdehoff SG, Moore RB, Hoff CJ, et al: Elevated plasma endothelin-1 levels in sickle cell anemia: relationships to oxygen saturation and left ventricular hypertrophy, *Am J Hematol* 58(3):195–199, 1998.
80. Phelan M, Perrine SP, Brauer M, et al: Sickle erythrocytes, after sickling, regulate the expression of the endothelin-1 gene and protein in human endothelial cells in culture, *J Clin Invest* 96(2):1145–1151, 1995.
81. Minniti CP, Machado RF, Coles WA, et al: Endothelin receptor antagonists for pulmonary hypertension in adult patients with sickle cell disease, *Br J Haematol* 147(5):737–743, 2009.
82. Barst RJ, Mubarak KK, Machado RF, et al: Exercise capacity and haemodynamics in patients with sickle cell disease with pulmonary hypertension treated with bosentan: results of the ASSET studies, *Br J Haematol* 149(3):426–435, 2010.
83. Holmes DR Jr, Monahan KH, Packer D: Pulmonary vein stenosis complicating ablation for atrial fibrillation: clinical spectrum and interventional considerations, *JACC Cardiovasc Interv* 2(4):267–276, 2009.

第 XVII 篇

淋巴系统疾病

第 58 章　淋巴循环系统疾病

Stanley G.Rockson

淋巴循环系统疾病可能是先天性的，也可能是后天性的。先天性淋巴系统疾病可能是由于淋巴系统结构发育不全或损伤，并伴有淋巴运输障碍所致；后天性淋巴系统疾病大多由于淋巴管破裂，常因创伤、感染、肿瘤或者外科介入所致。

除上述的常见原因，当局部淋巴循环不能维持组织内环境稳态时，组织间隙体液积聚和肿胀也会随之发生。如果淋巴液淤滞是慢性的，可能随之发生不同程度的表皮和皮下组织纤维化，并伴有皮下大量的脂肪组织沉积。总体来说，临床上淋巴功能障碍如*淋巴水肿*以这些病理变化为特征。淋巴水肿也可伴有淋巴微循环系统增殖性疾病。反过来，淋巴微循环系统增殖性疾病可形成无功能的淋巴管。内脏淋巴系统功能不全也可导致严重的新陈代谢障碍。淋巴循环系统同时对维持体液内稳态和免疫系统生理有帮助。因此，除了水肿，淋巴系统疾病均可致局部和全身免疫功能损失。

过去，淋巴系统疾病的治疗手段十分有限，这反映出对淋巴水肿病性生理机制认识得不完全。然而，在影像学和治疗学以及血管生物学上取得的最新进展，为探索确定性的治疗方法提供了支持。

淋巴循环系统解剖

对淋巴循环系统的认识和其重要性的理解相对医学和科学史较晚。直到 17 世纪 Gasparo Aselli 才认识到淋巴循环系统是一种独立的解剖学整体[1]。这位米兰的杰出的解剖学家和外科医生常常被同事和朋友要求演示其高超的活体解剖技术。1622 年 7 月 23 日，他正给朋友们演示犬横膈的神经活动和支配。

> *"为了这个目的，我已经打开腹腔，正准备用手把肠和胃从下面拉出来时……我突然发现大量的条索。这是一种十分细而且雪白的条索，散布于整个肠系膜和小肠表面，而且有数不清的起点……我注意到肠管上的神经与这些条索完全不同。此外，神经分布也不同于这些条索。因此，我对这个新鲜事物产生了巨大的好奇，默默沉思了许久……当我集中所有的注意力，用非常锋利的手术刀刺破了其中最粗的条索。当我看见一种像牛奶或奶油一样的白色液体立刻涌出来时，我情不自禁地去摸它。看到这一幕，我抑制不住内心的喜悦。"*[1]。

近期，来自饲养动物肠管上的乳糜使 Aselli 认识到淋巴系统。几天后当他重复演示时，未见到脉管。最终，Aselli 认识到喂食和肠系膜淋巴循环可见度的关系，并且该结论在其他几个物种上也得到了验证（图 58-1）。接下来的半个世纪，Pecquet、Bartholinus 和 Rudbeck 对 Aselli 的研究进行了扩展，他们对淋巴系统的大体解剖进行了定义[1]。到 18 世纪，Anton Nuck 用注入水银的方法显示出更细小的淋巴管道。Sappey 采用这些技术在更细微的水平上观察并记录了人类的淋巴系统（图 58-2）。淋巴系统解剖学上更大的成就是 von Recklinehaused 在 1862 年做出的，他发现淋巴管内皮组织可被硝酸银深染。应用该技术，

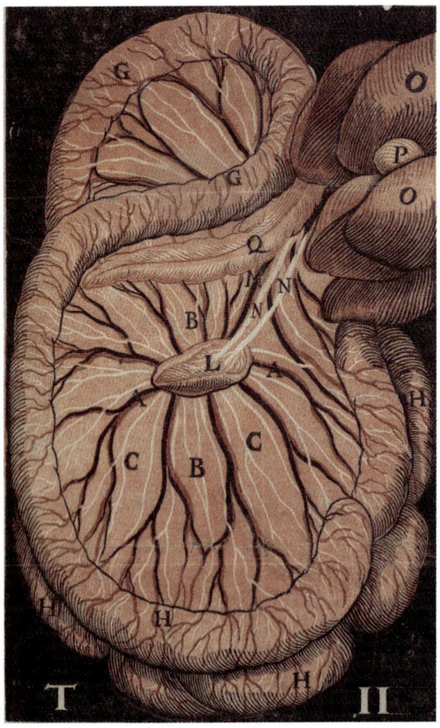

图 58-1 最初由 Gasparo Aselli 描绘的内脏淋巴管的解剖图（*From De Lactibus Sive Lacteis Venis，courtesy Harvard Medical Library，Francis A.Countway Library of Medicine.*）

他区分出毛细淋巴管和毛细血管。近年来，免疫组织化学和电子显微镜技术的显著提高，一定程度上已经能够辨认淋巴微循环并与微血管进行区分[2-3]。

现在我们已经知道淋巴管是由一层内皮细胞（ECs）构成的盲管。淋巴管的 ECs 与血管 ECs 十分相似，具有共同的胚胎起源[4]。与血管 ECs 一样，培养中的淋巴 ECs 形成融合性的“鹅卵石样”单层细胞，以出芽方式形成小管，并有相同的组织学标志物［血管性假血友病因子（vWF）、F- 肌动蛋白、纤连蛋白（FN）和 Weibel-Palade 小体］。与全身的微血管不同，淋巴管的基底膜缺如或有很大的窗孔，这使得组织间隙中蛋白质和微粒更好地通过。

毛细淋巴管相互连接，形成较大的脉管（100 ~ 200 μm），外面包裹有平滑肌并且具有舒缩运动能力。这些较大的淋巴管又逐级汇合成更大的淋巴管，同时具有内膜、中膜、外膜 3 层结构。这些淋巴管具有管腔内瓣膜（多相距几毫米到几厘米，以保证管腔内液体向中心流动）[5-6]。

在下肢，较大淋巴管形成浅表和深部组织 2 套淋巴回流系统。浅表淋巴回流系统由中央和侧支淋巴管

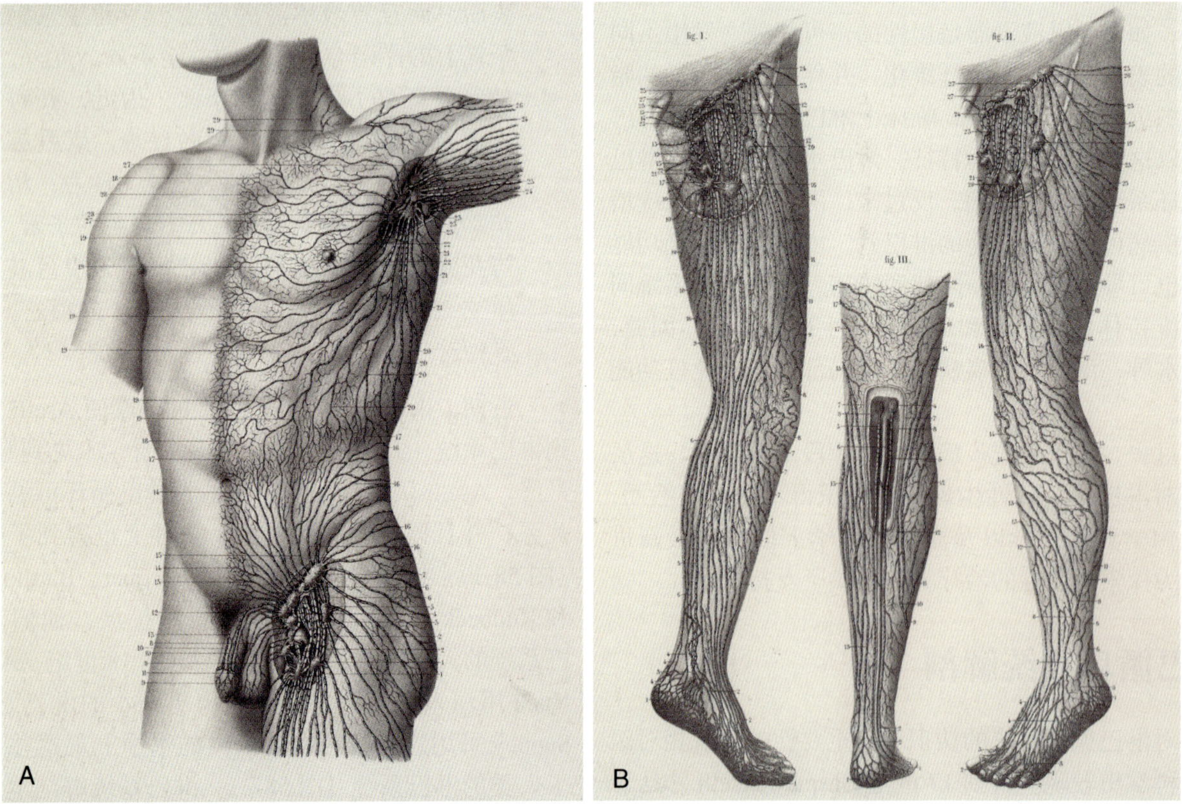

图 58-2 19 世纪人体躯干（A）及下肢（B）表皮淋巴循环的解剖示意图（*From the text Anatomie，Physiologie，Pathologie des Vaisseaux Lymphatiques by P.C.Sappey[1874]，Courtesy Harvard Medical Library，Francis A.Countway Library of Medicine.*）

构成。中央淋巴管起源于足背，沿大隐静脉走行；侧支淋巴管起源于足侧面并上升至下肢中部，在前面交叉到中部，沿中央淋巴管走行至腹股沟淋巴结。除在腘窝和腹股沟淋巴结，深部回流系统一般不与浅表系统交汇。这些淋巴管起源于皮下组织，沿深部血管走行，最后穿过腹股沟淋巴结。

中小淋巴管全部汇集到大淋巴管。胸导管是最大的一条淋巴管，大约直径为 2 mm，长 45 cm，沿脊柱的右前方从腹部走行到下胸部。大约在第 5 胸椎水平，跨越到脊柱左侧，沿着上纵隔走行到颈部下方，最后汇入左头臂静脉。虽然其他淋巴导管位置、粗细、走行都是变化不定的，但左或右侧大淋巴导管仍然可能存在。那些淋巴管聚集成胸导管或直接汇入大静脉。当胸导管阻塞时，它们可以提供重要的侧支循环。

淋巴循环系统生理

1786 年，William Hunter 和他的两个学生，William Cruikshank 和 William Hewson 发表了他们的研究结果，为淋巴循环系统生理奠定了基础[1]。他们从临床观察中正确推断出淋巴系统和炎症反应及组织液的吸收相关。一个世纪后他们的理论得到 Karl Ludwig 和 Ernest Starling 的生理学实验支持。Ludwig 将导管插入淋巴管，收集并分析淋巴液，认为淋巴液是一种血浆滤过物。Starling 阐明静脉压力驱使液体从毛细血管进入组织间隙，并证明相同的压力也作用在毛细淋巴管上。他认为这几种压力的不平衡导致水肿形成：

“因此在健康状态下，淋巴生成和吸收这两个过程保持适当的比例。水肿的发生是由于这两种过程的失衡——淋巴液生成超过吸收。所以一项关于水肿发生原因的科学研究首先应包括决定吸收和生成淋巴液过程相关因素的检测，如果可能的话，还应包括这两种过程发生的方式”[7]。

最初由 Starling 阐明的机制认为组织液大部分是血液的超滤物。组织液生成速率反映促进毛细血管滤出因素（毛细血管静水压和组织渗透压）和促进组织液重吸收因素（组织液静水压和毛细血管渗透压）之间的平衡[7]。在正常情况下，由于滤出率超过重吸收率，使机体每天产生 2 ~ 4 L 的组织液。蛋白质（主要是白蛋白）从毛细血管滤过到组织间隙，每天循环系统中约有 100 g 蛋白质进入组织间隙。组织液也接受细胞代谢废物，以及从皮肤破损处或血流来的异物和微生物。

淋巴循环系统使组织液的容量和成分保持平衡。淋巴循环系统的功能包括：①将多余组织液、蛋白质、代谢物从组织间隙转运到血循环；②将淋巴细胞和免疫物质从淋巴组织运送到全身循环系统；③从间质液中过滤并去除异物；④促进肠管中脂质的吸收。

并不奇怪，淋巴循环系统需要特殊的解剖和功能的相互作用来维持生理需求。几种压力驱使液体进入淋巴循环系统。骨骼肌中淋巴管被外部的肌肉收缩所挤压，使淋巴液通过单向瓣膜向心性流动。其他组织（内脏和表皮组织）主要靠淋巴管平滑肌收缩产生驱动力[8-9]。平滑肌的收缩力在频率和幅度上的增加受以下因素影响：充盈压、交感神经活性和休克，可能也受循环系统激素和前列腺素调节[10-12]。这种收缩可产生相当大的收缩力。通过试验使腘窝淋巴循环受阻，来增强这种收缩的强度和频率，可以产生高达 50 mmHg 的压力[13]。其他促进淋巴循环的因素包括动脉搏动的间歇性压力和胃肠蠕动。此外，最近提出起始处淋巴管（盲端开口于组织的毛细淋巴管）很可能有 2 个瓣膜系统[14-15]。起始的毛细淋巴管有内皮水平的初级瓣膜系统和已经被公认的次级淋巴管内瓣膜，以共同确保这个水平上的单向淋巴回流。当淋巴管进入胸腔，在吸气时产生的胸腔内负压可抽吸淋巴液进入淋巴管（呼吸泵作用）[13]。缺乏足够的淋巴循环运输可能导致淋巴水肿和各种淋巴管疾病的病理表现。

淋巴功能不全（淋巴水肿）

水肿病理机制

在淋巴系统中，当淋巴液生成超过淋巴循环的转运能力时，便发生淋巴水肿，淋巴液生成过多（增加淋巴循环负荷）或从组织间隙清除组织液的能力降低（转运功能不全）都可导致淋巴水肿。与淋巴液生成过多相关的因素有：静脉压升高、毛细血管通透性增加和低蛋白血症。静脉中静水压升高会导致血浆从静脉和毛细血管中滤出增加（如充血性右心衰竭、三尖瓣反流、深静脉血栓）。相反地，尽管毛细血管静水压不变，但局部感染会增加毛细血管的通透性，加速蛋白质的丢失和血浆渗出到间质。这将使淋巴液生成增加 10 ~ 20 倍，超过淋巴转运能力，最终导致淋巴水肿[16]。低蛋白血症也会导致淋巴水肿。虽然毛细

阶段皮肤可能无典型的、明显异常的红斑反应及与之相关的全身感染迹象。然而，这些细小的表现应积极使用抗生素治疗。在治疗过程中，水肿对加压法开始反应很好，后来即产生耐受性。口服广谱抗生素非常有效，特别是对于链球菌和葡萄球菌。

除了必要时采用抗生素治疗，药物治疗对淋巴水肿几乎不起作用。尽管这种慢性水肿状态常使用利尿剂，但是很少起效，事实上可能加重病情。另一方面，在多种原因引起的水肿中，利尿剂可能会通过减少循环血容量，来减少毛细血管滤过而起作用。在了解了皮下结缔组织增生和淋巴水肿的机制后，可能会有更多明确的治疗方法。药物的机制主要是改变胶原纤维沉积和溶解之间的关系，加强胶原纤维的溶解可以减少纤维化[5]。

据报道，以苯丙吡（香豆素类，曲克芦丁）为代表的一类药物可通过刺激组织巨噬细胞进而增加间质蛋白水解作用而减轻患肢的体积。尽管初期研究证明这种药物疗效较好[80-81]，但是随后的研究证实这种治疗的疗效甚微[82]。而且，应用香豆素类能显著增加药物相关的肝毒性[83]。一个未解决的重要问题是香豆素类药物是否能增加压缩性治疗的效果。在美国，FDA 还未批准使用该药物。

另外一种实验性治疗是淋巴管内注射类固醇药物，它可能具有抑制结缔组织增殖的作用。血管源性激素类药物因为其组织特异性可能会使这种治疗方法可行。另外，黄酮类药物如橘皮苷和香叶木苷也有一定作用，其有效性已经通过前期临床试验性研究证明，提示这种药物可提高微血管渗透能力和增加淋巴管收缩力。从一种含有七叶皂苷的七叶树种子中提取出的一种生物黄酮，已经被证明可以减少小静脉毛细血管的渗透性和淋巴性或静脉性的水肿。

外科治疗

手术是最后一步，只适用于部分病例，所以不能轻率地做出手术的决定。当近端淋巴管阻塞，致远端淋巴管的直径适宜，在某些明确的情况下，可采用引流法，且只能由熟练的医生操作。即使是这样，只有 50% 的病例能够获得成功，而且通常是暂时性的。

富含淋巴系统的组织可被移植至水肿区域。理论上讲，如果移植物中含有的淋巴管是有功能的，则最终会与其周围淋巴管吻合，并作为水肿区淋巴引流的一条侧支。有研究报道采用肌皮瓣（使用背阔肌）作为上肢区域的移植物有效，采用肠道皮瓣作为下肢区域的移植物可改善淋巴引流。

直接显微外科吻合术也是一种有效的治疗方法[84]。淋巴 - 静脉吻合术基本方法是在淋巴阻塞处的远端淋巴管和近端静脉间进行吻合，使阻塞区淋巴液可直接注入静脉系统。吻合术也可以在淋巴结和其邻近静脉间进行。最新的技术则是将自体正常的淋巴管作为旁路移植物治疗淋巴管阻塞。所有这些显微外科手术的前提是淋巴管阻塞处远端的淋巴管是扩张的，因此这些手术对于直径较小的较远端的淋巴管阻塞显然不适合。然而，有争议的是，淋巴旁路手术应在阻塞开始时尽早实施，以避免慢性淋巴水肿所致的皮肤改变和远端淋巴管的逐渐破坏。该手术的适应证是继发于创伤的淋巴水肿的初级阶段和阻塞区近端和远端具有正常的淋巴系统。在最近已经发表的研究论文中，所选择的适合此手术的患者，显微外科淋巴 - 静脉吻合术在 85% 的病例中能成功地达到减小肢体体积的目的[85]。

减容手术被用于治疗过于粗笨或不堪入目而影响日常生活的肢体。这种治疗方法通常被认为是最后的措施，这个手术会导致较多的瘢痕和肢体变形，但活动更灵活。该方法主要是切除部分皮肤和皮下组织，继而闭合伤口，以减小肢体直径。急性并发症包括伤口感染或皮瓣坏死，迟发性并发症包括复发性蜂窝织炎或皮肤移植物的疣状增生。如果不能充分地控制复发性蜂窝织炎，或者术后不能给予足够的加压支持（因为该手术并没有解决淋巴流出阻塞的问题），肢体肿胀很可能进展。由于肢体很容易感染，且需要精细的护理，因此需要终生加压支持治疗。另外，在淋巴水肿治疗中心接受治疗的严重患者，是那些做了积极的减容手术后，留下痛苦的残存的肢体，并且免疫系统被真菌和细菌感染反复损伤的患者。

目前，药物治疗的目的是防止并发症和延迟病变进展，而手术能减轻症状。最近关于皮下脂肪切除术成功治疗稳定的进展期淋巴水肿的报道引起了人们的兴趣。据报道，外科皮下脂肪抽吸术治疗乳房切除术后的慢性淋巴水肿取得了良好的效果，局部组织的肿胀有了减小。通过观察 28 例平均水肿体积在 1 845ml 的患者后，发现水肿体积平均减少了 106%[52]。皮下脂肪抽吸术联合长期应用减轻充血的加压治疗的效果要比单独应用压迫疗法能更有效地减轻水肿。但是如果外科手术治疗后不能持续应用加压治疗，则不能有效地减小体积[52]。

对分子治疗的展望

尽管对于淋巴水肿有很多治疗措施能够减小体积、减少并发症及发挥最大功能，但是现在这种疾病仍然不能治愈。由于这个原因，分子治疗的应用已经被重视。在分子治疗中，最具成效的是以淋巴系统的生物学研究进展为基础的治疗性淋巴管生成。

在所有启动和调节血管结构的促有丝分裂物质中，VEGF家族扮演重要的角色[86-87]。在胚胎期和出生后，VEGF-C和VEGF-D通过与淋巴内皮上的VEGF-3受体结合，对胚胎期和出生后的淋巴脉管系统的生长发育起着主导作用[88-90]。应用外源性VEGF-C上调VEGF-3受体，可导致淋巴血管源性反应[92]。对过度表达VEGF-C的转基因小鼠，淋巴管表现出过度的增生反应和继发性的皮肤改变[90]。

这些分子水平上的表现阐明了最常见的淋巴水肿的可遗传形式，如常染色体显性疾病*Milroy病*的发病机制。这种疾病与FLT4基因位点相关，编码血管型VEGFR-3[26]。与疾病相关的等位基因包括错义突变，产生了无活性的酪氨酸激酶，因此阻止了下游区基因的活性。据报道，这种受体的突变形式非常稳定，并且没有活性，以致正常的信号传导机制被阻断，导致了淋巴管的发育不全[93]。

基于VEGFR-3信号传导机制的突变和近期对模仿人类疾病病理学鼠遗传性肢体水肿模型的报道，人类淋巴水肿淋巴管生成的治疗也被重视[91]。在该模型中，应用病毒载体所致的VEGF-C过度表达会导致新的有功能的淋巴增殖和淋巴水肿的改善。同样地，在术后淋巴功能不全的龋齿动物模型中（模仿乳腺切除术后淋巴水肿），应用外源性的人重组VEGF-C能够恢复淋巴液流动（通过淋巴闪烁成像术评价）、增加淋巴血管分布，并逆转以细胞过度增生为特征的未治疗的淋巴水肿疾病[94-97]。

未来须对这些方法的有效性、剂量-反应关系和治疗反应的持久性进行进一步研究。也要明确在其他血管形成治疗方法中生长因子疗法与基因疗法相比，优势所在。

淋巴血管疾病

伴有淋巴异常的复杂血管病变

多种动静脉循环异常均伴有淋巴结构和（或）功能异常。不管这些复杂的血管畸形是血管瘤性、静脉性或动静脉性的，其最显著的特征是明显的血管结构异常[20]。更多的血管结构异常见64章。

Klippel-Trénaunay 综合征

Klippel-Trénaunay综合征是最常见的累及全身肢体的先天性静脉畸形。它是一种先天性疾病，患者可有静脉曲张、皮肤痣和肢体肥大。5%的患者有淋巴水肿。有学者认为，这一综合征反映了普遍的中胚层发育异常，由此引起常见的畸形，包括骨生长过度、软组织肥厚、并指（趾）、尿道下裂和淋巴发育不良。治疗通常仅须进行精细的皮肤护理（如保湿、防止外伤）；对于伴有淋巴水肿和静脉功能不全可行加压治疗；对于有静脉曲张者，应预防其浅表静脉破裂出血，还应预防深静脉血栓形成。

Maffucci 综合征

Maffucci综合征以重度软骨发育不良伴多发性淋巴管瘤为特征（见后文讨论）。患者的淋巴管结构和淋巴结常呈典型的发育不全[20]。

Parkes Weber 综合征

Parkes Weber综合征的特点是存在多发的动静脉瘘（AVFs）以及单一肢体的周径扩大。这至少可以部分归因于伴随的淋巴管扩张、迂曲及继发的淋巴水肿。该综合征的病理生理学特点在一定程度上反映了多发性AVF可引起血容量显著增多；毛细血管滤过增多加重了淋巴负荷，起初使血管扩张，最终导致血管功能不全。肢体的淋巴反流可以引起皮肤出现小的淋巴囊泡，后者可按照传统方法进行治疗。我们已在经皮、血管内基于导管的相关AVFs栓塞治疗方面获得了初步的成功（尚未发表的病例观察）。

淋巴管血管结构的增生和肿瘤

淋巴管瘤

淋巴管瘤是一种发育畸形，首先在婴儿中发现。虽然名字这样叫，但严格地讲，它们并非肿瘤。这些病变是由大量扩张的薄壁淋巴管结构组成。全身都可以出现，但最常见于肢体近端及肢体带。皮肤上可出现小的透明囊泡，有时伴有皮肤出血。当这些病损合并软骨发育不良时，称为*Maffucci综合征*。

海绵状淋巴管瘤和囊状水肿

如果出生时未出现，海绵状淋巴管瘤和囊状水肿是错构瘤样病变，会在出生后早期出现。像淋巴管瘤一样，这些病变包括扩张的淋巴管结构。典型的海绵状病变见于口腔、系膜和四肢；囊状水囊瘤多见于颈部、腋下和腹股沟区。这些病变常需要外科切除以防出现并发症。

淋巴管瘤病

这是一个罕见的进展性疾病，表现为包括真皮、软组织、骨骼和实质在内的淋巴血管结构弥散性增生。受累的脏器主要有肝、脾、肺和胸膜。伴随的淋巴管扩张可见于多个器官，包括肝、肾、睾丸、淋巴结、肾上腺和小肠。典型的内脏受累患者的预后较差。当合并乳糜胸时，常常须反复进行胸膜穿刺术和胸膜固定术。在一个小型研究中，所有患者在出现临床症状的 6 ~ 33 个月后死亡[98]。

淋巴管肉瘤

淋巴管肉瘤是一种恶性血管肉瘤，其进展与淋巴水肿有关，常常进展为多中心的病损，且极易向全身转移。据报道，大多数病损均见于有慢性明显水肿的乳腺癌幸存患者。其他形式的淋巴水肿非常少见。不管基础疾病如何，即使行根治性切除术，患者的预后也很差。更多血管肿瘤见第 64 章。

内脏淋巴疾病

乳糜反流、乳糜胸、乳糜腹

当淋巴管功能不全、阻塞或发育不良时，可造成反流。在内脏疾病患者，反流的液体可以是淋巴或乳糜淋巴，乳糜淋巴的存在提示在淋巴流入主动脉前淋巴管和乳糜池时，只有较少的淋巴流入乳糜管。造成这一问题的解剖学基础可以是原发性或继发性的。在前者，发育不良或扩张功能不全的淋巴管反映了淋巴发育的遗传缺陷；而由外科手术损毁、外伤、恶性肿瘤或丝虫病造成损伤的继发性患者，可有胸导管阻塞。

淋巴或乳糜反流可直接发生于下肢。异常的液体直接从腿或生殖器表面的囊泡中排出。这种情况若发生在身体其他部位则可引起乳糜胸、乳糜腹、乳糜性关节炎和乳糜尿。一般而言，如果乳糜出现在反流的体液中，治疗措施必须包括限制脂肪饮食，并补充中链三酰甘油；如果疗效不佳，可至少暂时性地完全清除液体中的乳糜，并进行全肠外营养。

具有上述临床表现的患者往往预后不佳。反流的自然病程反映了疾病随时间逐渐恶化的趋势。在一些患者中，可能因突发的泄漏而使病情恶化；另一些患者则表现为平稳的、进行性加重的淋巴泻和淋巴反流。在继发性患者，应努力寻找已经存在的恶性疾病或造成外源性淋巴阻塞的原因。在各种内脏受累的患者，有时候须进行积极的外科干预措施以减轻淋巴反流入浆膜腔所引发的症状。

蛋白质丢失性肠病

内脏淋巴血管疾病的存在可以造成致命的代谢紊乱，称为*蛋白丢失性肠病*。当乳糜因中央淋巴通路受阻而回流到绒毛时，由于蛋白质、脂肪、钙和脂溶性维生素吸收不良，会引起患者体重减轻、腹泻和脂肪泻。除继发性淋巴阻塞（通常为恶性）之外，原发的发育不良和淋巴管扩张性疾病患者也易患肠病。这些患者一侧肢体的淋巴水肿常常早于肠病出现或二者同时出现。对于其他形式的反流，初始治疗策略应该包括补充中链三酰甘油，并限制饮食中总脂肪的摄入。如果患者对传统治疗的反应不佳，有学者建议加用奥曲肽，可能有助于减轻疾病，但是目前其疗效机制尚不清楚[99-102]。

参考文献

1. Kanter MA: The lymphatic system: an historical perspective, *Plast Reconstr Surg* 79:131, 1987.
2. Rockson SG: Preclinical models of lymphatic disease: the potential for growth factor and gene therapy, *Ann N Y Acad Sci* 979:64, 2002.
3. Shin WS, Szuba A, Rockson SG: Animal models for the study of lymphatic insufficiency, *Lymphat Res Biol* 1:159, 2003.
4. Oliver G: Lymphatic vasculature development, *Nat Rev Immunol* 4:35, 2004.
5. Baldwin M, Stacker S, Achen M: Molecular control of lymphangiogenesis, *Bioessays* 24:1030, 2002.
6. Gashev A: Physiologic aspects of lymphatic contractile function: current perspectives, *Ann N Y Acad Sci* 979:178, 2002.
7. Sparks HV, Rooke TW: *Essentials of cardiovascular physiology*, Minneapolis, 1987, University of Minnesota Press.
8. Cotton KD, Hollywood MA, McHale NG, et al: Outward currents in smooth muscle cells isolated from sheep mesenteric lymphatics, *J Physiol* 503(pt 1):1, 1997.
9. von der Weid PY, Zawieja DC: Lymphatic smooth muscle: the motor unit of lymph drainage, *Int J Biochem Cell Biol* 36:1147, 2004.
10. Gashev AA, Zawieja DC: Physiology of human lymphatic contractility: a historical perspective, *Lymphology* 34:124, 2001.
11. Muthuchamy M, Gashev A, Boswell N, et al: Molecular and functional analyses of the contractile apparatus in lymphatic muscle, *FASEB J* 17:920, 2003.
12. McHale NG, Thornbury KD, Hollywood MA: 5-HT inhibits spontaneous contractility of isolated sheep mesenteric lymphatics via activation of 5-HT(4) receptors, *Microvasc Res* 60:261, 2000.
13. Hall JL, Morris B, Wooley L: Intrinsic rhythmic propulsion of lymph in anesthetized sheep, *J Physiol* 180:336, 1965.
14. Trzewik J, Mallipattu SK, Artmann GM, et al: Evidence for a second valve system in lymphatics: endothelial microvalves, *FASEB J* 15:1711, 2001.
15. Mendoza E, Schmid-Schonbein GW: A model for mechanics of primary lymphatic valves, *J Biomech Eng* 125:407, 2003.

16. Szuba A, Shin WS, Strauss HW, et al: The third circulation: radionuclide lymphoscintigraphy in the evaluation of lymphedema, *J Nucl Med* 44:43, 2003.
17. Rockson SG: Primary lymphedema. In Ernst CB, Stanley JC, editors: *Current therapy in vascular surgery*, ed 4, Philadelphia, 2000, Mosby.
18. Rockson SG: Lymphedema, *Am J Med* 110:288, 2001.
19. Szuba A, Rockson SG: Lymphedema: classification, diagnosis and therapy, *Vasc Med* 3:145, 1998.
20. Kinmonth JB: *The lymphatics*, ed 2, London, 1982, Arnold.
21. Rockson SG: Syndromic lymphedema: keys to the kingdom of lymphatic structure and function? *Lymphat Res Biol* 1:181, 2003.
22. Milroy WF: An undescribed variety of hereditary edema, *N Y Med J* 56:505, 1892.
23. Milroy WF: Chronic hereditary edema: Milroy's disease, *JAMA* 91:1172, 1928.
24. Smeltzer DM, Stickler GB, Schirger A: Primary lymphedema in children and adolescents: a followup study and review, *Pediatrics* 76:206, 1985.
25. Bull LN, Roche E, Song EJ, et al: Mapping of the locus for cholestasis-lymphedema syndrome (Aagenaes syndrome) to a 6.6-cM interval on chromosome 15q, *Am J Hum Genet* 67:994, 2000.
26. Karkkainen MJ, Ferrell RE, Lawrence EC, et al: Missense mutations interfere with VEGFR-3 signalling in primary lymphoedema, *Nat Genet* 25:153, 2000.
27. Irrthum A, Karkkainen MJ, Devriendt K, et al: Congenital hereditary lymphedema caused by a mutation that inactivates VEGFR3 tyrosine kinase, *Am J Hum Genet* 67:295, 2000.
28. Fang J, Dagenais SL, Erickson RP, et al: Mutations in FOXC2 (MFH-1), a forkhead family transcription factor, are responsible for the hereditary lymphedema distichiasis syndrome, *Am J Hum Genet* 67:1382, 2000.
29. Finegold DN, Kimak MA, Lawrence EC, et al: Truncating mutations in FOXC2 cause multiple lymphedema syndromes, *Hum Mol Genet* 10:1185, 2001.
30. Irrthum A, Devriendt K, Chitayat D, et al: Mutations in the transcription factor gene SOX18 underlie recessive and dominant forms of hypotrichosis-lymphedema-telangiectasia, *Am J Hum Genet* 72:1470, 2003.
31. Alders M, Hogan BM, Gjini E, et al: Mutations in CCBE1 cause generalized lymph vessel dysplasia in humans, *Nat Genet* 41:1272, 2009.
32. Connell F, Kalidas K, Ostergaard P, et al: Linkage and sequence analysis indicate that CCBE1 is mutated in recessively inherited generalised lymphatic dysplasia, *Hum Genet* 127:231, 2010.
33. Finegold DN, Schacht V, Kimak MA, et al: HGF and MET mutations in primary and secondary lymphedema, *Lymphat Res Biol* 6:65, 2008.
34. Ferrell RE, Baty CJ, Kimak MA, et al: GJC2 missense mutations cause human lymphedema, *Am J Hum Genet* 86:943, 2010.
35. Wheeler ES, Chan V, Wassman R, et al: Familial lymphedema praecox: Meige's disease, *Plast Reconstr Surg* 67:362, 1981.
36. Schirger A: Lymphedema, *Cardiovasc Clin* 13:293, 1983.
37. Bockarie M, Tisch D, Kastens W, et al: Mass treatment to eliminate filariasis in Papua, New Guinea, *N Engl J Med* 347:1841, 2002.
38. Kumaraswami V, Ottesen eA, Vijayasekaran V, et al: Ivermectin for the treatment of Wuchereria bancrofti filariasis: efficacy and adverse reactions, *JAMA* 259:3150, 1988.
39. Szuba A, Rockson S: Lymphedema: a review of diagnostic techniques and therapeutic options, *Vasc Med* 3:145, 1998.
40. Rockson SG: Precipitating factors in lymphedema: myths and realities, *Cancer* 83:2814, 1998.
41. Hojris I, Andersen J, Overgaard M, et al: Late treatment-related morbidity in breast cancer patients randomized to postmastectomy radiotherapy and systemic treatment versus systemic treatment alone, *Acta Oncol* 39:355, 2000.
42. Tengrup I, Tennval-Nittby L, Christiansson I, et al: Arm morbidity after breast-conserving therapy for breast cancer, *Acta Oncol* 39:393, 2000.
43. Petrek JA, Heelan MC: Incidence of breast carcinoma-related lymphedema, *Cancer* 83(Suppl 12):2776, 1998.
44. Fiorica JV, Roberts WS, Greenberg H, et al: Morbidity and survival patterns in patients after radical hysterectomy and postoperative adjuvant pelvic radiotherapy, *Gynecol Oncol* 36:343, 1990.
45. Werngren-Elgstrom M, Lidman D: Lymphoedema of the lower extremities after surgery and radiotherapy for cancer of the cervix, *Scand J Plast Reconstr Surg Hand Surg* 28:289, 1994.
46. Soisson AP, Soper JT, Clarke-Pearson DL, et al: Adjuvant radiotherapy following radical hysterectomy for patients with stage IB and IIA cervical cancer, *Gynecol Oncol* 37:390, 1990.
47. Lynde CW, Mitchell IC: Unusual complication of allergic contact dermatitis of the hands-recurrent lymphangitis and persistent lymphoedema, *Contact Dermatitis* 8:279, 1982.
48. Rockson SG, Rivera KK: Estimating the population burden of lymphedema, *Ann N Y Acad Sci* 1131:147, 2008.
49. Nagai Y, Aoyama K, Endo Y, et al: Lymphedema of the extremities developed as the initial manifestation of rheumatoid arthritis, *Eur J Dermatol* 17:175, 2007.
50. Majeski I: Lymphedema tarda, *Cutis* 38:105, 1985.
51. Stemmer R: Ein klinisches Zeichen zur fruh-und differential-Diagnose des Lymphodems. [A clinical symptom for the early and differential diagnosis of lymphedema], *Vasa* 5:261, 1976.
52. Brorson H, Ohlin K, Olsson G, et al: Breast cancer-related chronic arm lymphedema is associated with excess adipose and muscle tissue, *Lymphat Res Biol* 7:3, 2009.
53. Rosen E: The molecular control of adipogenesis, with special reference to lymphatic pathology, *Ann N Y Acad Sci* 979:143, 2002.
54. Schirger A, Harrison EG, Janes JM: Idiopathic lymphedema: Review of 131 cases, *JAMA* 182:124, 1962.
55. Mallon E, Powell S, Mortimer P, et al: Evidence for altered cell-mediated immunity in postmastectomy lymphoedema, *Br J Dermatol* 137:928, 1997.
56. Beilhack A, Rockson SG: Immune traffic: a functional overview, *Lymphat Res Biol* 1:219, 2003.
57. Muller R, Hajdu SI, Brennan MF: Lymphangiosarcoma associated with chronic filarial lymphedema, *Cancer* 59:179, 1987.
58. Benda JA, Al Jurf AS, Benson AB III: Angiosarcoma of the breast following segmental mastectomy complicated by lymphedema, *Am J Clin Pathol* 87:651, 1987.
59. Servelle M: Surgical treatment of lymphedema: a report on 652 cases, *Surgery* 101:485, 1987.
60. Kinmonth JB, Taylor GW, Harper RK: Lymphangiography: a technique for its clinical use in the lower limb, *Br Med J* 1:940, 1955.
61. O'Brien BM, et al: Effect of lymphangiography on lymphedema, *Plast Reconstr Surg* 68:922, 1981.
62. Vaqueiro M, et al: Lymphoscintigraphy in lymphedema: an aid to microsurgery, *J Nucl Med* 27:1125, 1986.
63. Szuba A, Shin WS, Strauss HW, et al: Lymphoscintigraphy in the evaluation of lymphedema, *J Nucl Med* 44:43, 2003.
64. Hadjis NS, Carr DH, Banks L, et al: The role of CT in the diagnosis of primary lymphedema of the lower limb, *AJR Am J Roentgenol* 144:361, 1985.
65. Gamba JL, Silverman PM, Ling D, et al: Primary lower extremity lymphedema: CT diagnosis, *Radiology* 149:218, 1983.
66. Vaughan BF: CT of swollen legs, *Clin Radiol* 41:24, 1990.
67. Liu NF, Wang CG: The role of magnetic resonance imaging in the diagnosis of peripheral lymphatic disorders, *Lymphology* 31:319, 1998.
68. Matsushima S, Ichiba N, Hayashi D, et al: Nonenhanced magnetic resonance lymphoductography: visualization of lymphatic system of the trunk on 3-dimensional heavily T2-weighted image with 2-dimensional prospective acquisition and correction, *J Comput Assist Tomogr* 31:299, 2007.
69. Gniadecka M: Localization of dermal edema in lipodermatosclerosis, lymphedema, and cardiac insufficiency: high-frequency ultrasound examination of intradermal echogenicity, *J Am Acad Dermatol* 35:37, 1996.
70. Rockson SG, Miller LT, Senie R, et al: American Cancer Society Lymphedema Workshop. Workgroup III: diagnosis and management of lymphedema, *Cancer* 83:2882, 1998.
71. Kubik S: The role of the lateral upper arm bundle and the lymphatic watersheds in the formation of collateral pathways in lymphedema, *Acta Biol Acad Sci Hung* 31:191, 1980.
72. Ko DS, Lerner R, Klose G, et al: Effective treatment of lymphedema of the extremities, *Arch Surg* 133:452, 1998.
73. Szuba A, Cooke JP, Yousuf S, et al: Decongestive lymphatic therapy for patients with cancer-related or primary lymphedema, *Am J Med* 109:296, 2000.
74. Badger CM, Peacock JL, Mortimer PS: A randomized, controlled, parallel-group clinical trial comparing multilayer bandaging followed by hosiery versus hosiery alone in the treatment of patients with lymphedema of the limb, *Cancer* 88:2832, 2000.
75. Leduc O, Leduc A, Bourgeois P, et al: The physical treatment of upper limb edema, *Cancer* 83:2835, 1998.
76. Szuba A, Achalu R, Rockson SG: Decongestive lymphatic therapy for patients with breast carcinoma-associated lymphedema: a randomized, prospective study of a role for adjunctive intermittent pneumatic compression, *Cancer* 95:2260, 2002.
77. Mayrovitz HN: The standard of care for lymphedema: current concepts and physiological considerations, *Lymphat Res Biol* 7:101, 2009.
78. Piller NB, Thelander A: Treatment of chronic postmastectomy lymphedema with low level laser therapy: a 2.5 year follow-up, *Lymphology* 31:74, 1998.
79. Ogawa Y, Yoshizumi M, Kitagawa T, et al: Investigation of the mechanism of lymphocyte injection therapy in treatment of lymphedema with special emphasis on cell adhesion molecule (L-selectin), *Lymphology* 32:151, 1999.
80. Casley-Smith JR, Morgan RG, Piller NB: Treatment of lymphedema of the arms and legs with 5,6-benzo-(alpha)-pyrone, *N Engl J Med* 329:1158, 1993.
81. Casley-Smith JR, Wang CT, Zi-hai C: Treatment of filarial lymphoedema and elephantiasis with 5,6-benzo-alpha-pyrone (coumarin), *BMJ* 307:1037, 1993.
82. Mortimer PS, Badger C, Clarke I, et al: A double-blind, randomized parallel-group, placebo-controlled trial of o-(b-hydroxyethyl)-rutosides in chronic arm oedema resulting from breast cancer treatment, *Phlebologie* 10:51, 1995.
83. Loprinzi CL, Kugler JW, Sloan JA, et al: Lack of effect of coumarin in women with lymphedema after treatment for breast cancer, *N Engl J Med* 340:346, 1999.
84. Damstra RJ, Voesten HG, van Schelven WD, et al: Lymphatic venous anastomosis (LVA) for treatment of secondary arm lymphedema. A prospective study of 11 LVA procedures in 10 patients with breast cancer related lymphedema and a critical review of the literature, *Breast Cancer Res Treat* 113:199–206, 2009.
85. Campisi C, Boccardo F: Microsurgical techniques for lymphedema treatment: derivative lymphatic-venous microsurgery, *World J Surg* 28:609, 2004.
86. Olofsson B, Jeltsch M, Eriksson U, et al: Current biology of VEGF-B and VEGF-C, *Curr Opin Biotechnol* 10:528, 1999.
87. Veikkola T, Karkkainen M, Claesson-Welsh L, et al: Regulation of angiogenesis via vascular endothelial growth factor receptors, *Cancer Res* 60:203, 2000.
88. Joukov V, Pajusola K, Kaipainen A, et al: A novel vascular endothelial growth factor, VEGF-C, is a ligand for the Flt4 (VEGFR-3) and KDR (VEGFR-2) receptor tyrosine kinases, *EMBO J* 15:1751, 1996.
89. Kaipainen A, Korhonen J, Mustonen T, et al: Expression of the fms-like tyrosine kinase 4 gene becomes restricted to lymphatic endothelium during development, *Proc Natl Acad Sci U S A* 92:3566, 1995.
90. Jeltsch M, Kaipainen A, Joukov V, et al: Hyperplasia of lymphatic vessels in VEGF-C transgenic mice, *Science* 276:1423, 1997.
91. Oh SJ, Jeltsch MM, Birkenhager R, et al: VEGF and VEGF-C: specific induction of angiogenesis and lymphangiogenesis in the differentiated avian chorioallantoic membrane, *Dev Biol* 188:96, 1997.
92. Enholm B, Karpanen T, Jeltsch M, et al: Adenoviral expression of vascular endothelial growth factor-C induces lymphangiogenesis in the skin, *Circ Res* 88:623, 2001.
93. Karkkainen MJ, Petrova TV: Vascular endothelial growth factor receptors in the regulation of angiogenesis and lymphangiogenesis, *Oncogene* 19:5598, 2000.
94. Karkkainen MJ, Saaristo A, Jussila L, et al: A model for gene therapy of human hereditary lymphedema, *Proc Natl Acad Sci U S A* 98:12677, 2001.
95. Szuba A, Skobe M, Karkkainen MJ, et al: Therapeutic lymphangiogenesis with human recombinant VEGF-C, *FASEB J* 16:1985, 2002.
96. Tabibiazar R, Cheung L, Han J, et al: Inflammatory manifestations of experimental lymphatic insufficiency, *PLoS Med* 3:e254, 2006.
97. Jin D, An A, Liu J, et al: Therapeutic responses to exogenous VEGF-C administration in

experimental lymphedema: immunohistochemical and molecular characterization, *Lymphat Res Biol* 7:47, 2009.
98. Ramani P, Shah A: Lymphangiomatosis: histologic and immunohistochemical analysis of four cases, *Am J Surg Pathol* 17:329, 1993.
99. Makhija S, von der Weid PY, Meddings J, et al: Octreotide in intestinal lymphangiectasia: lack of a clinical response and failure to alter lymphatic function in a guinea pig model, *Can J Gastroenterol* 18:681, 2004.
100. Lee HL, Han DS, Kim JB, et al: Successful treatment of protein-losing enteropathy induced by intestinal lymphangiectasia in a liver cirrhosis patient with octreotide: a case report, *J Korean Med Sci* 19:466, 2004.
101. Tibballs J, Soto R, Bharucha T: Management of newborn lymphangiectasia and chylothorax after cardiac surgery with octreotide infusion, *Ann Thorac Surg* 77:2213, 2004.
102. Bliss CM, Schroy IP: Primary intestinal lymphangiectasia, *Curr Treat Options Gastroenterol* 7:3, 2004.

第XVII篇

其他血管疾病

第59章 血管感染

R.James Valentine，Mitchell M.Plummer

血管感染是一种罕见的严重疾病，可引起潜在的致命的并发症。人一生之中会经历很多次菌血症，但令人惊奇的是血管感染在普通人群中却并不常见。血管对感染的抵抗力可归因于多种机制，大部分可归结于免疫、组织结构和解剖几个方面。网状内皮组织和免疫系统可迅速清除循环中的病原体，并为抵御血源性感染提供了良好的一线保护作用。动脉系统上连续的内皮细胞层也是抵御病原体感染的重要屏障。牢固的外膜细胞层及大部分动脉较深的解剖学位置也使得外来病原体不易侵入。许多其他的防御机制与动脉壁功能有关，将在本书其他章节进行讨论。总之，血管抗感染机制是全面、充分且高效的。

发生动脉感染提示内环境稳态被广泛地破坏。动脉感染的危险因素有动脉损伤、基础动脉病变、内皮功能障碍、免疫缺陷及存在异物如人工移植物。人工血管感染远比原发性动脉感染常见，两者的表现、治疗及预后存在重要差别。本章节将对血管感染的现代概念进行阐述，分别讨论原发性动脉感染及继发性移植物感染。在这些领域中不断增长的经验有助于人们更好地理解这些疑难疾病的预防和治疗。

原发性动脉感染

一般认为第一个发表原发性动脉感染病例的是Koch，他在1581年报道了一例肠系膜上动脉瘤破裂的病例[1]。在此之前，由于细菌学和感染未发展起来，动脉感染尚不为人们所认识。19世纪中叶，Pasteur等在人类细菌学研究上的突破为血管感染的病理生理的基本认识及其分类奠定了基础。

分类和病因

几乎所有的原发性动脉感染都会导致动脉瘤或假性动脉瘤的形成。1885年Osler用“细菌性动脉瘤”来描述一位主动脉弓*细菌性动脉瘤*合并“新鲜真菌性赘生物”的患者，该患者同时还伴有主动脉瓣赘生物[2]。尽管“细菌性”动脉瘤仅适用于由感染性栓子引起的感染性动脉瘤患者，但这个术语已被广泛运用于所有的感染性动脉瘤，无论病因如何。这种用法令人迷惑，同时妨碍了现代文献报道的大量小样本的感染性动脉瘤病例间有意义的对比。

最广为接受的动脉感染分类是在1978年由Wilson等提出的[3]。为与Osler提出的传统定义一致，作者将细菌性动脉瘤定义为发生在正常的非动脉瘤动脉上的心内膜源性的感染性栓子导致的动脉感染。原有的因菌血症感染所致的动脉瘤被定义为*感染性动脉瘤*。*微生物性动脉炎*指正常的或粥样硬化动脉（即非动脉瘤动脉）由于菌血症所引起的感染。这种情况易导致动脉破裂和假性动脉瘤形成。*创伤感染性动脉瘤*指外伤或医源性损伤（如动脉造影并发症）所致的感染性动脉瘤。*临近的动脉感染*是由于附近组织感染直接蔓延至动脉壁引起，如感染性主动脉炎并发脊髓炎。本章将根据病因进行适当的特异性分类。但为清楚和简单起见，*感染性动脉瘤*这一概念将包含后面讨论的所有动脉感染。

感染性动脉瘤的病因学在过去150年里已经发生了变化。在前抗生素时代，86%的动脉感染患者有心内膜炎的证据[4]。随着抗生素的广泛应用，感染性心内膜炎发病率的降低使得真正的细菌性动脉瘤变成了一类少见疾病。1984年，Brown及其合作者通过检索英文文献报道了一系列感染性动脉瘤病例[5]。这180名患者中，75%的病因是可以确认的。作者将这些报道的病例分为1965年前发生的病例及1965年后发生的。由于这两个时期在诊断和报道频率方面存在重大差异，研究结果的准确性受到一定的影响。虽然如此，这篇经验总结仍然是目前最大的感染性动脉瘤的对比分析。在这组病例的早期部分，心内膜炎一直是感染性动脉瘤的首要病因，但1965年后，各种类型的动脉创伤成为首要病因。作者将这种病因学的变化归结于抗生素在脓毒症和创伤治疗上发生了变化。其他的原因还包括静脉毒品滥用者的增加及经动脉介入术的广泛应用。自从20世纪70年代Grunzing等最早开始这项工作以来，介入操作的增加尤为明显。近年来对血管内操作技术的热衷预示着动脉损伤很快将成为更为重要的动脉感染病因。

感染性动脉瘤的发病机制

引起感染性动脉瘤的基础机制已在腹主动脉上进行了非常广泛的研究。慢性非感染性腹主动脉瘤（AAAs）形成的原因被认为是血管中层弹性蛋白和外层胶原蛋白降解的结果（第37章）[6]。促弹性组织解离的基质金属蛋白酶（MMPs）在初期主动脉扩张过程中起关键作用[6]。胶原酶MMP导致胶原蛋白丧失并最终导致腹主动脉明显扩张及AAA最后发生破裂。典型的广泛透壁浸润见于非感染性AAA，这提示炎症反应及免疫应答在AAA的形成中扮演重要角色[7]。有趣的是，感染性因素已被视为理所当然：组织化学研究已经发现多达55%的腹主动脉瘤患者携带*肺炎衣原体*[7]。因此，这揭示感染性和非感染性腹主动脉瘤可能代表同一谱系下2种不同结局，进展为感染依赖于病原体毒性及宿主抵抗力。

人们已经注意到，感染性和非感染性腹主动脉瘤有重要的临床差异。和慢性腹主动脉瘤相比，感染性腹主动脉瘤病情进展较快，更易发生在肾上主动脉部分，并且可局限于一小段原本正常的动脉。近期的研究披露了许多与感染性腹主动脉瘤病因有关的有趣发现。首先，Buckmaster等发现，促弹性组织解离活性来源于宿主白细胞，而不是感染性病原体[8]。但感染性病原体在胶原蛋白的降解中起关键作用。许多细菌分离产物可产生胶原酶[9]，并且细菌能激活巨噬细胞样细胞中的胶原酶启动子[10]。另外，各种细菌的蛋白酶可激活MMP-1、MMP-8和MMP-9[9]。因此，感染性AAA似乎是细菌蛋白酶导致原本正常的主动脉中胶原蛋白快速分解的结果。胶原酶的活性可相对局限，导致原本外观正常的血管形成囊状AAA或假性动脉瘤。胶原酶活性也可较强，这可解释感染性AAA病情为何进展迅速。感染性AAA更易发生在肾上主动脉部分的原因尚未阐明。

Hsu和Lin已经描述了感染性主动脉动脉瘤的病理学发现[11]。典型的发现包括主动脉粥样硬化、急性化脓性炎症、中性粒细胞浸润及细菌团块。病例中2/3的患者表现为急性炎症合并严重的慢性动脉粥样硬化；其余的则表现为动脉粥样硬化合并慢性炎症或假性动脉瘤。

解剖学定位

在1984年的经典研究中，Brown等报道了180名患者的243处感染性动脉瘤，其分布如下：38%位于股动脉，31%位于腹主动脉，8%在肠系膜上动脉，7%在肱动脉，6%在髂动脉，5%在颈动脉，3%在尺/桡动脉，1%在肝动脉，少于1%在锁骨下动脉，少于1%在腘动脉[5]。值得注意的是，该组患者中，没有累及肾上腺主动脉或胸腹主动脉的病例。最新研究发现，感染性主动脉瘤累及肾动脉近端的发病率较高[12-15]，提示主动脉是最常累及的部位。

细菌学

约75%的临床感染性动脉瘤细菌培养阳性[5]。与病因学改变相对应，感染性动脉瘤的细菌谱也发生了显著变化。1960年之前，以革兰氏阳性菌为主，尤其是*肺炎链球菌、链球菌及金黄色葡萄球菌*[3]。最近一系列研究报道革兰氏阴性菌发病率更高，这与因菌血症，尤其是沙门菌属所致动脉感染数量增加相一致[13,16]。在这些情况下，老年患者发生革兰氏阴性菌脓毒症是一种常见的临床现象[17]。一些报道认为*肺炎链球菌*日益成为感染性主动脉瘤的常见病因，这揭示细菌谱在持续进展[14,18-19]。由于伴免疫功能受损的慢性病发病率的增加，一些可引起机会感染的致病菌如真菌、*分枝杆菌*的发病率也在增加。

应该特别重视*沙门菌感染*。由于某些尚未明确的原因，*沙门菌*病原体尤其易感染腹主动脉。高达36%的感染性主动脉瘤是由*沙门菌*引起；另一方面，65%的沙门菌血管感染均局限于主动脉[20]。人类常因摄入被感染的食物或水而被感染。在发生*沙门菌*胃肠炎的患者中，小部分发生菌血症，这可导致肠外播散及感染。出现胃肠道症状与发生主动脉感染的时间间隔可达数周 [20]。由于症状和体征是非特异性的，诊断比较困难，因而有超过一半的患者在确诊之前出现动脉瘤破裂。从主动脉壁上分离的样本通常包括*猪霍乱沙门菌*、*鼠伤寒沙门菌*和*肠炎沙门菌*。沙门菌主动脉炎是一种极其凶险的疾病，历史上其病死率达 50%，并且血管再通后再次感染的概率也较高 [20]。然而，这种趋势似乎发生了逆转，在最新的研究中，Hsu 等报道了 11% 的死亡率，并发现相对其他类型的微生物，*沙门菌*感染能预测预后 [21]。出现这种结果，很可能是因为在这些病例中，感染*沙门菌*的患者较死于其他感染的患者更为年轻。

梅毒性动脉瘤曾经是一个很常见的引起主动脉弓破裂而导致死亡的因素，现在十分罕见。在一篇关于感染性主动脉瘤的综述里，Leon 和 Mills 报道称梅毒性动脉瘤主要见于升主动脉及主动脉弓，不常见于身体第 6 椎体以下部分 [22]。对寄居于营养血管密螺旋体的强烈的炎症反应导致这些动脉瘤的形成。

感染性主动脉瘤

感染性主动脉瘤的定义已经变得较为混乱，因为有 10% ~ 15% 的非感染性慢性腹主动脉瘤患者的血栓细菌培养阳性，这些血栓是在修复动脉瘤时由血管内取出。幸运的是，细菌培养阳性并不增加后期移植血管感染的风险 [22-23]。但是，这强调了一个事实，感染性腹主动脉瘤的定义需依靠其他标准，如手术所见（感染和化脓）、临床症状（发热、疼痛、白细胞增多）、动脉瘤结构特点（囊状还是局限性）和动脉瘤壁细菌培养阳性 [18]。

最新的一系列关于感染性主动脉瘤的研究发现，大部分受累患者合并免疫抑制的情况如糖尿病、慢性肾功能不全、长期应用激素、人免疫缺陷病毒（HIV）感染或癌症 [13,25]。大约 50% 的患者有近期感染的记录，如肺炎或尿路感染 [13]，并有一些报道证实了脊髓炎直接蔓延导致主动脉瘤的病例 [14,26,27]。

特点

感染性主动脉瘤可累及升主动脉到肾下区域远端主动脉之间的任何区域。在一组 43 例感染性主动脉瘤患者中（这些患者在 Mayo 诊所接受了长达 25 年的治疗），Oderich 等记录到病变分布广泛 [13]，动脉节段无一幸免。如图 59-1 所示，40% 的感染性动脉瘤位于肾下主动脉，而其余的病变几乎平均地分布于主动脉近肾 / 肾周、内脏周围，胸腹段和降主动脉胸段。其他学者也观察到类似的分布特点 [14,28,30]。

大部分主动脉感染可被归为细菌性主动脉炎 [11]。病变大部分呈囊状，且在原本正常外观的主动脉上定植（图 59-2）。这种表现高度提示主动脉假性动脉瘤破裂，是主动脉感染的特征性表现。在少数病例中，原有主动脉瘤发生感染可能会使诊断变得困难。在这种情况下，怀疑感染须完全依靠临床信息来确认。

诊断

大部分感染性动脉瘤患者具有症状。Oderich 等所做的一系列研究中，93% 的患者有症状，最常见的是发热、背痛和白细胞增多（表 59-1）。约 75% 的病例血培养阳性 [13]。症状的严重程度可作为一个重要的预后指标。最新数据表明，脓毒症的一个标志——全身炎症反应综合征（SIRS）和感染性主动脉瘤患

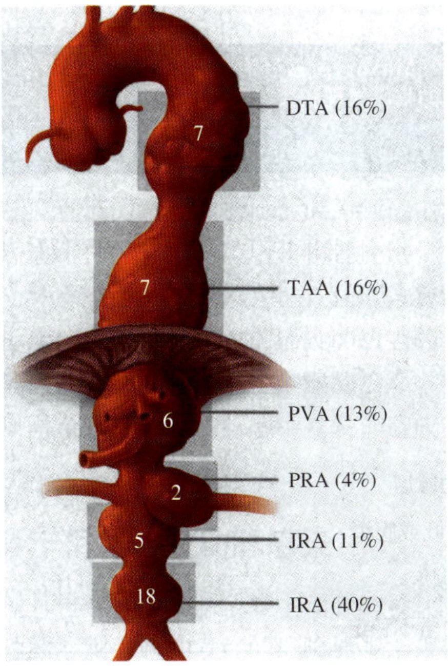

图 59-1　一组在 Mayo 诊所接受治疗的 43 例感染性主动脉瘤患者病变的分布情况（*From Oderich GS，Panneton JM，Bower TC，et al：Infected aortic aneurysms：aggressive presentation，complicated early outcome，but durable results. J Vasc Surg 34：900，2001，with permission from the Society for Vascular Surgery and the American Association for Vascular Surgery.* [13]）

复活动及提前出院。但是这种设备有轻度增高的股动脉感染风险。在最近的一篇 meta 分析中，Biancari 等称关闭设备导致通路感染的风险是 0.6%，而无关闭设备的感染率是 0.2%。感染的危险因素包括糖尿病、肥胖、介入治疗及腹股沟血肿。

原发性股动脉感染表现为假性动脉瘤。常见的表现包括穿刺部位疼痛、寒战发热和搏动的腹股沟肿块。症状的出现可延迟到穿刺后数周。病原菌以革兰氏阳性菌为主，尤其是*金黄色葡萄球菌*，但革兰氏阴性菌也很常见。治疗方案包括使用广谱抗生素、感染动脉区域清创、除去所有关闭材料及切除严重感染的邻近组织。直接运用自身隐静脉进行血运重建有很高的再感染和静脉移植血管破裂风险[47]。同时，在2项小样本研究中发现，使用自体浅表股-腘动脉具有良好的持久性及抗感染能力[48-49]。如果病变未累及股动脉分叉，简单结扎股总动脉或许是更好的选择[50]。如果一定要血运重建，旁路血管应该避开感染区域，处在解剖学组织之外。在这种情况下，经闭孔旁路是理想的选择[51]。

静脉滥用药物者的股动脉感染

这种复杂的病变极难治疗。除了急性感染相关的问题外，许多患者还有严重的合并症，如 HIV 病毒和乙肝病毒血清学检查阳性。众所周知，长期吸毒成瘾所致的精神障碍，使得这些患者并不可靠，大部分在出院后都不会返回接受随访。因此，大多数专家建议采取保守的治疗策略，重点在于预防再感染及晚期并发症。

在所有因静脉注射药物意外感染而入院的患者中，大约 3/4 累及下肢，其中股动脉是最常受累部分[52]。大部分患者表现为疼痛的、搏动性腹股沟包块，常伴有表面蜂窝织炎。最常培养出的病原菌为*金黄色葡萄球菌*。适当的治疗措施包括结扎受累的动脉段以减少出血风险，清除所有严重感染的组织以去除感染灶。对于下一步血运重建的问题，目前仍存在争议。

许多作者推荐仅做结扎而不进行血运重建，尽管这可能导致截肢。反复利用浅表静脉进行毒品注射使可用的自身血管通路减少，导致许多病例须采用人工材料。这种情况下再感染的发生率极高，而且还有移植血管破裂和发生致命出血的风险。

不进行血运重建很少导致截肢。早期报道显示，结扎单条动脉的截肢率为 11%，而结扎三条动脉后截肢率为 33%[53]。近期报道显示，截肢率已明显降低。Ting 和 Cheng 对 34 例股动脉感染性假性动脉瘤患者行常规结扎，其中包括 24 例累及股动脉分叉的患者[54]。术后平均踝肱指数在三支血管结扎后为 0.43，而单支血管结扎后为 0.52。尽管 88% 的患者出院后有一定程度的间歇性跛行，但没有迟发性截肢的情况发生。Cheng 等报道了相似的单支或三支血管结扎后间歇性跛行的发病率，但有 1 例患者（5%）须行膝上截肢[55]。Mousavi 等报道了在 134 例违法使用毒品病例中，患者因感染性假性动脉瘤行股动脉结扎术。这项研究中没有出现截肢情况[56]。

现代观点公认，毒品成瘾患者的感染性股动脉瘤最好仅进行结扎治疗。尽管大部分患者会面临一定程度的跛行，但是发生早期及晚期截肢风险较低。紧急血运重建应该仅限于股动脉结扎术后踝部不能探及多普勒信号的病例[57]。绝大多数情况下，对于有限制性跛行的患者，应该在确定感染晚期后考虑分期血运重建。众所周知，末梢注射部位的人工移植血管容易发生远端感染，提示这些情况下最好选用自体组织。如果没有可用的大隐静脉，浅表的 SFPV 也是不错的选择[48]。

肠系膜上动脉感染性动脉瘤

肠系膜上动脉（SMA）是发生各种原因的内脏动脉瘤的第三常见部位，但是它是内脏循环中发生感染性动脉瘤的最常见部位[58-59]。20 多年前的初期研究报道称，约 60% 的肠系膜上动脉瘤都有感染性病因[60]，但这个比例似乎在下降。近期系列研究报道称，有 5% ～ 33% 的报道病例有感染性病因[58-59,61]。感染性肠系膜上动脉瘤一般继发于亚急性细菌性心内膜炎，分离出的病原菌最常见的是*非溶血性链球菌*[58,62]。

大部分感染性肠系膜上动脉瘤发生于 50 岁以下患者，男性和女性发病率相似[58,60]。只有 10% 的患者完全没有症状[58]。2/3 的患者有一定程度的腹部不适，一半以上的患者有压痛、可移动的搏动性包块[60]，也可出现发热、恶心、呕吐、胃肠出血及黄疸。

肠系膜上动脉瘤好发于肠系膜上动脉起始部 5 cm 的范围内，但各节段均可受累。如果腹部平片发现血管钙化，应怀疑动脉瘤。确诊须采用适当的影像学检查手段，如标准的肠系膜动脉造影或 CTA（图 59-4），并对动脉瘤的范围进行定位。大部分感染性

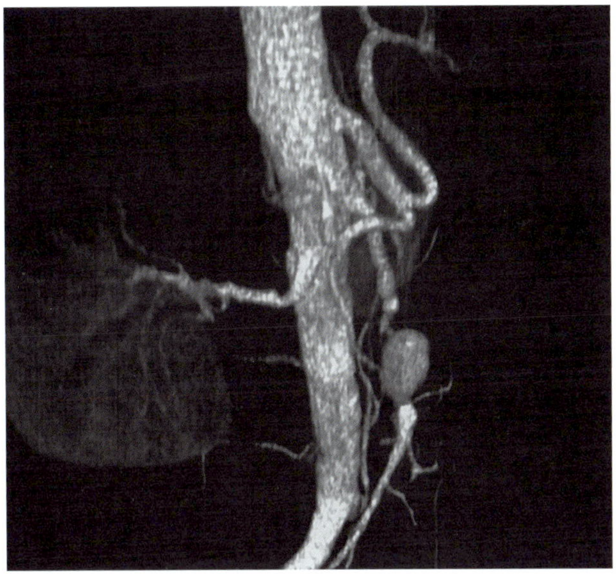

图 59-4 CT 造影显示一位 32 岁心内膜炎女性患者的肠系膜上感染性动脉瘤

肠系膜上动脉动脉瘤为单发，伴有内脏分支不同程度受累。

感染性肠系膜上动脉瘤的自然病程是进行性发展的，最终将发生破裂；事实上，38% ~ 50% 的患者在就诊时已发生动脉瘤破裂 [58]。报道称动脉瘤破裂后死亡率达 30%[61]。治疗措施包括经腹探查和结扎动脉瘤近端及远端的动脉节段。由于靠近肠系膜上静脉和胰腺，完全切除动脉瘤很危险。因此，清创应局限于动脉瘤壁的暴露部分和动脉瘤囊内容物。在绝大部分病例中，肠系膜广泛的侧支循环可使大肠在肠系膜上动脉结扎后维持正常活性。因此，结扎并切除较短的无活力肠段一般是适当的。大约 15% 的患者需要直接血运重建。应采用自体组织进行旁路移植，SFPV 是不错的选择，与大隐静脉相比其通畅率更高 [63]。

颈动脉感染性动脉瘤

颅外颈动脉循环的感染性动脉瘤较为罕见。一组在德克萨斯心脏中心治疗 35 年的 67 例颈动脉瘤患者中，仅有一例发生感染 [64]。大部分患者表现为发热和颈部压痛的搏动的包块。偏向中间的假性动脉瘤会引起一些类似咽周肿块的临床表现。在抗生素时代之前，大部分颈动脉感染是咽部感染直接蔓延的结果。而现在，大部分病变是由细菌性心内膜炎的菌血症所引起。

革兰氏阳性菌，尤其是*金黄色葡萄球菌*和*链球菌*，是最常见的由感染性颈动脉瘤中分离出的病原菌，但*沙门菌感染*亦有报道 [65-66]。治疗措施包括结扎所有感染节段，甚至须结扎颈内和颈外动脉分支。由于有移植血管破裂和活动性出血风险，很少建议进行血运重建。为防止颈内动脉血栓播散进入大脑中动脉循环，推荐使用华法林进行全身抗凝治疗。理论上抗凝治疗应持续到血栓稳定，时间不超过 6 周。尽管大部分患者可耐受无后遗症的颈内动脉结扎，但术前应运用球囊导管短暂闭塞颈内动脉。在球囊导管闭塞期间发生神经系统功能缺陷的患者应考虑使用末梢未感染组织进行预防性颅内 - 外动脉旁路移植术。另外，一些患者受益于高血压治疗及高血容量和血液稀释治疗 [66]。为减少颈动脉暴露时的出血风险，Wsles 等提倡分期修复，通过使用覆膜血管内支架在进行早期外科手术处理时暂时排除假性动脉瘤 [67]。

其他感染性动脉瘤

上肢动脉原发性感染罕见，一般是动脉外伤的结果。据报道腋动脉、肱动脉、桡动脉和尺动脉感染性动脉瘤最常见于静脉药物滥用者，但这些情况也可见于诊断性经皮导管置入术后。感染性桡动脉瘤常因动脉监测的留置导管引起。最常分离出的病原菌为革兰氏阳性菌，通常为*金黄色葡萄球菌*。患者可表现为压痛性包块及表面蜂窝织炎，但在许多病例中，手指栓塞是首要表现。治疗措施包括结扎动脉瘤近端及远端动脉，然后切除感染组织。切除后，由于手部侧支循环丰富，单一桡动脉或尺动脉受累无须进行血运重建。但是，一些手部循环功能不良的罕见病例可能须进行血运重建。更为近端的动脉应该采用自体组织，如大隐静脉。

除了股动脉瘤，下肢感染性动脉瘤极为罕见。绝大部分感染性腘动脉瘤都是由感染性心内膜炎所致的细菌栓子栓塞引起 [68]。胫腓干和胫血管的真菌性动脉瘤也有报道。大部分感染和革兰氏阳性菌有关，如*链球菌*，但在最近的报道中，*沙门菌属*感染又有增多。血管破裂是最常见的表现，然而血栓形成伴随足部缺血也有报道。治疗包括去除感染的动脉段及使用自体旁路移植血管进行血运重建。

假体移植血管感染

假体移植血管感染仍然是棘手的并发症。尽管诊断和治疗水平有所提高，但目前该病的发病率及死亡率仍较高。即使能成功治愈，术后恢复期常常很长，很多患者需要全面康复。临床诊断仍然充满挑战性，因为许多移植血管感染是一个隐匿性过程。实际上，大部分患者表现为潜在移植血管感染的并发症，如移植后数月或数年出现移植血管闭塞或假性动脉瘤。尽管影像学诊断手段有所进步，但放射学诊断仍然极为困难。在出现不可避免的致命并发症之前高度怀移移植血管感染是必要的。一旦做出诊断，须制订周密的手术计划，以降低丧失生命及肢体的风险，并确保感染不再复发。血管内治疗动脉疾病的新策略并未消除移植血管感染的问题，相反，这些装置为内、外科医生制造了一系列新的诊断和治疗难题。

危险因素及发病机制

移植血管感染的发病机制是多方面的，部分与移植部位有关。一般认为，因消毒技术不过关或包装破裂造成的移植前污染较少见。同样，消毒技术中出现严重问题也属罕见。大部分移植血管感染的发生是由移植时未意识到的细菌污染引起。移植材料暴露在周围皮肤上是一种可能的来源；尽管已经进行消毒准备，皮肤的真皮层还是会残留活的细菌 [69]。移植血管感染也可因远处组织感染引起，如蜂窝织炎和肾盂肾炎。脚趾的湿性坏疽可增加腘股人工旁路移植血管感染的风险。类似地，同时进行腹腔内操作，如胆囊切除术或阑尾切除术，均可使主动脉移植血管暴露在患者的肠道菌群中，从而增加移植血管感染的风险。

许多特异性危险因素与主动脉移植血管感染有关。破裂或非破裂的主动脉瘤修复后导致结肠缺血，可因直接污染或细菌迁移的血源性播散，使移植血管感染的风险增加 [70]。目前人们已认识到，移植血管感染在主动脉破裂急诊手术后比择期手术更为常见 [71]。AAA 修复的紧急的特点使得外科人员因急于控制血管出血而可能不慎违反无菌技术。另外，因急性主动脉闭塞或主动脉瘤破裂而就诊的患者发生术后全身炎症反应综合征（SIRS）的风险较高。这种 SIRS 反应导致机体在代偿性抗炎因子反应之前，产生一种炎症前细胞因子反应。该反应导致患者免疫力低下，而院内感染风险增加。理论上，这种免疫力低下的状态使患者在菌血症时发生血液播散性移植血管感染风险增加。

主动脉移植血管在主动脉瘤修复时特别容易发生原发性细菌定植。正如前面所述，多项研究显示动脉瘤附壁血栓常有细菌定植。Macbeth 等发现手术时高达 43% 的患者动脉壁细菌培养为阳性 [72]。在这些病例中，所有的主动脉移植血管感染（0.9%）病例发生在主动脉壁细菌培养阳性患者中。最常分离得到的细菌为*表皮葡萄球菌*（71%），其次为*链球菌*（13%）和其他细菌（16%）[72]。同样，在 1985 年，Buckels 等发现主动脉内容物培养阳性患者发生移植血管感染较培养阴性患者常见 [73]。较为近代的研究未能确定主动脉培养阳性与随后的移植血管感染之间的绝对相关性。Farkas 等报道，在 500 例主动脉瘤患者中，37% 培养阳性 [24]。然而，只有一位培养阳性患者发生了移植血管感染。相反，在 296 名培养阴性患者中，有 6 名在随访过程中发生了主动脉移植血管感染 [24]。基于这些观察结果，显然，附壁血栓中细菌定植在主动脉移植血管感染的发病机制中最多起次要用。近代研究的这一结果可能与术前使用抗生素治疗有关。

局部和区域性因素可能也在移植血管感染的发生中起一定作用。采用腹股沟切口（如主动脉股动脉旁路）与完全留在腹内的主动脉移植血管（与主动脉髂动脉分叉旁路或主动脉移植血管修复）相比，移植血管感染的风险增加 2 倍。这可能与腹股沟的局部环境有关，腹股沟是体内*金黄色葡萄球菌*浓度最高的部位之一 [69]。另外，腹股沟切开破坏了股部丰富的淋巴组织，导致淋巴液渗漏、腹股沟伤口破坏，以及直接污染移植血管的风险增加。而且，淋巴系统还会将细菌由远端感染部位传送至腹股沟淋巴结，这些通道的开放使得移植血管有潜在感染的风险。细菌易位已在动物和人类身上得到证实。现已证实，足部复杂感染患者截肢时淋巴培养阳性高达 20%[74]。11% 的患者在血运重建时腹股沟淋巴结培养出现细菌。但是，这些培养结果与后来的腹股沟伤口感染并不具有相关性 [75]。

在同一部位反复进行手术，特别是在腹股沟，移植血管感染的风险明显增加。反复的导管侵入操作也会增加总体风险。主动脉股动脉旁路移植血管是为治疗闭塞性疾病而建立，尽管是永久的，但会形成血栓，常需要通过溶栓或血栓切除来治疗。无论通过手术还是血管内途径，在闭塞的移植血管中重建血流的操作均会增加移植血管感染的风险。人们常常可以看到，晚期移植血管感染的患者接受过多次移植血管内血运重建的操作。

移植血管的材料在移植血管感染的发病机制中也起一定作用。免疫系统通过抵挡入侵的病原体来对异物做出反应。最初的反应是急性炎症反应，伴有中性粒细胞聚集，继而是巨噬细胞聚集。这些炎症细胞产生细胞因子并释放蛋白酶以清除异物。这种初步反应对于细菌存活有抑制作用，然而，如果接种物的量较大，有些细菌还是能存活下来。移植血管缝隙可为细菌提供一个安全的避风港，使之能够在急性炎症反应期存活下来。急性反应期过后，修复期开始。这一阶段的特征是局部分泌的炎症因子导致成纤维细胞沉淀胶原蛋白。该过程产生的结缔组织屏障使细菌不能被免疫补体发现及清除，从而形成细菌得以在酸性缺血环境的渗出蛋白中繁殖及生长的封闭空间。如果没有感染，修复期的最终结果是移植血管向组织内生长并融入其中。但是，如果存在细菌菌落，移植血管就不能和组织融合，慢性炎症会持续存在。融入失败可能是由于移植血管周围积液中的细菌成分抑制了成纤维细胞[76]。这将导致机体不能消除移植血管周围的封闭空间以及移植血管融入失败。细菌在这种封闭环境中得以生存，最终形成脓肿，表现为通过切开形成的窦道排除移植血管周围积液。另外，动脉还可能会在缝线处发生分解，从而导致假性动脉瘤形成。

显然，对血运重建后移植血管发生感染而言，有多重因素发挥作用。尽管如此，移植血管感染的发病率仍较低，占不到所有血运重建者的5%。移植血管感染可分为两大类，主动脉移植血管感染和腹股沟下动脉血运重建后移植血管感染。这两大类可进一步分为人工移植血管和自体移植血管感染。事实上，所有主动脉血运重建后的移植血管感染都是人工移植血管感染，但腹股沟下血运重建后的感染既有自体移植血管又有合成血管感染。移植血管的解剖结构及构成材料不同，诊断和治疗方法也不同。在下面几个部分，我们将分别谈论主动脉和腹股沟下移植血管感染的诊断和治疗。

主动脉移植血管感染

在过去的20年中，由于诊断和手术治疗技术的进步，主动脉移植血管感染的发病率和死亡率有所下降。早期主动脉移植血管感染患者的死亡率接近50%，且截肢率高达75%。随着技术的改进，在很多研究中死亡率和截肢率分别降至20%或更少[77]。

发病率

由于大部分研究是回顾性研究，缺少随访数据，故主动脉血运重建后移植血管感染的确切发病率目前尚不明确。最好的估计是其发病率为1% ~ 5%[77-79]。更多的近代数据可以从英国小动脉瘤试验中获得，该项研究是在小动脉瘤患者中进行腹主动脉瘤修复的随机研究。尽管这项研究未直接报道主动脉移植血管感染的发病率，但记录了大量移植血管相关的并发症。在该试验中，3名患者在腹主动脉瘤修复后出现晚期主动脉破裂，4名患者死于主动脉肠瘘。这些并发症大部分被认为是主动脉移植血管感染的并发症，占全部患者的2%[80]。尽管主动脉移植血管感染的发病率一直不明确，大部分专家认为发病率很低，并且在当代医疗实践中少于2%。

分类

为更好地理解移植血管感染的发病机制和自然病程，人们建立了分类系统。血运重建的伤口并发症分类是1972年首次由Szilagyi等提出的[81]。作者根据累及的解剖学部位对人工移植血管植入术后伤口并发症进行了描述。Ⅰ级病变仅累及真皮；Ⅱ级病变延伸至皮下组织，无移植血管受累；Ⅲ级病变涉及移植物的直接延伸[81]。Ⅲ级病变可被看作伤口闭合相关的技术问题。当然，局部因素如缺血组织在伤口感染中亦起到重要作用，但它们是可避免的。这种分级法对早期移植血管感染比较重要，而这一部分仅占所有移植血管感染的1%[82]。它没有考虑到动脉重建后的后期随访出现的移植血管感染。这种分类方案与腹股沟动脉重建后的感染更相关，它最有可能由伤口感染的并发症导致。

Bandyk提出的分类法更有利于理解主动脉移植血管感染，他根据移植血管植入后主动脉移植血管感染出现的时间进行分类[82]。这种分类法对移植血管感染的原因有了更好的认识，是一个良好的预测主动脉感染的细菌类型的因素。Bandyk将早期移植血管感染定义为发生于移植术后4个月内的感染，而晚期移植血管感染发生于术后4个月后。移植血管感染可根据表现再进行分类：移植血管周围感染、移植血管肠糜烂及移植血管肠瘘。大多数早期移植血管周围感染是Szilagyi Ⅲ级伤口感染的后遗症，即局部伤口感染累及移植血管。远端部位的感染（如湿性坏疽），或免疫抑制在早期移植血管感染中作用较小[82]。早期移植血管感染一般诊断明确，大部分患者表现为伤口排脓、菌血症所致脓毒症的体征、急性假性动脉瘤形成或吻合口破裂出血。早期感染几乎都出现在股动脉及以下部位。这些感染含有包括革兰氏阳性菌和革兰氏阴性菌在内的所有病原菌中的任何一种。相反，晚期移植血管周围感染则趋向于在植入之后的数月至数年发生，大部分在植入后1年发生，由*表皮葡萄球菌*引起，伴有生物膜形成。

Bandyk将移植血管肠瘘进一步分为移植血管肠侵蚀和移植血管肠瘘。*移植血管肠糜烂*是不涉及吻合口的主动脉侵蚀。很多感染没有胃肠出血的证据。移植血管肠侵蚀出现较晚，一般认为是由移植血管感染在机械外力作用下侵蚀临近肠袢所致。大部分移植血管肠侵蚀发生于移植血管的体部，但有些认为这只是初步的侵蚀，这个过程最终累及吻合口，并导致主动脉肠瘘。这些感染的移植血管细菌培养结果以革兰氏阴性病原体为主。酵母菌通常也单独存在。移植血管肠侵蚀是由主动脉重建时人工移植血管腹膜后腔闭合不良所致。但是，移植血管肠侵蚀也可表现为不易识别的移植血管周围感染。感染过程首先累及后腹膜表层，并向肠管扩散，最终造成移植血管肠侵蚀。机械力及移植血管覆盖不当可能都与移植血管肠侵蚀有关，但在作者看来，大部分侵蚀是晚期移植血管周围感染的结果。无论病因，移植血管肠侵蚀必须考虑感染。

*移植血管肠瘘*与血管吻合术有关，表现为胃肠道出血。这种肠瘘极少出现在术后早期阶段。与移植血管肠糜烂不同，移植血管肠瘘是移植血管周围感染的结果，这导致吻合口破裂及缝线上形成假性动脉瘤。随后假性动脉瘤侵蚀表面肠管，导致肠瘘形成并有出血的可能。与糜烂一样，移植物肠瘘细菌培养以革兰氏阴性肠道病原体为主。

这些分类系统并不是包罗万象的。不是所有的主动脉移植血管感染都属于一个类别，但是这些系统是一个有用的指南，使人们对可能碰到的病原体进行预测。

病因

大部分主动脉移植血管感染被认为是直接污染或邻近感染蔓延所致。目前尚无很好的证据证明菌血症可造成人类主动脉移植血管感染。然而，大量动物研究证明，菌血症可引起人工移植血管感染[83-84]。在狗菌血症模型中，应用抗生素治疗可以预防人工移植血管感染[84]。所有的这些模型在移植血管植入后立即发生菌血症。在人类，菌血症常发生于主动脉术后，而急性移植血管感染的概率很低。菌血症在急性主动脉移植物感染中可能起很小的作用。菌血症在晚期移植血管感染中的作用尚不清楚，但可能是一个罕见的病因。

血管移植患者是否应该像牙科和泌尿科操作一样，在患者出现菌血症前预防性使用抗生素呢？尽管既往病例报道称这之间可能有关联，但很少有证据能证明菌血症过程导致了移植血管感染。晚期移植血管感染罕见地由口腔定植菌引起[85]。血管移植物植入可能在菌血症中起屏障作用，可预防晚期移植血管感染发生。和人工心脏瓣膜患者相反，目前美国心脏协会（AHA）指南不推荐换瓣后患者在接受牙科、呼吸科、胃肠或泌尿系统手术时预防性使用抗生素[86]。

临床表现

主动脉移植血管感染的表现变化多样。正如上述，早期移植血管感染可以很容易发现，因为它们是伤口感染的并发症。受累患者通常表现为以下一种或几种症状：伤口硬化或发生蜂窝织炎、伤口排脓和（或）伤口裂开伴移植血管暴露。局限于腹部的主动脉血运重建患者，所表现的症状一般无伤口受累。典型的症状包括伤口生长停滞、肠梗阻、发热、白细胞计数升高或者明显的脓毒症。同样，倦怠、体重下降以及不明原因的体质衰弱可能是移植血管感染的唯一表现。这些患者诊断移植血管感染比较困难，并且常常是在常规检查过程中偶然得出诊断。另外，患者还可表现为假性动脉瘤形成或致命的主动脉吻合口破裂。

任何人工移植血管表面伤口感染的患者都须进行仔细的伤口探查。除非感染只表现为蜂窝织炎，否则都应该在手术室对这些伤口进行检查。手术探查是必需的，因为表面伤口具有迷惑性；只有直接探查才能发现感染累及到移植血管的体部。有分泌物的蜂窝织炎须探查有无潜在脓肿。在手术室，伤口探查时应该切开至感染累及的最深处。如果深部组织未受累（Szilagyi Ⅱ级），则大部分移植血管未被感染。

晚期移植血管感染的临床表现可能较轻微。潜在的移植血管感染可表现为慢性股动脉假性动脉瘤。修复时，这些移植血管很难与移植血管周围液体融合。这些表现被认为对移植血管感染有诊断价值，并且其中 71% 的病例细菌培养阳性[87]。移植血管不融合对移植血管感染更为敏感。Padberg 等发现 97% 的融合移植血管不发生感染[87]。感染可能是吻合口股动脉假性动脉瘤形成的诱因。高达 60% 的临床无感染的股动脉假性动脉瘤在修复时细菌培养阳性[88]。所有的股动脉假性动脉瘤患者都应该考虑到潜在移植血管感染。晚期移植血管感染的另一个体征是移植血管血栓形成。特别是既往发生过移植失败而需要手术或溶栓修复的患者。所有出现移植血管肢体血栓及股动脉假性动脉瘤的患者在修复或校正之前，都应行移植血管 CT 检查，以排除移植血管感染[89]。肾盂积水也预示着潜在的移植血管感染。所有既往有主动脉手术史患者在发生肾盂积水时都应行 CT 检查，以评估潜在移植血管感染风险。

潜在移植血管感染更细微的表现有腹股沟伤口排脓（图 59-5）及腹股沟假性动脉瘤出血病史。腹股沟假性动脉瘤出血是一种外科急症，需要马上处理。这种出血是先兆出血，若不及时处理，会导致危及生命的严重出血。移植血管感染在既往有主动脉手术史患者中也可表现为胃肠出血。所有的这类患者都须考虑存在主动脉肠瘘的可能，直到证实为其他问题。既往修复的主动脉瘤或假性动脉瘤在吻合口近端破裂都应考虑是移植血管感染的后遗症。德克萨斯西南医学中心对 187 位主动脉移植血管感染患者的临床表现进行了总结，见表 59-2。该结果与其他一些发表的研究结果相近[85,90]。

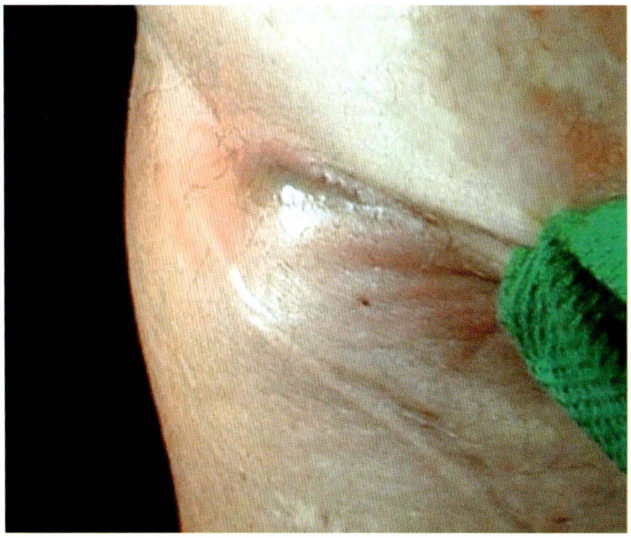

图 59-5　一名晚期主动脉移植血管感染患者出现右侧腹股沟排脓窦道

表59-2　187例主动脉移植血管感染*患者的临床表现：德州大学西南医学中心的经验

临床表现	患者数量（%）
开放性腹股沟窦	81（43）
假性股动脉瘤	68（36）
体质 / 体重下降	61（32）
缺血	52（29）
脓毒症	40（21）
主动脉肠侵蚀 / 肠瘘	26（14）
出血	23（12）

* 很多患者有多种症状。

Adapted from Ali AT，Modrall JG，Hocking J，et al：Long-term results of the treatment of aortic graft infection by in situ replacement with femoral popliteal vein grafts.J Vasc Surg 50：30，2009.[124]

诊断

多种手段已用于诊断主动脉移植血管感染，包括 CT、MRI、白细胞靶扫描、超声、窦腔造影术、经皮穿刺、动脉造影及手术探查等。每种方法都有其优缺点，为确保诊断准确，常常使用几种方法。

CT

CT 仍然是诊断主动脉移植血管感染的金标准。提示移植血管感染的 CT 表现包括主动脉包被连续性丧失（即在修复时缝合在移植血管上面的残存的原有主动脉壁）、假性动脉瘤、移植血管周围积液、移植血管周围炎症伴组织层缺失、移植血管周围气体影以及局部肠壁增厚。出现以上任何一种表现都高度提示主动脉移植血管感染。图 59-6 是一名主动脉移植血管感染患者出现移植血管周围积液。这名患者也被发现有双侧股动脉假性动脉瘤（图 59-7）。据报道，CT 扫描诊断移植血管感染的灵敏度和特异度分别为 95% 和 85%[91]。如果发现移植血管周围积液、炎症或异位气体，则灵敏度和特异度均接近 100%[89,91]。然而，CT 检查可能不能准确诊断仅表现为移植血管周围积液的轻微移植血管感染。尽管 CT 检查轻度主动脉移植血管感染的特异度为 100%，但灵敏度仅为 55%[89]。CT 扫描的另一个缺点是须使用静脉造影剂。在慢性肾功能不全或对造影剂过敏患者中可能禁忌使用。但是，CT 检查方便、安全、经济，并为临床医生所熟悉，因此它仍为初步评估的影像学手段。

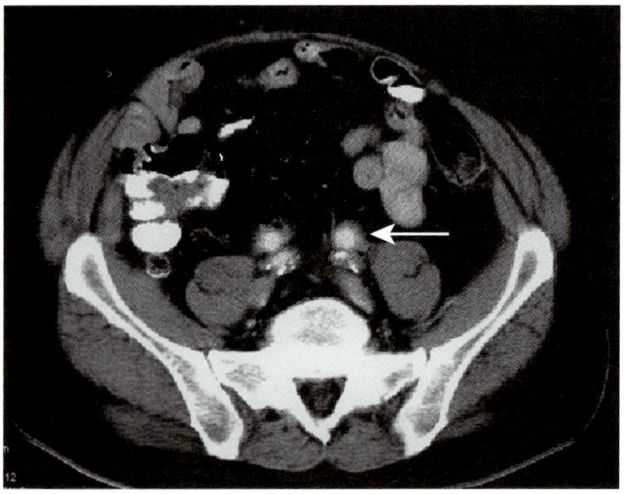

图 59-6 感染性主动脉 - 双股动脉旁路在 CT 上显示出移植物周围液体。箭头所指处为移植物周围液体

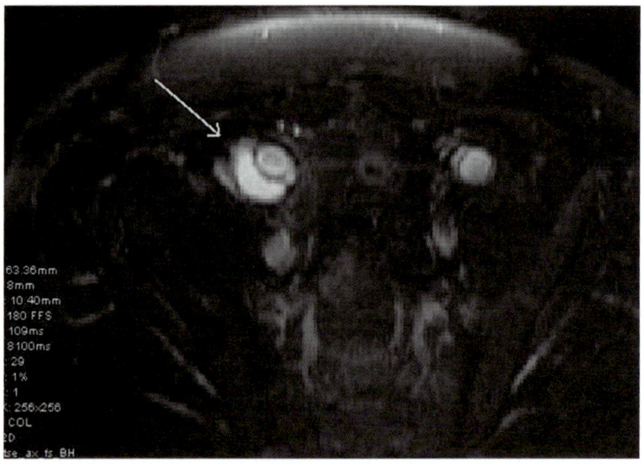

图 59-7 感染性主动脉 - 双股动脉旁路在 MRI T2 加权像的图像。移植血管周围液体显示为移植血管周围的明亮（*白色*）的信号（*箭头*）。注意感染的移植血管周围明亮的液体"晕圈"

MRI

与 CT 扫描相比，MRI 最大的优势是可以诊断出少量积液，并鉴别炎症改变与慢性血肿。移植血管周围积液在 T1 加权影像中显示低至中等信号强度，在 T2 加权影像中显示高信号强度。无感染的主动脉移植血管伴有移植血管周围纤维化，T2 加权影像上不伴有移植血管感染周围所见的特征性明亮的液体晕圈。感染的主动脉移植血管周围组织常表现出不均匀增强的信号，这在无菌的移植血管是没有的[92]。Olofsson 等发现 MRI 诊断移植血管感染的灵敏度和特异度分别为 85% 和 100%[93]。MRI 的 T2 加权像能发现少量积液的能力使得这种检查手段相比 CT 而言，在诊断轻度*表皮葡萄球菌*感染方面具有明显优势。CT 扫描应作为初始的影像学检查，MRI 可用于 CT 不能检测的晚期移植血管感染。

放射性核素扫描

放射性核素扫描依靠标记白细胞来定位感染和炎症部位。已有许多扫描技术可用于辅助诊断。这类扫描技术的主要缺陷在于其假阳性结果。最初，镓 -67 和铟 -111 不用白细胞标记。其图像的灵敏度和特异度都非常高，但由于这两种示踪剂易被胃肠道和肾吸收，从而使主动脉影像模糊，造成分析困难。最近，白细胞标记技术已成为常规技术。人们发现，铟 -111- 羟基喹啉标记的白细胞非常灵敏（82% ～ 100%），但特异度较低（80% ～ 83%）[94-96]。这种技术特异度较低是由于血小板同时被标记，后者可沉积在未被感染的移植血管表面，导致假阳性率较高，结果令人不满意。

为增加放射性核素扫描的灵敏度，人们还尝试使用其他技术，包括锝 -99m 法或锝 -99m-HMPAO 法标记白细胞。这些技术费用较低，且不会有铟标记存在的共同标记的问题。Liberatore 等报道 Tc-99m-HMPAO 法的灵敏度为 100%，特异度为 92%[97]。其他一些技术有铟 -111 标记的 IgG 和抗生物素蛋白 / 铟 -111 标记的生物素闪烁成像[92]。这两种技术与铟标记白细胞技术相比，特异度更高，但文献发表的经验较少。放射性核素扫描的角色尚不明确，有些中心使用放射性核素扫描作为移植血管感染的初步影像学检查手段。Perera 等提出这些扫描方法在 CT 结果模糊或存在较低水平感染时非常有用[77]。如同所有的核医学影像技术一样，检查结果取决于放射科医生的技术和经验。对于这些扫描技术最合理的应用策略是作为 CT 扫描和 MRI 的辅助措施。

超声

超声在诊断主动脉移植血管感染中作用局限。尽管超声可以准确诊断移植血管周围积液（图 59-8），但移植血管的腹内部分却不容易显像。超声主要用于诊断股动脉假性动脉瘤和腹股沟下移植血管周围积液或向腹股沟区域扩展的主动脉移植血管周围积液。

窦腔造影术

目前已有对主动脉移植血管所致的排脓窦道进行注射的报道。实证研究结果显示，造影剂由窦道流

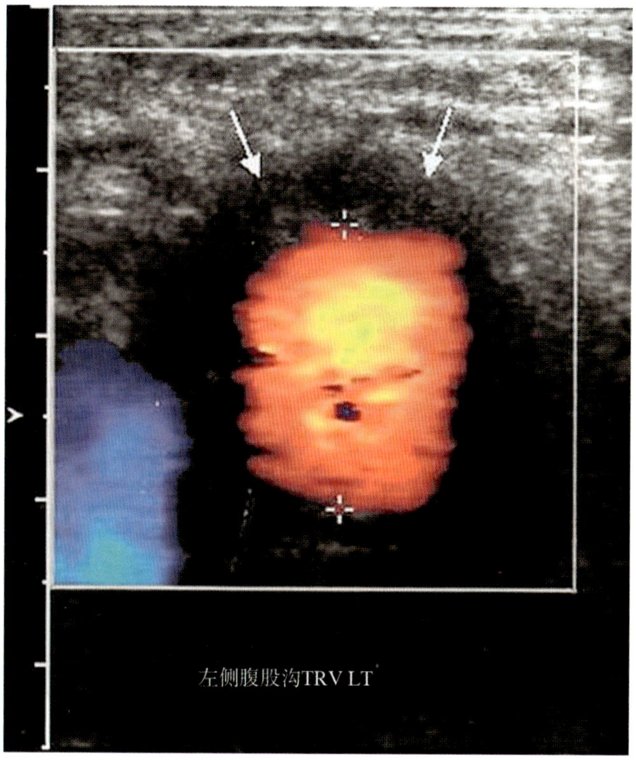

图 59-8　感染性股动脉旁路移植血管的吻合口在双功能超声下图像。注意移植血管周围的低回声区域，包含移植血管周围积液（“晕圈”征）

出，填充未融合的移植血管周围积液。这种检查的适用性尚不明确，它是否能比 CT 或 MRI 得到更多新的信息尚存疑问。另外，将造影剂注入感染的移植血管周围积液可能导致菌血症或出血。几乎所有人工血管植入后的排脓窦道都是感染的外在表现，因此窦腔造影术未必能提供尚不为临床医生所知的信息。

经皮穿刺

有些作者建议经皮穿刺以确诊可疑的移植血管感染[98-99]。在移植血管感染的常规诊断中，这种方法较传统的无创影像学技术提供了很少的其他信息，并且经皮穿刺可能将细菌带入原本无菌的积液中。经皮穿刺可对一些高危患者在逆行外科手术修复前确诊提供帮助。经皮穿刺同时在外部置入引流管可作为一项治疗措施。Belar 等报道了一组病例，11 名患者应用经皮引流和抗生素治疗[98]。在这项回顾性分析中，4 名患者成功治愈。其他患者还需要一些辅助措施（2 名患者手术引流，4 名患者移植血管切除），1 名患者死于引流后的出血并发症[98]。经皮引流加长期抗生素治疗或许是预期不能耐受移植血管切除术的高危患者的一项选择。

动脉造影

动脉造影在诊断主动脉移植血管感染中作用较小。未曾预料的假性动脉瘤可以通过造影发现，但造影对发现潜在的感染病因作用较小。然而主动脉造影对制订术前计划至关重要，应该在移植血管感染拟行外科治疗之前得到动脉造影的结果。

手术探查

少数情况下，有高度怀疑移植血管感染但无影像证据支持的可能。在这种情况下，手术探查可能是唯一确诊存在潜在移植血管感染的方法[78]。如前所述，发现未融合移植血管不能诊断移植血管感染，但是发现良好融合的移植血管可排除感染诊断。手术探查对确定移植血管感染范围非常有用。如果希望保留一部分移植血管，要确定移植血管感染是局限于单独的一段移植血管，还是整个移植血管都发生感染，手术探查常常是唯一的方法。为避免未被累及的移植血管不慎被污染，须在手术探查前进行仔细的术前准备。

诊断早期移植血管感染的缺陷

尽管大部分早期移植血管感染都显而易见，但术后较短时期内的正常表现却可能被误认为是移植血管感染的表现。在这种情况下没有很好的诊断方法。移植血管周围积液和积气是术后早期阶段的常见表现，不一定提示感染。移植血管周围积气通常直到移植血管植入后 1 周才可以见到，直到 4 ~ 7 周后，才考虑移植血管周围积气是感染的特异性表现[100-101]。同样，移植血管周围积气也是常见表现。实际上所有患者在术后早期阶段移植血管周围都有不同程度的血肿。但是积液持续超过 3 个月则是异常的，应高度怀疑有移植血管感染[89]。

MRI 评估早期移植血管感染与 CT 具有同样的缺点。MRI 不能鉴别残余主动脉壁中的气体和钙化，因此怀疑感染取决于发现移植血管周围积液。白细胞标记闪烁显像在术后早期阶段也不可靠。Ramo 等发现在术后 2 周接受检查的 24 名患者中，29% 的患者 Tc-99m-HMPAO 白细胞扫描阳性[102]。3 个月时，24 名患者中仍有 4 名持续阳性。只有 1 名患者最终发现有移植血管感染。Sedwitz 等发现使用铟标记白细胞闪烁显像诊断早期移植血管感染（< 3 个月）同样缺

项流程还能对限制腿部缺血有益。

腋双侧股旁路用于治疗未累及股动脉的移植血管感染，而双侧腋股动脉旁路常用于治疗主双侧股旁路移植血管感染。主双侧股旁路移植血管感染的治疗方法须进行详细的术前准备，并创造性应用皮下通道。为避免新移植血管交叉感染，股血管应经过未感染的组织界面，通常在缝匠肌侧面。如果是健康状态，旁路从腋动脉到股深动脉或股浅动脉。腋动脉到腘动脉旁路通畅性较差，大部分已被弃用。

解剖外旁路完成后，切除感染的移植血管。关于这两个阶段的时序问题现在存在争议。可在解剖外旁路移植完成后在同一台手术中接着行感染的移植血管切除，或者采用分期手术，即在感染的移植血管切除前数天行解剖外旁路移植术。分期手术可使患者在初期的旁路手术后有恢复的时间，同时避免了手术时间过长。分期手术的支持者报道，同单次手术策略相比，分期手术死亡率较低，肢体的存活率较高[107-108]。

全移植血管切除加解剖外旁路有一些不足之处。最为棘手的并发症是新移植血管感染。再感染率可高达20%，但大部分病例报道的再感染率低于10%[67-68,108]。解剖外旁路的持久性较差也是一个问题。据报道腋双侧股股旁路的初次通畅率最高在75%以上，而单侧腋股旁路在3年半时初次通畅率平均约为60%[107,109]。该术式最为可怕的并发症是缝合的主动脉残端破裂（主动脉残端爆裂）。幸运的是，这种致命的并发症较为罕见。由于这些弊端，人们提出了其他一些移植血管切除和血运重建的方法。

全移植血管切除及原位人工血管置换

采用新的人工血管*原位*置换感染的移植血管是技术上最为简单的一种血运重建方法，可避免主动脉断端爆裂的危险。但是，应用新的人工血管置换感染的人工血管确实也带来反复移植血管感染的问题。*原位*人工血管置换最好用作主动脉肠瘘或近端假性动脉瘤破裂并且不稳定的患者的补救手术。幸运的是，据报道，主动脉肠瘘原位人工血管置换术后临床出现再感染概率令人惊讶的低（$<$ 15%）[110-111]。新的移植血管置换可能适用于局部的移植血管感染，如在主动脉肠瘘中发生的局部移植血管感染。在严重移植血管感染的情况下，反复感染的并发症一直令人失望。作者将人工血管*原位*置换作为确定性治疗之前的一个过渡措施，在后期手术中仍然要采取自体血管置换。

抗生素结合的Dacron人工血管似乎提高了原位人工血管置换的效果。这种方法似乎最适于治疗产膜的表皮葡萄球菌和金黄色葡萄球菌（金葡菌）移植血管感染。Young等和Hayes等均认为，利福平吸附的人工血管尤其适用于轻度产膜的*表皮葡萄球菌*及*金葡菌*[112-113]。Bandyk等发现不足10%的发热患者发生反复感染[112]。Hayes等只报道了耐甲氧西林*金黄色葡萄球菌*（MRSA）患者再感染的情况[113]。显然，抗生素结合的人工血管可改善治疗效果，但仅限于轻度*表皮葡萄球菌*和*金葡菌*感染的患者。它们不适用于毒性更强的病原菌。近期已报道有相似的发现，通过使用镀银聚酯人工血管进行*原位*置换。在这项研究中，24名患者有各种移植血管微生物感染，Batt等证明移植血管再感染率为40%[114]。

全部移植血管切除加原位同种异体动脉置换

除利用人工血管进行*原位*置换，还可利用同种异体动脉进行原位置换。动物实验显示，与抗生素结合后，同种异体血管抗感染能力相对较强[115]。人类的实践经验也证明了这一发现。Leseche等报道了一组28例应用同种异体移植血管治疗移植血管感染或感染性主动脉瘤的病例[116]。他们报道无复发感染。Vogtet等报道了一组49例患者中，有2名患者感染复发导致死亡[117]。但是，在这组患者中，有4人的死亡与异体移植技术并发症有关。其中3名患者因异体移植血管侧支破裂导致致命的主动脉肠瘘。第4名患者术中死于较脆的异体移植血管破裂。最近Bisdas等根据一项针对110名患者的连续研究发现，手术死亡率总共为9%。在平均36个月的随访中，6%的患者因移植血管退化需要再次手术，但是没有提及感染复发[118]。另有报道称在异体血管移植中，因再感染或退行性病变而需再次手术的情况较为常见（9% ~ 17%），并且多达26%的血管发生病理改变[38,116]。*原位同种*异体血管和人工血管置换最好用作临时过渡性措施，直到可以采取确定的治疗方法。

全部移植血管切除加原位自体静脉置换

利用SFPV进行*原位*血运重建可能是治疗人工移植血管感染的最佳措施。现已证明这种血管抗感染能力最强，血管通畅性较好，可避免主动脉残端爆裂的危险，而且很少发生退行性病变。据报道，应用浅表股/腘动脉进行主动脉血运重建后手术死亡率低于10%[119-123]。再感染很罕见。在我们的经验中，仅有1名患者发生SFPV移植血管感染，其病原体为*假*

丝酵母菌。Franke 报道了 2 例大量*假单胞菌*入侵所致的 SFPV 感染[123]。在我们的经验中，所有假性感染性动脉瘤患者均治疗成功，无一例患者发生严重脓毒症。发生严重脓毒症的患者最好行解剖外旁路术加移植血管切除。SFPV 较为持久，初始通畅率大于 80%，需要重新矫正的移植血管不足 5%[122,124]，静脉并发症发生率很低[125]。

无论感染何种病原菌，大部分患者都适合行 SFPV 的主动脉血运重建。这种治疗方法的唯一缺点就是手术时间较长。获得 SFPV 需要 2 组人员，平均手术时间为 8 h。由于手术时间较长，应用 SFPV 行主动脉血运重建不适于病情不稳定患者，尤其是出血性主动脉肠瘘患者。但是，这类患者可先采用*原位*人工血管置换的方法治疗，经过一段时间的稳定和恢复后，可延期转换为 SFPV。解剖外旁路术联合移植血管切除一直是主动脉移植血管感染的标准治疗，但采用自体 SFPV 进行血管置换作为此类患者的治疗已成为新的金标准。

部分移植血管切除

随着影像技术的提高，有些作者建议，如果术前检查发现主动脉移植血管感染局限于股动脉段，也可行部分移植血管切除。可通过解剖外旁路术或*原位*血管移植进行血运重建。该技术最适用于晚期*表皮葡萄球菌*移植血管感染的患者，不适用于早期移植血管感染患者，因为整个移植血管的受累程度一般不同[82]。Towne 等报道了 14 例确诊为*表皮葡萄球菌*或*金黄色葡萄球菌*感染的患者，采用了部分移植血管切除、广泛的局部清创，以及 PTFE 移植血管*原位*置换[126]。14 例中仅 2 例最终发生残余移植血管感染，但新的 PTFE 移植血管未发生感染。Calligaro 等研究显示，超过 92% 的患者在移植血管切除时，腹股沟下的残余移植血管补片可安全地留在*原位*[127]。Reilly 等报道了部分移植血管切除并进行血运重建效果良好[77]。在作者们最近的经验中，只有 63% 的患者须行全部移植血管切除。以我们的经验，如果在手术探查时发现移植血管的主体已经融合，可尝试行移植血管次全切除。这种情况下，计划采用 SFPV 进行血运重建有明显优势。在切除明显感染的部分之前，可对移植血管的主体进行探查。如果整个移植血管被感染，则切除全部移植血管，并采用 SFPV 进行血运重建。如果移植血管的主体未被感染，则可将移植血管与感染部分分开，并与 SFPV 进行缝合。关闭伤口，将移植血管的感染部分切除，并完成血运重建。迟发移植血管感染的高危患者可考虑行移植血管次全切除。此类患者应密切随访，以及时发现残余移植血管术感染。

血管内修复后移植血管感染

主动脉瘤支架修复后发生移植血管感染的报道越来越多。在 2010 年，有 102 例腹部动脉支架感染的文献报道[128]。Heyer 等报道，在一项针对 494 例动脉连续支架（389 例腹主动脉和 105 例胸主动脉）的研究中，腹主动脉支架和胸主动脉支架感染发生率分别为 0.26% 和 4.8%[129]。所有受影响的患者有很高的发病率。因为罕见，血管支架感染诊断极为困难。与血管支架感染有关的典型的临床表现和影像学表现尚不能很好地描述，有待于更成熟的临床经验和血管内技术。感染的移植血管与高致病性病原菌有关，包括*丙酸杆菌*、*葡萄球菌*、*链球菌*，以及*肠杆菌*[129]。腹主动脉支架感染的治疗包括全部移植血管切除和解剖外或*原位*旁路术。在这种情况下，我们曾使用 SFPV 进行*原位*置换，结果令人满意。另一方面，当存在较多高致病性的病原菌时，胸主动脉支架感染的治疗必须包括移植血管切除和使用抗生素浸泡的人工血管或冷藏保存的异体血管。

周围移植血管感染的治疗

腹股沟下周围动脉血运重建后移植血管感染的发生率在 2% ～ 5%[130]。大部分周围移植血管感染发生于局部伤口感染蔓延后。自体移植血管晚期感染的情况极少，大部分见于有血栓形成的移植血管。晚期感染最常见于人工移植血管。因为大部分感染是由局部伤口蔓延所致（Szilagyi 分级Ⅲ级），故病原菌的种类多样，其中以革兰氏阴性菌为主。在一组 68 例腹股沟下自体移植血管感染的研究中，Treiman 等发现*金黄色葡萄球菌*和*表皮葡萄球菌*最常见，其次是*假单胞菌*[131]。

周围移植血管感染可表现为伤口排脓、移植血管闭塞或移植血管破裂出血。患者出现腹股沟下动脉血运重建部位出血应考虑移植血管感染，必须行手术探查。在不明显的病例中，这种感染的诊断和主动脉移植血管感染的诊断类似。CT 扫描非常有用，可显示移植血管周围积液和炎症。MRI 可以成功诊断移植血管感染，表现为移植血管周围积液。超声也有助于该病的诊断。移植血管较容易探查，超声对于发现移植血管周围积液尤为有效。

治疗主要对非感染区进行动脉血运重建及移植血管移除。对于移植血管闭塞但无肢体危险性缺血的患者，可行移植血管切除，而不行动脉血运重建。但接受移植血管切除的肢体有缺血风险的患者可能需要血运重建，否则将不可避免地面临截肢。

切除感染的移植血管同时须行血运重建的患者，人工移植血管与自体移植血管的治疗选择是不同的。实际上，所有人工血管感染的病例，感染过程累及整个移植血管。这须行全部人工血管切除，并通过非感染组织进行血运重建。如果可以，血运重建首选自体通道来进行。如要避免交叉感染，须进行仔细的术前准备和创造性建立新的通道。如果移植血管源自股动脉，靠近缝匠肌一侧的股深动脉即可用做近端吻合。如果股深动脉有病变，可用髂动脉，移植血管通过闭孔建立隧道进入股部。受体动脉或流出动脉必须位于感染平面以下。如果感染累及膝上血管或更远端，那么新的流出动脉必须是膝下腘动脉或是胫血管。如果膝下腘动脉或远端发生感染，则须对未受感染的更远端的未累及胫动脉的血管进行血运重建。通常移植血管须通过股外侧建立隧道，避开已被破坏的股内侧。膝下腘动脉、腓动脉和胫前动脉都可以通过外侧腿部切口到达。重建血流及闭合伤口后，就可以通过另一隔开的切口切除人工血管。如果可以，用自体血管对供体和受体血管进行修补后，应切除整个移植血管，以避免残留的感染移植血管引起晚期并发症。人工移植血管残留部分如果融合良好可原位保留，因为若成功融合，晚期并发症很少，但是这些患者需要密切观察[127]。

实际上，所有自体移植血管感染都发生于伤口感染部位。自体移植血管感染常局限于感染伤口正下方的移植血管段。在这种情况下，移植血管未被累及的部分可留在原处，新的自体移植血管可从未被累及的部分发出。同人工血管感染一样，最佳的治疗方法就是通过未被感染的组织平面进行血运重建。但是，新的自体移植血管可用血运良好的肌肉皮瓣进行覆盖后放置于感染组织平面。移植血管感染而无移植血管破裂的患者，可尝试保留移植血管。移植血管可留在*原位*，以肌肉皮瓣覆盖，并静脉应用抗生素。

Calligaro 等在一组自体移植血管感染而无血管破裂的 16 例患者中，成功挽救了 11 条移植血管[132]。在这些患者中，6 例使用了肌肉皮瓣覆盖，仅 1 例失败，无移植血管相关的死亡发生。接受手术清创和抗生素吸附敷料治疗的患者并发症较多，因移植血管并发症所造成的死亡率也较高。10 例患者中有 6 例患者的肢体得到挽救。在这组患者中，手术总体死亡率为 19%，截肢率为 8%[132]。Tukiainen 等报道，一组 14 例自体移植血管感染的研究显示，应用移植血管保留、积极清创和肌肉皮瓣覆盖的方法治疗后疗效提高[133]。1 名患者由于进行性移植血管感染最后需要截肢，4 名患者出现晚期移植血管闭塞。这 4 名出现晚期移植血管闭塞的患者由于移植血管破裂和出血而接受新的移植血管*原位*置换。没有出现移植相关的死亡以及感染复发所致的移植血管破裂[133]。Treiman 将移植血管破裂伴出血、白细胞升高、发热，以及肾功能不全作为选择性移植血管保留后移植血管破坏和肢体丧失的唯一预测因素[131]。

在作者的经验中，伤口感染累及自体移植血管但无移植血管破裂提示移植血管污染，而非移植血管感染。这种情况在治疗上可以保留移植血管，并进行肌肉皮瓣覆盖。用于覆盖这些移植血管的肌肉必须血运良好。如果不用肌肉覆盖这些移植血管，持续的伤口脓毒症就会发展成为真正的移植血管感染，并可能发生移植血管破裂。真正的移植血管感染表现为移植血管退化和出血。对这种移植血管进行病理检查一般显示移植血管壁病变。这种情况下应进行移植血管结扎及通过未感染组织平面进行血运重建，未感染的移植血管部分可留在*原处*。有报道应用新的自体移植血管如对侧隐静脉或臂静脉进行原位血运重建[134]。当移植血管退化和出血时，使用肌肉皮瓣覆盖不是一个好选择，仅适用于那些具有有限的自体移植血管的患者。在这些罕见的情况下，密切观察并进行长期抗生素治疗是必要的。这些患者应留在 ICU 观察，直到伤口愈合，确保无移植血管感染复发。在这类患者中，移植血管结扎伴或不伴截肢可能是最为安全的治疗方法。

化脓性血栓性静脉炎

由于住院患者广泛应用静脉治疗，原发性静脉感染要比相应的动脉感染多见。*化脓性血栓性静脉炎*是指静脉壁局部感染伴腔内血栓形成，要与导管相关的脓毒症相鉴别。虽然这两种情况可能在同一患者具有时间相关性，但通常可以通过以下特征对其进行鉴别：①导管脓毒症常不伴有血管壁化脓；②导管脓毒症的腔内血栓附着于导管上而非静脉壁上。下面将针对化脓性血栓性静脉炎的诊断和治疗进行讨论，关于导管脓毒症的更为详细的资料请参考其他文献[135]。

化脓性血栓性静脉炎可分为5个区域：浅表静脉、中心/盆腔静脉、门静脉（门静脉炎）、海绵静脉窦和颈静脉窦（Lemierre综合征）。

周围静脉化脓性血栓性静脉炎

血栓性静脉炎是周围静脉输液最为常见的并发症，1/4经前臂或手部接受静脉治疗的住院患者可发生此病[136]。其病理过程与导管材料对静脉的刺激、药物输注及细菌有关。由于局部血流淤滞和前列腺素介导的凝血级联反应激活可导致血栓形成[137]。化脓性血栓性静脉炎由血栓感染引起，据估计有0.2%～2%的周围静脉导管置入患者可发生该病[138]。感染发病急骤，可严重致残或导致住院时间延长。1次化脓性血栓性静脉炎之后可发生致命的感染，如骨髓炎或心内膜炎。塑料导管比钢制套管（“头皮静脉”）更容易发生这种并发症，且与静脉导管留置时间有关[139]。长期留置导管是周围静脉输液引起血栓性静脉炎最重要的预测因素，疾控中心建议，短期周围静脉置管应每72 h更换一次。

尽管下肢静脉导管置入发生化脓性血栓性静脉炎的风险较高，但上肢受累更为常见。受累患者常有局部炎症表现，包括压痛、红斑、硬结及受累浅静脉表面发热等。未感染的血栓性静脉炎和化脓性血栓性静脉炎的鉴别较为困难。感染的全身症状如发热、心动过速以及白细胞增多并不总是出现。大部分患者会发生菌血症，半数患者会发现腔静脉内严重化脓[139]。诊断常依赖留置导管顶端细菌培养阳性结果。金黄色葡萄球菌是最为常见的致病菌，但革兰氏阴性菌越来越常见。抗生素耐药也很常见。

浅表化脓性血栓性静脉炎的治疗包括移除静脉内导管、应用广谱抗生素及切除受累静脉。探查受累静脉应该从近端到预计的最远受累部位，通常位于炎症区域上方几厘米。用一段通畅的未发炎静脉作为终点，应全部切除感染静脉及其分支。开放性切口待其愈合做下一步处理。术后应继续应用抗生素，持续时间不定。根据经验，建议细菌培养指导的抗生素治疗应至少持续2～3周。

中心静脉化脓性血栓性静脉炎

对于中心静脉化脓性血栓性静脉炎有2种经典的分类：①中心静脉导管脓毒症后残留中心静脉血栓，②盆腔静脉化脓性血栓性静脉炎伴有妇科并发症。胸部静脉的化脓性血栓性静脉炎多见于慢性病患者，而盆腔静脉的化脓性血栓性静脉炎则发病较急。

静脉内导管脓毒症继发的中心静脉化脓性血栓性静脉炎

化脓性血栓性静脉炎常在免疫缺陷患者长期静脉治疗后发生。在接受全胃肠外营养的患者、通过中心静脉插管接受静脉治疗的重症患者，以及长期带有套管装置，如Hickmam或Broviac导管的患者，这种情况最为常见。中心静脉化脓性血栓性静脉炎还可能是静脉药物滥用的结果（见前文的讨论）。导管感染常由皮肤入口处迁移而来的病原菌引起，但也与血源性播散和污染体液有关[135]。化脓性血栓性静脉炎可在血栓感染后发生，后者一般形成于静脉装置的周围。血栓附着于中心静脉壁上引起局部炎症。

对于任何一位感染的中心静脉导管撤出后病情仍不改善的患者，应怀疑中心静脉化脓性血栓性静脉炎。感染的全身症状较静脉阻塞症状如上肢水肿更为常见。在一位血常规培养阳性而无其他原发感染来源的脓毒症患者中，如果发现深静脉血栓（DVT，可通过双功能超声检查、静脉造影或MRI），就可做出化脓性血栓性静脉炎的诊断[140]。CT扫描有助于发现静脉血栓，尤其是静脉腔内的气体[139]。

中心静脉化脓性血栓性静脉炎的治疗包括撤除中心静脉插管、应用广谱抗生素及肝素抗凝。在一些病例中，可能需要溶栓治疗[141]或外科血栓切除术[142]。建议应用华法林长期抗凝，以降低血栓和血栓复发的风险。一般根据细菌培养结果给予抗生素治疗2～3周。

盆腔化脓性血栓性静脉炎

盆腔深静脉感染常发生于产后2～3周或妇科并发症之后，如非法堕胎或其他严重的盆腔感染等。高热、寒战及腹痛的产后妇女应该怀疑盆腔化脓性血栓性静脉炎。扩大的静脉可导致输尿管阻塞，导致严重腹痛[139]。由于妊娠子宫在盆腔边缘压迫右侧输卵管静脉，近80%的病例腹痛在右侧[139]。尽管盆腔检查时高达30%的女性触及静脉时有压痛，但体格检查常常是正常的[139]。CT扫描和MRI均有助于确诊盆腔深静脉血栓形成。在临床上，脓毒症检查阳性即可确诊。盆腔化脓性血栓性静脉炎常对静脉内广谱抗生素有反应。肝素抗凝是否能使患者获益尚存在争议。

患者有时对保守治疗无反应，须进行盆腔脓肿引流及受累静脉结扎。

门静脉化脓性血栓性静脉炎（门静脉炎）

门静脉化脓性血栓性静脉炎通常继发于门静脉引流的器官或邻近组织的感染。以前，门静脉炎最常由阑尾炎引起[143]。由于抗生素的广泛应用以及腹腔感染的早期诊断和干预，这种情况现已少见。现在大部分病例为憩室炎并发症，但也伴随其他腹部感染，如阑尾炎、急性胆囊炎及异物穿孔[144]。然而，有些是由于诸如肝硬化或恶性肿瘤等高凝状态引起的门静脉血栓继发感染所致[145]。

门静脉炎患者的临床表现是非特异性的，大部分是不明原因的发热伴不同程度的全身中毒症状。大约3/4的患者出现腹痛，高达20%有严重的脓毒症[144]。超声有助于发现门静脉腔内血栓，但CT是最为常用的确诊性检查。MRI及血管造影能鉴别急性和慢性血栓[144-145]。许多患者还伴有其他一些腹部疾病，如脓肿或胆总管结石。小的肝内脓肿也比较常见。

门静脉炎的治疗措施包括使用广谱抗生素及消除潜在感染，早期治疗对于减少肠系膜静脉血栓所致的缺血性肠梗死的发生至关重要。尽管全身应用广谱抗生素通常已足够，但直接门静脉内注射抗生素起效更加迅速[146]。腹内感染应该通过经皮穿刺引流或手术干预尽快治疗。在一些罕见情形中，剖腹切除门静脉系统血栓可用在一些严重患者身上[144]。在所有情况下，抗生素治疗必须持续到炎症消退或门静脉血栓海绵样变性，通过CT或MRI确诊[144]。这通常需要至少4～6周。幸运的是，急性门静脉高压伴静脉曲张出血并不常见。

海绵静脉窦血栓感染

抗生素的广泛应用使海绵窦血栓性静脉炎的发生率显著降低，但在严重头颈部感染的患者中仍可见到。筛窦和蝶窦感染是最常见的海绵窦血栓性静脉炎的诱因[147]。约60%～70%的病例可分离出*金黄色葡萄球菌*，其后是*肺炎链球菌*、*革兰氏阴性杆菌*和*厌氧菌*[147]。早期诊断和治疗尤其重要，据报道目前死亡率仍在20%～30%[147]。

海绵窦血栓性静脉炎的患者一般表现为发热、上睑下垂、突眼、结膜水肿和眼外肌麻痹[147]。眼部体征为穿过海绵窦的神经受损所致。半数以上患者可出现头痛、视盘水肿和眶周肿胀。高分辨率CT或MRI可确诊。对于这类患者的处理包括治疗潜在感染（鼻窦炎、牙周脓肿及扁桃体炎）及应用广谱抗生素。几乎从不实行海绵静脉窦引流[147]。至少一项研究显示[148]，应用肝素抗凝可减少幸存者的死亡率。据报道，大部分幸存者可发生严重后遗症，包括肺脓肿、脑脓肿、眼窝脓肿及长期颅神经功能失调。早期诊断及治疗仍是减少这些患者潜在并发症的关键。

颈内静脉感染性血栓性静脉炎

1936年Lemierre首次描述了这种疾病，报道患者的死亡率为90%[149]。抗生素的广泛应用降低了颈内静脉感染性血栓性静脉炎（也称为*后咽脓毒症*或*Lemierro综合征*）的死亡率，但是这种综合征的少见意味着其经常被漏诊。有人描述过几个阶段[144]。颈内静脉感染性血栓性静脉炎常发生在急性口咽感染之后，咽痛是最常见的表现。第二阶段，咽周局部细菌侵入导致颈内静脉感染性血栓性静脉炎，这一阶段最常见的表现为颈部肿胀和压痛，应考虑是否为咽炎加重。转移性感染发生于第三阶段，最常发生于肺部和关节。

对于目前或最近发生咽炎而表现为颈前三角区压痛的患者都应该考虑Lemierre综合征。该病的临床表现有发热、腹痛及高胆红素血症[144]。大部分患者在诊断时已发生转移性感染。有学者报道过咽炎、颈部触痛/肿胀及非空洞性肺浸润三联征[150]。最常分离出的细菌是*梭杆菌属*，一种寄生于口腔的革兰氏阴性厌氧杆菌[144,150]。超声、CT、MRI等检查可以确定是否存在颈内静脉血栓。CT或MRI有助于显示需要引流的颈部脓肿。一旦开始治疗，这些检查对于随访局部解剖学结构的变化是有帮助的。治疗措施包括为期3～6周的静脉抗生素治疗，手术切除颈内静脉仅适用于难以控制的脓毒症以及充分抗生素治疗后脓毒性栓子仍反复发作的患者（< 10%病例）。

总结

原发性动脉感染及移植血管感染一直是临床医生面对的棘手问题。诊断动脉感染，无论是原发性或后续的动脉重建，都需要较高的可疑指数和现代影像学技术。随着创新性治疗策略的出现，动脉感染的发病率和死亡率已稳步下降。SFPV是大动脉诸如颈血管及肠系膜血管等原发感染行血运重建的首选通道。应用 SFPV 行主动脉血运重建是大部分原发主动脉感染或人工主动脉移植血管感染的最佳治疗策略。长期应用抗生素治疗是原发静脉感染治疗的主要方法。手术切除仅适用于感染累及浅表静脉或深静脉，但充分抗生素治疗仍无改善的患者。

参考文献

1. Koch L: *Ueber aneurysma der arterial mesenterichae superioris. Inag Di Erlangen*, 1851.
2. Osler W: The Gulstonian lectures on malignant endocarditis, *Br Med J* 1:467, 1885.
3. Wilson SE, Van Wagenen P, Passaro E Jr: Arterial infection, *Curr Probl Surg* 15:1, 1978.
4. Stengel A, Wolferth CC: Mycotic (bacterial) aneurysms of intravascular origin, *Arch Intern Med* 31:527, 1923.
5. Brown SL, Busuttil RW, Baker JD, et al: Bacteriologic and surgical determinants of survival in patients with mycotic aneurysms, *J Vasc Surg* 1:541, 1984.
6. Thompson RW: Reflections on the pathogenesis of abdominal aortic aneurysms, *Cardiovasc Surg* 10:389, 2002.
7. Ailawadi G, Eliason JL, Upchurch GR: Current concepts in the pathogenesis of abdominal aortic aneurysm, *J Vasc Surg* 38:584, 2003.
8. Buckmaster MJ, Curci JA, Murray PR, et al: Source of elastin-degrading enzymes in mycotic aortic aneurysms: bacteria or host inflammatory response? *Cardiovasc Surg* 7:16, 1999.
9. Tilson MD: Pathogenesis of mycotic aneurysms, *Cardiovasc Surg* 7:1, 1999.
10. Pierce RA, Sandefur S, Doyle GA, et al: Monocytic cell type-specific transcriptional induction of collagenase, *J Clin Invest* 97:1890, 1996.
11. Hsu RB, Lin FY: Surgical pathology of infected aortic aneurysm and its clinical correlation, *Ann Vasc Surg* 21:742, 2007.
12. Gomes MN, Choyke PL, Wallace RB: Infected aortic aneurysms. A changing entity, *Ann Surg* 215:435, 1992.
13. Oderich GS, Panneton JM, Bower TC, et al: Infected aortic aneurysms: aggressive presentation, complicated early outcome, but durable results, *J Vasc Surg* 34:900, 2001.
14. Fillmore AJ, Valentine RJ: Surgical mortality in patients with infected aortic aneurysms, *J Am Coll Surg* 196:435, 2003.
15. Macedo TA, Stanson AW, Oderich GS, et al: Infected aortic aneurysms: imaging findings, *Radiology* 231:250, 2004.
16. Oz MC, Brener BJ, Buda JA, et al: A ten-year experience with bacterial aortitis, *J Vasc Surg* 10:439, 1989.
17. McNamara MF, Roberts AB, Bakshi KR: Gram-negative bacterial infection of aortic aneurysms, *J Cardiovasc Surg (Torino)* 28:453, 1987.
18. Brouwer RE, van Bockel JH, van Dissel JT: *Streptococcus pneumoniae*, an emerging pathogen in mycotic aneurysms? *Neth J Med* 52:16, 1998.
19. Goswami R, Cleveland KO, Gelfand MS: Evolving infectious aortitis caused by *Streptococcus pneumoniae*, *South Med J* 97:1004, 2004.
20. Katz SG, Andros G, Kohl RD: *Salmonella* infections of the abdominal aorta, *Surg Gynecol Obstet* 175:102, 1992.
21. Hsu RB, Chen RJ, Wang SS, et al: Infected aortic aneurysms: clinical outcome and risk factor analysis, *J Vasc Surg* 40:30, 2004.
22. Leon LR Jr, Mills JL Sr: Diagnosis and management of aortic mycotic aneurysms, *Vasc Endovasc Surg* 44:5, 2010.
23. van der Vliet JA, Kouwenberg PP, Muytjens HL, et al: Relevance of bacterial cultures of abdominal aortic aneurysm contents, *Surgery* 119:129, 1996.
24. Farkas JC, Fichelle JM, Laurian C, et al: Long-term follow-up of positive cultures in 500 abdominal aortic aneurysms, *Arch Surg* 128:284, 1993.
25. Gouny P, Valverde A, Vincent D, et al: Human immunodeficiency virus and infected aneurysm of the abdominal aorta: report of three cases, *Ann Vasc Surg* 6:239, 1992.
26. McHenry MC, Rehm SJ, Krajewski LP, et al: Vertebral osteomyelitis and aortic lesions: case report and review, *Rev Infect Dis* 13:1184, 1991.
27. Hagino RT, Clagett GP, Valentine RJ: A case of Pott's disease of the spine eroding into the suprarenal aorta, *J Vasc Surg* 24:482, 1996.
28. Muller BT, Wegener OR, Grabitz K, et al: Mycotic aneurysms of the thoracic and abdominal aorta and iliac arteries: experience with anatomic and extra-anatomic repair in 33 cases, *J Vasc Surg* 33:106, 2001.
29. Ihaya A, Chiba Y, Kimura T, et al: Surgical outcome of infectious aneurysm of the abdominal aorta with or without SIRS, *Cardiovasc Surg* 9:436, 2001.
30. Hsu RB, Chang CI, Wu IH, et al: Selective medical treatment of infected aneurysms of the aorta in high risk patients, *J Vasc Surg* 49:66, 2009.
31. Dubois M, Daenens K, Houthoofd S, et al: Treatment of mycotic aneurysms with involvement of the abdominal aorta: single-centre experience in 44 consecutive cases, *Eur J Vasc Surg* 2010 Aug 16 (Epub ahead of print).
32. Woon CY, Sebastian MG, Tay KH, et al: Extra-anatomic revascularization and aortic exclusion for mycotic aneurysms of the infrarenal aorta and iliac arteries in an Asian population, *Am J Surg* 195:66, 2008.
33. Robinson JA, Johansen K: Aortic sepsis: is there a role for *in situ* graft reconstruction? *J Vasc Surg* 13:677, 1991.
34. Hollier LH, Money SR, Creely B, et al: Direct replacement of mycotic thoracoabdominal aneurysms, *J Vasc Surg* 18:477, 1993.
35. Fichelle JM, Tabet G, Cormier P, et al: Infected infrarenal aortic aneurysms: when is *in situ* reconstruction safe? *J Vasc Surg* 17:635, 1993.
36. Gupta AK, Bandyk DF, Johnson BL: *In situ* repair of mycotic abdominal aortic aneurysms with rifampin-bonded gelatin-impregnated Dacron grafts: a preliminary case report, *J Vasc Surg* 24:472, 1996.
37. Koshiko S, Sasajima T, Muraki S, et al: Limitations in the use of rifampicin-gelatin grafts against virulent organisms, *J Vasc Surg* 35:779, 2002.
38. Brown KE, Heyer K, Rodriguez H, et al: Arterial reconstruction with cryopreserved human allografts in the setting of infection: a single-center experience with midterm follow-up, *J Vasc Surg* 49:660, 2009.
39. Benjamin ME, Cohn EJ Jr, Purtill WA, et al: Arterial reconstruction with deep leg veins for the treatment of mycotic aneurysms, *J Vasc Surg* 30:1004, 1999.
40. Berchtold C, Eibl C, Seelig MH, et al: Endovascular treatment and complete regression of an infected abdominal aortic aneurysm, *J Endovasc Ther* 4:543, 2002.
41. Kan CD, Lee H, Luo CY, et al: The efficacy of aortic stent grafts in the management of mycotic abdominal aortic aneurysm–institute case management with systemic literature comparison, *Ann Vasc Surg* 24:433, 2010.
42. Lew WK, Rowe VL, Cunningham MJ, et al: Endovascular management of mycotic aortic aneurysms and associated aortoaerodigestive fistula, *Ann Vasc Surg* 23:81, 2009.
43. Forbes TL, Harding GJ: Endovascular repair of *Salmonella* infected abdominal aortic aneurysms: a word of caution, *J Vasc Surg* 44:198, 2006.
44. Oweida SW, Roubin GS, Smith RB III, et al: Postcatheterization vascular complications associated with percutaneous transluminal coronary angioplasty, *J Vasc Surg* 12:310, 1990.
45. McCann RL, Schwartz LB, Pieper KS: Vascular complications of cardiac catheterization, *J Vasc Surg* 14:375, 1991.
46. Biancari F, D'Andrea V, Di Marco C, et al: Meta-analysis of randomized trials on the efficacy of vascular closure devices after diagnostic angiography and angioplasty, *Am Heart J* 159:518, 2010.
47. Whitton HH Jr, Rehring TF: Femoral endarteritis associated with percutaneous suture closure: new technology, challenging complications, *J Vasc Surg* 38:83, 2003.
48. Bell CL, Ali AT, Brawley JG, et al: Arterial reconstruction of infected femoral artery pseudoaneurysms using superficial femoropopliteal vein, *J Am Coll Surg* 200:831, 2005.
49. Schneider JR, Oskin SI, Verta MJ Jr: Superficial femoral vein graft interposition *in situ* repair for femoral mycotic aneurysm, *Ann Vasc Surg* 23:147, 2009.
50. Arora S, Weber MA, Fox CJ, et al: Common femoral artery ligation and local débridement: a safe treatment for infected femoral artery pseudoaneurysms, *J Vasc Surg* 33:990, 2001.
51. Patel A, Taylor SM, Langan EM III, et al: Obturator bypass: a classic approach for the treatment of contemporary groin infection, *Am Surg* 68:653, 2002.
52. Buerger R, Benitez P: Surgical emergencies from intravascular injection of drugs. In Bergan JJ, Yao JST, editors: *Vascular surgical emergencies*, Orlando, 1987, Grune & Stratton, pp 309–318.
53. Reddy DJ, Smith RF, Elliott JP Jr, et al: Infected femoral artery false aneurysms in drug addicts: evolution of selective vascular reconstruction, *J Vasc Surg* 3:718, 1986.
54. Ting AC, Cheng SW: Femoral pseudoaneurysms in drug addicts, *World J Surg* 21:783, 1997.
55. Cheng SW, Fok M, Wong J: Infected femoral pseudoaneurysm in intravenous drug abusers, *Br J Surg* 79:510, 1992.
56. Mousavi SR, Saberi A, Tadayon N, et al: Femoral artery ligation as treatment for infected for pseudoaneurysms secondary to drug injection, *Acta Chir Belg* 110:200, 2010.
57. Padberg F Jr, Hobson R, Lee B, et al: Femoral pseudoaneurysm from drugs of abuse: ligation or reconstruction? *J Vasc Surg* 15:642, 1992.
58. Lorelli DR, Cambria RA, Seabrook GR, et al: Diagnosis and management of aneurysms involving the superior mesenteric artery and its branches–a report of four cases, *Vasc Endovascular Surg* 37:59, 2003.
59. Stone WM, Abbas M, Cherry KJ, et al: Superior mesenteric artery aneurysms: is presence an indication for intervention? *J Vasc Surg* 36:234, 2002.
60. Stanley JC, Wakefield TW, Graham LM, et al: Clinical importance and management of splanchnic artery aneurysms, *J Vasc Surg* 3:836, 1986.
61. Messina LM, Shanley CJ: Visceral artery aneurysms, *Surg Clin North Am* 77:425, 1997.
62. Zimmerman-Klima PM, Wixon CL, Bogey WM Jr, et al: Considerations in the management of aneurysms of the superior mesenteric artery, *Ann Vasc Surg* 14:410, 2000.
63. Modrall JG, Sadjadi J, Joiner DR, et al: Comparison of superficial femoral vein and saphenous vein as conduits for mesenteric arterial bypass, *J Vasc Surg* 37:362, 2003.
64. El Sabrout R, Cooley DA: Extracranial carotid artery aneurysms: Texas Heart Institute experience, *J Vasc Surg* 31:702, 2000.
65. Grossi RJ, Onofrey D, Tvetenstrand C, et al: Mycotic carotid aneurysm, *J Vasc Surg* 6:81, 1987.
66. Nader R, Mohr G, Sheiner NM, et al: Mycotic aneurysm of the carotid bifurcation in the neck: case report and review of the literature, *Neurosurgery* 48:1152, 2001.
67. Wales L, Kruger AJ, Jenkins JS, et al: Mycotic carotid pseudoaneurysm: staged endovascular and surgical repair, *Eur J Vasc Endovasc Surg* 39:23, 2010.
68. Safar HA, Cina CS: Ruptured mycotic aneurysm of the popliteal artery. A case report and review of the literature, *J Cardiovasc Surg (Torino)* 42:237, 2001.
69. Seabrook GR: Pathobiology of graft infections, *Semin Vasc Surg* 3:81, 1990.
70. Woodcock NP, el Barghouti N, Perry EP, et al: Is bacterial translocation a cause of aortic graft sepsis? *Eur J Vasc Endovasc Surg* 19:433, 2000.
71. Reilly LM, Altman H, Lusby RJ, et al: Late results following surgical management of vascular graft infection, *J Vasc Surg* 1:36, 1984.
72. Macbeth GA, Rubin JR, McIntyre KE Jr, et al: The relevance of arterial wall microbiology to the treatment of prosthetic graft infections: graft infection vs. arterial infection, *J Vasc Surg* 1:750, 1984.
73. Buckels JA, Fielding JW, Black J, et al: Significance of positive bacterial cultures from aortic aneurysm contents, *Br J Surg* 72:440, 1985.
74. Fisher DF Jr, Clagett GP, Fry RE, et al: One-stage versus two-stage amputation for wet gangrene of the lower extremity: a randomized study, *J Vasc Surg* 8:428, 1988.
75. Josephs LG, Cordts PR, DiEdwardo CL, et al: Do infected inguinal lymph nodes increase the incidence of postoperative groin wound infection? *J Vasc Surg* 17:1077, 1993.
76. Henke PK, Bergamini TM, Watson AL, et al: Bacterial products primarily mediate fibroblast inhibition in biomaterial infection, *J Surg Res* 74:17, 1998.
77. Perera GB, Fujitani RM, Kubaska M: Aortic graft infection: update on management and treatment options, *Vasc Endovasc Surg* 40:1, 2006.

78. Valentine RJ: Diagnosis and management of aortic graft infection, *Semin Vasc Surg* 14:292, 2001.
79. Hallett JW Jr, Marshall DM, Petterson TM, Gray DT, et al: Graft-related complications after abdominal aortic aneurysm repair: reassurance from a 36-year population-based experience, *J Vasc Surg* 25:277, 1997.
80. The United Kingdom Small Aneurysm Trial Participants: Long-term outcomes of immediate repair compared with surveillance of small abdominal aortic aneurysms, *N Engl J Med* 346:1445, 2002.
81. Szilagyi DE, Smith RF, Elliott JP, et al: Infection in arterial reconstruction with synthetic grafts, *Ann Surg* 176:321, 1972.
82. Bandyk DF: Aortic graft infection, *Semin Vasc Surg* 3:122, 1990.
83. White JV, Freda J, Kozar R, et al: Does bacteremia pose a direct threat to synthetic vascular grafts? *Surgery* 102:402, 1987.
84. Goeau-Brissonniere O, Leport C, Lebrault C, et al: Antibiotic prophylaxis of late bacteremic vascular graft infection in a dog model, *Ann Vasc Surg* 4:528, 1990.
85. Jones L, Braithwaite BD, Davies B, et al: Mechanism of late prosthetic vascular graft infection, *Cardiovasc Surg* 5:486, 1997.
86. Baddour LM, Bettman MA, Bolger AF, et al: Nonvalvular cardiovascular device-related infections, *Circulation* 108:2015, 2003.
87. Padberg FT Jr, Smith SM, Eng RH: Accuracy of disincorporation for identification of vascular graft infection, *Arch Surg* 130:183, 1995.
88. Seabrook GR, Schmitt DD, Bandyk DF, et al: Anastomotic femoral pseudoaneurysm: an investigation of occult infection as an etiologic factor, *J Vasc Surg* 11:629, 1990.
89. Orton DF, LeVeen RF, Saigh JA, et al: Aortic prosthetic graft infections: radiologic manifestations and implications for management, *Radiographics* 20:977, 2000.
90. Sharp WJ, Hoballah JJ, Mohan CR, et al: The management of the infected aortic prosthesis: a current decade of experience, *J Vasc Surg* 19:844, 1994.
91. Low RN, Wall SD, Jeffrey RB Jr, et al: Aortoenteric fistula and perigraft infection: evaluation with CT, *Radiology* 175:157, 1990.
92. Modrall JG, Clagett GP: The role of imaging techniques in evaluating possible graft infections, *Semin Vasc Surg* 12:339, 1999.
93. Olofsson PA, Auffermann W, Higgins CB, et al: Diagnosis of prosthetic aortic graft infection by magnetic resonance imaging, *J Vasc Surg* 8:99, 1988.
94. Brunner MC, Mitchell RS, Baldwin JC, et al: Prosthetic graft infection: limitations of indium white blood cell scanning, *J Vasc Surg* 3:42, 1986.
95. Reilly DT, Grigg MJ, Cunningham DA, et al: Vascular graft infection: the role of indium scanning, *Eur J Vasc Surg* 3:393, 1989.
96. Lawrence PF, Dries DJ, Alazraki N, et al: Indium 111-labeled leukocyte scanning for detection of prosthetic vascular graft infection, *J Vasc Surg* 2:165, 1985.
97. Liberatore M, Iurilli AP, Ponzo F, et al: Clinical usefulness of technetium-99m-HMPAO-labeled leukocyte scan in prosthetic vascular graft infection, *J Nucl Med* 39:875, 1998.
98. Belair M, Soulez G, Oliva VL, et al: Aortic graft infection: the value of percutaneous drainage, *AJR Am J Roentgenol* 171:119, 1998.
99. Harris KA, Kozak R, Carroll SE, et al: Confirmation of infection of an aortic graft, *J Cardiovasc Surg (Torino)* 30:230, 1989.
100. Qvarfordt PG, Reilly LM, Mark AS, et al: Computerized tomographic assessment of graft incorporation after aortic reconstruction, *Am J Surg* 150:227, 1985.
101. O'Hara PJ, Borkowski GP, Hertzer NR, et al: Natural history of periprosthetic air on computerized axial tomographic examination of the abdomen following abdominal aortic aneurysm repair, *J Vasc Surg* 1:429, 1984.
102. Ramo OJ, Vorne M, Lantto E, et al: Postoperative graft incorporation after aortic reconstruction–comparison between computerised tomography and Tc-99m-HMPAO labelled leucocyte imaging, *Eur J Vasc Surg* 7:122, 1993.
103. Sedwitz MM, Davies RJ, Pretorius HT, et al: Indium 111-labeled white blood cell scans after vascular prosthetic reconstruction, *J Vasc Surg* 6:476, 1987.
104. Yeager RA, Taylor LM Jr, Moneta GL, et al: Improved results with conventional management of infrarenal aortic infection, *J Vasc Surg* 30:76, 1999.
105. Bandyk DF, Berni GA, Thiele BL, et al: Aortofemoral graft infection due to *Staphylococcus epidermidis*, *Arch Surg* 119:102, 1984.
106. Roy D, Grove DI: Efficacy of long-term antibiotic suppressive therapy in proven or suspected infected abdominal aortic grafts, *J Infect* 40:184, 2000.
107. Seeger JM, Pretus HA, Welborn MB, et al: Long-term outcome after treatment of aortic graft infection with staged extra-anatomic bypass grafting and aortic graft removal, *J Vasc Surg* 32:451, 2000.
108. Reilly LM, Stoney RJ, Goldstone J, et al: Improved management of aortic graft infection: the influence of operation sequence and staging, *J Vasc Surg* 5:421, 1987.
109. Yeager RA, Moneta GL, Taylor LM Jr, et al: Improving survival and limb salvage in patients with aortic graft infection, *Am J Surg* 159:466, 1990.
110. Walker WE, Cooley DA, Duncan JM, et al: The management of aortoduodenal fistula by *in situ* replacement of the infected abdominal aortic graft, *Ann Surg* 205:727, 1987.
111. Young RM, Cherry KJ Jr, Davis PM, et al: The results of *in situ* prosthetic replacement for infected aortic grafts, *Am J Surg* 178:136, 1999.
112. Bandyk DF, Novotney ML, Back MR, et al: Expanded application of *in situ* replacement for prosthetic graft infection, *J Vasc Surg* 34:411, 2001.
113. Hayes PD, Nasim A, London NJ, Sayers RD, Barrie WW, Bell PR, et al: *In situ* replacement of infected aortic grafts with rifampicin-bonded prostheses: the Leicester experience (1992 to 1998), *J Vasc Surg* 30:92, 1999.
114. Batt M, Jean-Baptiste E, O'Connor S, et al: *In situ* revascularization for patients with aortic graft infections: a single centre experience with silver coated polyester grafts, *Eur J Vasc Endovasc Surg* 236:182, 2008.
115. Knosalla C, Goeau-Brissonniere O, Leflon V, et al: Treatment of vascular graft infection by *in situ* replacement with cryopreserved aortic allografts: an experimental study, *J Vasc Surg* 27:689, 1998.
116. Leseche G, Castier Y, Petit MD, et al: Long-term results of cryopreserved arterial allograft reconstruction in infected prosthetic grafts and mycotic aneurysms of the abdominal aorta, *J Vasc Surg* 34:616, 2001.
117. Vogt PR, Brunner-LaRocca HP, Lachat M, et al: Technical details with the use of cryopreserved arterial allografts for aortic infection: influence on early and midterm mortality, *J Vasc Surg* 35:80, 2002.
118. Bisdas T, Bredt M, Pichlmaier M, et al: Eight-year experience with cryopreserved arterial homografts for the *in situ* reconstruction of abdominal aortic infections, *J Vasc Surg* 2010:323, 2010.
119. Valentine RJ, Clagett GP: Aortic graft infections: replacement with autogenous vein, *Cardiovasc Surg* 9:419, 2001.
120. Cardozo MA, Frankini AD, Bonamigo TP: Use of superficial femoral vein in the treatment of infected aortoiliofemoral prosthetic grafts, *Cardiovasc Surg* 10:304, 2002.
121. Daenens K, Fourneau I, Nevelsteen A: Ten-year experience in autogenous reconstruction with the femoral vein in the treatment of aortofemoral prosthetic infection, *Eur J Vasc Endovasc Surg* 25:240, 2003.
122. Ehsan O, Gibbons CP: A 10-year experience of using femoro-popliteal vein for revascularization in graft and arterial infections, *Eur J Vasc Endovasc Surg* 38:172, 2009.
123. Franke S, Voit R: The superficial femoral vein as arterial substitute in infections of the aortoiliac region, *Ann Vasc Surg* 11:406, 1997.
124. Ali AT, Modrall JG, Hocking J, et al: Long-term results of the treatment of aortic graft infection by *in situ* replacement with femoral popliteal vein grafts, *J Vasc Surg* 50:30, 2009.
125. Modrall JG, Hocking JA, Rosero E, et al: Late incidence of chronic venous insufficiency after deep vein harvest, *J Vasc Surg* 46:520, 2007.
126. Towne JB, Seabrook GR, Bandyk D, et al: *In situ* replacement of arterial prosthesis infected by bacterial biofilms: long-term follow-up, *J Vasc Surg* 19:226, 1994.
127. Calligaro KD, Veith FJ, Valladares JA, et al: Prosthetic patch remnants to treat infected arterial grafts, *J Vasc Surg* 31:245, 2000.
128. Setacci C, De Donato G, Setacci F, et al: Management of abdominal endograft infection, *J Cardiovasc Surg* 51:33, 2010.
129. Heyer KS, Modi P, Morasch MD, et al: Secondary infections of thoracic and abdominal aortic endografts, *J Vasc Interv Radiol* 20:173, 2009.
130. Chang JK, Calligaro KD, Ryan S, et al: Risk factors associated with infection of lower extremity revascularization: analysis of 365 procedures performed at a teaching hospital, *Ann Vasc Surg* 17:91, 2003.
131. Treiman GS, Copland S, Yellin AE, et al: Wound infections involving infrainguinal autogenous vein grafts: a current evaluation of factors determining successful graft preservation, *J Vasc Surg* 33:948, 2001.
132. Calligaro KD, Veith FJ, Schwartz ML, et al: Management of infected lower extremity autologous vein grafts by selective graft preservation, *Am J Surg* 164:291, 1992.
133. Tukiainen E, Biancari F, Lepantalo M: Deep infection of infrapopliteal autogenous vein grafts–immediate use of muscle flaps in leg salvage, *J Vasc Surg* 28:611, 1998.
134. Parmar CD, Kumar S, Torella F: Autogenous basilic vein for *in situ* replacement of infected prosthetic vascular grafts: initial experience, *J Vasc Surg* 17:158, 2009.
135. Chitticki P, Sherertz RJ: Recognition and prevention of nosocomial vascular device and related bloodstream infections in the intensive care unit, *Crit Care Med* 38:S363, 2010.
136. Tagalakis V, Kahn SR, Libman M, et al: The epidemiology of peripheral vein infusion thrombophlebitis: a critical review, *Am J Med* 113:146, 2002.
137. Lewis GBH, Hecker JF: Infusion thrombophlebitis, *Br J Anaesth* 57:220, 1985.
138. Stratton CW: Infection related to intravenous infusions, *Heart Lung* 11:123, 1982.
139. Bayer AS, Scheld WM: Endocarditis and intravascular infections. In Mandell GL, Bennett JE, Dolen R, editors: *Principles and practice of Infectious Diseases*, ed 5, New York. 2000, Churchill Livingstone, pp 857–902.
140. Miceli M, Atoui R, Thertulien R, et al: Deep septic thrombophlebitis: an unrecognized cause of relapsing bacteremia in patients with cancer, *J Clin Oncol* 22:1529, 2004.
141. Andes DR, Urban AW, Archer CW, et al: Septic thrombosis of the basilic, axillary, and subclavian veins caused by a peripherally inserted central venous catheter, *Am J Med* 105:446, 1998.
142. Kuiemeyer HW, Grabitz K, Buhl R, et al: Surgical treatment of septic deep venous thrombosis, *Surgery* 118:49, 1995.
143. Plemmons RM, Dooley DP, Longfield RN: Septic thrombophlebitis of the portal vein (pyelophlebitis): diagnosis and management in the modern era, *Clin Infect Dis* 2:1114, 1995.
144. Chirinos JA, Garcia J, Alcaide ML, et al: Septic thrombophlebitis, diagnosis and management, *Am J Cardiovasc Drugs* 6:9, 2006.
145. Singh P, Yadav N, Visvalingam V, et al: Pyelophlebitis – diagnosis and management, *Am J Gastroenterol* 96:1312, 2001.
146. Pelsang RE, Johlin F, Dhada R, et al: Management of suppurative pyelophlebitis by percutaneous drainage: placing a drainage catheter into the portal vein, *Am J Gastroenterol* 96:3192, 2001.
147. Ebright JR, Pace MT, Niazi AF: Septic thrombosis of the cavernous sinuses, *Arch Intern Med* 161:2671, 2001.
148. Levine SR, Twyman RE, Gilman S: The role of anticoagulation in cavernous sinus thrombosis, *Neurology* 28:517, 1988.
149. Lemierre A: On certain septicemias due to anaerobic organisms, *Lancet* 1:701, 1936.
150. Chirinos JA, Lichtstein DM, Garcia J, et al: The evolution of Lemierre syndrome: report of two cases and review of the literature, *Medicine* 81:458, 2002.

第 60 章　下肢溃疡

Bauer E.Sumpio，Peter Blume

下肢溃疡是一种常见疾病，它可造成患者的明显不适甚至残疾[1]。*溃疡*是皮肤黏膜的损伤，同时伴有皮下组织的侵蚀。缺口可进一步延伸到相邻的肌肉和骨骼。溃疡形成的病理生理机制是多因素的，包括神经、感染、局部缺血，以及异常的足部结构和生物力学。因此，糖尿病足的治疗是一个复杂的临床问题也就不足为奇了，这需要一种跨学科的治疗方法[2-3]。常见的如鞋子磨损所导致的轻微外伤是下肢溃疡的常见诱导因素。*慢性溃疡*是指全层皮肤缺陷，4 周内一般没有明显的表皮再生。

95% 的下肢溃疡主要由以下 3 种病因造成：相关的静脉疾病（占 40% ～ 80%）、动脉功能不足（约占 10% ～ 20%）、继发于糖尿病（约占 15% ～ 25%）。在 10% ～ 15% 的患者中，常存在有 2 种（或 2 种以上）的病因。持久的压力以及局部感染是伴有轻微血管损伤的腿部溃疡的常见病因。其他 5% 的下肢溃疡由罕见病因引起（框 60-1）[4]。通常，导致腿部溃疡的基础疾病与患者的发病率和死亡率明显相关 [例如静脉瓣膜功能不全、周围动脉疾病（PAD）、糖尿病]。有关腿部溃疡的临床表现、发病机制、相关诊断治疗模式，以及鉴别诊断对于选择最佳治疗策略至关重要（表 60-1）。初步诊断错误或延误对患者不利，并可增加严重并发症的危险，包括永久的功能障碍和截肢。

框 60-1　下肢溃疡的病因

血管

常见原因

静脉疾病和功能不全
周围动脉粥样硬化

罕见病因

血管炎
自身免疫性疾病（硬皮病）
高血压（Martrell 溃疡）
血栓闭塞性脉管炎（TAO）（Buerger 病）
淋巴水肿
血液学疾病（镰状细胞贫血）
凝血障碍（抗磷脂综合征）

神经营养性病因

糖尿病
尿毒症
获得性免疫缺陷综合征（AIDS）
营养不良

生物力学病因

Charcot 足
类风湿关节炎（Felty 综合征）
骨折、脱位

其他

感染性疾病
物理或化学损伤（创伤、压力性溃疡、烧伤、冻伤）
代谢疾病（卟啉病、钙过敏）
肿瘤（黑色素瘤、基底细胞癌、鳞状上皮细胞癌、肉瘤）
药物反应或副作用（类固醇、可密定）
皮肤溃疡性疾病（坏疽性脓皮病）

在美国，下肢溃疡的确切患病率尚未明确。在西方国家的普通人群中，下肢溃疡的患病率为 1% ～ 3.5%，而在老年人口中，患病率要增至 5%[5-8]。但这些研究的数据很可能低估了下肢溃疡的真正患病率，因为这些数据没有包括那些确实患有下肢溃疡但却没有被医疗机构所知的病例。

治疗下肢溃疡的费用是非常昂贵的。瑞典的流行病学研究估计，每年用于下肢溃疡治疗的费用大概是 2 500 万美元。在英国，约有 250 000 名患者平均每人每年花费 13 万美元用于下肢溃疡的治疗[9]。此费用支出包括医生出诊、住院、门诊治疗、伤口护理、康复、病假和失业。加上溃疡伤口的慢性、高复发率和易感率，也使得治疗费用增加。由于缺乏准确的疾病发生率的认识，所以很难准确计算出相关治疗费用。

因为下肢溃疡会影响生活方式和生活态度，所以社会成本也是一项重要因素。患者的工作能力会暂时或永久性地受身体条件的制约，而且工作量的减少也会增加医疗的社会成本。据估计，在美国，由于下肢溃疡每年大概损失约 1 000 万个工作日，而这个数字

表60-1 下肢溃疡病因分析

	位置	皮肤表现	溃疡特征	其他表现
静脉	腿下方 1/3、踝部	水肿、含铁血黄素、皮炎、湿疹	泪滴状、边缘不规则、疼痛	静脉曲张、“瓶状腿”、ABI 正常
动脉	多在肢端、脚趾	变薄、发亮、干燥、脱毛、萎缩	圆形、边缘清楚、不出血、基底干燥、疼痛明显	脉搏弱 / 消失、毛细血管再灌注减少、ABI < 0.8
神经病变（糖尿病）	压力区、足跟和跖骨头	蜂窝织炎	圆形、深、脓性分泌物、无疼痛	感觉缺失、血管钙化、通常 ABI > 1.3

ABI，踝肱指数。

还是被低估了[10-11]。1994 年曾有一个对 73 名下肢溃疡患者的有关经济、社会、心理的研究报告[12]，在被研究的人群中，68% 的患者由于溃疡感到恐惧、孤独、易怒、沮丧和自卑；81% 的患者感到行动被影响。在正在工作的年轻群体中，下肢溃疡和他们的收入减少、工作时间的损失以及失业之间存在密切关系。此外，患者的愤怒和怨恨的情绪与花费在溃疡护理上的时间存在着相当密切的关系。这些因素结合起来，对患者的生活带来了负面影响。

行走的生物机械学原理和溃疡的形成

了解行走的生物机械学原理对理解下肢溃疡形成的病因学非常重要。脚是一个复杂的生物结构，包括 26 块骨头还有很多关节，并含有许多网状结构的韧带、肌肉和血管。*步态*是由一系列复杂的运动组成，这需要三维的足部移动和多轴控制从而实现一个完整的双脚行走（图 60-1A）[13]。当足跟着地时，是外缘先着地，此时脚是在旋后位置，这使得它结实稳固。与此同时，软组织（肌肉、肌腱、韧带）放松，使得脚部旋前因而变得不那么僵硬并且保持放平，因而能够更好得抵消来自脚底触地的冲击力以适应凹凸不平的地面。在支撑中期，脚跟在脚踝关节的下方，脚的前后是对齐的，这可以保证双足具有足够的支撑力。支撑中期快结束时，软组织开始变紧，脚再次旋后，恢复到足弓状。当变为推进步态时，脚再一次变结实稳固。脚跟离开地面后轻轻地滑向内侧，通过脚趾将重量推离地面。

在修正已知的动作模式和肌肉输出执行预定动作的过程中，视觉和前庭系统的感官输入以及本体感觉的输入起着重要作用。各种外力和内力可影响脚部功能。支撑身体产生的向下的力与地面向上的支持力相互作用产生摩擦力和压缩力。在旋前和旋后时，足骨产生的剪切力与它们所接触的平面平行。当脚部畸形或穿不合脚的鞋子时，由于压力集中在一小片区域，这就会造成局部压力增大。当脚部太平或过屈时，在支撑中期，脚踝和脚跟不在同一条线上，这会导致一些足骨承受更多的重量。脚部由于体重的受压而紧绷，导致这些区域的肌肉拉得更紧，肌腱和韧带很难维持在同一条直线上，因而很难固定住骨与关节。久而久之，脚底和脚跟附近就会产生肿胀和疼痛，脚拇指关节处容易形成拇滑囊肿，小脚趾则易形成槌状畸形。由于关节的活动受限以及足部畸形，使得剪切力增大，导致生物力学出现异常，从而导致行走过程中脚底压力增大（图 60-1B-C）。这正是组织破坏的关键原因。

溃疡形成的病理生理学

静脉疾病

下肢静脉溃疡是最常见的慢性下肢创口（图 60-2A）（第 56 章）。在欧洲和西方人群中，下肢溃疡的发病率为 0.5% ~ 1%，仅次于慢性下肢静脉疾病。在美国，静脉溃疡的患病人数约为 60 万 ~ 250 万。治疗溃疡的花费约为 25 亿 ~ 30 亿美元，相当于 200 万个工作日的损失[15]。十年前，治疗 1 例下肢静脉溃疡的患者花费约在每年 4 万美元。从此，治疗费用逐年递增。静脉溃疡的病理生理学很简单。血液对抗重力从下肢经深静脉和浅表静脉回流到下腔静脉。深静脉位于腿部肌肉和深筋膜之间。浅表静脉包括大隐静脉和小隐静脉以及皮下脂肪。瓣膜存在于 3 个系统内以阻止血液逆行。部分血液从浅静脉通过穿支直接

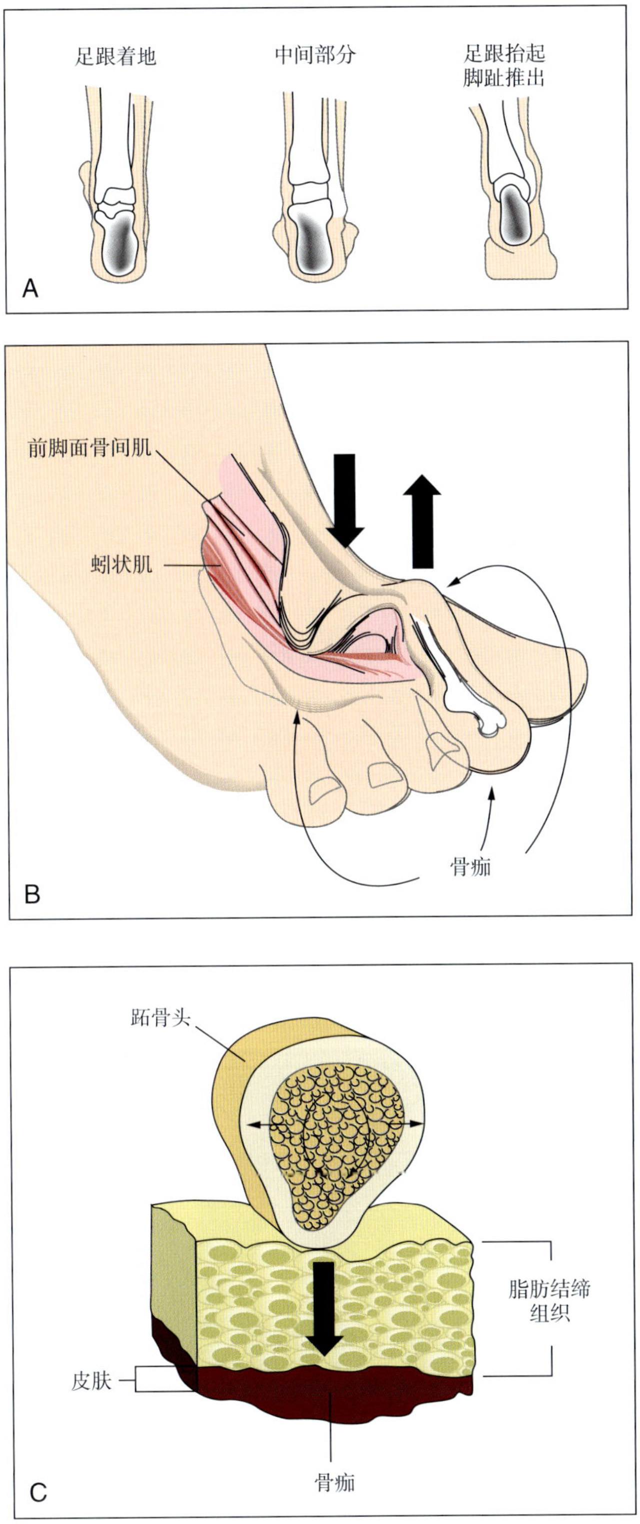

图 60-1　溃疡的生物力学

注入深静脉。站立时，约 22% 的全身血量位于下肢，足部静脉的压力可达到 80 mmHg。正常人由于静脉瓣的作用，腓肠肌肌肉泵可以减少 2/3 左右的静脉压。这些因素中任何一个发生功能不全时就会发生静脉功能不全。腿部运动时，静脉系统压力（尤其是动态静脉压）会相对增加。导致静脉高压的主要原因是深静脉系统和下肢穿静脉的瓣膜功能不全。

患者从静脉瓣膜不全发展成为溃疡的确切机制尚不明确。其中一种理论认为，腿部溃疡的形成是由于毛细血管腔内压的升高所致。毛细血管膨胀伸长，血流变得缓慢，从而导致微血栓的形成以及毛细血管频繁堵塞。纤维蛋白、白蛋白以及各种大分子漏到真皮，在那里吸引并与生长因子结合，使其不能参与组织的修复过程[17]。经毛细血管壁漏出的纤维蛋白原沉积在毛细血管周围，形成纤维蛋白袖口[18]。这个袖口被认为是一个物理屏障，可以阻止氧气的通过[10]。铁的沉积、白细胞聚集、纤维蛋白溶解活性的减少，以及无数的对血管损伤的炎症反应均认为是导致静脉溃疡形成的最终原因，但还不确定是否这就是溃疡形成的致病因素。

组织缺氧似乎是静脉溃疡形成的主要潜在因素。与动脉缺血导致的溃疡不同的是，低氧状态的形成并不是由于下肢血流减少所致。静脉瓣膜功能不全的患者常常有足够的下肢血流灌注。直接经皮测量下肢的含氧量证明：锻炼会使正常腿部的皮肤氧分压显著提高，而下肢静脉瓣膜病的患者则不会。对于静脉瓣膜正常的患者，锻炼可降低静脉压，从而减轻对血管收缩反射的刺激。对于静脉瓣膜受损的患者，锻炼则不能达到降低静脉压的作用，并且血管收缩反射持续存在[19]。

基于这些发现，对于那些静脉瓣膜功能不全继发引起的下肢溃疡的患者的治疗必须包括改善改善患肢异常的静脉血回流。腿部抬高、加压治疗、局部伤口护理、选择潜在的病变进行外科手术矫正都是治疗计划中的重要组成部分。

动脉疾病

在西方国家，周围动脉疾病导致下肢溃疡（图 60-2B）的发病率正在逐渐上升[8]。这可能与人口老龄化以及诊断技术的进步有关。促进动脉粥样硬化病变发展而导致腿部缺血的危险因素包括糖尿病、吸烟、高血脂、高血压、肥胖和年龄[20]。灌注缺乏使组织弹性减退，导致组织加速坏死并阻碍伤口愈合（第 17 章）。伤口的愈合以及组织的再生依赖于局部充分的血流灌注。由于氧气供应、营养物质、参与修复过程的可溶解的介质减少而阻碍血管疾病伤口的愈合导致缺血[21]。

糖尿病足

糖尿病患者特别容易患足部溃疡。*糖尿病足*是常见而严重的临床症状，有其特定的特点。美国糖尿病协会共识小组发现：在糖尿病患者中，尤其在男性患者，病程超过10年的患者，血糖控制不好的或者有心血管、视网膜或肾并发症的患者中，发生下肢溃疡的危险性增加[22]。据估计，在美国有15%的糖尿病患者在一生中会患糖尿病足[23-24]。在这个人群中，下肢溃疡的患病率为4%～10%，平均每年发病率为2%～3%[25]。尽管糖尿病患者仅占总人口的6%，但每年162 000名因足部溃疡住院的人群中有46%为糖尿病患者。在2005年，将近有160万人靠截肢生

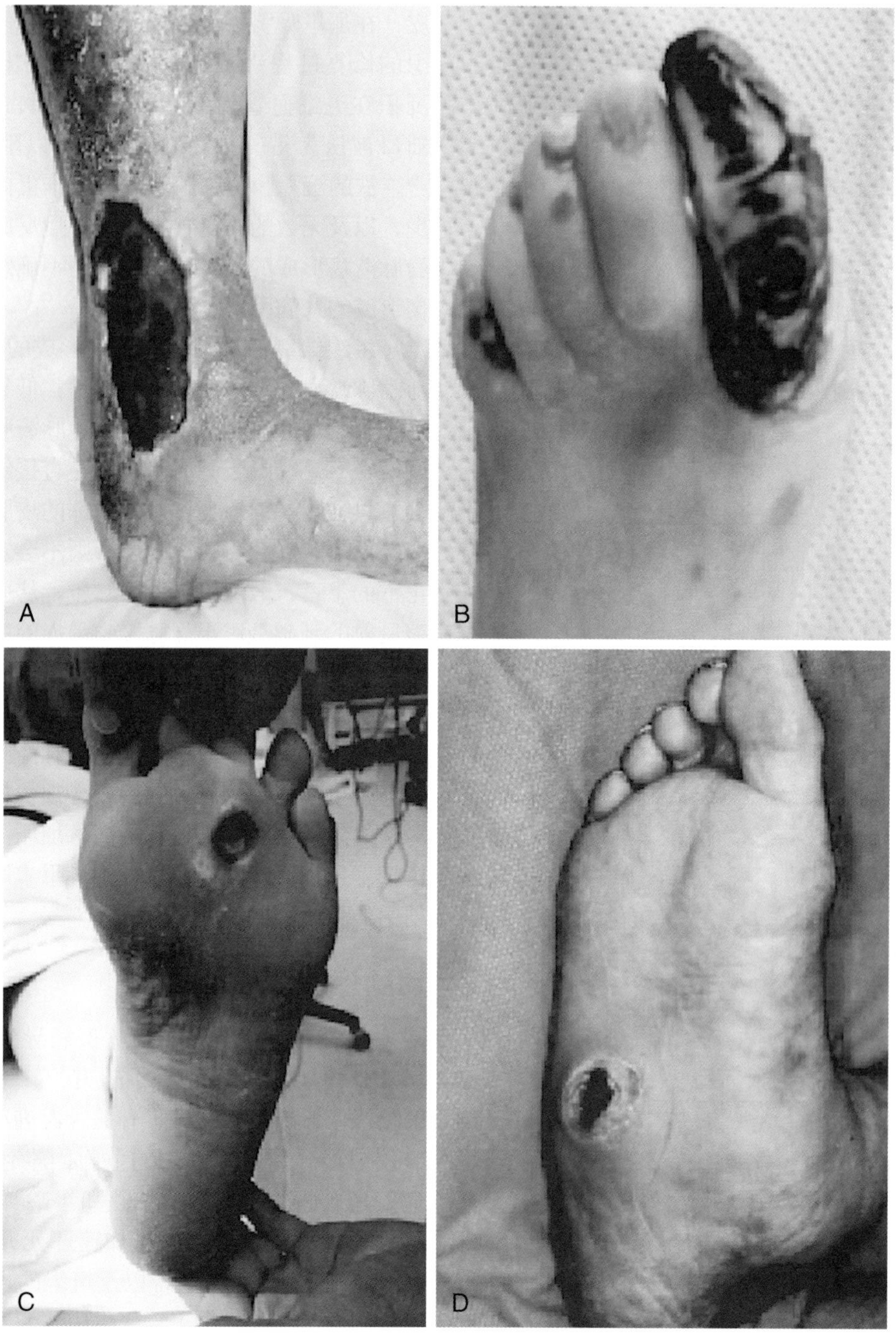

图60-2 各种足部溃疡。A，静脉淤血性；**B**，缺血性；**C**，神经营养性；**D**，Charcot足

存，到2050年，预计截肢的人数将成倍增加[25]。糖尿病足部溃疡和其后遗症、截肢手术是造成劳动力丧失、发病率、死亡率增加和治疗费用增加的主要原因[23]。下肢溃疡和感染也是导致糖尿病患者住院的主要原因[25]。治疗糖尿病患者足部软组织损伤对内外科来讲仍是一个挑战，治疗延长了丧失劳动能力的患者的生命，也显著增加了医疗费用。在接受过截肢手术的患者中，几乎有一半人的对侧肢体出现了有截肢风险的缺血情况，并且5年内，很多人的对侧肢体最终都会被截肢。在2000年，疾病控制和预防中心估计：1 200万美国人被诊断为糖尿病，据估计，每年治疗糖尿病的直接的或者间接的费用约为1 740亿美元，其中有1/5是用于糖尿病足的治疗。无论从经济学角度或是医学角度来看，预防溃疡和（或）截肢手术是至关重要的[2]。

糖尿病足的发展可以归结为几个主要危险因素，包括神经病变、缺血、感染和免疫修复。4个足部相关的危险因子在足部溃疡的发生中已被认可：生物学改变、关节活动限制、骨骼畸形，以及严重的趾甲病理学改变[22]。

神经病变

神经病变是足部溃疡最常见的潜在病因，通常包括躯体神经和自主神经病变。尽管有很多原因可以造成周围神经病变，但糖尿病是最常见的（框60-1）。糖尿病史超过20年以上的患者中，有42%的患者存在神经病变[27]，它通常是末梢神经对称的感觉运动多发神经病变。周围神经病变被认为是代谢异常所致，其中一种观点是山梨糖醇通过多聚醇代谢途径的缺乏[28-29]。

通常足部受力过度的跖面容易发生神经性溃疡。在步态周期中由于支撑中期位置和足跟离地的需要，这个部位最常出现跖骨头和前脚掌的突出隆起（图60-2C）。如果不对患者进行健康教育、不采取预防措施的话，丧失保护感觉的足部就会迅速形成溃疡。糖尿病患者更容易发展成为神经性骨关节病，称为*Charcot*足[30]。这种情况被认为是由于自主神经功能障碍造成足部骨骼血液灌注异常所致，可导致骨骼碎裂和塌陷（图60-2D）。由此产生的“摇椅底足”容易造成组织分解和溃疡[23,30]。

一些研究者指出[23,30-31]，神经病变的足静态和动态的压力都有所升高[32]。至今为止，单纯的足底高压并不会造成下肢溃疡，类风湿患者的足底压力升高而无感觉缺失，也没有证据表明类风湿患者容易有足部溃疡形成[33]。

A型感觉纤维负责轻触觉、振动觉、压力觉、本体感觉和足部肌肉运动神经纤维的分布。C型感觉纤维负责感觉疼痛刺激、伤害性刺激和温度。当这些纤维受损时，自我保护的感觉功能丧失。这种在末梢出现的、对称的感觉缺失描述为“长筒袜”样分布，并且证明是导致患者形成溃疡和感染的主要因素[34]。患者不能探测到负荷的增加、重复的创伤或由于剪切力造成的疼痛，因此不能识别骨和软骨的骨折、溃疡和足部的畸形等损伤。无神经病变的患者可以通过疼痛来反映高压区域重复应激或骨的突出，这些同样不能被识别。感觉功能障碍可导致足部剪切力增加，以及造成足部反复的创伤[35-36]。在步态的各个阶段，患者都会缺乏感觉的保护意识，由于痛阈的丧失，高负荷不能被识别。这会导致受力时间的延长以及所受力度的增加[31,35]。这些问题会使得足部出现异常的压力点，所受的剪切力和摩擦力也会增加。感觉迟钝的足不能识别这些压力，因而步态会保持不变，这些压力最终造成组织破损和溃疡形成。

运动神经病变与脱髓鞘作用和运动终板损伤有关，可引起传导缺陷。由于末梢的运动神经更易受侵犯，可引起小的足部内在肌肉萎缩。足蚓状肌和骨间肌的失用可导致步态站立中期足弓塌陷以及跖趾关节的失稳。外部肌肉强大的压力可以导致趾骨头凹陷、指挛缩、扳机趾、踝关节的马蹄足畸形或足内翻[37]。

自主神经受累可造成表皮层正常排汗中断，皮下以及真皮层的动静脉的分流。汗量减少会导致表皮层的不适，增加破裂和龟裂的危险。动静脉分流减少了组织区域营养素和氧的运输，使得皮肤和皮下组织更容易破坏[38]。

肌肉骨骼畸形

在足部范围内小肌肉的萎缩可引起*足内肌功能丧失*，称为“足内肌阴性征”（图60-1B）[39]。早期主要受累脚趾的短屈肌、蚓状肌和趾间肌。这些肌群的作用是通过稳定邻近的趾骨来对抗跖骨头，从而防止步态周期中跖趾关节（MTPJ）的背屈。随着神经病变的发展，这些肌肉进一步萎缩，出现功能丧失。这使得跖趾关节变得不稳定，造成长屈肌（趾长屈肌和拇长屈肌）和伸肌（趾长伸肌和拇长伸肌）不受抑制地在足趾活动。在趾骨关节发生的背部挛缩伴杵状综合征，也被认为是"*足内肌阴性征*"。

畸形主要表现为跖骨的屈曲，使得趾骨头更突出，从而增加它们在下方产生的足底压力（图60-1B）。在步态周期中也表现为足趾对承载负荷的降低，这也会导致趾骨头压力的增高。从正常的足部解剖来看，趾骨关节的足底存在着跖骨脂肪垫，这一结构有助于缓冲地面施加给趾骨头的压力。对于*杵状畸形*来说，该脂肪垫向远处移行，因而丧失正常的缓冲功能，导致足底压力增高，因而外界的剪切力更易使得皮肤破裂和溃疡形成[1]。

外在的脚部肌肉的压力过大也可以导致踝关节的马蹄足畸形、足内翻，也可发展成为*高弓足畸形*，使得足部关节活动范围减小，无法适应地形以及对震动的耐受力降低。从实质上来说，这就像一个活动的结合体被改造成为了坚固的杠杆。由于压力是体重除以表面积，因此，僵直畸形引起的趾骨头下面积减少会导致足底压力增加。当神经病变的足部疾病与先天性足畸形有关时，如长或短的跖骨、足底弯曲的跖骨、趾骨先天性的抛物线样畸形或者Charcot足（图60-2D）[30]，由于足底压力增加和压力异常，足部皮肤更易发生破损。

体重的增加以及足部表面与地面接触面积的减少都会增加足底压力。长期的持续的足底低压效果等同于一个短期的足底高压力，同样可以引起溃疡，这就是典型性的穿小鞋效应。在某一给定区域，如果压力的强度足够大，那么角质肥大或是皮肤缺损的情况都会出现（图60-1C）。具有神经病变的患者应该提高警惕，因为神经病变加上压力的增加会大大增加溃疡形成的可能性。

动脉疾病

下肢动脉疾病是影响糖尿病足的一个主要因素[26]。据统计，糖尿病患者周围动脉疾病的发病率是其他人群的2～4倍（第14章）[23,40]。糖尿病患者中，动脉粥样硬化的发病人群要比其他人群更年轻，其标志是足部血管较少的胫腓血管被累及。此外，除了糖尿病发病率的增加，动脉粥样硬化的发病率也在增加，从而导致截肢的概率也相应增加[41-43]。糖尿病患者的病变区域主要集中在胫下。足部血管的相对缺乏常促使足部旁路的形成。影响足部和障碍血运重建的闭塞性损伤在糖尿病患者中不常见[23]。

纯粹的缺血性糖尿病足部溃疡并不多见。仅有10%～15%的溃疡患者有糖尿病。更通常的是，因缺血和神经病变共同起源的溃疡中，约有33%为足部溃疡[23]。缺血性溃疡的发生通常需要某种诱发因素，如机械压力。溃疡通常发生在足背部，在第1和第5跖骨头上。当足跟在一个支点或某一固定位置以及卧床时受到持续的压力时，就容易发生溃疡。一旦溃疡形成，溃疡愈合所需要的血供要远远大于维持正常皮肤形态所需要的血供，除非血供有所改善，否则就会发展成为慢性溃疡。

感染

糖尿病患者相对于非糖尿病患者更容易发生各种感染[44]。神经病变、周围动脉疾病以及免疫损伤等因素会增加糖尿病足的发病率。一些糖尿病患者的感染概率增加与免疫反应缺失有关。糖尿病患者存在多形核白细胞功能的降低，主要表现为白细胞的迁移能力、吞噬作用以及胞内活动降低。有证据表明[45-46]，有些细胞免疫反应的缺失以及补体功能的异常似乎可以通过控制高血糖来改善[47]。

未明确诊断的清洁的神经病变足部溃疡通常会转变为急性化脓性和（或）蜂窝织炎[48]。糖尿病足感染可分为无生命危险和有生命危险或截肢威胁2类。无截肢危险的糖尿病足部感染，通常是直径小于2 cm的蜂窝织炎且无明显的全身中毒症状。这些感染平均有2.1个病原菌（表60-2）[48]。42%的感染是由单一的需氧革兰氏阳性菌引起，其中最常见的为*金黄色葡萄球菌*、*凝固酶阴性葡萄球菌*以及*肠球菌*。感染较轻的患者可以通过门诊局部护理、休息、抬高患肢以及口服抗生素来治疗。糖尿病患者的足部感染会更严重，甚至有截肢或者生命危险。这类患者常常存在深部溃疡、引流不畅的脓肿、坏疽或坏死性筋膜炎。耐甲氧西林*金黄色葡萄球菌*（*MRSA*）的感染成为日益常见的隔离因素[44]。该类感染通常直径大于2 cm，且伴有四肢淋巴管炎和水肿。这些严重感染的患者通常伴有发热、白细胞增多和高血糖症。

与非糖尿病患者相比，糖尿病患者复杂的足部感染原通常是多种有复杂生物膜环境的复杂生物体[49]。研究报道，平均每一标本有5～8种病原菌[50-53]，包括革兰氏阴性菌、革兰氏阳性菌、需氧菌和厌氧菌。其中最常见的是*金黄色葡萄球菌*、*凝固酶阴性葡萄球菌*、*B组链球菌*、*变形菌*、*大肠埃希菌*、*假单胞菌*和*拟杆菌*。最近，MRSA在糖尿病足部溃疡中越来越常见，这与之前抗生素治疗以及溃疡伤口延迟愈合有关[44,54-55]。*厌氧梭状芽孢杆菌*的感染也很常

表60-2 糖尿病足感染细菌单独出现的频率

病原菌	LOUIE（20）	SAPICO（32）	GIBBONS（100）	WHEAT（54）	CALHOUN（850）	SCHER（65）	GRAYSON（96）	LEICHTER（55）
金黄色葡萄糖球菌	35	25	54	37	45.9	35.4	56	27.3
凝固酶阴性葡萄球菌	30	9.3	32	32	22.6	27.7	12.5	40
肠球菌	45	40.6	32	27	28.7	N/A	29	29
奇异变形杆菌	55	28.1	22	17	26.1	55.8	7.3	12.4
绿脓杆菌	20	15.6	14	7	15.9	23.1	7.3	9.1
拟杆菌属	85	67	67	33	15.6	84.6	31	9.1

Modified from Modified from Caballero E，Frykberg R：Diabetic foot infections.J Foot Ankle Surg 37：248，1998.

见。感染该类细菌的患者需要立即住院治疗，并静脉应用广谱抗生素以及进行彻底的清创处理。表皮伤口细菌培养的结果通常是不可靠的，因为它们可能是与感染无关的定植菌。深部伤口或者骨培养是准确评估糖尿病足部感染细菌情况和骨髓炎情况的最佳方法。

下肢溃疡患者的评估

下肢溃疡患者潜在病因的精确诊断是成功治疗的关键。大多数腿部溃疡的病因可以通过仔细的病史询问及体格检查得到准确查明[32]。有时有必要进行特征性的和实验室检查协助诊断，但是更多的情况是指导治疗策略[56]。

病史

溃疡患者由于静脉瓣膜功能不全通常会主诉疼痛及腿部肿胀（第55章）。他们可能会诉说既往曾有复发性蜂窝织炎史，或者深静脉血栓形成（DVT）史，或浅表静脉手术史。症状往往在一天结束时明显，当腿下垂时加重，抬高时减轻。

动脉性供血不足患者通常有潜在心脏或者脑血管疾病史，表现为下肢跛行、阳痿或平卧时足部末端疼痛（静息痛，第18章）。其症状产生的原因是由于灌注不足导致下肢代谢异常，组织缺氧以乳酸产生增加导致疼痛。患者会主诉活动时臀部或小腿疼痛，休息可缓解（*间歇性跛行*）；或前足疼痛，抬高时加重，下垂时减轻（*静息痛*）。下肢溃疡的表现很容易识别，但它是周围血管供血不足的晚期征象。动脉粥样硬化性疾病导致下肢溃疡的患者，有很多危险因素，包括老龄、男性、吸烟、糖尿病、高血压、高脂血症，以及肥胖[20,23]。患有腿部溃疡和多种动脉粥样硬化的危险因素的患者，往往伴有其他动脉床的粥样硬化[57]。

高达1/3的糖尿病患者有显著的动脉粥样硬化性疾病，但无特异性症状。常见的主诉是神经性病变，其中包括下肢麻木、感觉异常、下肢烧灼样疼痛。患者既往常伴发足部溃疡或者慢性皮肤感染。

体格检查

一个完整的体格检查须让患者取仰卧位。记录患者的生命体征以及关注异常体征，包括体温、呼吸频率、心率、双上肢血压。如果发热可能提示存在溃疡感染，心动过速以及呼吸急促也可支持足部感染的诊断。

一个经典的视、听、触检查包括四肢皮肤检查、所有周围动脉触诊、踝肱指数（ABI）测定、下肢皮温评估、血管杂音听诊，以及完整的神经系统检查[32]。

视诊须结合准确的病史来判断慢性血管病变的存在（图60-3A）。皮肤颜色由真皮乳头层下的血液决定，并随着肢体位置、皮温、血液氧合度[还原血红蛋白（HB）→蓝色]变化。同样，在慢性动脉供血不足中，最大限度扩张动脉可作为慢性缺血的代偿性反应，加剧皮肤颜色的变化。在急性动脉闭塞中，静脉流空，无论肢体处于何位置，肢体外观会呈垩白色。亚急性或慢性闭塞使小静脉有混合血流，有部分血流但灌注不充分，在寒冷时表现为红色，而在高温时表现为蓝色。

当肢体处于心脏水平位置时，混合血液颜色由动脉血液组成。抬高上肢并超过中心静脉压（很少> 25 cm）能使混合静脉血流流出，可精确评估动脉血流情况。正常肢体应为粉红色，动脉供血不足时可变苍白色。相反地，肢体下垂可使颜色明显发红或发绀。血液回流到下垂肢体时间可作为缺血严重程度的指标（通常< 20 s）。伴随着对皮肤的营养供给减少、皮肤变薄，以及皮肤附属器功能失调，如干燥、变亮和脱毛。指甲变脆，呈山脊状。除非存在双侧病变，可以对比双侧肢体颜色和营养变化，作为评估病情严重程度的指标，但这需要检查者的临床经验才可做出精确诊断。

皮温是衡量真皮血管血流速度的可靠指标，尽管起初血流是由小动脉的收缩或舒张，以维持恒定的核心温度。然而，皮温作为血流灌注的有效指标，可以通过手背触诊皮肤，并对比双侧肢体相同位置来进行评估。缺血的肢体是凉的，因此皮温的界定可以用来粗略地评估血管闭塞的水平。此外，当双侧肢体均受影响时，皮温差异则会产生混淆。

肢体静脉瓣膜功能不全的患者通常会有慢性水肿的证据。静脉高压导致血清和红细胞渗入皮下组织。血红蛋白从红细胞裂解出，产生含铁血黄素，导致色素沉着，尤其是在双踝内侧区域。静脉瓣膜功能不全的患者通常会发展成淤滞性皮炎。湿疹样皮疹可从内踝延及腿周。复发性蜂窝织炎可以导致膝盖下 1/3 的皮下组织收缩，连同慢性水肿，可使腿部呈“瓶状腿”外观。

溃疡的评估

下肢溃疡评估的关键是确定病因，并制定合适的治疗策略。溃疡的特征，如部位、大小、深度和外观在初次评估时应记录，并在后续的随访中须再次记录并评估治疗方案[58]。足部溃疡应用棉头探针轻轻探查是否存在窦道，须了解溃疡边缘来评价组织破坏程度，并探查溃疡是否累及到肌腱、骨或关节。骨探针阳性发现（图 60-3B）对预测骨髓炎有较高预测价值，并且极为敏感、成本低廉[59]。

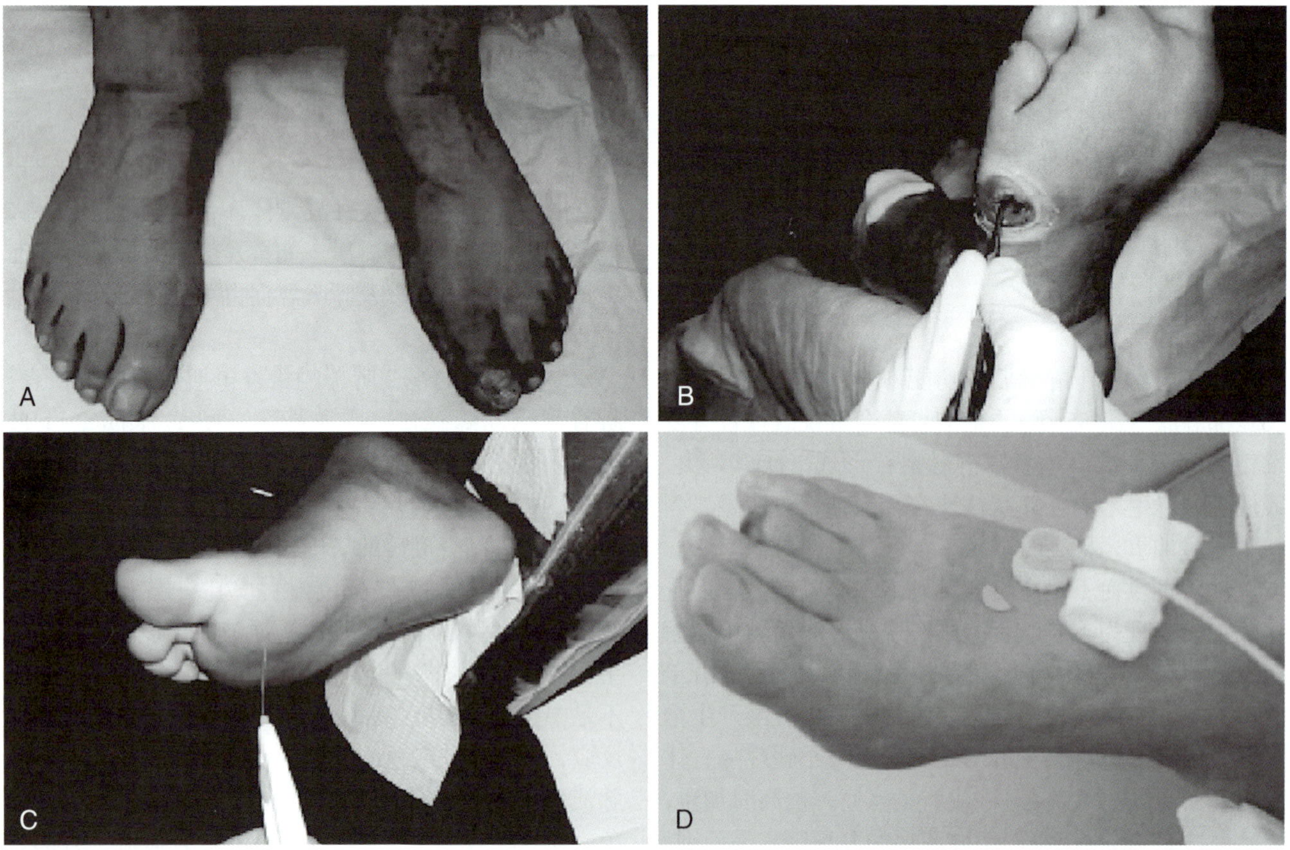

图 60-3　足部检查。A，视诊。B，探查伤口。C，应用 Semmes-Weinstein 单丝纤维。D，经皮血氧测定

下肢溃疡根据它的起源部位，会产生特征性外观。缺血性溃疡常发生在脚趾尖（图 60-2B）和脚趾之间。病损通常表现为破溃、疼痛，但极少出血。缺血性溃疡的特点是无出血、疼痛，易于诱发外伤以及相关足部畸形。病损也常发生在足背，超过第 1 和第 5 跖骨头。缺血性溃疡不常见于跖面，因为此处受压通常持续较短，且血液灌注较好。足跟部处于依附位置或长期制动及卧床休息时，由于持久的压力也会发展为足跟部溃疡。患者从症状相对较轻微的动脉供血不足发展为有截肢风险的溃疡，该现象并不少见。由于一旦溃疡存在，伤口愈合所需的血供远远大于维持正常皮肤的血供。除非血供改善，否则将形成慢性溃疡。

由于穿支或者深静脉功能不全或静脉血栓形成使灌注压力梯度降低，导致静脉压力升高。因为静脉压力的升高以及静脉淤血，能阻碍分解产物的清除，结果是使组织灌注不足。然而，静脉性溃疡很少发生在足部，通常位于“绑腿”部位，即内踝周围腿部，此处静脉压力最高。这些腿部肿胀伴有特征性皮肤外观改变（图 60-2A）。静脉性溃疡最常发生在内踝，周围有硬结包绕，伴褐色的色素沉着（结实的硬结），及皮肤剥脱。溃疡部位通常异常脆弱，可伴大量浆液渗出。

下肢静脉功能不全的外观是独特的，和动脉功能不全容易区别。重要的是区分血管功能不全导致的发红以及蜂窝织炎伴随感染过程。蜂窝织炎的颜色改变在肢体抬高后依然存在。伴孤立的静脉功能不全，肢体通常温暖，并与前文描述的一样，有不同程度的肿胀的皮肤特征性改变。急性或慢性动脉供血不足可合并慢性静脉功能不全（CVI）的病情变化，干扰静脉溃疡的愈合。在这些情况下，若加压治疗静脉溃疡无效时，可能须进行下肢血运重建。此外，存在下肢明显肿胀或皮肤改变时，须另外选取手术路径到达动脉远端目标，此时动脉重建将复杂化。

神经性溃疡通常发生在足跟或足底跖骨头受力点上（足穿透性溃疡，图 60-2C），但也可继发于外伤，发生在不典型部位。溃疡通常是无痛的，糖尿病患者由于感觉神经病变，不能感受疼痛，使病变进展，进而累及足底深部空间，才被患者轻微感知。

除了溃疡，患者可能还会出现不同程度的组织破坏，或足趾、前足、后足坏疽。干性坏疽的进展是相对稳定的过程，可行完整的血管评估，然而，在任何情况发展为湿性坏疽感染时则须进行外科清创术。

血管检查

下肢溃疡的患者应进行仔细的体格检查，明确溃疡的根本原因（第 11 章）。手提式多普勒超声应用于体表不易触诊的血管检查。并可使用无创血管检查以及其他必要诊断方法来辅助诊断（第 12 章）。ABI（踝肱指数）是评价足部灌注情况的重要指标，若 ABI < 0.6 患者通常会出现跛行，ABI < 0.3 会出现静息痛，在有组织损伤的患者中 ABI 通常 < 0.5[60]。伴有糖尿病和肾衰竭患者由于血管钙化，ABI 会假性升高，对缺血评估不可靠。

如果体格检查时显示静脉瓣膜功能不全，应进行 Trendelenburg 试验来评估深静脉系统和穿支的瓣膜功能。患者取仰卧位，双腿抬高，浅表静脉压力解除后，将止血带绑在大腿根部，并嘱患者站立，如果止血带以下的曲张静脉在 60 s 内不充盈，则提示深静脉瓣膜和穿支未受压，而很有可能是近端大隐静脉功能不全。

神经系统检查

下肢神经系统检查是必要的，应包括运动强度、深腱反射、振动觉、本体感觉、保护性感觉[61]。慢性缺血可引起不同程度的感觉丧失，通常是在受累动脉分布范围。患者诊断为糖尿病后 20 年，将有 42% 的患者发生神经病变[27]。神经病变伴有运动、感觉和自主神经功能障碍，从而直接影响行走步态（足的动态功能）。应观察患者的步态，是否存在不对称或不稳定。

运动神经病变与脱髓鞘和运动终板破坏有关，这会引起传导功能障碍。足部小的内在肌萎缩继发于末端运动神经损伤。足部蚓状肌和骨间肌的废用使站立时步态足弓塌陷且跖趾关节不稳定[1]。外在肌的压倒性作用可导致跖骨头凹陷、脚趾挛缩以及脚趾翘起。这些改变导致了异常的压力点，以及增加剪切作用和溃疡形成。

糖尿病神经病变的感觉障碍呈典型套袜样分布。和振动减少及双点辨别能力的下降有相关性，周围神经病变引起的保护性感觉丧失是糖尿病人群发生溃疡最常见的原因。使用单纤维丝流量计（Semmes-Weinstein）是一种客观评估糖尿病神经病变的方法（图 60-30）。

患者如果有正常的足部感觉，通常能够感受到 4.17 的单丝纤维（相当于 1 g 的线压）。如何患者不能感受到绷紧的5.07的单丝，则表明可能已失去保护性感觉[62-63]。几个横断面研究表明足部溃疡和升高的足部压力感知阈值有很大的相关性。在有对照人群的研究中，他们（患足部溃疡的未调整风险为7倍的97%的男性）对5.07单丝纤维的检测不敏感。因此早期糖尿病神经病变的筛查至关重要，能够通过早期干预和管理减少溃疡的危险率和下肢截肢的风险。尽管神经传导速度（也叫神经传导研究）测试是金标准，但它的昂贵的费用和可用性的有限性使得其成为糖尿病神经病变大规模筛查工具受到阻碍。Semmes-Weinstein单丝纤维是一种使用方便、便宜、替代NCS无痛性的评估手段，能够用于所有患者的糖尿病神经病变的筛查中。一个阳性的Semmes-Weinstein单丝纤维结果是对于糖尿病患者未来发生溃疡和下肢截肢的重要预测指标。如果糖尿病患者是阳性单丝纤维结果，那么未来发生溃疡率会增加10%～20%，比单丝纤维测试感觉正常的患者风险增大2.5至5倍。另外，和有阴性结果的糖尿病患者相比，下肢截肢的风险增加5%～15%，高1.5到15倍。Semmes-Weinstein单丝纤维结果对于那些通过随诊可能发生相关并发症的人群是一个重要的工具，从而促进了对于糖尿病神经病变的早期检测和处理。最后通过Semmes-Weinstein筛查能够帮助糖尿病患者改善临床预后。

存在神经病变时，需要注意足部的生物力学。足专科医生或足部外科医生对于这些患者的评价不能引起足够的重视[2]。使用计算机化的步态分析系统来评估异常高压区使得矫形器的使用更加广泛，矫形器可以用来防止皮肤破裂。例如，F扫描系统使用由960个传感细胞组成（每5 mm^2一个）的超薄的Tekscan（Tekscan Inc.，South Boston，Mass.）传感器。传感器被放在地板垫上用来测量赤脚或穿袜子时脚底的动态压力。对于那些压力大于或等于6 kg/cm^2的患者，传感器就会指示出来。异常的机械力可以导致溃疡，应以卸下测量装置或以其他形式被处理，这样可以促进伤口愈合。

对于有卒中病史的患者，应当详细记录患者全面的神经检查资料。绝大多数的保肢指征与康复潜力有关。余下的体检部分应当着眼于对并发症的检查，这可能会对将来的策略决定产生影响。

检验与成像技术

双功能超声等非诊断成像技术现已广泛使用（第12章），其他一些用于评价腿部溃疡情况的无创影像学检查包括X线、MRI、MRA等（第13章）[66]。影像学检查可以用于诊断骨髓炎及确定骨髓畸形的存在。患者主诉疼痛时，X线平片主要用于排除骨损坏，以及评估足部溃疡伤口下方的骨髓炎和血管壁钙化的程度（通常与标准静脉对比血管造影配合使用）。足部平片造影相对便宜，可以显示软组织水肿、骨皮质破裂以及骨膜抬高。MRI可以显示详细的病理解剖学特征，并且对深部间隙感染和糖尿病足骨髓炎的检测高度敏感。

对于由周围血管病导致的足部溃疡患者的评估包括详细的病史情况以及无创血管实验室辅助检查来确诊、定位和确定病变程度[60]。尽管有很多无创及有创检查可以用来评估周围血管，但显而易见的是，并非每一位患者都需要一整套检查来评估血管情况。通常，只有当某些检查能够提供可能的信息来改变治疗过程时，这些检查才有必要进行。不同的临床综合征需要不同程度的周围血管测试方法。评估和重建或分流血流受限的动脉对于促进溃疡的愈合是至关重要的。

溃疡的治疗

一般情况

积极的机械清创术、全身抗生素治疗以及减少负重是伤口有效护理的基础[67]。在手术室或床旁进行紧急清创术时，应该尽可能清除所有坏死组织、尽量优化伤口周围环境[68]。所有的死骨，加上小段未受累的骨、软组织和血供受阻的组织都应予以切除，并明确感染侵犯程度[68]。刮除任何暴露组织以及保留一些软骨对防止缺血骨组织成为感染灶至关重要。泡脚、漩浴疗法或酶清创术虽然有所帮助，但是疗效差，并且会导致深部皮肤浸软以及伤口破裂。没有前瞻性随机研究表明，应用敷料要比标准盐水无菌干湿纱布对肉芽床的建立更有优势。在清理肉芽伤口时使用潮湿的敷料，有利于改善伤口环境[21,69]。理想的敷料不仅可以避免伤口进一步遭受细菌污染，还能保持湿度平衡、酸碱平衡、吸收含纤维素的渗出液，以及减轻局部疼痛。不同特征的伤口需要不同的敷料[70]。然而，对大多数伤口来说，生理盐水作为湿敷料已经足够。这些廉价的敷料可以高度吸收渗出液并保持伤口环境湿润。

当存在感染和蜂窝织炎时，口服抗生素治疗应当建立在有可疑病菌和临床表现的基础上。严重感染时，应使用广谱抗生素静脉治疗[71]，其中特别要注意生物膜的作用[49]。在细菌感染控制后，小的溃疡可予以切除并立即缝合。然而，大的开放性伤口的治疗要分阶段进行，需要经常清创以及为肉芽组织创造基底。清洁的伤口可以使用健康的组织缝合，如用局部或游离皮瓣以及软组织修复。这些伤口通过精准的外科手术修复后可以帮助减少承重面上的非弹性瘢痕组织的产生。任何残留的外部或内部的压力可以在术后通过矫形器来减轻。

通过手术矫正生物力学缺陷、塑形、重建软组织，以及用适当的措施来减轻足部压力对于患者恢复行走能力都是必不可少的。对于肉眼可见的伤口感染以及弥漫性蜂窝织炎，有必要在初期使用含银药物如磺胺嘧啶银来减少细菌的定植。口服抗生素治疗应当建立在有可疑病菌和临床表现的基础上。当严重感染时，应该静脉注射抗生素。使用生物活性药物 [如重组血小板源生长因子（PDGF），Regranex] 或皮肤替代品（如 Apligraf，Dermagraft）疗效较好并已证明在特殊环境下有用[72-74]。足部溃疡的临床实践规则见图 60-4[75]。

通过广泛接触的石膏夹或可移动的助步器等减压策略可以显著减少愈合时间[76-77]。正如前文描述的关于手指挛缩一样，脚上的压力可以来自内部的力量或来自外部的自然界的力量。这些外在的力可能由不合脚的鞋子、创伤性损伤或异物所致。对于神经性溃疡来说，鞋子太紧或者太浅是常见的原因，也是更需要预防的。各种鞋的形状，如鞋底减震设计和不同类型的鞋垫可减少足部跖肌压力，这样就减小了溃疡形成的风险[78-80]。

静脉溃疡

抬腿是一个简单的动作，但可以暂时地、有效地消除静脉高压。应该鼓励患者在白天以及晚上躺在床上时每天抬起患肢高于心脏水平 2 ～ 3 h。加压治疗对于减轻水肿以及加速溃疡愈合同样有效。但是在将加压治疗应用于肢体时，应排除明显的动脉闭塞性疾病的患者。另外，加压治疗逐渐禁用于 ABI < 0.7 或伴有其他腿部缺血体征和症状的患者。目前，加压装置有许多种类，包括弹力和非弹力绷带、梯度加压弹力袜（GCS）和压力泵。应该根据个体情况来决定选择最有效的压力传递方法。加压装置应该在晨起时应用，并在睡前移除。

淤滞性皮炎的治疗，应尽量避免搔抓引起的皮肤进一步的损伤。皮肤瘙痒可以通过局部应用抗生素或口服抗组胺药或两者同时使用来控制。静脉溃疡患者局部伤口的治疗目的是使淤滞最小化，减少溃疡面细菌的污染，以及为促进伤口愈合提供健康湿润的环境。对于重度污染并伴周围蜂窝织炎的静脉溃疡患者，除了局部伤口控制外，还要全身应用抗生素。慢性溃疡患者细菌培养的主要微生物是革兰氏阳性菌如*金黄色葡萄球菌*和*化脓性链球菌*。最常见的革兰氏阴性菌是*铜绿假单胞菌*，主要见于糖尿病患者。不同的湿敷疗法可以和加压治疗联合应用以达到止痛、清除坏死组织，以及促进肉芽组织形成的作用。

外科治疗静脉功能不全的目的是纠正潜在的病理学改变。如果诊断研究可以充分地描述并定位表面功能不全或穿孔的系统瓣膜，那么外科治疗可以使溃疡达到 90% 的愈合程度，并改善长期预后[81]。与单纯采用加压治疗相比，浅静脉手术后同时使用弹力袜可以大大降低溃疡的复发率[82-83]。如果深静脉系统存在反流，浅表静脉剥脱术和结扎术的作用就会显得微乎其微，溃疡的复发率也会升高。对于认识到长期加压治疗和辅助抗血小板、抗凝治疗重要性的年轻患者来说，可以推荐其行静脉瓣膜重建术[84-85]。

缺血性溃疡

缺血性溃疡的治疗应该遵从一些基本的指导原则。及时评估血流受限的动脉疾病并行重建或旁路术是非常重要的[86]。一般来说，一旦出现动脉血流受限，那么最佳治疗策略就是尽早进行血运重建。这样，可以促进溃疡伤口一期愈合或有利于加快二期的重建手术。如果由于医疗或者技术因素不能及时进行血运重建，那么就很有可能导致截足或者截肢的结果。血运重建禁用于尽管采取了例如皮肤移植和游离皮瓣术等辅助整形外科手术后仍然不能恢复足部功能的非截肢患者和伴有脓毒症的蜂窝织炎患者，以及足部过度坏疽的患者。

下肢缺血患者的非手术治疗包括一般的伤口护理措施。然而，按规定来说，严重的下肢缺血通常需要介入治疗。是否采用患肢血运重建的方法取决于几个因素，其中最重要的几个因素是：手术指征、手术风险、动脉造影结果，以及是否有可用的移植材料。将在第 21 章详细阐述这些重点问题。

糖尿病溃疡

在治疗糖尿病性溃疡的过程中，不能过分强调各

Blackwell Science, p 137.
21. Singer AJ, Clark RA: Cutaneous wound healing, *N Engl J Med* 341:738–746, 1999.
22. American Diabetes Association: Preventive foot care in people with diabetes [position statement], *Diabetes Care* 26(Suppl 1):78, 2003.
23. Knox RC, Dutch W, Blume P, et al: Diabetic foot disease, *Int J Angiol* 9:1–6, 2000.
24. Reiber GE, Lipsky BA, Gibbons GW: The burden of diabetic foot ulcers, *Am J Surg* 176(2A Suppl):5S–10S, 1998.
25. Boulton AJ: The diabetic foot: a global view, *Diabetes Metab Res Rev* 16(Suppl 1):S2–S5, 2000.
26. Weiss JS, Sumpio BE: Review of prevalence and outcome of vascular disease in patients with diabetes mellitus, *Eur J Vasc Endovasc Surg* 31:143–150, 2006.
27. O'Brien IA, Corrall RJ: Epidemiology of diabetes and its complications, *N Engl J Med* 318:1619–1620, 1988.
28. Kamal K, Powell RJ, Sumpio BE: The pathobiology of diabetes mellitus: implications for surgeons, *J Am Coll Surg* 183:271–289, 1996.
29. Laing P: The development and complications of diabetic foot ulcers, *Am J Surg* 176(2A Suppl):11S–9S, 1998.
30. Lee L, Blume PA, Sumpio B: Charcot joint disease in diabetes mellitus, *Ann Vasc Surg* 17(5):571–580, 2003.
31. Veves A, Fernando D, Walewski P, et al: A study of plantar pressures in a diabetic clinic population, *Foot* 2:89, 1991.
32. Boulton AJ, Armstrong DG, Albert SF, et al: Comprehensive foot examination and risk assessment: a report of the task force of the foot care interest group of the American Diabetes Association, with endorsement by the American Association of Clinical Endocrinologists, *Diabetes Care* 31:1679–1685, 2008.
33. Masson E, Hay E, Stockley I, et al: Abnormal foot pressures alone may not cause ulceration, *Diabet Med* 6:426–428, 1989.
34. Levin ME: Diabetes and peripheral neuropathy, *Diabetes Care* 21:1, 1998.
35. Boulton AJ, Hardisty CA, Betts RP, et al: Dynamic foot pressure and other studies as diagnostic and management aids in diabetic neuropathy, *Diabetes Care* 6:26–33, 1983.
36. Fernando DJ, Masson EA, Veves A, et al: Relationship of limited joint mobility to abnormal foot pressures and diabetic foot ulceration, *Diabetes Care* 14:8–11, 1991.
37. Morag E, Pammer S, Boulton A, et al: Structural and functional aspects of the diabetic foot, *Clin Biomech (Bristol, Avon)* 12:S9–S10, 1997.
38. Saltzman C, Pedowitz W: Diabetic foot infection, *AAOS Instructional Course Lectures* 48: 317–323, 1999.
39. Habershaw G, Chzran J: *Management of diabetic foot problems. Biomechanical considerations of the diabetic foot*, Philadelphia, 1995, WB Saunders, pp 53–65.
40. Bullock G, Stavosky J: Surgical wound management of the diabetic foot, *Surg Technol Int* 6:301–310, 1997.
41. Bild DE, Selby JV, Sinnock P, et al: Lower-extremity amputation in people with diabetes. Epidemiology and prevention, *Diabetes Care* 12:24–31, 1989.
42. Kannel WB, McGee DL: Diabetes and cardiovascular disease. The Framingham study, *JAMA* 241:2035–2038, 1979.
43. Melton LJ 3rd, Macken KM, Palumbo PJ, et al: Incidence and prevalence of clinical peripheral vascular disease in a population-based cohort of diabetic patients, *Diabetes Care* 3:650–654, 1980.
44. Dang CN, Prasad YD, Boulton AJ, et al: Methicillin-resistant *Staphylococcus aureus* in the diabetic foot clinic: a worsening problem, *Diabet Med* 20:159–161, 2003.
45. Hostetter MK: Handicaps to host defense. Effects of hyperglycemia on C3 and *Candida albicans*, *Diabetes* 39(3):271–275, 1990.
46. Hostetter MK, Krueger RA, Schmeling DJ: The biochemistry of opsonization: central role of the reactive thiol ester of the third component of complement, *J Infect Dis* 150:653–661, 1984.
47. MacRury SM, Gemmell CG, Paterson KR, et al: Changes in phagocytic function with glycaemic control in diabetic patients, *J Clin Pathol* 42:1143–1147, 1989.
48. Caballero E, Frykberg RG: Diabetic foot infections, *J Foot Ankle Surg* 37:248–255, 1998.
49. Davis SC, Martinez L, Kirsner R: The diabetic foot: the importance of biofilms and wound bed preparation, *Curr Diab Rep* 6:439–445, 2006.
50. Louie TJ, Bartlett JG, Tally FP, et al: Aerobic and anaerobic bacteria in diabetic foot ulcers, *Ann Intern Med* 85:461–463, 1976.
51. Sapico FL, Canawati HN, Witte JL, et al: Quantitative aerobic and anaerobic bacteriology of infected diabetic feet, *J Clin Microbiol* 12:413–420, 1980.
52. Sapico FL, Witte JL, Canawati HN, et al: The infected foot of the diabetic patient: quantitative microbiology and analysis of clinical features, *Rev Infect Dis* 6(Suppl 1): S171–S176, 1984.
53. Wheat LJ, Allen SD, Henry M, et al: Diabetic foot infections. Bacteriologic analysis, *Arch Intern Med* 146:1935–1940, 1986.
54. Day MR, Armstrong DG: Factors associated with methicillin resistance in diabetic foot infections, *J Foot Ankle Surg* 36:322–325, 1997 discussion 31.
55. Tentolouris N, Jude EB, Smirnof I, et al: Methicillin-resistant *Staphylococcus aureus*: an increasing problem in a diabetic foot clinic, *Diabet Med* 16:767–771, 1999.
56. Adam DJ, Naik J, Hartshorne T, et al: The diagnosis and management of 689 chronic leg ulcers in a single-visit assessment clinic, *Eur J Vasc Endovasc Surg* 25:462–468, 2003.
57. Weitz JI, Byrne J, Clagett GP, et al: Diagnosis and treatment of chronic arterial insufficiency of the lower extremities: a critical review, *Circulation* 94:3026–3049, 1996.
58. Pressley Z, Foster J, Kolm P, et al: Digital image analysis: a reliable tool in the quantitative evaluation of cutaneous lesions and beyond, *Arch Dermatol* 143:1331–1333, 2007.
59. Grayson ML, Gibbons GW, Balogh K, et al: Probing to bone in infected pedal ulcers. A clinical sign of underlying osteomyelitis in diabetic patients, *JAMA* 273:721–723, 1995.
60. Collins KA, Sumpio BE: Vascular assessment, *Clin Podiatr Med Surg* 17:171–191, 2000.
61. Feng Y, Schlosser FJ, Sumpio BE: The Semmes-Weinstein monofilament examination as a screening tool for diabetic peripheral neuropathy, *J Vasc Surg* 50:675–682, 2009 682 e1, 2009.
62. Armstrong DG, Lavery LA: Diabetic foot ulcers: prevention, diagnosis and classification, *Am Fam Physician* 57:1325–1332, 37–38, 1998.
63. Birke J, Sims D: Plantar sensory threshold in the ulcerative foot, *Leprosy Rev* 57:261, 1986.
64. McNeely M, Boyko E, Ahroni J, et al: The independent contributions of diabetic neuropathy and vasculopathy in foot ulceration: how great are the risks? *Diabetes Care* 18:216–219, 1995.
65. Feng Y, Schlosser FJ, Sumpio BE: The Semmes Weinstein monofilament examination is a significant predictor of the risk of foot ulceration and amputation in patients with diabetes mellitus, *J Vasc Surg* 53:220–226 e1–5, 2010.
66. Sumpio BE, Lee T, Blume PA: Vascular evaluation and arterial reconstruction of the diabetic foot, *Clin Podiatr Med Surg* 20:689–708, 2003.
67. Steed DL, Donohoe D, Webster MW, et al: Effect of extensive debridement and treatment on the healing of diabetic foot ulcers. Diabetic Ulcer Study Group, *J Am Coll Surg* 183:61–64, 1996.
68. Granick M, Boykin J, Gamelli R, et al: Toward a common language: surgical wound bed preparation and debridement, *Wound Repair Regen* 14(Suppl 1):S1–S10, 2006.
69. Bergstrom N, Bennett M, Carlson C: *Treatment of pressure ulcers. Clinical practice guidelines*, no. 15. (AHCPR publication no. 95-0652.). Rockville, Md., 1994, Agency for Health Care Policy and Research, pp 1–102.
70. Bello YM, Phillips TJ: Recent advances in wound healing, *JAMA* 283:716–718, 2000.
71. Joshi N, Caputo GM, Weitekamp MR, et al: Infections in patients with diabetes mellitus, *N Engl J Med* 341:1906–1912, 1999.
72. Orgill DP, Manders EK, Sumpio BE, et al: The mechanisms of action of vacuum assisted closure: more to learn, *Surgery* 146:40–51, 2009.
73. Sumpio BE, Allie DE, Horvath KA, et al: Role of negative pressure wound therapy in treating peripheral vascular graft infections, *Vascular* 16:194–200, 2008.
74. Blume PA, Walters J, Payne W, et al: Comparison of negative pressure wound therapy using vacuum-assisted closure with advanced moist wound therapy in the treatment of diabetic foot ulcers: a multicenter randomized controlled trial, *Diabetes Care* 31:631–636, 2008.
75. Frykberg RG, Armstrong DG, Giurini J, et al: Diabetic foot disorders. A clinical practice guideline. For the American College of Foot and Ankle Surgeons and the American College of Foot and Ankle Orthopedics and Medicine, *J Foot Ankle Surg* 39:S1–S60, 2000.
76. Bus SA, Valk GD, van Deursen RW, et al: The effectiveness of footwear and offloading interventions to prevent and heal foot ulcers and reduce plantar pressure in diabetes: a systematic review, *Diabetes Metab Res Rev* 24:S162–S180, 2008.
77. Bus SA, Valk GD, van Deursen RW, et al: Specific guidelines on footwear and offloading, *Diabetes Metab Res Rev* 24:S192–S193, 2008.
78. Barrow J, Hughes J, Clark P: A study of the effect of wear on the pressure-relieving properties of foot orthosis, *Foot* 1:195–199, 1992.
79. Nawoczenski D, Birke J, Coleman W: Effect of rocker sole design on plantar forefoot pressures, *J Am Podiatr Med Assoc* 78:455–460, 1988.
80. Tang PC, Ravji K, Key JJ, et al: Let them walk! Current prosthesis options for leg and foot amputees, *J Am Coll Surg* 206:548–560, 2008.
81. Bello M, Scriven M, Hartshorne T, et al: Role of superficial venous surgery in the treatment of venous ulceration, *Br J Surg* 86:755–759, 1999.
82. Barwell JR, Taylor M, Deacon J, et al: Surgical correction of isolated superficial venous reflux reduces long-term recurrence rate in chronic venous leg ulcers, *Eur J Vasc Endovasc Surg* 20:363–368, 2000.
83. Ghauri AS, Nyamekye I, Grabs AJ, et al: Influence of a specialised leg ulcer service and venous surgery on the outcome of venous leg ulcers, *Eur J Vasc Endovasc Surg* 16:238–244, 1998.
84. Eriksson I: Reconstruction of deep venous valves of the lower extremity, *Surg Annu* 24 (Pt 2):211–229, 1992.
85. Plagnol P, Ciostek P, Grimaud JP, et al: Autogenous valve reconstruction technique for post-thrombotic reflux, *Ann Vasc Surg* 13:339–342, 1999.
86. Sarage A, Yui W, Blume P, et al: Aggressive revascularization options using cryoplasty in patients with lower extremity vascular disease. In Geroulakos G, editor: *Re-do vascular surgery*, London, 2009, Springer Verlag, pp 79–84.
87. Sumpio B, Driver V, Gibbons G, et al: A Multidisciplinary approach to limb preservation- the role of VAC Therapy, *Wounds Oct Suppl* 1–19, 2009.
88. Frangos S, Kilaru S, Blume P, et al: Classification of diabetic foot ulcers: improving communication, *Int J Angiol* 11:158–164, 2002.
89. Blume P, Partagas L, Attinger C, et al: Single stage surgical treatment of noninfected diabetic foot ulcers, *J Plastic Reconstr Surg* 109:601–609, 2002.
90. Blume P, Salonga C, Garbalosa J, et al: Predictors for the healing of transmetatarsal amputations: retrospective study of 91 amputations, *Vascular* 15:126–133, 2007.
91. Armstrong D, Lavery L, Stern S, et al: Is prophylactic diabetic foot surgery dangerous? *J Foot Ankle Surg* 35:585–589, 1996.
92. Catanzariti A, Blitch E, Karlock L: Elective foot and ankle surgery in the diabetic patient, *J Foot Ankle Surg* 34:23–41, 1995.
93. Blume PA, Key JJ, Thakor P, et al: Retrospective evaluation of clinical outcomes in subjects with split-thickness skin graft: comparing V.A.C. therapy and conventional therapy in foot and ankle reconstructive surgeries, *Int Wound J* 7:480–487, 2010.

第 61 章　血管损伤

Chandler A.Long，Christopher J.Kwolek，Michael T.Watkins

对于血管创伤的治疗，军事医疗机构与普通民用医院中所采取的方法颇有渊源。虽然德国的外科医生在第一次世界大战时已经完成了几例动脉修复术，但在 20 世纪 50 年代的朝鲜战争之前，大动脉结扎术还一直在被使用。当时许多专家认为，应优先使用动脉结扎，且对战事中造成的血管损伤而言，根本没有余地去做血管修复术。所以纵观第二次世界大战（二战）中动脉损伤的病例，血管结扎术后有一半病例将迎来坏疽和截肢[1]。二战之后，民用医院在血管创伤的治疗上做出了重大的改进，包括血管保护夹、单丝缝线、血管造影术的发明，假肢移植的开展等，这些突破使得战事造成的血管创伤修复成为可能，且正因如此，朝鲜战争中的总截肢率下降到了 13%[2]。最新的血管外科革新技术“血管革命”般迅速地改变着我们在民用医院处理血管损伤的方法[3]，这些技术能使在战场上的处理方便到何种程度，那还无法估计。

在美国，15 ～ 44 岁者死亡的最主要原因就是创伤，导管介入术的开展，令医源性血管损伤的病例数也逐渐增加[4]，并且总的来说，位于身体较低位置的动脉比处在其他位置的动脉更容易受伤。在这一章，我们介绍关于血管损伤的定义和治疗策略。

基本概念和定义

血管损伤只发生于直接依赖损伤机制的一些情形下，一般可以分为两大类：穿透伤和钝伤。受伤的机制可以戏剧性地影响损伤结果和治疗计划。临床上目前常见的动脉损伤主要表现为内出血、外出血、局部缺血、有搏动的血肿，以及休克。而且受伤血管的位置可以和受伤方式同等程度地决定创伤的临床表现。

*穿透伤*通常是由刺戳或投射伤引发的极大横断力所致，进而造成不同程度的血管裂伤，最严重的是血管的横断。血管受到的完全横断会造成血管末端的回缩和痉挛，有时会引起动脉血栓。这种情况下血栓的形成能减少出血，从而维持内环境稳定，值得注意的是，血管痉挛可以使一个恢复中的患者出血量减到最小。当患者已经恢复得很好时（通过静脉补液和输血液制品），血压达到正常、全身灌注亦复苏之后，断端的出血或许会恢复。受到不完全切割或撕裂的血管更容易出血，因为它们一般不会引起血管回缩和痉挛。

*钝伤*对动脉来说，就如同破坏了血管壁的完整性和结构。损伤的程度从小的内膜破坏到局灶性损伤甚至合并血栓形成或渗出的透壁损伤。钝器伤有时也表现得更温和，但结局往往和那些穿透伤一样具有毁灭性。部分或节段性穿过身体的动脉更容易受到损伤，因为这种动脉更容易受到加速和减速的剪切力，导致钝伤。损伤如果与剪切应力相关，便会导致血管壁的变形，从而可能会使血管断裂或形成*夹层*，这种情况最常在升主动脉的近端发生。而小一些的动脉如果受到剪切力的作用（如肾动脉），则可能会导致局灶性内膜片状伤。

假性动脉瘤 / 创伤性动静脉瘘

假性动脉瘤（false aneurysms 或 pseudoaneurysms）和真正的动脉瘤不同，因为它们缺乏正常动脉壁的三大元素。假性动脉瘤最常见的病因是创伤合并导管为基础的干预或损伤，血管壁的穿透性损伤或钝伤都有可能导致假性动脉瘤；另外一种是感染性的假性动脉瘤，不过在经皮介入后有与药物滥用、污染或二次播散相关的无意的穿透，或人工血管吻合手术后被细菌感染之后，它的临床过程就十分复杂了，*动静脉瘘*（AVFS）是异常的动脉和静脉之间的直接交通。这种交通的产生可以是医源性的、先天性或后天性的。

血管创伤的体征

出现血管创伤的硬体征后，应该予以手术探查和干预（框 61-1）。在许多情形下，患者会出现全身性的休克，所以应尽量在手术室复苏。血管创伤的软体征（框 61-1）则需要进一步诊断，根据伴血管损伤软体征的血流动力学状态，来选择一些有创或无创的检查，从而来评估是否须进行干预。

失血性休克

失血性休克是血液携氧量减少导致组织灌注不足的一大条件，进而使机体出现无氧代谢、酸中毒、细

框 61-1 软性或硬性血管损伤的体征

硬体征
搏动性出血
搏动性血肿或血肿扩大
肢体远端无脉
远端缺血迹象（6Ps*）
扪及震颤或听到杂音

软体征
伤口靠近已知血管
血肿稳定
出血史
周围神经损害

* 疼痛、苍白、脉搏消失、感觉异常、变温、瘫痪

胞功能有害性改变。由于出血是血管创伤的一个重要的并发症，所以它会对伴有损伤的休克类型提供信息。根据出血量严重程度的不同，通常分为 4 种出血性休克，临床特点和休克程度的描述见表 61-1。

缺血 / 再灌注损伤

缺血 / 再灌注是一个复杂的病理过程，涉及细胞内和细胞外变化导致的脑、肠、心脏、肾、肌肉和骨骼的代谢、血栓性和炎症改变。缺血 / 再灌注损伤的破坏性成分与缺血组织损伤恢复血流量升高相矛盾。*肌肾代谢综合征*是 20 世纪 50 年代被 Haimovici 用来描述一些下肢急性缺血和再灌注的患者产生的症状，他以此首次发表了肢体缺血再灌注损伤的临床观察[5-6]。这些患者在存在明显的脉搏时，可有下肢坏死和肌红蛋白诱导的肾衰竭。

缺血 / 再灌注损伤最严重的特征之一为矛盾的血流量减少和恢复灌注，最初被描述为脑的*无复流现象*[7]，May 等在 10 年后，在皮瓣上也描述了同样的情况[8]。这些研究者描述了组织的细胞肿胀、血管内细胞成分（血小板、中性粒细胞）聚集和血管内液体泄漏进入组织间隙的基本机制是通过组织流动减少。它是再灌注期间第一个支持无复流现象的明确组织学证据。从生物化学角度来看，这在讨论组织缺血损伤和再灌注损伤中十分有用。

缺血性损伤

基于不同组织基础代谢需求，各种器官组织的不同缺血耐受程度区别。例如人体骨骼肌在缺血常温条件下可耐受 2 个多小时，而空肠则在约 30 min 后，会出现缺血的组织学改变。氧气运输到组织减少导致线粒体能量产生减少 [腺苷三磷酸（ATP）的合成、氧化磷酸化]，并显著减少细胞能量存储（ATP 含量）。能量储备不足干扰细胞内的离子平衡、水解酶的激活，并增加细胞膜的通透性。随着缺血的进展，离子平衡改变、水解酶的激活呈对数增长。由于 ATP 减少，细胞溶酶体释放氢离子，细胞增加它们的糖酵解率，导致细胞性酸中毒。酸中毒损伤 Na^+/K^+-ATP 酶和其他酶管理的细胞内离子稳态，从而增加细胞质中的 Na^+ 和 Ca^{2+} 浓度。Ca^{2+} 浓度上升激活磷脂酶（特别是磷脂酶 A_2）和蛋白酶（钙蛋白酶），加重了组织损伤。而激活磷脂酶和钙蛋白酶同时也降解膜磷脂部分和细胞骨架蛋白，从而进一步加重了组织损伤。

这些损伤机制的关键事件发生在缺血再灌注损伤恶化阶段。其中之一是黄嘌呤脱氢酶（D）到黄嘌呤氧化酶（O）的转换。在黄嘌呤和次黄嘌呤氧化过程中，黄嘌呤脱氢酶使用 NAD^+ 作为电子受体，以完成这一步骤。热量、蛋白水解和使用还原剂如巯基化合物，都可以帮助物质从 D 形态到 O 形态进行转化，

表61-1 失血性休克的分期

	代偿期（Ⅰ）	轻度（Ⅱ）	中度（Ⅲ）	重度（Ⅳ）
失血量（ml）	＜ 1 000	1 000 ～ 1 500	1 500 ～ 2 000	＞ 2 000
心率（bpm）	＜ 100	＞ 100	＞ 120	＞ 140
血压	正常范围	体位性的血压改变	明显的低血压	严重的低血压
毛细血管充盈	正常	有时充盈延迟	常见充盈延迟	充盈延迟
呼吸频率	正常	稍增加	中度急促	极其急促
尿量	＞ 30 ml/h	20 ～ 30 ml/h	5 ～ 20 ml/h	无尿
精神状态	正常或烦躁	烦躁	嗜睡	昏迷、反射迟钝

这些过程是无法使用 NAD^+ 作为电子的。次黄嘌呤及黄嘌呤氧化过程中，O 形态使用氧作为电子受体，生成超氧阴离子自由基和过氧化氢。一些研究者提出，钙介导蛋白酶脱氢酶向氧化酶形式转换的激活。

再灌注损伤

代谢、血栓形成和炎症是再灌注损伤的几个重要成分。再灌注恢复组织完整性的程度或者加重组织缺血性损伤的程度，主要取决于缺血的持续时间。中度缺血再灌注比单独的缺血可能导致更大的爆发性组织损伤，这的确很矛盾。如果没有再灌注，脑、肠、心脏或肢体功能丧失比起有再灌注的情况，可能有更多的可怕的结果。

在对缺血再灌注损伤的应答方面，血管内皮承担了一个重要的角色。在血管内皮细胞通过钙离子介导的黄嘌呤氧化酶依赖途径的活性氧代谢物的生成在再灌注期间和局部损伤、血管通透性改变、自分泌和旁分泌信号有关。再灌注期间的活性氧代谢物的生成增加损伤了一氧化氮（NO）和前列腺素（PGs）的产生，这有助于血管张力改变。内皮细胞 ATP 水平的下降会导致内皮单层细胞排列的缺失，从而引发血管通透性增加和血管张力的减少。

这诱导了炎症介质蛋白质合成 / 沉积、血管张力下降、血管内皮细胞（EC）并列，从而使无复流现象进一步发展。多种炎症介质由血源性细胞（巨噬细胞、淋巴细胞、嗜中性粒细胞、肥大细胞、血小板）传递到了再灌注组织。非细胞的要素，例如补体系统、活性氧类（ROS）、一氧化氮和促炎性与抗炎的细胞因子，也被认为参与调节再灌注损伤的复杂过程。一般认为缺血 / 再灌注损伤的临床表现主要包括心律失常、卒中的演化、血运重建后整个肠壁的细菌易位、移植后早期器官功能障碍和骨筋膜室综合征。

骨筋膜室综合征

*急性骨筋膜室综合征*是一种外科急症。它可以被定义为一个封闭的空间肌筋膜组织内压力增加，从而导致微循环受到干扰，导致不可逆的神经肌肉局部缺血损伤 [9]。急性骨筋膜室综合征最常出现于下肢损伤之后，此时首选的治疗措施是紧急、广泛且开放地进行筋膜切开术。其最主要的临床特征是原伤口出现的剧烈的疼痛，程度超过预期，跨骨筋膜室地被动拉动肌腱或其中的肌肉导致的压力升高会加剧疼痛。其他临床特征首先是感觉减退，其次为骨筋膜室的肿胀，以及后期出现的肌无力。及时干预的需求以及手术减压的好处，需要高度的怀疑以及近一步有效临床评估来做出诊断。将针插入骨筋膜室中，并使用压力传感器监测压力值，可能支持临床评估。进行筋膜切开所需的压力标准值没有一个定论，虽然目前的大于 30 mmHg 的标准被普遍接受，但也有人主张阈值与舒张压有关，认为筋膜舒张压为 30 mmHg 的腔内压力更适合接受筋膜切开术。

回顾近 10 年一些正规创伤中心的骨筋膜室综合征发病率，可以发现下肢创伤后约 2.8% 的患者须进行筋膜切开术。一个 logistic 回归分析发现，有几点可以作为预测筋膜切开的必要的独立因素，包括确定存在血管损伤（动脉、静脉或皆有）、需要浓缩红血细胞（RBC）输血、男性、开放性骨折、肘或膝关节脱位、年龄 55 岁以下。42% 的合并动静脉损伤的患者最终都行筋膜切开术 [10]。

筋膜切开术技术

并不是所有的症状都适合单独筋膜切开术。通过局部皮肤切口做筋膜切开，同时被一部分专家诟病或提倡。局部皮肤切开的理论基础是筋膜作为一个收缩性的组织，而皮肤将有助于局部的压塞。而局部皮肤切开者很少发生骨筋膜室综合征，感染的可能性小，而且该法不留下大的切口，可能在抗凝治疗时会有一些麻烦。局部筋膜切开减压时，下肢皮肤切口并不沿着肢体的长轴。做 2 ~ 3 个垂直短切口，下面的筋膜就能被辨认并且切开。当有大面积肿胀或者临床检查需要时，也须做大的皮肤切口，这对收缩过程有帮助。做切口的时候，神经和血管不应该被暴露。在后内侧的长切口可以通过回缩比目鱼肌和腓肠肌释放深筋膜。在筋膜外侧切开，分离指伸肌和腓骨肌，可以看到腓深神经。上肢的切口则应该从手腕近端到肘。

胸部大血管损伤

胸腔内有心脏、大血管、头臂血管，胸降主动脉，其损伤后死亡率和血管损伤后现场的出血量相关。与穿透性创伤有关的血胸可以放置一根胸部引流管处理，但如果创伤涉及重要的血管结构，患者的生存在很大程度上依赖于是否有出血或血肿。据估计，超过 80% 的主动脉钝伤患者会死在事故现场 [11]。

差异的是那些接受腔内修复术的有更高损伤严重程度评分的患者。在大多数研究中，在操作可到达区域内的 BCVI 采取了手术治疗，但是，绝大多数 BCVI 病变发生在手术有挑战性的区域内，如颈动脉管或横突孔等。这样的位置使得在标准术式中切除血栓或重建变得十分困难 [53]。

颈部静脉损伤

主要颈胸静脉损伤，尤其是静脉和动脉同时存在损伤时，会让损伤的情况变得更为复杂。静脉出血可用直接的压力暂时停止，并且在较麻烦的出血，如头臂干、颈内静脉或锁骨下静脉损伤的情况下，可以先结扎暂无影响。如果可以不影响超过受损血管的 50% 而完成主要修复，那外侧静脉缝合术是合适的。如果存在明显的静脉高压或头臂静脉或颈内静脉双侧损伤，那就应该做修复 / 重建。

腹部血管损伤

腹部血管损伤存在于 5% ～ 25% 的腹部外伤 [54]，并有 31% ～ 87% 的死亡率 [55]。随着穿透性创伤压倒性地成为了造成创伤性血管损伤的最常见的病因（> 90% 的病例），任何大腿根部至躯干乳头的水平的穿透伤都应该高度怀疑有血管损伤 [56]。多数腹部大血管损伤的患者都包括 1 个或者部分包括 1 个腹膜后血肿。腹腔内大出血者经常在受伤现场死亡。腹膜后或腹腔内出血者到医院通常发现存在严重低血压和Ⅳ级失血性休克 [56]。动脉和静脉损伤的发病率相似，并且取决于损伤的位置、受力和损伤机制。腹部血管损伤因打斗或受攻击等占到了腹部血管创伤的原因中的令人震惊的 90% ～ 95%[55]。

腹部的血管损伤中，腹部主动脉和下腔静脉损伤是最常见的，分别占 25% 和 33%[57]。腹部穿透性血管损伤的总死亡率是 45%，但若合并伤腹主动脉、肝静脉、肝后下腔静脉和（或）门静脉损伤，则死亡率可高达 90%[35,54]。尽管我们的科技、手术 / 医疗技术都在进步，但过去 20 ～ 30 年间，腹部血管损伤的总死亡率并没有显著下降。这反映了这些伤害的潜在致死性，以及出现休克表现的血管损伤患者有高死亡率等事实 [58]。

临床表现和评估

腹部血管损伤到医院的患者，有 14% 会在到医院的途中失去生命体征，所以最大限度地减少伤后运送到医院的时间，将带来显著获益 [59]。除了入院前耽搁的时间，临床表现还取决于损伤机制、损伤的血管、损伤的严重程度、有无其他合并伤等。闭合性损伤导致血管损伤，一般通过快速减速，前 / 后挤压或者由于锋利的骨折使血管裂伤。这些患者往往最初生命体征平稳，但可能因为腹部闭合性损伤隐匿的表现，迅速恶化出现失代偿表现。相比之下，腹部穿透性血管损伤的表现就不那么细微了。

不管何种机制，对于血流动力学不稳定的那些怀疑腹部血管损伤的患者，要放弃所有影像学检查，尽快进行手术探查乃是重中之重。血流动力学不稳定的患者要谨慎考虑复苏。对于活动性出血的患者，过多的液体复苏会加强持续失血和凝血功能障碍 [60-62]。保持终末器官灌注，直到最终控制出血、停止出血和达到允许性低血压①应该是复苏的初步目标。

腹膜后血肿

腹膜后血肿发生于 90% 的腹部血管损伤患者 [59]。后腹膜根据损伤分为 3 个主要区域：Ⅰ区是腹膜后的中线 / 中央之处，Ⅱ区是肾周围的空间，Ⅲ区主要包括盆腔的腹膜后腔。腹膜后血肿的治疗取决于其解剖学位置及损伤机制。

Ⅰ区损伤因其主要血管结构以及若诊断被延误可能带来的无法弥补的后果，应同时探查穿透伤和钝伤。横结肠系膜将此区分为肠系膜前和后两个部分。在结肠系膜前中央的血肿于小网膜之后向前推挤胃。这些血肿主要因主动脉、腹腔动脉、肠系膜上动脉近端（SMA）或肾动脉近端的损伤引起。因此，对于手术探查，近端控制应在横隔膜水平，以及在左侧的内侧进行内脏旋转（Mattox 法）以暴露主动脉。在小肠肠系膜根部后面的中央结肠系膜下血肿是由肾下主动脉或 IVC 损伤导致的。在中线处做腹膜后切开可以实现暴露，在腹腔干上方对主动脉进行控制。

Ⅱ区腹膜后血肿通常是肾实质或肾血管的损伤导致的。所有穿透性损伤继发的腹膜后血肿都需要探查，因为有血管裂伤的危险。稳定的Ⅱ区闭合性损伤导致的血肿应采取保守治疗，因为开腹探查须打开 Gerota 筋膜，对一个已受伤的肾造成进一步的伤害的

①部分低血压者，快速升高血容量可能会导致上文所说的后果，所以有的患者收缩压应根据实际情况控制在 90 mmHg 以下——译者注

可能性很高。

盆腔腹膜后血肿或Ⅲ区血肿，通常采用非手术治疗。髂血管损伤或怀疑其损伤，为手术的唯一指征。这比较常见于骨盆穿透性损伤而不是钝性损伤。闭合性损伤如果有血肿，表示可能有骨盆骨折，外固定支架和血管造影栓塞治疗是最好的治疗方式。

诊断性影像

很多时候，临床上的穿透性腹部血管损伤很不稳定，影像学诊断可能并不重要，因为在手术室的时候就会做出诊断。然而，对于血流动力学稳定、不需要紧急手术干预的患者，可以适当地使用影像学做进一步的评估。平片能够提供腹部有关弹道或弹片位置的信息。结合穿透伤的位置，此信息可以对子弹的轨迹/路径提供思路，甚至找出被损伤的血管结构。

超声是一种方便易得的检查，能敏锐地评估腹部创伤后的腹腔积血[63]。FAST 评测，是创伤聚焦超声的缩写。每次在高级创伤生命支持（ATLS）后立即执行 FAST。如果在腹部的 FAST 检查期间确认有液体，加上血流动力学不稳定，那么就确定立即行剖腹探查的计划。超声检查在确定腹膜后血肿的存在以及内脏血管损伤的能力是有限的。因此，在评估腹部血管损伤的程度时它并不被选用。但在评估身体其他部位的血管损伤情况时，它的使用是有重要价值的。

在须及时做出合理临床决策的时候，多层 CT 能对创伤进行快速可靠的成像，是主要的检查措施。增强 CT 成像能显示腹部实质脏器的完整性、确认是否存在空气/液体、描绘血管的形态，也可以揭示在腹膜后腔的创伤性病理改变。这意味着它的成像可以在最短的时间内利用非侵入性手段，提供最大量的准确信息。在腹部血管创伤的治疗上，如栓塞治疗骨盆骨折出血等，血管造影也发挥了更大的治疗作用。在血流动力学稳定患者，增强 CT 若显示有血管损伤，接着做血管造影再加上血管内介入技术或许是不错的治疗方案。

手术管理和损伤控制

有手术指征的患者须及时去手术室，不应有任何延误。房间应该预热，准备好适当的静脉液体、血液制品、输液设备，为手术过程中的不断努力复苏做好准备。患者从颈部到膝盖都应该取仰卧位。以腹中线为切口打开。如果考虑胸部或腹部有合并血管损伤，可以在左侧躯干和背部放一个垫子或者转轴，让腹部和胸部的受损处可以同时进入。

创伤机制不同，会出现不同程度的腹腔内出血和（或）腹膜后血肿。钝性损伤更容易产生腹膜后血肿，须判断血肿是否稳定或扩大和（或）呈搏动性；穿透伤则更容易产生腹腔内出血或两者皆有。手术方法和管理主要取决于血管位置、腹膜后血肿的位置和特性，以及患者的总体病情。

面对大出血时，主动脉十字钳夹是控制近端的一个方法，也可以用作辅助复苏手段。应该在腹主动脉上方，膈水平控制血管。这个位置比较方便，而且不太会给周围结构造成医源性损伤。如果损伤在近端腹主动脉，主动脉的控制可通过胸部左外侧开胸术来获得。主动脉十字钳夹将有助于控制出血、提升血压，但可能会造成腹腔脏器和下肢缺血。因此，主动脉十字钳夹应该只在最极端的情况下采用。

腹部不同的区域和结构可以通过不同的方法以获得所需的暴露。暴露整个腹主动脉及其大部分分支，可以用 Mattox 等[64]1974 年描述的左侧内侧脏器的旋转。右肾动脉是唯一不能通过这种方法暴露的动脉。*Mattox 手法*主要通过取下乙状结肠、左半结肠的外侧腹膜来实施。左半结肠、左肾以及脾向中线卷起或者移动，以暴露腹膜后腔和主动脉。右侧内侧脏器也可以翻转，以暴露下腹腔静脉和髂血管。这就是所谓的扩大 *Kocher 手法*。沿着十二指肠的第 3 和第 4 部分的右半结肠可能会从外侧的附着点中松解出来，然后使用 *Cattell-Braasch 手法*[65]。这个手法能够暴露肾上下腔静脉，使门静脉系统更易接近。这种暴露是广泛的，并且提供了向腹膜后腔的大部分结构的通路。

腹膜后不同区域以及特定的血管损伤的手术管理，已在其他章节中叙述。然而，一旦确定了创伤的情况，用于腹部血管损伤的美国创伤外科学会的器官损伤分级量表（AAST-OIS）就应被用来确定损伤的严重程度和总体预后（表 61-3）。此分级在死亡率和创伤后血管损伤程度上有良好的相关性[66]。后来的治疗计划中应该考虑到损伤的严重程度以及死亡的风险。

许多腹部血管损伤需要立即手术的患者，也将面临死亡“创伤死亡三联征”：酸中毒、低体温和凝血功能障碍。在这些情况下，要修复或重建受损血管可能会对患者造成沉重的负担。所以，此类损伤控制的理念是采取最合理的治疗管理[67]。在损伤控制的情况下，大静脉损伤被结扎，腹膜后出血/渗出被仔细

表61-3 美国创伤外科学会对于血管损伤的分级量表*

分级	血管损伤的程度
Ⅰ	肠系膜上动脉或肠系膜上静脉无名分支损伤
	肠系膜下动脉或肠系膜上静脉无名分支损伤
	膈动脉或膈静脉损伤
	腰动脉或腰静脉损伤
	性腺动脉或性腺静脉损伤
	卵巢动脉或卵巢静脉损伤
	无名小动脉或无名小静脉损伤需要结扎
Ⅱ	肝右动脉、肝左动脉或肝总动脉损伤
	脾动脉或脾静脉损伤
	胃左动脉或胃右动脉损伤
	胃十二指肠动脉损伤
	肠系膜下动脉、肠系膜下主干，或肠系膜下静脉损伤
	肠系膜上动脉或肠系膜上静脉有名称的分支损伤
	其他有名称的血管损伤，需要修复结扎
Ⅲ	肠系膜上静脉、肠系膜上主干损伤
	肾动脉或肾静脉损伤
	髂动脉或髂静脉损伤
	髂内动脉或髂内静脉损伤
	下腹部静脉、腔静脉损伤
Ⅳ	肠系膜上动脉、肠系膜上主干损伤
	腹腔动脉一定程度损伤
	肾上下腔静脉、肝下下腔静脉损伤
	下腹部动脉、主动脉损伤
Ⅴ	门静脉损伤
	实质外的肝静脉损伤
	肝后下腔静脉或肝上下腔静脉损伤
	肾上主动脉或膈下主动脉损伤

* 该分级系统适用于实质外的血管损伤。如果涉及多个Ⅲ级或Ⅳ级的 > 50% 的血管周长损伤，则升高 1 级。如果是 < 25% 的血管周长的Ⅳ级或Ⅴ受伤，则降低 1 级。

填塞，暂时分流动脉损伤处。暂时用假体材料合上腹部，加以辅料，把患者转移到重症监护病房（ICU）进行复苏。推迟确定性血管修复和腹部缝合，直到患者已充分复苏、病情也已经稳定之时。

腹部血管的损伤各论

腹主动脉

主动脉是在体内最大的动脉，腹主动脉从 T12 水平穿过横膈起始，在 L4/L5 水平分叉为髂动脉，这是腹部外伤最容易伤及的血管。许多情况下，腹主动脉损伤常常导致死亡。腹主动脉闭合伤最常见于机动车事故，其次是高处坠落和腹部受到直接打击，一般死亡率大约为 30%[56,68]。腹部穿透性损伤一直是腹主动脉损伤的最常见原因，并且比钝伤有更高的死亡率。穿透伤后（如火灾的爆炸、刀刺伤等）的死亡率预计介于 67% ～ 85%[69]。

许多严重主动脉损伤的患者甚至都没能坚持到医院。所幸少数人的伤害，如内膜破坏、血栓形成和（或）包含腹膜后血肿等可以得到医疗设施的救助[54,55,59,63,70]。其临床表现将取决于主动脉损伤的类型、送达医院的时间，以及相关的创伤性血管和非血管损伤的机制。穿透伤通常会出现明显的低血压、休克、血流动力学紊乱。在一些情况下，紧急复苏性开胸术可以延缓循环衰竭，令患者能够到手术室进行确定性手术干预。

FAST 检测期间，超声可以通过腹腔游离液体的存在快速诊断创伤，若血流动力学不稳定，必须要手术干预。有的患者血压正常，表现并不明显，但仍可能有重大的损伤，导致内脏、肾、下肢缺血。多层 CT 扫描对于主动脉受伤的血流动力学稳定的患者而言是一种快速、准确的方法。不稳定的患者应行剖腹探查来诊断。根据临床检查和影像学检查的结果，可以选择血管腔内技术来治疗急性穿透性和钝性创伤性损伤[3,71-74]。

损伤后腹部穿透伤的高发病率（> 90%）让开腹手术成为了修复首选方法[75]，部分原因是由于肠道和实质器官损伤的评估和治疗十分重要。开腹的时候，腹部 4 个象限都应探查，每个象限检查都应做得一丝不苟，以明确所有的伤害，血管和非血管损伤都要注意。对于结肠系膜上方的Ⅰ区损伤，近端的控制是通过夹紧或压迫主动脉进行的，因为它是穿越膈的。如果主动脉的损伤位于高位腹主动脉，可通过左侧开胸术在膈上方做到近端控制。主动脉或相关的受损血管受伤可以通过左侧内侧内脏旋转得到暴露（Mattox 操作）。系膜结肠下方的Ⅰ区血肿是因腹主动脉或下腔静脉受损所致。在这种情况下，可在腹主动脉上方做近端控制，并沿着中线打开后腹膜暴露病灶。

主动脉创伤已越来越多地使用血管腔内技术来管理，并且钝性损伤比穿透性损伤还要常用[3,73-74]。推动这种治疗的主要原因是非创伤性主动脉疾病中（如动脉瘤、血管破裂、血管夹层，瘘形成、血栓形成）支架植入技术的成功。血管内技术的扩张普及是很合乎逻辑的，并且也为血管损伤合并腹膜后血肿的患者提供了更多治疗选择[73]。如果患者施行了穿孔黏合、小肠吻合术、部分结肠切除术或造口术，腔内治疗相关动脉损伤能够避免在污染的区域打开后腹膜，并放入假体导管。

腹腔轴损伤

腹腔动脉受伤很罕见，几乎总是穿透性创伤的结果。在一项包含302个腹部血管损伤病例的回顾中，腹腔动脉只在3.3%的病例中受伤[59]。腹主动脉分支中包括胃左动脉、脾动脉和肝总动脉。受伤后一般应行一期修复，由于近端胃肠道动脉充分的侧支循环，做了血管结扎后也可以没有缺血性后遗症。话虽如此，对于肝脾血管闭合性损伤的出血控制而言，血管内螺旋及栓塞是一种常用的技术[76]。腹腔干损伤的死亡率，据记载约为38% ~ 75%[56]。不过许多患者都合并了关联血管的损伤，这会提高死亡率；单独的腹腔干损伤其死亡率可能低得多。

肠系膜上动脉和肠系膜上静脉损伤

肠系膜上动脉（SMA）损伤表现为腹腔内出血、中央（Ⅰ区）肠系膜上腹膜后血肿、近端小肠缺血，或这三者的任意组合[54,56,59,77]。肠系膜上动脉损伤大约占所有腹部血管损伤的10%[59]，而且所有因伤入院的患者中，诊断为肠系膜上动脉损伤的患者占总人数不超过0.1%[77]。这是闭合性腹部伤中第二容易伤及的血管结构。不过更多还是以穿透伤多见[77]。SMA相关损伤的死亡率估计高达47% ~ 67%[54,56,59,77]。

SMA损伤分为4个解剖区域，这是由Fullen等首先描述的，他也制定了不同缺血与损伤位置的分级（表61-4）。它包括受影响的区域、缺血等级，以及AAST-OIS腹部血管创伤以及相关的死亡率[77,79]。手术开口可以为受伤处，前两区损伤应尽可能做一期修复。在这些水平结扎动脉若无血运重建会导致显著的小肠缺血而预后不良。以自体或人工血运进行血运重建是另一种选择，不过有时候会涉及额外的解剖学路线。Ⅲ区和Ⅳ区应选一期修复，在这些水平或分支进行结扎，被证明对止血是很必要的。这样缺血小肠多半只存在于伤处，行小肠节段切除即可弥补。二次剖腹探查是必需的，以评估SMA手术的可行性和小肠的完整性[80]。

肠系膜上静脉（SMV）损伤是罕见的，但由于手术暴露和出血控制的难度，再加上经常会伴发门静脉损伤，其死亡率还是很高的[81]。单独的SMV损伤，可以行侧面静脉缝合。移植能够恢复血供，但血栓形成会是一个严重的并发症。静脉结扎术是可行的，尤其是血流动力学不稳定的患者[81]，但这承担了内脏隔离后肠系膜缺血的风险。静脉结扎后积极复苏很重要，若同时合并SMA损伤，应该行二次剖腹探查。

肠系膜下动脉和肠系膜下静脉损伤

肠系膜下动脉（IMA）损伤通常采用结扎应对[56]。在极少数情况下，侧支循环的降结肠、乙状结肠和直肠上段的侧支循环可能不足，血管结扎后将导致这些

表61-4 Fullon的肠系膜上动脉解剖分区及损伤等级

区域	动脉	分级	缺血等级	缺血肠段
Ⅰ	主干近端第一大分支（胰十二指肠下动脉）	1	高	空肠、回肠、右结肠
Ⅱ	胰十二指肠下动脉和中结肠动脉之间的主干	2	中	主要部分（右半结肠、小肠或两者）
Ⅲ	中结肠动脉远端的主干	3	低	小部分（小肠和右半结肠）
Ⅳ	分支动脉，空肠、回肠或结肠动脉	4	无缺血	无缺血肠段

Adapted from Fullen WD，Hunt J，Altemeier WA：The clinical spectrum of penetrating injury to the superior mesenteric arterial circulation.J Trauma 12：656-664，1972.Superior mesenteric vein（SMV）injuries are infrequent but incur.

小腿血管损伤

小腿血管包括循环的起始处以及从腘窝向远处延伸的血管。这些血管包括腘动脉、胫前动脉、胫后动脉、腓动脉。腘动脉损伤是最具挑战性的四肢血管损伤之一。腘动脉是腿部第二容易受损的动脉，多由穿透性损伤引起。腘动脉闭合性损伤则多由膝关节后脱位所致[113]，对骨骼和神经功能有显著的影响。

腘血管损伤的后果取决于损伤的方式。被高速枪支或猎枪击中，可能会导致严重软组织受损以及感染后遗症，截肢率可高达20%～50%。一篇涉及24篇已发表的文章的综述证明，现代民用医疗结构可以降低11%以上的截肢率[113-114]。20%～38%的腘穿透性损伤合并局部的神经血管结构损伤（腘静脉、胫神经、胫/腓动脉等）[113,115-117]。

手术的方法取决于合并伤的位置，腘静脉损伤应引起高度重视，可能须修复或重建。因为再灌注损伤和静脉淤血的显著风险，在长期缺血或合并动脉/静脉损伤的严重腘血管损伤的情况下，筋膜切开的标准应该放低。

患者如果没有血管闭塞的疾病，小腿三支动脉之一的损伤一般不会导致下肢缺血。这些血管的单支损伤的孤立性出血，可以采用结扎或栓塞。然而若有胫腓动脉共同损伤或两支以上的膝下动脉损伤，血运重建对保肢治疗就是至关重要的。神经、骨骼和软组织的损伤对于保肢有极大的影响。历史数据表明，若有相关的骨、神经和软组织损伤，截肢率达到54%[118]。

下肢静脉损伤

四肢动脉损伤的积极的修复办法，还不完全适用于静脉修复。静脉结扎术，可能导致血栓形成和静脉功能不全，最终导致严重慢性残疾。一个平衡的方法应包括结扎小静脉，并尽可能修复或重建大静脉。

医源性血管损伤

医源性血管损伤的增加，与导管为基础的心脏医学的发展及对心血管疾病的周围血管介入治疗有关。大多数这种医源性血管损伤都属于穿透性损伤。近期的观察发现，血管创伤最常见的原因（并有最低的死亡率）是基于导管的医源性血管损伤。非医源性损伤与它有相同的穿透性/钝性损伤发生率，但却有4倍的死亡率[119]。许多医源性血管损伤有基于导管的修复方法，不过有时也需要直接手术干预。是否需要手术干预，通常取决于患者受伤时或伤后缺血时的血流动力学状态。

假性动脉瘤和动静脉瘘

假性动脉瘤

出现腹股沟肿胀、插入处的过度疼痛、插入点的软组织血肿，应该怀疑有医源性假性动脉瘤。听到杂音或者有持续的搏动性出血，应该高度怀疑有假性动脉瘤。动脉双功能超声有近100%的诊断准确率，如果怀疑有假性动脉瘤存在，应该毫不迟疑地去检查（第12章）。该试验简单、快速，并且具有优异的灵敏度和特异度。多普勒超声可以在医院的任何地方进行，但当患者十分肥胖或有巨大血肿存在时会变得不太有效。某些血管，包括锁骨动脉、股深动脉和内脏动脉，由于血管的深度、上覆骨骼或肠道气体使得双功能超声变得有挑战性。纵向和横向平面双功能超声评价是至关重要的，以确定瘤体颈部，确认动脉外流，并精确地测量假性动脉瘤的大小。双功能超声的典型图像包括与底层动脉不同的彩色血流信号漩涡、通过瘤体处的彩色血流信号，以及在假性动脉瘤颈部的反复多普勒波形。精确确定假性动脉瘤的大小和颈部是治疗最重要的参考参数之一。较大的颈部和宽度一般与动脉较大的缺陷相关，很难用微创治疗。血压显著下降、血细胞比容低、患者肥胖，这些对于双功能超声检查来说比较困难，反而增强CT会更有用，可以确定假性动脉瘤的诊断以及排除大的腹膜后血肿。

动静脉瘘

虽然只用体格检查无法确诊股假性动脉瘤，但这对AVF有高准确度和特异度。在穿刺处听到反复全收缩期/舒张期杂音，是动静脉瘘的特异性诊断特征，其杂音大小和瘘管大小有关。在存在这些临床表现时，超声对动静脉血流程度辨识不好。在急性期，在腹股沟处干预后股动静脉瘘往往更小，且比血液透析患者的瘘管流量更少。有时外伤或腹股沟干预后几天、几个月或几年，出现隐匿心力衰竭、肢体肿胀、跛行可能是动静脉瘘的初期表现[120]。如果体检并没有清楚、典型的发现，可以采用双功能超声（第12章）。建立动静脉瘘的诊断有严格的双功能超声标准：

1. 在瘘处有丰富多彩的斑点，在动静脉连接处有湍流。
2. 相比于瘘的对侧，在近端股总静脉的静脉血流有增加。
3. 在 Valsalva 动作时静脉血流无增强。
4. 可疑瘘处远端动脉血流降低。

CT 对 AVF 的诊断提供的帮助不大，但瘘位于比较中央的患者（主动脉腔静脉瘘、髂内动脉髂内静脉瘘），CT 扫描是划定连接和毗邻结构的动脉位置必不可少的手段。

治疗选择

假性动脉瘤

尽管局部受压，若没有皮肤坏死征兆、股神经压迫症状、进行性出血，多数假性动脉瘤仍可以采用保守观察与管理。有研究表明，股骨动脉瘤直径≤3 cm、无剧烈疼痛、未在全身抗凝的、无并发症者有89% 的自发性血栓形成率。平均血栓形成时间为 23 天，双功能超声发现每名患者平均有 2.6 个血栓[121]。远端血液循环缺如或减少、覆盖皮肤坏死、即使压迫仍无法控制的出血和逆转抗凝作用的情况，可以采用手术处理股假性动脉瘤。

超声引导下压迫

通常情况下，直接按压应在未进食的患者身上进行（限制由于迷走神经反应造成的误吸的风险），其组织要用足量利多卡因浸润。应在假性动脉瘤的顶点应用 C 形夹或止血加压器，持续 30 ~ 40 min，并缓慢释放一段时间。

注射凝血酶

超声引导下注射凝血酶（牛和人凝血酶）是目前在许多中心的首选治疗方法。由于免疫球蛋白（Ig）E 介导的过敏反应的风险，牛凝血酶应慎用于既往有接触史的患者。一些证据表明，人凝血酶治疗假性动脉瘤只需相当低的剂量，所以能降低并发症的风险。注射凝血酶是通过超声引导，在假性动脉瘤的表面采用 22 号针头来完成。凝血酶（通常是 50 ~ 1 000 单位）一直注射到在彩色多普勒超声影像上看到血流停止。复发率约为 0% ~ 9%，所以初次注射后 24 h 内应重复或连续做超声。动脉阻塞合并血栓形成或栓塞的发生率约为 2%，根据临床情况可以采用期待治疗。AVF 或假性动脉瘤若有很短而宽的颈部，注射凝血酶是禁忌，因为有栓塞和凝血酶血块进入动脉和向下阻塞到腿部的风险。

血管内修复

内脏和盆腔血管损伤导致的假性动脉瘤最好用经皮方法，包括微血管栓塞、血栓形成剂、覆膜支架治疗。在许多情况下，开发用于治疗动脉瘤的修复物可以被修改以治疗个体化的创伤性破裂和血管假性动脉瘤。迄今为止，这些血管内修复一直很耐用，而且在没有危及生命的出血且有明显的相关损伤时应该尝试这种方式[3,122]。医源性股血管损伤的腔内修复可以很快达成，但因为股总动脉（CFA）的扭曲，可能会无意中堵塞血管。腹股沟是一个十分蜿蜒复杂的区域，可能会导致支架断裂和血栓形成。

外科干预

患者如果出现神经皮肤坏死体征或邻近的血管神经压迫，这种假性动脉瘤就要紧急手术。在极少数情况下，例如表现延后或者怀疑有感染，进入腹膜腔后可能要在髂血管水平进行下肢血流近端控制。无论如何，刺伤处的近端和远端都要暴露，并且使出血得到手指的压力控制。大多数情况下，动脉中的损伤可能一期修复。关键是要检查动脉的后壁，确保没有另外的出血来源。极少情况下，当显著损伤位于严重患病变动脉，可能需要一个补片，以避免影响管腔。中断缝合或许比连续缝合修复更好，因为它允许个体缝线的精确定位，减少动脉缝线的过大张力。

动静脉瘘

服用类固醇激素或有慢性肾功能不全的患者可能会有股动静脉瘘。股动脉覆膜支架植入术已有报道，但似乎是禁忌证。此法有很多引起关注的并发症，如再狭窄的风险、腹股沟频繁屈曲造成的支架断裂、今后对股部干预的受限等[123]。最近正在进行的一些调查将会对股动静脉瘘是否采用这种技术提供明确的思路。和股总动静脉瘘支架的耐用度对健康的影响的担心相反，采用覆膜支架来处理髂内动静脉或胸主动静脉瘘已经非常有效[124-125]。慢性动静脉瘘的修复可能有害，因为血管很脆以及有出血的风险。最优的治疗应该是闭合瘘管重建动静脉血运。有时需要间置移植物或补片血管成形术来保持狭窄血管的血流。如果有静脉大型缺损，术前做一个动脉或静脉球囊闭塞术可帮助在修复瘘血管的过程中减少出血。

儿童血管创伤

儿童的血管创伤很少见，只在儿童创伤中占0.6%。虽然比成人少见，但穿透伤在儿童血管损伤中占多数[126-127]。儿童血管创伤呈现出一种基于血管小、薄壁与组织支撑少和容易出现血管痉挛的独特挑战[127-128]。上肢血管损伤很常见，并且死亡率低。胸主动脉和大血管损伤很罕见。颈动脉则极为罕见，但如果处理不及时或未早期诊断，会有很高的并发症发生率和死亡率[129]。在儿童血管外伤应对中，必须考虑血管的大小和未来的成长潜力，这可能需要未来再行血管翻修。所有的损伤都应该尝试尽量保肢，只有严重的肢体损毁伤才截肢。总体而言，儿童患者较成人患者有更高的死亡率[130]。

致谢

Long 博士是 Tennessee-Knoxville 大学外科学系的访问研究员。Kwolek 博士是 Massachusetts 总医院血管和血管内手术项目的负责人，并且是 Nerton Wellesley 医院血管外科主任。作者基金来源为：美国国立卫生研究院（HROTAR055843），先进血管基金研究（Wylie Scholar 奖），Massachwsets 医院血管和血管内手术部（Geneen 基金）。Watkins 博士是麻省总医院的 Isenberg 学者。

参考文献

1. DeBakey ME, Simeone FA: Battle injuries of the arteries in World War II; an analysis of 2,471 cases, *Ann Surg* 123:534–579, 1946.
2. Hughes CW: Arterial repair during the Korean war, *Ann Surg* 147(4):555–561, 1958.
3. Starnes BW, Arthurs ZM: Endovascular management of vascular trauma, *Perspect Vasc Surg Endovasc Ther* 18(2):114–129, 2006.
4. Giswold ME, Landry GJ, Taylor LM, et al: Iatrogenic arterial injury is an increasingly important cause of arterial trauma, *Am J Surg* 187(5):590–592, 2004; discussion 592–593.
5. Haimovici H: Arterial embolism with acute massive ischemic myopathy and myoglobinuria: evaluation of a hitherto unreported syndrome with report of two cases, *Surgery* 47:739–747, 1960.
6. Haimovici H: Myopathic-nephrotic-metabolic syndrome and massive acute arterial occlusions, *Arch Surg* 106(5):628–629, 1973.
7. Ames A 3rd, Wright RL, Kowada M, et al: Cerebral ischemia. II. The no-reflow phenomenon, *Am J Pathol* 52(2):437–453, 1968.
8. May JW Jr, Chait LA, O'Brien BM, et al: The no-reflow phenomenon in experimental free flaps, *Plast Reconstr Surg* 61(2):256–267, 1978.
9. Elliott KG, Johnstone AJ: Diagnosing acute compartment syndrome, *J Bone Joint Surg Br* 85(5):625–632, 2003.
10. Branco BC, Inaba K, Barmparas G, et al: Incidence and predictors for the need for fasciotomy after extremity trauma: a 10-year review in a mature level I trauma centre, *Injury*.
11. Yamane BH, Tefera G, Hoch JR, et al: Blunt thoracic aortic injury: open or stent graft repair? *Surgery* 144(4):575–580, 2008; discussion 580–572.
12. Camp PC, Shackford SR: Outcome after blunt traumatic thoracic aortic laceration: identification of a high-risk cohort. Western Trauma Association Multicenter Study Group, *J Trauma* 43(3):413–422, 1997.
13. Fabian TC, Richardson JD, Croce MA, et al: Prospective study of blunt aortic injury: multicenter Trial of the American Association for the Surgery of Trauma, *J Trauma* 42(3):374–380, 1997; discussion 380–373.
14. Richens D, Kotidis K, Neale M, et al: Rupture of the aorta following road traffic accidents in the United Kingdom 1992–1999. The results of the co-operative crash injury study, *Eur J Cardiothorac Surg* 23(2):143–148, 2003.
15. Jamieson WR, Janusz MT, Gudas VM, et al: Traumatic rupture of the thoracic aorta: third decade of experience, *Am J Surg* 183(5):571–575, 2002.
16. Cowley RA, Turney SZ, Hankins JR, et al: Rupture of thoracic aorta caused by blunt trauma. A fifteen-year experience,, *J Thorac Cardiovasc Surg* 100(5):652–660, 1990 discussion 660–651.
17. von Oppell UO, Dunne TT, De Groot MK, et al: Traumatic aortic rupture: twenty-year metaanalysis of mortality and risk of paraplegia, *Ann Thorac Surg* 58(2):585–593, 1994.
18. Jahromi AS, Kazemi K, Safar HA, et al: Traumatic rupture of the thoracic aorta: cohort study and systematic review, *J Vasc Surg* 34(6):1029–1034, 2001.
19. Weiman DS, Gurbuz AT, Gursky A, et al: Comparison of spinal cord protection utilizing left atrial-femoral with femoral-femoral bypass in patients with traumatic rupture of the aortic isthmus, *World J Surg* 30(9):1638–1641, 2006; discussion 1641–1633.
20. Kato N, Dake MD, Miller DC, et al: Traumatic thoracic aortic aneurysm: treatment with endovascular stent-grafts, *Radiology* 205(3):657–662, 1997.
21. Lebl DR, Dicker RA, Spain DA, et al: Dramatic shift in the primary management of traumatic thoracic aortic rupture, *Arch Surg* 141(2):177–180, 2006.
22. Dake MD, Miller DC, Semba CP, et al: Transluminal placement of endovascular stent-grafts for the treatment of descending thoracic aortic aneurysms, *N Engl J Med* 331(26):1729–1734, 1994.
23. Lettinga-van de Poll T, Schurink GW, De Haan MW, et al: Endovascular treatment of traumatic rupture of the thoracic aorta, *Br J Surg* 94(5):525–533, 2007.
24. Pate JW, Fabian TC, Walker WA: Acute traumatic rupture of the aortic isthmus: repair with cardiopulmonary bypass, *Ann Thorac Surg* 59(1):90–98, 1995; discussion 98–99.
25. Benckart DH, Magovern GJ, Liebler GA, et al: Traumatic aortic transection: repair using left atrial to femoral bypass, *J Card Surg* 4(1):43–49, 1989.
26. Peterson BG, Matsumura JS, Morasch MD, et al: Percutaneous endovascular repair of blunt thoracic aortic transection, *J Trauma* 59(5):1062–1065, 2005.
27. Amabile P, Collart F, Gariboldi V, et al: Surgical versus endovascular treatment of traumatic thoracic aortic rupture, *J Vasc Surg* 40(5):873–879, 2004.
28. McPhee JT, Asham EH, Rohrer MJ, et al: The midterm results of stent graft treatment of thoracic aortic injuries, *J Surg Res* 138(2):181–188, 2007.
29. du MM, Reekers JA, Balm R, et al: Collapse of a stent-graft following treatment of a traumatic thoracic aortic rupture, *J Endovasc Ther* 12(4):503–507, 2005.
30. Bakaeen FG, Wall MJ Jr, Mattox KL: Successful repair of an avulsion of the superior vena cava from the right atrium inflicted by blunt trauma, *J Trauma* 59(6):1486–1488, 2005.
31. Ambrose G, Barrett LO, Angus GL, et al: Main pulmonary artery laceration after blunt trauma: accurate preoperative diagnosis, *Ann Thorac Surg* 70(3):955–957, 2000.
32. Mattox KL, Feliciano DV, Burch J, et al: Five thousand seven hundred sixty cardiovascular injuries in 4459 patients. Epidemiologic evolution 1958 to 1987, *Ann Surg* 209(6):698–705, 1989; discussion 706–697.
33. Mittal VK, Paulson TJ, Colaiuta E, et al: Carotid artery injuries and their management, *J Cardiovasc Surg (Torino)* 41(3):423–431, 2000.
34. Fogelman MJ, Stewart RD: Penetrating wounds of the neck, *Am J Surg* 91(4):581–593, 1956 discussion, 593–586.
35. Davis TP, Feliciano DV, Rozycki GS, et al: Results with abdominal vascular trauma in the modern era, *Am Surg* 67(6):565–570, 2001; discussion 570–561.
36. McIntyre WB, Ballard JL: Cervicothoracic vascular injuries, *Semin Vasc Surg* 11(232):1998.
37. van As AB, van Deurzen DF, Verleisdonk EJ: Gunshots to the neck: selective angiography as part of conservative management, *Injury* 33(5):453–456, 2002.
38. Demetriades D, Asensio JA, Velmahos G, et al: Complex problems in penetrating neck trauma, *Surg Clin North Am* 76(4):661–683, 1996.
39. Duane TM, Parker F, Stokes GK, et al: Endovascular carotid stenting after trauma, *J Trauma* 52(1):149–153, 2002.
40. McNeil JD, Chiou AC, Gunlock MG, et al: Successful endovascular therapy of a penetrating zone III internal carotid injury, *J Vasc Surg* 36(1):187–190, 2002.
41. Tsai YH, Wong HF, Weng HH, et al: Stent-graft treatment of traumatic carotid artery dissecting pseudoaneurysm, *Neuroradiology* 52(11):1011–1016, 2010.
42. Maras D, Lioupis C, Magoufis G, et al: Covered stent-graft treatment of traumatic internal carotid artery pseudoaneurysms: a review, *Cardiovasc Intervent Radiol* 29(6):958–968, 2006.
43. DuBose J, Recinos G, Teixeira PG, et al: Endovascular stenting for the treatment of traumatic internal carotid injuries: expanding experience, *J Trauma* 65(6):1561–1566, 2008.
44. Bromberg WJ, Collier BC, Diebel LN, et al: Blunt cerebrovascular injury practice management guidelines: the Eastern Association for the Surgery of Trauma, *J Trauma* 68(2):471–477, 2010.
45. Moulakakis KG, Mylonas S, Avgerinos E, et al: An update of the role of endovascular repair in blunt carotid artery trauma, *Eur J Vasc Endovasc Surg* 40(3):312–319, 2010.
46. Berne JD, Cook A, Rowe SA, et al: A multivariate logistic regression analysis of risk factors for blunt cerebrovascular injury, *J Vasc Surg* 51(1):57–64, 2010.
47. Ringer AJ, Matern E, Parikh S, et al: Screening for blunt cerebrovascular injury: selection criteria for use of angiography, *J Neurosurg* 112(5):1146–1149, 2010.
48. Biffl WL, Ray CE Jr, Moore EE, et al: Noninvasive diagnosis of blunt cerebrovascular injuries: a preliminary report, *J Trauma* 53(5):850–856, 2002.
49. Biffl WL, Cothren CC, Moore EE, et al: Western Trauma Association critical decisions in trauma: screening for and treatment of blunt cerebrovascular injuries, *J Trauma* 67(6):1150–1153, 2009.
50. Biffl WL, Moore EE, Offner PJ, et al: Blunt carotid arterial injuries: implications of a new grading scale, *J Trauma* 47(5):845–853, 1999.

51. Edwards NM, Fabian TC, Claridge JA, et al: Antithrombotic therapy and endovascular stents are effective treatment for blunt carotid injuries: results from longterm followup, *J Am Coll Surg* 204(5):1007–1013, 2007; discussion 1014–1005.
52. Li W, D'Ayala M, Hirshberg A, et al: Comparison of conservative and operative treatment for blunt carotid injuries: analysis of the National Trauma Data Bank, *J Vasc Surg* 51(3):593–599, e592.
53. Cothren CC, Biffl WL, Moore EE, et al: Treatment for blunt cerebrovascular injuries: equivalence of anticoagulation and antiplatelet agents, *Arch Surg* 144(7):685–690, 2009.
54. Tyburski JG, Wilson RF, Dente C, et al: Factors affecting mortality rates in patients with abdominal vascular injuries, *J Trauma* 50(6):1020–1026, 2001.
55. Asensio JA, Forno W, Roldan G, et al: Abdominal vascular injuries: injuries to the aorta, *Surg Clin North Am* 81(6):1395–1416, xiii–xiv, 2001.
56. Asensio JA, Forno W, Roldan G, et al: Visceral vascular injuries, *Surg Clin North Am* 82(1): 1–20, xix, 2002.
57. Bowley DM, Degiannis E, Goosen J, et al: Penetrating vascular trauma in Johannesburg, South Africa, *Surg Clin North Am* 82(1):221–235, 2002.
58. Paul JS, Webb TP, Aprahamian C, et al: Intraabdominal vascular injury: are we getting any better? *J Trauma* 2010.
59. Asensio JA, Chahwan S, Hanpeter D, et al: Operative management and outcome of 302 abdominal vascular injuries, *Am J Surg* 180(6):528–533, 2000; discussion 533–524.
60. Rhee P, Koustova E, Alam HB: Searching for the optimal resuscitation method: recommendations for the initial fluid resuscitation of combat casualties, *J Trauma* 54(5 Suppl):S52–S62, 2003.
61. Santry HP, Alam HB: Fluid resuscitation: past, present, and the future, *Shock* 33(3):229–241, 2010.
62. Stern SA: Low-volume fluid resuscitation for presumed hemorrhagic shock: helpful or harmful? *Curr Opin Crit Care* 7(6):422–430, 2001.
63. Chapellier X, Sockeel P, Baranger B: Management of penetrating abdominal vessel injuries, *J Visc Surg* 147(2):e1–e12, 2010.
64. Mattox KL, McCollum WB, Jordan GL Jr, et al: Management of upper abdominal vascular trauma, *Am J Surg* 128(6):823–828, 1974.
65. Cattell RB, Braasch JW: A technique for the exposure of the third and fourth portions of the duodenum, *Surg Gynecol Obstet* 111:378–379, 1960.
66. Moore EE, Cogbill TH, Jurkovich GJ, et al: Organ injury scaling. III: chest wall, abdominal vascular, ureter, bladder, and urethra, *J Trauma* 33(3):337–339, 1992.
67. Asensio JA, Petrone P, O'Shanahan G, et al: Managing exsanguination: what we know about damage control/bailout is not enough, *Proc (Bayl Univ Med Cent)* 16(3):294–296, 2003.
68. Aladham F, Sundaram B, Williams DM, et al: Traumatic aortic injury: computerized tomographic findings at presentation and after conservative therapy, *J Comput Assist Tomogr* 34(3):388–394, 2009.
69. Degiannis E, Levy RD, Florizoone MG, et al: Gunshot injuries of the abdominal aorta: a continuing challenge, *Injury* 28(3):195–197, 1997.
70. Inaba K, Kirkpatrick AW, Finkelstein J, et al: Blunt abdominal aortic trauma in association with thoracolumbar spine fractures, *Injury* 32(3):201–207, 2001.
71. Ding X, Jiang J, Su Q, et al: Endovascular stent graft repair of a penetrating aortic injury, *Ann Thorac Surg* 90(2):632–634, 2010.
72. Yeh MW, Horn JK, Schecter WP, et al: Endovascular repair of an actively hemorrhaging gunshot injury to the abdominal aorta, *J Vasc Surg* 42(5):1007–1009, 2005.
73. Arthurs ZM, Sohn VY, Starnes BW: Vascular trauma: endovascular management and techniques, *Surg Clin North Am* 87(5):1179–1192, x–xi, 2007.
74. Reuben BC, Whitten MG, Sarfati M, et al: Increasing use of endovascular therapy in acute arterial injuries: analysis of the National Trauma Data Bank, *J Vasc Surg* 46(6):1222–1226, 2007.
75. Demetriades D, Theodorou D, Murray J, et al: Mortality and prognostic factors in penetrating injuries of the aorta, *J Trauma* 40(5):761–763, 1996.
76. Durai R, Ng PC: Role of angio-embolisation in trauma--review, *Acta Chir Belg* 110(2): 169–177, 2010.
77. Asensio JA, Berne JD, Chahwan S, et al: Traumatic injury to the superior mesenteric artery, *Am J Surg* 178(3):235–239, 1999.
78. Fullen WD, Hunt J, Altemeier WA: The clinical spectrum of penetrating injury to the superior mesenteric arterial circulation, *J Trauma* 12(8):656–664, 1972.
79. Asensio JA, Britt LD, Borzotta A, et al: Multiinstitutional experience with the management of superior mesenteric artery injuries, *J Am Coll Surg* 193(4):354–365, 2001; discussion 365–356.
80. Patel T, Kuladhipati I, Shah S: Successful percutaneous endovascular management of acute post-traumatic superior mesenteric artery dissection using a transradial approach, *J Invasive Cardiol* 22(4):E61–E64, 2010.
81. Asensio JA, Petrone P, Garcia-Nunez L, et al: Superior mesenteric venous injuries: to ligate or to repair remains the question, *J Trauma* 62(3):668–675, 2007; discussion 675.
82. Elliott SP, Olweny EO, McAninch JW: Renal arterial injuries: a single center analysis of management strategies and outcomes, *J Urol* 178(6):2451–2455, 2007.
83. Smith JK, Kenney PJ: Imaging of renal trauma, *Radiol Clin North Am* 41(5):1019–1035, 2003.
84. Bruce LM, Croce MA, Santaniello JM, et al: Blunt renal artery injury: incidence, diagnosis, and management, *Am Surg* 67(6):550–554, 2001; discussion 555–556.
85. Tillou A, Romero J, Asensio JA, et al: Renal vascular injuries, *Surg Clin North Am* 81(6):1417–1430, 2001.
86. Lee JT, White RA: Endovascular management of blunt traumatic renal artery dissection, *J Endovasc Ther* 9(3):354–358, 2002.
87. Weiss VJ, Chaikof EL: Endovascular treatment of vascular injuries, *Surg Clin North Am* 79(3):653–665, 1999.
88. Knudson MM, Harrison PB, Hoyt DB, et al: Outcome after major renovascular injuries: a Western trauma association multicenter report, *J Trauma* 49(6):1116–1122, 2000.
89. Asensio JA, McDuffie L, Petrone P, et al: Reliable variables in the exsanguinated patient which indicate damage control and predict outcome, *Am J Surg* 182(6):743–751, 2001.
90. Asensio JA, Petrone P, Roldan G, et al: Analysis of 185 iliac vessel injuries: risk factors and predictors of outcome, *Arch Surg* 138(11):1187–1193, 2003; discussion 1193–1184.
91. Lee JT, Bongard FS: Iliac vessel injuries, *Surg Clin North Am* 82(1):21–48, xix, 2002.
92. Kiguchi M, O'Rourke HJ, Dasyam A, et al: Endovascular repair of 2 iliac pseudoaneurysms and arteriovenous fistula following spine surgery, *Vasc Endovascular Surg* 44(2):126–130, 2010.
93. Lyden SP, Srivastava SD, Waldman DL, et al: Common iliac artery dissection after blunt trauma: case report of endovascular repair and literature review, *J Trauma* 50(2):339–342, 2001.
94. Kuehne J, Frankhouse J, Modrall G, et al: Determinants of survival after inferior vena cava trauma, *Am Surg* 65(10):976–981, 1999.
95. Buckman RF, Pathak AS, Badellino MM, et al: Injuries of the inferior vena cava, *Surg Clin North Am* 81(6):1431–1447, 2001.
96. Formisano V, Di Muria A, Muto G, et al: Inferior vena cava gunshot injury: case report and a review of the literature, *Ann Ital Chir* 77(2):173–177, 2006.
97. Buckman RF, Pathak AS, Badellino MM, et al: Portal vein injuries, *Surg Clin North Am* 81(6):1449–1462, 2001.
98. Stone HH, Fabian TC, Turkleson ML: Wounds of the portal venous system, *World J Surg* 6(3):335–341, 1982.
99. Pachter HL, Drager S, Godfrey N, et al: Traumatic injuries of the portal vein. The role of acute ligation, *Ann Surg* 189(4):383–385, 1979.
100. Carrillo EH, Spain DA, Miller FB, et al: Femoral vessel injuries, *Surg Clin North Am* 82(1): 49–65, 2002.
101. Lin PH, Koffron AJ, Guske PJ, et al: Penetrating injuries of the subclavian artery, *Am J Surg* 185(6):580–584, 2003.
102. Demetriades D, Asensio JA: Subclavian and axillary vascular injuries, *Surg Clin North Am* 81(6):1357–1373, xiii, 2001.
103. Phillips EH, Rogers WF, Gaspar MR: First rib fractures: incidence of vascular injury and indications for angiography, *Surgery* 89(1):42–47, 1981.
104. Richardson JD, McElvein RB, Trinkle JK: First rib fracture: a hallmark of severe trauma, *Ann Surg* 181(3):251–254, 1975.
105. du Toit DF, Strauss DC, Blaszczyk M, et al: Endovascular treatment of penetrating thoracic outlet arterial injuries, *Eur J Vasc Endovasc Surg* 19(5):489–495, 2000.
106. Janne d'Othee B, Rousseau H, Otal P, et al: Noncovered stent placement in a blunt traumatic injury of the right subclavian artery, *Cardiovasc Intervent Radiol* 22(5):424–427, 1999.
107. Xenos ES, Freeman M, Stevens S, et al: Covered stents for injuries of subclavian and axillary arteries, *J Vasc Surg* 38(3):451–454, 2003.
108. Fields CE, Latifi R, Ivatury RR: Brachial and forearm vessel injuries, *Surg Clin North Am* 82(1):105–114, 2002.
109. Borman KR, Snyder WH 3rd, Weigelt JA: Civilian arterial trauma of the upper extremity. An 11 year experience in 267 patients, *Am J Surg* 148(6):796–799, 1984.
110. Hunt CA, Kingsley JR: Vascular injuries of the upper extremity, *South Med J* 93(5):466–468, 2000.
111. Asensio JA, Kuncir EJ, Garcia-Nunez LM, et al: Femoral vessel injuries: analysis of factors predictive of outcomes, *J Am Coll Surg* 203(4):512–520, 2006.
112. Meyer J, Walsh J, Schuler J, et al: The early fate of venous repair after civilian vascular trauma. A clinical, hemodynamic, and venographic assessment, *Ann Surg* 206(4):458–464, 1987.
113. Mullenix PS, Steele SR, Andersen CA, et al: Limb salvage and outcomes among patients with traumatic popliteal vascular injury: an analysis of the National Trauma Data Bank, *J Vasc Surg* 44(1):94–100, 2006.
114. Frykberg ER: Popliteal vascular injuries, *Surg Clin North Am* 82(1):67–89, 2002.
115. Rowe VL, Salim A, Lipham J, et al: Shank vessel injuries, *Surg Clin North Am* 82(1):91–104, xx, 2002.
116. Wagner WH, Calkins ER, Weaver FA, et al: Blunt popliteal artery trauma: one hundred consecutive injuries, *J Vasc Surg* 7(5):736–743, 1988.
117. Wagner WH, Yellin AE, Weaver FA, et al: Acute treatment of penetrating popliteal artery trauma: the importance of soft tissue injury, *Ann Vasc Surg* 8(6):557–565, 1994.
118. Shah DM, Corson JD, Karmody AM, et al: Optimal management of tibial arterial trauma, *J Trauma* 28(2):228–234, 1988.
119. Bains SK, Vlachou PA, Rayt HS, et al: An observational cohort study of the management and outcomes of vascular trauma, *Surgeon* 7(6):332–335, 2009.
120. Vagefi PA, Kwolek CJ, Wicky S, et al: Congestive heart failure from traumatic arteriovenous fistula, *J Am Coll Surg* 209(1):150, 2009.
121. Toursarkissian B, Allen BT, Petrinec D, et al: Spontaneous closure of selected iatrogenic pseudoaneurysms and arteriovenous fistulae, *J Vasc Surg* 25(5):803–808, 1997; discussion 808–809.
122. Reed AB, Thompson JK, Crafton CJ, et al: Timing of endovascular repair of blunt traumatic thoracic aortic transections, *J Vasc Surg* 43(4):684–688, 2006.
123. Thalhammer C, Kirchherr AS, Uhlich F, et al: Postcatheterization pseudoaneurysms and arteriovenous fistulas: repair with percutaneous implantation of endovascular covered stents, *Radiology* 214(1):127–131, 2000.
124. Gandini R, Ippoliti A, Pampana E, et al: Emergency endograft placement for recurrent aortocaval fistula after conventional AAA repair, *J Endovasc Ther* 9(2):208–211, 2002.
125. Zhou W, Bush RL, Terramani TT, et al: Treatment options of iatrogenic pelvic vein injuries: conventional operative versus endovascular approach-case reports, *Vasc Endovascular Surg* 38(6):569–573, 2004.
126. Klinkner DB, Arca MJ, Lewis BD, et al: Pediatric vascular injuries: patterns of injury, morbidity, and mortality, *J Pediatr Surg* 42(1):178–182, 2007; discussion 182–173.
127. Shah SR, Wearden PD, Gaines BA: Pediatric peripheral vascular injuries: a review of our experience, *J Surg Res* 153(1):162–166, 2009.
128. Mommsen P, Zeckey C, Hildebrand F, et al: Traumatic extremity arterial injury in children: epidemiology, diagnostics, treatment and prognostic value of Mangled Extremity Severity Score, *J Orthop Surg Res* 5:25, 2010.
129. Chamoun RB, Mawad ME, Whitehead WE, et al: Extracranial traumatic carotid artery dissections in children: a review of current diagnosis and treatment options, *J Neurosurg Pediatr* 2(2):101–108, 2008.
130. Barmparas G, Inaba K, Talving P, et al: Pediatric vs adult vascular trauma: a National Trauma Databank review, *J Pediatr Surg* 45(7):1404–1412, 2010.

以及肾门和主动脉肠系膜上动脉段两者直径比值超过4.9，这些结果表明静脉造影的压力梯度相关性最高[106]。CT检查对诊断儿童患者蛋白尿也有一定价值[107]。CT检查在患者有由左肾静脉结构异常引起的胡桃夹综合征的表现时是没有用的，如脾静脉、胰腺、十二指肠、右侧膈肌等[108]。磁共振快速自旋回波（FSE）T2加权图像可以展示左肾静脉和相关曲张静脉的血流停滞情况，可以避免使用静脉造影[109]。

治疗

在某些情况下，保守治疗也是有效的[110-111]。特别是儿童患者，血尿症状会随着生长发生改善。体重增加能增大主动脉和肠系膜上动脉的夹角。对于那些可能由于急性减肥导致疾病的患者，支持治疗使体重增加可能会促进自然恢复。血管紧张素转化酶（ACE）抑制剂在儿童患者中的使用已被证明可以缓解蛋白尿[112-113]。

对于症状较重的，或者进行保守治疗无明显改善的患者，可以考虑进行经皮微创或者开放性手术来改善胡桃夹综合征的症状。大量的外科手术已经用于减轻左肾静脉受压情况。这些措施包括左肾静脉移位（在下腔静脉表面移到更低的位置）[111,114]、自体肾移植术[115-116]、腹腔镜下放置左肾静脉外部支架[117]、腹腔镜下脾肾静脉旁路手术[118]、腹腔镜下左肾静脉移位术[119]、腹腔镜下移位术[120]，以及结扎左卵巢静脉[121]，还有左肾静脉合成旁路术[122]。但这种情况极少须进行肾切除术。

血管内支架植入术也可以进行，并可能得到普及[123-126]。该治疗方法存在争议因为许多患者都很年轻，然而支架植入必须要持续多年。

另外须处理患者其他具体症状。精索静脉曲张以及盆腔淤血症状，可以通过性腺静脉栓塞，或者通过开放性手术以及腹腔镜下切除病变充血的静脉组织来处理。单独左肾静脉的治疗往往不能改善盆腔症状，但二次手术可以直接解决这些症状[111]。

预后

由于胡桃夹综合征比较罕见，直到最近才引起重视，现在能对患者成功地进行保守治疗，但目前还缺乏大规模的预后数据。仅有少量的胡桃夹综合征患者有长期预后结局[94]。关于开放性手术治疗的2篇系列研究和2篇综述表明最常见的术式为左肾静脉移位术[93,111,127-128]。预后被报道是良好的，无病死率以及有很小的并发症发生率。在经治疗后有80%的患者的症状减轻。在某些情况下，患者须进行二次手术，来治疗盆腔症状，以及在首诊后对闭塞的左肾静脉进行再通。这种血栓再形成仅发生在左肾静脉闭塞初次就诊的时候[111]。

支架植入术的预后显示它也有很高的症状缓解率，以及较低的并发症发生率[127,129-130]。没有报道与手术操作相关的死亡患者。然而，也有报道称2个支架出现支架内栓塞，需要重新取回[127,130]，同样，支架内血栓形成和狭窄也有报道[93]。左肾静脉支架植入术比起其他血管内技术，患者恢复时间更短。然而，目前需要更多的数据，来确定胡桃夹综合征的最佳治疗方案。

腘动脉卡压综合征

临床表现

腘动脉卡压综合征是一种罕见的疾病，它是由腘动脉处先天解剖学异常引起，导致跛行症状的疾病。患者最常在成年早期出现，在儿童中也有不少被确诊[131-132]。该病最常见的症状是单侧下肢疼痛伴劳累。这种疼痛可以在停止活动后几分钟内缓解。体格检查时通常是正常休息时，激发性体位如用力压足底或被动地背屈，会使足背动脉搏动减弱或消失，此症状也为双侧的[133]。如果该综合征长期存在，患者可以表现为腘动脉完全闭塞或者动脉瘤样变性。腘动脉瘤样闭塞可能会导致显著缺血[134-135]。腘静脉在此处也有可能被压迫，因此可表现为膝下深静脉血栓形成[136-137]。同时也报告了一些功能性腘动脉卡压患者，此疾病也见于无症状的患者[138-140]。

病理生理学

腘动脉卡压综合征为腘动脉和腘窝处肌肉结构之间先天性结构紊乱[141]。该综合征有6种不同类别的解剖学分型（框62-1）。最常见的Ⅰ型为腘动脉从内侧穿越腘窝到腓肠肌内侧头。该情形下，动脉在肌肉收缩时被压迫至胫骨头处（通常在行走时）。此外，有一种变异为腘静脉单独卡压或者合并腘动脉卡压。

诊断

MRI/MRA可以用来诊断腘动脉卡压综合征，由于对附近软组织和动静脉解剖的高可视度使其成为检

框 62-1 腘动脉压迫的类型

Ⅰ型	腘动脉偏离中部，偏向腓肠肌内侧头
Ⅱ型	腓肠肌内侧头异常外偏，压迫腘动脉中段
Ⅲ型	正常腘动脉被腓肠肌附属肌束压迫
Ⅳ型	腘动脉被腘窝肌肉、神经组织或者纤维束压迫
Ⅴ型	上述任何情况伴腘静脉受压
Ⅵ型	功能性腘动脉压迫

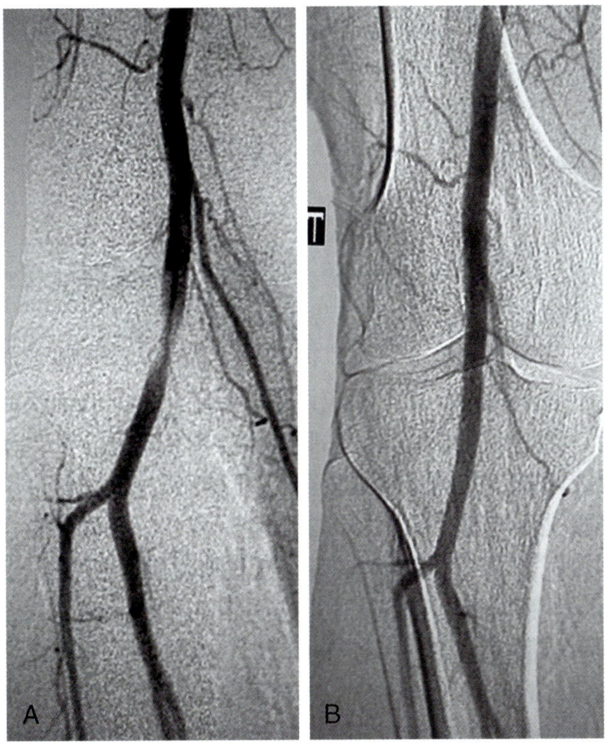

图 62-9 这 2 个血管造影图清晰显示了足背屈（A）腘动脉受压情况以及放松时（B）动脉充盈情况。注意受累段动脉和流出血管的基础病变表现

查首选。它不仅能诊断该病，还能为手术计划提供足够的解剖学信息[142-144]。此外，还有基于导管的血管造影检查，但需要压迫足底，或者背屈才能显示出异常，因为血流在中间位时可能是正常的（图 62-9）[145]。如图所示，若血流正常表明没有动脉闭塞。在怀疑腘动脉闭塞，并计划做旁路手术时，血管造影可能还是有必要的。CT 血管造影也可被用来诊断该综合征[146-147]。就像 MRA 一样，CT 血管造影可以显示血管结构和软组织的关系，以此来确诊并选择理想的治疗计划[148]。

治疗

开放性手术修补可以来减轻机械性压迫。俯卧位是常用体位，手术切口常为在腘窝做 S 型切口。结扎有问题的部分肌肉时，通常须保证没有后续的功能丧失。在必须切断整个腓肠肌内侧头的情况下，它应该被重新定位且连接到胫骨内髁上，如果可以使用该方法应很容易地进行动脉重建。对于病变较短的患者，可以进行修复，切除病灶部分并游离患侧远端和近端部分，进行重建和断端吻合。如果患侧部分过长，在一期修复外，可以间置大隐静脉移植物进行重建[149]。

该综合征也可考虑进行血管内治疗，当有血栓形成，且其导致的症状不表现为不可逆性缺血时，可使用溶栓治疗[150]。在住院期间对机械性压迫应该进行减压，病变的异常动脉行支架植入术是禁忌，尤其是在还未对压迫进行减压的情况下[151-152]。在这种情况下，支架也会产生机械性动脉损伤，导致支架断裂或者潜在的远期动脉损伤。这样可以引起更大的开放性手术修补（例如远端旁路手术），所以单纯解压，伴或不伴初次修复，可能已经足够。

预后

腘动脉卡压综合征的预后通常取决于之前诊断时血管损伤程度。该综合征发生罕见，并且很少考虑到动脉供血不足，以至于在非典型症状患者中经常延误诊断，直到发生了明显的动脉损伤以及明显缺血迹象。在这些情况下，可能需要复杂的修复过程[153]，最终截肢是不可避免的。当处于早期阶段时，出现跛行症状而并没有发生动脉闭塞时，就对被侵犯的肌腱结构来进行减压可能是有效的[149]。

血管外膜囊性疾病

临床表现

血管外膜囊性疾病是一类罕见的，由黏蛋白沉积在血管外膜，造成血管压迫的疾病。最常见的类型为囊肿压迫腘动脉。然而，也有许多文献报道在其他部位也可发生[154-155]，有时可造成静脉受压[156-159]。临床表现为典型的单侧跛行，也有报道双侧囊肿病例，这可能会导致双侧症状[160-161]。有时候，患者在急性腘动脉闭塞之后，才会首次寻求医疗帮助[162]。该病发病年龄比下肢动脉粥样硬化的患者年轻，但更多见于腘窝卡压综合征患者[163-164]，并且男性发病率似乎

11. Sanders RJ, Hammond SL: Management of cervical ribs and anomalous first ribs causing neurogenic thoracic outlet syndrome, *J Vasc Surg* 36:51–56, 2002.
12. Daskalakis E, Bouhoutsos J: Subclavian and axillary vein compression of musculoskeletal origin, *Br J Surg* 67:573–576, 1980.
13. Dijkstra P, Westra D: Angiographic features of compression of the axillary artery by the musculus pectoralis minor and the head of the humerus in the thoracic outlet compression syndrome. Case report, *Radiol Clin* 47:423–427, 1978.
14. Le EN, Freischlag JA, Christo PJ, et al: Thoracic outlet syndrome secondary to localized scleroderma treated with botulinum toxin injection, *Arthritis Care Res (Hoboken)* 62:430–433, 2010.
15. Roos D: *Historical perspectives and anatomic considerations. Thoracic outlet syndrome*, 1996.
16. Patton GM: Arterial thoracic outlet syndrome, *Hand Clin* 20:107–111, viii, 2004.
17. Firsov G: Cervical ribs and their distinction from under-developed first ribs, *Arkh Anat Gistol Embriol* 67:101, 1974.
18. Terabayashi N, Ohno T, Nishimoto Y, et al: Nonunion of a first rib fracture causing thoracic outlet syndrome in a basketball player: a case report, *J Shoulder Elbow Surg* 19:e20–e23, 2010.
19. Gilliatt R, Le Quesne P, Logue V, et al: Wasting of the hand associated with a cervical rib or band, *J Neurol Neurosurg Psych* 33:615–624, 1970.
20. Sanders RJ, Hammond SL: Venous thoracic outlet syndrome, *Hand Clin* 20:113–118, viii, 2004.
21. Machleder HI: Thoracic outlet syndromes: new concepts from a century of discovery, *Cardiovasc Surg* 2:137–145, 1994.
22. Roos D, Owens J: Thoracic outlet syndrome, *Arch Surg* 93:71–74, 1966.
23. Wilbourn A: The thoracic outlet syndrome is overdiagnosed, *Arch Neurol* 47:328–330, 1990.
24. Costigan D, Wilbourn A: The elevated arm stress test: specificity in the diagnosis of thoracic outlet syndrome, *Neurology* 35:74, 1985.
25. Plewa M, Delinger M: The false-positive rate of thoracic outlet syndrome shoulder maneuvers in healthy subjects, *Acad Emerg Med* 5:337–342, 1998.
26. Toomingas A, Nilsson T, Hagberg M, et al: Predictive aspects of the abduction external rotation test among male industrial and office workers, *Am J Ind Med* 35:32–42, 1999.
27. Roos D: The place for scalenectomy and first-rib resection in thoracic outlet syndrome, *Surgery* 92:1077–1085, 1982.
28. Franklin G, Fulton-Kehoe D, Bradley C, et al: Outcome of surgery for thoracic outlet syndrome in Washington state workers' compensation, *Neurology* 54:1252–1258, 2000.
29. Abe M, Ichinohe K, Nishida J: Diagnosis, treatment, and complications of thoracic outlet syndrome, *J Orthop Sci* 4:66–69, 1999.
30. Machleder H, Moll F, Nuwer M, et al: Somatosensory evoked potentials in the assessment of thoracic outlet compression syndrome, *J Vasc Surg* 6:177–184, 1987.
31. Jordan SE, Machleder HI: Diagnosis of thoracic outlet syndrome using electrophysiologically guided anterior scalene blocks, *Ann Vasc Surg* 12:260–264, 1998.
32. Jordan SE, Ahn SS, Freischlag JA, et al: Selective botulinum chemodenervation of the scalene muscles for treatment of neurogenic thoracic outlet syndrome, *Ann Vasc Surg* 14:365–369, 2000.
33. Wadhwani R, Chaubal N, Sukthankar R, et al: Color Doppler and duplex sonography in 5 patients with thoracic outlet syndrome, *J Ultrasound Med* 20:795–801, 2001.
34. Aligne C, Barral X: Rehabilitation of patients with thoracic outlet syndrome, *Ann Vasc Surg* 6:381–389, 1992.
35. Cronenwett, editor: *Rutherford's vascular surgery*, ed 3, Philadelphia, 1989, WB Saunders. Roos DB, ed.
36. Ohtsuka T, Wolf RK, Dunsker SB: Port-access first-rib resection, *Surg Endosc* 13:940–942, 1999.
37. Alla V, Natarajan N, Kaushik M, et al: Paget-Schroetter syndrome: review of pathogenesis and treatment of effort thrombosis, *West J Emerg Med* 11:358–362, 2010.
38. Kunkel JM, Machleder HI: Treatment of Paget-Schroetter syndrome. A staged, multidisciplinary approach, *Arch Surg* 124:1153–1157, 1989; discussion 1157–1158.
39. Brooke B, Freischlag J: Contemporary management of thoracic outlet syndrome, *Curr Opin Cardiol* 25:535–540, 2010.
40. Illig KA, Doyle AJ: A comprehensive review of Paget-Schroetter syndrome, *J Vasc Surg* 51:1538–1547, 2010.
41. Angle N, Gelabert HA, Farooq MM, et al: Safety and efficacy of early surgical decompression of the thoracic outlet for Paget-Schroetter syndrome, *Ann Vasc Surg* 15:37–42, 2001.
42. Molina J, Hunter D, Dietz C: Paget-Schroetter syndrome treated with thrombolytics and immediate surgery, *J Vasc Surg* 45:328–334, 2007.
43. Molina J, Hunter D, Dietz C: Protocols for Paget-Schroetter syndrome and late treatment of chronic subclavian vein obstruction, *Ann Thorac Surg* 87:416–422, 2009.
44. Guzzo JL, Chang K, Demos J, et al: Preoperative thrombolysis and venoplasty affords no benefit in patency following first rib resection and scalenectomy for subacute and chronic subclavian vein thrombosis, *J Vasc Surg* 52:658–662, 2010.
45. Thompson R: Venous thoracic outlet syndrome: paraclavicular approach, *Op Tech Gen Surg* 10:113–121, 2008.
46. de Leon RA, Chang DC, Hassoun HT, et al: Multiple treatment algorithms for successful outcomes in venous thoracic outlet syndrome, *Surgery* 145:500–507, 2009.
47. Lee J, Karwowski J, Harris E, et al: Long-term thrombotic recurrence after nonoperative management of Paget-Schroetter syndrome, *J Vasc Surg* 43:1236–1243, 2006.
48. Meier GH, Pollak JS, Rosenblatt M, et al: Initial experience with venous stents in exertional axillary-subclavian vein thrombosis, *J Vasc Surg* 24:974–981, 1996; discussion 981–973.
49. Kreienberg P, Chang B, Darling R: Long-term results in patients treated with thrombolysis, thoracic inlet decompression, and subclavian vein stenting for Paget-Schroetter syndrome, *J Vasc Surg* 33:100–105, 2001.
50. Chang DC, Rotellini-Coltvet LA, Mukherjee D, et al: Surgical intervention for thoracic outlet syndrome improves patient's quality of life, *J Vasc Surg* 49:630–635, 2009.
51. Cordobes-Gual J, Lozano-Vilardell P, Torreguitart-Mirada N, et al: Prospective study of the functional recovery after surgery for thoracic outlet syndrome, *Eur J Vasc Endovasc Surg* 35:79–83, 2008.
52. Scali S, Stone D, Bjerke A, et al: Long-term functional results for the surgical management of neurogenic thoracic outlet syndrome, *Vasc Endovasc Surg* 44:550–555, 2010.
53. Altobelli GG, Kudo T, Haas BT, et al: Thoracic outlet syndrome: pattern of clinical success after operative decompression, *J Vasc Surg* 42:122–128, 2005.
54. Sharp WJ, Nowak LR, Zamani T, et al: Long-term follow-up and patient satisfaction after surgery for thoracic outlet syndrome, *Ann Vasc Surg* 15:32–36, 2001.
55. Lepäntalo M, Lindgren K: Long-term outcome after resection of the first rib for thoracic outlet syndrome, *Br J Surg* 76:1255–1256, 1989.
56. Green R, McNamara J, Ouriel K: Long-term follow-up after thoracic outlet decompression: an analysis of factors determining outcome, *J Vasc Surg* 14:739–745, 1991.
57. Sanders R, Pearce W: The treatment of thoracic outlet syndrome: a comparison of different operations, *J Vasc Surg* 10:626–634, 1989.
58. Axelrod DA, Proctor MC, Geisser ME, et al: Outcomes after surgery for thoracic outlet syndrome, *J Vasc Surg* 33:1220–1225, 2001.
59. Sessions R: Recurrent thoracic outlet syndrome: causes and treatment, *South Med J* 75:1453–1466, 1982.
60. Tilney N, Griffiths H, Edwards E: Natural history of major venous thrombosis of the upper extremity, *Arch Surg* 101:792–796, 1970.
61. Urschel H, Patel A: Surgery remains the most effective treatment for Paget-Schroetter syndrome: 50 years' experience, *Ann Thorac Surg* 86:254–260, 2008.
62. Feugier P, Aleksic I, Salari R, et al: Long-term results of venous revascularization for Paget-Schroetter syndrome in athletes, *Ann Vasc Surg* 15:212–218, 2001.
63. Dhillon RK, Stead LG: Acute deep vein thrombus due to May-Thurner syndrome, *Am J Emerg Med* 28(254):e253–e254, 2010.
64. Dogan O, Boke E: Three cases with May-Thurner syndrome: a possibly under-reported disorder, *Vasa* 34:147–151, 2005.
65. Oguzkurt L, Tercan F, Sener M: Successful endovascular treatment of iliac vein compression (May-Thurner) syndrome in a pediatric patient, *Cardiovasc Interv Radiol* 29:446–449, 2006.
66. Vyas S, Roberti I, McCarthy C: May–Thurner syndrome in a pediatric renal transplant recipient—case report and literature review, *Pediatr Transplant* 12:708–710, 2008.
67. Im S, Lim SH, Chun HJ, et al: Leg edema with deep venous thrombosis-like symptoms as an unusual complication of occult bladder distension and right May-Thurner syndrome in a stroke patient: a case report, *Arch Phys Med Rehabil* 90:886–890, 2009.
68. Kiernan TJ, Yan BP, Cubeddu RJ, et al: May-Thurner syndrome in patients with cryptogenic stroke and patent foramen ovale: an important clinical association, *Stroke* 40:1502–1504, 2009.
69. Kim Y, Ko S, Kim H: Spontaneous rupture of the left common iliac vein associated with May Thurner syndrome: successful management with surgery and placement of an endovascular stent, *Br J Radiol* 80:e176–e179, 2007.
70. Kibbe MR, Ujiki M, Goodwin AL, et al: Iliac vein compression in an asymptomatic patient population, *J Vasc Surg* 39:937–943, 2004.
71. Raju S, Neglen P: High prevalence of nonthrombotic iliac vein lesions in chronic venous disease: a permissive role in pathogenicity, *J Vasc Surg* 44:136–144, 2006.
72. De Bast Y, Dahin L: May-Thurner syndrome will be completed? *Thromb Res* 123:498–502, 2009.
73. Sharma R, Joshi W: A case of May-Thurner syndrome with antiphospholipid antibody syndrome, *Conn Med* 72:527–530, 2008.
74. Murphy EH, Davis CM, Journeycake JM, et al: Symptomatic iliofemoral DVT after onset of oral contraceptive use in women with previously undiagnosed May-Thurner syndrome, *J Vasc Surg* 49:697–703, 2009.
75. Jeon UB, Chung JW, Jae HJ, et al: May-Thurner syndrome complicated by acute iliofemoral vein thrombosis: helical CT venography for evaluation of long-term stent patency and changes in the iliac vein, *Am J Roentgenol* 195:751–757, 2010.
76. Gurel K, Gurel S, Karavas E, et al: Direct contrast-enhanced MR venography in the diagnosis of May-Thurner syndrome, *Eur J Radiol* 80:533–536, 2011.
77. Oguzkurt L, Ozkan U, Tercan F, et al: Ultrasonographic diagnosis of iliac vein compression (May-Thurner) syndrome, *Diagn Interv Radiol* 13:152–155, 2007.
78. Fretz V, Binkert C: Compression of the inferior vena cava by the right iliac artery: a rare variant of May-Thurner syndrome, *Cardiovasc Interv Radiol* 33:1060–1063, 2010.
79. Abboud G, Midulla M, Lions C, et al: Right-sided May-Thurner syndrome, *Cardiovasc Interv Radiol* 33:1056–1059, 2010.
80. Burke RM, Rayan SS, Kasirajan K, et al: Unusual case of right-sided May-Thurner syndrome and review of its management, *Vascular* 14:47–50, 2006.
81. Grunwald M, Goldberg M, Hofmann L: Endovascular management of May-Thurner syndrome, *AJR Am J Roentgenol* 183:1523–1524, 2004.
82. Kwak HS, Han YM, Lee YS, et al: Stents in common iliac vein obstruction with acute ipsilateral deep venous thrombosis: early and late results, *J Vasc Interv Radiol* 16:815–822, 2005.
83. Kim JY, Choi D, Guk Ko Y, et al: Percutaneous treatment of deep vein thrombosis in May-Thurner syndrome, *Cardiovasc Interv Radiol* 29:571–575, 2006.
84. Moudgill N, Hager E, Gonsalves C, et al: May-Thurner syndrome: case report and review of the literature involving modern endovascular therapy, *Vascular* 17:330–335, 2009.
85. Canales JF, Krajcer Z: Intravascular ultrasound guidance in treating May-Thurner syndrome, *Tex Heart Inst J* 37:496–497, 2010.
86. Mullens W, De Keyser J, Van Dorpe A, et al: Migration of two venous stents into the right ventricle in a patient with May-Thurner syndrome, *Int J Cardiol* 110:114–115, 2006.
87. Hartung O, Barthelemy P, Arnoux D, et al: Management of pregnancy in women with previous left ilio-caval stenting, *J Vasc Surg* 50:355–359, 2009.
88. Zander KD, Staat B, Galan H: May-Thurner syndrome resulting in acute iliofemoral deep vein thrombosis in the postpartum period, *Obstet Gynecol* 111:565–569, 2008.
89. O'Sullivan GJ, Semba CP, Bittner CA, et al: Endovascular management of iliac vein compression (May-Thurner) syndrome, *J Vasc Interv Radiol* 11:823–836, 2000.
90. Titus J, Moise MA, Bena J, et al: Iliofemoral stenting for venous occlusive disease, *J Vasc Surg* 53:706–712, 2011.
91. Jost CJ, Gloviczki P, Cherry KJ: Surgical reconstruction of iliofemoral veins and the inferior vena cava for nonmalignant occlusive disease, *J Vasc Surg* 33:320–328, 2001.
92. Garg N, Gloviczki P, Karimi KM, et al: Factors affecting outcome of open and hybrid reconstructions for nonmalignant obstruction of iliofemoral veins and inferior vena cava, *J Vasc Surg* 53:383–393, 2011.
93. Ahmed K, Sampath R, Khan M: Current trends in the diagnosis and management of renal

nutcracker syndrome: a review, *Eur J Vasc Endovasc Surg* 31:410–416, 2006.
94. Kurklinsky AK, Rooke TW: Nutcracker phenomenon and nutcracker syndrome, *Mayo Clinic Proc* 85:552–559, 2010.
95. Menard M: Nutcracker syndrome: when should it be treated and how? *Perspect Vasc Surg Endovasc Ther* 21:117–124, 2009.
96. Park YH, Choi JY, Chung HS, et al: Hematuria and proteinuria in a mass school urine screening test, *Pediatr Nephrol* 20:1126–1130, 2005.
97. Shin JI, Lee JS: Unexpected superimposition of nutcracker effect in various conditions: is it an unrecognized confounding factor? *Eur J Pediatr* 166:1089–1090, 2007.
98. Altugan FS, Ekim M, Fitöz S, et al: Nutcracker syndrome with urolithiasis, *J Pediatr Urol* 6:519–521, 2010.
99. Shin J, Park J, Shin Y, et al: Superimposition of nutcracker syndrome in a haematuric child with Henoch Schönlein purpura, *Int J Clin Pract* 59:1472–1475, 2005.
100. Shin JI, Park JM, Shin YH, et al: Nutcracker syndrome combined with IgA nephropathy in a child with recurrent hematuria, *Pediatr Int* 48:324–326, 2006.
101. Shin JI, Park JM, Lee JS, et al: Superimposition of nutcracker syndrome in a hematuric child with idiopathic hypercalciuria and urolithiasis, *Int J Urol* 13:814–816, 2006.
102. Ozcan A, Gonul II, Sakallioglu O, et al: Nutcracker syndrome in a child with familial Mediterranean fever (FMF) disease: renal ultrastructural features, *Int Urol Nephrol* 41:1047–1053, 2009.
103. Ali-El-Dein B, Osman Y, El-Din ABS, et al: Anterior and posterior nutcracker syndrome: a report on 11 cases, *Transplant Proc* 35:851–853, 2003.
104. Fitoz S, Yalcinkaya F: Compression of left inferior vena cava: a form of nutcracker syndrome, *J Clin Ultrasound* 36:101–104, 2008.
105. Mohamadi A, Ghasemi-Rad M, Mladkova N, et al: Varicocele and nutcracker syndrome: sonographic findings, *J Ultrasound Med* 29:1153–1160, 2010.
106. Kim KW, Cho JY, Kim SH, et al: Diagnostic value of computed tomographic findings of nutcracker syndrome: correlation with renal venography and renocaval pressure gradients, *Eur J Radiol* 80:648–654, 2011.
107. Cho BS, Suh JS, Hahn WH, et al: Multidetector computed tomography findings and correlations with proteinuria in nutcracker syndrome, *Pediatric Nephrol* 25:469–475, 2010.
108. Karaosmanoglu D, Karcaaltincaba M, Akata D, et al: Unusual causes of left renal vein compression along its course: MDCT findings in patients with nutcracker and pelvic congestion syndrome, *Surg Radiol Anat* 32:323–327, 2010.
109. Wong HL, Chen MCY, Wu CS, et al: The usefulness of fast-spin-echo T2-weighted MR imaging in nutcracker syndrome: a case report, *Korean J Radiol* 11:373–377, 2010.
110. Shin JI, Park JM, Lee SM, et al: Factors affecting spontaneous resolution of hematuria in childhood nutcracker syndrome, *Pediatr Nephrol* 20:609–613, 2005.
111. Reed NR, Kalra M, Bower TC, et al: Left renal vein transposition for nutcracker syndrome, *J Vasc Surg* 49:386–394, 2009.
112. Ha TS, Lee EJ: ACE inhibition can improve orthostatic proteinuria associated with nutcracker syndrome, *Pediatr Nephrol* 21:1765–1768, 2006.
113. Shin JI, Lee JS: ACE inhibition in nutcracker syndrome with orthostatic proteinuria: how about a hemodynamic effect? *Pediatr Nephrol* 22:758, 2007.
114. Kim J, Joh J, Choi H, et al: Transposition of the left renal vein in nutcracker syndrome, *Eur J Vasc Endovasc Surg* 31:80–82, 2006.
115. Salehipour M, Rasekhi A, Shirazi M, et al: The role of renal autotransplantation in treatment of nutcracker syndrome, *Saudi J Kidney Dis Transpl* 21:237–241, 2010.
116. Xu D, Liu Y, Gao Y, et al: Management of renal nutcracker syndrome by retroperitoneal laparoscopic nephrectomy with *ex vivo* autograft repair and autotransplantation: a case report and review of the literature, *J Med Case Reports* 3:82, 2009.
117. Zhang Q, Zhang Y, Lou S, et al: Laparoscopic extravascular renal vein stent placement for nutcracker syndrome, *J Endourol* 354–357, 2010.
118. Chung BI, Gill IS: Laparoscopic splenorenal venous bypass for nutcracker syndrome, *J Vasc Surg* 49:1319–1323, 2009.
119. Hartung O, Azghari A, Barthelemy P, et al: Laparoscopic transposition of the left renal vein into the inferior vena cava for nutcracker syndrome, *J Vasc Surg* 52:738–741, 2010.
120. Hartung O, Barthelemy P, Berdah SV, et al: Laparoscopy-assisted left ovarian vein transposition to treat one case of posterior nutcracker syndrome, *Ann Vasc Surg* 23:413, 2009.
121. Rogers A, Beech A, Braithwaite B: Transperitoneal laparoscopic left gonadal vein ligation can be the right treatment option for pelvic congestion symptoms secondary to nutcracker syndrome, *Vascular* 15:238–240, 2007.
122. Shaper K, Jackson J, Williams G: The nutcracker syndrome: an uncommon cause of haematuria, *Br J Urol* 74:144–146, 1994.
123. Basile A, Tsetis D, Calcara G, et al: Percutaneous nitinol stent implantation in the treatment of nutcracker syndrome in young adults, *J Vasc Interv Radiol* 18:1042–1046, 2007.
124. Chen W, Chu J, Yang J, et al: Endovascular stent placement for the treatment of nutcracker phenomenon in three pediatric patients, *J Vasc Interv Radiol* 16:1529–1533, 2005.
125. Cohen F, Amabile P, Varoquaux A, et al: Endovascular treatment of circumaortic nutcracker syndrome, *J Vasc Interv Radiol* 20:1255–1257, 2009.
126. Gagnon LO, Ponsot Y, Benko A, et al: Nutcracker syndrome in a 20-year-old patient treated with intravascular stent placement: a case report, *Can J Urol* 16:4765–4769, 2009.
127. Hartung O, Grisoli D, Boufi M, et al: Endovascular stenting in the treatment of pelvic vein congestion caused by nutcracker syndrome: lessons learned from the first five cases, *J Vasc Surg* 42:275–280, 2005.
128. Wang L, Yi L, Yang L, et al: Diagnosis and surgical treatment of nutcracker syndrome: a single-center experience, *Urology* 73:871–876, 2009.
129. Kim S, Kim CW, Kim S, et al: Long-term follow-up after endovascular stent placement for treatment of nutcracker syndrome, *J Vasc Interv Radiol* 16:428–431, 2005.
130. Zhang H, Li M, Jin W, et al: The left renal entrapment syndrome: diagnosis and treatment, *Ann Vasc Surg* 21:198–203, 2007.
131. Bernheim JW, Hansen J, Faries P, et al: Acute lower extremity ischemia in a 7-year-old boy: an unusual case of popliteal entrapment syndrome, *J Vasc Surg* 39:1340–1343, 2004.
132. Haidar S, Thomas K, Miller S: Popliteal artery entrapment syndrome in a young girl, *Pediatr Radiol* 35:440–443, 2005.
133. Ferreira J, Canedo A, Graça S, et al: Thrombosed popliteal aneurysm-first manifestation of bilateral popliteal entrapment syndrome, *Int Angiol* 29:83–86, 2010.
134. Tercan F, Oguzkurt L, Kizilkilic O, et al: Popliteal artery entrapment syndrome, *Diagn Interv Radiol* 11:222–224, 2005.
135. Beuthien W, De Potzolli O, Mellinghoff HU, et al: Popliteal artery entrapment with peripheral thromboembolism, *J Clin Rheumatol* 10:147–149, 2004.
136. Misselbeck T, Dangleben D, Celani V: Isolated popliteal vein entrapment by the popliteus muscle: a case report, *Vasc Med* 13:37–39, 2008.
137. Nottingham JM, Haynes JL: Isolated popliteal vein entrapment by a fibrous band, *Vasc Endovasc Surg* 35:487–490, 2001.
138. Pillai J, Levien LJ, Haagensen M, et al: Assessment of the medial head of the gastrocnemius muscle in functional compression of the popliteal artery, *J Vasc Surg* 48:1189–1196, 2008.
139. Turnipseed WD: Functional popliteal artery entrapment syndrome: a poorly understood and often missed diagnosis that is frequently mistreated, *J Vasc Surg* 49:1189–1195, 2009.
140. Pillai J: A current interpretation of popliteal vascular entrapment, *J Vasc Surg* 48: 61s–65s, 2008.
141. Aktan Ikiz ZA, Ucerler H, Ozgur Z: Anatomic variations of popliteal artery that may be a reason for entrapment, *Surg Radiol Anat* 31:695–700, 2009.
142. Holden A, Merrilees S, Mitchell N, et al: Magnetic resonance imaging of popliteal artery pathologies, *Eur J Radiol* 67:159–168, 2008.
143. Kim HK, Shin MJ, Kim SM, et al: Popliteal artery entrapment syndrome: morphological classification utilizing MR imaging, *Skeletal Radiol* 35:648–658, 2006.
144. Özkan U, Oguzkurt L, Tercan F, et al: MRI and DSA findings in popliteal artery entrapment syndrome, *Diagn Interv Radiol* 14:106–110, 2008.
145. Kukreja K, Scagnelli T, Narayanan G, et al: Role of angiography in popliteal artery entrapment syndrome, *Diagn Interv Radiol* 15:57–60, 2009.
146. Anil G, Tay K, Howe T, et al: Dynamic computed tomography angiography: role in the evaluation of popliteal artery entrapment syndrome, *Cardiovasc Interv Radiol* 34:259–270, 2011.
147. Zhong H, Liu C, Shao G: Computed tomographic angiography and digital subtraction angiography findings in popliteal artery entrapment syndrome, *J Comput Assist Tomogr* 34:254–259, 2010.
148. Hai Z, Guangrui S, Yuan Z, et al: CT angiography and MRI in patients with popliteal artery entrapment syndrome, *AJR Am J Roentgenol* 191:1760–1766, 2008.
149. Goh BKP, Tay KH, Tan SG: Diagnosis and surgical management of popliteal artery entrapment syndrome, *Aust N Z J Surg* 75:869–873, 2005.
150. Shen J, Abu-Hamad G, Makaroun MS, et al: Bilateral asymmetric popliteal entrapment syndrome treated with successful surgical decompression and adjunctive thrombolysis, *Vasc Endovasc Surg* 43:395–398, 2009.
151. di Marzo L, Cavallaro A, O'Donnell SD, et al: Endovascular stenting for popliteal vascular entrapment is not recommended, *Ann Vasc Surg* 24:1135, 2010.
152. Meier T, Schneider E, Amann-Vesti B: Long-term follow-up of patients with popliteal artery entrapment syndrome treated by endoluminal revascularization, *Vasa* 39: 189–195, 2010.
153. Paraskevas N, Castier Y, Fukui S, et al: Superficial femoral artery autograft reconstruction for complicated popliteal artery entrapment syndrome, *Vasc Endovasc Surg* 43:165–169, 2009.
154. Gagnon J, Doyle D: Adventitial cystic disease of common femoral artery, *Ann Vasc Surg* 21:84–86, 2007.
155. Jindal R, Majed A, Hamady M, et al: Cystic adventitial disease of the iliofemoral artery: case reports and a short review, *Vascular* 14:169–172, 2006.
156. Dix FP, McDonald M, Obomighie J, Chalmers, et al: Cystic adventitial disease of the femoral vein presenting as deep vein thrombosis: a case report and review of the literature, *J Vasc Surg* 44:871–874, 2006.
157. Gasparis AP, Wall P, Ricotta JJ: Adventitial cystic disease of the external iliac vein presenting with deep venous thrombosis, *Vasc Endovasc Surg* 38:273–276, 2004.
158. Morizumi S, Suematsu Y, Gon S, et al: Adventitial cystic disease of the femoral vein, *Ann Vasc Surg* 24:1135e5–1135e7, 2010.
159. Seo JY, Chung DJ, Kim JH: Adventitial cystic disease of the femoral vein: a case report with the CT venography, *Korean J Radiol* 10:89–92, 2009.
160. França M, Pinto J, Machado R, et al: Case 157: Bilateral adventitial cystic disease of the popliteal artery, *Radiology* 255:655–660, 2010.
161. Ortiz MWR, Lopera JE, Giménez CR, et al: Bilateral adventitial cystic disease of the popliteal artery: a case report, *Cardiovasc Interv Radiol* 29:306–310, 2006.
162. Ortmann J, Widmer M, Gretener S, et al: Cystic adventitial degeneration: ectopic ganglia from adjacent joint capsules, *Vasa* 38:374–377, 2009.
163. Asciutto G, Mumme A, Marpe B, et al: Different approaches in the treatment of cystic adventitial disease of the popliteal artery, *Chir Ital* 59:467–473, 2007.
164. Setacci F, Sirignano P, de Donato G, et al: Adventitial cystic disease of the popliteal artery: experience of a single vascular and endovascular center, *J Cardiovasc Surg* 49:235–239, 2008.
165. Chappel P, Gielen J, Salgado R, et al: Cystic adventitial disease with secondary occlusion of the popliteal artery, *JBR-BTR* 90:180–181, 2007.
166. Tsilimparis N, Hanack U, Yousefi S, et al: Cystic adventitial disease of the popliteal artery: an argument for the developmental theory, *J Vasc Surg* 45:1249–1252, 2007.
167. Buijsrogge MP, van der Meij S, Korte JH, et al: "Intermittent claudication intermittence" as a manifestation of adventitial cystic disease communicating with the knee joint, *Ann Vasc Surg* 20:687–689, 2006.
168. Taurino M, Rizzo L, Stella N, et al: Doppler ultrasonography and exercise testing in diagnosing a popliteal artery adventitial cyst, *Cardiovasc Ultrasound* 7:23, 2009.
169. Nano G, Dalainas I, Casana R, et al: Case report of adventitial cystic disease of the popliteal artery presented with the "dog-leg" sign, *Int Angiol* 26:75–78, 2007.
170. Maged IM, Turba UC, Housseini AM, et al: High spatial resolution magnetic resonance imaging of cystic adventitial disease of the popliteal artery, *J Vasc Surg* 51:471–474, 2010.
171. Tomasian A, Lai C, Finn JP, et al: Cystic adventitial disease of the popliteal artery: features on 3T cardiovascular magnetic resonance, *J Cardiovasc Magn Reson* 10:38, 2008.
172. Keo HH, Baumgartner I, Schmidli J, et al: Sustained remission 11 years after percutaneous ultrasound-guided aspiration for cystic adventitial degeneration in the popliteal artery, *J Endovasc Ther* 14:264–265, 2007.
173. Johnson JM, Kiankhooy A, Bertges DJ, et al: Percutaneous image-guided aspiration and sclerosis of adventitial cystic disease of the femoral vein, *Cardiovasc Interv Radiol* 32:

812–816, 2009.
174. Khoury M: Failed angioplasty of a popliteal artery stenosis secondary to cystic adventitial disease, *Vasc Endovasc Surg* 38:277–280, 2004.
175. Rai S, Davies RSM, Vohra RK: Failure of endovascular stenting for popliteal cystic disease, *Ann Vasc Surg* 23:410, 2009.
176. Maged IM, Kron IL, Hagspiel KD: Recurrent cystic adventitial disease of the popliteal artery: successful treatment with percutaneous transluminal angioplasty, *Vasc Endovasc Surg* 43:399–402, 2009.
177. Foertsch T, Koch A, Singer H, et al: Celiac trunk compression syndrome requiring surgery in 3 adolescent patients, *J Pediatr Surg* 42:709–713, 2007.
178. Gander S, Mulder DJ, Jones S, et al: Recurrent abdominal pain and weight loss in an adolescent: celiac artery compression syndrome, *Can J Gastroenterol* 24:91–93, 2010.
179. Okten RIS, Kucukay F, Tola M, et al: Is celiac artery compression syndrome genetically inherited?: a case series from a family and review of the literature, *Eur J Radiol* 2011; epub ahead of print.
180. Desmond C, Roberts S: Exercise-related abdominal pain as a manifestation of the median arcuate ligament syndrome, *Scand J Gastroenterol* 39:1310–1313, 2004.
181. Said SM, Zarroug AE, Gloviczki P, et al: Pediatric median arcuate ligament syndrome: first report of familial pattern and transperitoneal laparoscopic release, *J Pediatr Surg* 45: e17–e20, 2010.
182. Loukas M, Pinyard J, Vaid S, et al: Clinical anatomy of celiac artery compression syndrome: a review, *Clin Anat* 20:612–617, 2007.
183. Soman S, Sudhakar SV, Keshava SN: Celiac axis compression by median arcuate ligament on computed tomography among asymptomatic persons, *Ind J Gastroenterol* 29:121–123, 2010.
184. Akatsu T, Hayashi S, Yamane T, et al: Emergency embolization of a ruptured pancreaticoduodenal artery aneurysm associated with the median arcuate ligament syndrome, *J Gastroenterol Hepatol* 19:482–483, 2004.
185. Ogino H, Sato Y, Banno T, et al: Embolization in a patient with ruptured anterior inferior pancreaticoduodenal arterial aneurysm with median arcuate ligament syndrome, *Cardiovasc Interv Radiol* 25:318–319, 2002.
186. Tsai YS, Lee CH, Pang KK: Electronic clinical challenges and images in GI, *Amb Pediatr* 136:e3–e4, 2009.
187. Duncan AA: Median arcuate ligament syndrome, *Curr Treat Options Cardiovasc Med* 10:112–116, 2008.
188. Gloviczki P, Duncan AA: Treatment of celiac artery compression syndrome: does it really exist? *Perspect Vasc Surg Endovasc Ther* 19:259–263, 2007.
189. Roseborough GS: Laparoscopic management of celiac artery compression syndrome, *J Vasc Surg* 50:124–133, 2009.
190. Kalapatapu VR, Murray BW, Palm-Cruz K, et al: Definitive test to diagnose median arcuate ligament syndrome: injection of vasodilator during angiography, *Vasc Endovasc Surg* 43:46–50, 2009.
191. Mensink PBF, van Petersen AS, Kolkman JJ, et al: Gastric exercise tonometry: the key investigation in patients with suspected celiac artery compression syndrome, *J Vasc Surg* 44:277–281, 2006.
192. Aschenbach R, Basche S, Vogl TJ: Compression of the celiac trunk caused by median arcuate ligament in children and adolescent subjects: evaluation with contrast-enhanced MR angiography and comparison with Doppler US evaluation, *J Vasc Interv Radiol* 2011; epub ahead of print.
193. Horton K, Talamini M, Fishman E: Median arcuate ligament syndrome: evaluation with CT angiography, *Radiographics* 25:1177–1182, 2005.
194. Ilica AT, Kocaoglu M, Bilici A, et al: Median arcuate ligament syndrome: multidetector computed tomography findings, *J Comput Assist Tomogr* 31:728–731, 2007.
195. Karahan Ö, Kahr man G, Y k lmaz A, et al: Celiac artery compression syndrome: diagnosis with multislice CT, *Diagn Interv Radiol* 13:90–93, 2007.
196. Manghat N, Mitchell G, Hay C, et al: The median arcuate ligament syndrome revisited by CT angiography and the use of ECG gating–a single centre case series and literature review, *Br J Radiol* 81:735–742, 2008.
197. Özbülbül NI: CT angiography of the celiac trunk: anatomy, variants and pathologic findings, *Diagn Interv Radiol* 2010; epub ahead of print.
198. Wolfman D, Bluth EI, Sossaman J: Median arcuate ligament syndrome, *J Ultrasound Med* 22:1377–1380, 2003.
199. Baccari P, Civilini E, Dordoni L, et al: Celiac artery compression syndrome managed by laparoscopy, *J Vasc Surg* 50:134–139, 2009.
200. Baldassarre E, Torino G, Siani A, et al: The laparoscopic approach in the median arcuate ligament syndrome: report of a case, *Swiss Med Wkly* 137:353–354, 2007.
201. Mirkia K, Subin B: Minimally invasive approach to median arcuate ligament syndrome in a patient with HIV/AIDS, *Int J STD AIDS* 20:209–210, 2009.
202. Riess KP, Serck L, Gundersen SB, et al: Seconds from disaster: lessons learned from laparoscopic release of the median arcuate ligament, *Surg Endosc* 23:1121–1124, 2009.
203. Tulloch AW, Jimenez JC, Lawrence PF, et al: Laparoscopic vs. open celiac ganglionectomy in patients with median arcuate ligament syndrome, *J Vasc Surg* 52:1283–1289, 2010.
204. Vaziri K, Hungness ES, Pearson EG, et al: Laparoscopic treatment of celiac artery compression syndrome: case series and review of current treatment modalities, *J Gastrointest Surg* 13:293–298, 2009.
205. Jaik N, Stawicki S, Weger N, et al: Celiac artery compression syndrome: successful utilization of robotic-assisted laparoscopic approach, *J Gastrointest Liver Dis* 16:93–96, 2007.
206. van Petersen AS, Vriens BH, Huisman AB, et al: Retroperitoneal endoscopic release in the management of celiac artery compression syndrome, *J Vasc Surg* 50:140–147, 2009.
207. Grotemeyer D, Duran M, Iskandar F, et al: Median arcuate ligament syndrome: vascular surgical therapy and follow-up of 18 patients, *Langenbecks Arch Surg* 394:1085–1092, 2009.
208. Wang X, Impeduglia T, Dubin Z, et al: Celiac revascularization as a requisite for treating the median arcuate ligament syndrome, *Ann Vasc Surg* 22:571–574, 2008.
209. Kohn GP, Bitar RS, Farber MA, et al: Treatment options and outcomes for celiac artery compression syndrome, *Surg Innov* 18:338–343, 2011.

第 63 章　先天性脉管系统异常和畸形

Renu Virmani，Naima Carter-Monroe，Allen J.Taylor

静脉连接异常

异常的静脉连接将全身或肺静脉连接到了其他的静脉结构或直接连接到左右心房。这种连接是由正常胚胎的静脉交通或存在的发育异常导致的，或者是缺少正常的胚胎静脉交通的退化引起，或两者都有。

肺静脉连接异常

*肺静脉异位连接*与一条或多条肺静脉与左心房连接的缺失相关，与未连接的肺静脉的异常引流无关。*完全性肺静脉异位连接*（TAPVC）指两侧的肺静脉与左心房的连接均缺失。肺静脉直接与右心房或与它的支流相连。TAPVC 常常与某些类型的房间隔缺损（ASD）相关，这种情况会持续超过新生儿期[1]。部分性肺静脉异位连接（PAPVC）表现为 1 条或多条——但不是全部——肺静脉与右心房或其中的 1 个支流相连。尸体解剖显示，TAPVC 占先天性心脏病病例的 2% 左右，并且以男性为主。尸体解剖显示 PAPVCs 约占先天性心脏病病例的 0.6%[1]。TAPVC 在 2/3 的患者中是独立的畸形，在剩余的 1/3 患者中多表现为复合的先天性心脏病，尤其是内脏异位综合征（即所谓的异构 TAPVC）。

胚胎学

在胚胎期，肺芽和它们的肺静脉与前肠静脉相连，形成内脏血管丛。随着胚胎的发育，一个新的肺静脉通路，原始肺静脉，从左心房膨出。与此同时，肺内的静脉断开与内脏血管丛的连接，与原始肺静脉融合在一起。最后，肺内的静脉形成 4 条肺静脉，并与左心房相连（图 63-1）。肺内静脉与内脏静脉丛的分离失败导致了完全性、部分性、双侧或单侧的肺静脉异位连接。

肺静脉引流部位可能位于膈上，也可能位于膈下（图 63-2）。当引流部位位于膈上，双肺静脉回

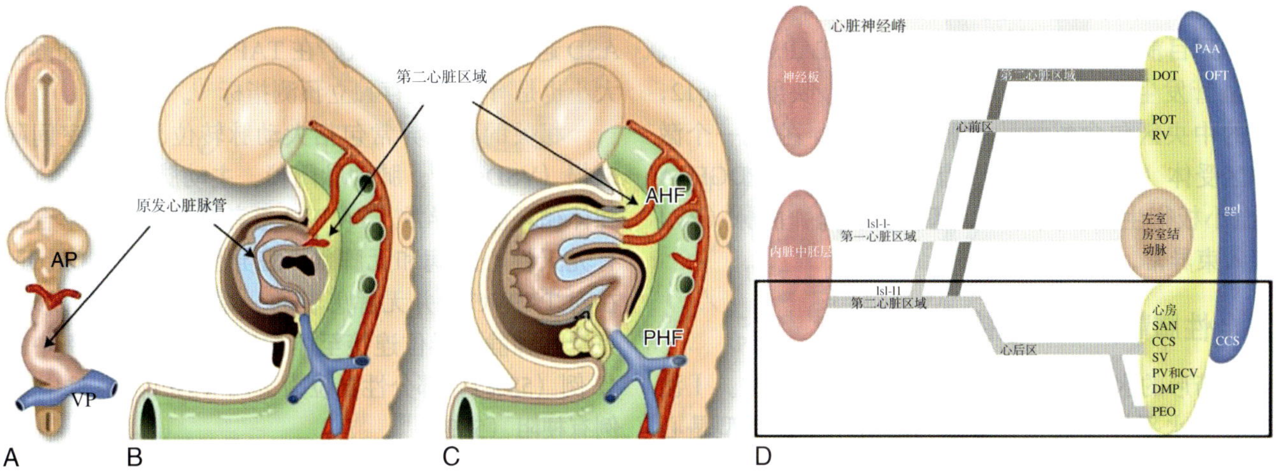

图 63-1　心脏连续发育的图示和第一和第二心区的发展。原始心管用棕色标注，心肌层来源于第二心区（后来合并入心脏），用黄色标注。A，在原始板中，内脏中胚层的双侧板融合后，原始心管形成。这种管已经有了静脉极（VP）和动脉极（AP）。B，胚胎的侧面图（人类大约 23 天），显示了被心胶质（*蓝色*）包围的原始心管，第二心区位于心脏的背部。C，人类胚胎 25 天。原始心管扩充为 VP 和 AP，心肌层来源于第二心区（*黄色*）。D，第一和第二心区术语图标。在心脏的 VP 处，心肌层来源于后部心区，形成心房后壁、*窦房结*（*SAN*），*静脉窦*（*SV*）的心肌、*肺静脉*（*PV*）、包括*冠状窦的主静脉*（*CV*），部分中枢传导系统（CCS）和背间充质突出（DMP）。第二心区对于 VP 的作用在后文中将有详细的阐述。*(Reproduced with prmrssion Crawford MH，DiMarco JP，Paulus WJ：Cardiology：expert consult，ed 3，St.Louis，2009，Mosby.)*

脉管状狭窄，可以是肺内或肺外的某段狭窄，称之为*肺静脉发育不全*。后一型偶尔出现在肺动脉闭锁或左心发育不全综合征的患者中。从临床角度讲，有呼吸系统症状病史的患者可能进展为右心衰竭。由于外科治疗效果不理想，球囊血管成形术和支架术被认为是肺动脉狭窄的非侵入性治疗。在严重的病例中，肺移植是一个重要的选择[28]。

体静脉连接异常

体静脉连接异常，尤其是永存左 SVC，通常没有症状，几乎没有功能影响，因为体静脉流入右心房并未受损。但是，如果没有意识到体静脉异常，心脏手术时可能意外切断异常的静脉。体静脉异位连接的胚胎学分类包括主静脉系统异常、IVC 异常和静脉窦瓣异常[16]。

主静脉系统异常包括永存左 SVC；永存左 SVC 连接至右心房或左心房，伴或不伴有冠状窦发育不全；右 SVC 连接至左心房；冠状窦异常。IVC 异常包括双 IVC、左 IVC 和少数没有临床意义，但有可能在手术中引发问题的异常[29-30]。IVC 肝下中断通过扩张的奇静脉引流至 SVC，在先天性心脏缺陷中发生率为 2.9%[16]。静脉窦瓣的异常包括腔静脉瓣和心小静脉，以及界嵴。未成年人持续异常会导致增大的瓣膜和 Chiari 网。静脉窦瓣的较大的突出可能导致右心房完全性或部分性膨出，形成副腔。

与肺静脉异常一样，体循环静脉异常也有内脏异位综合征的特点，尤其是无脾患者。近期，一项无脾病例的 72 例尸检回顾显示，51 例（71%）为双侧 SVC，21 例（29%）为单侧 SVC。在 9 例双侧 SVC 中，SVCs 中的一条部分或完全闭锁。尽管 IVC 没有被阻断，6 例病例（8%）仍能发现明显的奇静脉。患者几乎没有完整的冠状窦[8]。

右三房心

右三房心是不常见的心脏畸形，右心房的冠状窦和原始心房部分分隔开。在成人，孤立型右三房心的症状包括终生的劳力性发绀和呼吸困难[31]。

先天性冠状动脉异常

冠状动脉异常的发生率从血管造影中观察为 0.46% ~ 1.55%，尸检统计为 0.3%。以下将简单讨论主要的冠状动脉异常。

冠状动脉左主干异常

冠状动脉异常最普通的临床表现为异常的冠状动脉左主干出现在右冠状窦。男 / 女比例为 4 ： 1 至 9 ： 1。这种异常使得猝死发生率上升了 2/3，75% 的猝死发生在运动时[32]。尽管死亡可以发生在出生 1 个月的患儿中，大多数患者还是青少年和年轻人。患者常常有晕厥、胸痛的先兆症状，但心电图（ECGs）和超声心动图为阴性。

在病理学上，这种异常有一些变异型。普遍的特点是左主干开口于右窦。典型的开口在接合处附近，实际上，在某些病例中开口位于接合处以上，在左窦和右窦之间。通常开口有轻微的畸形和裂缝样变，出现开口脊。邻近的动脉位于主动脉中膜并且穿过主动脉和肺动脉干之间。

从病理生理学上分析，有冠状动脉左主干异常患者的猝死可能与以下几点相关：肺动脉干和主动脉对左主干的压迫、主动脉中膜内血管的舒张期压迫，以及因为开口脊和裂缝样开口的舒张期低灌注。

右冠状动脉异常

与冠状动脉左主干异常相反，来自左窦的右冠状动脉异常通常是偶然发现的，尽管 1/3 的患者是突然死亡的。在大部分病例中（67%），异常的血管位于主动脉和肺动脉干之间，剩余的通常走行于主动脉后面[32]。几乎 50% 的猝死病例与运动相关，大多数死亡发生于年轻人和中年人（< 35 岁）。

大概有 2 个开口位于左主动脉窦。供应右冠状动脉的开口的特点可能与左冠状动脉开口于右窦的畸形类似。也就是说，可能存在与上文同样的位移，在邻近接合处的位置，有开口脊的裂缝样开口。通常邻近的异常右冠状动脉也走行于主动脉和肺动脉干之间。猝死患者的病理生理学改变也与左冠状动脉异常类似，并且急性或远处心室肌缺血的证据也较少。

左回旋支动脉异常

左回旋支动脉异常是最常见的冠状动脉起源的异常，通过心导管检查发现的异常占 28%，发病率为 1/300[33]。一般认为这种异常是良性的。对于这种异常的认识非常重要，特别是要避免在心脏手术的心肌保护和人工心瓣膜置换术中出现问题。

起源于肺动脉干

在尸体解剖中，冠状动脉左主干来自肺动脉干者占 1/50 000 到 1/300 000。大多数病例在出生的第一年发现，大约 40% 的病例会发生猝死。在少数病例（约 20%）中，来自正常右冠状动脉组织的足够的心肌侧支循环使得患者存活到成年期。在这些病例中，可能伴有持续性杂音，还包括其他症状，如心绞痛、心肌梗死（MI）、呼吸困难和晕厥。猝死通常发生于安静状态，年龄稍大的儿童可能在剧烈活动后发生。病理学上，这种异常动脉出现在左侧肺动脉窦者占 95%。典型的动脉看起来薄壁，像静脉一样，即使右冠状动脉的位置是正常的，它也会出现扭曲。

血管造影术和其他影像学检查在冠状动脉异常中的诊断

异常的右冠状动脉和来自对侧冠状窦的冠状动脉左主干的血管造影检查依赖于血管在主动脉和肺动脉干之间的走行。当左主干形成一个颅内后循环时，在右前斜位上，这种特殊的走行在血管造影中能被明显发现（图 63-5）。另一个方法是同时行肺动脉和冠状动脉造影，或者更实际的方法，插入一个作为肺部血管位置的血管造影标记的肺动脉导管，然后对异常的冠状血管行前后位的后侧的血管摄影。

标准的二维（2D）超声心动图检查一度是运动员的冠状动脉异常的筛查手段。一项包括 3 650 例运动员的超声心动图筛查研究发现 3 例来自双侧主动脉窦的右冠状动脉（n=2）和左冠状动脉（n=1）异常[34]。但是，作为一个准确的筛查工具，经胸超声心动图（TTE）的特异性是不够的[35]。弥补不足的其他非侵入检查包括经食管超声心动图（TE）和近期开始应用的三维冠状动脉磁共振成像（3D-CRMA）。有研究表明，在儿科病例中，经 3D-CRMA 检查，15 个病例中有 8 例（53%）能够确定其冠状动脉异常的起源，并且不需要造影剂和 β 受体阻断药，因此在评价年轻患者中有它的优越性[36]。

大血管畸形

主动脉缩窄

主动脉缩窄（COA）为主动脉弓先天性狭窄，可以是界限分明的狭窄，也可以是邻近动脉导管连接处的一段狭窄[37]。梗阻可能以主动脉弓某段上的管状狭窄的形式存在，通常为狭长的（走行于左锁骨下动脉和动脉导管之间）或者类似于隔板样狭窄（框 63-1）。相对来说后者更多见。这种狭窄程度会改变，但只有在狭窄面上有压力梯度的改变时才有意义。狭窄通常发生于有 50% 以上横截面减少时，但对于管状狭窄，可能更少就可以发生。

发生率

孤立的 COA 的发生率在先天性心脏病中占第 5 或第 6 位，占出生人数的 1/3 000 到 1/4 000[38-41]。新英格兰地区的一项先天性心脏缺陷的研究表明，1 岁以内的婴儿畸形中，COA 占 7.5%[42]。这个数据可能被低估了，因为新生儿上下肢血压相差不大，他们的 COA 可能没有被发现[43]。男 / 女比例为 1.74 ： 1[44]。在大龄的孤立型 COA 患者中，发生率也是男性高于女性。多数 COA 病例都是零散的，没有证据支持它符合孟德尔遗传定律[38]。但是，曾有报道显示大约 4% 的女性 COA 患者的后代会患先天性心脏病[40]。此外，最新的非参数连锁分析显示了 COA 病例有遗传基础。McBride 等发现在来自 43 个不同的家庭里的 289 个个体中的遗传易感基因位于染色体 2p23、10q21 和 16p12[40,45]。主动脉缩窄是 Turner 综合征中最常见的心血管缺陷。不伴有心脏异常的 COA 有尿道下裂、畸形足和视觉缺陷[44]。

病理学

2 岁以上的患者的尸检显示，42% 的 COA 缩窄部位管腔有严重的狭窄（针孔），25% 有完全闭锁，33% 有中等程度狭窄[46]。在含有导管内架的 COA 患者中，动脉导管内侧主动脉内膜折叠至管腔，在主动脉外膜处类似腰部的形状[47]。主动脉缩窄远端显示狭窄后扩张、主动脉壁薄，近端压力高故管壁增厚。缩窄可以是导管前的也可以是导管后的，但是导管旁更常见[48]。合并各种心脏缺陷的婴幼儿血流形态决定了主动脉峡部的发育。正常婴幼儿中，主动脉峡部血流速度（占心室总输出量 25%）比出生时低，因此出生时主动脉峡部比降主动脉窄[48]。在肺动脉血流降低的先天性心脏病（肺动脉狭窄）中，因为婴儿期血流丰富，峡部的直径比正常大，实际上缩窄并不明显。由于病变影响左心室流出量（二尖瓣或主动脉瓣狭窄），主动脉峡部发育差。如果存在导管旁缩窄，胎儿期主动脉不会出现闭塞，但当出生时动脉导管开始关闭，出生后则出现闭塞[49]。导管从肺动脉末端开始闭塞，

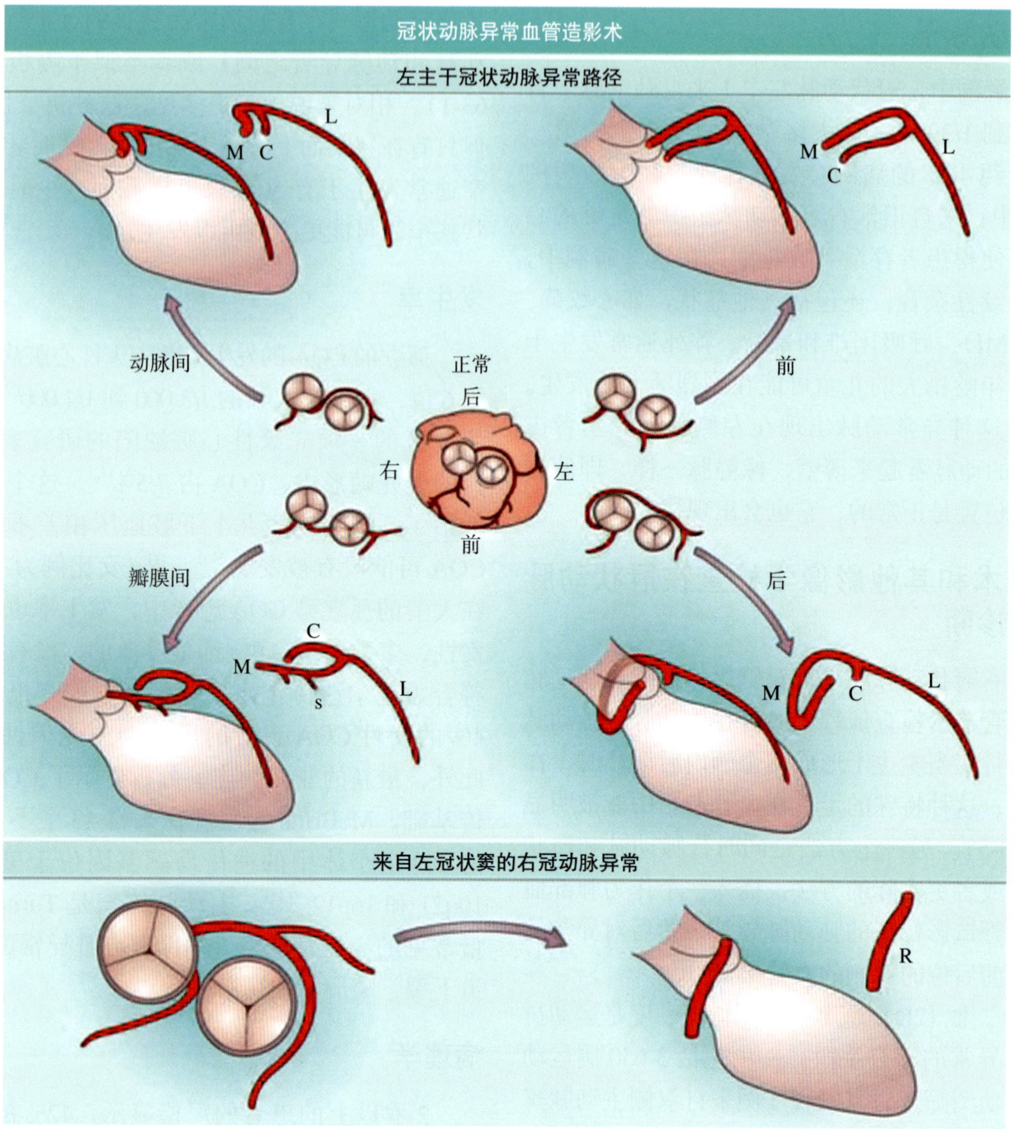

图 63-5 冠状动脉的发育。在顶部，心外原基器官（PEO）移动至覆盖心脏。底部，间充质迁移分化。PEO（*蓝色*）从底部的心脏壁突出，移至心脏血管环（*红色*）。接下来，迁移的上皮覆盖心脏。在横截面上，上皮看起来像单细胞层。上皮/间充质发生转变迁移进心肌层。血管源性细胞分化并连接成网状组织，诱导其他间充质细胞向平滑肌转变。这些网状组织最后变为动脉，最邻近的主要冠状血管的血管丛最终和主动脉连接在一起。C，回旋支；L，左前降支；M，左主干；R，右冠状动脉；S，间隔穿支（*Reproduced with prmrssion Reese DE，Mikawa T，Bader DM：Development of the coronary vessel system.Circ Res 91：761-768，2002.*）

主动脉远端闭塞和压力梯度可能延迟出现。

导管组织本身在缩窄形成中发挥重要作用。正常情况下，导管组织由平滑肌细胞（SMCs）组成，可部分扩展到主动脉周围。存在左侧阻塞的患者，在子宫内经导管由右向左分流，导致导管组织迁移到主动脉附近，呈环形分布[48]。Ho 和 Anderson 应用连续切片技术证实导管组织完全包围在导管旁主动脉，例如“导管和降 主动脉形成组织连续的通道，峡部进入这一通道”，而不是动脉导管进入降主动脉峡部[50-51]。

侧支循环

Olney、Stephens、Bahn 等报道因缩窄死亡的婴儿侧支循环发育不良（图 63-6）[52-53]。Bahn 及其同事强调这取决于缩窄部位与动脉导管的关系。如果血流由动脉导管进人缩窄近端（导管前），则侧支循环发育（图 63-7）[53]。如果血流由导管进入缩窄下方

框 63-1 主动脉缩窄的分类

不连续的主动脉缩窄（COA）
动脉导管远端狭窄：
　导管闭合
　导管开放
动脉导管近端狭窄：
　导管闭合
　导管开放
缩窄合并锁骨下动脉或主动脉弓异常：
　左锁骨下动脉闭锁或狭窄
　右锁骨下动脉狭窄
　右锁骨下动脉起源异常：
　　缩窄远端
　　缩窄近端
　双主动脉弓右侧狭窄和左侧缩窄
少见部位的缩窄：
　左锁骨下动脉近端：
　　正常分支
　　右锁骨下动脉起源异常
　多部位
　低于胸主动脉

管状发育不良（单独或合并分离的 COA）
远离无名动脉或动脉导管的主动脉
涉及主动脉节段的一部分

Modified from JE Edwards：Congenital malformations of the heart and great vessels.In Gould SE，editor：Pathology of the heart and blood vessels，ed 3，Springfield，Ill.，1968，Thomas，pp391-454.

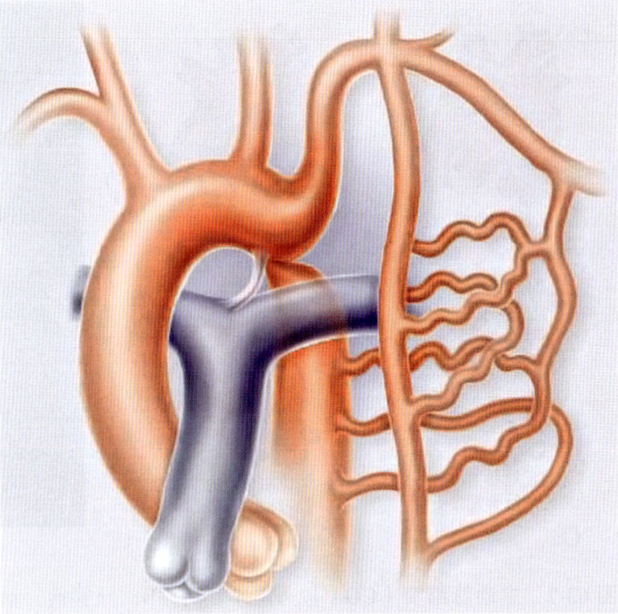

图 63-6 主动脉缩窄（COA）。缩窄导致降主动脉血流严重阻塞。降主动脉及分支通过来自腋动脉和胸廓动脉的侧支经肋间动脉供血（*Reproduced with prmrssion from Brickner ME：Congenital heart disease in adults.N Engl J Med 342：256-263，2000.*）

（导管后），则胎儿期对侧支循环发育的刺激差。这种情况下，出生后动脉导管闭合，导致梗阻性高血压和低血容量，导致左心衰竭。

在某种程度上，COA 时主动脉近端和远端的侧支循环在出生时即有发育，随年龄增长进一步发育。最初，侧支循环包括双锁骨下动脉主要分支，尤其是内乳动脉、椎动脉、肋颈动脉和甲状腺颈干。通常通过第 3 和第 4 肋间动脉及肩胛下动脉向下肢供血。锁骨下动脉极度扩张，形成缩窄典型体征，如第 3 至第 8 肋骨肋切迹和肩胛旁搏动[37,54,55]。侧支循环也可通过内乳动脉至腹壁上，再至腹壁下，进入髂动脉而到达下肢。缩窄上方的脊髓前动脉和椎动脉及缩窄下方的肋间和椎动脉交通提供另外的侧支循环[37,54]。

侧支循环的发育和临床表现取决于是否存在左锁骨下动脉狭窄，左锁骨下动脉是侧支循环的重要来源，这样只有在右侧可见肋切迹。如果右锁骨下动脉起源于第四分支和缩窄的远端，则不是侧支循环的来源，仅左侧有肋切迹[38]。

伴发情况

如前所述，COA 与二叶主动脉瓣（BAV）有关，但是确切的发生率仍不清楚（27% ~ 46%）[51,56]。Tawes 等对 250 例 COA 患者进行了研究[56]，其中 32 例（13%）有二叶瓣疾病。最常见的病灶是狭窄，偶尔二叶瓣合并持续高血压可出现功能不全[57]。

新生儿中与 COA 相关的主要心脏缺陷发生率高达 85%[48]，但在 1 ~ 11 个月的婴儿中发生率下降至 52%，1 岁后降至 40%（除二叶瓣外），与 Kirklin 和 Barratt Boyes 报道的相同[57]。接受手术的小于 3 个月的婴儿中，其他先天性心脏异常的发生率为 60%，而 6 ~ 12 月的婴儿则是 25%[57]。

实际上动脉导管未闭（PDA）存在于所有的新生儿身上，是缩窄的一部分[57]。VSD 发生率为 30% ~ 36%[38,54]，COA 在大动脉转位中发生率为 10%，ASD 为 6% ~ 7%[58]。二尖瓣狭窄和关闭不全发生率不足 10%[58]。

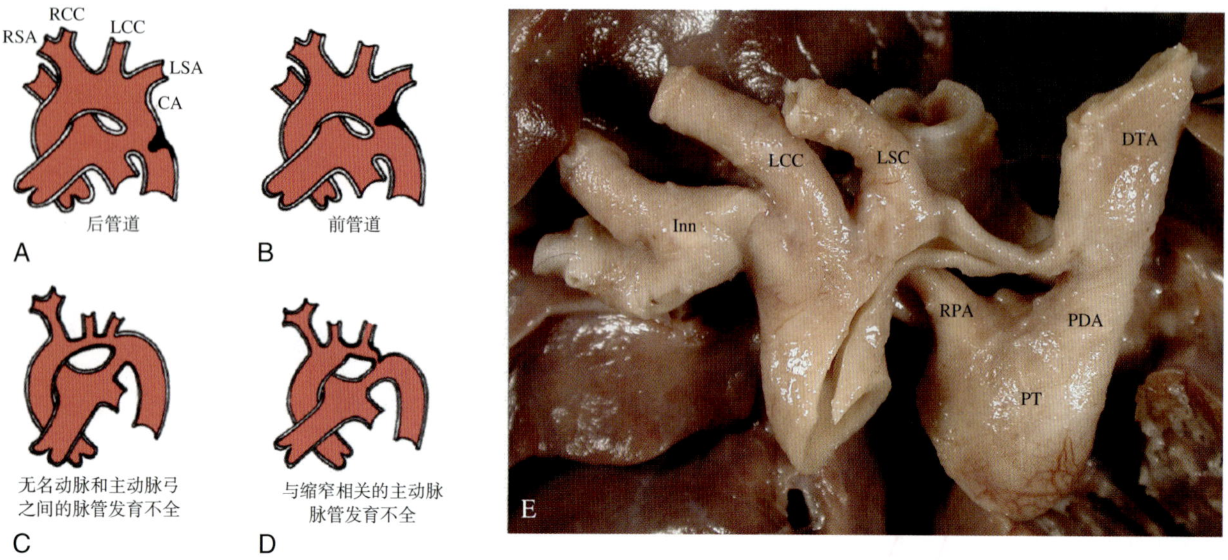

图 63-7 主动脉缩窄（COA）。A，导管后；**B**，导管前，动脉导管未闭（PDA）；**C**，无名动脉与左锁骨下动脉间主动脉弓管状发育不全伴动脉导管未闭；D，主动脉缩窄伴管状发育不全（颈总动脉与锁骨下动脉间）；E，一名导管前 COA 患者的心脏和主动脉大体相片。Inn，无名动脉；LCC，左颈总动脉；LSC，左锁骨下动脉；PT，肺动脉干；RPA，右肺动脉 *(A-D modified from Moller JH，Amplatz K，Edwards JE：Congenital heart disease，Kalamazoo，Mich.，1974，Upjohn，pp46-51.)*

并发症

主动脉破裂通常发生在第二或第三个十年，通常是升主动脉，导致心脏压塞。主动脉破裂也可发生在缩窄的远端，因为该处管壁薄且扩张（缩窄后扩张）[57]，有些破裂可伴随夹层动脉瘤[57]。COA 的女性患者在孕期发生主动脉夹层的危险性很高。Liberthson 等报道脑血管意外通常发生在年长的患者，40 岁以上发生率为 21%，11 ~ 39 岁发生率为 8%，11 岁以下发生率不足 1%[58]。它的主要原因是 Willis 环的先天性 Willis 环动脉瘤破裂和高血压[59]。

主动脉弓畸形

主动脉弓畸形是一组复杂的病变，早在 18 世纪就被报道过。框 63-2 列出了动脉弓畸形的分类。*血管环*是一个宽泛的术语，指主动脉弓异常压迫食管和气管。1939 年 Wolman 首次描述了双主动脉弓压迫食管和气管[60]。

发生率

因为很多病变是无症状的，所以很难确定主动脉弓畸形和血管环的确切发生率。累及流出道、主动脉弓、动脉导管和肺动脉的先天性心脏缺陷，占所有先天性心脏病的 20% ~ 30%[61]。血管环的发生率约占先天性心脏病的 1%。圆锥动脉干畸形包括主动脉弓中断和孤立主动脉弓异常，在 22q11.2 缺失综合征患者的调查中集中出现[62]。

1948 年，Edwards 提出双主动脉弓模型假设，列出所有已知及可能的主动脉弓畸形[63]。目前对胚胎学已有了更多的认识。大血管最终的排列和形态需要在咽主动脉的内皮细胞和来源于神经棘细胞（NCC，图 63-8）的周围的平滑肌细胞和间质之间交换信号[64]。血管干分成主动脉和肺动脉，伴随心脏源性 NCCs 迁移至咽弓和心脏，这一变化发生在鼠胚胎 第 9 天（E9.0）。随着分隔，血管缠绕旋转，完成与左心室和右心室的最终连接。NCCs 也使主动脉囊的主动脉弓双层对称及进行广泛重塑，形成主动脉、动脉导管、近端锁骨下动脉、颈动脉和肺动脉。NCC 重塑使主动脉弓成熟，发生在 E12.5 前期[61]。左、右第三弓动脉形成颈总动脉（CCAs），右第四弓动脉形成右锁骨下动脉。左第六弓动脉形成动脉导管，右第六弓动脉退化[65]。最近转基因鼠研究显示，某些因素在弓血管发育中起重要作用，如 Forkhead 转录因子 Mfh1 的破坏使鼠第四弓动脉发育不良，导致横行主动脉弓缺失，与人类主动脉弓中断相似[66]。

框 63-2 主动脉弓畸形

血管环
双主动脉弓
右主动脉弓：
 无食管后成分
 有食管后成分
左主动脉弓：
 右锁骨下动脉异常
动脉导管悬带

颈主动脉
主动脉弓完全离断

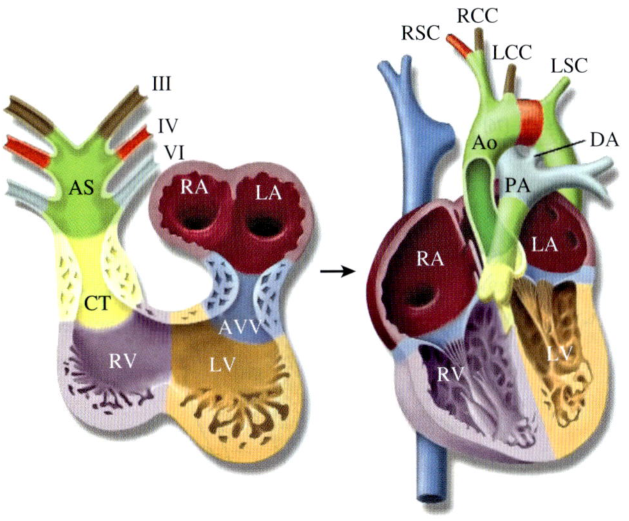

图 63-8 弓血管和心脏流出道的发育简图。神经脊细胞发育成双侧对称的主动脉弓动脉（*Ⅱ、Ⅳ和Ⅵ*）和主动脉囊（*AS*），成为成熟 主动脉弓特定节段。间质细胞在椎动脉干（*CT*）形成心脏瓣膜和房室瓣膜（*AW*）节段。图中列出人胚胎发育的相应天数。AO，主动脉；DA，动脉导管；LA，左心房；LCC，左颈总动脉；LSC，左锁骨下动脉；LV，左心室；PA，肺动脉；RCC，右颈总动脉；RSC，右锁骨下动脉；RV，右心室（*Reproduced with prmrssion Srivastava D, Olson EN: A genetic blueprint for cardiac development.Nature 407: 221, 2000.*）

如上文所述，主动脉弓血管环畸形环绕并且压迫气管、食管或者两者[67]。

双主动脉弓

双主动脉弓是导致血管环的主动脉弓畸形最常见的类型。升主动脉起源正常，离开心包后发出 2 个分支，左主动脉弓、右主动脉弓结合形成降主动脉。左弓向前，通过气管左侧，经过动脉韧带或动脉导管后形成降主动脉；右弓向右至食管后方，后加入左侧降主动脉，形成血管环[67]。从各自主动脉弓发出颈动脉和锁骨下动脉（图 63-9）。双主动脉弓通常大小不一致，在此种情况下，右弓常大一些。一个弓可能是单个闭锁的节段，在这种情况下，右弓通常持续存在。

应用双主动脉弓模型，理论上可得出动脉导管可以是双侧或单侧的，但是没有功能性双主动脉弓伴双侧动脉导管的报道。降主动脉可在右侧或左侧，偶尔位于中线处[63,67-69]。大多数研究报道合并心脏畸形的发生率低。1997 年[70]，Kocis 等报道其发生率为 45%，包括法洛四联症、大动脉转位[68]。

大多数患者诊断时可表现出多种症状，最常见的是呼吸系统症状，喘鸣最常见，其次是肺炎、上呼吸道感染、呼吸窘迫、咳嗽和发绀。如果新生儿或婴幼儿反复发生上述症状，应警惕是否存在主动脉弓异常[71]。外科修补是理想的治疗方法，通常在初始诊断后 18 个月进行。

右主动脉弓

升主动脉通常在右主支气管前方，称为右主动脉弓。主要有 2 种类型：无食管后成分（镜像分支）和有食管后成分。据报道右主动脉弓发生率为 0.1%[72]。

右主动脉弓无食管后成分

与正常的左主动脉弓相比，存在右主动脉弓血管镜像分支改变。第一支血管是左无名动脉，第二和第三支是右颈总和右锁骨下动脉（图 63-10）。大多数患者有左动脉导管，从左肺动脉插入至左锁骨下动脉。双侧动脉导管通常伴有先天性心脏缺陷，如法洛四联症或动脉共干[69]。患者一般无症状，但放射学检查可以发现。

右主动脉弓有食管后成分

有食管后成分的右主动脉弓通常有血管环。右主动脉弓延伸至左侧，在食管后方形成憩室。血管环由右弓和起自左肺动脉延伸至降主动脉上方的左侧动脉导管组成。这一异常也包括食管后方左锁骨下动脉异常。有镜像形式的右主动脉弓可伴有心脏缺陷，最常见的是法洛四联症或共同动脉干[73]。

的先天性畸形，组织学上是一种异质的血管增生和经常性的血管发育不良，包括动脉、发育不良的动脉、静脉和动脉化的静脉。根据改进的 Hamburg 分类，血管畸形进一步分为亚型，包括：①基于主要血管缺陷的初级分类；②基于解剖学和发展分期的胚胎学亚类[88-91]。血管畸形也可以根据血管类型和血流特点分出亚类。毛细血管、静脉和淋巴管畸形是慢流速畸形，动静脉畸形（AVMs）和动静脉瘘管（AVFs）是快流速畸形，进一步的联合畸形也可出现。增生（如 VMs，血管瘤）可能引起综合征，尤其是多发性的。

血管畸形

慢流速畸形

毛细血管畸形

临床上，最常见的毛细血管畸形是可消退的*毛细血管痣*、*葡萄酒色痣*和*静脉毛细血管畸形*，这些代表了表皮最常见的血管畸形[87]。作为一个分类，毛细血管畸形是描述皮肤血管痣的异质性分组的通用术语，也包括淋巴管静脉畸形和 Klippel-Trénaunay 综合征和 Parkes-Weber 综合征。在面部葡萄酒色痣或面部焰色痣的病例中，儿童患者组织学切片仅见到极少数的毛细血管样扩张，在大龄患者中，偶尔会发现乳突和网状真皮层中的扩张血管（图 63-12）[92]。

毛细血管扩张

根据最新的 ISSVA 分类，毛细血管扩张属于毛细血管畸形的慢流速分类，表现为毛细血管和小静脉的局部扩张，可能是遗传综合征的一部分。与血管瘤不同，毛细血管扩张无血管增生，而是本来存在的毛细血管和小静脉特发性扩张。然而临床经常使用“*血管瘤*”这一术语。绝大多数毛细血管扩张存在于皮肤，内脏器官包括脑，也可受累。除了累及皮肤的外形问题或胃肠道血管瘤引起的出血并发症，毛细血管扩张本身无症状。脑部毛细血管扩张主要发生在大脑中的这些连接部分中，很少报道引起出血症状。

表皮毛细血管扩张。最常见的先天性表皮毛细血管扩张是痣或普通的胎记。痣为头部和颈部斑点状病变，常可自行消退。*葡萄酒色痣*为痣的特殊形式，无退色趋势，颜色经常加深，类似真性血管瘤。与真性血管瘤不同，毛细血管扩张组织学显示是充血的，正常血管被插入的组织分开。大多数病例在处理后的组织中不能检测到组织病理学异常。

毛细血管扩张综合征。*共济失调性毛细血管扩张症*是常染色体显性遗传病，特征是小脑变性、免疫缺陷、眼皮肤毛细血管扩张、肿瘤危险和放射敏感性。血管表现是幼儿球结膜、面部和四肢皮肤毛细血管扩张[93]。通常发生共济失调数年后才出现眼毛细血管扩张。患者一般有潜在的免疫缺陷而导致反复感染和淋巴增生性疾病，最常见的是淋巴瘤，多为 B 细胞淋巴瘤，也可发生白血病[94]。毛细血管扩张的组织学检查显示乳头层下方的静脉通道扩张。

目前认为该疾病的发生基础是共济失调性毛细血管扩张基因（ATM）突变。自 1995 年 ATM 被克隆以来[95]，超过 100 个 ATM 发生突变。突变分布于整个 ATM 基因[96]。ATM 基因产物是 350 kDa 蛋白，其破坏 DNA 识别和控制离子辐射损伤的细胞周期。有证据表明 ATM 基因有更多的信号作用[97]。受累的纯合子可使恶性肿瘤发生率增高。但是在 A-T 的杂合子患者中除乳腺的恶性肿瘤外，未见到其他恶性肿瘤的风险增加[98]。

*局部的毛细血管扩张*的另一形式是广泛性特发性毛细血管扩张伴复发性皮肤的毛细血管扩张。[99]。可导致胃肠道出血的毛细血管扩张的另一形式是*西瓜胃*或*胃窦血管扩张*。随着对西瓜胃的不断认识，发现其是胃肠道隐匿出血和贫血的重要原因。西瓜胃组织学的标志是胃窦黏膜浅表毛细血管扩张和固有层微血管血栓形成。内镜发现纵行皱褶，其中可见特征性的、弯曲柱状的红色扩张血管（西瓜条纹）[100]。西瓜胃一般是单独存在的，但是有报道自身免疫疾病，特别是硬皮病的患者也可以出现[101-103]。血管缺陷的确切病因不清，但是胃动脉潜在的纤维肌性发育不良（FMD）是浅表病变的原因之一[100]。

静脉畸形

不像 AVMs，这种血管畸形是一种慢流速畸形，完全由静脉组成，放射学造影无明显增强[104]。它的影像学，尤其是 MRI，成像特点与血管瘤相似。因此，以前使用的术语，如海绵状血管瘤、静脉血管瘤海绵状血瘤仍存在于教科书中[105]。典型的静脉血管瘤在深处与肌肉相连。据报道，静脉血管瘤可发生在很多部位，包括纵隔、肠系膜、骨骼肌和腹膜后腔[106-111]。

从组织学上看，静脉畸形由大小不一的不规则静脉型血管通路的结节组成。这种小叶状或组状的血

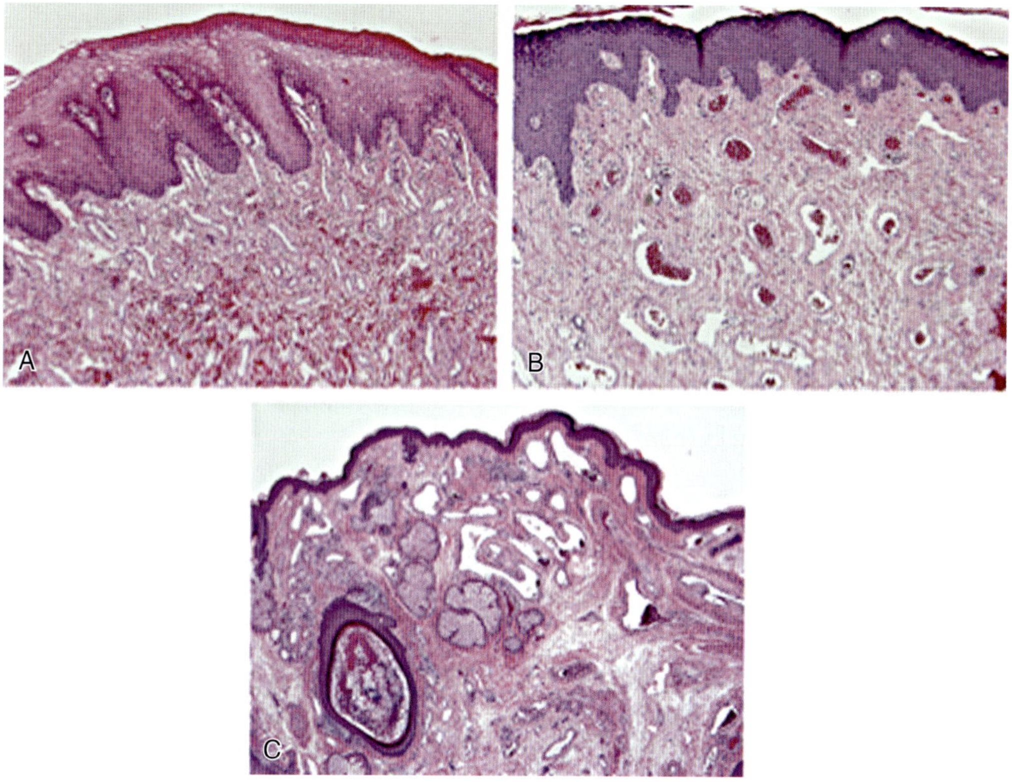

图 63-12 毛细血管畸形（CM）。A，一名 4 岁男孩面部 CM 伴有唇部肥大的病例，伴有过多的薄壁静脉样狭窄通道 [苏木精 - 伊红（HE）染色 ×100]。B，一名 17 岁男孩面部 CM 伴有唇部肥大的病例，同时有薄壁和厚壁的静脉样通道的增加，大部分为纤维管壁。血管内纤维组织增加（HE 染色 ×100）。C，一名有 Sturge-Weber 综合征的 35 岁成年男性，伴有增厚和结节的面部 CM。鼻部皮肤有大且异常的静脉样通道形成的结节成簇状聚集，并有滤泡扩张和角蛋白堵塞（HE 染色 ×40）（*Reproduced with permission from Gupta A，Kozakewich H：Histopathology of vascular anomalies.Clin Plast Surg 38：31-44，2011.*）

管排列有助于区分良恶性血管增生。肥大细胞和XⅢ因子间质细胞是其特点。通过 CD31 加强扁平内皮的不活跃有丝分裂而排列成形，周围有平滑肌细胞的包围，削弱或者消除血管的相对形状 [105]。

蓝色橡皮疱样痣综合征（BRBNS）是一个进展性的疾病，最初是根据是否存在特征性的皮下蓝痣鉴别的，尤其是舌、唇、颈部和胃肠道，小肠多见 [1112]。事实上，皮肤蓝色痣是痣状的静脉畸形，存在于真皮和皮下组织 [105]。最近，中枢神经系统（CNS）血管畸形，包括静脉血管瘤被认为与 BRBNS 有关 [113-114]。结肠镜加激光凝固法是控制结肠血管瘤出血的无创方法，虽然可能需要外科切除来控制慢性胃肠道出血 [115]。实际上，据报道所有其他内在器官包括眼眶和多发的表皮部位均可出现 BRBNS[116]。血管瘤经常伴有弥散的、轻度消耗性凝血功能紊乱 [117]。

BRBNS 可以被认为是静脉畸形的特殊表现形式，它既可以是散发的，也可以是家族聚集性的。后者，表现为常染色体显性遗传。BRBNS 的基因基础仍不明确。从不同群组的分析得知，在一个单个的大家族中，染色体位点 9p 导致了静脉畸形。在另外一个家族基因分析中发现，编码 EC 受体 TIE2 的激酶结构域的基因上出现了活化的突变位点 [119-120]，还有 TIE2 上零散的体细胞突变 [121]。

快流速畸形

动静脉畸形

动静脉畸形是少见的快流速畸形，由动脉和静脉之间的异常交通组成，它们之间没有毛细血管床，导致了团块的形成。这些畸形也被称为*动静脉瘘*、*动静脉血管瘤*、*动静脉血瘤*，*葡萄状或曲张血管瘤*。

中枢神经系统、头和颈部动静脉畸形

虽然身体的任何器官都可以发生动静脉畸形，但是约50%位于头和颈部，包括CNS[122-129]。先天性AVMs通常是多发的，女性多见。偶尔无明确的综合征，可能是家族性的AVMs[130]。CNS AVMs可导致癫痫发作或蛛网膜下隙出血（SAH），需要手术、放射外科、栓塞和放射学治疗[130-131]。当畸形导致静脉Galen侧支迂回时，可通过线圈栓塞治疗[132]。相关的静脉畸形可以在脑内[133]。口和上颚的AVMs症状多样，包括软组织肿胀、疼痛、皮肤黏膜颜色改变、红斑和齿龈出血、杂音和感觉异常。放射学表现无特性。AVMs患者牙科手术后可引起颅骨出血，需栓塞治疗[134]。有些被诊断为错构瘤[134]，与其他血管畸形，如永存三叉神经动脉有关[135]。头和颈部骨骼的AVMs治疗可直接经骨注射氰基丙烯酸酯。

肺动静脉畸形

肺AVM 19世纪在尸检中被首次描述，但在1939年根据三联征——发绀、杵状指和红细胞增多症第一次对肺AVM进行了临床诊断[136]。肺AVM可引起肺动脉到肺静脉的分流，导致动脉血氧饱和度下降。虽然大多数患者是无症状的，但是肺AVM因为右向左分流可引起呼吸困难。由于反常栓塞，可发生各种CNS并发症，如脑卒中和脑脓肿。肺AVM和遗传性出血性毛细血管扩张（HHT）有很强的相关性。36%的患者是单独的肺AVM，60%是多发的肺AVM合并HHT[137-138]。

X线胸片和对比增强造影CT是重要的初期诊断方法，而肺动脉造影是诊断有无分流的金标准。对比超声心动图对诊断和治疗后监测很有帮助。大多数患者都应该治疗。治疗方法包括金属线圈或球囊阻塞血管造影栓塞和外科切除[139]。

除肺动脉外，偶尔肺AVM还接受体动脉供血[140]。肺AVM可以是单独或多发的，小的或大到累及整个肺部的。合并HHT时可有脑AVM[141]。妊娠时出现咯血，常提示有HHT。如果患者有症状且有适应证，可进行栓塞治疗[133]。

儿童期即有发绀，偶尔出生时就有。肺滤过功能丧失致脑脓肿可引起神经症状[142]。肺AVM时动脉血氧饱和度下降，肺动脉造影显示左心房早期充盈畸形。

肺AVM致死性并发症常见[137]，包括破裂、出血、心内膜炎和脑脓肿。可手术分段切除，尽可能保留肺组织，但必要时使用肺叶切除术[142]。

其他部位的动静脉畸形

其他部位AVM包括胃肠道、心、肝和肾。典型的胃肠道AVM有出血或黏膜溃疡[143]，可发生在胃肠道的任何部位。内镜可显示病变呈非特异性组织学改变[144]。累及肾和肾盂可有各种症状，初期须行栓塞治疗[145]。多发或发病年龄小提示病变是综合征的一部分，特别是Klippel-Trénaunay综合征（KTS）或HHT。

AVM患者经体格检查发现与病变部位和大小关系密切。患者可表现为肿胀、疼痛或出血。如果接近皮肤，通常是有震颤或杂音的搏动性团块。病变远端可有红斑或发绀。表皮或黏膜AVM可能有溃疡和出血或血栓形成或蜂窝织炎，或两者均有。如果存在大的分流，肢体可肥大。婴儿时心脏肥大偶尔是由不被怀疑的AVM和大的动脉瘤引起，尤其是肝或脑的动脉瘤，可引起新生儿心力衰竭。中枢神经系统AVM可以反复发生颅内出血或继发于神经胶质瘤的癫痫发作或皮质萎缩。

血管造影发现病变可有多发的异常动脉分支和与早期充盈的静脉系统吻合。血管扩张、延长和弯曲MRI可以区别AVM和其他类型的中枢神经及皮肤、皮下组织血管瘤[122]。AVM出生时即有，出生后明显或直到成年才有症状[125]。与婴儿毛细血管瘤不同，AVM随年龄增长无消退趋势。

胃黏膜特殊类型的AVM称为*Dieulafoy病*，可导致上消化道大量出血倾向。AVM治疗的适应证包括充血性心力衰竭、出血或溃疡。肝AVM线圈栓塞有肝损伤的危险，但可改善心力衰竭[104]。栓塞治疗的其他并发症有脑卒中[128]、皮肤腐肉分离和失明[123]。AVM的治疗根据病变的部位和大小而不同，包括放射、手术和栓塞技术。AVM的外科治疗为切除术。因为侧支循环可以重建病变处血流，单纯结扎血管不能根治[123,128]。

如果不能被完全切除，AVM有可能复发[127]。出血、DIC和面部畸形是与外科手术相关的并发症[127]。栓塞的材料有多种，包括自体材料如脂肪或肌肉，止血剂如吸收性明胶海绵或聚乙烯醇、甲基异丁烯酸或硅球。最近开始应用线圈和球囊，分流的数量和直径决定了栓塞微粒的大小。

病理学

AVM 的病理学诊断取决于血管病变处是否存在动静脉交通。在较大的 AVM，大体标本显示多个充血的腔隙，经常表现为瘤样扩张（图 63-13）。小的 AVM 须连续切片显示病变。最终诊断依靠放射学检查。显微镜下 AVM 明显存在动静脉，很少有插入的组织，可能很难定位动脉与静脉间的直接交通。血管通常延长和扩张。AVM 血管壁结构通常异常。动脉壁变薄或可能肥大，伴弹力层和中层平滑肌缺失或破坏（图 63-14）。中层平滑肌可形成结节突向血管腔。静脉壁获得内弹力层增厚或动脉化。畸形很少由整个静脉组成，即所谓的静脉血管瘤。弹性纤维染色可能有帮助，但不总是能区分 AVM 中的血管是静脉还是动脉。

联合的血管畸形：毛细血管 - 淋巴管 - 静脉畸形

这种分类包括了复杂的联合的血管畸形，称为毛细血管 - 淋巴管 - 静脉畸形（CLVM）[87]。CLVM 是 Klippel-Trénaunay’s 综合征中最常见的血管畸形（第 64 章）。

心脏血管瘤 / 动静脉畸形

心脏内血管畸形包括冠状动脉瘘和心脏血管瘤。累及心肌的血管瘤病变多样，可以是错构瘤畸形或更少见的良性肿瘤，尽管它的定义是“血管瘤”。组织学分类包括多发的扩张的薄壁血管（海绵型），类似毛细血管的小血管（毛细血管型）和发育不良的动静脉（动静脉血管瘤、曲张动脉瘤）。心脏血管瘤可有海绵状血管瘤、毛细血管、动静脉血管瘤，部分结构包括纤维组织和脂肪。这些特点与骨骼肌肌内血管瘤相似。

*肌内心脏血管瘤*表面与 AVM 相似，存在异质的血管类型，包括肌化动脉、静脉和毛细血管。与毛细血管瘤相比是浸润性的病变，且发生在心肌。组织学显示与骨骼肌肌内血管瘤相同，除血管外可能还有脂肪和纤维组织。由于后面的这些特点，有些肌内心脏血管瘤被误认为是脂肪瘤或纤维脂肪瘤。

大多数心脏血管瘤都是偶然发现的，但是患者可有劳累性呼吸困难、心律失常、右心衰竭、心包炎、心包积液和发育停滞 [146]。患者可伴发血管综合征（如 Kasabach-Meritt，第 64 章）。

大多数患者的 X 线胸片是异常的，但是心脏肿瘤很少单独根据 X 线胸片诊断。冠状动脉造影特征性的肿瘤染色提示心脏血管瘤的诊断 [147]。超声心动图可对心脏肿瘤直接诊断。增强 CT 或 MRI 可以对血运丰富的心脏肿瘤做出诊断。

最常见的病变部位是左室侧壁（21%）、右室前壁（21%）、室间隔（17%），偶尔可在右心室流出道 [148]。

心脏血管瘤通常很大，肉眼表现取决于肿瘤内血管空间的大小。毛细血管型经常有心内膜表面突起，颜色从红至紫红色。肌内型表现为浸润性的。海绵状血管瘤通常大，且很少呈局限性。

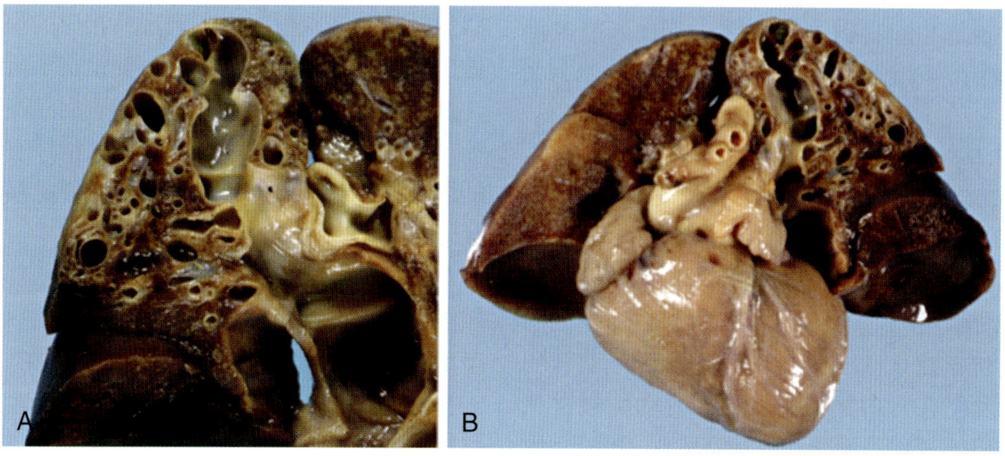

图 63-13 肺动静脉畸形（AVM）。**A**，图片显示了大的肺 AVM 被动脉瘤扩大的空间。**B**，一名低 Apgar 评分伴有发绀的 4 天男婴的左上肺叶肺 AVM。这名婴儿死于充血性心力衰竭（CHF）

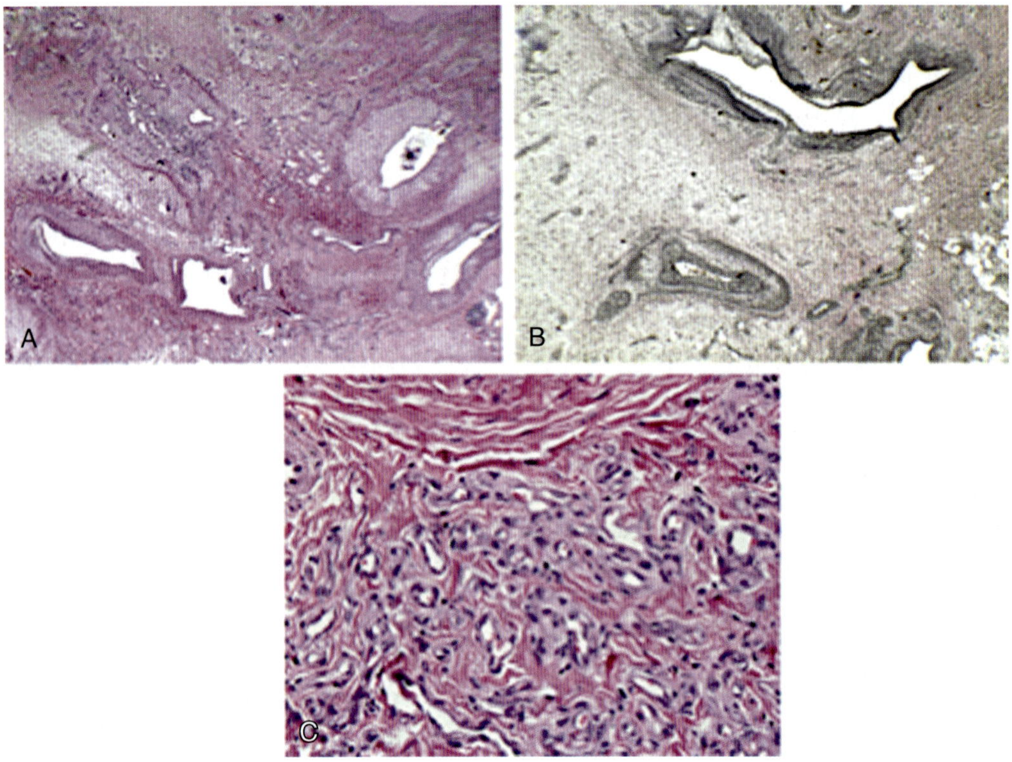

图 63-14 **AVM**。A，畸形的动静脉［苏木精 - 伊红染色（HE）×20］。B，VVG 染色标记的动脉内膜弹力层，转化成未分型的弹力形式（第一条血管，VVG 特殊染色 ×4）。C，AVM 中的小血管（增生的成分）聚集于鼓起的内皮和周细胞包围的小通道（HE 染色 ×400）*（Reprodruced with permission from Gupta A，Kozakewich H：Histopathology of vascular nomalies.Clin Plast Surg 38：31-44，2011.）*

血管肿瘤

根据改进的 ISSVA 分类，血管瘤包括婴幼儿血管瘤、先天性血管瘤、簇状血管瘤、化脓性血管瘤、卡波西样血管内皮瘤和毛细血管成血管细胞瘤 / 血管瘤相关的 Hippel-Lindau 综合征（第 64 章）。读者也可以参考近期的一个组织学分类 [92]。

纤维肌性发育异常

纤维肌性发育异常（FMD）是大、中动脉一层或多层结构异常导致平滑肌或纤维肌组织管腔狭窄，有或无动脉瘤和中膜夹层。FMD 为一种少见的非炎症、非动脉硬化性血管病变，好发于肾动脉和颈动脉，多发生在青中年白种女性。肾动脉最常见（60% ~ 75%），其次是颅颈动脉（25% ~ 30%）、内脏动脉（9%）、四肢末端动脉（5%）。这种疾病有组织改变的异质性，最终可导致动脉狭窄。临床表现多为高血压（肾动脉）、脑卒中（颈动脉）和腹痛。基于组织病理学部位和结构的异常形式进行分类，后者决定了血管造影表现。

FMD 是病理学诊断，分为内膜型、中膜型和动脉周围亚型。典型的血管造影表现为“串珠样”、点状和管状改变，根据以上表现及相应的临床表现可以做出诊断。最常见的症状性病变是狭窄所致的肾血管性高血压或脑循环栓塞。对有症状的病变可进行治疗。大多数简单的病变行导管介入治疗有效，较复杂的病变须进行外科手术，2 种治疗方式都能产生长期疗效 [149]。

FMD 病因仍不清楚，可能包括雌激素暴露、机械因素、缺血因素、环境因素（如吸烟和自身抗体）。毫无疑问，FMD 的发病有潜在遗传倾向。白人比黑人更易患 FMD，并且很多病例是家族性的，为常染色体显性遗传，外显率不一。但是，到目前为止，没有明确的基因异常被报道。

组织学亚型

根据受累血管层对FMD进行组织学分类（图63-15）[150]。传统上，FMD被分为中膜型（图63-16）、内膜型（图63-17）和外膜型（图63-18）。在病例中，中膜FMD占95%，进一步分出亚型，包括中膜纤维增生、中膜周围增生和中膜增生[151]。在62%的病例的血管造影中，中膜纤维素增生与串珠样表现和多部位狭窄相关。长管状的同心狭窄占14%，小于1 cm的孤立性狭窄的点状型占7%。

中膜纤维增生特征性改变是平滑肌细胞和纤维组织增生形成纤维肌性的脊，突入受累动脉的管腔。中膜周围增生提示纤维组织明显，中膜外层增生。单纯中膜肥厚少见，为中膜壁向心性肥厚，平滑肌细胞多，纤维组织少，可造成严重狭窄。血管造影和大体外观显示，狭窄一般是次全闭塞，有时是管状和平滑的。

小于5%的患者为内膜增生，特征是内膜中的纤维组织（包括平滑肌细胞增生）。病变无脂质沉积或炎性细胞浸润，内弹力层仍存在。继发于炎症或创伤的动脉可能与肌动脉内膜纤维增生有关。与内膜纤维增生组织学相似，形态学表现可能与内膜切除术后继发性或反应性内膜增生或动脉粥样硬化增殖早期完全不同。内膜纤维增生可与中膜FMD同时发生。外膜或动脉周围纤维增生中，主要病变是致密胶原蛋白替代疏松纤维组织。纤维化可延伸至周围脂肪和结缔组织，而中膜和内膜正常。

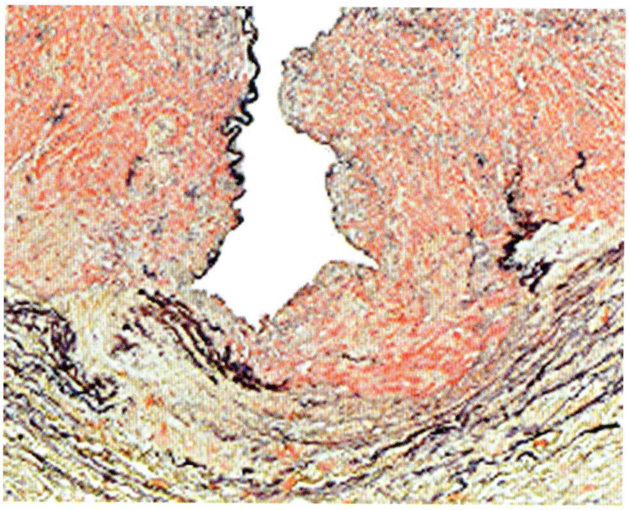

图63-16　动脉中膜发育异常。高倍镜下显示动脉中膜裂隙。连续的缺陷导致造影时呈串珠样改变（*Reproduced with permission Virmani R，Burke AP，Farb A：Arterial dysplasia，aneurysms，and dissections.In Virmani R，Burke AP，Farb A，editors：Atlas of cardiovascular pathology，Philadelphia，1996，Saunders，pp184-193.*）

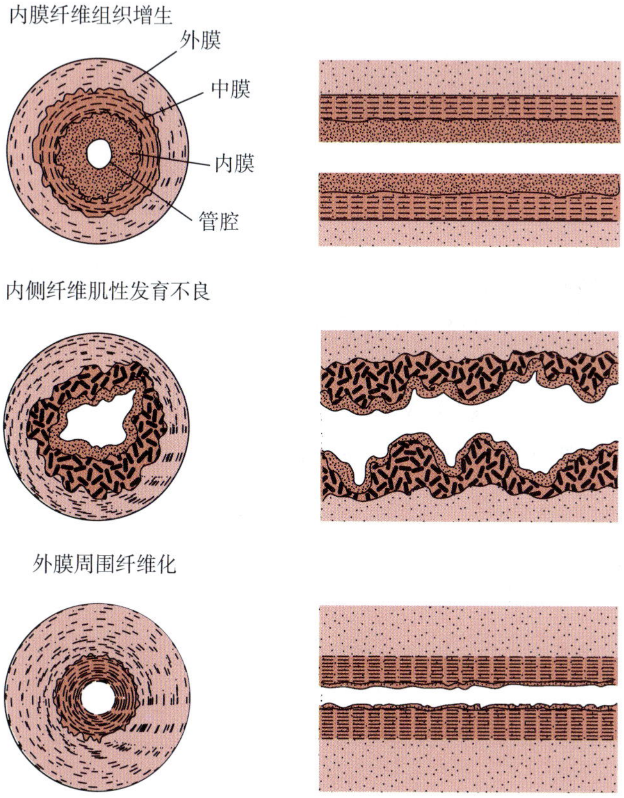

图63-15　主要类型的FMD动脉横截面和纵面示意图（*Modified from Harrison EG Jr，McCormack LJ：Pathologic classification of renal arterial disease in renovascular hypertension.Mayo Clin Proc 46：161-167，1971；and Luschner TF，Lie JT，Stanson AW，et al：Arterial fibromuscular dysplasia.Mayo Clin Proc 69：931-952，1987.*）

根据受累血管层对FMD进行组织学分类。虽然这一分类已经完整建立，但是我们以及其他学者发现这一分类不总是有用和有可重复性[152]。目前提出根据是否存在平滑肌增生进行简单分类[152]。

肾动脉纤维肌性发育异常

在儿童和青年中，肾动脉FMD是肾血管性高血压最常见的原因[153]。迄今为止，肾动脉是症状性FMD最常见的部位，约占75%。肾动脉FMD患者中有25%是累及肾动脉的多发血管FMD。

FMD对于移植肾和供者残余肾的潜在影响促使我们在临床工作中应用数字减影（DSA）和磁共振血管成像（MRA）对供肾者定期复查[154-158]。

尽管肾动脉FMD的原因不明，但是与HLA-

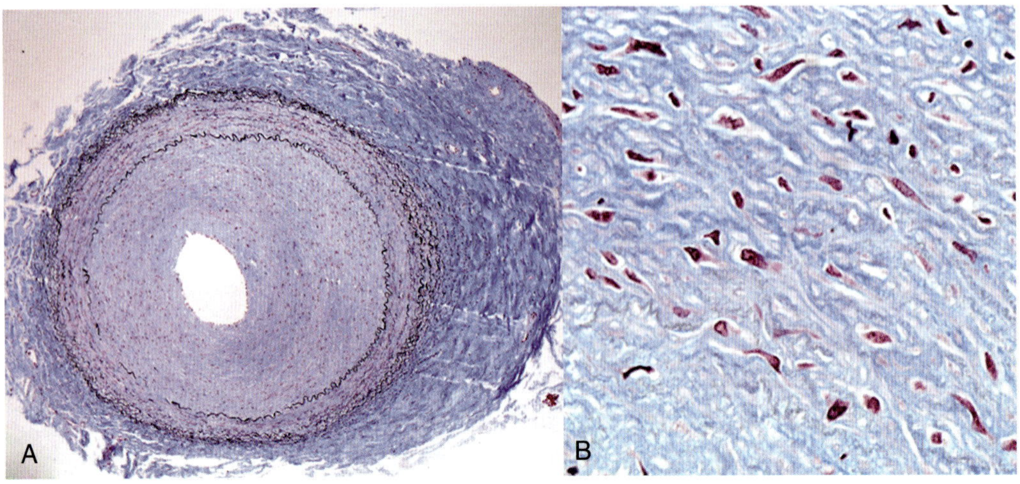

图 63-17 内膜纤维肌性发育异常。一名行冠状动脉旁路移植手术的 55 岁女性。她的内乳动脉（组织学）呈带状，纵隔内其他动脉也是如 此。A，低倍镜下显示内膜向心性肥厚，中膜正常，外膜有不同程度的瘢痕。B，高倍镜下显示内膜糖蛋白基质内有平滑肌细胞（SMC）

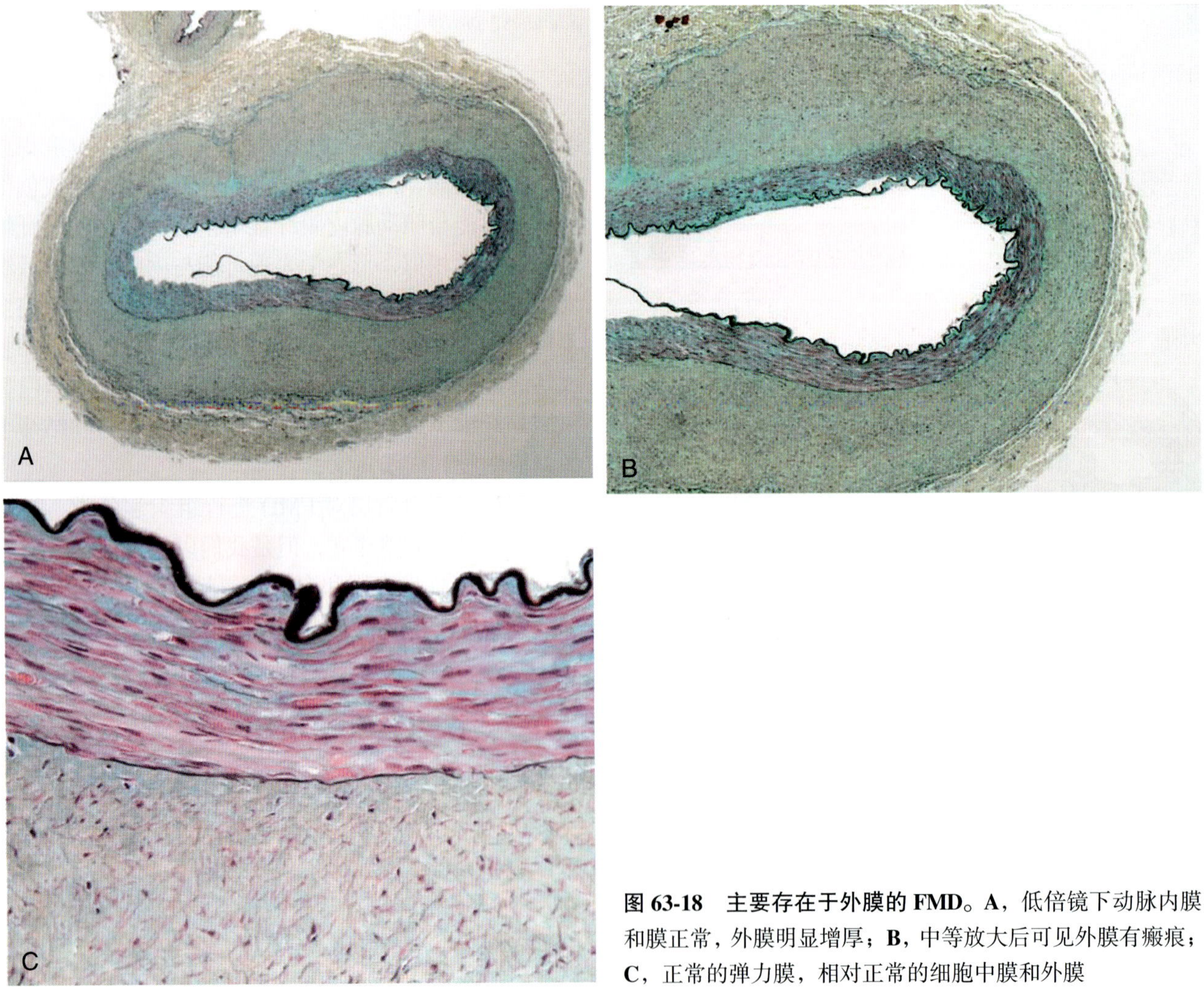

图 63-18 主要存在于外膜的 FMD。**A**，低倍镜下动脉内膜和膜正常，外膜明显增厚；**B**，中等放大后可见外膜有瘢痕；**C**，正常的弹力膜，相对正常的细胞中膜和外膜

DRw6 抗原有关。一项研究表明 HLA 抗原在 33 例 FMD 患者中比 61 例肾移植供者对照组更常见（OR=2.5；P=0.03）[159]。

肾动脉 FMD 以年轻女性多见，常在不能解释的高血压时做出诊断，右肾动脉比左肾动脉常见，双侧受累患者通常伴有肾外 FMD。近期较大规模研究显示 104 例无高血压的肾动脉 FMD 患者（女性 94 例）中，81 例是多发的，16 例为单发的，7 例有 2 种类型狭窄，54 例有双侧 FMD，家族性病例占 11%。所有均为多发类型，双侧更常见[160]。病变特征为动脉远端 2/3 受累，常累及动脉分支。螺旋 CT 血管造影（CTA），尤其是横截面和最大强度投影（MIP），可以很好地显示肾动脉 FMD[161]。动脉夹层、动脉瘤栓塞、动脉瘤血栓形成可造成动脉闭塞和肾梗死。

主动脉弓血管纤维肌性发育异常

FMD 可累及颈动脉、锁骨下动脉和椎动脉[162-164]。典型颈内动脉（ICA）FMD 位于 C_1-C_2 水平，血管造影表现为典型的串珠征。异质性 α_1- 抗胰蛋白酶缺乏可能是颈内动脉 FMD 遗传的危险因素[165]。FMD 是脑缺血的一个罕见原因。但是 ICA 的 FMD 经常在短暂性脑缺血发作（TIA）、一过性黑蒙、小卒中或非局灶性脑缺血发作后被确诊。偶然发现弓血管 FMD 病例增加，有症状的病例可行外科干预，包括分叉动脉血栓内膜切除术、静脉旁路移植和静脉修补[166]。近期，血管内治疗的应用更加频繁。支架植入被应用于 FMD 相关的动脉瘤的患者，球囊血管成形术应用于 TIA 和脑卒中的患者[167]。

脑血管 FMD 患者 Willis 环颅内小动脉瘤发病率高，尤其是颅内 ICA 和大脑中动脉（MCA）。这些部位的动脉瘤好发于有其他部位血管病变如 FMD 或动脉瘤的女性。相比之下，大脑前动脉（ACA）动脉瘤多是散发的，男性多见。有 ICA 和（或）椎动脉 FMD 的患者颅内动脉瘤发病率约 7%，而不是既往报道的 21% ~ 51%[168]。

锁骨下动脉和椎动脉 FMD 很少有特异的造影表现。根据放射学结果，定义为不典型的 FMD。FMD 更多累及主动脉弓远端分支，肱动脉受累少见[169]。

脑血管和锁骨下动脉 FMD 通常是无症状的，可在造影时偶然发现。该疾病整体发病率未知，如果为主要颈总动脉狭窄、来自 FMD 血栓部位的栓塞形成和锁骨下动脉严重狭窄，可以出现症状。症状包括 TIA、脑卒中、Willis 环颅内小动脉瘤相关的蛛网膜下隙出血、锁骨下动脉窃血综合征、肢体乏力或跛行。脑血管 FMD 并发症包括动脉夹层和颈动脉海绵窦瘘。与肾血管 FMD 相比，脑血管和锁骨下动脉 FMD 多为多发的和双侧的。锁骨下动脉 FMD 通常有全身性 FMD，包括肾动脉 FMD[170]。

其他部位的纤维发育不良

内脏动脉[171-173]、髂动脉[174]、肱动脉和冠状动脉和主动脉可有 FMD[175]。典型的动脉包括腹腔动脉、肠系膜动脉、肝动脉和脾动脉[176]，常伴发肾动脉 FMD[173,177]。

动脉节段性内膜溶解，一种肠系膜动脉病变的罕见类型，可导致高血压患者自发夹层和腹腔积血，可能为肠系膜动脉发育不良的一种形式。内脏动脉狭窄部位相关的症状由于有很好的侧支循环而少见。其他动脉 FMD 并发症与肾动脉和主动脉弓 FMD 并发症相似，包括夹层和栓塞。

参考文献

1. Burroughs JT, Edwards JE: Total anomalous pulmonary venous connection, *Am Heart J* 59:913–931, 1960.
2. Jackson LW, Correa-Villasenor A, Lees PS, et al: Parental lead exposure and total anomalous pulmonary venous return, *Birth Defects Res A Clin Mol Teratol* 70:185–193, 2004.
3. Ruggieri M, Abbate M, Parano E, et al: Scimitar vein anomaly with multiple cardiac malformations, craniofacial, and central nervous system abnormalities in a brother and sister: familial scimitar anomaly or new syndrome? *Am J Med Genet* 116A:170–175, 2003.
4. Bleyl SB, Saijoh Y, Bax NA, et al: Dysregulation of the PDGFRA gene causes inflow tract anomalies including TAPVR: integrating evidence from human genetics and model organisms, *Hum Mol Genet* 19:1286–1301.
5. Darling RC, Rothney WB, Criaig JM: Total pulmonary venous drainage into the right side of the heart. Report of 17 autopsied cases not associated with other major cardiovascular anomalies, *Lab Invest* 6:44–64, 1957.
6. Seale AN, Uemura H, Webber SA, et al: Total anomalous pulmonary venous connection: morphology and outcome from an international population-based study, *Circulation* 122:2718–2726, 2010.
7. Jenkins KJ, Sanders SP, Orav EJ, et al: Individual pulmonary vein size and survival in infants with totally anomalous pulmonary venous connection, *J Am Coll Cardiol* 22: 201–206, 1993.
8. Rubino M, Van Praagh S, Kadoba K, et al: Systemic and pulmonary venous connections in visceral heterotaxy with asplenia. Diagnostic and surgical considerations based on seventy-two autopsied cases, *J Thorac Cardiovasc Surg* 110:641–650, 1995.
9. Masui T, Seelos KC, Kersting-Sommerhoff BA, et al: Abnormalities of the pulmonary veins: evaluation with MR imaging and comparison with cardiac angiography and echocardiography, *Radiology* 181:645–649, 1991.
10. Hijii T, Fukushige J, Hara T: Diagnosis and management of partial anomalous pulmonary venous connection. A review of 28 pediatric cases, *Cardiology* 89:148–151, 1998.
11. Chassinat R: Observations d'anomalies anatomiques remarquables de l'appareil circulatoire, avec hépatocéle congéniale, symptom particulier, *Arch Gen Med* 11:80–91, 1836.
12. Sehgal A, Loughran-Fowlds A: Scimitar syndrome, *Indian J Pediatr* 72:249–251, 2005.
13. Midyat L, Demir E, Askin M, et al: Eponym. Scimitar syndrome, *Eur J Pediatr* 169: 1171–1177, 2010.
14. Vida VL, Padalino MA, Boccuzzo G, et al: Scimitar syndrome: a European Congenital Heart Surgeons Association (ECHSA) multicentric study, *Circulation* 122:1159–1166, 2010.
15. Perry LW, Scott LP 3rd: Cor triatriatum: clinical and pathophysiological features, *Clin Proc Child Hosp Dist Columbia* 23:294–304, 1967.
16. Herlong JR, Jaggers JJ, Ungerleider RM: Congenital Heart Surgery Nomenclature and Database Project: pulmonary venous anomalies, *Ann Thorac Surg* 69:S56–S69, 2000.
17. Buchholz S, Jenni R: Doppler echocardiographic findings in 2 identical variants of a rare cardiac anomaly, "subtotal" cor triatriatum: a critical review of the literature, *J Am Soc Echocardiogr* 14:846–849, 2001.
18. Tueche S: Cor triatriatum dextrum. Surgical treatment in a neonate, *Acta Cardiol* 58: 39–40, 2003.
19. Huang TC, Lee CL, Lin CC, et al: Use of Inoue balloon dilatation method for treatment of cor triatriatum stenosis in a child, *Catheter Cardiovasc Interv* 57:252–256, 2002.
20. Chen Q, Guhathakurta S, Vadalapali G, et al: Cor triatriatum in adults: three new cases and

a brief review, *Tex Heart Inst J* 26:206–210, 1999.
21. Jeong JW, Tei C, Chang KS, et al: A case of cor triatriatum in an eighty-year-old man: transesophageal echocardiographic observation of multiple defects, *J Am Soc Echocardiogr* 10:185–188, 1997.
22. Slight RD, Nzewi OC, Sivaprakasam R, et al: Cor triatriatum sinister presenting in the adult as mitral stenosis, *Heart* 89:e26, 2003.
23. Rorie M, Xie GY, Miles H, et al: Diagnosis and surgical correction of cor triatriatum in an adult: combined use of transesophageal echocardiography and catheterization, *Catheter Cardiovasc Interv* 51:83–86, 2000.
24. Goel AK, Saxena A, Kothari SS: Atrioventricular septal defect with cor triatriatum: case report and review of the literature, *Pediatr Cardiol* 19:243–245, 1998.
25. Endo M, Yamaki S, Ohmi M, et al: Pulmonary vascular changes induced by congenital obstruction of pulmonary venous return, *Ann Thorac Surg* 69:193–197, 2000.
26. Victor S, Nayak VM: Deringing procedure for congenital pulmonary vein stenosis, *Tex Heart Inst J* 22:166–169, 1995.
27. Omasa M, Hasegawa S, Bando T, et al: A case of congenital pulmonary vein stenosis in an adult, *Respiration* 71:92–94, 2004.
28. Spray TL, Bridges ND: Surgical management of congenital and acquired pulmonary vein stenosis, *Semin Thorac Cardiovasc Surg Pediatr Card Surg Annu* 2:177–188, 1999.
29. Yee ES, Turley K, Hsieh WR, et al: Infant total anomalous pulmonary venous connection: factors influencing timing of presentation and operative outcome, *Circulation* 76:III83–87, 1987 .
30. Lincoln CR, Rigby ML, Mercanti C, et al: Surgical risk factors in total anomalous pulmonary venous connection, *Am J Cardiol* 61:608–611, 1988.
31. Dobbertin A, Warnes CA, Seward JB: Cor triatriatum dexter in an adult diagnosed by transesophageal echocardiography: a case report, *J Am Soc Echocardiogr* 8:952–957, 1995.
32. Taylor AJ, Rogan KM, Virmani R: Sudden cardiac death associated with isolated congenital coronary artery anomalies, *J Am Coll Cardiol* 20:640–647, 1992.
33. Yamanaka O, Hobbs RE: Coronary artery anomalies in 126,595 patients undergoing coronary arteriography, *Cathet Cardiovasc Diagn* 21:28–40, 1990.
34. Zeppilli P, dello Russo A, Santini C, et al: *In vivo* detection of coronary artery anomalies in asymptomatic athletes by echocardiographic screening, *Chest* 114:89–93, 1998.
35. Frescura C, Basso C, Thiene G, et al: Anomalous origin of coronary arteries and risk of sudden death: a study based on an autopsy population of congenital heart disease, *Hum Pathol* 29:689–695, 1998.
36. Clemente A, Del Borrello M, Greco P, et al: Anomalous origin of the coronary arteries in children: diagnostic role of three-dimensional coronary MR angiography, *Clin Imaging* 34:337–343, 2010.
37. Edwards JE: Anomalous pulmonary venous connections. In Gould SE, editor: *Pathology of the heart and blood vessels*, 1968.
38. Gersony WM: Coarctation of the aorta. In Adams FH, Emmanouilides GC, editors: *Heart disease in infants, children and adolescents*, Baltimore, 1989, William & Wilkins, p 243.
39. Fixler DE, Pastor P, Chamberlin M, et al: Trends in congenital heart disease in Dallas County births. 1971–1984, *Circulation* 81:137–142, 1990.
40. Tanous D, Benson LN, Horlick EM: Coarctation of the aorta: evaluation and management, *Curr Opin Cardiol* 24:509–515, 2009.
41. Grech V: Diagnostic and surgical trends, and epidemiology of coarctation of the aorta in a population-based study, *Int J Cardiol* 68:197–202, 1999.
42. Fyler DC, Rothman KJ, Buckley LP, et al: The determinants of five year survival of infants with critical congenital heart disease, *Cardiovasc Clin* 11:393–405, 1981.
43. Edwards JE: Anomalous pulmonary venous connection. In Gould SE, editor: *Pathology of the heart and blood vessels*, ed 3 Springfield, 1968, Thomas, pp 455–478.
44. Campbell M, Polani PE: The aetiology of coarctation of the aorta, *Lancet* 1:463–468, 1961.
45. McBride KL, Zender GA, Fitzgerald-Butt SM, et al: Linkage analysis of left ventricular outflow tract malformations (aortic valve stenosis, coarctation of the aorta, and hypoplastic left heart syndrome), *Eur J Hum Genet* 17:811–819, 2009.
46. Reifenstein GH, Levine SA, Gross RE: Coarctation of the aorta: a review of 104 autopsied cases of the "adult type", 2 years of age or older, *Am Heart J* 33:146, 1947.
47. Pellegrino A, Deverall PB, Anderson RH, et al: Aortic coarctation in the first three months of life. An anatomopathological study with respect to treatment, *J Thorac Cardiovasc Surg* 89:121–127, 1985.
48. Shinebourne EA, Elseed AM: Relation between fetal flow patterns, coarctation of the aorta, and pulmonary blood flow, *Br Heart J* 36:492–498, 1974.
49. Rudolph AM, Heymann MA, Spitznas U: Hemodynamic considerations in the development of narrowing of the aorta, *Am J Cardiol* 30:514–525, 1972.
50. Ho SY, Anderson RH: Coarctation, tubular hypoplasia, and the ductus arteriosus. Histological study of 35 specimens, *Br Heart J* 41:268–274, 1979.
51. Becker AE, Becker MJ, Edwards JE: Anomalies associated with coarctation of aorta: particular reference to infancy, *Circulation* 41:1067–1075, 1970.
52. Olney MB, Stephens HB: Coarctation of the aorta in children: observations in fourteen cases, *J Pediatr* 37:192–203, 1950.
53. Bahn RC, Edwards JE, DuShane JW: Coarctation of the aorta in children: observations in fourteen cases, *Pediatrics* 8:192–203, 1951.
54. Moller JH, Amplatz K, Edwards JE: *Congenital heart disease*, Kalamazoo, 1974, Upjohn.
55. Edwards JE: Pathologic considerations in coarctation of the aorta, *Proc Staff Meet Mayo Clin* 23, 1948.
56. Tawes RL Jr, Berry CL, Aberdeen E: Congenital bicuspid aortic valves associated with coarctation of the aorta in children, *Br Heart J* 31:127–128, 1969.
57. Kirklin JW, Barratt-Boyes BG: Coarctation of the aorta and interrupted aortic arch. In: *Cardiac surgery*, ed 2, New York, 1993, Wiley.
58. Liberthson RR, Pennington DG, Jacobs ML, et al: Coarctation of the aorta: review of 234 patients and clarification of management problems, *Am J Cardiol* 43:835–840, 1979.
59. Lucas RV, Krabill RA: Anomalous venous connections, pulmonary and systemic. In Adams FH, Emmanouilides GC, editors: *Heart disease in infants, children, and adolescents*, Baltimore, 1989, Williams & Wilkins, p 580.
60. Wolman LJ: Syndrome of constricting double aortic arch in infancy report of a case, *J Pediatr* 14:527, 1939.
61. Creazzo TL, Godt RE, Leatherbury L, et al: Role of cardiac neural crest cells in cardiovascular development, *Annu Rev Physiol* 60:267–286, 1998.
62. McDonald-McGinn D, Emanuel BS, Zackai EH: *22q11.2 Deletion syndrome. GeneReviews*, Seattle, 2005, University of Washington.
63. Edwards JE: Anomalies of the derivatives of the aortic arch system, *Med Clin North Am* 6:925, 1948.
64. High FA, Jain R, Stoller JZ, et al: Murine jagged1/notch signaling in the second heart field orchestrates Fgf8 expression and tissue-tissue interactions during outflow tract development, *J Clin Invest* 119:1986–1996, 2009.
65. Conway SJ, Kruzynska-Frejtag A, Kneer PL, et al: What cardiovascular defect does my prenatal mouse mutant have, and why? *Genesis* 35:1–21, 2003.
66. Iida K, Koseki H, Kakinuma H, et al: Essential roles of the winged helix transcription factor MFH-1 in aortic arch patterning and skeletogenesis, *Development* 124:4627–4638, 1997.
67. Kirklin JW, Barratt-Boyes BG: *Vascular rings and slings, cardiac surgery*, New York, 1986, Wiley.
68. Stewart JR, Kincaid OW, Edwards JE: *An atlas of vascular rings and related malformations of the aortic arch system*, Springfield, 1964, Thomas.
69. Sissman NJ: Anomalies of the aortic arch complex. In Adams FH, Emmanouilides GC, editors: *Heart disease in infants, children, and adolescents*, Baltimore, 1983, Williams & Wilkins, pp 199–215.
70. Kocis KC, Midgley FM, Ruckman RN: Aortic arch complex anomalies: 20-year experience with symptoms, diagnosis, associated cardiac defects, and surgical repair, *Pediatr Cardiol* 18:127–132, 1997.
71. Woods RK, Sharp RJ, Holcomb GW 3rd, et al: Vascular anomalies and tracheoesophageal compression: a single institution's 25-year experience, *Ann Thorac Surg* 72:434–438, 2001; discussion 438–439.
72. Moes CA, Freedom RM: Rare types of aortic arch anomalies, *Pediatr Cardiol* 14:93–101, 1993.
73. Gil-Jaurena JM, Murtra M, Goncalves A, et al: Aortic coarctation, vascular ring, and right aortic arch with aberrant subclavian artery, *Ann Thorac Surg* 73:1640–1642, 2002.
74. Taussig HB: *Congenital malformations of the heart*, ed 2, vol 2, Cambridge, Mass, 1960, Harvard University Press.
75. Binet JP, Conso JF, Losay J, et al: Ductus arteriosus sling: report of a newly recognised anomaly and its surgical correction, *Thorax* 33:72–75, 1978.
76. Messner G, Reul GJ, Flamm SD, et al: Interrupted aortic arch in an adult single-stage extra-anatomic repair, *Tex Heart Inst J* 29:118–121, 2002.
77. Kirklin JW, Barratt-Boyes BG: *Origin of the right or left pulmonary artery from the ascending aorta, cardiac surgery*, New York, 1993, Wiley.
78. Keane JF, Maltz D, Bernhard WF, et al: Anomalous origin of one pulmonary artery from the ascending aorta. Diagnostic, physiological and surgical considerations, *Circulation* 50:588–594, 1974.
79. Calder AL, Brandt PW, Barratt-Boyes BG, et al: Variant of tetralogy of Fallot with absent pulmonary valve leaflets and origin of one pulmonary artery from the ascending aorta, *Am J Cardiol* 46:106–116, 1980.
80. Penkoske PA, Castaneda AR, Fyler DC, et al: Origin of pulmonary artery branch from ascending aorta. Primary surgical repair in infancy, *J Thorac Cardiovasc Surg* 85:537–545, 1983.
81. Becker AE, Anderson RH: *Malformations of the pulmonary trunk and arteries, pathology of congenital heart disease*, London, 1981, Butterworths.
82. Becker AE, Anderson RH: Aortopulmonary communications, Pathology of Congenital Heart Disease, London, 1981, Butterworths.
83. Kirklin JW, Barratt-Boyes BG: Aortopulmonary window. In: *Cardiac surgery*, ed 2, New York, 1993, Wiley.
84. Neufeld HN, Lester RG, Adams P Jr, et al: Aorticopulmonary septal defect, *Am J Cardiol* 9:12–25, 1962.
85. Luisi SV, Ashraf MH, Gula G, et al: Anomalous origin of the right coronary artery with aortopulmonary window: functional and surgical considerations, *Thorax* 35:446–448, 1980.
86. Blieden LC, Moller JH: Aorticopulmonary septal defect. An experience with 17 patients, *Br Heart J* 36:630–635, 1974.
87. Huang JT, Liang MG: Vascular malformations, *Pediatr Clin North Am* 57:1091–1110, 2010.
88. Gloviczki P, Duncan A, Kalra M, et al: Vascular malformations: an update, *Perspect Vasc Surg Endovasc Ther* 21:133–148, 2009.
89. Belov S: Anatomopathological classification of congenital vascular defects, *Semin Vasc Surg* 6:219–224, 1993.
90. Lee BB, Laredo J, Lee TS, et al: Terminology and classification of congenital vascular malformations, *Phlebologie* 22:249–252, 2007.
91. Rutherford RB: Classification of peripheral congenital vascular malformations. In Ernst C, Stanley J, editors: *Current therapy in vascular surgery*, vol 22, St. Louis, 1995, Mosby.
92. Gupta A, Kozakewich H: Histopathology of vascular anomalies, *Clin Plast Surg* 38:31–44, 2011.
93. Woods CG, Taylor AM: Ataxia telangiectasia in the British Isles: the clinical and laboratory features of 70 affected individuals, *Q J Med* 82:169–179, 1992.
94. Gatti RA: Ataxia-telangiectasia, *Dermatol Clin* 13:1–6, 1995.
95. Uhrhammer N, Bay JO, Bignon YJ: Seventh International Workshop on Ataxia-Telangiectasia, *Cancer Res* 58:3480–3485, 1998.
96. Concannon P, Gatti RA: Diversity of ATM gene mutations detected in patients with ataxia-telangiectasia, *Hum Mutat* 10:100–107, 1997.
97. Lavin MF, Khanna KK: ATM: the protein encoded by the gene mutated in the radiosensitive syndrome ataxia-telangiectasia, *Int J Radiat Biol* 75:1201–1214, 1999.
98. Yuille MA, Coignet LJ: The ataxia telangiectasia gene in familial and sporadic cancer, *Recent Results Cancer Res* 154:156–173, 1998.
99. Checketts SR, Burton PS, Bjorkman DJ, et al: Generalized essential telangiectasia in the presence of gastrointestinal bleeding, *J Am Acad Dermatol* 37:321–325, 1997.
100. Novitsky YW, Kercher KW, Czerniach DR, et al: Watermelon stomach: pathophysiology, diagnosis, and management, *J Gastrointest Surg* 7:652–661, 2003.
101. Elkayam O, Oumanski M, Yaron M, et al: Watermelon stomach following and preceding systemic sclerosis, *Semin Arthritis Rheum* 30:127–131, 2000.
102. Watson M, Hally RJ, McCue PA, et al: Gastric antral vascular ectasia (watermelon stomach) in patients with systemic sclerosis, *Arthritis Rheum* 39:341–346, 1996.

103. Goel A, Christian CL: Gastric antral vascular ectasia (watermelon stomach) in a patient with Sjogren's syndrome, *J Rheumatol* 30:1090–1092, 2003.
104. Hisamatsu K, Ueeda M, Ando M, et al: Peripheral arterial coil embolization for hepatic arteriovenous malformation in Osler-Weber-Rendu disease; useful for controlling high output heart failure, but harmful to the liver, *Intern Med* 38:962–968, 1999.
105. Abbot ME: Coarctation of the aorta of the adult type II. A statistical study and historical retrospect of 200 recorded cases with autopsy of stenosis or obliteration of the descending aorta in subjects over the age of two years, *Am Heart J* 3:574–618, 1928.
106. Abe K, Akata S, Ohkubo Y, et al: Venous hemangioma of the mediastinum, *Eur Radiol* 11:73–75, 2001.
107. Igarashi J, Hanazaki K: Retroperitoneal venous hemangioma, *Am J Gastroenterol* 93:2292–2293, 1998.
108. Ichikawa MM, Ishida-Yamamoto A, Hashimoto Y, et al: Venous hemangioma. An immunohistochemical and ultrastructural study, *Acta Derm Venereol* 77:382–384, 1997.
109. Itosaka H, Tada M, Sawamura Y, et al: Vanishing tumor of the temporalis muscle: repeated hemorrhage in an intramuscular venous hemangioma, *AJNR Am J Neuroradiol* 18: 983–985, 1997.
110. Tada M, Sawamura Y, Abe H, et al: Venous hemangioma of the temporalis muscle, *Neurol Med Chir (Tokyo)* 36:23–25, 1996.
111. Hanatate F, Mizuno Y, Murakami T: Venous hemangioma of the mesoappendix: report of a case and a brief review of the Japanese literature, *Surg Today* 25:962–964, 1995.
112. Bedocs PM, Gould JW: Blue rubber-bleb nevus syndrome: a case report, *Cutis* 71:315–318, 2003.
113. Gabikian P, Clatterbuck RE, Gailloud P, et al: Developmental venous anomalies and sinus pericranii in the blue rubber-bleb nevus syndrome, case report, *J Neurosurg* 99:409–411, 2003.
114. Eiris-Punal J, Picon-Cotos M, Viso-Lorenzo A, et al: Epileptic disorder as the first neurologic manifestation of blue rubber bleb nevus syndrome, *J Child Neurol* 17: 219–222, 2002.
115. Morris L, Lynch PM, Gleason WA Jr, et al: Blue rubber bleb nevus syndrome: laser photocoagulation of colonic hemangiomas in a child with microcytic anemia, *Pediatr Dermatol* 9:91–94, 1992.
116. McCannel CA, Hoenig J, Umlas J, et al: Orbital lesions in the blue rubber bleb nevus syndrome, *Ophthalmology* 103:933–936, 1996.
117. Rodrigues D, Bourroul ML, Ferrer AP, et al: Blue rubber bleb nevus syndrome, *Rev Hosp Clin Fac Med Sao Paulo* 55:29–34, 2000.
118. Gallione CJ, Pasyk KA, Boon LM, et al: A gene for familial venous malformations maps to chromosome 9p in a second large kindred, *J Med Genet* 32:197–199, 1995.
119. Calvert JT, Riney TJ, Kontos CD, et al: Allelic and locus heterogeneity in inherited venous malformations, *Hum Mol Genet* 8:1279–1289, 1999.
120. Vikkula M, Boon LM, Carraway KL 3rd, et al: Vascular dysmorphogenesis caused by an activating mutation in the receptor tyrosine kinase TIE2, *Cell* 87:1181–1190, 1996.
121. Limaye N, Wouters V, Uebelhoer M, et al: Somatic mutations in angiopoietin receptor gene TEK cause solitary and multiple sporadic venous malformations, *Nat Genet* 41: 118–124, 2009.
122. Awad IA, Robinson JR, Mohanty S, et al: Mixed vascular malformations of the brain: clinical and pathogenetic considerations, *Neurosurgery* 33:179–188, 1993.
123. Coleman CC: Diagnosis and treatment of congenital arteriovenous fistulas of the head and neck, *Am J Surg* 126:424–428, 1973.
124. Finn MC, Celowack J, Mulliken JB: Congenital vascular lesions: clinical application of a new classification, *J Pediatr Surg* 18:894–900, 1983.
125. Garcia-Gonzalez R, Gonzalez-Palacios J, Maganto-Pavon E: Congenital renal arteriovenous fistula (cirsoid aneurysm), *Urology* 24:495–498, 1984.
126. Jellinger K: Vascular malformations of the central nervous system: a morphologic overview, *Neurosurg Rev* 9:177–216, 1986.
127. Trout HH 3rd, McAllister HA Jr, Giordano JM, et al: Vascular malformations, *Surgery* 97:36–41, 1985.
128. Trout HH: Management of patients with hemangiomas and arteriovenous malformations, *Surg Clin North Am* 66:333–345, 1986.
129. Watson WL, McCarthy WD: Blood and lymph vessel tumors–a report of 1,056 cases, *Surg Gynecol Obstet* 71:569–583, 1940.
130. Herzig R, Burval S, Vladyka V, et al: Familial occurrence of cerebral arteriovenous malformation in sisters: case report and review of the literature, *Eur J Neurol* 7:95–100, 2000.
131. Irie K, Nagao S, Honma Y, et al: Treatment of arteriovenous malformation of the brain–preliminary experience, *J Clin Neurosci* 7:24–29, 2000.
132. Brunelle F: Arteriovenous malformation of the vein of Galen in children, *Pediatr Radiol* 27:501–513, 1997.
133. Yanaka K, Hyodo A, Nose T: Venous malformation serving as the draining vein of an adjoining arteriovenous malformation. Case report and review of the literature, *Surg Neurol* 56:170–174, 2001.
134. Kacker A, Heier L, Jones J: Large intraosseous arteriovenous malformation of the maxilla - a case report with review of literature, *Int J Pediatr Otorhinolaryngol* 52:89–92, 2000.
135. Nakai Y, Yasuda S, Hyodo A, et al: Infratentorial arteriovenous malformation associated with persistent primitive trigeminal artery–case report, *Neurol Med Chir (Tokyo)* 40: 572–574, 2000.
136. Smith HL, Horton BT: Arteriovenous fistula of the lung associated with polycythemia vera; report of a case in which the diagnosis was made clinically, *Am Heart J* 18:589–594, 1939.
137. Burke CM, Safai C, Nelson DP, et al: Pulmonary arteriovenous malformations: a critical update, *Am Rev Respir Dis* 134:334–339, 1986.
138. Hodgson CEA: Hereditary hemorrhagic telangiectasia and pulmonary arteriovenous fistula: survey of a large family, *N Engl J Med* 26:625–638, 1959.
139. Khurshid I, Downie GH: Pulmonary arteriovenous malformation, *Postgrad Med J* 78: 191–197, 2002.
140. Bosher LH, Blake A, Byrd BR: An analysis of the pathologic anatomy of pulmonary arteriovenous aneurysms with particular reference to the applicability of local excision, *Surgery* 45:91–104, 1959.
141. Tripathy U, Kaul S, Bhosle K, et al: Pulmonary arteriovenous fistula with cerebral arteriovenous malformation without hereditary hemorrhagic telangiectasia. Unusual case report and literature review, *J Cardiovasc Surg (Torino)* 38:677–680, 1997.
142. Chow LT, Chow WH, Ma KF: Pulmonary arteriovenous malformation. Progressive enlargement with replacement of the entire right middle lobe in a patient with concomitant mitral stenosis, *Med J Aust* 158:632–634, 1993.
143. Aida K, Nakamura H, Kihara Y, et al: Duodenal ulcer and pancreatitis associated with pancreatic arteriovenous malformation, *Eur J Gastroenterol Hepatol* 14:551–554, 2002.
144. Hayakawa H, Kusagawa M, Takahashi H, et al: Arteriovenous malformation of the rectum: report of a case, *Surg Today* 28:1182–1187, 1998.
145. Game X, Berlizot P, Hassan T, et al: Congenital pelvic arteriovenous malformation in male patients: a rare cause of urological symptoms and role of embolization, *Eur Urol* 42: 407–412, 2002.
146. Kojima S, Sumiyoshi M, Suwa S, et al: Cardiac hemangioma: a report of two cases and review of the literature, *Heart Vessels* 18:153–156, 2003.
147. Grebenc ML, Rosado de Christenson ML, Burke AP, et al: Primary cardiac and pericardial neoplasms: radiologic-pathologic correlation, *Radiographics* 20:1073–1103, 2000; quiz 1110–1071, 1112.
148. Burke A, Johns JP, Virmani R: Hemangiomas of the heart. A clinicopathologic study of ten cases, *Am J Cardiovasc Pathol* 3:283–290, 1990.
149. Curry TK, Messina LM: Fibromuscular dysplasia: when is intervention warranted? *Semin Vasc Surg* 16:190–199, 2003.
150. Slovut DP, Olin JW: Fibromuscular dysplasia, *N Engl J Med* 350:1862–1871, 2004.
151. Hata J, Hosoda Y: Perimedial fibroplasia of the renal artery, *Arch Pathol Lab Med* 103:220–223, 1979.
152. Alimi Y, Mercier C, Pellissier JF, et al: Fibromuscular disease of the renal artery: a new histopathologic classification, *Ann Vasc Surg* 6:220–224, 1992.
153. Fenves AZ, Ram CV: Fibromuscular dysplasia of the renal arteries, *Curr Hypertens Rep* 1:546–549, 1999.
154. Andreoni KA, Weeks SM, Gerber DA, et al: Incidence of donor renal fibromuscular dysplasia: does it justify routine angiography? *Transplantation* 73:1112–1116, 2002.
155. Indudhara R, Kenney, Bueschen AJ, et al: Live donor nephrectomy in patients with fibromuscular dysplasia of the renal arteries, *J Urol* 162:678–681, 1999.
156. Williams ME, Shaffer D: ACE inhibitor-induced transplant acute renal failure due to donor fibromuscular dysplasia, *Nephrol Dial Transplant* 14:760–764, 1999.
157. Wolters HH, Vowinkel T, Schult M, et al: Fibromuscular dysplasia in a living donor: early post-operative allograft artery stenosis with successful venous interposition, *Nephrol Dial Transplant* 17:153–155, 2002.
158. Blondin D, Lanzman R, Schellhammer F, et al: Fibromuscular dysplasia in living renal donors: still a challenge to computed tomographic angiography, *Eur J Radiol* 75:67–71.
159. Sang CN, Whelton PK, Hamper UM, et al: Etiologic factors in renovascular fibromuscular dysplasia. A case-control study, *Hypertension* 14:472–479, 1989.
160. Pannier-Moreau I, Grimbert P, Fiquet-Kempf B: v Possible familial origin of multifocal renal artery fibromuscular dysplasia, *J Hypertens* 15:1797–1801, 1997.
161. Beregi JP, Louvegny S, Gautier C, et al: Fibromuscular dysplasia of the renal arteries: comparison of helical CT angiography and arteriography, *AJR Am J Roentgenol* 172: 27–34, 1999.
162. Luschner TF, Lie JT, Stanson AW, et al: Arterial fibromuscular dysplasia, *Mayo Clin Proc* 62:931–952, 1987.
163. Perry MO: Fibromuscular dysplasia, *Surg Gynecol Obstet* 97–104, 1974.
164. Sato S, Hata J: Fibromuscular dysplasia. Its occurrence with a dissecting aneurysm of the internal carotid artery, *Arch Pathol Lab Med* 106:332–335, 1982.
165. Schievink WI, Meyer FB, Parisi JE, et al: Fibromuscular dysplasia of the internal carotid artery associated with alpha1-antitrypsin deficiency, *Neurosurgery* 43:229–233, 1998; discussion 233–224.
166. Van Damme H, Sakalihasan N, Limet R: Fibromuscular dysplasia of the internal carotid artery. Personal experience with 13 cases and literature review, *Acta Chir Belg* 99: 163–168, 1999.
167. Olin JW, Sealove BA: Diagnosis, management, and future developments of fibromuscular dysplasia, *J Vasc Surg* 53:826–836, e821, 2011.
168. Cloft HJ, Kallmes DF, Kallmes MH, et al: Prevalence of cerebral aneurysms in patients with fibromuscular dysplasia: a reassessment, *J Neurosurg* 88:436–440, 1998.
169. Suzuki H, Daida H, Sakurai H, et al: Familial fibromuscular dysplasia of bilateral brachial arteries, *Heart* 82:251–252, 1999.
170. Leventer RJ, Kornberg AJ, Coleman LT, et al: Stroke and fibromuscular dysplasia: confirmation by renal magnetic resonance angiography, *Pediatr Neurol* 18:172–175, 1998.
171. Kojima A, Shindo S, Kubota K, et al: Successful surgical treatment of a patient with multiple visceral artery aneurysms due to fibromuscular dysplasia, *Cardiovasc Surg* 10:157–160, 2002.
172. Safioleas M, Kakisis J, Manti C: Coexistence of hypertrophic cardiomyopathy and fibromuscular dysplasia of the superior mesenteric artery, *N Engl J Med* 344:1333–1334, 2001.
173. Sandmann W, Schulte KM: Multivisceral fibromuscular dysplasia in childhood: case report and review of the literature, *Ann Vasc Surg* 14:496–502, 2000.
174. Verhelst H, Lauwers G, Schroe H: Fibromuscular dysplasia of the external iliac artery, *Acta Chir Belg* 99:171–173, 1999.
175. Suarez WA, Kurczynski TW, Bove EL: An unusual type of combined aortic coarctation due to fibromuscular dysplasia, *Cardiol Young* 9:323–326, 1999.
176. Jones HJ, Staud R, Williams RC Jr: Rupture of a hepatic artery aneurysm and renal infarction: 2 complications of fibromuscular dysplasia that mimic vasculitis, *J Rheumatol* 25:2015–2018, 1998.
177. Ebaugh JL, Chiou AC, Morasch MD, et al: Staged embolization and operative treatment of multiple visceral aneurysms in a patient with fibromuscular dysplasia–a case report, *Vasc Surg* 35:145–148, 2001.

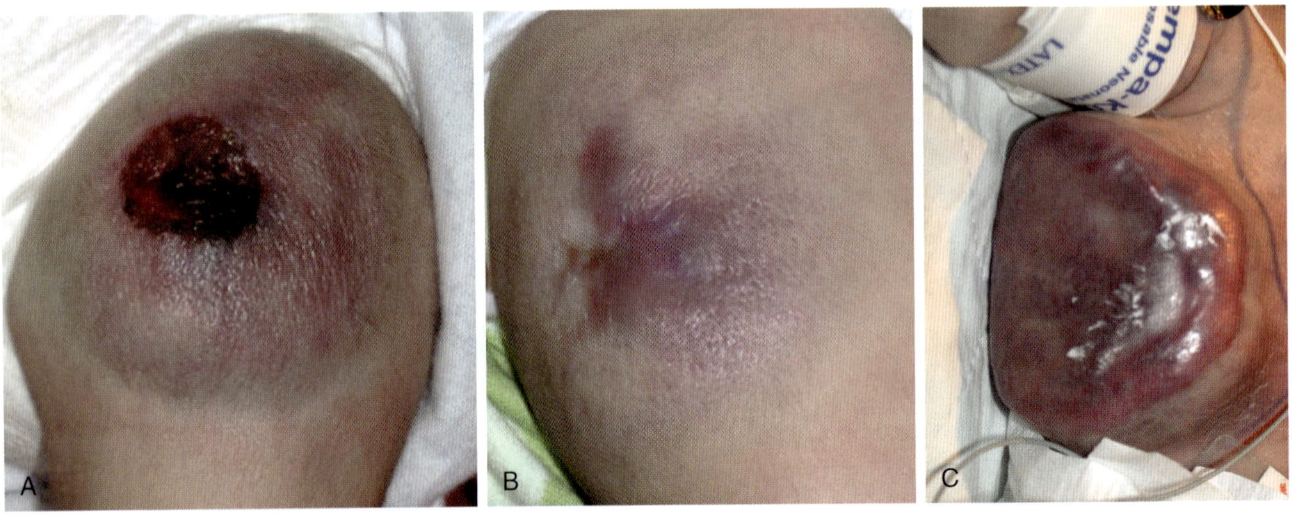

图 64-3 迅速退变型先天性血管瘤（RICH）腿部溃疡处的血管瘤（A），以及自然退化过程中的血管瘤（B）。C 图是胸壁出现的 RICH，它需要正性肌力药物、器官插管和栓塞来维持高流速部分。婴幼儿出现一过性凝血功能障碍。对于这两种情况要高度注意周晕

有 2 种：局灶性损害（205 名评定患儿中占 76.3%）和弥漫性损害（占 23.7%）。局灶性血管瘤出现在 22 个部位，均在间充质或间充质 - 外胚层组织分布线附近；弥漫性血管瘤呈节段性分布：鼻前部（27%）、上颌部（35%）、颚部（38%）。弥漫性血管瘤发生溃疡的概率比局灶性血管瘤增加了 3 倍[14]。Haggstrom 等进一步对血管瘤随机分布进行了研究，为皮肤单元标明了 4 个主段（Seg1-Seg4）[15]。大的血管瘤、局部定位或节段性血管瘤更加需要治疗干预[16]。节段性血管瘤更具有 PHACE（S）综合征、内脏血管瘤和腰骶部畸形的表现（例如隐性脊柱裂，包括伴有脊髓栓系的脂肪瘤型脊髓脊膜膨出）[17-20]。*PHACE（S）综合征*是后颅窝结构畸形、血管瘤（节段性）、动脉异常、心脏缺陷、眼异常，以及胸骨和其他正中线畸形的首字母缩写（图 64-4）。节段性血管瘤伴一个以上这些标准的患者有 PHACES。其中 1/3 面部节段性血管瘤患者被发现有 PHACES，其患巨大血管瘤的危险更高，且涉及不仅仅一个解剖学节段，呈额鼻部或额颞部分布。90% 的 PHACES 患者还存在其他表现（如最常见的中枢神经系统动脉病或心脏病变）[22]。相似地，Oza 等发现面部巨大节段性（Seg1-Seg4）侵袭性血管瘤尤其具有中枢神经系统结构畸形和脑血管畸形。Seg1 分布的血管瘤患者更容易出现眼部畸形，可有气道、腹部和心脏畸形。其中，所有的中枢神经系统结构异常的患者都伴有中枢神经系统动脉病，还有大脑幕上中枢神经系统异常（皮质发育不全和移行异常）。动脉病是最常见的发育不良的血管，其累及的血管包括大脑内动脉和皮肤血管瘤同侧的胚胎血管分支[23]。动脉病患者也可出现发育不全、不育或正常动脉缺失。一个回顾性分析阐明 20% 的患者存在动脉狭窄或阻塞[24]。其病变的进展过程有助于了解动脉瘤的形成过程。

大部分血管瘤是无症状的，不需治疗，尽管如此，血管瘤可能成为精神心理问题因素（尽管还没有很明确的研究）。早期的干预措施可能阻止这种精神心理问题的发生，或者能提前预防，避免将来外科手术。血管瘤能引起并发症，需临床治疗催化其进入退化期。这些并发症包括上气道梗阻、眼科疾病、溃疡形成或出血、永久性软组织畸形、大脑血管病变及高输出量的充血性心力衰竭（CHF）；均在以下讨论。

Kasabach-Merritt 现象、Kaposi 型血管内皮瘤和丛状血管瘤

1940 年首次描述了血小板和其他血液成分的捕获现象（*Kasabach-Merritt 现象*），目前已知其与血管畸形有关[25]。这是一个非常重要的诊断，因为早期发现、快速评价、快速治疗（如果有临床症状）是非常必要的。Kasabach-Merritt 现象与婴儿期常见的血管瘤无关，但与 Kaposi 型血管内皮瘤（KHE）或丛状血管病有关[26-27]。体格检查时可以发现皮损水肿、表面光滑、有瘀斑（图 64-5）。病变好发于胸壁和肩、腹股沟向下延伸至下肢、腹膜后腔或面部，病变

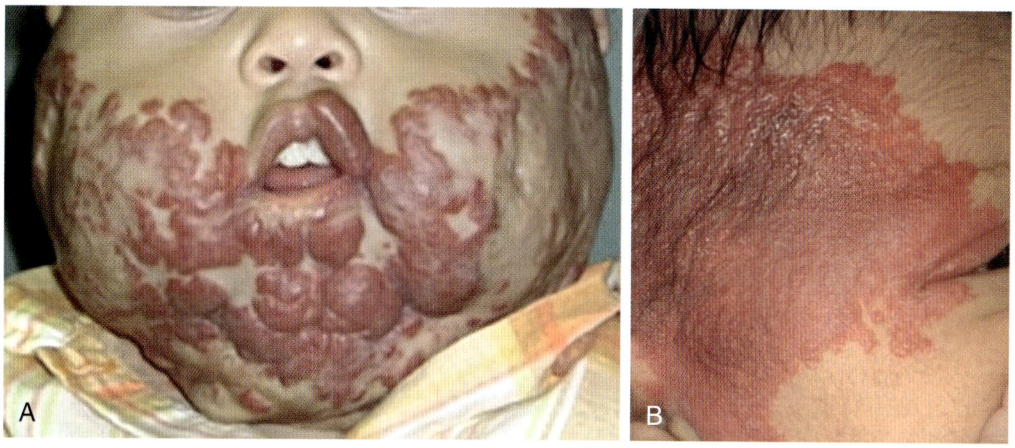

图 64-4　节段性血管瘤。注意血管瘤的分布以及 Seg3 的分布（**A**）。患儿同时患有声门下血管瘤。**B**，局部的 Seg1 和 2 血管瘤可以扩散至颈部以及背部。患儿还发现有后颅窝结构畸形、节段性血管瘤、动脉异常、心肌缺损以及眼部异常（以上统称为 PHACE）

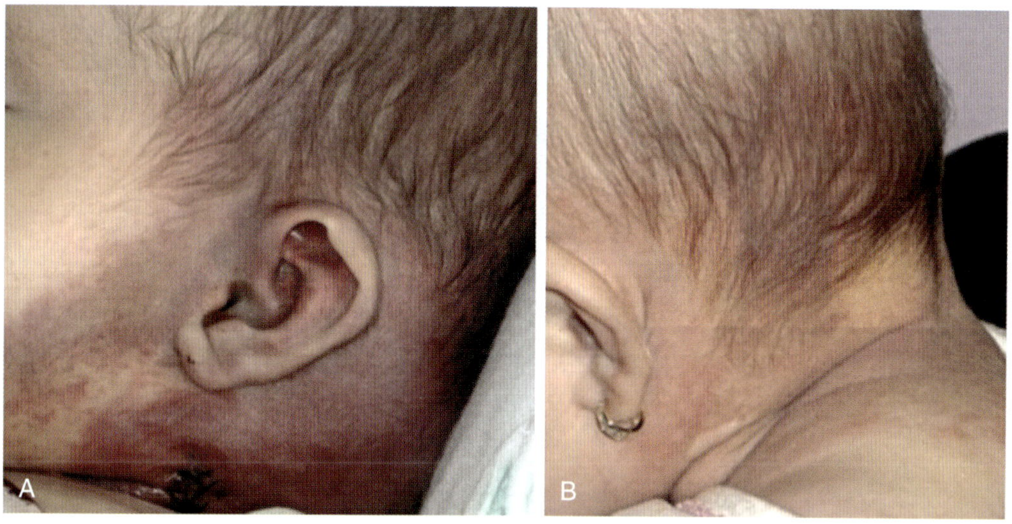

图 64-5　A，Kaposi 血管性内皮瘤表现为弥漫性肿块、血小板减少，以及凝血功能障碍。**B**，经过几个疗程的长春新碱治疗后

性别分布相同。血液学特点包括血小板减少、低纤维蛋白原血症、纤维蛋白原降解产物增加及 D- 二聚体升高。KHE 的反射特点是皮肤增厚、病损边缘扩散、供血 / 回流血管小，以及含铁血黄素沉积。KHE 的组织学特点是类似 Kaposi 肉瘤的细长的内皮细胞（但与 HIV 感染无关），异常淋巴样血管，微血栓，含铁血黄素和巨细胞、周细胞减少（血管瘤中常见）。血液学异常消失后可残留血管瘤，放射学显示为持续存在的血管肿瘤。KHE 相关的肿瘤残留物可能是"静止"的血管肿瘤，而不是"瘢痕"，从临床和组织胚胎学角度看，与消退的血管瘤差别很大。KHE 患者不存在相关性凝血病[28]。KHE 无标准化的治疗方案，治疗有赖于患者的发病率、发病部位和影像学特点，措施包括甾体抗炎药、化学疗法（最常用长春新碱）、干扰素、抗纤维蛋白溶解药物、抗血小板药物及栓塞疗法。弥漫性肌肉内累及不能进行外科手术。雷帕鸣（西罗莫司）治疗已经有病例报道[2,29]，而且目前正在进行临床试验研究。（http：//clinicaltrials.gov/ct2/show/NCT00975819? term=sirolimus&rank=82；表 64-4）。

20世纪80年代后期首次描述丛状血管瘤是一种*良性血管肿瘤*，以真皮中丛状毛细血管为特征。临床表现为红斑、硬结、环状结节或斑块，伴或不伴有多毛症（图64-6）。丛状血管瘤通常发生于躯干和四肢，可能与Kasabach-Merritt现象相关。Chu等推测KHE可能与丛状血管瘤是一个连续的过程，他们报道在一名患者中2种肿瘤可以相互转化[30]。

脓性肉芽肿

脓性肉芽肿（也称*叶状毛细血管瘤*）是一种皮肤、黏膜获得性损伤，见于儿童患者（图64-7）。皮损好发于颈面部，但也可见于躯干和四肢。多数出现在四肢，黏膜（口腔和结肠）少见。这种皮损小，呈丘疹样，并具有出血倾向。治疗措施包括：①切除和线性缝合；②消除切口；③灼烧；④冷冻疗法；⑤二氧化碳（CO_2）或脉冲-染料激光；⑥硬化疗法[31]。

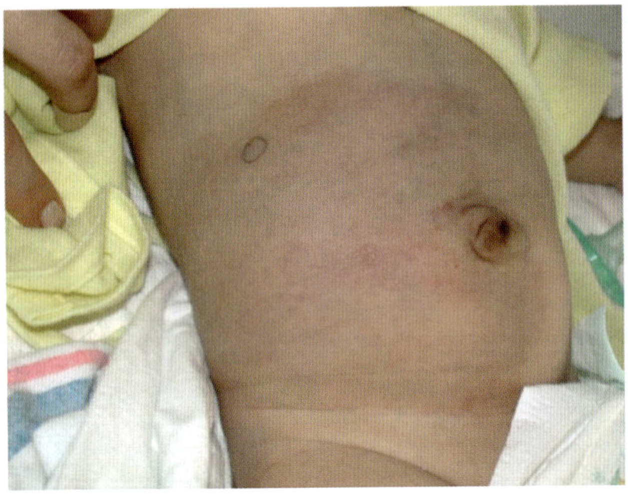

图64-6 上腹部表面簇绒状血管瘤。患者表现为Kasabach-Merritt现象，注意活检部位

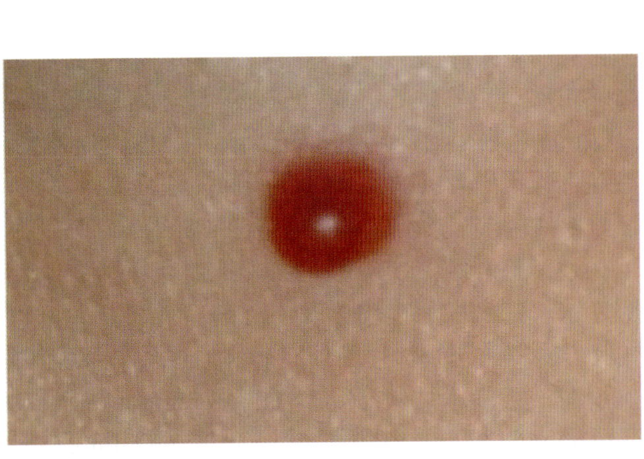

图64-7 脓性肉芽肿，后天性血管病变的一种，常见于儿童。病变部位容易出血

Kaposi肉瘤

Kaposi肉瘤是AIDS患者常见但不是特有的肿物，是一种少见的血管肿瘤[32-33]，1872年首次被报道。在临床上以紫色斑丘疹为首发表现，随后进展为斑片状、丘疹状和结节。Kaposi肉瘤被认为是多发灶性的而不是转移性的，多发灶性损伤可同时出现于身体不同的解剖学部位。组织学表现包括梭形细胞和ECs，且有丝分裂相对较少。有证据表明Kaposi肉瘤是单克隆的，但目前对此尚有争议。一种新型的人类疱疹病毒，即*Kaposi肉瘤相关的疱疹病毒*（KSHV），*人类疱疹病毒8型*（HHV8），已在Kaposi肉瘤组织中分离出来，支持该病变的病因为病毒源性。生长因子和细胞因子也被认为参与Kaposi肉瘤的发展。Kaposi肉瘤的治疗方法包括抗病毒制剂、抗血管增生药物和免疫抑制剂。最近研究表明抗逆转录病毒治疗可抑制HIV/AIDS相关的Kaposi肉瘤的生长[34]。

血管畸形

血管畸形出生时就存在，并且与儿童生长的速度同步生长，无自发性蜕变倾向。它由于脉管系统发育异常所致，可累及一种或多种血管（动脉、静脉、毛细血管或淋巴管）。血管畸形根据受累血管命名，从毛细血管畸形（通常指*葡萄酒色痣*）（图64-8）到巨大体积畸形，可以使正常身体变形并潜在地导致心脏高输出量状态（动脉畸形）。研究发现毛细血管畸形可能是由于毛细血管床神经分布异常所致，这种异常可导致慢性局部血管扩张[35-36]。一项研究表明，与未受累的皮肤相比，神经密集部位能显著减少毛细血管畸形的发生[37]。

淋巴管畸形导致局部或全身淋巴水肿，取决于淋巴管畸形的程度（图64-9）。淋巴循环异常生长包括淋巴管系统增生（淋巴管异常增生、淋巴管瘤和淋巴管瘤病），或淋巴脉管发育不全，或两者都有。异常淋巴循环常见，种类繁多且长导致功能受损。淋巴管畸形的临床焦点通常集中在这种畸形的发展趋势：①局部和全身的感染/蜂窝织炎（感染性和无菌性）；②渗漏（如浅表性水泡、乳糜胸、乳糜样腹水、腹膜炎、胸腔积液）；③有明显代谢影响的吸收不良综合

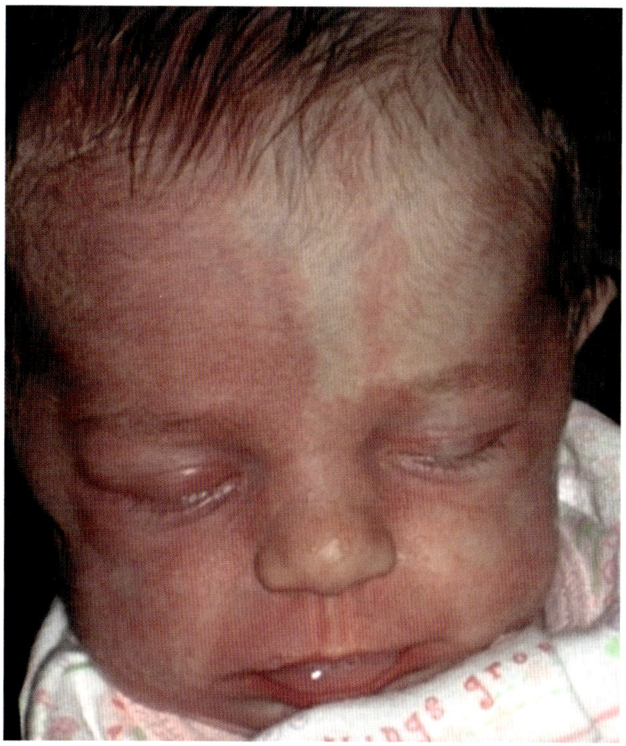

图 64-8 毛细血管畸形。患者有面部毛细血管畸形和 Struge-Weber 综合征

征；④头面部畸形影响吞咽、呼吸道或有明显内脏功能异常；⑤外科手术后复发或出现并发症；⑥感染部位水肿，功能受限[38]。

综合征性血管畸形

有一组血管畸形伴有骨骼/脂肪/软组织生长失调（表 64-1）。Klippel-Trénaunay 综合征（毛细血管-淋巴管-静脉畸形，伴同侧肢体扩大和静脉曲张或发育异常或两者同时存在）是最常见周围血管畸形综合征之一（图 64-10）。男女受累比例相同，畸形常见于下肢。在严重病例常有出血倾向，特点包括血小板正常或者轻度降低、纤维蛋白原降低、D-二聚体和纤维蛋白降解产物增加（图 64-11）[39]。

Sturge-Weber 综合征包括三叉神经分布区域毛细血管畸形、颅内血管瘤和发育异常、癫痫发作和青光眼（图 64-9）。其他与血管畸形相关的形态异常综合征是 Turner 和 Noonan 综合征、Parkes Weber 综合征、遗传性出血性毛细血管扩张（HHT）、蓝色橡皮疱样痣综合征（图 64-12）、Maffucci 综合征、CLOVES 综合征（先天性脂肪瘤样过度增生、脉管畸形、表皮痣、脊柱/骨骼异常或脊柱侧弯）、Proteus 综合征、Bannayan-Riley-Ruvalcaba 综合征及 Cowden 综合征（表 64-1）。与中枢神经系统有关的综合征包括 von Hippel-Lindau 综合征、共济失调-毛细血管扩张、Sturge-Weber 综合征和结节性硬化症；但是目前已经明确中枢神经系统和脊柱动脉或静脉畸形与很多血管畸形相关[23,40-45]。

与血管瘤相关的形态异常综合征与表皮节段性血管瘤明显相关，如 PHACES 或与腰椎部血管瘤相关的骶骨部和泌尿生殖系统缺失[19,46]。

PTEN 相关的错构瘤综合征

PTEN（与磷酸酶及张力蛋白同源的基因）是一种抑癌基因。伴有 PTEN 基因突变的患者更易患癌症，须早期引起注意并定期做检查。有些脉管异常的患者（动脉、静脉、淋巴管）存在 PTEN 基因突变，正如 Cowden 综合征以及 Bannayan-Riley-Ruvalcaba 综合征的患者[47]。如果有家族史或者患有脂肪瘤、甲状腺疾病、口腔真菌感染、大头畸形、阴茎斑点

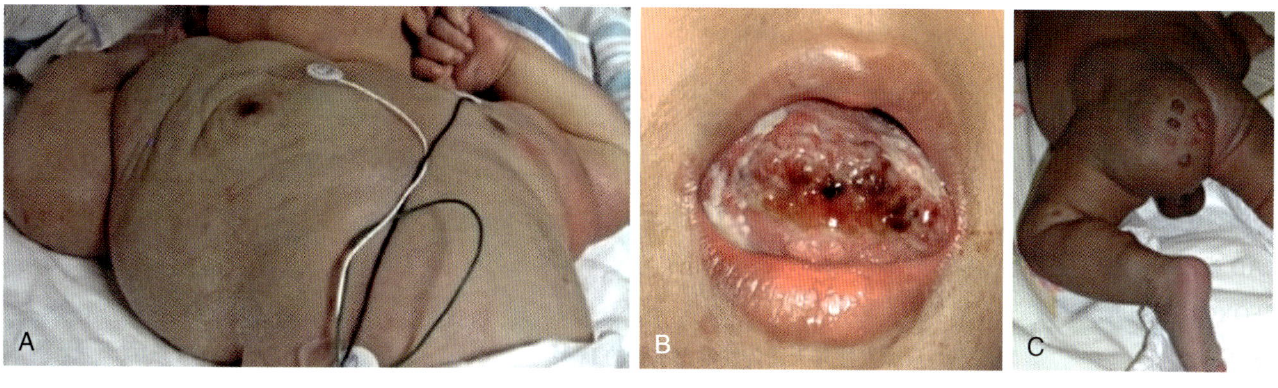

图 64-9 胸壁淋巴管畸形（A）、（B），以及臀部/腿部（C）

续表

表64-1 综合征性血管畸形及其遗传信息

名称	特征	OMIM（孟德尔遗传数据库号）
GVM AD 1p22-p21 肾小球蛋白（601749） 48-KD 的 FKBP（FK506 结合蛋白）相关蛋白、FAP48	皮肤静脉畸形伴周围有球细胞的静脉样扩张的通道	
PHACES 相关症	后颅窝结构畸形 节段性面部血管瘤 动脉异常 心脏缺陷 眼畸形 胸骨和其他正中线畸形	606519
Bannayan-Riley-Ruvalcaba 综合征 10q23.31 PTEN 与磷酸酶和张力蛋白同源、肿瘤抑制物	巨唇畸形、多发性脂肪瘤、血管异常、阴茎的色素斑	153480
Cowden 综合征 10q23.31 AD PTEN 与磷酸酶和张力蛋白同源、肿瘤抑制物 PHTS	巨唇畸形、多发性错构瘤、皮肤疣状病灶、牙龈/颊疹、面部毛根鞘瘤，乳腺/甲状腺/肾/子宫内膜恶性肿瘤的风险，小脑实质障碍Ⅵ型（Lhermitte-Duclos 病）	158350

等，则容易引起 PTEN 突变。推荐家庭突变筛选和咨询遗传学家，对于有 PTEN 基因突变的个体来说，应该早期筛查甲状腺、胸腺、其他一些癌症指标，以及进行妇科检查[47-48]。Tan 等专家建议，对于血管畸形和如上述描述症状或者伴有特征性血管图像表现的多种血管异常、包含脂肪的肌肉内病变，以及多发性颅内静脉发育异常的患者，应进行 PTEN 基因突变筛查[40]。

Cowden 综合征患者皮肤生长呈以下典型特点：细小、均匀、表皮以及黏膜疣状物或皮肤赘生物。同时，这样的患者还表现为大头畸形以及认知迟缓。Cowden 综合征患者常常在胸腺、甲状腺、子宫内膜等部位发生恶性肿瘤。此外，Cowden 综合征患者还发现有良性肿瘤、甲状腺结节、乳腺肿块以及 Lhermitte-Duclos 病，该病是一种非癌性的良性脑肿瘤，是诊断 Cowden 综合征的特异性证据。有甲状腺结节、脂肪瘤（良性脂肪肿块）和（或）肿瘤家族史者常被怀疑有 Cowden 综合征。如果存在家族者史以

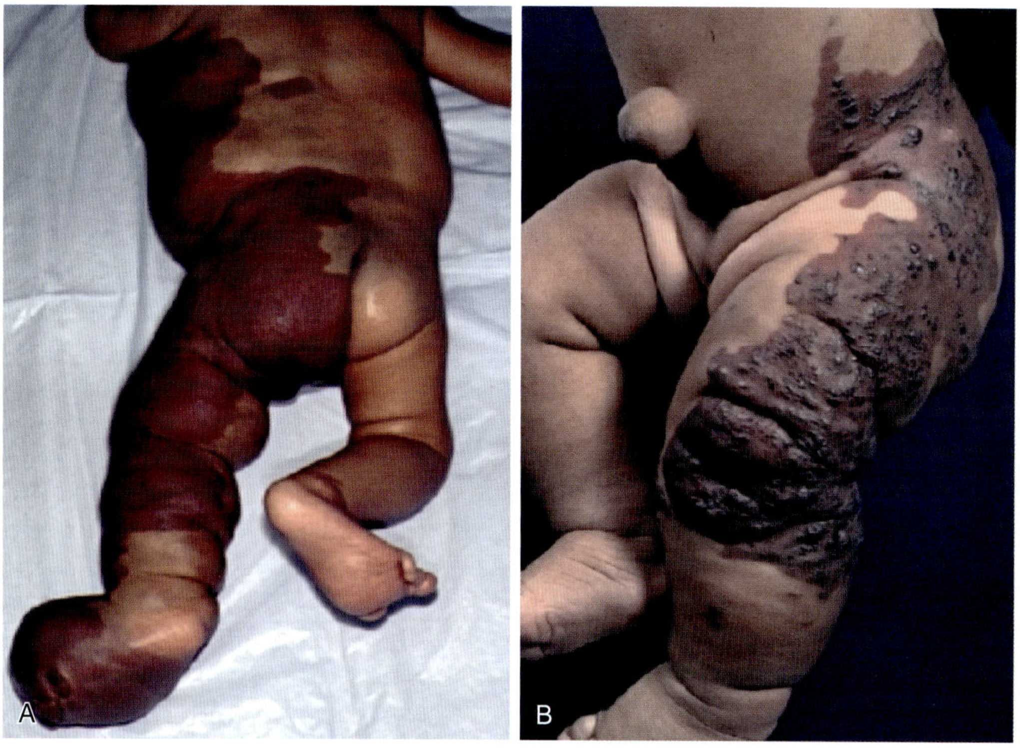

图 64-10 **A**，患者伴有 Klipped-Trénaunay 血管畸形综合征，伴有双下肢不等长，双脚大小不等（需要矫正），由于淋巴细胞减少、淋巴循环异常导致的频繁的感染发作。**B**，患者伴有 Klipped-Trénaunay 血管畸形综合征、双下肢不等长、皮肤毛细血管畸形和易出血性疱疹

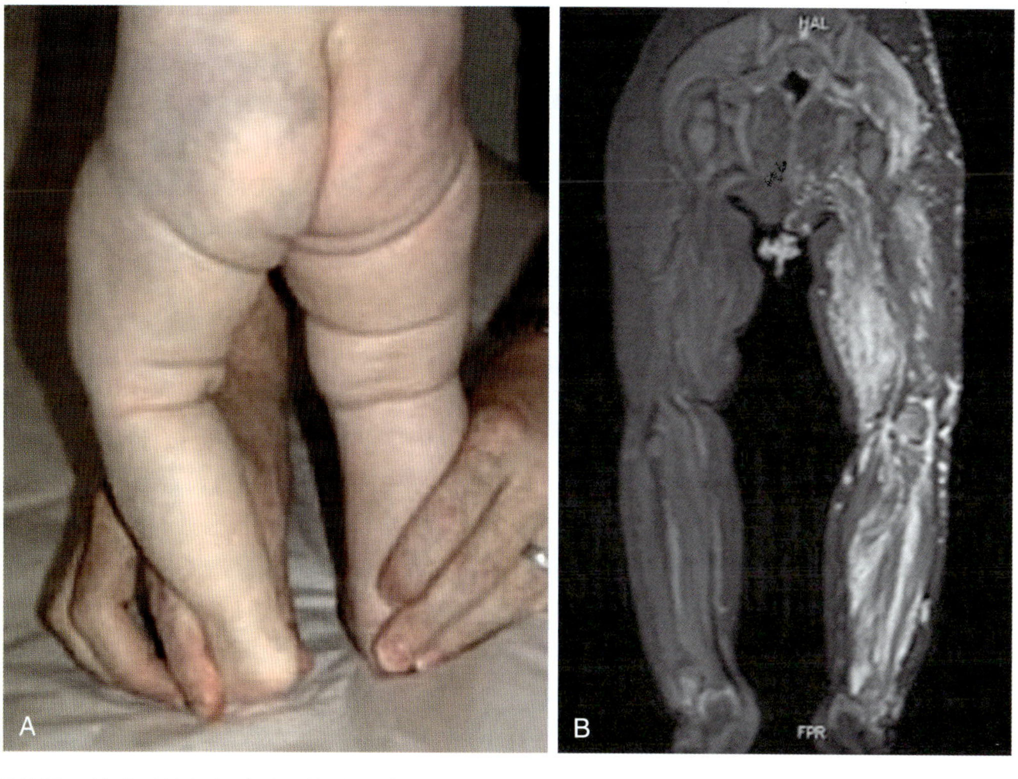

图 64-11 左腿静脉血管畸形的患者（A），伴随下肢不等长和广泛受累，正如右图磁共振图像所示（B）。患者后来发展成膝挛缩、疼痛、并伴有凝血功能障碍

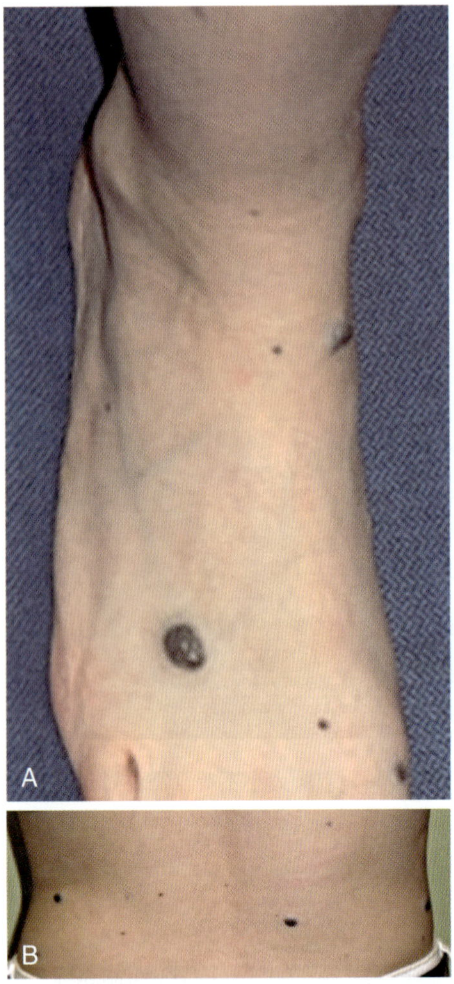

图 64-12　蓝色橡皮疱样痣综合征患者。患者患有颈部大血管畸形和由于胃肠道的相似血管畸形所导致的严重的胃肠道出血病史

及巨唇畸形、错构瘤、皮肤赘生物等临床特征，那么该患者及其家属应该由遗传学家做进一步诊断，并进一步检测血液中 PTEN 基因是否突变。因为并非所有的基因突变都能被检测出来，如果一开始检查结果阴性，若患者及其家属配合，则应该做更复杂的、更进一步的测查。患者一旦确诊或者怀疑是 Cowden 综合征，则应列入癌症监护计划，有利于早期发现、早期评估及治疗。

Bannayan-Riley-Ruvalcaba 综合征的特征是大头畸形、非瘤性脂肪肿块（脂肪瘤）、血管畸形、肠息肉、甲状腺疾病、漏斗胸、关节过伸、邻近肌肉异常，以及对乳腺癌和甲状腺癌易感。男性患者还伴有阴茎斑点。Bannayan-Riley-Ruvalcaba 综合征通常发生在儿童，也与 PTEN 基因突变有关。因此，对于患有该病的患者及其家人，指南同样有效。

血管畸形的产前诊断

随着胎儿超声以及磁共振检查（MRI）技术的进步，血管畸形的产前诊断受到越来越广泛的认可。产前诊断出的血管病变基本上都是血管畸形。产前血管畸形的确诊主要靠检查到四肢不等长和（或）高流量病变（如动静脉畸形或高血流 RICH 型血管病变）[49]。如果病例在*宫腔内*就有症状，例如高血流血管病危及胎儿血流动力学时，则须产前应用雌激素或地高辛治疗。雌激素对于治疗胎儿血管畸形也是有效的[50-51]。

血管瘤和血管畸形的病因学

为什么会发生血管病变？简单来说，这是由多种病因所致——机械因素、环境因素、激素因素，以及遗传因素，但没有一个因素是独立致病因素。近年来，研究焦点集中在阐明导致血管畸形形成的潜在致病因素，正如一些经典综述所阐述的[52-53]。

随着血管瘤与皮肤阶段性分布亚型以及内脏相关异常变得明显，研究人员推测此过程有神经嵴源性干细胞的参与，后来检测到增生期血管瘤组织中存在神经嵴细胞标志物（神经营养因子受体 P75），进一步证实了该推测[56]。一些研究阐释了中胚层祖细胞的干细胞的标志物（鼠短尾突变体表型，GATA）或内皮细胞和造血细胞的标志物［血管内皮细胞黏附分子（PECAM）-1（CD31）］、细胞间黏附分子（ICAM）-3、bcl-2 基因表达、KDR$^+$、CD133$^+$、CD34$^+$、内皮前体细胞、淋巴管内皮透明质酸受体 -1、血管性假血友病因子（vWF），以及血管瘤组织中的 Snrk-1[57-60]。内皮细胞 TIE-2 受体以及血管内皮生长因子受体 -2（VEGFR-2）相关信号通路的组成性激活在婴儿期的人类血管瘤中就已被证实[52-54-61]。

内皮细胞的克隆性已被证实[62-63]，它在血管瘤进展过程中的潜在作用也已经被阐明[64-66]。Bischoff 等使血管瘤来源的干细胞（不同于其他前体细胞）孤立生长，在体内生长，体外分化成血管瘤性质的细胞，包括最终形成的可以在血管瘤蜕化期看到的脂肪细胞[2]。血管瘤和胎盘血管共同表达包括葡萄糖载体（GLUT-1）在内的一些蛋白质[67]。这一发现具有诊断意义，并率先观察到胎盘为基础的假说。例如，Mihm 以及 Nelson 提出一个关于血管瘤发展的*转移性生态位理论*。该理论指出，胚胎为血管瘤准备了前体细胞，这些前体细胞构成了血管生长的“家”[68]（图 64-13）。血管瘤增生过程中会表达 VEGF-A 以及参与核因子（NF）-κB 相关通路的基因[69-70]。

此外，促凋亡因子以及蜕变过程中出现的脂肪细胞也证明了炎症以及免疫调节所起到的作用（图 64-14）[71]。绝大多数血管瘤是散发的；然而，家族性病

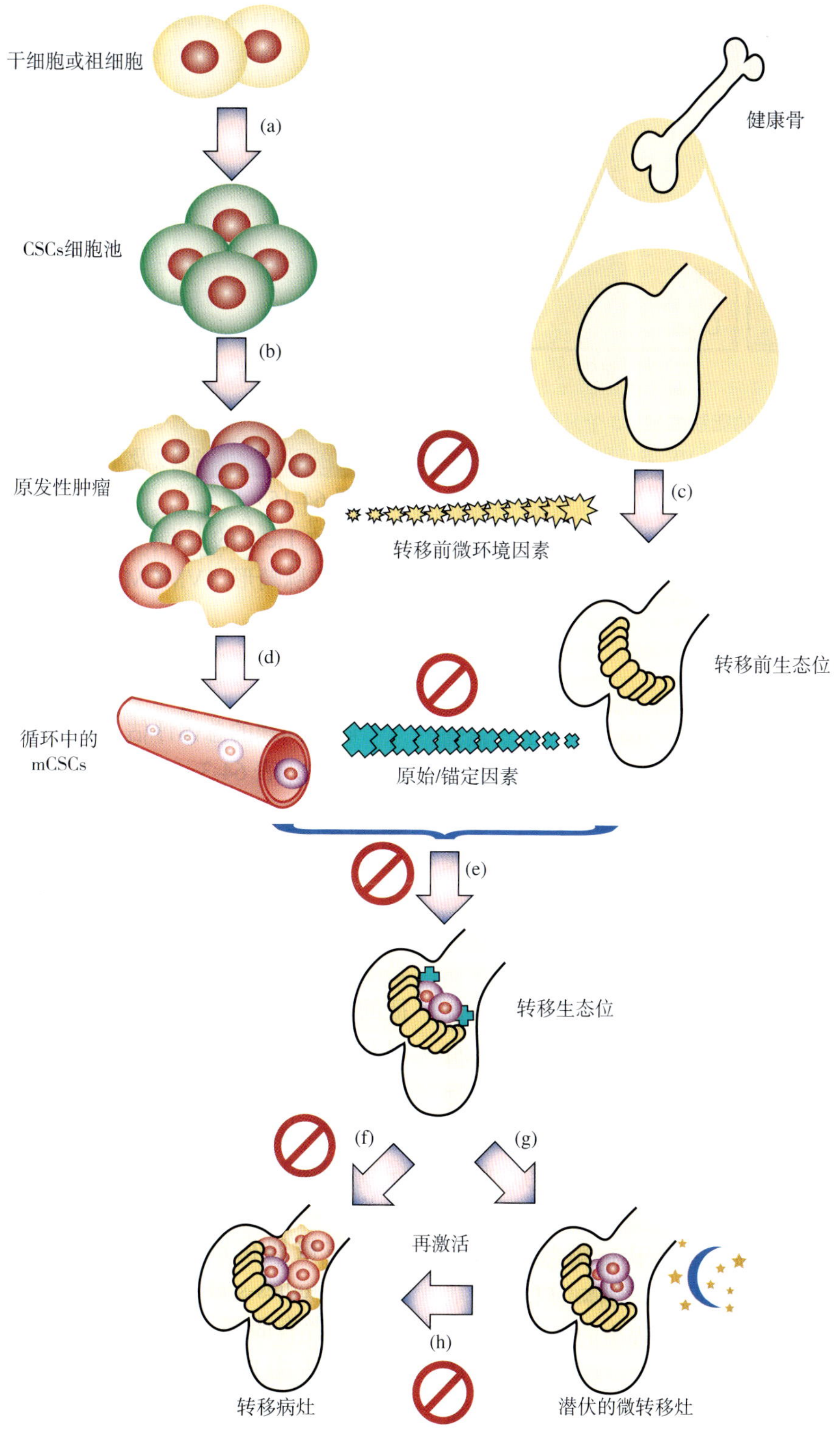

图 64-13　血管瘤发展的转移性生态位理论（*From Mihm MC，Nelson JS：Hypothesis：the metastatic niche theory can elucidate infantile hemangioma development.J Cutan Pathol 37：83-87，2010.*）

表64-3 血管瘤的临床表现和治疗

临床表现	推荐的治疗方法
血管瘤	
节段性分布	
严重溃疡 / 软疱	鼓励每日 2 次清洁创面
	无菌盐水浸泡 / 风干 / 不黏纱布
	± 闪光脉冲的染料激光
	± 口服普萘洛尔
	± 甲硝唑软膏
	止痛剂
出血（非 Kasabach-Merritt 现象）	吸收性明胶海绵（Pharmacia Pfizer，New York）/Surgifoam（Johnson&Johnson，Somerset，NJ）
	压迫疗法
	儿童 QR 粉（Biolife Inc.，Sarasota，FL）
	± 栓塞术
累及眼部的血管瘤后遗症	在眼科医生指导下行修补治疗
	局部 vs. 皮损内 vs. 口服皮质激素 vs. 手术
声门下血管瘤	口服 / 局部皮质激素 ±KTP 激光 ± 手术
	如果需要，行气管切开
Kasabach-Merritt 现象	皮质激素、氨基己酸、长春新碱、± 化疗、干扰素 -α
	± 栓塞术
高血流肝血管瘤	普萘洛尔或皮质激素 ± 栓塞术 ± 化疗，± 外科，± 左甲状腺激素
	肝移植
血管畸形	
肿胀	如果是气道考虑气管切开 vs. 手术
	按摩、加压疗法
	寻找感染灶加以治疗
静脉石	抗感染药物
肢体长度不一致	鞋子抬高 vs. 骺骨干固定术 vs. 连续观察
足大小不一致	穿两只大小不同的鞋子
	骺骨干固定术 vs. 射线切除
疼痛	评价静脉石和深静脉血栓
	止痛剂
	如果有血栓形成行抗凝治疗
	± 神经封闭，± 硬化疗法（如果不是血栓形成）
反复发作的感染 / 水肿	卫生保健
	交替口服抗生素预防
乳糜性腹水	引流 / 低脂饮食 / 肠外营养 / 白蛋白
	± 免疫球蛋白替代

表64-4 临床试验

研究题目	研究地点	CLINICAL TRIALS.GOV 标识	研究详情
研究第2阶段-复杂血管畸形的治疗中临床试验疗效评估的mTOR抑制剂西罗莫司和安全性	儿童医学中心辛辛那提	NCT00975819	年龄最高至31岁。 Kaposi样的（血管内皮瘤、丛状血管瘤、毛细淋巴管静脉畸形、淋巴管静脉畸形、淋巴管微囊畸形、皮肤黏膜淋巴管瘤病和血小板减少、毛细血管淋巴管动静脉畸形、伴血管异常的PTEN增生综合征、淋巴管扩张综合征）
血管畸形和生长的异常	威斯康星医学院	NCT01105676	正常皮肤的血管畸形及皮肤活检 基因鉴定
多灶性淋巴管内皮肉瘤伴血小板减少症	威斯康星医学院	NCT00576888	口腔拭子、组织活检（若有机会）、问卷调查、临床资料
西罗莫司在与Cowden综合征或其他以PTEN种系突变的为特点的症状的初步研究		NCT00971789	未满18岁及年纪更大的Cowden综合征或其他PHTS
研究注册名	**发起者**	**链接**	**研究详情**
PHACES患者	德克萨斯儿童医院	http：//www.texaschildrens.org/carecenters/dermatology/phace.aspx	
全国淋巴疾病和淋巴水肿	淋巴组织研究基金会	http：//lymphaticresearch.org/main.php ？ menu=research&content=patient-reg-new	
与凝血病相关的血管异常（VAC）	威斯康星医学院	NCT00576888	多灶性淋巴管内皮肉瘤伴血小板减少症（MLT）或伴血管异常、伴凝血病
血管畸形和生长异常	威斯康星医学院	NCT01105676	一次取2个皮肤活检
血管瘤的遗传基础	威斯康星医学院	NCT00466375	口腔黏膜涂片或取血液样本
贝伐单抗治疗伴有严重肝血管畸形的遗传性出血性毛细血管扩张（HHT）的疗效和安全性Ⅱ期研究（METAFORE）	里昂市医院	NCT00843440	18～70岁 每14天5mg/kg，共6次注射 两阶段Gehan法。第一阶段排除无效治疗，第二阶段评估功效
莫特（咪喹莫特）用于辅助激光治疗	肯塔基大学	NCT00979550	2～60岁 随机双盲研究 药物或安慰剂应用于激光手术后4周的患者
结合光动力和脉冲染料用于葡萄酒色素痣的激光治疗（PDT/PDL）	加州大学Irvine	NCT00556946	18岁以上 结合光动力疗法（维替泊芬IV）和脉冲染料激光治疗
联合翠绿石和脉冲染料激光治疗葡萄酒色素痣胎记	加州大学Irvine	NCT00580944	12岁以上
普萘洛尔用于毛细血管瘤（血管瘤）	波尔多大学附属医院	NCT00744185	年龄＜4个月 随机双盲对照研究，在非危害性血管瘤患者中安慰剂组与普萘洛尔组 ×30天（3 mg/kg・d×15d和4 mg/kd・d×15d）

续表

表64-4 临床试验

研究题目	研究地点	CLINICAL TRIALS.GOV 标识	研究详情
普萘洛尔与泼尼松龙治疗症状性血管瘤的对比	儿童研究学院	NCT00967226	随机单盲：普萘洛尔 0.5 mg/kg 口服 QID × 4 ~ 6 个月 vs. 泼尼松 1 mg/kg 口服 BID × 4 ~ 6 个月。
纳多洛尔治疗增殖的婴幼儿血管瘤	病童医院	NCT01010308	1 个月至 1 岁 头颈部血管瘤（非 PHACES）与即将发生的或记录的并发症发生率，与普萘洛尔历史治疗病例对照
关于外用 0.5% 噻吗洛尔用于增殖婴幼儿血管瘤的双盲安慰剂前瞻性对照研究	俄勒冈健康与科学大学	NCT01147601	随机安慰剂对照研究 小的无并发症婴儿血管瘤
血管瘤生长的前 6 个月	威斯康星大学梅奥临床医学院，加州，旧金山	NCT00911781	3 个月至 5 年的血管瘤照片的回顾性分析
皮质类固醇加安慰剂组与皮质类固醇加普萘洛尔在婴幼儿血管瘤的治疗（IH）	西雅图儿童医院	NCT01074437	9 个月以下 皮质类固醇加安慰剂组与皮质类固醇加普萘洛尔在婴幼儿血管瘤的治疗效果
为证明普萘洛尔口服液治疗婴幼儿血管瘤的安全性和疗效的研究	皮埃尔法布尔皮肤病学	NCT01056341	35 ~ 150 天 随机双盲，安慰剂对照研究 面部增殖 IH（靶血管瘤）的直径至少为 1.5 cm，需要全身治疗的病例
CCCTC 结合因子（CTCF）在婴幼儿血管瘤的研究	耶鲁大学	NCT00974129	1 岁以下 婴儿血管瘤的患者，抽血做 CTCF（转录因子的基因型的遗传分析），以确定 CTCF 基因型是否是肿瘤生长的早期和可靠的预测指标
PHACE 综合征的遗传分析（血管瘤与其他先天性异常）	俄勒冈健康与科学大学	NCT01016756	4 ml 血液取得淋巴细胞和 DNA，从术后将会被丢弃的组织中获取组织
前瞻性研究，比较婴幼儿血管瘤的发病率和正常妊娠与妊娠者胎盘异常的关系	威斯康星医学院	NCT01018082	4 ~ 6 岁 对包括 30 例 4 ~ 6 岁病例的队列，定义 PHACE 综合征的功能及神经发育结局，并确定能预测进展性血管病变、缺血性卒中、神经发育损伤的潜在生物标志物
沙利度胺减少动静脉畸形相关的消化道出血	北港退伍军人事务部，乔治亚医学中心医学院，马萨诸塞大学，伍斯特市	NCT00389935	18 岁以上

压迫的独特问题。初步数据表明，产科并发症，尤其是先兆子痫和血栓事件，在下肢血管异常妇女中风险较高[83]。意识到该风险发生后，建议在产科医生指导下处理妊娠问题。孕期每日注射低分子肝素（LMWH）可预防血栓并发症[97]。除了妊娠，其他激素的变化如那些青春期（男性或女性），或月经周期相关的激素变化可以增加血管内血栓形成风险，故须进行医疗干预和抗凝治疗。

社会心理问题

尽管婴幼儿血管瘤患者多为良性临床过程，而且有自然好转的趋势，但患儿家庭仍频繁受到社会交际和医疗求助的压力[98-99]。Tanner 等面访了 25 例面部血管瘤（年龄为 5 个月 ~ 8 岁）的患儿父母[100]，发现父母面对皮损的感受有很大差异。然而，家庭的支持似乎是一个重要应对因素。和陌生人交流是多数病例的主要压力。Oster 研究母婴互动，他比较了婴幼儿面部异常组（包括血管畸形）和对照组之间面部表情的差异，发现受影响的婴儿有能力和有效地通过面部一系列表情来进行情感沟通[101]。该学者之前研究中已确认母亲的情绪在情感沟通中的作用。

与稳定的熟人（如家人、朋友、儿时伙伴）接触时似乎压力最低。许多家庭不满医疗护理，有 2 个原因：①不明确的治疗方案，这也是许多血管瘤的固有问题；②患儿家长认为部分医生感觉迟钝。Williams 等在一项调查中对血管瘤患者及其家属的心理资料进行了评估，结果发现家属比患儿本人在情感和心理上更受困扰[102]。

与正在经历或已经历相同遭遇的家庭接触，可使患儿家庭有治愈疾病的希望。就此而言，在一些医疗中心举办的本地家庭支持小组，以及国家支持网络和会议，都越来越多地为家庭和患者提供必要的支持。

与淋巴水肿相关的心理压力由 Ridner 审查[103]。虽然本次审查的焦点在于癌症患者相关的继发性淋巴水肿，但也适用于血管畸形患者的淋巴水肿。网络在信息交换以及让家庭和医生之间彼此交流扮演着重要角色（表 64-5）。随着该领域越来越被人们所熟知，那些在婴幼儿和儿童期患病的老患者正在成为榜样，分享他们的经历，并在会议上发言，从而让该病有更积极乐观的预后。此外，成人血管畸形患者可以通过网络与年轻患者交流。

恶性肿瘤

血管瘤患者可能会出现与放疗或化疗相关的二次恶性肿瘤。婴儿皮肤血管瘤患者接受放射治疗（一种过时的治疗）后，可能会引起甲状腺腺瘤、甲状腺癌、血管肉瘤或者乳腺癌[104-106]。有 1 例重症血管瘤患者在服用多种药物包括化疗后，发生了急性髓系白血病[107]。

恶性肿瘤如婴儿纤维肉瘤、血管外皮细胞瘤、横纹肌肉瘤、神经胶质瘤、神经纤维瘤、神经母细胞瘤、白血病和淋巴瘤可能会与婴儿期的良性瘤类似[108-117]。医生应该警惕一个不典型的病史和（或）查体和（或）固定坚实肿块，此时应获得病理学确诊。

目前已有报道伴随皮肤多发性血管瘤的婴儿 2 型肝血管内皮瘤（血管肉瘤）[118]。其他报道包括成年患者血管瘤或血管畸形处，出现血管肉瘤[119]，以及 1 例多发性良性皮肤和内脏毛细血管淋巴静脉畸形患儿并发的肝转移性淋巴管肉瘤[108]。在年轻成人 PTEN 错构瘤和 Maffucci 综合征患者中，也有更高的恶性肿瘤发生率。

血管瘤的治疗

大多数血管瘤都建议谨慎观察，这里推荐的都是没有紧急危险的病例的治疗。在医学文献里可以查到治疗的各种回顾和指南[86,120]。一些皮肤血管瘤可以采用闪光脉冲的染料激光治疗，特别是在早期阶段。通过选择性光热分解效应的作用，闪光脉冲染料激光选择性破坏真皮浅层血管，同时保留周围组织[121-125]。脉冲染料激光治疗也可能是治疗血管瘤破溃的有效手段，虽然这仍然是有争议的。关于声门下血管瘤的激光治疗的更多信息将在后面讨论。

此前，需要医疗干预的增殖血管瘤最常用的就是类固醇激素。但支持药物瘤内使用副作用的报道也很多[126-127]，如高血压，假性脑瘤和*卡氏肺囊虫*肺炎以及虹膜色素脱失[128-130]、生长迟缓、肾上腺抑制、蜂窝织炎和视网膜动脉闭塞[85,131-135]。

类固醇治疗已经被口服普萘洛尔取代，一种非选择性 β- 受体阻断药。2008 年，Leaute-Labreze 等，偶然注意到普萘洛尔对增殖的婴幼儿血管瘤治疗有很大的作用[136]。2 名口服皮质类固醇激素治疗的患者出现心脏问题，需要普萘洛尔治疗。血管瘤有了即刻的改善，这引发了初步研究来证明这项观察。这彻底改变了婴幼儿血管瘤的治疗，从那时起数篇论文发表，多数都记录其有效性[137-141]。局部 β- 受体阻断药也已显示其能催化血管瘤的蜕化[142-143]。

其副作用包括四肢发凉、胃肠道症状、低血压、心动过缓等，低血糖罕见，但有严重病例的报告[144-146]。当减少口服或出现呼吸道症状时有并发疾病，药量应该维持，并且儿童在任何治疗之前要禁食[147]。

普萘洛尔诱导修复的机制正在研究中。Lamy 等发现了其能抑制 2 个途径，分别为：①细胞增殖（通过 G0/G1 期的细胞周期阻滞）和趋化移动以及内皮细胞的分化，和② VEGF- 诱导的 VEGFR-2 和其他血

表64-5 一些医患相关资源

项目	网站
医学图书馆	www.medlineplus.gov
遗传学参考之家	http：//ghr.nlm.nih.gov/
关于脸	http：//www.aboutfaceinternational.org
阿肯色儿童医院血管病项目	http：//www.birthmarks.org
波士顿儿童医院血管病项目	http：//web1.tch.harvard.edu
威斯康星儿童医院	http：//www.chw.org
辛辛那提儿童医院血管病项目	http：//www.cincinnatichildrens.org/svc/prog/vascular http：//ghr.nlm.nih.gov
遗传性出血性毛细血管扩张（HHT）国际基金会	www.hht.org（includes link to：International Guidelines for the Diagnosis and Management of HHT J Med Genet 2009）
静脉畸形骨肥大基金会	http：//www.ktfoundation.com/
静脉畸形骨肥大支援小组	http：//www.k-t.org/
淋巴研究基金会	http：//www.lymphaticresearch.org/
淋巴管疾病	http：//www.littleleakers.com/
美国国家面部重建基金会	http：//www.nffr.org/
国家淋巴水肿网	http：//www.lymphnet.org/
全国罕见疾病组织	http：//www.rarediseases.org
血管异常国家组织	http：//www.novanews.org
变形杆菌综合征	http：//www.proteus-syndrome.org
Sturge-Weber 基金会	http：//www.sturge-weber.com
加州大学旧金山分校血管异常项目	http：//dermatology.medschool.ucsf.edu/
血管胎记基金会	http：//www.birthmark.org

管发生相关途径的磷酸化[148]。Itinteang 等确定血管紧张素转换酶（ACE）和血管紧张素受体 2（AT Ⅱ）在血管瘤细胞增殖中的作用，并认为在增殖的婴幼儿血管瘤中普萘洛尔对肾素 - 血管紧张素系统存在诱发作用，如图 64-16[149]。其他可能的机制涉及一氧化氮降低（NO）的释放引发的血管收缩、环腺苷酸（cAMP）诱导的血管内皮生长因子抑制、成纤维细胞生长因子（FGF）-β 诱导的内皮细胞增殖，或诱导性细胞凋亡等[150-151]。

口服普萘洛尔可能会引起血管瘤破溃[152]，不过局部用药已经被实施，重组 PDGF 对血管瘤破溃有效，但是有一个警告称使用 3 管以上这种药物的癌症死亡的发生率较高（http：//www.ncbi.nlm.nih.gov/pubmedhealth/PMH0001057）[92-93]。前面提到了血管瘤破溃的局部和全身治疗的各种组合。严重感染的血管瘤可能需要局部或全身应用抗生素。对出血者，局部和（或）全身性镇痛药，以及止血剂（例如，Kids QR Powder，Biolife Inc.，Sarasota，Fla）也可能是必要的。一项 Lapidoth 等的研究，证明局部应用伊红能加速血管瘤破溃的愈合，这种三苯甲烷染料传统上用来作为一种外用抗生素以及治疗尿布性皮炎。体外研究证实血管紧张素 Ⅱ（Ang-2）的 mRNA 在内皮细胞培养中抑制了[94]。其他药物包括外用咪喹莫德[90-91]、干扰素和长春新碱。干扰素 α 被用在 20 世纪 90 年代，以改善濒危的血管瘤，但此药由于潜在的神经毒性，目前已经被弃用[153-155]。长春新碱已经用于血管瘤，但是必须留置于静脉内（IV）和可能的毒性限制了它对血管瘤的直接使用[156]。

最近，Lazaridou 等报道了 6 例浅表的血管病变与应用钙调磷酸酶抑制剂他克莫司和匹罗莫司的治

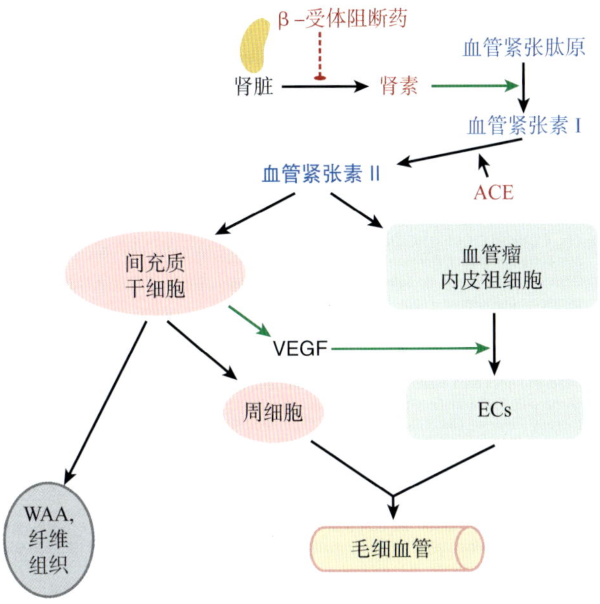

图 64-16 该模型描述的是普萘洛尔通过影响肾素 - 血管紧张素系统，从而影响血管瘤内皮细胞的增殖以及分化的作用机制。研究证明，增生性血管瘤可以表达血管紧张素转换酶以及血管紧张素受体 2（ATR_2）。早产儿、白种人以及女性的肾素水平偏高，这导致他们大量分泌血管紧张素Ⅱ（这些都是血管瘤的易患人群）。普萘洛尔可以通过抑制肾分泌肾素来阻断该过程。EC，内皮细胞；VEGF，血管内皮生长因子 *(From Itinteang T，Brasch HD，Tan ST，Day DJ：Expression of components of the reninangiotensin system in proliferating infantile haemangioma may account for the propranolol-induced accelerated involution.J Plast Reconstr Aesthet Surg 64：759-765，2011.)*

疗 [157]。虽然这些病例以年龄、结果、照片等被列为血管瘤，但其中一些患者可能有血管畸形。钙调磷酸酶激活 NFATCA（活化的 T 细胞核因子、细胞质），导致白介素（IL）-2 表达和 T 细胞活化。钙调磷酸酶抑制剂主要阻断这一激活途径。唐氏综合征关键区域 1（DSCR1）基因提供了钙调磷酸酶 / 血管内皮生长因子介导的 NFAT 在内皮细胞信号转导通路的内源性的反馈抑制 [158-159]。

手术

目前血管瘤手术的适应证还存在争议。一些外科医生倾向于推迟手术，直到血管瘤已经发生了实质性的蜕化，以为这样手术会不那么复杂。美观且易做。其他医生提倡早期干预，以防止可能的并发症或避免患者和（或）家庭的心理压力。无论何种情况，一个成功的手术需要精心策划的战略，其中包括多学科的医生讨论药物激光和手术的处理决策等 [160-171]。手术技术并不在本章中讨论。

血管畸形的治疗

因为血管畸形是一个更慢性的过程，可用于它的特殊疗法更少，所以往往采取尽量有利的方法。一般的规则是“如果没坏，就不要修理。”如果没有临床症状，警惕的观察通常是足够的。患者的静脉血管畸形（图 64-12）经常有疼痛发作，血管畸形通常与*静脉石*或患处的血凝块结合。治疗上布洛芬一般就足够了。激光烧灼治疗可能会引起皮肤疱疹出血。泌尿生殖道等更严重的出血可能需要血管造影引导栓塞、激光或硬化剂注射相结合的办法。严重血栓形成可能需要抗凝，可能与重症病例的凝血功能障碍有关。玛马司他，一种基质金属蛋白酶（MMP）抑制剂，对儿童骨内动静脉畸形提供症状缓解和逆转骨质破坏 [172]。临床试验安全性和西罗莫司的疗效研究主要是评估在青少年复杂血管畸形的治疗中，哺乳动物西罗莫司靶蛋白（mTOR）抑制剂和西罗莫司的安全性和有效性（http：//clinicaltrials.gov/ct2/show/NCT00975819）。

患者的动静脉畸形必须注意特殊的一些诱因，如局部外伤、感染，或青春期、月经期和妊娠时候的荷尔蒙波动之后，静态血管异常会变得更加严重。这些变化一般表现为畸形更明显以及疼痛。引发这些麻烦的原因尚不清楚，在激素介导的背景里，其可能和 EC 表面受体的激素刺激有关。使用激素控制生育可以引起不良的血栓形成和（或）疼痛，所以有必要用其他手段替代避孕。

遇到淋巴管畸形是最令人沮丧的事之一。评估患者的淋巴水肿包括身体检查和影像学研究，包括受累下肢淋巴闪烁成像。累及口腔和胃肠道淋巴管畸形容易发生感染，所以口腔卫生对这些地方的淋巴管畸形是有益的，偶尔采用预防性抗生素治疗方案也有益。硬化剂（多西环素、博莱霉素、溶链菌）或手术，或两者相结合的办法，对头部和颈部的微囊淋巴管畸形有不错的效果 [173]。力尔凡（OK-432）是一种来自于低毒性菌株*化脓性链球菌*的硬化剂。一项多中心前瞻性非随机试验表明溶链菌在大囊型颈面部淋巴管畸形治疗中的疗效，并对结果进行了进一步的报告证实 [174-176]。在淋巴血管的胚胎学和生物学的突破，为淋巴管生长因子（如 VEGF-C）相关的淋巴管生成提供了治疗潜力[177-178]。

治疗一般是支持性的，尽可能配合卫生皮肤护理和硬化剂注射，完整减压理疗伴加压包扎，IPC治疗[179-180]。Rockson和Mayrovitz提供了这些疗法的详细解释[181-182]。迄今为止，药物干预（除了需要时应用抗生素等）一直没有作用。淋巴水肿时吸脂，已被选为顽固性疾病的治疗[183]。未来的分子生物学的疗法可能从实验室研发出来，例如VEGF-C、淋巴生长因子等，在小鼠模型中能够改善淋巴水肿[184]。

致谢

作者对血管疾病患者和他们的家人表示感谢，以及对纽约血管胎记研究所、血运重建外科研究所和Stephen D. Hassenfeld儿童中心的工作人员表示感谢。

参考文献

1. Mulliken JB, Glowacki J: Classification of pediatric vascular lesions, *Plast Reconstr Surg* 70(1):120–121, 1982.
2. Yu Y, Fuhr J, Boye E, et al: Mesenchymal stem cells and adipogenesis in hemangioma involution, *Stem Cells* 24(6):1605–1612, 2006.
3. Mulliken JB, Enjolras O: Congenital hemangiomas and infantile hemangioma: missing links, *J Am Acad Dermatol* 50(6):875–882, 2004.
4. Konez O, Burrows PE, Mulliken JB, et al: Angiographic features of rapidly involuting congenital hemangioma (RICH), *Pediatr Radiol* 33(1):15–19, 2003.
5. Baselga E, Cordisco MR, Garzon M, et al: Rapidly involuting congenital haemangioma associated with transient thrombocytopenia and coagulopathy: a case series, *Br J Dermatol* 158(6):1363–1370, 2008.
6. North PE, Waner M, James CA, et al: Congenital nonprogressive hemangioma: a distinct clinicopathologic entity unlike infantile hemangioma, *Arch Dermatol* 137(12):1607–1620, 2001.
7. Enjolras O, Mulliken JB, Boon LM, et al: Noninvoluting congenital hemangioma: a rare cutaneous vascular anomaly, *Plast Reconstr Surg* 107(7):1647–1654, 2001.
8. Suh KY, Frieden IJ: Infantile hemangiomas with minimal or arrested growth: a retrospective case series, *Arch Dermatol* 146(9):971–976, 2010.
9. Haggstrom AN, Drolet BA, Baselga E, et al: Prospective study of infantile hemangiomas: demographic, prenatal, and perinatal characteristics, *J Pediatr* 150(3):291–294, 2007.
10. Burton BK, Schulz CJ, Angle B, et al: An increased incidence of haemangiomas in infants born following chorionic villus sampling (CVS), *Prenat Diagn* 15(3):209–214, 1995.
11. Bauland CG, Smit JM, Bartelink LR, et al: Hemangioma in the newborn: increased incidence after chorionic villus sampling, *Prenat Diagn* 30(10):913–917, 2010.
12. Lopez Gutierrez JC, Avila LF, Sosa G, et al: Placental anomalies in children with infantile hemangioma, *Pediatr Dermatol* 24(4):353–355, 2007.
13. Colonna V, Resta L, Napoli A, et al: Placental hypoxia and neonatal haemangioma: clinical and histological observations, *Br J Dermatol* 162(1):208–209, 2010.
14. Waner M, North PE, Scherer KA, et al: The nonrandom distribution of facial hemangiomas, *Arch Dermatol* 139(7):869–875, 2003.
15. Haggstrom AN, Lammer EJ, Schneider RA, et al: Patterns of infantile hemangiomas: new clues to hemangioma pathogenesis and embryonic facial development, *Pediatrics* 117(3):698–703, 2006.
16. Haggstrom AN, Drolet BA, Baselga E, et al: Prospective study of infantile hemangiomas: clinical characteristics predicting complications and treatment, *Pediatrics* 118(3):882–887, 2006.
17. Metry DW, Hawrot A, Altman C, et al: Association of solitary, segmental hemangiomas of the skin with visceral hemangiomatosis, *Arch Dermatol* 140(5):591–596, 2004.
18. Metry DW: Potential complications of segmental hemangiomas of infancy, *Semin Cutan Med Surg* 23(2):107–115, 2004.
19. Stockman A, Boralevi F, Taieb A, et al: SACRAL syndrome: spinal dysraphism, anogenital, cutaneous, renal and urologic anomalies, associated with an angioma of lumbosacral localization, *Dermatology* 214(1):40–45, 2007.
20. Drolet B, Garzon M: SACRAL syndrome, *Dermatology* 215(4):360, 2007 author reply -1.
21. Metry DW, Haggstrom AN, Drolet BA, et al: A prospective study of PHACE syndrome in infantile hemangiomas: demographic features, clinical findings, and complications, *Am J Med Genet A* 140(9):975–986, 2006.
22. Haggstrom AN, Garzon MC, Baselga E, et al: Risk for PHACE syndrome in infants with large facial hemangiomas, *Pediatrics* 126(2):e418–e426, 2010.
23. Oza VS, Wang E, Berenstein A, et al: PHACES association: a neuroradiologic review of 17 patients, *AJNR Am J Neuroradiol* 29(4):807–813, 2008.
24. Heyer GL, Dowling MM, Licht DJ, et al: The cerebral vasculopathy of PHACES syndrome, *Stroke* 39(2):308–316, 2008.
25. Kasabach H, Merritt K: Capillary hemangioma with extensive purpura, *Am J Dis Child* 59:1063, 1940.
26. Sarkar M, Mulliken JB, Kozakewich HP, et al: Thrombocytopenic coagulopathy (Kasabach-Merritt phenomenon) is associated with kaposiform hemangioendothelioma and not with common infantile hemangioma, *Plast Reconstr Surg* 100(6):1377–1386, 1997.
27. Enjolras O, Wassef M, Mazoyer E, et al: Infants with Kasabach-Merritt syndrome do not have "true" hemangiomas, *J Pediatr* 130(4):631–640, 1997.
28. Gruman A, Liang MG, Mulliken JB, et al: Kaposiform hemangioendothelioma without Kasabach-Merritt phenomenon, *J Am Acad Dermatol* 52(4):616–622, 2005.
29. Blatt J, Stavas J, Moats-Staats B, et al: Treatment of childhood kaposiform hemangioendothelioma with sirolimus, *Pediatr Blood Cancer* 55(7):1396–1398, 2010.
30. Chu CY, Hsiao CH, Chiu HC: Transformation between kaposiform hemangioendothelioma and tufted angioma, *Dermatology* 206(4):334–337, 2003.
31. Gilmore A, Kelsberg G, Safranek S: Clinical inquiries. What's the best treatment for pyogenic granuloma, *J Fam Pract* 59(1):40–42, 2010.
32. Greene W, Kuhne K, Ye F, et al: Molecular biology of KSHV in relation to AIDS-associated oncogenesis, *Cancer Treat Res* 133:69–127, 2007 PMCID: 2798888.
33. Patrikidou A, Vahtsevanos K, Charalambidou M, et al: Non-AIDS Kaposi's sarcoma in the head and neck area, *Head Neck* 31(2):260–268, 2009.
34. Barbaro G, Barbarini G: HIV infection and cancer in the era of highly active antiretroviral therapy (Review), *Oncol Rep* 17(5):1121–1126, 2007.
35. Rosen S, Smoller BR: Port-wine stains: a new hypothesis, *J Am Acad Dermatol* 17(1): 164–166, 1987.
36. Smoller BR, Rosen S: Port-wine stains. A disease of altered neural modulation of blood vessels? *Arch Dermatol* 122(2):177–179, 1986.
37. Chang CJ, Yu JS, Nelson JS: Confocal microscopy study of neurovascular distribution in facial port wine stains (capillary malformation), *J Formos Med Assoc* 107(7):559–566, 2008.
38. Blei F: Congenital lymphatic malformations, *Ann N Y Acad Sci* 1131:185–194, 2008.
39. Mazoyer E, Enjolras O, Bisdorff A, et al: Coagulation disorders in patients with venous malformation of the limbs and trunk: a case series of 118 patients, *Arch Dermatol* 144(7):861–867, 2008.
40. Tan WH, Baris HN, Burrows PE, et al: The spectrum of vascular anomalies in patients with PTEN mutations: implications for diagnosis and management, *J Med Genet* 44(9):594–602, 2007 PMCID: 2597949.
41. Bisdorff A, Mulliken JB, Carrico J, et al: Intracranial vascular anomalies in patients with periorbital lymphatic and lymphaticovenous malformations, *AJNR Am J Neuroradiol* 28(2):335–341, 2007.
42. Viswanathan V, Smith ER, Mulliken JB, et al: Infantile hemangiomas involving the neuraxis: clinical and imaging findings, *AJNR Am J Neuroradiol* 30(5):1005–1013, 2009.
43. Hess CP, Fullerton HJ, Metry DW, et al: Cervical and intracranial arterial anomalies in 70 patients with PHACE syndrome, *AJNR Am J Neuroradiol* 31(10):1980–1986, 2010.
44. Thiex R, Mulliken JB, Revencu N, et al: A novel association between RASA1 mutations and spinal arteriovenous anomalies, *AJNR Am J Neuroradiol* 31(4):775–779, 2010.
45. Pascual-Castroviejo I, Alvarez-Linera J, Coya J, et al: Pascual-Castroviejo type II syndrome (P-CIIS). Importance of the presence of persistent embryonic arteries, *Childs Nerv Syst* 27(4):617–625, 2011.
46. Metry DW, Garzon MC, Drolet BA, et al: PHACE syndrome: current knowledge, future directions, *Pediatr Dermatol* 26(4):381–398, 2009.
47. Hobert JA, Eng C: PTEN hamartoma tumor syndrome: an overview, *Genet Med* 11(10): 687–694, 2009.
48. Blumenthal GM, Dennis PA: PTEN hamartoma tumor syndromes, *Eur J Hum Genet* 16(11):1289–1300, 2008.
49. Elia D, Garel C, Enjolras O, et al: Prenatal imaging findings in rapidly involuting congenital hemangioma of the skull, *Ultrasound Obstet Gynecol* 31(5):572–575, 2008.
50. Morris J, Abbott J, Burrows P, et al: Antenatal diagnosis of fetal hepatic hemangioma treated with maternal corticosteroids, *Obstet Gynecol* 94(5 Pt 2):813–815, 1999.
51. Schmitz R, Heinig J, Klockenbusch W, et al: Antenatal diagnosis of a giant fetal hepatic hemangioma and treatment with maternal corticosteroid, *Ultraschall Med* 30(3):223–226, 2009.
52. Arbiser JL, Bonner MY, Berrios RL: Hemangiomas, angiosarcomas, and vascular malformations represent the signaling abnormalities of pathogenic angiogenesis, *Curr Mol Med* 9(8):929–934, 2009.
53. Bischoff J: Progenitor cells in infantile hemangioma, *J Craniofac Surg* 20(Suppl 1):695–697, 2009 PMCID: 2810465.
54. Boye E, Olsen BR: Signaling mechanisms in infantile hemangioma, *Curr Opin Hematol* 16(3):202–208, 2009 PMCID: 2895461.
55. Jinnin M, Ishihara T, Boye E, et al: Recent progress in studies of infantile hemangioma, *J Dermatol* 37(4):283–298, 2010.
56. Itinteang T, Tan ST, Brasch H, et al: Primitive mesodermal cells with a neural crest stem cell phenotype predominate proliferating infantile haemangioma, *J Clin Pathol* 63(9): 771–776, 2010.
57. Dadras SS, North PE, Bertoncini J, et al: Infantile hemangiomas are arrested in an early developmental vascular differentiation state, *Mod Pathol* 17(9):1068–1079, 2004.
58. Nguyen VA, Kutzner H, Furhapter C, et al: Infantile hemangioma is a proliferation of LYVE-1-negative blood endothelial cells without lymphatic competence, *Mod Pathol* 19(2): 291–298, 2006.
59. Khan ZA, Boscolo E, Picard A, et al: Multipotential stem cells recapitulate human infantile hemangioma in immunodeficient mice, *J Clin Invest* 118(7):2592–2599, 2008 PMCID: 2413184.
60. Itinteang T, Tan ST, Brasch H, et al: Haemogenic endothelium in infantile haemangioma, *J Clin Pathol* 63(11):982–986, 2010.
61. Perry BN, Govindarajan B, Bhandarkar SS, et al: Pharmacologic blockade of angiopoietin-2 is efficacious against model hemangiomas in mice, *J Invest Dermatol* 126(10):2316–2322, 2006.
62. Boye E, Yu Y, Paranya G, et al: Clonality and altered behavior of endothelial cells from hemangiomas, *J Clin Invest* 107(6):745–752, 2001 PMCID: 208946.
63. Walter JW, North PE, Waner M, et al: Somatic mutation of vascular endothelial growth

factor receptors in juvenile hemangioma, *Genes Chromosomes Cancer* 33(3):295–303, 2002.
64. Yu Y, Flint AF, Mulliken JB, et al: Endothelial progenitor cells in infantile hemangioma, *Blood* 103(4):1373–1375, 2004.
65. Khan ZA, Melero-Martin JM, Wu X, et al: Endothelial progenitor cells from infantile hemangioma and umbilical cord blood display unique cellular responses to endostatin, *Blood* 108(3):915–921, 2006 PMCID: 1895853.
66. Kleinman ME, Blei F, Gurtner GC: Circulating endothelial progenitor cells and vascular anomalies, *Lymphat Res Biol* 3(4):234–239, 2005.
67. North PE, Waner M, Mizeracki A, et al: A unique microvascular phenotype shared by juvenile hemangiomas and human placenta, *Arch Dermatol* 137(5):559–570, 2001.
68. Mihm MC, Nelson JS: Hypothesis: the metastatic niche theory can elucidate infantile hemangioma development, *J Cutan Pathol* 37:83–87, 2010.
69. Greenberger S, Adini I, Boscolo E, et al: Targeting NF-kappaB in infantile hemangioma-derived stem cells reduces VEGF-A expression, *Angiogenesis* 13(4):327–335, 2010.
70. Greenberger S, Boscolo E, Adini I, et al: Corticosteroid suppression of VEGF-A in infantile hemangioma-derived stem cells, *N Engl J Med* 362(11):1005–1013, 2010 PMCID: 2845924.
71. Sun ZJ, Zhao YF, Zhang WF: Immune response: a possible role in the pathophysiology of hemangioma, *Med Hypotheses* 68(2):353–355, 2007.
72. Jinnin M, Medici D, Park L, et al: Suppressed NFAT-dependent VEGFR1 expression and constitutive VEGFR2 signaling in infantile hemangioma, *Nat Med* 14(11):1236–1246, 2008 PMCID: 2593632.
73. Brooks BP, Dagenais SL, Nelson CC, et al: Mutation of the FOXC2 gene in familial distichiasis, *J AAPOS* 7(5):354–357, 2003.
74. Levinson KL, Feingold E, Ferrell RE, et al: Age of onset in hereditary lymphedema, *J Pediatr* 142(6):704–708, 2003.
75. Eerola I, Boon LM, Mulliken JB, et al: Capillary malformation-arteriovenous malformation, a new clinical and genetic disorder caused by RASA1 mutations, *Am J Hum Genet* 73(6):1240–1249, 2003 PMCID: 1180390.
76. Boon LM, Mulliken JB, Vikkula M: RASA1: variable phenotype with capillary and arteriovenous malformations, *Curr Opin Genet Dev* 15(3):265–269, 2005.
77. Wouters V, Limaye N, Uebelhoer M, et al: Hereditary cutaneomucosal venous malformations are caused by TIE2 mutations with widely variable hyper-phosphorylating effects, *Eur J Hum Genet* 18(4):414–420, 2010 PMCID: 2841708.
78. Hershkovitz D, Bercovich D, Sprecher E, et al: RASA1 mutations may cause hereditary capillary malformations without arteriovenous malformations, *Br J Dermatol* 158(5): 1035–1040, 2008.
79. Hershkovitz D, Bergman R, Sprecher E: A novel mutation in RASA1 causes capillary malformation and limb enlargement, *Arch Dermatol Res* 300(7):385–388, 2008.
80. Comi AM: Update on Sturge-Weber syndrome: diagnosis, treatment, quantitative measures, and controversies, *Lymphat Res Biol* 5(4):257–264, 2007.
81. Orlow SJ, Isakoff MS, Blei F: Increased risk of symptomatic hemangiomas of the airway in association with cutaneous hemangiomas in a "beard" distribution, *J Pediatr* 131(4): 643–646, 1997.
82. Balakrishnan K, Perkins JA: Management of airway hemangiomas, *Expert Rev Respir Med* 4(4):455–462, 2010.
83. Schwartz SR, Blei F, Ceisler E, et al: Risk factors for amblyopia in children with capillary hemangiomas of the eyelids and orbit, *J AAPOS* 10(3):262–268, 2006.
84. Schwartz SR, Kodsi SR, Blei F, et al: Treatment of capillary hemangiomas causing refractive and occlusional amblyopia, *J AAPOS* 11(6):577–583, 2007.
85. Al-Mahdi H: Iris depigmentation: an unusual complication of intralesional corticosteroid injection for capillary hemangioma, *Middle East Afr J Ophthalmol* 17(1):100–102, 2010 PMCID: 2880367.
86. Maguiness SM, Frieden IJ: Current management of infantile hemangiomas, *Semin Cutan Med Surg* 29(2):106–114, 2010.
87. Huang SA, Tu HM, Harney JW, et al: Severe hypothyroidism caused by type 3 iodothyronine deiodinase in infantile hemangiomas, *N Engl J Med* 343(3):185–189, 2000.
88. Christison-Lagay ER, Burrows PE, Alomari A, et al: Hepatic hemangiomas: subtype classification and development of a clinical practice algorithm and registry, *J Pediatr Surg* 42(1):62–67, 2007 discussion 7–8.
89. Chamlin SL, Haggstrom AN, Drolet BA, et al: Multicenter prospective study of ulcerated hemangiomas, *J Pediatr* 151(6):684–689, 9 e1, 2007.
90. Ho NT, Lansang P, Pope E: Topical imiquimod in the treatment of infantile hemangiomas: a retrospective study, *J Am Acad Dermatol* 56(1):63–68, 2007.
91. McCuaig CC, Dubois J, Powell J, et al: A phase II, open-label study of the efficacy and safety of imiquimod in the treatment of superficial and mixed infantile hemangioma, *Pediatr Dermatol* 26(2):203–212, 2009.
92. Sugarman JL, Mauro TM, Frieden IJ: Treatment of an ulcerated hemangioma with recombinant platelet-derived growth factor, *Arch Dermatol* 138(3):314–316, 2002.
93. Metz BJ, Rubenstein MC, Levy ML, et al: Response of ulcerated perineal hemangiomas of infancy to becaplermin gel, a recombinant human platelet-derived growth factor, *Arch Dermatol* 140(7):867–870, 2004.
94. Lapidoth M, Ben-Amitai D, Bhandarkar S, et al: Efficacy of topical application of eosin for ulcerated hemangiomas, *J Am Acad Dermatol* 60(2):350–351, 2009.
95. Faughnan ME, Palda VA, Garcia-Tsao G, et al: International guidelines for the diagnosis and management of hereditary hemorrhagic telangiectasia, *J Med Genet* 48(2):73–87, 2011.
96. Scher DM: Orthopedic issues in patients with vascular anomalies, *Lymphat Res Biol* 2(1):51–55, 2004.
97. Rebarber A, Roman AS, Roshan D, et al: Obstetric management of Klippel-Trenaunay syndrome, *Obstet Gynecol* 104(5 Pt 2):1205–1208, 2004.
98. Cohen SG: Hemangiomas in infancy and childhood: psychosocial issues require close attention, *Adv Nurse Pract* 13(11):41–44, 2005.
99. Lande RG, Crawford PM, Ramsey BJ: Psychosocial impact of vascular birthmarks, *Facial Plast Surg Clin North Am* 9(4):561–567, 2001.
100. Tanner JL, Dechert MP, Frieden IJ: Growing up with a facial hemangioma: parent and child coping and adaptation, *Pediatrics* 101(3 Pt 1):446–452, 1998.
101. Oster H: Emotion in the infant's face: insights from the study of infants with facial anomalies, *Ann N Y Acad Sci* 1000:197–204, 2003.
102. Williams EF 3rd, Hochman M, Rodgers BJ, et al: A psychological profile of children with hemangiomas and their families, *Arch Facial Plast Surg* 5(3):229–234, 2003.
103. Ridner SH: The psycho-social impact of lymphedema, *Lymphat Res Biol* 7(2):109–112, 2009 PMCID: 2904185.
104. Cabo H, Cohen ES, Casas GJ, et al: Cutaneous angiosarcoma arising on the radiation site of a congenital facial hemangioma, *Int J Dermatol* 37(8):638–639, 1998.
105. Haddy N, Andriamboavonjy T, Paoletti C, et al: Thyroid adenomas and carcinomas following radiotherapy for a hemangioma during infancy, *Radiother Oncol* 93(2):377–382, 2009.
106. Haddy N, Dondon MG, Paoletti C, et al: Breast cancer following radiotherapy for a hemangioma during childhood, *Cancer Causes Control* 21(11):1807–1816, 2010.
107. Sovinz P, Urban C, Hausegger K: Life-threatening hemangiomatosis of the liver in an infant: multimodal therapy including cyclophosphamide and secondary acute myeloid leukemia, *Pediatr Blood Cancer* 47(7):972–973, 2006.
108. Al Dhaybi R, Agoumi M, Powell J, et al: Lymphangiosarcoma complicating extensive congenital mixed vascular malformations, *Lymphat Res Biol* 8(3):175–179, 2010.
109. Al-Mubarak L, Al-Khenaizan S: A wolf in sheep's disguise: rhabdomyosarcoma misdiagnosed as infantile hemangioma, *J Cutan Med Surg* 13(5):276–279, 2009.
110. Assen YJ, Madern GC, de Laat PC, et al: Rhabdoid tumor mimicking hemangioma, *Pediatr Dermatol* 28(3):295–298, 2011.
111. Boon LM, Fishman SJ, Lund DP, et al: Congenital fibrosarcoma masquerading as congenital hemangioma: report of two cases, *J Pediatr Surg* 30(9):1378–1381, 1995.
112. Hassanein A, Fishman S, Mulliken J, et al: Metastatic neuroblastoma mimicking infantile hemangioma, *J Pediatr Surg* 45(10):2045–2049, 2010.
113. Hayward PG, Orgill DP, Mulliken JB, et al: Congenital fibrosarcoma masquerading as lymphatic malformation: report of two cases, *J Pediatr Surg* 30(1):84–88, 1995.
114. Martinez-Perez D, Fein NA, Boon LM, et al: Not all hemangiomas look like strawberries: uncommon presentations of the most common tumor of infancy, *Pediatr Dermatol* 12(1):1–6, 1995.
115. Megarbane H, Doz F, Manach Y, et al: Neonatal rhabdomyosarcoma misdiagnosed as a congenital hemangioma, *Pediatr Dermatol* 28(3):299–301, 2011.
116. Requena C, Miranda L, Canete A, et al: Congenital fibrosarcoma simulating congenital hemangioma, *Pediatr Dermatol* 25(1):141–144, 2008.
117. Yan AC, Chamlin SL, Liang MG, et al: Congenital infantile fibrosarcoma: a masquerader of ulcerated hemangioma, *Pediatr Dermatol* 23(4):330–334, 2006.
118. Nord KM, Kandel J, Lefkowitch JH, et al: Multiple cutaneous infantile hemangiomas associated with hepatic angiosarcoma: case report and review of the literature, *Pediatrics* 118(3):e907–e913, 2006.
119. Rossi S, Fletcher CD: Angiosarcoma arising in hemangioma/vascular malformation: report of four cases and review of the literature, *Am J Surg Pathol* 26(10):1319–1329, 2002.
120. Buckmiller L, Richter G, Suen J: Diagnosis and management of hemangiomas and vascular malformations of the head and neck, *Oral Dis* 16(5):405–418, 2010.
121. Stier MF, Glick SA, Hirsch RJ: Laser treatment of pediatric vascular lesions: port wine stains and hemangiomas, *J Am Acad Dermatol* 58(2):261–285, 2008.
122. Rizzo C, Brightman L, Chapas AM, et al: Outcomes of childhood hemangiomas treated with the pulsed-dye laser with dynamic cooling: a retrospective chart analysis, *Dermatol Surg* 35(12):1947–1954, 2009.
123. Hunzeker CM, Geronemus RG: Treatment of superficial infantile hemangiomas of the eyelid using the 595-nm pulsed dye laser, *Dermatol Surg* 36(5):590–597, 2010.
124. Li DN, Gold MH, Sun ZS, et al: Treatment of infantile hemangioma with optimal pulse technology, *J Cosmet Laser Ther* 12(3):145–150, 2010.
125. Frieden IJ: Commentary: early laser treatment of periorbital infantile hemangiomas may work, but is it really the best treatment option? *Dermatol Surg* 36(5):598–601, 2010.
126. Greene AK: Corticosteroid treatment for problematic infantile hemangioma: evidence does not support an increased risk for cerebral palsy, *Pediatrics* 121(6):1251–1252, 2008.
127. Greene AK: Systemic corticosteroid is effective and safe treatment for problematic infantile hemangioma, *Pediatr Dermatol* 27(3):322–323, 2010.
128. Ray WZ, Lee A, Blackburn SL, et al: Pseudotumor cerebri following tapered corticosteroid treatment in an 8-month-old infant, *J Neurosurg Pediatr* 1(1):88–90, 2008.
129. Maronn ML, Corden T, Drolet BA: *Pneumocystis carinii* pneumonia in infant treated with oral steroids for hemangioma, *Arch Dermatol* 143(9):1224–1225, 2007.
130. Aviles R, Boyce TG, Thompson DM: *Pneumocystis carinii* pneumonia in a 3-month-old infant receiving high-dose corticosteroid therapy for airway hemangiomas, *Mayo Clin Proc* 79(2):243–245, 2004.
131. Deboer MD, Boston BA: Failure-to-thrive in an infant following injection of capillary hemangioma with triamcinolone acetonide, *Clin Pediatr (Phila)* 47(3):296–299, 2008.
132. Goyal R, Watts P, Lane CM, et al: Adrenal suppression and failure to thrive after steroid injections for periocular hemangioma, *Ophthalmology* 111(2):389–395, 2004.
133. Kushner BJ, Lemke BN: Bilateral retinal embolization associated with intralesional corticosteroid injection for capillary hemangioma of infancy, *J Pediatr Ophthalmol Strabismus* 30(6):397–399, 1993.
134. Ang LP, Lee MW, Seah LL, et al: Orbital cellulitis following intralesional corticosteroid injection for periocular capillary haemangioma, *Eye* 21(7):999–1001, 2007.
135. Buckmiller LM, Francis CL, Glade RS: Intralesional steroid injection for proliferative parotid hemangiomas, *Int J Pediatr Otorhinolaryngol* 72(1):81–87, 2008.
136. Leaute-Labreze C, Dumas de la Roque E, Hubiche T, et al: Propranolol for severe hemangiomas of infancy, *N Engl J Med* 358(24):2649–2651, 2008.
137. Leboulanger N, Fayoux P, Teissier N, et al: Propranolol in the therapeutic strategy of infantile laryngotracheal hemangioma: a preliminary retrospective study of French experience, *Int J Pediatr Otorhinolaryngol* 74(11):1254–1257, 2010.
138. Haider KM, Plager DA, Neely DE, et al: Outpatient treatment of periocular infantile hemangiomas with oral propranolol, *J AAPOS* 14(3):251–256, 2010.
139. Rosbe KW, Suh KY, Meyer AK, et al: Propranolol in the management of airway infantile hemangiomas, *Arch Otolaryngol Head Neck Surg* 136(7):658–665, 2010.
140. Tan ST, Itinteang T, Leadbitter P: Low-dose propranolol for infantile haemangioma, *J Plast Reconstr Aesthet Surg* 64:2929, 2011.
141. Mazereeuw-Hautier J, Hoeger PH, Benlahrech S, et al: Efficacy of propranolol in hepatic

infantile hemangiomas with diffuse neonatal hemangiomatosis, *J Pediatr* 157(2):340–342, 2010.
142. Pope E, Chakkittakandiyil A: Topical timolol gel for infantile hemangiomas: a pilot study, *Arch Dermatol* 146(5):564–565, 2010.
143. Guo S, Ni N: Topical treatment for capillary hemangioma of the eyelid using beta-blocker solution, *Arch Ophthalmol* 128(2):255–256, 2010.
144. Bonifazi E, Acquafredda A, Milano A, et al: Severe hypoglycemia during successful treatment of diffuse hemangiomatosis with propranolol, *Pediatr Dermatol* 27(2):195–196, 2010.
145. Breur JM, de Graaf M, Breugem CC, et al: Hypoglycemia as a result of propranolol during treatment of infantile hemangioma: a case report, *Pediatr Dermatol* 28(2):169–171, 2011.
146. Holland KE, Frieden IJ, Frommelt PC, et al: Hypoglycemia in children taking propranolol for the treatment of infantile hemangioma, *Arch Dermatol* 146(7):775–778, 2010.
147. Allford MA, Brown JL: Case report: intraoperative hypoglycaemia in a child treated with propranolol following a short preoperative fast, *Eur J Anaesthesiol* 28(1):71–72, 2011.
148. Lamy S, Lachambre MP, Lord-Dufour S, et al: Propranolol suppresses angiogenesis *in vitro*: inhibition of proliferation, migration, and differentiation of endothelial cells, *Vascul Pharmacol* 53(5–6):200–208, 2010.
149. Itinteang T, Brasch HD, Tan ST, et al: Expression of components of the renin-angiotensin system in proliferating infantile haemangioma may account for the propranolol-induced accelerated involution, *J Plast Reconstr Aesthet Surg* 64(6):759–765, 2011.
150. Sans V, de la Roque ED, Berge J, et al: Propranolol for severe infantile hemangiomas: follow-up report, *Pediatrics* 124(3):e423–e431, 2009.
151. Storch CH, Hoeger PH: Propranolol for infantile haemangiomas—insights into the molecular mechanisms of action, *Br J Dermatol* 163(2):269–274, 2010.
152. Naouri M, Schill T, Maruani A, et al: Successful treatment of ulcerated haemangioma with propranolol, *J Eur Acad Dermatol Venereol* 24(9):1109–1112, 2010.
153. Barlow CF, Priebe CJ, Mulliken JB, et al: Spastic diplegia as a complication of interferon alfa-2a treatment of hemangiomas of infancy, *J Pediatr* 132(3 Pt 1):527–530, 1998.
154. Michaud AP, Bauman NM, Burke DK, et al: Spastic diplegia and other motor disturbances in infants receiving interferon-alpha, *Laryngoscope* 114(7):1231–1236, 2004.
155. Chao YH, Liang DC, Chen SH, et al: Interferon-alpha for alarming hemangiomas in infants: experience of a single institution, *Pediatr Int* 51(4):469–473, 2009.
156. Perez-Valle S, Peinador M, Herraiz P, et al: Vincristine, an efficacious alternative for diffuse neonatal haemangiomatosis, *Acta Paediatr* 99(2):311–315, 2010.
157. Lazaridou E, Giannopoulou C, Apalla Z, et al: Calcineurin inhibitors in the treatment of cutaneous infantile haemangiomas, *J Eur Acad Dermatol Venereol* 24(5):614–615, 2010.
158. Yao YG, Duh EJ: VEGF selectively induces Down syndrome critical region 1 gene expression in endothelial cells: a mechanism for feedback regulation of angiogenesis? *Biochem Biophys Res Commun* 321(3):648–656, 2004.
159. Gollogly LK, Ryeom SW, Yoon SS: Down syndrome candidate region 1-like 1 (DSCR1-L1) mimics the inhibitory effects of DSCR1 on calcineurin signaling in endothelial cells and inhibits angiogenesis, *J Surg Res* 142(1):129–136, 2007 PMCID: 1995402.
160. Serena T: Wound closure and gradual involution of an infantile hemangioma using a noncontact, low-frequency ultrasound therapy, *Ostomy Wound Manage* 54(2):68–71, 2008.
161. Spector JA, Blei F, Zide BM: Early surgical intervention for proliferating hemangiomas of the scalp: indications and outcomes, *Plast Reconstr Surg* 122(2):457–462, 2008.
162. Waner M, Kastenbaum J, Scherer K: Hemangiomas of the nose: surgical management using a modified subunit approach, *Arch Facial Plast Surg* 10(5):329–334, 2008.
163. Warren SM, Longaker MT, Zide BM: The subunit approach to nasal tip hemangiomas, *Plast Reconstr Surg* 109(1):25–30, 2002.
164. Watanabe S, Takagi S, Sato Y, et al: Early surgical intervention for Japanese children with infantile hemangioma of the craniofacial region, *J Craniofac Surg* 20(Suppl 1):707–709, 2009.
165. Wu JK, Rohde CH: Purse-string closure of hemangiomas: early results of a follow-up study, *Ann Plast Surg* 62(5):581–585, 2009.
166. Zide BM, Glat PM, Stile FL, et al: Vascular lip enlargement: part I. Hemangiomas--tenets of therapy, *Plast Reconstr Surg* 100(7):1664–1673, 1997.
167. Canavese F, Soo BC, Chia SK, et al: Surgical outcome in patients treated for hemangioma during infancy, childhood, and adolescence: a retrospective review of 44 consecutive patients, *J Pediatr Orthop* 28(3):381–386, 2008.
168. Levi M, Schwartz S, Blei F, et al: Surgical treatment of capillary hemangiomas causing amblyopia, *J AAPOS* 11(3):230–234, 2007.
169. Mandrekas AD, Zambacos GJ, Hapsas DA: Pediatric nasal reconstruction for nasal tip hemangioma, *Plast Reconstr Surg* 125(5):1571–1572, 2010 author reply 3.
170. Mehta M, Waner M, Fay A: Amniotic membrane grafting in the management of conjunctival vascular malformations, *Ophthal Plast Reconstr Surg* 25(5):371–375, 2009.
171. Mulliken JB, Rogers GF, Marler JJ: Circular excision of hemangioma and purse-string closure: the smallest possible scar, *Plast Reconstr Surg* 109(5):1544–1554, 2002 discussion 55.
172. Burrows PE, Mulliken JB, Fishman SJ, et al: Pharmacological treatment of a diffuse arteriovenous malformation of the upper extremity in a child, *J Craniofac Surg* 20(Suppl 1):597–602, 2009.
173. Niramis R, Watanatittan S, Rattanasuwan T: Treatment of cystic hygroma by intralesional bleomycin injection: experience in 70 patients, *Eur J Pediatr Surg* 20(3):178–182, 2010.
174. Smith MC, Zimmerman MB, Burke DK, et al: Efficacy and safety of OK-432 immunotherapy of lymphatic malformations, *Laryngoscope* 119(1):107–115, 2009.
175. Narkio-Makela M, Makela T, Saarinen P, et al: Treatment of lymphatic malformations of head and neck with OK-432 sclerotherapy induce systemic inflammatory response, *Eur Arch Otorhinolaryngol* 268:123-1219, 2011.
176. Greene AK, Burrows PE, Smith L, et al: Periorbital lymphatic malformation: clinical course and management in 42 patients, *Plast Reconstr Surg* 115(1):22–30, 2005.
177. Oliver G, Srinivasan RS: Lymphatic vasculature development: current concepts, *Ann N Y Acad Sci* 1131:75–81, 2008.
178. Oliver G, Srinivasan RS: Endothelial cell plasticity: how to become and remain a lymphatic endothelial cell, *Development* 137(3):363–372, 2010 PMCID: 2858906.
179. Perkins JA, Manning SC, Tempero RM, et al: Lymphatic malformations: review of current treatment, *Otolaryngol Head Neck Surg* 142(6):795–803, e1, 2010.
180. Perkins JA, Manning SC, Tempero RM, et al: Lymphatic malformations: current cellular and clinical investigations, *Otolaryngol Head Neck Surg* 142(6):789–794, 2010.
181. Rockson SG: Current concepts and future directions in the diagnosis and management of lymphatic vascular disease, *Vasc Med* 15(3):223–231, 2010.
182. Mayrovitz HN: The standard of care for lymphedema: current concepts and physiological considerations, *Lymphat Res Biol* 7(2):101–108, 2009.
183. Brorson H: From lymph to fat: complete reduction of lymphoedema, *Phlebology* 25(Suppl 1):52–63, 2010.
184. Rockson SG: Diagnosis and management of lymphatic vascular disease, *J Am Coll Cardiol* 52(10):799–806, 2008.

索　　引

Q

R

S

T

W

X

Y

Z